U0204044

神经解剖学

第3版

主　审　朱长庚

主　编　李云庆

副主编　丁文龙　李金莲

人民卫生出版社

·北　京·

版权所有，侵权必究！

图书在版编目（CIP）数据

神经解剖学 / 李云庆主编 . —3 版 . —北京：人
民卫生出版社，2024.4
ISBN 978-7-117-34884-3

Ⅰ.①神⋯ Ⅱ.①李⋯ Ⅲ.①神经系统 − 人体解剖学
−医学院校 − 教材 Ⅳ.①R322.8

中国国家版本馆 CIP 数据核字（2023）第 109514 号

| 人卫智网 | www.ipmph.com | 医学教育、学术、考试、健康，购书智慧智能综合服务平台 |
| 人卫官网 | www.pmph.com | 人卫官方资讯发布平台 |

神经解剖学
Shenjing Jiepouxue
第 3 版

主　　编：李云庆
出版发行：人民卫生出版社（中继线 010-59780011）
地　　址：北京市朝阳区潘家园南里 19 号
邮　　编：100021
E - mail：pmph @ pmph.com
购书热线：010-59787592　010-59787584　010-65264830
印　　刷：人卫印务（北京）有限公司
经　　销：新华书店
开　　本：889×1194　1/16　印张：63
字　　数：1863 千字
版　　次：2002 年 3 月第 1 版　　2024 年 4 月第 3 版
印　　次：2024 年 6 月第 1 次印刷
标准书号：ISBN 978-7-117-34884-3
定　　价：399.00 元

打击盗版举报电话：010-59787491　E-mail：WQ @ pmph.com
质量问题联系电话：010-59787234　E-mail：zhiliang @ pmph.com
数字融合服务电话：4001118166　　E-mail：zengzhi @ pmph.com

编 者 ●●●

（以姓氏笔画为序）

丁文龙	上海交通大学基础医学院	张 勇	中国人民解放军空军军医大学基础医学院
马丽香	复旦大学基础医学院	张新化	南通大学医学院
王 慧	中南大学湘雅医学院	陈 晶	中国人民解放军空军军医大学基础医学院
田宗文	武汉大学基础医学院	罗 涛	中山大学中山医学院
冯宇鹏	中国人民解放军空军军医大学基础医学院	罗贤雯	华中科技大学同济医学院
朱长庚	华中科技大学同济医学院	金国华	南通大学医学院
刘 炎	南通大学神经再生重点实验室	周立霞	河北医科大学第二医院
刘晓湘	中国医科大学基础医学院	周丽华	中山大学中山医学院
孙书国	华中科技大学同济医学院	赵 虎	华中科技大学同济医学院
孙华林	南通大学神经再生重点实验室	顾晓松	南通大学神经再生重点实验室
李 辉	中国人民解放军空军军医大学基础医学院	钱亦华	西安交通大学基础医学部
李云庆	中国人民解放军空军军医大学基础医学院	倪衡建	南通大学医学院
李金莲	中国人民解放军空军军医大学基础医学院	高永静	南通大学特种医学研究院
李治华	郑州大学基础医学院	凌树才	浙江大学基础医学院
杨天祝	河北医科大学基础医学院	曹翠丽	河北医科大学基础医学院
汪 阳	南昌大学医学部	符 辉	武汉大学基础医学院
汪华侨	中山大学中山医学院	彭会明	华中科技大学同济医学院
沃 雁	上海交通大学基础医学院	臧卫东	郑州大学基础医学院
宋 健	武汉大学基础医学院	廖燕宏	华中科技大学同济医学院

编辑秘书

李婷婷	中国人民解放军空军军医大学	张 勇	中国人民解放军空军军医大学基础医学院

致　谢

　　对一部著作来说,传承是责任,创新是动力,历届编委是传承创新的"主力军"。在本书付梓之际,我们再次由衷地感谢那些曾经为本书前期的版本作出贡献的作者们,正是他们辛勤的汗水和智慧的结晶为本书的日臻完善奠定了坚实的基础。他们是(按照参编章节的顺序排列):

董新文	中国科学院上海生理研究所	晋志高	中国中医科学院
沈馨亚	复旦大学基础医学院	阮鼎和	福建医科大学基础医学院
郑德枢	广州医科大学附属第二医院	徐　杰	中山大学中山医学院
胡人义	南昌大学医学部	郭开华	中山大学中山医学院
吕　城	南昌大学医学部	佟晓杰	中国医科大学基础医学院
谭湘陵	南通大学生命科学学院	胡海涛	西安交通大学基础医学院
周兰仙	武汉大学基础医学院	周厚纶	华中科技大学同济医学院
韩　丹	武汉大学基础医学院	翟鸣华	华中科技大学同济医学院
戴冀斌	武汉大学基础医学院	方秀斌	中国医科大学基础医学院
姚志彬	中山大学中山医学院	刘元健	中国医科大学基础医学院
李东培	中山大学中山医学院	李光千	华中科技大学同济医学院
徐慧君	南通大学医学院	林雪群	南昌大学医学部
楚宪襄	郑州大学基础医学院		

内容提要

● ● ● ●

　　本书共 12 章,内容主要涉及中枢和周围神经系统形态和结构方面的基础理论知识。在内容安排上,本书力求将神经系统的基础知识介绍与当代神经科学研究的成果并重、神经系统的结构与功能相结合、神经系统结构的基础知识与临床实践密切结合。在简要介绍神经解剖学的研究方法,神经系统的发生与分化,神经元,神经递质和调质,神经营养物质,神经胶质细胞,神经组织的变性、再生和移植等方面的基础知识之后,重点按部位介绍了中枢神经系统,周围神经系统,脑和脊髓的被膜及脑脊液,脑和脊髓的血液供应、回流及脑屏障,免疫 - 神经 - 内分泌网络,根据学习需要在部分章节安排了适量的病例分析和专栏。本书力求做到内容详细、重点突出、文图相得益彰,可供科研单位和医药院校等从事生命科学专业的教师、科研人员和研究生使用,也可供上述专业的学生深入学习神经解剖学知识时参考。

主编简介

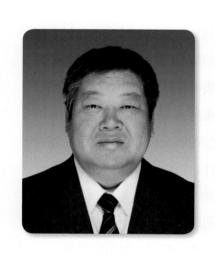

李云庆

教授,博士,中国人民解放军空军军医大学梁铼琚脑研究中心主任,军队神经损伤修复重点实验室主任。中国解剖学会理事长,中国神经科学学会常务理事和国务院学位委员会学科评议组成员,国际解剖学工作者协会联合会(IFAA)副会长和国际形态学大会(ISMS)执行委员会委员,《神经解剖学杂志》主编和 *Frontiers in Neuroanatomy* 期刊的副主编。

主要从事痛与镇痛的神经机制研究。承担过国家级课题 20 多项。发表 SCI 论文 218 篇,被他引逾 5 000 次。主编(译)著作 20 部。获国家科学技术进步奖一等奖和军队后勤科技突出贡献奖各 1 项、省部级科技进步奖一等奖 2 项。曾获国家杰出青年科学基金资助、中国科协"求是杰出青年奖"、中国人民解放军杰出专业技术人才奖和何梁何利基金科学与技术进步奖,入选国家百千万人才工程、长江学者奖励计划、全国优秀科技工作者和首批军队科技领军人才。

长期在人体解剖学教学一线工作。曾获国家音像制品奖和陕西省高等教育教学成果特等奖各 1 项;所在的教学团队和讲授的课程先后被评为国家级教学团队、精品课程、精品资源共享课和精品视频公开课;被评为全军教书育人优秀教员、军队院校育才金奖和陕西省教学名师。培养博士后、博士研究生和硕士研究生近百名。

神经系统在人体内起主导作用,具有复杂的结构和功能。尽管当今人类对神经系统的探索研究进展神速,但尚不能全面阐述神经系统的结构和功能,神经系统仍存在很多"未解之谜"。在今后相当长的一个时期内,人类对神经系统结构和功能的探索仍将处于生命科学的前沿地位。神经解剖学是人体解剖学的重要组成部分,它的核心任务是研究和阐明神经系统的结构,为揭示该系统的功能、预防和治疗相关疾病、开发人工智能等提供理论基础。《神经解剖学》第2版问世已10余年,这段时间,在全世界神经科学研究者的共同努力下,神经系统结构和功能的研究取得了日新月异、突飞猛进的发展,大量文献堆积如山、浩如烟海,迫切需要我们尽快将其中的精华体现在专门的中文著作里。因此,为了加快对神经系统结构和功能了解的进程,我们启动了修订工作,重点进行了如下修改:

结合神经解剖学的发展,我们合并、简写或压缩了近年来已得到公认的基础知识等内容,主要删减了鸡胚浸出液的制备、管状神经系演变中的争议内容、哺乳动物体内存在神经干细胞的证据及其研究方法等陈旧内容。对第2版内容进行了订正和更新,增加了 Ca^{2+} 信号转导的蛋白质及功能、非编码 RNA 对基因表达的表观调控、神经肽与经典递质共存及意义、神经生长因子参与情绪调节与抗抑郁治疗、神经元的各种死亡方式、神经干细胞与神经损伤修复、边缘叶及人脑结构和功能的特征、接触脑脊液神经元及其与神经干细胞的关系、外周神经系统的研究进展及其临床应用、血-脑屏障等内容。此外,还新增了现代神经科学研究方法的新进展,如基因重组活病毒追踪技术、光遗传学技术、新影像技术、小胶质细胞培养等,增加了多能干细胞定向神经分化、基于单细胞基因表达谱的神经元分类、G 蛋白偶联受体家族的分类、气体神经递质的介绍、miRNA 和靶器官对周围神经再生的影响等内容,大幅度更新了细胞骨架和溶酶体,突触可塑性,神经活性物质的合成、代谢、定位分布及其受体亚型和分布等内容。

我们力求用简短、精确、清晰、实用的文字和精美的图片展现神经解剖学的基础理论、基本知识、基本技术及各个方面的新进展,希望能够满足读者学习需求,提高读者的学习兴趣,为解决实际问题提供帮助。愿本书对我国高等院校的神经解剖学师资培养以及教学内容更新、神经系统疾病的诊断和治疗、神经科学研究事业的发展起到推动作用。

　　本书编写团队由神经解剖学老、中、青三代专家组成,他们长期从事神经解剖学教学、科研工作,为本书的编写付出了艰苦努力,在此,衷心感谢全体参编人员的支持和帮助。此外,还要特别感谢本书第2版的主编、本版的主审朱长庚教授,他不仅承担了大量编写任务,还在编写中给予我们很多指导、帮助和支持,他关心祖国医学教育事业、热爱专业、帮助中青年学者成长的精神令人钦佩。最后,也要感谢湖北省解剖学会、广东省解剖学会等单位的专家、学者对本书出版的全力支持、无私帮助和精诚合作。

　　由于水平有限以及学科深奥、发展迅速等原因,书中难免存在不少缺点和问题,故殷切期望各位读者不吝赐教,提出批评和建议,以便在再版时补充和修正,将本书打造成为影响深远、具有较高权威性的学术精品。

李云庆

2024 年 4 月于西安

目　录 ●●●

绪 论

神经解剖学（neuroanatomy）的核心任务是研究和阐明神经系统的结构，它是人体解剖学（human anatomy）的重要组成部分，也是神经科学的基础。1543 年维萨里（Vesalius）创立了现代人体解剖学，直至 19 世纪中期化学工业的发展，产生了化学染料，实现了神经组织的特殊染色之后，现代神经解剖学才成为人体解剖学的一个独立的学科分支领域。例如，雷马克（Remark，1815—1865年）发现了无髓神经纤维；沃勒（Waller，1816—1870 年）发现了神经纤维被切断后的变性；布罗卡（Broca，1824—1880 年）发现了大脑皮质语言区等。随后，高尔基（Golgi，1843—1926 年）、卡哈（Cajal，1852—1934 年）、尼氏（Nissl，1860—1916 年）等对神经解剖学的发展都做出了不可磨灭的贡献。到20 世纪初期，人们已利用光学显微镜和脑定位仪对神经系统的结构和功能进行了全面的研究。20世纪 50 年代以后，神经解剖学进入了辉煌发展的历史时期，电子显微镜的应用打开了认识神经系统超微世界的大门。20 世纪 70 年代以后，放射自显影术、辣根过氧化物酶法、荧光组化和荧光素标记法问世，尤其是 70 年代末兴起的免疫细胞化学技术、80 年代的原位分子杂交以及 90 年代的激光共聚焦显微镜术和分子生物学等给予神经解剖学的研究带来了质的飞跃。进入 21 世纪，随着基因重组活病毒示踪和转基因动物的广泛应用，通过利用光学技术（optical technology）和基因工程（genetic engineering）相结合的光遗传学（optogenetics）技术给神经解剖学研究带来了革命性的突破。该方法实现了有效地控制神经元行为，具有目的性强、精确度高、高时空分辨率和选择标记神经元类型的特异性强等特点，为神经束（环）路的结构和功能研究开辟了一个全新的研究领域，在神经科学领域得到了广泛应用。这些方法不仅能认识神经组织的超微结构和突触联系、追踪神经通路，而且使神经细胞间信息传递的形态和功能研究成为可能，使神经解剖学研究由整体、器官、组织、细胞水平提高到局部环路、亚细胞、分子和基因水平。由于新方法、新技术的逐渐普及和理论水平的提高，我国的神经解剖学工作者已在一些领域取得了可喜的成果，例如，在内脏感觉的中枢神经系统传导通路、痛与镇痛的形态学基础、垂体前叶的神经支配、躯体 - 内脏神经的侧支投射、神经再生和移植以及脑 - 脑脊液神经体液回路、免疫 - 神经 - 内分泌网络神经系统疾病的分子生物学研究等方面都已接近或达到国际先进水平。目前，神经解剖学正在与其他有关学科相互交叉、相互渗透，如参与疾病（如脑缺血、阿尔茨海默病、癫痫等）发病机制的研究，并取得了一些创新性成果。

在种系进化过程中，神经系统经历了网状、节状、管状等阶段，由低级向高级发展，人类的神经系统已发展到最高阶段。根据头化原则，人类大脑皮质又发展到登峰造极的程度，成为人体各器官系统功能活动的最高调节器。神经系统是人体的主导系统，它可通过神经实行直接调控，也可通过内分泌系统实行间接调控（神经 - 体液调节）。近年来又有学者提出了"免疫 - 神经 - 内分泌网络"（immune neuroendocrine network）学说，故神经系统还可通过免疫系统和 / 或内分泌系统对其他系统进行调节。

人体的神经系统可分为中枢神经系统（central nervous system，CNS）和周围神经系统（periphery nervous system)。前者包括位于颅腔内的脑和位于椎管内的脊髓,是反射弧的中心部位,内含大量运动神经元(躯体运动和内脏运动)和中间(联络)神经元。后者包括与脑相连的脑神经和与脊髓相连的脊神经以及内脏神经系的周围部(包括肠神经系),主要由运动神经元的轴突和感觉神经元组成(内脏神经系统尚含有节后运动神经元胞体)。内脏神经系统(visceral nervous system)又称自主神经系统(autonomic nervous system)或植物性神经系统(vegetative nervous system),但因为任何内脏神经的活动都不同程度地受到大脑皮质的影响,而植物性神经一词显然不能代表人类的神经活动,故后两个名词不能准确地反映内脏神经的实际功能,本书作者建议将其废弃不用。

神经系统由神经细胞(神经元)和神经胶质细胞组成。神经元是神经系统的结构和功能单位,具有接受刺激并将其转变为神经冲动加以传导的功能。胶质细胞的数量是神经细胞的10倍,它们虽然不能传导神经冲动,但却具有保护、支持、营养、防御、免疫、再生、维持离子平衡、参与递质代谢和产生神经类固醇等多方面的功能。随着科学技术的进步,人们对胶质细胞的了解越来越深入,很多结果都显示胶质细胞在神经系统中具有不可替代的重要性。

神经系统的结构并不是杂乱无章的,而是根据一定的规律有序地组构起来的。神经元胞体在中枢,通常聚集在表面形成皮质(cortex);在深面形成灰质(gray matter);灰质内的神经元又可形成核(nucleus)或柱(column);在周围,神经元胞体构成神经节。神经元的轴突构成神经纤维(nerve fiber),在中枢,它们集中起来形成白质(white matter);若分布于深面则称为髓质(medulla);相同起止和功能的神经纤维聚集在一起形成传导束(tract)。在周围,神经纤维聚集为神经干或神经束。

整个神经系统是一个由亿万个细胞构成的庞大而复杂的信息网络,它通过反射活动来维持机体内环境的统一以及机体与外环境的统一,而反射的结构基础就是反射弧。各种神经传导束路实际上就是反射弧中的一部分。神经系统的复杂性不仅表现在神经细胞和胶质细胞数量的庞大,更表现在其纤维联系的错综和广泛,从而决定了其功能的多样性。此外,在神经系统内还有各种类型的回路(circuit),包括运动回路和感觉回路。这些回路的存在保证了神经系统活动的准确和完善。

(朱长庚　李云庆)

第一章

神经解剖学的研究方法

回顾自然科学的发展史，我们可以深切地感受到技术方法的创新是自然科学发展最为重要的因素之一。一百多年来神经解剖学的进展也说明了这一点。每当一种先进技术被引入神经解剖学的研究领域，人们对脑结构的认识也就随之深入一步。虽然脑的奥秘至今尚未彻底揭开，但作为生命科学范畴的神经解剖学，随着技术革命浪潮的涌动、方法学的不断创新，以及细胞生物学、免疫学、分子生物学等学科向神经解剖学领域渗透，特别是影像学技术、转基因技术、化学遗传学和光

遗传学技术等新兴技术在形态学研究中的广泛采用，使得我们在研究内容方面已突破了仅以揭示脑结构、形态为中心的范围，以致在某些方面与神经科学的其他研究领域已达到了彼此无法截然划分界限的程度，使神经解剖学这个古老的学科焕发了青春并取得了突飞猛进的发展，让我们越来越逼近揭开脑奥秘、造福人类的终极目标。本章仅介绍一些神经解剖方法学的沿革以及常用的技术方法。

第一节 传统研究方法

一、大体研究方法

脑（brain）的质地柔软，结构复杂。脑内灰质核团和白质纤维束的结构复杂，两者之间既紧密相邻又互相交织，很难显示它们的完整结构。因此，制作脑标本不但需要采用特殊防腐固定技术和特殊的药液浸泡技术，还需操作人员熟悉脑的解剖知识，掌握脑解剖的技术方法和技巧。

（一）脑和脊髓的移取与保存

脑移取（brain removing）和脊髓移取（spinal cord removing）是神经解剖学的基本操作，也是制作脑和脊髓标本的前提。移取脑和脊髓，除用一般的解剖器械外，必须备有开颅的工具。

1. 脑的移取

（1）固定尸体（fixed corpse）脑的移取

1）剥离颅顶部软组织

①矢状切口：自眉间向上经颅顶正中线延续

到枕外隆凸，纵行切开头皮和帽状腱膜直至骨膜。用丁字凿，沿矢状切口，在骨膜下向两侧钝性剥离颅顶部软组织和额肌的起点，将头皮向下翻到两侧耳根上方为止。

②冠状切口：自两侧耳根上方，冠状切开头皮和骨膜，用丁字凿沿切口两侧钝性剥离颅顶软组织，将皮瓣翻向前后。

③环状切口：自眉弓及枕外隆凸上 1cm 处（颅顶周长最大环形线）环形切开皮肤，钝性剥离并去除颅顶部皮肤。

2）锯切颅骨：用锯绕颅骨（skull）于眉弓及枕外隆凸上 1cm 处环形锯开颅骨外板及板障，当见到锯口有染血迹的锯（骨）末出现时，立刻停锯。由于两侧颞部骨质较薄，所以不宜锯得太深。用丁字凿轻轻凿开内板并将丁字凿插入锯口，两手握住丁字凿把手，用力扭动，揭开颅盖，此时可见覆盖脑表面的硬脑膜。

3）切开硬脑膜暴露脑：在距颅骨锯口断端上0.5cm处剪开硬脑膜（cerebral dura mater），并水平向后达枕部。枕部的硬脑膜应保留1.5cm长，防止取脑过程中向后推压脑时，枕骨断端损坏枕叶脑组织。在颅骨鸡冠处切断突入两大脑半球之间的大脑镰附着部以及注入上矢状窦的静脉，然后向后方轻轻揭起硬脑膜及大脑镰（cerebral falx）。此时要注意剪断桥静脉和蛛网膜颗粒，避免拉坏脑组织。

4）移取脑：自额骨后方将手指伸入颅前窝，轻轻推压大脑额叶，直到见筛板上的嗅球（olfactory bulb）为止，从筛板上切断嗅丝，将其与脑一起拉起，见到视神经和视交叉时立刻停止。在其两侧可见颈内动脉（internal carotid artery），在脑底附近依次切断颈内动脉、视神经（optic nerve），再将脑向后拉，可见漏斗，用长柄圆刃刀，由垂体窝前方下刀切开鞍膈，可见垂体（hypophysis），挖取垂体。继续将脑向后拉起，切断动眼神经与滑车神经，此时将脑向一侧推，从颅中窝拉出颞叶前端。用同法拉出另一侧的颞叶前端，暴露出大脑枕叶和小脑之间的小脑幕，沿颞骨岩部上缘切断两侧的三叉神经、展神经、面神经、前庭蜗神经及小脑幕。将头复正，颈部垫一木枕，使头自然后仰，用手托住脑背面，容其向后脱出少许，用长柄刀深入脑底，依次切断舌咽神经、迷走神经、副神经、舌下神经和椎动脉等结构；再从脑干腹侧面伸刀入枕骨大孔，切断脊髓上段，即可将脑取出，用流水冲洗干净备用。在取脑时，因脑已经过固定硬化，切不可用力牵拉或翻动，否则极易出现延髓与脑桥连接处被撕断和脑神经根被拉断。在使用刀剪等器械时应细心准确，以免损坏脑实质，影响脑的完整性。

（2）未固定尸体脑的移取：将新鲜尸体（fresh corpse）用流水冲洗、消毒（disinfection）后，仰卧在尸体台上，颈部垫木枕，自左、右耳根部向上冠状切开头皮，钝性剥离并向前、后翻开，其余操作步骤同上。应特别注意的是新鲜脑很软，易变形和挫伤，操作过程中必须用手托扶，取出脑后应立刻用纱布（gauze）包裹，悬浮在10%甲醛水溶液中保存，以免变形。取完脑可将颅骨复位，把头皮缝合。

2. 脊髓的移取

（1）利用解剖过的取脑或未取脑的尸体，使其俯卧于尸体台上，颈部垫一木枕，然后沿背正中线，上自枕骨，下至骶尾结合处纵行切开皮肤，将

皮肤翻向两侧，翻到两侧分别距正中线10cm。

（2）切除枕部、项部和背部正中线左、右各10cm宽范围内的深层肌、项韧带、肋横突后韧带和横突间韧带，再用骨膜剥离器或骨凿沿棘突将骨膜向外剥离达横突和肋骨的后端。

（3）调整双刃弓锯（脊柱锯，spinal saw）的宽度，视椎板的宽度自上而下锯断棘突两侧的全部椎弓和骶骨的椎弓板。亦可用骨钳逐个剪断椎弓。将棘突与椎弓拿掉，暴露出椎管内的硬脊膜和脊髓。

（4）于枕骨大孔处切断椎动脉和脊髓（脑已被取完者，不需此项操作）。

（5）逐一修剪椎间孔，暴露脊神经前根和后根、脊神经节和脊神经，于脊神经节远端逐个游离和切断脊神经（根据标本所需要的内容和标本造型设计保留脊神经的适当长度）。将脊髓被膜、脊髓和脊神经一并轻轻提起，整条脊髓及被膜即可完整取出，用流水冲洗干净，保存备用。

3. 脑和脊髓的保存

（1）从已防腐固定尸体取出的脑和脊髓，应用流水洗净凝血块和其他组织碎屑，然后放在10%的甲醛（formaldehyde）水溶液内继续固定。为保证脑外形完整，在标本缸或瓶底应衬垫棉花（cotton），每瓶只能装一个脑和一条脊髓，以免互相挤压变形。另一种方法用线穿过基底动脉（basilar artery），将脑悬吊在固定液内。

（2）未经防腐固定尸体取出的新鲜脑，须用纱布包起来，瓶底衬垫棉花，然后放入10%的甲醛水溶液中固定。约1个月以上才能充分固定硬化。在此期间根据季节气温的高低，需更换新固定液两次以上。

（3）脊髓的固定和保存，应注意将它伸展理直，如带脊神经者，也应同时加以整理修洁，一同固定在玻璃板或塑料板上，然后放在10%的甲醛水溶液内固定保存。

（二）脑膜和脑血管标本的制作

1. 原位脑膜与血管透明显示法（vascular transparent display method）

（1）取材与固定：选用新鲜尸体，取下尸体头部，先用10%的甲醛水溶液经颈总动脉灌注固定，放置24~48h后，再由颈总动脉注入红色填充剂（filler），然后将尸体头部放入10%甲醛水溶液浸泡1个月左右，使之彻底防腐固定。

（2）透明显示：应用常规取脑方法去掉颅盖，

将标本放入 70% 的甘油中浸泡,利用甘油对血管壁的透明作用,可清楚显示脑膜血管。

(3) 若显示三层脑膜的形态,可于原位保留脑,用开窗方法分层暴露。

2. 硬脑膜静脉窦与脑膜中动脉的显示法

(1) 取材与处理:按常规取脑方法,切开头皮和锯切颅骨,用钝性剥离方法游离颅底部硬脑膜,直到枕骨大孔部。在游离的过程中,颅底的蝶骨小翼和前、后床突很难与硬脑膜分离,可用骨凿将骨质连同硬脑膜一同游离,确保硬脑膜完整,不受损坏。此时切断硬脊膜和脊髓上端,然后于硬脑膜枕骨大孔部去掉脑组织,冲洗干净备用。

(2) 硬脑膜静脉窦和脑膜中动脉的灌注:采用支撑力强的 15%~20% 的过氯乙烯血管填充剂,分别灌注硬脑膜静脉窦和脑膜中动脉。然后将硬脑膜腔内充满自来水,使其恢复正常形态。待填充剂固化后进行漂白、透明。

(3) 透明显示:经过灌注处理的标本,放入甘油中浸泡透明。通过此法,可清晰显示硬脑膜静脉窦相互连通的立体关系和完整的脑膜中动脉分布状况。但透明方法仅适用甘油法,而其他透明剂均对过氯乙烯有软化和溶解作用,而失去本法特点。

(三) 脑血管的显示

脑血管(brain blood vessel)通常用灌注带有颜色的填充剂的方法来显示。常规的脑血管灌注是经尸体股动脉(femoral artery)灌注乳胶(latex)后,移取出脑血管标本材料。灌注后的脑血管标本,应细心地清除脑蛛网膜,然后切除一侧大脑颞叶、枕叶及对侧的额、顶两叶的上部和小脑半球,可以清楚地暴露出颈内动脉、基底动脉、脑底动脉环和各动脉分支的分布区域。经大脑前、中、后动脉,分别灌注不同颜色的标本,可以显示这 3 条动脉在大脑和小脑半球表面的分布范围。脑的动、静脉也可用不同颜色的填充剂分别灌注颈内动脉、椎动脉和颈内静脉、椎静脉。在同一个标本上同时灌注动、静脉时,需注意掌握灌注压力和灌注填充剂的量,以免动、静脉内填充的颜色相互渗透,影响标本质量。另外,在显示脑的微血管时多采用碳素墨水 4 份、甲醛 1 份、蒸馏水 2 份,多层纱布过滤后,经颈内动脉和椎动脉灌注新鲜尸体头部。然后将灌注好的材料放入 10% 的甲醛水溶液中浸泡 24~48h,常规方法取出脑放入 10% 甲醛液里继续防腐固定 1 个月左右。

(四) 脑和脊髓的外部形态标本

脑和脊髓标本的种类繁多,可根据教学和科研的需要从不同的角度采用不同的方法,制作脑和脊髓整体或局部的各种外形标本。制作脑和脊髓的外形标本,首先应选择固定硬化好、外形端正、完整无损的脑和脊髓。此种标本制作并不复杂,但要熟练掌握切断的部位和内容,确保准确、细心制作。在此,仅介绍下列两种标本的制作步骤和方法。

1. 脑积木式组合标本的制作法

(1) 在胼胝体(corpus callosum)上方 0.5cm 高度作大脑半球的水平切面,然后沿外侧纵纹去掉遮盖胼胝体的皮质。

(2) 再沿透明隔上缘,将胼胝体切离透明隔,即可去掉侧脑室(lateral ventricle)中央部和前角的顶,暴露侧脑室前角及中央部的顶。

(3) 向后外延长纵行切到顶枕裂底部,以扩大侧脑室后角。

(4) 将顶叶和额叶的相邻部分切成"]"形并取下,暴露脑岛。

(5) 显示侧脑室的后角和下角,需作三个切面。第一个切面由后部横切开始,沿后角内侧壁的上缘弓形切开。第二个切面连接上述切面的开始部分和外侧裂的后端,沿脉络丛切向下角的上壁。第三个切面是沿着侧脑室后角和下角的外缘切开。

(6) 在胼胝体中间横断面处切断穹窿体,再将穹窿脚和海马连合与位于其下方的血管小心地剥离开,为了使颞极与脑干的基部分开,可由海马回钩与视束和前穿质之间的缝隙开始,向后外作切口,使胼胝体体部及压部与脑干分离,暴露脑干背面。

(7) 切断 3 对小脑脚,游离小脑。

这样切开的脑标本可以分开,亦可组合成一整脑。切取多少,可根据制作标本的内容要求而定(图 1-1-1)。

2. 脑和脊髓整体标本的制作法

(1) 选用经动脉灌注染料的尸体,取出完整的、带有脑血管和脊髓血管以及脑神经根和脊神经根的脑和脊髓标本。

(2) 修洁脑底部 12 对脑神经根和脑基底动脉环(cerebral basal artery circle),保留完整的脑和脊髓全貌标本。也可以用脑刀将左右大脑半球切除,制成脑干和脊髓的连接标本。

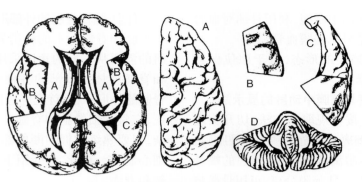

图 1-1-1 脑积木式组合标本的制作方法

图中的 A、B、C、D 分别为根据上文所述步骤进行切割操作后
产生切面的位置和范围以及制成的积木块式脑标本。

（3）沿脊髓的前、后面，从上至下用手术剪刀纵行剪开硬脊膜的全长，剪掉脊髓前、后面的大部分硬脊膜，仅保留脊髓两侧的硬脊膜。这样可以充分显示脊髓前动脉和后动脉、脊髓圆锥、终丝、脊神经前根和后根、脊神经节、马尾及齿状韧带等结构。

（4）可根据标本设计要求和造型进行修剪，适当保留周围神经的长度。

（5）根据标本的大小及形态，制作有机玻璃标本盒，将脑与脊髓和周围神经固定于盒内的塑料板或支架上，封盒保存。

（五）脑的解剖剥离标本

制作脑内复杂的神经核（nucleus）和排列相互交错的神经纤维束（nerve fiber bundle）标本，需选用大脑外形完整、经 10% 甲醛液充分固定的新鲜脑。首先将脑膜和脑血管剥离干净，并用流水缓慢冲洗。然后采用特殊的药液浸泡和特殊的技术处理。制作脑解剖剥离标本，需要熟悉脑的内部结构，掌握各结构的空间位置关系。

1. 脑的主要纤维束与核群的解剖

（1）主要纤维束的显示

1）大脑的主要纤维束：大脑的主要纤维束由投射纤维（projection fiber）、联络纤维（association fiber）和连合纤维（commissural fiber）构成。要显示这些纤维束，需将位于它们表面的皮质和其他结构剥去，然后以钝头镊子或牙科探针等，顺纤维方向逐层细心地将纤维剥离，便可显露大脑纤维自然走行的形态。

①投射纤维：大脑的投射纤维主要包括内囊（internal capsule）纤维和上续的放射冠（corona radiata）纤维。一般从外侧面显示内囊和放射冠纤维。可由大脑外侧裂开始，切除脑岛盖，用牙科充填器或竹片刀小心剥去脑岛的皮质和髓质，去掉较薄的屏状核和外囊（external capsule），再仔细挖去豆状核，直到显露出上下方向放射走行的纤维束，即内囊。也可从正中矢状切开的大脑标本的内侧面挖除背侧丘脑，显露内囊纤维。因内囊前部很薄，而且被连于豆状核与尾状核之间的灰质板所穿过，在挖除豆状核和背侧丘脑时易被撕掉，故剥离内囊前部要特别小心。顺内囊纤维向上剥离，延续至放射冠。放射冠纤维向前可追溯进入额叶；向后进入枕叶，即视放射纤维；向外经豆状核后部下方进入颞叶，即听放射纤维；向上因与胼胝体纤维交错，不能追溯得更远。内囊下连大脑脚底，其间有视束通过，视束与豆状核下面密切相邻，并成为内囊与大脑脚底的分界线。把视束原位游离出来，再在中脑腹侧修洁大脑脚底，追踪这些纤维向下，经脑桥基底部进入延髓锥体和锥体交叉，可完整显示锥体系统。

②联络纤维：联络纤维包括短的联络纤维和较长的联络纤维。短的联络纤维是绕过每一脑沟沟底、联络于相邻脑回之间的纤维，即弓状纤维。在相邻两脑回之间剥除脑沟表层的灰质便可显露。较长的联络纤维多是联络于相距较远的脑回之间，比较重要的有扣带（cingulum）、钩束、上纵束和下纵束。刮除扣带回的灰质，可显露其深面的扣带。在大脑外侧沟底面，清除脑岛的灰质，暴露出呈钩形绕过大脑外侧沟底的钩束。除去颞叶外侧面和相邻的枕叶部分灰质，刮除短的联络纤维，可显示半球外侧面下份深层的由枕极伸至颞极的下纵束。切除额、顶叶部的岛盖，在脑岛上方沿前后方向轻轻刮除额、顶叶部岛盖根部的白质，可找到一些前后走行的纤维，这便是上纵束。上纵束表面很不平整，是因为此束沿途分出纤维与

表面的脑回相连的缘故，剥离时不必修平整。

③连合纤维：最主要的是胼胝体。取一完整脑标本，用竹片刀或牙科填充器由大脑纵裂开始把两侧大脑半球上部的脑组织一片片撕去，直达冠状走行的纤维，便是胼胝体。两侧再向外追踪，可看见它进入脑半球内部由白质构成的半卵圆中心。剥除扣带回的剩余部以及额叶和顶叶的部分，可暴露出由胼胝体膝部和压部扩散而形成的小钳和大钳。切除脑岛和屏状核下部，暴露出一个圆形束，便是连接于两侧大脑半球颞叶前下份之间的前连合。

2）小脑的纤维：小脑借上、中、下 3 对脚分别与中脑、脑桥和延髓相连。小脑中脚（middle cerebellar peduncle）是 3 对脚中最大的，由脑桥的横行纤维组成。用竹片刀或牙科填充器循中脚的方向，剥去小脑水平裂前份附近的灰质，便可暴露散入小脑半球白质内的小脑中脚纤维。紧靠小脑中脚的内侧，沿小脑上脚（superior cerebellar peduncle）的方向，去除小脑前叶和中叶的一部分，便可显示小脑上脚起自小脑齿状核的部位。中脚与上脚之间的纤维束，为小脑下脚（inferior cerebellar peduncle），它由延髓橄榄核后外侧上行，至脑桥背后方，扩展成扇形进入小脑。

（2）主要核团的显示

1）大脑内部的主要核团：包括豆状核（lentiform nucleus）、尾状核（caudate nucleus）、杏仁核（amygdala）或称杏仁复合体（amygdaloid complex）及屏状核（claustrum），合称基底核（basal nuclei）或基底神经节（basal ganglion）。显露大脑基底核的标本，应先把小脑 3 对脚紧贴小脑处切断并去除小脑，再剥去脑岛的灰质和白质，便可暴露出较薄的屏状核。用钝性刀轻轻刮去屏状核，再一片片撕去屏状核内侧薄薄的外囊，可清晰显露出豆状核。然后注意修洁豆状核上部的白质，勿损伤豆状核的上缘。在大脑半球的内侧面，经尾状核头部与胼胝体嘴之间，用刀柄插入侧脑室前角内，将胼胝体嘴与尾状核分离，并向上撕开，把它推向膝部，以暴露豆状核和尾状核相连续的部位。由尾状核头部开始，沿此核向后、向下、然后转向前，修洁尾状核。杏仁体一部分位于侧脑室下角顶部前端，一部分位于海马回钩（uncus of hippocampus）内，与尾状核尾部的末端相接，循尾状核尖端可找到此核，经过乳头体（mamillary body）的脑冠状切面，也可显示杏仁体。

2）丘脑核群和脑干内的核群，通常用切面标本显示。

3）小脑核群比较重要的是齿状核（dentate nucleus）。剥制时需将手指伸入小脑水平裂前份，剥去小脑上部，显露小脑上脚，然后用钝头镊子将上脚后面的白质一片片撕掉，直到灰质，便是小脑齿状核。小脑顶核位于第四脑室顶的中线附近，靠近小脑舌和中央小叶的腹面。球状核（globus nucleus）居顶核（fastigial nucleus）与栓状核（emboliform nucleus）之间。由于这些核团深居小脑蚓部的白质内且较小，剥制时较难寻找，可用脑切面标本显示。

2. 脑纤维束剥离标本的特殊制作法　制作人脑纤维束的剥离标本是展示和研究中枢神经系统结构的一种重要手段。此方法经过长时间的改进，能够把脑的主要传导束及核团形象而立体地展示出来，对中枢神经系统的理解和记忆很有帮助。

（1）脑的固定：由颅腔取出的新鲜脑，先用流水缓慢冲洗干净，然后经过浓度逐渐增高的甲醛水溶液固定，不同年龄的脑的固定时间和方式不同。在脑固定过程中应特别注意低浓度甲醛水溶液的开始阶段，尤其在炎热的夏天。因甲醛的浓度低，同时还有血液从血管中溢出，所以要勤换固定液，以免变质，影响脑的固定效果，导致内部出现粉红色软化现象。经过甲醛固定后即可进行第二步的特殊浸泡过程。如果特殊浸泡过的脑一时不能进行纤维束剥离，则将脑放回 10% 甲醛液中长期保存。需要注意的是胎儿脑的处理与成人脑及小儿脑大不相同。胎儿脑很难从颅腔内取出，需要与颅一起固定。

（2）剥离前处置：剥离前处置的好坏对于标本制作能否成功有决定性的影响。单纯用乙醇浸泡经过甲醛固定的脑硬而缺乏弹性，剥离时纤维束脆而易断，特别是对于较细或较为分散的纤维束尤其如此，还可导致白质与灰质之间以及各纤维束之间不易剥离。为了克服这一缺点，常采用下列几种方法对脑进行特殊处理和浸泡。

1）冰冻法：冰冻法（freezing method）处理脑标本，是利用脑组织细胞群与纤维束所含水分不同的特点，经过冰冻过程，体积胀大系数不一致，使间隙变宽，易于分离。

用经过 10% 甲醛水溶液固定的脑标本，流水冲洗后放入有棉垫的盘内，将盘子置入冰箱，开始

时的温度为 -4℃,经 12h 左右,再降温至 -15℃维持 24~48h(在寒区冬季将脑放在室外自然降温亦可,但要防止脑表面被吹干),到脑表面出现冰冻裂缝并呈黄褐色时,将脑移出冰箱并置入流水中冲洗或用 35~40℃温水浸泡,使冰凌溶解,就可用来制备脑纤维束剥离标本。但这种方法处理的灰质会出现许多由于水分冻结而造成的孔隙。

2)热水浸煮法:经过防腐固定的脑,流水冲洗后用 90℃的恒温热水浸煮 2h 左右。加热可使纤维束韧性增强、脑组织轻度收缩、皮质与髓质发生分离,易于剥离显示纤维束。此法的效果与药浸法相似,但操作比药浸法简便。浸煮的温度与时间要注意掌握,以免温度太高或时间太长致使脑标本收缩变形。

3)药物(朱氏液)浸渍法:先用流水把脑冲洗 3~5min,尽量把脑表面的 10% 甲醛液冲洗干净,以便增强朱氏液对脑组织的作用。成人脑要在朱氏液中浸泡 3~7d,小儿脑 2~5d,温度保持在 37~40℃时浸泡的脑组织的弹性最佳。朱氏液的配方如下:60% 乙醇 1 000ml,浓盐酸 20ml,NaCl 20g,胃蛋白酶 1g。先配好 60% 的乙醇,然后把浓盐酸沿容器壁徐徐倒入。其次放进 NaCl,最后放胃蛋白酶,用玻璃棒搅拌促其溶解,根据要浸泡脑的数量决定液体配制的量。一般一个成人脑需用 1 500ml 左右,两个脑约 2 500ml。

经过朱氏液处理过的脑保持原大、原色,甚至变得更白。经过处理的脑的纤维束具有相当大的弹性,不易扯断。灰、白质较为分明,且相互间较松散,易于剥离追踪。脑的这种变化是可逆的。如果将经过处理的脑重新放回一定浓度的 10% 甲醛液中,一段时间后纤维会丧失弹性而变硬,此点有利于标本装瓶保存。

另外,经过朱氏液处理后,脑具有相当大的弹性。这一点似与胃液作用于食物相似。在盐酸对蛋白质起膨化作用的条件下,胃蛋白酶可能分解脑中各种纤维束间的某种黏合的蛋白质,使其变松易于剥离。脑组织的弹性可能是由于在盐酸液中胃蛋白酶作用于神经纤维的膜,使蛋白类脂成分发生水解所致。

经过上述处理的脑都能用于制作脑纤维束的剥离标本。

(六)脑室的显示方法

脑室(ventricle)是深居脑内部的不规则

腔隙。在标本制作中可采用解剖法和铸型法(casting method)显示侧脑室(lateral ventricle)、第三脑室(third ventricle)、第四脑室(fourth ventricle)和中脑导水管(mesencephalic aqueduct)。铸型法在观察脑室全貌和各部之间的相互通连上,更加清楚(详见本节铸型标本的制作)。对脑室的正常形态结构及其位置与毗邻关系的了解是解剖法成功的关键。脑室解剖法主要有如下的操作步骤:

1. 侧脑室的解剖

(1)用脑刀平胼胝体之上作水平切面,将上部的脑去掉。

(2)用解剖刀从一侧的外侧纵纹外缘轻轻刺入侧脑室,先将刀口切向后方直达后角,再将刀口引向前达胼胝体膝部。

(3)将脑岛盖的额部去掉,显露脑岛(insular cortex)的环状沟。

(4)用刀循脑岛环状沟下份刺入侧脑室下角,向后延伸与刀口(2)相遇,向前切至外侧沟。

(5)循脑岛环状沟上份水平切入侧脑室,向前将放射冠切断,与刀口(2)相遇。如此,即可由上外方暴露侧脑室。

(6)依同法做另一侧,然后进行修整。

2. 第三脑室的解剖　第三脑室为两侧背侧丘脑之间的窄缝,外形很不规则,还有一些憩室或隐窝。第三脑室的位置形态,可用脑的水平或冠状切面标本观察。如用解剖法显示第三脑室顶部,其步骤是:

(1)用脑刀在胼胝体上面作水平切面,将脑的顶部去掉。

(2)用解剖刀在外侧纵纹的内侧刺入侧脑室,将刀口向前引至胼胝体膝部;向后引至侧脑室后角。

(3)同样切法做对侧切口。

(4)将胼胝体从中间切断,分别翻向前、后方,便可看到第三脑室顶。

3. 中脑导水管和第四脑室的解剖

(1)中脑导水管和第四脑室都可在脑的正中矢状切面标本上看到。解剖显示第四脑室顶和底的形态是比较困难的,因为第四脑室顶紧贴小脑,如不仔细往往有撕破的危险。制作时先将大脑的后半部去掉,轻轻地把小脑前叶与脑干分离,再用手指从下面将小脑后叶仔细向前上逐步托起,使第四脑室顶的室管膜与小脑脱离。待小脑的前后叶均与室管膜剥离后,便可用解剖刀紧贴小脑先在三叉神经根(root of the trigeminal nerve)的外侧切断小脑中脚,再切断小脑下脚和上脚,移除小脑,即可显示第四脑室顶。如撕去第四脑室顶的室管膜,便可显露第四脑室底。

(2)第四脑室顶最低部分朝向后下的孔是第四脑室正中孔,而第四脑室外侧隐窝末端室管膜和软膜上的裂缝是第四脑室外侧孔。这3个孔可用小脑与脑干相连的标本,切除构成第四脑室顶的小脑前上部,打开第四脑室腔隙(不能损坏室管膜),再用塑料线插入孔内的方法显示。

(七)脑厚片染色标本

脑厚片染色法(thick brain sections staining method)可选择性地浸染灰质或白质,观察脑的灰质与白质的分布状况。染色方法较多,基本原理都是利用灰质与白质所含髓磷脂的量不同这一特性:用水溶性染料,使含髓磷脂少的灰质着色;用脂溶性染料,使含髓磷脂多的白质着色。这样,就可明显区分灰质与白质的界限。

脑灰质、白质染色需选择无脑病的尸体脑。新鲜脑取下后,应立即浸泡于5%甲醛水溶液内固定5~10d(切勿挤压,以免变形),然后再移放于10%甲醛水溶液内5~7d,最后再放于15%甲醛水溶液内4~6d。如无新鲜脑也可取已用10%甲醛水溶液固定过的脑,但效果较差。将固定的脑用流水充分冲洗,剥去脑膜及血管,然后根据需要切成冠状面或水平面,厚度0.5~1.0cm(切法详见脑和脊髓的常用切面)。切好后放在瓷盘内,继续用流水冲洗12~24h以上。

1. 灰质染色法(gray matter staining method)　一般多用苯胺黑(nigrosine)、洋红(carmine)、柏林蓝(Berlin blue)等染料或其他药品进行处理,结果使灰质着色,白质无色。灰质染色法很多,现选择常用的效果较好的方法介绍如下:

(1)蓝色反应染色法:此法常称 Mainlund 染色法(Mainlund's staining method),染法如下:①取脑片吸干水分后放入10%二氯化铁溶液内(在此液内要滴盐酸使呈淡黄色)染1~2min;②脑片取出后置流水下冲洗1~2min,再放入1%铁氰化钾溶液内,灰质很快变成柏林蓝色;③灰、白质分化清楚后取出脑片,流水冲洗一下,然后放入1%盐酸内1~2min。取出脑片再放流水下冲洗,此时如果发现脑片染色过深,可用氨水或过氧化氢褪色;④流水冲洗24h后装盒保存。

(2)柏林蓝反应染色法:即 Lemaevier 染色法(Lemaevier's staining method),染法如下:①取脑片入蒸馏水内浸泡1h,需换水3次。②将吸干表面水分的脑切片放入60~65℃的 Mulligan 液内染1~2min。配方为:结晶苯酚40g,硫酸铜5g,盐酸1.25ml,蒸馏水1 000ml。③取出脑切片放入加了冰块的蒸馏水内1min,时间不宜长,否则将影响颜色分化。④放入1%三氯化铁($FeCl_3$)溶液中1~2min,灰质变成光亮的棕色,白质几乎不着色。⑤缓慢流水冲洗2~3min。⑥放入1%亚铁氰化钾液内2~3min,灰质变蓝即可。这一步骤使灰质表面的三氯化铁变成高铁氰化物(柏林蓝)。⑦流水冲洗24h后装盒保存。

染好的脑片于略呈酸性的保存液中保存,可保护所染蓝色免于水解。水解后将使颜色变绿,水解变化是一种可逆反应,把水解后的脑片放入弱酸性溶液内,可使之逆转变为蓝色。常用枸橼酸将保存液维持于弱酸性状态。日光暴晒会使脑片褪色,褪色是不可逆反应。

用柏林蓝法染出的脑片,颜色分化明朗清晰,但操作烦琐,条件要求较高。

(3)黄色染色法:将茜素红1g、硫黄2g和硫酸1.5ml用蒸馏水100ml配制染料,把脑片放入上述染液4~5min,至灰质明显着色为止,然后移入1%甲醛水溶液、1%硫酸和硫酸钠的混合液中5~8min,使其脱去表面浮色,勿用流水冲洗。保存于5%甲醛水溶液、1%硫酸和硫酸钠的混合液中。

(4)褐色染色法:将三氯化铁18g和对二间酚1.5g用蒸馏水100ml配成染液,脑片浸入染液5~10min,灰质明显着色时,移入1%甲醛水溶液3~5min,脱净浮色。用5%甲醛水溶液和2%对二间酚混合液保存。

(5)红色染色法:将黄色氧化汞1g和茜素红1g用蒸馏水100ml配成染液,脑片浸染4~5min后,用自来水冲洗15min,保存于5%甲醛水溶液和1%氯化钾混合液中。

(6)绿色染色法:脑厚片经蒸馏水洗后,浸入0.5%亮绿(light green)水溶液中,直至灰质呈鲜绿色(白质稍有绿色),经流水短时冲洗,再放入0.5%磷钼酸水溶液固定1~2h,然后移入5%甲醛水溶液内保存。

上述染色过程中,要把脑片放在药液内摇荡,以保证脑片双面都能同样均匀地接触药液,同样着色。每一脑片的染色能否均匀一致,取决于各脑片染色步骤与时间是否一致。上述各个步骤的时间,随气温高低要稍加调整,高温季节的时间要短些;低温季节的时间要长些。染色操作过程移动脑片要用玻璃棒或光滑的竹片夹、塑料夹等器械,忌用手摸或金属镊钳夹,以免影响显色或使脑片表面受损。

2. **油溶红白质染色法**(white matter staining method)　脂溶性染料对脑白质内髓磷脂的亲和力较强,易使白质着色,而灰质不着色,仍呈原色。所以,脑白质染色多用脂溶性染料。

(1)染液配方:将油溶红 10g 溶解于 640ml 苯中。

(2)浸染法:用吸水纸将脑片表面的水吸干后,把脑片置于浸染液内染色 3~5min。在此期间,需要反复翻动脑片。而后将脑片放流水下冲洗,去掉过多的染料,此时可见白质呈红色,而灰质仍呈原来颜色。如果染色过深,还可放入 90% 乙醇溶液内褪色,直到染色满意为止。

(3)涂染法:用脂溶性染料配制的染液涂染脑片,也可使白质着色,此法简便、经济、快速。例如用油溶红 28g 与苯 128ml 配成染液,以毛笔蘸涂脑片 2~3 次,再用流水冲洗,可制出比较好的标本。涂染后的脑片保存于 10% 甲醛水溶液或糖浆保存液中。如染色太深,可用毛笔蘸 90% 乙醇轻轻洗去。

(4)保存:染好的脑片放流水中冲洗 12~24h后,根据脑片标本的大小制作有机玻璃盒,将脑片刷一薄层明胶,待干后装盒内,再注入 10% 的甲醛水溶液密封保存。这种方法既简单,又易掌握。可在短时间内制作大量标本。

3. **立素尔大红白质染色法**　用立素尔大红制作的白质染色标本,灰、白质界线清晰,且标本不易褪色。立素尔大红为 2-萘胺-1-磺酸(吐氏酸)经重氮化后,与萘酚偶合生成的钡盐色素沉淀物。立素尔大红的特性是不溶于水,着色力强,颗粒细小,不惧光,耐高温(<130℃)和耐酸碱。

(1)染液配制:将立素尔大红 5g,醋酸乙酯 50ml 与数滴冰醋酸搅匀即可。

(2)染色:将脑厚片用清水漂洗 2~4h,晾干或用滤纸吸干。用笔蘸取染液反复涂脑片数次,或将脑片浸入染液中 24h。

(3)流水冲洗:边冲洗边用洁净毛笔在脑片染面上轻轻刷去多余的染料,即可显现出白质呈红

色、灰质不着色的结果。将脑厚片平置于托盘上晾干。

(4)封装:封装前用 5% 明胶涂刷。晾干后封装于 10% 甲醛水溶液的有机玻璃盒内。

(八)脑和脊髓的常用切面

显示脑和脊髓内部结构的方法除了脑纤维剥离方法以外,更有效的方法是脑和脊髓各种断面的切割,也是制备脑厚片染色等标本的前提步骤。从广义上讲,脑和脊髓断面的标本包括大体和显微两类。这里只记述脑和脊髓切面的大体解剖标本的制作方法。

1. **脑和脊髓切面标本的切割操作**

(1)选择固定和硬化好,完整无损,形态端正,没有脑疾病的标本(sample)。

(2)将选好的脑标本用流水冲洗 2~3h,然后用镊子将脑膜及血管全部清除,尤其是脑沟裂内的脑膜和脑血管,必要时可将脑置于清水中,用镊子仔细清除,但勿损伤脑组织。操作应仔细,只有将脑膜和脑血管清除干净,才能顺利地切成光滑平整的脑片。

(3)应用大脑切片机切割较厚的脑片是比较理想的。如无此设备,用简单的办法也可切制出较好的脑切片标本。

首先用滤纸(filter paper)或脱脂棉(absorbent cotton)吸干脑表面及沟裂内的水分,把加温至 45~50℃ 的 20% 明胶溶液(gelatin solution)用毛笔刷入脑的沟裂和脑的表面,防止切片时产生碎片。将涂有明胶的脑放入 10% 甲醛水溶液内固定 5~7d,使明胶固定硬化。切脑时一般选用双刃切脑刀,切脑刀的长度约需 50cm。切脑刀刀体要薄,刀口要整齐、锋利。切脑时,切脑刀应涂一层甘油(glycerol),可使刀面光滑;用力需均匀,只能向一个方向运刀,中途不宜停顿,切忌来回推拉,以免留下刀痕或切面不平整。每切一片,要用脱脂棉或纱布仔细擦净留在刀口的组织碎屑,以免再切时擦伤脑切面,同时要重涂甘油,方可再用。

为使脑切面平整,脑片厚度均匀一致,可用有机玻璃制作容纳脑的长方形框(框的两个对应边要平行),在框上锯若干个等距离(根据需要脑片的厚度而定)的平行锯缝,将脑放入框内,切脑刀沿两侧相对应的锯缝切下,则可切成厚薄一致、切面平整的脑片(图 1-1-2)。

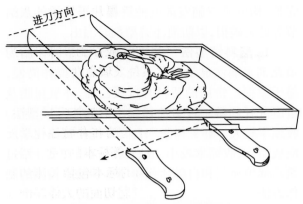

图 1-1-2　大脑水平切面操作法

（4）将切好的脑片置于大瓷盘内，流水冲洗干净，挑选合适的脑片装瓶保存，或供作脑厚片染色等再加工的标本使用。

2. 脑和脊髓的常用切面

（1）大脑的切面

1）正中矢状切面（median sagittal section）：循大脑纵裂，切断胼胝体、前、后连合，丘脑间黏合，间脑其他部分以及小脑和脑干，把脑切成对称的左、右两半。

2）水平切面（horizontal section）：它和一般躯干的横断面一致，然而所显示的结构并非横断面，故特称水平切面，以示区别。水平切面一般以通过室间孔上缘（距脑背侧缘最高处 3.8~4.0cm）的切面较好，这一切面刚好经过豆状核的最宽部，可较全面地显示大脑内部的基底核、内囊、背侧丘脑以及其他结构。此切面一般在第一刀的基础上，向上每间距 0.5~1.0cm 切制一片，将脑分为 6 片即可显示和观察脑内部的结构（图 1-1-3）。

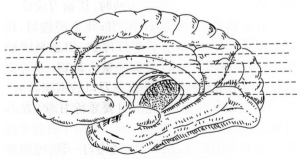

图 1-1-3　大脑的水平切面线

3）冠状切面（coronal section 或 transverse section）：脑冠状切面实为脑的横断面，只因其与颅骨的冠状缝一致（平行），故称冠状切面，它与躯干之冠状切面有区别，此点必须注意。为了显示脑灰质

和白质结构和关系，通常选用下列七处切面（图 1-1-4）：

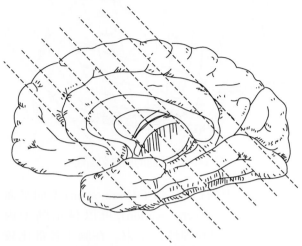

图 1-1-4　大脑的冠状切面线

第 1 个切面是靠近嗅束后端的前方和距胼胝体膝前 0.5cm 处。可显示尾状核头部与豆状核前部的融合及内囊纤维相交叉的情况。

第 2 个切面应正好切在胼胝体膝上，经过前穿质（anterior perforated substance），可显示豆状核前部、尾状核和前穿质相融合的形态。

第 3 个切面是紧贴乳头体前方，经灰结节与乳头体之间，可显示出脑内部较重要的纹状体、内囊、背侧丘脑以及它们的相互位置关系。

第 4 个切面是在乳头体后方，通过大脑脚（cerebral peduncle），向下可通过脑桥基部和延髓锥体，可较为全面地显示锥体束（pyramidal tract），也可显示丘脑底部与中脑被盖的连续情况，以及中脑内部的红核（red nucleus）。

如果显示大脑后半部的内部结构，可在第四个切面以后，每隔 1.0cm 或 0.5cm 切一刀，直到胼胝体压部之后。有时为了更好地显示锥体束全程，也可以作一个从中央前回至延髓锥体的略呈倾斜的冠状切面（即扇形切面）（图 1-1-5）。

（2）小脑的切面：小脑（cerebellum）的正中矢状切面可以随大脑的正中矢状切面同时切出。若欲显示小脑的各核则须用斜的水平切面，方法是从紧贴前髓帆（即小脑舌之前下面），用切脑刀向后向下，一直切开蚓结节和锥体，这样在此切面上便可显示小脑的顶核、球状核及齿状核。齿状核也可从矢状切面上看到，并可解剖出来，但其余各核则必须用上述水平切面才能显示。

11

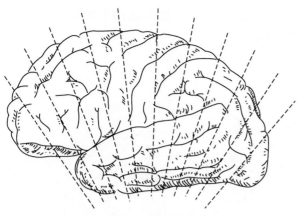

图 1-1-5　大脑的扇形切面线

（3）脑干的切面：脑干（brain stem）不同平面的横断面（transverse section），可以显示脑干内部的神经核团和神经纤维束。在脑干各部比较典型和重要的切面有：①中脑经过上丘（superior colliculus）的横断面；②中脑经过下丘（inferior colliculus）的横断面；③脑桥经过三叉神经运动根（motor root of trigeminal nerve）的横断面；④脑桥经过面神经膝（genu of facial nerve）的横断面；⑤延髓经过橄榄体上部（superior part of olive body）的横断面；⑥延髓经过橄榄体中部（middle part of olive body）的横断面；⑦延髓经丘系交叉（lemniscus cross）的横断面；⑧延髓经过锥体交叉（decussation of pyramid）的横断面。

（4）脊髓的切面：脊髓（spinal cord）切面通常为横切（水平）面，观察脊髓各段水平断面的内部结构。由于脊髓各段的外形、粗细、灰质的形态以及灰白质的比例都有差异，一般多用颈、胸、腰和骶 4 个部分的中份横断面显示各段典型形态。颈膨大（cervical enlargement）和腰骶膨大（lumbosacral enlargement）与四肢神经相联系，这部分切面是较常用的。在一段脊髓的切面标本上，将白质部分切除一段，以突出显示灰质前、后柱的立体形态，也可用朱氏液浸泡的脊髓，在显微镜下剥离出横断面上呈"蝴蝶"状的脊髓灰质柱。

（九）脑室铸型

脑室是位于脑内的一个较大的腔隙，可用铸型法显示脑室的立体形态，便于观察其全貌和各部之间的相互联系。常用的铸型法有塑料铸型法、立体重塑法和易熔合金铸型法。

选择合适的脑标本是铸型成功的基本条件，应选用经过高浓度甲醛水溶液充分固定硬化且无变形的脑。此外还应注意小脑和脑干完整、脑膜完整、构成第三脑室前壁的终板和下丘脑的灰结节等处无破损，以防灌注铸型剂时漏出。

1. 塑料铸型法　该法以高分子塑料树脂为填充剂来灌注显示脑室系统。该方法操作简便，易于掌握。常用的塑料有过氯乙烯、环氧树脂及自凝牙托粉等。过氯乙烯属于溶剂挥发成型法，收缩率较大。环氧树脂和自凝牙托粉都属化学反应成型法，收缩率较小，成型快。这里着重介绍过氯乙烯填充剂和自凝牙托粉填充剂脑室铸型的制作方法。

（1）过氯乙烯铸型法

1）填充剂：填充剂的配制宜浓，常用 25%~30% 的过氯乙烯乙酸乙酯溶液。

2）插管：在两侧大脑半球的中央前回，距大脑纵裂外侧约 5cm 处将内径 5mm 的金属管，向侧脑室方向垂直插入约 4cm 到达侧脑室的腔隙。金属管的插入端要磨利，在插入的过程中要轻轻转动插管，以便切断插管所碰到的脑膜和脑血管等组织，金属管另一端接一橡胶管并连于抽气机。一边插入一边开动抽气机，把插管时破碎的脑组织吸出。如果没有抽气机，可在插入 1.5cm 左右后拔出插管，清除管内的脑组成，再顺原插入孔向下重复插入，反复进行，直到脑室。

3）灌注：把连接于橡胶管上的抽气机移去，用注射器将配制好的填充剂通过橡胶管和插管，缓慢注入，两侧要反复交替进行灌注。在灌注的过程中，要经常前高后低或前低后高地变换脑的位置。并对颞叶和枕叶轻轻揉压，以排除侧脑室下角和后角内存留的空气，使填充剂达到脑室各部。首次灌注以后，每隔 2~3h 补注一次，直到铸型饱满。

4）显露铸型：待塑料填充剂完全硬化后，用刀从颅顶部开始，循水平方向一片一片地除去脑组织（每片厚约 1.5cm），显露脑室的铸型。在显露过程中可用填充剂修补铸型。

（2）自凝牙托粉铸型法：自凝牙托粉铸型法与过氯乙烯的操作方法基本一致。但由于自凝牙托粉填充剂不用灌注，所以最常采用开天窗直接灌注的方法。开天窗的方法是循水平方向切去大脑胼胝体上方的脑组织，在两侧半球的中部距大脑纵裂 1.5cm 处各开一个 1.0~1.5cm 的天窗，直达侧脑室，然后用棉花把第四脑室正中孔和外侧孔填塞，以防填充剂漏出。用一次性注射器前接一细软塑料管，插向侧脑室的下角，将填充剂通过天窗注入脑室。

2. 立体重塑法　立体重塑法(three-dimensional rebuilding method)选用外形端正、以高浓度甲醛溶液固定过的脑标本,每隔1.5~2.0cm,按冠状切面将脑切成5~6片。将切好的脑片放入重铬酸钾液内浸泡5~7d,使标本更加硬化。然后将脑室中的脉络组织清除干净,用塑料、石膏或硬蜡等填充剂填塞脑室,凝固后取出铸型,依次结合,使之重塑成为完整的脑室系统的铸型。

操作要点:①脑片一定要切平整。操作之前应把切脑刀磨利,把大脑半球背面的血管摘除,避免它们被切脑刀带入脑内,造成沟痕,使填充剂由这些沟痕流出。但对大脑底面的脑血管、脑被膜等组织一定要保留完整,以便减少填充剂漏出的机会。②在灌注填充剂时最好把脑片平放在玻璃板上,使脑片和玻璃板紧紧贴在一起,不仅可从玻璃板下观察填充的情况,而且可减少填充剂的漏出。为了防止填充剂黏附在玻璃上不易取下,可在脑片和玻璃板之间衬一层透明纸,避免铸型剂直接与玻璃板接触。③在填充剂还没有完全硬化时,用解剖刀或剪刀小心去除粘在脑室以外的填充剂和透明纸。

3. 易熔合金铸型法

(1)配制合金填充剂:先将熔点较高的铅用小铁锅熔化,待温度稍微降低再加入铋;铋完全熔化后,继续降低温度,再将锡加入熔化;待温度再降低后加入镉。因镉易氧化而燃烧,故熔化时温度不宜过高。待镉完全熔化后,放在室温下让其自然冷却备用。

(2)钻孔:首先用一根一端锐利的铜导管(内径约5mm),在一侧半球的中央前回距大脑纵裂1.5~2.0cm处,垂直向下做螺旋式的插入。成年人脑插入4~5cm即可达侧脑室,而后慢慢拔出插管。清除插孔内残留的脑组织,尽可能避免其掉入脑室,以免影响铸型。

在另一半球的相同部位,用一把尖的解剖刀切一漏斗形孔,直通脑室。漏斗的外口直径约1.5cm,内口直径约1.7cm。两侧半球的灌注孔做好后,把脑置于水中,用橡皮管插入一侧孔内轻轻吹气,如对侧孔有气泡出现,证明左右两侧脑室畅通无阻。在吹气时可用手将对侧孔堵上,如有气泡从第四脑室的正中孔或外侧孔出现,则可证明侧脑室与第三、四脑室相通。

(3)加温:将已钻孔的脑完全浸泡于60℃的恒温水内1~2h,使脑室温暖,以免在注入过程中合金遇冷后过早冷却凝固。

(4)熔化合金:取先制备好的易熔合金250~300g,放入盛有热水的容器内,加热至金属完全熔化。

(5)灌注合金:将脑从热水中取出,在脑底部垫一厚层蘸有冷水的棉花,使灌注时可能经终板处漏出的合金遇冷迅速凝固。然后迅速将熔化的合金倒入漏斗形孔内。灌注时可按前后方向缓缓振荡,以便合金能充分注入脑室的各角。有时合金不易充满第四脑室,待注入侧脑室内的合金冷却后,将脑倒置,再经第四脑室正中孔局部注入少量合金。

(6)显露铸型:将灌注好的脑浸入冷水中,待铸型的合金冷却凝固后,用刀从水平方向一片一片地除去脑组织。在显露过程中如发现有灌注不完整的部位,可再注入少量合金填补。待铸型完全显露之后,用烧热的铜片切去钻孔处多余的合金,即可获得完整的脑室铸型标本。

(十)塑化标本

生物塑化(biological plastination)是一项利用高分子化合物对生物标本进行渗透(penetration)、塑化(plastination),利于生物标本的保存和研究的新技术。此项技术是目前形态学研究中性能较好和用途广泛的方法。生物标本经塑化技术处理,组织内的水和脂质被硬聚酯(polymer)替换,使之达到近似塑料的性能。塑化的标本干燥、无毒无味,且经久耐用。塑化后标本的特性取决于所用聚酯的种类。生物塑化的处理过程一般为:固定、脱水、真空浸渍和硬化等4个步骤。

1. 基本设备和药品

(1)低温冰箱:温度低于-25℃,温差小于0.5℃,在冰箱侧壁上留有供真空泵(vacuum pump)和压力计(pressure gauge)管通过的孔道。

(2)真空泵:将塑化系统的压力维持在0~6.7kPa并连续工作360h以上。

(3)塑化系统:由密闭抗压容器、透明观测窗、压力调控器(气阀)、抗压连接管等组成。

(4)压力计:能测出-13.3~128kPa压力变化范围的压力计。

(5)恒温烤箱:温度可达70℃以上,温差波动小于0.5℃的烤箱。

(6)钻石线锯:锯路损耗仅为0.2~0.3mm,用于切割生物塑化薄层断面标本。

（7）塑化剂：根据不同的目的选用不同的塑化剂（plasticizer）。生物塑化的塑化剂应具有下列特性：①黏稠度低、易渗透；②具有长期的有效期，最好是易于再次利用，并且为了减少标本的损耗而具有提前硬化的可能性；③化学成分具有高渗透压；④在生物组织内能固化；⑤符合硬度和透明度的要求；⑥在真空浸渍中不同成分不分离。

（8）脱水剂（dehydration agent）：可用丙酮、甲醇或乙醇，以丙酮的脱水效果最好，用于最后步骤脱水的丙酮含量应不低于 99.5%。

2. 生物塑化的基本原理 生物塑化的基本原理是选用液态高分子多聚化合物单体作为生物塑化剂，替代组织内的水分，进行聚合固化，达到组织塑化，可根据中间剂和塑化剂的蒸发压和沸点的差异达到此目的。含有水分的组织经脱水剂脱水，组织内水分被脱水剂置换，脱水剂再经中间剂置换。中间剂具有高蒸发压、低沸点（35~60℃，如丙酮为 56℃，二氯甲烷为 40℃）的性质，而塑化剂具有低蒸发压、高沸点的特性。在低压或真空状态下，中间剂气化并自细胞和组织内移出，形成气泡被真空泵抽掉排出，而中间剂在原组织细胞内占据的空间则由塑化剂来填充。通过中间剂与脱水剂置换，塑化剂和中间剂置换，就能达到塑化的目的。

如果采用丙酮作脱水剂，则无需用中间剂来置换。因为丙酮既是脱水剂又是中间剂。丙酮在生物塑化过程中发挥中间替换作用，在 −25℃以下，丙酮挥发很少，进入组织细胞内置换水分，达到脱水的目的。在低压（low pressure）或真空（vacuum）状态下，丙酮气化形成气泡自组织细胞内移出，组织内形成负压（negative pressure），塑化剂则进入组织细胞内填补由于丙酮移出留下的空间。

脱水过程是脱水剂（丙酮）置换组织细胞中的水分，而塑化过程是用塑化剂置换组织细胞内的脱水剂。由于脱水、塑化过程都是"取代"方式，因而在制作含水量高的组织标本时，具有皱缩率低的特点。

3. 生物塑化的应用 生物塑化包括多项技术，归纳起来，大致可分为硅橡胶浸渍技术、多聚乳胶包埋技术、环氧树脂透明技术以及聚酯树脂组织切片技术等。硅橡胶塑化标本具有弹性和柔韧性，主要用于教学。聚酯乳胶塑化标本与硅橡胶塑化标本一样是不透明的，但很硬且易碎，用于厚的人体断面，对脂肪组织能极好地作对比显示，其中脂肪组织为白色，其他组织颜色较深。环氧树脂透明技术可制作透明人体和器官断面的塑化标本，用于对所有人体结构的形态进行研究。聚酯树脂组织切片技术用于制作不透明的脑片，可以比较明确地区分脑片上的纤维及核团。所有经过生物塑化的标本对神经解剖的教学和科研都是很有用的工具。

当今，临床外科手术的发展趋势是小型化、显微化，临床影像诊断已能早期发现微小病灶。所以，断面解剖学的研究必须从宏观（macro view）走向微观（micro view）。采用生物塑化的方法，可以把切片做得很薄，进行宏观 - 微观研究。生物塑化技术使人体形态学的研究更加细致，能为临床提供更加细致的解剖学资料。

二、组织学研究方法

组织学研究方法（histological research method）是通过将器官或组织制成一般切片（section）或超薄切片（ultrathin section）并对切片进行染色（staining），在显微镜（microscope）下对切片上的细胞结构（cellular structure）以及有关的化学物质（chemical substance）等成分进行观察（observation）的方法。组织学研究方法在神经解剖学的学习和研究领域内很常用，目前的神经解剖学知识，尤其是中枢神经系统的细胞构筑（cytoarchitecture）和纤维联系（fiber connection），基本上都是利用组织学研究方法得到的。本节主要介绍显微镜的类型及其应用、组织切片的制作方法和传统的（traditional 或 classic）神经解剖学染色技术（neuranatomical staining technique）。

（一）光学显微镜

显微镜的种类很多，包括各种类型的光学显微镜（简称光镜，light microscope，LM）和电子显微镜（简称电镜，electron microscope，EM）。光镜是研究有机体微细结构、细胞内物质分布及有关细胞功能活动的光学仪器。光镜有普通光镜、倒置显微镜、相差显微镜、暗视野显微镜、荧光显微镜、偏光显微镜、激光扫描共聚焦显微镜等类型。光镜下显示的细胞结构称显微结构（microstructure），常用的测量单位为微米（micrometer，μm）。电镜主要用于观察超微结构（ultrastructure）。根据电子射线扫描方式的差异，又可将电镜分为透射电镜和扫描电镜。电镜下常用的测量单位为毫微米或称纳米（nanometer, nm）。

1. 光的基本性质　为了更好地学习和掌握光镜的原理以及使用，首先必须了解光的性质。

光（light）实质上是物质的原子或分子向外辐射的一种可见的电磁波（electromagnetic wave）。在均匀透明的介质中，光沿直线传播。光传播时，在与其进行方向相垂直的平面内呈波形振动，两个波峰之间的距离为波长（wave length），波峰的大小即为该光波的振幅（amplitude）（图1-1-6）。不同波长的光具有不同的颜色，即光的波长不同，光的颜色也不同。光波的振幅决定光的强度，振幅越大，光的亮度越强；振幅越小，光的亮度越弱。此外，不同波长或不同频率的光具有不同的能量，波长短（频率高）的光，光能大；波长长（频率低）的光，光能小。光的波长不同，其折射率亦不同。波长越长，折射率越小；波长越短，折射率越大。因此，当一束平行白光通过棱镜后，由于组成白光的七色光的波长不同，它们的折射率不一样，而被分散为呈红、橙、黄、绿、青、蓝、紫七色光的光谱（spectrum）。红光的波长最长（800nm），折射率最小；紫光的波长最短（400nm），折射率最大。波长介于400~800nm的光为可见光，波长大于800nm的红外光和小于400nm的紫外光均为非可见光。光进入某些物质后，部分或全部光能可被物质的分子或原子所吸收。物质从外部吸收

光能后，进入新的状态，称为激发态。当物质从激发态回到原来的基态时，能以电磁辐射的形式放出所吸收的能量，这种现象称为发光。物质对光的吸收有高度选择性，根据物质的这种特性，可制成各种滤片，使之吸收一定波长范围的光，只允许特定波长的光通过。

（1）光的偏振现象：光是由一系列在空间中的横向振动的波构成的。如果设想有一根绳子被松松地拉平，那么，当把绳子的一端很快地上下抖动时，就可以顺着绳子传递一个"波"。这个波沿着绳子传到另一端，但绳子本身在任何部分都没有向前传递。因此，这个波是由绳子的一系列短的横向位移所形成的，故把它称为横波（transverse wave）。在将这个基本的类比应用到光的性质以前，不妨把这一类似性再推进一步。如果想象这根绳子从一扇篱笆中的一个小孔中穿过，"波"就不能通过小孔传递。但把这个小孔扩大成一个长条形的隙缝，此时波便可通过隙缝，但只有在波的平面与隙缝平行的时候，才能传递。

光的波动不仅限于在一个平面以内，还在其他平面同时发生。如实描绘这一现象的唯一方法是设想绳子的波动在一刹那之间突然"冻结"，绳子的某处正有一个波。倘若现在把绳子沿着它的长轴像绕着一个轴那样旋转一圈，则这个波将向外扩展成一个圆球形。再回到光的性质和光的传递过程，可以想象一列横波在360°的范围内扩大

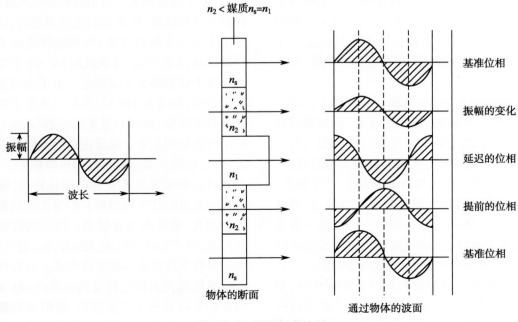

图 1-1-6　光的基本性质

和缩小,与它们向前传递的方向成直角。如果让这样一束光通过某一物质投射出去,而该物质在光学上的性能和篱笆中的隙缝一样,那么所有与隙缝不在同一平面的振动都将被阻挡,能透过隙缝的只是其振动与隙缝平行的光。因为它的振动只限于一个平面内,这样的出射光束被称为平面偏振光(plane polarized light)。如果在出射的平面偏振光束的进程中旋转另一块材料相同的物质,那么只有在第二块材料的偏振面和第一块平行的条件下光束才能通过。如果两个偏振平面相互垂直,光便不能通过。如果两个偏振平面彼此处于其他的一定角度时,只有一部分光线能通过。如果将两块这样的物质摆在一起,使其中的一块和另一块相对地转动,则其效果相当于一块无限可变的中灰密度滤光片。当然,这样起偏振作用的滤光片的价值极为有限。

(2)光的衍射和干涉:光通过未染色标本时,由于被检物的厚度和折射率不同,一部分光的振幅和相位不变,称为直射光;另一部分光发生衍射,向周围分散前进,称为衍射光(diffracted light)。直射光和衍射光如同时到达一点时,则互相干涉(interference),形成合成波。合成波的大小,决定于直射光和衍射光的振幅和相位差。当直射光和衍射光形成合成波时,如衍射光比直射光只推迟 1/4 波长,合成波的振幅与直射光的振幅相同,只是相位稍推迟,光的明暗度无明显变化。如不推迟衍射光,而把直射光推迟 1/4 波长,使它与衍射光的相位一致,其合成波的振幅等于两光波的振幅和,光亮度增强,称为明反差。如把衍射光再推迟 1/4 波长,使衍射光恰好推迟半个波长时,则合成波的振幅等于两波的振幅差,光变暗,称为暗反差。

(3)相差:相差(phase difference)是干涉的一种形式,即把一条光束分成两条光束,再加速或减速,使两条光束之中的一条所通过的光程与另一条稍有不同,然后又将它们汇合起来形成合成波,所形成的影像便可以看得出干涉效应,产生相差。即影像的细部周围产生稍亮的条纹或晕边,形成第二条影纹,一条比另一条稍虚。如果让一条光束分成两条光束后不加速或减速并通过长度相同的光程,它们则不会产生相差,也就是说它们不互相干涉。当折射率和光程长度的差别很小时,相位差约为所用光线波长的四分之一。人眼对这些相位差是不敏感的。因此,要把它们利用在成像

上,必须运用某些特殊的方法。

(4)光的散射现象:光和粒子的相互作用决定于光波长和粒子大小的比例关系。若粒子大于光的波长,则光线以一定角度由粒子表面反射,见于粗分散系;若粒子远小于光的波长,则光线绕过粒子前进而不受阻碍,此种现象见于真溶液。真溶液分散粒子的半径在 1nm 以下,而可见光的波长为 400~800nm,故光能直穿真溶液。若粒子的大小和光的波长接近或略小时,则一部分光线可绕过粒子前进,另一部分光线则向四方散射,这种现象称为光的散射。光通过浑浊介质(如烟、雾、悬浮液或乳状液等)时,浑浊介质所呈现的强烈散射现象,通常称为丁铎尔效应(Tyndall phenomenon)。例如空气中的灰尘细粒不能看到,若在明视野中以一束强光照射,虽然有些粒子遇光线后发生散射,但因周围的光线太强和有部分光线发生绕射等原因而看不出来;如果光线斜照射粒子,并衬以黑暗的背景,比如一束光线从门缝中斜射入室内,由于灰尘粒子使光线发生散射(scattering),则室内空气中的灰尘粒子便明显可见。

(5)荧光:荧光(fluorescence)也是一种光导致发光的现象。物质的原子是由原子核及核外电子构成。原子核带正电荷,电子带负电荷。带负电荷的电子沿着自己的固有轨道在带正电荷的核电场中运动。所以电子有一定的动能和势能,在最内层电子层的电子能量最小,随着轨道半径的增加,电子能量加大。当某些物质经光线的照射,特别是经强能量、短波长的光线照射后,该物质电子层中的电子吸收光能,由低能级的电子层跳跃到高能级的电子层,或跳跃到同一电子层的高能带。这个过程称为能级跃迁。电子的高能状态是不稳定的,经过 8~10s 后,以辐射光量子的形式释放吸收的能量,而回到原来的能态(基态),这种辐射出的能量即荧光。物质由激发态回到原来的基态之前,它的一部分能量作为热能被丢失。所以,它释放出的荧光比激发光的波长要长,即释放出的光向光谱的红光侧偏移。引起荧光的最有效的光是激光、紫外光和蓝紫光。用不同荧光素染色的标本,可产生红、橙、黄、绿、青、蓝、紫色的荧光。荧光分自发性荧光和继发性荧光。自发性荧光是标本不经荧光素染色而呈现的荧光;继发性荧光则是标本以某种荧光素浸染,组织或细胞内的一定成分与荧光素结合后所呈现的荧光。

2. **普通光学显微镜** 普通光镜(common light microscope)的机械部分(mechanical part)由镜座(seat)、镜臂(arm)、载物台(stage)、镜筒(tube)、物镜转换器(revolving nosepiece)和调焦螺旋(focusing spiral)等组成。光学部分(optical part)包括目镜(optical lens)、物镜(objective lens)、聚光器(condenser)和反光镜(mirror)。目镜有放大倍数为 5 倍、8 倍、10 倍、15 倍等几种,物镜一般有 10 倍、20 倍、40 倍和 100 倍(油浸镜,oil lens)几种。粗、细调焦螺旋每旋转一周可分别使镜筒或载物台升降 10mm 或 0.1~0.2mm,能使物像清晰。聚光器也可调节升降,聚集由反光镜反射的光线。聚光器内附有光栅,光栅的开大或缩小可调节光线的强弱。

光镜的放大率(magnification ratio)等于物镜和目镜放大倍数的乘积。放大率受物镜分辨率的限制。分辨率指能分辨物体两点间最短距离的能力。物镜的分辨率取决于它的镜口率(A),镜口率是指物镜从物体吸收的光量,它取决于物体点到镜面所成的角度和光线通过介质的折射率。镜口率等于介质的折射率(η)与镜口角(μ)半数的正弦乘积(A=η × sinμ/2)。

一般物镜光线通过的介质是空气,镜口率都小于 1;而油浸镜的介质是香柏油,镜口率可达 1.4。物镜的分辨率(δ)与光线的波长(λ)和物镜的镜口率(A)成一定比例(δ=λ/A)。已知可见光的波长平均为 0.55μm,物镜最高镜口率为 1.4,所以光镜最高分辨率约为 0.4μm。由光源发出的光由聚光镜接收并聚焦在标本 A 的前后。标本 A

经物镜形成的像 A' 经镜筒内的双目棱镜组分光后,一个像落在目镜的前焦平面上,另一个像落在摄影目镜的内部。位于目镜前焦面的像 A',经目镜放大后为人眼观察。而位于摄影目镜内部的 A' 像再次分光成像:①由摄影目镜单独形成一个二次像 A",进入照相机、使底片感光;②由摄影目镜与调焦目镜构成的组合系统,将像 A' 在观察目镜的前焦面上形成一个二次像 A",该前焦平面与观察目镜中的分画面重合(图 1-1-7)。

光镜是研究细胞最常用和最普通的工具。早期的光镜只能放大几百倍,而现代的优质光镜已可放大 2 000~3 000 倍,足够观察一般神经元的结构。

3. **暗视野显微镜** 暗视野显微镜(dark-field microscope)是以胶体粒子的反射和散射现象(Tyndall 效应)为基础设计的。暗视野显微镜的基本原理是利用斜照明法,不使照射被检物的光线直接进入物镜和目镜,视野黑暗。视野内所看到的不是光源的照明光线,而是光线与被检物发生的散射现象。可通过暗视野聚光器(dark-field condenser)实现上述目的。把普通光镜的聚光器换上一个暗视野聚光器,便成为暗视野显微镜。暗视野聚光器是不让光柱由下而上通过标本,而是把光线改变途径,使亮度很强的光束不直接进入物镜,而是以一定角度斜射在标本上,光线经被检物发生散射或反射,散射的光线投入物镜内。由于暗视野照明法是利用被检物体表面散射的光线来观察被检物的,所以只能看到物体的存在和运动,不能分辨物体的微细结构。但被检物

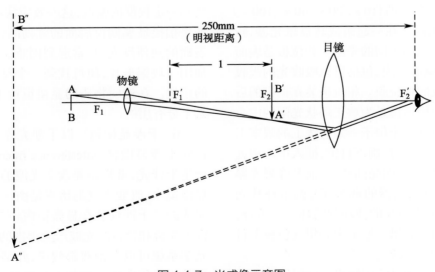

图 1-1-7 光成像示意图

为非均质物体时,各种衍射光线同时射入物镜,则可在某种程度上观察物体的结构。普通光学显微镜观察物体的最大分辨率为 0.4μm,而暗视野照明下虽然看不清物体微细结构,但可以分辨 0.004~0.2μm 的微粒子。

暗视野聚光器种类很多,生物学和医学中常用的是抛物面型聚光器。暗视野显微镜虽然有一定应用价值,但它的应用范围较小,主要适用于观察培养的神经胶质细胞、神经元、胶体粒子和某些组织化学反应的产物,如辣根过氧化物酶(HRP)的反应产物等。暗视野聚光器和透射荧光显微镜联合应用,在黑暗的视野内,可获得鲜艳清晰的荧光图像。

4. 相差显微镜 相差显微镜(phase contrast microscope)主要用于观察研究体外培养的活的神经元和神经胶质细胞,可直接观察活细胞的形态结构和运动等变化。相差显微镜的基本原理是因为光是一种可见的电磁波,各种颜色不同的光有不同的波长,即波长决定光的颜色,而光的振幅决定光的亮度。观察标本时,只有在光的波长和振幅发生变化时,才能看到被检物的微细结构。大部分生物学标本和医学标本在生活状态下多为无色透明,光通过这些物体时,其波长和振幅并不发生显著变化,所以在普通光学显微镜下不能看清其微细结构。相差显微镜的特点是改变光的相位,使相位差变为振幅差,借增强或减弱光的明暗度而观察生活标本的微细结构。

相差显微镜装置主要包括环状光阑、相位板和中心望远镜。环状光阑是由大小不同的环状孔形成的光阑,因需要随物镜倍数的高低变更其大小,通常将大小不同的(10×、20×、40×、100×)环状光阑与聚光器装在一起组成转盘聚光器,转动聚光器可更换大小不同的光阑。相位板是表面涂有铬、银等金属的薄膜,包括可以吸收光的吸收膜和推迟光相位的相位膜。相位板装在物镜的后焦面部位。中心望远镜是为矫正环状光阑的中心和物镜的光轴使其完全位于一条直线上的观察工具。调节中心望远镜时,摘下目镜,插入中心望远镜,一面观察视野中的明亮圆环,一面升降聚光器(或旋转装在转盘聚光器的调节钮),调节环状光阑的大小(暗环),使明亮的圆环和暗环完全重合,即获得良好的相差效果。取下中心望远镜换上目镜,即可进行标本的观察。

相差显微镜是观察活细胞组织的组织培养技术所不可缺少的工具。为了方便观察在含有培养液的培养瓶(皿)中贴壁生长的活的神经元或神经胶质细胞,常采用倒置相差显微镜(inverted phase contrast microscope)。后者与一般相差显微镜的不同是光源和聚光器装在上方,相差接物镜装在载物台下方。若把照相机、电视机或摄像机连接上倒置相差显微镜,则可记录和连续观察活细胞的各种变化和行为。

近来又设计出显微相差增强系统,采用光学和电子系统相结合的新技术,将显微镜下观察的样品,通过摄像机和电子系统处理,使相差图像清晰地在监测器上显示。同时利用电子控制器调节图像和背景的亮度与反差,大大增强了相差效应,操作更加迅速。

5. 偏光显微镜 偏光显微镜(polarization microscope)用于鉴定物质微细结构的光学性质,它与普通显微镜的主要不同点是具有产生偏振光和检查偏振光的装置。前者装在光源和被检物之间,称起偏器;后者装在目镜和物镜之间,称检偏器。偏光显微镜的基本原理是:光通过空气或玻璃等各向同性体(isotropic substance,单折射体)时,在与光线垂直的平面内的各个方向以同一振幅进行振动;但当进入各向异性体(anisotropic substance,双折射体)时,振动的方向就受到限制,这种现象称为光的偏振现象。最简便的偏振光是只在一个振动面振动的光,称平面偏振光或直线偏振光。从同一光源射出的光线进入双折射体时,就形成两种平面偏振光,二者的振动方向互相垂直。

偏振光的用途很广。从一个表面上反射的光受到一定程度的偏振,这一效应常用于普通摄影。如果拍摄玻璃橱窗后面的陈列品,由于来自玻璃表面的强烈反光,常常遇到困难。如果在镜头上加用一块偏振片,便可找到一个反光强度被减弱的位置。在透明物质的显微镜检工作中,偏振光是十分有用的。

6. 干涉显微镜 以干涉光作为光源的显微镜叫干涉显微镜(interference microscope)。为了产生干涉光,常常需要改变光波的历程。在干涉显微镜中,改变光波的历程是由一个干涉仪系统完成的。干涉仪装在显微镜内,它能使通过显微镜聚光镜和物镜的光波产生干涉的变化。借助于光学系统可以获得双影效应,此结果远比一般用相差显微镜所能获得的更为清楚,对结构的变化也更敏感。

干涉显微镜的聚光镜和物镜的配置要求使被观察视场中两个紧紧邻近的部分结成双像,然后使双像在一个互相干涉的位置上汇合。干涉显微镜的一个很大的特点是通过仪器内的特殊双折射光学系统,可以任意改变干涉的程度。干涉显微镜主要用于透明标本的观察。

7. 荧光显微镜 在激光扫描共聚焦显微镜问世之前,荧光显微镜(fluorescence microscope)是观察组织和细胞发射出的荧光的基本工具。荧光显微镜由光源、滤板系统和光学系统等主要部件组成,可利用一定波长的激发光激发标本发射荧光,通过物镜和目镜系统放大并观察标本的荧光图像。荧光显微镜多采用200W的超高压汞灯作为光源;滤色系统由激发滤板和压制滤板组成;光学系统由镀铝的反光镜、能透过激发光的石英玻璃聚光镜以及物镜和目镜组成。荧光显微镜的特点是不用普通光源照明被观察的标本,而是利用一定波长的光,如紫外光,照射标本,激发标本内的荧光物质,使之发射荧光,呈现荧光映像。有些细胞内含有某些天然物质,经激发光照射时可诱发出荧光。此外,亦可用荧光素对标本进行染色,然后经激发光照射,被荧光素染上颜色的物质可发出荧光,这样就能观察到物体的形状或该物质所在的位置。荧光显微镜下标本之所以能够被看到,不是由于光源的照明,而是由于标本内的荧光物质吸收光源发出的激发光的光能所呈现的荧光现象。如果停止照明(停止供能),则荧光现象立即消失。

(1)光源:目前各种类型荧光显微镜和万能显微镜所采取的光源都是各型高压汞灯。受检标本内的荧光强度,取决于光源激发光的强度。高压汞灯能以最小的表面积释放出最大数量的短光波,而且亮度大、稳定。汞灯泡装在特制的灯室内,点燃高压汞灯需要起动装置,每次起动后可工作2~3h。现代研究用的大型荧光显微镜的高压光源的照明可分透射光(transmitted light)和落射光(incident light)两种方式(图1-1-8)。透射光式的高压光源与普通低压光源一样,是通过显微镜镜座中的光路,射到反射镜上再经聚光器会聚后透过标本,进入物镜。它适于观察对光有通透性的标本,应用很广泛。落射光式的高压光源则是通过显微镜镜体中的光路即垂直照明器,将激发光垂直射向物镜,而落射到标本上,物镜本身起聚光器的作用,故不需要镜台下装置聚光器和反光镜。由于激发光不必透过载玻片,减少了激发光的无效吸收,而且所得到的荧光图像的亮度在高倍放大时较透射光式荧光显微镜强得多。所以,落射光式荧光显微镜特别适合高倍放大的荧光显微镜观察,它又同时可用于观察透明、半透明或不透明标本。

(2)滤片系统:滤片系统包括激发滤片、阻断滤片、吸热滤片和吸收紫外线滤片等。

1)激发滤片(exciting filter):虽然各厂家的荧光显微镜使用的激发滤片型号、名称均不一样,但各种滤片大都根据其光谱的基本色调命名,如BG-12,B(blue)代表蓝色,G-12为玻璃型号;或者以UV(ultra-violet,紫外光)、BV(blue-violet,蓝紫光)等标记激发滤片。激发滤片装在光源和显微镜之间的滤片滑板中,其作用是吸收波长较长的可见光,允许一定波长的短光波(如紫外光或蓝紫光)通过,作为荧光显微镜的激发光。激发滤片有数种,根据观察的需要,可将某一种滤片推入光路。UV-激发滤片允许波长近365nm的紫外光通过作为激发光;V-干涉激发滤片允许波长在410~420nm的紫光通过作为激发光;BV-激发滤片允许波长在404~435nm的蓝紫光通过作为激发光;B-干涉激发滤片允许波长在490nm的蓝光通过作为激发光;G-干涉激发滤片允许波长在520~550nm的激发光通过作为激发光。

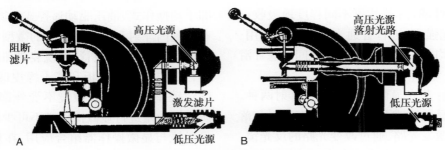

图1-1-8 透射光式(A)和落射光式(B)荧光显微镜

2）阻断滤片（barrier filter）：阻断滤片装在物镜和目镜之间的光路滑板中。阻断滤片多采用数字作为标志，吸收小于滤片标记数字的波长，允许大于标记数字的波长通过。它的主要作用是吸收视野内未被标本吸收的激发光，允许标本内的物质发射的荧光通过，以便获得清晰的荧光图像和保护观察者的眼睛。阻断滤片有 410W、460W、515W、530W 和 580W 等。在进行荧光染色观察时，激发滤片和阻断滤片必须联合应用，这是使用荧光显微镜的关键。根据使用的荧光素有效吸收波长的不同，选用适当的激发滤片（表 1-1-1）。按激发滤片允许通过的激发光的波长，将相应的阻断滤片插入光路。即激发滤片允许某种波长范围的激发光通过，则相应地使用能吸收和阻断该波长范围的阻断滤片，这样才能达到获得清晰荧光图像和保护观察者眼睛的要求。

表 1-1-1　激发滤片和阻断滤片的联合使用

激发滤片	阻断滤片 /W	最适宜的荧光素和自发荧光
紫外光	410	樱草素、硫代黄素荧光染色
紫光	460	单胺（去甲肾上腺素、多巴胺、5- 羟色胺）自发荧光
蓝紫光	515 或 530	吖啶橙荧光染色
蓝光	515	免疫荧光染色（FITC），芥子奎纳克林和金胺等荧光染色
绿光	580	免疫荧光染色（TRITC）和 Feulgen 反应荧光染色

3）吸热滤片：一般光源均含有一定量的红光，红光能产生大量的热。在各型荧光显微镜的光源附近均装有吸热滤片。

4）吸收紫外线滤片：该滤片位于光源和显微镜之间的滤片滑板中，它的主要作用是吸收汞灯发射的紫外光，允许可见光通过。当荧光显微镜作为普通光镜使用时，可将该滤片推入光路中。一般荧光显微镜均附有低压光源。

5）各型中性滤片：滤片可不同程度地吸收可见光，减弱其光强度，进行普通光镜观察时使用。各型中性滤片均装在光源和显微镜之间的滤片滑板中。

（3）显微镜：荧光显微镜分透射和落射两种。较大型的荧光显微镜或万能显微镜兼有透射和落射两种方式的激发光路，通过改变光路的反光镜，可以进行透射或落射式荧光观察。无论何种荧光显微镜，均附有高压汞灯和低压钨丝或卤素灯两种光源。前者为荧光显微镜光源，后者为进行普通生物学标本观察时的照明光源。

落射光荧光显微镜光源的激发光是通过物镜周围的特殊垂直照明器，由物镜的周围部分落射到标本表面，由标本发射出的荧光经物镜的中央部分进入，物镜本身起聚光器作用。而物镜的镜口率又随着放大倍数的增加而加大，因而标本的亮度也随着放大倍数的增大而增强。并且由于激发光不透过载玻片，减少了激发光的无效吸收，这样就使得落射光荧光显微镜的高倍荧光图像的亮度较透射光的亮度大大增强。

（4）荧光素：荧光素（fluorescein）不同于一般染料。它可以吸收激发光的光能和发射荧光。一定的荧光素和组织细胞的某些成分结合后，可呈现一定颜色的荧光。从而可以利用荧光染色法观察组织细胞的结构、细胞内某些成分及其含量的变化。荧光素的种类很多，各自的特点也不相同，详见表 1-1-2。

8. **倒置显微镜**　倒置显微镜（inverted microscope）是把光源和聚光器安装在显微镜载物台的上方，物镜放置在载物台的下方。由光源发出的光线经反光镜呈 90° 反射，垂直进入聚光器，再落射到标本的前后，被检物经载物台下方的物镜成像，再经棱镜组分光，一个像进入目镜的前焦平面上，另一个进入镜座内的光路，在照相机的底片上感光，进行显微摄影。倒置显微镜装配有各种附件，如相差长焦距聚光器和物镜、暗视野聚光器、荧光显微镜光源和滤片（激发滤片和阻断滤片）以及电影摄像机等，可进行多种实验观察。这种显微镜的特点是增大了载物台放置标本的高度，载物台上可以放置培养皿或培养瓶，还可以安装有机玻璃保温罩和自动恒温调节器，直接观察体外培养的细胞和对活细胞进行各种实验的连续观察和拍摄电影。倒置显微镜还可装配显微操作仪（micromanipulator）。显微操作仪有各种类型，即手动操作式、油压驱动遥控式和微机控制式，附有细胞内注射和吸引体液等的微型泵、玻璃针、微型注射器、微型吸液管、电视装置和防震台等。防震台主要由一块铁板和若干橡皮球组成，放在显微镜镜座下面，使显微镜不受外部振动的影响。防止振动是进行显微操作必不可少的条件。倒置显微镜与显微操作器组合应用，在从事神经生理学、神经药理学、神经发育以及遗传工程学等研究中,可进行细胞内注射、吸引细胞内液、细胞切割及细胞核移植等操作。当代的新型万能倒置显微镜可将自动显微注射系统和无限远色差校正的长工作距离光学系统相组合,提供 70mm 的工作距离和足够的空间进行显微注射。其中自动显微操作器,可由杠杆控制进行 x、y 两个方向的注射功能,还配有微机控制,使注射器的移动可至 300nm 之精度,大大提高了注射的准确性。其最大优点是采用了电脑控制器,所需注射的细胞通过摄影机,可显示于电视监视器上。配合简易操作的软件指令显微工作台及注射器定标,提高了工作的精度、速度和重复性。自动显微注射系统可同时记忆 100 个视场,每个视场内可定标 100 多个细胞,可作连续自动、快速和精确的注射,每小时最多可注射 2 000 个细胞,同时可返回到每个细胞的位置进行观察。

表 1-1-2　常用荧光素的用途及波长

荧光素名称	用途	吸收波长 /nm	发射波长 /nm
吖啶橙（acridine orange）	标记 DNA 和 RNA	405	530~640
Aminomethylcoumarin acetic acid（AMCA）	标记抗体	345	425
金胺（auramine）	标记细胞和细菌	435	490~590
双苯甲亚胺（bisbenzimide，Bb）	逆行追踪	488	620
沉香硫化氢（coriphosphin）	类脂质	458	470~660
菁染料 Cy3	标记抗体	575	605
菁染料 Cy5	标记抗体	640	705
双脒基黄（diamidino yellow）	逆行追踪	350~390	530~600
二氯三嗪氨基荧光素（dichlorotriazinyl aminofluorescein，DTAF）	标记抗体	495	528
溴化乙锭（ethidium bromide，EB）	DNA	488	610
Fluo-3	测钙	480	520
快蓝（fast blue）	逆行追踪	350~390	530~600
荧光金（fluorogold）	逆行追踪	350~390	530~600
荧光素（fluorescein）	标记抗体	405	480
异硫氰酸荧光素（fluorescein isothiocyanate，FITC）	标记抗体	490~495	520~530
钙离子荧光探针（Indo-1）	测钙	360	410~480
荧光黄（lucifer yellow）	胞内标记	428	540
光神霉素（mithramycin）	DNA	457	570
藻红素（phycoerythrobilin）	标记抗体	488	570
樱草素（primulin）	细胞和细菌	360	400~500
碘化丙啶（propidium iodide，PI）	荧光示踪	488	620
罗丹明（rhodamine）	标记抗体	460	540~660
四甲基罗丹明（tetramethyl rhodamine，TMR）	标记抗体	570	595~600
德克萨斯红（Texas red）	标记抗体	600	630
硫黄素（thioflavine）	细胞和细菌	380	420~550

9. 电视显微镜 电视显微镜（video microscope）是在显微镜的目镜上加上一个视频摄像机（video camera），拍摄视野中的显微图像并配置了可供观察的电视屏幕。视频摄像机对光十分敏感，即使在极低的照明情况下亦能拍摄，故可避免来自光源的热度对所观察标本和荧光染色标本的损害或褪色等。此外，视频摄像机亦能大大增强图像的反差，因此能观察到低于光镜分辨极限的微细物体，如细胞内直径 0.025μm 的单根微管（光镜分辨极限为 0.2μm）。用视频摄像机拍摄的显微图像可通过计算机的各种加工处理（image processing）而大大增加所能提取的信息量，提高所观察物体的清晰度。

（二）固定组织的标本制作方法

活的神经组织标本无色透明，光波通过时波长和振幅不发生显著变化，因此不能清楚地观察其微细结构，活神经细胞离体后也会很快死亡和自溶。所以必须采取固定、切片和染色等措施以停止神经细胞和神经胶质细胞的死后变化及在显微镜下观察它们的微细结构。

1. 固定和固定剂 固定（fixation）是动物经灌注或将组织块用化学试剂浸泡，使组织内的蛋白质等成分迅速凝固或沉淀，停止细胞濒死前和死亡后的变化。固定还能使组织硬化，便于切片和染色观察。使蛋白质等成分凝固的化学试剂称为固定剂（fixative）。由固定剂配制的溶液称为固定液（fixation solution）。固定剂有乙醇、甲醛、醋酸、苦味酸、铬酸、重铬酸钾、氯化汞和四氧化锇等。这些固定剂有的是还原剂，有的是氧化剂，它们对组织的固定作用各有优缺点。除少数固定剂可以单独作为固定液使用外，大多数固定液是由两种或两种以上的固定剂配制而成。配制混合固定液时严禁氧化剂和还原剂联合使用。

（1）乙醇（alcohol）：是还原剂，它对组织的固定作用是使蛋白质脱水而致不可逆性的凝固变性。乙醇对组织有固定、硬化兼脱水作用，因此它能使组织有较强烈的收缩。大多数脂类均被乙醇所溶解，故脂类及类脂物质不能用乙醇作为固定剂。

（2）甲醛（formaldehyde）（包括多聚甲醛 para-formaldehyde，PFA）：是还原剂，通过与蛋白质结合而对蛋白质产生固定作用，固定液的穿透能力比较强，可以单独使用。它除对蛋白质有凝固作用外，尚能保存脂肪和类脂成分。不过甲醛易被氧化产生甲酸，使固定液的酸度增加，影响染色效果，故用磷酸缓冲液配制甲醛固定液的效果较好。戊二醛具有上述醛类固定剂的特点，所拥有的两个醛基使其对组织内的小分子物质的固定效果明显增强。虽然戊二醛对保存组织的超微结构非常重要，但它的渗透能力较弱，常与其他固定剂（如甲醛和多聚甲醛）联合应用。

（3）醋酸（acetic acid）：对一般蛋白质和脂类没有固定作用，也不能保存糖类，但它对核蛋白有明显的沉淀作用，所以它是核蛋白的优良固定剂。醋酸能使组织，特别是胶原纤维膨胀，因此醋酸不能单独作为固定剂使用，它常与乙醇等联合应用，可以减弱或抵消固定液对组织的收缩作用。

（4）苦味酸（picric acid）：能沉淀蛋白质并溶解黏蛋白，使固定的组织较柔软，故制作较硬的皮肤和肌腱等切片标本时，多采用含苦味酸的 Bouin 固定液。

（5）铬酸（chromic acid）：是强氧化剂，能沉淀所有的蛋白质。重铬酸钾（potassium bichromate）是氧化剂，对蛋白质和脂类有固定作用，对脂类的固定作用尤强，但对核蛋白有溶解作用。

（6）氯化汞（mercury dichloride）：能沉淀各种蛋白质，渗透力强，但固定后的组织必须脱汞。

（7）四氧化锇（osmium tetroxide）：是一种强氧化剂，对蛋白质固定作用好，不发生沉淀，组织几乎不收缩；对脂类也有很强的亲和力，使脂类呈黑色，不溶于乙醇和苯等有机溶剂。四氧化锇是保持细胞微细结构的一种最佳固定剂，但它的渗透力弱，常与渗透力强的试剂混合应用于制备电镜标本。

神经解剖常用的混合固定液有甲醛（或多聚甲醛）与戊二醛的混合液、Zamboni 液、Bouin 液等，应该根据实验工作的具体需要选择应用，才能达到最好的固定目的。上述溶液的具体配方和应用，参见有关的组织学技术专著。

2. 涂片和切片

（1）涂片（smear）：是将分散的细胞或组织刮取物涂在玻片上，进行固定和染色的一种简便的标本制作法。

（2）切片（section）：方法种类较多，包括石蜡切片、冰冻切片、恒冷箱切片、振动切片、冷冻干燥切片、火棉胶切片、超薄切片和超薄冰冻切片等。使用冰（冷）冻处理的切片方法时，组织块必须经过蔗糖等的保护处理，以防止冰（冷）冻时组织和细胞内形成的微小冰结晶破坏组织和细胞的结构。

1）石蜡切片：石蜡切片（paraffin section）是将固定的组织块经脱水后，置入熔化的石蜡中浸蜡，组织包埋在石蜡中。切片一般厚5~10μm，经脱蜡后染色观察。

2）冰冻切片：冰冻切片（frozen section）是将组织固定或不经固定，经过保护处理后用液态二氧化碳或半导体制冷装置迅速冻结，在冰冻切片机上切片。组织块被冻结时，其中的水分迅速冰冻，使组织变硬，实际上是起到一种包埋的作用。用该法切片，组织块不经脱水和包埋，故能保存组织内的脂类成分和某些酶的活性；而且切片方法简单、快速。但这种切片方法不能切出薄切片。冰冻切片特别适用于神经解剖学在光镜水平的研究。

3）恒冷箱切片：恒冷箱切片（cryostat section）是将组织块冷冻后，在低温恒冷箱中进行切片。这种切片方法的主要优点是可获得较薄的连续冰冻切片。恒冷箱实际上是装有切片机的低温冰箱，切片机的操作控制柄安装在恒冷箱的外面。新鲜固定或不经固定的组织，用液氮、干冰等冷冻后进行切片；或将组织块直接放置恒冷箱内，经过组织吸热器处理后切片，亦可获得良好效果。这种切片最适用于细胞化学和免疫细胞化学研究。

4）振动切片：振动切片（vibration section）是用振动切片机进行切片。切片机以控制器调节标本台上下直线运动，振动器使刀片进行横向切割运动。振动切片可切割新鲜或经固定的组织。新鲜组织不经冰冻，可避免细胞内形成冰晶，最薄可切30μm的切片，常用于新鲜脑和脊髓薄片的神经生物学研究。固定组织最薄可切10μm的切片。

5）冷冻干燥切片：冷冻干燥切片（freezing drying section）是将新鲜组织放入以液氮预冷（-160℃）的异戊烷（isopentane）中骤冷，这样可使组织中的冰晶达到最小限度，即所谓"玻璃化"（vitrification）状态。如果操作不当，冰晶过大，可致组织破坏。冷冻后的组织块置低温（-40~-35℃）真空装置内干燥，组织块中的水分在真空条件下通过升华而被除去。已干燥的组织块进行真空包埋后切片。冷冻干燥切片法的特点是细胞在骤冷的同时立即停止一切生物化学变化，可以研究骤冷时细胞内的物质变化状况。近年来冷冻

干燥法已被应用于超薄切片技术，称为超薄冷冻干燥切片（ultrathin freezing drying sectioning）。

6）超薄切片：超薄切片（ultrathin section）的制作过程和石蜡切片基本相似，也是通过固定、脱水、包埋、切片和染色等步骤。但制作超薄切片的组织块很小，固定步骤分预固定（多用含多聚甲醛和戊二醛的磷酸缓冲液）和后固定（含四氧化锇的磷酸缓冲液）两个过程。包埋剂多用环氧树脂。组织块脱水后放入环氧树脂包埋剂中，环氧树脂在60℃条件下聚合成坚硬的固体，组织块包埋在内。切片可用玻璃刀、钻石刀在特制的超薄切片机上进行，切片很薄，不超过0.1μm。切片用醋酸铀及枸橼酸铅等进行电子染色，增强细胞结构间的反差。最后将超薄切片置于铜网或镍网上在电镜下观察。

3. **染色** 一般认为染色（staining）是组织或细胞的某些成分与染料经化学结合或物理吸附作用而显色的。染料是一种有机化合物，它们含有不饱和基团，例如亚硝基（—N=O）、偶氮基（—N=N—）等称为发色团。各种染料的发色团不同，显示的颜色就不同。此外，染料还含有一些碱性基团［如氨基（—NH$_2$）］或酸性基团［如羧基（—COOH）或磺基（—SO$_3$H）］，称为助色团。染料通过助色团与某些物质的基团结合形成盐类，所以助色团决定染料的性质。含有氨基的染料是碱性染料（basic dye），它在溶液内带正电荷，为阳离子染料，它和组织内的酸性物质有亲和力。含有羧基和磺基的染料是酸性染料（acid dye），它在溶液内带负电荷，为阴离子染料，它与组织内的碱性物质有亲和力。

神经组织的基本组成成分是蛋白质、糖蛋白或脂蛋白，而蛋白质由若干酸性或碱性氨基酸构成，所以蛋白质分子中既含有碱性的氨基，又含有酸性的羧基，是两性电解质。氨基和羧基在溶液内均可电离，如羧基的电离大于氨基则蛋白质带负电荷，此时它与带阳离子的碱性染料亲和力强；如氨基的电离大于羧基时，则蛋白质带正电荷，此时它与带阴离子的酸性染料亲和力强。在一定的pH下，某种蛋白质带有的负电荷和正电荷的数目相等，此pH为该种蛋白质的等电点，此时的蛋白质为不带电荷的两性物质，着色效果不佳。如溶液的pH高于等电点时，对蛋白质来说为碱性溶液，蛋白质释出H$^+$，蛋白质带负电荷，它可与阳离子碱性染料亚甲蓝（methylene blue）、

碱性品红（basic fuchsin）等结合。如溶液的 pH 低于蛋白质的等电点时，对蛋白质来说是酸性溶液，蛋白质则与 H⁺ 结合而带正电荷，它可与阴离子酸性染料伊红（eosin）、橙黄 G（orange G）和亮绿（light green）等结合。

构成神经组织内的蛋白质的氨基酸种类很多，它们有不同的等电点。在普通染色方法中，染色液的 pH 为 6.0 左右。细胞内的酸性物质，如细胞核的染色质和神经细胞内的粗面内质网等均被碱性染料染色，这些物质为嗜碱性（basophilia）。而细胞质中的其他蛋白质如胶原纤维等能被酸性染料染色，这些物质为嗜酸性（acidophilia）。当染色液的 pH 升高时，则原来被酸性染料染色的物质可变为嗜碱性；pH 降低时，原来被碱性染料染色的物质亦可变为嗜酸性。所以染色液的 pH 可影响染色反应。

（三）神经解剖学的传统染色方法

19 世纪中期，神经解剖学已逐渐趋向形成一门独立的科学。当时正处于化学工业兴起的时代，早期的解剖学家把当时的化学染色技术引入神经组织的染色中来，以显示神经组织的不同成分，使人们对脑的复杂结构的认识得到空前发展。从那时以来陆续出现了许多优秀和杰出的神经解剖学家，例如发现无髓神经纤维的 Renak（1815—1865 年），详细观察神经纤维被切断后其远侧部变性变化的 Waller（1816—1870 年），与 Forel 共同发明切片机并发现 Gudden 连合等脑内重要结构的 Von Gudden（1824—1886 年），发现大脑皮质语言区（Broca 回）的 Broca（1824—1880 年），证实底丘脑核的 Luys（1828—1897 年），在脊髓发现胸核的 Clarke（1817—1880 年）等，都是这一时期的代表人物。到 19 世纪末，更出现了几位杰出人物，创建了新的神经组织染色方法。这些方法迄今在神经解剖学中仍占有重要地位，他们给现代神经解剖学奠定了全面的基础。

传统的神经组织染色方法比较多，但常用的主要有 Nissl 染色法、苏木精 - 伊红染色法和银浸法（silver impregnation method）。后者主要应用于神经元、神经纤维、神经原纤维、神经末梢等的染色。银浸法的种类很多，但均为 Bielschowsky 和 Cajal 两种银浸法的改良。这两种银浸法都是以氨银溶液浸染后，经中性甲醛或焦性没食子酸，使银还原呈暗灰或黑色沉淀而显示神经成分。

1. 苏木精 - 伊红染色法　苏木精 - 伊红染色法（hematoxylin-eosin staining）简称 HE 染色（HE staining），是最常用的染色方法。苏木精（hematoxylin）是阳离子染料，将细胞核内的嗜碱性物质染成蓝紫色。伊红（eosin）是阴离子染料，将细胞质和胶原纤维等染成粉红色。

苏木精是从原产南美的一种类似苏方木的植物中所提取出来的染料，通常呈淡黄 - 灰紫色，是一种十分细小的结晶体天然染料，它本没有染色能力，经过氧化之后，才能进行染色。以苏木精为主要成分的染色液很多，通常和明矾相结合（钾明矾或铵明矾）用于组织构造一般观察，即所谓明矾苏木精。明矾苏木精液制备好之后，能长期保存和重复使用。

伊红是一种煤焦系的人工染料，为红色粉末状，溶于蒸馏水后变成溶液。配制后可以立即使用，但最好先放置一年，平时应放置于磨砂口玻瓶内，可以反复使用。使用时间长了以后染色效果逐渐减弱，此时每 100ml 染液中滴入醋酸一滴，其染色效力即可恢复。伊红有很多品种，依照不同的化学性质，可以分为多种，同一物质的名称也较多，但使用时并无太大差别。

HE 染色的注意事项：①染色时调节 pH 很重要，如果组织块在 10% 甲醛中固定时间长，组织酸化而影响细胞核着色。因此，要在自来水中冲洗时间长一些或在饱和碳酸锂水溶液中处理 10~30min，这样可以使细胞核着色较深。染伊红时胞质着色不佳，可在伊红溶液中滴加 1~2 滴冰醋酸。②切片染苏木精后，分色这一步是关键，应在显微镜下控制进行，一般以细胞核染色清楚（晰）而细胞质基本无色为佳。如果过分延长分色时间将导致染色太浅，应重新染色后再行分色。③切片经乙醇脱水后，入二甲苯时可出现白色不透明状态，此为脱水不彻底，应将切片退回无水乙醇，更换乙醇、二甲苯，以求彻底脱水与透明。④在染色过程中不要让切片干燥，以免切片收缩、变形，影响神经元形态。⑤切片从二甲苯取出或进入二甲苯前，切片周边均应擦干净或吸干多余水分。⑥最后封固时，要用中性树脂，防止日后褪色，盖片要选大于组织块的面积，如漏出一部分不久将会褪色，所用树脂浓度要适当，树脂封固时不能有气泡。

2. 高尔基（Golgi）法　Camello Golgi（1843—1926 年），意大利人，1873 年创建了 Golgi 法（Golgi method），即用硝酸银镀染整个神经元的方法，当

时他称之为"黑的染色(reazione nera)"。高尔基体,Golgi-Ⅰ、Ⅱ型神经元,Golgi 小体等都是他发现并以他的名字命名的。

在今天,Golgi 法仍然被广泛地使用着。这个方法的特点是在一张切片中只有百分之几的神经元被染出,如全部神经元都被染色,则成为漆黑一片而失去其价值。用 Golgi 法可以看出完整的神经元轮廓及其突起的行进方向。在显示核团的内在结构(intrinsic organization)或研究轴突和侧支的行向等方面,迄今还没有比它更优越的方法。在标记法盛行的今天,Golgi 法仍未失掉其在神经元形态和联系研究中的重要地位。如 20 世纪 50 年代以来著名的 Scheibel 夫妇对网状结构神经元的研究等,都是用 Golgi 法完成的。所以,有学者将 50 年代称为 Golgi 法复活时期。后来人们采用单细胞内注入辣根过氧化物酶(horseradish peroxidase,HRP)、生物素与亮氨酸的复合物生物胞素(biocytin)或荧光素(如 procion yellow,lucifer yellow)来显示整个神经元形态,有学者称之为新 Golgi 法。但此法只能显示单个神经元的形态,不能同时显示出多数神经元以及它们之间的关系,且向小型神经元内注射亦较困难。Golgi 法的缺点是极不稳定,不易掌握,染色机制也不清楚。是否所有类型的神经元都可用此法染出,尚不清楚。

Golgi 以坚韧不拔的精神,在 1870—1900 年间为神经解剖学的发展做出了不可磨灭的贡献。1906 年他和 Cajal 共同获得了第 6 届诺贝尔生理学或医学奖。

一个多世纪以来,Golgi 镀银法已被公认为研究中枢神经系统(CNS)形态学的最佳方法之一。此法的特点是:它只显示出神经元(有时也有神经胶质和血管)的形状及其表面(包括胞体及其所有的突起)的特征。因此,它既适用于了解神经元胞体本身的形态特征,也可了解神经元之间,无论是局部或全部的联系关系。

到目前为止,Golgi 法已演变出很多改良法。这些改良方法可粗分为两大类:①借铬酸银沉积显色,此点与原本的 Golgi 法一样,故仍称"Golgi 法"。Fregerslev 等(1971 年)及 Chan-Palay(1973 年)曾以 X 线衍射法检测这种沉积物,他们观察到除细胞核外,神经元的各部位均可见此类沉积物。②借汞或汞的复杂氧化物沉积显色,此点与原本的 Golgi 法不同,故改称"Golgi-Cox 法"。在这两

大类染色的切片标本上,都显示出其他金属染色法所不能比拟的 4 个优异的特点:①仅染出少数细胞;②所染出的细胞各部,其沉积的金属微粒很浓重;③未被染上的其余成分均无色,因而衬出背景特别清明透亮;④着色的细胞成分几乎分不出深浅梯级,故色调浓重。

3. Cajal 染色法 拉蒙-卡哈尔(Ramóny Cajal,1852—1934 年),西班牙人。他既是神经组织学家又是优秀的摄影家,并擅长绘画。1887 年当他在朋友处看到从巴黎带来的 Golgi 法和 Weigert-Pal 法染色的标本后,深受感染。从此开始热衷于神经解剖学的研究。

Cajal 将照相技术引入到神经组织的染色中,1903 年创立了 Cajal 染色法(Cajal's staining method)。Cajal 法可以镀染神经元内的神经原纤维,从而可以显示轴突末梢和其他胞体间的联系情况。

Cajal 为神经解剖学留下了丰富的遗产。他的巨著《人和脊椎动物的神经系统组织学》以及《神经系统的变性和再生》,至今仍是神经解剖学的经典著作。

19 世纪末到 20 世纪初,围绕神经系统的构成方式问题展开过一场激烈的论战,在 Golgi 倡导的网状学说和以 Cajal 为代表所倡导的神经元学说之间展开。Golgi 派认为神经元通过纤维束的联络形成整体的网,借此对周围组织起着"积累"的作用。Cajal 派则是根据用 Golgi 法所做的大量胎儿及动物脑标本,发现神经纤维反复分支,最后都行向神经元胞体和树突周围形成密集的篮状构造或丛,从而认为神经元之间的联络不是连续的,而是接触的。Cajal 认为的神经元之间的联系方式直到电子显微镜应用到神经解剖学研究并从形态上证实了突触的结构之后,才被正式证实。虽然由于时代的限制两人的学说都有局限性和不确切之处,但是 Cajal 的论点更符合实际。

4. 尼氏染色法 Frana Nissl(1860—1919 年),德国病理组织学家,1892 年创立了尼氏染色法(Nissl's staining method),并以发现 Nissl 体和 Nissl 变性等而闻名。Nissl 法给中枢神经的研究开辟了细胞构筑学途径。Campbell、Brodmann、Vogt 夫妇等对大脑皮质的分区,Rexed 对脊髓灰质的分层,都是以 Nissl 法研究细胞构筑学为基础的。

半个多世来一直被沿用着的尼氏体溶解

(chromatolysis)方法是 Nissl 的一大贡献。这个现象是 Nissl 于 1892 年发现的。他切断家兔面神经，几天后发现面神经核内的神经元胞体膨大，尼氏体溶解，细胞核也稍膨大且向轴丘对侧的胞体边缘部移动，细胞中央部呈"牛奶"样。他把这样的变化称为原发反应。

用 Nissl 法逆行追踪(retrograde tracing)神经元变性(neuron degeneration)或用镀银法和 Marchi 法顺行追踪(anterograde tracing)纤维或髓鞘(myelin 或者 myelin sheath)变性，是多年来追踪神经元联系的主要手段。但尼氏体溶解方法也有其弱点，如对于侧支较多的神经元，离断其轴突主干后，胞体的变化往往不明显；在镜下辨认变性神经元也需有相当的经验，特别是小型神经元更难辨认；在神经元已消失的部位，虽可根据局部的胶质变化加以判断，但不与健侧对比则无法断定消失神经元的数量或形态等。

Nissl 染色法是用碱性染料对神经组织染色的一种方法。神经组织中可与碱性染料结合的主要成分是核酸(脱氧核糖核酸及核糖核酸)。神经元的胞质中有大量核糖核酸，主要以 Nissl 小体的形式存在；细胞核中的染色质少，故染色浅，但有明显的核仁，含丰富的核糖核酸和一层脱氧核糖核酸外壳。神经胶质细胞的核中染色质较多，着色较深，但胞质不着色。用于 Nissl 染色常用的碱性染料有：甲酚紫(crexyl violet，又称焦油紫或克紫)，也称焦油固紫(cresyl fast violet 或 cresyl echt violet)、硫堇(thionine)；甲苯胺蓝(toluidine blue)及培花青(gallocyanin)。

用作 Nissl 染色的组织块，以 95% 乙醇固定者最好，以 10% 甲醛水溶液固定者也能取得满意的结果。取材时应避免挤压组织，以免出现神经元收缩的假象，如浓染，甚至可与变性神经元混淆。最好经主动脉灌注固定液后，放置数小时，再开颅取脑。

5. **Weigert 法**　Kaul Weigert(1843—1904 年)，德国病理学家，1884 年发明了髓鞘染色的 Weigert 法(Weigert's staining method)。用金属化合物先将神经组织(特别是髓鞘)进行媒染，媒染剂为二价和三价金属盐类，如铬、铜、铁盐等都起媒染作用。它们一方面和髓鞘结合，金属盐可能作用于类脂质的不饱和键上，使之不溶于有机溶剂；另一方面和苏木素形成沉淀色素，结果使髓鞘染成深蓝至黑色，背底略呈灰色。Weigert 法是显示神经髓鞘的优秀方法。以后，又出现了不少此法的改良方法，其中 Pal 的和 Kultschitaky 的改良法至今仍被广泛地应用着。

髓鞘的干重中有 30% 为蛋白质，70% 为类脂质，两者结合成蛋白脂质或脂蛋白。蛋白脂质易溶于有机溶剂，如未经特殊处理将在组织制片过程中丢失。脂蛋白不易溶于有机溶剂，可在制片过程中保留下来。髓鞘染色方法有多种，基于不同的原理，或利用媒染剂，或利用油溶性染料，或利用锇酸与类脂质的特殊反应。

6. **Marchi 法**　Vittauio Marchi(1851—1908 年)，意大利人，1890 年发明了专门显示变性髓鞘的 Marchi 法(Marchi's method)。由于 Marchi 法可选择地镀染变性髓鞘，曾广泛地应用于变性有髓纤维束的追踪，对束路学研究的贡献颇大。

Marchi 法是用锇酸(osmic acid 或称四氧化锇，OsO_4)染变性髓鞘的方法。锇酸可以和髓鞘中类脂质的不饱和键起加成反应，其产物进一步分解出二氧化锇。OsO_2 为黑色沉淀，氧化剂可使之氧化成无色可溶性 OsO_4。锇酸只能染髓鞘而不能染变性轴突，故不能追踪纤维至其终末。加之锇酸昂贵，对组织块的穿透力弱等缺点，此法已在很大程度上被镀银法取代。但此法有一大优点，即中枢神经系统的纤维变性一年以上仍能被染出，因而适用于人的神经病理材料。

Marchi 法染色时，动物损伤后的存活期与 10% 甲醛固定期之间有一定的关系。如存活期为 3~10 周，则固定期应较短；如存活期为 10~15 周，则固定期应较长；但固定时间过长也将影响染色结果。配制锇酸溶液时，先将安瓿用蒸馏水洗净，置棕色玻璃瓶中(用玻璃瓶塞，勿用金属盖)。加入所需量之蒸馏水，盖紧瓶塞。摇动瓶子以撞破瓶内之锇酸安瓿，使锇酸溶于水中。溶液保存在 4℃ 中。在通风柜内开瓶取药，配制 Marchi 染液。

Marchi 法染色的结果为变性髓鞘及脂肪呈黑色，背底黄至浅棕。有时少量正常纤维也可被染出。根据其粗细均匀、纤维连续的形态，易于与变性纤维区别。Marchi 染色法较易出现点状假象，可能造成鉴别困难。但如操作得当，则可减少假象的出现。应该注意以下几点：①组织必须轻柔取放；②组织块不宜过大，面积较大的组织块之厚度不能超过 3mm；③组织块在 Marchi 染液中每隔一日应翻动一次；④染色应在暗中进行；

⑤避免与金属接触；⑥脱水过程可能造成假象；⑦冰冻切片效果较好。

7. Nauta 法 神经原纤维是神经元中的嗜银成分。当神经元被还原剂还原后，银盐与氨溶液的成分即在神经原纤维上发生沉淀，从而使 Nauta 法（Nauta's method）具有了显示神经元全貌的功能。关于还原银染法在细胞器上的物理化学机制尚不明。还原银染法可分四类：Marchi 法、Glees 法（Glees's method）、Nauta 法和 Fink-Heimer 法（Fink-Heimer's method）。这些方法曾为了解中枢神经系统的纤维联系提供了重要的工具。

（1）用银染法选择性染色溃变纤维的一般过程及试剂的配制

1）手术后的存活期：适宜存活期中的溃变纤维，才可能选择性地染出。而适宜存活期在不同种类的动物及不同的纤维系统（包括该系统中粗、细纤维的比例情况等）有所不同。一般说啮齿类动物以 5~7d 适宜；兔、猫以 7~10d；灵长目以 10~14d 最为适合。

一般认为粗纤维溃变的发生快于细纤维，也有些作者认为相反。Guilley 认为持这些相反看法的人是把早期发生的粗纤维终支溃变误认为是细纤维溃变的结果。

2）固定：经心灌注固定最为有效。初灌入 0.9% 氯化钠的等渗盐水，随之用 10% 的甲醛水溶液灌注固定。取脑后，把脑组织块浸入 4~5 倍于组织体积的 10% 甲醛水溶液中，而后固定 4~6 周。有时需要更长的固定时间，在此情况下需定期更换固定液，也能取得好的染色结果。

3）冰冻切片：把脑块移入 30% 蔗糖液（以 10% 甲醛水溶液配制）直至脑块沉底（需 2~3d）。蔗糖可防止组织在冰冻时形成小冰晶，以保证切片的质量。一般切 20~50μm，置于 1%~10% 甲醛水溶液中，如不及时染色，可置冰箱内年余也无妨。

（2）观察、解释 Nauta 法等溃变纤维染色需注意的若干问题：要准确识别溃变纤维，必须先对镀银染色下的正常纤维有所认识，并能够分辨出一些假象。这类方法可有 4 种假象：

1）正常纤维抑制不全：Nauta 法中常出现抑制不全的正常纤维，一般无崩解等异常形态，纤维表面光滑、连续，不难与崩解的溃变纤维相区别。但有时正常纤维可以出现梭形膨大，不应仅凭个别的膨胀肿大即认为是溃变纤维。

2）颗粒状银沉着：任何一类 Nauta 方法，均可出现一些规则或不规则的银粒沉着。以 Fink-Heimer 法等较常见。故需要综合多方情况，分辨它们是假象沉着，还是溃变终支。

3）神经胶质纤维：虽不很常见，但神经胶质细胞的突起、纤维如被镀染出来，则类似于溃变纤维，应注意并仔细观察。但胶质纤维突起多有树突样的棘形分支，可资鉴别。

4）网状纤维：血管周或软脑膜组织中的网状纤维也可被硝酸银镀染。它们常与血管、脑膜组织联结在一起，故鉴别不难。

此外，要正确收集、分析和整理 Nauta 类方法所得的结果，必须参照 Nissl 法或其他显示中枢构筑方法染色的相邻切片，绘出实验损伤部位以及溃变纤维行程和溃变终末（或终末前）的分布范围的连续代表断面图。正确区分过路溃变纤维和细胞周的终末（或终末前）溃变是非常重要的。

（李云庆）

第二节　近代研究方法

一、辣根过氧化物酶法

利用从辣根中提取的辣根过氧化物酶（horseradish peroxidase，HRP）作为示踪剂（tracer）追踪神经通路的方法，简称 HRP 法（HRP method）。1971 年，Kristenson 和 Olsson 首先报道 HRP 可被神经末梢摄取，经逆行轴浆运输（axon transport）至神经元胞体后，可用组织化学方法显示胞体的定位，从而创建了 HRP 追踪神经元联系法。HRP 法不仅可以追踪周围神经系统纤维走向的途径，也可追踪中枢神经系统的纤维联系（La Vail 等，1972）。HRP 法建立的早期，仅用于逆行示踪（retrograde tracing），即将 HRP 注入神经的末梢部位，末梢摄取 HRP 后，将其逆行运输至神经元的细胞体和树突；后来证明，HRP 也可用于顺行示踪（anterograde tracing），即将 HRP 注入神经元集中的部位或某一核团，神经元摄取 HRP 后，将其顺行运输至其末梢分布区。从周围神经感觉末梢部逆行运至神经节细胞的 HRP 还可进一步经其中枢突顺行运输至中枢,这种标记称为跨神经节标记(transganglionic labeling)。眼球内注入 HRP 后可在中枢神经系统内出现跨突触标记(trans-synaptic labeling)。在幼年动物的眼球内注入 HRP 后可在中枢神经系统内出现跨突触标记。由于 HRP 法不需要经过外科手术(切割或电毁,难以控制损伤范围),故其注入范围容易控制,不涉及注射范围以外组织的损伤,加之 HRP 被神经元末梢或胞体摄取后是作为神经元内的一种外源性成分随轴浆而运输的,不会扩散或污染邻近的神经成分。总之,与过去由损伤而引起纤维变性的银染法相比,HRP 法可更精确地研究神经纤维的联系。HRP 追踪方法的问世,得到神经科学界的高度评价。它结束了自 Marchi(1886)开始长达一个世纪的唯用银染法追踪选择性溃变纤维观察神经纤维联系的艰苦岁月,在神经通路及其功能的研究中具有划时代的意义。

HRP 是一种过氧化物酶,是由一分子的无色酶蛋白与一分子棕色的铁卟啉辅基结合而成的;是一组同工酶(isozyme)的混合物,从中可分离出 A1、A2、A3、B、C、D、E 等 7 种同工酶,不同的同工酶对神经元的摄取和运输情况不同,A 同工酶几乎无逆行运输现象;只有 B、C 同工酶的逆行运输效果最好,可用作示踪剂。作为示踪剂的同工酶等电点较高,B、C 同工酶为 pH 9.0,A 同工酶为 pH 4.5,可能带正电的蛋白质容易被神经元胞饮。HRP 的分子量为 40kD,直径 3.0nm。通常用德文缩写字 RZ(Reinheit Zahl)表示其纯度,作为示踪剂的 HRP 其 RZ 值不得小于 2.5,最好在 3.0以上。

除单纯的 HRP 之外,还可将 HRP 与其他生物活性物质,如麦胚凝集素(wheat-germ agglutinin,WGA)、霍乱毒素亚单位 B(cholera toxin subunit B,CTB)等结合在一起,形成结合 HRP,它们常常具有更强的追踪标记能力,如常用的 WGA-HRP 和 CTB-HRP 等。在神经节内注入 WGA-HRP 后,WGA-HRP 可向周围运送至感觉末梢,原因就在于这些结合 HRP 是通过胞膜吸附、受体介导途径而被神经元摄取的,此种摄入方式大大地增强了细胞的摄取能力,因此,在束路追踪研究中结合 HRP 比单纯 HRP 更灵敏,在相同剂量条件下,WGA-HRP 和 CTB-HRP 所显示的逆行标记神经元的数量是单纯 HRP 标记的数十倍甚至上百倍。

结合 HRP 除了灵敏度高和剂量低微之外,还不易在胞内降解,其降解时程 12d 左右,而单纯 HRP 的降解时程为 5~6d。更重要的是结合 HRP 能清晰地显示整个神经元的全貌(包括轴突和树突的细微分支),其图像可与传统的 Golgi 方法媲美。由于结合 HRP 具有上述各种优点,因此,在神经科学研究中广泛应用。

HRP 法的主要操作步骤包括:麻醉动物,在神经系统内(中枢或周围)导入 HRP,动物存活一定时期,灌注固定,取材,切片,组织化学反应和显微镜观察。

常用动物麻醉剂为戊巴比妥钠或乌拉坦。麻醉不宜过深,以免苏醒过慢,影响 HRP 进入脑内神经元之后的摄取和运输,因为神经元在抑制状态下活动减弱,HRP 的摄取量减少、轴浆运输速度降低。

动物麻醉后,通常将其固定于脑立体定位仪,按照拟研究的核团部位,预选坐标。通过微玻管或微量注射器用压力注射法(pressure injection method)将 HRP 注入脑或脊髓内的目的区。注入前,常将 HRP 配制成 10%~50% 水溶液。若用 WGA-HRP 或 CTB-HRP,其溶液浓度可分别配成 1%~5% 和 0.1%~3%。虽然有研究者在溶液中加入 0.1%~0.5% 的多聚 -L- 鸟氨酸(poly-L-ornithine)可增强 HRP 的摄取,但由于 HRP 技术的灵敏度很高,一般不加添加剂亦可获得满意的结果。HRP 的注入量与动物大小和脑内核团的大小以及注入后在其注入点扩散的范围有关。注入 0.06μl 浓度为 20% 的 HRP,可在脑内注入点形成直径 2~5mm 的注射范围。HRP 的注入速度应适当。速度过快易损伤组织,过慢则注入范围很局限,一般注射 0.1μl,约 7min。注射针尖进入预定注射区之后,宜停留几分钟再开始注射,以免进针时造成局部出血。注射完毕后一般留针 10min 再拔针,可使 HRP 充分渗入组织,而不致随针道溢出,并导致针道污染。

除压力注射法外,电泳法(electrophoresis)也常用于 HRP 的导入,其优点是泳入范围很小,泳入的只有 HRP 离子,而无液体渗出,故在组织内不形成液体压力而损伤组织。电泳 HRP 溶液可用 0.1~0.2mol/L 氯化钠(生理盐水约为 0.15mol/L)或 0.1mol/L 磷酸缓冲液配制,浓度为 2.5%。若电泳 WGA-HRP,则用生理盐水配成 1% 的溶液,将溶液的 pH 调至 7.4~8.6。因 HRP 离子带正电,因此,其溶液接正电极,负极可接在实验动物身体的任何部位。电泳 HRP 的微玻管尖端的外径常为 20~50μm,多采用间断式或脉冲式通电。

在周围神经系统导入 HRP 可追踪支配某器官的运动或感觉神经元胞体来源的定位;有时还可显示跨神经元标记,以追踪感觉神经元的中枢投射。为达到这些目的,常采用器官内或神经干内直接注射 HRP 法。HRP 溶液的常用浓度为 30%,WGA-HRP 浓度为 1%~5%,注射量视器官大小或意欲注射的范围而定。在神经干内注射 HRP 时,可在 HRP 溶液中加入 2% 二甲基亚砜(dimethyl sulfoxide,DMSO),以增加标记细胞或纤维的数量。器官内和神经干内注射 HRP 的主要缺点是容易污染邻近的组织结构,特别是前者,注入范围不易控制,因此,必须采取有效的隔离措施和严格的对照试验。另外,用 HRP 结晶直接涂敷于切断神经的近中心段的断端,或将神经断端浸泡在 20% HRP 溶液中,也可达到在神经干内注射 HRP 的同样目的。当然,防止污染至为重要。

注入 HRP 之后,动物需存活一段时间,称为存活时间(survival time)。因为 HRP 在注入部位被神经元摄取,摄取后经轴浆逆行或顺行运输,在运至胞体或末梢之后,HRP 的积累都需要一定的时间。被末梢摄取的 HRP 经逆行运输至胞体和被胞体摄取的 HRP 顺行运输至末梢,其运输速度(transportation speed)分别为 50~80mm/d 和 50~500mm/d。可采用下述公式估计存活期,即:

最佳存活期(d)=[束路长度(mm)/350(mm)]+1d

WGA-HRP 和 CTB-HRP 在神经细胞内的降解速度较慢,存活时间稍长,但不致影响标记细胞或纤维末梢的数量。

动物经存活期之后,再行麻醉(anesthesia),一般采用深度麻醉(deep anesthesia);再用灌注法对神经组织进行固定,即灌注固定(perfusion fixation)。灌注固定是 HRP 技术中最关键的步骤。灌注不好,组织固定必然不佳,随后的组织化学反应必将无法获得满意的结果。通常将灌注用的金属管或玻璃管插入升主动脉,并在右心房切口。灌注压约 100mmHg。先快速灌注 21℃ 生理盐水,灌注量视动物大小而定,成年大鼠约 50ml,大动物(如兔、猫、猴等)200~800ml。随即灌注固定液,常用的固定液为 21℃ 的 1% 多聚甲醛 -1.25% 戊二醛 0.1mol/L 磷酸缓冲液(pH 7.4),成年大鼠(体重 300g 左右)约 500ml,大动物可视

其体重增加灌注量,猴可达 2 000ml 或以上。灌注速度先快后慢,在 30~40min 灌完。固定液灌完之后,接着再灌注 10% 蔗糖磷酸缓冲液(0.1mol/L,pH 7.4,0~4℃),灌注量和速度以及总时间与固定液相同。蔗糖可防止冰晶(ice crystal)形成,还可减少呈色反应(color reaction)中的结晶(crystal)沉着。

灌注固定一结束,立即取脑,作冰冻切片或振动切片机切片。如不立即切片,可将组织保存在 4℃、10% 蔗糖磷酸缓冲液中(不超过 1 个星期);也可将脑组织先后分别置于含 10% 和 15% 甘油的磷酸缓冲液中 24h 和 48h,以防切片时产生冰晶。切片厚度一般为 30~60μm。切片收集于 pH 7.4 的磷酸缓冲液中。

最常用的 HRP 组织化学反应方法是将神经组织切片孵育于过氧化氢(或称双氧水,H_2O_2)和呈色剂(联苯胺或其衍生物)配制成的溶液内。HRP 与 H_2O_2 结合时,形成[HRP·H_2O_2]络合物,两者的结合迅速而特异。络合物可氧化各种供氧的呈色剂[(CHR)H_2],其氧化状态[(CHR)]呈现各种颜色。可作为呈色剂的联苯胺及其衍生物包括:联苯胺(benzidine)、二氨基联苯胺(3,3′-diaminobenzidine,DAB)、二盐酸联苯胺、邻 - 二甲基联苯胺、邻 - 联茴香胺、四甲基联苯胺(tetramethyl benzidine,TMB)等。除邻 - 二甲基联苯胺的反应产物溶于水而很少用之外,其他衍生物都被采用,但最常用的是 TMB。因为 TMB 不仅最灵敏,而且无致癌作用。由于呈色剂不同,反应方法也有所不同,主要方法有:①二氨基联苯胺法(DAB method)(Malmgren & Olsson,1978),此法灵敏度稍差,但反应产物稳定,HRP 呈棕色或棕至棕黑色颗粒,显示细胞结构比较细致,适于作电子显微镜研究。②联苯胺(BDHC)法(Mesulam,1982),此法很灵敏,HRP 反应颗粒呈蓝色或深蓝色。③邻 - 联茴香胺(OD)法(Edward et al,1979),此法的灵敏度大体与联苯胺法相当,HRP 的颗粒呈墨绿色。④四甲基联苯胺法(TMB method),此法最灵敏,HRP 颗粒呈蓝至深蓝色;但由于该法在反应时的 pH 为 3.3,因而细微结构保存不佳,虽可作电镜观察,但结构不如 DAB 法细致和清晰。HRP 组织化学反应常分两步进行:先预反应,将切片浸入不含 H_2O_2 的呈色剂中使呈色剂浸透组织;第二步移切片入含 H_2O_2 的反应液中孵育。组织化学反应后,切片经洗 - 保存液

漂洗、贴片、空气干燥、脱水和封片后备用。

HRP 法自建立至今已有近 50 年的历史，经过多年的改进，该法反应灵敏，稳定，结果可靠，应用广泛。在严格控制实验条件下，不管作逆行还是顺行标记，一般在显微镜明视野或暗视野下都能观察得到结构细致，图像清晰的标记神经元（包括它们的突起或末梢）。但需要提及的是，不少因素对结果可能产生影响，如组织固定、组织化学反应过程、动物的种属和年龄、存活期等。这些因素可能导致对结果的错误评判，在观察时须特别留意 HRP 的有效注射范围、非特异性沉着标记物、顺行标记终末的辨认和过路纤维等问题。

二、放射自显影神经追踪法

20 世纪 60 年代后期，Lasek 等（1968）将放射自显影术（autoradiography，ARG）应用于神经元投射途径的研究，从而创立了放射自显影神经追踪法（autoradiographic nerve tracing method，ARNT）。从 Cowan 等（1972）首先用 ARNT 法研究中枢神经系统的纤维联系以来，此法得到普遍应用，并成为追踪神经纤维联系的主要技术之一。ARNT 法也是根据轴浆运输原理发展起来的。神经元都能合成蛋白质，并通过轴浆运输；神经元的胞体选择性摄取和输送氨基酸。因此，用放射性示踪剂做标记，可追踪被胞体摄取的标记氨基酸，在胞内合成蛋白质之后，运输至神经纤维末梢的行程。由于蛋白质是在神经细胞胞体内合成，合成后顺行运输至其纤维末梢，故放射性同位素标记的氨基酸用于顺行追踪。此法比较灵敏，其最大优点是不标记过路纤维，这是 HRP 法和早期的神经纤维溃变法难以避免的。ARNT 法的主要步骤包括：放射性同位素（isotope）及其标记化合物（即放射性示踪物，radioactive tracer）的选择，放射性追踪物在实验动物神经系统内的注入，动物存活期，组织固定，切片和贴片，在组织切片表面涂原子核乳胶，曝光、显影、定影、染色和显微镜观察。

放射性追踪物的选择包括放射性同位素及其标记化合物的选择。ARNT 法多利用 β 粒子。当粒子穿透组织并射入涂在组织表面的原子核乳胶层时，可使乳胶曝光实现放射自显影。在 ARNT 法中，示踪剂中 β 粒子（beta particle）的性质和能量与分辨率有关，以选用能量较低半衰期不宜过短的为佳，如氚（^3H）、^{14}C 和 ^{35}S。^3H 的 β 粒子能量

低，且标记物的比放射性大，兼有分辨率和灵敏度高的优点，因此，在 ARNT 法中一般都用 ^3H 作追踪元素。标记化合物最常用的是氨基酸，即 ^3H 标记的氨基酸被神经细胞摄取后，在胞体内合成蛋白质。神经元具有很高的蛋白质合成能力，合成的蛋白质不断地通过轴浆运输，被输送到轴突及其末梢内，因而可顺行追踪神经元自神经核发出的传出纤维投射。在 ^3H 标记的氨基酸中，亮氨酸（leucine）和脯氨酸（proline）是最常用的追踪化合物；它们适合于所有类型的神经元。将其注入脑组织后，很快被神经元胞体摄取，扩散范围很小，也不进入血管。亮氨酸除标记终末之外也可标记纤维；脯氨酸能更多地合成蛋白质被快速运输（100~500mm/d）至神经末梢。因此，脯氨酸在 ARNT 法中应用更广泛，并主要用于标记轴突终末。脯氨酸还可做跨突触标记，合成的蛋白质运输到纤维终末后可排出，再被突触后神经元摄取，并进一步运送至该神经元（二级神经元）的终末；例如将 ^3H 脯氨酸注入眼球玻璃体内之后，可在外侧膝体跨过突触，而在视皮质内观察到追踪标记物。

在神经组织内注入放射追踪物之前需配好注射液，注射液可用蒸馏水、生理盐水或缓冲液配制。^3H-氨基酸的放射性浓度常为 1mCi/ml，在 ARNT 法中须将其浓缩至 10~100 倍，即 10~100mCi/ml；实验证明，25mCi/ml 可得到较满意的结果。通常采用注射法或电泳法将示踪剂注入神经组织内。注射时可用微量注射器（26 号或 30 号针）直接注射或微玻管注射。微玻管尖端宜尽量细小，以免损伤组织。注射速度约每 5min 0.1μl，速度太快，则易导致扩散范围大。注射完毕后应留针 10min 左右，以防示踪剂随拔针时流出。电泳注射法的优点与电泳 HRP 一样，仅泳入离子，而不渗出溶液，扩散范围小，对组织损伤也小。

存活期的长短与动物种类、神经通路的长度、追踪物的性质以及轴浆运输的速度等因素有关。大量实验表明，存活 1 周是适宜的，1~2d 太短，2 周以上过长。如用 ^3H-脯氨酸做跨突触标记，存活期可达 1 个月，追踪物的注射量也应大大增加。

含有同位素的蛋白质可用醛类固定剂（如甲醛，多聚甲醛或戊二醛）进行固定。常用的固定剂是 10% 甲醛溶液，甲醛能很好地固定蛋白质，但不能固定游离氨基酸。固定剂中不能含汞和铅类

重金属，以免乳胶产生化学显影。组织在固定液中至少固定 3d，由于 ^3H 和 ^{14}C 的半衰期都很长，较长时间的固定不致减低放射自显影反应。

石蜡切片（paraffin section）和冰冻切片（frozen section）都可用于 ARNT 法。切片不宜过厚，石蜡包埋（praffin embedding）的组织，组织块容易保存，切片较薄（5~10μm），容易作连续切片；切片可用明胶 - 铬矾液在约 46℃ 贴于载玻片上，37℃ 烘干，经脱蜡、水洗、干燥后再涂感光乳胶（photographic emulsion）。冰冻切片制片方便，费时少，但不易切成薄片，片厚 10~40μm。冰冻切片可用乙醇 - 明矾或铬矾 - 明胶装贴于载玻片上，脱脂，干燥后再涂乳胶。

ARNT 法中采用的原子核乳胶是溴化银及碘化银微结晶的明胶混悬液。微结晶的大小与显影的敏感性、分辨率和本底的高低有关。国产核 -4 型原子核乳胶，其结晶的平均直径为 0.24μm，HW-4 型结晶的平均直径为 0.14μm；前者适于光学显微镜研究，后者适于电子显微镜研究。应避免不少因素如光、热、某些化合物、有害气体和放射线等对乳胶质量的影响，乳胶应于 4℃ 冰箱内避光保存。其有效期不超过 2 个月。涂胶在暗室（dark room）进行，涂胶前用蒸馏水（distilled water）稀释（dilution）乳胶。如用 ^3H- 氨基酸，因其 β 粒子穿透力较弱，射程短，可用蒸馏水以 1：1 的比例稀释乳胶。将稀释好的乳胶倒入浸胶杯内，置 40℃ 水浴中保温。然后将已脱蜡或脱脂并晾干的切片插入浸胶杯中涂胶。再从浸胶杯中取出切片，放妥待干。全程都要注意防尘。

曝光在密闭的暗盒中进行，曝光时乳胶层应很干燥，通常在 4~6℃ 下曝光。为光学显微镜观察，^3H 标记的切片曝光时间为 2~6 周；电子显微镜观察须曝光数个月。核 -4 乳胶用 D-19b 显影液显影，D-19b 原液 1 份加双重蒸馏水（double-distilled water）4 份；显影液的温度为（19±1）℃；显影时间为 3.5~5min。显影后立即将切片移入停显液（1% 醋酸水溶液）中，30s 至 1min 即可。水洗后入定影液，定影液的温度维持在 16~24℃，定影 20min 即可。定影后的放射自显影切片必须经较长时间水洗，切片经显影（developing）、定影（fixing）和水洗后可用常规的甲苯胺蓝、硫堇或焦油紫复染（counterstaining）。

由放射性同位素发出的 β 射线（β-ray）使摄影胶片或感光乳胶感光，经显影、定影后在显微镜下可观察到深色的银粒，根据银粒出现的部位可鉴定神经纤维投射区。同位素标记物在明视野和暗视野观察时有所区别，在低倍镜下，暗视野很容易看到标记的纤维束和终末区；因此，快速检查切片和照相记录标记纤维和终末，更为方便。而在明视野下则能清晰地观察到银粒图像的细节和标记区的细胞学特征。和 HRP 法一样，ARNT 法的有效注射范围也难以确定。不易判定的是注射部位神经细胞的标记物积聚到何种程度其末梢才能显示出银粒。在注射的中心区，可见密集的标记物，此区内的神经细胞充满银粒，可认为是有效注射范围。中心区之外，银粒逐渐稀疏，有效范围不易确定。再者，中心区的大小与曝光时间的长短和动物的存活期有关，曝光时间长，潜影增强，中心区扩大；存活期长，注射中心区缩小。前面提到不少因素（如光、热、放射性等）对乳胶的影响，这些影响可使乳胶产生潜影，导致本底增高，本底太高，影响观察，特别对标记稀疏的银粒难以定量。另外，切片过程中一些化学物质可能直接作用于核乳胶，将卤化银结晶还原为金属银粒形成正化学显影而造成假阳性结果；而另一些化学因素可能使乳胶中形成的潜影消退，这种负化学显影可使阳性结果转为假阴性。上述情况在评估结果时应多加注意。

在放射自显影光镜的基础上，可制作电镜切片，经光镜验证银粒标记部位后的切片可进一步作超薄切片。为准确选定标记终末区可采用交替切片法，即先交替切出 30μm 和 200μm 相间的连续切片，以 30μm 切片作光镜检查，确证后，再将与 30μm 相邻的 200μm 切片作超薄切片供电镜镜检。一般说，电镜放射自显影分析简单明了，并能作定量。其主要优点是同位素注射后，能长期保存突触终末标记；也能保持组织的正常形态学，有利于识别特殊类型的神经终末。其缺点是曝光时间太长，须以月为单位计算。

三、2- 脱氧葡萄糖（2-DG）法

1977 年 Sokoloff 等创建了以 ^{14}C-2- 脱氧葡萄糖（$[^{14}C]$-2-deoxyglucose，^{14}C-2-DG）定量测定大脑局部葡萄糖消耗法，简称 ^{14}C-2-DG 法（^{14}C-2-DG method）。根据葡萄糖消耗的信息用放射自显影可显示功能神经通路（functional neural pathways）。2-DG 与一般葡萄糖在结构上的区别仅在于其 α 位碳原子上不是羟基而是氢，即羟

基去氧。结构上的细小差异导致在体内代谢过程中的不同。神经元能像摄入葡萄糖一样摄入2-DG，并在胞内在己糖激酶的作用下磷酸化而成为2-DG-6-PO$_4$，之后葡萄糖-6-PO$_4$大部分在6-磷酸己糖异构酶的作用下转变为果糖-6-PO$_4$而进入三羧酸循环，一部分在葡萄糖-6-磷酸脱氢酶的作用下被氧化。但2-DG-6-PO$_4$由于结构上的差别不能进一步被代谢而在脑内积聚起来。若给动物某种刺激，兴奋神经系的某一功能系统，同时静脉注射2-DG，则受兴奋的神经元由于能量需要的增加，加速了葡萄糖的代谢，增加了从血液中摄入葡萄糖的量。由于神经元不能区别葡萄糖和2-DG，两者即按其在血液中的浓度比例进入神经元。这样，所摄入的2-DG的量反映了神经元的代谢状态，而神经元的代谢状态可反映一定条件下神经元的兴奋状态。

早先用的是 ^{14}C 标记的 2-DG，后来又有 ^{3}H 标记的 2-DG。两种方法略有不同，分别叙述如下：

1. ^{14}C-2-DG 法　用氟烷（halothane）浅麻醉动物后，做静脉插管，待动物苏醒后，随即给动物以预定的刺激，同时在 10~15s 内通过静脉导管一次性注入 ^{14}C-2-DG，注射剂量一般为 100~150μCi/kg 体重，注射完毕后用生理盐水冲洗导管。刺激需持续有效地进行 45min，并尽量避免其他刺激的干扰。刺激终止后，用过量的巴比妥麻醉动物致死，先快速灌注 0.1L 预冷至 4℃ 的磷酸缓冲液（100ml/kg 体重），然后灌注 2% 戊二醛（200ml/kg 体重），迅速取脑，置冷冻的磷酸缓冲液中，切取所需脑块，立即将脑块冻结于金属铲上，然后将其缓慢地浸入液氮中冷冻至 −100℃ 的氟利昂内。由于 2-DG 在体内形成的 2-DG-6-PO$_4$ 极易溶于水，不能被组织固定剂固定。因此，该方法的各个步骤都应避免接触水是其关键。

恒冷箱切片机（cryostat microtome）切片（−22℃ 以下），切片贴在盖片上，在电热板（65~90℃）上烘干 2~15min。将盖片背面朝下，切片向上粘贴在 30cm×36cm 纸板上。在暗室中将此纸板置 33.3cm×39.6cm 底片暗夹中，用同样大小的单面 X 线底片（X-ray film），乳胶膜面向下，紧压在切片上，关闭暗盒，在干燥环境中曝光。如 ^{14}C-2-DG 注射量为 100~150μCi/kg 体重，一般曝光 1 周，剂量若为 15~20μCi，则需曝光 10 周。曝光后在暗室内取出 X 线底片，进行显影、定影。切片做细胞染色，以便与 X 线片对照，确定标记部位。

葡萄糖代谢是神经系统的普遍现象，除所刺激的功能系统外，其他系统都可能不同程度地摄入 ^{14}C-2-DG。这样，^{14}C-2-DG 的放射自显影的分辨率不可能太高，尚不能达到显示单个细胞水平，只能显示某一核团或核团某区域的代谢率相对地高于其他区，在 X 线片上此区的银粒较其周围区域密集。

2. ^{3}H-2-DG 法　该法是在 ^{14}C-2-DG 法之后建立的。此法的优点是灵敏度高，分辨率也高。据估计，其灵敏度较 ^{14}C-2-DG 法高 500 倍之多，分辨率可达细胞水平。可采用乳胶法，即先在载片上涂核乳胶，待胶干燥后将在恒冷切片机切下的组织切片贴于其上，贴片后的曝光、显影、定影等步骤基本上与 ARNT 法相同。

四、PHA-L 顺行轴突追踪法

菜豆凝集素（phaseolus vulgaris agglutinin，PHA）是由 4 个 E 亚单位（PHA-E）或 4 个 L 亚单位（PHA-L）组成的糖蛋白，也有由 E 亚单位和 L 亚单位混合组成的 PHA，但只有 PHA-L 具有追踪神经元轴突投射的性能，特用作神经束路追踪，用 PHA-L 作为追踪神经束路的方法简称 PHA-L 法。PHA-L 法由 Gerfen 和 Sawchenko 于 1984 年和 1985 年建立。进行 PHA-L 注射之前先麻醉动物，将其固定在脑立体定向仪（stereotaxic apparatus）上，通过尖端细小的微玻管（micro glass pipette）以正极电流将 PHA-L 定向地泳入脑内，PHA-L 的泳入范围很小。压力注射效果很差，有时还可能造成原因不明的逆行标记结构，如神经元胞体。PHA-L 泳入脑内之后，通过神经细胞膜上不同受体的介导而被胞饮，进入神经细胞后，经慢速顺行轴浆运输至末梢，其运行速率为 4~6mm/d。PHA-L 泳入后动物最合适存活期的估计应考虑所标记通路的长度，由于 PHA-L 在脑内可维持 4~5 周而不致降解，因此，可有效追踪很长的神经通路。实际上，有效的和恒定的注射可达到各种动物的整个脑区，包括鼠、猫和灵长类。适当的存活期之后，处死动物，用标准的免疫组织化学技术定位 PHA-L。在泳入 PHA-L 部位的神经元可得到完整显示，包括它们的树突（dendrite）及其分支、局部和远端轴突（axon）的形态和分布。由于 PHA-L 法是通过免疫组织化学步骤使其信号增强，荧光及过氧化物酶结合的二氨基联苯胺都能给细胞和轴突的形态提供精确的可视性。所标记的神经元图像可以与最好的 Golgi 浸渍技术相媲美。PHA-L 只标记注入区域内与其结合的神经元，只作顺行追踪；而不被过路纤维（passing fiber）摄取，也不作逆行运输。PHA-L 泳入后，动物一般可存活 7~21d，然后用抗 PHA-L 抗体作免疫荧光或免疫酶标组织化学显示。此法的突出优点是能精细地显示纤维末梢，且不标记过路纤维。由于 PHA-L 是用标准的免疫组织化学技术定位，因而可与其他的神经解剖学和神经组织化学方法结合应用。这样的结合方法不仅可以提供大量关于各个神经元细胞群之间相互关系的资料，还可得知这些神经元的化学特性。PHA-L 法与其他技术结合应用有四种基本方式（图 1-2-1）。

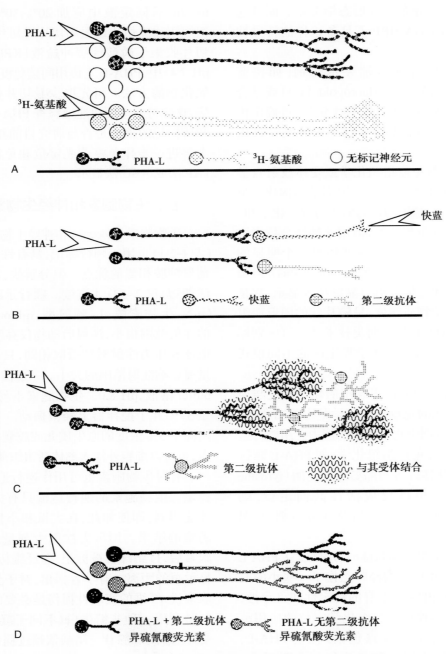

图 1-2-1　用 PHA-L 与其他神经解剖学方法结合的 4 种类型示意图

A. 双重顺行轴突束道追踪（PHA-L 和 H³- 氨基酸）；B. PHA-L 标记的传入神经元靶的特征；
C. PHA-L 标记的传入末梢的化学特征；D. PHA-L 标记的传出纤维的化学特征。

1. **PHA-L 与放射自显影（ARNT）相结合的顺行轴突束路追踪法**　这种双标记束路追踪法可了解不同细胞群投射的形态学关系（Gerfen，1985）。PHA-L 和 ARNT 法的共同点是两者都用以标记示踪剂注入部位神经元的传出投射；示踪剂不从神经末梢逆行运输至神经元细胞体，也不标记过路纤维。因此，注入 PHA-L 和 [³H] 氨基酸进入脑内同一核团的两个不同区域（如纹状体）可提供最可靠的比较资料，能精确无误地了解其传出投射纤维的分布及其形态学关系。而其他顺行示踪剂如 WGA-HRP 不具备这样的特异性（图 1-2-1A）。

2. PHA-L 结合逆行轴突示踪剂 [如快蓝（fast blue，FB）和荧光金（fluorogold，FG）] 或结合靶神经元神经递质免疫组织化学定位，可确定传入纤维和靶神经元的解剖学关系及其化学性质（图 1-2-1B）。

3. PHA-L 与免疫组织化学或受体放射自显影技术结合，可了解功能神经解剖学的构建。虽然在很多情况下，细胞构筑的形式与神经化学和/或受体结合的分布相匹配，但用这种结合技术可揭示一些新的结构特征。纹状体是一个明显的例证，其细胞构筑是均质的（homogeneous），但用免疫组织化学和受体放射自显影技术显示，它是以两种不同化学物质镶嵌，呈鳞片状的图形而组建的。因此，PHA-L 与这两类技术结合可区别标记的传入纤维进入这些化学界定区的不同模式（图 1-2-1C）。

4. PHA-L 标记的传出纤维的化学鉴定与逆行标记的神经元的免疫组织化学鉴定相结合，提高了确定神经解剖学化学联系的能力。用顺行运输的 PHA-L 结合免疫组织化学，如 PHA-L 顺行标记黑质 - 纹状体纤维与酪氨酸羟化酶（tyrosine hydroxylase，TH）免疫反应活性共同定位，则可得知纤维末梢的化学性质及其分布细节（图 1-2-1D）。

自从 Gerfen 和 Sawchenko（1984）建立 PHA-L 法之后，随着多年应用的经验已作了一些小的改良，更加增强了 PHA-L 本身的稳定性和可靠性，并提供了利用多种免疫组织化学定位的应用范围。PHA-L 法的主要步骤包括：注射 PHA-L，动物存活期，灌注固定和免疫组织化学反应。PHA-L 的注射用电泳法，注入 2.5% 的 PHA-L 溶液，溶液用磷酸钠缓冲液（0.01mol/L，pH 7.4~8.0）

配制，电泳微玻管尖端的直径应小于 15μm，动物麻醉后置脑立体定位仪上定位，然后每隔 7s 通以 5~10μA 正电流 7s，共通电 15~20min。PHA-L 在轴突内的运输速度为 4~6mm/d，因此，存活期的长短取决于所要追踪通路的长度。一般存活期为 7~21d，灵长类动物可存活 3~4 周。PHA-L 一般用 4% 的多聚甲醛固定液。先灌注生理盐水，随即注入固定液（500ml，300g 体重/大鼠），15~30min 灌完，取脑后，置固定液中后固定 6~12h，后固定液中应加 20%~30% 的蔗糖。脑组织用冰冻切片或振动切片机切片，片厚 30μm。切片收集于磷酸钾缓冲盐液（KPBS，0.02mol/L，pH 7.4）中，PHA-L 定位用间接免疫荧光或免疫过氧化物酶方法。可先取少量切片作免疫荧光反应，这样可简单而快速地检查 PHA-L 的注射位置和所标记的轴突是否与研究目的相符，在此基础上再进一步作免疫荧光定位和免疫过氧化物酶 PAP 法或 ABC 法显示。

五、生物胞素和神经生物素

生物胞素（biocytin）和神经生物素（neurobiotin）（表 1-2-1）也用于顺行标记，具有许多与生物素化葡聚糖胺相似的优点。但分解快，注入后动物存活期短（仅 2~3d）才有效。顺行示踪剂生物胞素（η-N- 生物素酰 -L- 赖氨酸，η-biotinoyl-L-lysine）的注射范围很小，注射后动物仅存活 24~48h。微电泳和压力注射对其摄取相同，只是注射溶液的量可影响注射范围的大小。一般注入 5% 的 Tris-buffer 溶液，pH 8.0。生物胞素不易溶解，需加温至 37℃并于搅拌器上轻微振动。生物胞素也可用高于 5% 浓度的原生质丸或胶囊的形式嵌入脑内，也可以细胞外注入离体活组织薄片中。

有时生物胞素也可用作逆行追踪，但结果不稳定。生物胞素的逆行运输只有大剂量注射后才能得到，即使如此，在大鼠和小猫仍无法获得满意的结果。用压力注射大剂量（>0.5μl）生物胞素后，过路纤维被标记，但纤维标记不充分，只显示短的距离。有学者指出，对于生物胞素的摄取来说，纤维的实质性损伤是必要的。其摄取机制是利用一种非糖蛋白（不同于凝集素结合）膜受体的钠 - 和腺苷三磷酸依赖过程（a sodium-and adenosine triphosphate-dependent process）。生物胞素具有慢、快两种运输的优点。需要一个短的存活期（24~48h），48h 后在细胞内逐渐降解；生物胞素是否被神经胶质摄取，尚待证明。除了靠近注射位置的星形胶质细胞和跨神经元运输之外，生物胞素对于青年动物和老年大鼠（与 PHA-L、HRP、WGA-HRP 不同，它们对于 1 年以上的老年大鼠是失效的）以及灵长类（不适用 PHA-L 标记）都适用。

除了作为轴突运输剂之外，生物胞素也是细胞内标记的有效工具。特别适用于薄片中的细胞内注射，因为它不会引起细胞内的生理变化。用戊二醛固定对生物胞素是一个重要的因素，尤其可以降低背景。生物胞素标记的质量一般都很好。可染出树突侧棘、轴突侧支和膨体，甚至与 Golgi 银浸渍的结果一致。还可得到好的电镜保存。

在生物胞素的替代品中，神经生物素（neurobiotin）既可细胞外注射，也可细胞内注射，还可微电泳注入（正负电流均可）。神经生物素细胞内标记具有 Golgi 样轴突，比 PHA-L 染色好，细胞外注射作顺行运输标记的结果比生物胞素好，但注射范围较大，注射后 4d，已无存留标记物，这与生物胞素相似。已经证明，神经生物素在细胞内注射后可通过突触间隙跨神经元运输（Vercelli 等，2000）。

六、生物素化葡聚糖胺

生物素化葡聚糖胺（biotinylated dextran amine，BDA）（表 1-2-2、表 1-2-3）的许多性质与荧光葡聚糖相同，只是在观察前需要较长时间的免疫组织化学反应，但最终反应产物很稳定，树突的显示质量比荧光葡聚糖好。BDA 是顺行示踪剂，为了得到较好的标记效果，注射后，存活时间的长短可有所变化。按通路的长度存活期在 2~21d 之间。BDA 标记损伤的过路纤维，但也标记周围完好的纤维。对于顺行标记，低分子量（10kDa）葡聚糖比分子量较大的葡聚糖（70kDa）更有效。BDA 也可用作逆行标记，但结果不稳定。有时可得到具有 Golgi 银染相同的细胞图像。其逆行标记可能混杂顺行标记物，特别在轴突中，有时难以区分顺行标记轴突和逆行标记神经元的轴突分支。用戊二醛和多聚甲醛混合液固定可降低背景荧光，BDA 可完整地重塑轴突分支，可显示终扣和末梢小点；在逆行标记神经元上可显示树突侧棘。BDA 可与免疫组织化学、基因标记或其他示踪剂（HRP，PHA-L）或电镜结合。用 BDA 做顺行标记

的详细方法见 Reiner 等综述（1993）。

七、霍乱毒素

有学者于 1977 年报道霍乱毒素亚单位 B（cholera toxin subunit B，CTB）或称 choleragenoid 是与凝集素同类的轴突运输标记物，可作为逆行示踪剂使用。但后来的很多实验证明，相对于其他示踪剂而言，CTB 是一种很灵敏的顺行示踪剂。CTB 可电泳或压力注射，注射范围小，按动物年龄的不同，存活期 1~10d。CTB 用免疫组织化学方法显示。避免用戊二醛固定，标记效果较好。孵育时须合用曲拉通 X-100（Triton X-100），以增加抗体的通透性；但这些条件影响组织细微结构的保存，使之不宜作电镜。CTB 示踪剂可与免疫组织化学结合应用。当用荧光染料（如荧光素或罗丹明）结合的第二抗体的免疫荧光法显示时，CTB 几乎具有所有荧光示踪剂的优缺点。CTB 可标记很细的轴突末梢和膨体，并允许鉴别不同类型的突触末梢和终扣。CTB 和 HRP 结合可改善细胞和树突的标记。当与 HRP 结合时，标记物用组织化学显示。CTB 可增进摄取、运输和跨神经元标记。CTB-HRP 适用低浓度戊二醛固定液，切片孵育时不用 Triton X-100。CTB 有用荧光素和罗丹明结合形式的商品供应，标记的质量比 CTB 免疫组织化学反应后的结果稍差；但切片的处理很省时，并可与同时追踪两条通路的两种颜色的荧光剂结合。

尽管 CTB 可得到优良的标记结果，但利用 CTB 作为示踪剂进行束路追踪研究时需要谨慎，因为它们的受体在神经元上的分布是不均匀的。动物种类不同，标记的效果可能不同，甚至同一种动物的不同通路的标记效果也不一样。

八、荧光素示踪剂及其追踪法

在示踪剂中，荧光素（fluorescein dye）是一类有效的神经通路追踪工具。除了其可靠性和灵敏性之外，利用其不同颜色可同时追踪和显示多重神经联系；也可用于发育和移植；荧光素的细胞内注射，可画出单个细胞的联系并可与神经元的生理特性相结合。荧光示踪剂是一种暴露在一定波长光照下发出荧光的化合物。1977 年，荷兰著名神经解剖学家 Kuypers 及其同仁首先发现不少荧光化合物可被神经末梢摄取，并通过轴突逆行运输到它们各自的细胞体，在荧光显微镜下可观

察到这些胞体的定位,从而建立了研究神经束路的荧光逆行追踪法(fluorescence retrograde tracing method)。以后相继发现不少荧光化合物可作为束路示踪剂。早期(20世纪70年代后期至80年代中期)所发现的示踪剂主要用于逆行追踪,顺行标记的荧光很弱。由于荧光逆行追踪化合物的种类很多(表1-2-1),在荧光显微镜下它们的激发光波长和发射光波长不同,荧光颜色各异;加之荧光素标记神经元的部位特征不同(有的标记细胞质,有的只标记细胞核),因此,可选择其中的一种、两种或三种分别对神经元进行单标记、双标记或多标记。双标记和多标记可用来研究神经元轴突的侧支投射。若选择脑内不同神经末梢区分别注射2种(或3种)不同荧光示踪剂之后,在同一神经元胞体内能观察到2种(或3种)不同颜色的荧光,即说明该神经元的轴突分支分别投射到事先选择注射该荧光剂的2个(或3个)脑区。能用以研究轴突分支投射是逆行荧光追踪法的主要优点之一。虽然有些双标记法,如HRP和ARG、HRP和荧光示踪剂双标记法,也能用于追踪神经元轴突分支投射,但这些方法步骤复杂、耗时、不节省。揭示神经元轴突分支投射的分布对进一步认识和理解神经系统的结构和功能具有重要意义。

1. 早期发现的荧光素示踪剂　这类示踪剂多发现于20世纪70年代和80年代中期,多用于逆行追踪。由于其追踪法简单、可靠、省时和省钱,得到广泛应用,因而为神经通路研究提供了大量有意义的资料;其中常用的示踪剂有:伊文思蓝(Evans blue,EB)、4′,6-二脒基-2-苯基吲哚盐酸盐(4′,6-diamidino-2-phenylindole·2HCl,DAPI)、樱草黄(primuline,Pr)、碘化丙啶(propidium iodide,PI)、真蓝(true blue,TB)、颗粒蓝(granular blue,GB)、快蓝(fast blue,FB)、核黄(nuclear yellow,NY)、双苯甲亚胺(bisbenzimide,Bb)和荧光金(fluoro-gold,FG)(表1-2-1)。

表 1-2-1　逆行运输荧光素的水溶性及常用参数

荧光素名称及英文缩写	水溶性	常用浓度 /%	存活时间	注射量 /μl	激发光波长 /nm	荧光颜色
伊文思蓝(EB)	溶于水	10	2~3d	0.025~0.1	550	红
4′,6-二脒基-2-苯基吲哚盐-盐酸盐(DAPI)	微溶于水	2.5	2~3d	0.025~0.1	360	蓝
樱草黄(Pr)	难溶于水	10	2~3d	0.025~0.1	360	黄
碘化丙啶(PI)	难溶于水	1~3	2~3d	0.5~1.0	550	橘红
真蓝(TB)	微溶或不溶于水	5	7~8d	0.5~0.8	360	蓝
颗粒蓝(GB)	微溶或不溶于水	3	7~8d	0.3	360	蓝
快蓝(FB)	微溶或不溶于水	3	3~5d	0.6	360	蓝
核黄(NY)	微溶或不溶于水	1~9	16~18h	0.4~1.0	360	黄
双苯甲亚胺(Bb)	溶于水	1~10	6~8h	0.1~0.6	360	蓝绿
荧光金(FG)	易溶于水	2	7~14d	0.25	330	金黄

上述荧光素绝大多数只标记细胞质,不标记细胞核或细胞核的标记很弱。但核黄只标记细胞核。因此,选择核黄和其他一种或两种荧光素做双标记或三标记更为合适。各种荧光素逆行运输的速度不同,脑内注射后,动物存活时间的长短也不一样。做双标记时,有时需要进行两次操作:先注射运输慢的荧光素,一定时间之后,再注射运输较快的。存活期的选择是至关重要的,时间过长,荧光素运输到胞体后容易溢出,并污染周围的胶质细胞。时间过短,标记细胞太少,甚至看不到标记细胞。另外,荧光素在脑内运输的距离也不相同,例如EB、DAPI、Pr和PI运输距离较

短;Bb、TB、GB、FB、FG 运输距离较长,特别是后者荧光强而持久。许多实验证明,TB、GB、FB 分别与 NY 结合是双标记的较好选择,这些荧光素能在同一波长激发光下进行观察。前 3 种主要标记细胞质,呈蓝色荧光,后者主要标记细胞核,呈黄色荧光。但在所有的荧光素中,以 Schmued 和 Fallon(1986)报道的荧光金(FG)应用最广。在紫外线光照射下,其激发光波长为 323nm,发射光波长为 408nm,荧光呈金黄色。FG 的主要优点是非常灵敏,能清晰地显示树突分支,脑内注射后保存时间长,不易扩散,在紫外线照射下,荧光不易褪色,易与多种组织化学包括 HRP 等方法结合。由于上述优点,加之其灵敏度不亚于 WGA-HRP,并在操作上比 HRP 更简便,FG 的应用普遍。逆行荧光标记法的共同缺点是荧光素易扩散,在激发光照射下容易褪色,制片不能长久保存;与 HRP 相似,也不易避免过路纤维的摄取。即使在低温和避光条件下,荧光制片仍不易保存。最近采用光转换(photo-conversion)法,可克服荧光褪色现象,即将切片浸泡在 DAB 溶液中,在激发光照射下荧光素可氧化 DAB,使之产生棕色沉淀;这样,切片可在普通光镜下观察,并可长时期保存。由于 DAB 氧化物电子密度高,故可作电镜观察。荧光素追踪法的主要优点是可做双标记或多标记,步骤简便、费用节省、易与组织化学方法结合应用。

利用上述荧光素追踪神经束路法的主要步骤:

(1)荧光示踪剂溶液的配制:一般将荧光素溶于蒸馏水,不易溶于水的只能用其悬浊液。De Olmos 等(1980)将 GB、NY 和 PI 溶于 2% 的二甲基亚砜(dimethyl sulfoxide,DMSO),可增强这些荧光物的荧光强度和标记细胞的数量。有些荧光化合物如 EB 和 PI 溶于 1% 的多聚 -L- 鸟氨酸(poly-L-ornithine),可防止荧光物扩散和加强吸收。

(2)脑内注射:麻醉动物后,将其固定于脑立体定位仪上,选择适当的坐标,用微玻管或微量注射器直接向脑内注射,玻管尖端的外径视不同的荧光剂而异,水溶性较好的可选用较细的玻管(50μm 左右);大多数荧光剂不溶于水,可选用较粗的玻管(100μm 左右)。每支微玻管只用一种荧光剂,以免污染。注射速度不宜过快,通常注射 0.2~0.3ml 需用 5~10min。注射后,留针 10min,以防溶液外溢。外周可注入肌肉或将荧光剂直接涂敷在切断神经的近中心侧断端。荧光剂宜现用现配,避光保存。

(3)动物存活期:由于各种荧光剂在轴突内逆行运输的速度不同,在体内保存时间的长短不一,动物存活期也不相同。存活期最短的仅 6h(如 Bb),最长可达 4 周。除 Bb 和 NY 注射后分别存活 6~8h 和 16~18h 之外;一般说,其他荧光化合物注入后,动物存活 2~4d(存活期的长短参见表 1-2-1)。

(4)灌注固定:重新麻醉动物,通过心脏或升主动脉先灌注生理盐水或清洗液(含 0.8% 蔗糖、0.4% 葡萄糖和 0.9% 氯化钠的水溶液)。接着灌注 10% 甲醛或含 4% 甲醛、4% 蔗糖、1% 鞣酸和 4% 硫酸镁的混合液。也可灌注 0.1mol/L 二甲基砷酸盐缓冲液(pH 7.2)配制的 10% 甲醛。如灌注含 8%~10% 蔗糖的二甲基砷酸盐缓冲液,取出脑或脊髓后,可直接切片。灌注 4% 多聚甲醛可代替 10% 的甲醛。灌注生理盐水或清洗液时,速度要快,成年大鼠(体重 300g 左右)灌注 50~100ml,2min 左右灌完。灌注固定液的速度要慢,150~200ml 需灌注 20~30min,大动物(如兔、猫)可灌注 1h。灌注液应现用现配。

(5)取材:灌注后,立取出脑或脊髓,迅速投入 10% 甲醛中后固定 6h 左右,然后移入 10% 蔗糖或含 10% 蔗糖的二甲基砷酸盐缓冲液中,直到组织完全下沉后,方可切片。

(6)切片:冰冻切片或振动切片,片厚 25~35μm。切片收集于含 5% 蔗糖的 0.1mol/L 磷酸缓冲液中,在蒸馏水中迅速贴片。切片在水中停留的时间越短越好,因在水中时荧光剂易从组织的标记细胞中溢出。

(7)贴片:将切片移在干净的载玻片上,空气干燥,或用电吹风吹干。

(8)盖片:用液体石蜡或 Entellan 盖片。

(9)荧光显微镜观察:由于荧光素容易褪色,制片后应立即观察。观察时应选择适合于各种荧光剂的激发光和发射光波长的滤光片照明系统。

逆行荧光素追踪法简单、灵敏,可研究神经元的侧支投射;易与各种神经递质组织化学(包括单胺荧光组织化学、酶组织化学和免疫组织化学)结合,用以研究神经元的化学通路。其缺点是切片不易保存,荧光容易消退,另外,不易控制注射范围和避免过路纤维的摄取。荧光素在神经元轴突终末的摄取过程为胞饮现象。荧光素和轴突终末的胞质膜结合后,位于胞饮小泡的内面,循轴浆流运送至胞体。

2. 新型荧光素示踪剂 上述荧光示踪剂仍在广泛应用,其中大多数与其他技术兼用。新型荧光素包括亲脂碳花菁染料（lipophilic carbocyanine dye）、荧光葡聚糖（fluorescent dextran）和荧光乳胶微球（fluorescent latex microsphere）（表 1-2-2～表 1-2-4）。

这些新荧光示踪剂扩充了研究通路追踪的范围，如通路的发育、移植和活细胞的标记；它们兼具顺行和逆行标记的特性。

表 1-2-2 选择示踪剂的参数

示踪剂	活体	固定组织	移植	活薄片	分离细胞	相容性
荧光微球	++	−	+	−	+	免疫组织化学,组织化学,原位杂交
荧光绿/荧光红（FE/FR）	+++	−	+	+	+	免疫组织化学,组织化学
霍乱毒素亚单位 B（CTB）	+++	−	−	−	−	免疫组织化学,组织化学
霍乱毒素亚单位结合辣根过氧化物酶（CTB-HRP）	+++	+/−	−	−	−	免疫组织化学,组织化学
生物素化葡聚糖胺（BDA）	+++	+/−	−	+	−	免疫组织化学,组织化学
生物胞素（biocytin）	+++	+/−	−	+	−	免疫组织化学,组织化学
神经生物素（neurobiotin）	+++	−	−	++	−	免疫组织化学,组织化学
细胞膜橙红色荧光探针（DiI）	++	+++	++	+++	++	免疫荧光
细胞膜荧光探针（DiA）	++	++	++	++	++	免疫荧光
细胞膜绿色荧光探针（DiO）	++	++	+	++	++	免疫荧光
菜豆凝集素（PHA-L）	+++	−	++	++	++	免疫组织化学,组织化学,电镜
病毒（virus）	+++	−	++	−	++	免疫组织化学,组织化学,原位杂交

注:−,无效或不灵敏;+/−,效果不稳定或不灵敏;+,效果弱或不太灵敏;++,效果中等或中度灵敏;+++,有效或灵敏。

表 1-2-3 示踪剂的注射或应用的参数

示踪剂	溶剂/%	注射方式	注入位置的扩散	标记性质			摄取	
				胞体	树突	轴突	过路纤维	胶质
荧光微球	水	空气-压力,微量注射器	−	++	+/−	−	−	−
荧光绿/荧光红（FE/FR）	10% 双蒸水	空气-压力,微量注射器	++	+++	+	+++	+/−	++
霍乱毒素亚单位 B（CTB）	1% 双蒸水	空气-压力,微量注射器	++	+++	+++	+++	+	+
霍乱毒素亚单位结合辣根过氧化物酶（CTB-HRP）	1% 盐水	空气-压力,微量注射器	++	+++	+++	+	+	+
生物素化葡聚糖胺（BDA）	5%~10% 磷酸缓冲液或双蒸水	微电泳,空气-压力,微量注射器	++	+++	++	+++	+/−	+
生物胞素（biocytin）	5% Tris 缓冲液（pH8）	微电泳,空气-压力,	+	+++	++	+++	+/−	+/−
神经生物素（neurobiotin）	2% Tris 缓冲液	微电泳,空气-压力	++	+++	++	+++	+/−	+/−
细胞膜橙红色荧光探针（DiI）		微球埋置	+/−	+++	+++	+++	+++	+/−
	5% 二甲基亚砜,二甲基甲酰胺,乙醇	空气-压力,微量注射器	++	++	+	+/−		

续表

示踪剂	溶剂 /%	注射方式	注入位置的扩散	标记性质			摄取	
				胞体	树突	轴突	过路纤维	胶质
细胞膜荧光探针（DiA）	同 DiI	同 DiI	+/-	++	++	++	+++	+/-
细胞膜绿色荧光探针（DiO）	同 DiI	同 DiI	+/-	+	+	+	+++	+/-
菜豆凝集素（PHA-L）	2.5% 磷酸缓冲液（pH=8）	微电泳	+/-	+/-	+/-	+++	+/-	+/-
病毒（virus）	依病毒而定	微量注射器	++	++	++	+	+	++

注:-,缺乏或最小(低);+/-,不稳定;+,弱;++,中等(度);+++,高(强);空白,无相应数据。

表 1-2-4　注射后的步骤和观察参数

示踪剂	运输方向	存活期	固定液	超时稳定性		脱水敏感性	观察 / 颜色
				注射位置	标记		
荧光微球（bead）	逆行	2 个月以上	多聚甲醛,戊二醛	+++	+++	降低	荧光 / 不同颜色（异硫氰酸荧光素,四甲基 - 罗丹明,紫外光）
荧光绿 / 荧光红（FE/FR）	顺行,逆行	2~4d	多聚甲醛	++	++	背景	荧光 / 绿 / 橘红
霍乱毒素亚单位 B（CTB）	顺行,逆行	3~4d	多聚甲醛	+++	+++	稳定	光镜,免疫荧光
霍乱毒素亚单位结合辣根过氧化物酶（CTB-HRP）	逆行	2~3d	多聚甲醛 + 戊二醛	++	++	降低	光镜
生物素化葡聚糖胺（BDA）	顺行,逆行	7~15d	多聚甲醛 ± 戊二醛	+++	+++	稳定	光镜
生物胞素（biocytin）	顺行,逆行	1~2d	多聚甲醛 ± 戊二醛	+++	+++	稳定	光镜
神经生物素（neurobiotin）	顺行,逆行	1~2d	多聚甲醛 ± 戊二醛	+++	+++	稳定	光镜
细胞膜橙红色荧光探针（DiI）	顺行,逆行	几周	多聚甲醛	+/-	+/-	消失	荧光 / 红 - 橘
细胞膜荧光探针（DiA）	顺行,逆行	同 DiI	多聚甲醛	+/-	+/-	消失	荧光 / 亮绿（异硫氰酸荧光素）
细胞膜绿色荧光探针（DiO）	顺行,逆行（可体外应用）	同 DiI	多聚甲醛	+/-	+/-	消失	同 DiA
菜豆凝集素（PHA-L）	顺行	2~7 周	多聚甲醛	+++	+++	稳定	光镜
病毒（virus）	顺行,逆行,跨突触	1~5d	多聚甲醛	+++	+++	稳定	光镜,免疫荧光

注:+/-,很有限或不稳定;+,弱;++,中等;+++,高(强)。

（1）亲脂染料（lipophilic dye）：亲脂碳花菁荧光素包括一系列示踪剂，其中 DiI、DiA（也称 Di-Asp）和 DiO 最常用（表 1-2-2~表 1-2-4）。它们既标记活细胞也标记固定组织的细胞。这些荧光素原用于研究细胞膜的结构和动态。颜色不同的碳花菁染料用多套滤光片和双重曝光（double exposure）可追踪同一脑内多条通路。DiI 在四甲基-异硫氰酸罗丹明（TRITC）滤光系统下呈橘红色荧光；而在异硫氰酸荧光素（FITC）滤光系统下呈淡绿色荧光。DiA 和 DiO 在 FITC 滤光系下发出黄-绿色荧光，而在 TRITC 滤光系下发出的淡红光不易察觉。因此，在活体（in vivo）双标记实验中 DiI 和 DiO 的结合应用是不成功的；在固定组织中比 DiI 和 DiA 的效果更差。但在培养细胞和分离细胞（disjunctor cell）中结果很好。这种不同的唯一解释为染料环中存在一个异丙基（isopropyl）。尽管有报道称 DiA 扩散比 DiI 快，或两者扩散速度相同；但也有研究者观察到 DiI 的扩散速度较快。除了在原位（in situ）追踪联系外，碳花菁染料也用于体外（in vitro）研究薄片培养中的细胞联系，分离细胞的联系（用 DiI 和 DiO）和固定培养（DiI 和 DiA）的联系。甚至还用于在体命运图（fate mapping）和标记移植物。已经证明，用于活薄片培养时，在缩时显微电影术（time-lapse microcinematography）下观察 DiI 对轴突发育的研究很有用。

碳花菁染料的革新之处在于其在离体固定组织中的有效性。其优点是能使在靶区沉积的示踪剂比活体更精确，并可避免活体外科手术。与其他示踪剂通过轴突运输的活性不相同，亲脂荧光素可在固定组织中向外侧扩散，有时能到达内部的细胞器并最后通过间隙而扩散。用于活体时，这些染料不具优势。即使荧光素在质膜扩散，它们在体内很快通过内吞作用（endocytosis）而内在化，标记的膜以颗粒细胞质标记所取代。这样，阻止了最远端的轴突和树突分支的标记。在活体中，碳花菁染料扩散很快（如 DiI，6mm/d），随着时间的增加逆行标记的神经元的总数增加。这些荧光素对细胞是无毒的，因此，它们的效应可与其他示踪剂相比较。碳花菁染料能顺行和逆行标记，也能用于标记后随即移植或移植之前。通常将碳花菁衍生物的结晶直接放置或用微玻管的尖端涂放于脑的预区，也可将其结晶溶于不低于 5% 的乙醇，3% 的二甲基亚砜（dimethyl sulfoxide，DMSO）或 0.5%~10% 的二甲基甲酰胺（dimethyl formamide，DMF）中，用压力法注入脑组织。有报道提出，将碳花菁染料的结晶溶于动物脂可增加其扩散度 50% 以上。这些荧光素在固定组织的扩散率约 2mm/d（室温）。影响扩散率的因素有：固定（长时间固定降低扩散率）、组织贮存的温度（温度高扩散快）、动物的年龄（年老的动物扩散慢）和荧光素的类型（DiA 比 DiI 的运输要慢得多）。近来，染料的化学改良可增加扩散率（如 fast DiI）。DiI 在成年脑中的效应很低。但个别人报道，在追踪人死后固定组织中的局部环路很有效。固定组织中神经元染色的时间很长，要在两年以上。制片过程中要特别小心，因为组织不能包埋于石蜡（因经乙醇脱水时洗掉染料）。通常用振动切片机切片，由于在烘箱中孵育时间长，可能使其太软，用琼脂（agar）或聚丙烯酰胺（polyacrylamide）包埋可使组织变硬。关键是标记的荧光素在制片中易消退，用抗消退的封固剂可部分地保存。关于甘油（glycerol）在封固中对标记荧光素消退的影响有不同的意见。用磷酸缓冲液封盖是可取的，但光转换耗时。光转换即将荧光转换于原生质膜和电子致密的 DAB 分子中。用于固定脑时，碳花菁染料可标记整个神经元及其突起，还可看到树突上的侧棘，轴突的膨体和生长锥。如组织固定不佳或孵育时间太长，染料可能从两个紧密并置的细胞膜之间跨越，从轴突跨越到胶质细胞较为多见。也可能引起组织背景标记，甚至难以分辨密集标记的神经元和轴突。

碳花菁染料可与其他示踪剂结合应用，如荧光微球（fluorescent microsphere）、荧光葡聚糖（fluorescent dextran）或荧光黄（luicifer yellow，LY）以及其他技术——原位杂交、免疫组织化学（保存时间太长可能降低组织的抗原性）等。Vercelli 等（2000）成功地用荧光微球和 DiI 双标记出小猫发育视皮质中通过胼胝体投射的神经元。出生时注入微球，在活体内标记神经元。几天后，在固定脑中用 DiI 标记通过胼胝体投射的神经元。

（2）荧光葡聚糖：葡聚糖是亲水性多糖（hydrophilic polysaccharides），其特性是有很好的水溶解度，无毒，其多聚键 Spoly-(α-D-1,6-glucose) 可通过大多数内源性细胞的糖苷酶（glycosidase）而抗卵裂。像荧光结合剂一样或以生物素结合的形式用于神经元的示踪剂。一些供应商提供的产品是与共价键结合的赖氨酸残基葡聚糖，使之在醛固定后可键合周围的生物分子。荧光葡聚糖的分子量不同，其运输速度与周围细胞突起成反比。它们是与四甲基 - 罗丹明或荧光素结合的荧光素，已用于束路追踪、移植、细胞衰亡追踪。Gimlich 和 Braun(1985) 首先介绍罗丹明 -B 葡聚糖胺 (rhodamine-B dextran amine，RBD，分子量 70kDa，红色) 和四甲基罗丹明葡聚糖胺 (tetramethyl rhodamine-dextran amine，分子量 10kDa，橘红色)，也称为荧光红宝石 (fluoro-rudy，FR)。这些荧光剂顺行和逆行追踪都可用，RBD 作逆行更灵敏，而 FR 作顺行更有效。之后，Namce 和 Burn(1990) 用 FR 和荧光素结合葡聚糖 (fluoro-emerald，FE，绿色，表 1-2-2～表 1-2-4) 证明，它们特异地为注射部位的神经元的细胞体摄取并运输至其纤维末梢；而红藻氨酸 (kainic acid) 或软骨藻酸 (domoic acid) 与葡聚糖的混合物降低或取消顺行标记。可能 RBD、FR 和 FE 与 N- 乙酰氨基葡萄糖 (N-acetyl-glucosamine，相似于 PHA-L) 结合或赖氨酸基团可使其顺行运输容易化。RBD、FR 和 FE 被多聚甲醛固定于其赖氨酸残基上，固定液的浓度可有所不同，一般为 5%~10%；浓度较高的葡聚糖 (20% 以上) 灵敏度增加，可引起少数或更多的细胞体标记；也可能增加标记过路纤维的潜在性。

这些示踪剂 (RBD、FR 和 FE) 注入脑组织后，在其注入部位的中央形成一个小的染料核心，核心外包围着一个很有限的标记细胞和神经毯光环。有报道指出，这些染料只被末梢或切断的过路纤维摄取，它们标记细胞的数量少于快蓝 (FB)，其逆行标记量与荧光金 (fluoro-gold，FG) 相似。标记物呈溶酶体样的亮红色 (RBD 和 FR)，或在胞质内呈现绿色颗粒 (FE)，质膜的标记不强；树突标记不如 FG 广泛。荧光葡聚糖不扩散于细胞外，这些染料的顺行运输可使整个轴突均匀地标记：染料微珠充满着轴突、膨体、末梢分叉点、终扣样末梢和末梢的尖端。

顺行运输和逆行运输达到最佳标记效果的时间分别是注射后的 6~14d 和 10~15d。非神经元的周围血管细胞也常被荧光葡聚糖标记。为了在同一切片上同时鉴别顺行和逆行标记，可用 FG 和 FR 鸡尾酒样的混合物。荧光葡聚糖的标记效果只部分受 1% 曲拉通 X-100(Triton X-100) 或乙醇的影响，可用更低浓度的 TritonX-100 稀释 FR

和 FE，但该标记不受二甲苯的影响。用荧光保护剂封盖后的切片的荧光有所降低，但可长时间保存，并抗光照引起的荧光淬灭。用甘油 /PBS 封盖，切片背景增加，FR 的标记结果可在光转换后进行电镜观察。

(3) 荧光微球：Katz 等于 20 世纪 80 年代中期首先应用不同颜色的荧光素标记聚苯乙烯 (polystyrene，分子探针) 或乳胶 (latex) 制作的微球作为荧光示踪剂 (表 1-2-2～表 1-2-4)，并证明将其作为荧光示踪剂是可行的。微球的颜色可达 7 种：蓝、蓝 - 绿、黄 - 绿、橘黄、红、深红和鲜红，但最常用的是罗丹明标记的红色和荧光素标记的绿色。这些颜色的微球虽未全部做过追踪试验，但都在血流研究中用过，它们可用于移植、细胞培养和束路追踪。注射区域的范围很小，对组织几乎无损伤。当用于大脑皮质表面时，易为损伤纤维摄取，而不被完好的过路纤维摄取。在逆行标记的锥体细胞中，标记物充满整个胞体和顶树突，对神经元无毒。即使注射后存活时间较长 (至少两年)，标记的范围和强度也不减少。可以说，它们是永久性的标记物。

不同颜色 (主要是红色和绿色) 微珠的结合应用，可同时追踪同一脑内的两条 (或两条以上) 通路。为研究发育脑内联系的细节，微珠还用来标记不同年龄阶段投射到同一脑区的纤维联系。由于荧光微珠不为过路纤维摄取，并很快被胶质突起所包围，在注射区域中仅在有限的时间里其逆行运输才有效。微珠的荧光是很稳定的，即使在光照下或观察时，荧光也不易消退。微珠对乙醇和有机溶剂是敏感的，因此，一经上片，在盖片前就必须空气干燥和短暂地浸入二甲苯；甘油中上片，可能产生定量上的假象。空气干燥，也可用 Kristalon 盖片。微珠与细胞内注射 (如 LY)、免疫组织化学、免疫荧光的结合是成功的；甚至可与 Golgi 银浸法或原位杂交以及其他分子生物学技术结合应用。

九、病毒追踪法

作为神经元示踪剂的病毒 (virus) 是一类比较新的和已被公认的标记工具。它们以神经营养性病毒为代表，如单纯疱疹病毒 (herps simplex virus，HSV-1、HSV-2)、伪狂犬病毒 (pseudorabies virus，PrV；它属于一种猪疱疹病毒) 和弹状病毒 (表 1-2-2～表 1-2-4)，但在这些病毒的处理中需要作特别的生物安全（biosafety）检测。早在 1938 年，Sabin 就提出病毒可作为神经通路示踪剂，但一直未引起重视。直到 20 世纪末期，病毒才在神经通路追踪实验中得到应用。病毒与神经元上的特异受体结合，如 PrV 以其外糖蛋白 G（external glycoprotein G）结合于细胞的受体。有些神经元可能缺乏某种特异的病毒受体，如在嗅觉系统中 PrV 不产生跨突触感染，而 HSV-1 和 HSV-2 可跨突触运输。病毒可逆行地从周围运输到中枢神经系统，例如，从肌肉或器官到中枢，或从中枢内部的一个核团到另一个核团跨越地标记通路中的多级突触。在跨突触转运中，所涉及突触的级梯与注射后动物存活时间的长短有关。长存活期可涉及数个级梯的突触，并标记出通路中最远端的神经元群。Fay 和 Norgren（1997）在咀嚼肌、面肌或舌肌注射 PrV，可分别标记三叉神经核、面神经核和舌下神经核。若存活期较长，所有参与控制其运动的中枢核都可标记。同样地，通过一系列存活期的增加，可成功地逆行追踪从皮质到舌肌的整个通路。病毒能在神经元中增殖，即使第二级神经元中最初的病毒数量很少，经一定时间后可以有很强的标记效果，甚至可以顺次标出通路中的各级神经元。这是病毒作为示踪剂的独有特点。WGA-HRP 也可跨突触标记，但经过突触后第二级神经元之后，其浓度已很低，不足以引起标记。因此，在所有的示踪剂中，唯有病毒可作为通路的多突触追踪。

病毒追踪法有两个局限性（limitation），一是标记依赖于病毒的浓度。通常 HSV-1 仅 50% 有效，用低浓度病毒可得到无细胞溶解的好标记，否则可导致假标记神经元，使其与特异性标记神经元难以区别。因此，用低剂量病毒可降低假阳性结果，但其代价是显示跨神经元标记动物的百分率降低（20%）。二是由于星形胶质细胞和巨噬细胞可内吞病毒和来源于感染神经元分解的细胞碎片，从而限制病毒的扩散，大多数标记的胶质细胞实际上位于阳性神经元的周围。

在病毒的使用中，有动物种属（animal species）的特异性（specificity）。一些疱疹病毒谱系似适用于灵长类，而另一些伪狂犬病毒谱系看来更适合于大鼠和小鼠。另外，有些病毒对顺行跨神经元追踪是适用的；而另一些是逆行性的。病毒也用于追踪新生动物的神经束路，但较老的成年动物比年轻动物更耐受病毒的注射。

病毒标记通常用免疫细胞化学和免疫荧光方法显示和观察追踪结果。尽管病毒可与其他标记物一样进行追踪研究，但须考虑病毒可能干扰感染神经元胞内的化学反应及其物质合成与代谢，甚至引起神经元死亡，这些因素都会影响追踪标记的结果。

十、基因重组活病毒追踪技术

近年来神经解剖学研究领域发展的另一个突出特点是分子生物学（molecular biology）研究方法的引入，使该领域又焕发出了新的活力。利用基因插入（knock-in）技术将绿色荧光蛋白（green fluorescent protein，GFP）的基因嵌入腺病毒、禽类病毒等病毒的基因中，得到 GFP 基因重组病毒（genetically modified virus），再用这些病毒进行神经纤维联系的追踪研究，就是用形态学的手段显示分子神经生物学研究结果的典范。GFP 是新近发现的一种报告基因（report gene）的表达产物，在蓝色光的激发下，它在体内即可发出绿色荧光。由于 GFP 产生荧光无须任何底物或辅助因子，而且可耐受光漂白及甲醛固定，所以能制成长期保存的标本。由于病毒有感染活性，将带有 GFP 基因的病毒注射到动物脑内的某一区域，只要一个神经元被一个病毒感染，随着病毒的逐渐增殖，GFP 基因的表达产物 GFP 便能够锚定到感染神经元的各个部位，包括轴突及其细小分支，经固定和切片后便能直接在荧光显微镜下观察。此后如再用 GFP 抗体进行免疫细胞化学染色，GFP 标记的结果在明视野下也能准确地观察和进行二维或三维重塑（reconstruction），可显示神经元完整轮廓。由于这种方法标记快而准确、完整、不易褪色，能分别在荧光显微镜、激光扫描共聚焦显微镜（laser scanning confocal microscope，LSCM）、普通光学显微镜及电子显微镜下观察，可用于不同功能神经元的形态学分析、化学构筑和纤维联系研究，尤其适用于某些特定功能的局部神经环路（local neural circuits）的研究。

应用 GFP 基因重组病毒标记技术并与其他形态学研究技术相结合，可以对神经元的形态学特点、神经元的基本形态特征与其性质（兴奋性或抑制性）之间的对应关系、不同感受性质（如伤害性感受与非伤害性信息）神经元在形态上的区别、向特定投射区投射神经元的形态特征与投射部位之间的关系、投射神经元和中间神经元的形态特点、与特定功能有关的局部神经环路等进行研究。

GFP 基因重组病毒标记神经元技术的主要缺点和使用时的注意事项：①病毒是活病毒（live virus），在使用过程中应注意无菌操作（sterile operation）、消毒（disinfection）和防护（protection）；②如存活期长的病毒可能有跨越神经元之间的突触并标记出第二级或第三级神经元的跨神经元标记问题，所以选择适当的存活期对于保证标记结果的准确性（accuracy）非常必要；③可能标记少量神经胶质细胞（glial cell），应注意与神经元区别。

十一、光控遗传修饰技术

光控遗传修饰技术（optogenetics），又称光遗传学技术。它是美国斯坦福大学的 Karl Deisseroth 教授等在前人工作的基础上，于 2005 年才使其达到实用化的一种新技术。该技术通过结合光学技术（optical technology）和基因工程（genetic engineering）实现了有效控制细胞行为，具有目的性强、精确度高、高时空分辨率和选择标记细胞类型的特异性强等特点。该技术克服了传统上只能用电学手段（electrical means）控制细胞或有机体活动的许多缺点，为神经科学提供了一种变革性的研究手段。通过光遗传学工具，能够激活清醒哺乳动物的单个（single）化学特异性神经元，并直接演示神经元激活表现出的行为结果（behavior result），使得研究人员能够获得相关神经回路的重要信息。光遗传学技术可以推广到所有类型的神经元，比如大脑内与嗅觉、视觉、触觉、听觉等有关的各类神经元，开辟出了一个全新的研究领域。近年来，光遗传学在复杂的生物学机制，尤其是脑科学等领域的研究中得到了广泛应用。2011 年，*Nature Methods* 将光遗传学技术评为 2010 年的年度方法，并将其誉为 21 世纪神经生物学最有影响力的技术方法。

早在 1979 年，诺贝尔奖获得者、英国科学家 Francis Crick 教授就提出神经科学所面临的最大挑战是如何在研究中仅仅调控一种神经元，而不影响其周围神经元的活动。激活神经元的传统方法是给予电极刺激或药物处理，但电极太粗大，插入脑内给予电刺激会影响插入处的许多神经元，而且电信号也很难精确地中止神经元的兴奋；药物处理作用的时间长且不够专一，反应要比神经活动慢得多。于是，Crick 教授考虑用光控技术解决该问题。但是，由于当时还不知道如何让某种细胞对光刺激产生反应，该设想一直被束之高阁。

其实，很早之前微生物学家们就知道一些微生物可以表达可见光控蛋白（visible light-gated protein），为光遗传学技术奠定了基础。如 1971 年，Stoeckenius 和 Oesterhelt 发现了细菌视紫红质蛋白（bacteriorhodopsin，BR）；1977 年，Matsuno-Yagi 和 Mukohata 发现了嗜盐菌视紫红质蛋白（halorhodopsin，HR）；2002 年 Hegemann 等发现了通道视紫红质蛋白（channelrhodopsin，ChR）（图 1-2-2A）。这些发现使我们认识到有可能借助光线照射这些微生物体内具有的光控蛋白，对离子跨膜转运过程进行直接调控（图 1-2-2B）。

但是神经科学家们却花费了 30 多年的时间才将光学技术和遗传学技术整合（integration）到一起，发明了光遗传学技术（图 1-2-2）。这是因为人们在开始的时候，并不相信这种结合能起到什么作用，大部分科学家都比较倾向于多组分控制技术。多组分控制技术不需要借助任何微生物视蛋白基因，而是采用多种基因级联式组合的方式，或是采用人工合成化学制剂与多种基因组合的方式。但是，由于这些外源性膜蛋白对神经元具有毒性作用，所以感光蛋白的研究并没有引起神经生物学领域学者的重视。除此之外，学术界对仅靠发现的这几种视蛋白就能长期研究单组分控制技术持否定态度，因为微生物视蛋白需要在化学辅助因子 - 全反式视黄醛（all-trans retinal）的帮助下才能吸收光子信号。

Deisseroth 等于 2005 年发表的文章彻底颠覆了这些认识。他们发现光敏感通道视紫红质蛋白在没有添加任何化学或光敏感复合体的情况下，就可以极为敏感地对光刺激做出精确反应。此刻，伴随着单组分控制工具（single-component control tool）——微生物视蛋白基因（microbial opsin gene）的发现，神经科学研究领域才出现了真正的光遗传学技术。有了这种工具，就可以使用一种简便易行且定向的安全方法让神经元具备感光能力，同时还获得了某种特定的高速效应子功能。

2010 年研究证明光敏感通道视紫红质蛋白、细菌视紫红质蛋白以及嗜盐菌视紫红质蛋白在不同的光作用下，可以快速、安全地开启或关闭神经元细胞膜上的离子通道（图 1-2-2B、C）。随后，

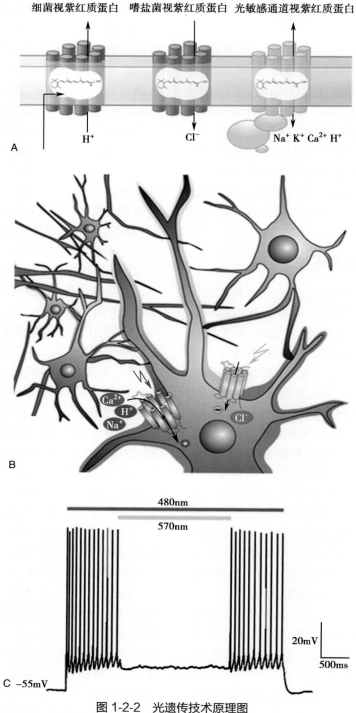

图 1-2-2　光遗传技术原理图

A. 常用的光控蛋白及其转运的离子类型；B. 通过转染使光控蛋白表达在神经元细胞膜上的示意图；C. 蓝光和黄光照射分别引起和抑制神经元动作电位发放。

科研人员又发现利用光遗传学技术可以对完好的哺乳动物大脑组织和自由活动的哺乳动物进行无损伤的操控（图 1-2-2）。光遗传学技术系统的这种单组分特性，将光遗传学技术推广到其他各个领域。例如，利用 Cre 依赖性重组酶（cre-dependent recombinant enzyme）的腺相关病毒（adeno-associated virus，AAV）选择性表达光感基因载体，以及能够在特定细胞里选择性表达 Cre 重组酶的各种品系小鼠，研究人员已经能够利用光遗传学技术对各种活体小鼠脑内特定的神经元进行操控，并可能将其扩大到其他组织。

对于光遗传学技术来说，现在最重要的问题

就是该项技术何时可以应用到临床治疗。对于复杂神经疾病的治疗，目前通过光遗传学技术来控制和治疗还比较困难。但在某些特定疾病领域，科学家们已经开始尝试进行相关的临床试验研究。

十二、细胞内注射染料

与神经元电生理性质的研究结合时，用一般示踪剂所标记的神经元通常不能完整地重塑轴突和树突分支和／或对细胞类型进行鉴别。要完整地显示神经元，染料可直接注入细胞，将细胞内注射（intracellular injection）与示踪剂的轴突运输或电生理学结合。在活体的原位细胞内注射或固定组织中细胞内注射均可，前者染料在细胞内的扩散很好，但必须考虑很多技术参数，并需要一个较为复杂的装置。注射神经元被损伤是经常发生的事，有时染料可能堵塞电极。相反，固定脑片的细胞内注射依赖于染料自由地扩散到细胞质，只需一个很简单的器具，不发生染料堵塞。但扩散到轴突分支的染料很少。

荧光黄（lucifer yellow，LY；4-氨基苯邻二甲酰亚胺）是一种通用的细胞内染料，以 3%~5% 的水溶液注射，用负电流（1~3nA，3~10min）。二锂盐（dilithium salt）可增加染料的可溶性，但对细胞有毒。LY 可完整地显示树突分支，并可与神经示踪剂、免疫组织化学和组织化学结合应用。在前种情况下，先用逆行示踪剂标记神经元（如荧光微球），再注入 LY 以揭示神经元的整个树突分支。LY 可活体（或活薄片组织）注射或在多聚甲醛固定的用振动切片机切出的薄片内注射（为得到完整的树突分支，切片厚度 200μm）。通过微玻管注射 LY，细胞实际上被损伤，LY 的漏出是难免的。LY 的荧光不太稳定，因此，可做光转换或将 LY 的免疫组织化学转换成 DAB 反应产物以增加标记物的分辨率，通过 ABC 显示重塑神经元远距离的突起。一个可供选择的方案是注射生物素化 LY，用 ABC 法显示。当与免疫组织化学结合时，必须先注射 LY，因为细胞若先被抗体标记，其大分子可抑制 LY 在细胞内的扩散。化合物 miniruby 即葡聚糖-四甲基罗丹明-生物胞素（dextran-tetramethylrhodamine-biocytin）可克服 LY 遇到的问题。它们与生物胞素不同，可以1%~5% 浓度的 Tris 缓冲液注入固定组织，通以正电（1%μA），不会发生堵塞。Miniruby 是荧光

的，当注射时可看到细胞；由于生物胞素的存在，可容易通过亲和素-生物素步骤（avidin-biotin procedure）在 DAB 反应产物中转换。Miniruby 也可作束道追踪，顺行和逆行两个方向都能标记。

然而，LY 和 Miniruby 都不标记固定组织中的轴突。关于这点，除了醛固定可能在轴突中产生示踪剂扩散屏障之外，尚无其他解释。

十三、选择示踪剂的标准

示踪剂的选择标准（selection criteria）取决于多种因素，包括动物的种类、年龄、通路（有些示踪剂是通路灵敏的）、运输方向（顺行或逆行）和整个实验的设计（多通路追踪或与其他技术结合，见表 1-2-4）。

首先要考虑的是动物种类。当然，通路的长度依赖于动物的大小。动物的种类可能与病毒或 CTB 受体的密度和分布以及染料的摄取量和运输量不同有关。例如，生物胞素在小猫体内的标记只是顺行的，而在大鼠体内是一种恒定的逆行标记剂。除此之外，另一个重要参数是动物的年龄，因为有些示踪剂对成年（如离体中的亲脂染料）或老年动物（如 PHA-L）的脑组织是无效的。对于新生动物，一些需要长存活期的示踪剂如 PHA-L 和病毒应当避用，因为它们标记的细胞当时还不成熟。

对于发育研究（development research）来说，生物胞素、CTB 和荧光微球比较好。一些作者认为，在胚胎和新生脑中，特别在有些动物，出生时的脑还很不成熟，水溶性示踪剂如葡聚糖、生物胞素或 HRP 可在注射部位引起较大的扩散，使其顺行标记比成年动物效果差。有学者指出，这种依赖于胶质细胞或摄取系统的不成熟性以及广阔的组织间隙似乎与顺行运输特异的不成熟有关。另方面，有报告提到，用生物胞素作为示踪剂在幼年小猫体内可得到好的结果。但对于新生动物，首先选择的示踪剂是亲脂染料，因为它可用于固定的、解剖出的脑组织，并能对神经元的突起提供很细的分辨率。但由于这些染料的运输速度慢，不适合于追踪长的通路。碳花菁染料不同颜色的结合（DiI 和 DiA 或 DiO），至少可以同时追踪两个通路。因此，有必要根据通路的不同长度和染料扩散的快慢，调节两种染料运输的间隔期（即染料结晶沉积和观察之间的时间）。例如，在发育大鼠视觉系统中，用 DiI 标记皮质-上丘神经元，用

DiA 标记胼胝体投射神经元。DiI 的运输速率高于 DiA，必须先嵌入 DiA 结晶，一星期之后置入 DiI。有些染料对于追踪某些通路更合适，如视觉系统，用 FG、CTB 和 FB 眼内注射，可很好地标记视网膜投射，但 PHA-L 和生物胞素不能标记。

在示踪剂的选择中，还有一个关键问题是运输方向顺行还是逆行。虽然没有一种染料的运输方向是单向的，但它们绝大多数具有优先的运输方向。为获得较好的轴突分支标记效果，生物素化葡聚糖、生物胞素、CTB 和 PHA-L 是可取的；但应小剂量注射。它们的优点是被局部的轴突末梢摄取后可运输到远距离的侧支，从而标记出很细的轴突分支。因此，这些示踪剂可作为确定远距离传入支配区域的工具。虽然示踪剂之间有所不同，并与纤维类型有关，但都有显示细微分支和稳定反应产物的优点。尤其重要的是在较长的光照下可用计算机重塑单根纤维。需要注意的是有时轴突侧支标记可能产生假阳性结果。

上述示踪剂也可逆行运输，但比顺行标记差得多，而且需要一个较长的存活期。生物胞素和葡聚糖对于逆行运输是不可靠的标记物，需要逆行标记时，可选用荧光标志物，如荧光微球、FB、FG 或 HRP。运输的第三种类型——跨突触运输，需用病毒，病毒比 WGA-HRP 灵敏得多。为了完整地显示控制肌肉或器官的突触层次，病毒更多地用于追踪支配肌肉或器官的神经联系；也可用于中枢神经系统中的多突触标记。

有些实验涉及同一动物的多个通路追踪，这时，可选择 BDA、生物胞素、CTB 和 PHA-L，可交替结合应用，只是检测系统比较耗时。为增加追踪同一动物通路的数目，可同时应用荧光显微镜（即选择亲脂染料、荧光葡聚糖、荧光微球）和普通光显微镜（选择 BDA、生物胞素、CTB、PHA-L）。染料的结合用于追踪多条通路或同一通路不同时期的重新排列。在这两种情况下，运输性质相似的染料（碳花菁染料、荧光微球或两种不同颜色的荧光葡聚糖）结合应用是适合的。在研究发育联系时，再次注射试验比较难，因为第二次注射必须准确地叠加在第一次注射的位置上，而这时由于生长发育，动物的立体定位坐标已经改变。而且，要求选用的染料在两次注射的位置中的扩散程度应相似。为了得到两次注射位置的重叠，第一次外科手术时，应设法在注射位置留有印证，当然，这一步骤只适用于脑表面。

最后，在实验设计和示踪剂的选择中，明确实验目的甚为重要。如果研究是为了检查传入或传出联系，意欲描绘不同脑区之间的联络图，而不刻意追究细胞的精细细节，可选择较大剂量的注射和可扩散的示踪剂。相反，如研究目的涉及树突或单个轴突分支的定量方面，应选择小范围注射（即在注射部位或逆行标记有限的细胞量），以很好地显示标记细胞的细节。经验证明，DiI 允许追踪各个通路并能重构出完整的树突分支。对于荧光示踪剂，其另一个优点是，固定后脑切片不须作进一步处理，特别对于发育脑。CTB 对于发育脑可提供很漂亮的结果。在新生动物中亲脂染料是好的替代剂。对于成年动物，葡聚糖、微球和其他示踪剂（双脒基黄，FB，FG，碘化丙啶或伊文思蓝）都适合多通路追踪。与其他示踪剂不同的是，葡聚糖和微球对神经元无毒，并且相互之间容易区别。用不同波长多重曝光或在多种波长显示荧光的滤光系统下可同时进行观察。另外，微球和荧光葡聚糖的标记很稳定（几个月到几年），其制片容易观察。荧光葡聚糖顺行追踪很灵敏，但逆行标记不充分，不能完整地显示树突分支（在这种情况下甚至难以识别神经元的类型）。在光照下荧光容易消退，要想得到完整轴突分支的重构比较困难。若要得到较好的树突标记效果，可用生物素葡聚糖或 CTB。但要使用较大的注射量，使这些染料运输至许多细胞之后，大量被标记。但大量标记细胞的存在，难以在连续切片上跟踪单个树突分支和充分重构树突分支。在这种境况下，逆行标记神经元的最好选择可能是在体注射微球和荧光葡聚糖，然后在荧光照射下在固定的薄片中用生物素化 LY 和 miniruby 标记细胞。神经元示踪剂也用于标记移植组织的神经元或确定发育时神经细胞的命运。这时，可首选葡聚糖或微球一类的荧光示踪剂，因为在活体中，在同样的时间里它们是稳定的（即过时不降解），也不涉及生长的过程，这些染料需要免疫组织化学显示。关于移植，多种顺行示踪剂如 PHA-L、生物素化葡聚糖以及亲脂染料可标记长入宿主组织的顺行轴突。要提到的是，前面提到的一些早期发现的示踪剂仍然可以用或结合应用，特别是 HRP 及其衍生物和 FG、FB、双脒基黄等。

十四、逆行追踪的定量

通路追踪的目的不仅在于揭露神经系统中各

区域或各核团之间的纤维联系,还要为这些联系的密度(density)以及在发育或操作研究中对联系细节的变化(change)提供定量资料(quantitative data)。

不少示踪剂如 BDA、生物胞素或 CTB 可很完整地标记轴突分支。因此,应用适当的软件可在计算机上对轴突分支进行系列重构。这些程序通常需要一个可移动的显微镜台,其界面连接个人电脑,以记录绘制点的坐标。在显微镜(目镜中带十字架)下或聚焦到计算机光屏上的投影描绘器或直接从光屏上(通过录像照相机获得影像)将感兴趣的结构(轴突、也可和树突或细胞体)描绘出来。商业软件程序包括定量分析和图形编辑的合适程序,可以相互比较轴突分支及其长度,分支点的数目以及膨体的密度。另外,通过刺激大脑皮质中轴突电位的传播也可得到轴突的形态学资料。在轴突分支定量中,可能发生一些问题:首先,充分的重构需要完整标记的轴突。若标记的轴突密度低,难以通过几张切片跟踪单根轴突。而每个脑只有很少的轴突可能重构。另外,用荧光素标记结构的成像用录像相机(对单根突起灵敏度低)或投影描绘器难有好的分辨率。因此,最好的(最便宜的)解决办法是用目镜直接在显微镜下画出结构。

在发育脑研究中,通过结合逆行追踪和碳花菁染料标记,或在成年脑中细胞内注射 LY 以及不同实验条件下的研究,可定量一个投射到某一既定区的神经元的完整的树突分支。

关于树突的定量资料可通过 Sholl's 分析(Sholl's analysis)进行研究,即计算树突分支的数目,这些分支以细胞体为圆心逐渐延展为一个较大的同不规则圆球形。更精细的分析包括产生一个真实的由树突分支构成的树突野(dendritic field),并对它的总长度进行定量:平均中间段的长度(两个分支点之间的节段的长度),平均末端节段的长度(远端节段的长度,即有末端的节段),节的数目(即分支点的数目)。通常整个树突的长度、节的数目和平均终末的节段长度在不同实验条件下是不同的,而中间节段的长度是恒定的。树突所遍及的各个方位的变化可通过角度统计进行研究。

前面已经提到,关于脑内多个通路追踪分析中的定量问题或不同年龄阶段的同一通路研究中的定量问题,精确分叉的投射数目是很重要的,即神经元投射到一个以上的靶区。如需要看到位于 A 的多少个神经元投射到 B,也投射到 C。则 B 和 C 两处注射后都必须在 A 区得到最大的逆行标记。但如果从 B 和 C 两处的最大的逆行标记不一致(这种情况常见),投射到 B 和 C 两处的神经元的百分数,双标记细胞的数量将被低估。在这种情况下,一种策略是从 C 最大标记区域中计算被 B 标记的神经元,反之亦然。

当检查标记轮廓的图形时,须确定分布是否有规则、分散的或成丛状的。这对于大脑皮质(cerebral cortex)特别重要,因为在大脑皮质中,神经元排列成柱状,其联系也显示出一个柱形的丛状分布。与此相似的是,这类分析已用于研究皮质锥体神经元的成束的顶树突的分布。

十五、化学损伤技术

当神经元的轴突被损伤(injury)(如切断或挤压)之后,神经元随即变性(degeneration)。在损伤的近侧端(initial part)和远侧端(distal part)分别发生逆行和顺行变性,甚至逆行和顺行跨神经元变性(图 1-2-3)。

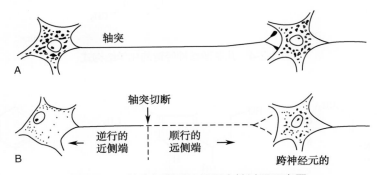

图 1-2-3　轴突切断后神经元变性过程示意图

A. 正常情况;B. 箭示切断处,切断轴突的远侧端发生顺行变性,近侧端发生有限的逆行变性和轴突反应(即尼氏体溶解、胞体肿胀、核偏心)。某些部位还可能发生跨神经元变性。

在神经通路,特别是含特殊化学活性物质的通路及其功能的研究中,化学损伤技术(chemical damage technique)具有重要意义。早在 19 世纪末,就有学者尝试用化学毒性物质(如 $CuSO_4$, AgCl)对神经组织进行损毁,但这种损伤方法与常用的外科手术、电凝、电离和超声波损伤法一样,其缺点是损伤范围不易控制,目的损毁区(lesion region)及其周围的组织如血管、神经胶质和过路纤维都被损伤。化学损毁剂有两类:一类是单胺类和胆碱类神经毒剂,可分别选择性地损毁单胺能和胆碱能神经元;另一类是不具选择性损伤的兴奋性氨基酸。

1. 单胺能和胆碱能毒剂 20 世纪 60 年代末 Tranzer 和 Thoenen(1967,1968)以 及 Ungerstedt(1968)发现去甲肾上腺素(NA)的同系物 6-羟基多巴胺(6-hydroxydopamine,6-OH-DA)能引起交感神经肾上腺素能末梢发生急性选择性溃变;而对含其他化学递质的神经元不具损伤作用。将这种神经毒素用于中枢神经系统儿茶酚胺(catecholamine,CA)能神经元,也能引起类似的选择性溃变。与 6-OH-DA 相关的神经毒还有:6-OH-DOPA、6-NH₂-DA、DSP4 和木胺(xylamine);但以 6-OH-DA 应用最广(图 1-2-4)。

不久之后,又发现 5-羟色胺(5-HT)的同系物 5,6-双羟色胺和 5,7-双羟色胺(图 1-2-5)也具有选择性地损毁 5-HT 能神经元的作用。5,6-DHT 或 5,7-DHT 对 5-HT 能神经元的选择性损伤作用的机制类似 6-OH-DA,即被 5-HT 能神经元选择性摄取,在细胞内自行氧化或通过酶的转化作用而产生细胞毒性物质,导致 5-HT 能神经元溃变。

5,6-DHT 或 5,7-DHT 也不能通过血脑-屏障,需中枢给予。5,7-DHT 的特异性较强,5,6-DHT 对 CA 能神经元也有一定程度的毒性作用。另外,氯苯丙胺(p-chloroamphetamine,p-CAM)对 5-HT 能神经元也有选择性毒性作用。并可通过血脑-屏障。P-CAM 主要作用于上行 5-HT 系统,对其他 5-HT 能系统作用不甚灵敏。

2. 乙基胆碱氮芥丙啶正离子 20 世纪 80 年代初期,Fisher 和 Hanin 发现一种在化学结构上与胆碱相似的化合物——乙基胆碱氮芥丙啶正离子(ethylcholine mustard aziridinium ion,ECMA),简称 AF64A,可选择性地损毁胆碱能神经元(图 1-2-6)。上述损毁儿茶酚胺能神经元的化学毒剂又称为化学切割剂,用这些切割剂作为工具,是选择性地损毁中枢和外周单胺能神经元系统的有效手段。

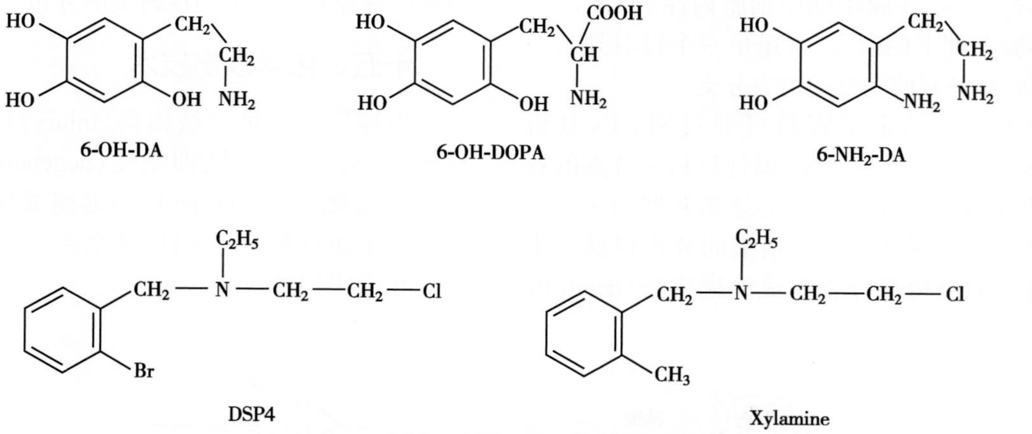

图 1-2-4　儿茶酚胺神经毒的化学结构式

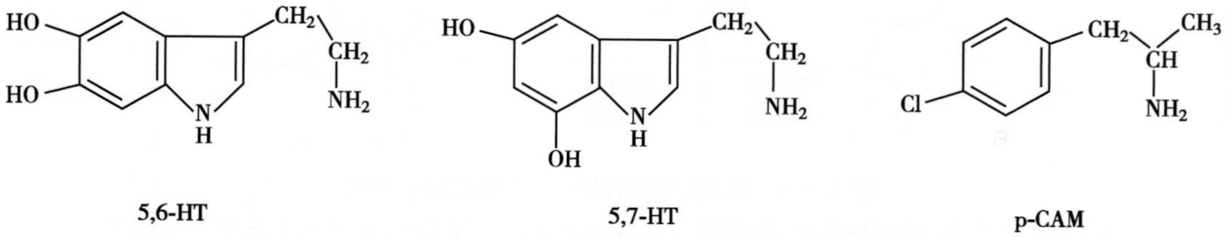

图 1-2-5　5,6-双羟色胺和 5,7-双羟色胺的结构式

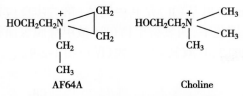

图 1-2-6　AF64A 和胆碱的分子结构

AF64A 和胆碱的分子,两者结构相似,只是胆碱 4 价氮位上的两个甲基转变成氮丙啶组分,第 3 个甲基拉长成乙基结构。这些结构的改变赋予其神经毒性,而不明显地改变与胆碱化合物三维结构的相似性。由于 AF64A 在结构上与胆碱相似,又具有细胞毒的氮丙啶成分,这种分子结构特征的结合使之允许先识别胆碱的摄取位点,在共价结合胆碱反应的位点之后,行使其损毁效应。

6-OH-DA 对 CA 能神经元的选择性损伤作用机制可能是:6-OH-DA 对神经元细胞膜上胺摄取机制中的载体有高的亲和力。当 6-OH-DA 进入胞内之后,很容易自行氧化,形成对细胞毒性很强的苯醌类化合物而导致细胞溃变。静脉注射 6-OH-DA 可引起周围神经系统肾上腺能纤维的破坏。6-OH-DA 不易通过血脑-屏障,欲损毁中枢,需作脑室、脑池或脑内注射。6-OH-DA 产生神经毒素作用的阈浓度为 50~100mmol/L,低于阈浓度时,6-OH-DA 可作为"伪递质(pseudo neurotransmitter)"被摄取、储存,并自胺颗粒释放,超微结构可显示其囊泡。轴突末梢对 6-OH-DA 毒性最敏感,轴突次之,胞体最不敏感。这是大多数单胺类神经毒素都有的类似现象。不仅神经元不同部位有差别,不同神经元系统及不同动物种属之间也有耐受性的不同。在末梢给予 6-OH-DA 后1~4h,可观察到超微结构改变。1~2h 后可见荧光组织化学变化;当轴突末梢因变性而荧光消失时,轴突的非终末端内荧光物明显堆积。若在神经纤维上给予 6-OH-DA(包括脑室注射),则化学切割引起远侧端顺行性变性,此变性过程较慢,常延续数天。变性的同时,在轴突的近端(向心)可见到神经递质大量积累。在胞体或核周给予 6-OH-DA 可导致整个神经元变性(图 1-2-7)。

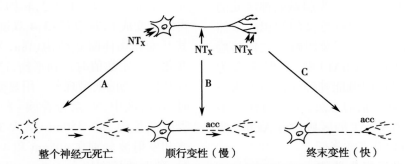

图 1-2-7　单胺神经毒作用于单胺神经元不同部位后的变化过程

A. 神经毒作用于胞体,导致整个神经元变性,轴突顺行变性,时程为数周;
B. 神经毒作用于轴突,远侧段轴突顺行变性,数日内完成;近侧段轴突有递质积聚;C. 神经毒作用于神经末梢,末梢迅速变性(数小时内),伴有末梢前递质积聚。

NT_x:单胺神经毒;acc:递质积累

3. 兴奋性氨基酸的化学损毁作用　这类损伤剂对神经元的损伤作用不具选择性。有两种兴奋性氨基酸具化学损毁作用,即红藻氨酸(或称海人草酸,kainic acid)和鹅膏蕈氨酸(ibotenic acid)。前者是从一种海草中提取的,后者从一种蕈植物中提取。两者的化学结构均与谷氨酸相似(图 1-2-8)。兴奋性氨基酸损伤剂的最大优点是只损毁神经细胞,不损伤过路纤维,故被广泛采用。红藻氨酸的兴奋作用比谷氨酸强 30~100 倍,其毒性与兴奋作用有关。不同脑区的神经元,不同年龄和不同种属的动物对红藻氨酸的敏感度不同。故应依情况不同而采用适当剂量。一般配成 1~10mmol/L 溶液,经注射器等装置通过压力注入脑内靶区。实验时应避免长效麻醉药,因麻醉剂有保护神经元的作用。鹅膏蕈氨酸是 NMDA(N-methyl-D-aspartate)受体的激动剂,其毒性为红藻氨酸的 1/20~1/5,它能模拟内源性兴奋性氨基酸的作用,因其兴奋性过强而导致细胞死亡(cell death)。

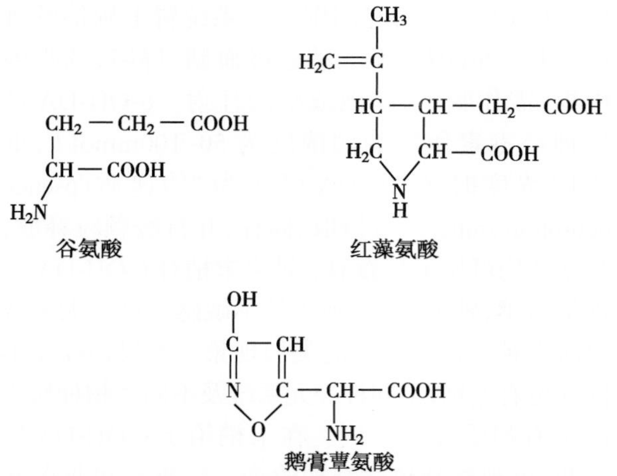

图 1-2-8 谷氨酸、红藻氨酸和鹅膏蕈氨酸的分子结构式

十六、组织化学和荧光组织化学技术

1. 乙酰胆碱酯酶(acetylcholinesterase,AChE) 组织化学法 最早作为鉴定神经递质的方法是 Koelle 和 Friedenwald(1947)为显示乙酰胆碱酯酶(AChE)而建立的乙酰硫代胆碱法(acetylthiocholine method)。长期以来,AChE 染色一直作为显示胆碱能神经的标志,为胆碱能神经元的形态和功能提供了大量的有意义的知识。虽然后来发现,AChE 的特异性不及胆碱乙酰转移酶(choline acetyltransferase,ChAT)专一,但迄今为止,用 AChE 染色显示胆碱能神经元仍不失为一种经济、迅速、简单而可信的方法。因为在绝大多数情况下,脑内存在 ChAT 的区域均有 AChE,两者的活性往往平行地升高或降低。

2. 单胺的荧光组织化学(fluorescence histochemistry of biogenic monoamine)方法 1962 年,瑞典学者 Falck 和 Hillarp 创建了甲醛诱发荧光组织化学方法,简称 FA 法。他们采用热甲醛蒸汽与干燥脑组织内的单胺类物质反应,成功地诱发出神经组织中的单胺荧光,使之在荧光显微镜下可直接观察到含单胺类递质神经元的形态和分布。该方法的问世得到神经科学工作者的高度评价。其重要意义是使得过去对神经元的单纯形态学描述提高为对神经元功能的化学性质的直接鉴别,并刺激了后来神经免疫细胞化学技术的迅速发展和广泛应用。

荧光反应的化学原理是一些单胺类和甲醛(formaldehyde)发生两步反应而产生具有强荧光的产物。第一步反应是 β- 芳基乙胺(Ⅰ)与甲醛发生缩合反应形成四氢衍生物(Ⅲ),反应中的一

个 Schiff 碱基(Ⅱ)是其中间体;第二步反应是在蛋白催化下,四氢衍生物(Ⅲ)被甲醛脱氢而得到相应的 3,4- 双氢 - 衍生物(Ⅳ)(图 1-2-9)。

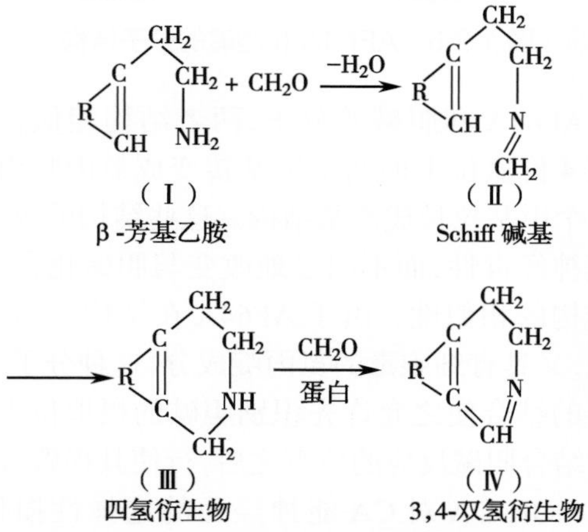

图 1-2-9 β- 芳基乙胺和甲醛的缩合反应

儿茶酚胺与甲醛的化学反应:图 1-2-10 表示儿茶酚胺(多巴胺和去甲肾上腺素)与甲醛的组织化学反应。DA(Ⅴ)和 NA(Ⅷ)与甲醛反应时,首先形成 6,7- 双羟 -1,2,3,4- 四氢异氮萘(Ⅵ,Ⅸ),再脱氢变成 6,7- 双羟 -3,4 双氢异氮萘(Ⅶ,Ⅹ)与其互变异构体醌式结构(Ⅶa,Ⅹa),该反应在 pH 变化到一定数值时达到平衡,这是 N- 杂芳香族 - 羟基化合物的典型现象。用显微分光光度计检测时,在溶液中,N- 杂芳香族 - 羟基化合物溶液的吸收波长为 360~480nm(最大 390nm),最大激发波和发射波分别在 405nm 和 480nm 处。在固态时,激发波长高峰在 410nm,发射波长在 480nm,荧光实际呈蓝色;但在荧光显微镜下观察时,常用 490nm 以下的强吸收阻断滤色片,因此,观察到的儿茶酚胺的荧光是绿到黄色(图 1-2-10)。

5- 羟色胺(5-HT)与甲醛的化学反应:5-HT 与甲醛的反应见图 1-2-11,其反应原理相似于儿茶酚胺与甲醛的反应。反应的第一步是 5-HT 与甲醛缩合形成 1,2,3,4- 四氢 -β- 咔啉,然后在蛋白的催化反应中被甲醛脱氢而生成荧光物 3,4- 二氢 -β- 咔啉。5-HT 荧光物的激发波长在 410nm 左右,而其发射波高峰约在 525nm,比儿茶酚胺荧光物长约 40~50nm。用强吸收 490nm 以下的波长阻断滤色片,在荧光显微镜下可看到 5-HT 的荧光呈黄色。因此,可与儿茶酚胺相区别。甲醛诱发荧光法包括冷冻干燥 - 石蜡切片法、振动切片法、铺片法和涂片法。

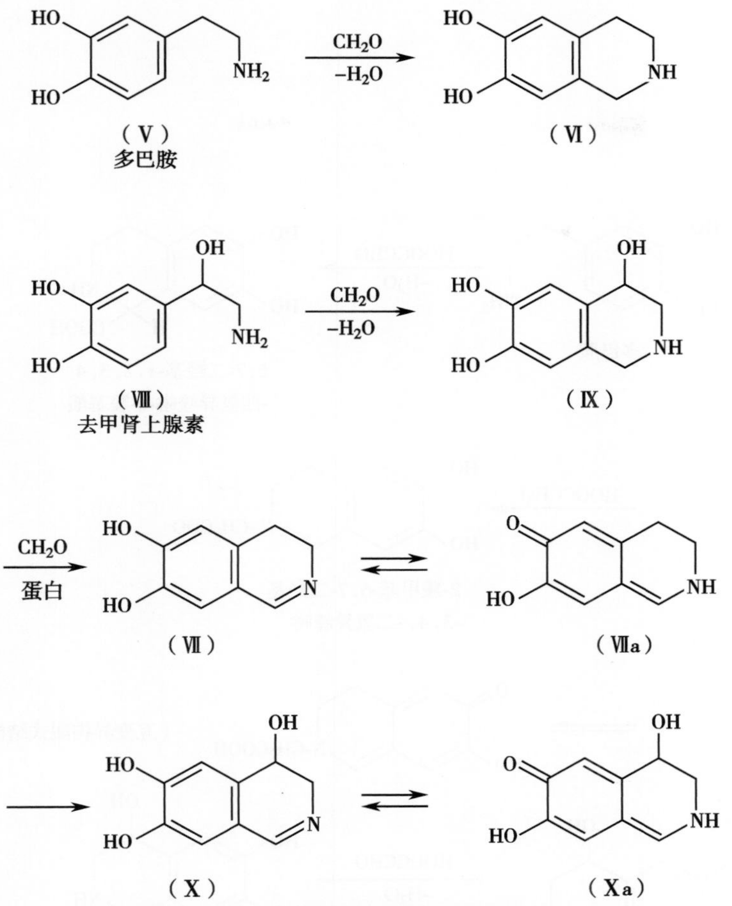

图 1-2-10 儿茶酚胺与甲醛的组织化学反应

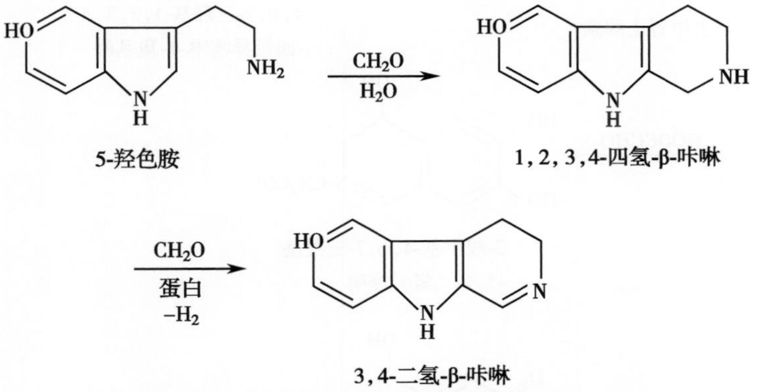

图 1-2-11 5-HT 与甲醛的组织化学反应

Bjorklund 等（1972）改用乙醛酸（glyoxylic acid, GA）代替甲醛的方法简称 GA 法。组织不经冷冻干燥, 用振动切片机切片。这种改良法更灵敏, 操作简便, 节省时间。GA 法的反应原理与 FA 法相似。儿茶酚胺与乙醛酸的反应也分两步: 第一步为有机化学中的 Picter-Spengler 环化反应, 产生弱荧光的 6,7- 二羟基 -1,2,3,4- 四氢异喹啉 -1- 羧基酸（多巴胺）及 4,6,7- 三羟基 -1,2,3,4- 四氢异喹啉 -1- 羧基酸（去甲肾上腺素）; 第二步, 四氢衍生物再和儿茶酚胺分子起反应, 产生强荧光的 2- 羟甲基 -6,7 二羟基 -3,4 二氢异喹啉（多巴胺）和 2- 羧甲基 -4,6,7- 三羟基 -3,4- 二氢异喹啉复合物（去甲肾上腺素）。反应式如图 1-2-12。5-HT 和乙醛酸反应的最后产物为 2- 甲基 -3,4- 二氢 -β- 咔啉荧光化合物（图 1-2-13）。

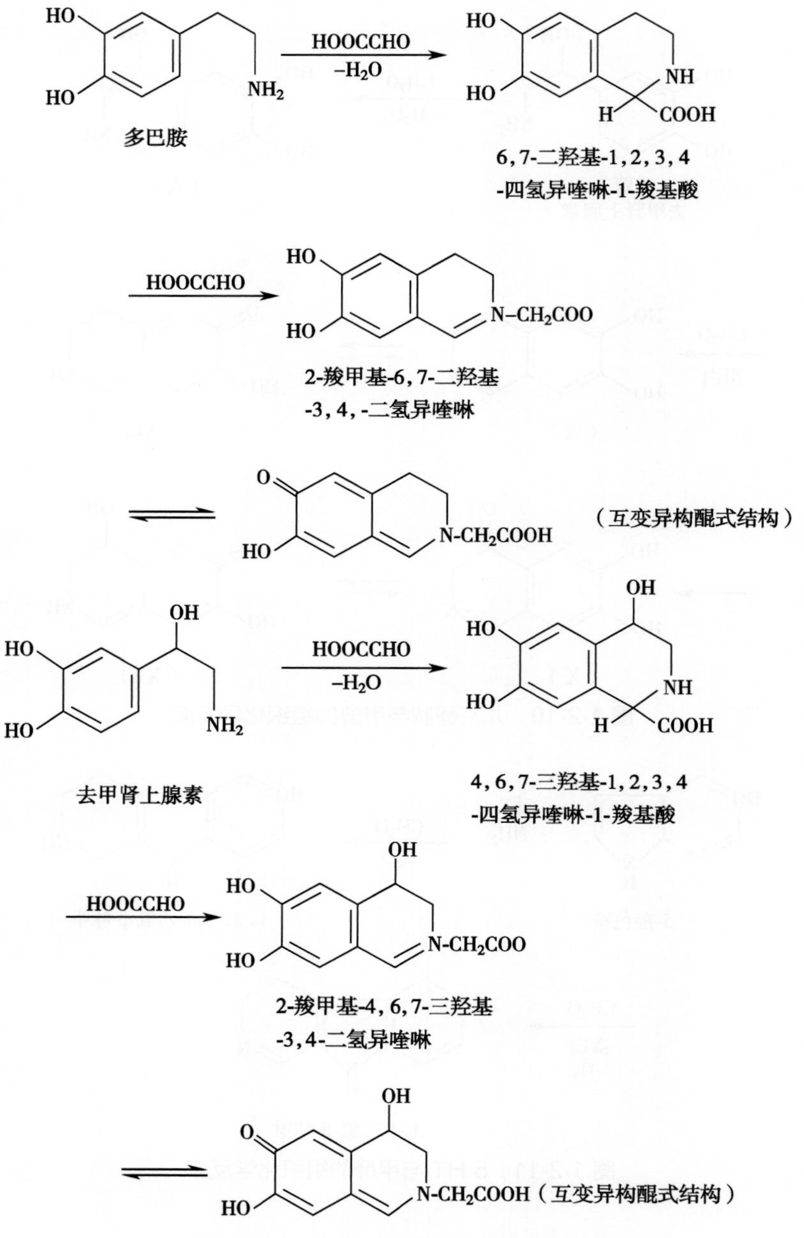

图 1-2-12　儿茶酚胺与乙醛酸的组织化学反应

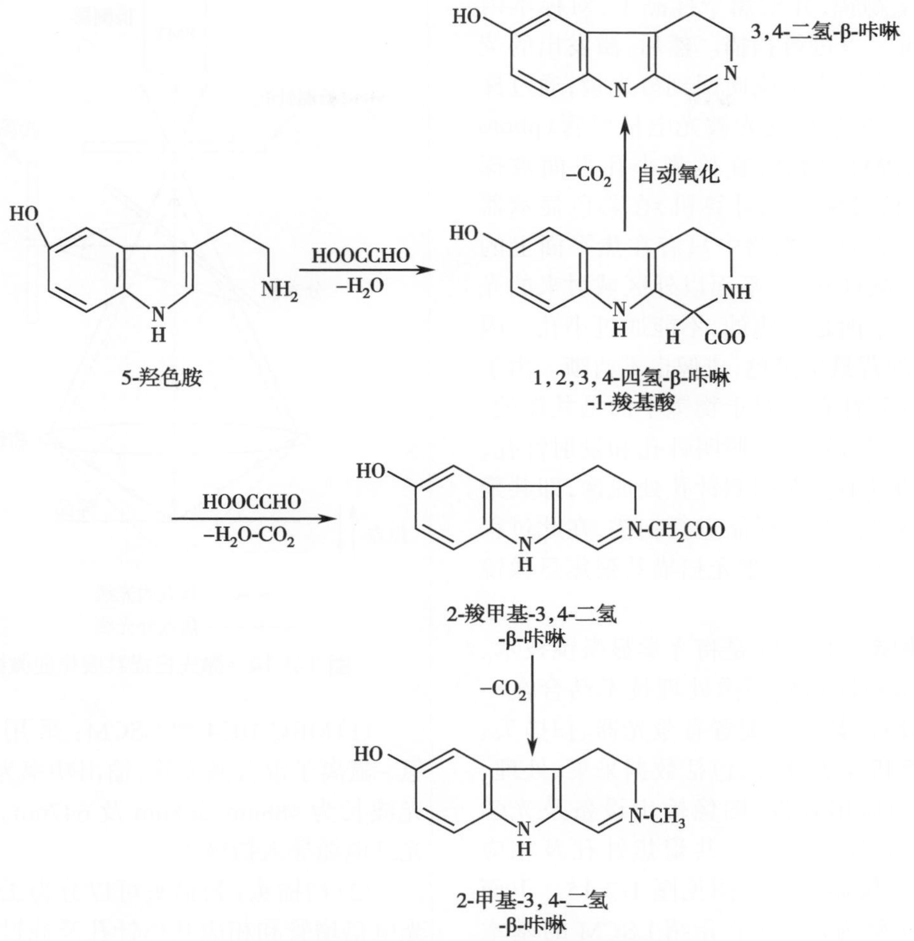

HO ... 3,4-二氢-β-咔啉

$-CO_2$　自动氧化

HO ... 5-羟色胺

$\xrightarrow{\text{HOOCCHO}}{-H_2O}$

HO ... 1,2,3,4-四氢-β-咔啉-1-羧基酸

$\xrightarrow{\text{HOOCCHO}}{-H_2O-CO_2}$

HO ... 2-羧甲基-3,4-二氢-β-咔啉

$-CO_2$

HO ... 2-甲基-3,4-二氢-β-咔啉

图 1-2-13　5-HT 与乙醛酸的组织化学反应

（李云庆）

十七、激光扫描共聚焦显微镜

随着光学、视频、计算机等技术飞速发展而诞生的激光扫描共聚焦显微镜(laser scanning confocal microscope,LSCM)使用激光作为光源,使得现代显微镜有能力观察更微小的结构,研究并分析细胞结构的变化过程,特别是能够对活细胞离子含量变化进行定量检测,这些是以往的显微镜所望尘莫及的。

Marvin Minsky 于 1957 年就提出了共聚焦显微镜技术的某些基本原理,并获得了美国专利。Egger 和 Petran 于 1967 年成功地应用共聚焦显微镜产生了一个光学横断面。1977 年 Sheppard 和 Wilson 首次描述了光与被照明物体原子之间的非线性关系和激光扫描器的拉曼光谱学。1984 年世界上第一台商品化的共聚焦显微镜诞生,扫描方式为台阶式扫描,1986 年的光束扫描用作生物荧光显微镜的共聚焦系统。1987 年,White 和 Amos 在 Nature(《自然》杂志)发表了"共聚焦显微镜时代的到来"一文,标志着 LSCM 已成为进行科学研究的重要工具。随后多家公司相继开发出不同型号的共聚焦显微镜。随着技术的不断发展和完善,产品的性能也不断改进和更新,应用的范围也越来越广泛。

1. **基本原理**　传统的光学显微镜使用的实际上是场光源,由于光散射,在所观察的视野内,样品的每一点都同时被照射并成像,入射光照射到整个细胞的一定厚度,位于焦平面外的反射也可通过物镜而成像,使图像的信噪比降低,影响了图像的清晰度和分辨率。此外,传统的光学显微镜也只能对局部作平面成像。LSCM 脱离了这种模式,采用激光束做光源,激光束经照明针孔,由分光镜反射至物镜,并聚焦于样品上,对标本内焦平面上的每一点进行扫描。然后,激发出的荧光经原来入射光路直接反向回到分光镜,通过探测针孔先聚焦,聚焦后的光被光电倍增管(photo multiple tube,PMT)增强,在检测小孔平面被探测收集,并将信号输送到计算机,在彩色显示器上显示图像。在这条光路中只有在焦平面上的光才能穿过探测针孔,焦平面以外区域射来的光线在探测小孔平面是离焦的,不能通过小孔。因此,非观察点的背景呈黑色,成像也不清晰。由于照明针孔与探测针孔相对于物镜平面是共轭的,焦平面上的点同时聚焦于照明针孔和发射针孔,焦平面以外的点不会在探测针孔处成像,即共聚焦。以激光做光源并对样品进行扫描,在此过程中经过两次聚焦,故称为激光扫描共聚焦显微镜(图 1-2-14)。

2. **基本构造**　LSCM 是将光学显微镜技术、激光扫描技术和计算机图像处理技术结合在一起的高技术设备,其主要配置有激光器、扫描头、显微镜和计算机 4 大部分,包括数据采集、处理、转换及相应的应用软件,图像输出设备及光学装置(如光学滤片、分光器、共聚焦针孔及相应的控制系统)。仪器结构简图见图 1-2-15。下面以 MRC-1024 型为例,简单介绍 LSCM 的基本构造。

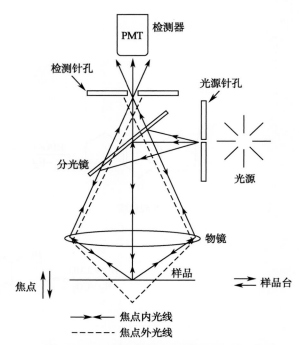

图 1-2-14　激光扫描共聚焦显微镜光路图

(1)MRC-1024 型 LSCM:采用的是气冷式氪-氩离子混合激光管,输出功率为 15mW,激发光波长为 488nm、568nm 及 647nm。激光束通过光纤电缆导入扫描头。

(2)扫描头:扫描头可以分为①探测通道:由光电倍增管和相应共焦针孔及滤过轮组成;②滤光块:配有进行细胞标记用的 T/1T2A 滤光块、

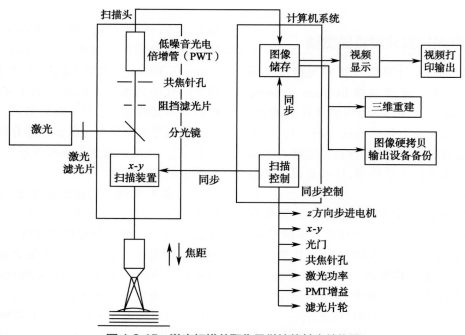

图 1-2-15　激光扫描共聚焦显微镜的基本结构图

检测活细胞 Ca^{2+} 的 B1 及 Open 滤光块,检测 pH 及其他离子,可根据标本和目的进行不同选择;③扫描头:由管道与光学显微镜相连接。

(3)光学显微镜:可配置直立或倒置显微镜,MRC-1024 型 LSCM 配置的是 Zeiss Axiovert100 型倒置显微镜。相应的镜头倍率和数值孔径是固定的。

(4)计算机及界面:①计算机硬件内存为 32GB,硬盘 120GB;软件为用于图像采集和分析的 OS/2 和测定 Ca^{2+} 的 Time-Course/Ratiometric 等。② MRC-1024 共聚焦界面。硬件为 24 比特图像获得及显示卡;软件为 Lasersharp 等。③彩色监视器,分辨率大于 1 280×1 024。

3. 主要功能

(1)细胞间通信研究:多细胞生物体中,细胞间相互影响和控制的生物学过程称为细胞间通信(intercellular communication)。细胞有多种连接方式,如黏着连接(adherens junction)、紧密连接(tight junction)及缝隙连接(gap junction)等。其中缝隙连接通信是接触细胞之间最普遍的一种细胞通信方式。其在相邻细胞膜的缝隙连接部位形成对应的连接(connection),构成直径约为 1.5nm 的亲水性连接通道,它允许分子量小于 1.5kDa 的分子向不同的方向流动,如无机离子、糖、氨基酸等可来往于相邻细胞之间,以维持相邻细胞间无机分子的平衡,并形成电生理反应和代谢变化的偶联。缝隙连接通信与生长调控及癌变的关系日益受到重视。细胞增殖的调控是在外来信号的刺激下,通过细胞内部自身调控系统的作用进行的。细胞内调控信息是借助一些离子和小分子物质传递的,这些物质在细胞之间的流动受到缝隙连接的精确控制。LSCM 可通过刮除负载(scrape loading)技术、荧光漂白恢复(fluorescence recovery after photobleaching,FRAP)技术和应用间隙连接蛋白(connexin)的免疫荧光染色对缝隙连接进行研究。LSCM 对细胞间通信的研究可用于以下几个方面:①从形态学上观察细胞间连接的变化以及某些连接蛋白、黏附因子,从而阐明细胞间通信的形态学基础;②测量由细胞缝隙连接介导的分子转移;③测定某些因子对神经元间通信的影响,如胞内 Ca^{2+} 浓度、pH、cAMP 水平对缝隙连接的调节;④用 FRAP 技术借助于高强度脉冲式激光照射细胞的某一区域,从而造成该区域荧光分子的光淬灭,该区域周围的非淬灭荧光分子将以一定的速率向受照区域(漂白区)扩散,用 LSCM 的低强度激光扫描可直接对此扩散速率进行定时检测,由此监测荧光标记分子通过缝隙连接的情况;⑤通过测定某些药物对神经元通信的影响,寻找新的药物。

(2)LSCM 图像分析功能:LSCM 具有深度识别能力,使其具有纵向分辨率,其主要结构是在显微镜上加了一个微距步进马达,可使载物台上下步进移动,其最小步距可为 0.1μm,可对样品实行无损伤光学切片,即所谓的"细胞 CT"。这一技术可克服人工切片的各种不足,并可将多层影像进行叠加,经计算机三维重建后,得到样品的三维结构。这是 LSCM 的主要功能与优点之一。三维重建后的图像,不但能揭示细胞内部的结构,而且还可以提供细胞的立体数据,如将重组的图像旋转,随意观察细胞的各个侧面。也可研究细胞内亚微结构的立体形态学变化及其空间关系。同时 LSCM 还可研究细胞核和染色体的三维立体形态。借助光学切片功能可测定细胞深层的荧光分布及细胞内各种物质的变化。如对 DNA、RNA、蛋白质的含量,分子的扩散,细胞骨架等进行准确的定性、定量、定位分析。LSCM 还可用于测定细胞面积、细胞周长和细胞核面积,从而使形态学研究更为客观。

(3)免疫荧光定量定位测量:LSCM 借助免疫荧光标记方法,与激光扫描、光学显微镜、计算机技术相结合,可对细胞内荧光标记的物质进行定量、定性、定位监测,如需要检测细胞膜、细胞核、细胞质内 3 种不同的物质,可采用 3 种不同荧光标记的抗体标记样品,经激光扫描、共聚焦采集后数据成像,即可在 3 个相应的部位观察到标记的抗体阳性反应,并有重叠图像显示其相互关系,同时可测得细胞的面积、周长、平均荧光强度、积分荧光强度以及胞质内颗粒的数目等,对细胞进行全方位的定量分析。通过使用特异的荧光探针可对单细胞或细胞群的溶酶体(用中性红标记,发红色荧光;激发波长 541nm,发射波长 640nm)、线粒体(荧光探针为罗丹明 123,激发波长 505nm,发射波长 534nm)、内质网(荧光探针为 DiOC6,激发波长 550nm,发射波长 565nm)、高尔基体(荧光探针为 NBD,激发波长 464nm,发射波长 532nm)、细胞骨架、受体、结构蛋白、RNA、DNA、酶等成分进行定性和定量分析(图 1-2-16)。LSCM 还可在图像处理的同时,进行图像定量分析,因此可将细胞的某些形态学特征进行量化,提高结果的准确性。

(4)细胞内离子分析:LSCM 可以准确地测定细胞内 Ca^{2+}、K^+、Na^+、Mg^{2+} 等离子的含量,常用于 Ca^{2+} 的测定。Ca^{2+} 在细胞生命活动中作为信息传递、递质合成与释放等的第二信使,其在细胞内浓度的变化很大程度上影响着细胞运动、电兴奋、细胞分化、增殖和糖代谢等生理功能的改变。正常情况下,细胞内游离 Ca^{2+} 的浓度并不是一成不变的,而胞内 Ca^{2+} 浓度的周期性变化是细胞生理功能的体现。在大多数神经元中,胞内 Ca^{2+} 浓度的升高并非单一性持续增加,而是波动性升高,称为钙振荡(calcium oscillation),代表了 Ca^{2+} 浓度升高的时间分布。在一些神经元中,Ca^{2+} 浓度的升高不单是由于 Ca^{2+} 扩散所致,而且还以"波"的形式从刺激点向整个细胞扩散,这种钙波(calcium wave)代表了 Ca^{2+} 的空间分布。神经元在外界条件刺激或病理状态下,胞内 Ca^{2+} 的浓度会发生相应的变化。通过对钙振荡与钙波的监测记录,可以间接了解 Ca^{2+} 对刺激介质,如化学因子、生长因子、药物及各种激素的反应和作用,对揭示神经元活动的机制具有重要意义。一些通过细胞膜的信号转导是在第二信使的参与下完成的,如三磷酸肌醇可以打开钙通道引导游离 Ca^{2+} 的浓度变化,从而可推导 Ca^{2+} 介导下的其他信号转导情况。

(5)细胞膜流动性的测定:细胞膜荧光探针受到激发后,其发射光极性依赖于荧光分子周围的膜流动性,故极性测量可间接反映细胞膜的流动性。因此通过专用计算机软件,LSCM 可对细胞膜流动性进行定量和定性分析。细胞膜流动性的测定在膜磷脂脂肪酸的组成分析、药物效应和作用位点、温度反应测定等方面具有重要作用。

(6)控制生物活性物质的作用方式:许多重要的生物活性物质和化合物(神经递质、细胞内第二信使、核苷酸等)均可形成笼锁化合物。当处于笼锁(caged)状态时,其功能被封闭;一旦被特定波长的瞬间光照射,则因光活化而解笼锁(uncaged),其原有活性和功能得以恢复,从而在细胞增殖分化等生物代谢过程中发挥作用。LSCM 即具有光活化测定功能,通过控制使笼锁化合物探针分解的瞬间光波长和照射时间,从而人为地控制多种生物活性物质发挥作用的时间和空间。

(7)激光显微外科手术台:获取染色体特定位点的基因是分子生物学的研究热点,一般通过显微操作或显微切割进行。但这些方法技术难度大,难以掌握。LSCM 可将激光当作"光子刀"使用,借助相应的软件支持即可完成染色体的精确切割分离、神经元突起切除等一系列细胞外科手术。

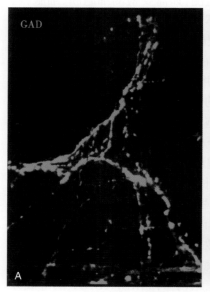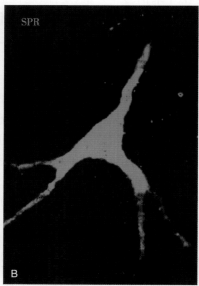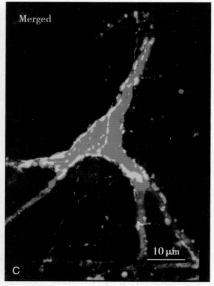

图 1-2-16 激光扫描共聚焦显微镜观察到的免疫荧光双标染色结果
A. GAD 阳性纤维;B. P 物质受体阳性神经元;C. A 图与 B 图的重叠像。

（8）光陷阱技术：细胞骨架与细胞的形态功能密切相关。以前曾采用离心使细胞骨架扭曲的方法进行弹性测试，但对区段特异性流变性缺乏时空分辨能力。光陷阱（optically trap）技术是利用激光的力学效应，将一个微米级大小的细胞器或其他结构固定于激光束的焦平面，因此又称为光学镊子（optical tweezer），利用该技术可移动细胞的微细结构（如染色体、细胞器）、进行细胞融合及细胞骨架的弹性测定等。随着这一技术的发展和完善，必将成为研究细胞内微细结构和功能关系的重要手段。

4. 主要优点

（1）提高分辨率和敏感性：通过使用荧光素交联的抗体作为特异性的染料来测定细胞内某些参数的方法在生物学研究中已获得普遍应用。但这一技术常存在非焦平面上荧光的干扰，因此造成本底较高而分辨不清组织结构的细节。由于LSCM的分辨率小于 0.2μm，比普通光学显微镜高 1.4 倍，因此同一样品，用 LSCM 观察到的图像比普通光学显微镜清晰，观察荧光素标记的样品，其效果更为明显。同时 LSCM 将高敏感性的光电倍增管（PMT）合为一体，并应用数字滤过，使信噪比最佳，排除了焦点以外荧光的干扰。

传统的光学显微镜使用场光源，大面积的非相干光源经聚光镜后照射到标本上，这样标本上的每一点都可以通过物镜而成像，图像必然会受到其邻近点的衍射和散射光的干扰。LSCM 采用激光作光源（点光源），激光发射角小，方向性较其他光源好，入射光与反射光在其光路中两个聚焦点的针孔对准，并同步动作，光束能被准确地聚焦。激光还是一种高能量、高密度的相干光，光敏度高，样品内弱的荧光信号也能探测到。

（2）实现三维重建：共聚焦成像利用照明点与探测点共轭这一特性，可有效抑制同一焦平面上非测量点的杂散荧光及来自样品中非焦平面的荧光，不仅可获得普通显微镜无法达到的分辨率，同时具有深度识别能力及纵向分辨率，因而可看到较厚生物标本的细节。它以一个微动步进马达控制载物台的升降，可以逐层获得高反差、高分辨率、高灵敏度的二维光学横断面图像，从而对生物样本进行无损伤的光学切片。通过纵向扫描，可以逐层研究切片，得到各层面的数据，即"细胞 CT"。同时通过后期的图像处理和三维重建软件，沿 x、y、z 轴或其他任意角度来观察标本的外形和剖面，并得到其三维立体结构，从而十分灵活直观地进行形态学观察，实现生物样本的三维重建。通过改变观察角度还可以突出特征性的结构。这些都是普通荧光显微镜所望尘莫及的。

（3）扩大信息范围：在普通荧光显微镜，由于荧光图像在显微镜视野中的荧光亮度与物镜的数值孔径的平方成正比，与其放大倍数成反比，因此放大倍数越高，其影响越明显。但对于荧光强度不够的标本，为提高荧光图像的亮度，必须使用数值孔径大的物镜，这样就不可避免地要以缩小视野作为代价，造成图像信息的损失。LSCM 由于其高度的敏感性，以及其后期图像处理的强大功能，能在使用较小数值孔径物镜的同时获得良好的荧光强度图像。

（4）客观准确地记录荧光强度：荧光显微镜所看到的荧光图像，结果记录依据主观指标，即凭工作者的目力观察。荧光强度的判断一般分为 4 级："0" 无或可见微弱荧光；"+" 仅能见明确的荧光；"++" 可见有明亮的荧光；"+++" 可见耀眼的荧光。这种判断方法以肉眼观测，依感觉比较区分，带有很大的人为性，不能客观反映真实的荧光强度。LSCM 得到的数据可以储存在计算机中，通过后期处理即可对单标记或多标记的细胞或组织标本的荧光进行定量分析，同时还可将荧光像与定量图形重叠以显示荧光在形态结构上的精确定位。借助光学切片的功能可在毫不损失分辨率的条件下测量标本深层的荧光强度，使实验数据更加充分和真实可靠。

（5）方便进行荧光摄影：荧光显微镜摄影技术对于记录荧光图像十分必要，由于荧光很容易衰减，需要及时记录实验结果。虽然方法与普通显微镜摄影技术基本相同，但是需要采用 ASA 值在 200 或 400 以上的高速感光胶片。因紫外光下照射 30s，荧光亮度即降低 50%，因此曝光速度过慢，就不能将荧光图像拍摄下来。应用 LSCM 即可克服以上缺点，不仅可快速记录较弱的荧光图像，而且通过后期的计算机辅助图像处理过程，可以将图像以数字化的方式通过与之相连的数字化摄影装置加以拍摄，制作照片。

（6）同时显示多种标记物：荧光显微镜在进行多种标记物观测时，需要通过更换特殊的滤片以改变激发波长来达到观测目的。MRC1024 型 LSCM 配有 3 个独立的 PMT，可同时获取多种信号数据，24 比特图像显示板可以使三色同时显示,所以可同时同屏采集和显示 3 个不同发射波长的荧光色和一个混合图像,可方便地进行双标或三标研究。

5. 在神经生物学研究中的应用 新一代激光扫描共聚焦显微镜,不仅能够对神经元的荧光作定量、定位、定性和定时分析,而且可对神经元进行分类选择和各种激光显微操作,是目前唯一具备多功能的细胞工作站。在此仅以激光扫描共聚焦显微镜的主要功能为线索,简要介绍激光共聚焦显微镜在神经生物学研究中的主要应用。

(1)定量荧光测定:可对活细胞进行定量荧光测定,并具有很好的重复性,能用于分析神经元和胶质细胞的某些物理及生物化学特性。激光扫描共聚焦显微镜不仅可对细胞的溶酶体、线粒体、内质网、细胞骨架、结构性蛋白、DNA、RNA、酶和受体分子的含量、成分及分布进行定性和定量测定,还可测定细胞的膜电位、氧化 - 还原状态及配体结合等生化反应。Kumar 等(1993)用激光扫描共聚焦显微镜观察了蛋白激酶 C 的异构体在大鼠脑胶质细胞中的分布和表达。利用激光扫描共聚焦显微镜的定量荧光测定功能,还可进行神经细胞 DNA 损伤和修复的定量分析及原位杂交测定。

激光扫描共聚焦显微镜还适用于高灵敏度快速的免疫荧光测定。它可以准确监测抗原表达、细胞结合和杀伤等特性。Washington 等(1994)用免疫荧光双标染色的方法,在多发性硬化患者的大脑活检标本上观察到病变脑组织的微血管内皮细胞特异性表达 HLA-DR 和 VCAM-1 抗原,而正常脑组织微血管内皮细胞很少或几乎不表达这些抗原。

(2)细胞内离子的测定:使用多种荧光探针,激光扫描共聚焦显微镜可对神经细胞的 Ca^{2+}、H^+(pH)及其他各种细胞内离子进行定量和动态分析,也可用两种荧光探针对 Ca^{2+} 和 pH 同时测定。Ca^{2+} 在神经细胞中起着重要的作用,它与神经的信号传递、递质释放、细胞死亡等均有密切关系。激光扫描共聚焦显微镜不仅可准确测定神经细胞不同部位的 Ca^{2+} 含量,而且可动态观察 Ca^{2+} 的含量变化。因此,目前在神经科学研究中激光扫描共聚焦显微镜常用于细胞内游离 Ca^{2+} 的测定。该技术广泛应用于多种神经元和胶质细胞,如大脑皮质神经元、海马神经元、背根神经节细胞、交

感神经节细胞、睫状神经节细胞、星形胶质细胞、少突胶质细胞、NGl08-15 细胞及 PC12 细胞等的研究。

细胞内不同部位的游离 Ca^{2+} 与第二信使及递质释放有密切关系。Przgware 等以 Indo-1 为钙的荧光探针,用激光扫描共聚焦显微镜测定鸡胚交感神经节细胞的胞体、突触及生长锥部位的 Ca^{2+} 内流和分布,并同 ^3H- 去甲肾上腺素释放实验结合起来,观察 Ca^{2+} 内流与递质释放的关系。结果表明,在交感神经节细胞的不同部位 Ca^{2+} 内流和分布明显不同,只有突触和生长锥部位的 Ca^{2+} 含量与去甲肾上腺素的释放有关。他们还观察到电刺激和神经递质(如乙酰胆碱、5-HT)通过不同途径激活蛋白激酶 C 来调控交感神经节细胞内的 Ca^{2+} 含量和递质的释放。神经递质可提高细胞内 IP_3 的含量,但不影响胞体部位的游离 Ca^{2+},故认为胞体的钙库对 IP_3 不敏感,且与去甲肾上腺素的释放无关。电刺激不影响 IP_3 含量,但可提高胞内和生长锥部位的游离 Ca^{2+} 含量 / 浓度,并可引起去甲肾上腺素的释放(Pryware,1993)。由此可见,激光扫描共聚焦显微镜的应用使神经生物学中的一些问题得到更深入研究。

(3)荧光漂白恢复技术(FRAP)与细胞间通信研究:如前所述,激光扫描共聚焦显微镜可借助FRAP 直接控制光淬灭作用,并对其进行实时测定。该技术可用于研究神经元的骨架构成、核膜结构、跨膜大分子迁移率、细胞间通信等。

利用 FRAP 技术,激光扫描共聚焦显微镜还可测定神经细胞与胶质细胞以及胶质细胞之间的缝隙连接通信以及药物对细胞间通信的影响。Suter 等(1987)用 FRAP 技术在激光扫描共聚焦显微镜下研究神经毒剂 dieldrin 对初生大鼠大脑胶质细胞间缝隙连接通信的影响时,观察到非中毒剂量的 dieldrin 能可逆地调节胶质细胞之间的缝隙连接通信,而中毒剂量则对细胞间通信发挥抑制效应,故认为对细胞间通信的抑制可能是dieldrin 产生神经毒性的机制。随后,Anders 等(1992)用类似的方法观察了乳酸、脑蛛网膜软膜细胞及激光损伤神经元对星形胶质细胞之间缝隙连接通信的影响。Legare 等(1994)观察了神经细胞与星形胶质细胞间的缝隙连接通信及药物对细胞之间通信的影响,也取得了较好的结果。激光扫描共聚焦显微镜提供的细胞之间通信的研究为监测环境毒素和药物作用提供了一个重要手段。

（4）定量共聚焦图像分析与三维图像重组：通过激光扫描共聚焦显微镜的共聚焦系统，可获得生物样品的高反差、高分辨率和高灵敏度的二维图像。激光扫描共聚焦显微镜不仅横向分辨率高，而且具备纵向分辨率，同时可对神经元及组织进行无损伤光学切片，获得样品的系列光学切片及各层面的信息。激光扫描共聚焦显微镜的定量共聚焦图像分析还可用于单标记或双标记生物样品的共聚焦荧光定量分析、生物样品的 z 轴定量、细胞光学切片的物理和生物化学特性的测定、细胞特异结构的探测和分析以及细胞内离子动态测定等。

激光扫描共聚焦显微镜使用模拟荧光压缩（simulated fluorescence press，SFP），可将系列光学切片的数据合成三维图像，并可从任意角度观察。Roisen 等用 SFP 法观察了用抗微管蛋白抗体标记的 Neuro-2a 神经瘤细胞骨架。还有学者用类似方法观察了 PC12 细胞的突触骨架的三维图像。三维重组图像可使神经细胞及细胞器的形态学结构更加生动逼真。

（5）黏附细胞分选与细胞激光显微手术：激光扫描共聚焦显微镜可用 Cookie-CutterTM 切割法和激光消除法对黏附细胞进行筛选、分离和克隆。

激光扫描共聚焦显微镜可将激光当作"光子刀"，进行细胞膜瞬间穿孔，切除线粒体、溶酶体、切割染色体及切除神经元突起等细胞显微手术。Sakai 等（1989）曾观察过用激光切除神经元突起对神经元的影响。

激光扫描共聚焦显微镜还可进行光陷阱操作来移动细胞的微小颗粒和结构，该项技术可应用于神经细胞的染色体移动、细胞器移动以及细胞骨架弹性测量等的研究。

此外，应用激光扫描共聚焦显微镜中的其他技术，如细胞膜流动性测定、笼锁 - 解笼锁测定等对于神经生物学研究也很有价值。

近年来，大量学者用激光扫描共聚焦显微镜对生命科学中的热点问题进行了探索，如细胞程序死亡及其基因调控等。Nitatori 等在研究脑缺血与程序性死亡时观察到，对缺血敏感的海马 CA1 区锥体细胞的死亡属于程序性死亡。美国学者 Le 等在研究阿尔茨海默病（AD）发病机制中用激光扫描共聚焦显微镜观察了 β 淀粉蛋白引起的神经元程序性死亡与细胞内游离 Ca^{2+} 的关系，也取得了较好的结果。

十八、荧光探针

利用荧光探针测量细胞内各种离子浓度，包括 Ca^{2+}、Mg^{2+}、Na^+、K^+、H^+ 等，是荧光探针与显微镜技术相结合的重要成就，已被越来越广泛地应用于神经生物学的研究。由于 Ca^{2+} 对神经细胞的功能活动，尤其是动作电位，具有重要的调节作用，属于胞内第二信使之一，所以，神经细胞内 Ca^{2+} 的测定更为引人注目。在某些病理状态下，神经细胞内的 Ca^{2+} 水平增加将造成一系列代谢紊乱，导致神经细胞功能改变、产生病理变化，甚至引起神经细胞的坏死或凋亡。胞外 Ca^{2+} 内流和胞内 Ca^{2+} 库动员而形成的钙振荡（Ca^{2+} 峰或 Ca^{2+} 波）在包括神经系统功能活动在内的各种生理过程中发挥着重要作用。钙荧光探针可跟踪监测这一变化过程，并准确记录浓度变化曲线。用钙荧光探针测量活细胞胞质游离 Ca^{2+} 浓度的方法在钙的研究中已成为一项越来越重要的技术。新一代激光扫描共聚焦显微镜的出现，使得活神经细胞内 Ca^{2+} 的动态测定变得简便易行。在此仅简述钙荧光探针的发展、探测原理、测量方法及在神经生物学研究中的应用。

1. **钙荧光探针的发展** 早在 20 世纪 60 年代人们就观察到了神经元膜电位改变时，胞质 Ca^{2+} 浓度也发生变化，但由于没有相应的荧光探针，因此无法进行 Ca^{2+} 的动态荧光测量。70 年代后期，钙敏发光蛋白和双偶氮吸收染料（bisazo absorbance dye）被应用于此领域，所使用的双偶氮吸收染料主要是砷偶氮 III（aresenazo III），这种染料在使用上比发光蛋白更简便，发光反应动力学反应也比发光蛋白快，并可以定量分析 Ca^{2+} 浓度的变化。美籍华裔科学家 Tsien 于 1980 年合成了第一种钙荧光探针 BAPTA（1，2-bis-daminophenosy ethane-N，N，N，N，tetraacetic acid），它与 Ca^{2+} 结合的特异性较大，但仍需要复杂的显微注射技术将其注射到神经细胞内。1982 年，Tsien 又合成了一种新的荧光染料荧光素 Quin-2，它不需要借助显微注射技术便能测量活神经细胞内 Ca^{2+} 的浓度，在方法上取得了突破性的进展。此后，又合成了 Fura-2、Indo-1 和 Fluo-3 等，这些新的钙荧光染料荧光素称为钙荧光指示剂（fluorescent indicator）或钙荧光探针（fluorescent probe）。这些钙荧光探针均以钙螯剂 EGTA 为基础合成，有相同的 Ca^{2+} 结合羧基部位，

与 Ca^{2+} 结合后产生荧光变化,据此即可测量 Ca^{2+} 的浓度。而在这些荧光探针中,1989 年合成的 Fluo-3 是目前性能最优、应用最多的一种。与以前的 Ca^{2+} 指示剂不同,Fluo-3 的显著优点是用可见光(490nm)作为激发波,而无须使用紫外光激发,此特点使它更适合荧光显微镜和流式细胞仪。由于 Fluo-3 的发射波长为 525nm,因此可使用普通荧光滤片,无须用昂贵的石英镜片。当它以乙酰羟甲基酯形式存在时,不发出荧光,游离态也无荧光,与 Ca^{2+} 结合后的荧光信号可增强 50~100 倍,为所有钙荧光探针中变化最大者。Fluo-3 的 Kd 值为 400μmol/L,可用于测量高达 5~10mmol/L 的细胞内 Ca^{2+},有利于观察 Ca^{2+} 峰,不易发生 Ca^{2+} 缓冲作用。由于 Fluo-3 的激发波长和发射波长分别为 490nm 和 525nm,可用 488nm 氩激光激发,所以也适用于激光扫描共聚焦显微镜观察。

2. 探测原理　新一代钙荧光探针容易透过细胞膜进入胞内,对 Ca^{2+} 的敏感性大于发光蛋白和双偶氮吸收染料,而且不需要复杂的技术和设备。Fluo-3 主要有游离酸状态和乙酰羟甲基酯衍生物两种形式。游离酸形式有较强的亲水性,不易透过细胞膜,但能与 Ca^{2+} 结合产生荧光强度的变化。乙酰羟甲基酯衍生物形式的亲脂性强,能比较容易地进入细胞内,尤其是同活细胞一起孵育时则更易透过细胞膜,进入细胞后与 Ca^{2+} 结合形成复合物。这些复合物的荧光光谱变化可被荧光显微镜、流式细胞仪、激光扫描共聚焦显微镜等仪器记录,定量分析细胞内不同部位的 Ca^{2+} 的浓度。测量原理如下:荧光探针与特定离子结合后,荧光产生量发生变化,激发或发射峰偏移,因而能准确区别结合态与游离态探针。荧光强度变化与细胞内 Ca^{2+} 的浓度($[Ca^{2+}]i$)成正比。测量荧光强度变化并通过一定的校准步骤后,即能计算出离子浓度。Fluo-3 与 Ca^{2+} 结合后仅产生荧光强度变化而无光谱偏移,通过测量单波长下的荧光强度变化,经过校准后即可算出 $[Ca^{2+}]i$。

3. 测量方法　基本的测量方法主要有制备负载样本和荧光信号的记录两个步骤。

钙荧光探针 Fluo-3 酯化形成的乙酰羟甲基酯衍生物形式为不带电荷的亲脂性化合物,易于渗透胞膜进入细胞内,然后在细胞内被非特异性酯酶水解为游离酸形式。与 Ca^{2+} 结合后形成复合物,不易渗出细胞外,从而发挥荧光探针的作用。这一过程称为负载(load)。荧光探针乙酰

羟甲基酯衍生物不溶于水,需用无水二甲基亚砜(DMSO)溶解后备用(一般配成 1~10mmol/L 的储存液,按一次实验用量多份分装,-20℃保存)。需负载的神经细胞必须是活细胞(可以是单个细胞、快速取材的组织块或培养细胞)才具备完成负载转换的功能。所以功能正常的活细胞是保证负载成功的基础,在负载前必须检查细胞的存活状态,同时要用无血清、无酚红培养液稀释储备液(一般荧光探针的最终浓度为 1~10mmol/L,并使二甲亚砜的最终浓度 ≤0.1%)。然后将活细胞与 Fluo-3 的乙酰羟甲基酯衍生物形式一起孵育,一般是在 24~37℃下负载 30~90min。待细胞内积聚了足够高浓度的荧光探针后,彻底洗去细胞外的荧光探针即未负载的部分。负载效率范围一般是 105~150mmol/L。根据标本的不同,负载的时间和温度也有差异,负载后用不含荧光探针的培养液洗脱,再在 37℃下保持 30min,以便促使进入细胞内的酯化探针充分水解,若单用酯化荧光探针不成功,可加入非离子性表面活性剂 Pluronic P-127,终浓度为 0.01%~0.1%;也可小幅度缓慢振荡,有助于染色。因为酯化荧光探针在水解过程中可分解出甲醛和乙酸,可能对细胞有毒性作用,所以需要用不含染料的液体洗脱。一般用 Hanks 液、PBS 或 HEPES 液清洗,这样可防止甲醛对细胞功能的影响。负载后应在尽可能短的时间内进行检测,以防止荧光淬灭(fading)。

在大多数神经细胞,胞内 Ca^{2+} 的升高并非单一性持续增加,而是波动性升高,称为钙振荡(calcium oscillation),代表了 Ca^{2+} 升高的时间分布。在一些神经细胞,Ca^{2+} 的升高不单是由于 Ca^{2+} 扩散所致,而且还以"波"的形式从刺激点向整个细胞扩散,这种钙波(calcium wave)代表了 Ca^{2+} 的空间分布。

4. 注意事项

(1)排除无关的荧光干扰:首先,标本自身可能有自发荧光,选择激发光谱在长波区的钙荧光探针可避免这一问题。为鉴别有无自发荧光的干扰,应用不染色细胞进行对照观察。其次,钙荧光探针进入细胞后,可能与细胞器或细胞内蛋白质结合,在胞内形成"小室化",这是应用乙酰羟甲基酯衍生物型探针最大的潜在问题,此时在显微镜下可表现为光亮的斑点。另外,未水解的酯化荧光探针也可产生荧光。在室温下染色可减轻"小室化"。染料漏出细胞外产生荧光是乙酰羟

甲基酯衍生物型荧光探针较突出的问题,对细胞悬液测定 Ca^{2+} 浓度时影响较大。解决的方法除在室温下进行实验外,在培养液中加入阴离子转运抑制剂(如丙磺舒 2.5mmol/L)也有助于减少漏出。当然,用微量注射法将荧光探针直接导入细胞可防止漏出。

(2)减轻光淬灭作用:强烈的激光将产生光淬灭作用,造成荧光减弱的假象,对半波长测量法有明显影响,应尽量缩短曝光时间并减小曝光强度。

(3)注意荧光探针的浓度:染色细胞内的钙荧光探针浓度可达 30~150μmol/L,与细胞内游离 Ca^{2+} 螯合,可减缓钙峰到达峰值的时间或使钙峰幅度降低。因此,在保持足够荧光强度的基础上,应尽量用低浓度的 Ca^{2+} 探针进行染色。

(4)影响钙荧光探针的其他因素: Mn^{2+}、Zn^{2+}、Fe^{2+} 等重金属离子对钙荧光探针的亲和力远远高于 Ca^{2+},与钙荧光探针结合后常导致荧光淬灭,能严重影响测量结果。可在孵育液中加入重金属螯合剂 TPEN [N,N,N,N,tetrakis-(2-pyridylmethyl)-ethylenediamine,5~10mmol/L] 鉴别有无重金属离子,若加入后荧光强度增加,提示有重金属荧光淬灭作用存在。另外,酸性环境也可影响钙荧光探针的敏感性。钙荧光探针对 Ca^{2+} 的敏感性高于 Mg^{2+},但因为细胞内 Mg^{2+} 的浓度比 Ca^{2+} 浓度高 1 000~10 000 倍,因此测量 Kd 值时,Mg^{2+} 浓度应为 1mmol/L。

5. 钙荧光探针在神经生物学研究中的应用

(1)正常神经细胞静息状态下的 Ca^{2+} 测量:神经细胞在静息时胞内 Ca^{2+} 浓度为 50~150nmol/L。正常静息状态下的神经细胞内 Ca^{2+} 浓度在神经生物学研究中具有重要意义,常常需要根据正常标准才能判断异常。

(2)病理状态或外界刺激条件下的 Ca^{2+} 测量:许多疾病的发生与发展伴随着胞内 Ca^{2+} 浓度的异常,可用钙荧光探针测量。有学者应用激光扫描共聚焦显微镜测定缺氧对大鼠脑微血管内皮细胞 Ca^{2+} 含量的影响时观察到缺氧后内皮细胞 Ca^{2+} 含量迅速增加,2~3min 内达高峰,维持至 12min 后下降。此后,尽管持续使内皮细胞缺氧,但荧光强度却逐渐减弱,停止缺氧后,荧光强度曲线趋于稳定。用 Fluo-3 染色,激光扫描共聚焦显微镜动态测定观察到链霉素可使豚鼠离体耳蜗外毛细胞内的游离 Ca^{2+} 浓度显著升高,于 1min 达到高峰,持续 1min 后逐渐下降,经 100s 降至原来

水平。由此推测外毛细胞内 Ca^{2+} 浓度的增高可能与氨基糖苷类抗生素的耳毒性损伤有关。

目前,应用钙荧光探针与激光扫描共聚焦显微镜技术的结合,对 Ca^{2+} 的研究越来越广泛,其中神经生物学领域对神经细胞内 Ca^{2+} 的动态测量更引人注目。Ca^{2+} 的动态测量既能研究胞内和核内的 Ca^{2+} 转移,也可观察神经细胞 Ca^{2+} 信号的转导、Ca^{2+} 在神经细胞凋亡中的作用等。相信钙荧光探针与激光扫描共聚焦显微镜技术的结合,将以其独特的优势和鲜明的特点成为神经生物学研究的重要手段之一。

十九、数字荧光图像仪和形态定量研究方法

定量及分析细胞学技术是指对细胞或组织中的化学物质进行定量分析的方法。以往对细胞内反应产物的量常用"+"号表示,将之分为 0~+++ 四个等级。这种方法虽然对差别较大的标本可以使用,但这毕竟是主观的分析方法,不同的观察者可以得出不同的结论。而且人的视觉有一定的限制,察觉不到实际存在的较小的差异。随着现代科技的发展,已发明和制造了一些仪器装置和方法,力求达到有一个客观的比较精密的标准,对生物样品微细结构中的化学物质进行定量测定。以下介绍几种常用的定量及分析细胞学方法:

1. 显微分光光度术　显微分光光度测量术(microspectrophotometry)是利用显微分光光度计(microspectrophotometer)进行的。显微分光光度计又称细胞分光光度计,它是一种以物质分子对光波的选择性吸收为基础,在显微镜下对生物样品微细结构中的化学物质进行定量测定的精密仪器,它具有吸收光测量、荧光和荧光光谱分析等多种定性和定量功能。显微分光光度计的自动化、灵敏度高,由计算机控制并进行微量分析(图 1-2-17)。细胞内的化学组分如核酸、蛋白质、维生素等具有特定的光谱吸收波段,而另一些组分经特殊染色后也具有吸收光谱的专一性。细胞内化学物质吸收光谱的波长大部分在 230~700nm 之间,也就是说在紫外光与可见光波长范围之内。显微分光光度计用的是单色光(包括紫外线和可见光),使测量光束通过生物样品的微小区域(常为几个微米)进行光度分析,所测物质的浓度可低于 5~10mg/ml。该仪器可精确测定细胞化学或荧光染色标本中单个细胞、单个核及核仁内的核酸、酶和其他物质的含量。

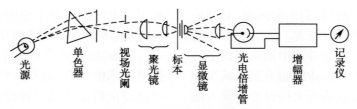

图 1-2-17 显微分光光度计示意图

（1）基本原理：显微分光光度计的原理与化学应用的分光光度计原理相似，但光学系统和测定对象不同。其基本原理是以光线通过物质时被吸收而减弱的现象为基础。如果入射光是单一波长，物质的厚度和浓度都固定时，则透射光强度和入射光强度的比值（光透过率 T）相等。光透过率随着物质的厚度或浓度的改变而发生变化，其变化规律是光透过率的反对数与物质的厚度和浓度成正比。这就是 Lambert-Beer 定律（Lambert-Beer law）。

一般来说，用于分光光度计测定的样品是均一的溶液，样品厚度（样品比色杯的厚度）是恒定的。所以，测得的消光度值与溶液样品的浓度成正比。而显微分光光度计测定的样品（细胞或细胞核等）厚度不同，待测物质的分布不均，但样品的消光度值的变化规律亦符合 Lambert-Beer 法则。

（2）主要组件：包括光源、光调制器、单色仪、显微镜和光电组合自动控制系统。

1）光源：有两种，一种是钨卤素灯，其发射波长为 400~700nm，可作为标准光源，用于一般显微观察及摄影；另一种光源为氙灯或汞灯，其发射光谱为紫外 - 红外，波长为 250~1 100nm。配合单色仪的使用可获得单色光进行样品的定量测定，也可配合一定的滤光片，作为荧光激发光源使用。

2）光调制器：排除杂散光的干扰作用。

3）单色仪和滤光片：氙灯或汞灯的发射光谱波长范围是 250~1 100nm，可将其分为 3 个波段，250~400nm 为紫外光，400~700nm 为可见光，700~1 100nm 为近红外光。可利用单色仪和各种滤光片，使一定波长范围的光波通过，作为测定样品时所需的单色光波。

4）显微镜：显微镜的光学系统包括目镜、物镜和聚光器 3 个部分。显微分光光度计所应用的聚光器要求消色差、消球差和具有可调节孔径的光阑。所以，应选用带有可变孔径光阑的物镜作为聚光器。

5）光电组合自动控制系统：光电组合自动控制系统是显微分光光度计的核心组件，除计算机外，主要由光度计筒、光电倍增管和电转换组件组成。光度计筒是连接显微镜和光电倍增管的一个机械部分，其中安装有光度计光阑，称为测量光阑，用来选择样品的测量区。光电倍增管是显微分光光度计中的重要光电组件，它是一个透明真空管，管内有光阴极、电子聚焦系统、倍增系统和阳极。当光线射入阴极时，释放出电子，电子经聚焦系统进入倍增系统中，如此形成的光电电流被阳极收集，经放大后进入指示装置。电转换组件使光通过光电倍增管后转变为电流，输入到放大器中被放大，并转变成电压量的变化传到指示器。

应用显微分光光度计测定标本中的 DNA 含量，以往多用 Feulgen 染色标本，近年已逐渐被碘化丙啶（propidium iodide，PI）和溴乙啶（ethidium bromide，EB）两种荧光素代替。它们可以选择性地定量插入 DNA 的双股螺旋结构中，呈橙红色荧光。如用吖啶橙荧光素染色法定量细胞内的 DNA 和 RNA，可用于对细胞化学染色所显示的各种酶活性等进行定量研究。

显微分光光度术可分紫外光显微分光光度术和可见光显微分光光度术两种。前者是用细胞内某些物质对紫外光某波段特有的吸收曲线来测定相应物质的含量，吸收曲线的高度与被测物质的量成正比，所得结果可以用数量来表示。例如核酸（RNA 和 DNA）对紫外线的吸收波段的波长在 260nm 左右，可根据各种物质特异的染色反应，然后再测定对可见光特定波段的吸收能力来进行对该物质的定量分析。例如 DNA 对紫外线最高吸收波段是 260nm，但在自然状态下对可见光不能吸收，如果 DNA 经 Feulgen 染色后就可以吸收波长为 546nm 的可见光波段。通过这些手段就能用可见光显微分光光度术对一些物质进行测定。

2. **显微荧光光度术** 显微荧光光度术（microfluorometry）是利用显微荧光光度计（microfluorometer）对细胞内原有能发荧光的物质或

经荧光染料荧光素标记的物质进行定性、定位和定量的测定，故此法亦称细胞荧光光度术（cytofluorometry），它灵敏度高，比检测吸收光的敏感度高 2~4 个数量级。显微荧光光度计配有高分辨率的荧光显微镜、透射和落射照明系统、测量光阑、光电倍增管及其高压控制装置、连续干涉滤片、单色仪以及其他电子控制系统等。测量时先用透射照明系统，低光强照明寻找被测荧光样品，并确定测量光栅的测量范围。然后用落射照明系统激发样品中的荧光物质或荧光标记物，由光电倍增管接收从样品发出的荧光并转变为电信号，再由仪器控制系统将电信号变成数字信号后在荧光屏上显示，从而得知荧光强度的相对值，显微镜下可以见到适当放大的荧光图像。常用的荧光标记剂有：标记 DNA 的吖啶橙、Feulgen 试剂等，标记蛋白质或抗体用异硫氰酸荧光素（fluorescein isothiocyanate，FITC）和罗丹明（rhodamine）等。

3. **图像分析** 图像分析是借助图像分析仪对细胞内反应产物的"量"（包括反应产物颜色深浅、所占的长度、面积或体积等）进行分析。图像分析仪监视屏上显示的图像由许多像点构成，每个像点含有两方面的信息，即此点的灰度及此点在标本中的位置，这两种信息决定了图像的形状和颜色（灰度）深浅。细胞内反应产物的染色深浅即可用灰度来表示。图像分析仪能将一张标本上不同染色深度区分为几十或更多的等级，这是人眼所不及的。因此，某些实验的结果，如果用光镜作一般的观察，似乎实验组与对照组无明显差异，而用图像灰度法经统计学分析，则可反映出显著差异，说明仅仅用显微镜观察是不够的。除用上述的灰度测量外，若用彩色图像分析仪，还可以将不同的灰度变成不同的颜色，使图像更鲜明美丽，而且更便于测量。例如操作者可将灰度 11~15 用红色显示、灰度 16~20 用蓝色显示、灰度 21~25 用黄色显示、灰度 26~30 用绿色显示等，一般可呈现数十种颜色，由操作者随意编辑。这种图像如拍摄下来，旁边显示出一条彩色带，表明什么颜色代表什么范围的灰度，如此可将一种颜色的细胞化学标本或免疫细胞化学标本转换成多种颜色的、对比鲜明的照片。如果图像分析仪带有光密度计组件，则可进行更准确的光密度（optical density，OD）值测量，因为灰度是一种相对值，可随操作者随意编辑而把标本上的灰度分为 64 级、128 级、256 级不等，而光密度是绝对值，故其客观

性更强。

图像分析仪的所有测量都通过像点进行，所有像点的长宽都一样，故可以转化为实际的长度和面积单位。在图像分析仪上无论多么不规则的结构，只要用光笔（light pen）勾画出其轮廓（或用其他方法显示，由仪器本身结构决定），就可以显示出所画范围内含有多少像点。在相同放大倍数下，每微米中含多少像点是可以测出的，因此可计算出所画的不规则的范围约多少微米。对标本上一些纤维性结构（如神经纤维），在局部会出现纵横交错的复杂图像，用图像分析仪可知单位面积内神经纤维的总长度或单位面积内神经纤维所占的面积。

虽然显微分光光度计等对细胞化学物质的定量测定是比较精确和灵敏的，但却不能同时测出标本中某些成分的面积、体积或长度等其他重要参数。图像分析仪的分析广度则要大得多，并能明显提高工作效率，所得到的各种数据可通过分析仪上的计算机进行统计学处理，只要将各种统计学公式输入计算机，选择相应的公式，即可快速得出分析结果，根据分析结果可知观察和统计学处理的结果有无显著性差异。

4. **形态定量研究方法** 经典的形态学研究是采用形态描述反映形态结构及其变化，它是二维水平上的定性观察，故具有一定的局限性和存在程度不一的主观偏差，缺乏客观的形态定量分析。20 世纪 60 年代初出现了一门由二维信息定量推论三维信息的科学称体视学（stereology），将体视学原理和方法用于研究细胞，推动细胞形态学研究从定性向定量发展，这就是生物体视学，它为生物形态三维定量研究提供了方法。此方法简便易行，其主要步骤是根据实验和样品条件制作适当的测试格，如网状方格是常用的一种测试格；把测试格印刷（画、复印或刻）在透明胶片（或板）上，将之叠加或叠映在图像上，然后记录其与图像之间的联系，对一定数量的图像所含的二维信息做点、线、面的数学测定，按体视学公式进行运算，即可得到体积、面积、长度、数量、大小和分布等十几种参数。所以，应用体视学技术仅需少量样品即可在光镜、电镜等二维空间的切片或照片上获得结构的三维（立体）数量参数。此外，亦可应用图像分析系统或称图像分析仪进行形态定量研究。图像分析系统是进行体视学研究的方法之一，它是用计算机处理图像，从而自动获取有关图

像形态定量信息和灰度信息的综合装置。它配有摄像机（camera）或扫描器（scanner），能摄取图像，如显微镜中观察的图像、照片上的图像或纸上的描绘图像，并将之转化为电信号。图像分析仪的主体部分是中心处理机（central processing unit），主要包括图像存储、处理、测量和计算装置等。它能将电信号存储，并再将之转化为光信号，使图像显示于监视屏（monitor）上。监视屏上看到的图像，实质上由密集的、色泽深浅不一的点构成。这些点，即图像的基本单元，称像点（image point）。一个像点的色泽深浅即灰度（gray level），是一定的，反映了原图像对应点处色泽的深浅。灰度可分为 64、128 或 256 个等级。像点愈密集，灰度等级愈多，则图像分析仪的分辨率愈高，图像分析仪主要根据灰度等级识别特征物。测试图像前，先人为设定待测图像的灰度等级范围，然后就可获取该灰度范围图像的形态定量信息，测试结果可存储或输出打印。

二十、免疫细胞化学技术

1. 免疫细胞化学技术的原理　免疫细胞化学（immunocytochemistry）是利用免疫学抗体与抗原结合的原理以及细胞化学技术对组织、细胞特定抗原或抗体进行定位和定量研究的技术。因为抗原与抗体的结合是高度特异的，所以免疫细胞化学方法具有高度特异性、灵敏性和精确性。将这种方法用于组织学研究则称为免疫组织化学（immunohistochemistry）。免疫组织化学染色的抗原通常是一种肽或蛋白，有数量不等的抗原决定簇。抗原决定簇由暴露于表面的、在空间上相邻的 3~8 个氨基酸组成。一个抗原上可以有多个抗原决定簇，故由此而产生的抗血清中可能含有针对不同决定簇的抗体，这一类抗体称为多克隆抗体（polyclonal antibody）。用杂交瘤技术可以制成针对单个决定簇的抗体，称单克隆抗体（monoclonal antibody）。因为抗体仅识别特定的抗原决定簇而不识别抗原本身，因此不同物质只要有相同的抗原决定簇，均可被同一抗体识别，在免疫组织化学中就产生了抗体的特异性及交叉反应问题（图 1-2-18）。

由于在组织和细胞进行的抗原抗体反应一般是不可见的，需要用标记的方法将某种标记物或荧光素结合到抗体上，再用组织化学方法显示此标记物或在荧光显微镜下观察荧光素发出的荧光。用这些标记的抗体可以在组织切片上鉴别是否发生了特异的抗原抗体反应，并可对与抗体结合的抗原物质进行定位。

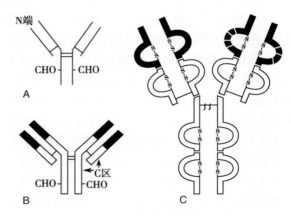

图 1-2-18　免疫球蛋白结构示意图

A. 以 4 条多肽链表示；B. 表示可变区（V 区，黑色）和稳定区（C 区）的位置；C. 免疫球蛋白分子结构示意图。

免疫组织化学方法分为直接法和间接法（图 1-2-19）。将标记物直接标记在特异性第一抗体上的方法叫直接法；间接法不需直接标记特异抗体（第一抗体），而是标记第二或第三抗体。免疫组织化学方法一般用于标记物质的荧光素、酶、铁蛋白、生物素、纳米金颗粒、同位素等。目前，光镜免疫组织化学最常用的是辣根过氧化物酶（horseradish peroxidase，HRP）标记的过氧化物酶抗过氧化物酶（peroxidase anti-peroxidase method，PAP）法、卵白素 - 生物素 - 过氧化物酶复合物（avidin-biotin-peroxidase complex，ABC）法和免疫荧光组织化学方法。

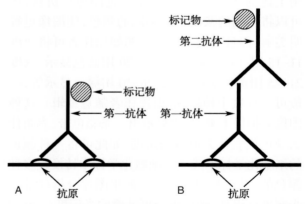

图 1-2-19　免疫细胞化学染色的直接法与间接法比较

A. 直接法；B. 间接法。

在此我们将重点介绍几种常用的免疫组织化

学染色方法。在应用免疫组织化学方法之前,我们首先应该了解整个免疫组织化学染色过程应注意的 3 个原则,即:①了解每个步骤的操作要点及其意义;②实验和对照组的合理配伍和处理;③尽量消除非特异性交叉反应和内源性过氧化物酶的活性,以达到良好的切片背景对比条件,即所谓的信噪比。

2. 免疫细胞化学常用染色方法

(1)免疫荧光细胞化学染色法:免疫荧光细胞化学是现代生物学和医学研究中广泛应用的技术之一。免疫荧光技术由 Coons 等(1950 年)建立,经过多年的发展,免疫荧光技术与形态学技术相结合发展成免疫荧光细胞(或组织)化学技术。由于免疫荧光细胞化学的特异性、快速性和在细胞水平定位的准确性,在神经生物学研究领域受到了日益广泛的重视,发挥着重要的作用。

免疫荧光细胞化学是根据抗原抗体反应的原理,用荧光素作为标记物,先用荧光素标记抗原或抗体,再用这种荧光抗体(或抗原)作为探针检查细胞或组织内的相应抗原(或抗体),在细胞或组织中形成的抗原抗体复合物上即含有荧光素。当利用荧光显微镜观察标本时,不同的荧光素受各种不同的激发光照射而发出各种不同的荧光,可以看到荧光所在的组织或细胞,从而准确定位各种荧光素标记的抗原或抗体的部位。

最常用的荧光素是异硫氰酸荧光素(fluorescein isothiocyanate,FITC)。将 FITC 标记的特异性抗体和组织切片上的相应抗原结合,在荧光显微镜下观察时 FITC 呈现黄绿色荧光,代表所鉴定抗原的定位。FITC 为黄褐色粉末或结晶,最大激发波长为 490nm,最大发射波长为 520nm。另一常用的荧光素是罗丹明(rhodamine),其激发光和发射光波长分别为 580nm 和 610nm(图 1-2-16、图 1-2-20)。

1)直接法:将荧光素直接标记在特异性第一抗体上,荧光素标记的抗体直接与组织切片上的相应抗原结合,一次孵育成功,在荧光显微镜下观察,以鉴定抗原的部位(图 1-2-19)。此法简单,需时短,特异性强,但灵敏度低,而且必须分别标记每一种抗体,需要的抗体量大,该法现已被间接法代替。

2)间接法:该法先用第一抗体孵育组织切片,在第一抗体与组织中的抗原结合后,再用荧光素标记的第二抗体孵育,第二抗体是抗产生第一抗体的动物(一般为兔或鼠)的 IgG 的抗体,在荧光显

微镜下观察结合的结果,发荧光部位即抗原所在处(图 1-2-19~图 1-2-21)。通过上述步骤用荧光素标记的第二抗体与第一抗体结合的方法来间接显示抗原的所在部位。间接法较直接法灵敏,经过二次甚至多次反应,标记强度得到放大,而且只需标记一种抗 IgG 抗体即可鉴定多种抗原。

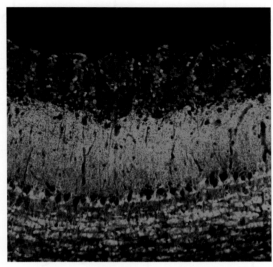

图 1-2-20　免疫荧光组织化学间接法染色结果
GABA 能神经元的化学标志物谷氨酸脱羧酶 - 绿色荧光蛋白(GAD67-GFP)转基因成年小鼠嗅球中,GFP 免疫荧光组化染色标记的 GABA 阳性结构在嗅小球层(上),僧帽细胞层(中)和颗粒细胞层(下)的表达和分布。

此外,还可将荧光素标记到 Avidin 上,用 ABC 法的染色程序进行孵育和反应。由于 ABC 法的特点(详见后述,图 1-2-21),故其敏感性更高,应用也更广泛。

(2)免疫酶法:此法是在免疫荧光法基础上发展起来的,属于间接法(图 1-2-21)。它是用酶标记抗体,当抗原与抗体在组织切片或细胞内进行特异的抗原抗体反应后,用组织化学方法使标记的酶催化相应的底物,生成有色产物,在显微镜下观察时可间接对抗原物质进行定位。标记抗体常用的酶有辣根过氧化物酶(HRP)、碱性磷酸酶等,目前多用 HRP 作为标记物。免疫酶法经过多次改进后,Sternberger(1970 年)在此基础上创建了过氧化物酶 - 抗过氧化物酶(peroxidase antiperoxidase,PAP)法,该法是用 PAP 复合物作为酶标显色手段。PAP 是一种可溶性酶 - 抗酶血清复合物,可作为特异性显色基团。PAP 法简化了操作步骤,提高了灵敏度,是目前免疫组织化学染色中最常用的方法之一。

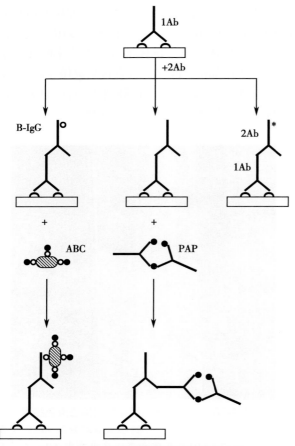

图 1-2-21　免疫细胞化学间接染色方法

*. 荧光标记物；●. HRP；○. 生物素；▨. 卵白素；

B-IgG. 生物素标记的 IgG

PAP 复合物是 HRP 的抗体和 HRP 结合而生成的一种复合物。每个 PAP 复合物含 2 个抗 HRP 的 IgG 分子及 3 个 HRP 分子。PAP 法需用三级抗体。首先用特异的第一抗体（多为兔或小鼠 IgG）孵育组织切片，其次用抗第一抗体（IgG）的抗体（如羊抗兔 IgG 或驴抗小鼠 IgG）作桥接（故第二抗体又称桥抗体），然后用 PAP 复合物与桥抗体结合（图 1-2-21）。桥抗体 IgG 分子有 2 个 Fab 段，一个与第一抗体结合，另一个与 PAP 复合物结合。桥抗体的 2 个 Fab 段是相同的，因此第一抗体及 PAP 复合物中的抗 HRP 抗体必须来自同一种动物。最后，用 HRP 的底物来显示 PAP 复合物。有若干种底物可供选择，不同底物可以产生不同的颜色反应。

HRP 最常用的特异性底物是过氧化氢或称双氧水（H_2O_2）。二氨基联苯胺（3,3′-diaminobenzidine，DAB）作为供氢体，HRP 在 H_2O_2 存在的情况下，能使 DAB 发生氧化，生成不溶性棕褐色反应产物沉淀，定位在抗原所在处。显色时可以在载玻片上滴染或对漂浮切片进行浸染，随时镜检，至显色满意时用 PBS 终止显色。经 PAP 法制成的标本可在光镜及电镜下观察，并能长期保存。

应当注意的是在无 HRP 时，DAB 也能被 H_2O_2 缓慢氧化。向 DAB 溶液中加 H_2O_2 约 30min 后，DAB 溶液便开始变成浅棕黄色，低 pH 可加速反应。HRP 的活性在 pH 5.4 时要比 pH 7.4 时高，故选用 pH 5.4 的缓冲液进行免疫组织化学染色，可以获得更强的信号；选 pH 7.4 的缓冲液可以减少散在的 H_2O_2 引起的氧化反应，因此去除了背景染色的重要来源，并能较好地保存组织结构。

PAP 法比间接荧光法灵敏，所用第一抗体的浓度可低于间接荧光法 10 倍左右。也可用其他酶代替 HRP 与相对应的抗体组成复合物，如碱性磷酸酶 - 抗碱性磷酸酶（alkaline phosphatase anti-alkaline phosphatase，APAAP）等。

（3）ABC 法：ABC 法与 PAP 法相似，也属于间接法，不同点是用 ABC 替代了 PAP 复合物（Hsu，1981 年）。生物素（biotin）为一小分子维生素，易于与很多生物分子交联。卵白素（avidin）是存在于蛋清中的一种糖蛋白，每一分子上有 4 个同生物素亲和力极高的结合点，可以结合 4 个生物素。ABC 复合物是先将 HRP 与生物素结合，然后按一定比例将此复合物与卵白素反应，使每一个卵白素分子上结合 3 个带 HRP 的生物素，留出一个能与其他生物素结合的空位。复合物上携带的 HRP 越多，则酶催化的组织化学反应也越强烈，阳性结果也越明显。

ABC 法是在第一抗体反应后，用已结合生物素的抗 IgG 抗体（biotinylated IgG）桥接。然后用 ABC 孵育，使桥抗上的生物素与 ABC 中卵白素上的空位结合（图 1-2-21、图 1-2-22）。最后仍用 HRP 的底物成色。由于生物素及卵白素间的亲和力极强，故 ABC 方法比 PAP 法更灵敏，有时又称为亲和细胞化学（affinity cytochemistry）。在 ABC 法中，第一级抗体是特异性的，第二级抗体是生物素标记的二抗，第三级是 ABC 复合物。ABC 复合物与桥抗体之间是通过生物素结合的，因此 ABC 复合物没有种属特异性，可适用于任何种类的第一抗体。当然，生物素结合的第二抗体必须是针对第一抗体种属的。ABC 法与 PAP 法相比，具有操作时间短、灵敏度更高等优点。

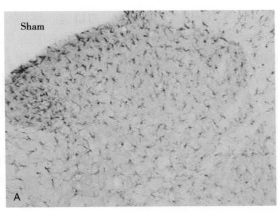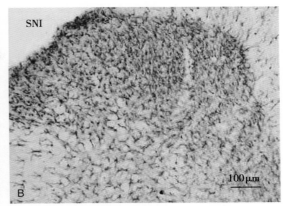

图 1-2-22　免疫组织化学间接法染色结果

假手术（sham）大鼠（A）和选择性神经损伤（spared nerve injoury，SNI）大鼠（B）脊髓背角内 Iba-1（ionized calcium binding adapter molecule-1）的免疫组化染色结果，显示 SNI 模型大鼠脊髓背角内 Iba-1 标记的小胶质细胞的数量明显增加。

（4）其他免疫细胞化学染色法：金黄色葡萄球菌细胞壁上的一种抗原提取物——葡萄球菌蛋白 A（staphylococcal protein A，SPA）能和多种哺乳动物血清中的 IgG 的 Fc 片段结合而产生沉淀，该法称为葡萄球菌蛋白 A（SPA）法。此方法是事先将 HRP 与 SPA 蛋白交联，此后通过孵育使 HRP 与 SPA 交联的复合物与切片上的第一抗体结合，随后进行呈色反应。此方法简便、效果也较好。也可把胶体金（colloidal gold）粒子作为标记物吸着在 SPA 或第二抗体上，通过孵育使胶体金颗粒与 SPA 的复合物或胶体金标记的第二抗体与第一抗体结合，通过对胶体金粒子进行银增感反应（silver enhancement），可以分别在光镜和电镜下观察到反应后的黑色颗粒状沉着物，但胶体金标记第二抗体的方法常被用于包埋后染色的电镜观察。

如果把直径很小的纳米金（nano-gold）颗粒交联到第二抗体上，通过孵育使纳米金颗粒标记的第二抗体与第一抗体结合，通过对纳米金颗粒进行银增感反应，也可以分别在光镜和电镜下观察到银增感反应后的黑色颗粒状沉着物。由于纳米金的直径很小，易随抗体穿过细胞膜，故该方法的敏感性和抗原定位能力均极佳，是近年来发展成熟的新方法。

以上列举，只是免疫组织化学染色技术中常用的几种基本方法。为了提高特异性和敏感性，不断有改进的技术方法问世，也创建了一些免疫组织化学和标记法相结合的双标记法，以期在定位的基础上进行定性研究。1975 年单克隆抗体技术发明后，陆续产生了一些特异性特别强的单克隆抗体，大大提高了抗体特异性，但其敏感性较差是个弱点，尚有待改进。

（5）免疫组织化学双重染色技术（double-staining technique）：为了研究两种物质在同一神经元或其突起和终末内的共存现象（coexistence phenomenon），或含不同化学物质的两种结构之间的相互关系，可以用相邻切片法或免疫组织化学染色法进行双重染色，就染色结果而言，后者比前者有更大的优越性，更有利于研究两种物质的相互关系。以下简介常用的双重染色方法：

1）相邻切片染色法（adjacent section staining method）：该法比较简单。将组织切成薄片使被观察的神经元切在两张以上的切片上，对相邻的切片用不同的抗体分别进行免疫组织化学染色，根据比较相邻切片同一神经元的染色结果，就可以判断两种物质是否共存于同一神经元内。有时囿于抗体种类的限制，也可在相邻的切片上用相同种属的不同抗体进行免疫组织化学染色，也可判断两种物质是否共存于同一神经元内。这种方法较适用于研究较大的神经元。

2）不同颜色呈色的 HRP 法：组织切片用第一种特异抗体孵育后，按 PAP 法或 ABC 法反应，在含钴（cobalt）、镍（nickel）等重金属盐（heavy metal salt）存在的情况下用 DAB 和 H_2O_2 呈色，DAB 氧化反应产物（reaction product）在重金属盐作用下呈黑色（black）或蓝黑色（blue black）。然后再用第二种抗体孵育，重复 PAP 法或 ABC 法，用单纯的 DAB 成色，得到棕色（brown）反应产物。这种方法特别利于观察含不同物质的两种结构的相互关系，例如某种终末与另一种神经元的关系。同一神经元内含两种不同物质也可在一定程度上从黑色与棕色的混合色中判断出来，但往往被一种颜色，特别是黑色掩盖。这个方法中值得重视的一个问题是两种第一抗体最好是产自不同的动物种属。如果来自同一种动物，则可能人为地造成交叉反应（cross reaction）。

3）免疫荧光组织化学双标法：按免疫荧光组织化学（immunofluorescence histochemistry）染色的步骤，将不同抗体和显示系统混合起来孵育。其条件是两种第一抗体需来自不同种动物。例如，产自兔及羊的两种多克隆抗体，或一种多克隆抗体及一种单克隆抗体。将两种第一抗体混合后与组织孵育，各自与其针对的抗原结合。然后用不同荧光物（FITC 及 Texas red）标记的针对两种第一抗体的二抗混合孵育，各自与其一抗结合。两种物质在荧光显微镜下产生不同荧光，可以更换滤色片系统（因不同荧光素的激发光、发射光的波长不同）分别进行观察，除分别照相用两张照片显示外，还可以两次曝光照相显示在同一张照片上。对于显示神经元、纤维、终末内的共存现象和神经元与终末的联系来说，这种方法效果最好。这种双重（最多可以达到四重）染色的结果可以在荧光显微镜和激光扫描共聚焦显微镜下观察。

3. 秋水仙素对免疫组织化学染色结果的影响　神经肽（neuropeptide）、神经递质（neurotransmitter）及其合成酶（synthetase）在神经元胞体内合成后经轴浆运输（axoplasmic transport）至终末部位释放发挥作用。轴浆运输与细胞骨架系统（cytoskeleton system），尤其是微管（microtubule）有密切关系。秋水仙素（colchicine）或长春新碱（vinblastine）可以破坏微管，阻止轴浆运输，使在神经元胞体内合成的物质在胞质内堆积（accumulation），从而可使胞体染得更加清楚，这是进行神经元胞体免疫组化染色的常用手段。各种神经肽、神经递质及其合成酶在神经末梢内比较丰富，无需特殊处理就可以用免疫组织化学染色法显示出来。但这些物质（尤其是神经肽）在胞体内的含量比较低，有时不易显示，必须给予秋水仙素或长春新碱预处理，使这些物质在胞体内积聚起来，以便染出。秋水仙素或长春新碱的给药方式因观察部位而异。对于脑的研究通常经侧脑室给药（成年大鼠约需100μg/ 只）。而在研究脊髓时，最好注入脊髓蛛网膜下腔内。给秋水仙素或长春新碱后动物需存活1~2d，让各种物质在胞体内积聚。但此时末梢的

各种物质有减少，甚至耗竭的可能。使用秋水仙素的一个问题是无法知道所显示的物质是单纯量的增加的结果，或是产生了质的变化。秋水仙素对神经元也是一种刺激，甚至是病理性刺激。注射秋水仙素的动物的状态明显变差，应经常观察和随时准备灌流固定。

4. 抗体稀释度和效价　合适的抗体稀释度（dilution degree），对节约抗体、提高染色的阳性率和获得良好的对比条件十分重要。稀释抗体时，应遵循以下规则：

抗体在稀释液中的浓度称为抗体工作滴度。每毫升溶液中所包含的抗体分子愈多，则溶液的滴度亦愈高，可配制高稀释度的工作液。抗体的工作滴度称为效价（titer）。若有两个不同厂家生产的针对同一种抗原的两种抗体，两者能染出阳性结构的最高稀释度分别为 1∶1 000 和 1∶2 000，这就是两种不同厂家生产抗体的效价。抗体的稀释度越高则效价越高，说明抗体的质量越好。对于购买到的每一种抗体，包括同一厂家生产的同一种抗体，在使用前均应先摸清其效价，这样不但能提高免疫组化染色的效率、质量和减少非特异性染色，而且可以减少抗体的用量。

抗体中常含有多种杂质，使用高释度的工作液有助于减少这些杂质造成的背景染色。

一般情况下，将切片置于稀释的抗体或将抗体滴加于裱于载玻片上的切片，置稀释抗体或湿盒内孵育的时间愈长，则抗体工作液的稀释度可以更高，据此可节约抗体。但应避免因染色时间过长而使组织切片脱落，尤其石蜡切片在经过蛋白酶（protease）消化处理后更易脱落。使用高亲和力的抗体，即使高度稀释时，在 30min 内抗原抗体的反应几乎完成。对于其他抗体，反应在24h 以内更强，因此，一般孵育时间为 24h。若在室温（约 20℃）条件下孵育过夜（12~18h），也能较好地达到抗原抗体结合。

鉴于标本的固定、切片的种类和稀释液种类等具体条件均可影响稀释度，每个实验人员应根据具体情况来决定合适的抗体稀释度。理想的抗体稀释度应是抗体稀释度达到最高，阳性结果清晰可见而背景无色。组织中抗原的免疫组织化学染色，是以合适的抗体溶液系统而定位。因此抗原与抗体浓度的比例十分重要。如抗体浓度过高，可逆地减少抗原与抗体的结合，甚至会导致假阴性结果。在阳性反应清晰可见的前提下，抗体

稀释度愈高,则背景染色愈低。

一般可用 0.01mol/L 的 PBS(pH 7.4)作为稀释液,但不宜存放过久。如欲久置则应以 Tris-HCl 缓冲液(pH 7.6)稀释抗体。配好的抗体工作液,应标明抗体的名称、稀释度和稀释时间,并保存于 4℃,切忌反复冻融。

最近,人们最常用以 0.01mol/L PBS(pH 7.4)配制的抗体稀释液(antibody diluent),其组成如下:2%~5% 正常血清、0.3% Triton X-100、0.05% 叠氮化钠(NaN₃)、0.25% 角叉菜胶(carrageenan)。此稀释液具有减少非特异性染色、增加抗体渗透和防止真菌污染的特点。但叠氮化钠有抑制 HRP 活性的缺点,故在稀释 PAP 或 Avidin-HRP 时不宜使用。Triton X-100 和角叉菜胶较难溶解,溶解时需要加热,待溶解后温度降至正常时,才能溶解正常血清,以防其中的蛋白变性。

5. 免疫细胞化学的非特异性染色和交叉反应

(1)非特异性染色及其消除方法:在进行免疫细胞化学染色时,组织中非抗原抗体反应出现的阳性染色称为非特异性染色(nonspecific staining)。非特异性染色的来源主要有以下 5 个方面:

1)内源性过氧化物酶:内源性过氧化物酶(endogenous peroxidase)主要存在于红细胞和中性粒细胞,固定效果较差时胶质细胞也是内源性过氧化物酶的来源之一。组织的良好冲洗和固定是消除内源性过氧化物酶的先决条件。内源性过氧化物酶活性可用甲醇 - 双氧水封闭,但 H_2O_2 预处理对一些抗原可能有破坏作用。

2)第一抗体:制备第一抗体的抗原纯度(antigen purity)不高,其他蛋白产生的非特异抗体会吸附到组织细胞上造成非特异性染色。除去的方法:①尽可能高地稀释抗体,以减低非特异抗体的浓度;②一抗孵育之后用 PBS 充分冲洗,因非特异抗体结合并不牢固,充分冲洗能使其解离;③在加入一抗之前,首先用正常血清孵育,以便封闭(block)非特异结合位点(nonspecific binding site)。

3)第二抗体:将 IgG 从血清中分离出来时,其中同时存在 4 种成分:①特异性抗 IgG;②作为抗原的 IgG 不纯所产生的非特异性抗 IgG;③供体血液循环中其他的 IgG;④非 IgG 蛋白。上述成分中除特异性抗 IgG 外,其他成分可以通过特异性交叉反应或通过非特异的疏水键(hydrophobic bond)与组织或细胞结合,产生非特异性染色。除去方法与除去第一抗体的非特异性染色方法基本相同。

4)植物凝集素:主要来源于神经胶质细胞,多发生在 ABC 法染色过程中。使用 2- 甲基 -D-甘露糖苷饱和生物素可大大减低由植物凝集素(plant lectin)造成的非特异性染色。

5)自发荧光:主要指经固定后组织产生的自发荧光(spontaneous fluorescence),尤其多见于老年动物的组织切片。用硼氢化钠(sodium borohydride)处理切片 10min 即可消除,但硼氢化钠对组织的抗原性可能造成影响。

(2)免疫组织化学染色中的交叉反应:如前所述,抗体仅识别特异的抗原决定簇(antigenic determinant)而不识别抗原本身,具有相同抗原决定簇的不同物质可以和同一种抗体结合。这在神经系统的免疫组织化学染色中是常见的现象。例如,甲硫氨酸脑啡肽(methionine enkephalin, M-ENK)与亮氨酸脑啡肽(leucine enkephalin, L-ENK),5 个氨基酸中只有一个不同,因此抗甲硫氨酸 - 脑啡肽的抗体可以和亮氨酸 - 脑啡肽起交叉反应,反之亦然。这种交叉反应不是吸收试验所能判断的(吸收试验仅能证明抗体确系抗甲硫氨酸 - 脑啡肽或亮氨酸 - 脑啡肽抗体)。有一些方法可以帮助判断染色反应的特异性。最可靠的方法是将抗体用可能与之有交叉反应的抗原吸收(antigen absorption)(如将抗甲硫氨酸 - 脑啡肽抗体用亮氨酸 - 脑啡肽吸收),去除有交叉反应的抗体后,再用以作免疫染色,或者用已证明没有交叉反应的单克隆抗体。上述方法的先决条件是已知存在有交叉反应的抗原,而神经组织中存在着无数分子结构尚不清楚的物质,不同蛋白或多肽中有小段相同的氨基酸片段是非常普通的。即使已知其氨基酸序列也常难预见其抗体是否有交叉反应,有时甚至只要在关键部位有一两个氨基酸相同就可能有交叉反应。

制成针对抗原不同片段的抗体可以减少交叉反应的机会,如各抗体均得出相同的染色结果,则存在交叉反应的可能性较小。但无论用什么方法,免疫组织化学无绝对的对照试验。因此,免疫组织化学染色的阳性物质均称作 XX 免疫反应(XX-immunization)或 XX 样免疫反应(XX-like immunization)物质。

6. 免疫组织化学染色的对照试验　进行免疫组织化学染色时,必须证实组织内显示的荧光或有色产物确实是抗原与相应的特异性抗体结合所产生的。如前所述,影响免疫组织化学染色过程的因素很多。因此,必须要设立严格的对照试验(control test)才能对染色结果作出正确的评价,常用的对照试验的染色方法有:

(1)阳性对照:用已知含靶抗原的组织切片与待检标本同样处理,免疫组织化学染色结果应为阳性,称阳性对照(positive control)。通过阳性对照可证明靶抗原有活性,抗体的特异性高,染色过程中各个步骤以及所使用的试剂都合乎标准,染色方法可靠。尤其当待检标本为阴性时,阳性对照切片呈阳性反应可排除待检标本假阴性的可能。所以,若预期染色结果为阴性时,就必须设阳性对照。若阳性对照亦不显色,就证明抗原保存、染色方法和抗体效价等某一方面存在问题。

(2)阴性对照:用已知不存在相应靶抗原的组织标本染色,结果应为阴性,称为阴性对照(negative control)。阴性对照可排除在染色过程中由于非特异性染色或交叉反应等因素造成的假阳性结果。阴性对照包括空白对照(empty control)及替代对照(substitution control)。①空白对照:用缓冲液替代第一抗体是最常用的空白对照,染色结果应为阴性,说明染色方法可靠。②替代对照:用产生第一抗体相同动物的免疫前血清或相同种属的正常血清来替代第一抗体,染色结果应为阴性。这可证明待检组织切片的阳性结果不是抗体以外混杂的血清成分所致,而是该抗体与组织内靶抗原特异性反应的结果。

(3)自身对照:用同一组织切片上与靶抗原无关的其他抗体的染色作对照,称为自身对照(self control)。阳性与阴性结构同在一个视野中,相互印证,这本身就是对阳性反应的特异性对照。

(4)吸收试验(absorption test):先将过量的已知抗原与对应的抗体混合孵育(incubation),两者形成特异性结合,称为吸收(absorption);再用结合后的混合物孵育切片,染色结果应为阴性。若染色结果仍为阳性,则为非特异性染色。此法可证明待检组织切片的阳性结果是该抗体与组织内靶抗原特异性反应的结果。但此法的操作步骤繁杂,抗原和抗体的用量较大,价格昂贵。需要时请参阅有关免疫组织化学的专著。

在科研工作中,免疫组织化学染色结果可进行定性分析(qualitative analysis)及定量分析(quantitative analysis),需要强调的是,用于定性或定量分析时,最好将对照组及实验组的切片贴裱在同一张载片上或将切片以相同条件同时孵育,以尽可能保证染色条件相对一致,使染色结果具有可比性。

7. 免疫细胞化学方法的基本过程及注意事项　成功的免疫细胞化学染色既要求组织细胞的结构成分不遭到破坏,又要求酶反应有精确、稳定的定位并且有高度的特异性和可重复性,因此,对结构和化学反应有影响的任何一种因素都会给染色造成不利影响。免疫组织化学染色的基本过程有固定、制片和反应3个步骤。

(1)固定(fixation):固定是免疫组织化学染色技术中的一个关键步骤。神经系统内很多物质是可溶的,必须首先用固定剂将之交联(cross-linking)起来,以免在染色过程中丢失。最常用的是 0.1mol/L 磷酸缓冲液(pH 7.4)配制的 10% 甲醛或 4% 多聚甲醛(paraformaldehyde)与 0.2% 苦味酸(picric acid)的混合液,适用于多数情况。但不同物质对固定剂的反应不同,没有一种适用于一切物质的固定剂。固定剂同时又有可能破坏抗原性。因此,选择合适的固定剂、合适的浓度、固定时间和方法,对于最大限度地在保持组织细胞微细结构的同时又保留待检酶的活性以及免疫组织化学反应的成功进行是十分重要的。

而在电镜细胞化学标本制备过程中,除用上述固定液固定外,在酶与底物充分反应之后,为了电镜观察的需要还要进行后固定,这种后固定一般采用 1% 锇酸(osmic acid)或称四氧化锇(OsO_4),如固定时间得当,锇酸不仅起到后固定作用,还有促进反应产物进一步锇化的作用,如固定时间过长,锇酸对酶活性的终产物反而有助溶作用。

(2)制片(sectioning):一些薄层组织可以铺片,如视网膜,但大多数材料需作切片。因目的不同可以制成石蜡切片、树脂切片、冰冻切片及振动切片。石蜡切片在神经生物学研究领域使用较少。光镜研究用的树脂切片主要是利用树脂包埋可以切成很薄切片的特点,一个神经元可以被切成若干张切片,用作不同染色,以研究不同物质的共存现象。这种切片还可清楚地显示两个结构的关系,如轴突终末与神经元的关系。石蜡包埋和树脂包埋过程对抗原都有一定的破坏作用。免疫组织化学技术中用得最多的是冰冻切片,冰冻切片对抗原具有较好的保存能力。但为了避免冰冻过程中组织和细胞内形成的冰晶对神经元结构的破坏,组织块在切片前必须在蔗糖溶液内浸泡,直至沉底。振动切片机(vibratome)是利用刀片在水平方向上往复拉割来切片的,不如冰冻切片方便,切片也比较厚,但可以切较软的组织,能避免冰冻切片过程中组织内形成的冰晶对超微组织结构的破坏和影响。所以,制备电子显微镜样品,必须用振动切片。

(3) 反应(reaction):免疫组织化学反应可以将组织切片铺贴在载玻片上反应,也可将切片漂浸于反应液中进行,两者之间无实质差别。虽然漂染法的操作步骤比较烦琐,但染色效果往往好于片染法。免疫组织化学反应时缓冲液和反应液的选择,孵育时间及孵育时所采用的温度对反应物的形成是十分重要的。在实际操作过程中,除了借鉴他人的成功经验以外,还应根据自己的条件和经验探索最为合适的反应条件。最值得注意的是:向反应液内加入 H_2O_2 时一定要循序渐进地缓慢进行,使反应液中 H_2O_2 的浓度由低到高,以保证组织化学反应能够比较完全地进行。这样做不仅能得到良好的染色结果,而且能减轻非特异性反应和得到清亮的背底。

上述任何一个步骤处理不当,都会造成切片呈假阳性反应(false positive reaction),即人们平常所指的人工假象(artificial illusion)。为了正确估计组织细胞化学反应过程中是否有人工假象存在,在标本制备及酶反应过程中,设立对照样品和对照试验是十分必要的。

8. 受体定位技术　神经递质和神经活性物质(neuroactive substance)担负着在神经元之间传递信息的作用。在它们所作用的细胞上(内)存在着特异性的、和某些神经递质或神经活性物质结合而使其发挥调节效应的物质,称为受体(receptor)。受体为活性物质的作用做准备。受体能够识别具有特定构造的化学物质并与之特异地结合,神经递质或神经活性物质和受体结合的复合体可以履行生物学效应。一般来说,受体是蛋白质。

受体不仅分布在神经元胞体的细胞膜上,也存于树突、轴突等的膜上,甚至存在于胞核和胞质内(儿茶酚胺类和肽类等亲水性物质的受体存在于胞膜上,类固醇激素等疏水性物质的受体存

在于胞核或胞质内)。一个神经元上可分布有多种受体。近年来,对受体的研究取得了突飞猛进的发展。在受体的种类、分布和定位,调节机制、亚单位的划分、提取和纯化,抗体制备等诸多方面的研究都取得了令人瞩目的进展。

配体(ligand)是指能与受体借助亲和力结合的物质的总称。配体包括有关的神经递质、神经活性物质和常用的受体拮抗剂(antagonist)及其激动剂(agonist)。

研究受体在神经系统内的定位和分布主要有3 类方法,即配体标记法、免疫组织化学染色法和原位杂交组织化学法。

(1) 配体标记法(ligand labeling method):1979年 Young 和 Kuhar 创建了用同位素放射自显影技术检测受体的方法后,对受体的种类、分布和定位的研究起到了积极的推动作用。配体标记法主要在组织切片上进行,利用标记的配体和受体结合以显示受体的存在部位。配体和受体亲和力强,并且因为是在组织切片上的结合实验,不必担心血脑屏障的问题,也不必担心配体在到达之前被代谢掉。体内存在各种内源性配体,不断地与受体结合。但在用针对各种配体的抗体进行免疫组织化学染色时,并不能染出受体或准确定位受体。这是因为配体和受体的结合是可逆的,在水性环境中可以从受体上脱落下来。这个现象决定了配体法技术上的一些特点。首先是标记配体的选择,应尽可能选择高亲和力及特异性强的拮抗剂或激动剂。配体通常用放射性同位素标记。其次,应尽量减少切片与水的接触。

配体标记法的基本步骤如下:将组织用恒冷箱切片机切成冰冻切片,铺贴于载玻片上。用缓冲剂洗去切片上的内源性配体,以免与标记配体竞争性地结合受体。用标记的配体孵育切片。洗去多余配体及一些非特异结合的配体。尽快使切片干燥。放射自显影过程中不用湿乳胶,而用感光底片或用干乳胶法,即将核子乳胶涂抹于盖玻片上,待干燥后再盖压在切片上。待同位素使感光底片或涂抹的核子乳胶感光后,经过显影、定影就可以在感光底片或核子乳胶上观察结果。当然,印出照片来观察则更佳。

在配体标记法的操作过程中,一定要注意减少标记配体与组织切片的非特异结合。因为配体标记法的结果是按照阳性信号与背景的非特异性干扰信号的比例,即信噪比来判断的,当信噪

比大于 3~5 时,才能认为是阳性。背景的非特异性干扰信号过强,信噪比较小时,则无法判断阳性结果。

(2) 免疫组织化学染色法(immunohistochemical staining method):受体的免疫组织化学染色显示方法有两种。第一种方法是用制备的针对受体的特异性抗体(specific antibody)。其前提是要有提纯的受体或已知受体蛋白的氨基酸序列,可以用人工合成受体的多肽片段来制备抗体。虽然目前已经提纯了许多种类的受体,但更常用的是用人工合成受体的多肽片段作为抗原制备抗体。得到不同受体及其亚型的特异性抗体之后,只要用免疫细胞(组织)化学或免疫荧光组织化学染色方法,即可准确显示和定位受体及其亚型所在的部位。如其他免疫组织化学反应一样,受体的免疫组织化学染色定位也存在交叉反应问题(见"免疫组织化学法中的交叉反应"节)。例如大鼠 P 物质受体的氨基酸序列与牛 K 物质受体有很多相同的片段,甚至与大鼠的多巴胺 D_2 受体、大鼠 5-HT 受体、大鼠毒蕈碱样胆碱受体、人 α_2 和 β_2 肾上腺素受体等都有连续 4 个以上相同的氨基酸片段。因此抗 P 物质受体的抗体就可能和其他受体产生交叉反应。如用人工合成受体蛋白的多肽片段作抗原,则可选择特异性较强的多肽片段,能够比较有效地减少受体的抗体发生交叉反应的可能性。

定位受体或其亚型所在部位的最准确方法是先用特异性抗体孵育切片,使之与组织切片上的受体或其亚型结合,再用胶体金或纳米金颗粒标记第二抗体与第一抗体结合。胶体金或纳米金颗粒的直径较小,前者多为 5~15μm,后者多为 0.1μm,能比较容易地穿过胞膜进入胞质内,又由于胶体金或纳米金颗粒标记的第二抗体经过银加强之后即可在光镜或电镜下观察,不经过 DAB 反应,胶体金或纳米金颗粒所在的部位即是受体或其亚型所在的部位。用胶体金或纳米金颗粒显示受体或其亚型所在的部位是目前最常用的受体定位方法。

第二种方法是利用受体的抗独特型抗体(anti-idiotypic antibody)。独特型指在抗体分子可变区中抗原结合位点内及其邻近的一些抗原决定簇。用某种抗体作抗原来免疫动物后,其所产生的针对这些独特型决定簇的抗体为抗独特型抗体。这种方法的特异性和敏感性均不如人工合成

受体的多肽片段作为抗原制备针对受体的特异性抗体的方法,现在已经几乎弃置不用。

(3) 原位杂交组织化学法(*in situ* hybridization histochemical method):原位杂交组织化学法是通过应用已知受体基因的碱基序列,合成与之互补的并带有标记物的探针与切片上神经元中待测的 mRNA 进行特异性结合,形成杂交体,然后再应用与标记物相应的检测系统,在核酸的原有位置对受体的 mRNA 进行定位的方法。这一技术对研究神经元内编码各种蛋白质、多肽的相应 mRNA 的定位提供了手段,为从分子水平研究神经元内基因表达及其调控提供了有效的工具(详见本章第二节之二十一)。

9. 免疫电子显微镜技术 免疫电子显微镜技术(immunoelectron microscopic technique)(下简称免疫电镜技术)是一种使抗原或抗体在超微结构(ultrastructure)水平上定位的方法。应用与抗原相应的标记抗体,经显色系统呈色后在电镜下可见到标记物的反应产物或直接观察到标记物,从而检查并定位相应抗原,借此可以在超微结构水平进行免疫细胞化学研究。这是免疫细胞化学与电镜技术有机地结合,使之兼有两方面的特性,研究抗原抗体相互作用的一种方法。抗原抗体之间的相互作用是免疫细胞化学的基础,它具有较高的特异性。在免疫电镜技术中,应用了酶、金颗粒和铁蛋白等作为标记物来标记抗体或抗原,在适当的条件下,这一标记过程并不影响免疫反应的特异性。随着电镜分辨率的提高和细胞超微结构研究的深入发展,为从超微结构水平或分子水平上用免疫细胞化学方法研究神经元的超微结构,提供了良好的条件。

(1) 免疫电镜技术的发展过程:自从 Coons 等在 1950 年采用免疫荧光技术对病毒在细胞中的繁殖定位进行研究以来,这一技术得到了广泛的应用,为在细胞水平上开展研究做出了贡献。但是由于荧光显微镜受到了光学显微镜分辨率(resolution)的限制,还无法从细胞超微结构水平上进行抗原抗体反应的研究。几乎在同一时期,Singer(1959 年)首先提出了用电子致密物质铁蛋白(ferritin)标记抗体的方法。根据他的研究,铁蛋白能够和抗体稳定结合,并且不会使抗体失去其免疫特性,形成的铁蛋白 - 抗体复合物有足够的电子密度,在电镜下很容易识别,因此为在细胞超微结构水平上研究抗原抗体反应提供了可能。

但实践证明,由于铁蛋白分子量太大,难以进入细胞,只适用于细胞表面抗原的定位。尽管铁蛋白有分子量大的缺点,在细胞表面抗原的定位研究中仍然是一个非常有用的标记物,特别在免疫扫描电镜中更具有意义。以后相继采用了辣根过氧化物酶(HRP)、肌红蛋白(myoglobin)和细胞色素C(cytochrome C)作为标记物。最常用的是HRP,虽然其分子量仍较大(40kDa),但它的活性很高,与供氢体DAB形成的产物能螯合四氧化锇形成电子致密物质,故被广泛采用。还有用人为获得的较小分子的酶标记抗体,用胰酶将细胞色素C消化,分离出具有酶活性的中心片段,它是一个由铁卟啉和11个氨基酸残基组成的小肽,分子量1.9kDa,酶的活性比细胞色素C大150倍,在重量上相当于HRP的1/20。以后又得到了8个氨基酸残基的产物,这是目前分子量最小而又有活性的物质,容易进入细胞,在酶标记免疫电镜技术中具有较大的优越性。

近年来,随着胶体金和纳米金颗粒标记第二抗体在免疫细胞化学染色和免疫电镜技术中的应用,使免疫电镜技术在抗原定位方面更加准确。这是由于胶体金和纳米金颗粒的直径小,能比较容易地穿过胞膜进入胞质内,又由于胶体金和纳米金颗粒标记的第二抗体经过银加强之后即可在光镜或电镜下观察,不经过DAB反应,胶体金或纳米金颗粒所在的部位即是抗原所在的部位,克服了DAB反应产物弥散、定位不准确的弊端。

(2)免疫电镜技术的样品制备:电子显微镜的样品制备有完整、配套的技术。在此仅简单介绍免疫电镜技术最常用的两种样品制备方法:包埋前染色和包埋后染色,同时说明这两种制备方法的优、缺点,以便读者在选择研究方法时参考。

1)包埋前染色法:进行包埋前染色(pre-embedding staining)时,应先用振动切片机将组织切成厚10~50μm的振动切片,这样可以避免因为冰冻切片时形成的冰晶对神经元超微结构的破坏。在光镜水平进行免疫组织化学反应时,抗体中常加入Triton X-100等表面活性物质(surfactant)增加细胞膜的通透性,以利于抗体的渗透。但表面活性物质有损于超微结构,所以,在电镜水平进行免疫组织化学反应时常用冻-融法来增加抗体的通透性。切片先浸以防冻剂(antifreeze),如蔗糖溶液(sucrose solution),然后用液氮(liquid nitrogen)快速冷冻使组织和细胞内形成极小的冰晶,不会明显损坏超微结构而又能增加其通透性。经冻-融处理后,用PAP法或ABC法对切片进行免疫组织化学染色,最后用DAB和H_2O_2显色。DAB的氧化反应产物电子密度高,在电镜下易于辨认(图1-2-23)。

按常规的电镜包埋方法,将经过上述反应的切片包埋在硅化(siliconized)的载玻片(slide)和盖玻片(cover glass)或两层透明塑料薄板(transparent plastic sheet)之间的树脂层(resin layer)内,此过程称为平板包埋(flat embedding)。待树脂聚合后,先用光学显微镜找到所需观察的部位,再用刀去除表面的盖玻片,切下小块所需观察的部位,黏于预先准备好的树脂柱上,修块后作超薄切片,置于单孔或多孔铜网或镍网上的超薄切片经过铅(lead)、铀(uranium)等重金属染色后,即可在电镜下观察,此法的应用非常广泛。

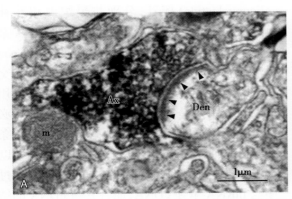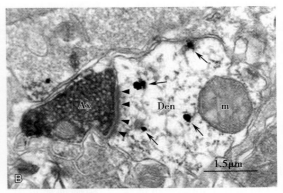

图1-2-23 包埋前染色免疫电镜观察的结果

图A和图B中的两个氨基联苯胺(DAB)反应产物标记的轴突终末(Ax)分别于与阴性树突(A,Den)和纳米金标记并经银反应增强的黑色颗粒(B,箭)标记的阳性树突(B,Den)形成非对称性突触(三角)。

m:线粒体.

包埋前染色法的主要优点是组织的抗原性保存得比较完好。但在分析结果时需注意的一个重要问题是包埋前染色法不适于可溶性物质（soluble substance）的细胞内定位（intracellular localization）。因为即使组织已经被固定剂固定，但在染色过程中，有些物质仍可能有一定程度的扩散（spread）。典型的例子是各种神经肽。根据现有的证据，神经肽主要存在于大的有致密芯的突触囊泡（synaptic vesicle）内。但在包埋前染色法的超薄切片上，神经肽免疫细胞化学染色的反应产物常遍及胞质各部，有时在一些细胞器的膜上沉积，例如沉积在圆形清亮的突触小泡上，造成神经肽存在于清亮小泡中的假象。

由于纳米金颗粒的直径很小，能比较容易地随抗体一起穿过胞膜进入胞质内，故常用纳米金颗粒标记第二抗体，纳米金颗粒标记的第二抗体经过银加强之后即可在光镜下观察免疫组化染色的结果，常规电镜包埋和超薄切片后也能进行电镜观察。纳米金颗粒标记第二抗体用于免疫细胞化学染色，有效地克服了 DAB 反应产物弥散、定位不准的缺陷。

2）包埋后染色法：进行包埋后染色（post-embedding staining）前需将组织块或振动切片常规包埋，制成超薄切片，在超薄切片上进行免疫细胞化学染色。由于超薄切片后切片上的细胞结构大多被切开，不存在抗体通透性（permeability）和渗透（penetration）过细胞膜的问题，故标本无须冻-融或用表面活性物质处理。但由于标本是被包埋在树脂（resin）中，而树脂不利于抗体的透入。如果在染色前先用 H_2O_2 处理一下，使表面的树脂软化，可能有利于抗体的透入。但有学者报告 H_2O_2 处理没有什么特别的好处，无论处理与否，抗体也只能浸染切片的表层。由于染色是在包埋后进行的，这就大大减少了可溶性物质的扩散，增加了细胞内定位的精确性，这正是包埋后染色的最大优点之所在。

包埋后染色的抗体显示系统与包埋前不同，通常用胶体金技术（colloidal gold technique）。胶体金可制成不同大小的颗粒并标记在第二抗体或葡萄球菌 A 蛋白上。胶体金标记的 IgG 或 A 蛋白可以和切片上的第一抗体结合，精确地显示出第一抗体的结合部位。包埋后染色可以在相邻切片上进行对照试验或进行不同的免疫细胞化学染色，还有利于在同一张切片上进行免疫细胞

化学双重染色，双重染色的结果可以用两种不同直径的胶体金颗粒显示。包埋后染色的最大问题是在包埋过程中很多抗原的抗原性受损，减弱了免疫细胞化学的反应，甚至难以染出阳性结果（图 1-2-24）。

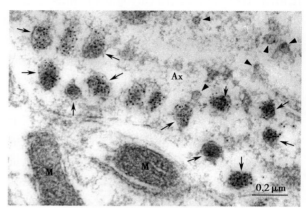

图 1-2-24　包埋后染色免疫电镜观察的结果

含透明圆形小泡（三角）和具有双层被膜且含 P 物质（SP，纳米金颗粒标记）的大颗粒致密颗粒囊泡（箭）的轴突近终末段。

M：线粒体。

二十一、原位杂交组织化学技术

原位杂交组织化学（*in situ* hybridization histochemistry，ISHH）技术创建于 1969 年。在神经形态学研究中，ISHH 法主要用于显示细胞内的 mRNA。此法目前已很成熟，其灵敏度已达到可以显示细胞内仅几个拷贝的 mRNA 的程度。

ISHH 法是用标记的单链核酸探针（single nucleic acid probe）与组织切片反应的方法。探针（probe）有 cDNA 探针、RNA 探针、寡核苷（oligonucleotide）探针，分别与组织内相互补的 mRNA 结合，形成 DNA-RNA 或 RNA-RNA 杂交体（图 1-2-25）。cDNA 指与 mRNA 互补的（complementary）DNA 链，由克隆技术产生，原位杂交的特异性强，cDNA 探针比 RNA 探针简便，应用较广。主要缺点是 cDNA 探针通常为双链的，必须在使用前加温，使之分离成两条单链，其中一条为 cDNA 链，能参与杂交。但无关 DNA 链可以和 cDNA 链重新结合（退火，annealing），在杂交过程中与 mRNA 争夺 cDNA，而且其与 cDNA 的结合可能比与 mRNA 的结合更容易。RNA 探针也由克隆技术产生，技术上比 cDNA 困难。其优点是所产生的探针是单链的，不存在退火问题，因此灵

敏度更高,RNA-RNA 结合还比 DNA-RNA 结合稳定。寡核苷探针是人工合成的一段与 mRNA 互补的短核苷链。短探针有利于透入组织,但其与 mRNA 结合不够牢固,并且与其他 mRNA 交叉反应的机会多。寡核苷探针的制备容易、针对性强,因而交叉反应小、特异性强。但由于探针短,结合不够牢固,故杂交及杂交后清洗的条件不能太苛刻。

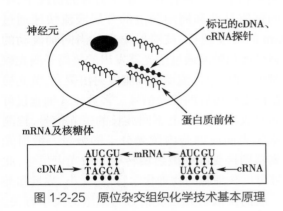

图 1-2-25　原位杂交组织化学技术基本原理

探针的标记物有放射性核素(radionuclide)及非放射性核素(non-radioactive nuclide)两类。放射性核素中可供选择的有 ^{32}P、^{35}S 及氚(^3H),利用其放射性在杂交后进行放射自显影,使紧贴在组织切片上的底片或涂于切片上的感光核子乳胶曝光。非放射性核素标记是近年来发展的方法,如可用生物素、碱性磷酸酶、荧光素等物质标记探针,但灵敏度往往不及放射性核素。除灵敏度外,放射自显影结果的定量研究比组织化学方法容易进行。早期借助非放射性核素法与放射性核素法相结合,可以同时显示两种 mRNA。之后随着地高辛(digoxin)-抗地高辛抗体等技术的出现,借助不同的非放射核素标记,结合免疫荧光化学染色,也可以同时显示两种或多种 mRNA(图 1-2-26)。

原位杂交反应需在有利于探针结合的条件下才能进行。但在此条件下可能产生较多非特异结合,造成背底(background)过高。因此,原位杂交时应注意增强组织的通透性、减少杂交时非特异结合的程度、降低背景。

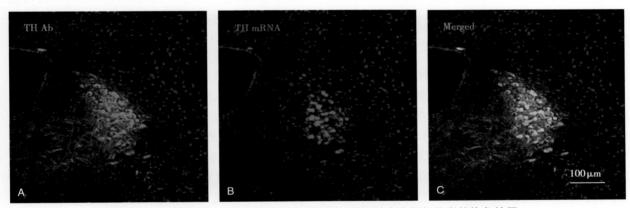

图 1-2-26　免疫荧光组织化学与荧光素标记的原位杂交组织化学的染色结果

分别使用小鼠抗酪氨酸羟化酶(TH)单克隆抗体的免疫荧光组织化学染色(IFHC,A)和荧光素标记 TH mRNA 探针原位杂交组织化学染色的结果(FISH,B)显示小鼠蓝斑内既有 TH 阳性神经元(A),也有 TH mRNA 阳性神经元(B),并含有 TH 和 TH mRNA 的双标神经元(C)。

放射性核素标记探针的杂交结果显示,有将 X 线感光胶片与组织切片紧密接触,进行曝光的宏观放射自显法;也有将感光乳胶直接涂在组织切片上进行曝光的微观放射自显法。后者比前者的分辨率要高。对碱性磷酸酶标记探针杂交用硝基四氮唑蓝等底物显示,地高辛标记的探针则用免疫组织化学法显示。

由于 mRNA 分子仅由 4 种核苷组成,存在不同 mRNA 分子有某些相同核苷片段的可能性。因此,原位杂交也有与免疫组织化学相类似的交

叉反应问题。探针愈短,交叉反应的可能性愈大,但原位杂交尚无可靠的对照试验。首先,在决定探针的碱基序列时,必须用计算机预先检索是否有类似序列,也可用 RNA 印迹法检查该探针能否识别正确的 mRNA 位置。在组织切片上的对照可采用:①用核糖核酸酶进行杂交前处理,mRNA 信号应不再出现;②用正义探针在相邻切片进行杂交,应为阴性结果;③用过量的未标记探针做竞争试验,标记探针的特异结合将大为减弱;④在相邻切片对同一 mRNA 使用数种针对不

同片段的探针进行杂交,能否得到同样结果。

原位杂交组织化学法(*in situ* hybridization histochemical method)及免疫组织化学法(immunohistochemical staining method)都是显示细胞化学成分的方法,各有其适用范围及优缺点,两种方法相辅相成,但存在的共同缺陷是反应的特异性问题(specific question)。两种方法的互相印证可以彼此作为其特异性的证据。原位杂交法优于免疫组织化学法的一个重要方面是能更准确地反映某种物质表达的调节。mRNA 量的消长通常反映了其表达的下调或上调,而免疫组织化学虽然也能反映细胞内物质的量的变化,但这种变化可以是由于其在细胞内合成量的变化,也可以是其从胞体释放或被代谢、分解量的变化。例如,神经元中某种神经肽免疫反应的增强可以是其合成增加的结果,也可能是其末梢释放减少的结果,不一定是表达上调现象,反之亦然。免疫组织化学方法的优点之一是可以显示整个神经元,直至其轴突终末;但 mRNA 仅存在于胞体及近端树突内,因而原位杂交法不适于研究神经纤维。

二十二、流式细胞术

流式细胞术(flow cytometry,FCM)是近 20 年迅速发展起来的细胞或细胞颗粒定量分析(particle quantitative analysis)和进行细胞分类(cell classification)研究的新技术,流式细胞仪(flow cytometer)是流体喷射技术、激光光学技术、电子技术和计算机技术相综合的高科技产品。流式细胞仪又称为荧光激活细胞分类器(fluorescent activated cell sorter,FACS)。应用流式细胞术可对单细胞逐个进行高速准确的定量分析和分类,每秒测定达数千到数万个细胞,且有高度的重复性。在单个细胞中,可同时测得 DNA、RNA 及细胞体积 3 个参数,也可测定细胞核与细胞的比例、蛋白和免疫标记的其他参量。在无菌条件下,高速对活细胞进行分类,其纯度达 90%~99%,这种高速信息的测量分析和高纯度分类的新技术,为细胞生物学提供了一种强有力的研究手段,而且很快地推广到神经生物学等领域。

1. 流式细胞仪主要组件　流式细胞仪的组件有细胞流动的液流系统(包括各种管道、压力调节开关、液体流动室和超声振荡器喷嘴)、氩离子激发器和阻断滤片,荧光检测器,散射光检测器,一对带有恒定静电压的偏转板,细胞收集器(cell collector),以及电子控制系统和计算机系统。

2. 流式细胞仪的原理和应用　流式细胞仪要求被检细胞用荧光染料染色,呈悬浮状态(suspension state)。光染色的细胞通过样品进入管道被压进超声波(ultrasonic wave)振荡器喷嘴的中央部,同时将无细胞的液体经过另一进入管道被压入喷嘴,使之形成包围细胞悬液的鞘液。在鞘液和细胞悬液存在一定压力差的情况下,中央的细胞悬液和周围鞘液的分层液流快速通过 50μm 的喷嘴圆孔,被喷射出来。当同轴流动的细胞悬液和鞘液通过激光器发出的氩离子激光束照射小区时,单行流动的细胞发射出荧光,荧光检测器接受聚焦后的荧光信号。多数流式细胞仪可以同时收集两种以上不同波长的荧光信号,检测细胞膜表面或细胞内荧光分子的数量。散射光检测器则接受细胞散射偏转后的激光束信号,此信号可反映细胞的物理化学特性、大小、数量和类型。前向角散射光强度信号与细胞的大小有关。散射光强度信号则反映细胞内部结构,即流式细胞仪可以同时收集两个方向散射光的信号。两种光检测器所产生的信号,经过电子系统的处理,产生脉冲,并使测量过的细胞在形成微滴时,带上不同的电荷(充电)。当充电微滴通过带有恒定静电压的偏转板时,带正电荷的细胞微滴在静电场作用下落入左方的细胞收集器,而带负电荷的细胞微滴落入右方的细胞收集器,不带电荷的细胞微滴落入中央的容器中,从而实现细胞分选的目的(图 1-2-27)。这种分类技术能以高速分类细胞,纯度在 90%~99% 之间,细胞活性在通过仪器过程中不受影响。流式细胞仪仅对悬浮细胞进行分析和测量,并进行统计学分析,但无法得到细胞的形态学以及多种动力学功能参数,尤其不能满足细胞的解剖定位研究。

3. 流式细胞计能测量的主要参数　可概括为结构和功能两个方面。结构方面包括:①细胞大小、形态;②核与质比值;③色素颗粒及含量(如血红素、叶绿素、脂褐素);④亚细胞形态;⑤ DNA、RNA 含量、碱基比例及蛋白质含量;⑥细胞表面抗原;⑦碱性蛋白;⑧染色体结构;⑨细胞表面糖原等。功能方面包括:①氧化还原酶状态;②膜的完整性、流动性、通透性或微黏度;③表面电荷;④细胞内的 pH;⑤细胞和线粒体膜电位;⑥细胞质和膜结合的 Ca^{2+};⑦酶活性;

⑧DNA 合成能力；⑨细胞质网络的结构性；⑩细胞内和细胞膜受体等。

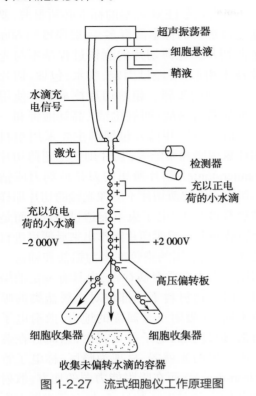

图 1-2-27　流式细胞仪工作原理图

二十三、电子显微镜术

　　虽然光镜是形态学研究的有力工具，而且它的制作已日趋完善，但是光镜有其本身所不能克服的局限性，那就是它以可见光作为光源和分辨率受光波波长的限制，已经达到了极点。人的眼睛之所以能看见物体，是由于受到了被物体反射出来的光的作用的缘故。对于光线，比它的半个波长还要大的物体就能被反射，使我们可以用肉眼、放大镜或光镜来看到。然而，对于比光线半个波长小的物体，就不能使光线发生反射，光线从它的旁边绕射过去，这样的物体就自然不能被人眼所看到了。可见光的波长介于 400~750nm（即 0.4~0.7μm）之间，因而光线不能在小于 0.2μm（可见光最短波长的一半）的物体上发生反射，即光镜不能分辨 <0.2μm 的物体，这就是光镜的极限。要摆脱这个困境必须选择可见光线以外的另一种波来"照明"物体，它的半个波长必须远远小于 0.2μm，这个理想的当选者就是"电子波"。电子是比 1×10^{-12}mm 还小的粒子，当其向外发射时，像光线一样可给物体造成影像。例如在电子流经过的道路上放一个障碍物（物体），当电子发射出

来在中途碰到此障碍物而被阻挡不能继续前进时，便会在物体后面的荧光屏上留下一个物体的影像。因此，电子虽然是小粒子，但也可以像光线一样用来"照明"物体。运动着的电子还并不单纯是微小的粒子，它们还是一种波。如果推动电子运动的电压是 50kV、100kV 甚至达 3 000kV，所产生的电子波波长大约是 2×10^{-8}mm，则这种电子波的波长相当于可见光中最短波长的 8×10^{-4}mm。因此利用电子射线，可以看见比普通光镜难以观察的微小结构。这样就打破了光镜的极限。利用电子的波动性而制成的显微镜就是 20 世纪 30 年代后期开始问世的电子显微镜（electron microscope）（简称电镜）。

　　1. 电子显微镜的基本结构　　电镜的基本结构与光镜相似，归纳起来是由光源、成像和观察 3 个部件构成的（图 1-2-28）。

　　（1）光源部分：光镜是用可见光作为光源，电镜则利用电子束。取得电子光源需要特定的条件和装置，此装置称电子射线管或电子枪。电子射线管内装有阴极金属丝（钨丝）、栅极和阳极金属板。栅极和阳极金属板中央均开有小孔。当在高真空情况下通电加热阴极金属丝呈白炽状态时，就有大量电子不断从钨丝尖端发射出来。由于栅极和阳极金属板上都加有很高的电压，发射出来的电子受到阳极很高的正电压的吸引，以很快的速度穿过栅极和阳极金属板中央的小孔，形成一条电子束。栅极的作用是控制电子束流的大小。

　　（2）成像部分：光镜是靠两个玻璃透镜——物镜和目镜使可见光线发生曲折而成像的。同样，电镜也有能使电子射线发生曲折的透镜系统。电子透镜是利用电磁场制成的，故称电磁透镜。从电子枪发射出来的电子束要经过好几组电磁透镜，第一组称会聚镜，其作用是使电子束变得更为集中，瞄准在要观察的标本上。标本一般放置在第二组透镜的前方。第二组成像系统的透镜包括物镜、中间镜和投影镜。物镜使经过标本的电子射线发生曲折而产生物像；中间镜和投影镜则把物像再放大，最后投影到荧光屏或照相胶片上。在成像系统的几种透镜中，以物镜的质量最为重要。一般说来，物镜的磁场越强，物镜的焦距就越短，透镜的像差越小，电镜的分辨本领越好，放大倍数也越高。因物镜直接决定了成像的分辨率，所以被称为电镜的心脏。

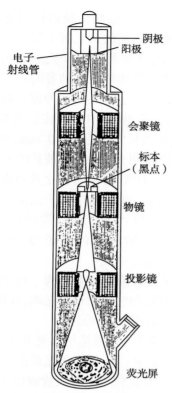

图 1-2-28　电镜中电子束的通路

图中标注：阴极、阳极、电子射线管、会聚镜、标本（黑点）、物镜、投影镜、荧光屏

（3）观察部分：光镜是利用可见光作光源，人眼可以直接观察它的成像。可是在电镜中，由于利用了人眼看不见的电子流作光源，所以必须要有把电子流转换为可见光的装置，这个装置通常用荧光屏。当电子流打在荧光屏上发出可见的荧光，人眼才能接受。为了记录结果，荧光屏下装有照相机，可用电子感光胶片拍摄观察的图像。荧光屏和照相设备是电镜的观察记录系统。

世界上第一台电镜是 1930—1933 年由德国的 Ruska 和 Knoll 研制成的。第一台商品化电镜则是 1939 年生产的。从第一台电镜诞生到今天，其发展十分迅速，电镜的性能及自动化程度愈来愈完善，电镜的分辨本领已接近理论极限（0.2~0.3nm），这就意味着用电镜可直接观察到分子和原子，可深入到前所未有的细胞大分子结构中，使形态学根本不同于光镜阶段的形态学，发生了根本的变化。电镜从根本上充实和深化了关于生命结构的资料，使生物的形态和功能更好地结合起来。此外，随着电镜的发展，其种类也增多了，各种相应的电镜技术也蓬勃发展起来。

2. 透射电镜　这种电镜是收集直接透过标本的电子并使它们成像的，故称透射电镜（transmission electron microscope，TEM）。它的应

用最普遍和广泛，通常所说的电镜是指此而言，上述的电镜结构亦即 TEM 的结构。由于电子穿透力很低，故供 TEM 观察的标本必须很薄，要比普通光镜观察的标本薄得多，一般厚度约 60nm，称超薄切片。超薄切片的制作过程基本与光镜制片技术相似，要经过固定、脱水、包埋、切片和染色一系列的步骤。超薄切片技术中所使用的固定剂通常有锇酸（四氧化锇）、高锰酸钾和一些醛类（如戊二醛、甲醛）；包埋剂主要采用塑料物质如环氧树脂和聚酯等；切片则要用超薄切片机（ultramicrotome），切片所用的刀是玻璃刀或钻石刀。切出来的超薄切片不能像光镜的切片那样贴在玻璃载玻片上（电子束不能透过玻璃），而是粘在金属载网上。超薄切片制作出来后便可进行染色处理，电镜常用的染色剂多为铅盐和铀盐。固定剂锇酸因为有重金属存在，也具有一定的染色作用。因生物材料不同部位对金属盐类的吸附能力不同，在吸附重金属强的地方，散射电子的能力强，透过去的电子数目就少，因而打在荧光屏上所发出的光就弱，显现为暗区，称电子致密（electron-dense）；而在吸附能力弱的地方，散射电子的能力弱，透过电子数目多，打在荧光屏上所发出的光就强，显现为亮区，称电子透明（electron-lucent），这样便构成了反差。这种加强反差的染色方法亦称为正染色法，以别于 20 世纪 60 年代前后才发展起来的负染色法。在负染色法中所用的重金属盐类不会被样品成分所吸附，而是沉积到样品四周，因而样品四周表现为暗区，而在有样品的地方散射电子的能力弱，因而表现为亮区，这样便能把样品的外表与表面结构清楚地衬托出来。因这种染色法得到的效果恰与上述正染色（positive staining）的相反，所以称为负染色（negative staining）。负染色技术多用于显示存在于悬浮液中的极小的颗粒状材料，如病毒、蛋白质一类的生物大分子。

超薄切片的制作，也可以不经过固定、脱水、包埋的步骤，而是直接在低温冷冻的条件下切出超薄切片，称为冰冻切片技术。通常是在普通超薄切片机上加入一个恒冷箱来保持低温而完成。冰冻切片技术因用快速冷冻来代替化学固定，而且不必使用塑料包埋介质，因此，它所得的图像更真实和更有代表性，分辨率也较高。

3. 冷冻蚀刻技术　冷冻断裂和冷冻蚀刻技术是一种透射电镜样品制备技术。冷冻断裂

（freeze fracturing）是在极低的温度下将生物样品断裂，暴露出生物材料内部的表面结构，然后在断裂面上喷涂一层金属，制成一层复型膜在透射电镜下观察。冷冻蚀刻（freeze etching）是在冷冻断裂的基础上稍加改变而成，即生物样品经冷冻断裂后，在高真空下使断裂面上一部分冰加热升华，然后再进行复型。但习惯上冷冻蚀刻已用来称呼冷冻断裂和冷冻蚀刻两种方法，也有学者把这两种方法统称为冷冻复型技术（freeze replica technique）。

冷冻蚀刻技术与超薄切片技术发展于同一时期，在 20 世纪 50 年代初期就有学者提出了冷冻蚀刻技术的雏形。1951 年，Steere 首次将冷冻蚀刻技术应用到生物学领域，成功地获得了细胞内病毒结晶的复型，但结果到 1957 年才发表。1961 年 Moor 等人将这一技术和仪器进行了较大的改进，后来 Balzer 把这种仪器制成商品，使冷冻蚀刻技术很快得到了广泛的使用。现在，冷冻蚀刻技术已成为研究细胞超微结构的主要方法之一，特别是在生物膜的研究中，这一技术有其独特的优越性。

与超薄切片技术相比，冷冻蚀刻技术有下列优点：①用超薄切片制备生物样品时，要经过化学固定、脱水、包埋和染色等步骤，这些步骤都会引起标本超微结构的人为改变。在冷冻蚀刻技术中，冷冻固定代替了化学固定，而且不经过脱水、包埋等步骤，使生物样品更接近于生活状态。②在冷冻断裂生物样品时，能揭示生物膜内部和细胞内的三维构象，在电镜下具有明显的立体感。应用这一技术发现了许多用超薄切片法无法显示的结构，有力地推动了超微结构研究的发展。

（1）冷冻蚀刻技术的基本原理：冷冻蚀刻技术主要由生物样品预处理、快速冷冻、冷冻断裂、冷冻蚀刻、金属复型和复型膜剥离等步骤组成（图 1-2-29）。首先将经预处理的生物样品在冷冻剂（如液氮）中快速冷冻，然后放到真空喷镀仪中作冷冻断裂，再加热使断裂面上部分冰升华，最后向断裂面上喷铂、喷碳，形成一层复型膜。这一层复型膜印下了生物样品断裂面上的立体结构，将生物样品腐蚀掉后，用铜网将复型膜捞起，就制成了冷冻蚀刻的电镜样品。在制备冷冻蚀刻复型膜的过程中，每一步骤的操作都会影响复型膜的质量。因此，了解这些步骤的基本原理对制备高质量的冷冻蚀刻样品是很重要的。

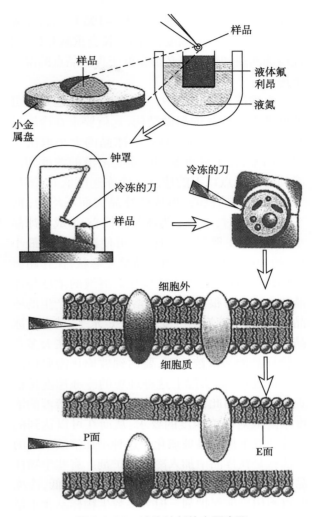

图 1-2-29　冷冻蚀刻的主要步骤

（2）冷冻和冷冻保护：在生物样品的冷冻过程中，一个严重的问题是冰晶的形成。生物样品都含有水分，冷冻时一部分水分首先形成小的冰晶（ice crystal），然后以此为核心不断发展，周围介质中的水分不断移过来供冰晶的生长，结果使冰晶周围的溶液浓度增加。在细胞外形成的冰晶可导致细胞脱水（dehydration）、皱缩（shrinking）、变形（deformation），而细胞内的冰晶可严重破坏超微结构。冰晶的生长不是无限制的，当冰晶之间的溶液浓度达到一定水平后，冰晶停止生长，这时高浓度的溶液在低温下形成共晶，呈玻璃状。冰晶的生长是有一定温度范围的，在纯冰中，冰晶生长从 0℃（冰点）开始一直持续到 −130℃（再结晶点）；在溶液中，冰晶生长的温度范围与溶液的浓度有关，在大多数生物样品的溶液浓度下，一般为 −80℃~−2℃，即再结晶点在 −80℃左右。两结晶点的数值在冷冻蚀刻技术中很重要，因为生物样品在快速冷冻到达液氮温度（−196℃）后，如果再热到再结晶点的温度，冰晶生长会重新开始，因此冷冻断裂和蚀刻都必须在低于再结晶点的温度下进行。

在冷冻蚀刻技术中，一个重要的问题是尽可能好地保存样品的超微结构，这就要求在冷冻过程中形成的冰晶越小越好。冰晶的大小取决于很多因素，其中最重要的因素是溶液的浓度和冷冻到再结晶点以下的速度。冷冻速度低时，溶质分子为冰晶的核心，形成的冰晶大而不均匀；而在快速冷冻时，水分子为冰晶的核心，形成的冰晶小而均匀，在理想的条件下，可使冰晶达到最小值（约 20μm³），这时生物样品呈玻璃状，保存超微结构最好，这一过程称玻璃化。溶液的浓度与冰晶的大小也有很大的关系，溶液浓度高，产生的冰晶就小，如果溶液的浓度超过一定水平，就没有冰晶形成，整个系统变成共晶状态。但是在大多数生物样品的溶液浓度下，要达到玻璃化需要极高的冷冻速度，而实际上这种理想的冷冻速度是很难达到的。因此，在实际使用时，用增加溶液的浓度来降低对冷冻速度的要求，从而在可以达到的冷冻速度下使样品玻璃化。这种增加溶液浓度的办法就是在样品中加入冷冻保护剂。有些生物样品如酵母、某些细菌和种子等，含水量很低，冷冻时可不用冷冻保护剂。但大多数生物样品含水量高、浓度低，在冷冻前必须加入冷冻保护剂。

常用的冷冻保护剂有甘油、乙二醇和二甲基亚砜（DMSO）等，其中甘油最为常用。一般说来，20%~25% 甘油（用缓冲液配制）适用于大部分生物样品，对较大的组织块，甘油浓度可稍高一些。但甘油浓度也不应太高，当甘油浓度达到 35%~40% 时，只形成共晶，断裂后不发生蚀刻作用。甘油透入组织很快，浸透时间不宜太长，室温下一般浸透 30min 就够了，最好不要超过 2h。此外，甘油对生物样品还有一些不良作用，首先是甘油的渗透作用，细胞与甘油接触时会发生细胞脱水和胞质皱缩，尽管胞质收缩在短时间内会恢复，但一般不会完全恢复到正常状态，这种作用在植物细胞中最明显。另外，甘油还会引起细胞的结构与生理变化，如内质网肿胀、膜内颗粒的分布改变等。为了防止甘油对超微结构的不良影响，一般将生物样品先用戊二醛固定。经过戊二醛固定，冷冻蚀刻方法就失去了本方法中生物样品不经化学固定这一主要特点。

生物样品（biological sample）的冷冻是在冷冻剂内进行的，对冷冻剂的要求是热传导率高、冰点低、沸点高和比热高。常用的冷冻剂有 −158℃ 的液态氟里昂（Freon）和 −196℃ 的液氮等，在液态 Freon 中，生物样品的冷冻速度为 100~1 000℃/s，冷冻效果较为理想。但目前最常用的方法是把生物样品放在液氮中冷冻，因为液氮价格便宜、容易得到。液氮的缺点是沸点低，在液氮中生物样品的表面会形成一层气体绝缘层，从而减慢了样品内部的冷冻速度。因此有学者把生物样品先在 Freon 中快速冷冻，然后将样品转移到液氮中，这样效果较好。除了 Freon 和液氮外，丙烷（−160℃）和液氦（−272℃）也是很好的冷冻剂，在液氦中的冷冻速度为 1 000~10 000℃/s，是很理想的冷冻剂，但目前使用还不普遍（图 1-2-30）。

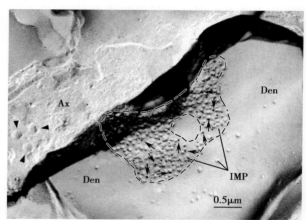

图 1-2-30 冷冻蚀刻技术制作标本观察的结果
含突触小泡（三角）的轴突终末（Ax）与树突（Den）形成突触联系。黑色虚线所围的区域是膜内蛋白（inter membrane protein，IMP）密集存在的突触活性区（active zone），其中的部分 IMP 被谷氨酸受体（GluR）抗体连接的纳米金颗粒标记（箭）。

（3）冷冻断裂：冷冻断裂是用冷刀对冷冻样品进行碰撞断裂。由于冷冻样品很脆，与冷刀接触时很容易裂开，在冻结的标本面上产生一系列粗糙的半球形断裂面，断裂面上被刀划过的地方有很多划痕，而没有被刀划过的半球形区域是我们所需要的。在这些区域所暴露的可以是各种细胞成分的表面、也可以是不同水平的切面以及细胞成分被铲除后的底面。

冷冻断裂可以在真空外进行，也可以在真空内进行。在真空外断裂的优点是可以在非常低的温度下进行，断裂时产生的塑性变形小，而且在断裂后可根据需要进行各种处理。真空外断裂的缺点是样品容易污染,由于污染是冷冻蚀刻技术中的关键问题,因此真空外断裂已很少被采用。目前常规的断裂是在低于 1×10^{-5} mmHg 的真空中进行,即使在真空中,冷冻的样品在断裂后如果不立即复型也会产生严重的污染,这是由于真空系统中的水、蒸汽和油分子很容易在冷的断裂面上凝结,样品温度越低,污染率越高。为了避免污染,近年来普遍采用在较高的温度下进行断裂,常用的断裂温度是 -120℃ ~-110℃。如果不需要蚀刻,样品断裂后立即进行复型,这就是冷冻断裂技术。

断裂面的方向取决于进刀的方向和角度。因此,对一些有方向性的组织,在装样品时必须注意其定向。除进刀的方向外,断裂面在生物样品中的行进主要与样品中化学键的相对强度有关。如断裂往往沿着生物膜类脂双分子层的中央疏水部分进行,因为那里的结合最弱,阻力最小。

尽管样品的断裂在低温下进行,断裂时仍可使样品产生塑性变形,这种变形与样品的性质以及温度有关。有学者用一塑料小球做试验,发现这种小球在 -100℃ 下断裂时产生变形,而在 -269℃ 下断裂时不变形。各种多聚物如塑料小球、蛋白质和膜内颗粒等,塑性变形的结果是外形增大,在图片上表现为所有颗粒向同一方向变形。塑性变形的具体性质目前还不清楚,但解释图像时必须注意到这一点。

(4) 冷冻蚀刻(freeze etching):蚀刻就是把样品断裂面上的一部分冰升华掉,进一步暴露样品中的超微结构。冰的升华(sublimation)必须在真空系统(vacuum system)中进行,当系统的蒸汽压低于冰的饱和蒸汽压时,冰就会升华。样品断裂面让一定厚度的冰升华为水蒸气,这个厚度就是蚀刻深度,单位时间内的蚀刻深度称蚀刻速度(etching speed)。蚀刻速度与蚀刻时的温度和真空度有关。由于真空喷镀和复型所用的真空度相对恒定,常用的真空度为 1×10^{-6}~1×10^{-5}mmHg,因此,蚀刻速度主要决定于蚀刻的温度。无目的的过度蚀刻,是不必要的。除一般蚀刻外,还有一种深度蚀刻。将样品放在蒸馏水中冷冻和断裂,然后在 -100℃ 下蚀刻 1~3min,这种方法可以暴露生物膜的真实表面,主要用于细胞悬液和亚细胞成分的研究。

蚀刻时必须注意的是防止样品断裂面的污染。由于样品温度低,升华的水蒸气可能重新在断裂面上凝集,从而污染样品、掩盖细节。防止污染的一个简单办法是将冷刀停留在断裂面上方,当断裂面上的冰升华时,冷刀起冷凝的作用,使水蒸气很快在冷刀上凝集,从而防止了断裂面的污染。

(5) 真空喷镀和复型:生物样品经冷冻断裂和冷冻蚀刻后必须立即对断裂面进行真空喷镀(vacuum spraying)以制备复型膜(replica membrane)。首先将铂以 45° 角对断裂面作斜向投射,这一过程在低于 10^{-5} 毛的真空度下进行,铂(platinum)在真空内由于高温而蒸发,产生金属粒子以 45° 角的方向喷镀于样品表面,在断裂面上沉积一层厚薄不匀的金属薄膜。断裂面的各种细胞结构上沉积金属粒子的多少直接与其相对于蒸发源的位置有关,对于断裂面上凸出的物体,其向着蒸发源的一面沉积金属粒子多,背着的一面沉积金属粒子少,从而增加了各种结构的反差。喷铂以后在断裂面上形成的膜薄而不匀,还需喷上一层碳膜才能成为坚固的复型膜。喷碳的角度是 90°,即在垂直于断裂面的方向进行,碳膜的厚度一般以 20~30nm 为宜。这样制成的复型膜直接反映了样品断裂面上各种结构的三维形象,把复型膜从生物样品上剥离下来后可立即在透射电镜下观察。在电镜下,当电子束投射到复型膜时,金属粒子产生较强的散射效应,不同厚度的金属薄膜形成明暗不同的形象,有很强的反差和立体感。铂碳粒子的大小为 2~3nm,粒子的大小决定了冷冻蚀刻技术的分辨率(resolution),若采用粒子更小的蒸发源可望提高分辨率。常用的喷镀金属还有铂 - 钯合金、铂 - 铱合金等。

4. 扫描电镜　当电子束(electron beam)射到样品(标本)上,电子便会与样品发生多种反应。其中只有一部分电子(透射电子)能够直接透过样品,而其他的电子中有一部分可把样品表面原子的外层电子打落,这被打落的外层电子又称为“二次电子”(secondary electron)。如果把从样品表面反射出来的“二次电子”收集起来并使它们成像,那么这种电镜称为扫描电镜(scanning electron microscope,SEM)(图 1-2-31)。扫描电镜的照明部分与透射电镜一样是发生电子的电子枪。自电子枪阴极发出的电子,经几个电磁透镜聚焦成一极细的电子束(通常称为电子探针)落在标本的表面。电子探针是沿着整个标本表面顺序逐行移动,也就是对标本扫描,然后用探测器把从标本表面发射出来的"二次电子"收集起来,再经视频放大器放大后调制显像管的亮度。因电子探针在标本上的移动和显像管荧光屏上亮点的移动是同步的,所以在显像管荧光屏上就扫描出一幅反映该标本表面形貌的图像来。图像可直接观察,也可用照相机拍摄记录下来。扫描电镜主要观察物体的表面形态,因而对样品的厚度没有限制,无须制作超薄切片,在样品处理上比较简单,只需经过固定、脱水及镀上

一层金属薄膜就可以观察了。扫描电镜的视场大,景深长,故其图像富于立体感和真实感。而且它的放大范围很广,可以从放大镜水平(10倍)很容易地改变到光镜水平(几百倍)和透射电镜的水平(几十万倍)。所以扫描电镜填补了光镜和透射电镜之间的空隙。虽然扫描电镜的分辨本领不及透射电镜,但透射电镜一般只能获得切成薄片后的二维图像,扫描电镜则能够直接观察样品表面的立体结构(图1-2-32)。

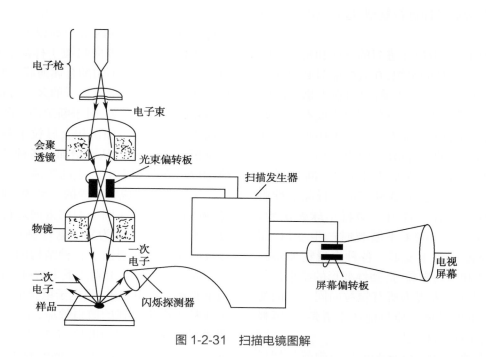

图 1-2-31　扫描电镜图解

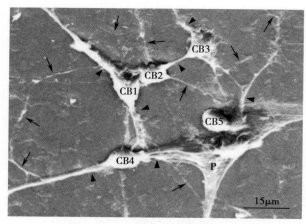

图 1-2-32　扫描电镜观察的结果

原代培养的 SD 大鼠海马神经元,可见位于中央位置的 5 个神经元胞体(CB1～CB5)及与其胞体相连的粗大突起(三角)和远离胞体分布的细小突起(箭)。
P:神经突起形成的丛。

5. **高压电镜**　高压电镜(high-voltage electron microscope,HVEM)与透射电镜相似,只是它所用的加速电压十分高,一般为(200~1 000)kV,而透射电镜所用的加速电压仅(50~100)kV。高压电镜由于加速电压很高,增强了电子穿透力,并大大减少色彩参差(chromatic aberration),因而有可能以良好的分辨率观察比较厚的标本。例如可研究 1μm 厚切片的细胞内结构,比普通透射电镜所要求切片厚度厚约 10 倍。如果加速电压超过 1 000kV,是为超高压电镜。高压电镜和超高压电镜可观察光镜水平近 10μm 厚的组织切片。由于厚标本在不同高度上的细节能同时清楚地成像在同一平面上,因而得到的图像实际上是一张在不同高度上的叠加像。所以,如果在标本的同一部位从两个不同的角度拍摄两张照片,再用立体镜

进行观察时,就如同看立体电影一样,得到物体的三维结构信息,这称为高压立体显微镜术(high-voltage three-dimensional microscopy)。采用这种方法可观察到细胞内细胞器的三维结构。而且,高压电镜电子运动速度快,可减少对标本的损伤,提高暗场像的质量。若能配合特殊的"压力标本室",将为观察活的标本如细菌、组织及培养细胞内部结构,提供极大的可能。高压电镜的体积比一般透射电镜庞大得多,相当于普通 2 层楼的高度,结构看起来也更加复杂,但其镜体的透镜系统与一般透射电镜的类似。

6. **分析电镜**　在透射电镜(TEM)或扫描电镜(SEM)上增添某些特殊的附件,使之不仅能够观察样品的形态结构,而且能用来分析样品的化学组成,这种电镜就称为分析电镜(analytical electron microscope)。通常是在电镜上装有 X 线晶体分光光谱仪和 X 线能谱仪(图 1-2-33)。前者是分析 X 线的波长,后者是分析 X 线的强度。高速运动的电子束流,被电磁透镜聚焦成极细的电子探针(直径不到 1μm),然后照射在样品上。样品中的原子吸收了电子的能量而处于高能激发状态;当原子恢复到基态的时候,吸收的多余能量便以 X 线的形式发射出来。激发出来的 X 线的波长和能量与样品内所含元素的原子序数密切相关,通常把这种 X 线称为特征 X 线。因此,只要把从样品上发射出来的特征 X 线收集起来,利用上面提到的两种仪器附件,对它进行波长和强度分析,便可推知样品内包含哪些元素及各元素的含量为多少,这种分析技术称电子探针 X 线显微分析术(electron probe X-ray microanalytics)。分析电镜的优点是能够在不破坏样品的情况下,既能对体积只有几立方微米内所包含的元素成分进行分析,又能把它与细胞组织的显微或超微形态结构对应起来,因而可以完成定位定量分析。其次是分析的分辨率很高,周期表上大部分元素都能分析出来,而且能够分析出亿万分之一克的微量元素。X 线发射光谱谱线清晰,比普通光谱容易识别和解释。因此,分析电镜可用于许多学科的研究。

7. **扫描透射电镜**　扫描透射电镜(scanning transmission electron microscope,STEM)兼有 SEM 和 TEM 的优点,同时又消除了它们各自具有的局限性。这种电镜采用的是场发射光源,电子从场发射源发射出来,受到电子枪中阳极的加速,

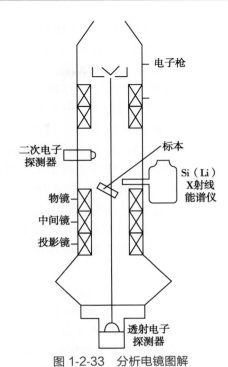

图 1-2-33　分析电镜图解

透射电镜(TEM)加上 X 线能谱仪及二次电子探测器。

经过若干个电磁透镜,形成很细的电子探针,聚焦到样品上。利用扫描线圈使电子探针对样品扫描,再把样品发射出来的各种电子信号(包括透射电子与散射电子的信号)同时用几个探测器分别接受,转变成电信号。得到的信号或者显示在同步扫描的示波器上,或者存储在磁带或数字存储器中,以便于进一步分析。STEM 采用的场发射源(用强场直接从阴极物体中拉出电子来作为光源,这种光源称场发射源)亮度极高,照射面积非常小;这样,不仅大大减少了热损伤和辐射损伤,而且可以在电镜下直接观察到单个原子(如重原子)的高质量图像。由于场发射源要求极高的真空度,使镜体处在高度"净化"的状态,大大减少了污染,可以在镜体内研究原子的移动。STEM 装有好几个探测器,能够同时收集透射电子和散射电子,并且能够同时显像。这样就可以同时观察亮场和暗场的成像(亮场利用透射电子成像,暗场利用散射电子成像,两者物像中呈现的明暗区域正好相反),并对这两种像进行直接比较,经过适当处理,有利于得到样品的三维信息。而且,STEM 所得到的暗场成像质量很高,因此有较高的反差。STEM 的收集器和探测器的效率极高,即使样品只产生单个电子的信号,也能被收集和探测到。因此,当研究极薄样品的时候,不必担心样品的反差过低而影响观察效果。另一方面,它

可以使用最低的电子曝光量减少辐射损伤,从而能够得到高质量的图像。STEM 是属于高级水平的电镜,但其造价昂贵,目前尚未普及。

8. 新型显微镜 虽然电镜打破了光镜的极限,使人们能观察到光镜所不能分辨的原子这一级结构。但是,电镜也有其缺点,电镜要求有一定的真空条件,其发射的高能电子对生物样品有一定的损害,而且透射电镜很少能揭示生物样品的表面信息。20 世纪 80 年代以来,产生和发展了几种新型显微镜,能在近自然条件下,以原子级的分辨率,或以比光镜高 10 倍的分辨率观察生物样品的结构,从而提供了直接而无破坏性的生物样品观测手段。

(1)X 线显微镜:X 线显微镜(X-ray microscope)的光源不是用可见光(光镜)或电子波(电镜),而是用波长范围在 2~4nm 的软 X 线,后者具有足够的穿透力,在许多情况下能使完整的细胞成像。而且 X 线显微镜亦能对生物样品的密度和化学成分进行详细的定量测定。X 线的波长虽达不到电镜的最高分辨率(目前 X 线显微镜的分辨率为几十纳米)但已超过光镜的极限分辨率,而且它与常规电镜不同,它使生物样品能保持在空气中和水中(电镜要在真空),这就意味着生物样品能在类似于自然状态的条件下进行研究。因此,X 线显微镜和电镜具有相互补充的优点。X 线显微镜的主要贡献不是分辨率极限的突破,而是它有在很接近于生物体自然状态的环境下对生物样品进行细微结构观测和化学成分定量测定的能力。X 线显微镜包括接触 X 线显微镜、成像 X 线显微镜、扫描 X 线显微镜和 X 线全息显微镜等数种,都具有各自的优点。

(2)扫描隧道显微镜和扫描探针显微镜:扫描隧道显微镜(scanning tunneling microscope,STM)是一种根据量子隧道效应(tunneling effect)而设计的新型显微镜,其分辨率很高,可在原子水平上显示物质的表面结构(图 1-2-34)。STM 的特点是它不使用自由粒子作光源,故无需有透镜及专门的光源或电子源。它所用的有关辐射源是利用样品内的束缚电子(bound electron)本身,不需外源电子束辐射,因而样品不会受到损伤。而且它能在常压空气中、液体中,即近自然条件下,以原子级的分辨率观测样品表面原子结构,这是电镜所不能达到的。STM 的"光阑"是使用一根极细小的钨探针,其尖端磨得非常细,可能只有一颗原子

大小,通过电压控制装置(piezoelectric control),使探针尖端移动到距样品表面 2nm 的范围内,这一距离是如此之近,以致使探针尖端原子表面的电子云(electron cloud)和样品表面上原子的电子云发生重叠。在探针和样品间加上电压,电子便会通过电子云中狭窄通道流动,产生所谓隧道电流(tunneling current)。后者对探针尖端和样品表面间的距离极其灵敏,仅改变一个原子直径的距离,隧道电流会变化 1 000 倍。因此,当探针沿样品表面移动时,经过隆起的地方(例如有表面原子的地方)时,隧道电流就增大,当探针越过表面原子间的空隙时,隧道电流就降为零。反馈装置(feedback generator)可探测出隧道电流的变化,这样,探针便可在样品表面上以原子精度进行扫描,故称扫描隧道显微镜。STM 不仅可绘制出物质表面结构,甚至可作为一种纳米尺度的工具,能在近自然条件下,以原子级的分辨率为人类揭示一个直接可见的原子、分子世界,这是显微镜观测技术上一次大飞跃,故其发明者 Bining 和 Rohrer 获得了 1986 年诺贝尔物理学奖。

(3)其他:STM 的出现还导致了一系列以类似技术为基础的扫描探针显微镜(scanned-probe microscopes)的诞生,如原子力显微镜(atomic force microscope,AFM)、横向力显微镜(lateral force microscope,LFM)、磁力显微镜(magnetic force microscope,MFM)、扫描热显微镜(scanning thermal microscope)和扫描离子导电显微镜(scanning ion-conductance microscope,SICM)等。这类显微镜通过其粗细只有一个原子大小的不同性能的探针,在非常近的距离上探索物体表面的情况,分辨出其他显微镜无法分辨的极小尺度上的表面细节与特征,使人们可以"看见"分子和纳米世界。

由于 STM 及其一系列相关技术的迅速发展,在 20 世纪 90 年代初诞生了一门多学科的、基础研究和实际应用紧密联系的新科学技术——纳米科学技术(nanometer scale science and technology,NanoST),它研究和应用 0.1~100nm 尺度上的原子、分子现象。NanoST 与生命科学尤其是分子生物学的交叉结合,就形成了一个新的生物学研究领域,即纳米生物学(nano-biology)。纳米生物学的核心技术便是 STM。已知生物大分子(如蛋白质和核酸)的几何尺度大多在几个到几十个纳米的范围内,须通过电镜技术或 X 线衍射法(X-ray diffraction)进行观测,电镜要求有一定的真空条

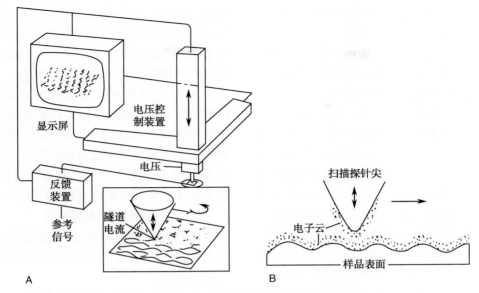

图 1-2-34 扫描隧道显微镜工作原理

件,在观测过程中电子束对生物样品有损伤已见上述,而 X 线衍射法所获实验结果需经模拟和计算才能得到具体的结构信息。因此,相比之下,STM 不仅有原子级的空间分辨率,而且能在大气、水溶液等近自然条件下,对单个生物大分子进行直接观察,这就为研究蛋白质和核酸等生物大分子的结构与功能提供了强有力的工具。例如 DNA 的双螺旋结构以往是依据 X 线衍射数据重构建立起来的,DNA 分子的半径为 1nm,双螺旋的螺距为 3.4nm,碱基对间距为 0.34nm,在空间尺度上已非透射电镜所能分辨。所以迄今未能直接"看"到过其真面目,对其细节更是所知不多。但是,近年来用 STM 第一次观察到 DNA 的大沟和小沟结构,并测得其螺距的变化,提示 DNA 结构并非总是一致,而可能随染色体的长度而异;用 STM 还首次获得了 DNA 单个碱基的图像,表明 STM 有可能识别 DNA 序列。生命过程所必需的能量、物质代谢及其他生物物理过程都是在细胞内亚显微或纳米结构范围内进行的,应用 STM 并结合电镜可获得在细胞膜、细胞器表面的结构信息及其在不同环境条件下的变化,也就是说能在纳米尺度上获得生命信息,特别是细胞内的各种信息。

(李云庆)

二十四、神经影像术的应用

神经解剖学和神经科学的研究进展,一直依赖于动物实验的研究成果。但是,从实验条件到正常的生活状态,从动物到人,这中间有很大差别。显然,若能在生活着的人脑上进行结构和功能的研究,则是生命科学的一大进步。近几十年来神经影像术的进展,不仅为临床诊断带来了革命性的变化,也为神经科学的研究提供了前所未有的先进手段。在此,仅对计算机体层摄影(computer tomograghy,CT)、正电子发射体层成像(positron emission tomography,PET)、磁共振成像(magnetic resonance imaging,MRI)等影像检查方法的简要工作原理及其应用加以概要介绍。

(一)计算机体层摄影

曾经在神经影像诊断中应用的普通 X 线检查、气脑造影术以及脑血管造影术等具有一定的局限性。普通 X 线摄影分辨率很有限,因为灰质与白质对 X 线的吸收程度差别不大,基本上不能显示脑内结构。只有脑内某些结构(如松果体)有 Ca^{2+} 沉积时,才能观察到这种结构。过去,为了确定颅内病变部位,常行气脑造影术(pneumoencephalography)。首先经腰椎穿刺或颅骨钻孔,向脑室注入少量空气,以便显示出脑室的轮廓(透光区)。因为脑室周围的占位性病变可压迫脑室,使其变形或移位,根据脑室局部解剖关系间接诊断颅内病变部位。脑血管造影术(cerebral angiography)是另一种定位诊断颅内病变的方法。首先从颈内动脉或椎动脉注入 X 线显影剂,取得脑血管影像的 X 线片。然后观察脑血管行程的移位或扭曲,间接诊断压迫脑血管的病变部位和结构。自然,脑血管造影术也可直接诊断脑血管病变的部位,如血管瘤、动脉狭窄或先天性血管畸形等。由此可见,无论气脑造影还是脑血管造影,都要在脑外科治疗前,为诊断而先行一次手术,既有危险性,又给患者造成一定痛苦。其次,这两种方法均不能直接显示病变,在间接诊断的推断中,往往对病变的部位和性质发生判断误差。

(1) CT工作原理简介(图1-2-35):在CT仪中,X线发生管与X线检测器分别安装在一条线的两端。检查时受试者头颅位于该线的中央,围绕着头颅X线发生管和X线检测器同步旋转180°,位于直线一端的X线发生管不断环绕头颅发射X线窄谱的、高度校准的平行辐射线束,位于此线另一端的X线检测器不断记录透射头颅组织的情况,进行连续X线扫描与检测。每旋转1°,在射线束交切的每个点上记录下一批投影数据。对某一脑区来说,通过总和各个角度扫描得到的投影数据,计算出该脑区的放射密度,即其投影特征。脑的每个"断面"扫描结果,都是从数千个交切的投影数据中,通过计算机计算出的一个矩阵,然后转译成数字-衰减系数(attenuation coefficient),最后显示为视觉可见的、具有相对明暗度的脑区照片。此外,CT照片以更为敏感的闪烁晶体材料,替代了普通X线胶片。CT具有很高的扫描分辨率,可在直径不足1mm的软组织间进行分辨,即使各组织间放射密度差不到2%,也可分辨出来,因此CT可分辨脑白质、灰质、血液及脑脊液,得出类似脑厚片解剖标本样的图像。为了增加不同组织成分间的对比度,还可静脉注射不透过X线的对比剂,如最常应用的碘剂。使血床增多区或血-脑屏障受损区影像增强后为高密度。通过这种方法,可以更有效地观察到血管、肿瘤或脓肿等。

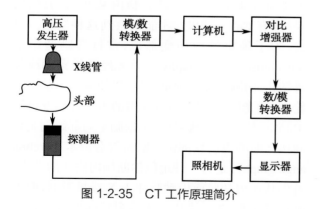

图1-2-35　CT工作原理简介

(2) CT检查的优势:首先,是在活体内对脑病变部位与性质十分准确的诊断,不需间接推断。其次,诊断及时而又安全,除接受少量X线外,不

给患者造成任何创伤和痛苦。第三,由于直接观察到脑内特异性病变的部位和性质,可与患者临床表现确切联系在一起,从而为人脑各功能区及其损伤的解释提供十分有益的帮助。

(3) 激发科学家发展其他神经影像术:这是CT的另一重大贡献。自CT能重建组织放射密度影像的方法成功以来,科学家们很快认识到这种方法也可用来重建放射标记物在组织内的分布状况影像,即开发一种活体内放射自显影的方法。正是基于这种设计思维,开发了PET。

(二)正电子发射体层成像

研制PET的技术基础,一是脱氧葡萄糖放射自显影术,二是CT重建组织内放射密度影像的计算机技术。

1. **脱氧葡萄糖放射自显影术(deoxyglucose autoradiography)** 可在动物体外研究脑功能影像(functional brain imaging)。脑细胞的能量供应主要靠血液中的葡萄糖(glucose),因此脑细胞摄取葡萄糖量的水平,可以反映它们代谢(metabolism)水平的高低,进而反映某些脑区处于激活状态(active state)还是处于静息状态(resting state)。在动物处于某种特异功能状态下,如针刺镇痛条件下,凡在镇痛时被激活的脑区均处于不同的代谢旺盛水平,其葡萄糖消耗量水平也不同程度地增高;反之,在镇痛时未被激活的脑区则代谢水平相对较低,其耗糖量水平也相对较低。若用放射核(^{14}C或^{18}F)标记葡萄糖,由于激活脑区摄取(up-take)葡萄糖量较大,其结合的放射核素示踪剂摄取量也大,即放射密度(emission density)大。反之,未被激活的脑区则放射密度小。这种脑内各区放射密度的差异,可用放射自显影术(ARG)显示出各脑区相应银粒密度不同。再结合图像分析仪的伪彩色处理,以不同颜色代表不同的放射密度,呈现出彩色的脑断层图像,从而分析出与镇痛相关的脑区,并且可依伪彩色的不同分析出与镇痛相关的主要脑区和次要脑区。但是,葡萄糖在脑细胞内很快会代谢掉,迅速跨出细胞膜,因此不适于作为观察脑代谢水平的指标。为此,Sokollof等人研制出一种葡萄糖的替代物,即α-脱氧葡萄糖,它由己糖激酶磷酸化后不再进一步代谢,又不跨出细胞膜,因此可在脑细胞内积累起来。通常将^{18}F-2-脱氧葡萄糖(^{18}F-2-deoxy-glucose,FDG或2DG)注入动物动脉内,用来检测细胞代谢活动,但是这个方法不能用于患者,因为一是要杀死动物,进行体外脑切片放射自显影观察；二是 ^{18}F 半衰期很长，射线对人体有损害。自从有了 CT 成像技术，第 1 个限制已经可以克服；余下的第 2 个限制就是研制半衰期非常短的放射核素。

2. **回旋加速器**（cyclotron）　为 PET 生产半衰期极短的放射核素。研究表明，能发射正电子（positrons）的同位素半衰期都很短。利用微型回旋加速器能够生产这类放射核素：^{15}O（半衰期 123s）、^{13}N（半衰期 10min）、^{11}C（半衰期 20min）以及 ^{18}F（半衰期 110min）等。目前最常用的是放射性水（H_2^{15}O）。这类放射核素半衰期如此之短，又带来了新问题，即必须在受试者接受 PET 检查的当时，临时生产这种核素，并立即使用。这就要求在同一建筑物内，同时安装 PET 系统和回旋加速器，设备费十分昂贵。

3. **PET 是在活体内行放射自显影术**（图 1-2-36）人体细胞（尤其是神经细胞）在正常运作时，必须有氧气和葡萄糖的不断供应，氧气将葡萄糖氧化才能产生细胞活动所需的能量。氧气可和红细胞的血红素结合，而葡萄糖则溶解在血浆中，二者都依靠血液循环运输，因此脑部某处的细胞活性高时，消耗的氧气和葡萄糖的量就多，流到该处的血液就会多而快。换言之，葡萄糖在脑部某处血流量的多寡，就可以作为该处脑细胞活性高低的指标。检查血流量大小时，先将放射性水（^{15}O labeled H_2O，简称 H_2^{15}O）注入受试者臂静脉，不到 1min 放射性水即可在脑中积累，此时脑细胞正在运作而忙碌的区域血流量较大，含放射性水分子也较多，从而形成脑血流分布图像。^{15}O 放射出正电子，与其邻近的脑组织内的电子碰撞而湮没（annihilation），碰撞同时导致电磁辐射，产生一对高能的光子（photon）。这对光子向相反方向运动

形成了 γ 射线（γ ray）。排列成圆圈状的 PET 探测器，可以在不同时间里从各个角度接受 γ 射线，然后经过与 CT 类似的电脑技术，重建出脑不同断层面（section plane）的脑血流分布图（distribution map of the cerebral blood flow）。^{15}O 衰变快，产生 γ 射线快，因此可对脑进行快速多次拍摄，每次快速拍摄都可捕捉到脑内活动的瞬间状况。并且 PET 空间分辨率可达数毫米。

碳（carbon）、氢（hydrogen）、氧（oxygen）、氮（nitrogen）是人体内的重要元素（element），它们几乎不可能放射出射线，并且其半衰期（half-life）非常短，仅数秒，没有临床应用价值。但是，这些元素的同位素半衰期较长，从数分钟到数小时，并且在衰变时可放射出正电子，故有实用价值。这些同位素可在回旋加速器上产生，在非常高的速度条件下，可将额外的质子加至氮、氧、碳或氟（fluorine）原子核上，产生不稳定的同位素（isotope）。此额外的质子很容易分解为两个粒子：一个是中子（neutron），原子核可以接纳额外的中子；另一个是不稳定的正电子（positron），非常容易从生成位点脱逸，同时释放出能量；脱逸的正电子很快与电子碰撞，导致二者相互湮没（mutual annihilation），并放射出两股相互呈 180° 的 γ 射线束。在 PET 扫描中，正电子淹没位点距产生正电子位点仅数毫米，如 ^{18}F 是 2mm，^{15}O 是 8mm，因此 ^{18}F 扫描的空间分辨率高于 ^{15}O。正电子释放的 γ 射线，可被环绕头颅的晶体摄像放大器（crystal photomultipliers）所检测到。正电子释放的一对 γ 射线束，同时被一对在直线两端的放大器检测到，记录为一次辐射事件。由于一对放大器同时检测，γ 射线放射位置可被精确定位，因此这是利用正电子发射扫描产生脑影像的技术。

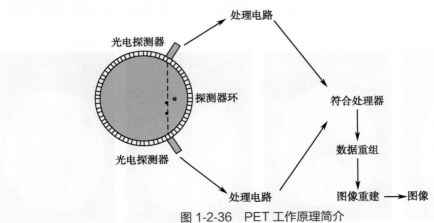

图 1-2-36　PET 工作原理简介

图上黑点代表一正一负两个电子，星号代表光子。

4. PET 检查有许多独特的优点　PET 可以测量神经元的葡萄糖代谢和耗氧（oxygen consumption）水平、脑血流分布状况（图 1-2-37）、脑组织与药物的相互作用（interaction）、神经细胞膜通透性（permeability）与 pH（pH value）以及神经递质及其受体的功能状况（functional status）等多项指标。特别需要强调的是，PET 能在活体某种功能状态下，直接将该功能与相关脑区的定位和范围密切联系起来。就神经递质的受体研究而言，最常用的放射配基结合分析法必须在体外进行，不能反映在某种功能状态下的动态变化，又不能立即出结果。而 PET 却能在活体内形成受体动态变化（dynamic change）的图像。

就应用于临床而言，多数癫痫患者只表现脑功能障碍，并无器质性异常，故 CT 检查无阳性发现。但是 PET 检查能发现局灶性葡萄糖代谢降低，提示该区有病理改变，结合其他检查可诊断颞叶局灶性癫痫。

PET 检查是判断脑肿瘤恶性度的最佳方法，为脑瘤的早期诊断提供了新的手段。用 PET 检测脑瘤及其邻近脑组织的血流量、氧代谢和葡萄糖代谢，可发现脑瘤部位代谢率增高，其增高程度与其恶性度成正比。特别是，PET 检测的葡萄糖代谢改变比 CT 能更敏感地发现早期病灶，有助于早期发现脑瘤。PET 还可测 pH、血 - 脑屏障状态、氨基酸摄取和蛋白质合成、受体位点和密度、化疗药物的体内运输等诸多方面的信息。

对于脑血管病，在结构性损害灶出现以前，PET 图像即可显示病理生理性异常，有助于早期防治。若脑血流测定发现异常而 PET 未显示明显代谢改变者，提示代偿机制尚好。脑血流测定未发现异常而 PET 显示代谢改变者，说明已存在局灶性血液循环障碍。PET 显示局部血流量超过

代谢需求量，提示脑血管已有早期调节功能障碍，或者提示梗死后侧支循环增加。PET 测定局部氧代谢率高而利用系数低者，表明组织可能存活；而氧代谢率低下者，则组织存活希望很小。

对于癫痫、阿尔茨海默病、帕金森病、大舞蹈病、精神分裂症以及其他神经变性疾病，PET 都有独特的诊断价值。此外，给正常人不同的刺激或让其进行不同的活动，如记忆、学习、经受喜怒哀乐等，也将引起不同脑区内的血流和代谢增强，因而 PET 可用于研究脑功能。

（三）磁共振成像

1. 在活体脑成像方面，磁共振成像（magnetic resonance imaging，MRI）有以下优势：首先是图像清晰度比 CT 更好，空间分辨率大大优于 CT，一些不易为 CT 诊断出的病变（如椎间盘变性等），MRI 则可做出诊断。MRI 无骨伪影，因骨组织含水量最少，^1H 也就最少，所以无信号产生，对颅后窝的诊断不受影响。相反，CT 对颅后窝和脑干的诊断常受颞骨岩部和枕内隆突等骨质厚处骨伪影的限制，影响其诊断。其次，MRI 不用 X 线，不对人体产生任何辐射损害。此外，MRI 还可用于神经生物学研究，如测量脑内三磷酸腺苷（adenosine triphosphate，ATP）、磷酸肌酸（phosphocreatine，PCr）、无机磷（inorganic phosphorus，Pi）；用磷 MRI 测量活体内细胞 pH；测量人脑中乳酸（lactic acid）浓度及各种氨基酸（amino acid）的浓度；^{13}C MRI 能在活体内监控若干种特异性生化反应。

2. MRI 的工作原理　其原理比较复杂，仅作概要说明。在磁共振仪强大均匀磁场内，原子核如铁棒一样，其核的自转轴（spin axes）按磁场方向对准平行排列。此时给此磁场附加一个小的磁梯度，即射电波的短暂脉冲，为核回旋运动提供能量，核响应此脉冲与之共振，表现为核自转轴倾

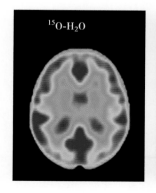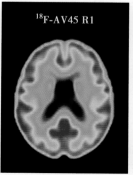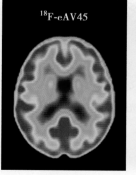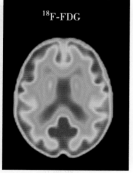

图 1-2-37　PET 显示人脑水平断面和上面观

斜,偏离磁场方向,此时核处于激发态。这一激发过程称为旋进(precession)。当关掉射电波脉冲,去除附加的小磁梯度时,核从激发态返回基态,同时以射电波形式释放出能量,这一过程称为弛豫(relaxation),常以其时间常数表达其回返速率,即弛豫时间(relaxation time)(图 1-2-38A)。

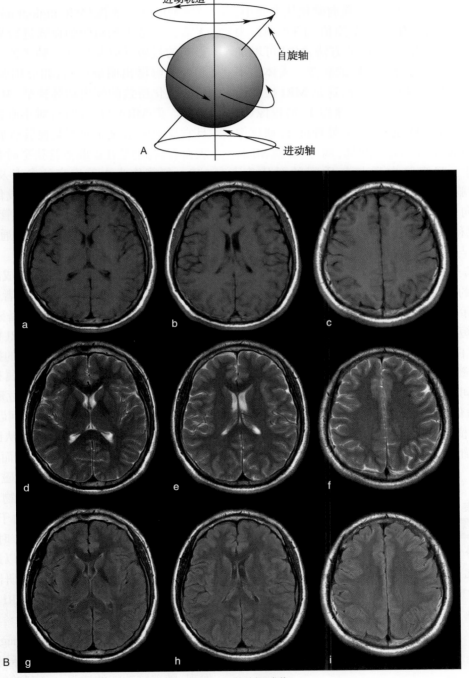

图 1-2-38　磁共振成像

A. MRI 工作原理简介;B. 利用 MRI 技术检测脑部结构。
横轴位 T_1WI 图像:经基底节(a)、放射冠(b)、半卵圆中心(c);横轴位 T_2WI 图像:经基底节(d)、放射冠(e)、半卵圆中心(f);横轴位 FLAIR 图像:经基底节(g)、放射冠(h)、半卵圆中心(i)。

MRI 测量两种弛豫时间,一是自旋-晶格弛豫时间(spin-lattice relaxation time,T_1),人体内的各原子核进入 MRI 仪的磁场后,形成纵向磁化。纵向磁化从小到大,逐渐恢复到激发前的水平,恢复到原值的 63% 时为一个 T_1。另一是自旋-自旋弛豫时间(spin-spin relaxation time,T_2),射频脉冲(RF)激发产生横向磁化。横向磁化从大变小,最终消失。横向磁化减弱至原值的 37% 时,为一个 T_2。通过强调 T_1 或 T_2 的方法,MRI 可增加不同组织间的反差,分辨不同的病变。人体内不同的组织 T_1 和 T_2 显示有差异,这是 MRI 检查诊断的物质基础。强调 T_1 的处理称 T_1 加权像(T_1 weight image,T_1WI);强调 T_2 的处理称 T_2 加权像(T_2 weight image,T_2WI)。例如,对于颅脑 MRI,T_1WI 有利于观察脑白质与灰质间的对比度;T_2WI 则对脑脊液显示较好。通过改变附加梯度磁场的方向,可以获得不同脑切面的信号,如横断面、冠状面和矢状面(图 1-2-38B)。重建脑切面影像的技术,与 CT 或 PET 相似。

MR 信号反映在图像上有灰度差别。高信号是白色的,低信号是黑色的,中等信号是灰色的。但实际反映的是弛豫时间的长短,T_1 弛豫时间短的称短 T_1,意味着纵向磁化恢复较快,显示为高信号(白色);而 T_2 弛豫时间短的称短 T_2,意味着横向磁化消失得快,显示为低信号(黑色);T_1 弛豫时间长者称长 T_1,意味着纵向磁化恢复得慢,显示为低信号(黑色);T_2 弛豫时间长者称长 T_2,意味着横向磁化消失得慢,表现为高信号(白色)。根据组织的 T_1 和 T_2 图像可以对组织定性(表 1-2-5)。

表 1-2-5　人体各组织的 MR 表现

组织名称	T_1	T_2
气体	黑	黑
钙化	黑	黑
骨密质	黑	黑
纤维	灰	灰
水	黑	白
脂肪	白	白
正铁血红蛋白	白	白
肌肉软组织	灰	灰

多数 MRI 成像是用人体组织中的氢原子核。人体内水占体重的 75%,每个水分子含两个氢核。

各种组织中含水量不同,脑灰质较脑白质多,骨组织含水量最少(因此骨组织不产生 MRI 影像)。病变组织含水量改变,因此可与正常组织区别开。例如,通过分析弛豫时间,可将诸如小梗死、小肿瘤、多发性硬化的斑块、皮质下白质脱髓鞘区等病变与正常脑组织分辨开来。

MR 血管成像(MR angiography,MRA)可以无需任何造影剂对颅脑血管进行显影,避免了造影剂的过敏反应及静脉穿刺之苦,对大部分血管病变能够做出明确诊断,如应用 MRA 诊断动脉粥样硬化所致的颅内动脉狭窄、血管畸形和动脉瘤等。但 MRA 也有缺点,对小血管显示欠佳,而且它反映的是血流而不是血管管腔,不能完全代表血管,特别是在诊断血管狭窄时有夸大作用,故 MRA 仅能作为血管疾病的参考及筛选性检查。近年来,MRI 的血管壁高分辨成像弥补了常规 MRA 的不足,可以发现颅内动脉管壁的粥样硬化斑块,对管腔的狭窄程度分级,并通过判断斑块的稳定性进行针对性的临床治疗。

3. 磁共振技术的局限性　其成像速度较慢,容易造成运动伪影,不容易对躁动患者进行检查,对钙化的显示逊于 CT。由于 MRI 设备磁场强度较高,体内有金属物质的患者不能做 MRI 检查,以免造成金属物质的移位和磁场效应所致的损伤。另外,大部分监护仪器和抢救设备存在金属和电磁信号,也不能进入 MRI 检查室,不利于对危重患者的抢救。

在此,应指出一个常遇到的问题,即是否可用医院的 MRI 行动物实验研究。从已获得的经验看,头颅较大的动物(如猴)可以,而诸如大鼠等头颅较小的动物则需要更高场强的磁共振仪和相应的动物线圈,如场强为 7.0T 小动物专用核磁。若应用场强 1.5T 以下磁共振仪,由于磁梯度不够,难以保证脑组织的空间分辨率。时至今日,已经有很多动物专属磁共振仪,国内以武汉中科院数学和物理研究所最早在 2007 年研制成功的适合小动物的 MRI 仪,进行了动物 MRI 观察。

(四)功能磁共振成像

功能磁共振成像(functional magnetic resonance imaging,fMRI)基于 PET 的成像经验。PET 扫描发现,随着脑功能的增强,一定脑区的脑血流量相应增多,但是脑耗氧水平却并未相应增高。脑兴奋区脑血流量增多而耗氧量并未相应增多,导致脑兴奋区回流小静脉内的氧分子多,氧合血红蛋白水平增高。

1. fMRI 的原理（图 1-2-39）　1935 年，Linus C Pauling（诺贝尔物理学奖获得者）发现血红蛋白的氧合水平影响其电磁性，即氧合水平越高，其电磁信号水平越高。这一重要发现直至 1990 年，才被日本学者 Seiji Ogawa 研究组应用到 MRI。他们证明 MRI 仪能够检测出血红蛋白氧合水平的微小差异，到 1991 年开发成功 fMRI，即利用各个脑区回流小静脉内氧合水平的差异，检测到各个脑区在某种功能状态下电磁信号水平不同，电磁信号较强的脑区即是与特定功能相关的脑区，不同的功能状态则出现较强电磁信号强的脑区不同。

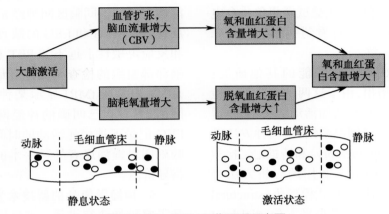

图 1-2-39　fMRI 工作原理示意图

2. fMRI 的优点　①无需注射任何放射核素，氧信号直接反映脑组织的功能状态；②比 PET 空间分辨率更高，可分辨出 1~2mm 脑组织之间的氧信号差异；③不少研究表明，脑处于 MRI 的磁场强度没有有害的生物学效应，反而有良性效应。利用 fMRI 取得了几个方面的研究成果，如人类建立精神图像（mental images）和记忆网络等。

（五）利用神经影像学研究人的精神活动新进展

近年来神经科学界应用 PET 和 MRI，配合脑磁图（magnetoencephalography，MEG）和脑电图（EEG），研究司理人脑语言的神经组构图像，研究认知心理学（cognitive psychology）等精神活动，取得了可喜的进展。主要表现在：

1. 以 PET 脑血流扫描图研究人脑的语言组构图像　1988 年，Marcus E.Raichle 研究组从 PET 脑血流扫描图一目了然地看到了人脑语言组构图像；如果要求受测者说话，可以发现大脑语言区的血流量会突然增加很多。

2. 应用功能磁共振成像（fMRI）显示人类精神活动的脑图像　我国从 1996 年起，开始应用 fMRI 研究人脑的神经活动，但仍与国际先进水平有很大差距。应当指出，当清除所谓"噪声"等功能非相关影像时，应当小心谨慎，不能以经典的神经解剖学知识为依据，而应当以泛脑网络学说为指导，保留不同强度的中间信号影。例如目前已知，大脑皮质的语言区绝对不止 4 个孤立的脑区，而是散布在大脑皮质的许多区域，甚至皮质下区也有相关信号影。

3. PET 和 fMRI 对认知心理学的新贡献

（1）精神活动的可定位性（localization of mental operations）：在心理学领域普遍认为，脑的认知活动广泛分布于脑的不同区域内。但是，由于对记忆痕迹（memory trace）很难定位，过去许多学者强烈反对将精神活动在脑内定位。这一观点持续了几十年，现在 PET 和 fMRI 无可辩驳地显示了精神活动的可定位性。

（2）验证了有分开的脑控制系统：在这里，脑控制系统主要指注意的神经网络（attention network）。fMRI 图像显示，脑对某种刺激注意时，额叶的前扣带回及其周围区均兴奋起来，无论是语言或空间目标刺激，还是运动性学习活动，这些脑区都会非特异性地兴奋起来。注意的神经网络还包括若干个皮质下结构，并且每次注意所涉及的又有所不同，可能与是否朝向感觉刺激、维持惊醒状态或者种种操作有关。一个前所未料的发现是，当受试者首次说出一个名词的词义时，前扣带回首先兴奋起来；但是多次反复同一名词的上述实验，则前扣带回不再兴奋起来，这提示说出一熟悉的名词不再涉及注意机制。而当受试者说出一个新名词时,前扣带回会再次兴奋起来。

(3)感觉输入与精神意象汇聚于同一些脑区:在获得 PET 和 fMRI 研究成果以前,对于知觉(perception)和精神意象(mental imagery)是否利用同样的神经网络,曾有过长期的争议。晚近的上述影像学研究已一目了然地显示,二者确实利用同样的神经网络。例如,让受试者想象一台电话机而未实际看到它,与实际看到一台电话机,二者兴奋的脑区完全一致。

(4)PET 和 fMRI 对认知功能的其他研究:McIntosh(1999 年)指出,由于这两种方法可以检测脑的大多数部分及其与认知活动的关系,故适宜于研究大范围的神经网络系统,这两种方法是研究工作记忆(working memory)和情景记忆检索(episodic memory retrieval)。利用的分析方法可使神经系统定量化、结构方程式模型化(structural equation modelling)及部分最小平方(partial least squares)三者最佳化。观察结果提示,右侧部分前额叶的活动可能反映记忆检索的型式,这取决于与其功能上有联系的其他脑区的活动。学习与记忆发生在很大范围的神经网络的交互作用中;一个脑区可能起多种不同的功能作用,而其作用又受着与其有解剖联系的脑区影响。Drevets(1998 年)在不同的病程和治疗期间,用功能性神经影像术测量患者脑区静息态脑血流和葡萄糖代谢,结果发现抑郁症患者有些脑区功能异常是可逆性的,是依赖于心境状态的;而另一些脑区的异常是不可逆性的。最近的研究成果进一步确证,对待精神病患者行心理疏导和关爱的重要性,让患者心情逐渐好起来,有可能恢复其部分脑功能。Gur 和 Chin(1999 年)报道,用功能性神经影像术可研究精神分裂症的脑侧别。结论是精神分裂症患者左侧大脑半球多有异常。一体化 PET-MR 目前是最高端的影像设备,是在现有大孔径磁共振基础上安装 PET 探测器,实现一次扫描就既有 PET 的成像,又有磁共振的图像。一体化 PET-MRI 的出现推动了两类以前无法完成的神经功能相关研究:①神经功能与递质的关系,探讨利用神经类药物与刺激任务所诱导的神经递质释放与神经功能的关系;②血流与代谢的关系,利用神经功能、血流与代谢综合信息研究神经活动,利用设计的任务,获得不同刺激状态下葡萄糖代谢情况。

4. 脑磁图(MEG)和脑电图(EEG)可以弥补 PET 和 fMRI 研究手段的局限性　神经元发出信号,从一个脑区传至另一脑区,仅需 0.01s;而脑血流量变化(PET)和血氧合状态的变化(fMRI)则需数百毫秒甚至数秒。由此可见,PET 和 fMRI 检查的速度赶不上两个脑区之间神经元"对话"的速度。相反,MEG 和 EEG 时间分辨率相当高,能够记录到不同脑区间神经元交互作用的信号,反应快。MEG 和 EEG 的缺点是在空间分辨率和反应灵敏性上远不如 PET 和 fMRI,尤其是对脑深部组织的检查则更差。最合理的选择方案是,以 PET 或 fMRI 显示某种行为的神经解剖网络,然后在已明确的神经网络上,用 MEG 或 EEG 记录下神经元活动的时间事件流程。另外脑磁图对癫痫患者外科手术的定位具有重要的指导价值。

5. 神经影像学的新技术为神经科学研究带来了突破性研究进展　神经影像学可以与核磁频谱(MRS)分析相结合,在形成脑断层影像的同时,还以软件包显示脑内 20 余种神经化学分子的波峰,以及这些分子之间比值的变化,好像同时进行了脑内液相色谱的定量分析(图 1-2-40)。最近,有一种方法已能观察到细胞水平的 MRI 影像,以氧化铁超微粒作为显影剂,巨噬细胞将这些微粒吞噬掉,局部微粒影像的密度可间接反映出局部巨噬细胞的多少和活动状态,从而反映脑内的某些免疫状态。在活体上电子自旋共振(electron spin resonance,ESR)-计算机断层扫描术/硝酰基探针技术,可以无创性分析氧化损伤-自由基在脑内的定位。1994 年 Basser PJ、Mattiello J 和 LeBihan D 等人奠定了扩散张量成像(diffusion tensor imaging,DTI)的理论基础,DTI 是弥散加权成像(diffusion-weighted imaging,DWI)的高级形式,后来弥散特性的显示与表达,纤维束成像以及 q- 空间成像逐步发展起来;现在 DTI 已进入临床应用领域(图 1-2-41)。DTI 可以提供描述组织弥散特点 3 个方面的信息:①水分子弥散受限的程度,通常用表观弥散系数(apparent diffusion coefficient,ADC)表示;②弥散方向性的程度,通常用部分各向异性指数(fractional anisotropy,FA)或相对各向异性指数(relative anisotropy,RA)表示;③弥散的主方向性,这可以作为脑白质纤维束成像术的主要依据。DTI 纤维束影像与 MRI 灰质影像可以融合在一起。

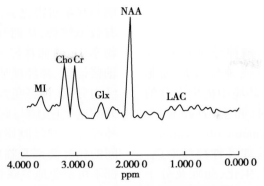

图 1-2-40　正常人脑组织核磁频谱图

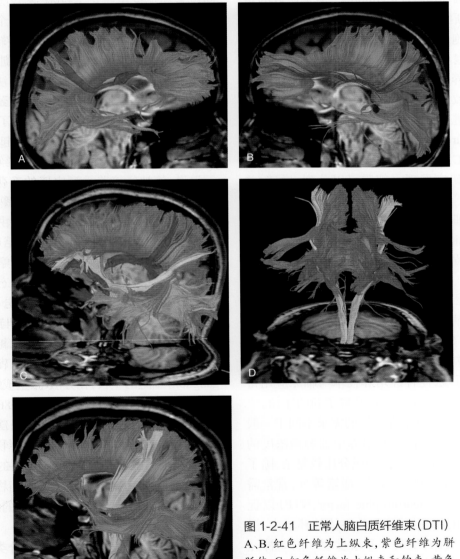

图 1-2-41　正常人脑白质纤维束（DTI）
A、B. 红色纤维为上纵束,紫色纤维为胼胝体;C. 红色纤维为上纵束和钩束,黄色纤维为下纵束(枕颞束);D、E. 黄色纤维为皮质脊髓束,紫色为胼胝体。

（周立霞　曹翠丽　杨天祝）

93

二十五、神经培养

为神经组织（nerve tissue）或神经细胞（nerve cell，或称神经元 neuron）和／或神经胶质细胞（neuroglia cell）在体外特定的环境中提供充分的条件，使其能够存活（survival）和生长（growth），进行形态学上的动态观察（dynamic observation），并在此基础上做进一步实验，如各种神经染色、免疫组织化学、生理、电生理、生化、药理及分子生物学等的观察与实践，总称神经培养（neural culture）。它有别于一般的组织培养（tissue culture）和细胞培养（cell culture）。通常所取的培养材料来自新鲜的哺乳动物或脊椎动物的神经组织和神经细胞，偶尔也可取自低等动物的神经组织或神经细胞。

神经培养的原理与设备的需求与一般的组织培养是一致的。然而神经组织高度分化，神经元一般不再进行分裂和繁殖，所以只是原代培养（primary culture）。近年来对神经干细胞（neural stem cell，NSC）和胚胎干细胞（embryonic stem cell，ESC）的研究发现干细胞可以分裂、增殖，并在一定条件下分化成神经元或神经胶质细胞。而终末分化的细胞，如成纤维细胞等也可以转分化（transdifferentiation）为神经元、神经胶质细胞，甚至可以重编程（reprogramming）为神经干细胞和胚胎干细胞。尤其是近年来分子生物学的飞速发展，临床上对神经移植（nerve transplantation）治疗某些疾病的探索与开拓（如细胞移植治疗帕金森病、亨廷顿病等）以及组织工程学（tissue engineering）中的种子细胞（seed cell）的研究和应用也受到了重视，使神经培养技术与临床应用得到进一步的发展，为临床治疗开辟了新的途径。

神经组织在体外生存环境的需求不同于一般组织，有其特殊性。例如对培养中葡萄糖浓度的要求较一般组织高，培养液的成分比较复杂，除了血清、有机物、无机物、维生素、激素等外，常常需要神经营养因子（neurotrophic factor，NTF）以促使其维持、分化和成熟。同时，在体外环境中，温度、湿度、pH、气体、基质等亦很重要。因而神经培养比一般的组织培养难度大，有其特殊性。

近些年来，随着神经科学的迅猛发展，各学科之间的相互渗透，使其关系更为密切。而神经培养作为一项现代的研究手段，已愈来愈受到重视，成为多学科战略（multi disciplinary strategy）的桥梁和联系纽带之一，使形态和功能、基础与临床更有效地结合，从而开拓新的前沿。在近代神经生物学中，诸如神经元与神经胶质的发育与分化、轴浆运输、神经递质、神经肽与神经营养因子、神经内分泌、神经免疫、神经再生与神经移植、神经元的电生理、膜与离子通道、突触形成、突触传递、神经元与神经胶质的相互关系、神经胶质细胞之间的相互关系及临床上诸多神经系统遗传病等，都不可避免地关联到神经培养技术的应用。反过来，许多先进的研究手段和仪器，均可在使用中配合神经培养的手段而拓展其应用范围。如电镜、同位素和免疫组织化学技术、图像分析及激光扫描共聚焦显微镜的使用、电生理单个神经细胞内记录、电压钳、单细胞测序以及直接转分化等新方法，都可以结合神经培养技术而达到优势互补，故神经培养不失为一种先进的研究方法和手段。

美国生物学家 Ross Granville Harrison 在 1907 年首先成功地在淋巴凝块中培养了蛙胚神经管的种植片，并观察到神经元的突起及其生长锥（growth cone）的活动，从而支持了 Cajal 的神经元学说，使神经培养受到广泛的重视。在最初阶段，由于设备、条件、器材及方法学等的限制，进展较慢。直到第二次世界大战结束，由于在方法学上的改进以及与其他分支学科的结合，神经培养得到了迅速发展，成为当代神经科学方法学的前沿。意大利的神经生物学家 Rita Levi-Montalcini 在 1966 年首先从小鼠下颌下腺分离并提纯的神经营养因子对神经培养的发展与推动可谓是一项突破，它能促使培养中的背根神经节（dorsal root ganglia，DRG）细胞和交感神经节（sympathetic ganglion）细胞的生长，在方法学上起了很大的推动作用。由于她的出色工作而荣获 1986 年诺贝尔生理学或医学奖。如今有大量的神经营养因子被陆续发现，并在神经培养和发育神经生物学中起了很大的推动作用。后来多潜能干细胞的定向神经分化技术的发展，为培养的神经元在药物筛选和细胞移植治疗某些疾病方面提供了充足的细胞。

（一）神经培养的分类

1. 按培养物的整体性和大小分类

（1）器官培养（organ culture）：常常是指将器官的一部分，如小脑片、脊髓片等进行培养。

（2）组织培养（tissue culture）：一般所说的神经培养，将取自某个器官的一部分组织，包含神经元和神经胶质，有时可同时混有结缔组织、血管或脉络丛等结构进行培养。

（3）细胞培养（cell culture）：通常指把神经组织用机械法分散、消化酶消化或其他方法使其细胞分散，然后再培养。这种细胞培养如果要精确的话，还得进一步作细胞分离和纯化，如神经元的单独培养、少突胶质细胞的纯化培养、星形胶质细胞的纯化培养和施万细胞（Schwann cell）的纯化培养。

2. 按培养的方式分类

（1）静置培养（static culture）：有载片式、培养皿或培养瓶式等。

（2）旋转管培养（rotate tube culture）：培养管不断缓慢旋转，以便使培养物与培养液能经常改变相互关系。

（3）无血清培养（serum-free culture）：培养液中不加血清，所有成分均已知，可人为控制。

（4）原代培养（primary culture）：神经元在通常情况下一般不再分裂，不传代，故数量上只减不增。

（5）传代培养（secondary culture）：胶质细胞，尤其胚胎或新生的胶质细胞可以有丝分裂，可以传代。胚胎或出生后的神经干细胞可以传代，也可以分化为神经元或神经胶质细胞。

（6）再培养（sub-culture）：将培养物经过切、割、取、舍等修理后，继续进行培养。

（7）共培养（co-culture）：把两种或两种以上的细胞或组织放在一起进行培养，以了解两者在培养过程中的相互作用、细胞迁移、细胞及突起的行为变化等，如脊髓与骨骼肌的共培养、视神经片段与小脑的共培养、蓝斑与海马的共培养等。

（8）低氧培养（hypoxic culture）：建立低氧的密闭培养装置，以了解在低氧的条件下细胞形态学及其相应功能的变化。

（二）神经培养实验室的建立与基本设备

1. 培养室的建立　要保证体外培养的神经组织或细胞能够存活并得以生长或分化，首先要提供一个克服微生物污染的操作环境。

培养室地点应尽量选取在清静、干扰少、人流走动少、尘土飞扬少、有害气体影响少、门窗密闭度好、水电供应有保障的地方。在建设培养室时，要请专业队伍施工承建洁净室（clean room）。根据空气洁净度的不同，无菌室（sterile room）的等级有百级、千级、万级、十万级、百万级等。2010年版的GMP净化间已经废弃了这个叫法，改为

ABCD级别，分别相对应于1998年版的几个级别。通过检测区域内的尘埃粒子数、浮游菌数、沉降均数评价净化级别，各个级别有不同的要求，细胞培养室要求空气洁净度达到3A级。培养室内设计应该以方便实验操作为宜，椅子以有轮靠背椅为好，便于操作时用脚来移动，避免用手接触。墙壁转角处以圆弧状为佳。应设立"递物窗"，对讲机或电铃，以便操作者少跑进跑出。培养室主要有一净化台（laminar air flow hood），净化台有超净工作台和生物安全柜两种（图1-2-42）。二者的主要区别为：生物安全柜（biological safety cabinet）是一种负压的净化工作台，正确操作生物安全柜，能够完全保护工作人员、受试样品并防止交叉污染的发生；而超净工作台（super clean workbench）只是保护操作对象而不保护工作人员和实验室环境的洁净工作台。因此，在微生物学和生物医学的科研、教学、临床检验和生产中，应尽可能选择和使用生物安全柜。生物安全柜尺寸有单人或双人，视要求而定。

净化台的旁边，要有边台，能放置一些实验用的器皿。无关的用品，勿堆放于培养室。在较潮湿的环境，易导致真菌污染，室内应配置除湿机（dehumidifier）。

在培养室的近旁，应设有观察室（observation room）。主要装置有倒置相差显微镜（inverted phase contrast microscope）及CO_2培养箱（carbon dioxide incubator），以便存放培养的标本和经常性地观察和记录。CO_2培养箱目前品牌较多，选择时主要以工作稳定、维修保养能保证为前提。

与上述工作相配套，尚包括：解剖显微镜、冰箱（常规冰箱和低温冰箱）、离心机、电子天平、比色计、水浴锅、干燥箱、电热消毒箱、高压蒸汽消毒锅、微波炉、隔水式恒温孵育箱、实验台、药品柜、器械柜、清洗水池、晾干架等。场地的大小、设备的多少视操作人员的多少及培养的需求而定，尽可能做到因地制宜，保证培养工作的顺利进行。

2. 培养室制度的建立　从事神经培养工作，不能仅满足于技术操作，更主要的是在于：①明白各项操作的基本道理。②熟悉体外培养的生存条件和与此相关的基本理论知识。③有判定细胞生长好坏和是否发生污染的能力。为保证操作上的一致性，避免造成人为的差异，应将所有操作程序如洗刷、配液消毒等制定出统一的规范和要求，并在一定时间内保持相对稳定，要求在培养室工

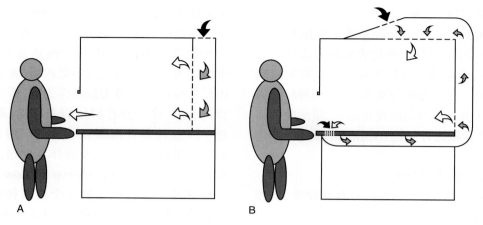

图 1-2-42 净化台
A. 水平式；B. 垂直式。黑箭为未净化气流，灰箭为通过第一级滤板后气流，白箭为已净化气流。

作的人，要人人遵守。如配制液体的浓度精确可靠，灭菌可靠，所有制备好的溶液和试剂瓶上都要标注名称、浓度、消毒与否和制备日期。一切培养用品都要有固定的存放地点，其中尤其重要的是培养用品与非培养用品应严格分开，已消毒和未消毒应严格分开存放，当多人共享 CO_2 培养箱和冰箱时，各人的东西要分开，不要互用或乱拿。

由于体外培养的细胞没有抗感染能力，而培养液常常含有血清及其他营养成分，因而防止污染（against contamination）是决定培养成功与否的首要条件。即便已建立了设备完善的实验室，若实验者粗心大意，技术操作不规范，也极易导致污染而失败。因而在细胞培养的操作中尽最大努力保证无菌是培养成功的必要条件。净化台的使用使污染的机会大大降低，然而仍旧需要无菌操作。

因而，细胞培养室管理要严格，在培养室工作的人员严格遵守也十分重要。如有学者违反无菌操作，将物品乱拿乱放，就可能会造成培养室的污染事故。

3. 常用实验器材

（1）金属类：刀、剪、镊等，以眼科手术器械为主，如：解剖刀、手术刀、白内障刀。解剖剪、虹膜剪（直头和弯头）、镊子（中号、小号、直头、弯头）、血管钳、骨钳、持针器。在解剖镜下操作所用的刀、剪、镊均以精细产品为合宜，并在镜下检查质量。对精细的刀、剪及镊子，一般以 70% 乙醇浸泡 15min 后，再在紫外灯下辐照 30min 后使用，不作高温消毒，以维持刀刃的锋利。

（2）培养器皿：过去细胞培养需要大量玻璃器皿，因为要清洗、干燥、消毒等环节才能循环使用，

玻璃器皿以透明度高、光洁度好、低铅或无铅为佳。使用玻璃器皿中间处理环节较多，处理过程中需要大量的人力，且损耗大，需要不断添置，因此，目前国内、外许多实验室选择用一次性无菌塑料用品取而代之。这类一次性塑料制品事先已消毒好，密闭包装，打开后即可使用，十分方便。缺点就是价格比较贵。

常用的细胞培养用品有：

培养皿（petri dish）：为玻璃（或塑料）的扁圆形器皿，其直径有 3.5cm、6cm、9cm 和 10cm 等。

培养瓶（culture flask）：瓶口常配以螺旋盖，塑料的培养瓶盖子有透气盖和不透气盖两种，其容量规格一般有 25ml、75ml、100ml 和 250ml 等。

培养管（culture tube）：长条状，规格可分为 5ml、10ml 和 25ml 等。

离心管（centrifugal tube）：底部为尖端，可放入离心机，规格有 2ml、5ml、15ml、50ml 不等，可配以螺旋盖帽。

吸管（pipette）：有刻度吸管及无刻度吸管，有直头吸管与弯头吸管。常用的规格有 0.1ml、0.2ml、0.5ml、1ml、2ml、5ml、10ml 和 25ml 等。

烧杯（beaker）：规格有 1ml、2ml、5ml、50ml 和 100ml 等。

量筒（graduate）：规格有 1ml、2ml、5ml、10ml、50ml 和 100ml 等。

其他用品还包括：注射器、盐水瓶、玻璃容量瓶、玻片、盖片、表面处理的玻片、玻棒、漏斗、玻璃匀浆器和酒精灯等。

目前常用的多孔培养板多为塑料制品，可供细胞分散培养、细胞克隆及细胞毒性检测等用。

其优点是节约样本及试剂,可同时测试大量样本。有 4 孔、6 孔、12 孔、24 孔和 96 孔等规格。

（三）培养用品的清洗和消毒灭菌

神经培养工作开展时,需要大量的器皿和工具,很多需要进行清洗和消毒。

1. 培养用品的清洗

（1）玻璃器皿

1）浸泡:在自来水初步刷洗后,在 5% HCl 溶液中浸泡过夜(注意:使用过的器皿应立即浸入清水中,避免蛋白质干涸后黏附于玻璃内面难以洗净。浸泡清水时,要做到器皿完全浸入水中)。

2）洗刷:要细心,不能留有死角。

3）清洁液浸泡:清洁液由浓硫酸、重铬酸钾及蒸馏水配制而成(表 1-2-6)。

表 1-2-6 清洁液的配制方法

成分	加入的量
重铬酸钾	150g
浓硫酸	300ml
蒸馏水	3 000ml

新配时为棕红色,经多次使用渐渐成为绿色,这时候表示清洁液失效应重新配制。本清洁液对衣物和皮肤有腐蚀作用,工作时要用防酸手套及围裙。容器以陶瓷为宜。浸泡时间至少为 6h。

4）冲洗:清洁液浸泡后,用流水连续冲洗,必须重复 2~3 次,然后用双蒸或三蒸水漂洗 3 次。最后在烤箱内烘干后备用。

（2）胶塞、盖子、针头等杂物的清洗:用自来水冲洗、洗刷干净后,置入 2% NaOH 液中煮沸 10~20min,冲洗干净,再以 1% HCl 水溶液浸泡 30min,然后用蒸馏水漂洗 2~3 次,双蒸或三蒸水漂洗 1 次,晾干备用。

（3）对于盖玻片,因其贴附培养物,洁净更要注意:不少实验室用 1% 水玻璃(又称硅酸钠)连同间隔排列的盖玻片一同煮沸 10~20min,然后清洗及干燥,再消毒。此法可以代替洗涤液浸泡,以防止有重金属离子吸附于玻片上。

2. 清洗后的用品包装 在消毒前应进行包装,以便消毒及储存。培养皿可放入大饭盒或不锈钢筒内。吸管可放入玻璃罐或铝罐内,外口封以牛皮纸或铝箔纸。盐水瓶、容量瓶、烧杯、烧瓶、量筒等可用牛皮纸或铝箔纸包口。金属器械可直接装入饭盒内。

3. 消毒灭菌

（1）干热消毒:用干热消毒箱(dry heat sterilizer),140~160℃,90~120min,可杀死芽孢。消毒完毕后不可马上将烤箱打开,以免冷空气突然进入,影响消毒效果及可能损坏玻璃器皿。

（2）湿热消毒:一般使用高压蒸汽灭菌锅(autoclave)。注意,消毒物品不能装得太满,使内部蒸汽流通。高压可在 0.33MPa、0.65MPa、0.98MPa、1.3MPa 的压强下进行,持续时间分别为 10min、15min、20min、30min,消毒完毕后一定要先打开阀门放气,再打开消毒锅的盖,以免发生意外。

（3）紫外线消毒:实验室房间可用该法消毒。紫外灯管高度不能超过 2.5m,要使各处能有 0.06μW/cm² 的能量照射,否则影响效果。此法也可用于消毒塑料用品。有些精细刀、镊因高温消毒会影响其锋利,故以 70% 乙醇浸泡 20min,然后紫外灯下照 30min 即可使用。这种消毒的缺点是紫外线照射后有臭氧产生,污染空气。但通过培养室空调排风及净化台的吹风,20min 即可完全除去臭氧。近年来也有用电子灭菌灯代替紫外线灯来进行实验室消毒。

（4）微波炉消毒:小的玻璃器皿可放在微波炉内,高火 5~10min 即可。

（5）消毒剂及抗生素:对实验室的墙壁、台面、桌、椅、地面,常以来苏水儿、过氧乙酸、新洁尔灭或碘伏等来擦拭。对工作人员的双手及净化台台面,常以 70%~75% 乙醇消毒。

（6）过滤器材:某些培养用液体,如血清、消化酶,含有蛋白质、多肽、生长因子等物质,在高温或射线消毒下易发生变性或丧失功能。因而均采用滤过消毒的方法以除去细菌。常用的过滤器有玻璃滤器及塑料一次性滤器,使培养液通过微孔滤膜。在使用中,有抽吸(负压)(图 1-2-43)及加压(正压)两种(图 1-2-44)。

微孔滤膜滤器,中间为一特制混合纤维树脂滤膜,滤膜孔直径常用为 0.45μm、0.22μm 和 0.1μm 三种,其中 0.1μm 孔径的滤膜可去除支原体。

（四）神经培养的液体准备

在体的细胞存在于液体环境中,培养的神经组织和细胞亦不例外。神经培养除必须有培养基(液)外,还要有大量液体,这些液体包括水、盐溶液、消化液、缓冲液、检测用液、染液以及一些特殊配制的液体,这些液体名称不同、浓度不同、要求不同,在开始神经细胞培养前,要事先准备好备用。

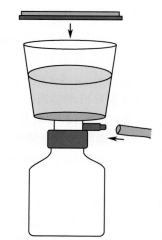

图 1-2-43 一次性抽吸过滤装置

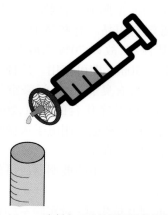

图 1-2-44 一次性加压过滤装置(针筒滤器)

1. 水 是最基本的。由于培养的细胞对水质非常敏感,培养用水必须是高纯度的。实验用水即纯水的区分是依据水的电导率或电阻率区分,水的纯度越高,电阻率越大,电导率越小。目前,许多超纯水机的电阻率可达 $18.2M\Omega$,是可以用作细胞培养的优质水。而市场出售的蒸馏水(distilled water)是不能用作细胞培养使用的。如若配制平衡盐液或其他培养液,当然以新鲜的超纯水为佳。必须注意,盛器及塑料管管腔亦必须多次冲洗后才能使用。当然,超纯水设备是要定期更换滤芯的,由于滤芯较贵,因此,常常是用蒸馏水进入超纯水机,以延长滤芯的寿命。

2. 平衡盐溶液(balanced salt solution,BSS)是由生理盐水发展而来,主要由无机盐和葡萄糖组成。无机离子不仅是细胞生命所需,而且在维持渗透压、缓冲和调节溶液的酸碱度方面起着重要作用。少量酚红用作 pH 指示剂,溶液变酸时呈黄色,变碱时呈紫红色,中性时呈桃红色,借此很容易观察到溶液中 pH 的变化。神经培养常用的 BSS 见表 1-2-7,尤以 Dulbecco's BSS 最为多见。可以根据培养细胞的不同作不同的选择。

哺乳动物的神经培养大多用 Hank 或 Tyrode BSS。为了保存及使用方便,在配制时不加 $NaHCO_3$,分装成每瓶 98ml 的小瓶,橡皮塞内衬涤纶薄膜,外加压铝盖封口,高压灭菌后 4℃储藏,启用时临时再加入 2ml 5% $NaHCO_3$ 及 11.4ml 5% 葡萄糖溶液,然后再通入 CO_2 气体,直到颜色由红又转为淡黄色。因为这种 Tyrode's BSS 可一物多用,在制备鸡胚浸出液时,就免去葡萄糖,而在制备涂胶片时,则免去 $NaHCO_3$。现在这些平衡盐溶液都有商售产品,免去配制的麻烦。

表 1-2-7 平衡盐溶液的成分

单位:mg/L

	NaCl	KCl	$CaCl_2$	$MgCl_2 \cdot 6H_2O$	$MgSO_4 \cdot 7H_2O$	$NaH_2PO_4 \cdot 2H_2O$	KH_2PO_4	$NaHCO_3$	葡萄糖	酚红	$Na_2HPO_4 \cdot H_2O$
Ringer	9.00	0.42	0.25	—	—	—	—	—	—	—	—
PBS	8.00	0.20	—	0.10	—	—	0.20	—	—	—	1.56
Tyrode	8.00	0.20	0.20	—	—	—	—	—	—	0.02	—
Eagle	6.80	0.40	0.20	—	0.20	0.14	—	1.00	1.00	0.02	—
Hank	8.00	0.40	0.14	—	0.20	—	0.06	2.20	1.00	0.02	0.06
Dulbecco	8.00	0.20	0.10	0.10	—	1.42	0.20	0.35	1.00	0.02	—
D-Hank	8.00	0.40					0.06	0.35	—	0.02	0.06

注:"—"表示该溶液中无此成分。

3. 鸡胚浸出液（chicken embryo extract，CEE）　在组织培养中应用最早，是一种较好的天然培养基，其主要成分为大分子核蛋白与小分子氨基酸，有促进细胞生长的作用，为全培养液成分之一，曾被广泛使用。然而近年来由于合成培养液的大量使用，已有各种规格、各种特殊需要的商品培养液供应，鸡胚浸出液有被取代的趋向。同时胚蛋的供应，胚蛋的选购常常并非易事（保证胚蛋无菌，无支原体以及正确的胚龄），因而在许多实验室已省去 CEE 的使用。常用胚蛋的胚龄为9d 鸡胚，在实验室自己提取制备并不困难（具体方法见本章附录）。

4. 血清　动物血清（包括人血清）是神经培养中最常用的天然培养基。血清中含有丰富的营养物质，包括大分子蛋白质和核酸等。血清对神经元的贴壁和保护有明显作用，且能中和有毒物质的毒性，使细胞不受伤害。血清种类很多，主要有小牛血清、胎牛血清、马血清、驴血清、兔血清、人血清、人胎盘脐带血清等。血清可以自行制备，但易遭污染（pollution）。目前国外及国内均有商品出售。较常用的是小牛血清和胎牛血清。动物血清个体有差异，同一品种不同厂家或同一货号不同批号也可能有不同的结果。为了实验的稳定性及结果一致性，应将血清进行无菌检测和支持生长的活力测定后，进行筛选。常规在购得血清后，作灭活处理如下：

（1）在水浴锅内 56℃，30~60min 灭活处理。

（2）离心：3 000r/min，30min，取上清液。

（3）为使用方便分装成不同规格的小支。

（4）4℃储存（如较长时间不用，则应存储于 −20℃）。整个过程必须严格无菌操作。

5. 合成培养基（synthetic medium）　早期的体外培养是采用天然培养基（natural medium），如血清、胚胎浸出液等，它们直接取自动物体液或动物组织分离提取。其优点是营养成分丰富。其缺点是成分复杂，来源受限。在此基础上发展起来的合成培养基是模拟上述条件和反复筛选后开发出来的，其可提供一个近似体内生存环境，可商品化大量生产，对培养工作的推广极为有利。目前国内外生物制品厂商生产的合成培养基不下数十种，其成分可按实验室的需求而选购。常见的合成培养基如下。

（1）199 培养液，其成分多达 60 多种。

（2）Eagle's MEM 培养液，其氨基酸、维生素的浓度调整至细胞内含量水平，并制成最低必需培养液（Eagle's minimum essential medium，EMEM），适用于细胞株的传代培养。

（3）Dulbecco MEM（DMEM）培养液，在 Eagle's MEM 基础上改良，在神经培养上用得相对较多。

（4）RPMI 1640 培养液，营养全面，对各种组织都使用。

（5）Ham 培养液或 F12 培养液，富含维生素和微量元素，能促进细胞分化。

在实际培养中，不少实验室采用天然培养液与合成培养液混合使用，从而得到最好的培养效果。

6. 无血清培养液（serum-free medium）　随着培养技术的发展和应用范围的扩大，对培养液的成分和要求也越来越严格。血清中含有的成分极为复杂，同时血清中也含有一定的细胞毒性物质和抑制物质，影响某些细胞的功能表达。无血清培养液则可以更有效地控制培养环境，一般包括基础培养液及辅助成分两大部分，前者属合成培养液，如 Ham F12 和 DMEM。后者包括培养基质，如纤维连接蛋白（fibronectin，FN）和多聚赖氨酸（poly-L-lysine），营养因子如转铁蛋白、神经生长因子（NGF）、成纤维细胞生长因子（FGF）、表皮生长因子（EGF）以及酶抑制剂等，目前无血清培养液的配方常根据各个实验室的具体培养要求而具体制订。

（五）神经培养的基本操作程序

在一切准备工作均就绪的前提下，可以进行神经培养的具体操作。其操作程序包括：新鲜组织取材、解剖、培养接种、培养标本的维持（更换培养液）及观察记录等步骤。根据不同实验要求和目的，在具体操作程序上又可有千变万化。总之，要进行成功的神经培养，必须有一套充分细致的准备工作，以防止在实验进行时"手忙脚乱"，保证实验顺利进行。

1. 培养标本取材前的实验设计　包括动物品种（大鼠、小鼠、鸡胚、兔、狗等）、神经外科手术切除的部位、特殊的转基因动物、遗传变异动物或基因敲除（knock-out）动物、低温保存的特殊细胞株以及动物年龄（胚胎天数或新生或老年）的选择，取材部位必须正确要做到心中有数，解剖位置清楚，如皮质、纹状体、黑质、海马、蓝斑、丘脑的某些核团等。如解剖部分尚未十分熟悉，先做事前练兵，明确"目标"，才能做到取材正确。

2. **新鲜组织取材**　材料必须新鲜，在无菌条件下操作。解剖位置清楚，取材正确，手法熟练，动作轻柔，切忌损伤组织。在整个取材过程中要保持组织的湿润（滴加 BSS）。要做到"稳、准、快"。操作暴露时间长会增加污染机会。必要时在放大镜下或解剖镜下切取所需的部位。对一切无关的组织如小血管、结缔组织、脉络丛等尽量剔除干净。若系从医院手术台上切下的肿瘤或周围正常组织，应事先有伦理和知情同意书，并且记录患者姓名、性别、年龄及手术后诊断及切除部位。若系动物，要注明动物的品系、来源，必要时注明遗传背景。对胚胎组织，要注明胎龄。对新生动物，要注明出生后天数。

3. **加培养液**　一般的培养液（culture solution）是血清加合成培养液，必须事先配制好。为了避免污染，常在培养液中加抗生素，如青霉素和链霉素。许多商售的合成培养液中往往已加入抗生素，使用前先看一下说明书。若全培养液的成分复杂一点，更应事先配制好。一般神经培养在加入培养液后，放入孵育箱内 24h 后才能移动，以保证细胞充分贴壁。

4. **更换培养液及观察检查**　培养的组织或细胞是"活"的，并在 37℃ 生活着，必然有新陈代谢活动。因此，需要经常补充营养及清除代谢废物。所以更换培养液是神经培养中的经常性工作。同时也可了解培养情况，保留较好的标本，淘汰失败的标本，并及时发现培养中存在的问题。结合更换培养液，进行常规检查，观察标本生长情况，并记录下来。习惯上，在更换培养液前需细心观察，决定对标本的取舍，做到有的放矢。

对培养标本的观察，一般通过肉眼观察及倒置显微镜下观察及摄影记录。作为研究，通常设有对照组及实验组（包括不同药物浓度的筛选），因为培养天数及形态上的变化对比是十分重要的。培养标本固定后可作神经染色、免疫组化、原位杂交，也可在固定前提取 RNA 或蛋白，做相应的分子生物学检测或生化检测。在形态学上尚包括荧光、激光共聚焦、电镜（透射电镜或扫描电镜）等检测手段。近年来，借助定格摄影或录像或计算机同步摄录，可将培养标本的动态行为记录下来。单个神经元的电生理记录以及借助计算机的三维表达更使形态与功能在培养手段上完美结合。

（六）神经培养常用的方法

神经培养的方式方法一般依培养的组织部位或细胞而定，如大脑皮质、小脑、海马、脊髓、背根神经节等的培养；或进一步对某一类细胞的纯化培养，如星形胶质细胞培养、少突胶质细胞培养、施万细胞培养、交感神经节细胞培养，甚至近些年发展起来的神经干细胞、胚胎干细胞的定向神经分化等。总体分为两类：

1. **器官 - 组织型培养（organotypic culture, organized culture）**　即取材于器官 - 组织的一部分，但此组织块不能太大以致其中央部分导致坏死，通常以薄片形式，其厚度不超过 1mm。培养片必须种植在涂有胶的无毒的玻璃片上，可以是单片法，也可以是双片法，即常用的马克西姆双盖片法（Maximow double coverslip method），它的特点是采用圆形凹玻璃片形成气室，然后加双盖片，最后以石蜡、凡士林密封，此法不需要二氧化碳培养箱，一般每周更换 2 次培养液，对大部分神经组织可继续培养 1 个月以上。它的不足之处是工作量大，好处是在条件简陋的实验室也能开展工作。

2. **细胞分散培养（dissociated cell culture）**　将神经组织块用机械法或酶消化等方法使之分散成单细胞悬液，然后接种培养。细胞分散通常采用：

（1）机械法：可通过注射器针头挤压或通过不锈钢网或尼龙网筛（常见网眼为 1mm、100μm、20μm）。

（2）酶消化法：应用蛋白水解酶，如胰蛋白酶（trypsin）、胶原酶（collagenase）使细胞间的连接解体，最后成为细胞悬液。注意：在胰蛋白酶消化完毕后，要加少量血清以终止酶的消化作用。

（3）化学消化法：加络合剂，如乙二胺四乙酸（ethylenediaminetetraacetic acid, EDTA），能从组织生存环境中吸收二价阳离子并与之形成螯合物，促使细胞相互分散。

以上所述 3 种细胞分散方法各有其优缺点。机械法简便，但细胞分散不完全。酶消化法细胞分散较完全，但操作较繁复。而实际工作中大多是 2 种或 3 种方法合用，以提高分散效率。

（七）常用神经培养简要操作步骤

动物神经系统各个部位，各个局部均可体外培养；从胚胎发育中的神经板、神经管到发育不同阶段的某些器官或其中一部分，例如大脑皮质、小脑、丘脑、脊髓一直到背根神经节、交感神经节或脊髓前角、中脑腹侧区、蓝斑、视网膜和外侧膝状体等部位。当组织块经过分散成细胞悬液后，即可纯化、分离出不同类型的细胞。如：大脑或海马的锥体细胞，小脑浦肯野细胞（Purkinje cell）、脊髓前角运动细胞等。在胶质细胞中，目前已能纯化出星形胶质细胞、少突胶质细胞、小胶质细胞、施万细胞等。近年来，对神经干细胞、多潜能干细胞的定向神经分化以及终末分化细胞转分化成神经元或神经胶质细胞的研究越来越多，如：利用腺病毒作为载体，过表达神经元相关转录因子 Ascl1、Brn2、Mytl1 和 Ngn2，可使成纤维直接转分化为具有功能的神经元。现取若干代表作一简述：

1. 胚胎大鼠 / 小鼠神经干细胞的培养　哺乳动物（包括人）的胚胎脑和脊髓中存在着一类低分化的和较原始的能够进行自我更新的神经干细胞（NSC），可以在体外培养中不断增殖分裂，分化成神经元或神经胶质细胞。

（1）取材：孕 12.5~14d 大鼠 / 小鼠，断头处死，无菌操作下开腹取胚胎，在解剖镜下取胎脑，分离颅骨脑膜，取出海马。

（2）在冷 D-Hank 液中剪碎切割成 1mm 大小，在离心管中轻柔吹打，1 000r/min 离心 5min，弃上清液，加入干细胞全培液，包括 DMEM/F12、N2、B27、表皮生长因子（epidermal growth factor，EGF）、碱性成纤维细胞生长因子（basic fibroblast growth factor，bFGF）各 20ng/ml，谷氨酰胺 4mmol/L，调整细胞浓度为 1×10^6/ml 低吸附培养瓶或培养皿中悬浮培养，置 37℃、5% 的 CO_2 培养箱，每日轻轻吹打并半量换液，一般在培养 7d 左右有细胞球悬浮生长，形态规则，细胞球神经上皮干细胞蛋白（nestin）抗原表达阳性。此后，可进行传代，将细胞悬液以 1 000r/min 离心 5min，弃上清，加入新的全培养液，机械吹打或酶消化法将大的神经球吹小或消化小、分瓶，补充全培液。连续传代 4 次以上即可做细胞学检测及形态学观察，以及进一步的干细胞分化研究。

2. 大鼠 / 小鼠皮质神经元的培养

（1）取胚胎 12.5~14d 的胎鼠，将其浸泡在 75% 乙醇中 1min，在生物安全柜里解剖出完整鼠脑。

（2）在预冷 D-Hanks 液中，解剖显微镜下分离去除软膜、血管、取大脑皮质，漂洗 3 次，用眼科剪将皮质反复剪切成碎块。

（3）将剪碎的脑组织碎片移入离心管中，用吸管机械吹打 3~5 次，自然沉降 5min，取上清到新的离心管中。

（4）沉淀再重复上述步骤 3~4 次，弃去最终残块。

（5）如不用机械吹打法，可用 0.25% 胰酶，37℃水浴锅中消化 15~20min，用含血清的培养液终止消化，轻吹几次。

（6）1 500r/min 离心 5min，弃上清，用含 10% 胎牛血清的培养液将沉淀重悬，计数，以 1×10^6 个 /ml 接种到 10cm 培养皿中。

（7）培养 24h 至细胞贴壁后，换全培养液（DMEM/F12、N2、B27、EGF、bFGF）培养 3d，观察神经元生长状况。

（8）换用阿糖胞核嘧啶（arabinocytocytosine，Ara-C）培养液（终浓度 2.5μg/ml）培养 3d 以抑制神经胶质细胞及杂细胞生长，获得单纯培养的原代神经元。

（9）每隔 3d 半量换全培养液 1 次。

注意：若要去除胶质细胞而保留神经元，往往在培养液中加入有丝分裂抑制剂，如阿糖胞核嘧啶或其他类似药物，如 5- 氟 -2'- 脱氧脲核苷（5-fluoro-2-deoxyuridine），这类药物可杀死具有有丝分裂状态的胶质细胞，留下来的即为相当集中的神经元。当然，此类药物有一定毒性，其浓度要适当控制，且在使用后要清洗。

3. 神经胶质细胞的培养　基本步骤同神经元培养的（1）~（6），在去除神经元后留下来的混合培养中即为神经胶质细胞（常混有少量成纤维细胞），由于这些胶质细胞对底物"锚着"或贴壁的程度不一致以及生存环境上的差异，常用差速贴壁法（time-differential method）在振摇器中缓慢进行。一般情况，星形胶质细胞与小胶质细胞较早贴附于底层，因而通过差速贴壁后把少突胶质细胞分离开来，这三者对低营养环境的耐受能力也有差异，小胶质细胞的耐受力最强，因而经"营养剥夺"（nutritional deprivation）处理 10~14d 后，更宜获取小胶质细胞（microglia）。

对这三类胶质细胞分离纯化后的鉴定除了在光镜下观察其形态特征外，主要以免疫细胞化学的手段对其各自的特异性表面抗原加以鉴别，如胶质纤维酸性蛋白（glial fibrillary acidic protein，GFAP）可作为星形胶质细胞的特异标记物，半乳糖脑苷脂（galactocerebroside）和髓鞘碱性蛋白（myelin basic protein，MBP）有助于对少突胶质细胞的鉴别,白细胞共同抗原(Ox-1)和 Ox-42 (CR-3 补体受体)则可对小胶质细胞进行鉴别。需要特别注意的是,胶质细胞在发育、分化过程中,其表面抗原也会发生某些特异性的改变,这些改变与培养液的微环境中的特殊细胞因子有很大关系。

4. 大鼠施万细胞的分离培养

(1)取新生或成年大鼠的外周神经(如坐骨神经),在 BSS 盐水中清除神经外膜杂质,将神经段切割成 1mm³ 小块,以 0.25% 胰蛋白酶消化,使细胞间连接解体,在 37℃ 水浴锅或恒温箱中置 20~30min,然后振摇 5~10min,此步骤可反复多次,最后加入含血清的培养液来终止消化。

(2)施万细胞与成纤维细胞共同生长,后者之生长速率往往超过前者,因而要得到纯化施万细胞,就要去除成纤维细胞。例如反复植块法、丝裂霉素 C(mitomycin C,MMC)处理法、差速贴壁法以及免疫分离法等。较常用的方法为差速贴壁法,把培养物置于缓慢而有节律摇动的摇床上,在 37℃ 恒温箱内过夜,成纤维细胞较多贴壁于培养皿底部,取上清液中的培养物再贴壁即可得到较纯的施万细胞。

5. 成年大鼠嗅鞘细胞的培养　嗅鞘细胞 (olfactory ensheathing cell,OEC)是哺乳动物伴随嗅神经的一类特殊的神经胶质细胞,具有施万细胞与少突胶质细胞双重特性,能支持并促进中枢神经轴突的生长与延伸,曾经在神经再生的研究中备受关注。

(1)取成年或新生大鼠的嗅球,在解剖镜下分离嗅神经的纤维层,主要是嗅球的腹侧分,剪碎后在 37℃ 水浴锅,0.25% 胰酶(或合并 0.03% Ⅳ型胶原酶)消化 20~60min,加含 10% 胎牛血清的 DMEM/F12 终止消化,吹打成细胞悬液,1 500r/min 离心 10min,弃上清液,将细胞加全培养液放置于铺有多聚赖氨酸的培养皿,3d 后半量更换培养液。

(2)培养 OEC 的纯化:主要有差速贴壁法、免疫吸附法、化学药物抑制法和无血清饥饿法等。差速贴壁法可将培养中的成纤维细胞尽量去除,但往往数日后又会大量繁殖。进一步可用免疫吸附法,即成纤维细胞与血管内皮细胞表面均有 Thy1.1 表达,而 OEC 表面没有,因而用抗 -Thy1.1 与培养的 OEC 共同孵育,之后给以补体处理,从而去除成纤维细胞而留下 OEC,达到 OEC 纯化的目的。无血清饥饿法则是先制作用无血清的

同源 OEC 条件培养液,用此条件培养液来培养 OEC 2d 后,换成 10% 胎牛血清 DMEM/F12 培养液继续培养 3 周,经免疫组化鉴定嗅鞘细胞纯度可达 50% 左右。目前纯化 OEC 多用上述二联或三联法。

6. 人多能干细胞定向神经分化　原代的神经培养获得的神经元数量有限,尤其是获得人的神经元。人多能干细胞(human pluripotent stem cell,hPSC)包括人胚胎干细胞(human embryonic stem cell,hESC)和人诱导多能干细胞(human induced pluripotent stem cell,hiPSC),能靶向分化为各类神经前体细胞(neural progenitor cell,NPC),进而定向分化为大脑皮质谷氨酸能神经元、纹状体 GABA 能神经元、基底前脑胆碱能神经元、脊髓前角运动神经元、中脑多巴胺能神经元等各类特定区域的神经细胞。并且在小鼠模型中,移植特定分化的 NPC 可以校正如卒中、癫痫、亨廷顿病和阿尔茨海默病等的表型和在一定程度度减轻症状。因而 hPSC 神经定向分化技术的建立,为大量获得相应的 NPC 和亚型特异性神经元,进而修复脑受损的神经环路,最终为改善患者症状和长期预后提供了新的希望。

hPSC 的定向神经分化有拟胚体法和直接贴壁分化法,最早的干细胞定向神经分化方法(拟胚体法)是 2001 年由张素春教授建立的,我们就以拟胚体法为例做简单介绍。

用拟胚体法将多能干细胞定向分化(directed differentiation)为神经元需要经过 4 个阶段(图 1-2-45),每一阶段都至关重要,需严格操作,才能得到高纯度的神经元。①第 1 阶段是拟胚体(embryonic body,EB)阶段(第 0~7 天),hPSC 克隆 80% 融合时用分散酶(dispase)也叫中性蛋白酶消化 1min,轻轻吹下来,DMEM/F12 洗一遍,离心,去上清,用干细胞培养基(E8)和神经分化培养基(HNM,成分 DMEM/F12、N2、NEAA、GlutMAX)各一半悬浮培养,标记为第 0 天。24h 后细胞培养基全部换为 HNM,此阶段细胞悬浮培养。②第 2 阶段是"玫瑰花"(rosette)阶段 (7~14d),细胞贴壁培养,第 10 天以后会出现"玫瑰花"状神经管样结构。③第 3 阶段是神经球 (neurosphere)阶段(15~25d),分化到第 15 天将贴壁的"玫瑰花环"样结构吹下后,悬浮培养,会形成神经球,培养至第 25 天。④第 4 阶段是神经元(neuron)阶段(第 25 天以后),将神经球用

accutase 酶消化后吹打成小块,贴壁培养在多聚鸟氨酸(poly-L-ornithine)和层粘连蛋白(laminin,LN)双包被的玻片上,在神经分化培养基 HNM 中加入 BDNF、GDNF、IGF 等神经生长因子促进神经元的成熟。分化到 35d 后,用 4% 多聚甲醛(PFA)固定,用神经元标记物 Tuj1 和 Map2 进行细胞免疫荧光染色,通过激光共聚焦显微镜扫描,检测神经元分化情况。观察和计数结果显示全部细胞中约 87% 的细胞共表达神经元特异性标记物 Tuj1 和 Map2,提示大部分细胞定向分化成了神经元。

如果要定向分化到某个部位某一类特定的神经元亚型,要在分化的早期阶段(一般在分化的第 10 天开始)加入向不同部位分化的诱导因子,这样才能获得更多的特定部位的神经元。分化的各阶段时间、培养基及细胞形态见图 1-2-46。

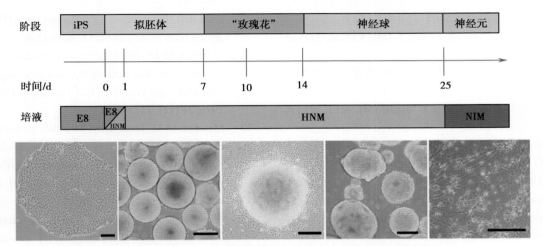

图 1-2-45　用拟胚体法将多能干细胞定向分化为神经元的过程
标尺:200μm。

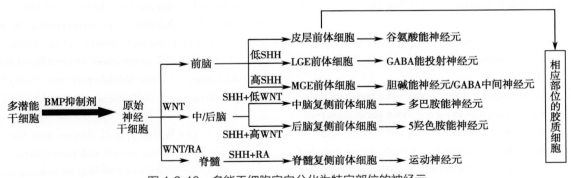

图 1-2-46　多能干细胞定向分化为特定部位的神经元
BMP. 骨形成蛋白;WNT.WNT 蛋白;RA. 视黄酸;SHH. 音猬因子。

(马丽香)

参考文献

[1] 丁冬, 郝铁成, 曹军. 嗅鞘细胞的不同纯化方法及结果. 现代生物医学进展 [J]. 2014, 14 (19): 3766-3769.

[2] 冯晓源. 现代医学影像学 [M]. 上海: 复旦大学出版社, 2016.

[3] 李燕, 张云山. 常见疾病影像学临床表现与诊断技术 [M]. 天津: 天津科学技术出版社, 2016.

[4] 司徒镇强, 吴军正. 细胞培养 [M]. 2 版. 西安: 世界图书出版社, 2007.

[5] 潘灵犀, 方向东, 陈彩燕. 生物显微摄影 [M]. 杭州: 浙江人民出版社, 1985.

[6] 蔡勇, 阿依木古丽·阿不都热依木. 现代组织学技术 [M]. 北京: 科学出版社, 2018.

[7] 李云庆. GFP 基因重组病毒在神经解剖学研究中的

应用 [J]. 解剖学报, 2002, 33 (2): 307-311.

［8］ 李云庆. 神经科学基础实验指南 [M]. 西安: 第四军医大学出版社, 2012.

［9］ 李云庆, 吕国蔚. 简明神经生物学实验技术手册 [M]. 北京: 人民卫生出版社, 2017.

［10］ 李严兵, 李泽宇, 刘畅. 解剖学技术 [M]. 3 版. 济南: 山东科学技术出版社, 2021.

［11］ 吕国蔚, 李云庆, 邵国. 生物医学研究方法学 [M]. 北京: 人民军医出版社, 2009.

［12］ 吕国蔚, 李云庆. 神经生物学实验原理与技术 [M]. 北京: 科学出版社, 2011.

［13］ 刘玉琴. 组织和细胞培养技术 [M]. 4 版, 北京: 人民卫生出版社, 2021.

［14］ 韩济生. 神经科学原理 [M]. 4 版. 北京: 北京医科大学协和医科大学联合出版社, 2022.

［15］ 韩雷锋. 电子显微镜技术与应用 [M]. 厦门: 厦门大学出版社, 2008.

［16］ 滕孝宇, 李云庆. 光遗传学技术—控制神经元活动的"开关"[J]. 医学争鸣, 2017, 5: 1-4.

［17］ Alemi R, Batouli SAH, Behzad E, et al. Not single brain areas but a network is involved in language: applications in presurgical planning [J]. Clin Neurol Neurosurg, 2018, 165: 116-128.

［18］ Desseroth K, Zhang F, Bamberg E, et al. Millisecond-timescale, genetically targeted optical control of neural activity [J]. Nat Neurosci, 2005, 8 (9): 1263-1268.

［19］ Deisseroth K. Optogenetics [J]. Nat Methods, 2011, 8 (1): 26-29.

［20］ Deisseroth K. Optogenetics: 10 years of microbial opsins in neuroscience [J]. Nat Neurosci, 2015, 18 (9): 1213-1225.

［21］ Fay R A, Nogren R. Identification of rat brainstem multi-synaptic connections to the oral motor nuclei using pseudorabies virus [J]. Brain Res Rev, 1997, 25: 255-275.

［22］ Gerfen C R, Sawchenko P E. A method for antrograde axonal tracing of chemically specified in the central nervous system [J]. Brain Res, 1985, 343: 144-150.

［23］ Gray E G. Fine Structure of the Nervous System [M]. Suite: CRC Press Taylor & Francis Group, 2011.

［24］ Hsu S M, Rain L, Fanger H. Use of avidin-biotin-peroxidase (ABC) in immunoperoxidase techniques: a comparison between ABC and unlabeled antibody (PAP) procedures [J]. J Histochem Cytochem, 1981, 29: 577-580.

［25］ Katz L C, Iarovici D M. Green fluorescent latex microspheres: A new retrograde tracer [J]. Nuroscience, 1990, 34: 511-520.

［26］ Kristensson K, Olsson Y, Sjostrand. Axonal uptake and retrograde transport of exogenous protein in the hypoglossal nerve [J]. Brain Res, 1971, 32: 399-406.

［27］ Kuypers H G J M, Catsman-Berrevoets C E, Pad R E. Retrograde axonal transport of fluorescent substances in the rat'forebrain [J]. Neurosci Lett, 1977, 6: 127-135.

［28］ Lasek R J, Joseph B S, Whitlock D G. Evaluation of radioautographic neuroanatomical tracing method [J]. Brain Res, 1968, 6: 319-336.

［29］ LaVail J H, LaVail M M. Retrograde axonal transport in the central nervous system [J]. Science, 1972, 176: 1416-1417.

［30］ Lutz A B. Purification of Schwann cells [C]. Cold Spring Harb Protoc, 2014, 12: 1234-1236.

［31］ Mesulam M M. The blue reaction product in horse-radish peroxidase neurohistochemistry: incubation parameters and visibility [J]. J Histochem Cytochem, 1976, 24 (12): 1273-1280.

［32］ Mesulam M M. Tetramethyl benzidine for horseradish peroxidase neurohistochemistry: a non-carcinogenic blue reaction product with superior sensitivity for visualizing neural afferents and efferents [J]. J Histochem Cytochem, 1978, 26 (2): 106-117.

［33］ Mesulam M M, Mufson E J. The rapid anterograde transport of horseradish peroxidase [J]. Neuroscience, 1980, 5 (7): 1277-1286.

［34］ Nance D M, Burns J. Fluorescent dextrans as sentitive anterograde neuroanatomical tracer: Applications and pitfalls [J]. Brain Res Bull, 1990, 25: 39-145.

［35］ Ottoy J, Verhaeghe J, Niemantsverdriet E, et al. ^{18}F-FDG PET, the early phases and the delivery rate of ^{18}F-AV45 PET as proxies of cerebral blood flow in Alzheimer's disease: Validation against ^{15}O-H$_2$O PET [J]. Alzheimer's & Dementia, 2019, 15 (9): 1172-1182.

［36］ Sang L, Qin W, Liu Y, et al. Resting-state functional connectivity of the vermal and hemispheric subregions of the cerebellum with both the cerebral cortical networks and subcortical structures [J]. NeuroImage, 2012, 61 (4): 1213-1225.

［37］ Sternberger LA. Immunocytochemistry [M]. 2nd ed. New York: John Wiley & Sons, 1979.

［38］ Yang W, Xie J, Qiang Q, et al. Gedunin degrades aggregates of mutant Huntingtin protein and intranuclear inclusions *via* the proteasomal Pathway in neurons and fibroblasts from patients with Huntington's disease [J]. Neurosci Bull, 2019, 35 (6): 1024-1034.

［39］ Zhang S C, Wernig M, Duncan I D, et al. *In vitro* differentiation of transplantable neural precursors from human embryonic stem cells [J]. Nat Biotechnol, 2001, 19 (12): 1129-1133.

附录一 台氏平衡盐液(Tyrode's BSS)的配制

平衡生理盐水溶液(balanced salt solution, BSS)具有维持渗透压、调节酸碱度的平衡、供给细胞能量和无机离子成分的作用。是用以配制各种培养用液及洗涤组织和细胞的基础溶液。实验室常规使用台氏(Tyrode)BSS。其配制方法如下(配 1 000ml):

1. 试剂成分(分析纯) g/L

NaCl	8.0
KCl	0.2
$CaCl_2$	0.2
$MgCl_2 \cdot 6H_2O$	0.1
Glucose	1.0
$NaH_2PO_4 \cdot H_2O$	0.05
0.5% 酚红	数滴

2. 用品

三重蒸馏去离子水	1 000ml
1 000ml 量筒	2 个
200ml 量筒	1 个
100ml 量筒	1 个
100ml 盐水瓶	10 个
玻璃棒	1 根
扭力天平	1 台
称量纸	数张
药匙	数个
玻璃漏斗	1 个
定性滤纸(中速)	数张

3. 配制程序

(1)准确称量试剂各成分(若试剂中含 H_2O 量与上述有差异,应换算)。

(2)先将 $CaCl_2$ 溶解在 100ml 蒸馏水中(因 $CaCl_2$ 溶解较慢,故先操作)。

(3)再将其他成分分别依次溶解在 900ml 蒸馏水中。需待前一药品完全溶解后再溶解下一药品。

(4)将溶解的 $CaCl_2$ 液倒入(3)中,并不时搅动以防沉淀。

(5)将 0.5% 的酚红数滴滴入配制好的 1 000ml BBS 中使其呈淡黄色。

(6)用定性滤纸将 1 000ml 的 BBS 过滤一遍,除去溶液中的漂浮物。

(7)用 100ml 的量筒分别量取 BSS 98ml 并分装于 100ml 的小盐水瓶中。

(8)橡皮瓶塞加衬一张涤纶薄膜后,塞紧,然后在加盖机下,加上铝制保护盖,保证橡皮塞不脱落。

(9)在 1.3MPa 压力下高压蒸汽灭菌 20min。待降温后开启,否则高压蒸汽冲出,易导致烫伤,同时易致玻瓶碎裂。

(10)待冷却后,加贴标签,注明日期及名称。

(11)在开瓶使用时,再加入已过滤的 5% $NaHCO_3$,可有 4 种用途:

1)常规培养及换培养液:每 98ml Tyrode BSS 原液加 2ml 5% $NaHCO_3$ 和 11.4ml 5% 葡萄糖液,再通 CO_2 气体,使颜色由粉红转为淡黄色。

2)配制葡萄糖/BSS 液(全培养液用):加 2ml 5% $NaHCO_3$,然后取此 Tyrode BSS 5.3ml,加 5% 葡萄糖 4.7ml,成为葡萄糖/BSS 10.0ml。

3)配 CEE 用:加 2ml 5% $NaHCO_3$,但不加葡萄糖,通 CO_2 气体。

4)涂胶片保存液用:加 11.4ml 5% 葡萄糖,但不加 $NaHCO_3$。

附录二 鼠尾胶的制备及涂胶技术

神经细胞及神经胶质细胞具有贴壁性或锚着性(anchorage-dependent),它们在种植后必须贴附于底物或支持物上才能生长,这种支持物本身要无刺激性,无毒性,并保证细胞的贴附生长,同时,此支持物本身也不会因培养时间较长而脱落。以前,最常用的是从成年大鼠尾巴中的腱丝提取制备的鼠尾胶(rat tail collagen),其他有牛血浆、鼠血浆或人血浆、马皮胶、牛皮胶(从马、牛的身皮提取)等。目前神经培养可用的商品化胶种类繁多,有明胶(gelatin)、多聚赖氨酸(poly-L-lysine)、多聚鸟氨酸(poly-L-ornithine)、层粘连蛋白(laminin, LN)、基质胶(matrigel)等。为了细胞贴壁更牢固,可联合用两种胶涂板/玻片。商品化的胶在这里不做赘述。鼠尾胶作为最早应用的天然黏附剂,可以在实验室自行制备。这里介绍制作鼠尾胶的 Wolf 实验室改良方法。

鼠尾胶的制备:

1. 器材

大号止血钳 9(直)	2 把
手术刀	1 把
解剖镊	2 把
剪刀(大、小)	2 把

尖头眼科解剖镊　　　　　各2把
烧杯(100ml及500ml)　　 各2只
培养皿(大号及中号)　　　各1只
100ml广口容量瓶(有盖)　 2只

2. 试剂

三蒸水(消毒)　　　　　　200ml
0.1%醋酸　　　　　　　　150ml
70%乙醇(医用)　　　　　 200ml
丙酮　　　　　　　　　　 约30ml

3. 操作步骤

(1)选取成年或老年大白鼠鼠尾。清洗后,再以75%乙醇擦洗,存放于低温冰箱(-40℃)备用。

(2)在超净台内以无菌操作法将冰冻的鼠尾解冻融化并放入在培养皿中在70%乙醇中浸泡15~30min,擦干。

(3)以两把止血钳夹住鼠尾,在其中间压碎尾椎骨并环切皮肤,然后缓缓用力把两钳左右分开,可见银白色腱丝连于两断端,犹如藕断丝连的现象。用消毒剪切取此腱丝,盛放在中号的培养皿内。同法,自尾尖逐渐向根部推移,继续收取腱丝(图附-1-1)。

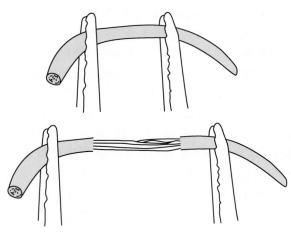

图附-1-1　鼠尾腱丝的采集

(4)在超净台内,先在肉眼下,继之在解剖镜下分离腱丝,剔除筋膜和结缔组织,用三蒸水冲洗数遍至腱丝干净为止。然后把干净的银白色腱丝移至100ml烧杯中。

(5)浸泡于70%乙醇15min,然后再用70%乙醇漂洗2次。

(6)倒去乙醇,加入丙酮(acetone)连续漂洗两次,清除残留的脂肪(丙酮易燃,远离火种)。

(7)倒去丙酮,再用70%乙醇反复漂洗3次。

(8)用三蒸水漂洗3次。

(9)腱丝移入100ml容量瓶,加入0.1%醋酸100ml。

(10)放置冰箱4℃保存12d。可见到腱丝绝大部分或全部溶解解体,溶液成无色透明之黏带胶状。若太稠,可加入0.1%醋酸置4℃冰箱2~3d再观察其黏稠度;若太稀,则要进一步作半透析,以得到较稠的鼠尾胶。

(11)优质的鼠尾胶密封后可存放于4℃冰箱达半年之久。

附录三　神经细胞爬片用盖玻片的准备

盖玻片(cover glass)有圆形的,也有方形的,而且有不同直径和边长的盖玻片。要想神经细胞在盖玻片上爬片均匀,细胞长得好,盖玻片的前期处理非常重要。

1. 清洗　首先要将盖玻片泡酸过夜,可以用浓硝酸,也可以用浓硫酸加重铬酸钾(注意:将盖玻片放入酸缸时一定要逐片放置,避免两片或多片粘在一起)。过夜后,先用自来水将酸冲洗干净,然后用镊子将玻片逐片夹到装有超纯水的大的玻璃皿中并于摇床上清洗30min,再夹到另一个装超纯水的大的玻璃皿中,摇床上再清洗30min,这样重复3次,最后将盖玻片逐片夹入到75%乙醇中保存。

2. 涂胶(wiping collagen glue)　在生物安全柜中将盖玻片从75%乙醇中取出,斜放在24孔板(或者其他合适的培养器具)边上,待乙醇挥发后放入板底,在载玻片上均匀涂上胶(注意:胶不要流到载玻片外面)。根据需要,有时可以涂两种胶,如先涂多聚鸟氨酸,37℃培养箱中过夜,用灭菌的超纯水清洗3遍,在生物安全柜中将玻片吹干,再涂层粘连蛋白过夜,吸弃后即可以将神经细胞接种上去。

3. 存储　清洗干净的盖玻片可以在75%乙醇中保存;涂了一次胶的盖玻片清洗、吹干后用封口膜封好,锡箔纸包好后可在-20℃冰箱中保存3个月。

(马丽香)

••• 第二章 •••

神经系统的发生与分化

第一节 种 系 发 生

一、种系发生的 3 个阶段

种系发生（phylogeny），亦被称为系统发生，是指生物物种形成和进化的过程。这一概念不仅用于生物种系的发生发展，也被用于某一特征在生物发育过程中的进化。多细胞动物的神经系统由外胚层（ectoderm）发育而来。随着机体由简单到复杂的进化（evolution），神经系统亦相应由分散的简单形式向集中的复杂形式发展，神经系统的种系发生可概括为网状、链状和管状 3 个阶段。

最早出现神经系统的无脊椎动物是腔肠动物。发育初期腔肠动物（如水螅）具有内外两个胚层，其外胚层与外环境接触，外界的各种刺激促使外胚层中的一些细胞特化为具有接受刺激功能的传入神经细胞；与之相适应，外胚层内的另一些细胞特化为传出神经细胞，这些细胞可以接受传入神经细胞传来的冲动，并把冲动传至内胚层（endoderm）、外胚层间的中胶层（mesoglea）肌上皮细胞。通过这一途径，外界刺激可引起肌上皮细胞收缩而产生运动，而神经细胞的轴突、树突及神经细胞间联系部位的突触亦随之分化，简单的原始网状神经系统（reticular nervous system）便开始形成。网状神经系统又称散漫神经系统（diffuse nervous system），是最原始的神经系统。在网状神经系统中，其传入和传出神经细胞的树突和轴突分布于整个动物体内并相互联系呈网状。任何一个传入神经细胞接受的刺激都可将冲动传递到整个机体并引起机体的整体收缩（图 2-1-1）。

随着机体进一步演化，到扁形动物已具有内、中、外 3 个胚层，此时神经细胞开始集中于头部两侧，称为脑神经节（cerebral ganglion），两侧由连合纤维联系。每侧脑神经节向后延伸出一条腹神经索（ventral nerve cord），两侧腹神经索间尚有横向纤维联系而成梯形，腹神经索发出纤维分别到达皮肤（外胚层）及肌肉（中胚层），形成梯状神经系统（ladder-type nervous system）。

环节动物整体结构较扁形动物复杂，全身分为许多体节（somite），其神经系统进一步集中在头部出现左右对称的脑神经节、咽下神经节（subpharyngeal ganglion）及由此延伸向尾侧的一对腹神经索。腹神经索在每一体节内均具有一对神经节，因而形成一对贯穿体内的神经链。此时脑神经节已具有控制全身感觉和运动的功能，其发出神经至头部感受器及咽、食管、胃肠等内脏器官。各体节内的神经节又分出若干对神经分布于体壁控制本节的感觉运动和反射活动。至此，环节动物的神经系统已发展为链状神经系统（chain-type nervous system），可明确区分为中枢神经系统（central nervous system，CNS）、周围神经系统（peripheral nervous system，PNS）及内脏神经系统（visceral nervous system）3 个系统，在中枢神经系统的控制下进行复杂而完善的本能反射活动（图 2-1-2）。

当动物演化至脊索动物（如文昌鱼）时，神经系统的中枢部进一步集中于脊索背侧形成神经管（neural tube），并在头端膨大成为脑泡（brain vesicle），管状神经系统（tubular nervous system）逐渐形成。

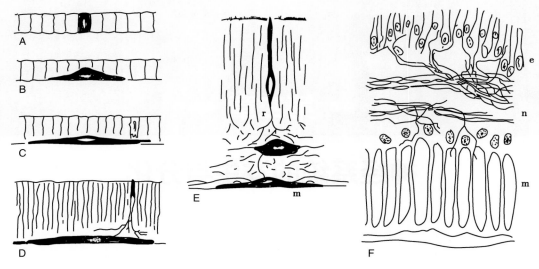

图 2-1-1 神经肌肉演化的不同阶段

A. 上皮阶段；B. 低等动物海绵的肌细胞；C. 部分分化的神经细胞与完全分化的肌细胞；D. 腔肠动物阶段的神经细胞及肌细胞；E. 低等动物海葵的典型感受器、效应器；r. 感受器；m. 肌细胞；F. 水母横断面；e. 上皮层；n. 神经层；m. 肌层。

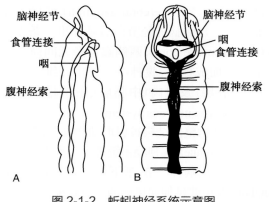

图 2-1-2 蚯蚓神经系统示意图
A. 侧面观；B. 背面观。

二、管状神经系统的演变

至脊椎动物，神经管的前端已由单一的脑泡分化成五脑泡，即端脑泡（telencephalon vesicle）、间脑泡（diencephalon vesicle）、中脑泡（mesencephalon vesicle）、后脑泡（metencephalon vesicle）及末脑泡（myelencephalon vesicle）；同时，头部的平衡觉感受器（receptor）、视觉感受器及嗅觉感受器亦相继出现。从进化动力学角度分析，后脑泡和末脑泡将分别发育成脑桥和延髓，主要接受头面部（鳃弓）和内脏的触觉、温度觉、味觉、平衡觉的刺激，并且对这些近距离的刺激做出迅速的反射性应答，因此在结构和功能上保持相对简单的形式，其脑神经运动核团及感觉核团的分布规律与脊髓基

本类似；而接受较远距离的光、嗅等刺激的前脑因需要进行必要的分析、判断，故结构上亦向较复杂的联络形式发展。

端脑的外表面为大脑皮质（cerebral cortex），亦称脑套，其开始出现于低等脊椎动物（如硬骨鱼类），但真正具有神经成分的原皮质（亦称古皮质，archicortex）则从两栖类开始出现。至爬行类，随着两侧大脑半球的发育，新皮质（neocortex）开始形成，但此时端脑内的主要结构仍然是纹状体（striatum）。随着脊椎动物向高级种类发展，新皮质发育速度远远超过脑的其他部分。在灵长类（primate），特别是人类，新皮质发育达最高水平。在脊椎动物进化过程中，各种感觉、运动相关的高级中枢以及与高级神经活动相关的脑区亦都逐渐转移至新皮质。

哺乳动物（mammal）的神经系统高度发展，已能有效地协调体内环境的变化，并对复杂的外界条件的变化迅速做出反应。与功能和行为的复杂化相适应的是，哺乳动物的神经系统在体积和结构上亦有了很大的变化，最突出的是大脑（cerebrum）和小脑（cerebellum）的体积明显增大，大脑皮质增厚并在其表面出现沟和回。此时的皮质主要由发达的新皮质构成，其接收来自全身的各种感受器传来的冲动，再通过分析、综合，根据已建立的复杂联系做出合适的反应。在哺乳动物中，低等陆栖动物（如爬行类、鸟类）的高级神经活动中枢纹状体则显著退化、原皮质萎缩成为海马、左右两侧大脑半球通过许多神经纤维互相联络形成哺乳类动物脑特有的胼胝体、中脑和间脑均被高度发展的两侧大脑半球所覆盖。

从神经系统的演化过程可以看到，从结构及功能模式的定型顺序上来看，脊髓最早定型，之后是脑干，最后是前脑。从功能上来看，高级部位端脑发育较晚，但发育速度最快。在种系发生过程中，原始的部位不是被淘汰，而是在新的部位控制下进一步充实和完善。有别于其他动物，人类由于掌握工具、创造性劳动、文字和语言，其大脑皮质的结构与功能更是有了质的飞跃。

<h1 style="text-align:center">第二节 个体发生</h1>

个体发生（ontogeny）又称个体发育，是指生物体从受精卵形成到发育为成熟个体的过程。在本节中，我们将着重介绍伴随着个体发生、神经系统的发育过程。

神经系统的发育（development of the nervous system）包括一系列基本过程，其主要过程可归纳为：

①诱导（induction）：包括对神经板形成的原发诱导及早期脑和脊髓形成的次发诱导。

②增殖（proliferation）：包括对原发诱导的反应及作为神经系的某些特殊部分的形态发育和生长的开端。

③神经元及神经胶质的分化（differentiation）：包括结构分化及功能成熟分化。

④细胞的迁移（migration）。

⑤细胞的联系及同类细胞的黏着（adhesion）。

⑥神经元之间联系的建立及程序性细胞死亡（programmed cell death，PCD）。

⑦细胞群落的特殊联系的建立。

⑧已建立联系的神经功能的发育。

一、神经管的发生

（一）神经管及神经嵴的形成

中枢神经系统（central nervous system，CNS）的发育起始于原发诱导。原发诱导指脊索中胚层（chorda mesoderm）作用于覆盖其上的外胚层，从而诱导特定区域的外胚层转化为神经系统的原基神经板（neural plate）的过程。原发诱导还可促使神经上皮细胞增殖，从而使神经板增厚，继而神经板在正中线上凹陷形成一条纵沟，称为神经沟（neural groove），而沟的两侧缘隆凸称为神经褶（neural fold）。从神经沟的中部开始，两侧神经褶的浅部向正中线靠拢而融合形成神经管（neural tube）。该融合部不断向吻、尾两个方向延伸。在

人胚胎发育的第 4 周末，神经管的吻、尾两端的前、后神经孔（neuropore）已完全闭合。之后神经管脱离覆盖其上的外胚层，而位于神经管两侧的部分神经褶细胞分化形成条索状的神经嵴（neural crest）。神经管和神经嵴是神经系统发生的原基，最终神经管分化形成中枢神经系统，而神经嵴则分化形成周围神经系统（图 2-2-1）。

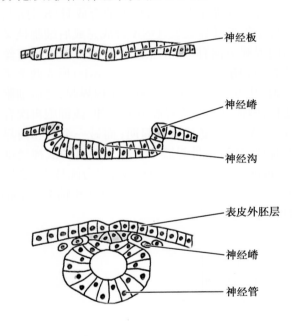

神经板

神经嵴

神经沟

表皮外胚层

神经嵴

神经管

表皮外胚层

神经嵴

神经管

图 2-2-1 神经管和神经嵴的发生示意图

随着神经管的形成，脊索两侧的轴旁中胚层节段性增生，逐渐形成的成对分节状细胞团块称为体节。体节先从胚胎头部开始形成，之后逐

109

渐向尾侧延伸。从神经系统最初形成时开始,中轴结构便以明显的吻-尾侧顺序开始分化,当吻侧结构分化完成时,尾侧的结构可能才刚刚开始分化。

(二) 神经管的组织分化

发育早期神经管壁由假复层柱状上皮构成,其细胞长轴与管壁表面垂直,细胞延伸于整个管壁但细胞核的位置有高有低,称为神经上皮(neuroepithelium)。这些神经上皮细胞具有高度的有丝分裂能力,神经上皮的内、外两面即神经管壁的内、外面分别覆盖着一层由间充质构成的基底膜,称为内界膜(inner limiting membrane)和外界膜(outer limiting membrane)。借助细胞周期标记技术(如放射性同位素氚标记的胸腺嘧啶脱氧核苷标记技术),人们在神经上皮中可观察到处于不同细胞周期的细胞,它们的核位于神经上皮不同的位置,并在内、外界膜之间往返移动。当开始进入分裂的准备即进行 DNA 的合成时(S 期),其核位于靠近外界膜处;DNA 合成完成后细胞核又向内界膜方向移动,在靠近管腔的位置进行有丝分裂(M 期)。经过有丝分裂(mitosis)形成两个子细胞,其中一个子细胞仍附着于内界膜,之后细胞变长,胞体继续向外界膜方向延伸,该细胞再次合成 DNA,并重复其增殖周期;而另一个则和内界膜脱离,移行至外界膜下方成为游离的成神经细胞(neuroblast)。起初成神经细胞为圆球形,之后很快伸出突起成为树突(dendrite)及轴突(axon)的前身(图 2-2-2)。

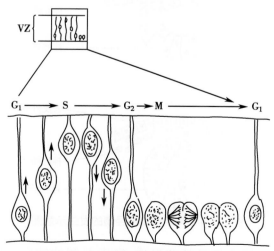

图 2-2-2　神经管壁早期细胞发育示意图

G_1. DNA 复制前期;G_2. DNA 复制后期;S. DNA 合成期;M. 有丝分裂期;VZ. 脑室带。

随着神经上皮细胞的分化,神经管壁逐渐分为 3 层,最内层为室管膜层(ependymal layer)或脑室带(ventricular zone, VZ),发育期此层细胞处于有丝分裂阶段,成年后成为覆盖脑室系统及中央管(central canal)的单层柱状上皮——室管膜(ependyma)。

最初室管膜层占据神经管管壁的全层,之后从一定区域开始,在整个神经管出现一个细胞稀少的最外层,称为边缘层(marginal layer)。此层由相互交织的、由室管膜层向外伸出的突起构成。进一步分化时此层还含有有丝分裂后的年幼神经元及胶质细胞的突起及来自中枢神经系统其他部位的轴突末梢。此外,边缘层还可能含有来自神经管之外的轴突或细胞,如来自背根神经节(dorsal root ganglia, DRG)的神经纤维。

室管膜层细胞在有丝分裂时失去其突起而向外移动,外移的有丝分裂后的细胞又向外伸出胞质突起,形成特殊的末端膨大,称为生长锥(growth cone)。生长锥常到达神经管的外表面,其胞质延伸参与构成外界膜,细胞有核部分则沿其延伸的胞质柱向外移动,从而形成新的介于边缘层及室管膜层之间的套层(mantle layer)或中间带(intermediate zone, IZ)。借助普通染色,可见套层细胞核与室管膜层相比,更大更圆一些。借助还原银染色或改良高尔基法染色,可见这些套层细胞向外或向内的突起部分收缩,一些向外的突起已经具有典型的轴突外观,甚至在细胞核尚未到达套层之前,细胞体及突起已具有嗜银特性,表明某些有丝分裂后的细胞已开始合成神经原纤维及微管蛋白。当分裂后细胞的胞体从室管膜层向套层移动时,一些细胞定位于室管膜层与套层交界处,这些细胞仍具有增殖能力并形成脑室下带(subventricular zone, SVZ)。与室管膜层不同的是这些细胞核并不随着细胞周期往返移动,而是在原位进行分裂,因此在该层可见到许多随意分布的有丝分裂细胞。此外,该层还含有由内向外延伸至神经管表面的长突起。

在成神经细胞分化为成熟神经元的初期,其与内、外界膜接触的突起逐渐消失,胞体移入套层并失去分裂能力,此时称为无极成神经细胞(apolar neuroblast),随后又从两个相反方向伸出两个突起成为双极成神经细胞(bipolar neuroblast),但大部分双极成神经细胞的一个突起很快退化而成为单极成神经细胞(unipolar neuroblast),这些单极成神经细胞不久又形成许多作为树突原基的胞质芽；而原来保留下来的突起则继续生长成为轴突，树突原基则逐渐发育为分支丰富的树突，

这种成神经细胞称为多极成神经细胞（multipolar neuroblast）（图 2-2-3）。

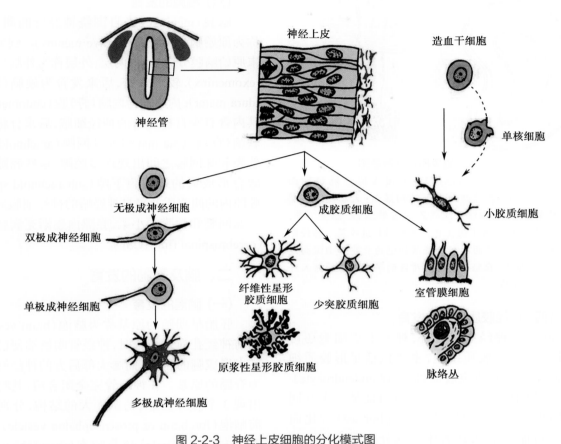

图 2-2-3　神经上皮细胞的分化模式图

所有神经元和大胶质细胞来自神经上皮细胞，小胶质细胞来自随血管侵入发育中的神经系统的间充质细胞。

早期的轴突及树突呈均质状，随后胞体内相继出现神经原纤维及嗜碱性颗粒，即"嗜染质"，又称尼氏体（Nissl body）。轴突的生长方向受细胞外因素诱导，在到达靶区之前轴突末端形成膨大的生长锥。膨大处细胞膜呈波浪形并伸出许多小突起，称为丝足（filopodium）。生长锥能从周围摄取一些物质，如神经生长因子等，并可将其沿轴突逆行运输（retrograde transport）至胞体。

（三）放射状胶质细胞在神经元迁移中的作用

神经元的迁移是神经发育的重要过程之一，包括从室管膜层出发、新生成的神经元向神经管外周迁移并定位于具有不同特点的层次。有学者曾发现新生成的有丝分裂后的神经元通常为简单的双极细胞，它们在特殊的放射状胶质细胞（radial glial cell，RGC）的长突起的引导下迁移至目的地。这些 RGC 最终成为星形胶质细胞的一种。RGC 的胞体位于靠近中央管处，其长突起则向外延伸至神经管的表面。在具有多层结构的脑皮质的发育过程中，神经元就是借助 RGC 的引导迁移并定位于大脑皮质各层（图 2-2-4）。

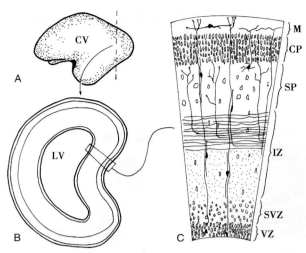

图 2-2-4　脑皮质发育示意图

A. 猴胚胎 60~65d 端脑泡(CV);B. 图 A 枕叶冠状切面
(LV. 侧脑室);C. 枕叶断面内部结构显示:大脑皮质 6 层
结构已基本形成,由深至浅:VZ. 脑室带,SVZ. 脑室下带,
IZ. 中间带,SP. 皮质下板,CP. 皮质板,M. 边缘层。神经元
正沿着贯穿脑室壁的放射状胶质细胞的长突起由深向浅
移行;来自脑干、丘脑及其他皮质区的早期发育的传入纤
维亦已进入皮质。

(四) 神经胶质细胞的发育

除生成神经细胞之外,神经上皮细胞还可
分化形成神经胶质细胞,主要包括星形胶质细
胞(astrocyte)和少突胶质细胞(oligodendrocyte)。
星形胶质细胞和少突胶质细胞可能从一个共同
的中间型细胞即成胶质细胞(glioblast)分化而
来,亦可能分别从其前体细胞分化而来。一些
成胶质细胞伸出细长的突起分化为星形胶质细
胞,这些突起与毛细血管密切联系,故其除具有
神经胶质的其他功能外,还可能作为中枢神经
系统中的代谢运输系统而发挥作用。少突胶质
细胞体形较小,结构亦较简单,在发育较晚期
才出现,常作为神经元周围的卫星细胞,同时参
与中枢神经系统内神经纤维的髓鞘形成,即髓
鞘化过程。第 3 类神经胶质细胞为小胶质细胞
(microglia),其在神经组织损伤后具有活跃的吞
噬能力,是由外周中胚层的间充质细胞发育而来
的一种吞噬细胞。与成神经细胞及神经元不同
的是,神经胶质细胞在成年时仍具有分裂能力
(图 2-2-3)。

(五) 室管膜的发育

成年时原始神经上皮的一些细胞仍保持上
皮组织的特点,并分化形成单层柱状上皮即室管
膜上皮,其衬覆在脑室及脊髓的中央管内。关于

室管膜细胞(ependymal cell)的功能及其潜力,
还有待深入研究。在低等脊椎动物,室管膜细
胞在中枢神经系统再生时具有分化为神经元的
潜力。

(六) 脑膜的发育

脑膜(meninge)来自围绕神经管的间充质,
称为原始脑(脊)膜(primitive meninx)。到第 7 周
末原始脑膜分为内、外两层,外层称为外脑(脊)膜
(exomeninx),较为致密,后来发育为硬脑(脊)膜
(dura mater);内层称为内脑(脊)膜(endomeninx),
其内含有来自神经嵴的神经细胞,后来分化成为
软脑(脊)膜(pia mater)及蛛网膜(arachnoid)。在
软膜和蛛网膜之间出现许多腔隙,这些腔隙后来
融合形成大的蛛网膜下隙(subarachnoid space),
腔隙内的间充质及来自神经嵴的神经细胞形成连
结蛛网膜和软膜的小梁,腔隙内逐渐充满脑脊液
(cerebrospinal fluid,CSF)。

二、脑及脊髓的发育

(一) 脑泡的发育

胚胎早期脑的原基称为脑泡(brain vesicle)。
在前神经孔尚未闭合时,神经管吻侧端便已开始
膨大形成脑的原基;而膨大部后方的神经管则成
为脊髓的原基。在神经管完全闭合后,其吻侧端
出现 3 个分界明显、稍微膨大的结构,分别称为
前脑泡(forebrain or prosencephalon vesicle)、中脑
泡(midbrain vesicle)和菱脑泡(rhombencephalon
vesicle)。此时由于神经管背侧壁的发育较腹侧
壁快,其吻侧部弯向腹侧,出现第 1 个弯曲,称
为头曲(cephalic flexure)。 由头曲向吻侧的脑
部继续膨大形成前脑泡,是前脑的原基;而相当
于头曲的部分为中脑泡,发育为中脑(midbrain
或 mesencephalon);在头曲和相当于脊髓之间
的脑部即为菱脑泡,发育成菱脑(hindbrain)。不
久在菱脑和脊髓的交界处又出现第 2 个弯向腹
侧的弯曲,称为颈曲(cervical flexure)。 此两曲
出现后不久,由于前脑泡及菱脑泡扩大更为明
显,于是在菱脑泡的中部又出现了另一个凸向腹
侧的新的弯曲,称为脑桥曲(pontine flexure)或
桥曲。由于脑桥曲的出现,菱脑的顶壁变薄而
侧壁的翼板和基板则向外敞开而构成第四脑室
(fourth ventricle)。 由脑桥曲向吻侧的菱脑泡膨
大称为后脑泡(metencephalon vesicle),后脑泡的
背侧部特别膨隆演化为小脑的原基;腹侧部演

化为脑桥(pons)。菱脑泡由脑桥曲向尾侧的部分演化为末脑泡(myelencephalon vesicle),是延髓(medulla oblongata)的基础。中脑泡始终变化不大,后来发育为中脑。前脑泡则变化较大,并进一步演化为端脑泡(telencephalon vesicle)及间脑泡(diencephalon vesicle)。端脑泡发育迅速,体积增大,很快便完全遮盖间脑(diencephalon)(图2-2-5)。

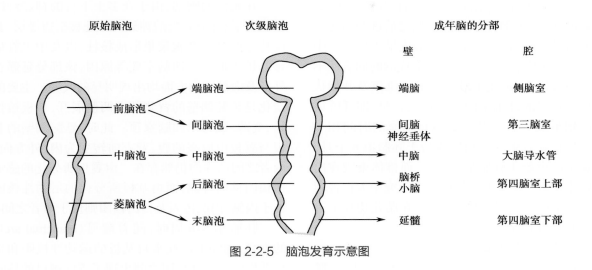

图2-2-5　脑泡发育示意图

经过上述早期的二弯曲(头曲和颈曲)、三脑泡(前脑泡、中脑泡、菱脑泡)和后来的三弯曲(头曲、脑桥曲、颈曲)、五脑泡(端脑泡、间脑泡、中脑泡、后脑泡和末脑泡)的演化过程,奠定了脑的基本形态和结构。五脑泡的形成过程体现了动物脑在进化过程中由低级向高级的逐渐发展历程,最后出现的是端脑(telencephalon),而端脑表面的大脑皮质是最新出现的脑的最高级部分。

（二）脊髓的发育

脊髓(spinal cord)是神经管变化最小的部位,在胚胎发育的第4周末,神经管套层两侧的成神经细胞不断增加使其侧壁逐渐增厚,而腹侧壁和背侧壁变化不大,仍旧很薄,致使中央管变窄成菱形。此时侧壁的腹侧部称为基板(basal plate),背侧部称为翼板(alar plate),神经管的背侧薄壁称为顶板(roof plate),腹侧薄壁称为底板(floor plate)。胚胎第5~6周,基板和翼板内的成神经细胞继续积聚,形成两条纵行排列的细胞柱,两者之间的凹陷形成界沟(sulcus limitans)。基板内的成神经细胞后来发育成为脊髓的运动神经元,而翼板内的成神经细胞则发育成为脊髓的感觉神经元。胚胎第6周以后,由于基板和翼板神经元突起的生长、脊髓内部联系纤维的出现、脊髓与脑联系纤维的逐渐加入以及神经胶质的不断增生,边缘层迅速增厚而成为包绕灰质的白质。随着基板、翼板神经元迅速增加,中央管逐渐变小,顶板及底板逐渐陷入。至胚胎第9周左右,两侧翼板在中线处靠拢而形成后正中隔(posterior median septum),两侧基板逐渐靠近而形成前正中裂(anterior median fissure),基板演化为灰质前柱(anterior column),又称为前角(anterior horn),翼板演化为灰质后柱(posterior column),又称为后角(posterior horn)。前柱(角)神经元的轴突向外延伸穿过白质,离开脊髓构成脊神经前根(anterior root of spinal nerve),分布到发育中的相应肌节。与此同时,由其旁边的神经嵴内神经元伸出的轴突亦延伸进入脊髓,成为脊神经后根(posterior root of spinal nerve)。侧柱(lateral column,又称为侧角,lateral horn)形成稍晚,在相当于第1胸节到第2、3腰节水平,界沟附近的神经元集中形成两条细胞索成为侧柱(角)。位于界沟腹侧的神经元与来自神经嵴发育形成的位于椎旁节或椎前节的交感神经元联系,成为交感神经节前神经元,而位于界沟背侧的神经元则接受来自内脏的感觉纤维,成为内脏感觉的中间神经元。同样,出现在脊髓骶2~4节段的相当于侧角(柱)的神经元则与来自神经嵴的位于器官附近的副交感神经元联系,成为副交感神经节前神经元及相应的内脏感觉中间神经元

（图 2-2-6）。神经管在发育过程中曾在体节间部位短暂出现过与节段相对应的局部膨胀，称为神经管节，但后来这种分节现象消失，形成连续的内部细胞柱。

脊髓内神经元轴突从胚胎第 4 个月开始逐渐包被髓鞘（myelin sheath），称为髓鞘形成（myelination），该现象从颈段开始之后逐渐向尾侧发展，在同一节段前根的髓鞘形成早于后根。中枢神经系统内各种纤维束髓鞘形成的时间有所不同。一般说来，进化上较古老的纤维束及开始执行功能较早的纤维束的髓鞘形成较早，即纤维束的髓鞘形成大致与其开始执行功能的时间相一致。如脊髓后索的髓鞘形成始于胚胎第 6 个月，脊髓小脑束始于胚胎第 7 个月，而锥体束则在出生后才开始。在早期神经解剖学研究中人们曾利用髓鞘染色方法（如 Weigert 法）在胎儿切片上追踪纤维束的走行。

（三）菱脑的发育

胚胎第 5 周末时，由于菱脑泡内腔扩大、顶壁变薄，基板与翼板向背外侧展开，菱脑中段内腔扩大变宽，吻尾端渐窄而形成菱形的第四脑室。胚胎第 7 周初，菱脑泡底壁增厚，第四脑室外侧部更向两侧扩展。随着脑桥曲的形成，菱脑泡被分成吻侧的后脑泡和尾侧的末脑泡。后脑泡顶壁的前外侧缘增厚形成菱唇，突入第四脑室上方形成小脑的原基，而腹侧部形成脑桥。末脑泡发育成为延髓。

1. 末脑的发育　末脑（myelencephalon）由菱脑泡的尾侧部发育而来，后演变为延髓。延髓的尾端在发育过程中变化不大，外形及内部结构均与脊髓相似。不同点在于翼板内的成神经细胞在第 5 周向背侧迁移至边缘层而形成薄束核（gracile

nucleus）及楔束核（cuneate nucleus）；第 8 周来自发育中大脑皮质的皮质脊髓束（corticospinal tract）下行，穿过两侧边缘层腹侧部，并在延髓末端大部分纤维向对侧交叉至边缘层外侧部，形成皮质脊髓侧束（lateral corticospinal tract）。

在延髓的吻端，由于众多上下行的神经纤维穿过套层、部分套层的神经元亦迁移至边缘层、套层特定的神经细胞聚集形成核柱，以及中央管后移并扩大形成第四脑室底等原因，该部分延髓在外形及内部结构方面均出现明显的改变。主要的变化是延髓侧壁的背侧部向两侧展开，顶板被拉长、变薄，成为第四脑室顶。此时，延髓侧壁的基板与翼板由原来的腹、背方向转变为内、外方向，两者之间的界沟仍然存在。由翼板所分化的感觉性核团移向外侧，而由基板所分化的运动性核团位于内侧，内脏传入及传出核团则位于两者之间。

胚胎第 5~6 周时，随着鳃弓（branchial arch）的发育，延髓上部在来自基板的运动性核团和来自翼板的感觉性核团之间出现了支配鳃弓的特殊内脏传出核团。同时，随着味觉、听觉、位置觉等特殊感受器的发育，在翼板亦出现了特殊内脏和特殊躯体传入核团。至此，延髓上部形成了 7 种灰质核团（脑神经核），由外向内依次为：特殊躯体传入（special somatic afferent）核（蜗神经核、前庭神经核），一般躯体传入（general somatic afferent）核（三叉神经脊束核），特殊内脏传入（special visceral afferent）核（孤束核上部），一般内脏传入（general visceral afferent）核（孤束核下部），一般内脏传出（general visceral efferent）核（迷走神经背核、下泌涎核），特殊内脏传出（special visceral efferent）核（疑核），一般躯体传出（general somatic efferent）核（舌下神经核）（图 2-2-7）。

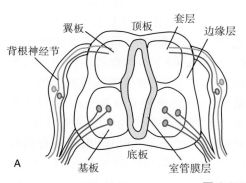
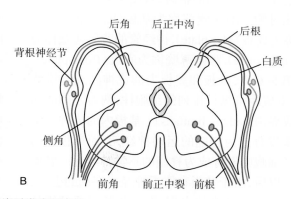

图 2-2-6　脊髓发育示意图

A. 人胚胎第 5~6 周脊髓横断面；B. 人胚胎第 8~9 周脊髓横断面。

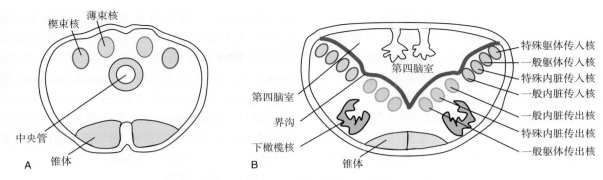

图 2-2-7　延髓发育示意图
A. 延髓尾侧部横断面(发育中的延髓闭合部);B. 延髓吻侧部横断面(发育中的延髓敞开部)。

2. **后脑的发育**　后脑(metencephalon)由菱脑泡的吻侧部发育而来。后脑在发育过程中除保持原始的中轴部分脑桥被盖外,还新分化出背侧的小脑和腹侧的脑桥基底部。在横断面上观察后脑由 3 个部分组成:

(1)脑桥被盖部(tegmentum of pons):后脑原始中轴部发育成为脑桥被盖部,是末脑向上的延续。被盖部的基板及翼板的核团排布大致上与延髓上部一致,形成了 7 种脑神经核,由外向内依次为:特殊躯体传入核(前庭 - 耳蜗复合体的一小部分),一般躯体传入核(三叉神经脑桥核),特殊内脏传入核(孤束核头端),一般内脏传入核(迷走神经背核的头端),一般内脏传出核(上泌涎核),特殊内脏传出核(三叉神经运动核、面神经核),一般躯体传出核(展神经核)。后脑的内腔与延髓上部相似,构成第四脑室的上部,且由下向上逐渐变窄过渡为中脑导水管。

(2)脑桥基底部(basilar part of pons):脑桥基底部只在高等哺乳动物出现,发生较晚。随着大脑皮质、小脑皮质以及脊髓的发育,来自大脑皮质的大量下行纤维通过脑桥腹侧部,从而导致该处膨大并向腹侧隆起,形成脑桥基底部。此外,

来自末脑翼板外侧部的细胞群向脑桥基板腹侧迁移,从而形成分散的脑桥核(pontine nucleus)。这些脑桥核中的神经元发出轴突横行交叉至对侧形成桥横纤维,之后在脑桥基底部的背外侧形成庞大的纤维束进入小脑,称为小脑中脚(middle cerebellar peduncle),亦称桥臂(brachium pontis)(图 2-2-8)。

(3)菱唇(rhombic lip):后脑翼板的背外侧部增厚形成菱唇,是小脑的原基。在后脑尾侧端两侧菱唇分离较远,但随着脑桥曲的急剧弯曲,在吻侧端两侧菱唇迅速生长并逐渐向中线靠拢,形成横位的小脑板(cerebellar plate)。胚胎第 12 周时,小脑板的两侧膨大形成小脑半球的原基,而中央部发育缓慢,较窄小而成为蚓部。胚胎第 4 个月时,小脑表面出现明显的沟裂,最先出现的是后外侧裂(posterolateral fissure),此裂将小脑分为吻侧的小脑体(corpus of cerebellum)和尾侧的绒球小结叶(flocculonodular lobe)。胚胎第 4 个月后期,小脑体上陆续出现原裂(primary fissure)及次裂(secondary fissure),其中原裂将小脑体分为吻侧的小脑前叶(anterior lobe of cerebellum)和尾侧的小脑后叶(posterior lobe of cerebellum);之

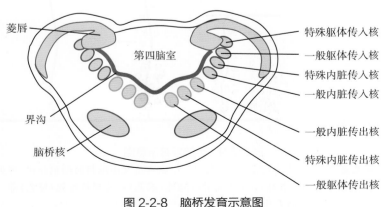

图 2-2-8　脑桥发育示意图

后小脑表面出现更多平行的沟裂并形成许多裂间小叶。至此,借助这些重要的沟裂,可将小脑分成 3 个部分:其中位于后外侧裂尾侧的绒球小结叶是种系发生中最古老的部分,称为古小脑(archicerebellum),与前庭关系密切;位于原裂吻侧的小脑前叶在进化中出现较早,称为旧小脑(paleocerebellum),与脊髓关系密切;位于原裂尾侧的小脑后叶在进化中出现最晚,称为新小脑(neocerebellum),与大脑新皮质关系密切。

小脑内部的组织发生不同于其他脑部,在小脑板形成初期,其具有与脊髓相同的室管膜层、套层和边缘层的 3 层结构模式。在胚胎第 10~11 周,位于小脑板内室管膜层的部分神经上皮细胞增殖并穿过套层,移行至边缘层表面形成浅层皮质(superficial cortex),又称外颗粒层(external granular layer)或外生发层(external germinal layer)。与此同时,室管膜层(又称内生发层,internal germinal layer)生成的成神经细胞迁移至外颗粒层深面,形成胞体较大的浦肯野细胞层(Purkinje cell layer)。外颗粒层的细胞仍保持分裂能力,可迅速增殖而使该层增厚,其中一部分成神经细胞向内移行,穿过浦肯野细胞层,并聚集于其深面形成内颗粒层(internal granular layer),而外颗粒层则逐渐消失。之后,位于浦肯野细胞层及内颗粒层的神经元发出树突或轴突伸向边缘层,形成位于皮质浅层的、

胞体稀疏而以纤维构筑为主的分子层(molecular layer)。来自室管膜层的部分成神经细胞在套层原位发育成深埋于髓质中的小脑核(cerebellar nuclei),由内向外依次为顶核(fastigial nucleus)、球状核(globus nucleus)、栓状核(emboliform nucleus)和齿状核(dentate nucleus)。其中最早分化形成的是与古小脑皮质联系的顶核,而与新小脑皮质联系的齿状核则分化最晚(图 2-2-9)。

(四)中脑的发育

中脑(midbrain)起源于中脑泡,在发育过程中变化最小。其基板和翼板仍保持腹背方向,主要的发育性改变为脑泡壁增厚、中央管相对较细改称为中脑导水管(mesencephalic aqueduct)、导水管周围出现较厚的导水管周围灰质(periaqueductal gray matter,PAG)。中脑在横断面上由 3 个部分组成:

1. **被盖**　胚胎第 1 个月末,基板增厚发育为被盖(tegmentum),位于中脑导水管的腹侧。在胚胎第 7 周左右,基板内部分神经元在正中线两侧聚集形成一般躯体传出核(上部为动眼神经核,下部为滑车神经核),发出纤维支配眼外肌。在动眼神经核外侧,部分基板内神经元聚集形成动眼神经副交感核(Edinger-Westphal 核,E-W 核),为一般内脏传出核,发出的节前纤维经睫状神经节换元后发出节后纤维,支配眼内肌。

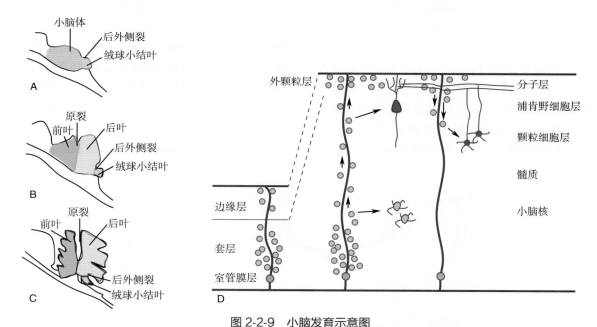

图 2-2-9　小脑发育示意图

A~C. 矢状切面示小脑及其主要沟、裂和叶的发育;D. 模式图示小脑皮质及小脑核的细胞分化,可见成神经细胞(蓝色)沿放射状胶质细胞(橙色)移行,并分化为小脑核(淡粉)、浦肯野细胞(深蓝)以及颗粒细胞(绿色)等。颗粒细胞向内移行时其轴突与向外生长的浦肯野细胞的树突联系而成为平行纤维。

2. **顶盖** 胚胎第7~8周时,翼板增厚发育为顶盖(tectum),位于中脑导水管的背侧。翼板内部分神经元向背侧迁移进入顶板,形成两条纵行隆起的丘板(colliculur plate),继而分化形成两对隆起即上丘(superior colliculus)及下丘(inferior colliculus),合称顶盖或四叠体(corpora quadrigemina)。上丘为分层结构,是视觉的皮质下整合中枢;下丘不分层,是听觉的皮质下反射中枢。与此同时,翼板中部分神经元向腹侧移行,有学者认为这些细胞可能与红核(red nucleus)及

黑质(substantia nigra)的形成有关;但也有学者认为红核及黑质可能来自基板或直接由原位分化。

3. **大脑脚** 位于最腹侧,主要由起自大脑皮质的下行纤维所构成,包括皮质脑桥束(corticopontine tract)、皮质核束(corticonuclear tract)和皮质脊髓束[后两者统称为锥体束(pyramidal tract)]等。随着大脑皮质的发育,这些下行纤维不断增多,并在基板腹侧的边缘层内聚集下行,从而使中脑腹侧隆起,形成明显的两条纵行的纤维柱,称为大脑脚(cerebral peduncle)(图2-2-10)。

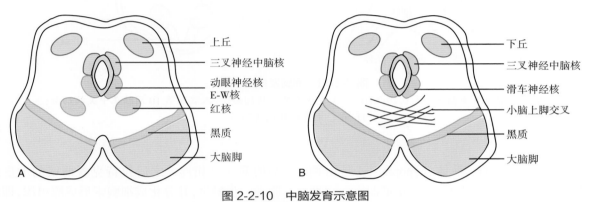

图 2-2-10 中脑发育示意图
A. 胚胎发育第 11 周时经上丘横断面;B. 经下丘横断面。

(五)间脑的发育

胚胎第5周末,前脑泡吻侧的端脑泡发育迅速,而位于两侧端脑泡之间的间脑泡则发育相对缓慢。至胚胎第6周末,已可明显区分端脑泡与间脑泡。

1. **间脑的发育** 间脑(diencephalon)由间脑泡的侧壁增厚形成,一般认为其发育仅来自顶板和翼板,而基板和底板消失。胚胎第6周末,间脑泡侧壁上出现两条浅沟,上方为上丘脑沟(epithalamic sulcus),下方为下丘脑沟(hypothalamic sulcus),此两沟将间脑区分为上丘脑沟上方的上丘脑(epithalamus)、背侧丘脑(dorsal thalamus)或称丘脑(thalamus)以及下丘脑沟下方的下丘脑(hypothalamus)3部分。

(1)上丘脑的发育:由于上丘脑的发育明显慢于背侧丘脑,于是上丘脑相对缩小成为与松果体(pineal body)相邻的小块区域,包括后连合背侧的缰核(habenular nucleus)与缰连合(habenular commissure)。间脑泡的顶板很薄,由单层室管膜细胞构成,其与覆盖在上面的软脑膜及血管突入

第三脑室成为脉络丛(choroid plexus),而顶板的最后部则增厚,最终发育为松果体。

(2)背侧丘脑和后丘脑的发育:背侧丘脑套层细胞分化增殖迅速,使第三脑室腔变窄,细胞则分化为各丘脑核团及后丘脑(metathalamus)(包括内、外侧膝状体)。丘脑各核团的迅速生长使得间脑侧壁明显膨隆,但很快就被发育迅速且向尾侧延伸的大脑半球所覆盖,因此从表面只能观察到丘脑枕(pulvinar)、内侧膝状体(medial geniculate body,MGB)和外侧膝状体(lateral geniculate body,LGB)。

(3)下丘脑的发育:下丘脑套层细胞分化为一系列与内脏活动以及内脏神经相联系的核团。在下丘脑的腹侧从前向后可见视交叉(optic chiasma)、漏斗突(infundibular process)以及乳头体(mamillary body)。

(4)底丘脑的发育:背侧丘脑与下丘脑之间的后部细胞分化为底丘脑(subthalamus),其内细胞分化为未定带(zona incerta)及底丘脑核(subthalamic nucleus)(图2-2-11)。

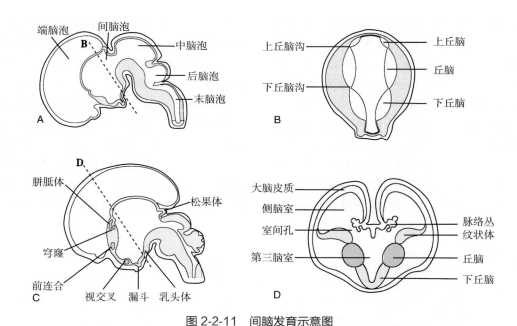

图 2-2-11 间脑发育示意图

A. 人胚胎第 8 周脑正中矢状切面；B. 为 A 中虚线处冠状切面；C. 人胚胎第 10 周脑正中矢状切面；
D. 为 C 中虚线处冠状切面。

（5）垂体的发育：垂体（hypophysis）是由两个不同的原基演化而形成的内分泌器官。由两部分构成：一部分为神经垂体（neurohypophysis）（后叶，posterior lobe），起源于间脑底部外胚层向腹侧延伸而形成的漏斗突；另一部分为腺垂体（adenohypophysis）（前叶，anterior lobe），起源于口咽膜外胚层的一个小憩室（拉特克囊，Rathke pouch）。胚胎第 4 周时，口咽膜外胚层上皮向背侧突起形成的拉特克囊迅速扩大，并逐渐与下丘脑的漏斗突相连。之后拉特克囊前壁的上皮细胞进一步增生，并分化成细胞索形成腺组织，即垂体前叶。拉特克囊的前壁向上发展形成结节部（pars tuberalis）；而后壁则与后叶相接，生长缓慢，形成腺垂体中间部（pars intermedia）。漏斗突是下丘脑向下延伸的部分，形成神经垂体；而垂体柄则由起于下丘脑的漏斗和腺垂体的结节部共同构成（图 2-2-12）。

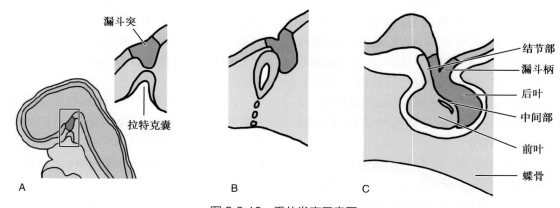

图 2-2-12 垂体发育示意图

A. 胚胎第 5 周矢状切面，显示由口凹长向上的拉特克囊及由间脑泡长向下的漏斗突；B. 显示在后续的发育过程中拉特克囊与口腔的联系逐渐消失，而与漏斗突所形成的神经垂体紧密接触；C. 显示后期拉特克囊发育为腺垂体，漏斗突发育为神经垂体。

2. 端脑的发育　端脑（telencephalon）为脑的最头端部分。胚胎第 5 周以后，端脑泡迅速发育，其顶壁及外侧壁变薄并向两侧延伸形成左、右原始大脑半球（cerebral hemisphere），其内腔随之也扩大形成侧脑室（lateral ventricle）；两侧侧脑室和第三脑室之间的交通逐渐缩小成为室间孔（interventricular foramen）。端脑泡的前端称为终板（lamina terminalis），由于两侧原始大脑半球的迅速发育而陷入两半球之间。连合两侧大脑半球的连合纤维在终板上部越过中线，后来发育为胼胝体（corpus callosum）。

原始大脑半球底部增厚并突入侧脑室形成纹状体原基，而顶部和外侧部发育成为大脑皮质。由于两侧原始大脑半球迅速发育覆盖间脑，其内侧壁与间脑的外侧壁发生融合。随着新皮质投射纤维以及来自丘脑的纤维穿过纹状体，将纹状体原基分隔为位于背内侧的尾状核（caudate nucleus）和位于腹外侧的豆状核（lentiform nucleus）。之后豆状核又被分为颜色较深的外侧部，称为壳（putamen），以及颜色较浅的内侧部，称为苍白球（globus pallidus）（图 2-2-13）。

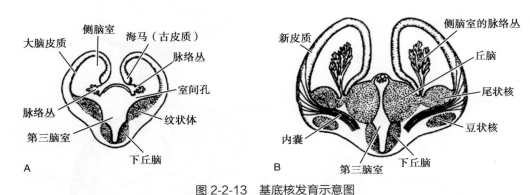

图 2-2-13　基底核发育示意图
A. 人胚胎第 10 周通过室间孔水平的前脑横切面，显示纹状体、侧脑室、脉络丛；
B. 人胚胎第 11 周前脑的横切面，显示纹状体被内囊分隔为尾状核和豆状核。

原始大脑半球的顶部和外侧部发育成为大脑皮质。大脑皮质的发育不均等，主要向前、外和后 3 个方向扩展，继而形成了额叶（frontal lobe）、颞叶（temporal lobe）和枕叶（occipital lobe），其内部空腔则形成侧脑室的前角、下角及后角。位于基底核外侧的皮质发育缓慢，相对凹入深部，称为岛叶（insular lobe）。岛叶周围的额、顶、颞叶发育迅速，在岛叶表面互相靠拢，称为岛盖（operculum of the insula）（图 2-2-14）。

端脑泡的顶壁及外侧壁（主要发育成新皮质）的内部结构在早期与神经管的其他部位一样。大脑皮质的发育亦起自室管膜层，胚胎第 6 周神经祖细胞从室管膜层迁移至脑室下带，胚胎第 7 周成神经细胞迁移至边缘层下方形成皮质板（cortical plate），即大脑皮质的原基。在人类，胚胎新皮质的发育过程可分为 5 个时期：第 1 期相当于胚胎第 7~10 周，在此期皮质板开始形成；第 2 期相当于胚胎第 10~11 周，皮质板厚度增加，

细胞密度亦增加，与套层分界明显，此时皮质板细胞为未成熟细胞；第 3 期相当于胚胎第 11~13 周，此时皮质板分为明显的内、外两层；第 4 期相当于胚胎第 13~15 周，皮质板进一步增厚，细胞体积增大；第 5 期相当于胚胎第 16 周至出生前，皮质板分层结构逐渐形成。在第 5 个月末至第 6 个月，皮质板中部细胞较疏松因而出现内、中、外 3 层，中、内两层为第 Ⅴ、Ⅵ 层原基，至第 7 个月皮质板的外层进一步分化成两层。至此，包括原已存在的边缘层，新皮质的 6 层结构模式便已完备（图 2-2-15）。

概括来说，神经元在皮质板内遵循由内向外的规律形成大脑皮质的分层结构，即最早迁移并成熟的神经元位于皮质的深层（即 Ⅴ、Ⅵ 层），而后来迁移成熟的神经元穿过已形成的层次位于皮质的浅层，形成 Ⅳ ～ Ⅱ 层，第 Ⅱ 层形成最晚。按照上述发生程序分化的大脑皮质为同型皮质（homotypical cortex），具有典型的 6 层结构，主要

位于新皮质,占大脑皮质总面积的 94%;另外的 6% 为异型皮质(heterotypical cortex),其分层不明显或只分为 3 层,主要存在于原皮质和旧皮质。

脑回(gyrus)和脑沟(sulcus)的形成是大脑皮质高度发达的结果。在大脑半球迅速发育的同时,白质发育相对较慢,因而大脑半球表面发生了许多皱褶,其凸隆的部分为脑回,凹陷的部分为脑沟。最早出现的脑沟是半球内侧面的海马沟(hippocampal sulcus),继之为顶枕沟(parietooccipital sulcus)、距状沟(calcarine sulcus)和嗅沟(olfactory sulcus)。大脑外侧沟(lateral sulcus of cerebrum)和中央沟(central sulcus)大约于胚胎第 24 周时出现。之后随着胚胎的进一步发育,脑回逐渐增多,脑沟逐渐加深并出现二级脑沟。至胚胎第 7 个月末,脑回的基本形态已与成人相似(图 2-2-14)。

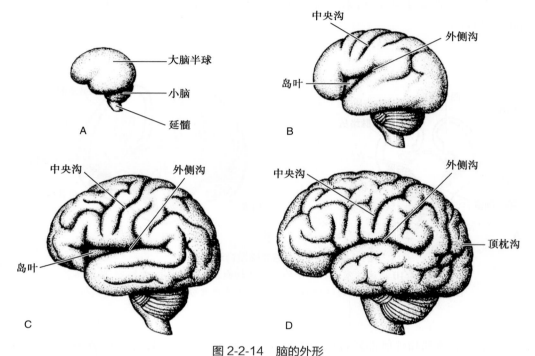

图 2-2-14 脑的外形

大脑半球、间脑、脑干外侧面观,示大脑半球表面脑沟、脑回的发育,A.14 周;B.26 周;C.30 周;D.38 周。

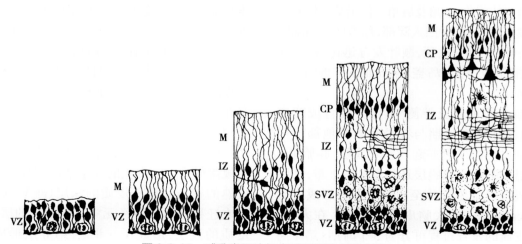

图 2-2-15 哺乳类胚胎新皮质组织发生模式图

VZ. 室管膜层;M. 边缘层;IZ. 中间带;SVZ. 脑室下带;CP. 皮质板。

三、周围神经的发育

周围神经系统（peripheral nervous system, PNS）包括脊神经（spinal nerve）、脑神经（cranial nerve）、内脏神经（visceral nerve）及相应的神经节（ganglion）。周围神经的发育有不同的起源，但主要来自神经嵴。所有周围神经系统的感觉细胞均来自神经嵴细胞，这些细胞的胞体都位于中枢神经系统之外。在发育初期所有周围神经的感觉细胞均为双极神经元，但除嗅黏膜、蜗螺旋神经节及前庭神经节内的感觉细胞外，其他部位的感觉细胞两个突起的起始段很快合二为一成为单极神经元，即我们在后来所见到的假单极细胞，远侧未合并的两个突起分别向外周和中枢走行，故又被称为周围支和中枢支，周围支终于感觉终末，而中枢支则进入脊髓或脑。只有嗅黏膜、蜗螺旋神经节及前庭神经节内的感觉细胞终生保持双极状态。感觉神经元的胞体均被来自神经嵴的特化胶质细胞——施万细胞（Schwann cell）形成的囊所包绕，此囊与环绕感觉神经元轴突的施万细胞的鞘膜相连续。

神经嵴细胞在脑发育过程中移行，形成与三叉神经、面神经、前庭蜗神经、舌咽神经及迷走神经联系的感觉神经节（sensory ganglion）。神经嵴细胞还分化为内脏神经节（visceral ganglion）的多极神经元，包括交感神经的椎旁节、椎前节及副交感神经的器官旁节及器官内节。在发育中有部分神经嵴细胞远距离迁移，并分化为非神经细胞，如肾上腺髓质中的嗜铬细胞、甲状腺滤泡旁细胞、黑色素细胞、颈动脉体Ⅰ型细胞等。

（一）脊神经的发育

胚胎第4周末运动神经纤维开始出现于脊髓腹外侧，这些纤维起源于发育中的脊髓基板，然后与相应的发育中的肌层取得联系而成为前根。后根纤维则由来自神经嵴细胞的背根神经节内的感觉神经元的轴突发育而成，这些轴突聚集成小束并伸长入脊髓的背外侧。背根神经节内的感觉神经元的周围突则与前根会合成脊神经干（spinal nerve trunk），并很快分为混合性的后支（posterior branch）及前支（ventral branch）。较小的后支分布于背侧中轴部椎体、椎间关节及部分背部皮肤。较粗大的前支则支配肢体及体壁腹侧部，并形成颈丛、臂丛、腰丛及骶丛。随着肢芽的发育，与之相对应的脊髓节段的神经纤维亦随之长入肢体，分布于由体节肌原细胞发育而来的肌肉中，支配皮肤的纤维亦以节段式分布（segmental distribution）。

（二）脑神经的发育

胚胎第5~6周，12对脑神经开始出现，根据其来源可分为3组：

1. 躯体传出脑神经的发育　躯体传出脑神经（somatic efferent cranial nerve）包括动眼神经（oculomotor nerve）、滑车神经（trochlear nerve）、展神经（abducent nerve）和舌下神经（hypoglossal nerve）。这些脑神经的神经元与脊神经前根的神经元同源，胞体位于由基板发育而来的脑干的躯体传出柱，轴突则分布于头部肌节发育而来的肌肉。

动眼神经的躯体传出纤维来自由中脑基板发育而来的动眼神经核，支配除外直肌、上斜肌外的所有眼球运动肌及提上睑肌。

滑车神经的躯体传出纤维来自由中脑基板发育而来的滑车神经核，由背侧出脑，支配眼上斜肌。

展神经的躯体传出纤维来自由后脑基板发育而来的展神经核，支配由视前肌节发育而来的眼外直肌。

舌下神经的躯体传出纤维来自由末脑基板发育而来的舌下神经核，支配由枕部肌节发育而来的舌部肌肉。

2. 鳃弓神经的发育　鳃弓神经（nerve of the branchial arches）包括三叉神经（trigeminal nerve）、面神经（facial nerve）、舌咽神经（glossopharyngeal nerve）、迷走神经（vagus nerve）以及副神经（accessory nerve），支配由胚胎鳃弓发育而来的结构。

三叉神经主要成分为感觉纤维，是头面部的主要感觉神经，其感觉神经节——三叉神经节（trigeminal ganglion）内的感觉神经元来自神经嵴，这些感觉神经元的中枢突形成三叉神经感觉根，在脑桥外侧入脑，周围突分布于面部皮肤及口腔、鼻腔黏膜和舌前2/3的黏膜。三叉神经的运动纤维来自后脑特殊内脏传出柱最吻侧的三叉神经运动核，其发出的运动纤维支配咀嚼肌及由第1对鳃弓的下颌突发育而来的其他肌肉。

面神经为第2对鳃弓神经，其运动纤维起源于脑桥尾侧部的特殊内脏传出核，这些纤维支配表情肌及第2对鳃弓的中胚层发育而来的其他肌肉。面神经中的一般内脏传出纤维终止于头部副交感神经节。面神经中的感觉纤维则起源于膝状神经节内的感觉神经元，其中枢突进入脑桥，周围突分布于舌前 2/3 的味蕾（taste bud）。

舌咽神经为第 3 对鳃弓神经，其运动纤维分别起源于末脑前部的特殊内脏传出核和一般内脏传出核，前者支配由第 3 对鳃弓的中胚层发育而来的茎突咽肌，后者通过耳神经节中继支配腮腺。舌咽神经的一般和特殊内脏感觉纤维均分布于舌后 2/3 的黏膜和味蕾。

迷走神经由第 4 对和第 6 对鳃弓神经合并而成，其内脏传出及内脏传入纤维均分布于心脏、前肠及其衍生物、大部分中肠。第 4 对鳃弓神经还发育为喉上神经，而第 6 对鳃弓神经发育为喉返神经。

副神经由两个不同部分组成，脑部为迷走神经后部的延伸，脊髓部则起源于脊髓上 5、6 颈段，前者加入迷走神经支配软腭肌及喉内肌，后者支配胸锁乳突肌及斜方肌。

3. 特殊感觉神经的发育　嗅神经（olfactory nerve）由嗅细胞的中枢突聚集而成。嗅细胞为双极神经元，这些神经元由覆盖于原始鼻腔中的上皮分化而成。嗅细胞的轴突集中成若干小束，穿筛骨筛板，最后终于嗅球（olfactory bulb）。

视神经（optic nerve）由视网膜节细胞（retinal ganglion cell）所发出的纤维组成。由于视网膜是由前脑泡突出部发育而成的，即从神经管发育而来，故视神经本身属脑内神经束。

前庭蜗神经（vestibulocochlear nerve）包括两种感觉纤维：前庭神经纤维起自半规管（semicircular canal），蜗神经起源于蜗管内的螺旋器（spiral organ）。前庭神经的双极神经元胞体聚集形成前庭神经节（vestibular ganglion），其中枢突终于第四脑室底的前庭神经核，蜗神经的双极神经元胞体聚集形成螺旋神经节（spiral ganglion），其中枢突终于延髓的蜗神经前、后核（图 2-2-16）。

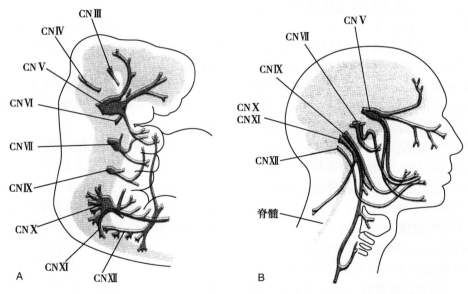

图 2-2-16　脑神经的发育
A. 胚胎第 5 周；B. 成人
CN. 脑神经。

（三）内脏神经的发育

从功能角度，内脏神经可分为交感神经和副交感神经两部分。

1. 交感神经系统（sympathetic nervous system）　胚胎第 5 周，位于胸部的神经嵴细胞沿着脊髓两侧移行，在主动脉的背外侧形成一对对细胞团块，即交感神经节（sympathetic ganglion），这些节由纵行的纤维联系起来而成为排列于脊柱两侧的交感干（sympathetic trunk），亦称为椎旁神经节（paravertebral ganglion）。部分神经嵴细胞移行至主动脉腹侧而成为椎前神经节（prevertebral ganglion），如腹腔神经节、肠系膜上神经节、肠系膜下神经节和主动脉肾神经节等。交感干形成后,位于脊髓胸腰段侧角的神经元的轴突经脊神经前根走行于前支中,借助白交通支(white communicating branch)与椎旁神经节联系,在此建立突触联系或在交感干内上行或下行,再与上位或下位的交感节神经元建立突触联系。还有部分节前纤维穿过椎旁神经节成为内脏神经,与椎前神经节中的神经元建立突触联系。交感神经节的节后纤维离开交感节形成灰交通支(gray communicating branch)返回脊神经,并随脊神经分布。

2. **副交感神经系统(parasympathetic nervous system)**　副交感神经系统的节前纤维发自脑干及骶段脊髓相应核团的神经元。在脑干中,副交感节前纤维(parasympathetic preganglionic fiber)起自动眼神经副核、上泌涎核、下泌涎核和迷走神经背核,其节前纤维随动眼神经、面神经、舌咽神经、迷走神经等走行,在相应的副交感神经节(parasympathetic ganglion)内与节后神经元形成突触联系,副交感节后纤维(parasympathetic postganglionic fiber)分布于所支配的器官。副交感神经系统的节后神经元均位于其所支配的结构内或附近,即位于壁内神经节(intramural ganglion)或壁旁神经节(paramural ganglion)。

四、中枢神经系统的发育异常

发育异常(dysplasia)是指由于各种因素导致的先天畸形(congenital malformation)。较早的概念仅指狭义的解剖结构畸形,后来广义的概念包括人类出生时各种解剖结构畸形、功能缺陷及代谢、遗传、行为的发育异常。中枢神经系统胚胎发育的关键时期为胚胎第3周至第12周,常见的发育异常包括神经管缺陷、脑积水以及精神发育迟缓等。

(一) 神经管缺陷

神经管缺陷(neural tube defect,NTD)是一类神经管形成缺陷导致的严重先天性畸形,由胚胎发育早期神经管不闭合或闭合不全而引起,常见表型主要有无脑畸形、脑膨出、脊柱裂等。

1. **无脑畸形(anencephaly)**　该类畸形是一种常见的严重畸形,常伴有无颅和广泛脊柱裂。其原因主要是胚胎发育的第4周末前神经孔未闭合所致,导致前脑原基发育异常,颅顶骨不发育,胎儿脑大部分露在颅外(图2-2-17)。

2. **脑膨出(encephalocele)**　该类畸形指由于颅骨骨化缺陷所导致的脑内容物的疝出,最常见于枕骨鳞部的部分或完全缺如,包括脑膜膨出(meningocele)、脑膜脑膨出(mening-oencephalocele)和积水性脑膜脑膨出(mening-ohydroencephalocele)。如果缺损较小,只有脑膜从缺损处膨出称脑膜膨出;如果缺损较大,脑的一部分甚至脑室也随之膨出,称脑膜脑膨出和积水性脑膜脑膨出(图2-2-18)。

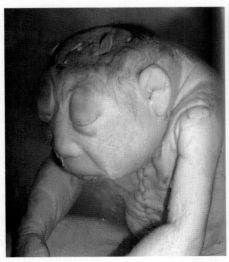
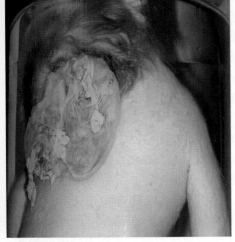

图 2-2-17　无脑畸形图

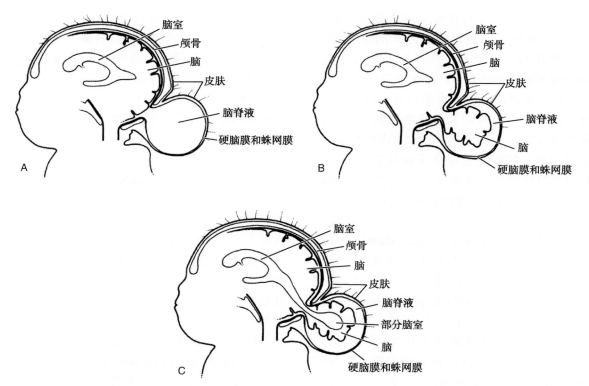

图 2-2-18　脑膨出示意图

A. 脑膜膨出；B. 脑膜脑膨出；C. 积水性脑膜脑膨出。

3. **脊柱裂**（spina bifida）　是指脊椎的背侧缺损致使椎管敞开，通常涉及椎骨与脊髓的缺损，多见于下胸椎和腰骶椎。当脊柱缺损只累及少数脊椎时，其表面仍有皮肤覆盖，缺损处皮肤表面常有一丛毛发并有色素沉着，称为隐性脊柱裂（spina bifida occulta）。如脊柱缺损累及两个以上的椎骨，则脊膜可通过缺损处突出于皮下，形成囊性脊柱裂。如果囊泡较大，内充满脑脊液，但脊髓和脊神经根仍在其正常位置，称为脑［脊］膜膨出（meningocele）。如果缺损更大，脊髓和脊神经根或马尾也突入囊内，称为脊髓脊膜膨出（meningomyelocele）。如果脊髓中央管敞开，直接暴露于体表，称为脊髓裂（myeloschisis）（图 2-2-19）。

（二）脑积水

脑积水（hydrocephalus）多由脑室系统发育不全，或脑脊液生成和吸收失去平衡所致颅内脑脊液异常增多，以中脑导水管和室间孔狭窄或闭锁最常见。如果由于脑脊液循环障碍，造成阻塞部以上的脑室扩张而形成的脑积水称为脑内脑积水（internal hydrocephalus）；而由于脑脊液从蛛网膜下腔回流入硬脑膜静脉窦障碍，而造成蛛网膜下腔中脑脊液蓄积过多所形成的脑积水称为脑外脑积水（external hydrocephalus）。

（三）精神发育迟缓

精神发育迟缓（mental retardation）指在发育期间出现的、构成智力整体水平（如认知、语言、运动和社交能力）的技能损害为特征的精神发育受阻或不全现象，可单独发生，也可伴有其他精神或躯体疾病。在导致中度以上智力障碍的疾病中，唐氏综合征是最常见的疾病。唐氏综合征（Down syndrome）是指在第 21 号染色体上多了一条染色体的先天性疾病，又称为 21- 三体综合征。患者大脑发育不全，可呈现皮质较薄，脑沟过浅，神经细胞较少等异常。由于此病是由染色体异常所引起的疾病，患者具有特殊表型的智能障碍的临床表现，目前在临床上还缺乏较为有效的治疗手段。只有合理地进行产前遗传病的监测和遗传咨询、加强孕期检查、尽早诊断才是预防本病的有效措施。

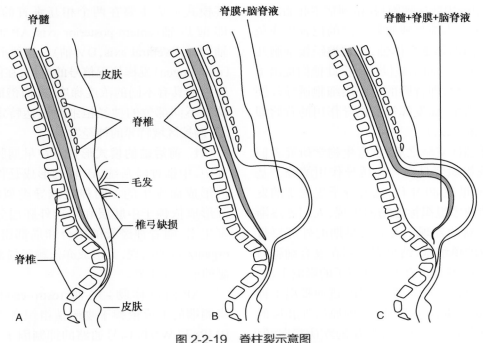

图 2-2-19　脊柱裂示意图
A. 隐性脊柱裂；B. 脊膜膨出；C. 脊髓脊膜膨出。

（四）导致发育畸形的因素

导致发育畸形的因素大致可分为遗传因素（genetic factor）及环境因素（environmental factor）两大类。遗传方面包括单基因遗传病、多基因遗传病及染色体病；环境方面包括药物和环境化学物质、微生物感染、电离辐射、母体疾病等因素。此外，营养因素亦逐渐引起人们的注意。如已知某些维生素缺乏，特别是叶酸缺乏可影响神经管的正常闭合。因此，在孕前 3 个月至妊娠早期 3 个月补充适量的叶酸，可显著降低神经管缺陷的发生率。另外，运用超声检查、胎儿磁共振检查以及母血中甲胎蛋白（α-fetoprotein，AFP）的检测、基因检测等，亦可以发现结构异常或基因异常。

五、发育机制

神经系统的发育机制可归纳为 3 个基本方面：第一，中枢神经系统不论从种系发生或个体发生都源自紧密排列、细胞间质很少的上皮组织；第二，在发育过程中，由于细胞互相作用导致细胞及其突起的再配布；第三，每一发育过程精密的时间空间整合程序反映了基因及基因外因素的相互作用。

（一）神经诱导

神经诱导（neural induction）是早期神经发育中的重要机制，其作用就是诱导特定区域的外胚层细胞转化为神经系统的原基神经外胚层。神经诱导通常包括接触性诱导（contact induction）及非接触性诱导（noncontact induction）两类。在接触性诱导中，诱导组织与被诱导组织的细胞相互接触，其诱导作用可能通过细胞间信息分子的传递实现。在非接触性诱导中，诱导组织与被诱导组织并不接触，诱导组织产生的一些大分子物质释放到细胞外基质中，形成一定的浓度梯度，这种浓度梯度影响着反应（被诱导）组织的定向分化和形态发生。在细胞外基质中与诱导作用有关的大分子物质主要有 3 种，即胶原、糖胺聚糖和蛋白聚糖。另一种非接触性诱导是通过特定化学物质的扩散而实现的，这些化学物质由诱导组织产生，但不参与细胞外基质的组成，只是通过基质扩散到反应组织，从而诱导反应组织的分化和形态发生。这类化学物质通常称为可扩散诱导因子（diffusible inducing factor），脊索中胚层对神经外胚层的诱导就属此类诱导。

早期有学者针对不同肤色的蝾螈胚胎组织进行了移植实验，他们发现将供体原肠胚早期的背唇(含迁移中的中胚层细胞)移植到宿主胚胎的腹侧之后,宿主在本应形成腹侧表皮的位置生成包括神经板在内的第2个体轴,并且神经板细胞几乎都来自宿主本身而不是供体。据此他们提出了神经诱导的概念,即背唇的中胚层细胞诱导外胚层产生神经系统,而发挥神经诱导作用的背唇即为组织者(organizer)。

在此开创性实验之后,发育生物学研究者们致力于寻找组织者具有神经诱导作用的分子基础。直到20世纪80年代,随着分子生物学的发展以及早期神经组织标志物的出现,人们才逐渐获得了一些新的发现。人们将早期的外胚层打散形成离散的单细胞,结果观察到在没有细胞与细胞相互作用,并且没有外源性因子的影响下,这些外胚层细胞将发育为神经细胞,进而提出了神经诱导的"default-model"假说,即原始外胚层的细胞具有自发分化为神经外胚层的默认趋向,但附近其他细胞分泌的信号可以阻止外胚层细胞的这一分化趋向。之后人们很快发现抑制性信号主要来自外胚层细胞分泌的骨形态发生蛋白质(bone morphogenetic protein,BMP)。BMP属于TGF-β超家族成员,主要通过丝氨酸/苏氨酸激酶受体作用于外胚层细胞,抑制外胚层细胞向神经外胚层的分化潜能,从而促进其向表皮外胚层分化;而抑制BMP信号通路可以诱导其向神经外胚层方向分化。进而人们还发现组织者正是通过分泌BMP拮抗剂发挥神经诱导作用,如头蛋白(noggin)、脊索蛋白(chordin)、促卵泡激素抑释素(follistatin)以及BMP蛋白变体等。由此看来,长期以来人们认为发挥诱导作用的组织者,实际上发挥的是去抑制作用(disinhibition effect)。因此,"default-model"亦被称为双重抑制学说,即外胚层本身可分化为神经外胚层,但来自外胚层细胞自身分泌的BMP抑制了这一分化趋势,而来自附近组织者的BMP拮抗剂可以去除BMP的抑制作用从而发挥神经的诱导作用。

(二)模式形成

随着神经板向上蜷曲闭合形成神经管,神经管管壁不断增厚重塑,前端结构逐渐发育为一系列原始脑泡,后端结构逐渐发育为脊髓原基。这一形态发生的过程与中枢神经系统的有序发生和区域特化密切相关,称为模式形成(pattern formation)。在中枢神经系统发育的早期阶段,

其模式形成主要在两个相互垂直的轴上进行,即前后轴(antero-posterior axis,AP轴)和背腹轴(dorso-ventral axis,DV轴)。各种形态发生素(morphogen)发挥位置信号的作用,在前后轴或背腹轴上具有不同的浓度梯度,进而借助浓度梯度诱导不同部位的神经祖细胞表达特定的转录因子,调控区域特异的神经发生。

1. 前后轴的模式形成　在早期胚胎发育过程中,中枢神经系统AP轴的形成是伴随着体轴的形成而发生的。同神经诱导类似的是,最初其形成依赖于中胚层和邻近外胚层分泌的形态发生素,随着神经管的闭合和局部组织者(local organizer)的出现,其形成亦依赖于局部组织者分泌的形态发生素。

AP轴也称吻-尾轴(rostro-caudal axis),其吻侧端的形成依赖于吻侧端组织者产生的抑制BMPs和WNTs信号通路的抑制因子;而尾侧端的形成依赖于尾侧端组织者产生的WNTs、成纤维细胞生长因子(fibroblast growth factor,FGF)、维甲酸(retinoic acid,RA)等促进尾端化的因子。在这些因子的综合作用下,神经管沿AP轴呈现出不同的极性。

在后续发育过程中,神经管进一步沿AP轴呈现出区域特化的特点。局部组织者分泌的一些形态发生素,借助浓度梯度调控不同区域转录因子的时空特异性表达,进而导致神经板区域特化形成。研究表明,丘脑间区(zona limitans intrathamica,ZLI)分泌的音猬因子(sonic hedgehog,SHH)参与丘脑的形成;中脑后脑交界(midbrain-hindbrain boundary,MHB)分泌的FGF8参与中脑和小脑的形成;颈部体节分泌的RA调控后脑菱脑节中的同源异形基因(homeobox,Hox)的区域化表达,与菱脑节的形成密切相关;脊髓中FGF和RA诱导尾端神经管Hox基因家族的表达,借助不同HOX蛋白之间的交互抑制作用,参与脊髓节段的形成。

2. 背腹轴的模式形成　同AP轴的形成类似的是,DV轴的形成最初亦依赖于邻近神经管腹侧和背侧的中胚层和外胚层,随后其形成依赖于底板和顶板分泌的形态发生素。但与AP轴的形成依赖于局部组织者释放的单一形态发生素不同的是,DV轴的形成依赖于腹、背侧组织者释放的多种形态发生素的相互作用,即腹侧脊索或底板形成的SHH浓度梯度和表皮外胚层或顶板产

生的 BMPs 浓度梯度的相互作用。这些形态发生素发挥位置信号的作用,诱导沿 DV 轴分布的特异性转录因子的表达,最终决定 DV 轴的形态发生。

端脑沿 DV 轴主要分为背侧皮质区(发育为新皮质和海马)和腹侧皮质区(发育为基底神经节)。在发育早期,腹侧皮质区的发育受来自腹侧正中线的 SHH 信号的影响,其管壁增厚,形成内侧神经节隆起(medial ganglionic eminence,MGE)和外侧神经节隆起(lateral ganglionic eminence,LGE),前者发育为苍白球,后者发育为纹状体。而来自背内侧的 BMPs 和 Wnts 影响背侧皮质区的神经分化。

在脊髓中,受 SHH 和 BMPs 浓度梯度的影响,沿 DV 轴表达不同的同源异形蛋白质(homeodomain protein,HD protein),形成不同的神经祖细胞结构域,进而产生不同类型的神经元,依次为背侧中间神经元(D1~D6)、腹侧中间神经元(V0~V2)、运动神经元(MN)和腹侧中间神经元(V3)等。

(三) 命运决定

经过神经诱导和模式形成,在神经管形态发育的同时,多潜能的原始外胚层细胞亦经过细胞命运决定(cell fate decision)的过程发育为神经干细胞,进而分化为各种不同类型的神经细胞,包括神经元和胶质细胞。既往研究表明神经细胞命运决定是外源性信号调控和内源性基因调控共同作用的结果。

外源性信号调控是指神经干细胞所处的微环境对其发育的调控,包括细胞因子、微环境等。目前普遍认为表皮生长因子(epidermal growth factor,EGF)和碱性成纤维细胞生长因子(basic fibroblast growth factor,bFGF)等丝裂原信号在神经干细胞的增殖和分化中发挥重要作用。微环境是指能对神经干细胞的分化产生影响的周围结构成分,包括附近的其他神经细胞、胶质细胞和细胞外基质等。细胞外基质由各种糖蛋白/黏蛋白组成,通过调节黏着和迁移能力以及与细胞外基质中各种生长因子和细胞因子的结合,来影响神经干细胞的增殖和分化。

这些外源性的信号通过作用于神经干细胞表面的受体等,进而通过细胞内信号转导通路(intracellular signal transduction pathway),对神经干细胞自身的转录因子及基因表达进行调控,即最终通过内源性基因调控发挥作用。由此可见,

神经干细胞的细胞决定是细胞内多信号转导途径,以及诸多外界环境因素参与的错综复杂的调控过程。

人们发现在果蝇发育早期,神经管同一部位的细胞会分化为不同类型的细胞,但其中只有部分细胞会分化为神经细胞。继而人们发现主要是 Notch 信号通路在其中发挥重要作用,提出了 Notch 和其配体 Delta 相关的侧抑制(lateral inhibition)机制。该机制认为位于神经管中的细胞均具有分化为神经前体细胞的可能,并表达能使其成为神经前体细胞的 AS 复合物(achaete-scute complex,AS-C);然而一旦某个细胞分化为神经前体细胞(表达更多的 Delta),就会和邻近的细胞上的 Notch 结合,上调后者的抑制信号,从而抑制 AS-C 的表达,最终阻止邻近其他细胞分化为神经细胞。因此,通过侧位抑制途径,在发育初期性质相同的细胞有些会形成神经细胞,而邻近的其他细胞则形成表皮细胞。由于 Notch 信号通路在进化上的保守性,这种机制在脊椎动物也发挥作用。

Notch 信号通路还可通过调控碱性螺旋-环-螺旋(basic helix-loop-helix,bHLH)转录因子参与神经干细胞的分化调控,可依据其效应分为抑制型和促进型两类,前者包括 HES-1、HES-3 和 HES-5,而后者包括 MASH-1、MATH 以及 Neurogenin。当抑制型转录因子表达时,神经干细胞的分化将被抑制,而当促进型转录因子表达上调时,神经干细胞向神经元的分化增强。抑制型转录因子和促进型转录因子相互协调,共同调节神经干细胞的分化,不仅在神经发生的早期阶段起作用,并且在脑发育的晚期阶段也发挥重要作用,对于维持正常的脑形态及脑结构至关重要。

(四) 发育的基因调控与同源异形基因

在胚胎发育过程中基因表达的调控是细胞分化的关键,细胞核在分化中的重要作用已被公认。除极少数例外,胚胎干细胞的胞核都携有亲代全套遗传基因,具有分化为任何细胞的潜能,但在发育过程中并非所有遗传基因都能表达,而只是按严格的时空顺序有选择地表达其中的一部分,故细胞分化实质上是基因选择性表达及大分子修饰和更新的过程。

基因表达可以在转录、加工、翻译及 mRNA 稳定性等不同水平进行,在某些情况下还涉及基

因的扩增和重排。发育分化程序虽然在受精时已基本确定,但在胚胎发育过程中还必须通过控制发育分化的基因之间的相互作用才得以顺利并正确展开。总之,含有全套遗传基因的细胞核,其基因活动随发育过程而逐渐局限化,不同类型的细胞各自局限于转录该类型细胞的特异 mRNA,合成特异的功能蛋白质。遗传程序不仅具有分化为何种类型细胞的指令,而且含有这些细胞的靶区位置的指令。

受精卵染色体所含的全部基因信息均来自亲代精子和卵细胞,在胚胎发育过程中这些基因按严格的时序逐步选择性和程序性地表达,而这些表达又受到胞质成分、细胞位置、基质成分及生物化学梯度等多种因素的调控。在胚胎发育过程中特定基因的活动是逐步显现的,不同类型的细胞及在不同时相和不同位置的细胞转录出特异的 mRNA,进而合成特异性的蛋白分子,最后形成具有特定形态和生理功能的细胞群。在整个发育过程中部分基因被启动而表达,其他大部分基因则被关闭而不表达。总之,细胞的分化发育程序虽在受精卵时已预定,但程序的逐步展开必须受发育过程中一系列因素的相互作用的调控。

当发育和分化按照遗传信息的表达以时空形式展开时,在 DNA 上呈线性排列的基因是如何控制信息的逐渐表达并在空间上展开,是一个极其重要的问题。近年来大量研究表明在神经系统的发育过程中,bHLH 基因、同源异形基因、BMPs 信号通路、WNT 信号通路等均参与神经干细胞的增殖、分化、迁移、成熟等复杂过程。作为重要的转录调节因子,多种同源异形蛋白家族参与了神经元类型的分化即细胞命运的决定、神经元分化的时间调控以及神经元分化的空间调控和模式形成即位置特征性等的调控。同源异形基因家族对神经系统发育和分化的作用越来越引起人们的重视,近年已在小鼠神经系统发育中发现 Hox、Pax 及 POU 等多个发育调控基因家族。

1. Hox 同源异形基因与神经系统的发育 分节(segmentation)是生物体的基本原则,不同节段根据沿纵轴的位置常含有不同的解剖结构,发育生物学中一个基本概念就是潜能相同的节段通过处于有机体的不同位置(即位置特征性)而获得差异。分节组构原理也适用于脊椎动物的神经系统。在胚胎发育过程中,中枢神经系统的菱脑可

见到分节样结构,称为菱脑节。研究表明,菱脑节代表与神经元分化空间特异性相关的分节区域,而基因表达有严格的空间区域性是构成这种形态结构的细胞学基础。Hox 同源异形基因的表达产物就是与神经系统模式形成密切相关的一类重要的转录因子,它们在建立并保持不同神经节的位置特征及其内发育的不同类型神经元的位置特征方面起决定作用。既往功能研究表明,Hox 基因的区域化表达与菱脑节的形成密切相关,在一个菱脑节中敲除特异性表达的 Hox 基因,这个菱脑节形成的脑结构缺失,原有的细胞发育为邻近菱脑节的脑结构。此外,随着基因技术的发展,人们发现 Hox 基因与其他基因相配合,决定脊髓神经管发育成不同的脊髓节段,并据此决定不同节段的细胞类型。如 Hox6 基因的表达参与前肢外侧运动柱运动神经元的神经发生,而 Hox10 基因的表达参与后肢外侧运动柱运动神经元的神经发生,此外 Hox 基因的表达还参与调控运动神经元的肌肉支配。功能缺失实验表明,HOX 蛋白对脊髓运动神经元的区域特化、纤维投射等的调控依赖于辅助因子——叉头同源结构域蛋白(forkhead class homeodomain protein,FoxP1)。

2. Pax 配对框基因与神经系统的发育 Pax(paired box,配对框)基因是一类非常保守的转录因子。运用同源筛选技术,人们在脊椎动物中成功分离出 9 种不同的 Pax 基因(Pax1~Pax9),主要包括配对、八肽域和同源域 3 个保守结构域。Pax 基因的调节功能贯穿脊椎动物生长发育的全过程,同一器官或细胞系的正常生长发育,常受到 2~3 个 Pax 基因亚家族成员的协同调控,各成员间相互交叉作用的同时又各有侧重点。研究表明,Pax 基因的早期表达与神经系统发育中空间和时间的模式形成有密切关系,提示 Pax 基因在某些诱导过程、特殊细胞的分化及神经发育过程中各种解剖界限的建立等方面有着重要作用。

Pax-3、Pax-6 和 Pax-7 在神经系统发育时表达较早,一般在交配后 8.0~8.5d 在前脑中有表达,在前端表达升高,而在发育晚期 Pax-3 和 Pax-7 在前脑的表达减少,Pax-6 的表达则维持不变。Pax-6 基因似乎是这个家族中最早表达的,交配后 8d 在前脑和后脑可检测到表达;交配后 15.5d,Pax-6 开始在末脑表达并贯穿整个

发育过程,与多种解剖界限的建立一致。例如,头部 *Pax-6* 基因的表达从端脑延伸到间脑,直至间脑和中脑的界限——大脑后连合。并且间脑中 *Pax-6* 的表达局限于腹侧丘脑而不侵犯背侧。*Pax-3* 和 *Pax-7* 基因的表达局限在上丘脑和顶盖前区。*Pax* 基因在大脑的空间特异性表达显著,提示它们可能参与大脑的模式形成,尤其是特化纵向和横向的限制性结构域。*Pax* 基因在发育过程中的脑区特异性表达模式在成年动物也可观察到,提示 *Pax* 基因对于维持神经系统的位置特征也是必需的。

从发育时程上来看,*Pax6* 基因的表达与神经管的闭合一致,并局限在神经管的基板和中间部;而 *Pax3* 和 *Pax7* 的表达却局限于神经管的背部,*Pax3* 基因亦参与神经嵴细胞的释放、迁移以及分化。这些基因功能的正常发挥对于神经管的闭合以及神经外胚层的增殖都是非常必要的。*Pax-3*、*Pax-6* 和 *Pax-7* 基因在神经管早期的背、腹部呈现局限性的表达模式,提示其可能参与神经管的背腹形成和特化。此外,亦有研究表明,*Pax2* 基因参与了脊髓 GABA 能神经元的调控,*Pax6* 基因在脊椎动物视觉系统的发育中起着关键的作用。

3. POU 同源异形基因与神经系统的发育
POU(Pit-Oct-Unc)同源异形蛋白是一组 DNA 特异的转录调节因子,*POU* 基因家族在神经系统发生、发育、分化、成熟中发挥至关重要的作用。POU 蛋白在脑组织分布极广,其表达具有复杂的时间性及细胞特异性。中枢神经系统某些部位只表达 POU 家族蛋白中的一种,而有些部位则是多种蛋白同时表达。特定部位不同细胞表达的 POU 蛋白也不完全相同,提示其参与神经细胞增殖和细胞命运的决定。

POU 家族成员,如 Oct-1、Oct-2 和 Oct-4,不仅激活转录,而且参与 DNA 复制。显微注射 Oct-4 反义寡核苷酸到受精的卵细胞中可抑制 DNA 的合成并使胚胎保持在单细胞阶段。Bin-4 参与神经干细胞的分化,其表达水平上调时,神经前体细胞分化为成熟神经元的比例将上升,用反义寡核苷酸阻止其表达时,神经前体细胞转化为成熟神经元的比例将下降,可使其停留于前体细胞阶段。SCIP、tst-1、Oct-6 在施万细胞的快速细胞分裂时期短暂高度表达,提示其可能在这些细胞的程序性定向过程中起重要作用;MiniOct-2 在嗅觉神经上皮持续表达,因而在这个大脑区域的增殖过程中起重要作用;unc-86 涉及某些神经细胞系的 DNA 复制,unc-86 缺失可使细胞增殖终止;Oct-1 在快速分裂的细胞高度表达,而细胞融合时,其表达降低。这些研究均提示 *POU* 同源异形基因可能涉及神经元细胞增殖和细胞命运的决定。

4. LIM 同源异形基因与神经系统的发育 *LIM* 同源异形基因所编码的蛋白序列是由同源结构域和 LIM 结构域这两个主要部分所构成,现已发现的属于 *LIM* 同源异形基因家族的成员有:秀丽线虫(*C.elegans*)的 lin11、lin14、lin32 和 mec-3,果蝇的 *Apterous*,大鼠的 *Isl-1*、*LH-2* 和 *Rlim*,小鼠的 *Lim-1*,仓鼠(hamster)的 *Lmx-1* 和爪蟾(xenopus)的 *Xlim-1* 和 *Xlim-2*。所发现的 *LIM* 同源异形基因家族绝大多数在特定的神经元亚群中表达,提示 *LIM* 基因参与特定神经元的发育过程。例如线虫中,*Lin-11* 和 *Mec-3* 基因是其感觉、运动以及中间神经元特异性分化所必需的;果蝇 *Apterous* 基因的功能研究表明该基因可在果蝇幼虫翅膀发育、肌肉发育、轴突生长和神经递质选择等多种不同发育变化中起决定作用。

LIM 同源异形基因通过不同的时空表达模式可参与包括前脑、间脑、垂体、视网膜和脊髓等多种神经组织的发育分化。例如,*Lhx1* 基因通常在一些与感觉功能相关的多种细胞类型中表达,并在神经诱导中起作用;*Lhx1b* 在中脑多巴胺能神经元、后脑 5-HT 能神经元和脊髓后角神经元中特异性表达,在维持 5-HT 能神经元的分化中发挥关键作用;*Lhx2* 基因参与晶状体和视网膜的形成,并与大脑皮质以及脊髓的发育畸形有关;*Lhx3* 和 *Lhx4* 以及 *Islet-1* 基因在脊髓运动神经元的发育中也具有极为重要的作用;*Lhx5* 基因参与海马的发育等。

(五)出生早期是神经发育的一个关键期
神经系统的发育包括神经发生(neurogenesis)和胶质发生(gliogenesis)两大过程。前者出现早,后者出现晚。小鼠神经发生的高峰是在胚胎 11.5~15.5d,而胶质发生的高峰在 15.5d 后,并一直延续到出生早期。神经发生和胶质发生主要指各自细胞的产生数量。事实上,在胶质发生的高峰期,此时大部分神经细胞已定位于其最终位置,但新的轴突及树突分支、突触形成等仍处于剧烈发育时期。

此外,生后早期也是神经系统发育的一个关键期(critical period)。有学者曾在视觉系统的系列实验中证明视觉传入形式对猫在生后第4~5周是特别重要的,如在这一关键时期视觉环境只限制在单一特定形式的刺激,则以后视皮质细胞的反应将主要限制在同一形式内,要维持两眼视觉反应能力则必须在此关键时期同时刺激两侧视野的对应点。在啮齿类动物的躯体感觉皮质有代表触须的"桶状"皮质。"桶状"皮质主要处理对应触须来的感觉信息,这一结构的形成同样存在关键期,即依赖于生后7d内的感觉传入。出生后7d内,去除触须或者切断传递触须信息的眶下神经可阻断桶状皮质的形成,也对成年时期动物的空间学习记忆和社会记忆产生影响。

在雌性鼠的垂体,黄体生成素(luteinizing hormone,LH)在雌激素及黄体素影响下,以每4天为一周期大量分泌一次,形成所谓发情期。但不论是LH的大量分泌或行为上的效应,在成年雄鼠身上都不可能由同样的激素所引发,而这些效应是由脑的一定部位执行的。刺激杏仁核可引起雌鼠的LH分泌增加,但不能使雄鼠的LH分泌增加。杏仁核似乎有直接或间接通路与有性别差异的脑的某些部位联系,这些部位之一可能就是视前区。此区在雌鼠有两倍于雄鼠的非杏仁终末与树突棘构成的突触,这些终末来源虽不完全清楚,但很可能在下丘脑或其附近。生后数天是建立这些内分泌行为及形态性别差异的关键时期,例如雄鼠生后第1天去势(摘除性腺)则像成年雌鼠一样有LH周期性释放,在视前区出现众多的突触,如在生后第7天或更晚摘除性腺则不出现这种现象。同样在生后第4天给予雌鼠注射睾酮则不会出现动情周期,成熟后亦不会出现雌鼠的突触配布特点,而在生后16d给予雌鼠注射睾酮则不会影响正常发育。

(六)发育中的细胞凋亡与程序性死亡

与细胞增殖同样重要,细胞凋亡(apoptosis)与程序性细胞死亡(programmed cell death,PCD)是多细胞动物生命活动过程中必不可少的过程。这种生与死的动态平衡保证了细胞向特定的组织、器官表型分化,构筑成熟的机体,维持正常的生理功能。细胞凋亡与程序性细胞死亡亦与胚胎发育缺陷、组织分化紊乱、肿瘤及某些疾病的发生有密切关系。细胞凋亡或程序性细胞死亡失控

不仅将扰乱发育,还将导致病变。对细胞凋亡调控的研究将为治疗及预防诸如肿瘤、卒中、阿尔茨海默病、某些病毒所致疾病、神经元退行性变、淋巴组织增生、炎症及免疫缺陷等疾病提供新的机会。

1. 细胞凋亡与程序性细胞死亡的定义 在发育过程中及成熟细胞中,部分细胞死亡是正常过程,这一概念早在20世纪50年代便已提出。这种正常的细胞死亡是动物细胞的基本特性,它发生在大部分发育中的组织,许多组织整个生命过程中都存在正常的细胞死亡。近年来,细胞死亡被用不同方法加以分类,主要可分为两大类:意外死亡和程序性死亡。意外死亡是指由不同的物理、化学因素,包括缺氧、缺血、损伤及不同的外源生物因素导致的死亡;程序性死亡是指发生在正常生理性的内环境,特别是在胚胎发生中的死亡,这对正常细胞更新及在发育过程中重整模式是必要的。因此,程序性细胞死亡代表的不是细胞对外来损伤的效应,而是对激素、生长因子及内环境稳定改变的反应。多细胞机体在其发育过程中的一定时期需要程序性细胞死亡(Sanuder,1966)。

最早对发育中细胞死亡现象的描述将这种细胞死亡分为3种类型:①形态发生性,完成结构的形态发育;②组织发生性,与组织和器官的分化伴随发生;③种系发生性,幼体以及退化的结构消除。在神经发育期间,程序性细胞死亡的发生频率甚高,在肢体发育过程中亦如此。早在1964年,美国哈佛大学Richard A.Lockshin和Carroll Williams等在研究昆虫变态时便注意到一些细胞按明显规律的预定程序死亡,从而提出程序性死亡这一概念。1966年英国科学家Jamshed R.Tata注意到这种程序性死亡需要蛋白质的合成,从而认为细胞在程序性死亡中扮演主动角色。1972年英国病理学家John Foxton R.Kerr等在研究肝缺血时注意到两种不同的细胞死亡形式:第一种,细胞膜解体、细胞器形态改变、溶酶体消失,即坏死;而第二种则细胞膜完整、细胞器形态完整、染色质固缩、核碎裂,细胞最终自行分割为若干外膜完整的小体。根据死亡细胞的形态学变化,Kerr教授首先提出了细胞凋亡(apoptosis)这一名词,apoptosis一词源于古希腊语,是描写秋天树叶凋落的意思(apo:away from 离开;ptosis:falling 落下)。Kerr等根据绝大部分哺乳类动物

细胞的程序性死亡过程中超微结构改变与凋亡相似，认为所有程序性死亡都是通过凋亡实现的。这一假设后来被广泛接受。但也有一些学者认为程序性细胞死亡是一种由细胞特定基因调控的细胞自杀过程，是功能性概念，而细胞凋亡是形态学概念。细胞的主动性死亡都同时符合程序性细胞死亡和细胞凋亡的定义，以致许多学者把凋亡及程序性死亡两个名词等同使用。但 1984 年英国阿伯丁大学 Andrew Wylie 却观察到一些确定是程序性死亡的细胞只表现少数目前已被公认的凋亡过程的特点，其后不少报告进一步证实某些细胞表现出明显不同于凋亡过程的程序性死亡，包括自噬、焦亡、胀亡、铁死亡等，进一步拓展了程序性死亡的机制。

2. **细胞凋亡的形态学特点**　细胞凋亡一般发生在散在的个别细胞，而不像细胞坏死那样累及邻近的一群细胞。在凋亡过程中出现一系列形态特征，这些形态特征可在细胞受到凋亡刺激后数小时甚至数日才开始出现，时间的长短取决于不同的组织及不同性质的刺激。首先出现的是染色质的浓缩，导致致密的、分离的、边界清晰的半月形的染色质颗粒集中于核膜边缘；染色质浓缩过程伴随有核膜及细胞膜的内陷，随后核碎裂成分离的片段，胞质浓缩，细胞支架断裂，这些片段被细胞膜包裹；接着出现的是凋亡细胞断裂成若干个有完整包膜包裹的凋亡小体（apoptotic body），小体的大小及其内容差异甚大，大部分含有若干核片段，少数可能没有核片段。上述过程中不存在细胞坏死过程中出现的巨噬细胞浸润的炎症反应，而是凋亡小体由邻近细胞识别而被吞噬，最后被吞噬细胞内的溶酶体酶所降解。

许多类型细胞的凋亡伴随核 DNA 的断裂，这需要激活内源性 Ca^{2+}、Mg^{2+} 依赖的核酸内切酶将 DNA 降解，导致产生成倍数的含有 180~200bp 的片段，这些片段可用琼脂糖凝胶电泳检测到。胞质的浓缩是凋亡的超微结构的明显特点，但这一过程的机制尚未完全明了。凋亡小体在其膜完整的情况下，迅速被其邻近细胞吞噬，意味着这一过程存在特异性的识别机制，而且可能存在不止一个这种机制。有些学者认为，在巨噬细胞表面有凝集素样受体，可特异地识别暴露在凋亡小体表面的糖类变化。已有证据证明，凋亡的胸腺细胞表面及凋亡的淋巴细胞表面的磷脂酰丝氨酸可

被巨噬细胞特异性识别，当核碎片产生时胞膜的完整性保留，一些细胞在光学显微镜下看来似多形核白细胞。同样，细胞器在电子显微镜下亦完整保留。在电镜水平，凋亡表现为细胞有次序的解体，最后被吞噬。在缺乏吞噬情况下（如在细胞培养时），凋亡细胞最终是继发性坏死，膜破坏，细胞溶解。

3. **细胞凋亡的诱导**　细胞凋亡或程序性细胞死亡可被多种内源性（细胞所属整体的其他细胞的信号）或外源性（化学、物理及生物学）因素所诱发。大部分细胞凋亡与程序性细胞死亡的诱导物浓度过高时亦可导致细胞坏死，迅速分化中的细胞特别容易被诱导凋亡。细胞凋亡或程序性细胞死亡的诱导不是一个简单的线性改变过程，而是一种受高度调控的反应。细胞通过跨膜或被表面受体刺激，而诱发启动执行正常功能或程序性死亡的通道。偶联膜事件致程序性死亡的潜在机制包括：当细胞被刺激时，细胞内 Ca^{2+} 水平升高、磷脂酰肌醇水解、蛋白激酶 C 及酪氨酸激酶等活性增高。亦有研究提示，转录因子 AP-1 与细胞凋亡有关，AP-1 是 Jun 及 Fos 家族的成员，在细胞凋亡时表达增高，而低水平的 Jun 及 Fos 则可提高细胞的存活。1992 年意大利科学家 Francesco Colotta 认为 AP-1 的表达是启动细胞死亡程序的临界点。但是，这些转录因子究竟是直接调控"死亡基因"还是调节一些作为第二或第三信使成分，目前尚不十分清楚。从线虫到哺乳动物（包括人）均发现有细胞死亡基因。线虫的主要死亡基因为 *Ced-3* 和 *Ced-4*，*Ced-3* 编码的 Ced-3 蛋白序列与哺乳动物的白细胞介素 1 转化酶（interleukin-1 converting enzyme，ICE）同源。

4. **细胞凋亡的生物化学背景**　已证明细胞凋亡时发生核小体间 DNA 的断裂，产生成倍数的含有 180~200bp 的片段。1990 年英国科学家 Mark J.Arends 认为这个过程可能起着防止凋亡小体被其他细胞消化时，其内的基因物质进入细胞内的作用。凋亡时，核小体间出现 DNA 断裂，染色质呈串珠状，其中 DNA 分子是线，而组蛋白八聚体是珠，珠之间的间隙决定线的长度，通常是单个珠体积的数倍，因此 DNA 核小体间隙片段的大小常数倍于单个核小体的 DNA 长度（大致为 180bp）。这种 DNA 断裂是否是凋亡的最可能原因仍有争议。一些研究表明，用锌或 ATA 抑制

核酸内切酶活动可抑制凋亡,但这些抑制因子并非特异针对凋亡核酸内切酶。此外,在某些细胞凋亡时并不存在核小体间的 DNA 断裂,或在核小体间断裂前已存在大得多的 DNA 片段,通常达 100~300kp,其机制尚不清楚。

凋亡时胞质浓缩的机制尚不清楚。细胞开始凋亡,当形态尚未改变、DNA 尚未断裂时,β-微管蛋白(β-tubulin)mRNA 便增高并出现在胞质内,一旦核酸内切酶被激活,β-微管蛋白基因便和 DNA 一起被降解。细胞进入凋亡时,组织型谷氨酸转化酶便出现并恒定地维持在较高水平。有研究认为谷氨酸转化酶参与细胞内蛋白质的耦合,以便形成凋亡小体的稳定支架,有助于维持凋亡小体的完整,防止其内含物泄入细胞外间隙。凋亡的生物化学途径虽尚未完全阐明,但是已证实 TNR 家族参与受体调节性启动,半胱氨酸蛋白酶的 ICE 家族、神经酰胺、活性氧等均在凋亡过程中起调节作用。细胞周期调控元素如周期蛋白 D1(cyclin D1)亦参与凋亡的调节。1994 年美国亚利桑那大学 Francis A.Flomerfelt 等注意到在凋亡过程中还常有谷胱甘肽转移酶基因表达增强,组织蛋白酶 D、组织型纤维蛋白酶原激活物及与细胞支架降解有关的酶的活性均有一定程度的升高。

近年来分子遗传学和分子生物学的综合研究表明,在哺乳动物胞质中裂解细胞结构分子的蛋白酶有 ICE、神经磷脂酶、粒性蛋白酶 B、组织蛋白酶、细胞凋亡诱导因子(apoptosis inducing factor, AIF)和钙激活蛋白酶等,但细胞凋亡机制的中心成分是 ICE 族蛋白酶。有学者根据 ICE/CED-3 族蛋白酶的两个催化特性分别用“C”(表示半胱氨酸蛋白酶的机制)和“aspase”(表示在天冬氨酸之后裂解的性质)组成新词 caspase,代替 ICE/CED-3,caspase 后缀的数字表示其亚族的成员。

人的 caspase 蛋白酶是 Asp 特异性半胱氨酸蛋白酶(aspartate-specific cysteine protease, ASCP),它们是无活性的酶原,或通过自动催化或被其他蛋白酶裂解成为有活性的蛋白酶。实验表明,ICE 族各成员的过度表达均能诱发细胞凋亡。在被 caspase-3 激活的 HeLa 细胞胞质中发现一种诱发 DNA 断裂的蛋白质,称为 DNA 断裂因子,使染色质失去附着点而浓缩;胞质肌动蛋白及其相关蛋白被裂解,影响质膜和细胞骨架蛋白的结构和性能,使凋亡的细胞形成有包膜的凋亡小体。

5. 细胞凋亡的基因调控　凋亡由促进凋亡及抑制凋亡的两类基因所调控。二者互相配合才能启动凋亡,一些基因既可使细胞凋亡,亦可使细胞坏死。诱导细胞凋亡与程序性细胞死亡需要新的基因转录,基因产物可刺激或阻断这一进程。在这些基因中,Bcl-2 基因家族对调控发育过程或成体细胞中的正常存活或细胞凋亡与程序性细胞死亡起着重要作用。近年来陆续发现与 Bcl-2 结构类似的 Bcl-2 家族成员,它们包含两个功能相反的类别,即抑制凋亡及促进凋亡类别。抑制类包括哺乳类的 Bcl-2、Bcl-xL、Mcl1、AdenovirusE1B-19K、EpsteinBarr virus(EBV)、BHRF1、Ced-9 等;促进类包括 Bax、BaK、NbK/BiK1、Bad、Bcl-xs 等。Bcl-2 家族成员彼此相互作用,抑制凋亡 Bcl-2 家族成员必定伴随有促进凋亡 Bcl-2 家族成员,这提示二者相互拮抗。有学者认为决定细胞命运的关键因素是抑制者与促进者二者间的比例,例如 Bcl-2 与 Bax 相互作用,Bcl-2 水平较高时促进细胞存活,而 Bax 水平较高时则促进细胞死亡。此外,还发现 Bcl-2 家族成员亦与家族外蛋白相互作用,如 Bcl-2 与促进凋亡的 R-ras,与能提高 Bcl-2 阻断凋亡作用的 Bag-1 相互作用。Bcl-2 的作用是清除可损害 DNA、脂类及蛋白的氧自由基,它还可调节细胞内 Ca^{2+} 流量。Bcl-2 亦与其他基因如 c-myc、p53 等相互作用以控制细胞的增殖及程序性死亡。已证明 p53 蛋白参与启动 DNA 受到损害的细胞的凋亡。有学者认为,p53 不正常将导致变异细胞自我清除渠道的取消,从而引发肿瘤的发生及生长。c-myc 的表达可具有双重的相互矛盾的意义,在一般情况下 c-myc 表达的下调可促进凋亡,但在某些情况下,当关键性生长因子缺乏时,c-myc 的高表达也可诱导细胞凋亡。

6. 中枢神经系统发育中的细胞凋亡与程序性细胞死亡　脊椎动物神经系统在个体发生中即使没有遇到外在损害,其神经细胞在竞争有限的神经营养因子(neurotrophic factor, NTF)过程中,在特定部位和时间也会发生自身的程序死亡。哺乳动物从囊胚开始终生都有广泛、持续的细胞凋亡。研究表明,NTF 及其受体在保障特定神经细胞的存活,促进生长、分化,特别是在防止凋亡方面有显著的生物学效应;NTF 或其受体基因突变可导致神经细胞出现明显的缺陷。同时,细胞死亡基因或其调控基因突变,会导致本该死亡的细胞不死亡,或本该存活的细胞不存活,传导死亡信号分子的定点定向突变实验获得了同样的效果。这些研究结果为探索神经细胞因正向或负向凋亡失调所导致的退行变性或增生亢进机制开辟了广阔的前景。

在神经系统发育过程中,原来产生的神经元平均有50%被去除。一个主要调控存活神经元的限度机制是,这些神经元的靶细胞所产生的神经营养因子的数量有限。神经生长因子(nerve growth factor,NGF)由外周靶细胞产生,只有从它的靶组织接受到足够NGF的神经元才可以继续生长和分化,而其他的神经元则通过程序性死亡而消失。因此,程序性细胞死亡优先去除未能建立联系的神经元。这一发育过程保证在成熟机体中能建立对靶组织最适宜的支配。

在神经系统发育过程中最早出现程序性死亡现象的是神经板转化为神经管时期。在神经管闭合之前,它与体节连接部位便出现程序性细胞死亡,有学者认为这一现象可能与神经管与表皮外胚层分离有关。发育中神经元的程序性死亡的一个作用是调控神经元的数目,从而使相关的两个神经元核团的联系精确适配。一般在两个核团建立联系前,上游核团神经元的数目往往比靶核团多,建立联系后未能与靶细胞取得联系的神经元便通过程序性死亡而被淘汰。已有不少报道证实,剥夺NGF将导致发育中的神经元的轴突不能及时与靶细胞建立联系,从而出现神经元死亡;而一旦与靶细胞建立稳定联系后,神经元的存活将不再依赖NGF。神经元程序性死亡的另一意义与神经通路纤维束的形成有关。

中枢神经系统的神经元凋亡现象不仅存在于出生前发育阶段,亦可出现在出生后的发育阶段。已有不少学者观察到在哺乳类动物出生后一定期间内在视网膜、外侧膝状体、顶盖、四叠体、二叠体旁核、海马、小脑皮质颗粒层、梨状皮质及新皮质等处均有神经元程序性死亡。一些学者发现异常的神经元凋亡与中枢神经系统的发育异常有关。有学者通过对多指畸形鼠伴发的脑积水畸形的研究发现,多指畸形鼠脑室周围大量细胞死亡。他们认为这是导致脑室扩大,最终导致脑积水的原因。

总之,程序性细胞死亡与细胞凋亡是机体的一种基本生理活动并贯穿于机体的整个生命活动过程中,是维持机体正常生理功能和自身稳定的重要机制,具有重要的生物学意义。程序性细胞死亡的基本原则在进化中是保守的,在多细胞机体中遗传途径相同,在个体发生中是固有的生理过程。这一过程的障碍可产生细胞增殖失控(肿瘤形成),也可由于细胞凋亡亢进造成神经退行性变性疾病。因此,整个神经系统的发育是在神经细胞的增殖与死亡的动态平衡中进行的。凋亡使发育过程中错位的、迷路或匹配不良的、无法与靶细胞联系不能从中获得必需营养因子的神经细胞死亡,从而保持符合发育生长规律的神经元数量,使相关的神经元之间的联系精确适配。同时,还建立了引导轴突投射的小管、小孔和间隙等,最终使神经系统的发育在结构和功能上互相适应、自我完善。因此,没有凋亡便没有个体发生和种系发生,也就没有物种的进化。

近年来的研究还证明,NTF在保障神经细胞健康存活、执行生理功能、抵抗细胞毒性、阻止凋亡和促进再生等方面具有重要的生物学效应。同时,还发现有多种病毒蛋白可以阻止或干扰凋亡信号的传导,这些研究成果为丰富基础理论和拓展新药研发开辟了广阔的前景,也为临床治疗许多疾病带来了新的希望。

(七)神经系统发育过程中的性分化

胚胎发育过程中的性别差异(gender difference)包括遗传因素(遗传性别)及性腺因素(性腺性别)。遗传性别是在受精时由性染色体决定的,性腺性别则是由发育过程中已由遗传因素决定发育而成的性腺所产生的激素决定的。在性腺分泌的性激素作用下,脑内某些部位出现性别差异,这些差异将造成出生后性别相关行为的不同。脑的性别差异主要表现在:脑内的一定部位如下丘脑视前区、弓状核、隔区、杏仁核、中脑被盖等处存在一种富含性腺类固醇神经元(steroid concentrating neuron),如在雄性大鼠视前内侧区中央部,这种神经元集中形成视前区性二态核(sexually dimorphic nucleus of preoptic area,SDN-POA)。成年雄鼠此核团的体积及细胞密度均明显大于雌鼠,这种性别差异在胚胎发育后期才出现。

神经系统的大部分行为及感知功能没有性别差异。但较高级动物的种系维持需要两种性别的区分和协调。生殖行为主要是先天性因素决定的,只存在于成熟的个体。两性生殖行为的差异是由解剖生理行为等因素的差异决定的,其中关键的因素是神经系统结构和相关网络存在着性别差异,它不仅影响生殖行为,亦影响非生殖行为(感知、情感等)。

脑发育的性分化是脑发育可塑性的一个例子。基因(先天)因素决定个体性别的发育方向。但环境因素(如教育、生存环境)可修饰其最终结果。发育中的脑与其所处的环境(包括内、外环境)的相互作用决定了这种发育的可塑性。在发育过程中的一定时期需在二者之间进行选择,一旦作出抉择后很难甚至不可能使过程逆转。男女性成熟性腺产生不同的性激素,睾丸激素维持男性特征而卵巢激素则维持女性特征。因而曾有学者据此提出激素特异性理论,现在已证明这种理论过分简单化。取代这种理论的是发育宿主特异性理论。根据这种理论,在围生期的关键期,脑内一定靶组织对两种不同性激素显示出不同的敏感性。这些靶组织的差异敏感性影响个体性别发育。在成年个体类固醇类性激素的作用是激发性反应活动,如雌激素可增进雌鼠的性接受,并有量效关系。雌雄性基因型都被认为与它们的脑的性别表型相适应。但在相当大程度上脑的性别差异决定于出生早期关键期性激素的影响。

性别差异对神经元的具体作用表现为:神经元的超微结构包括突触,甚至一些特定核团的体积都存在差异,如视前区、下丘脑腹侧核的体积在男女存在差异;弓状核内的神经纤维及突触终末密度存在性别差异;视前区的树突野的密度亦存在性别差异。有学者发现雄性大鼠下丘脑内侧视前核内的神经元数目、胞体大小都比雌性的大,这一部位被命名为视前区性二态核(sexually dimorphic nucleus of preoptic area,SDN-POA)。这个性别差异是在胎儿围生期才分化的,在出生前后的一定时期内可因输入雄性激素或其他类固醇或切除睾丸而改变 SDN-POA 的大小,但超过临界期(大鼠约为出生 1 周后),则不起作用。雄鼠的 SDN-POA 的体积可比雌鼠大 3~7 倍,神经元的数目也多数倍。新生雄鼠如果接受阉割,则SDN-POA 的体积可减少 50%;出生当天的雌鼠如接受雄激素注射,则可阻止其减少,但不能使之发生性逆转;如果在出生前孕第 16 天直至生后第 10 天一直给予大剂量雄激素,则可使之逆转;成年去性腺鼠接受大剂量的性激素,虽然可恢复性行为,但不能影响 SDN-POA 的体积。虽然SDN-POA 有如此明显的性别差异,但其与雌雄行为差异的因果关系尚未确立,其参与行为调控的神经机制尚不清楚。

虽然发育机制还有许多问题尚不清楚,由于近代组织培养及免疫学的发展,已有可能将某些发育过程中的推测通过实验加以验证。在不同类型的组织培养中,发育中的组织可用胰蛋白酶酶解或机械方法分解为细胞悬液,然后可以在试管内重组。鼠脑未成熟的细胞可在试管内组合、迁移、分类,然后经过一定时间可以建立起原始脑的局部结构。在组织培养中亦可观察到突触的发生,一些已可应用的抗体可以对中枢神经细胞与其他一定器官共有的抗原特性进行定量分析。在坚实的神经胚胎学基础上,通过遗传学、细胞生物学及免疫学等方法的研究,可能产生一些新的概念,这些新概念将十分有力地促进我们对人类中枢神经系统这一最复杂最精确的生物学产物的正常及病理发育的了解。

第三节　中枢神经系统的可塑性和老化

一、中枢神经系统的可塑性

神经系统的可塑性(plasticity)是指神经系统对机体内、外环境适应或应变而发生的形态结构和功能活动的改变。神经系统的结构和功能可塑性是神经系统的重要特征之一。结构可塑性包括突触结构的修饰、神经元轴突和树突的改变以及神经回路(neural circuit)的改变等;功能可塑性微观上包括突触传递(synaptic transmission)、树突整合以及神经元兴奋性的改变等,宏观上表现为学习、记忆以及其他脑高级功能的改变。各种可塑性变化可以出现在发育期、成年期及老年期,在生理和病理条件下均可能出现。

(一)哺乳动物中枢神经系统的可塑性

中枢神经系统可塑性的问题,在半个多世纪以前便引起了研究者的广泛关注。早在 20 世纪

30~40年代,有学者已观察到蟾蜍、青蛙等低等脊椎动物的视神经切断后可以再生,且再生后的连接具有特异性。随后20世纪50年代,有学者在猫的脊髓损伤研究中观察到,由后根进入脊髓的神经纤维在脊髓内的分布受邻近神经纤维的影响,从而证明在中枢神经系统中,神经纤维也能发生侧支性分支,从而扩大其支配范围。

由于视觉系统具有复杂而有序的神经网络,特别是各级通路之间存在精确的视网膜投射及神经回路,视觉系统成为研究神经可塑性的重要模型。20世纪70~80年代开始,又有学者针对啮齿类新生动物的视觉系统开展了一系列的实验研究。通过研究,他们阐述了双眼视网膜在其靶区投射的重要规律;借助破坏视觉投射不同部位的动物模型,他们观察到视觉通路存在异常投射或代偿投射,从而开始了视觉系统可塑性的先驱性研究。

1981年美国杜克大学Barbara J. Crain等将金黄地鼠一侧上丘在初生期给予切除,则本该投射到对侧上丘的视投射会转而越过顶盖中缝,投射到同侧的上丘。这一实验阐释了3个重要的问题:一是视神经投射在发生早期具有高度可塑性;二是投射区的转移具有选择性,即在其应有的靶区被切除后会选择性地转移到相关脑区,而不是毫无目标地转移到别的靶区;三是神经元的投射数会尽量维持到原先水平,即投射到别的靶区的投射数保持了由遗传因子既定的投射数。他们还发现给初生大鼠做单眼摘除,所保留的视网膜除了正常投射到对侧脑外,还会投射到同侧脑。这一结果揭示了两个重要的原则:一是神经细胞群的投射在发生过程中受到其他投射的影响,这种相互影响是竞争性的;二是神经细胞群具有扩张其区域或投射区的能力。他们还发现如在初生大鼠做单侧视皮质切除,则剩下完整的健侧皮质会扩张其投射领域,不仅投射到本来应连接的同侧上丘,还会延伸到对侧上丘。相反,如切除一侧的上丘,则两侧视皮质的投射都仍只局限于同侧靶区。说明靶区切除在神经系统不同部位会产生不同的效果,两组不同来源但可能互相争取靶区的神经纤维,在发生过程中不需要有直接的接触,仍然可以互相影响彼此投射区域。

(二)中枢神经可塑性的年龄变化

1. 幼年期中枢神经的可塑性　哺乳动物在出生后相当长的一段时间内(关键期),其中枢神

经系统的结构和功能具有高度的可塑性,如果受到外界的干扰,相关部位的神经联系会发生明显的改变,从而对发育造成不可逆的影响。在视觉系统可塑性研究中,诸多人在20世纪70~80年代的研究中发现:在正常情况下,幼鼠的同侧投射区远较成年阶段广泛;但在生后10d以内,绝大部分的同侧投射会因视网膜节细胞死亡而消失。但对初生大鼠摘除单眼或切除对侧视束后,其视网膜同侧投射的节细胞会存活下来,从而同侧投射区会明显扩张(图2-3-1)。这些结果提示,在单侧损伤实验中所观察到的同侧投射区扩张现象是由于一部分本来应消失或死亡的节细胞存活下来而形成的。同样的结果在初生期单侧脑损伤中也可以见到,这些结果提示神经元自然死亡的现象不是不可以改变的,本来应消失的细胞,可以在某些情况下被保留下来。这些结果使我们对可塑性与发生过程的关系有了进一步的认识,并对神经元的存活、再生、死亡及可塑性有了新的了解。

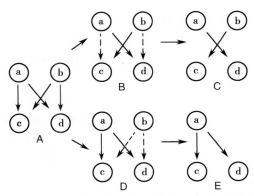

图2-3-1　正常发育与生理损伤后神经连接形成示意图
A~C.表示在正常情况下一组神经细胞(如a或b)可与多组靶区神经细胞(如c及d)在发育早期形成连接,但在发育后期,其中一部分连接(如a与c或b与d)会消失。消失的原因主要是神经细胞自然死亡。但在某些情况下(见A、D及E),细胞群b在发育早期被切除,则A细胞群不但可与d形成连接,还可以保留与c细胞群的连接。

2. 成年期中枢神经的可塑性　传统观点认为,随着神经系统的逐渐成熟,其可塑性也随之消失。目前的大量研究表明,尽管成年哺乳动物的可塑性能力相对较弱,但其皮质在结构和功能上仍具有可塑性,即皮质具有功能重组的能力。如反复视觉刺激可以改变成年动物视皮质的拓扑投射以及皮质神经元的动态感受野;脊髓损伤后大脑运动网络连接、感觉网络连接以及其他相关网络连接发生改变,在促进患者的感觉运动功能恢

复的同时,亦可导致严重的病理损害如神经性疼痛、幻肢痛等。此外亦有研究表明,成年期哺乳动物的广泛皮质下结构,如间脑、中脑、脊髓等亦存在一定的可塑性。

在功能重组机制研究方面,目前认为主要有代偿(包括病灶周围组织代偿、对侧半球代偿、古旧部分代偿以及行为代偿)、轴突出芽(再生性出芽、代偿性出芽和侧支反应性出芽)以及突触可塑性和更新等(失神经致敏/过敏或潜伏通路和突触的启用所导致的突触效率的变化、突触结构的变化)。相信在不久的将来,其具体机制会有更进一步的阐明。

二、中枢神经系统的老化

随着现代人类平均寿命的延长,老年人口比例增长,脑的成熟与老化过程的研究工作日益受到重视,并取得了重要进展,其中之一是将脑的老化(aging)与老年性神经系统退行性病变(degenerative diseases)区别开来。

(一)脑的老化

同其他系统一样,人类中枢神经系统也随着年龄的增长而出现增龄性改变,在老年期出现老化现象。

1. **结构的改变** 在老年脑中可观察到许多宏观和微观上可见的变化。宏观上,随着年龄的增长,脑的体积逐渐减小,重量逐渐减轻,特别是在超过 80 岁的人群中,脑的体积平均萎缩 10%~15%,而脑的重量平均降低 16%~18%。在一些老年脑中可观察到轻度到中度的脑回萎缩、脑沟变宽以及脑室扩大;脑膜表面通常呈现为不透明的乳白色,并可能与下方的皮质粘连,在靠近顶叶皮质可有散在的钙质沉着。临床上借助计算机断层扫描术(computer tomography,CT)和磁共振成像(magnetic resonance imaging,MRI)可显示脑室扩大和皮质萎缩的迹象。

组织学上,老化对神经元的影响主要表现为胞体萎缩、胞质内含有脂褐素颗粒。神经元萎缩主要表现为胞体和胞核的萎缩,借助甲苯胺蓝染色可见正常细胞呈现暗红色轮廓,而萎缩神经元染色较浅,呈现非暗红色轮廓。这些萎缩神经元的超微结构亦发生相应的改变,包括胞膜不规则、线粒体结构紊乱、微空泡、脂褐素沉积等。脂褐素(lipofuscin)指神经元胞体中聚积的大量含高脂成分的折光颗粒。这些所谓衰老色素的意义还不十分清楚。早在 10 岁时就可在下橄榄核神经元中发现这种颗粒。目前一致的观点是,可能由于逐渐丧失更新和重利用机制,脂褐素代表着未被溶酶体酶消化而形成的脂质残余物的聚积。

既往研究认为神经元的丢失是脑老化的主要原因,老年时大脑新皮质神经元会丢失 30% 以上,但建立在大样本基础上的更详细的研究表明,在正常老年脑中并不会出现神经元的大量丢失,老化对神经元的主要影响表现为神经元萎缩,而神经元的数目和密度等并无显著减少。神经元数目的减少只见于一些特殊区域和核团,如黑质和海马等。大脑皮质体积的减少主要是由于神经纤维网减少而非神经元数目减少而引起的。

尽管正常的老化过程并不伴随着神经元的大量丢失,但有些神经元的形态发生了改变。一些神经元的远端树突会出现进行性萎缩,特别是锥体神经元的基树突,此外还会出现树突棘的丢失以及沿着残余树突分支出现串珠状肿胀。这些变化可能与神经元的蛋白合成功能进行性下降有关,亦有可能与脂褐素沉积占据了胞质的大量空间有关。然而亦有一些研究认为老化时神经元的生长能力并不下降,在一些树突出现进行性损伤的同时,其他神经元则会代偿性生长出更多的树突棘,从而增加有效突触面积。此外,人们发现老化可以导致突触数目减少,但在不同大脑皮质存在很大差异。在前额叶皮质突触数目减少大约20%,并与树突的丢失一致;在海马齿状回的突触也明显减少;但在颞叶皮质和枕叶皮质突触数目没有显著的改变,这些研究提示突触减少只发生于某些特定的区域。

在 20 世纪前半叶,一些研究者常将脑老化和痴呆与中枢神经系统的主要动脉的病变相联系,认为脑动脉硬化是脑老化必然的伴随症状。近年来应用正电子发射体层成像(positron emission tomography,PET)和氙廓清技术,人们发现脑中血流量、氧含量以及葡萄糖代谢的改变与老化有一定关系。借助扫描电子显微镜和免疫组织化学研究,人们观察脑的毛细血管和支配微血管的神经纤维丛,发现微血管-神经系统的变化与脑的结构和功能的维持具有明显的关系。借助功能磁共振成像(fMRI)人们发现脑的老化主要表现为各脑区之间连接的协调性改变,进一步提示正常的脑功能衰退可能是代谢活力衰退和神经连接减退的表现。

2. 脑老化的分子机制　衰老现象在分子结构方面的表现可分为两类：一是交联物质的增生和积聚。在生命的早期阶段，一些离子化的分子基团具有正常的代谢和清除途径。老年时这些分子的代谢和清除能力逐渐减慢，从而导致大量积聚并与其他分子（如 DNA 或酶分子）结合，形成交联物质从而影响 DNA 或酶的正常功能。二是自由基的产生。机体的正常氧化过程可产生自由基，后者具有加成性质和高度反应性，可通过氧化反应等形式对细胞造成一定的损害。正常情况下，机体亦具有清除自由基的系统，如动物体内有一种超氧化物歧化酶（superoxide dismutase，SOD），有助于自由基的排出。如果自由基的产生超过了清除，就会对细胞、组织或器官产生相应的影响。在正常的功能状态下，细胞内的 DNA 支配和控制 mRNA 的组成，最终影响蛋白质的生成量及其性质。不管是上述交联物质的积聚还是自由基的过量生成，最终都能使蛋白质的量和质产生变化。如果结构蛋白受累，将会引起生物膜的通透性和受体结构等的变化；如果功能蛋白受累，如酶的催化功能丧失，将会导致生化代谢反应减慢或停止。

随着微阵列技术以及脑功能成像技术的飞速发展，人们在阐释脑老化的分子机制方面获得了一些有意义的线索。通过对多物种全基因表达的研究，人们发现存在一些在功能上保守的、随年龄改变的基因，提示其可能是脑老化中的保守通路，主要包括线粒体功能、氧化应激与表观遗传学、自噬与蛋白质周转、胰岛素信号通路、热量限制与脱乙酰酶 Sirtuins 等。目前这方面的研究仍在继续，随着对脑老化分子机制和功能研究的日益深入，人们发现其亦可能有助于揭示增龄性神经退行性疾病的发病机制。

（二）衰老性病变

与脑的老化不同的是，非正常的神经系统的衰老变化则是病态，常表现为"痴呆"，即缓慢出现的智力下降。临床上依据发病原因将痴呆分为变性病性痴呆和非变性病性痴呆。变性病性痴呆主要包括：阿尔茨海默病、额颞叶痴呆、朊病毒病、路易体痴呆、帕金森病以及亨廷顿病等。非变性病性痴呆主要包括：血管性痴呆、占位性病变、脑外伤性痴呆、正常颅压性脑积水、内分泌代谢障碍、中毒、缺氧以及副肿瘤综合征等。其中在老年人中最常见的是 AD，85 岁以上的人群中，AD 的

患病率高达 20%~30%。AD 多在老年或中年期发病，以进行性认知功能障碍和行为损害为特征，主要表现为记忆障碍、失语、失用、失认、抽象思维和计算力损害、人格和行为改变等。

1. AD 患者脑结构的改变　AD 患者脑的大体改变主要表现为大脑皮质的弥漫性萎缩，包括脑沟扩大、脑回变窄以及脑室扩大，颞叶特别是海马区萎缩明显。借助显微镜除可见神经元缺失、胶质细胞增生之外，还可见神经炎性斑和神经原纤维缠结等特征性病变。

（1）神经炎斑（neuritic plaques，NP）：指以聚集的 β-淀粉样蛋白（β-amyloid protein，Aβ）为中心，周围围绕着退变的神经轴突和细胞碎片，所形成的圆形或卵圆形的细胞外结构，亦称阿尔茨海默老年斑（Alzheimer senile plaque）。NP 在显微镜下主要表现为：在以刚果红染色阳性为核心的 Aβ 周围，围绕着有退化先兆的放射状轴突和树突。NP 的出现是诊断 AD 的特征性病理标准之一，但亦少量出现在正常的老年脑中。

（2）神经原纤维缠结（neurofibrillary tangle，NFT）：指过度磷酸化的 τ 蛋白在神经元内聚集形成的神经原纤维增粗、扭曲而形成缠结，可涉及神经元的胞体、树突和轴突。NFT 最初被作为诊断 AD 的特征性病理标准之一，常见于海马、杏仁核、颞叶以及额叶皮质的大神经元，但亦少量出现在正常的老年脑中。

2. AD 的发病机制　AD 的确切病因及发病机制迄今尚不明确，目前倾向于认为其是老化、遗传及环境等多种因素共同作用的结果，目前比较认可的有以下几种学说：

（1）基因突变学说：家族性 AD 呈常染色体显性遗传，其发生与现已确定的 3 种基因的突变密切相关，包括位于 21 号染色体上的淀粉样前体蛋白（amyloid protein precursor，*APP*）基因、位于 14 号染色体上的早老蛋白 1（presenilin-1，*PS1*）基因以及位于 1 号染色体上的早老蛋白 2（presenilin-2，PS2）基因。散发性 AD 的候选基因较多，目前认为其与位于 19 号染色体上的载脂蛋白 E（apolipoprotein E，*ApoE*）基因最为相关。其中 *ApoE ε4* 基因可影响 Aβ 的清除，导致 Aβ 的迅速沉积，是 AD 发生的一个非常重要的风险基因。

（2）Aβ 毒性学说：该学说认为 Aβ 的生成和清除失衡在 AD 发病中起到至关重要的起始及枢纽作用。Aβ 蛋白在合成和分泌过程中产生的异

常水解和错误折叠,可导致可溶性的 Aβ 在神经元外异常沉积,对周围的突触和神经元产生毒性作用,从而引起神经元死亡。

(3)τ 蛋白异常学说:该学说认为由微管蛋白和微管相关蛋白组成的微管系统具有合成和稳定神经元的作用。但是过度磷酸化的 τ 蛋白(微管相关蛋白)与微管蛋白的结合力下降,失去了促进微管形成和维持微管稳定的作用,从而导致神经原纤维缠结,进而破坏了神经元及突触的正常功能。

(4)胆碱能神经元丢失学说:该学说认为基底前脑胆碱能神经元(cholinergic neuron)的退变和大脑皮质以及其他区域胆碱能神经递质的缺失是 AD 患者认知障碍的主要原因。AD 患者的脑部,特别是海马和颞叶皮质,乙酰胆碱酯酶(acetylcholinesterase)和胆碱乙酰转移酶(choline acetyltransferase,ChAT)的活性明显降低,直接影响了乙酰胆碱的合成和胆碱能系统的功能。因此,基底前脑中乙酰胆碱能神经元的丢失可能是导致 AD 的关键原因。

(5)中枢炎症学说:该学说认为 Aβ 可激活小胶质细胞和星形胶质细胞,进而通过上调 APP 的表达、诱导补体蛋白 C3 和 ApoE 的产生等途径,最终导致包括细胞因子产生增加、急性期蛋白合成、神经胶质增生等级联反应。因此,诸多与炎症有关的蛋白对 AD 的形成可能具有重要的影响。

此外,亦有部分学说认为脑血管功能失常、细胞周期调节蛋白障碍、氧化应激、线粒体功能障碍、脂类代谢紊乱等与 AD 的发病有关。

(陈 晶 李金莲)

参考文献

[1] 李继承, 曾园山. 组织学与胚胎学 [M]. 9 版. 北京: 人民卫生出版社, 2018.

[2] 蔡文琴. 发育神经生物学 [M]. 北京: 科学出版社, 2018.

[3] 骆利群著, 李沉简等译. 神经生物学原理 [M]. 北京: 高等教育出版社, 2018.

[4] 李云庆. 神经科学基础 [M]. 3 版. 北京: 高等教育出版社, 2017.

[5] 韩济生. 神经科学原理 [M]. 2 版. 北京: 北京医科大学出版社, 1999.

[6] Purves D. Neuroscience [M]. 6th ed. New York: Oxford University Press, 2017.

[7] Moore K L. The developing human: clinically oriented embryology [M]. 10th ed. Philadelphia: Elsevier Press, 2016.

[8] Philippidou P, Dasen J S. Hox genes: choreographers in neural development, architects of circuit organization [J]. Neuron, 2013, 80 (1): 12-34.

[9] Hensch T K. Critical period plasticity in local cortical circuits [J]. Nat Rev Neurosci, 2005, 6 (11): 877-888.

[10] Niehrs C. Regionally specific induction by the Spemann-Mangold organizer [J]. Nat Rev Genet, 2004, 5 (6): 425-434.

[11] Kunisch M, Haenlin M, Campos-Ortega J A. Lateral inhibition mediated by the Drosophila neurogenic gene delta is enhanced by proneural proteins [J]. Proc Natl Acad Sci USA, 1994, 91 (21): 10139-10143.

[12] Lamb T M, Knecht A K, Smith W C, et al. Neural induction by the secreted polypeptide noggin [J]. Science, 1993, 262 (5134): 713-718.

[13] Hockenbery D, Nunes G, Milliman C, et al. Bcl-2 is an inner mitochondrial membrane protein that blocks programmed cell death [J]. Nature, 1990, 348 (6299): 334-336.

[14] Levi-Montalcini R. The nerve growth factor 35 years later [J]. Science, 1987, 237 (4819): 1154-1162.

[15] Gorski R A, Gordon J H, Shryne J E, et al. Evidence for a morphological sex difference within the medial preoptic area of the rat brain [J]. Brain Res, 1978, 148 (2): 333-346.

[16] Sanuder J W. Death in embryonic systems [J]. Science, 1966, 154 (3749): 604-612.

第三章

神 经 元

神经系统主要由两大类细胞组成：①神经元（neuron）又称神经细胞（nerve cell）；②神经胶质细胞（neuroglia cell）。两类细胞经过精细的组构形成具有三维结构的神经系统。基于结构、化学和功能的不同，神经元和神经胶质细胞还可分成许多细胞类型。成人大脑的重量可达 1 300g，脑内约含有上百亿个神经元；神经胶质细胞的数量更多，约为神经元的 10 倍。从数量上看，神经科学家似乎应该把注意力更集中于神经胶质细胞，但在脑的独特功能中神经元是最重要的。感觉神经元检测机体内外环境中所发生的各种变化，并把信息传递到中枢神经系统中结构和功能最为复杂的中间神经元，中间神经元将感觉信息组构、加工和贮存，再把指令传给运动神经元，由运动神经元指挥效应器（肌细胞或腺细胞），最后使机体对感觉作出反应。神经胶质细胞对脑的主要功能是绝缘、支持和营养相邻的神经元。尽管神经胶质细胞的功能不可忽视，但神经科学家们仍然相信，神经元是脑内信息加工的主要部分。因为这个原因，他们把主要的注意力集中于只占 10% 的脑细胞——神经元。

第一节　神经元学说

从脑细胞的探索到神经元学说的形成，经历过一个漫长而艰辛的过程。为发现脑细胞和研究其结构，科学家排除了不少障碍。在 17 世纪后期，复合显微镜（compound microscope）未发明以前，细胞神经科学（cellular neuroscience）的研究不可能有所进展。即使在显微镜发明之后，仍有困难，要观察到脑细胞，必须将脑组织切成薄片，理想薄片的厚度应不超过细胞的直径。但新鲜脑组织很松软，依其硬度不可能切成薄片。于是，脑细胞解剖学的研究不得不等到固定组织方法和组织切片机的产生。由于显微镜的发明，组织固定和切片以及染色技术的发展，人们对神经的结构有了深入的认识，在此基础上，Cajal 提出了"神经元学说"，即神经元是神经系统发生、结构、营养和功能的基本单位，所有神经通路、神经回路和反射弧都是以简单或复杂的形式连接或排列而组成的。神经元由胞体（soma）和突起组成，突起又分树突（dendrite）和轴突（axon）（图 3-1-1）。

一个神经元的形态决定了它与其他神经元的联系，故神经元的形状和功能密切相关。脊椎动物的大多数神经元具有多根树突，但只有一根轴突。之所以称为树突，是因为它具有树样的分支。树突的结构不同于轴突，树突分支的范围局限于神经元胞体邻近，各类神经元树突形态的不同是神经元的主要特征。轴突可能直接从核周质（体）（perikaryon）发出或从一树突基部通过一个小的圆锥形轴丘（axon hillock）发出。轴突外廓平滑，整个长度的直径变化不大，通常沿着其伸延途径很少发出分支，但在接近末梢部位分支很丰富。轴突分支总是呈直角或钝角从主干发出。

根据形态学和生理学的特征性差别，我们在大多数情况下可清楚地区分脊椎动物神经元系统中的树突和轴突。但在无脊椎动物神经元的突起中，树突和轴突的结构及功能常不易区分。因为

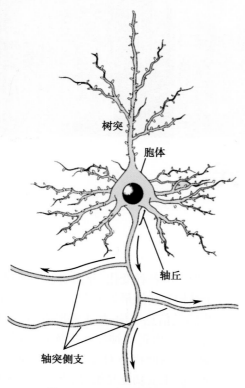

树突

胞体

轴丘

轴突侧支

图 3-1-1　神经元的基本构造

这个原因,神经突(neurite)这个术语常用来统称神经元所有的突起。在过去的近 30 年里,许多实验研究旨在阐明调控神经元的形状和功能的多种因子。实验证据表明,神经元形状的一些基本特征很可能是内在因子所决定的。在神经元迁移的早期发育阶段和在分离的细胞培养中生长时,培养神经元的形态几乎相当于体内神经元常常表现出的一些主要特点。但是,树突和轴突形状的细节可能被外在因素所影响。其中突触的传入特别重要。内在和外在因素都影响神经树突的形态已被一些实验所证明。如果小脑的颗粒细胞因遗传异常(genetic abnormality)或发育时期被损毁(如 X 线照射)而不能正常发育,使浦肯野细胞(Purkinje cell)树突的正常传入联系的大部分被剥夺,在这种情况下,其固有的形状难以保留,树突不能充分发育,并在成年期表现出不成熟的发育不全的分支模式。在发育时期,被剥夺正常传入联系的海马锥体细胞的树突树(dendritic tree)与对照神经元大致相似,但末端树突节段的大小和数目减少。去除前庭传入的 Mauthner 细胞,在其正常接受前庭末梢的区域中表现为树突分支减少。由前庭轴突超支配(superinnervation)的细胞,因其额外末梢的支配使其树突分支局部增

多。在离体实验中,神经胶质的环境似乎会对树突的形态产生影响。由于内外因子影响树突树的模式和范围有所不同,神经元的大小也可能有很大的变化,甚至同一个体神经元的大小也表现出很大的变化范围。例如,在人类个体中最小神经元的细胞体的直径是 5~8μm,如小脑的颗粒细胞(图 3-1-2E)、嗅球的颗粒细胞(图 3-1-2J)、人大脑皮质的蛛形细胞(arachniform cell)、视网膜的双极细胞和脊髓胶状质的卫星细胞(satellite cell)等,而最大神经元细胞体的直径超过 100μm,如脊髓的运动神经元(图 3-1-2B)、脊神经节细胞(图 3-1-2H)和大脑皮质中的 Betz 细胞。不同类型神经元胞体的大小有所不同,即使不同种属中相同类型神经元的大小变化也很大。例如大鼠脊神经节中的假单极神经元的细胞体的直径在 10~80μm,而人类这种神经元胞体的直径是 15~120μm。当然,这些细胞大小的不同应首先考虑其体积而不是直径。人小脑颗粒细胞体的体积约 300μm³,而大脑皮质 Betz 细胞体的体积可能达到 200 000μm³。

在脊椎动物中,有些神经元是很大的,如硬骨鱼和两栖动物延髓的 Mauthner 细胞、圆口类的 Muller 细胞和一些鱼脊髓中的神经分泌细胞(neurosecretory cell);还有无脊椎动物的某些细胞,如海兔的内脏神经节细胞,其胞体直径可达 1mm。在脊椎动物中,支配外周区域的神经元胞体的体积与其支配区域(外周)的大小有关。无脊椎动物神经节的神经元也有类似情况,支配周围的区域大,其胞体明显增大。因此在同类神经元中,支配外周细胞体的大小,一般是大动物比小动物大。轴突局限在中枢神经系统的某些神经元,不直接与外周联系,如大脑皮质的锥体神经元和小脑皮质的浦肯野细胞(Purkinje cell),细胞在大动物中其胞体比小动物大。总体上说,胞体大小的不同与轴突支配区域变化的范围不同有关。

神经元胞体的大小与其轴突所支配区域的范围之间的关系可能可以解释为什么在有些种类的动物中其神经元极大地大于其他种类动物的情况。事实是,这些神经元支配一个特别大的区域(例如 Mauthner 细胞、Rohon-Bard 细胞和支配某些鱼类的电器官的神经元),但支配外周区域的范围可能不是影响神经元大小的唯一因素。在涉及控制性别行为方面的一些神经元,雄性的比雌性大,属于这种类型的神经元有大鼠视前区的某些神经元和蟾蜍、金丝雀控制鸣叫核的神经元以及

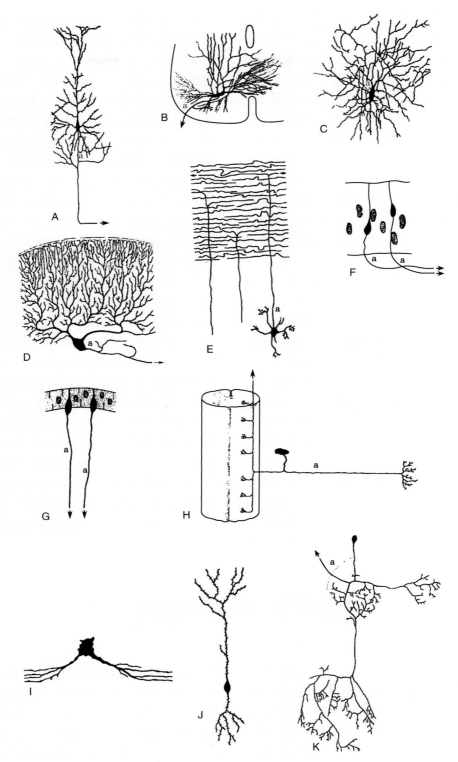

图 3-1-2 神经元的形态

A. 多极神经元(Golgi Ⅰ型细胞),大脑皮质的大锥体细胞,胞体和树突位于大脑皮质内,轴突离开皮质,终止于脑干或脊髓;
B. 多极神经元(Golgi Ⅰ型细胞),脊髓前角运动神经元,胞体和树突在前角内,轴突离开中枢终止于外周;C. 多极神经元
(Golgi Ⅱ型细胞),豆状核内神经元,轴突在胞体附近重复分支,而该神经元的树突也在同一范围内发出分支;D. 小脑皮质的浦
肯野细胞,胞体和树突在小脑皮质内,轴突离开皮质终止于小脑的中央核;E. 小脑皮质的颗粒细胞,胞体和树突在内皮质,而
轴突伸入外皮质;F. 两个只有轴突突起的嗅感受器神经元,可见一些嗅上皮支持细胞核;G. 无脊椎动物只有轴突突起的初级
感觉神经元,可见一些体被细胞核;H. 只有轴突突起的假单极神经元,其单个轴突分离成两支,一支伸向外周,一支进入中枢;
I. 缺乏轴突突起的视网膜无长突细胞;J. 无轴突突起的嗅球颗粒细胞,其树突上有许多侧棘;K. 无脊椎动物腹节中的运动神经
元,从胞体发出一个突起,该突起转而发出好些树突分支和单一的轴突,树突分支于节的中央部,而轴突离开节终止于肌肉。
a. 轴突。

三叉神经前核的特定神经元。如果对成年雌性动物作雄激素（androgen）处理可导致三叉神经前核中的神经元增大，达到雄性动物相应神经元的特征性大小。这表明，在性激素影响下，神经元的大小可受影响。特别有趣的是，某些成年哺乳动物体内性激素水平的周期变化可导致一些特异神经元胞体大小和树突范围相应地发生改变。这些观察说明，成年哺乳动物中枢神经系统的神经元在正常条件下具有很强的可塑性。还有其他激素也影响某些特殊神经元的大小，例如，两栖动物中的三叉神经中脑核的神经元，在一定的发育时期增加其大小，可能与这个时期存在较高浓度的甲状腺素有关。

神经元胞体的体积并不总是能体现一个神经元所占据体积的真正大小，特别是大神经元，轴突及其分支的体积可能明显地超过其细胞体的体积。有学者曾统计，人背根神经节（dorsal root ganglia，DRG）的一个大神经元的周围突分支的体积（除侧支和末梢分支）约是其胞体相应体积的125倍。一个巨大的 Betz 锥体细胞轴突的体积可能相当于对应胞体体积的350倍，至于最小神经元，例如，小脑颗粒细胞轴突体积和胞体体积的比例约为2:1。

轴突的直径与神经元胞体的体积一般呈正相关。基于这个事实，多年来认为，轴突的粗细是神经元内在因素控制的。这个老观点最近得到形态学观察的支持，观察表明，轴突直径的大小与存在于轴突内的神经原纤维的数目密切相关，神经原纤维基因的表达是决定轴突直径大小的基础。另一些观察指出，除了内在因素，外部因素在控制轴突直径的大小中也起重要作用。当大鼠神经元与其靶细胞失去联系后，其轴突的直径明显变小，从而表明，一个神经元与其靶细胞之间的相互作用与控制轴突直径有关。另外，一根轴突和它供给细胞之间的相互作用在这一调节中也起重要作用。外界因素影响轴突直径大小的机制尚不清楚。有学者认为，它们可能影响产生神经微丝的内在机制。由于神经元的形状很不规则，故神经元的表面区一般都很大。神经元表面区域的范围是神经元更显著的特征之一，它有利于神经元与其环境之间的信息交换，并允许在神经元之间建立大量的联系。轴突和树突是扩大神经元表面区域的主要结构，轴突的表面区更大，比其细胞体大约800倍。至于树突，在猫脊髓腰骶区的神经元树突及其分支的表面区的大小与其细胞体的比例是3:1。网状结构的巨大细胞是5:1，体感皮质区的锥体神经元是25:1。这些发现证明，细胞体只占神经元整个表面区域的一小部分。但对于不具树突的特殊类型神经元来说，细胞体表面区可借细小的突起而增加。例如，在脊椎动物脊神经节神经元的核周体有许多细小的突起，其长度在 $0.3\sim3\mu m$ 之间，横断面的直径平均为 $0.2\mu m$。在猫和兔，这些突起增加核周体的表面区可达40%。在大鼠和负鼠，增加核周体表面区域的12%~14%。

第二节 神经元的分类

我们目前无法做到对神经系统中百亿神经元中每一个神经元对脑功能的贡献有所了解，但将脑内神经元分类，对不同类别的神经元进行功能鉴定是可能的。根据神经元突起及其分支的数目、长度、模式、形状和大小以及胞体的形状和大小及其所处位置的多样性和复杂性很难对神经元进行合理分类，目前普遍接受的神经元分类法是按照突起的特征来划分。

一、基于神经突数目的分类

神经元可按从胞体发出的神经突（neurite，包括轴突和树突）的总数目进行分类：有单个神经突的神经元称为单极神经元（unipolar neuron）（图 3-1-2H）；有两个神经突的神经元称为双极神经元（bipolar neuron）（图 3-1-2F、G）；如有 3 个或 3 个以上神经突的神经元称为多极神经元（multipolar neuron）（图 3-1-2A~E），多极神经元是最典型的神经元。

有些神经元无树突只有轴突，如脊椎动物的嗅感受器神经元（图 3-1-2F）、视网膜感受器细胞（视杆细胞和视锥细胞）和许多无脊椎动物的初级感觉细胞（图 3-1-2G），其胞体位于体壁或直接位于体壁下。还有哺乳动物三叉神经中脑核的神经元和部分感觉神经节中的神经元,有一个球形、卵圆形或梭形的胞体及两根轴突称为双极感觉神经元;具有单根轴突而该轴突又分支分别形成周围支和中枢支的神经元称为假单极感觉神经元(pseudounipolar neuron)(图 3-1-2H)。圆口类、软骨鱼和硬骨鱼以及高等脊椎动物的前庭神经节中含大量的双极感觉神经元。而假单极神经元发现于高等脊椎动物所有的感觉神经节。感觉神经元的形状忠实地反映其功能作用。例如,一个脊神经节神经元联络身体或肌肉的表面并连接脊髓;它传导各种类型的刺激,并局部地将其运送到中枢神经系统各水平的有关结构;该神经元的中枢支再分成上行或下行分支,这些分支再发出侧支进入脊髓灰质柱(图 3-1-2H),以这样一种有序的途径将感觉信息分送到其他神经元。也有的神经元缺乏轴突,只有树突,称为无轴突神经元(anaxonic neurons)。如视网膜中的无长突细胞和嗅球中的颗粒细胞(图 3-1-2I、J),无轴突神经元也存在于无脊椎动物。

双极和多极神经元也发现于无脊椎动物的外周神经中,但这两类细胞的轴突和树突之间不能清楚地区分,难以与脊椎动物的双极和多极神经元相对应。至于神经元的形状和功能之间的关系尚有一些争议。多极神经元的细胞体直接位于冲动传播的通路中。因此,推测它们的遗传器(genetic apporatus)和大分子的合成(两者都位于细胞内)对于与信号加工有关的化学的和电的事件比其他神经元显得更为直接。进一步推测认为,与其他细胞类型的神经元相比,它们的功能更受过去活动的影响,因而,它们可能与学习过程有关。相反,某些无脊椎动物腹神经节中运动神经元的细胞体从冲动传播的通路中迁移出来(图 3-1-2K)。它们受传播有关化学的和电的事件影响小。与神经元胞体相连的树突树的起点节段又细又长,更完全地从神经元胞体分离出来。因此,这些神经元特别适合于对模式化行为的控制。脊椎动物的假单极神经元(图 3-1-2H)具有上述讨论中的某些类似特征。

二、基于树突的分类

神经元之间的树突树的变化很大。在大脑皮质表面下的结构中有两种广泛分布的细胞,即锥体细胞(pyramidal cell)(图 3-1-2A)和星形胶质细胞(stellate cell)(图 3-1-2E)。另一个简单的分类方法是看树突是否有棘,有棘的称为有棘(spine)神经元;无棘者称为无棘(aspinous)神经元。这样的分类有些重叠,例如在大脑皮质中所有的锥体细胞都是有棘的,而星形胶质细胞中有棘的和无棘的都有。

1962 年加拿大谢布克大学的 Ramon-Moliner E 在树突构型的基础上尝试对神经元进行分类。他区别出同类树突(isodendritic)、异类树突(allodendritic)和特异树突(idiodendritic)神经元。第一种类型具有较直的树突,突起向多个方向放射,带有少量的侧棘(如脊髓和脑干中的运动神经元、前庭核神经元和脑干网状结构中的大神经元)。异类树突神经元树突的特点是波状的,相当短,分支密而多,但分支局限在一个适当的范围内(例如大脑皮质的锥体细胞、感觉中继核中的许多神经元和很多丘脑神经元)。特异树突的神经元的树突模式按其所属的脑区可立即做出辨认(如小脑皮质浦肯野细胞、嗅球的僧帽细胞、下橄榄核带有波状树突的神经元以及耳蜗腹核中的簇状树突神经元等)。这种分类法试图解释树突进化的模式,同类树突神经元在种系发生上可能更原始些;而特异树突神经元则高度进化。但这种分类并不理想,特别是它把多种多样的神经元都归于同一类,例如把许多较大变化类型的神经元归于特异树突类。

三、基于联系的分类

信息通过神经元在身体的感觉表层(如皮肤、视网膜)中的神经突传送到神经系统,具有这种联系的细胞称为初级感觉神经元(primary sensory neuron)。如神经元的轴突末梢与肌肉形成突触,并支配其运动,则称为运动神经元(motor neuron)。除此以外,在神经系统中大多数神经元与另一些神经元形成联系,称为中间神经元(interneuron)。在中枢神经系统中,中间神经元的数量最多,结构和功能最为复杂。

四、基于轴突长度的分类

有些神经元具有很长的轴突,其轴突可伸延到胞体范围以外的区域,从脑的一个部分延伸到另一个部分,这些神经元称为 Golgi Ⅰ 型神经元或投射神经元(projection neuron)(图 3-1-2A、B、D、E)。它们的轴突末梢终止于神经系统其他部分或分布到皮肤和肌肉等组织中。脊髓前角的运动神经元、大脑皮质的锥体细胞、小脑皮质的浦肯野细胞和颗粒细胞都是 Golgi Ⅰ型细胞。Golgi Ⅱ型细胞的轴突短，轴突分支不超出其树突延伸的范围。例如，大脑皮质、小脑皮质和脑干网状结构中的星形胶质细胞(stellate cell)。在大脑皮质中的锥体细胞通常具有长的轴突，延伸到脑的其他部位，属 Golgi Ⅰ型神经元；相反，星形胶质细胞的轴突延伸距离不超过皮质之外，因而属于 Golgi Ⅱ型神经元或局部环路神经元(local circuit neuron)。已经证明，Golgi Ⅰ型和Ⅱ型神经元形态学上的差别具有不同的功能意义。Golgi Ⅰ型细胞主要执行整合(integration)和投射(projection)功能，它们收集大量来自传入纤维的信息，长轴突细胞将感觉信息在脑内不同水平的中继站整合后，通过特异的传导途径传递到大脑皮质。位于中继核团内的短轴突的 Golgi Ⅱ型细胞，轴突和树突都局限于大致相同的范围，对传导通路施加另外的作用，是神经系统长途传导通路中的调制器或起调节作用。

五、基于神经递质的分类

上述神经元几乎都是基于 Golgi 染色所揭示的神经元的形态进行分类的。新的组织化学或免疫细胞化学方法使神经科学家可鉴定神经元所含的特异神经递质，从而在化学基础上对神经元进行分类，例如，支配随意运动的运动神经元，都在其突触释放神经递质乙酰胆碱，因此，这些神经元在分类上称为胆碱能神经元。另外，含单胺类神经递质(如 NE、DA 和 5-HT)的神经元称为单胺能神经元。利用氨基酸(如 Glu、Asp、γ-GABA 和 Gly)作为神经递质的神经元称为氨基酸能神经元。另外，在神经组织中还有很多生物活性多肽，称为神经肽(neuropeptide)，它们种类多、分布广，既起递质或调质(modulator)作用，也起激素作用；这些含神经肽(如 SP、CCK、M-ENK、VP、OT 和 NPY 等)的神经元称为肽能神经元。含上述相同神经递质的细胞聚集在一起组成脑内各种特异神经递质系统。

六、基于单细胞基因表达谱进行分类

随着分子生物学技术、单细胞的识别和分离技术的发展，出现了单细胞 PCR(single cell PCR)，使得人们可以对单个神经元的基因表达谱进行分析，根据基因表达的特异性对神经元进行分类。由于神经元的体积通常较大，可以通过特异性染色或细胞表面特异性抗原的荧光免疫技术识别出特定神经元，然后利用激光捕获显微切割法(laser capture microdissection)从组织中切割出单个神经元，或者先进行酶消化，使其解离成单细胞，再进行荧光染色，而后利用流式细胞仪通过荧光激活细胞分选技术(fluorescence-activated cell sorting)分选出目标细胞。获得单细胞神经元后，通过细胞裂解、直接用膜片钳吸附等方法收集神经元内信使核糖核酸(messenger ribonucleic acid，mRNA)，进而通过高灵敏 RT-PCR 方法进行扩增，并对扩增产物进行测序，最后得到单个神经元内的基因表达谱。

第三节 神经元的结构

一、胞体

胞体(soma)是指神经元略呈球形的中央部分。典型神经元胞体的直径约 20μm。细胞内充满着富含钾盐的水质液，称为细胞液(cytosol，即胞质减去细胞器)。细胞膜将细胞内外分隔，膜的厚度为 5~7nm。胞体内除核外，聚集着由质膜包裹的结构，这些结构称为细胞器(organelle)。细胞器主要包括粗面内质网、滑面内质网、高尔基体和线粒体。除细胞核之外，细胞膜内所包含的各种物质统称为细胞质或胞质(cytoplasm)。

(一)细胞核

细胞核(nucleus)源自拉丁字"nut"。一般神经元具有一个细胞核，但有两个核的神经元也不罕见，例如自主神经节的神经元。神经元的细胞核呈圆形或卵圆形，大小不一，直径为 3~18μm。胞核一般居于中心。但视上核神经元的胞核常是偏心的。核膜由两层膜(即外膜和内膜)组成，膜间有腔隙，每层膜厚 5~7nm。两层膜与内质网池腔相连。因此，可以认为核膜是内质网的一部分。核膜上有许多小孔，其直径约为 0.1μm，它们有规律地等距离排列，核小孔是核和胞质之间通信和

物质运输的通道。在光镜下,经碱性染料染色之后,核染色质均一地分布于核内,染色浅淡。在电镜下,染色质为稀疏分布的纤维细丝。丝的直径约 20nm,核蛋白少。核内有 1~2 个碱性染料深染的核仁(nucleoli)(图 3-3-1)。核仁由密度高而排列密集的细丝和颗粒构成,颗粒直径 15~20nm。细丝(直径 5nm)和颗粒均含核蛋白。故核仁内富有核中大部分核糖核酸。绝大多数哺乳动物出生后或出生后不久,神经元的有丝分裂活动便停止。因为神经元的定向分化一开始,其有丝分裂的潜力就丧失,而且细胞不再回复至可诱发有丝分裂的状态。

核内染色体(chromosome),含遗传物质脱氧核糖核酸(deoxyribonucleic acid,DNA)。每个染色体含一个宽 2nm、连续不断的 DNA 双螺旋链,如果将人的 46 条染色体 DNA 铺成直线,从头至尾,其长度在 2m 以上。每个基因是 DNA 的一个片段,长度为 0.1μm 到几微米,内含遗传密码。基因表达的最终产物是蛋白质及一些非编码 RNA 分子(non-coding RNA,ncRNA)。蛋白质以各种不同的形状和大小而存在,行使许多不同的功能,并赋予神经元独有的特征。蛋白质合成发生于胞体的细胞质。携带从 DNA 编码链得到的遗传信息,并以三联体读码方式指导蛋白质生物合成的 RNA 称为信使 RNA(mRNA),mRNA 由 DNA 转录而成,经核孔转运到胞质内。在胞质内,以氨基酸为原料、tRNA 为运载工具、mRNA 为模板,在核糖体合成蛋白质,这一过程称为翻译(图 3-3-2)。

(二)粗面内质网和尼氏体

在胞质内有许多致密的球状物,称为核糖体(ribosome),其直径约为 25nm。核糖体是由蛋白质和 rRNA 组成的复合体。它们附着在滑面内质网上,形成粗面内质网(rough endoplasmic reticulum,or rough ER)。神经元内核糖体非常丰

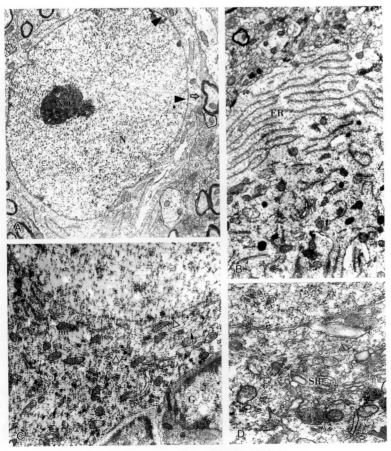

图 3-3-1 神经元的超微结构

A. 神经元全貌;B. 粗面内质网和尼氏体;C. 胞质内的细胞器;D. 滑面内质网。

N. 核;NO. 核仁;mt. 线粒体;ER. 粗面内质网;⇧. 胞膜;SR. 滑面内质网;

△. 多聚核糖体;↑. 游离核糖体;▲. 核膜;G. 胶质细胞。

富,远远超过神经胶质和其他非神经元。粗面内质网是一种扁平的片状和管状膜结构。在有些神经元内粗面内质网散在地分布于整个细胞体,呈片状;而在有些部位却是整齐排列的层状结构。在有些神经元,粗面内质网可延伸至树突近端甚至更远。粗面内质网因富含核糖体而成为神经元内蛋白质合成的一个主要场所。并不是所有的核糖体都附着在粗面内质网上,有许多核糖体是游离的,称为游离核糖体(free ribosome)。几个游离核糖体像花瓣状聚集在一起,称为多聚核糖体(polyribosome)。蛋白质合成可在游离核糖体或粗面内质网上的附膜核糖体进行。

蛋白质的去向决定了其合成部位是位于粗面内质网还是游离核糖体,如果蛋白质合成后注定居于神经元的细胞液内,那么蛋白质的合成避开粗面内质网上的核糖体,而是位于游离核糖体上;但如果蛋白质注定要插入细胞膜或某种细胞器,那就在

粗面内质网上合成。当蛋白质被组装时,它被串联并向前通过粗面内质网而被卷包起来(图3-3-2)。神经元赋予粗面内质网这样的功能是因为特异膜蛋白给予了这些细胞大量的信息加工能力。

在电镜下,尼氏体(Nissl body)由粗面内质网和游离核糖体组成。在光镜下通过碱性染料(如亚甲蓝、甲基胺蓝、硫堇和焦油紫)可将其染成深蓝的块状物质(Nissl染色),称嗜染质(核外染色质、虎斑)。不同类型神经元尼氏体的特征不同。例如,脊髓和脑干的运动神经元含大而分离的菱形体尼氏体;一些感觉神经节的神经元和硬骨鱼的Mauthner细胞中尼氏体呈小颗粒状。在光镜下,有些神经元缺乏尼氏体,如小脑皮质的颗粒细胞、视网膜的双极细胞和脊髓背角胶状质的小神经元。在光镜下,某些神经元中的尼氏体看不到的原因是因为保留于游离的和附着于膜上的多聚核糖体的碱性染料量不足所致。

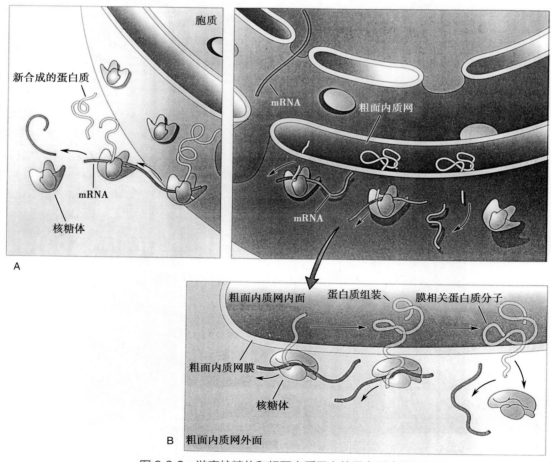

图3-3-2　游离核糖体和粗面内质网上的蛋白质合成

mRNA与核糖体结合,启动蛋白质合成。A.在游离核糖体上合成的蛋白质;
B.在粗面内质网上合成的蛋白质。在组装时,膜相关蛋白插入膜内。

神经元中有两类多聚核糖体,可能合成不同功能的蛋白质。未成熟的神经元几乎都只含游离多聚核糖体。游离多聚核糖体可能主要合成结构蛋白,即核周体和突起中为原生质的维持和更新的蛋白。研究表明,神经纤丝蛋白(neurofilament protein)是在游离多聚核糖体上合成,而不是在附膜多聚核糖体上合成的。附膜核糖体可能参与酶的合成,因为有些酶(如乙酰胆碱酯酶和酸性磷酸酶)通过细胞化学技术定位于粗面内质网池之内。在神经元内蛋白质的合成速度是很快的,据估计一个大的核周体每天可更新其蛋白质的 1/3。

(三)滑面内质网和高尔基体

滑面内质网(smooth endoplasmic reticulum)由不规则分支和融合的管或池组成,无多聚核糖体,膜面光滑(图 3-3-1)。不同细胞内滑面内质网的数量不同,许多细胞的滑面内质网较少,但神经元中滑面内质网很多,肝细胞更丰富。实际上,滑面内质网是异质(heterogeneous)的,在不同的部位行使不同的功能。一些滑面内质网与粗面内质网相连,连接部位被认为是蛋白质从膜伸出而精细折叠的区域,赋予其三维结构。其他类型的滑面内质网在蛋白分子的加工过程中不起直接作用,但可调节细胞内物质(如 Ca^{2+})的浓度。因它可作为 Ca^{2+} 的贮存库。滑面内质网还是脂肪酸和磷脂合成与代谢的部位。

高尔基体(Golgi's apparatus)是意大利科学家高尔基(Golgi)于 1898 年最早描述的。将厚切片经浸银染色后,在光镜下可观察到一些连续的、不规则的疏松网,即带状弯曲成盘形的内网器(internal reticular apparatus),它是翻译后的蛋白质的化学加工场所。现在普遍认为,高尔基体几乎存在于所有的真核细胞中(图 3-3-3)。

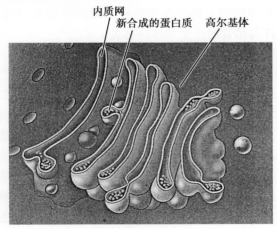

图 3-3-3　高尔基体

在超薄切片的电镜下观察,高尔基体是由 5~7 个扁平而表面平滑的内质网池和囊泡组成。高尔基体的特征是缺乏游离的核糖体和附膜核糖体。高尔基体常稍弯曲,凸面称为内面或生成面,凹面称为外面或成熟面。

由粗面内质网合成的蛋白质,经内质网出芽形成的囊泡运送到高尔基复合体的生成面,经高尔基体的加工、修饰,最后以囊泡的形式将加工修饰后的产物运送到胞质的其他部位(如将肽类激素运至轴突末梢,将糖蛋白运送到胞膜),或经胞膜排出细胞。高尔基体还能合成溶酶体。高尔基体内的水解酶为膜层包围,再从高尔基池萌发出来而形成初级溶酶体。

(四)线粒体

用詹纳斯绿 B(Janus green B)染色后,在活神经元中容易显示出线粒体。线粒体形状不一,有圆形、长条形、棒形、分支形等,长度约 $1\mu m$。同一神经元或不同神经元中线粒体的形状和大小的变化很大。线粒体几乎分布于整个神经元,包括细胞体、树突和轴突,甚至最小的突起分支和纤维末梢。线粒体由双层膜构成,即内膜和外膜。两者区别很大,平滑的外膜具有小孔,外膜含卟啉素蛋白质,可自由通过分子量小于 10kDa 的物质。外膜中脂质和蛋白质各占一半。包裹在外膜之内的内膜通透性小,脂质和蛋白质分别占 20% 和 50%。内膜有许多皱褶,这些皱褶称为嵴(cristae)。嵴将线粒体分隔成内室和外室,内室含线粒体基质(matrix)。在线粒体的内表面附着许多颗粒,为 ATP 酶复合体,称为基粒(granum)。基粒通过柄与内膜相连。线粒体内膜可通过不带电荷的小分子(100~150kDa 以下),其他物质需通过内膜上特异的载体来传递。内膜上有电子传递系统及氧化磷酸化系统。位于内膜的基质含有三羧酸循环酶、氧化酶和某些蛋白酶系统。线粒体内还含有 DNA 和 RNA,以及 DNA 聚合酶和 RNA 聚合酶。线粒体的主要功能是为细胞活动提供能量,它是神经元氧化供能的中心。通过氧化磷酸作用,将细胞摄取的物质氧化,并将氧化所产生的能量转变为化学能储存起来,以供细胞活动之用。贮存于 ATP 中的化学能量用来提供神经元绝大多数生物化学反应的燃料,例如神经元膜中的特异蛋白利用 ATP 分解成为 ADP 所释放的能量将某些物质泵出细胞,以建立神经元内外物质浓度的平衡。神经元内线粒体有储存 Ca^{2+}

的功能,在胞内 Ca^{2+} 的调节中起重要作用。

线粒体是动物细胞中除核以外唯一含有 DNA 的细胞器(即 mtDNA),而且含有蛋白质合成系统(mRNA、rRNA 和 tRNA 等),但仅有少数蛋白质在线粒体内合成,大多数线粒体蛋白质还是由核 DNA 编码。

(五)溶酶体

溶酶体是囊泡状结构的细胞器,外裹一层薄膜,内含多种水解酶。溶酶体的大小和形状各异,在正常细胞中,其数目以百计。溶酶体含有一系列配套降解酶的大型囊泡(包括蛋白酶),可降解各种蛋白质和多肽。核酸酶可将 RNA 和 DNA 降解成单核苷酸。磷酸酯酶可从单核苷酸和其他化合物如磷脂上去掉磷酸基团。还有将复合多糖和脂类降解成较小分子的酶。溶酶体可主动输送 H^+ 入内,使 pH 维持在 5.0 以下。所有囊腔内的酶的最适 pH 均属酸性,在组织切片中常根据酸性磷酸酶的存在以辨认神经元溶酶体的存在。蛋白质和其他有待降解的大分子由小囊泡输送到溶酶体并与之融合,然后在溶酶体内降解。神经元内溶酶体的数量不等,一般随年龄增长而增加。

家族性黑矇性痴呆病(Tay-Sachs 病)是由溶酶体缺陷引起的,这是一种遗传退行性病变,主要导致智力迟钝、神经功能紊乱。正常情况下神经节苷脂 GM2(哺乳动物细胞特别是神经元胞膜的一种成分)不断合成和降解,而在 Tay-Sachs 病患者,因为缺少神经节苷脂 GM2 正常代谢的关键酶——氨基己糖苷酶 A,导致神经节苷脂 GM2 在神经元溶酶体中沉积,进而破坏细胞。类似 Tay-Sachs 病这样,由于缺乏溶酶体酶,使溶酶体内待降解的物质大量蓄积的疾病,统称为溶酶体病。

溶酶体可分为初级溶酶体、次级溶酶体和后溶酶体(或残存小体)。初级溶酶体为直径 50~60nm 的均质小泡,储存大量溶酶体酶(lysosomal enzymes),溶酶体酶在内质网中合成后,在高尔基体中分离和包装,形成初级溶酶体;初级溶酶体虽含溶酶体酶,但尚不具活性,只有当溶酶体破裂,或其他物质进入,才有酶活性。初级溶酶体与细胞内由吞噬或胞饮作用所形成的小囊泡、或与细胞器受损后的膜片等结构相融合形成次级溶酶体。次级溶酶体比初级溶酶体大,含有消化物质,通过胞饮作用进入神经元的外源性物质和内源性的细胞成分可在次级溶酶体中水解。溶酶体可降解多种衰老的膜和细胞器。完成消化功能之后的

溶酶体称为残存小体或后溶酶体,内含不被消化的物质。神经元内的脂褐素(lipofuscin)颗粒由后溶酶体形成。

(六)色素和其他内含物

哺乳动物的黑质神经元含有黑色素,可能是儿茶酚胺代谢过程中的产物。某些神经元通常富含某些金属,如蓝斑神经元内有富含铜的色素,海马神经元含有锌,动眼神经核神经元含铁,这些金属参与组成特异的酶神经元系统。成人神经元有脂褐素颗粒聚集,大小 1~3μm,其数量随年龄而增加。

(七)中心粒和纤毛

19 世纪末,人们在蛙的脊神经节神经元中发现了中心粒(centriole),以后在脊椎动物包括哺乳动物和无脊椎动物的神经元中都发现了它的存在。在电镜下,神经元的中心粒与其他类型细胞的中心粒相似,呈短的圆锥状,其壁由 9 个纵向隔分成 3 个为一组的微管组成。自有了电镜之后,人们才在神经元内观察到纤毛。单个纤毛见于脊椎动物(包括人类)神经系统中的许多区域,如下丘脑、交感神经节、海马、视网膜、后丘脑、脑桥被盖、小脑皮质、新皮质等。一般认为纤毛(cilia)起源于基体(basal body),基体是具有中心粒样结构的细胞器。纤毛含有 9 个圆形微管双联体,但缺乏中心配对微管。神经元的纤毛像是不动的。缺乏中心配对微管纤毛的神经元出现于大量感觉器官如脊椎动物的视网膜、飞蝗和蝉的听觉器官、蟑螂腿的钟形感受器和海鞘蝌蚪的眼点。因此,有纤毛的神经元可能有感觉功能。在细胞核周围,由一对中心粒和中心粒周物质组成中心体(centrosome),参与细胞有丝分裂。以往认为,成熟的神经元内不存在中心体,故神经元不能分裂。现在发现中心体存在于各种类型的神经元,它们或许与微管的产生和维持有关。

二、细胞膜

神经元细胞膜(neuronal membrane)作为屏障,将神经元内的物质与外界环境隔开,维持神经元特有的内环境。神经元细胞膜厚约 5nm,由膜脂(membrane lipid)、膜蛋白(membrane protein)及细胞膜糖(membrane carbohydrate)构成。双分子层膜脂构成细胞膜的结构骨架,包括磷脂、胆固醇和糖脂,磷脂又可分为甘油磷脂和鞘磷脂,神经元细胞膜中鞘磷脂含量较多。膜蛋白(membrane protein)

以多种方式与脂双分子层结合,赋予细胞膜不同的特性和功能,如运输蛋白可以转运特定的分子或离子进出神经元,结合于细胞膜上的蛋白酶可以催化相关的生化反应,膜表面的受体蛋白可以接受各种理化刺激,并将刺激信号转导到细胞内引起相应反应。细胞膜糖中93%的糖以低聚糖或多聚糖链形式共价结合于膜蛋白上形成糖蛋白,7%的膜糖以低聚糖链共价结合于膜脂上形成糖脂,所有糖链均朝向细胞表面,构成细胞外被(cell coat)或糖萼(glycocalyx),功能主要是保护细胞抵御各种理化损伤,使细胞周围建立水盐平衡的微环境,并可能参与细胞间及细胞与周围环境的相互作用,如参与细胞的识别、黏附、迁移等活动。

三、细胞骨架

细胞骨架(cytoskeleton)是指真核细胞质中的蛋白质纤维网架体系,用去垢剂处理体外培养神经元后,膜蛋白和脂质被溶解,胞内可溶性蛋白质溢出,剩下的便是不溶性的细胞骨架。它以一种坚韧、高度交联的凝胶状的形式充满着整个细胞,对于神经元的形状、细胞的运动、细胞内物质的运输等均起重要作用。神经元形态和大小的多样性和复杂性依赖于骨架,骨架是动态的,聚合与解聚处于相对平衡状态。在发育过程中骨架很大程度上决定轴突和树突的发生。当外周神经

元的轴突被切断时,生长锥可延伸、回缩或发生形态改变,这是细胞骨架具有高度可塑性动态变化所致。在整个生命过程中骨架对神经元的生存和功能活动起重要作用。神经元的骨架可因年龄、电活动、损伤或去神经等发生相应的改变。细胞骨架还为有关物质直接运输至轴突和树突提供了结构基础。细胞骨架的交联构成了可动态变化(聚合与解聚)的屏障,以使细胞器(如线粒体)通过。细胞骨架还可与膜蛋白相互作用形成特化区,对神经元内特化区域的形成和保持起主导作用。细胞骨架包括3类蛋白质纤维,它们分别是微管(microtubule)、微丝(microfilament)和神经丝(neurofilament),每一种纤维由各自的蛋白质亚单位形成,3类骨架成分既分散地存在于细胞中,又相互联系形成完整的骨架体系(图3-3-4)。

(一)微管

微管是真核细胞中普遍存在的细胞骨架成分之一,以脊椎动物的神经组织最多,主要存在于胞质中,控制着膜性细胞器的定位及胞内物质运输,还参与细胞形态的维持、细胞运动和细胞分裂等。微管是由微管蛋白和微管结合蛋白组成的中空圆柱状结构,直径为24~26nm,内径约为15nm,壁厚约5nm。微管蛋白(tubulin)的主要成分为α-微管蛋白(α-tubulin)和β-微管蛋白(β-tubulin),占微管总蛋白含量的80%~95%,α-微管蛋白和β-微

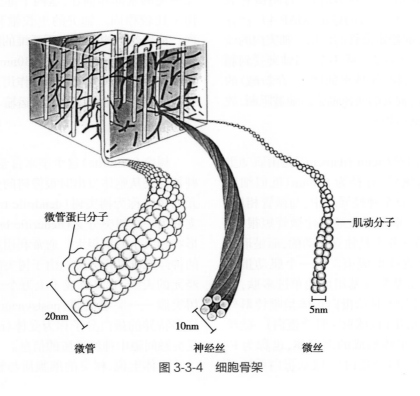

微管蛋白分子

20nm

微管

10nm

神经丝

肌动分子

5nm

微丝

图3-3-4 细胞骨架

管蛋白形成异二聚体,作为微管的基本构件,微管中微管蛋白异二聚体头尾相连形成原纤维,再经过原纤维的两端和侧面增加使二聚体扩展成片层,当片层达到 13 根原纤维时即合拢成一段微管,然后新的异二聚体再不断增加到微管的两端使之不断延长。微管具有极性,其两端的增长速度不同,增长快的一端为正端,增长慢的一端为负端。微管极性的分布走向与细胞器定位分布、物质运输方向等微管功能密切相关。近年来人们又发现了微管蛋白的第 3 个成员——γ 微管蛋白,该蛋白分子定位于微管组织中心(microtubule organizing center,MTOC),对微管的形成、微管的数量和定位、微管极性的确定以及细胞分裂起重要作用。神经元内除存在微管蛋白之外,还有一些同微管结合的辅助蛋白,这些蛋白以恒定比例与微管结合,决定不同类型微管的独特属性,参与微管的装配,是维持微管结构和功能的必需成分,称为微管相关蛋白(microtubule-associated protein,MAP),也称为微管结合蛋白。微管相关蛋白主要包括 MAP-1、MAP-2、tau 和 MAP-4。不同的微管相关蛋白分布不同,前 3 种微管相关蛋白主要存在于神经元中,其中 MAP-1 存在于神经元轴突和树突中,常在微管间形成横桥,可以控制微管延长,但不能使微管成束;MAP-2 存在于神经元胞体和树突中,能在微管之间以及微管与中间丝之间形成横桥,使微管成束;MAP-2 和 tau 通常沿微管侧面结合,封闭微管表面,保持轴突和树突中微管的稳定;MAP-4 广泛存在于各种细胞中,起稳定微管的作用。轴突内的微管通常是稳定的,但不是一成不变,当轴突受到刺激如低温和解聚药物(如秋水仙碱、长春新碱)的干扰时,微管断解,轴突的快速轴浆运输被阻断,故微管与轴浆运输密切相关。

(二) 微丝

又称肌动蛋白丝(actin filament),是由肌动蛋白(actin)组成的细丝,直径为 5~8nm(近似细胞膜的厚度),存在于整个神经元之中,与微管相比,微丝更纤细柔顺。单个微丝通常比微管短很多,在细胞内,单条微丝并不是独立行动的,而是形成横向连接的聚合物或形成束。每一个肌动蛋白分子是由 375 个氨基酸残基组成的单链多肽,与 1 分子 ATP 紧密相连,肌动蛋白单体呈哑铃形外观,又称为 G- 肌动蛋白(球形 - 肌动蛋白)。微丝是由 G- 肌动蛋白单体形成的多聚体,也称为 F- 肌动蛋白(纤维状 - 肌动蛋白)。肌动蛋白单体具

有极性,装配时首尾相连,故微丝也有极性,有两个在结构上不相同的末端,分别是增长较快的正端和增长较慢的负端。一个细胞内的微丝总长度是微管总长度的 30 倍以上。微丝在神经元高度活动的部分(如轴突的生长锥和树突棘)占优势,而含肌动蛋白丝的丝状网络是树突棘头部的主要胞质特征。神经元内微丝的主要作用包括构成细胞骨架并维持细胞的形态、参与细胞内的物质(如突触囊泡等)运输、参与细胞内的信号传递等。

(三) 神经丝

神经元中的中间丝(intermediate filament)称为神经丝。神经丝不分支,直径约 10nm,由厚约 3nm 的致密外层和明亮的中柱组成。其粗细介于微管和微丝之间。细丝单个地或分散地疏松排列成小束。自核周体进入轴突基部和树突处的细丝呈漏斗状。与微丝和微管不同,这些由长分子组成的链,被紧紧地卷成螺旋形,像弹簧一样,这样的结构使得神经丝具有很强的机械力度。在神经元中,神经丝的长度和组构相对稳定,但在阿尔茨海默病患者中稳定性被完全破坏,在这些患者的神经元中塞满了神经丝,直到神经元最后死亡。留在死亡神经元中的这些致密的神经丝丛称为神经原纤维缠结(neurofibrillary tangle,NFT),这是阿尔茨海默病的病理学特征。神经丝表面具有旁臂,旁臂互相连接成网络。神经丝多聚集于神经元树突的基部和轴丘,这两个部分使神经元在结构上比较稳固。轴突的生长锥和树突棘中未发现。神经丝是构成神经原纤维的组分。在神经元突起中神经丝相互间有 20~30nm 的间隔,呈螺旋状走向。神经丝主要起支持作用,也可能与微管、微丝一起参与细胞内物质的运输。

四、树突

树突(dendrite)这个字来自希腊的树字,即这些神经突从胞体发出时很像树的分支。单个神经元的树突称为树突树(dendritic tree),树的每个分支称为一个树突分支(dendritic branch),树突树的形状和大小差别很大。通常利用这些差别对不同的神经元群进行分类。由于树突的功能是作为神经元的天线,它具有成千上万个突触。突触下的树突膜——突触后膜(postsynaptic membrane)有许多特异的蛋白分子称为受体(receptor),它可接受突触间隙中神经递质的信息。

大体上说,树突的细胞质与轴突的细胞质是

相似的,都充满着细胞骨架成分和线粒体,区别是在树突上可看到多聚核糖体,通常位于棘之下。用多种染色技术制片,在光镜和电镜下都发现神经元胞体和树突的实质性结构很相似,胞体中所含有的细胞器在树突中也存在。因此,一般将树突看作神经元胞体的延伸部分。树突基部有粗面内质网,高尔基体和游离核糖体。随着树突分支,这些细胞器逐渐减少。在树突远端只有少量粗面内质网和游离核糖体。尼氏体出现于整个树突,但随着树突延伸和分支,尼氏颗粒变小,数量也逐渐减少。高尔基体见于初级树突,其池与突起长轴平行排列。在所有的树突细胞器中,高尔基体是最早随树突的延伸而消失的。树突中线粒体形状多样,有细长、小而圆等形状,一般宽度为 0.1~0.5μm,长度为 1~10μm。纤细的线粒体长度可达 20μm,存在于树突分支末端及轴突终末前节段。微管是树突中最明显的细胞器。一般与突起的长轴平行走向。神经丝一般在树突出现不多,单个地散在于树突之中。但在某些神经元,如脊髓大运动神经元、大脑皮质的 Betz 细胞、视皮质的 Meynert 细胞等的树突中含有大量的神经丝。

通常认为树突无髓鞘,但在很多哺乳动物的中枢神经系统亦可以见到包被着髓鞘的树突,这些树突的髓鞘很薄,并且包裹树突的距离较短,但其功能尚不清楚。

一些神经元的树突有树突棘(dendritic spine),在高尔基染色和亚甲蓝染色切片上可以见到,这些结构接受某些类型的突触传入。树突棘在树突树的数量很多。棘也可见于神经元的核周体和轴突的起始段,但单位面积上的数量比树突树少得多。棘的形状多样,但最常见的是由一个卵圆形或球形的末端和一个附着于树突上狭细的管构成。棘的大小因神经元类型的不同而异,如在大鼠小脑的浦肯野细胞为 1~2μm 长,管的直径为 0.2~0.3μm,末端球横断面直径为 0.4~0.5μm。而在海马辐射层的神经元为 0.2~0.8μm 长,末端球的横径约为 0.25μm。更长和更复杂的棘见于中枢神经系统不少部位,例如海马的锥体细胞具有长而分支的棘。每个棘与苔藓纤维的膨体末端形成多个突触。在电镜下,树突棘内有一些与胞膜垂直的互相平行的滑面内质网组成的棘器(spine apparatus)。有关树突棘的功能,有些学者认为,树突侧棘是专与一些特殊传入纤维发生的突触;而另一些学者则认为,树突棘能经受突触所参与

的某些形状变化。这些有关形状变化的推测在学习和记忆过程可能起作用。许多实验表明,树突棘对神经环境的改变非常敏感,如阻断新生兔视投射后 1 个月,视皮质中锥体细胞顶树突上的棘数目约减少 30%。成年猫小脑平行纤维切断后 760d,沿浦肯野细胞树突树末梢分支上的棘数目也减少。这些观察说明传入轴突在形成和维持新生和成年动物树突棘上的重要性。一些实验提示,棘对功能活动很敏感。从出生到 25d 黑暗中喂养的小鼠,视皮质由第 5 层跨越到第 4 层的锥体细胞的顶树突部分,其棘的密度与对照动物相比明显减少。性腺类固醇可能特异地调节海马锥体细胞的侧棘密度。值得提到的是,树突侧棘的异常(如数目减少或形状和长度改变)可见于精神障碍的患者,提示树突棘的异常可能与精神障碍有关。

五、轴突

轴突(axon)是神经元特有的,在神经系统中它是将信息传递一定距离的高度特化的结构。所有轴突都有轴丘(axon hillock)、轴突始段(axon initial segment)、中间段(axon proper)和末端。在光镜下,轴突可看作是核周体的锥形区。轴突不被碱性染料显色。在电镜下,可在轴突中观察到游离多聚核糖体(free polysome)、线粒体、微管、神经微丝。轴突起始段是指由轴丘的顶端到开始有髓鞘的一段。髓鞘(myelin sheath)在中枢神经系统由少突胶质细胞形成,在周围神经系统由施万细胞形成,内含髓磷脂,呈同心圆状围绕在轴索周围,在神经冲动传导过程中有绝缘作用。相邻两段髓鞘之间轴索裸露,称郎飞结(Ranvier node)。轴突始段的长度在不同动物变化不大,猫脊髓运动神经元是 23~38μm,猴的大脑皮质神经元为 23~54μm,而猫和大鼠小脑皮质的浦肯野细胞约 17μm。有些神经元的轴突起自于树突基部。

神经元的轴突及其被膜共同构成神经纤维(nerve fiber),根据其有无髓鞘分为有髓纤维(myelinated fiber)和无髓纤维(unmyelinated fiber),无髓纤维也包括少髓或薄髓的纤维。

一般来说,神经元都有一根细长、表面光滑而均匀的轴突,在行进中很少分支,其分支从主干常呈直角发出,构成侧副支(collateral branch)。轴突主干全长粗细基本一致,髓鞘到末梢消失而形成纤维终末,终末与其他神经元的胞体、树突和轴突形成不同类型的突触。轴突的细胞膜称为轴膜

(axolemma),细胞质称为轴浆(axoplasm),内含微管、神经丝、线粒体、滑面内质网小池,但常缺乏核糖体,故轴突内不合成蛋白质。轴突及其所需的蛋白质和其他活性物质依赖于轴浆运输由胞体获得。

轴突的长度可以从小于1mm到超过1m。对于一个神经元来说,其接受的来自其他神经元的轴突称为传入轴突(afferent axon);神经元本身发出的轴突称传出轴突(efferent axon)。一根轴突起始并离开一个特定神经元的行程称为传出(efferent)。一根轴突朝向并提供传入到一个特定神经元称为传入(afferent)。轴突常有分支,这些分支称为轴突侧支(axon collateral)。偶尔会有传出轴突发出分支返回并作为传入到所发出轴突的同一神经元或相邻细胞的树突,这些轴突分支称为返回侧支(recurrent collateral)。轴突的直径有粗细之别,在人类,可小于1μm,也可大到25μm;而枪乌贼(鱿鱼)可大到1mm。较粗的轴突,冲动传递速度较快。有的轴突在其沿途出现一些局部膨大,称膨体(varicosity),在膨体处也可形成突触。

(一) 轴突终末

轴突的末端称为轴突终末(axon terminal)或终扣(terminal bouton),之所以称为终扣是因为其形状似盘状膨大物。轴突终末是轴突用以和其他神经元相接触并将信息传递给对方的场所,其接触点称为突触(synapse)。突触一词来自希腊语,意思是将两物系牢在一起。

轴突终末的主要功能是完成分泌或释放神经递质。一方面,轴突终末可以利用来自胞体的蛋白质形成突触囊泡(神经末梢贮存和释放递质的单位);另一方面,轴突终末本身能够产生所需要的能量和物质。轴突终末内充满着线粒体和排列有序的酶和载体,以利于递质的合成。为保证递质快速而有效的释放,轴突终末具有独特的释放装置,它不仅可以分泌像经典神经递质这样的小分子,而且可以释放较大的物质,如肽类。轴突终末还可通过膜受体接受外界的信息。作为其终端的突触是活跃的信息交流场所。

在常规电镜下观察,轴突终末具有两个显著的特征:第一,末梢内充满着直径约40nm的突触囊泡(synaptic vesicle);第二,这些并非随机排列的突触囊泡主要集中于活性区(active zone),后者靠近突触后细胞。电镜下,还可看到许多线粒体,它与神经递质的生物合成及膜再生有关。此外还可观察到一些含致密核心的大囊泡。

神经元对所有兴奋性和抑制性输入信息的最终反应,就是神经递质及其他信息物质的释放。虽然普遍认为,胞体和树突是神经元的信号整合处,但实际上,轴突终末也是一个整合的区域。传入信号能够影响轴突终末动作电位。鉴于轴突终末是最终输出信号的场所,因此,对神经元来说,轴突终末又是一个敏感而又严格的控制位点。

神经元之间快速、高频率的信号传递依赖于足够的含有神经递质的突触囊泡。为此,突触囊泡通过胞吐释放神经递质后,轴突终末能够从膜的表面重新吸收囊泡的成分,用来形成新的囊泡。进而,在局部合成的神经递质被转运到这些新形成的囊泡内。由于轴突终末不含有蛋白质合成的结构,所以囊泡内的递质都是些小分子物质,如乙酰胆碱、氨基酸类递质或儿茶酚胺类等,合成这些递质的酶则来自神经元胞体。而某些神经递质的合成及贮存是在胞体完成的。

(二) 轴浆运输

核糖体是细胞内蛋白质合成的场所,由于轴突缺乏核糖体不能合成蛋白质,大分子的合成、组装成细胞器的过程都在胞体内完成,然后运输到轴突,这种物质在轴突内运输的运动称为轴浆运输(axoplasmic transport)。轴突内的细胞质称为轴浆,与神经元胞体中的胞质连通,具有不断的流动性,称为轴浆流(axoplasmic flow)。20世纪40年代,美国神经生理学家Paul Weiss和他的同事发现,结扎轴突后,其内的物质便集聚在靠近胞体的轴突端,如解除结扎,集聚的物质则继续以1~10mm/d的速度运向轴突末梢。20世纪60年代后期,发展了一些方法追踪顺行轴浆运输的蛋白质分子运动,即将放射性同位素标记的氨基酸注入神经元的胞体,使其参与蛋白质合成,然后在轴突末梢测定含放射性同位素的蛋白质,就可了解其运输速度。轴突运输的机制是,轴突内囊泡或其他细胞器通过驱动蛋白(kinesin)提供的“腿”沿轴突的微管移动(图3-3-5),这一过程由ATP提供能量,其方向为从胞体到末梢,故称为顺行运输(anterograde transport)。顺行运输有快速和慢速两种,前者约100mm/d,运送细胞器(如囊泡、线粒体等);后者1~3mm/d,是轴浆内的主要运输方式,负责运输生长或更新所需的物质。另一种从末梢到胞体沿轴突的物质运输运动称为逆行运输(retrograde transport),提供逆行运输的“腿”是一种动力蛋白(dynein),逆行运输的分子机制与顺行运输相似,但均为快速运输。

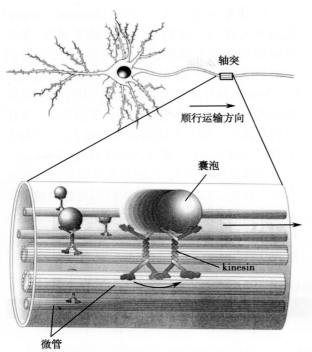

轴突

顺行运输方向

囊泡

kinesin

微管

图 3-3-5　轴突微管上的物质运动机制

内含物质的囊泡,通过驱动蛋白(kinesin)的作用,
由 ATP 提供能量,沿微管自胞体向末梢运行。

知识点拓展——tau 蛋白和阿尔茨海默病

阿尔茨海默病(Alzheimer's disease,AD),又称老年性痴呆,是一种中枢神经系统退行性病变,起病隐袭,病程呈慢性进行性,是老年期最常见的一种痴呆类型。主要表现为渐进性记忆障碍、认知功能障碍、人格改变及语言障碍等神经精神症状。tau 蛋白已被证明在 AD 发病过程中发挥重要作用。tau 蛋白可促进微管的组装,调节微管的稳定性,从而维持细胞骨架,实现轴突转运。在正常人,tau 蛋白具有高度可溶性并且几乎没有聚集倾向,而在 AD 患者脑内却见到 tau 蛋白的聚集;正常人脑内 tau 蛋白的磷酸化维持在一个较低的水平,而 AD 患者脑内磷酸化水平比正常同龄人高 3~4 倍。tau 蛋白过度磷酸化可引起神经元细胞骨架的结构发生改变,被认为是 AD 发病机制之一,抑制 tau 蛋白过度磷酸化是 AD 研究的重要方向。

(张 勇　李云庆)

第四节　突　　触

神经系统是由神经元与神经胶质细胞等构成的组织和器官,神经元间的连接部位称为突触(synapse),它是神经信息的传递点。大量形态学、生理学、生物化学、药理学以及分子生物学的实验研究促进了对突触结构和功能的深入了解并取得了重大进展,已成为神经生物学研究的热点课题之一,是研究神经活动的重要基础。

一、概述

(一) 突触的概念

1891 年 Wilhelm von Waldyer 提出了"神经元"的概念,说明神经元是独立的单位,建立了"神经元学说"(neuron doctrine),Cajal 以自己的大量研究成果,捍卫和发展了这一学说,他观察到神经元之间不是互相延续的,而是存在着间隙。

1897 年,英国生理学家 Charles Scott Sherrington 将神经元之间发生功能联系的结构命名为突触,这一词源于希腊字,意思为"紧扣"。随后,Sherrington 通过对脊髓反射功能的研究,发现神经元间活动的传递依赖于两个神经元间接触的连接部位,即突触。Sherrington 总结了突触的一些特征:①突触传递在神经元间是朝一个方向传导的;②神经冲动在突触处有延搁现象;③突触活动易于疲劳,并且对缺氧和麻醉的敏感性很强;④很多突触彼此可以相互作用,作用有兴奋性,也有抑制性。

随着超微结构研究的日益深入,人们发现突触可以在神经元的任何部位间形成,甚至一个神经元的自身突起也可发生自突触的连接关系(Güldner,1978),从而修正了传统的观念,极大地扩大了对突触结构和功能的了解。

现在知道,突触不只是两个神经元之间存在接触的特殊区域,而且神经元和非神经成分间也有类似的接触,如感受器与神经元间的连接或神经元与效应细胞间的神经 - 肌肉接头。

一般来说,突触是由一个神经元的轴突或轴突侧支的终末与另一个神经元的树突或胞体的表面接触而成。突触区的突触前、后成分接触部位之间有一条裂缝存在,即突触间隙(synaptic cleft)。同时在突触前成分内含有大量的突触囊泡,它们储存和释放递质。递质通过突触间隙将信息传递至突触后成分的突触后膜上。动物神经系统内大多数的突触都是这种典型的突触。突触使神经元间形成功能回路,突触单位(synaptic unit)是神经系统多神经回路的结构基础。因此,突触是一个半独立的传入-传出单位,是组成微环路和局部环路的关键部件(Gordon M. Shepherd,1997)。

(二)突触的类别

根据突触传递方式的不同,可将突触分为3大类:化学突触、电突触和混合型突触,3类突触的超微结构有明显差别。

1. 化学突触 化学突触(chemical synapse)是借释放递质传递信息。在电镜下观察,化学突触的突触膜有增厚的致密物质(I型突触的突触后膜较突触前膜显著增厚),突触间隙较宽(15~30nm),属开放型的突触间隙。化学突触的突触前成分内含有很多储存递质的突触囊泡。上述结构是化学突触特有的和重要的标志,也是与电突触在超微结构上的最显著的区别(表3-4-1)。

当神经冲动到来时,储存在突触囊泡内的化学递质释放,通过突触间隙扩散到突触后膜上并与相应的受体结合,引起突触后膜去极化或超极化。神经信号通过突触时有明显的延搁现象,一般为0.5~2ms。

表3-4-1 化学突触与电突触的比较

	化学突触	电突触
突触前后膜对称性	对称或不对称	对称
突触间隙类型	开放型,宽15~30nm	闭锁型,宽约2nm
传递延搁	有	无
是否有突触囊泡	有含递质的突触囊泡	无突触囊泡
递质释放方式	量子释放,产生突触后电位	无递质释放,电传导
对突触后膜的影响	递质与突触后膜受体结合,导致膜的通透性改变	不存在这种变化
化学因素对突触前后膜的影响	有	无
突触前膜动作电流对突触后膜的影响	对突触后膜的电位变化影响小	是信息传递的主要因素
突触前膜动作电位对递质释放的影响	可导致递质的释放	无递质释放
突触传递方向	单向传递	多为双向传导
受温度影响	较大	较小

(1)突触终扣(synaptic terminal button):轴突终末膨大呈扣状的结构称突触终扣,它们附于神经元胞体和树突的表面(图3-4-1)。突触终扣的形态因神经系统部位的不同而有区别。典型的突触终扣由一环形的膨大扣结和一纤细的轴突纤维(突触前纤维)组成。除环形的终扣外,还有其他形态的终扣,如球形的和颗粒形的。

用Rasmussen改良的银染法只显示出神经元上有较多的颗粒形终扣(图3-4-2),而Golgi-Deineka银染法可显示出环形、球形、梨形和颗粒形终扣(图3-4-1)。因此,突触的显示与所用的技术方法有一定的关系。

突触终扣的直径一般为1~2μm,但往往因中枢神经系统部位的不同和动物种类的不同而存在差异。如猫延髓Burdach核内有8μm大的终扣,

而网状结构巨大细胞上最大的终扣仅5μm,大鼠网状结构内大的终扣只有2.1~2.8μm。又如小鼠脊髓运动神经元上最大的终扣约2.8μm,而人脊髓运动神经元上最大的终扣可达5μm。

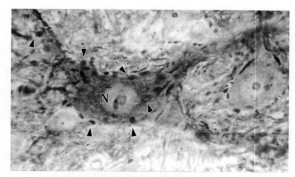

图3-4-1 脊髓运动神经元表面的终扣(Golgi-Deineka法)

N. 运动神经元;黑箭. 不同形态的终末
(环形、球形、梨形等);△. 轴突。

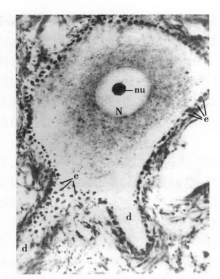

图 3-4-2 前庭外侧核神经元表面的终扣
（Rasmussen 改良的银染法）
d. 树突；e. 轴突终末；N. 细胞核；nu. 核仁。

不同部位神经元上突触分布的数量并不一致。如用甲醛溶液灌注固定，再按 Bielshowsky 法处理，可在脊髓运动神经元的一个切面上染出 286 个终扣，以此测算细胞上每 100μm² 面积内有 15~20 个终扣（Wyckoff 和 Young，1956）。延髓前庭外侧核分离的每个神经元细胞上约有 10 000 个终扣（Hyden 和 Pigon，1960）。

（2）轴突终末内的细胞器：多数轴突终末内有 1 至数个线粒体。小脑皮质的突触小球内线粒体可多达 26 个，但听神经核内很少。某些动物视网膜内的突触无线粒体。线粒体主要产生 ATP，供突触活动所需的能量。

轴突终末内还可见一些丝状或管状的结构，它们是细胞骨架，与突触囊泡的运输有关。神经丝（neurofilament）呈实体性丝状结构，其直径为 10nm，而神经微管（neurotubule）呈空管形，较神经丝粗，直径为 20~25nm。神经丝在银染切片上呈阳性，神经微管呈阴性，提示二者的化学成分不同，因此用同一方法无法都显示出来。

用重酶解肌球蛋白（heavy meromyosin，HMM）标记技术显示，在电镜下还可见另一种丝状结构的微丝（microfilament），它们分布在整个终末内，形成微丝致密网，并常常包绕着线粒体和突触囊泡（Jones，1981）。这种微丝不同于神经丝，其直径比神经丝小，仅 5nm。神经丝在终末内不及微丝多，但在轴突中多，在大的轴突中尤为明显。

神经微管分布在轴突和终末内（图 3-4-3），但中枢神经系统的终末内较少。经特殊处理后的突触体内可以显示出微管与囊泡和滑面内质网的联系。微管由微管蛋白组成，微管蛋白由 α 和 β 两种亚单位共同组成，它们的分子量分别为 53kDa 和 55kDa。轴突中微丝的数量多于微管，在小的轴突和树突中恰好相反。

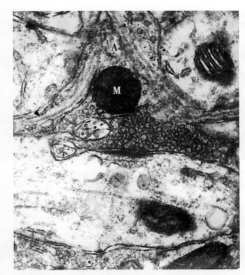

图 3-4-3 轴突终末内微管分布的电镜像
轴突终末（A）内含平行排列的微管在线粒体（M）两侧纵行分布（左侧▲，右侧△）。

神经丝、微丝和神经微管的功能作用尚未完全清楚。作为细胞骨架的这些结构既可形成稳态结构又可形成动态结构，这是由于肌动蛋白微丝和微管是一种多聚体，多聚体化及解聚过程使其具有可塑性。微管有动态不稳定性，肌动蛋白微丝则表现为机械性运动。微管在蛋白质作用下，利用水解 ATP 释放能量进行机械运动，使膜性结构的囊泡滑行运输。肌动蛋白和血影蛋白（spectrin）通过细胞质膜下的细胞骨架（微丝）的附着作用，可将受体固定。肌动蛋白微丝形成的致密网可能锚靠在终末膜的内面和致密突起上，微丝网包绕着突触囊泡和线粒体，支撑和稳定这些膜性细胞器。

微管负有对细胞内颗粒、囊泡、线粒体和蛋白质沿轴突向终末的运输作用。在分离的突触体内显示微管在终末的分布，其终端止于突触前膜的致密突起，囊泡顺微管排列，说明微管与囊泡的紧密关系。借助视频显微技术和电镜能见到一些细胞器沿单一微丝或微管运转（图 3-4-4）。囊泡滑行假说认为微管亚单位具有与囊泡表面蛋白亚单位的结合位点(Tomlison,1974),从而解释了轴浆运输的机制。快速冰冻蚀刻技术和透射电镜的观察,发现囊泡膜上有短(侧)突,借以与细胞骨架(微丝和微管)发生联系(陈宜张,1995;胡人义,1998),故可使突触囊泡或其他颗粒借旋转或滑行运动至轴突终末。

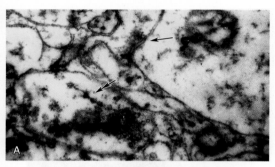
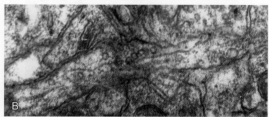
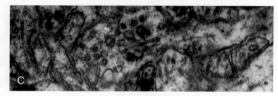

图 3-4-4 突触囊泡与微丝、微管的关系

A. 突触囊泡沿微丝成串排列(双箭),单箭示突触区;B. 突触囊泡靠近微丝,顺微丝滑行;C. 突触囊泡排列在微管两侧运行。

2. 电突触 有时两个相邻的神经元之间有一定的间隙,但其膜无特化现象,这种相互靠近的膜称作并列膜(jaxtaposition membrane)。神经元间还存在其他非化学突触性的细胞连接,如紧密连接(tight junction)、桥粒(desmosome)、黏着斑(macula adherens)和缝隙连接(gap junction)等(图 3-4-5),它们对细胞的附着、代谢、胚胎发育期间物质的转移以及限制物质在小范围内的运动等功能具有重要作用。

缝隙连接借细管使相邻细胞的离子相通,产生一个对电流的低阻抗通路,很容易使电流通过,构成电突触(electrical synapse)。电突触相接触的两细胞膜的外层被 2~4nm 宽的缝隙分开,为闭锁

型的突触间隙。连接管含 6 个亚单位,由相邻两个细胞的连接子蛋白(connexin)形成。连接管的通道约 1.5nm,是低电阻路径。电突触的传递是电耦合(electric coupling),可使信号通过突触直接传递给下一个神经元,其突触延搁极短,甚至无延搁现象,而电信号可双向传递,在功能上总是兴奋性的。

从超微结构来看,电突触是对称性的,其突触间隙很窄,电突触内虽然有时也可见类似突触囊泡样的结构,但在生理学和生物化学上未能证实这种囊泡样结构有化学传递的特性。

无脊椎动物神经系统内常见电突触。鱼和蛙中枢神经系统内电突触较为普遍。电突触在哺乳动物的中枢神经系统内仅见于某些核团(如前庭外侧核、三叉神经中脑核等),在灵长类动物和豚鼠的视网膜内也有电突触,但神经系统内多数为化学突触。

3. 混合型突触 在一个突触连接部位既有化学突触又有电突触的存在,这样的突触为混合型突触(mixed synapse),它兼有化学传递和电传递的特性。哺乳动物(如大鼠等)前庭外侧核和小脑苔藓纤维与颗粒细胞间的突触以及鸟类的睫状神经节、电鳗的电动中继核都有这类突触。混合型突触中的电突触的迅速传导有利于化学突触的递质释放。

本书中后续提到的突触一般指化学突触。

(三)突触的结构

突触由突触前、后两部分组成(图 3-4-6)。一个神经元的轴突终末或其侧支的终末与另一个神经元树突或胞体的接触构成突触,轴突终末和侧支终末属突触前成分,树突或胞体属突触后成分。这种关系不只是表现在神经元间的连接上,如前所述的神经终末与非神经元间(如效应器——肌肉、腺体)的连接处也存在突触前、后两部分,如神经-肌肉接头处的运动神经终末是突触前成分,肌肉是突触后成分(图 3-4-7)。突触前、后成分间的距离很小,二者接触膜间保持一定的突触间隙,中枢神经系统内突触间隙一般为 15~30nm,而神经-肌肉接头的突触间隙较神经元间的突触间隙宽,人的神经-肌肉接头的突触间隙约为 60nm。

在电镜下观察,轴突终扣呈囊状结构,故又称突触前囊(presynaptic bag)(图 3-4-8),其表面有一层 5~7nm 厚的单位膜,是由轴突膜延续

而来,与突触后成分相对应的接触界面膜为突触前膜。突触后成分的接触界面膜则为突触后膜,膜下有致密物质附着。两膜之间的空隙,即突触间隙。突触前囊内的形态和功能最显著的特点是含有储存并能释放神经递质的突触囊泡(synaptic vesicle),它是突触传递的量子单位,能与突触前膜接触并融合,将递质释放至突触间隙并作用于突触后膜上的受体,产生突触后效应。在突触前囊内还含有线粒体、滑面内质网、神经丝和微管等结构。突触后成分的结构随连接部位(如胞体、树突和树突棘)的不同而有差异,主要可见线粒体、微管、神经丝、粗面和滑面内质网

等。突触后膜下方有的可见突触下网、突触下致密小体以及树突棘内的棘器。某些突触(如大脑皮质内的轴突与树突棘形成的突触和脊髓运动神经元的突触等)的突触间隙内还能见到突触间丝。

1. **突触前膜** 突触前终末被一表面膜包围着,它是突触前轴突膜的延续,与突触后膜相对应的膜即突触前膜(presynaptic membrane),二膜之间被突触间隙分开。突触前、后膜的连接面称突触界面(synaptic interface),它有一定的弯曲度,即突触曲率,可能是突触可塑性的一个潜在的形态学特征(吴馥梅,1994)。

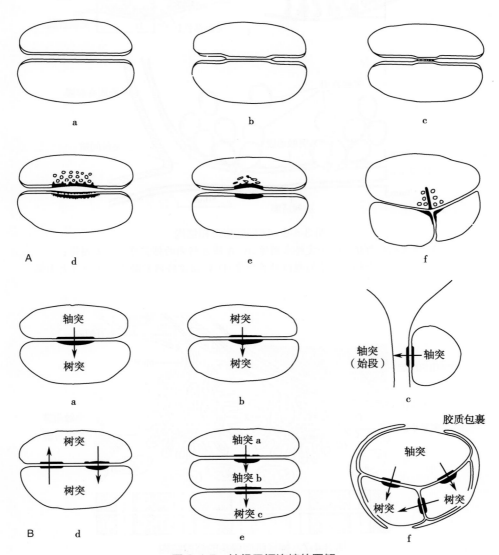

图 3-4-5 神经元间连接的图解

A. 神经元间的连接模式,a. 平行(毗邻)排列;b. 平行(桥粒)排列;c. 缝隙连接;d. 简单化学性突触(Ⅰ型);e. 简单化学性突触(Ⅱ型);f. 特殊型化学突触;B. 突触排列组装的类型,a. 轴 - 树突触;b. 树 - 树突触;c. 轴 - 轴突触;d. 交互性突触;e. 连续突触;f. 突触小球。

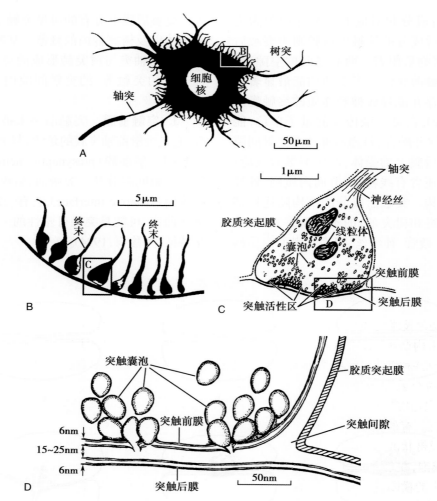

图 3-4-6 突触的形态和结构

A.神经元表面分布的轴突终末图像;B. A 图方格内的轴突终末放大图像;
C.B 图方格内的一个轴突终末的超微结构图像;D.C 图方格内突触活性区的放大图像。

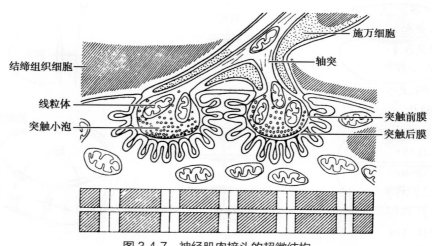

图 3-4-7 神经肌肉接头的超微结构

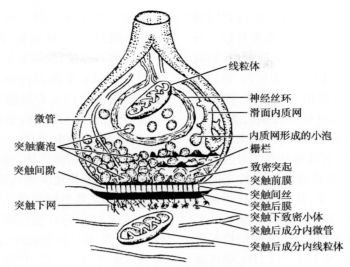

图 3-4-8 突触的超微结构模式图

用磷钨酸染色技术可以显示出突触前膜的致密质向轴突终末内凸出,形成三角形的致密突起(dense projection)并和膜上的网形格子共同形成能容纳突触囊泡的突触囊泡栅栏(synaptic vesicular grid),它引导囊泡与突触前膜接触,并融合穿孔释放递质传递信息。有的突触(如视网膜内的突触)的突触前膜形成带状的膜性突起,称突触带,其两侧聚集了突触囊泡,在暗适应的动物中非常明显。

在轴突终末的横断面上可见致密突起沿突触前膜长度分布,在切面上显示隆起呈三角形,彼此间距离(一个中心至另一个中心)为60~80nm,此距离的大小在不同类型的突触上有差异。从切线面观察,突触前膜上有6个空格围绕一个致密隆起,这些空格是突触囊泡的所在位置,表明6个囊泡环绕一个致密突起。在冰冻蚀刻样品上显示出突触前膜的致密突起和周围的囊泡空格排列成一个栅栏状结构,在突起间借细丝束彼此连接,形成突触前膜面的网格,即突触囊泡栅栏,栅栏网格的空隙凹陷,称突触孔(synaptopore),囊泡在此位点与突触前膜接触,所以栅栏可能对递质的释放有调节作用(Heuser,1985)。

用碘化铋(bismuth iodide,BI)浸渍技术可清晰地显示 S 型(含圆形囊泡)突触(S-type synapse)和 F 型(含扁平形囊泡)突触(F-type synapse)的囊泡栅栏结构的区别(Akert,1971)。S 型突触的囊泡栅栏呈粗网状,网格空隙较宽,致密突起间距离为80nm,而 F 型突触的栅栏网较细,网格空隙较窄,致密突起间距离为60nm。

2. 突触后膜 突触后膜(postsynaptic membrane)结构的特征是其胞质面有较突触前膜更为明显的致密物质的聚集,即突触后致密带(postsynaptic density,PSD),它以颗粒物质和埋在其中的细丝为特征,有些细胞从 PSD 向胞质内伸出,构成突触下网,有的以细丝与突触后膜下方的突触下致密小体相联系。

突触后膜的 PSD 较突触前膜的致密质显著增厚,Gray I 型突触(非对称性突触)尤为明显,但有的与突触前膜的致密质厚度相近。突触后膜的形态在不同部位的突触区有所不同,如下丘脑视上核的突触后膜在突触区有 3 种不同的形态:①厚型的突触后膜,PSD 浓厚,较突触前膜的致密质显著增厚,在突触后膜下方有时可见小颗粒或致密小体分布于胞质内,也可见到突触下网;②薄型的突触后膜,PSD 较少,突触后膜下方极少见致密小体和突触下网,只是偶见弥散性的小颗粒;③含高密度电子致密物质的突触后膜,由于 PSD 浓度高并弥散于突触后膜的周围,突触后膜下方有时可见不同大小的致密小体并间杂着小颗粒或细丝。

迄今研究得最完整的突触后膜是蛙神经-肌肉接头的肌膜,其 PSD 被不规则地分隔成分离的斑块,它由纤维性小束与通过肌浆的细丝束连接。冰冻蚀刻方法显示断裂膜上散在分布了大量的微细颗粒,这种结构不仅见于蛙神经-肌肉接头的突触后膜上,而且在其他部位的兴奋性胆碱能突触中也能见到。经推算,这些颗粒的间隔约 10nm,接近 10 000 个 /μm^2,与胆碱能受体分子的密度相近(Heuser 等,1985)。

图中标注:
线粒体
神经丝环
滑面内质网
内质网形成的小泡
栅栏
致密突起
突触前膜
突触间丝
突触后膜
突触下致密小体
突触后成分内微管
突触后成分内线粒体
微管
突触囊泡
突触间隙
突触下网

PSD 是由细胞骨架成分和调节蛋白共同形成的特殊结构,是神经信息传递的重要基础。分子生物学研究表明,PSD 含有 70 多种蛋白,如微管蛋白、肌动蛋白、神经丝蛋白、血影蛋白、钙调蛋白、通道蛋白以及第二信使相关的蛋白,如磷酸二酯酶、蛋白激酶、Ca^{2+}/CaM 依赖性蛋白激酶等。多种受体与 PSD 相关,而且这些受体在突触后膜上有特定的位置(中央位置或周边位置),因而使受体及与其偶联的离子通道被限制在特定的位置上。PSD 的功能极为复杂,其厚薄具有明显的可塑性,易受内外环境的影响。PSD 在突触活动中对突触的整合作用和调节功能、突触结构发育及功能活动的可塑性(包括 LTP 和 LTD)、受体通道、长时信息的储存等有重要意义(李亚,1999)。因此,对 PSD 特化结构和大分子活动的功能特性分析,越来越为学者们重视。

(1)突触后膜与膜受体:突触后膜的主要组构是膜受体(membrane receptor)、PSD 及其相关的磷酸化酶类。与神经递质相结合的特异性受体位于突触后膜上,其化学成分主要是蛋白质。

经细胞分段方法分离出大脑皮质带有突触后膜的突触体,用非离子化的 Triton X-100 处理,除突触前、后膜及突触间丝外,其他结构均被溶解,留下的突触膜复合物可通过组织培养观察它与一些标记物的结合,如二甲基-^{14}C-箭筒毒素(^{14}C-DMTC)、甲基-^{14}C-六羟季胺(^{14}C-MHM)等。再经过分段分离,发现主要结合在乙酰胆碱酯酶(acetylcholinesterase,AChE)丰富的终末膜的 M10.9 亚段中,而 M11.2 亚段结合力较差(此亚段 AChE 较少),其他含髓鞘和线粒体亚段内的结合也较差。用阿托品、毒扁豆碱或乙酰胆碱(acetylcholine,ACh)处理,突触膜上的 ^{14}C-DMTC 和 ^{14}C-MHM 的结合力也被干扰,提示胆碱能受体是在突触后膜上。另有实验证实,受体的活性可导致 ACh 受体(acetylcholine receptor,AChR)和突触后的其他蛋白集结(Hoch,1999)。

膜受体有两种类型,一种由通道蛋白构成,它与递质结合发生通道变构使离子通过;另一类是非通道蛋白,递质分子可与其结合,最终仍确保反应的进行。如电鳐电器官 ACh 受体蛋白是由 5 个亚基组成的,其中 2 个 α 亚基、1 个 β 亚基、1 个 γ 亚基和 1 个 δ 亚基,每个亚基是一个分子量约为 55kDa 的跨膜糖蛋白。5 个亚基在垂直于膜的中心轴的周围呈对称排列,通道即在此中心

轴部位。对 ACh 受体纯化可进行 4 种亚基的氨基酸序列的分析,从氨基酸序列可知 4 种亚基具有高度的同源性,说明它们从共同祖先寡聚体演化而来。ACh 受体蛋白的分子量约为 275kDa,ACh 与受体蛋白 α 亚基的 N 端结合。神经递质与通道蛋白结合可以调节离子通道的开放和关闭,如烟碱型 ACh 受体、γ-氨基丁酸 A 受体、甘氨酸受体和谷氨酸受体,介导中枢神经系统和周围神经系统的快速突触传递,它们的通道有共同的结构,其亚基有同源蛋白序列。很多受体还可通过 GTP 结合的 G 蛋白的调节蛋白,介导递质、激素、光、味和其他细胞外信使的作用。G 蛋白偶联受体还可引起生长、代谢、细胞骨架结构、基因表达等方面的变化。

不同突触的突触后膜存在不同的受体,但受体不仅存在于突触后膜上,在突触前膜上也有受体(如肾上腺素能的 α_1 受体位于突触后膜上,α_2 受体则位于突触前膜上)。突触传递时,突触囊泡释放的递质与突触后膜上特异性受体结合,提高了膜对 Na^+、K^+、Cl^- 的通透性。离子流的改变使膜电位降低,出现去极化,从而诱导出突触后电位(postsynaptic potential)。

(2)突触下网:PSD 含有大量微丝,这些 8nm 直径的细丝常从致密质向胞质内伸出,其长度不一,长的可达 150nm,彼此交织成网状结构,故名突触下网(subsynaptic web)。各个突触的突触下网发达程度不一,电子密度的深浅也不一样,甚至同一个突触后膜的各位点上也不相同。在大脑皮质、海马、脊髓以及鱼的视网膜等处的突触下网较发达,在中枢神经系统内可以较普遍地见到这种结构,只是发达程度不一。由于突触下网仅存在于突触后膜一侧,故推测可能与受体有关,是受体的一个特化区域(De Robertis,1964)。

(3)突触下致密小体:突触后膜下方一些呈球形的致密结构称突触下致密小体(subsynaptic dense body),它由微丝盘曲而成,借微丝可与突触后膜和 PSD 连接。致密小体常排列成行地分布于胞质内,与突触后膜保持一定的距离,其形态多样。典型的结构是排列成单行的高电子密度的微丝缠绕的球形小体,其数目在各个突触中不等,少的 3~5 个,多的可达 8~9 个(胡人义,1981),缰核内出现的致密小体较多,近 1/3 的突触有这种致密小体(Milhaud,1966)。突触下小体常见于 Gray Ⅰ 型突触,在 Gray Ⅱ 型突触内极少见,因此推测这种小

体可能与兴奋性突触的功能有一定的关系。

突触下致密小体按其形态特征取名常有不同，如突触下致密结构(subsynaptic dense formation)、突触下小粒(subsynaptic particle)、突触下致密小点(subsynaptic dense dot)以及突触下致密带(subsynaptic dense band)等。蛙交感神经节内可见突触后膜下方有呈带状的致密带，有单条的，也有两条呈双层排列的(Taxi，1962)。大鼠视上核的突触下致密小体在各突触内有不同的形态和分布特点：①典型的突触下致密小体：在突触后膜下胞质内排列成行，距突触后膜约20nm，数目较多，多的可达7个。各小体间距离约10nm，小体大小也不尽相同，最大的呈圆柱形，其直径约40nm，其他的呈块状或球形，直径10~20nm。小体由微丝组成，细丝向突触后膜伸出并与之连接。②数目少的突触下致密小体：一般只有2~3个，直径近似相等，一般为10~15nm，常分布在突触后膜下胞质的某一片段处，距突触后膜较近，也见细丝与突触后膜相连。③与突触后膜靠近或结合的突触下致密小体：有2~3个，分布在突触后膜下方，一般较粗大，但形状和大小不一，有的可见细丝将小体与突触后膜相连；有的致密小体下端有细丝与棘器的扁平囊连接。由此推断突触后膜、突触下致密小体和棘器是突触后成分内相互联系的结构。④颗粒形的突触下致密小体：大小不一，多排列在一条水平线上，有的与突触后膜的PSD结合在一起(胡人义，1981)。尽管突触下致密小体的超微结构已被揭示，但对其功能的描述仍属推测和假说。

(4)树突棘与棘器：脑组织用 Golgi 或 Golgi-Cox 法处理后，树突的表面常显示出小刺状的突起，称棘(spine)或侧芽(gemmule)(图 3-4-9)，它在突触的联系上起着重要的作用，尤其是在高位中枢部位(如大脑皮质和海马)内显得更为重要。电镜观察进一步确认树突棘是一种精细的突触器，与轴突构成轴 - 棘突触(图 3-4-9)，亦即依傍性突触(张香桐，1957)，其生物学意义在于减弱兴奋的局部过程，是适应环境变化的调节部位(吴馥梅和胡人义，1991)。树突棘在动物和人体的个体发育和系统发育上代表神经元的成熟和演化程度。树突棘内的特殊结构——棘器，可能与高等动物和人类的高级神经活动(学习与记忆)有密切的关系。树突棘上还有伸出的小刺状结构，称小棘(spinule)，在海马 CA1 区内出现较频繁，其形态不

一，如短突形、长突形和芽形(胡人义，1991)，其功能意义尚不清楚，推测可能增加突触接触的面积。

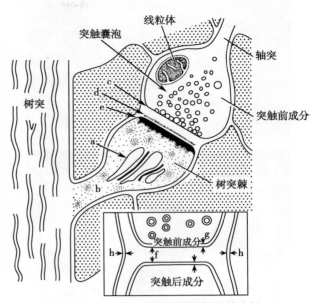

图 3-4-9　大脑皮质内树突棘上的突触
a. 棘器；b. 侧棘柄；e. 突触后膜；d. 突触间质板；c. 突触前膜；f. 突触间隙；g. 突触膜；h. 胶质膜。

树突棘由棘头和棘柄两部分组成。棘柄与树突相连，其形态与树突不同，后者含有很多平行排列的微管，但不进入树突棘内，故树突棘内无微管，其细胞骨架是微丝。有些树突棘内有棘器(如大脑皮质和海马的树突棘)(图 3-4-10、图 3-4-11)，但树突内有时也可见棘器。

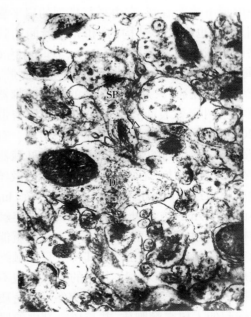

图 3-4-10　海马 CA1 区树突棘的芽状小棘电镜像
D. 树突，SP. 树突棘头，△. 棘器(位于棘柄内)，箭. 芽状小棘。

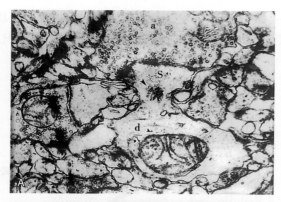

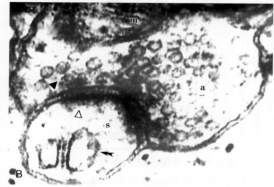

图 3-4-11　大脑皮质内轴 - 棘突触和棘器的电镜像

A. 轴 - 棘突触：轴突终末（a）与树突（d）上的树突棘（S）形成的突触，箭头：棘器；B. 棘器的微细结构：树突棘头（s）内含棘器（↑），它由泡状结构的囊与介于其间的致密带共同组成。▲. 突触前膜；△. 突触后膜及突触后致密质；a. 含突触囊泡的轴突终末。图上方见线粒体（m）的一部分。

棘器（spine apparatus）多存在于棘头内，只有在电镜下才能看到，它由平行排列的扁平囊或椭圆形囊（也有管形结构的）和介于囊间的致密带共同组成。棘器囊多为 2~3 个，有时可达 6~8 个，每一个囊均被一层界膜包围而形成囊腔，各囊腔一般不互通，只是偶见沟通的现象。棘器囊界膜不与树突棘表面膜连接。囊间的致密带宽 15~20nm，多呈单条带状，有时呈双条结构。有的致密带以紧密排列的颗粒形式出现，偶见棘器附近有少量的核糖体。有的树突棘内棘器借微丝与突触后膜相连，Rostaing（2006）用高压冰冻（high-pressure freezing）方法处理海马组织观察突触超微结构，发现由于不用醛固定，在数毫秒内就能获得活突触的超微结构的影像，其特点是突触终末较惯用的醛固定的形体大，其内的突触囊泡不致密拥挤，并见微丝连接突触囊泡，突触后致密质有丝状突起伸入树突棘胞质，并与树突棘内的肌动蛋白相连。进一步阐明了树突棘内的微细结构，

有助于了解轴 - 棘突触的结构和功能。有的树突棘内偶见线粒体，其外膜与棘器有一定的联系，因此推测棘器与线粒体有关，棘器可能是线粒体的变态体（Diyatchkova，1965）。棘器囊的形态特点颇似滑面内质网，不仅在树突棘头内有棘器，在棘柄内有时也可见到（图 3-4-12），由此可以认为棘器的形成可能与滑面内质网有关，即树突内的滑面内质网经棘柄伸向棘头，由于树突棘容量小，致使滑面内质网发生盘曲而形成棘器（胡人义，1984）。

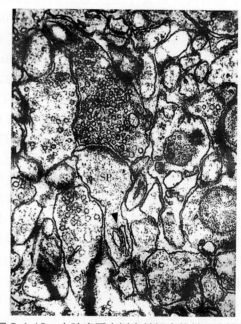

图 3-4-12　大脑皮质内树突棘柄中的棘器电镜像

A. 轴突终末；SP. 树突棘头；棘器（箭头）位于棘柄内。

棘器最早是在大脑皮质内发现的（Gray，1959），后来在海马、丘脑、下丘脑以及脑干的一些部位相继观察到，除大脑皮质和海马内的棘器典型外，其他部位的是一些较简单的或非典型的结构。现将常见的棘器构造简述于下：①典型结构的棘器，由数个较大的椭圆形的或长方形的囊和介于囊间的致密带组成，整个棘器在树突棘内与突触后膜以垂直方向排列，有时可见借微丝与突触后膜相连；②管状结构的棘器，主要由长管和管间的致密带或紧密排列的颗粒构成，棘器与突触后膜以垂直方向或平行地排列，微丝在二者间的联系亦可见到；③大型囊泡结构的棘器，由几个不规则排列的大型囊泡聚集而成，致密带不及典型结构棘器的明显，有时在囊泡附近有核糖体、微丝和细的致密颗粒；④管泡混合型棘器，致密

带不明显,有的囊泡相沟通;⑤两管平行排列的棘器,在棘头和棘柄中均见,在棘柄内则顺纵轴方向分布,致密带明显。

鉴于棘器主要出现在哺乳动物和人的大脑皮质与海马内,因此认为学习和记忆可受棘器的调节,它能排除、筛选和过滤对树突突触的干扰,使与学习有关的敏锐变化不受影响。虽然这个问题至今没有获得生理实验的证实,但发育生物学研究说明,动物大脑皮质的棘器在个体发生上成熟最晚,开始时只含很少不完善的囊和相间的致密带,随着发育的推进,棘器囊和致密带才逐渐复杂化。经学习训练后,大鼠大脑皮质的棘器数量增加 50%,猴可增加 2 倍(Manina,1979),反映棘器与高级神经活动可能存在着密切的关系。

细胞化学研究表明,棘器具有局部合成蛋白质和糖蛋白的功能,在棘器部位有 ATP 酶和腺苷酸环化酶的活性存在。用磷钨酸(phosphotungstic acid,PTA)负染技术或蛋白质亲和力反应实验显示棘器与突触后膜受体存在结构 - 分子的统一性。棘器膜借微丝与突触后膜相连形成一个局部的蛋白质和糖蛋白的综合系统,负责信息的感受和传递并进行加工处理和储存,棘器是一个蛋白质前体的池,功能活跃时单体可聚合成多聚体链,这些链可作为棘器膜和糖蛋白合成的支架。因此认为棘器与记忆痕迹(memory engram)的储存有关(Manina,1979)。

树突棘是脑和脊髓神经元树突的重要结构标志,不同部位和不同的神经元树突棘有一定的差异。大脑皮质锥体细胞树突棘很发达,多数树突棘的棘头和棘柄分化明显,棘头内含棘器。海马的树突棘也较复杂,有些树突发出棘支,然后分成数个树突棘,而整个的棘支陷入一个大的苔藓纤维终末内。有的树突棘上有小棘(海马 CA1 区)。海马树突棘棘头的棘器也较发达。小脑浦肯野细胞主树突和树突支均有树突棘,树突支树突棘较主树突的长。外侧膝状体核的树突棘有棘柄和含扁平囊泡的棘器。丘脑腹外侧核和腹后外侧核树突有很多丘状隆起,棘器不明显。脊髓运动神经元的树突棘较短。低等脊椎动物(硬骨鱼、蛙、蜥蜴等)脑内尚未见有关棘器的报道。

树突棘的数量以大脑皮质锥体细胞和小脑皮质浦肯野细胞的最多。人的大脑皮质锥体细胞树突上约有 6 000 个树突棘,皮质浅层较深层的多,以Ⅲ层锥体细胞树突上最多。婴儿大脑皮质Ⅲ层锥体细胞树突上约有 4 400 个,Ⅵ层只有 689 个。大脑皮质短轴突星形胶质细胞有树突棘 700 个。狗的大脑皮质Ⅲ层锥体细胞树突上约有树突棘 2 600 个,兔Ⅲ层锥体细胞仅有 1 000 个树突棘。因此,动物越高等,脑部位越高,树突棘的形态和结构越复杂化,数量也显著增多。在个体发育中,树突棘较树突发育要晚,如兔生后 1~2d 大脑皮质锥体细胞顶树突已达Ⅰ层,但树突棘却在 1 周后才出现,15d 则显著增多。如前所述的棘器出现又较树突棘晚(生后 16~21d),这说明树突棘和棘器的发育和成熟与高级神经活动相关。

突触后成分内还有一些其他结构存在,如线粒体、突触下囊(subsynaptic sac)、多囊体(polyvesicular body)、滑面和粗面内质网、微丝、微管、包被囊泡等,除突触下囊和粗面内质网外,其他结构也见于突触前成分内。突触下囊多呈扁平形的膜性结构,在某些突触内可见到,主要位于突触后膜附近的质膜下方,它可能是滑面内质网的囊泡,具有调节代谢活动的功能。线粒体为突触活动提供能量。多囊体实际上是次级溶酶体,有时 1 个多囊体内含有 10 余个小囊泡,在突触前成分内有时也能见到,与细胞的胞饮作用有关。粗面内质网是树突和胞体的重要结构,在作为突触后成分的树突和胞体内常常可以见到。

3. 突触间隙 在电镜下观察可见突触前膜与突触后膜之间被一裂隙分开,这一空隙称突触间隙,说明神经元的连接不是胞质的延续,而是神经元与神经元接触的关系。外周神经系统的突触间隙可与细胞外间隙相通。中枢神经系统内,突触间隙周围被星形胶质细胞形成的胶质鞘包围。化学突触的突触间隙较宽,称开放型突触间隙(opened synaptic cleft),而电突触的突触间隙很窄,一度认为它属紧密连接,实际上是存有 2nm 宽的缝隙连接,与开放型突触间隙相比较,将其列为闭锁型突触间隙(closed synaptic cleft)。化学突触的突触间隙,在中枢神经系统内为 15~30nm,外周神经系统的可达 50nm。不同类型突触的突触间隙宽度不一,一般Ⅰ型突触较Ⅱ型突触的宽。

突触间隙内含黏多糖、糖蛋白和唾液酸,后者以唾液酸糖脂与唾液酸糖蛋白的形式存在,并与递质相结合,使递质分子迅速地从突触前膜向突触后膜运送,不使其向外扩散。糖蛋白与突触的识别有关,尤其在建立新的突触时借糖蛋白的识别作用与相关的神经终末与突触后成分组建突触连接。突触兴奋时,突触间隙内的微丝和大分子物质能促使递质通过,在非活动状态下的微丝和大分子物质则形成不定形的匀质而阻止递质通过。突触间隙内有直径约 5nm 粗的突触间丝(intersynaptic filament),它们平行地横过突触间隙,两端附着于突触前、后膜上,是一种固定突触接头的锚泊机制(anchoraging mechanism)。突触间丝不是神经元胞质物质的延续,是细胞外的大分子物质。

突触间隙具有明显的可塑性。突触信息传递的整合作用受神经元特异性 S100 蛋白(neurospecific S100 protein)和糖蛋白参与的分子机制所调控。神经元质膜内面的微丝网与突触后膜和 Ca^{2+} 激活的 ATP 酶紧密连接,微丝具有收缩和舒张能力。当 S100 蛋白与 Ca^{2+} 接触时,微丝舒张,突触间隙变窄,神经冲动传导易于通过;如果 Ca^{2+} 结合于微丝的肌动蛋白上,微丝则收缩,突触间隙扩大,冲动传导较难通过。据分析,S100 蛋白中 30% 的氨基酸是酸性的(谷氨酸和天冬氨酸),几乎 90% 的 S100 蛋白是可溶性的。这类蛋白与突触后膜结合,镶嵌性地分布在膜上。S100 蛋白还能激活神经元细胞核内的 RNA 聚合酶,参与调控神经元核转录过程的基因活动和特异性信息的编码。由于 S100 蛋白在胚胎发育时缺乏,只出现在中枢神经系统发生功能性连接时,因而间接地证明 S100 蛋白与信息传递和学习有关。

二、化学突触的类型

化学突触可以依据突触的超微结构、连接部位或功能特性等进行不同的分类。突触分类方式有以下 5 种:①以突触超微结构显示的突触连接界面为依据可分为 Ⅰ 型突触和 Ⅱ 型突触或非对称性突触和对称性突触。当前较普遍地接受这一分型概念,作为分型的超微结构标准。②以突触连接成分为依据可分为轴-树、轴-体、轴-轴、树-树、树-轴、树-体、体-体、体-树、体-轴突触等,这是突触最基本的和最常用的分型。③以突触连接方式为依据分为依傍性突触(paradendritic synapse)和包围性突触(pericorpuscular synapse),前者指轴突侧支与树突棘形成切线状接触的突触,后者是轴突终末包绕神经元胞体或树突基部的突触。④以功能特性为根据可分为兴奋性突触(excitatory synapse)和抑制性突触

(inhibitory synapse)。⑤以突触囊泡形态为根据可分为含圆形囊泡(spherical vesicle)的 S 型突触和含扁平形囊泡(flattened vesicle)的 F 型突触。

上述 5 条根据的分型只是从某一角度进行分型的,存在一定的局限性,只有将这些根据加以综合分析和运用才能得出较完整的概念。如轴突与树突棘间的突触按上述标准作综合分析,可知其分型关系是轴-棘突触 = Ⅰ 型突触 = 非对性突触 = S 型突触 = 兴奋性突触。这样将多种分型标准统一起来全面认识突触分型的关系就能正确地理解突触分型多样性中存在有机的统一性。

(一)根据突触超微结构的分型

1959 年 Gray 首先从超微结构水平将突触分为 Ⅰ 型突触和 Ⅱ 型突触(或非对称性突触和对称性突触),这一著名的突触分型具有重大的意义,广为学者们接受和采用。

鉴别 Ⅰ 型突触和 Ⅱ 型突触的分型标准:① Ⅰ 型突触的突触后膜较 Ⅱ 型突触厚而致密,呈不对称性。 Ⅱ 型突触为对称性。② Ⅰ 型突触的突触囊泡以圆形为主,Ⅱ 型突触的囊泡以扁形为主。③ Ⅰ 型突触的突触间隙(宽约 30nm)较 Ⅱ 型突触的(宽约 20nm)宽。

Ⅰ 型突触常见于轴-棘突触,有时也见于轴-树突触,Ⅱ 型突触多见于轴-体突触和轴-树突触。

Gray 的突触分型具有普遍的意义,以膜的超微结构特点划分突触类型是较精确和较科学的,但由于对 Ⅰ、Ⅱ 型突触的辨认又不易完全划清其结构的特征,似乎还存在中间类型。Diyatchkova (1965)在猴大脑皮质内发现一种不同于 Gray Ⅰ 型突触和 Ⅱ 型突触的类型,其特点是突触前、后膜的厚度相似,但均较 Ⅱ 型突触的厚,突触后膜不比 Ⅰ 型突触增厚,因此把这类突触列为 Ⅲ 型突触。

(二)根据突触连接的分型

突触的分型对阐明突触的功能活动具有很重要的意义。最早是以光镜下对突触的观察为基础,主要按突触的连接部分划分为轴-树突触和轴-体突触(Cajal,1934),虽然后来发现了轴-轴突触,限于光镜的分辨极限,对其传递的关系一无所知。随着电镜技术的应用,突触分型的研究日益深入,人们观察到突触的连接不仅有轴-树突触和轴-体突触,在轴突与轴突、树突与轴突、树

突与胞体、树突与树突、胞体与轴突、胞体与树突、胞体与胞体均可形成突触,甚至一个神经元自身的突起也可形成自身突触(图3-4-13)。神经系统内如此多样化的突触类型是与其功能活动的复杂性相联系的。

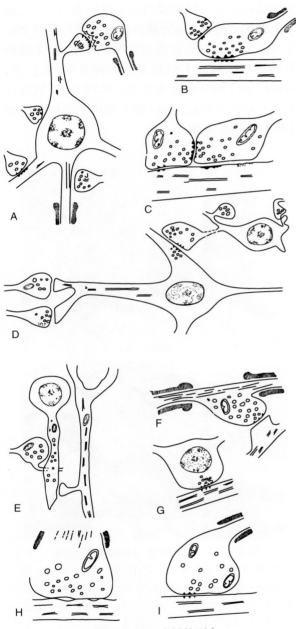

图 3-4-13　突触的形态

A. 锥体细胞上的轴 - 体突触、轴 - 树突触、轴 - 棘突触和轴 - 轴(起始段)突触;B. 脊髓内轴 - 轴 - 树突触(连续突触);C. 外侧膝状体内轴 - 轴 - 树突触(连续突触)和轴 - 树突触;D. 嗅球内僧帽细胞的轴 - 树突触和与颗粒细胞形成的树 - 树突触(交互性突触);E、G. 无长突细胞的树 - 树突触和体 - 树突触;F. Ranvier 结处的突触;H、I. 鱼脊髓的突触(缝隙连接)。

1. 轴 - 体突触(axo-somatic synapse)　用银染方法可以看见神经元胞体上常有很多的轴突终扣附着,形成轴 - 体突触,其形态和数量以及分布随不同的神经元而异。小脑浦肯野细胞胞体被若干筐状细胞的粗大轴突终末密集包围并形成篮状网。斜方体核的神经元胞体及其树突起始部常被粗大的纤维分支终末包住,形成一种特殊形态的花萼状终末,称 Held 萼托(Held calyces)。斜方体核接受这种萼托的神经元占细胞总数的 11.01%(大鼠)或 12.14%(小鼠;胡人义,1982)。大鼠海马齿状回颗粒细胞胞体表面的 15% 被终末覆盖(Blackstad,1951)。猫大脑皮质 Betz 细胞胞体表面的 23% 被终扣覆盖(Kaiserman-Abramof,1972)。脊髓运动神经元胞体上有大量终末,49%的表面区被它们覆盖(Coradi,1969)。电镜下可见轴突终末与胞体质膜形成轴 - 体突触,其连接部位常有不同的形态特点。如脊髓运动神经元胞体的突触连接部位质膜一般较平展,但有的形成凸出的隆起或深浅不一的切迹,有的终末呈分叉形并各有一个突触接点。在胞体上可见大型终末和小型终末,其突触囊泡多为无颗粒囊泡(agranular vesicle,AGV),按形状可分为 S 形(圆形)、F 形(扁平形)、E 形(椭圆形)囊泡。此外还有大颗粒囊泡和包被囊泡。但内侧橄榄耳蜗核神经元有 3 种轴突终末支配:①含大而圆形的突触囊泡,形成非对称性突触;②含小而圆形的囊泡并有少量的颗粒囊泡,也形成非对称性突触;③含多形的囊泡(pleomorphic vesicle),形成对称性突触。前两种轴突终末常见于胞体上,但在乙酰胆碱酯酶的染片上可见含大而圆形的囊泡的轴突终末在树突上最多(Benson TE,2006)。

从分型上看,轴 - 体突触主要是 Ⅱ 型对称性的,也有 Ⅰ 型非对性的,以前者为主,但不同的神经元上往往有较大的差异。如大脑皮质锥体细胞胞体上既有 Ⅱ 型对称性的,也有 Ⅰ 型非对称性的,还有中间形态的突触。

2. 轴 - 树突触(axo-dendritic synapse)　是最常见的突触,在银染切片(如用改良的 Rasmussen 银染法和 Golgi-Deneika 银染法)上也可见树突上有大量的突触分布,甚至树突细支上亦能显示出来。电镜观察进一步分辨出终末在树突干及其分支上的精确位置和结构特点。

轴 - 树突触的突触膜一般属 Ⅱ 型对称性突触,也可为 Ⅰ 型非对称性突触。主要分布在树突的光滑面上,如小脑皮质浦肯野细胞的树突和其分支的树突棘间光滑面上的Ⅱ型突触,但颗粒细胞树突上无突触分布,仅在树突末端接受轴突终末的支配(Peters,1991)。

3. 轴 - 棘 突 触(axo-spinous synapse) 实际上是轴 - 树突触的一种较特殊结构和功能的突触,属Ⅰ型非对称性突触。

轴 - 棘突触是树突棘与通过其附近的轴突侧支接触形成的依傍性突触,又称切线状突触(tangential synapse)。由于冲动在棘柄上的电阻很大,因此在正常情况下只能引起电紧张,以控制神经元兴奋状态(张香桐,1957),因此树突棘的生物学意义在于减弱兴奋的局部过程。在高级神经活动过程中,依傍性突触活动较包围性突触所起的作用更为重要。包围性突触是兴奋沿轴突传到其终末,与一定的神经元接触,而依傍性突触则是冲动沿轴突到达既定的神经元,又能传及很多其他的神经元树突,使间接的依傍性突触具有精细的调节作用,这可能是可塑性功能的神经基础,它提供建立新的暂时性联系的可能性。

脑内轴 - 棘突触的结构特点与树突棘的发达程度有关。大脑皮质锥体细胞树突棘高度分化,因而有大量的轴 - 棘突触,有的终末与排列成簇的树突棘形成突触。尾状核长轴突神经元树突棘贫乏,轴 - 棘突触则少。小脑皮质浦肯野细胞在光镜下看不见轴 - 棘突触,只有在电镜下才能分辨出来。

轴 - 棘突触的突触后膜较突触前膜显著增厚,突触间隙内有一层致密的间质板,它较靠近突触后膜。突触囊泡以圆形的为主,但有时也见卵圆形的囊泡。大脑锥体细胞树突的树突棘内常含棘器。大脑皮质浅层的轴 - 棘突触较深层显著增多。有报道(Güldner,1982),雄性大鼠视交叉上核的轴 - 棘突触数量多于雌性的,且突触致密物质也较丰富,存在性别二态现象。

4. 轴 - 轴突触(axo-axonic synapse) 在光镜下主要在轴丘和轴突始段可见,但对其突触传递的极性及连接的结构无法辨认(图3-4-14),只是在20世纪60年代初借电镜观察了脊髓内轴 - 轴突触超微结构后,获知这类突触广泛分布于神经系统各个部位。在神经毡内常见轴突与轴突的并列关系,但要确定彼此的关系是否是轴 - 轴突触必须具备两个条件:①两个神经成分都应该是轴突;②突触连接处的一侧有突触囊泡聚集于突

触前膜处形成突触活性区。轴 - 轴突触是突触前抑制(presynaptic inhibition)的结构基础。

轴 - 轴突触不仅在脊髓中可见,在中枢神经系统其他部位也能见到(如丘脑的一些核团、三叉神经感觉核、薄束核和楔束核、动眼神经核、外侧膝状体核、小脑皮质下核、海马和大脑皮质以及中枢部位以外的视网膜内丛层等)。据统计,大鼠脊髓胶状质的轴 - 轴突触占各类突触总数的1%,并可区分为无颗粒囊泡型和颗粒囊泡型,无颗粒囊泡型可区别为Ⅰ型和Ⅱ型两种亚型(朱长庚,1981)。轴 - 轴突触多为Ⅱ型对称性突触,但也有Ⅰ型非对称性突触。轴 - 轴突触可与胞体或树突串联构成连续突触。

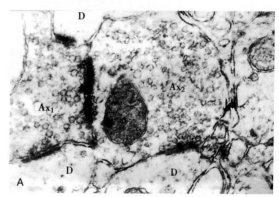
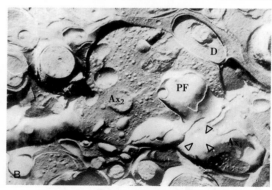

图3-4-14 脊髓内轴 - 轴突触的电镜像

A. 透射电镜图像。Ax. 轴突;D. 树突;Ax_1和Ax_2间形成轴 - 轴突触,Ax_1与Ax_2分别和D形成轴 - 树突触。B. 冰冻蚀刻图像。Ax_1与Ax_2间形成轴 - 轴突触。D. 树突;PF. P面;△. 活性区。

5. 树 - 树突触(dendro-dendritic synapse) 用Golgi法已显示大脑皮质的树突分支与树突分支形成紧密接触的关系,如嗅球内颗粒细胞树突棘与僧帽细胞次级树突形成树 - 树突触,并见突触处的两侧均有突触囊泡,构成交互性突触,它们分属Ⅰ型非对称性突触(僧帽细胞向颗粒细胞传

递的突触)和Ⅱ型对称性突触(颗粒细胞向僧帽细胞传递的突触),前者是兴奋性突触,后者是抑制性突触(Rall,1966)。这种突触对刺激嗅神经引起僧帽细胞反应有调控作用。嗅球小球周细胞(periglomerular cell)与僧帽细胞和簇细胞(tufted cell)间也形成上述突触关系。背侧丘脑腹侧核、外侧膝状体核的背核内也存在交互性的树-树突触。

树-树突触除双向的交互性突触外,还有单向的树-树突触,广泛分布在神经系统的很多部位。如大脑皮质、内侧膝状体核、下丘脑视交叉上核、中脑上丘和脊髓后角,以及视网膜无长突细胞(amacrine cell)和双极细胞间的突触。大脑皮质内的树-树突触包括棘-树突触(spino-dendritic synapse)和树-棘突触(dendro-spinous synapse)。棘-树突触的树突棘顶端有圆形囊泡聚集在突触前膜处,树突突触后膜显著增厚,属Ⅰ型非对称性突触。树-棘突触的树突与树突棘形成突触,圆形囊泡存在于靠近树突质膜的胞质中,在突触前膜处形成活性区,突触后膜位于树突棘头顶部,PSD浓厚,树突棘内有棘器,属Ⅰ型非对称性突触。海马内存在树突与树突相互紧密连接的关系,树突间连接处形成弧形切迹,两膜黏合成浓密线条,无缝隙存在,无突触囊泡,可能是紧密连接,属假突触(ephapse),不具有突触传递功能,但按其结构关系的特点,推测它可能具有一定的功能意义。

6. 体-树突触(somato-dendritic synapse) 在蛙中脑顶盖内首先发现体-树突触,其突触连接处的质膜彼此平行,树突质膜的致密质很明显,胞体的质膜附近有少量的颗粒囊泡。这种体-树突触在分布位置上常与同一个神经元胞体上的轴-体突触紧密靠近。

大鼠外侧膝状体核内有些小细胞上也存在体-树突触,胞体内椭圆形囊泡聚集在突触前膜,因此胞体是突触前成分。

7. 树-体突触(dendro-somatic synapse) 嗅球的小球周细胞的树突是僧帽细胞树突和簇细胞胞体的突触前成分,它们分别构成树-树突触和树-体突触,僧帽细胞胞体和颗粒细胞的侧芽(树突棘)形成体-棘突触(somato-spinous synapse)。

8. 体-体突触(somato-somatic synapse) 除嗅球的小球周细胞与簇细胞间存在体-体突触外,视网膜无长突细胞与双极细胞之间也建立了体-体突触,无长突细胞胞体是突触前成分。颈上交感节内以含颗粒囊泡的小细胞胞体为突触前成分与主细胞(principle neuron)胞体形成体-体突触。松果体的体-体突触的小囊泡聚集在两个相邻平行排列的一侧的胞体质膜上,囊泡间有带状结构。

9. 体-轴突触(somato-axonic synapse) 鳖和大鼠的心神经节和大鼠颈动脉体内有体-轴突触。心神经节内肾上腺素能细胞胞体的质膜处有颗粒囊泡聚集,它与胆碱能轴突形成突触。颈动脉体内含颗粒囊泡的球细胞(glomerular cell)胞体与含清亮囊泡的轴突形成体-轴突触。

10. 树-轴突触(dendro-axonic synapse) 嗅球的小球周细胞的树突作为突触前成分与短轴突(星状)细胞的轴突起始段形成树-轴突触。

(三) 根据突触功能的分型

兴奋性突触与抑制性突触是按生理效应特性而区分的。一般说来,一种神经元只产生一种化学递质,但现在发现有不同递质共存的现象。神经冲动沿轴突传导,在突触处引起递质释放,通过突触间隙后作用于突触后膜上的受体,使之产生局部效应,即突触后电位。20世纪60年代Eccles成功地将细胞内电极用于中枢神经系统的电生理研究,发现了兴奋性突触与抑制性突触,并认为这两种突触与Gray Ⅰ型和Ⅱ型突触是相对应的(Eccles,1964)。兴奋性突触和抑制性突触的发现对神经电生理学的发展具有划时代的意义。

1. 兴奋性突触 兴奋性突触诱发突触后膜去极化,当达到某个临界水平时,可引起神经元发放冲动。兴奋性突触后电位起于神经元终末递质的释放活动,使突触后膜通透性改变,允许离子自由通过(如 Na^+、K^+、Cl^-)。如果逐渐提高刺激强度可以加大兴奋性突触后电位,直到某一临界水平,即产生一个峰形电位(spike potential),其上升相是由于突触后膜去极化的改变,允许 Na^+ 迅速向内流入,接踵而来的 K^+ 向外运动产生了下降相。峰形电位后随之有一长段的超极化期,这是由于 Na^+ 向内流入为 K^+ 的外流所抵抗,因而使峰形电位的相位倒转,导致后一时期的超极化,此时神经的兴奋阈升高,超极化大约持续100ms,它表现为神经元内部电位较外部更负。

2. 抑制性突触 抑制性突触的递质释放引起突触后膜的超极化,称抑制性突触后电位。这种超极化效应可诱发神经元的兴奋性降低,形成一个抑制性活动。膜电位的改变也与突触后膜对某些离子的不同通透性有关。突触前抑制与突触后抑制不同，它不直接影响突触后神经元的膜电位和兴奋性，却与突触前神经元的终末形成抑制性突触，使神经末梢对 Cl⁻ 或 K⁺ 的电导增加，由动作电位引起的去极化减小，其突触延搁时间长，因而可减弱或暂时丧失释放兴奋性递质的能力，所以在传入系统上起到闸门的作用，其作用较突触后抑制更为有效。轴 - 轴突触是突触前抑制的形态学基础。

3. 兴奋性突触与抑制性突触的分布 神经生理结合超微结构的研究揭示兴奋性突触和抑制性突触与 I 型突触和 II 型突触的分布是相符合的，因而认定 I 型突触是兴奋性突触，II 型突触是抑制性突触。如大脑皮质锥体细胞树突棘上的突触是 I 型突触，树突和胞体上的突触是 II 型突触；海马锥体细胞和小脑浦肯野细胞的树突棘上也是 I 型突触，胞体上是 II 型突触，树突棘间的树突表面多为 II 型突触，间或有 I 型突触。电生理证明树突棘上的突触是兴奋性突触，胞体和树突非棘面上的突触是抑制性突触，表明结构与功能相一致。

（四）根据突触囊泡的分型

1965 年 Uchizono 从突触囊泡的形态来鉴别兴奋性突触和抑制性突触，根据研究结果的分析，提出了按囊泡形态对突触分型的 S-F 假说（S-F hypothesis）。

1. 按圆形囊泡与扁平形囊泡的突触分型 Gray（1959）按突触膜和突触间隙的结构特点将突触分为 I 型、II 型突触，而 Uchizono（1965）以突触囊泡的形状——圆形囊泡和扁平形囊泡为基础，将突触划分为 S 型（spherical type）和 F 型（flattened type）两类突触（图 3-4-15）。

S 型突触和 F 型突触首先是在猫的小脑皮质中观察到的。小脑皮质浦肯野细胞树突与含圆形囊泡的终末和含扁平形囊泡的终末形成突触。终末内的圆形囊泡的直径较扁平形囊泡大，前者约 50nm × 50nm，后者约 50nm × 30nm。胞体的表面有含扁平形囊泡的终末与它形成突触。结合电生理实验分析，浦肯野细胞胞体上的突触是抑制性突触，也是 F 型突触所分布之处。小脑皮质浅层树突及树突棘受兴奋性突触支配，此处是 S 型突触分布的地方。因此确认 S 型突触是兴奋性的，F 型突触是抑制性的，同时 S 型突触与 I 型突触的分布和 F 型突触与 II 型突触的分布也都相符。

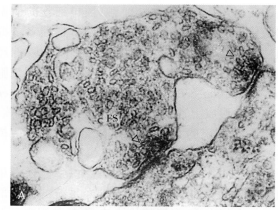

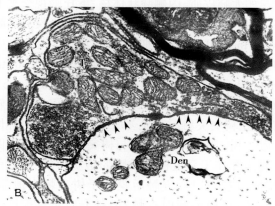

图 3-4-15 F 型突触的电镜图像
A. 脊髓前角内的 F 型突触。轴突终末内充满扁平形突触囊泡（FS），在突触前膜处形成活性区（△），与胞体形成轴 - 体突触。B. 脊髓 Clarke 氏核内的 F 型突触。轴突终末（T）内有大量的扁平形突触囊泡（▲），与树突（Den）形成轴 - 树突触。

后来在对 Crayfish 的肌肉伸张感受器神经元（stretch receptor neuron）的观察中也发现，F 型突触分布在神经元树突区，此区域正是抑制性突触所在处，而肌肉是由兴奋性突触所支配，恰好是 S 型突触分布区，说明 S-F 假说不只是适合于中枢神经系统，也适合外周神经系统的突触分型，同时也说明此假说广泛适用于包括低等的无脊椎动物在内的不同的动物的突触分型。

后来，Bodian（1966，1970）在脊髓内也证实 S 型突触和 F 型突触的存在，并进一步将突触分为 5 种类型：S 型突触（含圆形清亮囊泡）、F 型突触（含扁平形囊泡）、L 型突触（含圆形或卵圆形大囊泡）、R 型突触（类似 S 型突触的囊泡，但较不规则）和 G 型突触（含大量的大颗粒囊泡）。

2. ZIO 和 BI 法显示的 S 型突触和 F 型突触 Akert 和 Pfennifer（1971）采用重金属固定染色的 ZIO（碘化锌 - 锇酸）法和 BI（碘化铋）法观察，这些方法着色很强，不仅能够判断 S 型突触和 F 型突触所含的突触囊泡形态，而且对突触膜的结构也有新的了解，从而支持了 S-F 假说。

从表 3-4-2 所示的结构特点来看，S 型突触与Ⅰ型突触相当，F 型突触与Ⅱ型突触相当。值得指出的是，S 型囊泡和 F 型囊泡用醛和重金属固定的方法都能显示，但用冰冻蚀刻方法未显示出满意的扁平形突触囊泡，有待进一步探讨。

表 3-4-2　S 型突触与 F 型突触结构的比较

结构	S 型突触	F 型突触
突触囊泡的形状	圆形	扁平形
突触间隙的宽度	约 30nm	约 20nm
突触间隙内的间质线	6nm	小于 6nm
突触前囊泡栅栏（中心至中心的距离）	粗网，约 80nm	细网，约 60nm
突触后致密质	20~50nm	10~20nm
突触区	较大，连续	较小，断续

3. **对 S-F 假说的评价**　Uchizono 于 1965 年提出 S-F 假说后，受到学者们的广泛重视和支持，认为这一假说在突触水平上将兴奋与抑制从形态与功能上统一起来了，这是一个重大的贡献。此假说在突触的分型上，不仅适用于高等动物的小脑皮质、大脑皮质、海马、丘脑、脑干和脊髓等各部位，也适用于低等无脊椎动物的外周神经系统。但有些学者对单纯按突触囊泡的大小和形状作为辨别突触与兴奋和抑制的关系提出了质疑，认为囊泡的形状在一定程度上会受固定所用药物与技术的影响。囊泡的形态与固定剂有关，用锇酸固定的呈圆形，甲醛固定的呈扁平形，戊二醛固定的略带圆形或扁平形，因此认为囊泡形状的显示还不能排除与药物和技术方法的关系（Nakajima，1970）。有学者也认为囊泡"变扁"效应可能是由于醛与囊泡内抑制性递质间产生的反应有关，其中，固定剂的强度可能起着重要的作用，最浓的溶质可能使圆形囊泡变扁（Valdiva，1971）。

从一些有关研究结果来分析，突触内所含的囊泡并非都是单一形状的囊泡，可能同时存在 S 形和 F 形囊泡，如 F 型突触内混有圆形囊泡（Bodian，1970）。在脊髓后角和前角内有 3 种类型的突触，即 S 型、F 型和 Mv 型（混合型），后者既含

S 型囊泡，又含 F 型囊泡。有的 Mv 型突触是以 S 形囊泡为主兼有 F 形或椭圆形囊泡的 S-F 型突触，有的是以 F 型或椭圆形囊泡为主兼含有 S 形囊泡的 F-S 型突触。概括地说突触可分为 S 型、F 型、S-F 型和 F-S 型突触（胡人义等，1989），但对后两种突触功能作用不清楚，是否存在着递质共存的关系尚待证明。到目前为止，对 S-F 假说还有争论，有些问题需作深入研究和验证。尽管这一假说未能上升为学说或原理，但仍不失其重要的意义，对进一步促进功能形态学的发展起了推动作用，并为辨认兴奋性突触和抑制性突触提供了一定的超微结构基础。

（五）几种特殊形态结构的突触

1. **带状突触**（ribbon synapse）　是指突触前成分内有一条垂直于突触前膜的带状致密结构的突触，主要见于感受器细胞的终末，如视网膜、耳蜗毛细胞、电感受器和鱼的侧线（lateral line）毛细胞均有此类突触。视网膜的视杆细胞和视锥细胞突触的带状结构较为典型，由突触前膜向终末内突起伸出一条致密带，这可能是突触前膜内褶愈合而成的致密带状结构，即突触带（synaptic ribbon）。突触带不只是出现在视网膜外层的突触，有的动物（如鳖）的视网膜内层的突触内也可见到。带状突触的突触囊泡分布在突触带的两侧，在暗适应的动物更为明显。

2. **结突触**　中枢神经系统内可见神经纤维的郎飞结（Ranvier node）处伸出短突与邻近的神经元突起形成结突触（nodal synapse），在硬骨鱼类常见，但有的突触膜处无突触囊泡，因此推测结突触既有化学突触，也有电突触存在（图 3-4-13）。

3. **嵴突触**（crest synapse）　有的神经元树突上有粗大的嵴，有的嵴较长，其内有直线排列的一些致密小体（图 3-4-16）。嵴突触多见于脑干内，它常被多个同型的或不同型的轴突终末包围，这种形态和排列的突触又称双插销式突触（double-plug synapse）。

4. **交互突触**（reciprocal synapse）　同一个突触间隙两侧的突触膜上各有相反方向的突触传递点（突触活性区），互为突触前、后成分的突触。这种突触多见于树-树突触，但轴-树突触上有时也可见到在一个突触两侧互有突触前、后部分、因此形成了彼此传递相反的轴-树突触和树-轴突触。交互性突触是侧抑制的基础，与局部微环路有关。

嗅球僧帽细胞的侧树突与颗粒细胞葡萄状树突棘形成彼此互为突触前、后的交互性突触，从树突向树突棘传递的突触前活性区含圆形囊泡，形成树-棘突触（兴奋性突触）；由树突棘向树突传递的突触前活性区含扁平形囊泡，构成棘-树突触（抑制性突触）。嗅球的交互性突触的这种最短距离的局部微环路的兴奋与抑制的相互作用具有区别一种气味与另一种气味的能力。视上核内也见到同一个突触两侧形成轴-树突触和树-轴突触，彼此构成交互性突触。交互性突触也见于中枢其他部位。

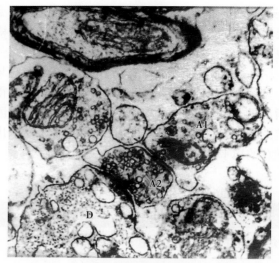

图 3-4-17　脊髓前角内连续突触的电镜像

轴突终末 A1 与 A2 间形成轴 1-轴 2 突触。A2 与 D（树突）形成轴-树突触，树突的突触后膜显著增厚，其下方有一行突触下致密小体，这些神经成分连接成 A1-A2-D 连续突触。

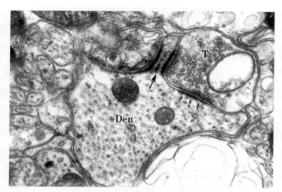

图 3-4-16　三叉神经脊束核内嵴突触的电镜像

轴突终末（T）与树突（Den）形成Ⅰ型突触（细箭），并与树突的嵴（粗箭）形成嵴突触，嵴内有数排列成单行的致密小体。

5. 连续突触　由 3 个（或 4 个）依次传递的神经成分连续排列的突触称连续突触（serial synapse）（图 3-4-17）。在中枢部位常见一些神经成分间排列很紧密，甚至质膜平行贴近，但不一定形成连续突触，应以其突触结构和传递极性的特点进行鉴别。一般连续突触由 3 个神经成分组成：第 1 个是与轴突终末连接的轴突终末，第 2 个是与树突或胞体相接触的轴突终末，第 3 个是树突或胞体，它们分别构成了轴-轴突触和轴-树突触或轴-体突触，依次形成轴 1-轴 2-树突触或轴 1-轴 2-体突触。这种突触装置在脊髓中较典型，轴 1-轴 2 具有突触前抑制作用。当轴 1 内含抑制性递质（如 GABA、甘氨酸）的扁平形囊泡时，则可通过释放抑制性递质抑制轴 2 兴奋。脑内有的部位（如视上核和大脑皮质）出现 4 个神经成分的连续突触关系（轴-轴-轴-树或棘突触），但其功能意义还不清楚。此外还有轴-树-树、树-轴-树等连续突触。

6. 平行突触（parallel synapse）　又称并联突触。凡同一个突触前成分有两个或两个以上并列的活性区的为单突触并联。凡两个以上的突触前成分同时并列地与同一个突触后成分连接或一个突触前成分同时连接几个突触后成分的为复合突触并联。交互性突触是一种特殊的并联突触，其并联特点是突触囊泡的活性区分别在两个突触连接的成分内。

7. 自突触（autapse）**和自调节突触**（autoregulatory synapse）　同一个神经元的轴突侧支或树突与自身的树突或胞体之间形成的突触连接，即自突触。最早在大脑皮质内发现一个锥体细胞的轴突与自身的树突间存在轴-树自突触（Vonder Loos，1970）。Güldner（1978）报道了视交叉上核内神经元树突与自身树突侧支形成树-树自突触（Ⅱ型突触），是一种反馈联系，对局部兴奋起暂时的抑制作用。用 Golgi 法显示出大脑锥体细胞的树突干支借树突棘与自身发出的树突支形成自突触，即树-棘自突触（dendro-spinous autapse），这可能是最短距离的局部超微回路，以增强兴奋与抑制的调节功能。

同一种化学性质的神经元自身调节的突触结构为自调节突触，在孤束核、三叉神经脊束核和中缝大核内存在这种突触关系。借此使这个核团内相同化学性质的神经元作为一个功能单位而整体活动，实现同步化作用。因此自调节突触可对同一性质的神经元实行抑制或兴奋的影响来调节神经系统的功能(朱长庚,1991)。

8. 突触小球(synaptic glomerulus) 为在中枢神经系统的某些区域内呈现球形并被神经胶质突起包围的突触复合体结构(图3-4-18)。电镜观察显示出突触小球外有一层神经胶质细胞突起形成的胶质鞘包围,使小球内与球外分隔,相互"绝缘"。小脑皮质的突触小球由苔藓纤维终末与颗粒细胞树突形成突触关系,甚至颗粒细胞树突间也形成树-树突触(Gray,1961)。因此小球内突触关系复杂,突触间有兴奋和抑制的相互作用,构成了突触复合体。

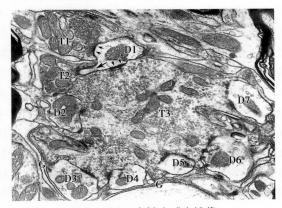

图 3-4-18 突触小球电镜像

脊髓后角(Ⅱ层)内突触小球电镜像。小球内以T3轴突终末为中心,分别与D1~D7(树突)形成轴-树突触。T1和T2与D1和树突棘(↑)分别形成轴-树和轴-棘突触。小球外被神经胶质突起(G)包围。

突触小球较广泛地存在于中枢神经系统内,除嗅球、小脑皮质、海马外,丘脑体感核、外侧膝状体核、内侧膝状体核、三叉神经脊束核、脊髓后角胶状质和前角运动区等均见突触小球结构。小球内多以轴突为中心成分,但也有以树突为中心的。三叉神经脊束核的突触小球结构复杂,它以三叉神经初级传入纤维终末为中心成分,与树突的Ⅰ型和Ⅱ型树突棘以及较小的轴突终末构成不同的突触,如轴-棘、轴-轴、棘-棘、轴-树等突触,而内侧膝状体核的突触小球的中心成分是树突支或其突起。

目前文献上对突触小球命名尚不一致,有突触群(synaptic group)、突触复合体(synaptic complex)和连续的突触复合体(serial synaptic complex)等名称。严格地说这些名称与突触小球结构概念是不完全相同的,如脑和脊髓内某些部位的神经毡内常见一些突触集合在一定的区域形成突触群,但未能被胶质突包围,因而不能笼统地认为这种结构是突触小球。顾名思义,突触小球在形态上呈球状小体结构,其外包有神经胶质突起,其内有不同方式组合成的突触复合体(群)。概括地说,辨别突触小球有3个基本点:①一般呈球形(圆形)小体;②外有胶质突起形成的胶质鞘包绕;③内有突触复合体(群)(胡人义,1994)。

9. 穿孔突触 Peters等(1969)从突触的正面观察或连续切片重建的观察均发现非对称性突触连接处的致密质中央有色淡的穿孔(perforation)圆盘结构,较大的接头处可有2~3个穿孔。在垂直面观察,可见由于穿孔导致致密质断续成2个或多个的致密质图像。根据致密质穿孔或不穿孔特点,可将突触分为两类,凡致密质有穿孔的突触称为穿孔突触(perforated synapse),无穿孔的称之为非穿孔突触(non-perforated synapse),前者对突触的发育和可塑性过程具有重要的生物学意义(张琳等,1998)。穿孔突触虽然占突触总数的百分比低于非穿孔突触,甚至有的脑部位穿孔突触仅占2%~5%,但其分布较广泛,从低位中枢直至大脑皮质内均可看到穿孔突触。

穿孔突触的形态是多种多样的(图3-4-19),有大孔形的,有小孔形的;有单孔的,有多孔的;有圆形的,也有马蹄形的。其结构特点是突触接触区的面积较大,突触的致密质不连续,在切面上可见突触后膜处有呈断续的几块致密质(Jones,1995)。穿孔的显现可能与切片的厚薄有一定的关系,如一个直径为300~500nm的致密质,其穿孔约为100nm,而直径小于200nm的致密质则不能看到穿孔,这可能是由于切片厚度超过其孔径而被掩盖。由于突触后膜及致密质向突触前成分内嵌入,随着突触前膜也向终末胞质内凸入,因而突触囊泡分布在孔的周围,从切面上可见囊泡在与致密质相对应的突触前膜上形成几个突触活性区。如大鼠大脑皮质的轴-棘突触的穿孔两侧有较密集的突触活性区,其穿孔较小,突触膜不连续。突触穿孔的发生受诸多因素的影响,穿孔只是一种形态学特征,可能代表着功能状态的某种变化,致密质穿孔可能扩大递质与突触后膜和PDS的接触面积,从而增强突触传递效能(吴馥梅,1998)。

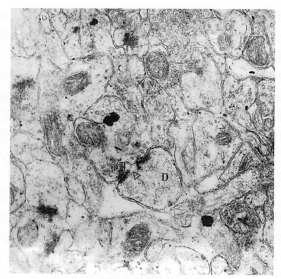

图 3-4-19　海马内穿孔突触的电镜像

轴突终末（A）与树突（D）形成的轴 - 树突触是穿孔突触，
在突触膜中央呈现穿孔（△）现象。

（六）神经毡的超微结构

神经毡（neuropil）又称神经毯或神经织丛。在中枢神经系统的灰质内，神经元之间的广阔地带有由大量树突和轴突共同构成的极为复杂的神经织网区域，从切片的平面上观察，此织网的形态结构犹如毛毡或地毯，故称神经毡或神经毯，其间存在着多种类型的神经突触，但其中以轴 - 树突触为主。中枢神经系统内的突触除了分布在神经元胞体上的轴 - 体突触外，大量的突触都在神经毡内，其数量之多远远超过了神经元胞体上的突触。神经毡内是以神经元组分的树突和轴突为主体，但同时又包容了穿插其间的神经胶质突起和毛细血管，致使这个神经织网区域内的各种成分的关系显得更加错综复杂，给研究树突、轴突和神经胶质突起的超微结构和彼此间关系的分析带来较大的困难。电镜的观察对辨别神经毡内各种组分的微细结构具有决定性作用，但由于超薄切片样品超薄（厚约 50nm），仅就其一个平面的观察去探究神经毡的各结构相互间的关系是不够的，往往需要作连续切片的追踪观察，并结合光镜的 Golgi 浸渍方法、荧光和免疫组织化学方法予以辅助，以便建立一个立体完整的实体概念。

在神经毡内树突和轴突显而易见，直径较大的树突和轴突在电镜下易于从结构上予以区别，但要区分出小树突和小轴突往往存在一定的难度。

1. 神经毡内的树突　树突含有丰富的均匀平行排列的微管，线粒体常沿树突纵轴分布，还有一些微丝，其他细胞器如粗面内质网（组成尼氏体）、滑面内质网和游离核糖体也最常出现，但距神经元胞体较远的树突内的细胞器除微管外均显著减少，甚至缺如（如粗面内质网和游离核糖体在远距胞体的小树突内少见或缺如），微管较小轴突多而明显，在横断面的树突上可见各微管间多呈等距离排列，这是树突的一个明显的特征。树突另一个特点是树突有不同大小和形状的分支系统，故其外形呈不规则形状。在切片上常见树突上有轴突终末与其膜表面形成突触，这也是树突的一个特点，但不是突触关系的唯一特征，因轴 - 轴突触、树 - 树突触和树 - 体突触在中枢某些部位也存在，只是后 3 种突触出现的频率远不及轴 - 树突触普遍。树突表面往往伸出短小、形状不一的刺状突，即树突棘（dendritic spine），大脑皮质和海马的树突棘结构较典型，由小头和柄组成（海马树突棘柄有的很长）。小头内含由扁平囊及致密物质组成的棘器，但在某些树突棘柄内也可见棘器（图 3-4-11），甚至树突内亦见棘器结构（Gray EG，1961）。轴突终末与树突棘构成轴 - 棘突触，轴突终末有被较大的树突棘包住的，也有树突棘被轴突终末包绕的，还有轴突终末与树突棘连接处二者呈相对平面接触的。在电镜下观察有时可见有树突棘小头呈孤立状，借棘器结构可鉴别其与树突的不同。对无棘器的树突棘的识别可根据其内无微管、粗面内质网或滑面内质网和线粒体的特点或与其相连的树突形态不同的特点加以辨别确定。有少数的树突棘含囊泡（包括颗粒囊泡），但不多见。大鼠嗅球颗粒细胞树突的侧芽（相当于树突棘）内含较多的突触囊泡，侧芽与含突触囊泡的僧帽细胞树突形成双向交互性的树 - 树突触。单向或双向（交互性）的树 - 树突触见于丘脑腹侧基核、外侧膝状体背核、大脑皮质和脊髓后角等处。海马内也见从树突支上伸出的树突棘含大颗粒囊泡的，有的树突棘与树突形成棘 - 树突触。因此给辨别树突和轴突的结构造成一定的困惑，不过在脑和脊髓很少存在这类树突间的特殊联系。

2. 神经毡内的轴突　轴突在神经毡内可区分有髓和无髓两类，但在猫和猴的嗅球内可见有髓树突。轴突含神经丝、微管、线粒体、滑面内质网和少量的突触囊泡。轴突内神经丝较树突多，组成平行排列的神经原纤维。除轴丘和轴突始段含很少的核糖体外，轴突不含粗面内质网和游离核糖体。轴突分支少,粗细较均匀,外表较光滑,表面有一层极薄的轴膜(厚约70nm),是神经元质膜的延续。轴突的末端膨大成轴突终末,呈囊状,故又称突触前囊,与树突或胞体形成突触。突触终末内有含神经递质的突触囊泡。囊泡的形态随所含递质的不同可分为清亮的无颗粒囊泡和颗粒囊泡,后者又分为小颗粒囊泡和大颗粒囊泡,后者不及神经分泌囊泡大。囊泡按形状又划分圆形囊泡和扁平形囊泡,后者被认为是抑制性突触囊泡(含抑制性递质),前者是兴奋性囊泡(含兴奋性递质)。突触囊泡存在于突触前成分内,是鉴别突触前结构的重要标记。突触囊泡入坞(docking)后与突触前膜相贴,构成突触活性区(点)。在神经毡内可见大量的轴-树突触。轴突内除终末膨大外,在Ranvier结处有时也见膨大结构,称过路膨体(boutonen passant),其内也含突触囊泡,有的膨体可形成突触(如小脑皮质内平行纤维的膨体与浦肯野细胞的树突棘形成突触,Peters A,1991)。

在电镜下可根据上述结构特点逐一辨别,以避免因神经毡内轴突和树突交织成网的神经织丛的复杂关系造成结构分析上的混淆。

归结树突和轴突形态和结构的特点,二者主要区别在于:①树突数目多,轴突仅一条;②树突自胞体伸出处无特殊结构,而轴突从胞体发出处有一特殊的区域——轴丘;③树突从胞体发出后逐渐变细并不断分支,而轴突粗细较均匀,无分支或较少分支;④树突以锐角发出分支,轴突则以直角发出侧支;⑤树突有尼氏体(由粗面内质网和核糖体组成),轴突内无尼氏体(轴丘及轴突始段内含很少的游离核糖体);⑥树突内微管显著,轴突内神经丝显著(表3-4-3)。在电镜下对小树突和小轴突进行分辨时可见小树突轮廓较不规则,有的表面伸出突起或树突棘,多数情况下树突通过神经毡时常呈单个结构,其走行方向常不一致(偶见树突成束排列)。小树突内往往只含有微管(横断面观察排列较整齐,彼此间保持等距离)。

表3-4-3 树突和轴突结构和功能的比较

	树突	轴突
形态	树枝状突起	圆柱状轴
数量	常常数条(个别的仅1条)	仅1条(视网膜无长突细胞和嗅球颗粒细胞无轴突)
发出部位	从胞体伸出	从胞体或树突伸出
分支	从胞体以放射形式伸出后逐渐变细,沿途反复分支	几乎粗细均匀,不分支或少分支
与胞体的角度	常以锐角发出分支	以直角发出分支
分布范围	分支在有限范围内,一般在胞体周围	可从胞体伸出很远的距离
轮廓	因有不同大小和形状的分支系统,树突轮廓常显出不规则形状	轮廓规则
表面突起	表面常有树突棘、峰突或小突	表面光滑,有的呈念珠状膨体结构
尼氏体	有尼氏体	无尼氏体
起始部位	没有一个特殊的起始区域	有一特殊的轴丘和轴突起始段(除脊神经节和自主神经节等的细胞外),含很少的核糖体
细胞骨架	微管显著	神经丝显著
细胞骨架排列	小树突内微管平行排列,在横断面上呈等距离排列	小轴突内微管排列不及树突规则,有的还含有滑面内质网和突触小泡
鞘膜	无髓鞘包裹,但偶见有的树突有薄髓鞘包绕(如猫和猕猴的嗅球)	可分有髓纤维和无髓纤维
作用	主要接受突触信息	主要传导神经冲动和传递信息
传导方式	以递减方式传导兴奋,具有产生动作电位的能力	具有产生和扩布动作电位的能力,不衰减传导

轴突的轮廓较整齐，其表面无侧棘或突起，往往成束平行排列通过神经毡，小轴突内的微管少，排列不整齐，有的含有囊泡或滑面内质网。有的学者认为，树突的直径再小也不像轴突那样小。当然有些树突和轴突仅在一张超薄切片上去区分是难以下结论的，故需通过连续切片的观察或找到小树突或小轴突与它们的大突起相连的图像才能正确地判断。如 Gobel（1976）在三叉神经脊束核内见到有的小树突内含有大量的突触囊泡，其形态与轴突终末几乎无区别，其判断的根据是从电镜照片上直接看到了自大树突上发出类似的小树突支或树突棘含有很多的突触囊泡，所以认为这种突起起自树突而非轴突。在大鼠海马内亦直接观察到从树突上伸出的树突棘含有大颗粒囊泡，并见此树突发出的树突支的树突棘与另一树突形成的棘（含突触囊泡）- 树突触（胡人义，1991）。因此对某些不易辨别的突起结构，单凭一个断面去判断是不大可能的，只有作综合的分析才能准确地得出结论。

3. 神经毡内的胶质细胞 神经毡不仅由神经元树突和轴突构成，如前所述，大量的神经胶质突起也是神经毡的重要组成部分，它们穿插并分散在神经元突起间，互相发生一定的联系，故在研究神经毡时不可避免地要对神经胶质突起进行辨别。参与神经毡组构的神经胶质突起的有星形胶质细胞（分为原浆性星形胶质细胞和纤维性星形胶质细胞）、寡（少）突胶质细胞和小胶质细胞，其形态结构各具不同的特点，它们不仅与神经元突起发生联系，而且神经胶质突起间也存在一定的联系。如邻近两个原浆性星形胶质细胞突起间可形成 3nm 宽的缝隙连接，星形胶质细胞突起与少突胶质细胞突起间也存在缝隙连接。神经元突起与神经胶质突起间有时可见借黏着斑结构实现细胞间连接，其特点是在相接触的质膜两侧出现致密增厚物质（在切片上有的仅见于一侧，可能与切片方向有关），而此处无突触囊泡，以此可与突触结构相区别。神经毡内原浆性星形胶质细胞突起分布广泛，也是最常见的。突起内清亮，有时可见糖原颗粒和少量的纤维，而纤维性星形胶质细胞的突起内有成束的纤维。原浆性星形胶质细胞突起的轮廓不规则，常见以薄鞘结构包绕神经突触，或以终末膨大的足板终于毛细血管。在中枢神经系统某些部位（如小脑皮质、海马、三叉神经脊束核等）有些轴突和树突的终末聚集成突触

复合体，被原浆性星形胶质细胞的突起包围成突触小球，使之阻隔球外的干扰，以利于球内突触便捷地实现突触传递。少突胶质细胞突起的形态易与神经元树突相混淆，但少突胶质细胞突起较树突小，表面无突触结构，微管较树突的浓集，胞质致密，因含很多细小的颗粒使其较邻近树突颜色深暗。少突胶质细胞的突起伸向轴突但不形成突触关系，而是包绕神经纤维（轴突）形成髓鞘。小胶质细胞广泛存在于神经毡内，也易与少突胶质细胞相混淆，但其突起较少突胶质细胞要宽且略透亮，内含一些微管和粗面内质网，其形态与星形胶质细胞的突起有些类似。小胶质细胞含较多的溶酶体和脂褐素（lipofuscin），老年动物尤其明显。

三、突触囊泡

（一）突触囊泡的概念

突触递质的储存与释放在光镜下是无法观察到的，只是在电镜应用于神经组织的研究后才认识到递质的合成、储存和释放是在突触前成分内由单位膜包围的囊泡进行的，这种囊泡状结构即突触囊泡，其形态有圆形、扁平形或椭圆形（图 3-4-20）。用分离的突触囊泡分析，证实囊泡与递质有密切的关系。当神经冲动到达时，突触囊泡释放其内的递质，激起突触后成分的变化。

突触囊泡是轴突终末（轴突终扣）内最重要和最特异的成分，几乎都出现在突触前成分这一侧，表现出功能极性的非对称性特点。1954 年 De Robertis 和 Bennet 证明突触囊泡是突触的结构成分后，学者们通过形态、生理和生化的实验研究，认为突触囊泡是化学递质的细胞器，是递质合成、储存和释放的基本单位，并提出了突触囊泡量子释放假说。因此，突触囊泡的生物学特性是突触形态和功能研究的核心问题之一。分子生物学进一步阐明了突触囊泡的形成、入坞、释放和囊泡膜的回收和再利用以及囊泡蛋白的分子生物学机制。

突触囊泡在轴突终末内的分布：轴突终末内突触囊泡的分布和数量常随神经系统的不同部位、不同类型的突触和不同的状态有所不同。突触囊泡一般较均匀地分布在轴突终末内。肾上腺髓质的终末内囊泡的密度为 36~114 个 /μm^2，平均为 82 个。如果在 50μm 厚的切片样品上观察，可见突触囊泡密度为 1 600 个 /μm^3。囊泡分布随功能状态不同（图 3-4-21），其变化状态可作为

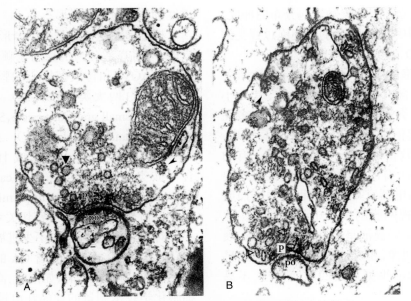

图 3-4-20　脊髓运动神经元的两种类型突触电镜像

A. Ⅰ型(S型)突触。突触囊泡(▲)呈圆形,突触后膜(PO)较突触前膜(P)显著增厚,突触间隙宽,其内可见突触间丝,位于 PO 下方的突触下网较发达。小箭头示包被囊泡。B. Ⅱ型(F型)突触。以扁平形突触囊泡(△)为主,突触前膜(p)与突触后膜(po)的厚度相近似,突触间隙较窄,其内的突触间丝不及Ⅰ型突触明显,突触下网不及Ⅰ型突触的发达,小箭头示包被囊泡。

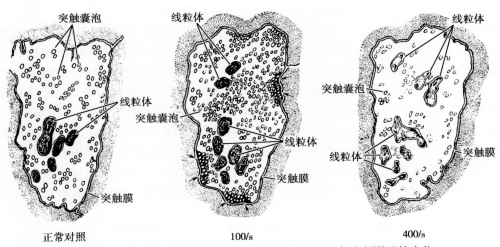

正常对照　　　　　　　100/s　　　　　　　400/s

图 3-4-21　兔肾上腺髓质内神经终末的囊泡在不同频率刺激下的变化

↑:活性区。

了解突触功能的一个重要指标。如用不同频率、强度的电刺激直接作用于肾上腺髓质的内脏神经,可见神经终末内突触囊泡的数目有明显变化。当刺激频率为 100 次/s 时,终末内囊泡由原来的 82.65 个/μm² 增至 132.7 个/μm²,并有很多的囊泡与突触前膜接触,这表明突触囊泡的形成和递质的释放正在加速进行。如将刺激强度增加到 400 次/s 时,终末内突触囊泡数量减至 29 个/μm²,这可能是囊泡形成的速度跟不上囊泡释放的速度所致(De Robertis,1964)。也有实验证实,蛙的耳蜗囊毛细胞(sacular hair cell)带状突触的突触前终末在抑制状态下其内充满了高密度的突触囊泡,而在强刺激作用下终末内有 73% 的突触囊泡被空化,在突触终末内的终末池(cistern)的表面和质膜折叠处被空化的囊泡不断增多。入坞的突触囊泡中,不管其距活性区距离的远近,60%~80% 的囊泡被空化，似建立了一个突触囊泡分布的梯度，提示在囊泡循环中终末池产生的新囊泡过程受到速度限制（Lenzi D，2002）。

（二）突触囊泡的类别

轴突终末内含有大量的突触囊泡，其大小和形状在不同的突触内不尽相同，其直径多在40~50nm。突触囊泡多呈圆形、卵圆形或扁平形，囊泡外覆有一层致密的4~5nm厚的界膜。有的囊泡有孔（如蚯蚓），有的囊泡借开口直接通入突触间隙（如电鳗的电器官），这个过程在强光照明后的暗适应动物视网膜的突触中最为明显。冰冻蚀刻法显示的突触囊泡呈凹凸浮雕的形态，展现了一定的立体图像，在显示的囊泡形状时多呈圆形，而扁平形囊泡少见且其凹凸面很浅，不易辨别。

轴突终末内有时可以见到突触囊泡与管形结构同时存在，例如做连续切片的电镜观察证实突触囊泡与管形结构是互为转化的，因此有学者提出"静息 - 囊泡 / 活动 - 小管系统"（resting-vesicular/active-tubular system）的暂时性形态假说，说明突触在静息相时囊泡摄取递质，在活动相时即迅速融合成管进行释放（Whittaker，1966）。采用清蛋白溶液处理，在活体状态下轴突终末内只见滑面内质网，在固定的标本上才显示出囊泡，两者皆沿微管排列，借微管引导伸向突触前膜，推测囊泡是由滑面内质网断裂而成（Gray，1976）。突触囊泡的形态与功能有关（圆形囊泡存在于兴奋性突触内，椭圆形或扁平形囊泡存在于抑制性突触内），样品的制备过程也对囊泡的形态产生一定的影响，如扁平囊泡可能因醛与囊泡内抑制物质发生某种反应所致，另一方面固定液的强力渗

透性也与囊泡呈扁平形有关。

根据递质与锇酸是否结合形成囊泡内的沉淀反应，可将囊泡分为清亮的无颗粒囊泡（agranular vesicle，AGV）和含致密核心的颗粒囊泡（granular vesicle，GV）两大类（图3-4-22）。GV又可分为小颗粒囊泡（small granular vesicle，SGV）和大颗粒囊泡（large granular vesicle，LGV）。囊泡内递质成分不同，AGV含ACh、GABA或甘氨酸（Gly）；GV含单胺类物质，如儿茶酚胺（catecholamine，CA）和5-羟色胺（5-hydroxytryptamine，5-HT）。LGV与肽类和5-HT的储存有密切关系（图3-4-22）。

对SGV的研究已有不少进展，对囊泡的特性和功能了解也较深入，如含CA的SGV外有界膜包住，用适当的固定剂（如锇酸、高锰酸钾）和免疫细胞化学技术制备的样品在电镜下观察，囊泡内均可见电子致密核心。据分析，在囊泡内含多巴胺-β-羟化酶（dopamine-β-hydroxylase，DBH）和高浓度的CA与ATP（其比例为4:1），以及依赖ATP酶的Mg^{2+}和Ca^{2+}。储存CA的SGV可结合和储存去甲肾上腺素（noradrenaline，NE），并防止递质弥散和单胺氧化酶（monoamine oxidase，MAO）的破坏。

LGV的直径（80~150nm）约是SGV直径（40~70nm）的2倍，在轴突终末内的数量远较SGV少得多。用单胺类物质选择性的细胞化学技术可直接看到输精管的轴突终末内的LGV储存NE，松果体内的轴突终末的LGV含5-HT。实验证明LGV不仅出现在单胺类神经终末内，也存在于胆碱能神经终末内。LGV和SGV都可与5-HT结合。LGV也可储存肽类物质（如P物质）。由于LGV一般距离突触前膜较远，通常认

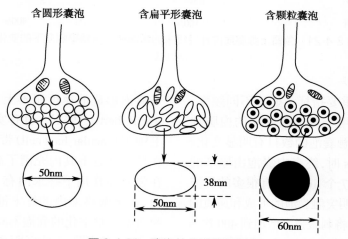

图 3-4-22 囊泡的 3 种不同形态

为它是摄取和储存递质的地方。早有实验说明，LGV可将新的NE储存起来，然后转化成SGV释放（Axelrod和Kopin，1970）。也有实验认为LGV可靠近突触前膜或在非突触部位释放（朱培纯，1991）。

内脏神经系统的轴突，按突触囊泡的分型大致有5种类型的终末：①胆碱能终末，含很多直径30~50nm的AGV，有时可见少量直径90~120nm的LGV。②肾上腺素能终末，以含直径30~60nm的SGV为特征，内含NE。此种终末内也常见LGV，具有摄取CA的能力。③嘌呤能终末，含直径100~200nm的LGV，其颗粒核心与界膜间无透明环存在，表明囊泡内充满颗粒物质。终末内也见AGV。嘌呤能终末释放ATP或一些嘌呤核苷酸。④5-羟色胺能终末，含直径40~60nm的SGV，内含5-HT。⑤感觉神经终末，以大量的线粒体为主，突触囊泡少见（Burnstock等，1971）。

在突触内经常可见一种特殊形态的、由外壳包住的包被囊泡（coated vesicle），不仅见于轴突终末内，也存在于树突和胞体内。神经元以外的细胞内也广泛存在这种囊泡。

包被囊泡最早是在小脑皮质内发现的，后来在各种组织细胞中均已见到。通过大量的电镜研究获知细胞内存在很多由一层单位膜包围的囊泡构造，它们均属囊泡系统（包括包被囊泡），相当于曾经提出的液泡系统。从发生上看，囊泡来源于细胞的质膜、内质网或高尔基复合体。

包被囊泡是由外面的包被和内中的囊泡所组成，它与细胞受体介导的胞吐作用、迁移蛋白的主动运输和质膜循环以及突触膜结构的形成等有关。最早在小脑皮质内观察到的包被囊泡被称为复合囊泡（complex vesicle），后来在肾上腺细胞内见到有一类囊泡膜的表面覆盖着由毛绒状或棘状的物质所形成的包被囊泡，随后又发现细胞的表面有摄取蛋白质的特殊区域，它向细胞质内凹陷，膜的胞质面覆盖了一层与包被相似的结构，此特化的区域称为包被小窝（coated pit）。从质膜上脱落下来便形成包被囊泡。细胞生长所需的大分子（如低密度脂蛋白、转铁蛋白、转钴氨素蛋白等）与包被小窝内的受体结合，然后内陷脱落形成包被囊泡，不久就失去包被成为无被囊泡，与细胞内的内体（endosome）融合。可能由于内体内pH值发生变化，大分子与受体分离，受体返回细胞质膜，完成受体的膜循环，被吞噬的大分子则被溶酶体降解，降解产物可以通过反馈调节来控制受体的新合成和细胞代谢活动。

将神经组织中纯化出来的包被囊泡用电镜负染法观察，显示出包被呈五边形和六边形的网格特征。如脊髓的包被囊泡的包被呈现的硬棘外貌实际上是图像的重叠现象，是一个三维方向细丝组成的精致"篮子"的扁平凸出物（图3-4-20、图3-4-23），连在一起形成了六边形和五边形。进一步纯化，发现包被结构的主要蛋白质是网格蛋白（clathrin），其分子量为180kDa，占囊泡蛋白质含量的40%~70%。组成笼形结构的基本单位是网格蛋白的三聚体。每个三聚体由3个网格蛋白分子（重链）和3个小分子（轻链）所组成，还有一个末端区。正是由于网格蛋白三聚体的这种几何结构使得它具有笼形结构的功能。免疫细胞化学研究揭示细胞内可能存在分布于细胞核周围的游离的网格蛋白池。冰冻蚀刻研究显示，包被囊泡的发生是通过包被亚单位加到正在形成的包被囊泡的边缘并与之融合，表明细胞内确有网格蛋白池存在。

包被囊泡广泛分布于中枢神经系统的突触内。当轴突终末进行突触传递活动时，包被囊泡的大量生成与递质的回收有关。在轴突终末膜循环过程中，突触后膜及致密质的形成也可能与包被囊泡有关。

包被囊泡在突触部位的作用是在神经-肌肉接头处观察到的，推测这种囊泡可能与回收终末释放的物质有关。通过向骨骼肌注射辣根过氧化物酶（horseradish peroxidase，HRP），证实它专一地被囊泡摄取到运动神经终末内。如强直刺激可见到HRP在蛙神经-肌肉接头内微胞饮摄入的精确顺序，即首先发现HRP出现在突触内生成的包被囊泡和扁平池内。刺激神经产生神经冲动引起大量突触囊泡和突触前膜融合，囊泡释放递质至突触间隙。突触前膜的重吸收是囊泡通过胞吐作用释放递质后，其质膜回收合并至轴突终末的质膜，再借胞吞作用转入终末内部，这个回收过程是通过包被的内陷进行的。包被内陷后与终末膜脱离变成典型的包被囊泡，随后形成突触囊泡或者与其他的包被囊泡合并成池（图3-4-23）。包被囊泡亦可返回神经元胞体，至高尔基复合体附近与之融合，这说明包被囊泡在膜循环中的重要性（Jones，1981）。据电镜观察的分析和推测，包被囊泡脱下的包被可能插入突触前膜形成特殊的尖形附着物(致密突起),与突触囊泡的递质释放有密切的关系。用适当的染色技术可显示出突触前膜上的六边形和五边形的结构,证实突触前膜上的致密突起可能由包被参与组成(Gray,1971)。

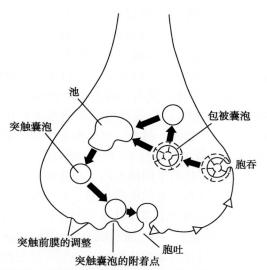

图 3-4-23　膜再循环过程中包被囊泡与突触囊泡的关系

(三) 突触囊泡与递质的关系

1. 突触体与突触囊泡的分离　20 世纪 60 年代初 Gray 和 Whittaker 对轴突终末进行了细胞分段分离(cell fractionation),亦即突触体的分离。突触体(synaptosome)是由突触前囊(轴突终末)与轴突断离而成。在断裂处轴膜融合而封闭,使突触前囊仍具有完整的结构,突触后膜依然与突触前膜相连,保持了突触间隙(图 3-4-24)。突触体具有呼吸、合成 ATP 以及膜的载体功能,并有摄取递质的作用,相当于一个完整细胞的特性,已被广泛用于神经形态学、生理学、生物化学和药理学以及分子生物学的实验,成为神经生物学研究的有力手段。

细胞分段是研究神经分子生物学的重要手段之一,有助于突触囊泡的分离和递质的分析。细胞分段方法包括用各种机械的和化学的方法将细胞匀浆或破坏,然后按照质块、表面膜和特异的引力作细胞段(cell fraction)的分离。用电镜、生物化学或显微化学技术方法,对细胞结构的不同组件(如质膜、细胞核、线粒体、溶酶体、突触膜和囊泡等)进行分析。分离突触囊泡的方法是将神经终末经差速离心分离出的线粒体段(mitochondrial fraction)用低渗溶液处理,使分离

的终末膨大,界膜破裂,经不同速度的超速离心后,突触囊泡、线粒体、突触膜等就被分离出来(表3-4-4)。

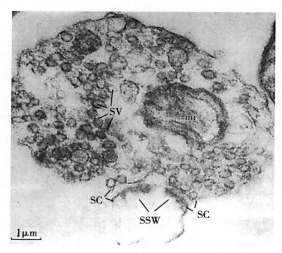

图 3-4-24　脑组织分离的突触体电镜像
mi. 线粒体;SC. 突触间隙;SSW. 突触下网;SV. 突触囊泡。

表 3-4-4　神经终末经低渗处理的线粒体段的分离(亚段)

亚段	离心条件	神经终末超微结构
M1	11 500g × 30min	髓鞘、线粒体、未破裂的终末
M2	110 000g × 30min	突触囊泡、膜结构

线粒体段也可用蔗糖密度梯度离心方法分离。如用 0.8mol/L、1.0mol/L、1.2mol/L 和 1.4mol/L 蔗糖液,经 50 000g × 2h 的离心,使线粒体段可明显地分成 A、B、C、D、E 5 个亚段,大量的突触囊泡主要分布在 C 亚段内(表 3-4-5)。

从表 3-4-5 可以看出线粒体段经密度梯度离心(50 000g × 2h)后形成的各亚段的密度及其超微结构的不同特点。

表 3-4-5　突触线粒体段的密度梯度分离

亚段	蔗糖密度 /(mol/L)	超微结构
A	0.8	髓鞘
B	0.8~1.0	少量突触囊泡、突触断片、突触膜
C	1.0~1.2	大量突触囊泡、终末
D	1.2~1.4	终末、少量突触囊泡
E	1.4	游离的线粒体

2. 突触囊泡与递质成分 经分析，含 ACh 的囊泡内含胆碱乙酰转移酶，表明这类囊泡是 ACh 及其合成酶的携带者。AChE 可能分布在突触膜上而不存在于囊泡内。经蔗糖密度梯度离心后测定，ACh 主要浓集于 C 亚段，并扩展至 B 亚段。NE、5-HT、SP 等的分布皆在 B、C、D 亚段内。以上实验资料显示突触囊泡与递质有着密切的关系。结合电镜的检测，突触囊泡的形态与递质成分间也存在着一定的对应关系（表 3-4-6）。

表 3-4-6 突触囊泡的形态与递质的对应关系

突触囊泡的形态类别	化学递质
S 形（圆形）囊泡	乙酰胆碱、谷氨酸
F 形（扁平形）囊泡	γ- 氨基丁酸、甘氨酸
G 形（含颗粒）囊泡	去甲肾上腺素、多巴胺、肾上腺素、5- 羟色胺、P 物质和其他肽类物质

从突触囊泡所含递质成分的分析表明，AGV 含 ACh、GABA、或甘氨酸，GV 含 DA、肾上腺素、NE 或 5-HT、SP 和其他肽类物质。

用细胞化学和免疫细胞化学方法显示突触囊泡的递质成分有很强的说服力，可以直接判断囊泡内的递质，但目前对胆碱能终末 ACh 的显示常因固定液的关系而导致失败。碘化锌方法虽然可显示出胆碱能终末的致密物质，但对非胆碱能终末的囊泡亦呈现阳性反应，无特异性选择效应。现在用 AChE（ACh 的合成酶）的单克隆抗体能准确地显示 ACh 能神经元的位置和分布。电镜下可见终末内囊泡的 NE 与锇酸形成的致密核心，用利血平（耗竭 NE 的药物）处理后，囊泡的致密核心消失，如再将利血平处理的活体终末浸于富有 NE 的媒介溶液中，空化的囊泡又能重新出现致密核心。用标记 NE 的放射自显影方法观察，可见放射活性与致密核心的颗粒有关。使用荧光显微技术也可显示单胺类神经终末的递质，如肾上腺素在甲醛蒸气化处理后形成特殊荧光颜色的复杂物质。

免疫细胞化学技术能将各种递质的抗原抗体反应显示出来，加深了对神经元性质的了解，而且可以显示其他方法不能显示的递质（如肽类）。用免疫细胞化学技术可显示出递质及其有关的合成酶，如 ChAT、DBH、谷氨酸脱羧酶（glutamic acid decarboxylase，GAD）等。从而能够从化学本质上对神经元的性质和联系进行分析和研究，而且比

用其他方法所显示的结果更为准确和广泛。神经免疫细胞化学最重要的特点是提示了神经组织中存在多种肽类物质，有的已被公认为递质或神经调制物，已知的肽类物质有 20 多种，如后叶升压素（vasopressin，VP）和催产素（oxytocin，OT）、生长抑素（somatostatin，SOM）、P 物质（substance P，SP）、β- 内啡肽（β-endorphin）、亮氨酸脑啡肽（leucine-enkephaline，L-ENK）、胆囊收缩素（cholecystokinin，CCK）、神经降压肽（neurotensin，NT）和降钙素基因相关肽（calcitonin gene-related peptide，CGRP）等。在免疫细胞化学的透射电镜样品中，免疫反应部位呈电子密度高的颗粒沉淀，容易与免疫反应阴性的背景相鉴别（图 3-4-25），故可用于研究抗原在神经元内的超微结构定位和突触水平神经元间联系的化学本质（朱长庚，1990）。

3. 突触囊泡参与突触传递的机制 1952 年 Fatt 和 Katz 发现递质的释放是以大小一致的量子（quantum）进行的，这种量子释放是用微电极在蛙的神经 - 肌肉接头处记录到的微细短暂性电压波动的微终板电位（miniature endplate potential，MEPP）证实的。一个量子相当于几千个 ACh 分子，在突触的一定区域释放。Katz 推测神经终末在神经冲动的作用下释放一定数量的量子单位导致较大的突触后电位发生，但当时对量子释放并无任何形态的证据。后来 Bennet（1954）和 De Robertis（1955）通过电镜的观察发现化学突触内含有储存递质的大小一致（约 50nm）的囊泡，经不同的实验证实囊泡与突触的传递有关。Del Castillo 和 Katz（1954）研究突触传递时观察到突触囊泡的表现与量子释放间的关系，推测突触囊泡可以代表 ACh 的量子单位。

由 MEPP 的药理实验说明，电位是由于神经终末内 ACh 的释放所引起，即使在静息状态仍释放小量的 ACh，但 MEPP 振幅可被箭毒类物质降低。MEPP 不是由 ACh 的单个分子或简单的分子弥散产生，递质是以多分子或量子单位进行释放的。单个神经冲动所引起的 ACh 量子释放可达 10^6 的分子数或更多，产生足够大的终板电位，表明递质的每个量子单位是由很多的分子组成。De Robertis（1964）计算在 1.3×10^{-12}ml 的囊泡内约有 900 个分子的 ACh。哺乳动物的神经 - 肌肉接头，每个冲动可释放出 200~300 个量子，每个量子估计含有 2 200 个 ACh 的分子。含 DA、NE、5-HT 的 GV 也是递质释放的量子单位。

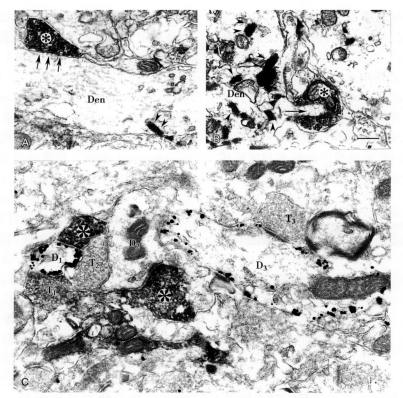

图 3-4-25　大鼠突触的免疫双重标记电镜像

A、B. 三叉神经脊束核尾侧亚核逆行束路追踪与免疫双重标记电镜图像,示
5-HT 样阳性终末(*)与向丘脑投射神经元的树突(A 图:Den;HRP 标记)和
树突棘(B 图)形成突触(↑),箭:HRP 反应产物;C.尾壳核免疫双重标记电
镜图像,示 SP 样阳性终末(*;DAB 反应产物)和 SP 阴性终末(T₁~T₃)分别
与 SP 受体(SPR)样阳性树突(D₁ 和 D₃;金颗粒标记)和阴性树突(D₂)之间
形成突触。

　　突触囊泡所含递质是否完全等于一个量子的
递质还有不同的意见,有学者认为每个量子释放
不止一个囊泡所含的内含物。也有实验证明,用
标记的 ACh 观察,只有受到刺激后被激发的新合
成的 ACh 才释放,而且新合成的 ACh 很少进入
囊泡。

　　递质以不连续的量子单位进行释放是与轴突
终末内局部分布的突触囊泡结构相关的。这就构
成了囊泡假说(vesicle hypothesis)的基础,即量子
释放等于囊泡内成分释放至突触间隙。量子学说
所论述的亚细胞颗粒与电镜所见的囊泡相符合。
这一假说很快被学者所接受,认为含递质成分的
囊泡在与突触前膜接触的位点处借胞吐作用释放
递质。

　　要完全说清楚囊泡假说的机制尚存在一定的
难度,因为终末内胞质和囊泡一样存在 ACh,细
胞分段实验证实胞质有囊泡外的游离 ACh 存在。

企图说明这一问题的可能性是胞质的 ACh 是在
囊泡摄取递质和胞吐作用之前的,或者是非囊泡
的胞质内的 ACh 是直接摄取和释放的,后一种释
放可能是通过突触前膜上的小管孔完成的,即膜-
闸门(membrane-gate)假说。现在,通过膜片钳技
术证实了递质是从囊泡释放而不是由胞质释放
(朱培纯,1999)。

　　随着各种生物学技术的发展和运用,对囊泡
假说基本上是予以肯定的,尽管对递质的囊泡释
放和非囊泡释放仍有不同的认识,量子学说和囊
泡假说还是受到广泛的接受和支持,并用以解释
递质传递的机制,尤其是对与突触囊泡的合成、储
存和释放以及突触膜相关蛋白的分子生物学研究
的日益深入,必将更全面地阐述囊泡假说。

　　突触传递的机制包括以下过程:①动作电位
导致神经终末的突触囊泡移至突触活性区的入
坞活动,突触囊泡与突触前膜接触并融合,开孔

释放递质至突触间隙；②释放的递质弥散性地跨越突触间隙到达突触后膜上；③递质与突触后膜上的特异性化学受体结合，产生离子通透性变化；④离子流改变突触后膜邻近区的极化，诱导出突触电位；⑤突触后膜上的递质作用被酶破坏而告终。概括地说，突触传递过程即是终末内的突触囊泡逐渐向突触前膜移行入坞，借 Ca^{2+} 的作用与突触前膜融合，并借胞吐释放内容物质（递质）入突触间隙，刺激突触后膜上的受体产生效应。

通过细胞生物学和分子生物学的研究，对突触囊泡的包装、储存、运转和调节递质的释放有了较深入的了解，尤其是对突触囊泡的膜蛋白和囊泡运转与细胞骨架关系的研究，促进了对突触囊泡释放的局部调节和突触可塑性变化的理解。研究证实，DA、5-HT 和 GABA 的囊泡受蛋白激酶 C 信号的调节，胰岛素、肾上腺素和性腺类固醇可以调节囊泡内递质的合成和活性（Figlewic et al，1999）。

4. 突触囊泡相关蛋白 突触囊泡在神经递质释放过程中受到多种蛋白质间相互作用的精确调控，介导蛋白质复合物的组装和构象调节、突触囊泡的定向运输、囊泡入坞、膜融合、递质释放、囊泡再循环以及蛋白质的重摄取等过程，完成复杂的突触传递。参与突触囊泡释放的蛋白种类繁多，按其与突触结构部位关系的不同有囊泡蛋白、突触前膜蛋白和胞质蛋白，除分布于突触前膜的蛋白 syntaxin、Munc-18、SNAP-25、physophilin 和 neurexin 外，与突触囊泡相关的蛋白有突触蛋白（synapsin）、小突触小泡蛋白（synaptobrevin）、突触小泡蛋白（synaptophysin）、突触结合蛋白（synaptotagmin）、SV2A、rabphilin、dymamin、NSF、SNAP 和 Rab3A 等（图 3-4-26），其中很多与囊泡膜相连，参与突触递质释放活动。现就几种主要的突触囊泡膜蛋白概述于后：

（1）synapsin：包括 Ⅰa、Ⅰb 和 Ⅱa、Ⅱb 四种同源性 synapsin，同属磷酸化蛋白家族，是一种存在于突触囊泡膜上的蛋白，占囊泡蛋白总量的 9%。synapsin Ⅰ 是 Ⅰ 型、Ⅱ 型 Ca^{2+}/ 钙调素依赖性蛋白激酶（calcium-calmodulin dependent protein kinase，CaMK）的底物，同时也是 cAMP 依赖性蛋白激酶 PKA 的底物。synapsin 的 C 末端通过囊泡膜上的磷脂和 Ca^{2+}/ 钙调蛋白依赖性激酶 Ⅱ（Ca^{2+}/calmodulin-dependent protein kinase Ⅱ，CaMK Ⅱ）相连，而其 N 末端的两个连接位点与细胞骨架相连。Synapsin N 末端存在 CaMK Ⅰ 和 PKA 的磷酸化位点，C 末端则有 CaMK Ⅱ 的磷酸化位点。静息状态下，囊泡通过 synapsin Ⅰ 结合于细胞骨架蛋白上，而兴奋时，在 Ca^{2+} 激活 CaMK Ⅱ 催化下磷酸化 synapsin Ⅰ 的 C 末端，使其与突触囊泡、肌动蛋白的亲和力降低。囊泡即从细胞骨架蛋白上释放，向突触活性区聚集，同时 synapsin 从囊泡上离解。已知 synapsin Ⅰ 既与突触囊泡表面和囊泡蛋白相连，也与肌动蛋白相连，因此 synapsin 被认为与突触囊泡的运输和释放有关。Synapsin Ⅰ 的磷酸化能够解除突触囊泡与肌动蛋白的连接，使突触囊泡向突触活性区聚集入坞。分子生物学研究表明 synapsin Ⅰ 是囊泡外的蛋白，与囊泡膜的胞质面

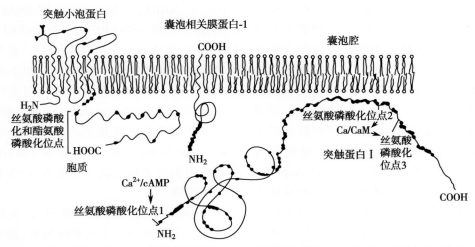

图 3-4-26 突触囊泡的 3 种蛋白（突触蛋白、囊泡相关膜蛋白和突触小泡蛋白）分布图解

紧密相连,是由分子量分别为 86kDa 和 80kDa 的 synapsin Ⅰa 和 synapsin Ⅰb 两个亚基构成的蛋白分子。Synapsin Ⅰ 与细胞骨架分子有很大的亲和力,其头部有两个具有亲和力的肌动蛋白的结合位点,同时 synapsin 也与管蛋白(tubulin)、血影蛋白(spectrin)和钙调素结合。Synapsin 有 3 个磷酸化位点,除位点 1 在 N 末端外,其余的位点在 C 末端。3 个位点分别受不同的蛋白激酶所催化,位点 2 和位点 3 磷酸化后抑制了与磷脂的结合,减弱了与囊泡的亲和力,导致 synapsin 与突触囊泡分离。synapsin 磷酸化后也不能与肌动蛋白结合,而位点 1 磷酸化后与突触囊泡的联系不受影响,但削弱了与肌动蛋白的结合力。如若敲掉 *synapsin Ⅰ* 和 *synapsin Ⅱ* 基因后,synapsin 可能以磷酸化方式调节囊泡递质的释放(Jovanovic J, et al, 2000)。Synapsin Ⅱ 具有调节突触囊泡的群聚、递质释放和易化作用的功能。电镜分析,由于 synapsin Ⅱ 缺失,小鼠运动终末内储存的突触囊泡密度降低 40%,但入坞至突触前膜的囊泡数目仍未变动。

(2)synaptophysin:是含糖的膜结合蛋白,是囊泡膜蛋白,其分子量 38kDa,等电点 4.8,其编码基因位于 X 染色体上(人类定位于 Xp11.22-p11.23,小鼠定位于 X 染色体的 A~D 区)。此类蛋白广泛分布在含经典递质的 AGV 膜上,其含量占囊泡蛋白总量的 6%~8%,它在神经元胞体粗面内质网上合成,经高尔基体加工,运输至突触终末的突触活性区,与囊泡的入坞、转运、释放、囊泡的循环以及突触的发育和可塑性变化有密切的关系。synaptophysin 在囊泡膜上跨膜 4 次,其 N 末端及 C 末端均露在胞质内,C 末端含有丝氨酸和酪氨酸的磷酸化位点,结合 Ca^{2+} 形成 Ca^{2+} 结合蛋白,可被酪氨酸激酶磷酸化,对突触囊泡的胞吐具有重要作用。这种囊泡膜蛋白可以在脂质双层中形成六聚体的离子通道,它和突触前膜的 synaptoporin 的 4 个跨膜区构成跨膜脂质双层膜通道的一部分,形成融合微孔。融合微孔的形成即是囊泡膜的 synaptophysin 蛋白和突触前膜上的 physophilin 蛋白相互作用所致,它是由聚合体的 synaptophysin 和 H^+-ATP 酶的 physophylin 组成。由于突触囊泡与突触前膜融合形成逐渐扩大的融合孔后,使突触囊泡的递质以量子释放方式排放到突触间隙与突触后膜受体结合,达到突触传递的效应。至于 synaptophysin 是否直接

参加递质释放活动有不同的观点。有研究认为 synaptophysin 只是为另一类参加递质释放的囊泡蛋白 synaptobrevin 提供缓冲作用,与它结合的 synaptobrevin 不再与 syntaxin Ⅰ 和 SNP 形成复合物。这种复合物是突触囊泡成熟的标记物,而非递质释放所必需的(Edelmin L, 1995;Beche A, 1999)。因此 synaptophysin 可作为神经发生与相关疾病的敏感可靠的标记物,这对研究脑发育、脑结构和脑发育不全的临床表现和阐明与突触相关疾病的发病机制具有重要意义。SV2A 也是突触囊泡的膜性结合糖蛋白,与酵母菌不属同源,提示 SV2A 是高等真核生物独具的胞吐作用蛋白。缺失这种蛋白,依赖 GABA 能神经传递的动作电位降低,反映了 SV2A 是神经传递所必需的蛋白,对胞吐具有调控的作用(Growder KM, et al, 1999)。

(3)synaptobrevin:是一种位于突触囊泡膜的固有蛋白,即囊泡相关膜蛋白(vesicle-associated membrane protein, VAMP),约占突触总蛋白量的 8.7%,含 120 个氨基酸残基,由 N 末端胞质区和 C 末端跨膜区两部分组成。此类蛋白包括 VAMP Ⅰ 和 VAMP Ⅱ 两种异构体。后者主要分布在植物性神经、感觉神经和整合作用的脑内核群的囊泡膜上,前者则分布在调节躯体运动的核团中。synaptobrevin 对突触囊泡的代谢具有重要作用。它参与突触囊泡贴靠突触前膜的某些部分(吴馥梅,1988)。VAMP Ⅱ 是可溶性 NSF 附着蛋白受体(soluble NSF attachment protein receptor, SNARE)的核心蛋白,为两种快相特异性膜运输反应(即神经递质释放中的快相胞吐和介导快速突触囊泡重利用的快相胞吞)中不可缺少的成分。

SNARE 假说认为,突触前膜上的 tSNARE(target-SNARE,包括 syntaxin 和 SNAP25)和突触囊泡膜上的 v-SNARE(vesicle-SNARE,如 VAMP)相结合,形成 trans-SNARE 复合物。通常一个 trans-SNARE 复合物由 1 个 v-SNARE 和 2~3 个 tSNARE 构成。trans-SNARE 复合物再与可溶性 NSF 附着蛋白(soluble NSF attachment protein, SNAP)、N- 乙基顺丁烯二酰亚胺敏感因子(N-ethyl-maleimide-sensitive factor, NSF)一起组成 20S 融合颗粒,牵拉囊泡膜与突触前膜垂直靠近,产生融合并引起递质释放。

syntaxin 是突触前膜蛋白,占突触蛋白总量的 3%,含 288~301 个氨基酸残基,其 C 末端高度疏水,具有膜锚定功能,如缺失 *syntaxin-Ⅰ* 基因

的果蝇,其突触递质释放消失,提示 syntaxin 对突触递质释放有着重要的作用。SNAP-25 是突触小体相关蛋白(synaptosome-associated protein),也是突触前膜蛋白,占突触蛋白总量的 8%,其 C 末端与 synaptobrevin Ⅱ 结合形成复合物,膜融合时 SNAP-25 与 syntaxin 之间的相互作用促使 SNAP-25 与囊泡膜接近。虽然 SNARE 直接参与膜融合,但在缺乏 synaptobrevin 的某些生物(如酵母菌、苍蝇和蚯蚓),膜融合过程并未消失,由此可知 SNARE 复合物并非膜融合所必需,只是参与其催化过程,以稳定膜融合中间体或融合孔的过渡状态(Scoch S,2001)。

(4)synaptotagmin:是突触囊泡膜蛋白,是 Ca^{2+} 依赖的蛋白,分子量为 65kDa,在递质释放时可能有调节钙的作用。synaptotagmin 只跨膜一次,包括 N 末端囊泡区、跨膜区和 C 末端胞质区 3 个部分,它是一种抑制融合的负性调节因子,是突触囊泡的 Ca^{2+} 敏感融合阻遏蛋白,借 synaptotagmin 抗体可以阻断胞吐作用。胞质区具有与蛋白激酶 C(PKC)的钙离子结合区(C2 区),C 末端存在同源的两段重复序列,在 Ca^{2+} 调控下可与靶膜的脂质双层相互作用。Ca^{2+} 可诱导 synaptotagmin Ⅰ 插入突触前膜或作用于融合孔,也可以充当兴奋 - 分泌偶联过程的"融合钳"。synaptotagimn Ⅰ 和 synaptotagmin Ⅱ 可直接与靶膜受体(syntaxin)作用,此作用受 Ca^{2+} 浓度的调控(蔡倩等,2003)。在静息状态下,synaptotagmin 与 syntaxin 结合阻碍了融合过程,而在动作电位去极相影响下突触前膜处大量的 Ca^{2+} 通过已开放的电位依赖性钙通道,synaptotagmin 与 Ca^{2+} 结合,与 syntaxin 分离,于是囊泡膜与突触前膜融合,将递质释放至突触间隙。所以只有解除 synaptotagmin "融合钳"的钳制作用,入坞的囊泡才能与突触前膜融合,说明 synaptotagmin 是胞吐作用的调节因子。新近的研究显示,突触传递的消失和 Ca^{2+} 释放的亲和力降低是 synaptotagmin Ⅰ 与 Ca^{2+} 结合力的破坏所致(Loeven CA 等,2006),提示 synaptotagmin 只有与 Ca^{2+} 结合才能导致突触囊泡与突触前膜融合。在突触前膜上还存在另一类阻遏蛋白(张志文,1996),它是黑寡妇蜘蛛分泌的毒素 α-latrotoxin(αLTX)的受体——neurexin,由胞外区、跨膜区和胞质区 3 个部分组成,其胞质区与 synaptotagmin 结合,使 syntaxin 与 synaptotagmin 离解,融合阻

抑作用也就被解除。neurexin 是突触前膜的特异性蛋白质,其家族中的 neurexin Ⅰa 与黑寡妇蜘蛛毒素 αLTX 的亲和力很高,其结合依赖于 Ca^{2+},二者结合后促使 neurexin 与 synaptotagmin 结合,并调节 synaptotagmin 的磷酸化水平,诱发突触囊泡发生胞吐释放递质(孙刚,2001)。突触囊泡的再循环有赖于 synaptotagmin 的作用,这可能是 synaptotagmin 促使囊泡的胞吞和胞吐过程发生偶联的结果。

(5)Rab3:是 Rabs 家庭中的一员,为与突触囊泡膜结合的蛋白,是一种重要的低分子量 GTP 结合蛋白,其分子量为 25kDa,属 GTP 酶家族,可能与稳定 GDP 有关,防止 GDP 与囊泡结合。Rab3 在突触囊泡转运和胞吐过程中具有重要的调控作用。GTP 和 Rabs 与突触囊泡的分泌有关,递质释放可能有 Rab3 参加(陈宜张,1995)。Rab3 是 Rabs 家族中的主要蛋白,它和潜在的 rabphilin-3A(Rab3 效应蛋白,位于突触囊泡膜上)和 rim(也是 Rab3 效应蛋白,特异地位于突触活性区)通过水解 GTP 参与递质释放过程。神经元在静息状态下,Rab3 与 GTP 结合时可以阻止突触囊泡入坞过程,不使其向质膜融合微孔复合体靠拢。当兴奋时,在入坞处的 GTP 被 Rab3 本身的 GTP 水解酶水解为 GDP,Rab3-GDP 与囊泡脱离,使突触囊泡入坞融合,囊泡通过胞吐将递质释放至突触间隙。随后与囊泡脱离的 Rab3-GDP 又可与一种 GDP 解离抑制蛋白(GDP-dissociation inhibitor,GDI)结合,在突触囊泡胞吐时,Rab3 与其脱离,再通过 GDP-GTP 转变重新结合至入坞的囊泡。释放后的囊泡膜融合至质膜上,再通过胞吞作用重新进入囊泡的再循环。实验证实,敲去 *Rab3A* 基因的小鼠神经元,能够正常释放神经递质;若反复刺激,其突触功能明显低下,导致突触囊泡的递质释放减少。表明 Rab3 在囊泡入坞和胞吐过程不起重要作用,却在突触囊泡再循环时递质释放的限速步骤中,Rab3 具有维持囊泡储备的功能(Hessier 等,1993)。

5. 突触囊泡的形成与膜的再循环　突触囊泡的形成是一个复杂的问题,学者们对此非常关注,认为突触囊泡是以不同的方式在神经元不同的部位形成。一般认为突触囊泡主要在神经元胞体核周围区高尔基体上形成(如含单胺类递质的 GV),通过轴浆流(axoplasmic flow)运送至神经终末(图 3-4-27)。

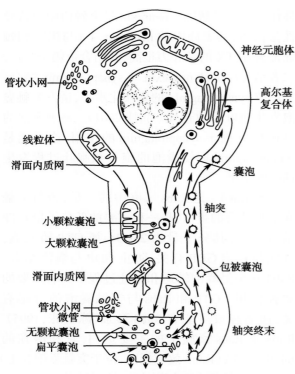

图 3-4-27 神经元内突触囊泡的形成

不少学者认为突触囊泡是在神经终末内形成的。神经切断后,神经终末内仍出现大量的囊泡,这一过程依赖于酶和流入轴浆内的胞体其他物质。神经终末内的滑面内质网对囊泡内成分的合成有一定的作用。囊泡可由内质网管的末端以出芽方式生成。有的终末内的膜性扁平池也可以以出芽方式生成囊泡。终末膜内陷的微胞饮作用(micropinocytosis)是形成突触囊泡的另一种方式。

Gray(1977)认为突触囊泡在活体状态下应是滑面内质网的形态结构,固定后才呈现囊泡状结构。突触囊泡由滑面内质网形成的超微结构根据是:①内质网管出现横缢;②多数突触囊泡的直径与内质网管的直径相似;③内质网管与突触囊泡有时可见相连的图像;④有些囊泡紧密串连成行,尤其是在突触活性区处有时显得很清晰,这种串连成行的现象似乎反映了囊泡即内质网的结构(胡人义,1981)。从大鼠松果体交感神经的 GV 发生也可知它们来自滑面内质网。动物生后几小时即见少量 SGV,至生后 2 周 SGV 数量骤增。SGV 是由 AGV 形成的,某些 LGV 的形成与 SGV 的形成相似,而多数 LGV 是由聚集了致密物质的滑面内质网或管道缢缩而成。肾上腺素能纤维内部分 LGV 和 SGV 及其所含的颗粒致密质

就是在轴突和终末内形成的(Machado,1971)。

如前所述,突触囊泡可借终末膜内陷形成,这种方式是与囊泡的膜再循环(membrane recycling)过程相联系的。突触囊泡移行至突触前膜处与之相融合并穿孔释放递质后,囊泡膜参与终末膜进行运转。终末膜借胞吞作用内陷,膜的胞质面有五边形和六边形的蛋白亚单位。内陷形成的囊泡被这些有蛋白亚单位的膜包围,即成为包被囊泡,随后在终末内运转并脱被释出囊泡,或并入大的膜池,也可以与其他包被囊泡融合形成大的膜池,再由池分化出突触囊泡(图 3-4-23)。

四、突触的发育与可塑性

(一) 突触的发育

神经系统起源于神经管,在发育过程中,随着细胞的迁移,细胞及其突起也积极地移动,与靶细胞形成连接,经过选择与竞争最终形成稳定的突触。

突触的发育是在先天与后天、基因与环境的相互作用下进行的,其发育的进展程序、与靶细胞的连接和突触最终位置的确立和稳定等一系列过程都依赖于基因,通过基因表达的选择过程完成。发育过程中生长的轴突被选择性地引导至靶区,识别靶细胞,然后在最初的突触形成之后再优化其连接模式。现已获知各靶区有候补识别分子和指导特定的轴突选择性地朝向靶位置的特异性引导分子。因此神经元间的连接从最初的神经元突起的长出到成熟阶段的突触修饰,有一系列不同的影响因素,最后连接的模式不是由单一的机制,而是一些相继在轴突发育过程中改善其选择的机制所实现(陈宜张,1995)。

神经元间连接的发育过程包括了神经元突起的生长、生长锥(growth cone)运动的控制、影响生长方向的各种因素、对靶细胞的选择以及突触形成、竞争和稳态等过程。在神经线路的连接上,生长锥能找出特定的细胞作为靶细胞建立突触关系。

1. 神经元突起的伸长和生长锥的引导 神经元最初的分化过程是神经元突起的生长和延伸,其末端有膨大的生长锥。突起的外向性生长依赖于微管系统的相互作用,微管系统的长度正是神经元突起的长度,突起延伸是一种非常缓慢的线性过程,借生长锥的引导经过不同的区域最后到达它的靶区。大脑皮质神经元的前体

细胞（precursor cell）位于侧脑室表面的增殖区（proliferative zone），随后迁移至原始的皮质板，而跨越增殖区与皮质板间的距离是借特殊型的辐射胶质（radial glia）细胞的引导（Shepherd，1983），表明引导的因素来自神经元周围的其他细胞或基质，有的因素能促进突起的生长和延伸，有的则抑制之，甚至有一些信号分子提供为建立连接线路所必需的位置信息（陈宜张，1995）。生长锥对引导神经元突起的生长和延伸的方式起决定性作用，它是一种高度能动且十分活跃的结构，对其周围环境能作出持续且十分活跃的反应，处于不断地伸缩状态，这种运动主要由肌动蛋白所引起。

1910 年 Harrison 通过组织培养观察正在生长的轴突长度的增加，证实早被 Cajal（1880）用 Golgi 法研究时发现的轴突末端的生长锥是轴突最初伸出的尖端和轴突分支末端的膨大部分，它以变形的终丝反复地延伸和回缩。现在知道生长锥具有一定的形态和运动方式（图 3-4-28），其形态呈不规则形状，常发出 1~3 个或更多的呈丝状或片状的丝足（filopodium），伸出时其长度可超过 20μm，伸缩速度为 6~10μm/min。丝足前缘的肌动蛋白丝与固定的肌球蛋白分子相互作用促使肌动蛋白丝产生推向生长锥中心的张力，肌动蛋白的持续性逆向运动使生长锥向前延伸。轴突生长锥含有一系列特征性的细胞器，包括滑面内

质网、液泡（vacuole）、大囊泡、小囊泡、包被囊泡、微丝、微管、神经丝致密网、线粒体、致密核心囊泡和溶酶体。微丝网填充在生长锥的外周，附着在质膜的内面并穿入丝足内。肌动蛋白是微丝网的主要成分，成为生长锥移动所必需的结构和化学基础。大囊泡和滑面内质网可能具有生长锥丝足顶端增生膜的储备作用。树突也有生长锥，以其致密核心囊泡和核糖体的密度可以与轴突生长锥相区别。树突生长锥在膜的表面有突触位点，新生的突触常在丝足上形成。树突生长锥质膜上有不同类型递质（如 DA、NE、5-HT、VIP 等）的膜受体。轴突生长锥一直维持到相联系的突触后成分出现，然后丝足消失，突触囊泡在与突触后致密质对应的质膜附近成群出现（Jones，1981；Peters，1991）。

生长锥内的肌动蛋白和肌球蛋白组成细胞骨架，使之产生移动的收缩力。生长锥质膜上还有其他受体可与 GABA、NE 或某些蛋白酶发生作用，通过与电压依赖的钙通道对膜的兴奋性产生影响。生长锥膜还可接受神经生长因子（nerve growth factor，NGF）、P 物质的作用，通过与磷脂酶 C（phospholipase C，PLC）偶联，使 IP_3 和 DG 等第二信使的浓度改变，这些物质又分别在改变 Ca^{2+} 和蛋白激酶 C（protein kinase C，PKC）的活动中发生作用，丝足的运动可能就是由于这些信使的

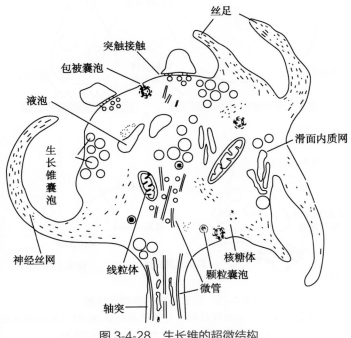

图 3-4-28 生长锥的超微结构

作用所致。通过神经元-胶质细胞黏附分子（neuron-glia cell adhesion molecule，Ng-CAM）、神经元粘连分子（neural-cell-adhesion molecule，N-CAM）及其他糖蛋白（glycoprotein，GP）使生长锥膜与环境相互作用。这些细胞表面分子还可与细胞外间质（extracellular matrix，ECM）、层粘连蛋白（laminin，LN）、纤维连接蛋白（fibronectin，FN）和胶原等相互作用，以控制生长锥的运动及其对靶细胞的识别。生长相关蛋白-43（growth associated protein-43，GAP-43）又叫 B-50、F1、PP46、P57、神经调节素（neuromodulin），由 Ca^{2+}/钙调素依赖性磷酸激酶和磷酸激酶 C 磷酸化，它是一种能影响突触可塑性和记忆机制的蛋白。生长锥膜还可以产生 Ca^{2+} 媒介的动作电位，在这一过程中流入的 Ca^{2+} 控制了肌动蛋白纤维收缩和生长锥的运动（陈宜张，1995）。

2. **突触的发育和形成** 形成正确的突触连接需要神经突起与靶细胞间的精确配合。当轴突借生长锥引导被靶细胞选定后，这种高特异性连接就开始了其形成过程。突触形成不是所有的特征都同时出现，成熟突触的发育是多阶段的（图3-4-29），其过程相当长。一般突触前终末与突触后成分接触形成突触大致可分为 4 个步骤（Jones，1983）：

（1）生长锥与突触后神经元的早期接触：即生长锥的引导缘和突触后神经元突起（包括胞体）间的并列接触。此时突触前、后成分间并未建立真正的突触关系，只是二者成分间的并列关系，彼此存在着选择和竞争的过程。如新生大鼠大脑视皮质虽然轴突与树突已分化，但有的尚保留生长锥结构的某些特点。此时期沿树突周围有大量的突起和终末涌向其表面与之发生接触，甚至在接触处形成突向树突凹陷的切迹，而绝大多数的连接均属并列膜联系，从中通过相互的识别与竞争、选择和淘汰建立相应的突触。

（2）神经元突起间的识别：生长的轴突与突触后突起间的最初接触是通过特异性糖蛋白进行识别的。糖蛋白的蛋白质与糖借天冬氨酸和 N-乙酰-D-葡萄糖间的键连接。糖链向外伸出，对细胞粘连也有重要作用。糖链是细胞的趋化性物质，使突触前终末通过这类大分子物质的趋化和引导与突触后成分识别和粘连。现已阐明，这类糖蛋白是一种神经元粘连分子。众所周知，神经元突起间的连接需要细胞粘连分子介导，细胞粘连分子分为依赖于 Ca^{2+} 和不依赖于 Ca^{2+} 的两大类。N-CAM 是不依赖于 Ca^{2+} 的细胞粘连分子，在突触连接的发育中有重要的意义，能促进同类型细胞间的粘连，最早出现在神经管细胞中，维持神经元间的粘连。随着细胞的迁移，N-CAM 消失，当细胞停止迁移时，这种粘连分子又重新出现。

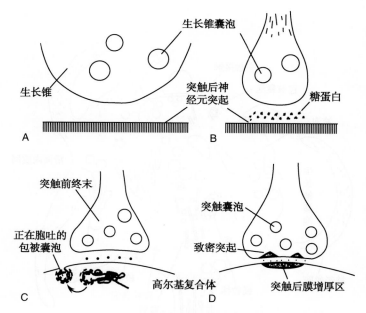

图 3-4-29 突触形成的步骤示意图

A. 生长锥引导缘与突触后神经元突起的早期接触；B. 神经元间的识别；
C. 突触后致密增厚的发育；D. 结构完整的突触。

在胚胎发生或生后发育中 N-CAM 介导的细胞间相互识别和粘连对突触的形成和维持具有重要的作用。N-CAM 是一种跨膜糖蛋白（人类的这类分子的基因位于 11q23），与脑的发育、突触的可塑性和突触的重建有密切关系（沈丽等，1998）。

（3）突触膜和致密增厚物质的发育：当轴突终末与突触后成分的识别和粘连一旦完成，突触接头处出现膜致密增厚的特征。致密增厚物质形成与包被囊泡有关，这类囊泡由高尔基复合体芽生而出，在发育的突触膜附近完成胞吐，提供膜表面的增厚物质。此物质在突触后膜是细胞骨架成分和调节蛋白共同形成的特殊结构，含有发达的微管、神经丝、微丝以及与它们结合的蛋白质和蛋白质水解酶。蛋白质的磷酸化在突触前和突触后反应中极其重要。N-CAM 180 的表达发生在发育较晚的阶段，主要集中在突触后致密增厚处，可能对调节突触效应有一定的作用。

突触的发生有一定的机制和顺序，但突触膜与突触囊泡在连接的发育过程中出现的顺序和彼此的关系有不同的模式。如有的突触前、后膜的致密增厚在发生的早期均出现，在突触囊泡出现前已显示出连续的斑块（plaque），而后逐渐分化和局部化，产生成熟的突触膜旁致密质；有的突触囊泡在突触前膜增厚形成之前就出现在突触前成分内；有的突触囊泡的数量增多和突触膜致密增厚与成熟同时进行；也有的突触后膜致密增厚形成在突触前致密突起出现之前或与之相反，即突触前致密突起出现在突触后膜致密增厚之前。用冰冻蚀刻法显示出猫的穹窿下器（subfornical organ）在出生前的突触囊泡栅栏的最初阶段形态特点，其致密质呈板状，没有明显分化出一个个的致密突起；生后 1 周突触膜的致密质在平方单位内迅速增加；生后 14d 栅栏分化仍不完全；随着发育的推进，成熟的栅栏和致密突起显著增多（Akert，1971）。突触的发育在不同的动物（包括人类）和神经系统的不同部位不完全相同。

（4）突触的稳态性连接：突触结构已完善后，突触前终末内突触囊泡与突触前膜接触形成活性区，囊泡栅栏的致密突起也充分发育，形成典型的锥状突起，彼此完全分隔，突触囊泡置于锥状突起之间。PSD 显著增厚与突触前致密突起相对应。突触间隙的宽度缩小，以利于突触的传递活动。

3. 突触形成的选择性竞争与稳定化作用 轴突终末与突触后神经元是否能建立稳定的突触连接关系，其中一个重要因素是轴突终末间存在选择性竞争的作用。一个特定的神经元或肌细胞在形成突触连接的最初期可接受多个神经元的轴突终末投射。但随着发育的推进，在过量的终末中仅保留其中某些终末，其余的均被淘汰而消失，这是由于选择性竞争的关系。介导这种竞争的信号可能是化学的，也可能是电的。如果不能形成稳定状态的突触就变成退化状态的突触，最终消失。非稳定状态的突触形成稳定状态的突触受多方面因素的影响。选择性地识别轴突终末的来源是其因素之一，在复杂的神经元投射的轴突终末中能否被突触后神经元所接受是具有精确的选择性的。一个特定的神经元只能借化学或电信号识别与其相关的神经元轴突终末，以建立稳态的突触，从而保证突触传递的精确性。另一方面，突触前轴突终末的活动传递给突触后神经元的信息所产生的效应的影响对突触稳定也是重要的因素。支配突触后细胞的轴突终末可影响与之形成突触的突触后细胞的生长或分化，突触后神经元也可产生信号影响支配它的神经元的形态及化学表型。

（二）突触的可塑性

1. 可塑性的概念 生物体对内在的和外界的环境变化有很强的适应性，动物可通过神经系统调整其行为适应不断改变的内、外环境的复杂变化。概括地说，神经系统的结构和功能对内、外因素的改变具有易变化性（variability）或可修饰性（modifiability）。神经系统以调节神经元的内在特性和神经元间突触连接的能力来适应不断变化的环境的特性，即可塑性（plasticity）。它可以发生在从感觉输入直至运动输出的神经系统内的所有水平，这种特性受基因和外界因素（各种化学的和物理的刺激、神经损伤、学习和经验）所决定，同时环境信息量的多少决定各种突触连接的使用频率，而使用率的高低又最终决定突触的数目和功能状况（陈宜张，1995；高静，1998）。因此可塑性是神经系统潜在的一种适应能力，无论在胚胎发育，还是在成熟以后（包括老年时期），均对灵活适应环境变化以及保存和发展物种自身具有重要的意义。

2. 突触可塑性的影响因素 突触对各种刺激极为敏感。Sherrington 早就发现突触对缺氧和麻醉的敏感性很强，Cajal 和一些学者认为训练和学习可促进新的突触形成，使突触连接的功能加强。电镜用于神经组织的研究后,从超微结构观察到突触的结构变化,如突触囊泡、突触膜和突触间隙随神经系统的活动发生一定的变化,说明突触不是静止固定的,其结构和功能可以发生改变。1970 年 Giacobini 提出了突触可塑性学说,认为突触能够对内外环境的变化做出适应性的反应。

突触可塑性(synaptic plasticity)是突触传递效率的变化,可分为长时程和短时程两种。长时程的突触传递变化经常依赖于基因转录和新蛋白质的合成,可持续数十分钟、几天、几周甚至终生;短时程的可塑性变化可持续几秒钟到几分钟,一般是第二信使(如 Ca^{2+})活动的结果。

各种因素对突触的可塑性有很大的影响。营养不良(malnutrition)和麻醉剂巴比妥酸盐(barbiturate)可使突触产生易变的反应,营养不良可以损害突触连接的成熟。突触参数值(synaptic parameter value),如突触囊泡的数量和密度、线粒体密度、终末面积、突触的长度以及突触连接界面的曲率等,可作为神经可塑性的精确指标。蛋白质缺乏时,生后 20d 大鼠脑的发育转向突触的非成熟而终结。巴比妥酸盐也可改变突触界面的曲率,导致突触囊泡位点数量的增加。用过量的戊巴比妥(pentobarbitone)后,突触接头界面的曲率明显地向突触前终末凹入,伴随着出现突触的长度、致密突起数目和终末面积的增大。巴比妥对突触囊泡的运输和其转换(turnover)产生抑制作用,并对不同年龄发育阶段的突触超微结构有不同的效应(Jones,1981)。

突触的可塑性是脑对环境反应的基础。如逐渐增加精神药物、营养不良、视觉感受、激素水平、群居或孤立和学习训练均会在不同水平影响脑结构。实验证明,几分钟对视觉和听觉通路的刺激便可产生突触的形态变化,同样在学习过程中也可以引起结构和功能的改变。主要环境条件的改变也可以使突触产生不同的反应。如将动物分别生活在贫瘠环境(impoverished condition,IC)、富裕环境(enriched condition,EC)和群居环境(standard colony condition,SC)的不同条件下,EC 和 SC 动物的大脑皮质突触较 IC 的发育充分,EC 穿孔突触的比例也较 IC 的高,老年大鼠学习记忆力降低,海马内的穿孔突触减少。

作为突触后的树突棘对各种刺激具有非常明显的可塑性。结扎动物颈总动脉阻断入脑的血流,仅在 0.5h 或 1h 内脑内树突棘即发生显著变化。长时间的营养障碍可使树突棘完全崩解。注射毒扁豆碱,树突棘明显减少,发生肿胀的树突上的树突棘消失;若注射剂量加倍,动物发生高度痉挛,导致原发性电活动的改变,树突和树突棘严重破坏。又如注入加兰他敏后,动物的大脑皮质(视、听区)、丘脑背内侧核和背外侧核、内侧膝状体核、四叠体、中脑导水管周围灰质、脑干网状结构和下丘脑等处均见树突变化,树突棘数量显著减少,甚至完全消失;注射大剂量后,树突突触的传递遭受破坏,伴随着发生神经功能活动的障碍。有实验说明大鼠视皮质的树突棘对连续光照发生一定的反应,主要表现在树突棘数目的增多。动物的训练和学习可促进大脑皮质树突棘数量增加,棘器也显著增多。群居于复杂多样的环境与分离单独关闭在单调环境的大鼠,其大脑皮质树突分支与树突棘数目差异很大,前者显著多于后者。年老和痴呆动物的树突棘变形,数量也大为减少。大脑皮质的轴 - 棘突触在 3 月龄大鼠内占 81%,而 36 月龄仅 74%。在发育中树突棘发生较晚,其发育与复杂化可以作为神经元成熟的标志,如啮齿动物(兔、大鼠)出生 1 周后大脑皮质才出现树突棘,15d 后树突棘增多,棘器在生后 16~21d 才形成,表明棘器在个体发生上成熟最晚,可能与高级神经活动的建立有密切关系。

3. 突触受损的变性与突触的重组 神经遭受机械的、化学的损伤可影响突触的功能状态,乃至突触的脱失和结构的改变,并可诱发可塑性的变化,可发生突触的变性(degeneration)和丧失以及新突触的重塑和再建。后者是通过轴突的出芽(sprouting)形式产生不同的通路伸向被切断的神经靶细胞与原有的突触后位点或新的突触后位点发生接触,继而形成新的突触。因此神经受损后可引起相应部位突触结构的变化和脱失、神经回路的改造和突触的重建。

正常突触功能依赖于轴突与胞体的连续性,切断神经后将迅速导致突触形态和功能发生明显的变化。Hoff(1932)在光镜下观察到轴突终扣在切断神经后的形态变性,首先是终扣膨大,环形结构消失,银染嗜银性升高,进而突触前纤维发生分节现象,终扣变得不规整,继而解体,最后分解成颗粒形小体。如切断猫的脊髓后根传入纤维,可见术后 24h 突触终扣略微膨大,染色较深,术后 48h 大部分终扣色深,终扣进一步膨大,环形终扣失去中央透明结构,形状变得不规则,第 3 天终扣进一步膨大和伸长,发生颗粒化,第 4 天和第 6 天的终扣多呈颗粒化质块。如果毁损大脑运动区皮质,在对侧脊髓前角除腹中央核和胸核(Clark 核)外,其他细胞上均见前述突触变性的现象。同侧上述区域很少见到变形终扣。

电镜下观察,突触变性时突触囊泡的变化最为显著。如豚鼠耳蜗受损后 22h,蜗神经节的突触开始发生变化,44h 和 48h 后变化就较明显。虽然突触结构的各个组分都有变化,但其步调和强度各有不同,最早和最显著的变化是突触囊泡,随后是线粒体和突触前膜的损伤。术后 22h 的神经终末发生膨大,基质的电子密度增高,突触囊泡大量消失,剩下的囊泡成群集合,呈非规则的分布状态。线粒体除部分发生变化外,多数均属正常形态。44h 和 48h 后多数囊泡均已消失,线粒体发生溶解,有的轴突终末仍附在突触后膜上,还保持一定的结构状态;有的则被破坏(De Robertis,1964)。鸡顶盖突触变性时终末内突触囊泡和线粒体消失后充满神经丝。

根据超微结构的特点,突触变性一般有 3 种形式:①终末变性时其内充满大量的神经丝,这种变性过程缓慢,可达数天之久,是慢过程的突触变性形式,如外侧膝状体核内突触变性;②变性较快的形式,仅在 1~2d 内变性终末的脂蛋白和其他物质发生变性、使终末内呈现不透明质块的致密型终末,这种变性的终末最终被神经胶质吞噬,如大脑皮质、脊髓胶状质和脑内的一些核团存在快速变性的形式。有的变性终末不经过神经丝型直接快速转变为致密型(Gray,1974)(图 3-4-30)。③第 3 种变性形式即变性终末内的基质电子致密度减低,使终末内显得清晰透亮,如耳蜗神经节和大脑皮质的突触变性(De Robertis,1964)。

随着突触的变性又同时再造新的突触(Jones,1981)(图 3-4-31),根据保留下来的突触后位点进行再占位的模式建造新的突触,即变性的终末空出了突触后位点,轴突终末即利用这个原有的位点着手形成新的突触连接,因此在整个变性 - 再生的循环中突触数量可能没有明显地改变。如果突触变性过程中突触后位点消失,恢复的突触位点是重新组装的。通过这种方式以新的突触保持了突触的稳定性,以代替变性后失去的突触数目。新的突触前终末可能是由未受损伤的轴突以出芽方式产生,不过其中有些是异常的突触(anomalous synapse),其功能尚不清楚。总之,突触的变性与突触的可塑性是密切相关的,突触的重塑与突触后位点的保留和轴突的出芽关系密切。

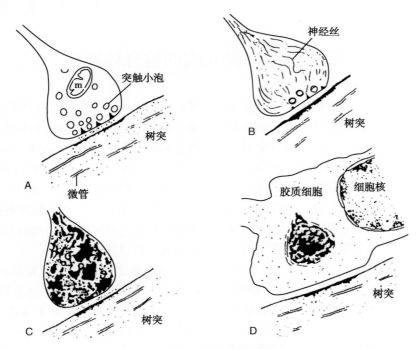

图 3-4-30 突触变性的图解

A~D. 不同的阶段和变性形式。

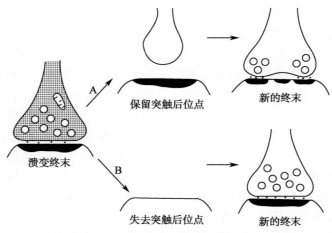

图 3-4-31　突触变性后的两种重建模式图解
A. 保留突触后位点的突触重建;B. 失去突触后位点的突触重建。

知识点拓展　突触和阿尔茨海默病

阿尔茨海默病(Alzheimer disease,AD),即老年性痴呆,是一种突触相关的疾病,突触失效是其发病机制之一。β- 淀粉样蛋白(β-amyloid protein)诱发的突触毒性中有多种细胞黏附因子参与,包括整合蛋白(integrin)、神经钙黏素(N-cadherin)、神经元黏附因子(N-CAM)、轴突蛋白(neurexin)和神经连接蛋白。而淀粉样蛋白的前体蛋白(amyloid precursor protein,APP)本身就是一种跨突触的细胞黏附因子。APP 调节突触前活性区(presynaptic active zone,PAZ)的组织并影响树突棘的形成。神经钙黏素可调节 APP 二聚体的形成。上述结果提示 AD 的突触失效与其突触机械变化相关,但目前尚缺乏直接证据。最近的研究表明在 AD 早期,β- 淀粉样蛋白形成的二聚体能阻碍谷氨酸的重摄取,从而引起突触传递过度兴奋。这可能是 AD 早期神经回路功能障碍的原因。

（冯宇鹏　李云庆　胡人义）

第五节　神经元内的信息传递

高等生物和人体已经有完整的内分泌系统和功能复杂的神经系统,其细胞之间的信息传递可分为神经和体液两条途径。神经元之间通过突触传递的形式进行信息交换。哺乳动物绝大多数的突触传递是化学性的,只有少数突触通过单纯电流扩布来传递信息。化学性突触传递的过程概括地说,就是到达神经末梢的动作电位触发突触前膜释放神经递质,神经递质作为信号分子作用于突触后膜的相应受体,从而引起靶细胞一系列生理生化反应。因此,神经递质是神经系统的关键信息物质。体液途径则是一类通过细胞外液来传递信息的系统,有多种信息分子参与,主要有激素、细胞因子等。神经递质作为靶细胞外的信息分子(第一信使),首先与靶细胞膜上的受体结合,促发相应的跨膜信息传递反应,将膜外的信号转换为靶细胞可识别的胞内的某些生物变化,如某些信号分子浓度的改变(第二信使:cAMP、cGMP、Ca^{2+}、IP_3、DAG 等)、酶活性的改变(受体酪氨酸激酶、酪氨酸磷酸酶等)和离子通道的改变等,进而通过下游的信号传递分子来调节细胞内的代谢及基因表达活动。激素分子能直接透过细胞膜进入细胞内,通过细胞内受体来传递所携带的信息。

多细胞之间的通信主要靠的是细胞分泌出来的信息分子,按照信息分子的分泌与作用方式,可将细胞间联络分为 3 类模式(图 3-5-1):内分泌(endocrine)、旁分泌(paracrine)和自分泌(autocrine)。内分泌是指由内分泌腺细胞分泌信号分子,循血液途径输送到全身作用于靶细胞,达到远程信号传递的作用,这也是经典的激素作用概念。旁分泌是指细胞分泌的信号分子作用于邻近的细胞所进行的信息交流。如胰岛的 δ 细胞分泌生长抑素,作用于邻近的 α、β 细胞,使胰高血糖素和胰岛素的分泌减少;又如在胚胎发育过程中,同一分化方向的细胞之间的信息交流,达到同步发展。自分泌是指有些细胞分泌的信号分子能作用于该细胞本身。实际上这些细胞有该信号的受体,正常细胞发育分化过程中就有这样的作用。

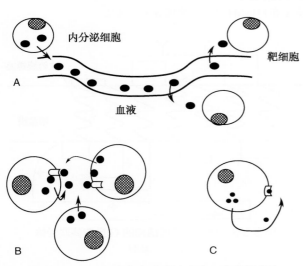

图 3-5-1 内分泌(A)、旁分泌(B)及自分泌(C)

信息分子种类繁多,所作用的靶细胞及产生的最终效应可能相同也可能不同,但它们都必须作用于靶细胞的信息接收及转换分子——受体(receptor)。相关的受体可位于细胞膜上,也可能分布于细胞内,因信号分子不同而异。受体种类众多,其分类也是根据需要而有所不同。受体的作用在于特异接收特定的信息分子及其所传递的信息,并将其转换为能为靶细胞所识别的信号,然后再通过各种第二信使系统,将信号级联传递下去,直至所调节的靶分子,如酶、转录因子等,最后产生生物效应。

总之,细胞的信息传递是一个从信号→受体→信号转导分子→靶分子,由多种不同成分参与的复杂过程。确切地说,是一个网络系统,相互关联又不干扰,既能殊途同归,又可在适当之时分道扬镳。

一、受体的结构与功能

受体是靶细胞中能与特异信息分子(又称配体,ligand)专一性地结合,从而启动生物效应的分子。根据受体在靶细胞上存在的部位,可分为细胞膜受体和细胞内受体两大类。蛋白质、多肽、生物胺等亲水性化学信号分子以及个别脂溶性的激素(如前列腺素)一般不直接进入细胞内,它们的受体主要存在于细胞膜上。甾体激素因脂溶性而能够通过细胞膜,其受体在细胞内。无论是细胞膜受体还是细胞内受体,它们最终都能将特异信息分子的信号传递入细胞内,改变代谢反应的速度、方向和基因表达状态。受体种类繁多,有些还进一步分亚型和亚亚型。根据信号转导机制和受体蛋白类型的不同,细胞表面受体可分为 4 大类:离子通道偶联受体、G 蛋白偶联受体、酶偶联受体和酶活性受体。

(一)离子通道偶联受体

离子通道偶联受体(ion channel-coupled receptor)是由多亚基组成受体 - 离子通道复合体,直接操纵离子通道的打开与关闭,改变细胞膜的离子通透性,介导快速信号传递。它们分为两类:一类是配体依赖性复合体,另一类是电压依赖性复合体。配体依赖性复合体常见于神经元和神经 - 肌肉接头处。典型的例子是肌肉的 N- 乙酰胆碱受体(图 3-5-2)。该受体由 5 个亚单位组成($\alpha_2\beta\gamma\delta$),每个亚单位都含有 4 个疏水区,组成 4 个跨膜 α 螺旋区段,从 N 端起分别为 M1、M2、M3 和 M4。构成受体的 5 个亚单位呈五边形排布,其中心就是离子通道。离子通道的闸门靠近细胞膜外侧,在 α 亚单位突出于膜外侧的部位有 ACh 结合位点。当两个 ACh 分子与两个 α 亚单位的结合位点结合时,受体分子的构象发生改变,导致离子通道的闸门开放。结果阳离子(主要是 Na^+)进入细胞内,产生兴奋性膜电位。

除了 N- 乙酰胆碱受体外,中枢神经系统的 γ- 氨基丁酸受体、甘氨酸受体和谷氨酸受体等,也是由数目和种类各异的多肽亚单位组成离子通道。电压依赖性复合体中,每个分子含有 4 个同源重复序列,跨膜形成离子通道。电压门控离子通道——二氢吡啶受体(dihydropyridine receptor, DHPR)是这类复合体的代表之一,二氢吡啶对该复合体的影响可调节 L 型慢钙通道。根据通道对离子的选择性,还可分为阳离子通道和阴离子通道,如 γ- 氨基丁酸受体的 Cl^- 通道就是阴离子通道。此外,细胞内的一些信使物质如 cAMP、cGMP、IP_3 等,它们的受体位于胞内各种膜结构上,这些受体也属于离子通道型,如 IP_3 作用于内质网膜,与相应 IP_3 受体结合,导致 Ca^{2+} 通道的开放,使内质网储存的 Ca^{2+} 外流进入细胞质。

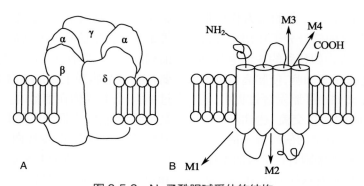

图 3-5-2　N-乙酰胆碱受体的结构

A. 该受体由 5 个亚基 $\alpha_2\beta\gamma\delta$ 组成；B. 每个亚基含有 M1~M4 共 4 个跨膜 α 螺旋区段。

（二）G 蛋白偶联受体

G 蛋白是指一类位于细胞膜上的 GTP 结合蛋白，由 3 个亚基组成（α、β、γ），因此又称三亚基 GTP 结合蛋白（trimeric GTP binding protein）。G 蛋白有两种活性形式，即无活性的 GDP 结合形式和有活性的 GTP 结合形式。与之相偶联的受体结合特异性配基后，将信息传递给 G 蛋白，从而激活下游一系列产生第二信使的酶（如腺苷酸环化酶（adenylate cyclase，AC）、鸟苷酸环化酶（guanylate cyclase，GC）、磷脂酶 C（phospholipase C，PLC）等）。G 蛋白偶联受体（G-protein coupled receptor）是一个超级大家族，有非常多的成员。

1. G 蛋白偶联受体的结构　G 蛋白偶联受体是种类最多的受体，体内多种信使分子如多肽类、生物胺、花生四烯酸系列活性物质、多种细胞因子等，都是这类受体的激动剂。这也表明通过 G 蛋白偶联受体的信号传递方式具有广泛性和重要性。

G 蛋白偶联受体都是由一条肽链组成，其 N 端在细胞膜外侧，C 端在细胞膜内侧，两端之间的 7 次跨膜螺旋结构是该家族的特征性结构。各跨膜的螺旋之间由 Loop（环）连接，细胞膜内外各有 3 个这样的结构（图 3-5-3）。信息分子（配基）的结合区域位于受体细胞外的 N 端，而细胞内 C 端区域含有丝氨酸/酪氨酸磷酸化位点（Ser/Tyr phosphorylation site），与受体的脱敏（desensitization）或失活（inactivation）有关。细胞内的第 3 个 Loop（连接第 5 和第 6 个跨膜螺旋）是主要与 G 蛋白相结合的部位，配基与受体结合后产生的信息（即受体构象的变化）主要就是通过 Loop3 传递到 G 蛋白的。另外，值得一提的是，G 蛋白偶联受体氨基酸序列高度保守，常被用来发现和分离该家族的新成员。

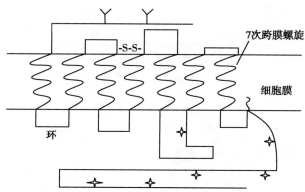

图 3-5-3　含 7 个跨膜结构的 G 蛋白偶联受体

-S-S：二硫键。

基于系统发育和序列保守分析，G 蛋白偶联受体可分为 5 个不同的家族或类别：视紫红质样受体（A 类），分泌素受体（B1 类），黏附受体（B2 类），谷氨酸受体（C 类），frizzled/taste2 受体（F 类）。但是，已经有学者提出 taste2 受体形成 A 类的一部分或者可以构成第 6 个额外的家族（T 类）。人们已发现 59 种独特的受体结构，其中大多数对应于视紫红质样受体家族。G 蛋白偶联受体与不同配体作用后，能够影响其信号转导与相关蛋白分子的作用，并将细胞外信号传递到胞内，进而调控各种生物反应。

2. G 蛋白偶联受体的信号转导　不同 G 蛋白结构上的差异主要在 α 亚基（G_α），$\beta\gamma$ 亚基（$G_{\beta\gamma}$）结构相似而且常紧密结合成异源二聚体。α 亚基具有多个活化位点，其中包括可与受体结合并受其活化调节的部位、与 $\beta\gamma$ 亚基相结合的部位、GDP 或 GTP 结合部位以及与下游效应分子相互作用的部位等。α 亚基还具有 GTP 酶的活性，能将结合的 GTP 水解成 GDP 和 Pi。$G_{\beta\gamma}$ 直接参与 G_α 的活性调节。在基础状态，α 亚基与 GDP 结合，并与 $\beta\gamma$ 亚基形成无活性的异源三聚体。当特异性配基结合并激活 G 蛋白偶联受体时,活化的受体通过构象改变与 G 蛋白相互作用,影响 G 蛋白的构象,使 α 亚基与 βγ 亚基分离。α 亚基构象的变化改变了其对 GDP 的亲和力,进而与 GTP 结合。GTP 结合状态的 α 亚基能够进一步与其下游的效应蛋白作用来传递信号(图 3-5-4)。受活性 G 蛋白调节的下游信号分子主要有 AC、GC、PLC 等。它们都能产生第二信使,传递并级联放大信号。

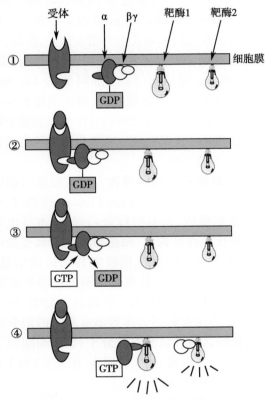

图 3-5-4 G 蛋白与偶联受体的活化调节

G 蛋白对其下游信息传递物质的调节,按功能不同分为兴奋性和抑制性(表 3-5-1)。

表 3-5-1 G 蛋白的种类与功能

G 蛋白名称	调节方式	生物效应
Gs (αs-β-γ)	能被霍乱毒素激活	激活腺苷酸环化酶
Gi (αi-β-γ)	能被百日咳毒素抑制	抑制腺苷酸环化酶
Go (αo-β-γ)	能被百日咳毒素抑制	激活磷脂酶 C 和鸟苷酸环化酶
Gt (αt-β-γ)	对霍乱毒素和百日咳毒素都有反应	激活 cGMP 磷酸二酯酶,参与光感传导

注:Gs 为起兴奋作用的 G 蛋白(stimulating G protein);Gi 为起抑制作用的 G 蛋白(inhibiting G protein);Go 为起其他作用的 G 蛋白(other);Gt 又称转导素(transductin)。

霍乱毒素和百日咳毒素能将 NAD^+ 的 ADP 核糖基团转移到 G 蛋白的精氨酸或半胱氨酸残基的侧链上,产生共价修饰。结果是霍乱毒素使得 G 蛋白一直处于 GTP 结合的激活状态;而百日咳毒素使其处于 GDP 结合的失活状态。

近年来的研究显示,βγ 亚基在信息传递中也同样起着极为重要的作用。βγ 亚基不仅参与对 AC、PLC、离子通道及 G 蛋白偶联受体激酶(G protein-coupled receptor kinase,GRK)的调节,还能激活 Ras 蛋白(一种单亚基 GTP 结合蛋白,重要的信息传递物质)和丝裂原激活蛋白激酶(mitogen-activated protein kinase,MAPK),从而参与对各种生长因子激活的受体酪氨酸激酶信号传递系统的调节。

虽然信号传递的研究已经在全世界广泛开展,而且取得了很多突破,但是仍有许多研究结果报道不一致,甚至互相矛盾。因此进一步研究和发现新的 G 蛋白偶联受体家族成员也成为目前研究的热点并取得了一定进展。

(三)酶蛋白偶联受体

与 G 蛋白偶联受体相似,酶蛋白偶联受体(enzyme-coupled receptor)也是一类跨膜蛋白,其配基结合位点位于细胞膜外侧表面。然而,酶蛋白偶联受体的胞质侧不是与 G 蛋白偶联,而是本身具有酶活性或者与具有酶活性的蛋白直接相联。G 蛋白偶联受体具有 7 次跨膜区域,而酶蛋白偶联受体的每一个亚基只有 1 个跨膜区。

目前已知有 5 种酶蛋白偶联受体:①受体酪氨酸激酶(receptor tyrosine kinase,RTK);②酪氨酸激酶偶联受体(tyrosine-kinase-associated receptor);③受体丝氨酸 / 苏氨酸激酶(receptor serine/threonine kinases);④受体鸟苷酸环化酶(receptor guanylyl cyclases);⑤受体酪氨酸磷酸酶(receptor phosphatases)。

下面将主要介绍受体酪氨酸激酶和酪氨酸激酶偶联受体。

1. 受体酪氨酸激酶 受体酪氨酸激酶,顾名思义,既是一种受体又是一种酶。作为受体,它能特异性与配基结合;作为酶,它能特异性磷酸化其下游蛋白信号分子上特定的酪氨酸残基,因而称激酶(kinase)。

大多数生长因子的受体是通过受体酪氨酸激酶的方式来传递信息的。第一个被发现通过这种方式传递信息的生长因子是 53 个氨基酸残基组成的表皮生长因子(epidermal growth factor, EGF)。表皮生长因子受体(epidermal growth factor receptor, EGFR)是一个单跨膜蛋白(single-pass transmembrane),由1 200个氨基酸残基组成,含有一个较大的糖基化的胞外区域。当EGF结合到EGFR上时,EGFR的细胞内侧酪氨酸激酶区就被激活,被激活的受体则从ATP上将一个磷酸基团转移到选定的酪氨酸侧链基团(包括受体本身的酪氨酸残基和特异性细胞内调节蛋白的酪氨酸残基)。通过受体酪氨酸激酶途径传递信息的还有血小板衍生生长因子(platelet-derived growth factor, PDGF)、成纤维细胞生长因子(fibroblast growth factor, FGF)、肝细胞生长因子(hepatocyte growth factor, HGF)、胰岛素样生长因子1(insulin-like growth factor-1, IGF-1)、神经生长因子(nerve growth factor, NGF)、血管内皮生长因子(vascular endothelial growth factor, VEGF)和巨噬细胞集落刺激因子(macrophage colony-stimulating factor, M-CSF)等细胞生长和分化因子。

受体酪氨酸激酶的结构有下列共同特征(图3-5-5):位于细胞膜外侧的肽链区具有识别和结合配基的结构域,中间由疏水氨基酸构成跨膜区段,细胞膜内侧区有酪氨酸激酶的催化部位,并且有较多可被磷酸化的酪氨酸残基。在最靠近C末端的肽链尾部,含有能发生自身磷酸化的调节部位。目前,已在哺乳类动物中发现50多种受体酪氨酸激酶,其中除了一些生长因子的膜受体外,还有一些结构类似的原癌蛋白(表3-5-2)。

受体酪氨酸激酶家族只有单次跨膜的α螺旋,却能够传递细胞膜外侧区复杂的构象改变信息,这得益于激活的受体能够通过形成二聚体或寡聚体来增强信息的容量,并最终通过对自身的胞内区域和相互靠近的寡聚体的另一方的胞内区域的酪氨酸磷酸化而下传信息。

激活的受体酪氨酸激酶下游有很多被调节分子,如GTP酶激活蛋白(GTPase-activating protein, GAP)、磷脂酶Cγ(phospholipase Cγ, PLCγ)、Src类非受体型蛋白酪氨酸激酶(Src-like non-receptor protein tyrosine kinases)等。尽管下游信息传递分子在结构和功能上有很大差异,但是,它们通常都有两个非常保守的结构区域,称为SH2和SH3(即Src同源区2和Src同源区3)。SH2能够识别磷酸化的酪氨酸残基,因而能使含SH2结构区的蛋白分子结合激活的受体酪氨酸激酶以及其他在酪氨酸残基上发生磷酸化的细胞内信息传递分子(图3-5-6)。

2. **酪氨酸激酶偶联受体** 酪氨酸激酶偶联受体(tyrosine-kinase-associated receptor)既不与离子通道相偶联,也不与G蛋白偶联,本身也无明显的催化活性结构域,而是与另一种具有蛋白酪氨酸激酶活性的蛋白相联来共同传递信息。这些酪氨酸激酶多数是非受体型蛋白酪氨酸激酶Src家族、JAK家族、Tec家族或ZAP70家族的成员,配体主要包括大多数造血系统的调节增殖与分化的区域性信号媒介分子(又称细胞因子cytokines)、一些激素(如生长激素、催乳素)和T/B淋巴细胞上的抗原特异受体。

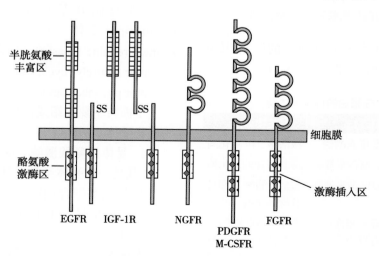

图3-5-5 受体酪氨酸激酶家族

EGFR.表皮生长因子受体, IGF-1R.胰岛素样生长因子1受体, NGFR.神经生长因子受体, PDGFR.血小板衍生生长因子受体, M-CSFR.巨噬细胞集落刺激因子受体, FGFR.成纤维细胞生长因子受体, SS:二硫键。

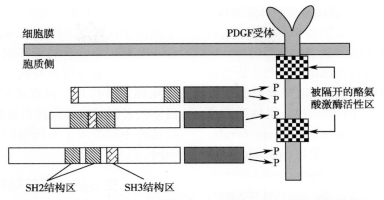

图 3-5-6　激活的 PDGF 受体与含 SH2 结构区的下游信号传递分子

　　该类受体的作用方式与受体酪氨酸激酶相似，即特异性配基结合特异性受体引起受体构象改变，进而受体形成二聚体或寡聚体并将信息传递给与之相联的非受体型蛋白酪氨酸激酶，激活的激酶能磷酸化受体和激酶下游的信号传递分子上的酪氨酸残基，如白细胞介素 -2（interleukin-2，IL-2）（图 3-5-7）。

　　与前述受体酪氨酸激酶下游信号传递分子结构相似，Src 家族成员也含有 SH2 和 SH3 结构区域，因此能与磷酸化的酪氨酸残基结合。已知 Src 家族有 8 名成员：Src、Yes、Fgr、Fyn、Lck、Lyn、Hck 和 Blk。不同的成员与不同的受体相联，如 Lyn、Fyn 和 Lck 与淋巴细胞膜上的不同受体结合。

　　Src 家族成员既可以与受体酪氨酸激酶相联又可以与酪氨酸激酶偶联受体相联，因此这两种受体有时能同时激活同一条信号途径。

　　对 JAK 家族成员的了解比较少，已知 3 种激酶：JAK、JAK2 和 TYK2。它们都被发现与传递各种造血系统细胞因子、生长激素和催乳素的信息有关。

　　细胞因子是一类重要的、具有广泛生物学活性的可溶性多肽，主要包括白细胞介素（interleukin，IL）、集落刺激因子（colony-stimulating factor，CSF）和干扰素（interferon，IFN）等，它们与受体结合后可通过多种信号传递途径激活不同的转录因子，调节细胞的生长、分化和周期等过程。细胞因子受体大多由几个亚基组成，至少含一条配基结合链和一条信号转导链，激活后形成寡聚体，进而激活 Src 家族成员或 JAK 家族成员，启动磷酸化反应，向下传递信息。

　　研究显示，活化的 Src 家族成员或 JAK 家族成员除了磷酸化受体本身外，能直接或间接激活 Ras 家族成员，启动一组丝氨酸／苏氨酸蛋白激酶级联反应，通过 MAPKKK（mitogen-activated protein kinase kinase kinase，又称 RAF-1）、MAPKK 到 MAPK，将信号传递入细胞核内的转录调节分子，调节转录活性。另据报道，JAK 能磷酸化信号转导及转录激活因子（signal transducer and activators of transcription，STAT），磷酸化的 STAT 进入核内，调控基因转录。

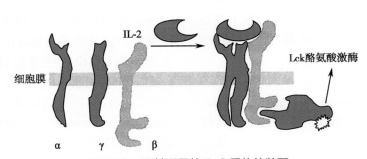

图 3-5-7　配基诱导的 IL-2 受体的装配

（四）细胞内受体——甾体激素受体超家族

甾体激素受体又称类固醇激素受体，是一类细胞内受体，介导类固醇激素的信号转导。它们也是核受体家族成员，在细胞质内与类固醇激素结合后转移至细胞核内，启动特异靶基因的转录而引起相应激素的生物效应。甾体激素受体超家族（steroid hormone receptor superfamily，SHRS）成员包括糖皮质激素受体（glucocorticoid receptor，GR）、孕激素受体（progesterone receptor，PR）、盐皮质激素受体（mineralocorticoid receptor，MR）、雄激素受体（androgen receptor，AR）、雌激素受体（estrogen receptor，ER）、维生素 D_3 受体（vitamin D_3 receptor，VDR）等，它们都是配体依赖性反式转录因子，其活性高度依赖于配体结合，具有相似的结构功能域和转录活化作用机制。

在不存在配体的情况下，SHRS 主要是以单体形式存在，在细胞质中通过与伴侣蛋白/伴侣蛋白复合物结合维持其稳定性。为了从伴侣分子/协同伴侣分子中解离并易位至细胞核，AR、GR 和 MR 必须被配体结合，而 ER 和 PR 能够在不存在配体的情况下易位到细胞核中。SHRS 入核后形成二聚体，与特定的基因组 DNA 反应元件结合并募集共调节因子，随后结合其他转录因子形成转录调节复合物以激活或抑制转录。尽管核转位和二聚化的过程仍然不明确，但这两个过程对于 SHRS 的激活是必不可少的。激动剂诱导 SHRS 的活性构象，可募集共激活因子并激活转录。相反，拮抗剂诱导 SHRS 的无活性构象，可募集辅阻遏物并抑制转录。SHRS 由 4 个特征结构域组成，即 N- 末端结构域（NTD）、DNA 结合结构域（DBD）、铰链区和 C- 末端配体结合结构域（LBD）。激活功能区 1（AF1）和 AF2 分别位于 NTD 和 LBD 中，这两个功能区嵌入 4 个结构域并调节 SHRS 的活性。DNA 结合主要发生在 DBD 中。核定位取决于铰链结构域和 LBD，而配体的结合以及配体 - 受体的相互作用则主要发生在 LBD 中。所有 4 个结构域都有助于 SHRS 的二聚化（Chen Q，2018）。

激活的受体结合于特定靶基因的 DNA 序列，即激素应答元件（hormone response elements，HREs），并通过与其他转录因子的相互作用发挥调节功能，如诱导特定基因转录。甾体激素通过其受体，在转录水平上影响基因的表达过程。与激素结合的受体会与特定基因结合，一般称基因的这一部分为激素反应部位。这种反应部位在一个基因中常常是多拷贝的，而且其变化很大。通常一个基因上会有若干不同激素反应部位。许多种不同激素就可能对同一基因的表达过程同时发挥调节作用。而在不同种类的细胞中，受甾体激素调节的基因种类和数目都是不同的，正是这种不同造成了不同细胞对甾体激素的反应不同。

二、主要的跨膜信号转导系统

细胞间的通信对于细胞的生长发育和功能活动的协调至关重要。每个细胞既是信号的发出者又是信号的接收者，无时无刻不在进行着各种信息的处理并做出相应的调整以适应环境的变化。如前所述，受体是信号到达的第一站，它们品种繁多、功能各异，根据结构或功能被分为许多家族。然而，即使同一家族的成员间，功能也有很大差异，这些特点既为我们研究提供了方便，又成为研究的障碍。由于受体的理化性质差异，信号的传递途径便分成了两类：①跨膜的信息传递，这是大多数亲水性信号的传递途径，如蛋白质、多肽、氨基酸衍生物类的激素、生物胺等，它们不能通过细胞膜，需要特殊的跨膜传递结构；②细胞内受体信号传递途径，这是甾体激素受体超家族成员的传递途径，其成员为疏水性分子，能直接透过细胞膜。

信号传递的主要过程是：信号分子→细胞受体→第二信使及其他信号转导物→靶作用物或转录机构→生物效应。其中，第二信使是接受受体转导的外界信号、并能被细胞所识别的信号分子。为了便于学习和掌握信号传递的总体概况，我们就以第二信使为中心，介绍跨膜的信息传递。

（一）cAMP 信号转导系统

环磷酸腺苷（cAMP）是经典的第二信使，是脑内大多数神经元调节效应的关键介导因子（Johnstone TB，2018）。cAMP 信号转导系统是指细胞外的信息分子与相应的膜受体结合，通过改变细胞内 cAMP 的浓度而引起生理效应的信号传递途径。其基本过程为：信号分子与相应受体结合，通过 Gs 蛋白转导而激活腺苷酸环化酶（adenylate cyclase，AC），或通过 Gi 抑制该酶。AC 能催化 ATP 生成 cAMP，cAMP 激活依赖 cAMP 的蛋白激酶 PKA。PKA 是一种四聚体蛋白，由两个催化亚基和两个调节亚基组成，每个调节亚基有两个 cAMP 结合位点。调节亚基与催化亚基的结合则能抑制 PKA 催化亚基的活性,一旦 cAMP 与调节亚基结合,调节亚基即与催化亚基分离,游离的催化亚基具有激酶的活性,催化靶蛋白的丝氨酸/苏氨酸残基磷酸化,使靶蛋白改变活性(增高或降低),产生相应的效应(图 3-5-8)。

目前认为 cAMP 信号转导系统参与基因表达的调节多数情况下是在转录水平。当 PKA 被 cAMP 激活后,有活性的 PKA 移入细胞核内,使某些转录因子磷酸化,磷酸化的转录因子与特定的基因调控部位结合,从而调控基因的转录。在这些转录因子中研究得比较清楚的是 cAMP 反应元件结合蛋白(cAMP response element binding protein,CREB)。许多 cAMP 诱导转录的真核基因启动子的周围都有一共同的碱基序列 5'-TGACGTCA-3',并称其为 cAMP 反应元件(cAMP response element,CRE)。能与 CRE 结合的转录因子称为 CRE 结合蛋白,即 CREB。活化的 PKA 转入核内,磷酸化 CREB 第 133 位的丝氨酸残基,改变 CREB 转录活化域的构象及活性,促使对 cAMP 发生反应基因的转录。

研究显示,CREB 在神经系统中参与多种生物功能的调控,如神经元胞膜的兴奋、昼夜节律的设定等。CREB 可作为神经递质、神经营养因子以及即刻早期基因 *c-fos* 的转录调控因子,广泛参与神经系统中多种递质的转录激活作用。

(二)Ca^{2+} 信号转导系统

Ca^{2+} 最主要的生理功能是作为第二信使调节细胞的功能。以细胞内 Ca^{2+} 浓度变化为基础的 Ca^{2+} 信息传递系统所参与的生理过程非常广泛,它可独自完成信息传递作用,但更多的是参与其他第二信使的信息传递过程。

1. Ca^{2+} **在细胞内外的分布及平衡** Ca^{2+} 在细胞内外及各亚细胞结构中分布不同:细胞外液中 Ca^{2+} 浓度平均为 10^{-3}mol/L,而细胞内液中 Ca^{2+} 浓度仅为 10^{-7}mol/L,显著低于细胞外液。内质网(肌肉中为肌质网)、线粒体中钙多呈结合形式。生物膜对 Ca^{2+} 的通透性极低,Ca^{2+} 从胞外或细胞器进入胞质,需依赖两条途径:依赖膜电位的钙通道和不依赖膜电位的钙通道。细胞膜电位的变化、激

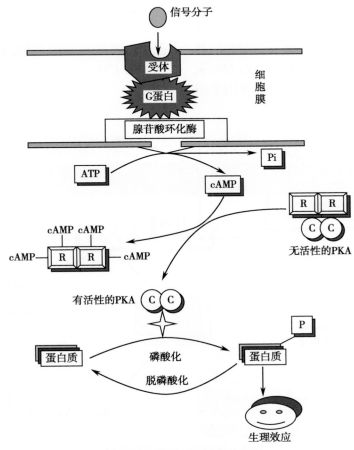

图 3-5-8 cAMP 信号转导系统

素、递质等信息物质的刺激均与钙通道的开启有关。胞液中 Ca^{2+} 排出到细胞外液或进入细胞器都是一种逆浓度的耗能过程，主要通过钙泵（Ca^{2+}-ATP 酶）和细胞膜两侧 Na^+/Ca^{2+} 交换系统的作用。依靠上述机制，细胞膜内外的 Ca^{2+} 浓度得以维持平衡。线粒体、内质网和肌质网等细胞器是细胞内 Ca^{2+} 储存的场所，肌钙蛋白是一种主要的钙储存蛋白，每个分子可以结合约 50 个 Ca^{2+} 并保证 Ca^{2+} 与其他蛋白质一起储存在肌质网 / 内质网中。

2. **Ca^{2+} 信号转导途径** 儿茶酚胺、升压素（又称加压素）、神经递质等许多信息分子可以直接或间接改变胞质中 Ca^{2+} 的浓度，但机制不同。其中一种方式主要存在于电兴奋细胞（如神经元）中，通过细胞外信号（动作电位）造成的质膜去极化而打开电位依赖性钙通道，使 Ca^{2+} 内流入神经元。另一种方式存在于绝大多数真核细胞中，即细胞膜外信号分子与细胞膜受体结合后，通过 G 蛋白转导作用导致内质网释放 Ca^{2+}。这种将膜受体和内质网 Ca^{2+} 通道开放偶联在一起的作用需要另一种第二信使——肌醇三磷酸（IP_3）。Ca^{2+} 信号转导与 IP_3 偶联，IP_3 对于游离细胞内 Ca^{2+} 的释放发挥重要作用。当细胞质中的 Ca^{2+} 从细胞内释放时，起始的信号通常由 IP_3 介导。IP_3 还介导其他信号中间体的释放，如烟酰胺腺嘌呤二核苷酸磷酸（NADP）、环 ADP 核糖（cADPR）和鞘氨醇 -1- 磷酸（S1P）。脂质激酶和磷酸酶作用于肌醇环并产生多种磷酸肌醇 - 磷脂。

细胞内存在多种钙结合蛋白，其中钙调蛋白（calmodulin，CaM）研究得最清楚。CaM 有 4 个结构域，1 分子 CaM 可结合 4 个 Ca^{2+}。在静息状态下，胞质 Ca^{2+} 浓度较低（$\leqslant 10^{-7}$mol/L），Ca^{2+} 不能与 CaM 结合；当胞质 Ca^{2+} 浓度增高至 10^{-6}mol/L 或更高时，Ca^{2+} 便与 CaM 结合，导致 CaM 构象的改变，形成 CaM$(Ca^{2+})_4$ 活性复合物。后者能进一步激活 Ca^{2+}/CaM 依赖性蛋白激酶（CaM kinase，或者 CaM PK），该激酶能催化靶蛋白中丝氨酸或苏氨酸残基的磷酸化，继续将信号向下传递而产生生理效应（图 3-5-9）。在不同细胞类型中 Ca^{2+} 信号调节不同的蛋白质，并发挥重要的功能（Nair A，2019）（表 3-5-2）。

CaM PK II 是一种主要分布于神经系统的蛋白激酶，其作用底物包括某些酶类、细胞骨架蛋白、离子通道和转录因子等。近年发现，CaM PK II 可以发生核转位，移入核内的活化的 CaM PK II 使 CREB 的 133 位丝氨酸残基磷酸化，而磷酸化的 CREB 又促进 *c-fos* 基因转录，与 PKA（cAMP 信号转导系统）的作用相协同，参与核内基因调控反应。

胞质内 Ca^{2+} 浓度升高，除了与 CaM 结合外，也可与细胞内其他钙结合蛋白结合，例如钙与肌钙蛋白 C（troponin C）的结合，参与肌肉的收缩反应。

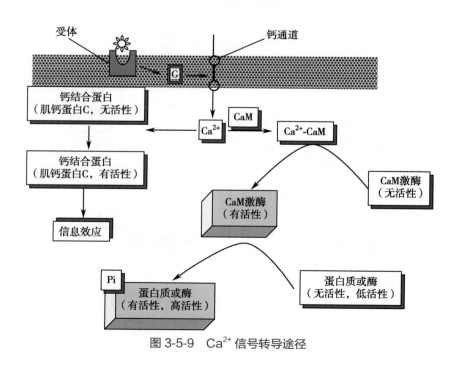

图 3-5-9　Ca^{2+} 信号转导途径

表 3-5-2　Ca^{2+} 调节的蛋白分子及功能

蛋白分子	功能
腺苷酸环化酶（AC 型 -1）	作为第二信使调节中枢神经系统
膜联蛋白（annexins）	膜联蛋白 I 通过控制细胞内 Ca^{2+} 释放来调节细胞功能
Ca^{2+}/ 钙调蛋白依赖性蛋白激酶（CaMK）	Wnt7a 信号通过 CaMK Ⅱ 促进树突棘生长和突触强度
Ca^{2+}-ATP 酶（SERCA）	在心肌细胞 Ca^{2+} 稳态的调节中起重要作用
Ca^{2+} 依赖性核酸内切酶	Ca^{2+}/Mg^{2+} 依赖性内切核酸酶调控细胞凋亡
钙调磷酸酶（calcineurin）	亲环蛋白 - 环孢菌素 A 和 FKBP-FK506 复合物的常见靶点
钙通道阻滞剂	对动脉和肺动脉高压起重要调控作用
钙释放激活通道（CRAC）	STIM1 可以活化 CRAC 通道并且迁移到质膜
钙蛋白酶（calpain）	AD 患者脑中 Ca^{2+} 促进中性蛋白酶（钙蛋白酶）的广泛激活
钙调蛋白（calmodulin）	一种细胞内 Ca^{2+} 受体
钙结合蛋白（calretinin）	一种新型 Ca^{2+} 结合蛋白基因，主要在神经元中表达
凝溶胶蛋白（gelsolin）	Ca^{2+} 和多磷酸肌醇调节的肌动蛋白
肌醇 1,4,5- 三磷酸（IP_3）受体	IP_3 和 Ca^{2+} 相互作用以增加 IP_3 受体依赖性 Ca^{2+} 信号
神经元钙传感蛋白 1（NCS-1）	Ca^{2+} 信号通过 NCS-1 传导调节秀丽隐杆线虫中的联想学习和记忆
一氧化氮合酶（NOS）	炎症中环氧合酶和一氧化氮合酶的诱导亚型
磷脂酶 A2（phospholipase A2）	cPLA2 需要 Ca^{2+} 促进其活性
磷酸化酶激酶	激活 Ca^{2+} 活化的磷脂依赖性蛋白激酶
蛋白激酶 C	激活 Ca^{2+} 和二酰基甘油信号通路
Ryanodine 受体	能迅速地将 Ca^{2+} 从内质网 / 肌浆中释放出来，保持细胞内 Ca^{2+} 平衡
S100 蛋白	具有细胞内和细胞外功能作用的多基因钙调节蛋白家族
突触结合蛋白（synaptotagmin）	突触囊泡表面的钙传感器

（三）肌醇磷脂信号转导系统

细胞膜内磷脂酰肌醇的代谢非常活跃。在激酶作用下，磷脂酰肌醇逐步磷酸化生成磷脂酰肌醇 -4,5- 二磷酸（phosphatidyl inositol-4, 5-biphosphate，PIP_2）。信使分子如儿茶酚胺、血管紧张素 Ⅱ、乙酰胆碱等通过与细胞膜特定的受体结合活化 PLC，在该酶的消化下，PIP_2 水解成肌醇 -1, 4,5- 三磷酸（inositol triphosphate，IP_3）和二酯酰甘油（diacylglycerol，DAG），这两种物质都是第二信使，可沿不同途径将信号转导入细胞内（图 3-5-10）。

1. IP_3-Ca^{2+}/CaM 蛋白激酶途径　当信使分子作用于细胞膜引起第二信使 IP_3 和 DAG 生成后，小分子的 IP_3 易于进入胞质内，与内质网（肌肉组织为肌质网）膜表面的 IP_3 受体结合，引起受体变构，Ca^{2+} 通道开放，使存储在内质网中的 Ca^{2+} 释放至胞质，提高了胞质中 Ca^{2+} 的浓度；同时，IP_3 也能激活细胞膜的钙通道，引起细胞外液 Ca^{2+} 内流。胞质中 Ca^{2+} 浓度的升高激活 Ca^{2+}/CaM 依赖性蛋白激酶，导致一系列连锁反应，直至生物效应的改变。因此，IP_3 的作用是通过 Ca^{2+} 实现的，大多数激素、神经递质和生长因子都是通过这条途径转导信息的。

2. DAG- 蛋白激酶 C 途径　如上所述，DAG 可来自磷脂酶 C 催化 PIP_2 水解的反应，此外，信息分子与膜上特异受体结合后，还可激活磷脂酶 D。在 Ca^{2+} 存在下，它可将磷脂酰胆碱水解为磷脂酸，后者再被磷脂酸磷酸酶水解生成 DAG 和 Pi。

DAG 的第二信使作用是激活蛋白激酶 C（protein kinase C，PKC），但由磷脂酶 C 催化生成 DAG 的信息传递途径引起 PKC 短暂的活化，主要与腺体分泌、血管平滑肌张力改变、代谢变化等有关；而由磷脂酶 D 催化生成的 DAG 途径常出现在细胞反应的后期，对 PKC 的持久活化有重要意义，常与细胞分裂、分化和增殖等过程有关。

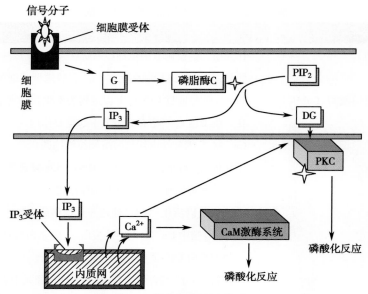

图 3-5-10 DAG-蛋白激酶 C 途径

DAG 是脂溶性物质,生成后仍留在细胞膜上。当与 DAG 同时生成的 IP_3 引起胞质内 Ca^{2+} 浓度升高后,后者与胞质中的 PKC 结合,促进 PKC 移位接近细胞膜内侧,位于膜上的 DAG 在磷脂酰丝氨酸(phosphatidylserine,PS)的协助下激活 PKC。

PKC 是一类分子量为 78~90kDa 的同工酶家族,已知有 10 种亚型。根据它们对 Ca^{2+}、DAG 和 PS 三种激动剂反应的不同,可分成 3 类:①经典 PKC(conventional PKC,cPKC),包 括 α、β_I、β_{II}、γ 四个亚型,能被上述 3 种激动剂所激活;②新 PKC(noval PKC,nPKC),包 括 δ、ε、η 和 θ 四个

亚型,能被 DAG 和 PS 所激活,对 Ca^{2+} 不敏感;③不典型 PKC(atypical PKC,aPKC),包括 λ 和 ξ 两个亚型,依赖 PS,对 DAG 和 Ca^{2+} 不敏感。各种亚型的 PKC 分子的氨基酸序列均有 5 个可变区(V1~V5)和相嵌排列的 4 个保守区(C1~C4)。C1~C4 在结构上可分为调节区和蛋白激酶区,调节区中的 C1 区富含半胱氨酸,是 DAG 的结合部位;C2 区是 Ca^{2+} 的结合部位。蛋白激酶区中的 C3 区是 ATP 的结合部位,C4 区为结合底物并进行磷酸基团转移的部位(图 3-5-11)。不同亚型的 PKC 分布于不同的组织,可由不同的第一信使启动信号转导(表 3-5-3)。

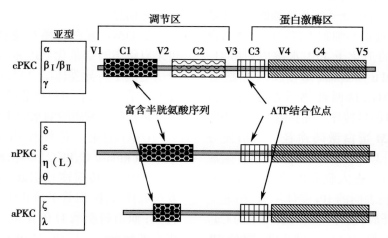

图 3-5-11 PKC 亚型结构示意图
β_I 和 β_{II} 起源于一个基因的不同剪切表达。

表 3-5-3 PKC 亚型及其特性

分类	亚型	氨基酸残基数目	分子量 /kDa	激动剂	组织分布
经典 PKC	α	672	77	磷脂酰丝氨酸,Ca^{2+},二酰基甘油,游离脂肪酸,溶血磷脂酰胆碱	广泛
	$β_I$	671	77	磷脂酰丝氨酸,Ca^{2+},二酰基甘油,游离脂肪酸,溶血磷脂酰胆碱	一些组织
	$β_{II}$	673	77	磷脂酰丝氨酸,Ca^{2+},二酰基甘油,游离脂肪酸,溶血磷脂酰胆碱	很多组织
	γ	697	78	磷脂酰丝氨酸,Ca^{2+},二酰基甘油,游离脂肪酸,溶血磷脂酰胆碱	脑
新 PKC	δ	673	78	磷脂酰丝氨酸,二酰基甘油	广泛
	ε	737	83	磷脂酰丝氨酸,二酰基甘油,游离脂肪酸	脑和其他组织
	η(L)	683	78	—	肺、皮肤、心脏
	θ	707	82	—	骨骼肌
非典型 PKC	ξ	592	68	磷脂酰丝氨酸,游离脂肪酸	广泛
	λ	586	67	—	卵巢、睾丸

注:"—"表示无法获得数据。

受 PKC 调节的底物谱非常大,大致可分为 3 类:①代谢途径中的关键酶类、离子通道和细胞膜上的离子泵、载体等;②与信号转导有关的蛋白质,例如 PKC 能使 EGFR、胰岛素受体蛋白磷酸化,调节这些受体的活性,还可以使细胞内与信号转导有关的蛋白质如 GTP 酶激活蛋白(GTPase-activating protein,GAP)、Raf 蛋白激酶等磷酸化;③调控基因表达的转录因子,如 c-Fos、NF-κB 等。由此可见,由 DAG-PKC 介导的信息传递途径具有十分重要的意义。

（四）cGMP 信号转导系统

cGMP 是由 GC 催化 GTP 环化而成,被磷酸二酯酶(phosphodiesterase,PDE)催化分解为 5′-GMP 而失效。细胞中 GC 有两种类型,即膜结合型和胞质可溶性酶。

$$GTP \xrightarrow[Mg^{2+}]{鸟苷酸环化酶} cGMP \xrightarrow[Mg^{2+}]{磷酸二酯酶} 5′\text{-}GMP$$

cGMP 的第二信使作用类似于 cAMP,但是对它作为胞质内信使参与细胞功能调节机制的了解却不如 cAMP。直到发现 cGMP 在视觉信号传递及一氧化氮(NO)在信号传递中的特殊作用,它才受到人们的重视。与 cAMP-PKA 途径不同的是,cGMP 在不同类细胞中可分别通过 cGMP 门控的阳离子通道、cGMP 调控的环核苷酸磷酸二酯酶、ADP- 核糖环化酶等介导的途径来调控视觉嗅觉信号转导、平滑肌松弛、淋巴细胞活化、生殖细胞趋化反应等多种细胞功能。cGMP 可以通过蛋白质磷酸化 / 去磷酸化方式来实现对细胞功能的调节,其作用机制存在多样性和灵活性,与细胞种类和特定的亚细胞结构有关。

cGMP 的信使作用之一是激活 cGMP 依赖性蛋白激酶 G(PKG 或称 GK),PKG 为丝氨酸 / 苏氨酸蛋白激酶,跨膜激活底物蛋白磷酸化反应,最终导致细胞功能改变。cGMP 升高→激活 PKG →靶蛋白或酶的磷酸化反应→细胞生物学效应。近年来发现 NO 是哺乳动物体内一种重要的信使分子,参与中枢神经系统、免疫系统、心血管系统等多种组织细胞间或细胞内的信息传递。NO 的关键作用是刺激 cGMP 的生成。内源性 NO 的生成是在一氧化氮合酶(NO synthase,NOS)的催化下完成的。NOS 是一种 Ca^{2+}/CaM 依赖性的氧化酶,当细胞内 Ca^{2+} 浓度升高致 NOS

激活时,可催化 L- 精氨酸氧化生成 NO 和瓜氨酸。

$$L- 精氨酸 +O_2+NADPH_2$$

$$NOS \mid Ca^{2+} \downarrow$$

$$瓜氨酸 +NO+NADP^++2H_2O$$

NO 的作用是激活胞质中含血红素的可溶性 GC,生成 cGMP,目前称之为 L-Arg-NO-cGMP 信息传递途径。临床上用于治疗心绞痛的硝酸甘油,在体内代谢过程中可产生 NO,使心血管平滑肌松弛,缓解心绞痛症状。

cGMP 的细胞内浓度需要合成过程和降解过程的协同作用。通过催化 cGMP 降解,PDE 维持 cGMP 在细胞内的基础浓度。PDE 超家族含有 11 个基因家族(亚型 PDE1~PDE11),它们具有高度遗传特异性。PDE5、PDE6 和 PDE9 是 cGMP 的特异性水解酶,而 PDE4、PDE7 和 PDE8 是 cAMP 特异性水解酶。其他 PDE 可以同时水解 cAMP 和 cGMP。通过使用 PDE 抑制剂来抑制 cGMP 的水解,可以改善肾脏疾病,如 PDE5 抑制剂可以减轻大鼠单侧输尿管梗阻(unilateral ureteral obstruction,UUO)模型中的肾小管间质纤维化的程度,并且可以明显改善与肾病综合征相关的水肿。

(五) 酶偶联受体的信号转导系统

与酶偶联受体的信号转导系统的研究颇为活跃,它与多种生长因子和信号传递有关,研究显示许多癌基因的表达产物正是这些信号传递途径中的重要成员。无论是受体酪氨酸激酶或者是与酪氨酸激酶偶联的受体,都是最终通过激酶的活性来磷酸化受体本身和下游的信号分子,启动从胞质到核内转录过程的信息转换,调节基因表达。

受体酪氨酸激酶转导系统的信息传递过程是:信使分子(生长因子、多肽激素等)与受体胞外侧部分结合→受体寡聚体形成→受体酪氨酸自身磷酸化→受体与含 SH2 或 SH3 的靶蛋白结合→信号下传。与酪氨酸激酶相联的受体的信息传递方式与上述过程相似,只不过受体本身无酪氨酸激酶活性,而是受体在结合信号之后产生构象改变,与具有酪氨酸激酶活性的 Src 家族成员或 JAK 家族成员结合,再发生自身磷酸化,并将信息下传。事实上,Src 家族成员在上述两种传递方式中均有作用。

在生长因子的信号传递过程中,有一种信号分子非常重要,这就是 Ras 蛋白(又称 p21 蛋白)。它有两种活性状态,即有活性的 GTP 结合状态和无活性的 GDP 结合状态。Ras 蛋白能进一步激活与细胞增殖密切相关的 MAPK 激酶系统。有两种关键的因子控制着 Ras 蛋白的活性状态:一种是 GTP 酶激活蛋白(GTPase-activating protein,GAP),可催化 Ras 上 GTP 分解为 GDP 和 Pi,结果是抑制 Ras 蛋白的活性;另一种是鸟苷酸释放因子(guanine nucleotide releasing proteins,GNRPs),可催化 Ras 蛋白上由 GDP 交换为 GTP,其结果是促进 Ras 蛋白的活性。信号传递过程中,各种因子通过改变这两个关键因子的活力来调节 Ras 的活性,最终影响细胞的增殖活动(图 3-5-12)。

(六) 信号转导体系之间的相互作用

受体及其内外源性配基的种类远远超过已知的效应体系。细胞外的信号物质种类更是远远超过已知的细胞内信使物质。这样,多种细胞外信号物质必然共用有限的效应体系和细胞内信使物质发挥作用。因此,多种递质、激素及调节物质作用于同一细胞的情况,就可以部分地归结为有限的几种细胞内信使物质之间的相互作用。以最常提到的 Ca^{2+} 和 cAMP 之间的关系为例,Ca^{2+} 可以从细胞外进入胞质,也可以从细胞器的 Ca^{2+} 贮池中释放出来,但无论何者,都需要经过膜上的 Ca^{2+} 通道。当 AC 快速激活时,可以将 ATP 转化为 cAMP。如果不加限制,胞质内 cAMP 浓度迅速上升,并且在这种条件下,cAMP 的所有效应子都可以被激活,这可能对细胞的正常功能有害。膜上的 Gs 激活 AC,同时 Gs 激活 Ca^{2+} 通道。此外,cAMP 激活的 PKA 也能使 Ca^{2+} 通道磷酸化,从而激活之。而膜上的 Gi 抑制 AC 的活性,它也同样地抑制某些神经元上的 Ca^{2+} 通道。Ca^{2+} 与 CaM 结合后,可以激活 AC。膜上的磷脂酶 C(PLC)受 G 蛋白的调节水解磷脂酰肌醇产生重要的细胞内信使 IP_3 和 DAG。前者使细胞器中的 Ca^{2+} 释出,而后者则与 Ca^{2+} 一起调节 PKC 的活性。由于 cPKC 依赖于 Ca^{2+} 激活,Ca^{2+} 信号转导可以导致 PKC 特异性亚型的激活,进一步启动转录过程。PKC 家族成员参与控制 T 细胞生物功能的各个方面,包括黏附、分化、IL-2 分泌、增殖、凋亡、迁移等。因此,PKC 与重要的第二信使 Ca^{2+} 一起在 T 细胞克隆扩增和细胞因子产生中发挥不可或缺的

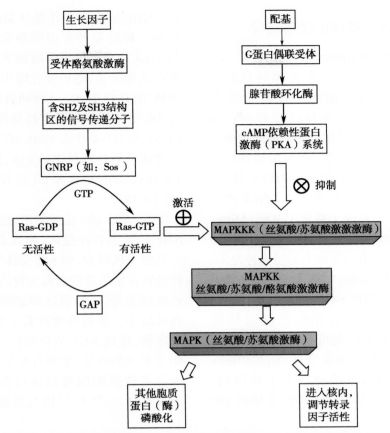

图 3-5-12　受体酪氨酸激酶信号传递系统及其与 G 蛋白偶联传递系统的对话

作用。这些细胞因子包括在发病过程中产生的促炎细胞因子和抗炎细胞因子。PKC 信号调节翻译效率和 mRNA 稳定性。Ca^{2+} 结合蛋白的非特异性抑制剂和 PKC 抑制剂以剂量依赖性方式阻断巨噬细胞活性。cAMP 激活 PKA,从而通过它使多种酶发生磷酸化。与 Ca^{2+} 调节和转运有关的若干蛋白质均受 cAMP-PKA 的调节。

作为细胞内的信使物质,Ca^{2+} 和 cAMP 可以来源于不同的信号体系,在细胞内效应体系之间又会发生复杂的相互作用。这种作用可以是直接的(改变 Ca^{2+} 或 cAMP 的含量),也可以是间接的(共用的作用靶点)。这种看起来十分复杂的相互影响,正是多种外界因子调节时细胞正确综合应答的基础。

信号系统之间的相互作用发生在各个不同的水平。除了细胞内信使物质的相互作用之外,还发生在受体 G 蛋白偶联的水平、受体水平乃至细胞外信使水平。设想某细胞受到特定作用之后,必然会影响它的递质释放或激素分泌,这又反过来影响其他细胞释放或分泌的水平,发生更为复杂的变化。

G 蛋白偶联受体仅在哺乳动物中即已超过百种,其中包括各种受体的亚型,如 M 胆碱受体的 5 个亚型、肾上腺素受体已确定的 8 个亚型和 5-HT 受体已知的 5 个亚型等。同一递质不同受体的亚型通常与不同的第二信使通路偶联,或者调节不同种类的离子通道。事实上,某种受体亚型可能与若干不同的效应器偶联,而若干不同种受体又可能影响同一效应器。除了受体的多型性之外,近年来的研究也表明效应器也是有多型性的,例如目前已确定了多种腺苷酸环化酶、磷脂酶 C 和多种磷脂酶 A2。此外,也有资料表明存在不同亚型的与 G 蛋白偶联的离子通道。如此众多种类的受体与效应器都要通过特定的 G 蛋白来正确地偶联才能发挥生物作用。但是满足这种复杂的受体效应器偶联需要的 G 蛋白种类、这些受体与 G 蛋白及效应器偶联的机制、不同受体 - 效应器通路间相互作用的机制、如何决定受体 -G 蛋白 - 效应器的特异性等问题还有待进一步研究,事实上,这是多种信号系统在细胞水平上如何整合并最终产生协调一致作用的问题。

三、神经营养素受体的信号转导

1. 神经营养素家族（neurotrophins，NTs）　NTs
是发育过程中神经元存活、生长和分化的重
要调节因子，包括 NGF、BDNF、神经营养蛋
白 -3（neurotrophin-3，NT-3）和神经营养蛋
白 -4（neurotrophin-4，NT-4），它们都是从共同的神经营
养因子祖先基因进化而来的。在 NTs 受体结构
上，最早研究的是神经生长因子（NGF）受体，是
周围神经系统生存和发育所必需的。NGF 的发
现为鉴定其他神经营养因子奠定了基础（Mitre，
2017；Reichardt，2006）。应用放射性标记的 NGF
结合试验检测对 NGF 有应答能力的感觉神经元、
交感神经元和 PC12 细胞，结果发现 NGF 受体
有两种，一种是低亲和性 NGF 受体（low-affinity
NGF receptor，LNGFR），简称 p75，它能很快地
与配体结合，但一般不出现可察觉的细胞学反
应。另一种是高亲和性 NGF 受体（high-affinity
NGF receptor，HNGFR），在结合动力上是慢的，
高亲和性受体的亲和力是低亲和性受体的 100

倍。NGF 的高亲和性受体是由原癌基因 *Trk* 编
码的一种酪氨酸蛋白激酶受体，称 TrkA。NGF
与 TrkA 结合可出现的细胞学反应包括增强细胞
的存活和生长，随后又克隆出 *Trk* 编码的结构同
类物 TrkB 和 TrkC。4 种哺乳动物神经营养因子
与 Trk 受体的作用具有特异性，NGF 激活 TrkA，
BDNF 和 NT-4 激活 TrkB，NT-3 主要激活 TrkC，
也能激活另外两种 Trk 受体，但作用较弱。所以
Trk 受体（Trk A、B 和 C）是 NTs 的功能性受体
（图 3-5-13）。

2. p75　p75 是糖蛋白，已被克隆，它不仅是
NGF 的低亲和性受体，而且亦以同样的亲和力
与其他 NTs 结合，但 p75 受体和未被加工的前体
神经营养素结合的亲和力较高。p75 的分子结构
包括细胞外区、跨膜区和细胞内区 3 部分，细胞
内区较小。细胞外含有若干（典型的是 4 个）重
复序列，形成 NGF 结合部位，每一重复序列（约
40 个氨基酸残基）中都有 6 个半胱氨酸残基。这
些含半胱氨酸的重复体可能呈共线（collinear）
方式排列。p75 的结构与细胞因子受体特别是

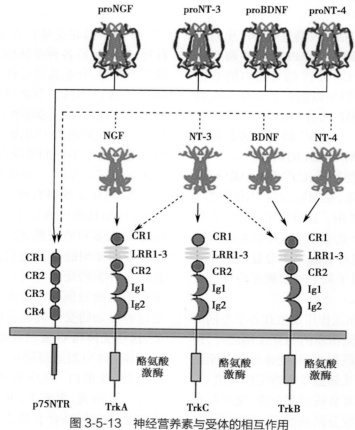

图 3-5-13　神经营养素与受体的相互作用

NGF. 神经生长因子；NT-3. 神经营养素 -3；BDNF. 脑源性神经营养因子；NT-4. 神经营养素 -4。

肿瘤坏死因子受体（tumor necrosis factor receptor, TNFR）相似。p75 受体主要在对 NTs 起反应的细胞上表达，与细胞凋亡（Rabizadeh，1993）和细胞迁移（Anton，1994）有关。通过 p75 受体可以激活很多信号通路，Jun 激酶通路是被激活的主要通路之一，进而激活 p53，p53 的靶蛋白很多，其中包括凋亡前体蛋白 Bax，Jun 激酶通路可以诱导 Fas 配体在神经元中表达，促进细胞凋亡；另外 Jun 激酶通路还可以通过 Traf6、RhoGDI 分别激活 NF-κB 和 Rho 信号通路，从而促进神经元存活、生长锥迁移（图 3-5-14）。早期研究提出功能性 NT 受体的形成需要有 p75，但后来发现在没有 p75 存在的情况下，单独的 Trk 受体亦能介导 NT 受体的功能性反应。然而，p75 仍可作为一种副因子调整 Trk 受体对 NT 的反应。例如，最近研究指出一种截短型的 p75 能与每一种 NT 受体起明显的功能性相互作用，能允许 Trk 受体对较低浓度的 NTs 起反应。

3. Trk 受体　哺乳动物的 Trk 受体有 TrkA、TrkB 和 TrkC 三种。三者的氨基酸序列有 66%~68% 同源（Lamballe，1991）。它们的结构与 p75 一样包括细胞外区、跨膜区和细胞内区 3 部分。细胞外区都含有 2 个半胱氨酸富含区、3 个亮氨酸重复序列和 2 个免疫球蛋白样的结构，免疫球蛋白样的结构为 NTF 的结合部位。细胞内则有高度相似的酪氨酸激酶结构域，并被一短的插入序列分成两段。Trk 受体只能被成熟的 NT 激活，不能被 NT 的前体蛋白激活，激活的 Trk 受体可以激活 Ras、Rac、PI3K、PLC-γ1 和它们的下游效应器，从而促进细胞存活和分化通路的激活（图 3-5-14）。Trk 受体有许多亚型（isoform），如 TrkA 因胞质外区有无插入序列（含 6 个氨基酸残基）而分 TrkA Ⅰ和 TrkA Ⅱ两种，而 TrkA Ⅰ是神经组织中唯一的同源型，TrkA Ⅱ主要在非神经组织中表达。TrkB 的同源型是其酪氨酸激酶结构域被一个新的、长度仅 21 个或 23 个氨基酸残基的胞质结构域所代替。TrkB 这种截短的同源型在各种非神经组织中十分丰富。在神经系统，它随胚胎发育进程而增加且比全长型的受体多。在成年脑，此截短的同源型受体主要在室管膜细胞和脉络丛上皮细胞表达。截短的同源型可能是 TrkB 信号转导的负调节分子。TrkC 也有缺乏酪氨酸激酶结构域的截短的同源型（Tsoulfas，1993）。除了配体诱导的直接作用外，Trk 受体的激活也可

以通过其他受体系统发生。近年来研究的一种特殊机制是通过 GPCRs 反式激活 Trk 受体。腺苷是一种神经调节剂，在治疗 1~2h 内导致海马细胞和 PC12 细胞中的 TrkA 受体自身磷酸化。NT 的产生不会发生这种效应，它依赖于腺苷 2A 受体（adenosine 2A receptor，$A_{2A}R$）的激活和 TrkA 下游持续的 PI3K/Akt 信号转导。垂体腺苷酸环化酶激活多肽（pituitary adenylate cyclase activating polypeptide，PACAP）也可以通过类似于腺苷的时间过程和机制反式激活 Trk 受体。由这些 GPCR 配体引发的反式激活可以导致神经保护作用，如在轴索切断术后 PACAP 处理的基底前脑胆碱能神经元的存活增加，提供了增加神经变性疾病中 NT 信号转导的替代方法。根据不同的情况，GPCR 配体（如腺苷和 PACAP），可以对由缺血、缺氧或血管损伤引起的损伤具有神经保护作用。GPCR 信号通过 Trk 受体可以导致 PI3K/Akt 途径长时间的选择性激活。因此，腺苷和 Trk 受体之间的细胞内信号转导相互作用为解决神经功能障碍提供了新的途径。

四、睫状神经营养因子受体复合物及信号转导

睫状神经营养因子（ciliary neurotrophic factor，CNTF）是 IL-6 细胞因子家族的成员，该家族还包括 IL-6、IL-11、白血病抑制因子（leukemia inhibitory factor，LIF）、抑癌蛋白 M（oncostatin-M，OSM）和心肌营养因子 -1（cardiotrophin-1，CT-1）。CNTF 在中枢神经和外周神经系统内的神经胶质细胞中表达，可促进神经元内的多种基因表达、细胞存活或分化。

CNTFRα 是一种糖蛋白，由 372 个氨基酸残基组成。人和大鼠 CNTFRα 的氨基酸序列有 94% 的同源性，在中枢神经系统及骨骼肌中检测到相对较高的表达，在肾上腺、坐骨神经、皮肤、肝脏、肾脏和睾丸中表达较低。与其他已知的细胞因子受体相反，CNTFRα 缺乏跨膜的和胞质的结构域，借糖基磷脂酰肌醇（GPI）锚在细胞膜上，但可被细胞膜上磷脂酰肌醇特异的磷脂酶 C（PI-PLC）裂解。因此 CNTFRα 在体内存在两种活性形式：锚着型 CNTFRα 与可溶型 CNTFRα。CNTF 结合其受体时首先结合于 CNTFRα，再募集 gp130，最后与 LIFRβ 连合成为复合体。CNTF 受体复合物形成的第一步是配体（CNTF）与受体 α 的成分（CNTFRα）

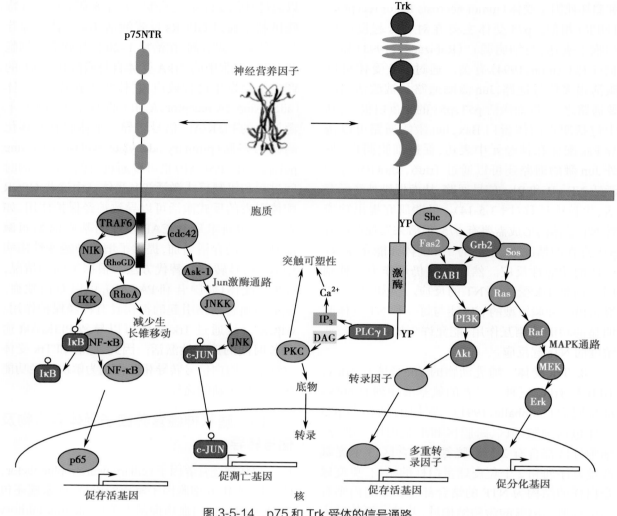

图 3-5-14 p75 和 Trk 受体的信号通路

结合,然后促进其两个 β 成分(gp130 和 CNTFRβ)二聚化,形成异源二聚体。此两个 β 亚基的二聚作用激活与其连接的 JAK 激酶并传播 CNTF 信号,被激活的 JAK 激酶诱导转录因子 STAT 家族的两个成员 STAT1 和 STAT3(Darnell,1994)。这些 STAT 蛋白质是位于胞内的含 SH2 结构域的蛋白质。当这些 STAT 被 JAK-Tyk 激酶激活发生磷酸化时可通过磷酸酪氨酸-SH2 结构域相互作用而形成同源或异源二聚体。此 STAT 二聚体迅速转位到细胞核,结合到其靶基因(CNTF-responsive gene)调节区(CNTF-responsive element,CNTF-RE)内的特异序列(共有序列 5'-TTCCCCGAA-3')(Hirano,1994)并激活其转录。STAT1 和 STAT3 亦能在丝氨酸残基上被磷酸化。STAT 在丝氨酸残基上的磷酸化能增强它们激活转录的效率(Wen,1995)。通过 CNTFRα

除了可以激活 JAK/STAT 通路,还可以激活 MAPK/ERK、PI3K/Akt 通路(Hu,2008)。

由于 CNTF 受体复合物的 α 亚基(CNTFRα)是锚定在细胞表面上的,能被磷脂酶裂解并释放成为可溶性分子,后者能与其配体 CNTF 结合而激活 LIFR 的 β 成分(gp130 和 LIFRβ),后者在正常时只是对 LIF 而不是 CNTF 起反应。可溶性或结合膜的 CNTFRα 均可导致对 CNTF 的功能性反应。在脑脊液中存在可溶性 CNTFRα 表达暂时性的急剧增加,这与 CNTFRα 自骨骼肌释放相一致。从神经释放的 CNTF 与从骨骼肌释放的可溶性 CNTFRα 一起可能协同对损伤部位的各种细胞如血源性单核细胞起作用,而在无 CNTFRα 时不会对 CNTF 起反应。这种协同作用在神经损伤后的再生反应中可能有重要作用。缺乏 CNTF 的小鼠发育基本正常,到成年只有轻微的运动神经元变化而无任何其他神经系统的异常。

在发育中的小鼠胚胎中,CNTF 表达相对较弱并且限于特定的脑区域。胚胎于 14.5d 时,在纹状体、基底神经节、丘脑和下丘脑区域,通过原位杂交检测到 CNTF 处于中等水平。在成年小鼠脑中,CNTF 普遍处于相对较低的水平,在星形胶质细胞以及成熟的少突胶质细胞(oligodendrocyte,OLG)中则观察到更高的 CNTF mRNA 表达。另一项针对不同年龄小鼠星形胶质细胞基因表达变化的研究却未发现任何阶段的 CNTF 表达。同样,mRNA 测序也无法在人脑中检测到任何的 CNTF。尽管有不同发现,但专门针对 CNTF mRNA 检测的研究仍能够证明其在处于正常条件下的星形胶质细胞中表达。与 BDNF 类似,CNTF mRNA 在内嗅皮质损伤和卒中后,可以在反应性 GFAP 阳性的星形胶质细胞中出现表达上调的情况。这可能是因为在正常条件下,与神经元的接触可以通过信号转导途径抑制星形胶质细胞中的 CNTF 表达。

在啮齿动物脑中,CNTF 蛋白在白质星形胶质细胞中表达,而其受体 CNTFRα 的 mRNA 表达仅限于灰质,尤其是在皮质和海马部位更为丰富。CNTFRα 也存在于中枢和周围的一些神经元的轴突和树突中。在胚胎中,CNTFRα 在体细胞和分化神经元中表达最强。CNTF 可激活 JAK/STAT3 通路,有助于促进星形胶质细胞的反应活性。在阿尔茨海默病及亨廷顿病模型中选择性抑制 JAK/STAT3 通路,可以抑制星形胶质细胞反应活性,这个过程对神经变性并没有影响。因此,CNTF 信号转导过程在星形胶质细胞中对于疾病进展的作用仍然未知。

CNTF 作为神经营养因子,经常被评估为运动神经元疾病患者的治疗工具。有趣的是,在研究 CNTF 的试验期间,CNTF 给药导致意外的体重减轻。用第二代 CNTF 类似物 CNTFAx15 治疗可以导致肥胖的 C57BL/6J 小鼠体重减轻。此外,CNTF 可以增强 β_3 肾上腺素能受体的表达,激活 MAPK、PI3K、AKT 和 p70S6 激酶等代谢信号通路,并上调 PGC-1α、PPARα 和 UCP-1 的表达,通过这些变化促进棕色脂肪细胞的能量消耗。在白色脂肪细胞中,CNTF 处理可以增强脂肪酸氧化和降低脂肪生成能力,从而减少甘油三酯的储存。此外,CNTF 还可以增加骨骼肌细胞和肝细胞对胰岛素的敏感性,预防急性脂质诱导的胰岛素抵抗。CNTF 结合 CNTFRα-IL-6-gp130β 受体复合物,并激活 AMP 活化蛋白激酶(AMP-activated protein kinase,AMPK),从而增加骨骼肌脂肪酸氧化、降低胰岛素抵抗。除了 CNTF 对外周脂肪和肌肉组织的直接影响外,CNTF 在调节代谢稳态中也发挥重要作用,脑室内注射 CNTF 可以促进脂肪组织分解,减少脂肪量(Poyhonen S,2019;Ma D,2019)。

(孙华林　顾晓松)

第六节　神经元和胶质细胞活动的基因表达调控

神经元和胶质细胞担负着神经系统中信号传递的功能。由于神经组织结构和功能上的特殊性,一度使人们把神经元看成是一类特殊的细胞,因此早期的研究者都强调神经元与一般细胞的不同。但是近年来的研究特别是在生化和分子方面的研究,使人们更多地注意到神经元与一般细胞的相似之处。神经元和其他细胞在代谢途径、膜蛋白结构、细胞器结构和功能、基因的表达与调控方面并没有本质的差别。因此就细胞基本过程而言,对其他细胞的了解也可以移植到神经元和胶质细胞上来。当然,由于结构与功能上的特殊性,神经元和胶质细胞也有其特殊的代谢和调控特点。

基因表达调控对于生命活动来说是极为重要的,它体现在细胞乃至整个生命体的生长、发育、分化等生命活动全过程。按所含分子不同,神经元和胶质细胞的类型可达数百种,而每一个细胞核中都含有该物种的全部基因,这就意味着个别细胞必须有选择地表达所有基因中的部分,即选择那些将来可能控制其分化、决定成熟细胞表型特征的基因。神经元和胶质细胞在众多的基因中选择那些不同神经递质受体、电压门控离子通道、突触囊泡蛋白、生长因子受体以及神经递质的有关基因,并且所选择的基因都根据细胞受外界条件刺激的情况而受调节。

一、真核细胞基因调控的主要环节

真核细胞的基因表达系统和组成与原核细胞有很大区别，不仅基因数目比原核细胞多得多，且绝大多数的基因含有内含子和各种非编码的、功能尚不清楚的重复序列和单一序列。近年来的研究表明，这些序列对于基因表达有影响。此外，真核基因的DNA在结构上与组蛋白结合在一起，形成核小体结构，同时还有许多非组蛋白与之结合。这些蛋白以及核小体本身的结构对基因的活性及表达有影响，但确切机制仍不详。在一些转录非常活跃的基因如编码核糖体RNA的基因，以及在某些情况下转录可以快速触发的基因，如热休克基因，均看不到核小体的存在。原核细胞的转录和翻译几乎可以同时发生，没有区域之分。而真核的转录发生在核内，翻译在核外，从而提供了多层次、多样性的调控过程。绝大多数真核mRNA的形成都要经过剪接加工，细胞可以在这一过程中对表达加以调控。真核mRNA的寿命比较长，这又为翻译水平的调节提供了较大的余地。所以和原核细胞比较，真核的调节包括了基因水平（DNA和组蛋白的表观修饰、基因扩增、基因重排等）、转录水平、转录后水平（即RNA加工）、翻译水平等多层次的调控，其中，转录水平的调控是最主要的调控。近年来，一些非编码RNA的表观调控研究有了突破性的进展，微RNA（microRNA，miRNA）、长链非编码RNA（long non-coding RNA，lncRNA）、环状RNA（circular RNA，circRNA）等对基因表达各环节的调节构成了一个复杂的调控网络，极大地丰富了基因表达调控的内容。总之，真核细胞的表达受时空的限制，即依不同细胞的类型和不同的发育阶段而定，分化是不同基因表达的结果，细胞类群总是按照一定的程序不断进行严格的调控。

（一）基因水平的调控

基因水平的调控是指通过对基因的DNA构象和序列调节来影响基因的表达，涉及DNA序列改变的主要是基因扩增和基因重排。大多数情况下主要是通过对DNA和组蛋白的修饰影响染色质的构象，进而调节基因的表达，即表观水平的调节。DNA和组蛋白（H1、H2A、H2B、H3、H4）以及一些其他蛋白质组合在一起，反复折叠缠绕，形成了遗传物质的高级结构，这种结构对基因是否具有转录活性有重要的影响。表观遗传修饰是指对基因进行的非序列改变的修饰，通常包括DNA甲基化和组蛋白修饰，这些修饰可影响组蛋白与DNA的亲和性而改变染色质的状态，也可以影响转录因子与DNA序列的结合，从而对基因表达进行调控。

1. DNA的表观修饰 DNA的甲基化是真核基因调节的重要方式，真核细胞的DNA中有2%~7%的胞嘧啶存在着甲基化修饰，包括转录惰性的卫星DNA。大多数甲基化的残基常在基因组中的所谓"CpG"岛内。有证据表明，甲基化与转录活跃与否有关（Moore LD，2013）。例如富含甲基化的DNA均不转录；把非甲基化的DNA转染入细胞中，常可得到表达；培养细胞时，如果加以特定处理，使其DNA去甲基化，则能促进基因表达。去甲基化的途径有两种，一是用去甲基化酶去除，二是在DNA复制时，由于某种原因甲基化酶未能正确催化甲基化，从而在以后的DNA复制中产生完全去甲基化的DNA分子。但是DNA甲基化/去甲基化与基因活性的关系并不是绝对和普遍的，脊椎动物的甲基化程度比较高，而无脊椎动物比较低，这说明甲基化不是一种原始现象，它可能出现于某一进化时期，并随着进化程度的提高而逐步加强。因此甲基化/去甲基化在基因活性调控中的意义依物种不同而异。DNA甲基化在维持染色体结构、X染色体失活、基因印记和肿瘤的发生中起重要作用。

2. 组蛋白的表观修饰 组蛋白通常包括H1、H2A、H2B、H3和H4，已有报道表明其存在约400种以上的共价修饰，其包含有氨基酸总数近20%的精氨酸和赖氨酸残基，而该两种氨基酸中的ε-氨基为广泛的乙酰化、甲基化、泛素化和SUMO化修饰提供了作用位点。此外，其含有的丝氨酸和苏氨酸残基也为磷酸化修饰提供作用位点（Peterson CL，2004）。

组蛋白乙酰化修饰部位大多位于组蛋白N端，组蛋白乙酰基转移酶（histone acetyltransferase，HAT）介导的赖氨酸乙酰基化促进基因转录，组蛋白去乙酰基酶（histone deacetylase，HDAC）催化赖氨酸去乙酰基化通常与染色质失活有关（Verdin E，2015）。如组蛋白H3的27号位赖氨酸乙酰化修饰（H3K27ac）会富集在增强子（enhancer）区域及转录起始区域，同样的现象也在组蛋白H4的16号位赖氨酸上观察到。研究表明在人的前额叶脑皮质衰老进程中，H3K27ac整体修饰水平下降。

组蛋白磷酸化是指发生在 H1、H2A、H2B、H3 和 H4 组蛋白上的丝氨酸、苏氨酸及酪氨酸残基上增加磷酸基团的过程，与之对应的是去磷酸化过程，共同构成一个动态平衡调控机制。组蛋白磷酸化后其所携带的负电荷会中和组蛋白的正电荷，改变其总电荷量，进而降低组蛋白与 DNA 之间的亲和力；另外，磷酸基团的添加也提供了与其他分子结合的表面，获得与特定分子或复合物结合的机会。组蛋白磷酸化主要参与调控染色体凝缩状态，改变拓扑异构酶的定位，进而影响细胞周期、参与 DNA 修复、调控基因转录等。如研究较多的组蛋白 H3 上 10 号位的丝氨酸残基磷酸化被报道能够抑制 H3K9 甲基化，促进 14 号位赖氨酸产生乙酰化，并能够促进转录因子的招募。

组蛋白甲基化是指发生在 H3 和 H4 组蛋白 N 端精氨酸或者赖氨酸残基上的甲基化，由组蛋白甲基转移酶（histone melthyltransferases，HMT）介导催化，形成单甲基化、双甲基化和三甲基化。组蛋白甲基化的功能主要体现在异染色质形成、基因印记、X 染色体失活和转录调控方面，在基因表达过程中扮演调节子的角色。通常认为 H3K4me3 为活化模式，能够促进精子发生及胚胎早期发育等过程中基因的表达；而 H3K27me3 则被认为是抑制模式，小鼠胚胎发育过程中 POU5F1 转录起始位点 H3K4me3 修饰减少后，会观察到胚泡数量减少、胚胎细胞凋亡及胚胎发育迟缓等。

组蛋白泛素化修饰主要是指蛋白的单泛素化，而不是导致降解的多泛素化过程。据目前已有研究报道认为较多发生在 H2A 和 H2B 上，在哺乳动物中这类单泛素化修饰主要发生在 H2AK119 和 H2BK120 这两个高度保守的位点上，该泛素化过程是可逆的，并能够对基因的转录产生影响（Osley，2006）。此外，组蛋白泛素化修饰会驱动组蛋白甲基化水平的改变而行使生物学功能。例如 H2B 单泛素化后会招募 H3K4 和 H3K79 的甲基转移酶而使得该两个位点产生甲基化，此过程非可逆。

SUMO 化（sumoylation）是指蛋白质的小泛素相关蛋白（small ubiquitin related modifier，SUMO）修饰，通常会发生在 ψ-K-x-E/D 序列（ψ 为大体积脂肪族酸性氨基酸，X 是任何残基）中的赖氨酸残基上，是一种保守的、可逆的动态化蛋白质翻译后修饰。能够改变蛋白的构象、定位以及与底物的结合，进而参与 DNA 修复、核糖体合成以及线粒体活性等过程。组蛋白的赖氨酸侧链也能够被 SUMO 化，组蛋白 H4 发生 SUMO 化修饰后会结合 HDAC1 和 HP1（异染色质蛋白 1），进而抑制 DNA 的转录活性，维持基因组特定区域的转录沉默。

由此可见，组蛋白以复杂多样的修饰状态，组成了所谓的"组蛋白密码"，丰富了真核生物基因表达调控的方式。

3. 基因扩增与基因重排 基因扩增指细胞内某些特定基因的拷贝数专一性大量增加的现象，它是细胞在短期内为满足某种需要而产生足够的基因产物的一种调控手段。这方面研究得最清楚的是 rRNA 基因（rDNA）的扩增。

非洲爪蟾的卵母细胞中，rDNA 的拷贝数达 2×10^6 个，是体细胞的 4 000 倍，占整个卵母细胞 DNA 的 75%。未扩增的 rDNA 成簇存在，重复串联在一起，形成核仁组织区。扩增后的 rDNA 以多个环形 DNA 小分子的形式出现，各环含有的 rDNA 拷贝数不等。其机制可能是基因组上的一个 rDNA 重复单位被切除下来，并头尾连成环形，再以这个环形 DNA 为模板，进行"滚环复制"。当非洲爪蟾的卵母细胞经过几轮分裂产生数百个细胞后，这类染色体外的 rDNA 便完全消失。外界环境因素也能造成基因扩增，例如用氨甲蝶呤处理离体培养细胞，可以使二氢叶酸还原酶（dihydrofolate reductase，DHFR）的结构基因扩增达 40~400 倍，使细胞产生更多的 DHFR 来增加对氨甲蝶呤的抗性，这是细胞对外界刺激所表现出的基因调控反应。扩增后的 *DHFR* 基因可以存在于原模板的位置，在染色体上形成显微镜下可见的均一染色区（homologeously staining region，HSR），也可以形成双微体（double-minute chromosomes）而独立于染色体之外（Tlsty，1990）。

基因重排是基因调控的另一个途径。大家熟知的例子是哺乳动物免疫球蛋白各编码区的重排。人类免疫球蛋白轻链的 κ 基因定位于 2p12，由 4 个基因节段组成，分别是 L、V、J、C。它们彼此间有间隔顺序。V 基因节段有 150 种，编码 Ig 轻链中可变区的绝大多数片段。每一个 V 基因节段上游都有一个 L 基因节段，编码轻链 V 区氨基端前面的引导肽段（15~30 个氨基酸）。J 基因节段有 5 种，编码 V 区羧基端最后 13 个氨基酸。

C基因节段只有一个,编码轻链的C区。κ型轻链的合成首先要有上述基因节段的重排。由于每个V基因节段前都有一个L基因节段,C基因节段只有一个,因此重排发生在V-J-C之间。这种重排发生在DNA水平上,重排以后再进行转录,最后形成与L-V-J-C基因节段相应的mRNA,再由此翻译出肽链。

(二)转录水平及转录后加工的调控

转录是基因表达调控最核心的环节,是指以基因DNA为模板按照碱基互补原则,在RNA聚合酶的作用下合成RNA的过程,是实现遗传信息流从DNA到RNA的关键步骤,也是基因表达最主要的调控点,涉及基因自身的各种DNA元件、RNA聚合酶以及不同功能的转录因子(Cramer,2019)。转录出来的mRNA、tRNA、rRNA初产物要进一步实现功能需经过不同形式的加工,我们这里主要探讨的是mRNA的转录及转录后加工。

1. 基因转录调控的顺式作用元件 真核基因的顺式作用元件是基因周围能与特异转录因子结合而影响转录的DNA序列,包括启动子(promoter)、增强子(enhancer),近年又发现起负性调控作用的元件沉默子(silencer)。

(1)启动子:是真核细胞中研究最深入的基因调节结构,包括核心启动子和上游启动子,核心启动子指RNA聚合酶起始转录所必需的最小的DNA序列,包括转录起始点及其上游 –25/–30bp 处的 TATA 盒,其主要顺序为:GNGTATA(A/T)(A/T),TATA 盒主要给 RNA 聚合酶 Ⅱ 提供结合位点,确定 RNA 聚合酶 Ⅱ 行走方向和起始位点。核心启动子单独起作用时只能确定转录起始位点和产生基础水平的转录。上游启动子通常包括位于 –70bp 附近的 CAAT 盒和 GC 盒以及距转录起始点更远的上游元件。这些元件与相应的蛋白因子结合能提高或改变转录效率。不同基因具有不同的上游启动子元件,其位置也不相同,这使得不同的基因表达分别有不同的调控。有些基因有两个以上的启动子,因此可有不止一个转录起始点。有些基因在不同类型的细胞或同一类型细胞的不同发育阶段启动子有区别地进行活动。

(2)增强子:基本核心组件常由 8~12 个碱基组成,可以有完整的或部分的回文结构,并以单拷贝或多拷贝串联的形式存在。在大多数基因中,仅有上述的启动子复合体还不能启动转录,还需要另一套结合于增强子上的蛋白参与。增强子有两个特征,一是它的位置不是固定的,即不像启动子那样必须位于基因的上游区,它可以在基因的上游区,也可以在下游区甚至可以在内含子中,这样增强子实际上与转录位点的距离是多变的,距离近的只有几十个碱基,远的可达 10kb。当考虑距离时,不能忘记 DNA 的高级结构,因为 DNA 的高度卷曲,虽然一级结构距离很远,可能高级结构却非常靠近。第二个特征是方向的不确定性,即正向接入和反向接入没有功能上的差异。增强子一般具有组织或细胞特异性。

(3)沉默子:属于一种负调控元件,与增强子一样,都在基因转录调控中起着重要作用。沉默子也是通过与蛋白因子的结合来完成对基因转录的调节。最早在酵母中发现,后来在 T 细胞抗原受体基因的转录和重排中证实这种负调控顺式元件的存在,沉默子在 *TCR* 基因 r/δ 座位的转录和重排中起着重要作用。最近发现 T 细胞激活所需要的辅助受体 *CD4/CD8* 基因在胸腺中也受到沉默子参与的细胞亚型成熟过程的特异性选择表达。其他真核细胞的沉默子还有 b 珠蛋白基因簇中 e 基因 5′ 端的沉默子,它可能直接参与 e 基因在出生后的关闭调控。沉默子可以不受方向和距离的限制,并可对异源基因的表达起作用(图 3-6-1)。

2. 基因转录调控的反式作用因子 基因转录调控的反式作用因子是指能直接或间接地识别或结合在各类顺式作用元件的核心序列上、参与调控靶基因转录效率的蛋白质,即转录因子。

在真核细胞中 RNA 聚合酶通常不能单独发挥转录作用,而需要与其他转录因子共同协作。由于这些因子的选择性激活或者转录表达,从而实现了转录的调节作用。转录因子既可以激活转录,也可以阻遏转录。许多转录因子经过与 RNA 聚合酶和其他因子的相互作用而促进或抑制基因的转录。多数转录因子具有不同功能的域,通常有一个 DNA 结合域,识别基因的调节区,主要包括螺旋 - 转折 - 螺旋(helix-turn-helix,H-T-H)、锌指结构(zinc finger)、碱性 - 亮氨酸拉链(basic leucine zipper)等;还有一个效应域,能与其他调节因子作用,加强或减弱基因的转录。有些转录因子本身不能与 DNA 结合而仅具有效应域,它们需要经过一个能与 DNA 结合的蛋白才能与 DNA 相互作用。

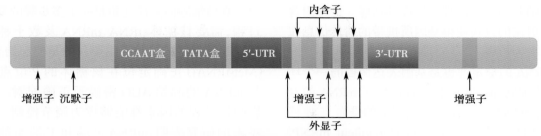

图 3-6-1 基因转录调控元件示意图

真核生物的 RNA 聚合酶主要包括 Ⅰ、Ⅱ、Ⅲ 三种类型,其中对 RNA 聚合酶 Ⅱ 介导的转录起始及调节过程研究最多,其基本过程如下:转录前先是 TF Ⅱ-D 与 TATA 盒结合,其中与 TATA 盒直接结合的蛋白是 TATA 盒结合蛋白(TATA box binding protein,TBP),其他称为 TBP 相关因子(TBP associated factor,TAF),至少包括 8 种能与 TBP 紧密结合的因子;继而 TF Ⅱ-B 以其 C 端与 TBP-DNA 复合体结合,其 N 端则能与 RNA 聚合酶 Ⅱ 亲和结合,接着由两个亚基组成的 TF Ⅱ-F 加入装配,这样,启动子序列就与 TF Ⅱ-D、B、F 及 RNA 聚合酶 Ⅱ 结合形成一个"最低限度"能有转录功能基础的转录前起始复合物,起始 mRNA 的转录(图 3-6-2)。

3. mRNA 分子的成熟与加工 一般 DNA 转录后所形成的核内不均一 RNA(heterogeneous nuclear RNA,hnRNA)必须经过一系列的加工才能形成成熟的 mRNA。hnRNA 的加工涉及 5′ 帽子的形成、3′ 多聚腺嘌呤的添加和 RNA 剪接等许多步骤,调控作用可以发生在其中的任何步骤,加工完成后 mRNA 能否进入细胞质还要看核酸酶的降解情况以及穿越细胞膜的能力等。在以

上这些步骤中,hnRNA 自始至终和蛋白质形成核内不均一核糖核蛋白(heterogeneous nuclear ribonucleoprotein,hnRNP)复合物。另外 RNA 拼接、运输,可能还有核小核糖核蛋白(small nuclear ribonucleoprotein,snRNP)的参与和调控。

内含子的剪接是 RNA 前体分子加工的重要过程,主要目的是去除内含子,将外显子连在一起,它在由多种蛋白参与形成的剪接体中进行。剪接位点有一定的保守性,可有序删除 mRNA 前体(pre-mRNA)中的每一个内含子,这种方式称为组成式剪接。然而,细胞可以有选择性地越过某些外显子或某个剪接点进行可变剪接,产生出变异的 mRNA,这也是基因表达的一种重要调节机制。在线性分子中,剪接体能将 5′ 供点与其最近 3′ 下游的受点结合以保证剪接的正确和完全。但是一个 mRNA 中一般不止一个内含子,因此某个内含子 5′ 供点又可以与另一个 3′ 下游的受点进行剪接,从而同时删除这两个内含子及所含的外显子,这就是可变剪接(alternative splicing)。来自一个基因的 mRNA 前体因可变剪接可以产生出多种成熟的 mRNA,翻译出不同的蛋白质,它们可以在不同的发育阶段、不同的组织中或在不

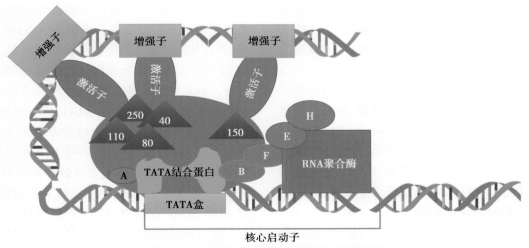

图 3-6-2 转录复合物构成及空间结构示意图

同的亚细胞结构中出现并发挥其功能。这种内含子可变剪接的方式使得基因所携带的遗传信息在转录后大为扩展。

mRNA 的稳定性也是基因表达调控的一个环节，真核细胞 mRNA 的稳定性决定了 mRNA 的寿命，它与 mRNA 的二级结构、转录后的修饰、信使核糖核蛋白体（messenger ribonucleoprotein，mRNP）中蛋白质的种类有关，当然也受外界因素的影响。不同的 mRNA 会与细胞中不同的蛋白质组分形成不同的 mRNP，因而也就具有不同的寿命，这其中的选择机制还不清楚。原核生物的 mRNA 半衰期平均为 3min，而处于生长中的真核细胞，其 mRNA 的平均半衰期为 3h。真核细胞中有许多编码管家蛋白的 mRNA，这些 mRNA 的寿命比较长，因为这些蛋白是细胞在任何时候都需要的。然而，一些决定细胞周期的蛋白质，它们的合成必须严格地顺序启动和关闭，这些 mRNA 必须是短寿命的。另外，在最终高度分化的细胞中，许多 mRNA 非常稳定，例如网织红细胞中的血红蛋白 mRNA 和肝细胞的许多编码循环系统所需蛋白质的 mRNA。mRNA 寿命的延长增加了细胞内该 mRNA 的浓度，因而提高了蛋白质合成的起始速度。

4. N6- 甲基腺嘌呤修饰对表达调控的作用 N6- 甲基腺嘌呤（m6A）修饰是新近发现的在细菌和真核细胞 mRNA、lncRNA 等 RNA 腺嘌呤（A）上的甲基化修饰，这是一种保守的可逆性转录后修饰（Roignant J Y，2017）。

m6A 修饰通常发生在 RRACH 这类保守的基序上，其中 R=G/A，H=A/C/U。m6A 修饰是一个动态可逆的过程，由甲基转移酶催化而产生，也被称为"Writer"，负责将甲基化修饰"写入"RNA；而 m6A 去甲基化酶也被称为"Eraser"，负责将甲基化修饰从 RNA 上"擦除"；此外，m6A 的功能管理者也被称为"Reader"，负责"读取"RNA 甲基化修饰的信息，进而影响后续 RNA 翻译和降解等过程。读取方式也依据参与蛋白的不同而分为"直接阅读"和"间接阅读"。整个 m6A 写入、读取和擦除过程能够调控 RNA 的剪切、转运、稳定性及翻译效率，进而控制生物钟、胚胎发育及干细胞稳态等生命过程。

（三）翻译水平的调控

翻译水平的调控是真核基因表达调控的重要环节，目前了解较多的是对翻译起始过程的调节。真核细胞内翻译起始是一个多步骤的复杂的过程，需要核糖体、tRNA、mRNA 及数十种真核翻译起始因子的参与。主要目的是使起始 tRNA（Met-tRNAi）正确定位在核糖体的 P 位点并且与 mRNA 的起始 AUG 密码子正确配对。任何影响该过程的因素都能够成为调节控制点。近年来的研究表明，mRNA 5′ 端和 3′ 端非翻译区（untranslated regions，UTRs）的序列、起始密码位置都对翻译的正确起始有着重要的作用。

1. mRNA 5′ 端和 3′ 端 UTRs 的调控作用 真核生物 mRNA 5′ 端的帽子结构能够与翻译起始因子 eIF4 结合，是翻译起始的重要结构元件，此外 5′-UTR 中的多种 RNA 结构元件，如小结构元件（small structural element）、核糖开关（riboswitch）、内部核糖体进入位点（internal ribosome entry site，IRES）等，通过与翻译调控蛋白发生专一性结合在翻译过程中发挥着重要的作用。典型的例子如核糖开关，是 mRNA 5′-UTR 中具有适体结构域（aptamer domain，AD）和表达结构域（expression domain，EPD）的结构元件，核糖开关通过 AD 特异性结合小分子代谢物，改变 EPD 构象，从而选择性地调控基因表达。3′-UTR 对翻译的调控多与 polyA 尾有关，与其尾的长度紧密相关，长度的增加通常伴随翻译的激活。在翻译的整个过程中，5′ 端和 3′ 端并非以线性的形式工作，其结合在 5′ 端与 3′ 端的复合物在空间上彼此接近，使其在翻译起始即形成环状结构，而且同时作用，进而激活整个翻译事件。

2. 起始密码位置 真核蛋白的合成大多符合"第一 AUG 规律"，即翻译是从 mRNA 5′ 端第一个 AUG 开始，并且由以下实验所证实：当正常的起始密码上游再引入一个带有 AUG 的一段序列，并且其翻译框架与原来的框架相同时，则新的 AUG 代替正常的起始密码，翻译产物包含原表达蛋白。但某些原癌基因和生长因子基因 mRNA 5′ 非翻译区内有一个以上的 AUG，其翻译并不遵循"第一 AUG 规律"，这说明这些基因的表达存在翻译水平的调控。当存在一个以上的 AUG 时，其中只有一个 AUG 为主要可翻译框的翻译起始位点，位于该点上游的其他 AUG 密码被称为"上游 AUG 密码"。这些 AUG 的存在往往会抑制其下游可翻译框的翻译效率。从这些 AUG 所开始的翻译框称为上游可翻译框。由 AUG 的点突变和上游可翻译框序列的缺失实验证明了"上游AUG 密码"对翻译的负调控作用，说明了在翻译起始的调控作用中 AUG 位置的重要性。AUG 旁侧序列与翻译起始效率也有密切关系。研究表明，AUG−3 位的 A 和 +4 位的 G 对于 AUG 被起始识别有最显著的促进作用。如果 −3 位不是 A，则 +4 位的 G 对有效的翻译起始作用是必需的。另外，距离 AUG 更远的序列对翻译效率也表现出一定的调控作用。

（四）非编码 RNA 对基因表达的表观调控作用

基因表达的调控除了上述经典环节外，还包括非编码 RNA 如微 RNA（microRNA，miRNA）、长链非编码 RNA（long non-coding RNA，lncRNA）、环形 RNA（circular RNA，circRNA）等对染色质重塑、降解靶向 mRNA、抑制翻译等多种机制的调控。这些非编码 RNA 可能在基因表达调控领域中起着超乎想象的重要作用。

1. miRNA 的表达调控作用 miRNA 是一类长约 22bp 的非编码单链 RNA 分子，它们广泛存在于从植物、线虫到人类的细胞中，miRNA 可能是一类进化上保守的、在生命中起着重要调控作用的分子。它们能有效地抑制相关蛋白质的合成，导致靶 mRNA 的降解，或者以其他形式的调节机制来抑制靶基因的表达，产生基因沉默（Treiber T，2019）。目前，在各种生物中已发现了千余种 *miRNA* 基因，这些 *miRNA* 基因首先在细胞核内转录成前体转录本（pri-miRNA），并被加工成前体 pre-miRNA，运送至胞质后，pre-miRNA 在 Dicer 酶的作用下，被切割成双链的 miRNA 分子，然后 miRNA 分子被解链，单链的 miRNA 进入一个核糖蛋白复合体 miRNP，也叫 RNA 诱导的基因沉默复合体（RNA-induced silencing complex，RISC），miRNA 通过与靶基因的 3′-UTR 区互补配对，指导 miRNP 复合体对靶基因 mRNA 进行切割或者翻译抑制（图 3-6-3）。miRNA 的发现使人们认识到一种生物体在 RNA 水平上对靶 mRNA 分子进行迅速和有效调节的全新手段。

2. lncRNA 的表达调控作用 lncRNA 是一类长度超过 200 个核苷酸的保守性较高的非编码 RNA（Ransohoff J D，2018）。① lncRNA 对转录的调控可以通过影响 miRNA 而实现，其一是 lncRNA 会被剪切形成 miRNA 的前体或二者在某些基因转录时同时产生；其二是 lncRNA 竞争性结合靶 mRNA，而减少 miRNA 的结合，削弱 miRNA 对转录的抑制作用；其三是 lncRNA 作为 miRNA 的吸附"诱饵"，减少 miRNA 结合 mRNA，也称为海绵效应。具有此作用的 lncRNA 也被称为竞争性内源 RNA（competing endogenous RNA，ceRNA）。② lncRNA 对转录的调控可以通过影响基因的表观遗传修饰而实现，如 lncRNA AIR、KCNQ1QT1、ANRIL、XIST 等均能够招募多梳蛋白抑制复合体 2（polycomb repressive complex2，PRC2）和组蛋白甲基化酶通过染色质重构的方式抑制基因的表达。③ lncRNA 可以直接参与 mRNA 的剪接、降解及稳定性调节过程：其一，lncRNA 可以通过调控丝氨酸/精氨酸剪接因子在核小体区以及转录部位的分布而促使 hnRNA 产生不同形式的剪接；其二，lncRNA 能够通过与不同类型的蛋白相结合而使得 mRNA 稳定或促进 mRNA 降解；其三，lncRNA 通过与 mRNA 直接配对结合而促进或抑制其翻译（图 3-6-4）。

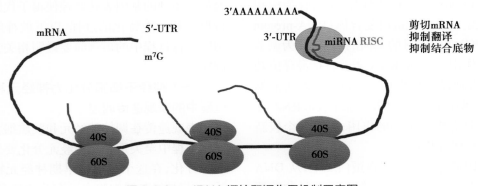

图 3-6-3 miRNA 调控翻译作用机制示意图

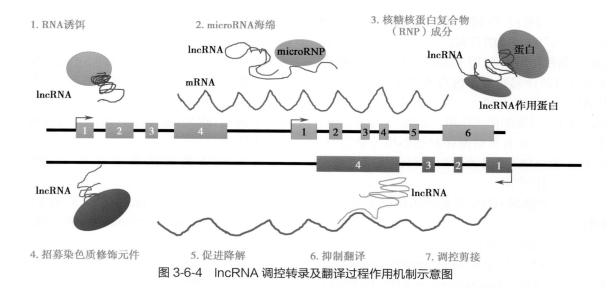

1. RNA诱饵
2. microRNA海绵
3. 核糖核蛋白复合物（RNP）成分
4. 招募染色质修饰元件
5. 促进降解
6. 抑制翻译
7. 调控剪接

图 3-6-4　lncRNA 调控转录及翻译过程作用机制示意图

3. circRNA 的表达调控作用　circRNA 是一种由 3′ 和 5′ 端相连形成共价闭合环状结构的非编码 RNA，广泛分布于自然界的真核细胞中。目前已经发现 2 400 多个 circRNA 分子（Kristensen LS，2019）。其产生于 mRNA 前体的反向剪接，从几百到几千个核苷酸。通常根据来源不同而分为外显子、内含子和外显子 - 内含子 circRNA。其中以来源于外显子为主，多位于细胞质中，少数来源于内含子的 circRNA 主要存在于细胞核内。由于其为环状结构而无极性，也无 poly A 尾巴，故而极稳定。circRNA 在物种间保守性极高，其表达的时空特异性也极保守，在不同发育时期，其表达模式差异较大。已有报道表明 circRNA 在多种疾病中通过不同的表达调控机制发挥作用。①circRNA 可以通过其含有的 miRNA 响应元件（miRNA response element，MRE）竞争性结合 miRNA 而调控下游标靶基因的表达，此为 miRNA 海绵作用。②circRNA 可以直接结合 mRNA 而调控其剪接或转录过程，此为直接调控作用。③circRNA 可以通过与 RNA 结合蛋白相结合形成稳定的 RNA- 蛋白复合体（RNA-protein complex，RPC）而调控目的基因的转录，此为调节转录复合体作用。④circRNA 能够直接翻译成功能蛋白，此为翻译模板作用。⑤circRNA 还能够形成假基因、调控信号通路等。综上，circRNA 在表达调控中具有极其重要的作用，也是一个较新的研究对象和研究热点。

真核基因调控最终表现在蛋白质上，从 DNA 水平开始到翻译结束，每一步都有错综复杂的调控，调控过程贯穿细胞一生。不同细胞在不同的发育阶段有着不同的表达，同一个细胞在不同的环境下表现出不同的表达，这些都是基因调控的结果，对该领域的深入研究，是人类理解各种生命现象必不可少的环节。

二、神经元和胶质细胞发育及分化相关基因调控问题

神经系统是生物体内结构最为复杂、功能最为特化的系统之一。神经系统的发生过程中，由一定的前体细胞产生了大量具有不同表型的神经元和胶质细胞，这是一个多步骤、多因素并且受到严格调控的过程，大体上包括 3 个阶段，首先是发育过程中一定的细胞确定向神经系细胞分化，然后是神经谱系的特化，该过程包括了神经元和胶质细胞的分化，最后是个别细胞性质的确定，包括发育成熟至相应神经元或胶质细胞的特定形态和功能、递质释放的种类、电兴奋性等。这个过程实际上可以认为是神经系统的干细胞、祖细胞通过一系列的基因表达调控使得子代细胞不断进行形态和功能特化的过程，以下就神经元和胶质细胞发育过程中的事例简要说明相关基因的表达调控。

（一）神经干细胞分化为神经元和胶质细胞过程中的表观遗传调控

表观遗传在调控神经元和胶质细胞系有序的分化过程中至关重要。神经元分化要先于胶质细胞的分化，在这个过程中早期神经元特化基因激活，而与神经胶质细胞命运有关的基因被关闭，而

控制该过程的机制中就涉及相关基因启动子区域的甲基化以及组蛋白的修饰。

胶质纤维酸性蛋白(glial fibrillary acidic protein,GFAP)是星形胶质细胞中的表达蛋白,其基因的表达可被信号转导和转录激活因子3(signal transducer and activator of transcription 3,STAT3)所激活。但是这种基因在早期的神经上皮细胞和分裂后的神经元中都不表达,这与 GFAP 基因上有的 STAT3 结合序列的甲基化状态有关,在胎脑发育的 11.5d 之前,神经上皮细胞的 GFAP 基因上游的 STAT3 结合序列 TTCCGAGAA 的第 4 位 C 处于甲基化状态,使得 STAT3 无法结合,这时即使有 STAT3 激活的信号亦无法启动 GFAP 基因的转录,有趣的是到了胚胎发育的 14.5d,神经上皮细胞的 GFAP 基因上游的 STAT3 结合序列开始去甲基化,并且相关的胞外信号可以启动胶质细胞的分化以及 GFAP 的表达,这种相关基因启动子的甲基化修饰被认为是神经元先于胶质细胞分化的可能机制之一。最近,组蛋白的甲基化也被报道与神经系统细胞分化过程中神经元系和胶质系的决定过程有关,一些基因的启动子区域结合的组蛋白 H3 上,第 4 位的赖氨酸(lysine 4,K4)的甲基化与转录激活相关,而第 9 位的赖氨酸(lysine 9,K9)则与转录抑制相关。同样在 GFAP 基因上游的 STAT3 结合区域,前体细胞中的组蛋白 H3 的 K9 甲基化,GFAP 基因处于抑制状态,FGF 和 CNTF 的刺激可以加强前体细胞向胶质细胞分化。实验表明,FGF 可以引起组蛋白 H3 的 K9 的去甲基化,而神经元中 K4 与 K9 都处于去甲基化状态,因而 GFAP 基因的表达处于抑制状态。

(二) 施万细胞分化过程中的一些基因表达调控过程

周围神经系统的施万细胞(Schwann cell,SC)是由神经嵴细胞分化而来的,其分化过程历经前体、不成熟、成熟 3 个主要阶段,在不同的阶段细胞表现出不同的标记蛋白、对细胞外信号的不同的反应性以及不同的功能,在此过程中一些转录因子起着至关重要的调控作用,比如 Pax-3(成对结构域转录因子)、Oct-6(POU 结构域转录因子)和 Krox-20(锌指结构域转录因子),这些转录因子的顺序出现严密控制着分化过程。神经嵴细胞如何向前体施万细胞的转化尚不十分清楚,两者都有低亲和力的神经营养因子受体的表达,但是前体细胞能够表达区别于神经嵴细胞的 GAP-43 和 P0,不成熟施万细胞表达 GFAP、S100β、L1 和 N-CAM 等蛋白,前体细胞和未成熟细胞都表现出对轴突来源因子——神经调节蛋白(neuregulin,NRG)的依赖。NRG 是一类多肽因子,由 nrg21 基因选择性剪接体所组成的 mRNA 编码,最初是从不同的生物活性检测体系,包括细胞分化、增殖、存活和迁移实验中分离纯化和克隆的,所以有许多不同的名称(Burden 和 Yarden,1997)。NRG 作用的信号进入细胞核内激活相关的转录因子,包括 Sp1、PEA3、E2F、Elk1、AP1 等,起到促进细胞存活、防止凋亡等作用。不成熟施万细胞开始向成熟施万细胞分化在出生后开始,此过程需要几周时间才能完成,最后成熟的施万细胞表达 MAG、P0、MBP 和 PMP22 等髓鞘相关蛋白。

在上述分化过程中可观察到相关转录因子的表达时序,以小鼠为例,Pax-3 表达有两个阶段,第一个阶段是胚胎发育的 8.5~13.5d,第二个阶段是胚胎发育的 18.5d 到出生后 5d,而 Oct-6 表达则处于胚胎发育的 16.5d 到出生后 5d,在出生前后达到高峰,Krox-20 的表达开始于 Oct-6 表达的下降,并与成髓鞘的开始密切相关。Pax-3 的表达与 N-CAM、NGFR 和 GFAP 的表达呈正相关,并且 Pax-3 可以抑制髓鞘相关基因的表达,体外实验表明 Pax-3 可以结合于 MBP 基因的启动子抑制其转录活性。Oct-6 能够抑制成髓鞘相关基因的表达,如 MBP 和 P0 基因,而 Krox-20 正相反,能够正向调控成髓鞘起始,目前已知 Krox-20 可直接作用于同源框基因 HoxB2 的增强子,上调该基因的表达,但是 Krox-20 通过何种途径调控成髓鞘相关基因的表达尚不清楚。最近,有研究表明 Oct-6 的表达受 NF-κB 的调控,阻断 NF-κB 的激活会抑制 Oct-6 的表达,并影响成髓鞘的过程。尽管我们已经了解了一些施万细胞发育相关的关键转录因子,并对各自表达的时空变化有了一定的了解,但是对这些转录因子在施万细胞发育过程中的上游调控因素和下游靶基因尚未完全了解,这是施万细胞发育过程中基因表达调控研究的基础,更为重要的是,我们需要了解这些转录因子如何协调各自的表达时空顺序,如何通过上游和下游因子以及它们之间形成的调控网络对细胞内外的信号产生正确的应答,才能真正认识施万细胞发育的分子机制。

(刘 炎 顾晓松)

参考文献

［1］陈宜张. 脑研究的前沿与展望 [M]. 上海: 上海科学技术出版社, 2018.

［2］陈宜张. 突触 [M]. 上海: 上海科学技术出版社, 2014.

［3］陈誉华, 陈志南. 医学细胞生物学 [M]. 6 版. 北京: 人民卫生出版社, 2018.

［4］Alfonso-Prieto M, Navarini L, Carloni P. Understanding Ligand Binding to G-Protein Coupled Receptors Using Multiscale Simulations [J]. Front Mol Biosci, 2019, 6: 29.

［5］Anton S, Hansson B S. Central processing of sex pheromone, host odour, and oviposition deterrent information by interneurons in the antennal lobe of female Spodoptera littoralis (Lepidoptera: Noctuidae)[J]. J Comp Neurol, 1994, 350 (2): 199-214.

［6］Chen Q, Tan H, Yu H, et al. Activation of steroid hormone receptors: Shed light on the in silico evaluation of endocrine disrupting chemicals [J]. Sci Total Environ, 2018, 631-632: 27-39.

［7］Cramer P. Organization and regulation of gene transcription [J]. Nature, 2019, 573: 45-54.

［8］Darenll Jr J E, Kerr I M, Stark G R. Jak-STAT pathways and transcriptional activation in response to IFNs and other extracellular signaling proteins [J]. Science, 1994, 264 (5164): 1415-1421.

［9］Fuccillo M V, Földy C, Gökce Ö, et al. Single-cell mRNA profiling reveals cell-type-specific expression of neurexin isoforms [J]. Neuron, 2015, 87 (2): 326-340.

［10］Hirano T, MatsudaA T, Nakajima K. Signal transduction through gp130 that is shared among the receptors for the interleukin 6 related cytokine subfamily [J]. Stem Cells, 1994, 12 (3): 262-277.

［11］Hong W, Lev S. Tethering the assembly of SNARE complexes [J]. Trends Cell Biol, 2014, 24 (1): 35-43.

［12］Hu X, Zhao Y, He X, et al. Ciliary neurotrophic factor receptor alpha subunit-modulated multiple downstream signaling pathways in hepatic cancer cell lines and their biological implications [J]. Hepatology, 2008, 47 (4): 1298-1308.

［13］Johnstone T B, Agarwal S R, Harvey R D, et al. cAMP Signaling Compartmentation: Adenylyl Cyclases as Anchors of Dynamic Signaling Complexes [J]. Mol Pharmacol, 2018, 93 (4): 270-276.

［14］Kristensen L S, Andersen M S, Stagsted L V W, et al. The biogenesis, biology and characterization of circular RNAs [J]. Nat Rev Genet, 2019, 20 (11): 675-691.

［15］Lamballe F, Klein R, Barbacid M. trkC. a new member of the trk family of tyrosine protein kinases, is a receptor for neurotrophin-3 [J]. Cell, 1991, 66 (5): 967-979.

［16］Ma D, Wang Y, Zhou G, et al. Review: the Roles and Mechanisms of Glycoprotein 130 Cytokines in the Regulation of Adipocyte Biological Function [J]. Inflammation, 2019, 42 (3): 790-798.

［17］Mitre M, Mariga A, Chao M V. Neurotrophin signalling: novel insights into mechanisms and pathophysiology [J]. Clin Sci (Lond), 2017, 131 (1): 13-23.

［18］Moore L D, Le T, Fan G. DNA methylation and its basic function [J]. Neuropsychopharmacology, 2013, 38: 23-38.

［19］Nair A, Chauhan P, Saha B, et al. Conceptual evolution of cell signaling [J]. Int J Mol Sci, 2019, 20: 3292.

［20］Peterson C L, Laniel M A. Histones and histone modifications [J]. Curr Biol, 2004, 27 (14): 546-551.

［21］Poyhonen S, Er S, Domanskyi A, et al. Effects of neurotrophic factors in glial cells in the central nervous system: expression and properties in neurodegeneration and injury [J]. Front Physiol, 2019, 10: 486.

［22］Rabizadeh S, Oh J, Zhong L T, et al. Induction of apoptosis by the low-affinity NGF receptor [J]. Science, 1993, 261 (5119): 345-348.

［23］Ramon-Moliner E. An attempt at classifying nerve cells on the basis of their dendritic patterns [J]. J Comp Neurol, 1962, 119: 211-227.

［24］Ransohoff J D, Wei Y, Khavari P A. The functions and unique features of long intergenic non-coding RNA [J]. Nat Rev Mol Cell Biol, 2018, 19: 143-157.

［25］Reichardt L F. Neurotrophin-regulated signalling pathways [J]. Philos Trans R Soc Lond B Biol Sci, 2006, 361 (1473): 1545-1564.

［26］Roignant J Y, Soller M. m (6) A in mRNA: an ancient mechanism for fine-tuning gene expression [J]. Trends Genet, 2017, 33: 380-390.

［27］Shen K, Johnson D W, Gobe G C. The role of cGMP and its signaling pathways in kidney disease [J]. Am J Physiol Renal Physiol, 2016, 311 (4): F671-F681.

［28］Söllner T, Bennett M K, Whiteheart S W, et al. A protein assembly-disassembly pathway in vitro that may correspond to sequential steps of synaptic vesicle docking, activation, and fusion [J]. Cell, 1993, 75 (3): 409-418.

［29］ Song Y, Zhang M, Tao X, et al. A single-cell-type real-time PCR method based on a modified patch-pipette cell harvesting system [J]. Mol Biotechnol, 2016, 58 (8-9): 558-565.

［30］ Tlsty T D, Adams P. Replication of the dihydrofolate reductase genes on double minute chromosomes in a murine cell line [J]. Exp Cell Res, 1990, 188: 164-168.

［31］ Treiber T, Treiber N, Meister G. Regulation of microRNA biogenesis and its crosstalk with other cellular pathways [J]. Nat Rev Mol Cell Biol, 2019, 20: 5-20.

［32］ Tsoulfas P, Soppet D, Escandon E, et al. The rat trkC locus encodes multiple neurogenic receptors that exhibit differential response to neurotrophin-3 in PC12 cells [J]. Neuron, 1993, 10 (5): 975-990.

［33］ Verdin E, Ott M. 50 years of protein acetylation: from gene regulation to epigenetics, metabolism and beyond [J]. Nat Rev Mol Cell Biol, 2015, 16 (4): 258-264.

［34］ Wen Z, Darenll JE J R. Mapping of Stat3 serine phosphorylation to a single residue (727) and evidence that serine phosphorylation has no influence on DNA binding of Stat1 and Stat3 [J]. Nucleic Acids Res, 1997, 25 (11): 2062-2067.

●●● 第四章 ●●●

神经递质和调质

第一节 概　述

一、研究历史

神经活动伴有化学物质介导的设想首先源于 20 世纪初,英国人 Elliott 于 1904 年观察到刺激交感神经对效应器的广泛作用与肾上腺素的作用极为相似,因此,认为交感神经可能是通过末梢释放肾上腺素而发挥作用。直到 1921 年德国人 Otto Loewi 做蛙心灌注实验发现,刺激迷走神经蛙心活动受到抑制,而将灌注液转移到另一个制备的离体蛙心时也可得到同样结果。显然当迷走神经被刺激时,必有一种化学物质释放到灌注液中,该物质对心脏活动可起抑制作用,并被称为迷走物质。1929 年 Dale 及 Dudley 成功分离出这种化学物质,并鉴定其化学结构为乙酰胆碱,从而奠定了神经冲动化学传递学说的基础。以后的研究进一步证明乙酰胆碱是副交感神经的一种递质。至于交感神经的递质,直到 20 世纪 40 年代中期才由瑞典的 Ulf von Euler 确定为去甲肾上腺素。20 世纪 70 年代以来,由于各种新研究方法的问世,在前人已有工作的基础上,对神经递质和调质的研究取得了重大进展。

二、神经递质和调质的概念

神经递质(neurotransmitter)是指由神经末梢所释放的特殊化学物质,该物质是能跨过突触间隙作用于神经元或效应细胞膜上的特异性受体,从而完成信息传递功能的信使物质。一般认为经典的神经递质须符合下列条件:

1. 在神经元内合成,因此,在突触前神经元内必须具有合成该递质的前体物质和合成酶。

2. 主要贮存于突触前神经元的囊泡内,以防止被胞质内的其他酶系破坏。

3. 释放后作用于后膜上的特异性受体而发挥其生理作用,如模拟递质释放过程能引起相同的生理效应。

4. 存在使递质失活的酶系统或重摄取环节。

5. 用递质拟似物质或受体阻断剂能加强或阻断这一递质的突触传递作用。

随着科学研究的深入,特别是气体神经递质(NO,CO,H_2S 等)的发现,神经递质的概念也发生一些改变,通常把以上的条件 2 和 3 合并成一条:当突触前神经元兴奋时,引起递质释放,导致突触后神经元或效应细胞产生生理反应。

与神经递质不同,神经调质(neuromodulator)是神经元所产生的另一类化学物质,它本身并不能直接跨突触进行信息传递,只能间接调节递质在突触前神经末梢的释放及其基础活动水平,增强或削弱递质的效应,从而对递质的作用进行调节。

综上所述,神经系统内虽存在许多活性物质,但完全符合上述标准的递质为数不多。而近年来所发现的许多神经肽,它们一般应归属于调质似更恰当。但大多数学者倾向于递质与调质没有严格区分的必要,因为在不少情况下递质可起调质作用,相反,调质也可作为递质而发挥其功能。

三、神经递质转运体

神经递质和其他物质一样，在机体内也是不断产生、更新的，包括递质的生物合成、贮存、释放和失活等一系列代谢过程。其中递质的失活，除了有相应的分解酶参与外，神经元和神经胶质对存在于突触间隙递质的重摄取也是重要环节，有些递质的失活甚至完全有赖于这种作用，神经递质转运体则具有介导递质重摄取的功能。

神经递质的失活与更新，一方面依赖于突触后膜上存在的酶系统对该递质的降解，另一方面依赖于对递质的重摄取作用，神经递质转运体（neurotransmitter transporter，NTT）则担当此任。

NTT 是位于突触前膜，囊泡膜及神经胶质细胞膜上的一种糖蛋白，一般约由 600 个氨基酸残基组成，分子量为 60~85kDa。根据转运体所在部位不同，可将其分为两类：第 1 类位于细胞膜上，称为细胞膜转运体，它们多为 Na^+/Cl^- 或 Na^+/K^+ 依赖性的；第 2 类位于突触囊泡膜上，称为囊泡转运体，它们是 H^+ 或质子依赖性的。

Na^+/Cl^- 依赖性 NTT 已被克隆的有 γ- 氨基丁酸转运体 1（GABA transporter 1，GAT1）、去甲肾上腺素转运体（noradrenaline transporter，NET）、多巴胺转运体（dopamine transporter，DAT）、5- 羟色胺转运体（5-HT transporter，5-HTT）和甘氨酸转运体（glycine transporter，GlyT）等。

Na^+/K^+ 依赖性的细胞膜转运体是一个家族，其中包括谷氨酸转运体（glutamate transporter 1，GLT-1）、谷氨酸 / 天冬氨酸转运体（glutamate-aspartate transporter，GLAST）和兴奋性氨基酸转运体 1（excitatory amino acid carrier 1，EAAC1），前二者为胶质细胞性的，而 EAAC1 是神经元性的。另外，转运中性氨基酸如丝氨酸、半胱氨酸和苏氨酸转运体也归属此家族。

H^+ 或质子依赖性的囊泡转运体包括 5-HTT、胆碱转运体、组胺转运体等。

NTT 可逆浓度梯度主动地选择性转运神经递质，终止其对突触后膜受体的作用，还参与了神经毒性。如单胺类胞膜转运体，虽对相应的神经递质具有一定选择性，但也允许人工的或天然类似物进行转运，这样就使一些物质进入细胞而导致神经毒。如 MPTP 被胶质细胞摄取，脱氧成为 MPP 后释放，再通过 DAT 转运到 DA 能神经元，致这类细胞变性或死亡。有学者提出，这可能是帕金森病的病因之一。

总之 NTT 对于递质的补充、终止突触间隙信息的传递和维持递质胞外浓度的恒定方面起重要作用。此外，一些转运体的功能异常也可引起某些疾病，如 5-HTT 功能异常可出现精神分裂症、神经退行性病变、焦虑和抑郁等症状，因而 NTT 在正常生理和病理过程中的作用值得进一步探讨。

四、神经递质的分类

通常可将递质分为经典递质、神经肽及一些有待确定的可能递质。

（一）经典递质

1. **胆碱类** 主要为乙酰胆碱（acetylcholine，ACh）。

2. **单胺类** 包括多巴胺、去甲肾上腺素、肾上腺素、5- 羟色胺、组胺等。

3. **氨基酸类** 根据其作用可分为兴奋性氨基酸和抑制性氨基酸两大类，前者包括谷氨酸（glutamic acid，Glu）和天冬氨酸（aspartic acid，Asp）；后者主要有 γ- 氨基丁酸（γ-aminobutyric acid，GABA）和甘氨酸（glycine，Gly）。

（二）神经肽

根据其产生部位又可分为：

1. **下丘脑神经肽** ①生长抑素（somatostatin，SOM）；②后叶加压素（vasopressin，VP）；③催产素（oxytocin，OT）；④促甲状腺激素释放激素（thyrotropin releasing hormone，TRH）。

2. **垂体肽** ①促黄体激素释放素（luteinizing hormone releasing hormone，LHRH）；②促肾上腺皮质激素（adrenocorticotropic hormone，ACTH）；③α-促黑激素（α-melanocyte stimulating hormone，α-MSH）。

3. **脑肠肽** ①P 物质（substance P，SP）；②神经降压肽（neurotensin，NT）；③胆囊收缩素（cholecys-tokinin，CCK）；④血管活性肠肽（vasoactive intestinal peptide，VIP）；⑤胰多肽（pancreatic polypeptide，PP）；⑥神经肽 Y（neuropeptideY，NPY）；⑦胃泌素（gastrin，GT）；⑧铃蟾素（bombesin，BOM）。

4. **内源性阿片样肽** ①甲硫脑啡肽（methionine enkephalin，M-ENK）；②亮脑啡肽（leucine enkephalin，L-ENK）；③β- 内啡肽（β-endorphin，β-End）；④强啡肽（dynorphin，Dyn）；⑤孤啡肽（orphaninFQ，OFQ）；⑥内吗啡肽 -1 和内吗啡肽 -2（endomor-

phine-1and-2，EM-1 和 EM-2)。

5. **其他肽**　①甘丙肽(galanin，Gal)；②心房肽(atrial natriuretic factor，ANF)；③血管紧张素Ⅱ(angiotensinⅡ，AⅡ)；④降钙素基因相关肽(calcitonin gene related peptide，CGRP)；⑤缓激肽(bradykinin，BK)。

(三) 一些非经典的递质

1. **嘌呤类物质**　包括嘌呤(purine)和腺苷(adenosine)等。

2. **气体类物质**　包括一氧化氮(nitric oxide，NO)、CO 和 H_2S 等。

3. **大麻素**

第二节　乙 酰 胆 碱

乙酰胆碱(acetylcholine，ACh)是发现最早、最符合标准的神经递质。

一、乙酰胆碱的生物合成

ACh 的生物合成主要在神经末梢进行,由乙酰辅酶 A(AcCoA)和胆碱(choline)在胆碱乙酰转移酶(choline acetyltransferase，ChAT)的催化下完成,其反应步骤如下:

$$(CH_3)_3N^+CH_2CH_2OH + AcCoA$$

$$\downarrow ChAT$$

$$(CH_3)_3N^+CH_2CH_2OCOCH_3 + CoA$$

$$胆碱 + 乙酰辅酶 A \xrightarrow{\substack{胆碱乙酰\\转移酶}} 乙酰胆碱 + 辅酶 A$$

(一) 乙酰胆碱合成酶

ChAT 是 ACh 的合成酶,也是胆碱能神经元的标志物。ChAT 在神经元胞体内合成,然后经轴浆运输至神经末梢。

ChAT 是分子量为 66~70kDa 的球蛋白,其活性中心由咪唑基和巯基两部分组成。在催化反应中,AcCoA 首先与 ChAT 的活性中心结合,使咪唑基乙酰化,随后胆碱与 ChAT 活性中心区的阴离子部位结合,将乙酰基转移至胆碱上生成 ACh 并释放辅酶 A。

(二) 合成乙酰胆碱的前体

在体神经元,ACh 中乙酰基的直接前体是 AcCoA,其主要来源是线粒体内丙酮酸的氧化脱羧及脂肪酸的 β 氧化途径生成,也可来自一些氨基酸如胱氨酸和 Gly 等的降解。

ACh 的另一前体是胆碱,神经元本身并不能合成胆碱,只能分解胆碱酯类释出胆碱。神经元中的胆碱主要来源于血液供应和重摄取 ACh 降解后所生成的胆碱。

二、乙酰胆碱的释放与贮存

1939 年,Mann 和 Quastel 在大脑皮质的脑片上证明了 ACh 的合成与释放。1952 年,Paulfatt 和 Bernard Katz 发现运动神经元末梢 ACh 的释放是量子释放,即神经递质几乎以恒定的数目一起释放。随后电子显微镜的观察证明了含 ACh 的囊泡存在于运动神经元的末梢内,提示突触囊泡是最基本的释放单位,以量子形式释放的 ACh 的分子数量等于囊泡内分子的数量。当神经去极化时,囊泡与突触前膜融合,将递质释放于突触间隙,与突触后神经元的受体相作用,改变离子通透性。

根据突触囊泡的功能状态可将其分为两类:一类是活动囊泡,紧邻突触前膜,处于递质释放和充盈的活性区;另一类为贮存囊泡,距突触前膜较远。亚细胞分离时前一种囊泡出现在 H 段,所以又叫 H 囊泡,是准备递质释放的场所;后一种囊泡存在于 D 段称 D 囊泡,是递质贮存库。通常新合成的 ACh 优先被新形成的空囊泡汲取,而这些新囊泡正好位于活性区,因而总是 H 囊泡先释放、先充盈,而 D 囊泡中的 ACh 却保持不变,只有在连续刺激时才被动员。

三、乙酰胆碱的失活

ACh 的失活(inactivation)有 3 种方式:酶水解、扩散及重摄取,其中酶水解是 ACh 失活的主要方式。少量 ACh 经扩散离开突触间隙,突触前膜对 ACh 本身的重摄取是极少的。

胆碱酯酶是 ACh 水解酶,可分为乙酰胆碱酯酶(acetylcholinesterase，AChE，又名真性胆碱酯酶)和丁酰胆碱酯酶(butyrylcholinesterase，BChE。又叫假性胆碱酯酶)两种。AChE 水解 ACh 的能力较 BChE 为强,真假胆碱酯酶的活性可用选择性

221

抑制剂及选择性底物加以区别。

AChE 不仅存在于胆碱能神经元,也存在于非胆碱能神经元以及其他组织中,如脊髓背根非胆碱能感觉神经、胎盘和红细胞等,但神经组织中含量较多。富含 AChE 的部位有嗅结节、纹状体、杏仁核、丘脑、脚间核、中缝核、桥核和下位脑干的脑神经运动核等。

AChE 的活性中心主要由酯解部位和阴离子部位两部分组成,前者含丝氨酸与组氨酸,能与 ACh 的羧基碳原子结合,后者含有一个羧基能以静电吸引 ACh 的阳离子基团。AChE 活性中心不仅能高效地催化酰化反应,而且是一个构象抗原决定簇,具有明显的抗原性。因而 AChE 的活性中心表现出催化及诱导抗体产生的双重功能。

胆碱能神经末梢释放的 ACh 不能被直接重摄取,而是在 AChE 的作用下分解成无活性的胆碱和乙酸,50%~85% 的胆碱由胆碱转运体介导被重摄取入末梢用于合成新的 ACh。其反应如下:

$$(CH_3)_3N^+CH_2CH_2OCOCH_3 + H_2O$$
（乙酰胆碱）

$$\downarrow AChE$$

$$(CH_3)_3N^+CH_2CH_2OH + CH_3COOH$$
（胆碱）

近来已对高亲和力的胆碱转运体(choline transporter,CHT) 在灵长类中枢神经系统的分布进行了研究,在猴 CHT- 免疫反应核周体见于纹状体、伏核、内侧隔、斜角带垂直支与水平支、基底核复合体、终纹床核、密集纤维染色在 Calleja 岛、嗅结节、海马复合体和杏仁核。免疫反应纤维存在于边缘皮质、边缘丘脑核、视前核、下丘脑区和小脑绒球叶。在脑干 CHT- 免疫反应胞体见于脚桥被盖核和被盖背外侧核、E-W 核、动眼神经核、滑车神经核、展神经核、面神经核、疑核、迷走神经背核以及舌下神经核;在脊髓 CHT- 免疫反应出现在三叉神经运动神经元(至颈髓水平)。众所周知,胆碱并不是神经递质,而是合成 ACh 的前体,有意义的是 CHT 和 ChAT 在许多部位的神经元内共同出现,如二者在尾状核的共存率为 90%,壳内为 91%,前内侧基底核为 95%,前外侧基底核为 94%,被盖背外侧核为 100%。这表明它们的共同存在或许在胆碱能神经系统的发育以及胆碱能功能缺失的疾病中起重要作用。

四、中枢胆碱能神经元的胞体定位和纤维联系

（一）胞体定位

胆碱能神经元在脑内的分布比较广泛,近代用 ChAT 抗体显示呈 ChAT 免疫反应阳性神经元胞体在中枢的定位分述如下:

1. 脊髓　脊髓前角的 α 和 γ 运动神经元(Ⅷ、Ⅸ 层)均为 ChAT 阳性。脊髓侧角、中间带内侧核和背角 Ⅱ、Ⅲ 层内都含 ChAT 阳性胞体。

2. 脑干　脑神经躯体运动核(Ⅲ、Ⅳ、Ⅵ、Ⅻ)、特殊内脏运动核(Ⅴ、Ⅶ、Ⅸ、Ⅹ、Ⅺ)以及副交感核(E-W 核、上泌涎核、下泌涎核、迷走神经背核)内均含有胆碱能神经元胞体。此外,脑干网状结构包括延髓网状结构、脑桥外侧丘系内侧、中脑导水管周围灰质、臂旁核、脚桥被盖核、楔形核、楔形下核、中缝背核、蓝斑及黑质非多巴胺的部分都含有胆碱能神经元胞体。

3. 前脑　前脑内含胆碱能神经元最丰富的脑区包括 Meynert 基底核、Broca 斜角带、新纹状体和伏核等。大鼠大脑新皮质也含有少量散在的 ChAT 阳性胞体,主要分布于皮质的 Ⅱ、Ⅴ 层的非锥体细胞。通常将中枢胆碱能神经元分为 1~8 群。

Ch1:位于内侧隔核,其中 10% 为胆碱能神经元胞体。

Ch2:位于 Broca 斜角带垂直支,胆碱能神经元胞体占该区的 70%。

Ch3:位于 Broca 斜角带水平支内,仅含少量胆碱能神经元胞体。

Ch4:在 Meynert 基底核内,其中 96% 向皮质表面投射的神经元是胆碱能神经元。

Ch5:位于中脑脚桥被盖核。

Ch6:在中脑被盖背外侧核。

Ch7:相当于内侧缰核。

Ch8:相当于二叠体旁核。

Oh 等用原位杂交方法观察了含 ChAT mRNA 的神经元在大鼠中枢神经系统的表达,表明端脑含 ChAT mRNA 神经元存在于尾壳核、伏核、嗅结节、Calleja 岛复合体、内侧隔核、斜角带垂直支与水平支、无名质和豆核袢。一些胞体的杂交信号在前杏仁区可观察到,这种细胞偶见于杏仁基底外侧核和杏仁中央核。在大脑皮质、海马、嗅球神经元未证明含 ChAT mRNA,但脑

神经的运动神经元已证明存在相对大量的 ChAT mRNA。胆碱能胞体也见于脊髓腹角和中间带外侧细胞柱，少数细胞围绕中央管。总之，原位杂交显示的胆碱能神经元与以前组织化学和免疫组织化学方法所证明的胆碱能神经元在所检测的大多数区域一致。值得注意的例外是大脑皮质和海马，它们未被检测出 ChAT mRNA 信号。

最近，Kasashima 等用原位杂交法检查了 ChAT mRNA 在 6 个尸体脑的分布，发现含杂交信号的神经元出现于 Broca 斜带、Meynert 基底核、尾壳核、脚桥被盖核、被盖背外侧核、二叠体旁核、动眼神经核和滑车神经核等。但标记神经元在内侧缰核和内侧隔核未观察到。

（二）纤维联系

中枢胆碱能神经元纤维系统包括局部回路神经元和投射神经元两大类（图 4-2-1）。

1. 局部回路神经元系统 包括尾壳核、伏核、嗅结节和 Calleja 岛复合体的中间神经元。据丁允闽等人报道胆碱能中间神经元胞体较大（直径 20~50μm），在纹状体中散在分布。最初认为，这类胆碱能神经元的主要作用是将 DA 能神经的传入冲动中转至投射神经元。然而，后来发现 DA 传入主要与纹状体投射神经元构成直接突触联系，能在很大范围内整合神经冲动。

2. 投射神经元系统

（1）胆碱能躯体运动和内脏运动系统：脊髓前角中 α 和 γ 运动神经元胞体和位于脊髓侧角的交感和副交感节前神经元都是胆碱能。

脑干脑神经核的躯体运动、特殊内脏运动和一般内脏运动的胞体均呈 ChAT 阳性，它们发出纤维分别至眼外肌、舌肌、咀嚼肌、表情肌、咽喉肌、斜方肌和胸锁乳突肌。一般内脏运动的节前纤维换神经元后，其节后纤维分别支配瞳孔括约肌、泪腺、3 对唾液腺、心肌、呼吸及消化道等平滑肌的活动。

（2）基底前脑至端脑的投射：内侧隔核、斜角带核、无名质、基底核和视前大细胞区的 ChAT 阳性神经元投射到除纹状体以外的端脑，包括嗅球、额叶、顶叶、颞叶、视皮质、扣带回皮质、梨状皮质、杏仁核和海马等区域。

（3）隔 - 海马投射：来自 Ch1 和 Ch2 的胆碱能纤维经穹窿投射至海马和齿状回。

（4）隔核、斜角带核 - 缰核 - 脚间核通路：从内侧隔核、斜角带核胆碱能神经元来的纤维，一些终止在内侧缰核，其余的与缰核中的细胞轴突一起经缰核脚间束到脚间核。

（5）脑桥中脑被盖上行和下行投射：脚桥被盖核和被盖背外侧核胆碱能细胞的纤维上行投射至丘脑、腹侧间脑和黑质并下降至脑桥和延髓网状结构、小脑深核、前庭神经核、桥核以及脑神经核（Ⅸ~Ⅻ）。此外，也有纤维达中缝背核和蓝斑。

五、乙酰胆碱受体

ACh 受体可分为两类：一类受体存在于交感

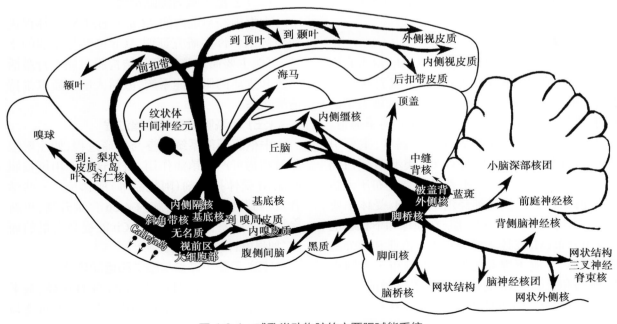

图 4-2-1　哺乳类动物脑的主要胆碱能系统

和副交感神经节神经元的突触后膜和神经肌肉接头的终板膜上，当 ACh 与这类受体结合后，引起节神经元和骨骼肌兴奋。这类受体也能与烟碱相结合，产生类似的效应，因而称其为烟碱受体（nicotinic receptor），即 N 型受体。另一类受体广泛存在于副交感神经节后纤维所支配的效应细胞上，当 ACh 与这类受体结合后产生一系列副交感神经末梢兴奋的效应，如心脏活动的抑制、平滑肌的收缩和消化腺分泌增加等。这类受体也能与毒蕈碱结合，产生相似的效应，因而将这类受体称毒蕈碱受体（muscarinic receptor），即 M 型受体。

（一）烟碱受体

N 型受体是第一个被纯化的配体门控离子通道受体，它广泛分布于中枢及周围神经系统，如闰绍细胞（Renshaw cell）、植物性神经节及神经肌肉接头等处。N 型受体由 5 个亚基构成，它们围绕中央孔道形成五聚体，现已发现 17 种亚基（$\alpha1\sim10$，$\beta1\sim4$，γ，δ，和 ε）。N 型受体根据其分布、亚基组成和特异拮抗剂可分为肌肉型（Nm）、周围神经型（Nn）和中枢神经型（CNS）三种类型。CNS 受体分布于不同脑区的神经元和胶质细胞，可进一步分为（$\alpha4$）2（$\beta2$）3（α-银环蛇毒素不敏感型）和（$\alpha7$）5（α-银环蛇毒素敏感型）；Nn 受体广泛分布于植物性神经节神经元突触后膜和肾上腺髓质。N 型受体的激动剂有烟碱（小剂量）和氨甲酰胆碱等。筒箭毒能阻断 Nm 受体的功能，而六烃季铵和四甲双环庚胺则是 Nn 和 CNS 受体的选择性拮抗剂。

（二）毒蕈碱受体

目前共发现 5 种 M 受体亚型（$M_1\sim M_5$），它们都表现出慢反应并与 G 蛋白偶联，或直接作用于离子通道或与第二信使联系，根据细胞类型的不同，最终开启或关闭 K^+、Ca^{2+} 或 Cl^- 离子通道。M_1、M_3、M_5 受体与 Gq 类型 G 蛋白偶联，主要引起兴奋作用，M_2、M_4 受体与 Gi/Go 类型 G 蛋白偶联，主要引起抑制反应。M_1 受体主要分布于大脑皮质、海马和杏仁核等神经组织中；M_2 受体主要存在于窦房结、房室结和心肌，在嗅球和下丘脑也有微弱分布；M_3 受体主要分布于平滑肌和外分泌腺如泪腺、下颌下腺和腮腺等，也分布于大脑皮质、海马和丘脑。M_3 受体也可位于突触前膜上，可负反馈调节 ACh 的释放。M_4 受体在纹状体有较高分布，杂散分布于大脑皮质和纹状体；M_5 受体分布于海马、缰核和丘脑。M 型胆碱受体激动剂有毒蕈碱和毛果芸香碱等。经典 M 受体阻断剂主要是阿托品和东莨菪碱，它们对 M 受体的阻断作用缺乏选择性。

六、中枢乙酰胆碱的主要生理功能

ACh 作为一种古老、典型的神经递质，通过中枢胆碱能系统，参与学习记忆过程，感觉和运动功能的调节以及影响心血管活动等。

（一）中枢胆碱能系统与学习记忆

中枢胆碱能系统可能通过隔-海马-边缘叶通路参与学习记忆。现认为海马的胆碱能系统可能和信息贮存与回忆有关，而海马的 σ 节律又与学习记忆有联系。用 ACh 刺激隔区可使海马出现 σ 波，M 受体阻断剂东莨菪碱能消除动物海马区的 σ 波，产生近期记忆遗忘。相反，给予毒扁豆碱，σ 波出现的频率增加，使学习记忆过程加速。近年来，通过化学神经解剖学手段研究证实基底前脑区胆碱能神经元退行性病变与 AD 密切相关。这类患者尸检和活检均显示，基底前脑内胆碱能神经元有 70%~80% 的缺失，突触前 ACh 的合成能力、ChAT 和 AChE 的活力及高亲和力胆碱摄取系统功能均呈显著性降低和下降，其降低与下降程度与该类患者认知功能障碍密切相关，尽管这种疾病还累及其他神经递质，但脑内胆碱能神经元的缺失及其功能的丧失在 AD 发病机制中无疑占有极为重要的地位。

（二）乙酰胆碱与睡眠觉醒

中枢神经系统内的 ACh 可通过 M 受体促进快波睡眠。许多研究证明 ACh 也参与觉醒的维持，可能主要通过脑干网状结构胆碱能上行激活系统和皮质的胆碱能系统，激活大脑皮质以维持清醒状态。

（三）乙酰胆碱参与镇痛过程

中枢胆碱能系统也参与镇痛过程，如注射拟胆碱药物可产生镇痛作用，而且这种作用可被胆碱能 M 受体拮抗剂（阿托品等）所拮抗。一些学者观察到，针刺镇痛时脑内 ACh 含量升高，更新率加快。脑室注射小剂量 ACh 能提高大鼠的痛阈，加强电针镇痛作用。

（四）乙酰胆碱参与感觉和运动功能

脊髓背角第 II、III 层的 ChAT 阳性胞体、脑干网状结构上行激活系统中的胆碱能纤维都可能与感觉功能有关。

无疑胆碱能神经系统也参与了运动功能的调节,因为脊髓和脑干内的运动神经元是胆碱能的,而锥体外系的尾状核等也含有 ACh,这些都与运动功能的维持有关。

此外,中枢胆碱能系统也参与对精神活动、心血管活动以及摄食和饮水活动的调节。

第三节　胺类递质

在神经系统内,含有胺结构的神经递质统称胺类递质。根据所含胺的种类不同又可分为儿茶酚胺(catecholamine,CA)、吲哚胺和组织胺(HA)。CA 包括去甲肾上腺素(norepinephrine,NE 或 noradrenaline,NA)、肾上腺素(adrenaline,A 或 epinephrine,E)和多巴胺(dopamine,DA);吲哚胺在化学结构上由吲哚和乙胺两部分构成,主要为 5-HT;另外,胺类递质还包括 HA。

一、去甲肾上腺素和肾上腺素

儿茶酚胺(CA)类神经递质是以 CA 为基本结构的递质,它们具有共同的生物合成途径和代谢途径。

(一) 儿茶酚胺的生物合成

CA 在体内的合成主要有赖于酪氨酸的存在,在胞质内经酪氨酸羟化酶(tyrosine hydroxylase,TH)羟化生成多巴,再经多巴脱羧酶(dopa decarboxylase,DDC)脱羧生成多巴胺。多巴胺进入囊泡,在囊泡内经多巴胺β-羟化酶(dopamine-β-hydroxylase,DBH)催化生成 NA。在肾上腺素能神经元或肾上腺髓质内含有苯乙醇胺氮位甲基移位酶(phenylethanolamine-N-methy transferase,PNMT),在它的作用下,去甲肾上腺素可进一步形成肾上腺素(图 4-3-1)。

1. 合成 CA 的前体物质　其前体物质是酪氨酸,一般食物中含量丰富。酪氨酸通过血 - 脑屏障后被去甲肾上腺素能、肾上腺素能细胞摄取,供 CA 合成之用。

2. 与 CA 合成有关的酶

(1) 酪氨酸羟化酶:1964 年,Udenfrind 等证明,酪氨酸羟化酶(TH)存在于脑、交感神经支配的组织和肾上腺髓质。主要出现在含 CA 的神经元和嗜铬细胞内,由神经元胞体合成,通过轴浆运输至末梢。TH 是由 4 个亚单位组成的酶蛋白,专一性强、活性较低,神经元胞质中含量较少,是 CA 合成过程中的限速酶。TH 存在还原型(活化型)和氧化型(非活化型)两种形式,当还原型 TH

催化酪氨酸生成多巴后,TH 则变成氧化型而失去活性。TH 的活动需要 Fe^{2+},O_2 和还原型蝶啶(如四氢蝶啶)的存在。因此,要使氧化型的 TH 变为还原型,必须要有辅酶四氢蝶啶的参与。

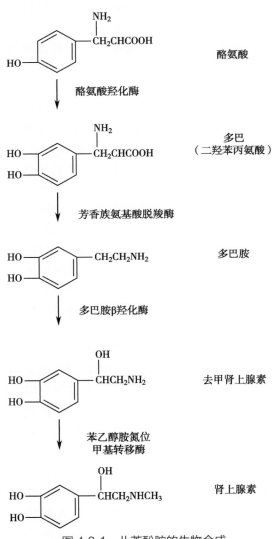

图 4-3-1　儿茶酚胺的生物合成

(2) 多巴脱羧酶:多巴脱羧酶分布较广,存在于许多组织的胞质中,包括脑、肝、胃和肾等,一磷酸吡哆醛为其辅酶,它不仅可使多巴脱羧成多巴胺,而且凡芳香族左旋氨基酸如组氨酸、酪氨酸、色氨酸和苯丙氨酸等均可作为它的底物而进行脱羧,因而也可将其称芳香族左旋氨基酸脱羧酶。

(3)多巴胺 β- 羟化酶:多巴胺 β- 羟化酶是一含 Cu^{2+} 的蛋白质,主要定位于贮胺颗粒的膜上,其中一部分附于囊泡膜内层,另一部分为可溶性,存在于囊泡液中。DBH 的辅酶是维生素 C 和富马酸(fumaric acid),在它们的参与下 DBH 可催化 DA 生成 NE。由于 NE 合成的最后一步只能在囊泡内生成,故 DBH 是 NE 能神经的特异性标志酶。

(4)苯乙醇胺氮位甲基移位酶:苯乙醇胺氮位甲基移位酶(phenylethanolamine N-methyl transferase,PNMT)仅存在于肾上腺素能神经元和嗜铬细胞胞质内,其作用是将去甲肾上腺素的氮位甲基化而生成肾上腺素。

(二)儿茶酚胺的贮存与释放

1. **贮存** 囊泡是突触前成分的特征性结构,也是递质的贮存部位。在电镜下,根据囊泡被处理后是否含有电子密度高的核心而分为两类,即无颗粒囊泡和颗粒囊泡。颗粒囊泡按其所含颗粒大小又分为大、小两种。在神经元内,大颗粒囊泡存在于轴突和末梢,小颗粒囊泡几乎全部聚集在末梢。通常认为囊泡在神经元胞体形成,随后运送至神经末梢区,已证明大囊泡由高尔基体生成,小囊泡可能是大囊泡释放后的空泡所形成。此外,膨体和轴突内的滑面内质网也可形成小囊泡。

CA 在囊泡内合成后即贮存于颗粒囊泡内,多数学者认为小颗粒囊泡是 NE 的贮存部位。每个小颗粒囊泡内 NE 的含量为 15 000 个分子。

已有资料证明,电刺激交感神经时,其末梢内的小颗粒囊泡消失,而且小囊泡内还含有嗜铬颗粒蛋白、NE、ATP 以及 DBH 等。NE 在囊泡内与 ATP 形成复合物,有利于其高浓度的大量贮存并可防止被胞质内的酶系所破坏。

大囊泡的组成与小囊泡类似,也含有 NE、ATP、DBH 及嗜铬颗粒蛋白等,它们主要含有神经肽。

2. **释放** 目前,多数学者认为 CA 的释放是量子释放,同样,NA 的释放方式也是一种 Ca^{2+} 依赖的量子释放,其过程为胞吐即突触前神经末梢去极化打开钙通道,Ca^{2+} 进入末梢促使囊泡与突触前膜融合,继而在细胞膜上形成小孔,嗜铬颗粒蛋白收缩,递质外排。

现在也有大量实验表明,大部分的神经递质包括单胺类、多肽类递质也存在一种"容积传递"

(volume transmission)。在这种情况下,CA 以旁分泌的方式释放到胞外空间甚至是脑脊液中,发挥一对多的作用。

(三)儿茶酚胺的失活

CA 的失活包括酶解和重摄取两种形式,其中以重摄取为主。

1. **儿茶酚胺的降解酶** 儿茶酚胺的降解酶包括以下两类:

(1)单胺氧化酶(monoamine oxidase,MAO):大多位于线粒体外膜,根据其特异性和敏感性,已知人脑和大鼠脑内的 MAO 存在 A、B 两种类型。A 型 MAO 主要存在于交感神经末梢,优先作用于 NE 和 5-HT;B 型 MAO 存在于松果体等组织内,主要作用于苯乙胺。MAO 不是专一性的 CA 代谢酶,因为不论是 A 型还是 B 型 MAO,都可以催化其他生物胺如 5-HT、酪胺等。

MAO 的作用主要是促进单胺类物质氧化脱氨基成为醛,很快又经醛还原酶还原为醇,也可经醛脱氢酶氧化成酸。

(2)儿茶酚氧位甲基移位酶(catechol-o-methyl transferase,COMT):这种酶存在于大多数动物组织的胞质内,尤以肾和肝含量丰富,也见于中枢神经系统和由交感神经支配的器官,但其精确的细胞定位尚没有确定。COMT 的作用是将甲基转移到儿茶酚苯环上 3 位的 O 上,成为 3- 甲氧基 4- 羟基衍生物。在体内 CA 的代谢中,这两种酶发挥不同的作用:如 NE 释放后大部分为突触前膜重摄取,当酶进入胞质后立即与线粒体表面的 MAO 相遇,因此先由 MAO,再经 COMT 代谢。而血液中的 NE 则主要在肝、肾等组织内先由 COMT 再经 MAO 代谢。中枢神经系统内 NE 的最终代谢产物主要是 3- 甲氧基 4- 羟基苯乙二醇,而在外周组织中,NE 的最终代谢产物以 3- 甲氧基 4- 羟基苯乙醇为主。肾上腺素的酶解方式与 NE 相同。

2. **CA 的重摄取** 重摄取是消除 CA 生理作用的主要方式。已证明,单胺类神经末梢重摄取量占其释放总量的 3/4。

CA 不仅可被神经组织摄取,也可被非神经组织所摄取。突触间隙的 CA 可被突触前神经末梢摄取,称第一类摄取,而血液中的 CA 也可被突触后膜和非神经组织摄取称为第二类摄取。第一类摄取的特点是:①具有高亲和力;②为能量依赖性的摄取;③有较高的特异性。神经末梢释放的 CA 主要被突触前膜所摄取,属第一类摄取,而神经末梢对 CA 的摄取又可分为膜摄取和囊泡摄取两个步骤,首先 CA 通过细胞膜进入胞质,这不仅需要 ATP 供能,而且需要 Na$^+$-K$^+$-ATP 酶激活系统即"膜泵";然后再由胞质进入囊泡,同样需要 ATP 提供能量,也需要 Mg^{2+}-ATP 酶激活系统即"胺泵"来完成。

（四）中枢去甲肾上腺素能和肾上腺素能神经元胞体的定位和纤维投射

早在 20 世纪 60 年代,Dahlström 和 Fuxe 已证明,大鼠中枢神经系统内存在许多可诱发荧光的细胞群,并以 A 和 B 分别代表 CA 和 5-HT,CA 神经元胞体在大鼠脑的分布被命名为 A1~A16 细胞群(图 4-3-2)。

1. 去甲肾上腺素能神经元

(1)胞体定位:去甲肾上腺素能神经元胞体在中枢的定位,可分为 A1~A7 细胞群(图 4-3-2)。

A1 主要位于延髓外侧网状核及其邻近。A2 在大鼠位于延髓连合核,于人和猴则位于迷走神经背核和舌下神经核背外侧。

A3 位于背侧副橄榄核及其背侧,目前仅见于大鼠。

A4 位于第四脑室顶的外侧部,从小脑上脚内侧一直延伸到 A6 细胞群尾侧。

A5 位于面神经平面附近的上橄榄核背外侧。

A6 在蓝斑核内。

A7 位于脑桥网状结构的外侧,包括蓝斑下核,臂旁内、外侧核及 K-F 核。

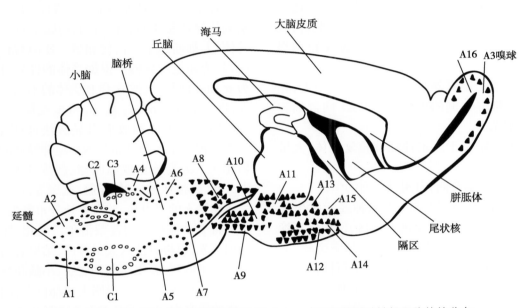

图 4-3-2　大鼠脑矢状切面(距中线外侧 1.4mm)示儿茶酚胺神经元胞体的分布

(2)纤维投射(图 4-3-3)

1)上行性背侧束:主要来自蓝斑,广泛投射至中脑、间脑和端脑,其中粗大的纤维束分布于中脑导水管周围灰质、中缝背核以及上、下丘。背侧束的纤维在网状结构上升达缰核脚间束水平,其主要纤维束转向腹侧经 Forel 红核前区,未定带内侧,在尾侧下丘脑平面以前加入前脑内侧束背侧部,大部经缰核脚间束走向缰核复合体。

2)蓝斑 - 小脑纤维:主要起源于蓝斑尾侧部,少量纤维也起于蓝斑下核,经小脑上脚至小脑深核和小脑皮质。

3)蓝斑 - 脊髓束:起于蓝斑腹侧部的细胞和蓝斑下核,经网状结构下行,经脊髓腹外侧索终止在整个脊髓腹侧灰质和背角基底部。也可投射到脊髓胸腰部中间带外侧核。A6 和 A7 还发出纤维至孤束核、迷走神经背核和三叉神经脊束核等。

4)上行性腹侧束:起于 A1、A2 以及 A5 和 A7 细胞群,经中脑网状结构参与前脑内侧束达中脑、间脑以及边缘叶,包括脑干中缝核、脑神经运动核、桥核、下橄榄核以及嗅球等。该束的纤维在前脑内侧束中与来自蓝斑的背侧束纤维相混,其分布也大体相类似。

值得注意的是,上行性投射的背腹二束均为同侧起始,进入脑干后,纤维在中线交叉,有些在后连合交叉。前脑内侧束的纤维在背侧视上连合处交叉,小部分在前连合和胼胝体膝交叉。

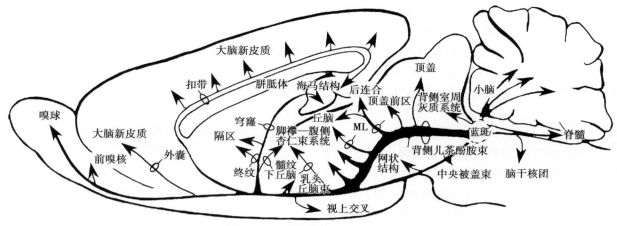

图 4-3-3 蓝斑投射的矢状面观

2. 肾上腺素能神经元

（1）胞体的定位：Hökfelt 等用免疫组织化学的方法证明中枢神经系统内存在 A 能细胞群，根据其所在部位不同分为背（C2，C3）、腹（C1）两组（图 4-3-4）。

C1：位于延髓腹外侧的外侧网状核附近，相当于 A1 细胞群吻侧的延续，C1 和 A1 两群细胞在此相互混杂。

C2：主要定位于迷走神经背核复合体，大量胞体在孤束核内。

C3：位于延髓背侧，内侧纵束间的中线上。

（2）纤维投射：腹侧群的 A 能神经元发出上行性和下行性通路，主要支配室周区，例如导水管周围灰质，各个下丘脑核和丘脑，包括室旁核、下丘脑背内侧核以及丘脑室周核等。下行性投射支配脊髓交感柱。此外，它们也发出纤维终止于蓝斑，尤以 C2 最为明显。

（五）肾上腺素受体

肾上腺素受体是能识别、结合 NE 或肾上腺素的特异性受体的总称，它们均属于 G 蛋白偶联受体，大都通过第二信使和蛋白质磷酸化产生效应，其传递速度较慢。根据受体的性质可将其分为 α 和 β 两种，又按 α 和 β 受体的不同药理学特性，进一步分为 α_1、α_2、β_1、β_2 和 β_3 受体亚型。

用标记配体和放射自显影法证明，α_1 和 α_2 在中枢神经系统的分布与 NA 能神经元的分布密切相关。α_1 受体密度以嗅球、新皮质 V 层、杏仁中央核、终纹床核、背侧丘脑、蓝斑等区域最高，α_2 受体在脑干的孤束核、蓝斑等处分布密集。

将 β 受体拮抗剂普萘洛尔乙酰化，使该药物标记荧光，再将其注入大鼠体内，结果表明在海马的锥体细胞层、新皮质的基底层、小脑和脊髓运动神经元均有荧光分布，说明上述部位存在 β 受体。近代的研究发现 β_1 受体的分布与脑内 NA 神经元

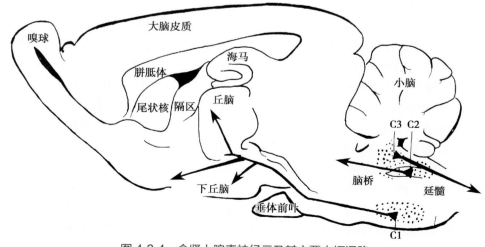

图 4-3-4 含肾上腺素神经元及其主要中枢通路

通路近似,推测 β_1 受体可能与脑功能关系较为密切,β_2 受体则可能存在于脑内胶质细胞和脑血管壁的肌层,而 β_3 受体在下丘脑和皮质含量较高。

在外周组织中,特别要提到的是 α_2 受体主要位于胆碱能神经元和肾上腺素能神经终末的突触前部位,抑制 ACh 和 NE 的释放。

肾上腺素受体的组织定位特征及其主要激动剂和拮抗剂见表 4-3-1。

表 4-3-1　肾上腺素受体的亚型

	α 受体		β 受体		
	α_1	α_2	β_1	β_2	β_3
组织定位	外周血管	蓝斑	心脏、脂肪组织	子宫肌层、气管与血管平滑肌	脂肪组织,消化道
突触定位	突触后	突触前/后	脑干,突触后	突触前/后	突触后
受体功能	血管收缩升压	反馈抑制去甲肾上腺素功能	增强心脏儿茶酚胺功能	舒张血管,平喘	促进脂肪分解和产热,抑制消化道肌肉收缩
激动剂	甲氧胺、去甲肾上腺素	可乐定	肾上腺素>去甲肾上腺素,他佐洛尔	肾上腺素>去甲肾上腺素,硫酸沙丁胺醇	去甲肾上腺素>肾上腺素 BRL37344
拮抗剂	酚明哌唑嗪	育亨宾,哌嗪氧烷	普萘洛尔	Butoxamine	SR59230A

(六) 去甲肾上腺素和肾上腺素的主要生理功能

1. 对心血管活动的调节　脑内的 NE 可使血压降低和心率减慢。其降压作用可被 α_2 受体拮抗剂(如育亨宾或哌嗪氧烷)所抑制,说明与 α_2 受体的活动有关。而心率的减慢则可能与 α_1 受体有关。

脑内的 NE 也可使血压升高,如将微量 NE 注入动物下丘脑后区引起血压升高。电刺激下丘脑后区可同时观察到下丘脑 NE 释放增加,血压升高,表明 NA 升压作用可能和下丘脑后区相关,并通过 β 受体而发挥作用。

2. 对镇痛作用的影响　已有资料证明,脑内 NE 能神经元有拮抗吗啡镇痛的作用。如脑室注射 NE 可拮抗吗啡的镇痛效应,用化学损毁剂 6-羟多巴胺(6-hydroxydopamine,6-OHDA)损毁大鼠 DA 上行性传导束,可增强或延长吗啡镇痛。脑内 NA 对抗吗啡的镇痛作用主要是通过 α_1 受体而实现的。在针刺镇痛中,脑内注射 α 受体激动剂可乐定可拮抗针刺镇痛,相反脑内注射 α 受体拮抗剂酚妥拉明则可增强针刺镇痛,表明脑内 α 受体对针刺镇痛有拮抗作用。

3. NE 系统与情感的关系　关于情感障碍患者脑内 CA 代谢的变化报道不一,据推测脑内 5-HT 的缺乏可能构成了该病发病的倾向。而最终导致患者狂躁或抑郁,则与 NE 能系统活动失常有关。NA 能系统活动增强时表现出一系列狂躁症状,相反,该系统活动减弱时则导致抑郁。

4. NE 可参与觉醒的维持　NE 上行性通路是网状上行激活系统的重要组成部分,特别是上行背侧束可分布到广大皮质区及海马,如损毁背侧束则慢波睡眠增加,电刺激该束脑电出现低幅快波,表明这一系统的活动有助于中枢神经系统觉醒的维持。

5. NE 可提高学习与记忆　最近药理学和分子克隆研究揭示在中枢神经系统内存在 β_1、β_2 和 β_3 肾上腺素受体亚型,特别是 β_1 肾上腺素受体主要存在于海马 CA3 区锥体细胞的核周体和近端树突,已证明 β_1 受体的作用是增加海马 CA3 区的暴发式放电,调制提高海马 CA3 区的网络活动,因而在联合记忆的召回和快速记忆的获得中起决定性作用。

二、多巴胺

多巴胺(dopamine,DA)是哺乳动物脑内单胺能神经递质中的一员。在早期人们曾广泛地认为 DA 仅仅是 NA 合成过程中的中间产物,1958 年瑞典学者 Carlsson 等证明 DA 也存在于脑,其所含浓度与 NA 相同,但二者的分布有明显差异,DA 主要分布于中脑及间脑并与运动的控制有关,因而提出 DA 可能是脑内独立存在的一种神经递质。至 1964 年,确定了脑内 DA 能神经通路,20 世纪 70 年代初期,又发现了帕金森病(PD)的病因与 DA 有关,DA 是研究得比较深入的一种神经递质。

(一)多巴胺的生物合成

DA 的生物合成像所有 CA 一样,其前体物质是酪氨酸,它必须通过血 - 脑屏障运输至多巴胺能神经元。多种因素能影响酪氨酸的运输,减少它的有效性,并因此改变 DA 的结构。在 DA 合成的限速阶段,一旦酪氨酸进入神经元就可被 TH 转换成多巴,随后多巴经 DDC 脱羧生成 DA。

(二)多巴胺的贮存与释放

CA 主要贮存于囊泡内,大颗粒囊泡含有 DA,其含量为 NE 的 7%~8%,小颗粒囊泡内 DA 的含量更少,仅为 NE 的 1%。

神经末梢 DA 的释放是钙依赖性的,其发生被认为是动作电位波及神经末梢而出现的反应。DA 释放程度似乎与放电频率和放电形式有密切关系。暴发性放电,DA 的释放提高。DA 的释放也受突触前的自身受体所调制。

(三)多巴胺的失活

CA 的失活包括酶的降解和重摄取作用前已叙及,在此仅加以补充。DA 神经末梢具有高亲和 DA 摄取位点,这对终止神经递质的作用和维持递质的稳定状态是重要的。摄取是通过膜载体来完成的,载体根据已存在的 DA 浓度梯度,有运输 DA 的能力,在 DA 的失活和释放再循环中起重要作用。

(四)中枢多巴胺能神经元胞体的定位及纤维投射

1. **胞体定位** DA 能神经元胞体主要位于中脑和间脑,特别是中脑为 DA 能神经元胞体最密集的部位。80%~90% 的 DA 神经元发现在中脑,据统计大鼠中脑每侧含 DA 能胞体 15 000~20 000 个。

Dahlstrom 和 Fuxe 用甲醛诱发荧光的方法观察到脑内一些细胞含绿色荧光,并命名为 A1~A12,后又增加到 A17,其中 A8 以后者为 DA 能细胞群(图 4-3-2)。

A8:位于红核后方的中脑网状结构内,内侧丘系外侧部的背侧。

A9:在黑质致密部。

A10:位于脚间核的背侧和腹侧被盖区。

A11:在第三脑室背侧和内侧,主要位于室周灰质,乳头丘脑束内侧。

A12:几乎完全位于下丘脑弓状核内,其背侧与 A11 延续。

A13:在下丘脑背内侧核背部和未定带。

A14:位于第三脑室前隐窝,终板血管器平面。

A15:在下丘脑后部,一部分在终纹床核腹部,其尾侧部在前连合下方

A16:存在于嗅球,主要在球状层。

A17:在视网膜。

2. **中枢 DA 能神经元通路** DA 能神经元的投射可以概括为长、短和超短 3 个纤维系统(图 4-3-5)。

(1)长纤维系统

1)中脑纹状体系统:曾称黑质纹状体系统。其纤维主要起源于 A9,部分纤维也源于 A8 和 A10 细胞群,经中脑被盖腹侧区,在前脑内侧束背外侧上升,经下丘脑外侧区达内囊,其中,来自 A9 细胞群的纤维分布至尾壳核(背侧纹状体),从 A10 发出的纤维支配伏核、嗅结节和终纹床核(腹侧纹状体)。在苍白球有少量 DA 纤维,这些纤维大多可能是行经苍白球的黑质纹状体纤维的侧支。

2)中脑边缘皮质系统:主要起于 A8~A10 细胞群,经前脑内侧束上升,分布至隔(主要至外侧隔核)、伏核、前额皮质、内嗅皮质、梨状皮质、嗅前核、嗅结节、杏仁复合体、缰核以及脑干区包括蓝斑、臂旁核和中缝背核等。

中脑纹状体和中脑边缘皮质投射系统既含有 DA 能也含有非 DA 能神经元,近年不少学者证明,黑质纹状体系统中(指 A9 和 A10 至尾壳核的投射)主要是 DA 能神经元,而非 DA 能神经元仅占 5% 或更少一些。A9 和 A10 至伏核的投射,非多巴胺能神经元的比例有所增高,估计为 10%~15%。根据 Swanson 的研究,中脑边缘皮质投射系统含非 DA 能成分较多,他认为 A10 至外侧隔核的投射 DA 成分占总量的 72%,而至前额皮质的投射,这种成分仅占总数的 33%。以上投射以同侧为主。

3)下丘脑脊髓系统:起于 A11 和 A13 细胞群,一些 A11 细胞的轴突分叉呈"T"形,发出一个上升和一个下降的分支,表明在间脑内和至脊髓的投射是同一神经元的轴突侧支。至少有部分轴突在背侧纵束内下降,分布至脊髓背角浅层、中间带外侧柱以及脊髓胸部和上腰部平面的中央管周围区。

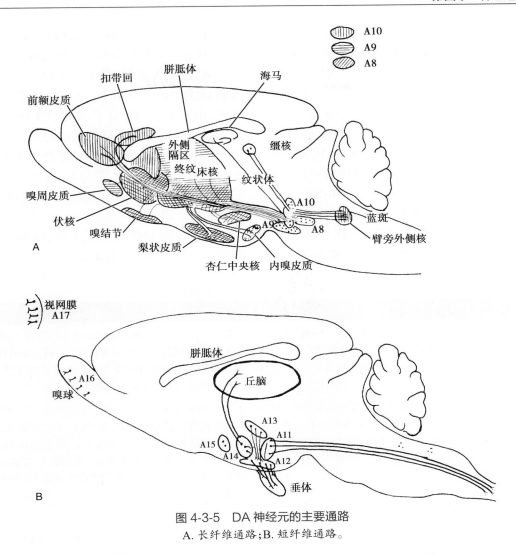

图 4-3-5　DA 神经元的主要通路

A. 长纤维通路；B. 短纤维通路。

（2）短纤维系统

1）未定带下丘脑纤维系统：由短的局部投射神经元组成，可分尾侧和吻侧二部。尾侧部起自 A11 和 A13，向下至下丘脑背内侧核和前下丘脑区；吻侧部或许起自 A14 细胞群，其纤维分布至前下丘脑室周核和前连合平面的室周核，视交叉上核以及视前内侧核。

2）结节垂体系统：常称作结节漏斗系统，起自 A12 细胞群，其轴突有规则地投射至正中隆起及垂体的中间部和神经叶。实验证明，DA 纤维可分布到整个神经叶并围绕中间部的内分泌细胞形成网。结节漏斗 DA 能神经末梢在正中隆起外层较丰富，在此，它们与非单胺能轴突密切接触，并紧邻垂体门脉的毛细血管，提示从正中隆起 DA 能神经末梢释放的 DA 既可作用于附近的肽能轴突终末，也可进入门脉血管。

（3）超短纤维系统：组成这一系统的神经元，实际上构成了脑内 DA 能局部回路。

1）球周 DA 能系统：胞体位于 A16 即嗅球内，球周 DA 能神经元可能为无轴突细胞，是小的中间神经元，其树突与僧帽细胞形成交互树突触，据估计 10%~30% 的球周细胞是 DA 能的，而另外一些则为 GABA 能神经元。

2）视网膜 DA 能系统：起于 A17，主要分布在视网膜内核层，它可能是树突细胞类型，无典型的轴突，其突起对其他无长突细胞而言既是突触前也是突触后的。光可刺激 DA 的转换与释放。

令人感兴趣的是有关黑质神经元的树突投射问题，一些形态学资料表明，DA 不仅在轴突末梢也在黑质 DA 能神经元的树突贮存与释放。这种树突 DA 对黑质内的信号传递有不同的作用：一方面从树突释放的 DA 似乎对 DA 能细胞本身的活动具有紧张性抑制作用；另一方面，树突的 DA 可调制 GABA 的释放。

（五）多巴胺受体

DA 受体可分为 D_1 和 D_2 两种亚型,它们在黑质和纹状体中的分布是不均一的。无论在黑质还是纹状体,D_1 受体密度较 D_2 受体大(大 1.5~36 倍),但其对生理功能的影响又以 D_2 为重要。

DA 受体属 G 蛋白偶联受体,D_1 受体可被 DA 激活,增强腺苷酸环化酶的活性,此效应由兴奋性 G 蛋白(Gs)介导。相反,D_2 受体虽可为 DA 所激活,但却抑制 AC 的活性,其效应由抑制性 G 蛋白(Gi)介导。研究证明 D_1 和 D_2 受体在大鼠脑内的分布有所不同,特别是在黑质,D_1 受体多分布在网状部,而 D_2 受体主要定位在致密部。在纹状体,D_2 受体呈广泛性分布,而 D_1 受体主要存在于受 ACh 神经支配的神经元的表面。

通过 DNA 重组、分子克隆和生物活性鉴定,目前认为 DA 受体有 D_1、D_2、D_3、D_4 和 D_5 共 5 种亚型,由于 D_1 和 D_5 分子 80% 以上同源,缺乏内含子,与 Gs 蛋白相偶联等共同特点,统称它们为 D_1 样受体;而 D_2、D_3、D_4 的同源性约为 45%,受体基因有内含子 4~6 个,常与 Gi 蛋白相偶联,将它们统称为 D_2 样受体。新近证实 D_4 受体与精神分裂症关系密切相关。

根据生理功能和生化效应,D_1 和 D_2 受体在脑内的分布与功能见表 4-3-2。

表 4-3-2　D_1 和 D_2 受体分布及功能

受体类型	分布	功能
D_1 受体	①脑内突触后 DA 敏感神经元;②视网膜水平细胞;③眼眶的小梁网络和睫状突;④血管平滑肌;⑤甲状旁腺;⑥黑质网状部	①影响 AC 酶活力和 cAMP 的生成,增强 GABA、ACh 和 CCK 的释放;②减弱对光反应;③调节眼内压;④肾、肠系膜血管床、脑血管舒张;⑤增加甲状旁腺素分泌;⑥增加黑质网状部 GABA 释放
D_2 受体	①突触前胞体 - 树突自身受体;②黑质 - 纹状体突触后;③皮质 - 纹状体末梢;④垂体前叶和垂体前叶;⑤垂体中叶;⑥兴奋呕吐中枢化学感受器;⑦黑质致密部;⑧颈动脉;⑨交感神经末梢	①负反馈调控 DA 合成与释放;②抑制 ACh 和 CCK 释放;③调节纹状体 GABA 和 ACh 神经元活动;④抑制 cAMP 形成和 PRL 释放,调节 Ca^{2+} 通道和 PI 更新;⑤抑制 cAMP 形成和 α-MSH 释放;⑥致呕吐;⑦抑制 DA 神经元放电;⑧抑制化学感受器自发放电;⑨抑制 NA 释放等

自身受体(autoreceptor)存在于 DA 神经元的大部分,包括神经末梢、胞体和树突。

DA 神经末梢上的 D_2 受体也称突触前 DA 自身受体,它存在于黑质 - 纹状体 DA 通路、中脑 - 边缘 DA 通路的伏核和嗅结节内、中脑 - 皮质 DA 通路的梨状区和下丘脑结节 - 垂体通路的末梢上。突触前 DA 自身受体的主要功能是调节由神经冲动引起的 DA 生物合成和释放。

影响 DA 受体的药物在临床上有很大的实用价值,DA 受体激动剂可用于治疗帕金森病,而 DA 受体拮抗剂常用于治疗精神分裂症。

（六）中枢多巴胺能系统的功能

1. 对躯体运动的调节　DA 是锥体外系的重要递质,因此,它与躯体运动有密切关系。加强 DA 神经元的活动导致运动功能增强,相反,削弱 DA 能神经元活动使运动功能降低。脑内 DA 代谢失常如黑质 - 纹状体系统内 DA 含量减少(纹状体 DA 含量下降到 50% 以上)可出现帕金森病。

Micheal J H 等报告,在接受 DA 治疗的帕金森病患者脑内,D_1 受体 mRNA 在伏核增加,而在黑质致密部减少。

DA 对于脊髓的中枢模式运动发生器(central pattern generator,CPG)有重要的调节作用。许多节律运动,包括躯体运动和内脏运动,都是由称为运动节律器的脊髓神经回路控制的。这些节律运动包括咀嚼、吞咽、呼吸,甚至是胃节律。间脑脊髓 DA 能纤维投射控制这些节律运动。例如,L- 多巴能够诱导无脑猫的四肢节律运动,DA 能纤维传入能影响咀嚼运动和胃幽门运动。

2. 参与奖赏系统　从中脑腹侧被盖区到伏隔核的投射是一个主要的奖赏信号系统,该系统活动增强时能使人或动物产生愉悦的感觉。这一系统也是鸦片类成瘾药物的主要作用位点。这些药物可以增加中脑腹侧被盖区向伏隔核释放 DA,使人产生高度愉悦的经历。低浓度的酒精也可以增加伏隔核内的 DA 含量。

3. 参与精神情绪活动 临床上观察到促使 DA 和 NA 释放的药物苯丙胺可使人产生苯丙胺精神病,表现为妄想型精神分裂症 I 型,并能加重精神分裂症患者的症状。α- 甲基酪氨酸可抑制 DA 和 NE 的合成,对人有镇静作用。精神药物学的研究表明,一些经典的安定药物都有阻断中枢神经系统内 DA 受体的作用。目前认为中脑边缘皮质 DA 系统参与认知活动,控制情感状态如精神分裂症,在情绪与精神活动中占有重要地位。

4. 调节垂体内分泌功能 下丘脑 - 垂体 DA 通路通过 D_2 受体的活动调节垂体内分泌功能。在大鼠第三脑室注射微量 DA,观察到垂体的黄体生成素(LH)和卵泡刺激素(FSH)分泌增加,催乳素分泌减少。

5. 调节心血管活动 研究证明,激动脑池周围的 DA 受体可抑制心血管活动,使心率、血压和血管阻力下降。对猫或狗侧脑室注射 DA 可使心率和血压呈剂量依赖性增加,并可被 DA 拮抗剂所阻断,提示脑内较高部位的 DA 能活动具有兴奋心血管系统的功能。

三、5- 羟色胺

1940 年,意大利人 Erspamer 从小肠黏膜的嗜铬细胞分离出一种物质称为"肠胺"(enteramine)。1948 年,美国人 Rapport 等从牛血清中得到一种可引起血管平滑肌收缩的结晶性物质,因它存在于血清中故称为"血清素"(serotonin)。1950 年初,他们两人均证明上述的"肠胺"和"血清素"就是 5- 羟色胺(5-hydroxytryptamine,5-HT)。直到 1953 年,Twarog 和 Page 发现中枢神经系统内也存在 5-HT,随后 Woolley 和 Sham 又提出,5-HT 的结构类似物——麦角酸二乙胺(lysergic acid diethylamide,LSD)可引起幻觉和思维障碍,因而预示 5-HT 在脑内发挥神经递质作用并与精神活动有密切关系。5-HT 在化学结构上属吲哚胺类化合物,由吲哚和乙胺两部分构成。

体内大约 90% 的 5-HT 存在于肠嗜铬细胞内,血小板内约有 8%,还有一小部分存在于各器官组织的肥大细胞中,而存在于中枢神经系统的仅占全身总量的 1%~2%。

(一) 5- 羟色胺的生物合成

5-HT 的生物合成是以色氨酸(tryptophan,TP)为前体,在色氨酸羟化酶(tryptophan hydroxylase,TPH)的作用下生成 5- 羟色氨酸(5-hydroxytry-ptophan,5-HTP),然后在 5- 羟色氨酸脱羧酶(5-HTP decarboxylase,5-HTPDC)的作用下脱羧基生成 5-HT。

TP 是人体必需的一种氨基酸,只能从食物中摄取,血液中的 TP 先经过血 - 脑屏障进入脑内,再通过细胞膜进入 5-HT 神经元。但由于 5-HT 不能通过血 - 脑屏障,脑细胞必须自己合成,因此可把中枢和外周的 5-HT 看作是两个独立的系统。

血浆中的 TP 有游离和结合的两种形式,前者占总量的 10%~20%,易被载体转运而进入脑内,后者可与血浆蛋白结合,占总量的 80%~90%。水杨酸钠能与 TP 竞争血浆蛋白结合位点,使一部分结合型 TP 转为游离型。交感神经兴奋,加速脂肪代谢,使血中游离脂肪酸增多,也能增加游离 TP,有利于 TP 进入脑内。由于转运 TP 的载体同样也可转运其他中性氨基酸如苯丙氨酸、甘氨酸、亮氨酸等,因此血中 TP 与其他中性氨基酸之间的比例关系必定会影响 TP 进入脑内的速度。胰岛素能使血浆中其他中性氨基酸减少,TP 所占比例相对升高,因而胰岛素具有加速 TP 进入脑内的作用。

(二) 5- 羟色胺的贮存与释放

与其他单胺类递质一样,5-HT 是由囊泡摄取和贮存的,主要贮存于小颗粒囊泡内。

最近的研究表明,囊泡内含有特异的 5-HT 结合蛋白(specific 5-HT binding protein,SBP)。在囊泡内高 K^+ 环境下,SBP 能与 5-HT 紧密结合成复合体,当囊泡内容物外排时,此结合物与低 K^+ 高 Na^+ 的细胞外液接触,5-HT 即与 SBP 解离而发挥其递质作用。

(三) 5- 羟色胺的失活

1. 重摄取 5-HT 经突触释放后,一部分作用于受体,一部分通过突触前膜上的 5-HT 转运体(5-hydroxytryptamine transporter,5-HTT)重摄取。5-HTT 存在于许多细胞内,包括神经元、神经胶质细胞和肥大细胞等。外周组织如血小板、胎盘和肺内皮细胞的 5-HTT 的离子特性及药物敏感性与神经元的转运体很相似。

2. 降解 5-HT 的降解酶包括 MAO、羟基吲哚氧位甲基移位酶(hydroxyindole O-methyl transferase,HIOMT)以及芳香烃胺氮位甲基移位酶(aromatie alkylamine N-methyl transferase,AANMT)3 种,其中以 MAO 最为重要。

被摄入的 5-HT 一部分进入囊泡贮存和再利用,另一部分被线粒体表面的单胺氧化酶(A 型 MAO)作用,氧化脱氨基而成 5- 羟吲哚乙醛,再被醛脱氢酶氧化成 5- 羟吲哚乙酸(5-hydroxyindole acetic acid,5-HIAA)。松果体内 5-HT 的浓度远高于脑内(高 50 倍),在 HIOMT 和 AANMT 两种酶的作用下,5-HT 转变成褪黑素(melatonin)。

早在 20 世纪 50 年代末期,Lerner 从牛的松果体中分离出一种能使青蛙皮肤褪色的物质并命名为褪黑素,其化学结构为 5- 甲氧基 -N- 乙酰色胺。褪黑素的分泌具有明显的昼夜节律,白天分泌减少,黑夜分泌增加。褪黑素对下丘脑 - 垂体 - 性腺轴有抑制作用,如持续光照可使这种昼夜节律消失,褪黑素的生成减少,减少了对垂体功能的抑制,加速性功能的早熟。

(四) 中枢 5- 羟色胺能神经元的胞体定位和纤维投射

1. 5-HT 能胞体在中枢的定位 在 20 世纪 60 年代初期,Taber 等曾描述了猫脑干中缝核群的局部解剖学,并将延髓至中脑中缝区的细胞分为 8 群。随后 Dahlström 和 Fuxe 证明中缝核神经元含 5-HT,并命名为 B1~B9 细胞群。近年来用免疫细胞化学的方法不仅验证了以前的观察结果,而且还发现 5-HT 能胞体也存在于中缝核以外的某些脑区。

B1 群:主要位于中缝苍白核内,自锥体交叉到面神经核平面。

B2 群:位于中缝隐核内。

B3 群:主要分布在中缝大核,与 B1 细胞群相连续,在锥体束背侧和斜方体内。

B4 群:位于第四脑室底深面,在前庭神经核和展神经核背侧。

B5 群:位于三叉神经运动核平面,相当于中缝桥核内。

B6 群:位于第四脑底吻侧部的深面,正好处于中缝部位的一小群细胞。

B7 群:在中脑下丘平面,相当于中缝背核及其邻近灰质,为 5-HT 能胞体主要集中地。

B8 群:这一群相当大,自下丘尾端一直延伸到脚间核尾侧 1/3 的平面,主要位于中缝正中核内,少数 B8 群细胞也分布在小脑上脚交叉的吻侧。

B9 群:是相当大的细胞群,在中脑下丘平面,主要位于内侧丘系的内侧及其背侧的网状结构内。

此外,还有相当数量的 5-HT 胞体出现在中缝核以外的区域包括蓝斑复合体、脚间核、脑干网状结构和室周灰质等,这些区域共约有 13 600 个细胞,约占 5-HT 能神经元总数的 22.5%。

2. 中枢 5-HT 能神经元通路 5-HT 投射纤维可概括地分为上行性投射系统、下行性投射系统以及至脑干和小脑的投射(图 4-3-6)。

(1)上行性 5-HT 能腹束:较大,主要起于 B6~B8 群,经中脑腹侧被盖区,行于中央被盖束中至脚间核和黑质,向上参与前脑内侧束,经下丘脑外侧区、视前区、Broca 斜角带,并发出纤维经缰核脚间束和髓纹到缰核、丘脑板内核和束旁核。一些纤维经穹窿到海马,经胼胝体和扣带分

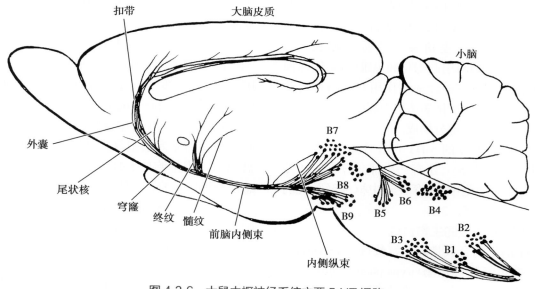

图 4-3-6　大鼠中枢神经系统主要 5-HT 通路

布到额叶新皮质和扣带回；另一些纤维沿嗅束达嗅球，也有一些达下丘脑包括乳头体、外侧视前区；此外，还有一些分支到隔区、Broca 斜角带、尾壳核、伏核及杏仁复合体。

（2）上行性 5-HT 能束：如图 4-3-6 所示，较小，其分布也较局限，主要起自 B6~B7 群，其轴突向上加入到背侧纵束内，在上升途中发出侧支到中脑网状结构和导水管周围灰质，继续上升进入间脑到下丘脑尾侧区。

（3）至脑干的投射：涉及 B3~B8、B3~B5 与邻近网状结构有联系，B7 发出最大的 5-HT 能束支配蓝斑。此外，B5~B8 还投射到被盖核、脑桥和延髓网状结构。

（4）至小脑的投射：起于 B5 和 B6，其轴突进入同侧小脑中脚，终止在小脑皮质和小脑深核。

（5）延髓脊髓 5-HT 能下行性投射：起自 B1~B3 细胞群，特别是中缝大核，向下形成两束，一束经腹侧索终止于脊髓灰质前柱的 VIII 和 IX 板层；另一束在外侧索背侧下降，在皮质脊髓侧束的外侧，支配中间外侧柱的植物性节前神经元和背柱的 I、II、V 层，包括胶状质，后者与伤害性输入的调制有关。Bowker 等证明，B1~B3 至脊髓的投射，有 55% 的神经元胞体呈 P 物质样免疫反应阳性。

（五）5-羟色胺受体

自 1980 年以来，对 5-HT 受体的研究已有了迅速的发展，近来根据受体的 cDNA，5-HT 受体可分 7 大类。各型受体的基本特征见表 4-3-3。

1. 5-HT$_1$ 受体　Peroutka 和 Snyder 首先提出了 5-HT 受体分类的基本标准，他们把大鼠大脑中能用[^{3}H]5-HT 标记的突触后 5-HT 受体称为 5-HT$_1$ 受体，而把用抗精神病药[^{3}H]螺环哌丁苯（[^{3}H]spiperone）能标记的受体称为 5-HT$_2$ 受体。

放射配基结合研究证明，脑组织匀浆中与放射标记的 5-HT 具高亲和力位点者称为 5-HT$_1$ 受体。[^{3}H]-8-OH-DPAT、[^{125}I]-cyanopindolol、[^{3}H]-mesulergine、[^{125}I]-GTI 的高亲和力位点分别称为 5-HT$_{1A}$、5-HT$_{1B}$、5-HT$_{1C}$ 和 5-HT$_{1D}$ 受体。5-HT$_{1A}$、5-HT$_{1B}$、5-HT$_{1D}$、5-HT$_{1E}$、5-HT$_{1F}$ 受体的 cDNA 已被克隆，同源性很高，具有 7 个疏水性跨膜段，通过 G 蛋白与腺苷酸环化酶负性偶联。

2. 5-HT$_2$ 受体　5-HT$_2$ 受体可分 3 种亚型即 5-HT$_{2A}$、5-HT$_{2B}$、5-HT$_{2C}$，均已被克隆，同源性高，均与 G 蛋白偶联，通过促进磷酸肌醇水解而发挥效应。5-HT$_{2A}$ 受体就是经典的 5-HT$_2$ 受体。5-HT$_{2B}$ 受体 1992 年被克隆，5-HT$_{2C}$ 受体就是原来的 5-HT$_{1C}$ 受体。

3. 5-HT$_3$ 受体　5-HT$_3$ 受体主要分布于低位脑中、最后区、孤束核以及脊髓胶状质，也有少量分布在皮质和边缘系统。在外周则主要分布于自主神经的节前和节后神经元、感觉神经元和肠神经丛的非 NA 能非胆碱能神经元。

5-HT$_3$ 受体激活可触发细胞膜的快速去极化，选择性开放离子通道，增加 Ca^{2+} 内流，胞内 Ca^{2+} 浓度增高及触发神经递质的释放。5-HT$_3$ 受体存在不同的亚型。

Fonseca MJ 等报道，5-HT$_3$ 受体 mRNA 表达的明显特点是不仅存在于脊髓背角，而且广泛低水平地分布于整个脊髓板层，最后区的表达则是高水平的，而且延髓许多核群包括三叉神经脊束核和网状核群等均有不同程度的表达，B$_1$ 和 B$_2$ 核群也能检测出 5-HT$_3$ 受体 mRNA，提示该受体也可能涉及痛觉机制。

4. 5-HT$_4$ 受体　5-HT$_4$ 受体分布广泛，大脑皮质、海马、边缘系统和上、下丘神经元均有分布，此外还分布至心脏、肾、食管、回肠及结肠等。5-HT$_4$ 受体可激活腺苷酸环化酶，升高胞内 cAMP 水平。5-HT$_4$ 受体兴奋可促进肠神经末梢释放 ACh 引起肠管收缩，且与情感障碍、运动失调有关。

5. 其他 5-HT 受体　5-HT$_5$、5-HT$_6$、5-HT$_7$ 受体发现较晚，其确切的分布与功能见表 4-3-3。

（六）中枢 5-羟色胺的主要生理功能

5-HT 能神经元在中枢的作用可总结出下述规律：①对感觉神经元，如外侧膝状体神经元、脊髓背角与感觉有关的神经元，主要产生抑制作用；②对运动神经元，如面神经运动核、脊髓前角运动细胞，主要产生兴奋作用；③对前脑的神经元以抑制为主（如海马含 5-HT$_{1A}$ 受体，有明显的抑制作用），但对某些结构如尾壳核神经元则兴奋抑制兼而有之。

1. 对睡眠的影响　破坏猫的中缝核或注射对氯苯丙氨酸（P-CPA）使脑内 5-HT 含量减少时，猫出现严重失眠。相反，如注射 5-HTP 使脑内 5-HT 含量升高时则可促进睡眠，表明 5-HT 与睡眠有密切关系。

2. 对体温的影响　多数资料倾向于认为，激动 5-HT$_{1A}$ 受体使体温降低，激动 5-HT$_2$ 受体则

表 4-3-3　5-HT 受体的分型及主要特征

家族	亚型	信号转导	分布	功能
5-HT₁	5-HT₁ₐ	Gi/o,腺苷酸环化酶,抑制	脑内广泛分布,主要是海马、大脑皮质、中缝核	影响运动、性交、痛觉、情绪和认知。激活该受体会导致多食和低体温
	5-HT₁ᵦ	Gi/o,腺苷酸环化酶,抑制	脑内广泛分布,主要是基底神经核,大脑皮质	影响多种神经递质的释放,如 Glu、GABA、NA 和 ACh 等,影响多种激素的释放,如 ACTH,皮质醇等。激活导致少食、低体温,影响性行为和运动功能。与痛觉和成瘾有关
	5-HT₁ᴅ	Gi/o,腺苷酸环化酶,抑制	基底神经核、海马、大脑皮质	类似 5-HT₁ᵦ 影响多种递质和激素的释放,与痛觉有关
	5-HT₁ₑ	Gi/o 腺苷酸环化酶,抑制	大脑皮质,尾壳核(caudate putamen),屏状核	未明(小鼠中不存在)
	5-HT₁ꜰ	Gi/o 腺苷酸环化酶,抑制	中缝背核、海马、大脑皮质、屏状核、尾状核、脑干	未明,可能与引起偏头痛的神经炎症有关
5-HT₂	5-HT₂ₐ	Gq/11,磷脂酶 C,兴奋	大脑皮质、屏状核、海马、下丘脑、基底神经核	神经元兴奋,调控多种递质和激素的释放,产生高体温,行为学改变,影响痛觉、情绪和成瘾
	5-HT₂ᵦ	Gq/11,磷脂酶 C,兴奋	小脑、隔膜、下丘脑、杏仁核	行为学改变,影响情绪,摄食(多食)和痛觉
	5-HT₂ᴄ	Gq/11,磷脂酶 C,兴奋	脉络丛、大脑皮质、下丘脑、杏仁核、纹状体、黑质	神经元兴奋,调控神经递质(DA,NA)和神经内分泌,体温升高,少食,行为学改变,性行为,认知,痛觉和情绪调控
5-HT₃	多个生理和药理学相似的亚基	离子通道	脑内广泛分布,主要最后区、孤束核、迷走神经背核、边缘系统	神经元兴奋,调控多种神经递质和神经内分泌的释放,认知和行为学改变,调控痛觉感受和情绪,精神症状和成瘾
5-HT₄	翻译后的修饰形成多个药理学相似的异构体	Gs AC s	基底神经核、大脑皮质、隔膜、海马	神经元兴奋,调控多种神经递质和神经内分泌的释放,促进记忆巩固,少食和情绪调控
5-HT₅	5-HT₅ₐ	Gi/o AC i	海马、下丘脑、嗅球、大脑皮质、丘脑、纹状体、脑桥	认知和记忆
	5-HT₅ᵦ	—	在人类是假基因(小鼠中有功能)	—
5-HT₆	—	Gs AC s	脑内广泛分布,主要是纹状体、杏仁核、海马、大脑皮质	神经元兴奋,调控多种神经递质和神经内分泌的释放,行为学改变,少食减重,影响学习,记忆,情绪
5-HT₇	有 4 个药理学相似的剪切异构体	Gs AC s	丘脑、海马、大脑皮质、杏仁核、视上核	调控神经内分泌,调控心脏节律,睡眠,情绪,痛觉,认知和体温

注:"—"数据无法获得。

使体温升高。有人认为颅脑外伤患者持续发热,可能与脑外伤时释放大量 5-HT 作用于体温中枢有关。

3. 5-HT 与镇痛　韩济生等的大量工作表明,中枢 5-HT 参与介导吗啡镇痛与针刺镇痛。

张桂林等以丘脑束旁核痛敏细胞放电为指标,发现脑室注射 5-HT 后,痛敏细胞的自发放电和诱发放电都受到抑制。许伟等通过给大鼠脊髓蛛网膜下腔埋植慢性导管分别注射 5-HT 受体多种拮抗剂,分析了大鼠 5-HT₁、5-HT₂ 和 5-HT₃ 受体在高频电针镇痛中的作用,结果提示大鼠脊髓 5-HT$_{1A}$ 受体和 5-HT$_{2c}$ 受体参与介导 100Hz 电针镇痛。

4. 对心血管功能的调节　5-HT 引起心血管抑制作用主要由 5-HT$_{1A}$ 受体介导,低位脑干的 5-HT$_{1A}$ 受体激活引起交感神经抑制和迷走神经兴奋,导致血压下降、心动过缓。5-HT 所引起的心血管兴奋作用主要由 5-HT$_2$ 受体介导,该受体激活可使猫的血压升高,这与交感神经活动增强有关,主要与加压素释放增加相关。但必须注意的是中枢 5-HT 能系统对心血管功能的调节比较复杂,脑内 5-HT 水平的变化与心血管功能的变化并不一致,与药物、剂量、注射部位、动物种属以及被激活的 5-HT 受体类型等有密切关系。

5. 调控奖赏系统相关的行为　5-HT 系统与奖赏相关的行为密切相关,包括饮水、摄食和性行为。由于 5-HT 的受体种类繁多,它对奖赏行为的影响非常复杂,不同的受体都有不同的影响方式。许多针对精神类疾病如抑郁、精神分裂症和成瘾的药物都是作用于 5-HT 不同的受体。

四、组胺

组胺(histamine,HA)化学名称为咪唑乙胺(imidazolylethylamine),在中枢神经系统参与多种功能的调节,起着神经递质或调质的作用。

在 20 世纪早期,HA 作为细胞对细胞联络的信息分子而被认识。1927 年,Dale 等首次从各种新鲜组织分离出该物质,其名字即来源于希腊字"histos",就是组织之意。直到 20 世纪 70 年代,由于研究方法的发展,在 HA 及其合成酶方面积累了不少资料,近代又证明脑内存在 HA 能神经元及其投射系统,因而进一步确立了 HA 作为中枢神经递质的地位。

(一) 组胺的生物合成

因为 HA 几乎不能穿过血 - 脑屏障,脑的 HA 只能在原位局部合成。其前体为 L- 组氨酸(L-histidine),HA 的生物合成涉及两步即组氨酸向细胞内的转运和它的脱羧。

组氨酸的转运是能量依赖性的摄取,在脑片的突触体已得到证实。由于组氨酸负载已证明可提高脑的 HA,所以组氨酸转运可能是脑 HA 合成的控制因子。

组氨酸在 L- 组氨酸脱羧酶(L-histidine decarboxylase,HDC)的作用下脱去羧基生成 HA,此过程需要磷酸吡哆醛(pyridoxal phosphate)作为辅酶。HDC 是一种分子量为 110~125kDa 的蛋白质。大鼠的 HDC 已被克隆,由 655 个氨基酸残基所组成。L- 组氨酸脱羧酶对 HA 有高度底物特异性,仅对 L- 组氨酸起作用,因而 HDC 可作为 HA 能神经元的标志酶。HDC 主要存在于神经元的胞质内,其活性以下丘脑为最高,小脑最低,而端脑区居中。也不均匀的分布于下丘脑各核、上位脑干、杏仁复合体以及海马结构中。亚细胞的研究表明,HDC 主要见于 HA 神经末梢的胞质内,一小部分也保留在脑的肥大细胞中。

(二) 组胺贮存与释放

脑的 HA 既存在于神经元内,也可存在于神经元以外的组织,前者称神经元 HA,后者称非神经元 HA。由于 HA 和其他神经递质类似,是在神经元末梢的胞质内合成,故 HA 主要贮存于囊泡内。脑内非神经元 HA 则大多保留在肥大细胞内,这些细胞以垂体、松果体、最后区和正中隆起较为丰富。

(三) 组胺失活

HA 神经元与许多其他单胺能神经元不同,是唯一缺乏高亲和力摄取系统的神经元,所释放的 HA 不能被重摄取以终止其作用,主要依赖于酶的降解失活。

HA 的分解主要是在组胺 -N- 甲基转移酶(histamine-N-methyl transferase,HNMT)的作用下,生成 tele- 甲基组胺(tele-methylhistamin),然后再经 B 型 MAO 催化,氧化成 tele- 甲基咪唑乙酸(tele-imidazole acetic acid)。

(四) 中枢组胺能神经元胞体的定位及纤维投射

1. HA 胞体的定位　关于 HA 能核周体在中枢的定位,不论是采用抗 -HDC 抗体或是抗 -HA 抗体所进行的免疫组织化学实验,所得结果明显相一致。它们主要定位在后下丘脑的结节区即结节乳头体核(tuberomammillary nucleus,TM),该核的亚群包括①内侧结节乳头体亚群(TMM):位于乳头体隐窝的两侧,约有 600 个 HDC 免疫反应神经元胞体,它本身又分为背侧部(TMMd)——沿第三脑室尖端向外延伸至背侧乳头体前核和背侧核之间;腹侧部(TMMV)——紧邻脑的腹侧面,恰在内侧乳头体核吻侧;②腹侧结节乳头体亚核(TMV):最大,由 1 500 个最巨大的神经元组成,被乳头体再分为吻侧部(TMVr)——恰位于外侧乳头体核的前方；尾侧部（TMVc）——位于内、外侧乳头体核和乳头体上核的后面；③结节乳头体核弥散部（TMdiff）：其中约有 100 个 HDC 免疫反应细胞，它们弥散地分布在外侧下丘脑区、后下丘脑区、穹窿周围区、乳头体上核以及下丘脑背内侧核内或其间。

TM 的 HA 神经元有其特点，它们的形态大多较大，特别是 TMV 具有一圆形核和发育良好的高尔基器及相对大量的胞质。TM 的 HA 神经元的另一特点是它的树突与胶质成分在乳头体隐窝和脑的腹侧面密切相关，表明树突可穿过室管膜上皮与脑脊液（CSF）密切接触，这或许意味着 HA 神经元可释放分泌物到 CSF 中或对 CSF 的物质起反应。

Inagaki 等又将 HA 能神经元分为 E1~E5 5 个细胞群：

E1 细胞群：位于腹侧结节乳头体核尾侧部（TMVc）内。

E2 细胞群：在腹侧结节乳头体核吻侧部（TMVr）内。

E3 细胞群：位于内侧乳头体核腹侧部（TMMv）。

E4 细胞群：位于内侧乳头体核背侧部（TMMd）内。

E5 细胞群：在结节乳头体核弥散部（TMdiff）。

2. 中枢组胺能神经元的纤维投射　结合损伤、生物化学和免疫组织化学联合追踪研究表明，HA 能神经元在中枢神经系统也存在特有的投射系统（图 4-3-7）。

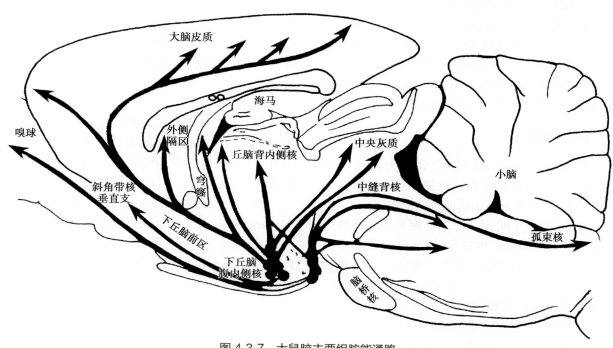

图 4-3-7　大鼠脑主要组胺能通路

（1）上行性通路：主要起自 TM 的 HA 能神经元，投射到前脑的广泛区域。在大鼠它又可分腹侧和背侧通路。腹侧通路：经脑的基底面行向斜角带核水平支，然后达内侧隔核或嗅结节及嗅球，大部分纤维在中线交叉；背侧通路：沿第三脑室外侧经过，其纤维终止在丘脑和吻侧前脑结构。

大脑皮质主要接受同侧 HA 纤维的投射；仅总数的 1/5~1/3 为对侧支配，这些纤维于视交叉和乳头体上区水平在中线交叉。长的上升联系存在于 TM 和嗅球、海马、伏核、苍白球和杏仁核之间。

在间脑，HA 纤维密集支配下丘脑视交叉上核、视上核、室旁核和弓状核等，同样也支配丘脑旁带核和室旁核。

（2）下行性通路：起自 TM 投射到多个脑干结构和脊髓。纤维行向尾侧与内侧纵束联系，支配三叉神经中脑核、中央灰质、顶盖和孤束核。一些纤维分布在黑质、中缝核，少量免疫反应的 HA 纤维也分布至小脑皮质各层以及小脑核。从 TM 发出中等量纤维支配脊髓背角，主要见于颈段脊髓，有些纤维在中线交叉。

（五）组胺受体

HA 对外周组织的各种作用，由一个以上的受体亚型所介导。H_1 受体拮抗剂于 1937 年在法国被发现,但它不能阻断 HA 的所有作用。1966 年 Ash 和 Schild 提出存在 H_2 受体,1972 年被"确认"。1975 年,H_1 和 H_2 受体被证明存在于哺乳类动物的脑内并控制 cAMP 的形成和皮质神经元的放电率。1976 年,H_2 受体与腺苷酸环化酶以及 H_1 受体与磷酸酰肌醇循环的关联得到证实。1983 年,Arrang 等提出脑内存在 H_3 受体,1987 年被"确认"。

H_1 受体主要存在于海马结构、杏仁复合体、伏核、丘脑、下丘脑、脑神经起核以及脊髓背角浅层等部位。

H_2 受体与腺苷酸环化酶相偶联。HA 的一些效应可被 H_2 受体拮抗剂所阻断。HA 对脑内大多数神经元的放电有抑制作用,这种作用是通过 H_2 受体介导的。

脑内 H_2 受体存在于大脑皮质的大多数区域,尤以皮质浅层密度最高,梨状皮质、枕皮质和尾壳核密度低,伏核和嗅结节最为丰富。H_1 和 H_2 受体都位于突触后,不仅存在于神经元膜上,也存在于星形胶质细胞和脑血管上。这些分布表明 H_1 和 H_2 受体可能一同介导某些脑区的 HA 的作用。

H_3 受体是一种自身受体,位于突触前,可抑制 HA 的释放。大鼠脑中 H_3 受体主要分布于大脑皮质Ⅳ、Ⅴ层、海马结构、杏仁复合体和终纹床核。基底前脑 H_3 受体存在于前嗅核、伏核、嗅结节、纹状体、丘脑和下丘脑;黑质网状部,腹侧被盖区和上丘也较多,而小脑的密度低;脑干 H_3 受体主要存在于桥核、蓝斑核和被盖背侧核。H_3 受体的分布与 HA 能轴突明显地不相平行。在周围组织中也发现了第 4 种 HA 受体,主要参与免疫炎症反应。

(六)组胺能神经元系统的主要生理功能

1. **对神经递质和神经内分泌的调节**　HA 能够影响包括 5-HT、ACh 和 DA 等多种神经递质的代谢和释放,它能够影响中脑 - 边缘皮质和黑质 - 纹状体的 DA 能系统,从而影响到奖赏系统和锥体外系的功能。

HA 能神经元可投射至下丘脑视上核和室旁核,它们控制抗利尿激素和 OT 的合成与释放。

H_1 受体也存在于视上核和室旁核。实验证明 HA 能兴奋上述两个核团的神经元,脑室内给予 HA,经 H_1 受体介导可增加抗利尿激素的分泌,同样脑室内给予 HA(需较高剂量)后,也可提高 OT 的分泌。此外,HA 还可引起血浆 PRL、LH、ACTH 含量的升高,脑室注射 HA 可减少 GH、TSH 的分泌。

2. **与睡眠觉醒的关系**　由于 HA 能神经元广泛支配大脑皮质,有学者提出了"觉醒胺"的概念。实验证实,损毁下丘脑后部,会引起动物嗜睡,而该区域正好是 HA 能神经元胞体聚集的部位。如抑制猫 HA 的合成可增加慢波睡眠而减少觉醒。

3. **与学习和记忆的关系**　1986 年 Almeida 和 Izquierdo 在大鼠脑室内注射 HA 发现对于一些学习记忆实验有增强作用。许多报道表明 HA 可促进学习和记忆。其中 H_1 和 H_2 受体激活可能有助于记忆,而 H_3 受体的激活通常被认为不利于记忆。其作用机制可能与 HA 参与奖赏系统以及调控海马的 NMDA 受体激活有关。

4. **对情绪的调控**　HA 受体表达在中脑,伏隔核和杏仁核,影响动物的情绪调控。有一些精神类药物是 H_1 受体的拮抗剂。有发现认为 H_3 受体也与情绪调控有关。

5. **对伤害性反应的调节**　与痛觉调制有密切关系的结构如脊髓背角浅层、中缝背核和中脑中央灰质都接受 HA 能纤维支配并存在 HA 受体,因此 HA 能神经系统必然会涉及疼痛的控制,如脑室给予 HA 可以减少一些伤害性反应,显然这是由于激活了 H_2 受体的结果。将 HA 注射至中缝背核也可观察到类似的反应即出现明显的镇痛作用。

6. **对心血管的作用**　内源性 HA 在中枢心血管活动中具有调节作用。HA 在猫后下丘脑的自发性释放可根据血压的变化而变化。实验证明自发性高血压的大鼠在视交叉上核或弓状核以及正中隆起的 HA 水平增加,但是在各个脑干区不增加。

此外,HA 还参与中枢体温调节、摄食与饮水活动以及植物性功能的调控等。

(符　辉　周兰仙)

第四节　氨基酸类递质

在中枢神经系统内广泛存在氨基酸类递质，根据其对中枢神经元的作用不同可分两类：兴奋性氨基酸，包括 Glu 和 Asp；抑制性氨基酸，包括 GABA 和 Gly。

一、兴奋性氨基酸

（一）兴奋性氨基酸的代谢

1. 兴奋性氨基酸的合成　脑内合成 Glu 途径有 4 条：①α- 酮戊二酸接受氨基产生 Glu；②GABA 经 GABA 转氨酶形成 Glu；③鸟氨酸在鸟氨酸转氨酶的作用下产生谷氨酸半醛，后者进一步生成 Glu；④谷氨酰胺在谷氨酰胺酶的作用下水解成 Glu。有研究表明来自谷氨酰胺的 Glu 起递质作用，而来自葡萄糖的 Glu 起代谢作用，故从递质的观点看，以上述第 4 条途径最为重要。神经胶质细胞具有很强的氨基酸摄取能力，并含有谷氨酰胺合成酶，能将 Glu 转变成谷氨酰胺，再转运到神经末梢，经谷氨酰胺酶脱氨生成 Glu。Asp 的合成由 Glu 和草酰乙酸在转氨酶的作用下生成。

2. 兴奋性氨基酸的贮存和释放　Glu 在神经末梢中贮存于囊泡内。胞质中 Glu 的浓度为 10mmol/L，囊泡膜低亲和性 Glu 转运体（glutamate transporter）不断将它输入囊泡，使囊泡内浓度达到 100mmol/L。囊泡的释放能使突触间隙内 Glu 浓度由 1μmol/L 升至 1.1mmol/L，足以使突触后受体和 Glu 的结合达到饱和。

3. 兴奋性氨基酸的失活　由于细胞外不存在使 Glu 失活的酶，因而从神经末梢释放出来的 Glu 失活的唯一途径是通过神经末梢及其邻近的神经胶质细胞的重摄取作用。已知 Glu 的摄取是由质膜高亲和性转运体所承担，该转运体属 Na$^+$ 和 K$^+$ 依赖性转运蛋白家族，由 524~574 个氨基酸残基所组成，可分为 EAAT1（slc1a3，GLAST）、EAAT2（slc1a2，GLT1）、EAAT3（slc1a1，EAAC1）、EAAT4（slc1a6）和 EAAT5（slc1a7）等 5 个亚型，其中前两者是胶质细胞性的，EAAT3 是神经元性的。EAAT 类型的转运蛋白兼有 Cl$^-$ 离子通道性质。

Glu 转运体可使静息状态下胞外液中 Glu 的含量维持在 1μmol/L。摄入胶质细胞的 Glu 在谷氨酰胺合成酶的作用下转变成谷氨酰胺，后者在突触前末梢中经谷氨酰胺酶的作用脱氨基生成 Glu，形成神经元和胶质细胞之间的"Glu- 谷氨酰胺循环"。

Wersinger E 等报告，在小鼠视网膜观察到特异性异构形式的 EAAT5 转运体存在于视锥和视杆细胞的末梢和双极细胞的轴突终末，并紧密定位在 Glu 的释放部位，在哺乳动物，它可作为一个主要的抑制性突触前受体运行，从而控制 Glu 在非峰电位神经元的释放。

（二）兴奋性氨基酸在中枢神经系统中的分布及其纤维投射

1. 分布　Glu 在中枢神经系统内分布不均，以大脑皮质、小脑和纹状体的含量最高，脑干和下丘脑次之，脊髓中 Glu 的含量明显低于脑内，但有特异分布，背根含量高于腹根，背侧灰质含量高于腹侧灰质。

Asp 的分布也遍及中枢神经系统，以小脑、丘脑及下丘脑的含量较高，大脑皮质、纹状体的含量较低，脊髓的含量也低于脑内。但与 Glu 的分布不同，腹侧部灰质的含量高于背侧部灰质。

含 Glu 免疫反应的神经元在中枢神经系统见于新皮质、海马结构、嗅球的僧帽细胞、苍白球、丘脑网状核、丘脑板内核、黑质、脊髓的中间神经元及前角细胞；小脑皮质的颗粒细胞、星形胶质细胞、篮状细胞及浦肯野细胞；在外周神经系统内，Glu 免疫反应阳性神经元位于前庭神经节、螺旋神经节、迷走神经的结状节、脊神经节。此外，视网膜内的节细胞及无轴突细胞、双极细胞、视锥及视杆细胞等也以 Glu 为神经递质。

Glu 免疫反应的末梢分布于伏核的前部、外侧隔核、海马、纹状体、杏仁核、丘脑腹侧核、内侧膝状体、外侧膝状体、红核、黑质、桥核、蜗神经核、前庭神经核、孤束核等。

2. 纤维投射

（1）大脑皮质发出的 Glu 能神经纤维与中枢神经系统其他部位有广泛联系，包括：

1）皮质 - 纹状体投射：起自整个新皮质，终止于对侧尾状核和壳核；还有少量纤维起自额叶皮质终止于伏核。

2）皮质 - 丘脑投射：由新皮质发出的纤维终止于对侧丘脑的各个部位，包括内侧核、腹侧基底部、网状核和外侧膝状体的背部。

3）皮质 - 顶盖投射：由视觉皮质至上丘。

4）前额皮质 - 黑质投射。

5）皮质 - 脑桥投射。

6）躯体感觉运动皮质 - 红核、脊髓等长的投射。

（2）与海马有关的兴奋性氨基酸能神经联系，包括起于嗅皮质通过海马下托止于海马角和齿状回；起于海马角的纤维经穹窿投射到外侧隔核；起于海马下托的纤维，循穹窿到达终纹、隔核、斜角带核，伏核、尾状核和壳核腹侧部、内侧下丘脑基底部和乳头体。

（3）由外侧嗅束发出含 Glu 和 Asp 的纤维、经嗅球达前梨状皮质。

（4）小脑颗粒细胞发出以 Glu 为递质的平行纤维止于浦肯野细胞的树突；由下橄榄核发出以 Glu 和 Asp 为递质的攀缘纤维也终止于浦肯野细胞。

（5）听神经中部分终止于背、腹侧蜗神经核的螺旋器（spiral organ of Corti）的毛细胞感觉纤维以 Glu 和 / 或 Asp 为递质。

（6）三叉神经、脊髓背根一级有髓传入纤维以 Glu 和 / 或 Asp 为递质，但与痛觉传导无关。

（三）兴奋性氨基酸受体

用药理学和分子生物学方法可将兴奋性氨基酸受体分为离子型与代谢型两类，已知的兴奋性氨基酸受体都是谷氨酸受体。

1. 离子型谷氨酸受体（ionic glutamate receptor，iGluR）　属配体门控离子通道受体，分为 N- 甲基 -D- 天门冬氨酸（N-methyl-D-aspartate，NMDA）型受体、α- 氨基 -3- 羟基 -5- 甲基 -4- 异噁唑丙酸（α-amino-3-hydroxy-5-methyl-4-boxazole propiomate acid，AMPA）型受体、海人藻酸（kainic acid，KA）型受体，后两种受体常合称非 NMDA 受体。非 NMDA 受体和 NMDA 受体的主要区别为对膜电位不敏感，以及对 Ca^{2+} 的低通透性。一般认为非 NMDA 受体通道开放时只通透 Na^+ 和 K^+，产生一种快兴奋性突触后电位（excitatory postsynaptic potential，EPSP），导致神经元出现快速兴奋效应，AMPA 受体曾称使君子酸型（quisqualic acid，QA）受体，后来发现 AMPA 对此型受体的选择激动性比 QA 更高，故改称 AMPA

型受体。AMPA 受体在中枢主要密集分布在海马、大脑皮质、外侧隔区、纹状体和小脑分子层。KA 受体则主要分布于海马 CA3 区、大脑皮质和外侧隔区。组成非 NMDA 受体的亚基已被克隆。AMPA 受体亚基有 4 种（GluA1，GluA2，GluA3 和 GluA4），KA 受体亚基有 5 种（GluK1，GluK2，GluK3，GluK4 和 GluK5）。还有一种研究较少的 δ 受体，它不直接被配体激活，但是对于跨突触结构和可塑性具有重要意义。δ 受体亚基有两种（GluD1 和 GluD2）。脑内非 NMDA 受体是由 4 个亚基构成的异聚性受体，由各种亚基以不同组合方式装配产生的受体种类数目可能很大。

NMDA 受体的内源性激动剂有 Glu、Asp、高半胱氨酸（homocysteic acid）和喹啉酸（quinolinic acid）等。NMDA 受体通道的活动除由激动剂控制外，还受多种内源性物质和药物的影响。这些物质作用于 NMDA 受体通道大分子不同部位，以不同方式调制其活动。

NMDA 受体激活后，除可以引起 Na^+、K^+ 通透性增加外，还使 Ca^{2+} 通透性增加，导致大量 Ca^{2+} 进入细胞内。Ca^{2+} 是重要的胞内第二信使，能激活多种酶，通过不同的信号转导系统产生各种复杂的生理反应。与 NMDA 受体偶联的离子通道被 Mg^{2+} 以电压依赖的方式阻断，因此 NMDA 受体通道的门控受配体和膜电位的双重调节。细胞膜去极化时，Mg^{2+} 的阻断作用解除，引起细胞膜进一步去极化产生一种慢 EPSP。NMDA 受体除含有 Mg^{2+} 结合点外，还含有 Zn^{2+}、多胺、Gly 和解离性麻醉剂，如苯环己哌啶（phencyclidine，PCP）结合位点，Zn^{2+} 和 PCP 与 NMDA 受体上的位点结合后非竞争性拮抗 NMDA 的兴奋效应；Gly 则增强 NMDA 的兴奋效应。

NMDA 受体的 mRNA 广泛存在于中枢神经系统，但以大脑皮质、海马、纹状体、隔区和杏仁核密度为高。随着分子生物学技术的应用，发现 NMDA 受体存在多种亚型，目前已知被克隆亚基有 $GluN_1$，4 种 $GluN_2$（$GluN_{2A}$，$GluN_{2B}$，$GluN_{2C}$ 和 $GluN_{2D}$）以及 2 种 $GluN_3$（$GluN_{3A}$ 和 $GluN_{3B}$）。2 个 $GluN_2$ 亚基与 2 个 $GluN_1$ 亚基组合形成异 4 聚体，或者 $GluN_1$、$GluN_2$、$GluN_3$ 产生异三聚体。

2. 代谢型谷氨酸受体（metabotropic glutamate receptor，mGluR）　是一个 G 蛋白偶联受体家族，根据 mGluR 各亚型之间序列的同源程度可将其分为 3 组：第 1 组包括 $mGluR_1$ 和 $mGluR_5$，第 2 组包括 $mGluR_2$ 和 $mGluR_3$，第 3 组由 $mGluR_4$、$mGluR_6$、$mGluR_7$ 和 $mGluR_8$ 组成。不同亚型的 mGluR 在中枢神经系统的分布特征不尽相同，在大鼠高级中枢发现，$mGluR_1$ mRNA 主要分布在齿状回、海马的 CA2/CA4 区以及小脑的浦肯野细胞，$mGluR_5$ mRNA 主要分布在齿状回颗粒细胞、海马 CA1/CA4 区锥体细胞以及小脑少量高尔基Ⅱ型细胞。$mGluR_2$ mRNA 主要存在于投射至纹状体的皮质神经元内，$mGluR_3$ 在基底核中主要分布于神经胶质结构内，$mGluR_4$ 和 $mGluR_7$ 在 CNS 中均有分布，$mGluR_6$ 则局限地表达于视网膜内核层双极细胞，$mGluR_8$ 主要在纹状体和乳头体有所表达。Valerio 等采用逆转录 PCR 技术研究了 mGluRs 在脊髓中的分布，结果表明成年大鼠脊髓内表达高水平的 $mGluR_1$，$mGluR_5$ 有中等水平的表达，$mGluR_2$、$mGluR_3$、$mGluR_4$ 以及 $mGluR_7$ 有较低水平的表达，未发现有 $mGluR_6$ 和 $mGluR_8$ 表达阳性的区域。

（四）兴奋性氨基酸的生理功能及其毒性作用

1. 在中枢神经系统兴奋性突触传递中的作用 在中枢神经系统，绝大多数兴奋性突触位于突触后神经元的远端树突棘上。中枢神经元之间的兴奋性突触传递主要由 AMPA 受体和 NMDA 受体所介导，这两种受体共存于同一突触内，激活时开放与其偶联的阳离子通道，产生兴奋性突触后电流（excitatory postsynaptic current，EPSC），使突触后神经元去极化，后者达到一定阈值时即引起放电。

2. 兴奋性氨基酸在学习和记忆中的作用 中枢兴奋性突触传递的长时程增强（long-term potentiation，LTP）和长时程抑制（long-term depression，LTD），反映突触传递效能的持久变化，是研究学习记忆机制的重要模型，Glu 受体在 LTP 和 LTD 的诱导机制中起关键性作用。LTP 现象首先是在海马中被发现的，表现为其主要兴奋性传入通路接受短暂的高频电刺激（100Hz，持续 1s 至数秒）后，突触传递持续增强，在整体动物实验中可达数周，现已阐明在海马 CA1 区诱导 LTP 的过程中（高频电刺激后 1~3h），突触后神经元 NMDA 受体通道开放时 Ca^{2+} 内流及代谢型 Glu 受体激活导致的蛋白激酶 C（PKC）、钙调素依赖性蛋白激酶Ⅱ（CaMKⅡ）等蛋白激酶的活化起关键性作用。维持长时程（3h 以上）的 LTP，则需

要基因表达和蛋白质合成。在海马 CA3 区，LTP 的诱导不依赖 NMDA 受体，代谢型 Glu 受体的激活起关键作用。小脑的 LTD 可能和运动功能的学习记忆有关。

LTP 产生后，突触后细胞释放一种膜通透性逆行信使（可能为 NO），可进入突触前膜细胞，作用于突触前末梢内蛋白激酶（可能为蛋白激酶 C），维持突触前膜递质释放的增加，使 LTP 持续维持。

3. 代谢型 Glu 受体在疼痛机制中的作用 痛信号的传递、痛的感知涉及多种神经递质的参与和多个中枢部位的整合过程。研究证实代谢型 Glu 受体（mGluRs）在痛信息传递机制中具有重要作用。有学者将 $mGluR_1$ 和 $mGluR_5$ 抗体注入大鼠鞘内，未发现其对急性热刺激与化学性刺激诱发的痛行为有明显的影响。有报道鞘内注射 mGluRs 选择性激动剂 trans-ACPD（反式 -1 氨基环戊烷 -1-3- 二羧酸）可以产生痛觉易化，另有学者发现 $mGluR_3$ 拮抗剂可抑制丘脑和脊髓背角神经元对伤害性刺激诱导的兴奋反应。在对急性膝关节炎大鼠的研究中也发现 mGluRs 拮抗剂可减弱脊髓的兴奋性。Fisher 和 Coderre 采用高选择性配体研究了不同亚型受体在持续性痛模型中的作用，在大鼠足底皮下注入甲醛后，鞘内注射第 1 组 mGluRs 激动剂（RS）DHPG 或第 2 组 mGluRs 激动剂 1S-ACPD 和 3S-ACPD，发现在第二相可产生一种剂量依赖的痛觉增强效应，而如果用 mGluRs 的拮抗剂 α- 甲基 -4- 羧基苯甘氨酸（alpha-methyl-4-carboxyphenylglycin，MCPG）对动物进行预处理，则可以减弱 1S-ACPD 和 3S-ACPD 所产生的痛觉易化。而鞘内应用第 3 组 mGluRs 激动剂（L-AP₄）则明显减弱第二相的痛觉反应。这些结果证明第 1 组 mGluRs 可能参与持续性伤害性信息的传递，而第 3 组 $mGluR_5$ 则参与抑制上述过程的发生和持续。形态学研究已发现第 1 组 mGluRs 主要分布于脊髓背角的胞体，而第 3 组 mGluRs 主要分布于背根节谷氨酰胺酶阳性细胞和脊髓背角初级传入纤维的中枢突终末。这一结果充分说明了第 1 组 mGluRs 主要通过突触后效应而增强痛信息的传递，而第 3 组 mGluRs 主要通过作用于突触前终末而抑制 Glu 的释放产生镇痛作用。

4. 兴奋性氨基酸的毒性作用与神经系统退行性疾病 有学者发现 L- 谷氨酸钠可引起视网

膜内层大部分细胞不可逆性坏死。Olney 证实了 L- 谷氨酸钠对视网膜的毒性作用。除 Glu 外,其他兴奋性氨基酸如 Asp、喹啉酸和叶酸等对神经元也有毒性作用。现已证实,兴奋性氨基酸在缺氧、缺血、持续癫痫和脑外伤所致的急性神经元损伤中起着关键性作用。正常情况下,由于细胞外兴奋性氨基酸的浓度受神经元和胶质细胞的高摄取系统所控制,不会积累到使神经元损伤的浓度。在上述几种病理情况下,细胞外兴奋性氨基酸的浓度由于神经元释放增加、重摄取减少和死亡细胞内兴奋性氨基酸大量溢出而大幅度增加,兴奋毒性常以急性细胞肿胀或延迟性细胞溃变的方式发展。急性细胞肿胀的机制是非 NMDA 受体激活时突触后神经元去极化和发放过程中 Na^+ 大量内流,继发 Cl^- 和水分子的内流,使神经元严重水肿、迅速溃变死亡。延迟性细胞溃变主要是 NMDA 受体激活时 Ca^{2+} 内流以及 mGluRs 激活引起的胞内 Ca^{2+} 释放,使胞内 Ca^{2+} 浓度持续增高引起的,后者引起一系列毒性反应,特别是激活各种降解酶,包括磷脂酶 C、磷脂酶 A_2、Ca^{2+} 激活神经元蛋白酶 Ⅰ 和 Ⅱ(Calpain Ⅰ、Ⅱ)、PKC、NO 合酶、核酸内切酶和黄嘌呤氧化酶等,破坏神经元的脂质膜、细胞骨架蛋白和核酸等重要成分,使神经元逐步死亡。中枢神经系统含有大量兴奋性氨基酸,几乎所有神经元都具有 Glu 受体,脑和脊髓中任何引起胞外兴奋性氨基酸浓度异常增高的病理变化都会产生兴奋毒性,在神经系统许多退行性疾病(如亨廷顿病、帕金森病、阿尔茨海默病等)的发病机制中,兴奋毒性可能是造成神经元死亡的"最后公路"。

二、抑制性氨基酸

(一) γ- 氨基丁酸

1883 年,γ- 氨基丁酸(γ-aminobutyric acid, GABA)已由人工合成,但直到 1950 年 Roberts 及 Awapara 分别发现 GABA 存在于哺乳动物脑内才引起人们的注意。1953 年,Florey 从哺乳动物脑组织中提取到一种可以抑制甲壳类神经肌肉传递的物质,称之为抑制因子,后证明起主要作用的组分是 GABA。Krnjecvic 将 GABA 微电泳到猫的大脑皮质,可引起神经元的超极化。Wolman 应用荧光组化方法显示了 GABA 在脑内的分布,后进一步提纯了 GABA 的合成酶——GAD 及降解酶(GABA 转氨酶)。

1. γ- 氨基丁酸的生物合成　GABA 是由脑内含量极高的 Glu 经 Glu 脱羧酶脱羧而成,该反应需磷酸吡哆醛(vitamin B_6, Vit B_6)为辅酶。人脑内 Glu 含量约为 GABA 的 4 倍,因此,GABA 前体的供应极为丰富。GAD 已被纯化,分子量为 140kDa。在大部分脑区,GAD 的分布与 GABA 相平行。该酶主要含于脑灰质中,白质中极少,脑组织匀浆离心后,主要存在于富含突触体的部分。大部分 GAD 以游离形式存在于轴突末梢的胞质内,参与 GABA 的合成,少量的 GAD 以结合形式存在于线粒体内。GAD 的抑制剂有 3- 巯基丙酸(3-mercaptopropionic acid, 3-MP)、L-Glu-γ-肼(L-glutamyl-γ-hydrazine)及烯丙基甘氨酸(allyl glycine),它们与 GABA 结构类似,对 GAD 具有较为特异的抑制作用。

2. γ- 氨基丁酸的储存和释放　脑内 GABA 主要集中在灰质中,在神经元胞质内浓度很高,可直接从胞质释放到突触间隙发挥作用。在电镜下可观察到 GABA 储存在扁平型的突触小泡中。GABA 在神经元内存在的形式有游离的、疏松结合的和牢固结合的 3 种形式。有学者认为 GABA 以牢固结合形式储存,以疏松结合形式与受体结合,而游离的则是两者之间的转运形式。

在离体实验中,电刺激脑区或突触体可诱发 GABA 的释放,诱发释放 GABA 依赖 Ca^{2+} 的存在,而 GABA 的自发释放则与 Ca^{2+} 无关。

3. γ- 氨基丁酸的降解与重摄取　释放出的 GABA 通过 γ- 氨基丁酸转氨酶(GABA-T)将其氨基去除,生成琥珀酸半醛(succinyl semialdehyde, SSA),或者经琥珀酸半醛脱氢酶(SSADH)氧化成琥珀酸,参加三羧酸循环,或经琥珀酸半醛还原酶(SSA reductase, SSAR)还原成 γ- 羟基丁酸。由于 SSADH 的活力极强,所以上述两个反应中氧化反应往往占优势而立即生成琥珀酸,其失去的氨基主要被 α- 酮戊二酸接受,重新生成 Glu 作为 GABA 前体,所以 GABA 的代谢环路可以看作是三羧酸循环的旁路。

GABA-T 分布很广,主要存在于中枢和外周的线粒体内。近年已被提纯,分子量为 100kDa,并制备出特异性高的抗体,可用免疫细胞化学方法测定 GABA 的分布。

除降解这一途径外,GABA 能神经末梢具有高亲和力,高效的重摄取功能,也是终止突触传递的重要机制。

4. γ-氨基丁酸神经元的分布及其纤维联系　用免疫细胞化学方法,不仅能在光镜下将GABA定位到细胞内、神经末梢内,还可在电镜下精确定位到突触,发现脑内约有30%的突触以GABA为递质。应用双标记技术,还可观察到GABA与其他神经递质、神经肽等的共存现象。配合电生理的研究,从功能上鉴定了GABA能神经元联系。多数GABA能神经元属于中间神经元,但有的脑区内或脑区间存有GABA能的投射神经元,它们的轴突终扣围绕着各区的非GABA能细胞,如皮质的锥体细胞、嗅球的僧帽细胞、海马的锥体细胞、黑质的DA能神经元、中缝背核的5-HT能神经元、蓝斑的NA能神经元以及脊髓背角的投射神经元和腹角的运动神经元,起着突触后的抑制性调控作用。有的部分GABA能神经元终扣与突触前终末形成轴-轴突触,产生突触前抑制作用。有的GABA能神经元也接受GABA能中间神经元的支配。

(1)纹状体-黑质-丘脑间的联系:在新纹状体分布有大量的棘细胞,其中80%为GABA能的投射神经元,部分轴突投射到苍白球,主要支配非GABA能神经元,部分投射到黑质致密部DA能神经元。新纹状体也有部分无棘细胞是GABA能的中间神经元,可调节GABA能的投射神经元。苍白球也有一部分GABA能神经元,其轴突部分投射到黑质,部分投射到丘脑前外侧核。黑质网状部外侧有GABA能神经元,除支配黑质细胞外,也投射到丘脑腹内侧核。在丘脑网状核几乎全部细胞为GABA能神经元,其末梢投向丘脑本部,与来自苍白球及黑质的GAD阳性末梢构成丘脑本部的抑制性来源,丘脑本部有20%~30%的小细胞是GABA能中间神经元。这些可能是对多巴胺上行途径及丘脑感觉传递起抑制性调控的通路。

(2)隔核-海马的GABA能联系:隔核内各区GAD阳性免疫反应强度不同,外侧隔区反应强,多为小的GABA能中间神经元。而内侧隔核、Broca斜角带及终纹床核反应弱,但含较大的GABA能投射神经元,其轴突与海马内的非GABA能的锥体细胞及齿状回的颗粒细胞形成轴-体突触。这些GABA能神经末梢共同构成对海马锥体细胞,齿状回颗粒细胞的抑制性调控。

(3)小脑-前庭外侧核的GABA能联系:小脑皮质富含GABA能神经元,浦肯野细胞是首先被认识的GABA能神经元,其轴突投射至小脑中央核深层细胞及前庭外侧核。其他的篮状、星状及高尔基Ⅱ细胞也都是GABA能神经元。

(4)延髓-脊髓的GABA能联系:在延髓腹内侧网状结构和中缝核有大量中等大小的GABA能神经元,其分布与5-HT能神经元广泛重叠,甚而有部分共存。这些神经元大部分是中间神经元,对其他的投射神经元如5-HT能神经元的下行抑制进行调控。但也有部分是GABA能投射神经元,直接投射到脊髓的中间带外侧柱、腹角和背角,参与对伤害感受,交感活动及运动反射的调控。

此外,在各脑区多数GABA能神经元自成局部环路。现在发现GABA也是外周自主神经节的递质。

5. γ-氨基丁酸受体　根据受体是通道型还是代谢型,GABA受体可分为A、B两型。GABA$_A$受体被GABA激动,通过启开氯离子通道产生突触后抑制,其效应可被特异性拮抗剂荷苞牡丹碱(bicuculline,Bic)阻断,而GABA$_B$受体被GABA激动,通过G蛋白和K^+、Ca^{2+}通道偶合,产生突触前和突触后抑制,对荷苞牡丹碱不敏感,但可被氯苯氨基丁酸(baclofen,Bac)激动。

GABA$_A$受体亚单位的亚型非常多,α亚单位有$\alpha_{1\sim6}$亚型,β亚单位有$\beta_{1\sim4}$亚型,γ亚单位有$\gamma_{1\sim4}$亚型,还有$\rho_{1\sim3}$、ε、δ、θ和π亚型。由5个亚单位重组成不同的GABA受体亚型、其生理功能及药理特性不同。在不同脑区也确有不同亚型,最丰富的是由2个α、1个β和2个γ共5个亚单位围绕着中间氯通道组成的五聚体。

有学者把全部由ρ亚基组成的五聚体称为GABA$_C$受体。尽管它有特异的激动/拮抗剂,但是大多数人认为它属于GABA$_A$受体,而不是单独的一类受体。

GABA$_B$受体是代谢型受体,以GABA$_{B1}$和GABA$_{B2}$结合的异二聚体形式存在,其对Bic不敏感及可被baclofen激动而区别于GABA$_A$受体,成为独立的一类受体。

GABA$_B$受体分布在整个神经系统,多数脑区GABA$_A$受体多于GABA$_B$受体,但在小脑分子层及中脑脚间核等则主要是GABA$_B$受体。就突触而言,GABA$_B$受体主要分布在突触前末梢,但也有分布在突触后膜、甚至分布在非突触区者。在脊髓背角GABA$_B$受体主要分布在细纤维传入终止区。局部给巴氯芬可以选择性抑制背角神经元伤害性反应,说明 GABA$_B$ 受体可能主要介导细纤维传入的突触前抑制效应。

GABA$_B$ 受体亚型 GABA$_{B1}$ 和 GABA$_{B2}$ 受体 mRNA 在各种脊椎动物脑内呈广泛表达。大鼠 GABA$_{B1}$ mRNA 在海马,丘脑核和小脑具有最高水平的表达。而 GABA$_{B2}$ 最高水平的 mRNA 见于梨状皮质、海马、内侧缰核。在大脑的皮质层、丘脑和小脑的浦肯野细胞也有丰富表达。并且 GABA$_{B1}$ 和 GABA$_{B2}$ 亚单位原位杂交的定位形式大多是重叠的,在数量上与 GABA$_B$ 激动剂和拮抗剂结合部位相平行。GABA$_{B1}$ 和 GABA$_{B2}$ 转录的最明显不同是出现在纹状体/尾壳核区,在此,GABA$_{B1}$ 高 mRNA 水平与 GABA$_{B2}$ mRNA 低水平或不能检出形成明显对比。电镜研究证明,GABA$_{B1}$ 和 GABA$_{B2}$ 在突触外部位共同定位,通常 GABA$_{B1}$ 免疫反应在神经元胞质内丰富,而 GABA$_{B2}$ 则在细胞表面表达,值得注意的是,GABA 受体大多定位在突触外或其周围。研究表明,GABA 的自身受体是 GABA$_B$ 受体。

6. γ- 氨基丁酸的功能 如前所述,在多数神经元,不论 GABA 作用于突触前末梢还是突触后膜上的受体,不论是通过 GABA 中间神经元紧张性控制,还是通过 GABA 投射神经元的位相性控制,都是抑制性调控。总之,GABA 对神经系统的神经元具有普遍性抑制作用,在兴奋抑制调节中起重要作用。

(1)抗焦虑作用:GABA 与 GABA$_A$ 受体结合,具有抗焦虑的作用。

(2)抗惊厥作用:凡抑制 GAD 使 GABA 合成减少或阻断 GABA 与受体结合影响其抑制作用的发挥都可诱发惊厥。反之,抑制 GABA 转氨酶以减少 GABA 的降解,增加 GABA 的含量,或补给地西泮类药物通过变构性调节加强 GABA 与受体结合,都可以防治惊厥。

(3)镇痛作用:有报道脑内 GABA 含量与吗啡镇痛效应有关。用氨基脲减少脑内 GABA 的含量,吗啡镇痛效应减弱。反之,用氨氧乙酸抑制 GABA 转氨酶以增加 GABA 含量则可加强吗啡的镇痛效应,但也有相反的报道。

(4)促进神经发育作用:值得注意的是,GABA 在神经系统发育早期对神经元起兴奋作用,这对于神经发育意义重大,有助于神经发育(GABA$_A$ 受体)。在发育成熟后,GABA 才成为抑制性神经递质。

(5)对内分泌的调节作用:GABA 是影响下丘垂体功能的重要神经递质之一。如脑内注射 GABA 可抑制 CRF 的释放,相反用荷苞牡丹碱及印防己毒素阻断 GABA 则可促使 CRF 释放。巴氯芬可使血浆皮质醇减少,并抑制由低血糖诱发的 GH 分泌,这都说明 GABA 在内分泌调节中起重要作用。神经激素甾体可通过对 GABA 的双向调节而对记忆、睡眠、焦虑和惊厥产生影响。

(符 辉 周兰仙)

(二)甘氨酸

甘氨酸(glycine,Gly)属于小分子神经递质,化学结构为氨基乙酸。含有 Gly 的神经元多属于抑制性中间神经元,Gly 在脊髓含量最高,特别是脊髓腹角可高达 0.3μmol/g。

在大鼠、人体及其他哺乳动物中研究证实,Gly 主要通过丝氨酸途径合成。丝氨酸羟甲基转移酶(serine hydroxymethyl tansferase,SHMT)催化丝氨酸和四氢叶酸可逆合成 Gly 和 5,10- 亚甲基 - 四氢叶酸。少量 Gly 还可通过苏氨酸醛缩酶裂解生成 Gly 和乙醛。此外,胆碱在肝线粒体中被氧化成甜菜碱,甜菜碱和高半胱氨酸在甜菜碱高半胱氨酸甲基转移酶的作用下,生成甲硫氨酸和二甲基甘氨酸,后者脱甲基生成 Gly。

Gly 主要依靠高效重摄取机制失活而终止突触传递。只有在脊髓和脑干,Gly 可被 Na$^+$ 依赖地、高亲和地摄取,大部分被摄入灰质,主要进入突触体内,部分被摄入胶质细胞。根据 Gly 及 Gly 受体阳性神经元的分布、重摄取部位及其主要的功能特点,人们认为 Gly 是脊髓中间神经元的抑制性递质。Gly 在人和动物体内的降解有 3 种途径:①D- 氨基酸氧化酶将 Gly 转化为乙醛酸;②SHMT 将 Gly 转化为丝氨酸;③Gly 切割酶系统对 Gly 进行脱氨基和脱羧基。

1. Gly 能神经元的分布、突触存在部位及其可能的功能作用 形态学研究证实:早在小鼠胚胎发育时期,就可以观察到脊髓背角和腹角的 Gly 能神经元胞体和纤维,甚至神经末梢。发育成熟的啮齿类动物,Gly 能神经元胞体、纤维和突触在中枢神经系统内分布广泛,包括脊髓、低位脑干、高位脑干、前脑、小脑和边缘系统。尤其是听觉传导通路上若干神经核团中的 Gly 能神经元分布特征和功能特点受到了人们的关注。

Gly 能神经元可以分布在整个脊髓,包括脊髓腹角和背角。将[³H]Gly 注入成年大鼠脊髓颈段，放射自显影显示 Gly 能神经元胞体主要位于脊髓背角Ⅲ层。如果将[³H]GABA 注入到相同的部位，也可以在脊髓观察到[³H]GABA 能神经元细胞体，可以与[³H]Gly 能神经元体共同定位。但是，这些[³H]GABA 能神经元胞体主要分布在脊髓背角Ⅰ和Ⅱ层。而含有甘氨酸转运蛋白2（glycine transporter 2，GlyT₂）的[³H]Gly 能神经元胞体位于脊髓背角Ⅲ、Ⅳ层外侧面。此外，中间带也可以见到 GlyT₂ mRNA 标记的 Gly 能神经元胞体。可见，脊髓背角的 Gly 能神经元胞体及其纤维联系有可能参与脊髓背角内对躯体感觉信息（尤其是痛觉信息）传入具有调节作用的"闸门控制"神经网络的构成，调控躯体感觉信息的传入。

从发育角度分析，胚胎时期的 Gly 能神经元胞体可以分布在整个脊髓腹角。而在成年大鼠，GlyT₂ mRNA 标记的神经元胞体在腹角运动神经元群中的分布却相对稀少。可见，Gly 能神经元胞体在脊髓背角和腹角具有非均匀分布的特点。这种分布特点可能与这两个部位的 Gly 能神经元分别参与脊髓局部感觉传入或运动控制网络的兴奋与抑制，维持生理稳态的作用不同有关。

脊髓 Gly 和 GABA 能神经元都是十分重要的抑制性神经元。二者在脊髓内的共同定位是 Gly 能神经元分布的一个重要特征。胚胎发育时期，可以检测到小鼠脊髓背角和腹角 Gly 能神经元胞体和纤维。胚胎发育第 16 天，双侧脊髓腹角和背角 Gly 细胞表达量最高。其中有 1/3 的胞体可以共同表达 Gly 和 GABA。人们根据所含递质的种类，将这些神经元分为 Gly 或 GABA 能神经元，或者 Gly 和 GABA 两种递质共存的神经元，与其他神经元形成 Gly-GABA 混合性突触。推测这两种抑制性递质的功能可能是相互协同又有所区别。

除了脊髓水平以外，大鼠延髓、脑桥、中脑和小脑深部许多核团内均分布有 Gly 免疫反应阳性细胞体。例如，三叉神经脊束核、中缝大核、前庭内侧核、斜方体核、耳蜗核、中脑导水管周围灰质等。

听觉传导神经通路上的许多核团含有大量的 Gly 能神经元，如耳蜗核、斜方体核、上橄榄核、中脑上丘等。其中内侧上橄榄核是耳内声音信号时间差编码的重要神经结构，主要接受来自腹侧耳蜗核的兴奋性信息输入。新霉素能够损伤基底膜上的毛细胞，是常用来建立鼠耳聋动物模型的药物。如果采用新霉素注射导致大鼠双侧耳聋，14d 后检查上橄榄复合体中若干核团中主细胞体上的 Gly 免疫反应斑点明显减少。可见，Gly 在听觉信息传递和整合中发挥着重要作用。出生后大鼠发育早期就可以观察腹前耳蜗核神经元胞体和主要的突起上都有 Gly 和 GABA 共定位神经元。提示 Gly 与 GABA 神经递质系统共同参与了听觉神经网络的功能整合。

腹侧延髓的网状核团和邻近疑核的尾端延髓均有 Gly 能神经元分布，有学者认为这些 Gly 能神经元与主动睡眠时脑干躯体运动和感觉神经元的抑制有关。在脊髓、脑干、视网膜等部位，Gly 作为一种抑制性神经递质，介导神经元的抑制作用，从而减少兴奋性氨基酸释放，这种抑制作用是由甘氨酸受体（glycine receptor，GlyR）介导的。在海马、大脑皮质、小脑、嗅球细胞等部位，Gly 也可作为 NMDA 受体的刺激调制器，对 NMDA 受体发挥正常功能是必不可少的。

2. Gly 受体存在部位和可能的生理功能 GlyR 是一种镶嵌在细胞膜上的整合蛋白质，属于五聚体配体门控离子通道家族之一，含有一个选择性 Cl⁻ 通道，主要参与快速抑制性突触传递。Gly 首次被看作是抑制性的神经递质是因为 Gly 分布在大鼠脊髓突触所在区域，Gly 引起脊髓运动神经元突触后膜发生超极化反应。士的宁（strychnine）是一种植物生物碱，它可以通过拮抗脊髓的神经元释放抑制性神经递质 Gly，中断脊髓反射。目前认为，Gly 与脊髓神经元细胞膜表面 GlyR 结合时，可以引起 Cl⁻ 跨膜扩散，使突触后膜产生超极化反应。

GlyR 广泛分布于中枢神经系统内，对士的宁敏感的 GlyR 主要分布在脊髓、脑干和小脑。GlyR 的分布与内源性 Gly 分布区域基本吻合。分布在脊髓的 GlyR 主要分布在脊髓灰质，而不在脊髓白质。

另外，人类基底神经节中也存在 GlyR。纹状体和苍白球 GlyR 密度较低，黑质 GlyR 密度较高。大约 3/4 的黑质致密部和 1/3 的黑质网状部神经元含有 GlyR。在黑质网状部，神经元细胞体和树突上存在有 GlyR，与 GABAₐ 受体的分布不重叠。很可能，GlyR 在调节人类基底神经节胆碱能、多巴胺能和 GABA 能神经元功能稳态中起着重要的作用。

一般情况下,GlyR 存在于突触后膜,含有抑制性神经递质-门控 Cl⁻ 通道,一旦被激活就引起 Cl⁻ 通道开放,Cl⁻ 跨膜转运导致细胞膜电位出现超极化迅速达到 Cl⁻ 的平衡电位。此时的 Cl⁻ 平衡电位接近神经元静息膜电位或者更负,从而发挥抑制效应。

GlyR 也可以存在于突触前膜,突触前膜 GlyR 一旦被激活就引起微弱的去极化。例如:内侧斜方体核神经元突触前膜上的离子型 GlyR (ionotropic glycine receptor, iGlyR),被激活时可以引起末梢膜产生微弱的去极化 Cl⁻ 膜电流,激活 Ca^{2+} 通道,增加静息期末梢内的 Ca^{2+} 浓度,最终促使突触前神经末梢释放递质增多。但是,当突触前膜上的 $GABA_A$ 受体被激活时,仍然可以减少兴奋性神经递质的释放从而发挥抑制作用。

除了存在于突触前膜和突触后膜外,GlyR 还有突触外的分布,可以被细胞旁分泌的牛磺酸(taurine)激活发挥生理作用。这种突触外的 GlyR 分布存在于成熟大鼠的视上核(supraoptic nucleus, SON)和发育大鼠的新皮质。实验研究证实:SON 内有丰富的 GlyR 表达,但是缺少 GlyR 突触电流。推测 GlyR 并不存在于突触前末梢膜上,很可能有突触外的 GlyR 的分布。这些 GlyR 有可能介导由星形胶质细胞旁分泌化学物质与神经元之间的信息传递,而星形胶质细胞分泌的牛磺酸可以激活 GlyR。虽然,未成熟新皮质内仅含有少量的 Gly,但是含牛磺酸的神经元却非常丰富,也可以通过非突触方式释放牛磺酸,激活发育大鼠新皮质神经元细胞膜上的 GlyR,在皮质发育过程中发挥重要的生理作用。

3. GlyR 亚型 GlyR 是第一个从哺乳类中枢神经系统中分离的神经递质受体蛋白,是一种五聚体,包含了 48kDa(α 亚基)和 58kDa(β 亚基)两种多肽链,α 亚基(α1~α4)存在 4 种基因编码,而 β 亚基只有一种基因编码。最初研究报道认为成年型 GlyR 是由 3 个 α 亚基和 2 个 β 亚基组成的五聚体,但是最近有报道认为应该是由 2 个 α 亚基和 3 个 β 亚基组成。

Betz 等首次纯化了成年大鼠脊髓 GlyR 的士的宁(strychnine)结合位点,发现由 3 个多肽构成,即 α1 亚单位(48kDa)、β 亚单位(58kDa)和细胞质膜蛋白 Gephyrin(93kDa)。从受体肽序列中可获得编码它们的寡核苷酸序列,用于探测大鼠脊髓的 cDNA 文库,随后克隆了 α2(49kDa)和 α3(50kDa)的 cDNA。研究发现,GlyR 在脊髓和延髓中以高水平表达,而在中脑、下丘脑和丘脑中表达较少,高级脑区表达水平则更低。进一步研究发现,GlyR 的 α1 亚基富集在脊髓和脑干,在间脑和中脑中也有表达;α2 亚基主要分布在海马、大脑皮质和丘脑,在脊髓有微量 α2 亚基 mRNA 表达;少量的 α3 亚基分布在小脑、嗅球和脊髓;α4 亚基主要分布在低等脊椎动物中而在哺乳动物中枢神经系统中还没有发现,可能其表达水平很低而没有被检测到。β 亚基在中枢神经系统中的分布范围则远大于 α 亚基,在整个脑区和脊髓均有分布。GlyR 的 α 亚单位基因具有高度的同源性,其 80%~90% 的氨基酸序列一致。但是 β 亚单位与 α 亚单位氨基酸序列相同性仅有 47%。

啮齿类动物的视网膜将近半数的无长突细胞可以释放抑制性神经递质 Gly,含有几乎所有的 GlyR 亚型。免疫组织化学研究发现,灵长类动物视网膜上也具有几乎全部的 GlyRα 亚型,内丛层可以观察到所有 GlyRα 亚单位的免疫反应斑点,GlyRα2 密度最高,其次是 GlyRα3 和 GlyRα1。电镜下观察,这 3 种 GlyRα 亚单位定位于突触后膜上。

边缘系统的神经结构中也含有 GlyR 分布。例如:杏仁外侧核神经元胞体和近端突起可以表达功能性 GlyR,通过引起细胞膜超极化反应发挥生理功能,其受体亚型含有 β 和 α,尚未发现 α1 受体。

混合性 GABA-Gly 突触在脊髓、脑干和小脑也常常发挥着抑制性突触的作用。有趣的是,GlyR 激活似乎可以通过磷酸化依赖机制抑制 $GABA_AR$ 的作用。

在脊髓,大多数抑制性突触均有混合性 Gly-GABA 表型。在培养大鼠脊髓神经元的抑制性突触上,NMDA 受体活动依赖性调节取决于 GlyR 的活动度,而不是 $GABA_AR$。

(田宗文 韩 丹)

第五节　肽 类 递 质

一、概述

迄今为止，已发现众多具有生物活性的肽类物质存在于神经组织中并参与神经信息的传递和调节，这些肽类物质称为神经肽（neuropeptide）。神经肽不仅在神经系统中作为神经递质或调质发挥信息传递和调节功能，而且广泛分布于全身各系统，扮演神经激素和细胞因子等多种角色，对生长、发育、认知、行为以及各种生理功能起着重要的调节作用。

最早发现的神经肽是 1931 年从马小肠中所提取的 P 物质（substance P，SP），后来发现它亦存在于脑，是典型的"脑肠肽"。20 世纪 50 年代早期，Du Vigneaud 从垂体后叶分离、提纯了加压素和催产素，并阐明其氨基酸序列，这是最早被确定分子结构的神经肽。然而，神经肽作为一类新的神经信息传递和神经调节物质受到人们的注意是在 20 世纪 70 年代中期，当时 Hughes 和 Kosterlitz 发现了脑啡肽（enkephalin，ENK），接着人们又发现了内啡肽（endorphin，End）和强啡肽（dynorphin，Dyn）。自此，神经肽的研究成为神经生物学中一个非常活跃的领域。随着蛋白质化学和基因工程技术的进步以及功能磁共振成像、光学遗传学和化学遗传学等技术的兴起，新的神经肽功能、作用方式或作用机制被不断发现，对其生理功能的深入研究也使人们认识到神经肽所涉及的调节功能的广泛性和复杂性远远超出了"神经肽"这一命名所预期的范畴。

（一）神经肽与经典递质的差别

不论在生物合成、贮存、释放、失活还是分子结构及作用方式等环节上，神经肽都与经典递质有所不同。

1. 分子量的大小不同　神经肽大多由数个到数十个氨基酸组成，分子量可为数百至数千道尔顿，属于大分子物质，而经典递质除 ACh 外，通常以氨基酸为前体（有的递质本身就是氨基酸），属于小分子物质。

2. 在神经组织中的含量不同　神经肽在中枢神经系统内含量很低，约为单胺类递质的 1/1 000，为氨基酸类递质的 1/1 000 000，但神经肽在低浓度下即可激活受体而充分发挥其递质作用，显示出极高的生物学效率。

3. 合成部位与方式不同　胺类和氨基酸等经典递质主要在神经末梢合成，一般通过 1~2 步酶促反应即可生成最终产物。神经肽的合成远比经典递质要复杂，通常是在神经元胞体或树突的核蛋白体上先合成无活性的大分子前体，然后进入粗面内质网、再到高尔基体包装形成分泌颗粒或囊泡，经轴浆运输转运到末梢。在转运中经选择性蛋白酶的作用，逐步裂解成较小的具有生物活性的多肽。

4. 贮存、释放和失活途径不同　经典递质于神经终末合成后，主要贮存在小囊泡（直径为 30~40nm）内，而神经肽在胞体合成后，贮存于有致密核心的大囊泡（直径大于 70nm）内，再运送至神经末梢。经典递质释放至突触间隙后，迅速地被降解或移去，或被突触前膜摄取重新利用。故经典递质发挥作用的时间短。而多肽的失活主要靠酶促降解，一般不能被重新摄取，且可随组织液扩散至远距离的靶细胞，故神经肽作用时间较持久、作用范围较广泛。

（二）神经肽与经典递质共存

研究证实，中枢神经系统内的一些神经元可存在两种以上的活性物质，通常是一种或两种经典递质与一种或多种神经肽共存。例如大鼠蓝斑内的去甲状腺素（NA）能神经元含有神经肽 Y（NPY）；中缝核的许多 5- 羟色胺（5-HT）能神经元可合成 P 物质（SP）；中脑腹侧多巴胺（DA）神经核群含有胆囊收缩素（CCK）。用三重免疫反应染色方法证实，谷氨酸（Glu）、5-HT 和 SP 在延髓 - 脊髓通路神经元中共同表达。2019 年，Kamigaki 的研究揭示端脑皮质中 γ- 氨基丁酸（GABA）阳性的中间神经元常常同时含有一种或多种肽类递质，如生长抑素（SOM）、血管活性肠肽（VIP）、小清蛋白（PV）等。这些 GABA 能中间神经元可依据其所含的共存肽类递质不同而分为互不重叠的多个亚群。一般而言，每个亚群对其靶向皮质的锥体神经元以及其他所有亚型的 GABA 能中间神经元都具有抑制作用。因此，几种不同亚群的 GABA 能中间神经元可与一群锥体神经元共同构成调制回路,从而以"亚型特异性"的方式实现对锥体神经元信号的调节。如 SOM 阳性 GABA 能中间神经元通常只被最活跃的锥体神经元有效激活,激活后对周围不太活跃的锥体神经元发挥抑制效应,从而实现对强信号的选择性优化。VIP 阳性神经元通常优先靶向其他亚型的 GABA 能中间神经元(如 SOM 阳性和 PV 阳性神经元等),因此,VIP 阳性神经元被激活后通常以"去抑制"的方式解除 SOM 阳性和 PV 阳性神经元对锥体神经元的抑制,实现对锥体神经元信号的放大效应。

在周围神经系统,神经肽与经典递质共存的现象很常见。例如,在支配唾液腺的副交感神经中,VIP 与 ACh 共存;颈上神经节中,约 50% 的 NE 能神经元含 NPY;支配输精管的交感神经中,不同交感神经元有 SOM 或 NPY 与 NE 共存。有学者认为肽类递质可能都是与其他递质共存的,其生理意义可能是两种递质在同时释放后起相互协调或互补作用,更有效地调节细胞或器官的功能。

(三) 神经肽含量的不稳定性

周围和中枢神经系统的研究证明,在不同条件下(如应激、炎症甚至手术操作等),肽类递质的水平可以有很大的变化,而经典递质(如儿茶酚胺)则在不同条件下保持相对稳定的水平。肽类递质含量的不稳定性主要与肽的表达受诸多复杂因素影响有关。

本节将介绍重要神经肽的分子结构、生物合成以及贮存和释放机制,并着重阐述它们在神经系统中的生理功能,即作为肽类递质或调质在神经信息传递中的作用。

二、P 物质

1931 年,Euler 和 Gaddum 在研究乙酰胆碱时,发现马脑和小肠的提取物中存在一种新的活性物质,它可降低阿托品化兔的血压并能引起离体小肠的收缩。由于该物质呈粉末状,遂取 Pulver(德文意思为"粉")的第一个字母而命名为 P 物质(substance P,SP)。20 世纪 70 年代,Leeman 研究组首先对 SP 进行了测序,证实该物质为 11 个氨基酸残基组成的多肽,其氨基酸序列为:Arg-Pro-Lys-Pro-Gln-Gln-Phe-Phe-Gly-Leu-Met-NH$_2$。

(一) P 物质的生物合成

SP 属于速激肽家族,由前速激肽原 A(prepro-tachykinin A,*PPT-A*) 基因编码。*PPT-A* 基因转录的前体 RNA 含 7 个外显子和 6 个内含子,其中外显子 3 编码 SP 肽段。通过不同的剪接方式,前体 RNA 产生至少 4 种成熟的 PPT-A mRNA,即 α-PPT-A mRNA、β-PPT-A mRNA、γ-PPT-A mRNA 和 δ-PPT-A mRNA,这 4 种 PPT-A mRNA 均含外显子 3,都可翻译出 SP。此外,β-PPT-A mRNA 还可产生神经激肽 A(neurokinin A,NKA)和神经肽 K(neuropeptide K,NPK);γ-PPT-A mRNA 可产生 NKA 和神经肽 Y(neuropeptide Y,NPY)。*PPT-A* 基因的表达简示如下:

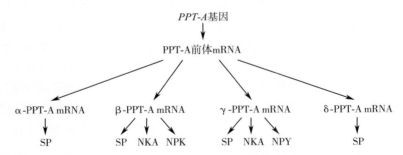

(二) P 物质的贮存、释放和失活

根据速激肽合成的一般模式,PPT-A 在核糖体边合成边进入粗面内质网,经高尔基体内的蛋白酶切割成只含 P 物质的肽段,接着在囊泡内进一步加工并经轴浆运输至神经末梢。超微结构研究显示,SP 免疫反应产物出现于大颗粒囊泡内、线粒体外膜、小清亮囊泡周围,偶见于小清亮囊泡。SP 主要贮存于突触小体内的大颗粒囊泡。

神经冲动传来时,离子通道开放、Ca^{2+} 内流促使囊泡与突触前膜融合、释放 SP。有研究显示,当刺激脊神经背根时可引起 SP 样免疫反应产物从离体大鼠脊髓释放到灌注液中,这种释放是 Ca^{2+} 依赖性的。亦有实验证明 SP 从大鼠下丘脑的释放也是钾引起的 Ca^{2+} 依赖性释放。一些研究还观察到电刺激特别是高频电刺激可使脊髓背角 SP 大量释放。

SP 主要通过酶解方式失活，它是许多蛋白水解酶的底物，如血管紧张素转化酶（angiotension converting enzyme，ACE）、神经中性内肽酶（neutral endopeptidase，NEP）、SP 降解酶（SP degrading enzyme，SPDE）、二肽氨肽酶（dipeptidyl-aminopeptidase，DPAP）、后脯氨酸内肽酶（postproline endopeptidase，PPEP）及组织蛋白酶 D（cathepsine D，CD）等。这些酶在 SP 的裂解位点表示如下：

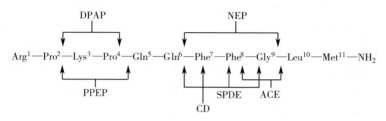

SPDE、NEP 和 ACE 都可使 SP 失活。SPDE 存在于胶质细胞和大鼠的胶质瘤细胞。NEP 在中枢神经系统的分布与 SP 基本一致，在外周组织中主要存在于胃肠道和其他组织的平滑肌。ACE 广泛分布于脑脊液、外周血管及泌尿生殖系统的平滑肌。

释放后的 SP 本身不能被突触前膜重吸收，但其羧基端（5~11）SP 片段可被重新摄取。

（三）P 物质免疫反应神经元胞体的中枢定位及纤维投射

1. P 物质在中枢神经系统中的分布 20 世纪 70 年代以来，许多学者对 SP 胞体在多种动物（包括人）的中枢神经系统的分布进行了广泛的研究。

（1）P 物质在脊髓中的分布：SP 阳性胞体主要分布在脊髓前角、侧角以及 Ⅰ、Ⅲ、Ⅳ、Ⅴ层，以上区域多为中等或小型细胞，而一些大的 SP 阳性细胞邻近背角外侧部，单个非常大的 SP 免疫反应阳性细胞见于前角的最背侧部。

（2）P 物质在延髓中的分布：大量大的 SP 阳性细胞出现在延髓中缝核，包括中缝大核、中缝苍白核和中缝隐核。SP 阳性胞体也见于延髓巨细胞网状核、网状外侧核、前庭复合体、三叉神经脊束核的背内侧部、孤束核、迷走神经背核以及连合核，其中以巨细胞网状核、迷走神经背核内免疫反应胞体最为丰富。

（3）P 物质在脑桥中的分布：SP 阳性细胞见于被盖背侧核外侧的室周灰质、蓝斑、中缝背核和中缝桥核。

（4）P 物质在中脑中的分布：许多 SP 阳性细胞存在于中脑导水管周围灰质、动眼神经副核、脚间核、中脑网状结构（特别是楔形核）、上丘、下丘以及臂旁核等部位。

（5）P 物质在间脑中的分布：许多 SP 免疫反应胞体密集地聚积在整个内侧缰核。丘脑束旁核、中央正中核、后室旁核均可见 SP 阳性胞体，一些 SP 阳性细胞分布在视前内侧区、视前外侧核、视交叉上核、下丘脑前核、下丘脑腹内侧核、下丘脑背内侧核、下丘脑外侧核、弓状核、乳头体腹前核、乳头体背前核、乳头体上区以及第三脑室周围灰质。

（6）P 物质在端脑中的分布：SP 免疫反应胞体存在于额叶、顶叶及枕叶皮质、前嗅核、外侧隔核、斜角带核、杏仁复合体、终纹床核、伏核以及尾壳核等。

一些研究发现 SP 胞体不论是在中枢还是在外周，往往与其他递质共存，如在延髓中缝核，SP 与 5-HT 共存；在脑桥被盖背外侧核，SP 与 ACh 共存；背根节中，SP 与 CGRP 共存等等。

2. 纤维投射 SP 的纤维投射较为广泛，概括起来如图 4-5-1 所示，主要有：

（1）纹状体 - 黑质通路：起于尾壳核的吻侧部，经内囊和大脑脚投射到黑质包括黑质致密部和网状部；这些神经元还发出轴突侧支至脚内核。有实验表明电解损毁尾壳核或注射海人酸到尾壳核，均可引起黑质内 SP 含量下降，这也证实了纹状体 - 黑质纤维内含有 SP。

（2）下丘脑 - 外侧隔核通路：下丘脑腹内侧核的 SP 神经元发出轴突投射到视前内侧区；而下丘脑前核和外侧下丘脑之间的 SP 神经元投射至外侧隔核。

（3）杏仁复合体 - 终纹通路：位于杏仁复合体的 SP 神经元经终纹投射至终纹床核和外侧下丘脑；其中杏仁中央核内侧部和终纹床核腹侧部的 SP 神经元发出轴突，共同投射到迷走神经背核和孤束核。

（4）缰核 - 脚间核通路：主要起自内侧缰核背侧部，经缰核脚间束投射到脚间核外侧亚核和被盖腹侧区。脚间核也接受来自缰核的胆碱能投

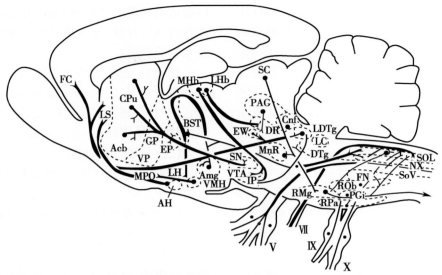

图 4-5-1 SP 阳性神经元胞体在中枢神经系的分布及其纤维投射(大鼠脑的矢状切面观)
①纹状体 - 黑质通路:尾壳核(CPu)内的 SP 神经元发出轴突投射到黑质(SN),部分轴突至脚内核(EP);②下丘脑 - 外侧隔核通路:下丘脑腹内侧核(VMH)的 SP 神经元发出轴突到视前内侧区(MPO),而下丘脑前核(AH)和外侧下丘脑(LH)之间区域的 SP 神经元投射到外侧隔核(LS);③杏仁复合体 - 终纹通路:杏仁复合体(Amg)有许多含 SP 的神经元经终纹投射到终纹床核(BST)和外侧下丘脑(LH);此外,终纹床核(BST)腹侧部的 SP 神经元还与来自杏仁中央核内侧部的 SP 纤维共同投射到迷走神经背核(NX)和孤束核(SOL);④缰核 - 脚间核通路:内侧缰核(MHb)的 SP 神经元经缰核脚间束投射到脚间核(IP)外侧亚核和被盖腹侧区(VTA);外侧缰核(LHb)的 SP 神经元则投射到中缝背核(DR);⑤脚间核 - 被盖投射:脚间核(IP)吻侧亚核内的 SP 神经元投射到被盖背侧核(DTg)、被盖背外侧核(LDTg)和中缝背核(DR)的尾侧部;⑥被盖背外侧核 - 外侧隔核和皮质投射:被盖背外侧核(LDTg)内部分含 SP 的胆碱能神经元经前脑内侧束投射到外侧隔核(LS)和额叶皮质(FC)内侧部;⑦脑干 - 延髓腹侧中缝 - 脊髓通路:中缝大核(RMg)接受来自上丘(SC)、中脑楔形核(CNf)、中缝中央核(MnR)、旁巨细胞网状核(PGi)及孤束核(SOL)的 SP 纤维;而中缝大核(RMg)、中缝苍白核(RPa)和中缝隐核(ROb)的 SP 神经元发出轴突到面神经核(FN)、孤束核(SOL)和脊髓;⑧动眼神经副核 - 脊髓通路:动眼神经副核(E-W)内的 SP 神经元投射到面神经核(FN)和脊髓(箭头表示);⑨导水管周围灰质 - 面神经核通路:PAG 内的 SP 神经元发出下行纤维到面神经核(FN)(箭头表示);⑩脑干 - 脑干通路:三叉神经(V)节内含 SP 的第一级神经元的中枢突终止于三叉神经脊束核(SoV)和孤束核(SOL);来自面神经(Ⅶ)、舌咽神经(Ⅸ)和迷走神经(Ⅹ)的 SP 的传入纤维亦终止于孤束核(SOL)。
Acb:伏核,GP:苍白球,LC:蓝斑,RMg:中缝大核,RPa:中缝苍白核,ROb:中缝隐核,VP:腹侧苍白球。

射。外侧缰核的 SP 神经元则投射到中缝背核。

(5)脚间核 - 被盖投射:已证明脚间核吻侧亚核含有 SP 神经元,它们主要投射至被盖背侧核和被盖背外侧核。

(6)被盖背外侧核 - 外侧隔核和皮质投射:被盖背外侧核内含 SP 的胆碱能神经元经前脑内侧束投射到外侧隔核和额叶内侧部。

(7)脑干 - 延髓腹侧中缝核 - 脊髓通路:延髓中缝大核接受来自上丘、中脑楔形核、中缝中央核、旁巨细胞网状核及孤束核等脑干核团的 SP 纤维;而中缝大核、中缝苍白核和中缝隐核等延髓腹侧中缝核团中许多含 SP 和促甲状腺素释放激素的 5- 羟色胺神经元发出轴突到面神经核、孤束核和脊髓;其中投射到脊髓的 SP 神经元称缝 - 脊神经元。

有学者用 HRP 与免疫组织化学相结合的方法观察到大鼠蓝斑后部背侧区内的 SP 神经元投射至丘脑腹后核,呈双侧性分布,以同侧为主。

(8)动眼神经副核 - 脊髓通路:动眼神经副核内的 SP 神经元发出轴突至面神经核和脊髓。

（9）导水管周围灰质 - 面神经核通路：PAG 内含 SP 和胆囊收缩素的神经元发出下行纤维至面神经核。

（10）脑神经节 - 脑干通路：三叉神经节内含 SP 的第一级感觉神经元接受来自头、面、口各区的输入并终止于三叉神经脊束核尾侧部及孤束核。此外，来自面神经、舌咽神经和迷走神经的含 SP 的传入纤维亦终止于孤束核。

（11）背根神经节 - 脊髓通路：背根神经节内 SP 神经元的中枢突经背根终止于脊髓后角；一部分纤维经后角由后索上行至薄束核和楔束核，形成脊神经节 - 脊髓后角 - 薄束核、楔束核 SP 纤维上行通路。

（12）脊髓内 SP 通路：在腰 1 和腰 2 脊髓节段存在 SP 通路。它们主要联系脊髓前、后角。用辣椒素处理或切断相应的背根或者损毁脊髓中胸段（去脊上支配）均不引起这一通路的变化，表明该通路是脊髓上腰段所固有的内在联系。

朱长庚等还发现在脊髓中央管的腹侧，有一条纵贯脊髓的 SP 免疫反应阳性纤维，称为"脊髓中央管腹侧纵束"，该束也表现出胆碱乙酰转移酶活性，电镜观察它们由薄髓和无髓纤维组成。

此外，还存在下丘脑 - 垂体通路、延髓腹内侧区 -A7 区投射等通路。

（四）P 物质的受体

SP 的受体属于神经激肽受体（neurokinin receptor, NKR）。通过分子克隆和序列分析已确定了 3 类 NKR：NKR1、NKR2 和 NKR3，它们由 350~500 个氨基酸残基所组成。NKR1 对 SP 表现出高亲和力，而 NKR2 对 NKA、NKR3 对 NKB 呈高亲和。这 3 类受体均与 G 蛋白偶联。

受体结合实验及受体 mRNA 检测结果表明，某些区域的速激肽受体与速激肽组织分布大体一致，而在另一些区域并非完全如此。如黑质、脚间核虽含有较多 SP，但与其相应的 NKR1 则很少或几乎不存在，出现所谓不匹配或配对不准（mismatch）现象。这提示神经肽可以一种非突触"容积传递"（volume transmission）方式，随组织液扩散至远距离的靶细胞与其受体发生作用。但也有学者认为某些神经肽可能与亲和力低但生理意义却很重要的受体结合而发挥作用，或有可能存在目前尚未发现的受体亚型。各型受体在中枢神经系统的分布见表 4-5-1。

SP 与细胞膜上的 NKR1 结合后，通过 G 蛋白激活磷酸肌醇系统及 PKC，引起胞外 Ca^{2+} 内流和胞内钙库释放，导致膜电位去极化，从而改变神经元功能状态。

有研究表明，NKR1 受体激动剂可诱导细胞表面的受体内化（internalization），内吞后迅速恢复它们与配基结合的能力，受体又返回到细胞表面，即所谓受体的"内化 - 再循环"。

（五）P 物质的功能

迄今为止，SP 是所有神经肽中研究得最为深入的一种递质，其功能颇为广泛。

1. 对伤害性信息的传递和调制作用　SP 是第一级感觉神经元的神经递质已为广大研究者所接受。免疫组织化学研究证明 SP 存在于第一级传入纤维中，这些纤维进入脊髓胶状质和三叉神经脊束核。生物学和放射免疫分析揭示 SP 的含量在脊髓背角较腹角高约 20 倍，SP 高度集中在背角浅层（Ⅰ~Ⅲ），该处是第一级传入纤维的终止部位。电镜观察表明含 SP 的神经终末在背角浅层形成轴 - 树突触，在这些末梢内具有 SP 大颗粒囊泡。

Hökfelt 等第一次证明 SP 存在于脊神经背根节的小细胞胞体内并且其细纤维（轴突）在背角浅层。定量研究显示 6%~20% 的大鼠背根节细胞呈 SP 免疫反应阳性，其中大多数是小型细胞，少数为大、中型细胞。大鼠和兔的 20%~30% 的背根节细胞表达 PPT-A mRNA。实验证明 SP 免疫反应阳性神经元约 50% 为 C 纤维、20% 为 Aδ- 纤维和非 Aα/β- 神经元。已有众多研究显示，SP 是伤害性传入末梢释放的一种兴奋性递质。它参与脊髓伤害性信息传递，产生致痛作用。例如，外周致炎后可导致猫和大鼠脊神经背根神经节 SP 阳性神经元比例显著提高；大鼠后爪跖侧皮肤切口或足底注射甲醛均可使脊髓背角 SP 免疫阳性物明显增多。用辣椒素耗竭 SP 导致实验动物的痛阈升高；而与此相反，通过腰穿将 SP 直接鞘内注射入蛛网膜下腔可引起痛觉过敏并诱发脊髓神经元表达 FOS 蛋白；且这些效应可以被具有拮抗作用的 SP 类似物阻断或部分拮抗。在猫脊髓背角微电泳导入 SP 可使伤害性感受神经元去极化，引起缓慢、持久的兴奋效应。这说明伤害性初级传入释放的 SP 能作用于突触后神经元，使突触后膜发生离子通透性变化及电位变化，从而改变突触后神经元的功能状态，激活伤害感受神经元，完成传递信息的功能。

表 4-5-1　大鼠脑内速激肽受体的类型及分布

脑部位	受体及内源性配体（肽）		
	NKR1（SP）	NKR2（NKA）	NKR3（NKB）
嗅结节	++++	+++	−
大脑皮质	+	++++	++++
尾壳核	++++	+	++
伏核	++++	+	−
隔	++++	++	+
杏仁体	++	−	−
海马	++	+	++
丘脑	++	−	++
下丘脑	++	+	+++
脚间核	+	++	−
腹侧被盖区	++	+	−
黑质	−	++	−
小脑	+	−	−

注："−"阴性，"+"弱阳性，"++"阳性，"+++"强阳性，"++++"极强阳性；"—"数据未获得。

除参与痛觉传递外，SP 亦具有镇痛效应。蛛网膜下腔、脑室、脑内、静脉或腹腔注射 SP 可引起痛阈上升。已有研究显示中脑 SP 可促进 ENK 释放。朱丽霞等用对氯苯丙氨酸抑制 5- 羟色胺合成后，刺激中缝大核仍能抑制背角伤害性反应，且这种抑制能被事先导入的 SP 拮抗剂所阻断。这提示在脑内，SP 可能通过下行途径参与脊髓背角伤害性反应的调制，以降低对痛觉的敏感度。

2. **参与学习记忆过程**　SP 在脑内很多神经核团与经典递质共存，如在基底前脑的核团中与 ACh 共存、在纹状体的核团中与 DA 共存。体外培养研究显示 SP 对基底前脑的胆碱能神经元产生兴奋作用。而行为学的研究表明，SP 主要作用于记忆巩固过程，且注射到脑的不同部位引起不同的效应。将 SP 注射到基底核区、外侧丘脑或内侧隔核出现记忆增强作用，但注入黑质或杏仁核则导致记忆减弱。此外，有研究发现，在 Alzheimer 病，大脑皮质和海马中 SP 免疫反应减少 20%~40%。有学者认为，SP 对记忆的不同效应与其不同片段的生物学活性有关，如 SP 本身（$SP_{1~11}$）和 C 端片段 $SP_{7~11}$ 可能对学习记忆起抑制作用，而 $SP_{1~7}$ 则起易化作用。

3. **参与运动功能的调节**　已证明纹状体内不但有丰富的 SP 胞体也含有这类终末。在 PD

患者脑中，黑质和苍白球外段 SP 免疫反应明显减少，这可能是纹状体 - 黑质 SP 系统变性的结果。这些现象提示 SP 亦可能参与运动功能的调节。

4. **参与情绪反应的调节**　诸多研究证实，SP 与情绪反应的调节密切相关。在脑内涉及压力和焦虑反应的调节区域（如边缘系统的结构杏仁核和隔区等），均有 SP 及其首选受体 NKR1 的表达，遭受情感刺激可引起这些部位的 SP 神经元兴奋性和信息外传显著增加。近年亦有作者报道，SP 在雄性果蝇的攻击性行为调控中发挥重要作用。基于上述证据，有学者提出阻断 NKR1 很可能成为临床上抗焦虑症和抗抑郁症治疗的新途径。此外，以 NKR1 作为靶点的戒毒及成瘾性疾病治疗方法也已进入临床前研究。

5. **参与呕吐反射的调节**　已证实除胆碱、胺类、多巴胺、5-HT 和阿片类神经递质外，在延髓涉及呕吐反射的区域（如孤束核、最后区等）还存在高浓度 SP 及其首选受体 NKR1，这些神经递质的激活可诱发呕吐反射。其中 SP 诱发呕吐的机制可能是通过 NKR1 激活迷走神经背侧核复合体中的副交感神经元。动物实验研究证实，阻断 NKR1 可抑制迷走神经背侧核复合体的运动神经元，防止迷走神经过度兴奋后"胃底松弛（fundic

relaxation)"的出现,而后者是腹部手术后引起恶心和呕吐反应的主要原因。目前,NKR1 的拮抗剂(如 Aprepitant、Fosaprepitant 等)已在临床上用于肿瘤化疗引起的恶心呕吐。

除在神经系统发挥神经递质或调质作用外,SP 及其首选受体(NKR1)还广泛存在于其他不同系统的不同细胞类型中(如内皮细胞、成纤维细胞、白细胞和干细胞等),并对许多细胞过程(如细胞生长、增殖、迁移等)具有促进或放大效应。目前已达成共识的是,SP 可刺激或促进绝大多数已知细胞因子(包括促细胞增殖的因子、免疫因子、炎症因子、扩血管因子等)的表达,而这些细胞因子中,多数又具有上调 SP 和 NKR1 表达的作用,从而形成一种正反馈或放大效应。正是由于这些特点,SP 可能广泛参与机体的各种生理或病理过程的调节,如损伤 - 修复反应、过敏反应、肿瘤的发展或转移等。有研究显示,SP 对体外培养的正常细胞和肿瘤细胞均具有刺激增殖的作用;SP 可促进人难治愈性溃疡的愈合,其机制可能是 SP 及其诱导的细胞因子可促进损伤局部修复细胞的增殖和新血管的形成。亦有实验证实,SP 可通过其首选受体 NKR1 诱导肿瘤细胞形成伪足,使后者获得浸润和转移的能力。据此,诸多学者认为 NKR1 拮抗剂很有希望成为抗肿瘤治疗的新药物。

此外,近年来 SP 在心血管系统的分布及其意义,特别是在缺血性心肌疾病中的作用备受临床学者的重视。一般认为,SP 主要存在于心内神经节以及分布至心房和冠状动脉的感觉神经中。SP 的这种分布与其在生理条件下发挥的调节心律和冠状动脉血流(扩张冠状动脉)的功能是一致的。众多研究发现在心肌缺血 - 再灌注损伤模型中,SP 对心肌具有显著的保护效应。如在大面积心肌缺血发生后几乎 1min 内,心内即可检测到 SP 的释放;SP 可缩小缺血引起心肌梗死面积、促进缺血 - 再灌注后心律的恢复、改善冠脉的血流量并加速左心室压力的恢复。近年的研究还证实,SP 的心肌保护效应除了已知的通过 NKR1 调节心律和扩冠作用外,缺血本身可刺激心肌细胞上调 NKR1 的表达,后者与 SP 结合后激活 Akt

通路,抑制 caspase-3 和 Bax,减轻缺血 - 再灌注导致的心肌细胞凋亡。尽管众多实验依据支持 SP 对急性缺血 - 再灌注心肌具有保护效应,但也有学者发现,外源性 SP 只能减少急性缺血时心肌的梗死面积,对缺血 - 再灌注后 4 周的心功能和心室壁结构无任何改善作用。更有学者检测了急性心肌梗死患者的循环 pro-SP(SP 前体,可稳定代表血液中 SP 水平),并分析了其与患者两年后心衰发生率和死亡率的相关性,证实后两者均与体内高 pro-SP 水平密切相关。由此可见,在病理状态下,SP 对心肌的作用可能远比目前已知的更为复杂。

三、生长抑素

生长抑素(somatostatin,SOM)或生长激素释放抑制激素(growth hormone release inhibiting hormone,GHIH)是一种环状 14 肽。1968 年,Krulich 等首次发现在大鼠下丘脑存在一种能够抑制生长激素释放的碱性肽。1973 年,Brazeau 等从羊的下丘脑提取液中分离出这种肽类物质并阐明了它的化学结构,因当时只知道它能抑制垂体前叶生长激素的分泌故命名为 SOM。随后的研究确定,SOM 不仅存在于下丘脑,也出现于下丘脑以外的中枢神经系统、周围神经系统的众多部位以及胃肠道、胰腺内分泌部、甲状腺、唾液腺等非神经系统器官和组织。此外,亦发现了一些额外的 SOM 合成部位,包括胎盘、肾脏、视网膜和免疫系统的细胞等。SOM 广泛参与机体各种生理功能的调节。有越来越多的证据表明,它不仅是一种神经内分泌激素,也是一种重要的神经递质或调质。

(一)生长抑素的生物合成

哺乳类动物只有一个 *SOM* 基因,其转录的 mRNA 编码含 116 个氨基酸残基的前生长抑素原(preprosomatostatin,PSOM)。PSOM 翻译后经不同的加工,裂解形成 3 种结构不同的 SOM 肽段,即 SOM C 末端的 28 个氨基酸残基形成 SOM-28;后者进一步裂解为仅含 N 端 14 个氨基酸残基的 SOM-14 或仅含 N 端的 12 个氨基酸残基的 SOM-28$_{(1\sim12)}$。它们的氨基酸序列表示如下:

Ser-Ala-Asn-Ser-Asn-Pro-Ala-Met-Ala-Pro-Arg-Glu-Arg-Lys-Ala-Gly-Cys-Lys-Asn-Phe-Phe-Trp-Lys-Thr-Phe-Thr-Ser-Cys

SOM-14

SOM-28

SOM-28$_{(1-12)}$

SOM-28 曾被认为只是 SOM-14 的前体，但后来证实其本身即具有生物学活性且与 SOM-14 不尽相同，故 SOM-28 本身也是一个独立的神经肽。但 SOM-14 是神经系统中生长抑素的主要形式。

PSOM 在胞体内粗面内质网上的核糖体合成后，在高尔基体内裂解、重新组装后储存于有膜的核心颗粒。成熟的 SOM-14 和 SOM-28 颗粒聚集于细胞体，并经轴浆运输至神经末梢。

已有资料显示，SOM-14 和 SOM-28 的免疫反应主要定位于神经元胞体，但也可出现在神经元的突起内，而 SOM-28$_{1\sim12}$ 则多存在轴突和神经终末内。

(二) 生长抑素的贮存、释放和失活

SOM 主要贮存于大颗粒囊泡内，当神经末梢去极化时，可引起它的释放，这时颗粒囊泡膜与突触前膜融合，囊泡内容物被排出。SOM 的失活主要依赖于酶的降解。环状降解酶（ring-degrading enzymes）降解 SOM-14 和 SOM-28 共同的环状部分。

(三) 生长抑素免疫反应神经元胞体在中枢的定位及纤维投射

1. **胞体定位** 免疫组织化学特别是应用单克隆抗体研究的结果揭示，SOM 阳性胞体和纤维广泛地出现在中枢神经系统，胞体直径为 10~40μm，有少量或多突起。

(1) 端脑：SOM 阳性胞体存在于嗅球、嗅结节、嗅前核。大脑皮质各部均含有大量胞体，主要分布在新皮质、梨状皮质、内嗅皮质、屏状核。在新皮质中，有两种主要类型的 SOM 阳性神经元：Martinotti 细胞和小篮状细胞。Martinotti 细胞分布于新皮质的表层（Ⅱ/Ⅲ层）和深层（Ⅴ/Ⅵ层），而小篮状细胞存在于新皮质各层中，但大多数分布于Ⅳ层。杏仁复合体含少量至中等数量的胞体，然而最强烈的免疫反应细胞见于杏仁中央核，它含密集成簇的小细胞和终末。终纹床核含许多细胞。一大群 SOM 阳性细胞存在于外侧隔核（主要在背侧部）。许多中等大小、具有长突起的细胞散布于整个纹状体，该区域内可见中等密度纤维网；在伏核这种纤维网更为密集。该核内也含有许多 SOM 阳性胞体，每片可见 60 个以上。斜角带核也含一些 SOM 阳性胞体。

海马含大量 SOM 阳性胞体，主要见于始层，也可见于锥体细胞层浅部和放射层，齿状回门区也存在大量 SOM 阳性细胞。

苍白球和腹侧苍白球几乎完全缺乏 SOM 免疫反应，仅稀少地存在单个膨体纤维，但脚内核含许多强染的 SOM 阳性神经元。

在端脑 SOM 常与抑制性神经递质 γ-氨基丁酸（GABA）共存，多数学者认为两者几乎是完全共定位。然而，另有一些学者则报道了不表达 GABA 标记物的 SOM 阳性神经元，其比例在大鼠海马和皮质中占 3%~20%，在内嗅皮质和杏仁核则可达 40%~70%。这些差异很可能与免疫染色中使用的 GABA 和 SOM 标记物不同有关。

(2) 间脑：SOM 阳性神经元在下丘脑较为丰富，主要分布于前室周区，这些细胞从第三脑室附近一直延伸到室旁核前部。弓状核含许多小的阳性胞体，尤以尾侧部为多。SOM 阳性胞体也见于视交叉上核尾侧部和背内侧核，并弥散地分布于整个下丘脑外侧区。底丘脑核未见阳性胞体及纤维，然而未定带内可见阳性神经元胞体。

一小群小的圆形 SOM 阳性神经元胞体存在于外侧缰核吻端。丘脑束旁核、束旁下核、Forel H1 和 H2 区含许多 SOM 阳性胞体，腹后内侧核也含有一些阳性胞体，而内侧膝状体仅含极少量阳性胞体。

(3) 中脑：SOM 阳性神经元广泛分布于中脑，包括上丘深层、浅层和中间灰质层；细胞小，染色弱但数目多。下丘含大量 SOM 阳性细胞；黑质致密部外侧部存在这种细胞，而网状部未见 SOM 阳性成分。整个腹侧被盖区含许多 SOM 阳性胞体。脚间核特别是中央部也可见许多较小的阳性细胞。导水管周围灰质腹侧部分存着一大群 SOM 阳性胞体，它们向外和腹侧延至中脑网状结构。顶盖前区也含一大群 SOM 阳性神经元。

(4) 脑桥和小脑：非常强染的一群小细胞见于外侧丘系腹核并伸向网状结构包括脑桥被盖网状核，少量 SOM 阳性细胞分布于桥核和中缝桥核。一些阳性细胞也存在于臂旁核和脑桥中央灰质以及蓝斑。三叉神经感觉主核含少量弥散的阳性细胞，蜗神经前腹核含一大群 SOM 阳性胞体，但蜗神经后腹核和背核仅含少量或单个这种细胞。前庭内侧核也含有少量 SOM 阳性胞体。

大量强染的细胞见于小脑皮质颗粒细胞层，一些阳性细胞也存在于小脑核。

(5) 延髓：一些 SOM 阳性胞体出现于舌下神经前置核、三叉神经脊束核、网状结构、中缝大核

和中缝隐核。中缝苍白核仅含一定数量的阳性轴突末梢。

许多 SOM 阳性胞体分布于下橄榄核内侧副核，而网状外侧核、孤束核、薄束核、楔束核也存在一些阳性胞体，最后区背外侧含量较少。

（6）脊髓：SOM 阳性胞体分布于腰骶部脊髓前角、后角和中间带外侧核。Vincent 等的研究证明在脊髓颈部和腰部存在许多阳性胞体，它们主要分布于 V 层外侧部和整个 Ⅶ 层，少量 SOM 阳性胞体紧邻中央管。

有学者采用原位杂交技术研究了 PSOM mRNA 在大鼠脑的定位，发现阳性神经元胞体最丰富的区域为嗅前核、下丘脑、海马、杏仁复合体和大脑皮质。而且在被检查的脑区，PSOM mRNA 与 SOM 分布在同一区域的核周体内，因而它们是 SOM 的合成部位。亦有学者用原位杂交方法揭示 PSS mRNA 可在梨状皮质、扣带回皮质以及新皮质中广泛表达。

2. 投射通路　SOM 阳性神经元存在较广泛的投射系统，根据实验形态学的研究，除下丘脑 - 垂体通路外，主要有以下通路：

（1）下丘脑 - 正中隆起通路：有学者用逆行追踪结合免疫组织化学方法证实，将 b-WGA 注射到正中隆起后再进行免疫组织化学处理，结果双标记细胞出现在吻侧室周区和室旁核小细胞部，表明下丘脑前室周区的 SOM 阳性神经元投射至正中隆起。

（2）下丘脑 - 边缘系统通路：有学者以不同形式横断下丘脑和损毁杏仁核后，再用放射免疫方法检测一些脑结构中 SOM 含量的变化，结果显示下丘脑的 SOM 阳性神经元可投射至杏仁核以外的边缘系统包括嗅结节、外侧隔核、缰核和海马。这些含 SOM 的纤维离开下丘脑室周细胞后向外加入前脑内侧束。

（3）下丘脑 - 脑干 - 脊髓通路：下丘脑的 SOM 阳性神经元发出的纤维经丘脑髓纹→缰核，经缰核脚间束→脚间核；或经前脑内侧束→乳头体，继经室周区→中脑被盖，随后再经背侧纵束至脑干副交感核和脊髓。

（4）杏仁 - 脑干通路：有学者在大鼠乳头体平面横断或半横断脑，结合间接免疫荧光技术证明，破坏杏仁核后，导致含 SOM 的纤维在各个低位脑干区明显减少，这些区域包括桥首和桥尾网状核、小细胞网状核、巨细胞网状核、延髓网状核、舌

下神经核等，其次为中脑网状结构及中央灰质，面神经核。

（5）导水管周围灰质 - 中缝大核通路：有研究用 HRP 结合免疫组织化学技术证明存在这一通路。双标记细胞出现在导水管周围灰质的腹外侧，主要限于其嘴尾侧范围的中 1/3，导水管周围灰质 - 中缝大核通路为一含多种递质或调质的复合体，其中所含的 SOM 阳性神经元约占 12.9%。

采用 HRP 和 PAP 相结合的方法证实，存在 SOM 蓝斑 - 尾壳核纤维以及中缝背核 - 尾壳核纤维投射。前者 SOM-HRP 双标记细胞主要定位于蓝斑前部背侧区；后者双标记细胞以中缝背核居多。

（6）听觉通路：有报道称，蜗神经背核内含 SOM 的神经元可投射至对侧下丘，参与听觉传导。

（7）视觉通路：出生前的大鼠，SOM 阳性神经元胞体和纤维出现在上丘，外侧膝状体和视觉皮质，而成年大鼠在上述部位未发现这些成分，表明 SOM 阳性神经元在视觉系统的早期发育中可能具有一定的作用。

（8）内脏感觉和味觉通路：用荧光素结合免疫荧光方法证实，大鼠的孤束核，臂旁核和丘脑腹后内侧核上行性内脏和味觉通路含 SOM 成分。

（四）生长抑素受体

迄今为止，已克隆了 5 种不同的生长抑素受体（somatostatin receptor，SOMR）亚型，它们分别被命名为 SOMR1~5。这 5 种受体亚型分别由不同染色体上的 5 个不同基因编码。所有 SOMR 亚型对内源性配基（SOM-14 和 SOM-28）都表现出高亲和力；其中 SOMR1 和 SOMR4 对 SOM-14 有弱选择性，而 SOMR5 对 SOM-28 呈现出选择性。在中枢神经系统中，5 种 SOMR 亚型均有表达，但在分布上有所不同。

SOMR1 和 SOMR2 在皮质、杏仁核、下丘脑和海马的含量最高，SOMR3 在小脑水平最高，SOMR4 在整个中枢神经系统均能观察到，SOMR5 主要出现在下丘脑和视前区。有学者用原位杂交技术进一步在下丘脑不同区域或核群检测了 SOMR1mRNA 和 SOMR2 mRNA 的表达，发现这两种受体亚型在视前内侧区、视交叉上核和弓状核呈高表达。

上述分布形式很可能意味着这些不同的受体亚型在中枢神经系统具有高度特异性作用。SOMR 在一些疾病中表现出不同的变化，如在

AD 中，SOM 释放增加而其突触后受体则下调。

SOM 与 SOMR 结合后可通过 5 条途径传递跨膜信息：①通过活化 G 蛋白亚型 Gi 抑制 cAMP 第二信使系统；②通过 G 蛋白亚型 Go 的偶联阻断电压依赖性 Ca^{2+} 通道，从而降低细胞内 Ca^{2+} 浓度，使神经元活动受抑；③通过 K^+ 依赖性 G 蛋白亚型 Gk 的偶联激活细胞膜 K^+ 通道，造成 K^+ 外流、膜超极化，使神经元兴奋性降低；同时也间接抑制 Ca^{2+} 通道开放，使胞内 Ca^{2+} 浓度下降；④通过 G 蛋白直接抑制细胞的胞吐作用，造成激素或神经递质释放抑制；⑤通过非偶联 G 蛋白途径使酪氨酸磷酸酶发生磷酸化而失活。此外，SOM 的作用机制还可能与基因转录的调控有关。

（五）生长抑素的作用

在中枢神经系统中，SOM 以相当大的比例定位于抑制性 GABA 能中间神经元中，因此，$SOM^+/GABA^+$ 神经元通常被视为特定的 GABA 能中间神经元亚群。抑制性 GABA 能中间神经元在形态特征、电生理特性和突触联系方面显示出明显的多样性，形成众多亚群。这些细胞不仅控制着整个大脑皮质的活动水平，而且决定着动作电位的激发时间，并调控出生后神经回路的发育。

1. 调节神经系统的兴奋性　作为 GABA 的共存递质，SOM 参与神经信号的微调，不论在突触前还是突触后，都起着调节神经元的兴奋性和神经反应的作用。众多证据（Liguz，2016）显示，SOM 水平、含 SOM 的神经元的数目和 SOM 受体的改变与癫痫的发病密切相关。而癫痫发作通常是由于大脑皮质的兴奋和抑制平衡失控，引起神经元的异常放电所致。SOM 神经元的减少被视为癫痫患者海马的病理学特征。几乎所有获得性癫痫模型都证实存在 SOM 阳性神经元的缺失。有资料显示，应用 SOM 或其受体 SOMR2 激动剂可降低癫痫发作的严重程度和持续时间，而 SOM 抗血清则具有促癫痫作用。

2. 与认知功能有关　SOM 及其受体在大脑皮质和海马的含量较多，而且一些作者观察到阿尔茨海默病患者大脑皮质和海马的 SOM 浓度低于健康人且 SOM 缺乏与疾病的严重程度和认知缺陷程度有关。这些都提示 SOM 可能涉及认知功能。

3. 与记忆功能有关　众多实验证实 SOM 及含有 SOM 的中间神经元参与神经突触可塑性的变化和记忆形成（Artinian，2018）。在一些研究中观察到内源性 SOM 表达量与海马依赖性学习能力之间存在正相关。脑室内给予 SOM 能促进记忆，而消耗 SOM 则损害被动和主动回避性学习能力、降低水迷宫表现。有学者采用靶向敲除 SOM 基因的方法，观察到海马 CA1 的长时程增强（LTP）显著降低，并得出结论：SOM 可能是获取记忆必不可少的。此外，SOM 还参与视觉、听觉、内脏感觉和味觉信息在中枢传递过程中的调节。

四、神经降压肽

神经降压肽（neurotensin，NT）系由 13 个氨基酸残基组成的直链多肽，1973 年由 Carraway 和 Leeman 首先从牛下丘脑分离提纯，随后的研究证明，它亦分布于下丘脑以外的中枢神经系统、周围神经系统以及其他外周组织。因其具有扩张血管、降低血压的功能而得名。

NT 的氨基酸序列为：pGlu-Leu-Tyr-Glu-Asn-Lys-Pro-Arg-Arg-Pro-Tyr-Ile-Leu，其生物活性由 C 末端的 5 个或 6 个氨基酸残基决定。以 Trp 替代第 11 位的 Tyr 可使其生物活性增强；若除去 NT 分子 C 末端的 3 个氨基酸残基，其降压和升血糖的作用仅为完整 NT 的 20%。

（一）神经降压肽的生物合成与代谢

NT 在哺乳动物的脑和肠道内均来自同一前体，即前神经降压肽原（preproneurotensin，PNT）。PNT 在细胞体内粗面内质网合成，运送至高尔基体并在此裂解、组装后储存于有膜的核心颗粒，成熟的 NT 颗粒经轴浆运输至神经末梢。除 NT 外，已发现另外几种从 PNT 衍生的 NT 相关肽，它们都含有相同的 C 末端序列 Pro-Trp-Ile-Leu。其中在脊髓发现的神经介素 N（neuromedin N）是一个 6 肽，与 NT 具有相同的生物学活性。

NT 主要贮存于大颗粒囊泡内。已有资料表明 NT 在离体大鼠下丘脑的释放可由 Ca^{2+} 依赖的膜去极化刺激所引起，并可能涉及腺苷酸环化酶机制。多巴胺、儿茶酚胺、SP 等可刺激 NT 的释放。有作者用微透析法显示，与基础水平相比，KCl 刺激自由活动大鼠后，其下丘脑释放 NT 的量增加 544%。

NT 主要依赖于酶的降解而失活。Checler 等（1983）的研究证明，NT 的降解涉及脑啡肽酶（enkephalinase）、ACE 及其他尚未确定的内肽酶。

NT 的主要裂解位点是 Arg^8-Arg^9、Pro^{10}-Tyr^{11} 以及 Tyr^{11}-Ile^{12} 肽键,一些证据提示,通过二丁酰羧肽酶裂解 Arg^8-Arg^9 键导致 NT 转变为无作用的 NT1~8。另有资料表明血管紧张素转换酶和脑啡肽酶分别裂解 NT 的 Arg^8-Arg^9 和 Tyr^{11}-Ile^{12} 键,而裂解 Pro^{10}-Tyr^{11} 键的是一种与脑脯氨基酸内肽酶不同的内肽酶,该酶可能参与在突触水平 NT 的失活机制。

(二)神经降压肽免疫反应神经元胞体在中枢的定位及其投射

1. 胞体定位 NT 免疫反应胞体广泛分布于中枢神经系统,在前脑和中脑边缘结构极为丰富并与儿茶酚胺细胞群的分布密切相关,同时也存在于脑桥、延髓和脊髓。

(1)前脑:NT 免疫反应阳性胞体出现于外侧隔区的吻侧,可分为背外侧和腹内侧两群,前者占据背侧隔区,邻近侧脑室;后者与内侧隔区靠近。终纹床核含大量 NT 胞体,阳性神经元也见于尾壳核的腹内侧部、斜角带核、杏仁核复合体以及背侧丘脑室周核区的背侧;外侧缰核偶尔可见单个阳性神经元。一群 NT 胞体定位于视前内侧核腹侧部,最密集的 NT 神经元聚集在下丘脑室旁核,包括小细胞部和大细胞部的背内侧部。下丘脑室周区、穹窿周区、下丘脑外侧区以及弓状核均含有 NT 免疫反应阳性胞体。

(2)中脑:NT 免疫反应胞体存在于中脑中央灰质、中脑腹外侧网状结构以及黑质旁核和腹侧被盖交叉的间质核内;NT 阳性胞体也出现在中缝背核。

(3)脑桥:NT 阳性胞体分布于中缝桥核、中缝上中央核、臂旁外侧核、蓝斑以及前庭内侧核。

(4)延髓:NT 免疫反应阳性胞体存在于疑核、孤束核、最后区,偶尔亦出现于连合核。

(5)脊髓:大量 NT 免疫反应神经元定位在背角 I~III 层,少量阳性胞体出现在邻近中央管的板层 X。在颈膨大和腰骶膨大节段,NT 免疫阳性产物主要定位于腹角第 IX 层的大神经元内。

2. 纤维投射 NT 的纤维投射主要有以下通路:

(1)杏仁 - 终纹床核通路:切断终纹 70h 后,终纹床核 NT 免疫荧光减低;电损毁杏仁中央核后也出现相同结果,表明存在杏仁中央核经腹外侧终纹至终纹床核的投射。

(2)杏仁中央核 - 脑干通路:少量 NT 神经元从杏仁中央核投射至臂旁核和迷走神经背核。

(3)杏仁内侧核 - 下丘脑通路:如破坏杏仁内侧核,可导致同侧下丘脑腹内侧核 NT 纤维明显减少,提示杏仁内侧核含 NT 的细胞投射至同侧下丘脑腹内侧核。

(4)梨状皮质 - 丘脑通路:破坏内梨状皮质和邻近的前梨状皮质导致同侧丘脑背内侧核 NT 纤维明显减少,说明 NT 纤维是梨状皮质 - 丘脑通路的重要组成部分。

(5)纹状体 - 苍白球、腹侧中脑通路:纹状体(伏核)含 NT 的神经元投射至苍白球、中脑被盖腹侧区,后红核区以及黑质致密部和外侧部,至黑质网状部的 NT 纤维较为稀少。

(6)被盖腹侧区 - 伏核通路:将 HRP 注射至内侧伏核和 Broca 斜角带后,可见被盖腹侧区的腹侧和内侧 NT 阳性神经元内含 HRP 颗粒,表明有小比例的 NT 神经元从被盖腹侧区投射至内侧伏核和 Broca 斜角带,这些神经元可能也含有 DA。

(7)蓝斑 - 丘脑通路:HRP 注射至丘脑板内核并进行免疫组织化学反应后,NT-HRP 标记细胞出现于蓝斑后部背侧区,以同侧为主。

(8)导水管周围灰质 - 中缝大核通路:HRP 注射至中缝大核并进行免疫组织化学染色后,NT、SOM 或 5-HT 与 HRP 双标记的细胞出现在中脑导水管周围灰质,该通路为含多种递质的复合纤维束。

(三)神经降压肽受体

已知 NT 受体可分为高亲和力和低亲和力两种,前者对拮抗剂 SR48692 敏感,后者对抗组胺药 Levocarbastine 敏感,两种受体均已被克隆,它们相当于 7 个跨膜螺旋 G 蛋白偶联受体。

20 世纪 90 年代,Boudin 等采用免疫组织化学方法对 NTR1 在大鼠脑的分布进行了研究,发现 NTR1 广泛存在于脑的各个区域,且与放射性自显影揭示的 $[^{125}I]$NT 结合位点分布大致相符。NTR1 免疫反应水平比较高的部位包括 Calleja 岛、Broca 斜角带、视前大细胞区、前 - 旁下托、视交叉上核、丘脑背前核、黑质、腹侧被盖区、脑桥核和迷走神经背核等,这些部位亦含有高密度分布的 $[^{125}I]$NT 结合位点。在某些区域(如基底前脑、腹侧中脑、脑桥和延髓吻部等),NTR1 免疫反应性主要与神经元的胞体和树突相关,但在另一些区域(如外侧隔核、终纹床核、新纹状体、丘脑室旁核和孤束核等）则与轴突和轴突终末相关。这表明，在中枢神经系统中，NT 可在突触后和突触前均起作用，且其某些效应可作用于投射神经元。另有一些区域（如大脑皮层、伏隔核以及下丘脑室旁核和室周核等）同时含有 NTR1 免疫反应阳性的胞体 / 树突以及轴突末端，提示 NTR1 可同时出现于传入和传出神经元，或存在于中间神经元上。

Sarret 等（2003）研究了 NTS2 在大鼠脑的分布，发现 NTS2 亦广泛分布于各脑区，其中 NTS2 免疫反应水平较高的区域有嗅球、终纹床核、大细胞视前核、杏仁核复合体、丘脑前背侧核、黑质、腹侧被盖区和脑干的数个核等，这些区域均接受密集的 NT 能纤维分布。原位杂交数据显示：在啮齿动物的中枢神经系统，NTS2 mRNA 主要定位于嗅觉系统，大、小脑皮质，海马结构和下丘脑部分核群。此分布与 NTS1mRNA 不同。仅有少数部位（如 Broca 斜角带、内侧隔核和视交叉上核）可见 NTS1-mRNA 和 NTS2-mRNA 两者均丰富表达。

原位杂交结合免疫细胞化学研究发现 NTS3 mRNA 和蛋白在成年大鼠脑中广泛分布。表达高水平 NTS3 mRNA 和蛋白质的区域包括几个新皮质区、梨状皮层、Calleja 岛、内侧和外侧隔核、杏仁核、海马、丘脑核、视上核、黑质和小脑皮层的浦肯野细胞层。在脑干中，所有脑神经运动核都被强烈标记。在主要纤维束的少突胶质细胞上也检测到 NTS3 mRNA 和免疫反应性。在亚细胞水平，NTS3 主要集中在胞质中的膜性细胞器上。许多显示高水平 NTS3 的区域（如嗅皮质、内侧隔核和导水管周围灰质等）已被证明含有高密度的 NT 神经元胞体和轴突，支持 NTS3 可能在 NT 分选和 / 或信号转导中起作用的推测。然而，也有含一些含高水平 NTS3 的区域（如海马 CA 区、小脑皮层和脑神经运动核）显示 NT 阴性，这表明 NTS3 也发挥与 NT 信号无关的功能。

（四）神经降压肽的生理功能

1. 参与睡眠与唤醒的调节 最新研究显示：用化学遗传学或光遗传学方法选择性激活下丘脑外侧区的 NT 阳性神经元可加速小鼠从非快速动眼睡眠到清醒的转变，并出现持续性过度兴奋、运动增加和体温升高等应激状态，而抑制这些神经元的活性则出现相反的效应；这提示下丘脑外侧区的 NT 阳性神经元可能对睡眠 - 唤醒转换以及应激反应的启动起关键的调控作用。然

而，也有观察（Ma，2019）发现丘脑后区和杏仁中央核的 NT 阳性神经元构成"丘脑 - 杏仁核回路"（thalamo-amygdala circuit），并认为该回路具有促进睡眠、抑制唤醒的效应。

2. 降血压和升血糖的作用 NT 具有外周降压和升血糖作用，然而，脑内注射 NT 虽也有降低血压的作用，但无升血糖的效应。

3. 镇痛作用 将 NT 注射到大鼠导水管周围灰质和杏仁中央核可产生镇痛作用。NT 的这种抗伤害性作用不受 M 型胆碱能、组胺能、α- 肾上腺素能或 β- 肾上腺素能以及 5- 羟色胺能受体的影响，但可被阿片受体拮抗剂纳洛酮部分阻断，提示 NT 的镇痛作用至少部分与阿片肽有关。电解损毁中缝大核能消除 NT 注射至导水管灰质所引起的抗伤害性效应，表明 NT 的镇痛作用可能是通过兴奋导水管周围灰质，转而激活起自中缝大核的痛抑制系统。此外，由于 NT 定位在脊髓胶状质和三叉神经感觉核簇，提示 NT 的镇痛作用也可能与伤害性输入的调节有关。

4. 调节胆碱能神经元的活动 一些研究表明 NT 结合位点与基底核大细胞部 AChE 阳性神经元有关。因为 NT 结合位点标记在基底核大细胞部的膜带（membrane bound），提示 NT 或许可以直接调节该区域内胆碱能神经元的活动。

5. NT 与儿茶酚胺的相互作用 NT 免疫反应出现在下丘脑、中脑和延髓的一些含儿茶酚胺的细胞群内，特别是在腹侧被盖区的一些 DA 神经元也含有 NT，表明 NT 通路与一些中脑边缘 DA 神经元通路平行或共存。NT 受体也存在于黑质 - 纹状体 DA 通路的神经末梢，破坏此通路则 NT 结合减少。在伏核及前额皮质，NT 既可存在于 DA 神经末梢，也存在于突触后细胞。

五、胆囊收缩素

胆囊收缩素（cholecystokinin，CCK）先后被发现过两次。第一次是 1928 年由美国学者 Ivy 和 Oldberg 发现的，他们观察到在脂类食物作用后，将小肠的提取物注射到动物体内可引起胆囊收缩。第二次是 1943 年由英国 Harper 和 Rapper 等发现的，他们将小肠提取物给狗注射后，可以刺激胰酶分泌。1964 年瑞典卡罗林斯卡研究所的 Mutt 发现它们是同一物质。

中枢神经系统存在 CCK 是 1975 年由 Vanderhaeghen 等最先报道的，1976 年为 Dockray 所确

认。用超速离心等方法对神经元中 CCK 进行亚细胞定位进一步发现,绝大部分 CCK 免疫阳性物质位于突触小体内,表明 CCK 具有神经递质功能。

CCK 具有不同的分子形式,如 CCK-8、CCK-5、CCK-22、CCK-33、CCK-39、CCK-58、CCK-83 等,存在于中枢神经系统的主要是 CCK-8,其分子结构为:

Asp – Tyr – Met – Gly – Trp – Met – Asp – Phe
                |
           (SO₃H)

$$Asp-Tyr-Met-Gly-Trp-Met-Asp-Phe$$

CCK-8 的同类物质——蛙皮素(caerulein)是从欧洲雨蛙的皮肤中提取的一种物质,易于人工合成,常用来代替 CCK-8 进行实验。

(一)胆囊收缩素的生物合成与代谢

CCK 是由 33 个氨基酸残基组成的多肽,其羧基端的 8 肽是具有生物学活性的分子部分。人类 CCK 基因为单拷贝基因,定位于第 3 号染色体(3p22.1),其编码产物为含 114 个氨基酸残基的 CCK 前体。后者在分泌颗粒内储存并加工成为具有生物活性的成熟 CCK。CCK 前体在脑内被加工成为 CCK-8,在肠道细胞则形成 CCK 原产物的异质混合物,包括 CCK-5、CCK-22、CCK-33、CCK-39、CCK-58、CCK-83 等。脑内的 CCK-8 含硫而肠内的 CCK-8 则不含硫。

CCK 和胃泌素(gastrin)属于同一家族,二者具有共同的活性位点,即 C 末端的 4 肽酰胺。

有关神经元释放 CCK 的资料甚少。有研究显示,K^+ 可诱发神经元去极化、引起 Ca^{2+} 依赖性 CCK-8 释放。

CCK 的失活机制目前尚不完全清楚。Rose 等(1989)认为丝氨酸肽酶(serine peptidase)在内源性 CCK 降解中起关键作用,因为该酶裂解内源性 CCK-8 的 Met^3-Gly^4 的化学键而使其失活。此外,脑啡肽酶和氨肽酶也参与内源性 CCK-8 的降解。

(二)胆囊收缩素免疫反应神经元胞体的中枢定位及纤维投射

CCK 免疫反应广泛存在于中枢神经系统。在人类这种 CCK 阳性反应物特别集中在大脑皮质、杏仁核和海马,少量存在于基底节、下丘脑和室周灰质;在丘脑、小脑和脊髓 CCK 含量极少。

1. 胞体的定位

(1)端脑:CCK 免疫反应胞体见于新皮质、旧皮质和中间皮质以及屏状核。在新皮质,CCK 阳性胞体分布在 II~IV 层,偶尔可见单个的阳性胞体存在于梨状皮质和内嗅皮质。海马内的 CCK 阳性胞体分布在海马 CA1~CA3 的始层、锥体细胞层等各层,在齿状回这种阳性细胞出现在门区并沿颗粒细胞层的内面分布,下托也含有 CCK 阳性胞体。CCK 阳性胞体主要位于杏仁外侧核,部分位于杏仁基底外侧核和杏仁周围皮质。

(2)间脑:密集的 CCK 阳性胞体位于下丘脑室旁核(大、小细胞部)、视前室周核、视上核和背内侧核中央部等处。

(3)脑干与脊髓:中脑中央灰质和 Edinger-Westphal 核的全长均含 CCK 阳性胞体,其分布与 SP 阳性胞体在该区域的分布类似并与之共存。中缝背核、腹侧被盖区和黑质外侧部也有 CCK 免疫反应胞体,其中部分 CCK 胞体(A10 细胞群)有 DA 共存。脑桥背侧臂旁核存在大量 CCK 阳性胞体。在延髓,CCK 阳性胞体见于中缝大核、中缝苍白核、中缝隐核及网状结构的旁巨细胞核。Abelson 等(1991)用原位杂交的方法观察到前胆囊收缩素原 mRNA(preproCCK mRNA)分布在大鼠脑干的 IV、V、VI、VII、XII 对脑神经的运动神经元以及脊髓颈和腰骶平面的运动神经元,此外,在颈和腰骶膨大的板层 III 也含有 preproCCK mRNA。用秋水仙碱处理动物,可见 CCK 免疫反应胞体位于脊髓中间灰质、背角外侧缘、胶状质以及背角基底部。

2. 纤维投射

(1)梨状皮质、屏状核、杏仁核 - 尾壳核投射:切断杏仁复合体或梨状皮质、屏状核的传入后,CCK 在尾壳核的浓度分别降低 30% 和 70%,说明存在梨状皮质 - 屏状核、杏仁核至尾壳核的 CCK 样投射。

(2)CCK 海马纤维:海马结构内 CCK 阳性纤维极为丰富。Greenwood 等认为海马结构内的这种阳性纤维可能来自 Ammon 角及海马回下托的 CCK 阳性神经元,它们发出短的突起分布到下托及嗅皮质。另一些含 CCK 的纤维看来是海马的传出纤维,它可起源于海马锥体细胞,投射至外侧隔核等处。

(3)下丘脑 - 垂体投射:已证明,下丘脑室旁核大细胞部神经元投射至垂体,而小细胞部的 CCK 轴突似乎终止在正中隆起。

(4)中脑 - 边缘和中脑 - 纹状体投射:有研究

证明,中脑腹侧被盖区的 CCK 神经元分别投射至杏仁中央核和尾壳核,其中中脑 - 边缘神经元通路 CCK 和 DA 共存。

(5)脑干至下丘脑腹内侧核的投射:综合多种实验技术证明存在外侧臂旁核经内囊内侧部和前脑内侧束背外侧部至下丘脑腹内侧核的 CCK 上行性投射,这种投射主要见于同侧。

(6)背柱核 - 丘脑腹后外侧核投射:将霍乱毒素 B(cholera toxin B,CTB)亚单位注射到大鼠丘脑腹后外侧核,并进行免疫反应处理,发现 preproCCK mRNA 和霍乱毒素的双标记细胞出现在对侧背柱核。

(7)动眼神经副核的下行性投射:研究证明,一些动眼神经副核的 CCK 阳性神经元投射至脊髓,其纤维经背外侧索,终止于背角浅层。

(8)延髓 - 脊髓投射:其起源细胞位于延髓的中缝核群,包括中缝大核、中缝苍白核和中缝隐核,此外还有旁巨细胞核 α 部以及延髓腹侧区的一些神经元;其纤维主要终止于脊髓颈段。而中缝苍白核和中缝隐核内的一些细胞既含 CCK,也含有 5-HT。

(三) 胆囊收缩素受体

CCK 受体包括 CCK-A 和 CCK-B。研究者曾认为 CCK-A 系胆囊、胆管、胰腺等外周器官的受体,而 CCK-B 为中枢神经系统受体。现已发现中枢神经系统内也存在 CCK-A 受体,它们分布在大鼠的孤束核、脚间核和最后区,在猴的脊髓后角也找到了 CCK-A 受体(在大鼠的脊髓则为 CCK-B 受体),表明中枢神经系统内存在着 CCK-A 和 CCK-B 两型受体,以 CCK-B 受体为主。最近发现少量 CCK-B 受体也存在于外周。

(四) 胆囊收缩素的功能

CCK 是一种典型的脑肠肽,在中枢神经系统和胃肠道均发挥重要生理作用,如参与学习和记忆、通过“脑 - 肠轴”调节食欲和消化吸收过程等(Kaelberer,2018)。

1. **参与学习和记忆**　CCK 在学习记忆中的作用已在多种类型的记忆模型中得到证实。研究表明,在中枢神经系统中,CCK 对记忆的调节功能分别由其两种不同类型的受体介导,CCK-A 受体介导记忆增强作用,而 CCK-B 受体则介导遗忘效应。

2. **参与食欲的调节**　众多研究显示,CCK 可作用于迷走神经的初级传入神经元并使其放电,同时控制 G 蛋白偶联受体在这些神经元中的表达,使这些传入神经元对其他神经递质信号的反应能力发生改变。当血浆 CCK 浓度较低(如禁食状态)时,迷走神经传入神经元表达大麻素受体 1(cannabinoid receptor 1,CB-1R)和黑色素浓缩激素受体 1(melanin-concentrating hormone receptor 1,MCH-1R),这两种受体都与食物摄入的刺激有关。同时胃壁内神经元的促食欲神经肽(如 MCH)表达增加,而饱足肽(如可卡因和安非他明)调节的转录肽(cart)的表达降低。因此,迷走神经传入神经元显示出增强食欲刺激的信号转导能力。餐后释放增多的 CCK 能迅速下调迷走神经初级传入神经元 CB-1R 和 MCH-1R 的表达,降低胃壁内神经元 MCH 但增加 Cart 的表达,导致迷走神经传入神经元显示出增强饱腹感信号的传导能力。

3. **对中枢神经系统的兴奋性作用**　如将 CCK 微电泳导入大脑皮质,可迅速引起皮质神经元的兴奋,相似的作用也见于海马的锥体细胞、黑质和脊髓的神经元。

4. **对痛觉的调节作用**　实验证明,当腹腔或外周给予 CCK-8 时,可对抗电休克或吗啡所产生的镇痛效应。韩济生等也证明,大鼠脑室内或鞘内给予 CCK-8 可对抗吗啡镇痛或电针镇痛。阻断内源性 CCK 作用后导致吗啡镇痛效应加强。应用 CCK-8 抗体可翻转电针镇痛的耐受。这些均表明 CCK 可以强有力地对抗内源性阿片的镇痛效应。

5. **参与躯体和内脏感觉的传导**　CCK 存在于视、听、血压、呼吸、味觉、一般内脏感觉、痛觉以及触觉等传导通路的神经元内,提示可能参与这些感觉的传导。

6. **与锥体外系的活动有关**　有学者报道,帕金森病患者的黑质内 CCK 减少;亨廷顿病患者的基底核 CCK 受体下降,说明 CCK 参与锥体外系的活动。

六、血管活性肠肽

血管活性肠肽(vasoactive intestinal peptide,VIP)系由 28 个氨基酸残基组成的直链多肽。1969 年 Said 和 Mutt 首先描述了一种存在于猪肺提取物中的肽,它能引起周围血管舒张。次年,他们从猪小肠提取物中分离出这种具有扩张血管、降低体动脉血压的活性物质,命名为血管活性肠肽。1974 年 Polak 等采用免疫组织化学技术证实了 VIP 阳性神经元胞体和纤维在胃肠道和下丘脑的定位。现已知含 VIP 的神经元除存在于整个中枢神经系统外,还广泛分布在许多器官和系统,包括呼吸系统、消化系统、心血管系统等。

(一)血管活性肠肽的生物合成、释放与降解

人类 *VIP* 基因存在于第 6 号染色体,定位于 6q24。该基因同时编码 VIP 和组异肽(PHI)。PHI 为 27 肽,其氨基酸序列与 VIP 高度同源、生理功能也非常相似。但在不同种属间,PHI 的氨基酸序列差异较大。人的 PHI 分子 C 末端为甲硫氨酸,称为组甲肽(PHM)。VIP、PHI 及 PHM 的氨基酸序列如下:

VIP:

His-Ser-Asp-Ala-Tyr-Phe-Thr-Asp-Asn-Tyr-Thr-Arg-Leu-Arg-Lys-Gln-Met-Ala-Tyr-Lys-Lys-Tyr-Leu-Asn-Ser-Ile-Leu-Asn

PHI:

His-Ala-Asp-Gly-Tyr-Phe-Thr-Ser-Asp-Phe-Ser-Arg-Leu-Leu-Gly-Gln-Leu-Ser-Ala-Lys-Lys-Tyr-Leu-Glu-Ser-Leu-Ile

PHM:

His-Ala-Asp-Gly-Tyr-Phe-Thr-Ser-Asp-Phe-Ser-Lys-Leu-Leu-Gly-Gln-Leu-Ser-Ala-Lys-Lys-Tyr-Leu-Glu-Ser-Leu-Met

VIP 基因广泛表达于胃肠道中的神经元以及神经系统。其表达受多种激素的影响,包括糖皮质激素、甲状腺素、雌激素、催乳素等。此外,神经递质 5-HT 也是 *VIP* 基因表达的调控因子。

VIP 的失活主要依赖酶的降解。已知 VIP 的半衰期较短,平均 1~2min。在活体,VIP 如此快速代谢表明它的降解系统必然广泛分布在机体各组织。Keltz 等证明兔脑、肾和肝含有一种蛋白酶,该酶对 VIP 具有高度特异性,它可能参与 VIP 的降解过程。

(二)血管活性肠肽免疫反应神经元胞体的中枢定位及纤维联系

1. 胞体定位 Sims 等观察到,脑内至少存在 4 种不同的主要 VIP 系统,即①大脑皮质内系统;②杏仁中央核和终纹床核系统;③下丘脑视交叉上核系统;④中脑中央灰质系统。现分述于下:

(1)大脑皮质内系统:VIP 免疫反应神经元见于所有皮质区。在新皮质,VIP 阳性细胞分布于皮质的Ⅱ~Ⅳ层,其中,以Ⅱ和Ⅲ层细胞密度最大。

在Ⅱ层的细胞主突起较短,而位于Ⅲ层者通常为双极神经元,具有长的与皮质表面垂直的突起,它们往往支配同一皮质柱状区。

梨状皮质内存在密集的 VIP 免疫反应神经元。

扣带皮质的 VIP 阳性胞体主要位于Ⅱ层,多为双极神经元,密度中等。

嗅前核和嗅结节富于 VIP 阳性胞体。

背侧内嗅皮质可见 VIP 免疫反应细胞,密度中等。

海马前部具有中等密度的 VIP 阳性染色神经元,它们主要分布在海马的颗粒和锥体细胞层。有学者报道,CA1 区的 VIP 阳性细胞较 CA3 区多。

整个屏状核范围内充满了密集的 VIP 反应细胞,其形态虽不尽相同,但许多神经元似乎具有 2 个以上突起。

一些学者对皮质区 VIP 阳性细胞数进行了统计,认为 VIP 阳性神经元占整个皮质神经元总数的 1%~5%。VIP 阳性纤维是皮质内所固有的。

(2)杏仁中央核和终纹床核系统:在杏仁复合体的大多数区域,均可见到 VIP 免疫反应神经元,但着色浅、突起短。杏仁内侧核、基底外侧核和基底内侧核存在中等密度的阳性胞体。杏仁外侧核和杏仁皮质区 VIP 阳性胞体数量较高,而杏仁中央核内未观察到 VIP 阳性胞体。Hökfelt 等人注意到终纹床核和尾状核背侧部仅含有少量 VIP 阳性胞体。

(3)下丘脑视交叉上核系统:视交叉上核尾侧部和内侧部可见浓密的 VIP 免疫反应胞体,其腹侧部也可观察到大量 VIP 免疫反应核周体。此外,在下丘脑乳头体区,后弓状核亦存在 VIP 阳性神经元。

(4)中脑中央灰质系统:在中脑中央灰质内,VIP 阳性神经元紧邻导水管和第四脑室的腹侧和外侧分布,可将其分为 3 个亚群:第 1 群位于与下丘脑相接的前脑内侧束背侧区和 Forel H2 区;第 2 群位于两内侧纵束间的中缝区;第 3 群位于中脑最尾侧,小脑上脚平面的中线上。

此外,三叉神经脊束核腹侧部尾侧区、中缝大核、孤束核仅观察到个别 VIP 阳性胞体。

2. 纤维联系

(1)新皮质局部投射神经元系统:一些研究观察到,在新皮质的 VIP 神经元主要为Ⅱ~Ⅳ层的非锥体细胞。从形态学看,它们大多属中间神经

元,表明新皮质的大多数 VIP 阳性细胞为局部回路神经元。

(2)杏仁核-下丘脑纤维:这一 VIP 通路起自杏仁复合体,其纤维在杏仁的背侧呈弓状,通过终纹的腹外侧部终止于终纹床核的背尾侧区;这些纤维还少量投射至视前区和下丘脑前区。

(3)下丘脑-杏仁中央核纤维:有研究观察到在秋水仙碱处理的大鼠,VIP 免疫反应胞体存在于乳头体前核的背侧和腹侧以及乳头体上核;其中,乳头体上核和邻近下丘脑外侧区的 VIP 神经元发出纤维至杏仁中央核。

(4)下丘脑-下丘脑投射:已证明,下丘脑视交叉上核含大量 VIP 阳性胞体,其纤维分布至下丘脑室旁核、背内侧核、腹内侧核以及乳头体前核。

(5)中脑-边缘系统通路:有学者发现在下丘脑尾侧平面切断前脑内侧束后,杏仁中央核和终纹床核内 VIP 免疫反应几乎完全消失,且于损伤后的 2~5d,可见切口尾侧的内侧前脑束有 VIP 聚集,表明位于中脑导水管腹侧中央灰质的 VIP 神经元可发出纤维经前脑内侧束投射至终纹床核和杏仁中央核。

(三)血管活性肠肽受体

VIP 受体是一种与 G 蛋白偶联的 7 次跨膜糖蛋白。到目前为止,已确认了两种 VIP 受体,即 VIP-R1 和 VIP-R2。在神经系统中,VIP 受体的分布与 VIP 大量表达的区域基本对应,例如在大脑皮质 Ⅰ、Ⅱ、Ⅳ、Ⅵ层,海马齿状回,杏仁核,下丘脑,腺垂体,松果体,嗅球,视交叉上核和脑干等部位均有高密度 VIP 受体分布。这些位点与 VIP 在中枢神经系统的功能相对应。然而,在表达模式上,VIP-R1 和 VIP-R2 有明显不同,VIP-R1 是组成性表达,而 VIP-R2 的表达需要刺激。

VIP 与其受体结合后,主要通过 cAMP 依赖的蛋白激酶途径、肌醇磷脂途径、鸟氨酸脱羧酶多胺途径等发挥其生理作用。

(四)血管活性肠肽的生理作用

尽管 VIP 最初被归类为一种肠道激素,但后续数十年的研究表明,VIP 在中枢和周围神经系统中广泛表达,并发挥着神经递质和调质的作用。研究表明,VIP 的表达呈昼夜动态变化,视交叉上核 VIP mRNA 的表达水平在夜晚达到高峰。VIP 基因敲除的小鼠在白天光照条件下不出现循环皮质酮升高,并且表现出昼夜行为缺陷。这些证据提示 VIP 在控制哺乳动物昼夜节律中起着关键

作用。VIP 可增加大脑皮质糖原代谢,促进神经元生存。有研究显示,各脑区中 VIP 及其受体的含量在发育过程中有明显的变化。于胚胎早期或产前给予 VIP 拮抗剂可引起以脑重量下降、出现以 DNA 合成及蛋白质含量减少为特征的小头症(microcephaly)。这些证据表明 VIP 对脑发育可能起重要作用。有作者发现,VIP 可诱导 GABA 和谷氨酸的表达,从而触发神经干细胞/祖细胞(neural stem/progenitor cell,NS/PC)的增殖、生存和分化。VIP 亦可与谷氨酸相互作用,在基因转录水平增强脑源性神经生长因子(brain-derived neurotrophic factor,BDNF)和 Fos 的表达。BDNF 是重要的神经营养因子,可促进发育中的 NS/PC 存活和分化。此外,VIP 促进神经元生存的效应还与其诱导星形胶质细胞衍生因子(astroglia-derived factor)的表达和分泌有关。VIP 也是重要的神经内分泌因子。有研究显示,正中隆起 VIP 的浓度极高,垂体门脉血中的 VIP 约为外周的 20 倍。这些证据说明 VIP 是神经内分泌系统的重要调节因子。目前已证实,从下丘脑经垂体门脉到达腺垂体的 VIP 可调节催乳素、生长激素、黄体生成素、促肾上腺皮质激素和皮质酮等的分泌。众多的研究还发现 VIP 具有抗炎、抗氧化和抗凋亡的效应。这些效应不仅在神经组织,且在其他非神经组织(如肾组织、肺泡上皮、角膜组织、睾丸组织、肝脏组织、胰腺组织等)均得到证实。由此可见,VIP 不仅是一种神经递质/调质,而且是一个重要的内分泌因子。

现将近年来成为研究热门的几个 VIP 在中枢神经系统中的功能介绍如下:

1. VIP 阳性 GABA 能中间神经元参与中枢神经系统的执行控制功能　近年的研究揭示:抑制性 GABA 能中间神经元可依据其所含的共存肽类递质不同而分为互不重叠的多个亚群。几种不同亚群的 GABA 能中间神经元可与传入或传出通路的神经元共同构成调制回路,从而以"亚型特异性"的方式实现对传入或传出信号的调节和优化。

当机体(或效应器)准备或正在实施某一行为(或动作)时,中枢神经系统根据体内外环境的具体条件,对输入信号进行整合、优化,并对行为(或动作)的执行指令进行选择、优化或灵活调整的过程称执行控制(excutive control)。执行控制包括工作记忆(对中间结果记忆)、注意力控制、

做出决定和行为灵活性调整等。目前已公认,端脑前额皮质(prefrontal cortex)是执行控制的核心区域。执行控制的生理意义在于保证行为(或动作)的最合适性。例如,为了引导行为对环境的特定变化做出适应性响应,中枢神经系统需要对输入的外部信号进行调制,以便对相关信息进行优化处理,这一过程即所谓下行性(top-down)注意力控制。新近的一系列研究表明(Kamigaki,2019),前额皮质的背内侧区在对大脑各皮质感觉区的下行性控制中起着关键的作用。例如,解剖学已证实,位于扣带回灰质的神经元发出的纤维主要投射到视皮质的 L1 和 L6,用光遗传学技术直接激活扣带回可增加视皮质神经元的定向调节(orientation tuning),但对无视觉刺激时的基础放电以及非最佳定向刺激的反应几乎没有影响。局灶性刺激视皮质中来自扣带回神经元的轴突末梢可在激活点诱发一个增强的反应,但激活点周边则出现反应减弱,这一现象被称为中心-周边调制。这种中心-周边调制由视皮质中不同亚型的GABA 能中间神经元构成的环路介导。其中 VIP阳性 GABA 能中间神经元介导中心的反应增强,而 SS 阳性 GABA 能中间神经元则主要参与周围反应的抑制。

2. VIP 对 PD 的潜在性治疗作用 PD 是一种典型的神经退行性疾病,其特征性症状,如静止性震颤、肌肉僵硬、运动迟缓、姿势不稳和步态不平衡等被认为是黑质致密部多巴胺能神经元进行性变性的结果。但多巴胺能神经元变性的原因仍不清楚。目前已提出了多种可能的致病机制,包括氧自由基的过度释放、线粒体功能的损害、神经炎症、营养支持的丧失、激酶活性的异常、钙稳态的破坏、α-突触核蛋白错折叠聚集和蛋白质降解功能障碍等。开发治疗包括 PD 在内的神经退行性疾病的药物一直是医学界的一个热门课题。在近几十年的研究中,人们逐渐意识到在众多的候选药物中,VIP 对 PD 的治疗具有非常强大的潜力。除了具有抗氧化、抗炎、抗凋亡、神经营养和神经调节作用外,VIP 有两个额外的重要优势:①VIP 可诱导 GABA 和谷氨酸升高,从而触发成年脑 NS/PC 对神经元的修复。②VIP 可诱导神经胶质细胞表达活性依赖性神经保护肽(activity-dependent neuroprotective peptide,ADNP),后者具有抑制 α-突触核蛋白错折叠聚集的作用。

(宋 健)

七、神经肽 Y

神经肽 Y(neuropeptide Y,NPY)是一种生物活性多肽,广泛分布于哺乳动物体内。1982 年,Tatermato 等首次从猪脑中分离出该种肽,研究表明,NPY 属胰多肽家族,其空间结构,即该肽链折叠成发夹结构与胰多肽(pancreatic polypeptide,PP)和酪酪肽(peptide-YY,PYY;N 端为酪氨酸,C 端为酪酰胺的多肽)非常相似。

胰多肽:

Ala-Pro-Leu-Glu-Pro-Gln-Tyr-Pro-Gly-Asp[10]-Asp-Ala-Ile-Pro-Glu-Gln-Met-Ala-Gln-Tyr[20]-Ala-Ala-Glu-Leu-Arg-Arg-Tyr-Ile-Asn-Met[30]-Leu-Thr-Arg-Pro-Arg-Tyr(NH2)

神经肽 Y:

Tyr-Pro-Ser-Lys-Pro-Asp-Asn-Pro-Gly-Glu[10]-Asn-Ala-Pro-Ala-Glu-Asp-Leu-Ala-Arg-Tyr[20]-Tyr-Ser-Ala-Leu-Arg-His-Tyr-Ile-Asn-Ile[30]-Val-Thr-Arg-Gln-Arg-Tyr(NH2)

酪酪肽:

Tyr-Pro-Ala-Lys-Pro-Glu-Ala-Pro-Gly-Glu[10]-Asp-Ala-Ser-Pro-Glu-Glu-Leu-Ser-Arg-Tyr[20]-Tyr-Ala-Ser-Leu-Arg-His-Tyr-Leu-Asn-Leu[30]-Val-Thr-Arg-Gln-Arg-Tyr(NH2)

(一)神经肽 Y 的生物合成、释放和失活

研究发现人嗜铬细胞瘤 mRNA 的体外翻译产物中有能够被猪抗 NPY 血清沉淀的相对分子质量为 10.5kDa 的蛋白分子,经过 cDNA 研究证明,它是 NPY 的前体结构。人的 NPY 前体结构含有 97 个氨基酸残基,其 N 端为 28 个氨基酸残基构成的信号肽,其次为 NPY、Gly-Lys-Arg(裂解及酰胺化加工区)和 30 个氨基酸残基组成的 C 端肽。大鼠 NPY 的前体结构与人类的完全一致,C 端肽有 93% 的同源。

血液中的 NPY 部分来源于交感神经,部分来源于血小板,在交感神经兴奋及血小板聚集时释放。神经肽 Y 被合成后在外周神经中与儿茶酚胺类递质共同贮存于相同囊泡中,当动作电位到达时共同释放,发挥神经递质或神经调质的作用。释放出的 NPY 不是被重摄取,而是由酶降解后失活。

(二)神经肽 Y 阳性神经元胞体的中枢定位和纤维投射

在神经肽 Y 尚未被证实之前,已有许多报道指出脑内存在大量 PP 免疫活性细胞,现在已经证实这些细胞都是 NPY 活性细胞。

1. 神经肽 Y 的胞体定位　Chranalall 等(1985)对大鼠脑内含 NPY 神经元的解剖学部位进行了较为详细的研究。1986 年,Gray 等报道了 NPY 在哺乳类动物神经系统内的分布及其可能功能。大量研究发现 NPY 是一种广泛分布于神经系统的神经递质。在中枢神经系统中,大脑皮质、下丘脑、海马、纹状体、嗅球及中脑中均有分布。在周围神经系统中,NPY 分布在交感神经、肾上腺神经纤维以及肾上腺嗜铬细胞,此外在支配肺脏、尿道、脾脏、血管以及生殖器官的神经纤维中也表达 NPY。现分述如下:

(1) 神经肽 Y 在端脑中的定位:NPY 阳性胞体见于大脑皮质各层中,但是在 Ⅱ、Ⅲ、Ⅴ 和 Ⅵ 层内特别丰富,而且与 SOM 和 GABA 共存,有研究称此种共存现象与大脑的高级神经活动有关。许多阳性胞体和少量阳性纤维出现在尾壳核、伏核、屏状核和内梨状核、外侧隔核的背侧部。大量免疫阳性胞体定位在海马,特别是其锥体细胞层、始层和门区。终纹床核也含有许多 NPY 阳性胞体,杏仁复合体,包括杏仁基底外侧核、杏仁外侧核、杏仁内侧核和杏仁皮质核均可观察到 NPY 免疫阳性反应胞体。

(2) 神经肽 Y 在间脑中的定位:最大量的 NPY 阳性胞体发现在下丘脑弓状核背内侧部,其中少量 NPY 阳性胞体也含有 SOM。内侧视前区背侧部、室旁核小细胞部和下丘脑外侧部也含有 NPY 阳性核周体。此外,在乳头体上核和正中隆起内亦发现有 NPY 阳性胞体。在丘脑,NPY 阳性胞体和纤维定位于外侧膝状体、顶盖前核和缰核。

(3) 神经肽 Y 在脑干中的定位:NPY 阳性胞体分布于中脑被盖腹侧区、黑质外侧部、中央灰质腹外侧区、脚间核、网状结构以及下丘脑背侧部和外侧部。大量 NPY 阳性胞体定位在蓝斑核背侧部。臂旁外侧核、楔形核、被盖背侧核周围也存在 NPY 阳性细胞体。在延髓,NPY 阳性胞体出现在孤束核嘴尾端范围,这些免疫反应阳性细胞定位在许多 NA(A2) 和 A(C2) 细胞群。在延髓腹外侧区,大量 NPY 免疫反应阳性胞体中大多也含有 NA(A1) 细胞群或 A(C1) 细胞群。除此之外,NPY 阳性胞体也见于中缝隐核、旁巨细胞核等结构中。

(4) 神经肽 Y 在脊髓中的定位:在第 3 胸节及其以下区域可见极少量免疫反应阳性胞体,但高密度 NPY 阳性纤维存在于脊髓灰质 Ⅰ 层和 Ⅱ 层。Arcourt 等(2017)则缩小 NPY 阳性神经元在脊髓中的定位,认为其主要定位于 Ⅱ 层的一群表现出 Y2R 免疫活性的初级传入神经元中。

(5) 神经肽 Y 在自主神经中的定位:在自主神经系统中,NPY 与去甲肾上腺素共存于交感神经节后纤维中,NPY 可以增加交感神经支配的平滑肌对去甲肾上腺素的敏感性。

2. NPY 的中枢通路　NPY 神经元主要位于下丘脑弓状核(Arc),由其发出的纤维投射到达下丘脑室旁核(PVN)、腹内侧核(VMN)、外侧区(LHA)、背内侧核(DMN)等核团。

(1) 弓状核 - 内侧视前区和下丘脑纤维:这些纤维来源于弓状核,终止在内侧视前区、下丘脑室旁核和背内侧核。

(2) 外侧膝状体 - 交叉上核纤维。

(3) 腹侧被盖区 - 视交叉上核纤维。

(4) 下丘脑背内侧核 - 孤束核纤维。

(5) 下丘脑(室旁核、弓状核等)、杏仁核 - 迷走神经背核纤维。

(6) 孤束核 - 臂旁核纤维该通路含胰多肽或 NPY。

(7) 脑干 - 下丘脑纤维:Sawchenk 等(1985)证明脑干儿茶酚胺细胞群包括 C1~C3;A1~A2、A6 的纤维可投射至下丘脑室旁核,其中 A1 细胞群约 60% 被 DBH 标记的阳性细胞也呈 NPY 免疫反应,而 A2 细胞群通常未被 NPY 染色,蓝斑(A6)细胞群双标记细胞较为稀少,延髓的大多数细胞被真蓝逆行性标记后也为 PNMT 和 NPY 免疫反应所染,表明 NPY 与肾上腺素广泛共存于 C1~C3 细胞群,而在 NA 细胞群这种共存仅限于 A1 细胞群的亚类。

(8) 海马纤维:包括起于海马、分布至海马亚区的 NPY 纤维和源于杏仁外侧核、嗅周梨状皮质、蓝斑等区域投射至海马各亚区的纤维。

(三) 神经肽 Y 的中枢受体

根据与神经肽 Y 的 C 端片段亲和力差异,可将神经肽 Y 受体分为 Y1~Y8 8 种受体亚型,其中 Y3 受体至今尚未成功克隆,Y6 受体仅在小鼠等特定种属的哺乳动物中发现,人类和大鼠中无功能性蛋白质表达,Y7 和 Y8 受体仅存在于蛙等非哺乳动物中。因而在哺乳动物中广泛存在的神经肽 Y 受体系统,主要由 Y1、Y2、Y4 和 Y5 亚型组成。Y1R 和 Y2R 是在颅内表达最丰富的神经肽 Y 受体,在各皮质区域、丘脑核、海马和脑干核中均有表达。利用放射性同位素 ^{125}I 标记神经肽 Y 受体系统各成员拮抗剂,可在皮质、海马齿状回、膝状核及延髓中发现中高水平的 Y1R 分布;Y2R 则以嗅球的外部丛状层、前嗅核、嗅结节及腹侧海马分布较多。Y1R 多与 Y5 受体共表达,且 Y4 和 Y5 受体的表达量明显低于 Y1R 和 Y2R。Y3 受体只识别 NPY 而不识 PYY,并对 NPY 相关肽的结合力表现出无数量级的差别。NPY 对 Y1、Y2 和 Y5 受体有很强的亲和力,而 PP 是 Y4 受体的优先激动剂。Y3 型受体是通过对腺苷酸环化酶的抑制和胞内 Ca^{2+} 浓度的升高而发挥作用的,其中枢效应主要为低血压、心动过缓和抑制由 NPY 注入孤束核而产生的谷氨酸效应。使用 Y5 mRNA 的原位杂交技术证明了 Y5 受体主要存在于下丘脑的摄食中枢,因此推断该受体可能与摄食有关。

(四) 神经肽 Y 的生理功能

NPY 广泛分布于中枢及外周神经组织中,其生理作用是多方面的,除了下丘脑内分泌功能外,NPY 还对下丘脑的摄食控制功能、心血管调控、生物钟节律以及边缘系统的情绪整合功能起调控作用。最重要的是,NPY 被认为是应激反应的关键成分,具有抗焦虑的特性(Reichmann,2016)。NPY 调控的生物效应有如下几种:

1. 摄食行为调控　NPY 通过其受体发挥着促进摄食与剩余热量导致的脂肪组织的形成等作用。将 NPY 注入下丘脑室旁核(paraventricular nucleus,PVN)中可以增加食物的摄入,在饱食的动物 NPY 仍能持续刺激食欲。如果注入抗 NPY 血清或反义核糖核酸会使动物食欲受到抑制。此后进一步的实验证明在脑室中注入 NPY 可以剂量依赖性地增加食物的摄入并且降低能量消耗,长期注射 NPY 会引发摄食量的增大而进一步导致肥胖的产生。

2. 解焦虑和镇静作用　焦虑行为发生时,机体的自身保护机制促使 NPY mRNA 表达,抑制交感神经的过度兴奋,减少儿茶酚胺的释放,缓解焦虑作用。中枢神经系统内给予 NPY 可以产生类似地西泮的药效。低剂量 NPY 引起解焦虑作用,高剂量则导致镇静。

3. 心血管调控　NPY 在促进血管生成和心肌细胞重构中发挥重要作用,其作用主要通过广泛分布于心肌的 G 蛋白偶联 Y 受体产生。NPY 被认为是一种有效的生长因子,在多个系统中引起细胞增殖,而 NPY3~36 片段在刺激血管生成和心肌细胞重构方面具有选择性。许多实验证实 NPY 通过对交感神经系统的作用可以引发较长时期的收缩血管的作用,此种作用与 NA 的释放无关。与 NA 相比,NPY 提高血压的效力更大,而且还能加强 NA 的升压效果。NPY 还可以抑制 ACh 发挥的松弛血管的效应。随着研究的深入,NPY 在各疾病领域中的作用越来越受重视,不可否认的是 NPY 与心脑血管、消化、内分泌、肾脏等疾病的发生发展密切相关,尤其是在心血管系统疾病,如冠心病、高血压、心力衰竭等。

4. 神经保护和传递的调控　NPY 受体的激活调节视网膜神经递质释放,发挥神经保护作用,调节视网膜神经未成熟细胞 / 神经元祖细胞和胶质细胞的增殖。研究发现在中枢神经系统中,NPY 的作用可基本归结为对递质释放的抑制作用。NPY 在海马结构的 CA1 区可抑制神经元的兴奋性突触传递,因为它可以通过抑制钙内流而阻抑谷氨酸的释放。NPY 还能抑制中缝背核含 5-HT 细胞形成的兴奋性和抑制性电位,降低蓝斑的自发频率及超极化。

5. 参与痛觉调制　脊髓背角是痛觉调制的重要区域,与其分布相一致,多种证据表明神经肽 Y 受体主要在此位置参与痛觉调制,神经肽 Y 通过与 Y1R 和 Y2R 共同结合,维持痛觉传递过程的稳态。经典研究认为,中脑导水管周围灰质脑区的 Y1R 参与对炎性疼痛热刺激和机械刺激的镇痛作用。而最近研究表明,神经肽 Y 和 Y1R 激动剂亦可抑制三叉神经核放电,从而抑制硬脑膜模型诱发的三叉神经痛。

八、催产素

自 1906 年 Dale 报道了垂体后叶提取物对猫妊娠子宫有明显收缩作用后,1910 年 Ott 和 Scott 又证实了此种提取物可以促进排乳。后继者所做的实验更进一步证明来自垂体后叶的提取物所产生的两种不同作用是由同一个物质即催产素(oxytocin,OT)引起的。在此后一段相当长的时间里,人们弄清楚了 OT 的促进宫缩和促进排乳的功能实际上是通过促进子宫平滑肌和乳腺肌上皮收缩实现的。近年来大量的研究表明,OT 在体内发挥着十分广泛的生理作用,而促进宫缩和促进排乳只是其两种经典的作用方式。在神经肽的研究工作中,催产素是最早被查明氨基酸序列的神经肽类物质,目前已经能够人工合成。

催产素是由 9 个氨基酸残基构成的神经肽,其分子量为 1kDa。OT 的第 1 位和第 6 位的半胱氨酸残基以双硫键形成一个 6 肽的环状结构,第 7~9 位的 3 个氨基酸残基构成直链部分。有些文献报道 OT 是 8 个氨基酸残基组成的神经肽,其实是由于两个半胱氨酸残基结合形成了一个胱氨酸的缘故。在分子结构上 OT 与加压素(vasopressin, VP)和加压催产素(vasotocin, AVT)相似。管催产素被认为是 OT 和 VP 的始祖,其环状结构部分与 OT 相同,而直链部分则与 VP 相同;它是低等脊椎动物垂体后叶发现的具有 OT 和 VP 双重作用的小肽。在分子结构上 OT 与 VP 的不同之处在于第 3 位和第 8 位的氨基酸残基不同;OT 在这两个位置上分别是异亮氨酸和亮氨酸,而 VP 则分别为苯丙氨酸和精氨酸。

催产素、加压素和管催产素的分子结构的异同如下:

催产素 Cys-Tyr-Ile-Gln-Asn-Cys-Pro-Leu-Gly·NH2

加压素 Cys-Tyr-Phe-Gln-Asn-Cys-Pro-Arg-Gly·NH2

管催产素 Cys-Tyr-Ile-Gln-Asn-Cys-Pro-Arg-Gly·NH2

(一)催产素的生物合成

在脊椎动物脑内,OT 由下丘脑的室旁核(paraventricular nucleus, PVH)、视上核(supraoptic nucleus, SON)和副神经核(accessory nucleus, Ac)的不同神经元群合成,副核位于 PVH 和 SON 之间。此外,OT 神经元也被发现于 PVH 的小细胞分泌神经元和视交叉上核(SCN)、终纹床核(BST)、杏仁内侧核(MeA)、下丘脑背内侧核(DMH)、蓝斑(LC)。现在已经知道下丘脑的其他脑区,甚至在卵巢、睾丸、肾上腺和胸腺等外周器官内也可以合成 OT。

(二)催产素的贮存、释放和调节

由下丘脑视上核和室旁核合成的 OT 与运载蛋白结合后形成分泌颗粒,这些分泌颗粒沿轴突从下丘脑的神经元胞体向末梢运输。在以 2~3mm/h 的速度运输的过程中,被相应的酶裂解为 OT 和运载蛋白,并在神经末梢内形成分泌颗粒储存,以备释放。当下丘脑视上核或室旁核的 OT 神经元兴奋时,所产生的兴奋膜电位传到末梢,引起细胞膜对胞外 Na^+ 和 Ca^{2+} 的通透性增加,触发兴奋 - 分泌偶联机制,引起 OT 和运载蛋白的释放。

OT 运载蛋白(neurophysin Ⅰ)与 VP 运载蛋白(neurophysin Ⅱ)在结构上十分相似,均为含半胱氨酸残基的链状分子,两种运载蛋白由约 95 个氨基酸残基构成,两者中间的 70 个氨基酸残基基本相同,只是在末端的氨基酸序列上有所不同。根据这一不同结构特点可以制备针对两种不同运载蛋白的特异性抗体来确定它们在脑内的分布范围。

一般来说,垂体后叶释放的 OT 进入血液中,而脑脊液中的 OT 则来自脑内 OT 神经元伸向脑室壁的纤维末梢。吸吮反射是促发 OT 释放的重要条件。当大鼠幼仔吸吮授乳母鼠的乳头时,可引起 OT 神经元的暴发性放电,从而母鼠血液内 OT 含量大幅增加。实验观察表明,扩张雌性动物的阴道和触压子宫颈也可引起 OT 的释放,在人类刺激女性生殖器也可引起 OT 的释放,性刺激可促发动物 OT 的释放。另外,OT 神经元对血容量的改变和渗透压的变化十分敏感,当血容量减少、禁水和失血时,血液中和脑脊液中 OT 浓度会增加。内源性阿片肽被证明可抑制 OT 的释放,当给授乳母鼠注射纳洛酮戒断吗啡成瘾症状时,OT 的释放会大大增加。

催产素是由氨基肽酶的氧合酶亚家族降解的,特别是通过胎盘亮氨酸氨肽酶(leucine aminopeptidase, LAP)。在怀孕过程中,胎盘亮氨酸氨肽酶从胎盘释放的水平越来越高,因此,可通过控制怀孕期间周围催产素的水平,减少子宫收缩活动。

(三)催产素阳性神经元胞体的中枢定位及纤维联系

由于大小形状、亚核位置、投射通路以及功能的不同,催产素神经元可分为巨细胞型催产素(magnocellular OT, Magn OT)神经元和小细胞型催产素(parvocellular OT, Parv OT)神经元。

1. 催产素阳性神经元的胞体分布 Magn OT 神经元直径为 20~30μm,分布在下丘脑室旁核、视上核及中间附属核。Parv OT 神经元直径较小,为 10~20μm,分布在下丘脑室旁核。此外,在脑内其他区域也可以发现 OT 阳性神经元胞体的分布。

视前区、前连合后方的前连合副核、下丘脑前区沿第三脑室壁的带状分布区、下丘脑前区中部的血管周围细胞群、沿苍白球和内囊内侧缘与下丘脑外侧区的相邻部位、下丘脑外侧区、第三脑室周区及其侧壁的室管膜下层均发现了 OT 阳性神经元胞体的分布。

2. 催产素阳性神经元的纤维投射　使用免疫细胞化学技术已经证实 OT 阳性神经元在脑内有广泛的纤维投射和联系。OT 神经元的纤维可投射到下列部位：前脑新皮质、嗅球、前嗅核、嗅结节、隔区、乳头体上区、丘脑、杏仁中央核、海马、穹窿下器、伏核、中脑被盖部、上丘、下丘、中央灰质、中缝核、臂旁区、蓝斑、孤束核、迷走神经背核、延髓外侧网状核、三叉神经脊束核、脑干中央网状核、脊髓背角浅层和胸腰段脊髓的中间带外侧核。

此外，视上核的 OT 大神经元和室旁核的部分神经元纤维投射到垂体后叶的血管周围，这两部分 OT 神经元纤维投射到正中隆起的外侧带、脑室周围器、穹窿下器和松果体。

（四）催产素受体

不同的器官组织存在 OT 的特异性受体，实验证实在子宫平滑肌和乳腺组织内存在 OT 的特异性受体，此种受体被称为子宫型 OT 受体。OT 与这种受体结合可以引起子宫平滑肌和乳腺管肌上皮细胞收缩。另外，子宫的 OT 受体与 VP 受体十分相似，因此 OT 与加压素受体 V2 也有一定的结合，从而产生某些类似 VP 的生物效应。VP 也可以与子宫平滑肌的 OT 受体结合，但是所产生的生物效应很低。目前大量的研究表明，在中枢神经系统的广大区域内存在前 OT 受体，包括大脑脚背侧皮质、岛叶皮质、嗅觉皮质、Calleja 岛（islands of Calleja）、海马下托腹侧、尾壳核背外侧、蜗核、苍白球腹侧、杏仁中央核、外侧隔核、终纹床核、丘脑室旁核、下丘脑腹内侧核、乳头复合体、下橄榄核、三叉神经脊束核、迷走神经背核。

催产素受体（OT 受体）和 VP 受体属于 G 蛋白偶联受体（GPCR）超家族，其成员含有 7 次跨膜结构域（TM1~7），有 3 个细胞外环（ECL1~3）、3 个细胞内环（ICL1~3）。OT 受体可以耦合于不同的 G 蛋白，发挥不同的功能。OT 受体耦合于百日咳毒素不敏感的异三聚体 G 蛋白 Gq11，它激活磷脂酶 Cβ 通路（phospholipase Cβ，PLCβ），PLCβ 使磷脂肌醇积聚，动员细胞内钙储库。此

通路是子宫平滑肌细胞收缩的基础，也是增加一氧化碳的产生从而导致心肌发生的基础。然而在神经元中，OT 也可以通过百日咳毒素敏感的 Gi/o 蛋白激活内向整流电流，而由内向电流所携带的离子可以激活细胞内的信号通路。此外，OT 可以通过受体 Gs 蛋白激活腺苷酸环化酶，增加 cAMP 的产生，不需要 PKA 激活而直接导致 Na^+ 依赖的、TTX 不敏感的持久内向电流。

（五）催产素的生理功能

1. 催产素的经典作用

（1）催产素对子宫的作用：自从 Dale 等在 1906 年报道了垂体后叶提取物可以刺激子宫收缩的作用后，现在已经确认催产素参与人类的分娩过程。催产素可促进子宫平滑肌细胞膜上的钠离子通道开放，促进 Na^+ 进入细胞内，使平滑肌细胞去极化，产生动作电位，引起子宫平滑肌细胞收缩，通过机体的调节作用，最终引起子宫规律协调有力地收缩，压迫平滑肌细胞间的毛细血管及血窦，减少产后出血，同时，通过平滑肌的收缩挤压作用，可促进胎盘的剥离与排出，缩短第三产程。妊娠后期子宫平滑肌内催产素受体急剧增加，至分娩早期达到高峰。此时受体量比非妊娠期高出 200 倍之多，子宫平滑肌对催产素的敏感性大为增高，平常对非妊娠子宫不起作用的低浓度催产素也可以引起子宫的收缩。据此人们认为某些孕妇的早产可能与子宫肌催产素受体的增加从而引发对低浓度催产素超常反应有关。分娩时子宫肌层催产素的受体增加，子宫蜕膜层的催产素受体也明显增加。OT 与蜕膜层的受体结合，可刺激蜕膜层释放前列腺素 F2α（prostaglandin F2α，PGF2α），PGF2α 可促使子宫平滑肌收缩。尽管催产素在人类分娩过程中起重要作用，但一般认为分娩的发动不是催产素触发的。

（2）催产素的排乳作用：动物实验的结果表明，吸吮授乳的雌性动物的乳头后，下丘脑视上核的催产素神经元有一个暴发性的放电，随之释放 OT，乳腺内压增高、乳汁排出。人类催产素的释放不仅与吸吮乳头的刺激有关，而且与条件刺激有关。婴儿的啼哭和授乳的视觉刺激也会引起哺乳期女性 OT 释放，促成排乳。研究资料表明，催产素促使泌乳期的乳腺管在授乳时排空主要是通过促使乳腺组织的肌上皮细胞收缩而实现的。在分娩结束后，子宫平滑肌内 OT 受体的含量降低，但乳腺组织内 OT 受体量却明显增加，这是授乳

行为必需条件。实际上,乳腺组织中 OT 受体是与来自血浆中的催产素结合后发挥生理效应的。

催产素还有另外一个重要功能,即延迟授乳鼠乳腺的退化,维持乳腺的泌乳功能。部分学者认为这种作用是 OT 通过垂体前叶的作用产生的;部分学者则认为是催产素对乳腺局部组织直接作用产生的,因为在去垂体的动物,催产素仍能有效地维持乳腺的泌乳功能。

(3)催产素对垂体前叶的作用:从下丘脑室旁核和视上核内 OT 神经元胞体发出的纤维终止于正中隆起的垂体门脉血管处,门脉血管处 OT 的含量值高达 200pmol/L。近来大量的研究发现垂体前叶内也有催产素受体存在,据此可以知道 OT 对垂体前叶激素的分泌发挥着调节作用,如促进垂体前叶释放 ACTH,促进催产素和性腺激素的分泌等。

2. 催产素经中枢发挥的生理作用　催产素是一种下丘脑激素,直接分泌到大脑,通过垂体后叶进入外周循环。中枢神经系统内许多部位存在着催产素神经元、催产素纤维和催产素受体,催产素参与机体多种功能的调控,包括能量代谢、神经系统兴奋、心理和认知活动等。催产素在中枢神经系统内发挥的作用可概括为:

(1)对心血管功能的调节:OT 被认为是一种心血管激素,具有心脏保护作用,其作用机制可能包括以下方面:降低血压、负性肌力作用、副交感神经调节、血管舒张、抗炎、抗氧化等。实验诱发的心肌梗死的大鼠模型体内,OT 可促进心脏愈合过程以及改善心脏收缩功能,减少炎症并刺激血管生成。实验结果还证实这种对心血管功能的调节是中枢神经系统内催产素神经元和受体的作用,而非中枢外分布的 OT 神经元的作用,因为用静脉、脑室内和蛛网膜下腔注射 OT 的方法在大鼠等动物均未观察到心血管功能活动的明显改变。

(2)对能量代谢的影响:动物研究显示,OT 通过改变孤束核与迷走神经背核等神经元的兴奋性,进而抑制胃运动和胃液分泌,减少摄食和饮水。OT 还可以通过刺激胆囊收缩素的释放抑制胃排空。在高脂饮食饲养大鼠的第三脑室注射 OT 进行实验,结果显示 OT 可以抑制大鼠体重增加。缺乏 OT 和 OTR 的老鼠体重增加,从而引起肥胖导致血糖升高等一系列代谢紊乱问题。近期,OT 通过鼻黏膜吸收为肥胖和代谢紊乱的患者减肥及促进脂质代谢的相关研究取得了一定成功。并且其衍生物和类似物均能有效控制体重和血糖平衡(Lawson EA,2017)。

(3)对体温的调节:催产素对体温调节有微弱作用。给予小鼠脑室、家兔侧脑室 OT 可引起动物体温的轻度升高;大鼠视前区注射 OT 或 OT 受体激动剂可使体温升高、代谢增强。

(4)对水盐代谢的影响:尽管与 VP 相比,OT 对水盐代谢的影响要弱得多,但是 OT 有明显的调节肾脏排水和排钠的作用。

(5)对痛觉的调制:中枢神经系统内 OT 的含量与镇痛有密切关系。许多研究资料表明,向猫或大鼠侧脑室内注射 OT 可使痛阈明显升高,还可以增强电针镇痛的效果;向小鼠脑室注射 OT 也有镇痛作用;向大鼠蛛网膜下腔、中缝大核、蓝斑或中脑导水管中央灰质注射 OT 可提高痛阈并增强电针的镇痛作用。但是外周给予 OT 则无明显的镇痛作用。一般认为,刺激下丘脑视上核可以产生明显镇痛作用,这种镇痛作用是通过 OT 介导的。因为如果在脑室内注入 OT 拮抗剂可以阻断这种效应,但不受 VP 拮抗剂的影响,而且吗啡受体拮抗剂纳洛酮对这种效应也不产生明显影响。中枢内 OT 可能通过脑内 5- 羟色胺系统和去甲肾上腺素系统发挥镇痛作用。临床实践已经证实,给患者第三脑室或硬膜外注射 OT 均可引起镇痛作用。最近研究发现,大约有 30 个 Parv OT 神经元可通过侧支投射(collateral projections)分别调节 Magn OT 神经元和脊髓深层神经元。诱发这群 OT 神经元释放 OT,可以有效抑制伤害感受从而起到镇痛作用(Boll,2018)。

(6)对性行为的影响:催产素作用于不同的大脑区域,可以促进对同性或异性同类的探索和认知,区域特异性催产素受体的缺失足以破坏这些行为。OT 对雌雄两性动物的性活动有明显的影响。OT 对雄性动物的性活动有易化作用,实验发现外周给予 OT 可增加家兔的交配行为,缩短大鼠的射精潜伏期;损毁室旁核或脑室内注入 OT 受体拮抗剂可阻断这种反应。OT 对雌性动物的性行为也有促进作用。腹腔和脑室内注入 OT 可加强雌鼠的脊柱前凸反应。OT 对授乳母鼠的母性行为等有促进作用。

(7)对记忆的影响:一般认为内源性 OT 是一种具有遗忘作用的神经肽。动物实验表明,在学习试验后 6h 内给予 OT 能明显削弱记忆过程,即减弱对学习知识的巩固、储存和回忆。阿尔茨海默病患者以严重记忆障碍为特征,其海马结构内 OT 浓度的升高十分显著。

(8)对精神行为和社会认知的影响:神经炎症和线粒体功能障碍与抑郁症的病理生理学有关,Amini-Khoei 等(2017)通过脑室内注射 OT,可以改善线粒体功能,减少免疫炎性反应,进而减弱了抑郁症状。此外,OT 干预后的精神分裂症患者的社会认知能力(心理理论,社会记忆)显著提高,精神分裂的典型阴性和阳性症状明显减弱。通过对动物模型的广泛研究表明,神经肽 OT 在社会识别和联系中发挥着重要作用,基于人类的研究已经探索了它在治疗精神疾病中的社会功能障碍方面的潜力。

九、加压素

加压素(vasopressin,VP)是由下丘脑合成的神经垂体激素。Du Vigneaud 于 1954 年确定了 VP 和 OT 的化学结构均为 9 肽。分析加压素氨基酸成分后发现,除猪垂体后叶分泌的加压素外,其他动物的加压素均含有精氨酸,故又称为精氨酸加压素(arginin-vasopressin,AVP),猪的加压素中赖氨酸取代了精氨酸,故又称为赖氨酸加压素(lysine-vasopressin,LVP)。虽然人们最早发现加压素的第一生理功能为升压,但以后的实验证明,AVP 的主要生理作用是促进肾脏对水分的重吸收,减少尿液的排出,故此该激素又被称为抗利尿激素(antidiuretic hormone,ADH)。

(一)加压素的生物合成及释放

如前所述,AVP 的分子结构与 OT 的分子结构非常相似,只是其第 3 位和第 8 位分别是苯丙氨酸和精氨酸。分子量为 1.1kDa。人的 AVP 基因表达位于第 20 号染色体上,由 3 个外显子和 2 个内含子构成。

在神经元的胞体中,首先合成大分子加压素前体,称为前加压垂体素原。该前体含有 AVP 和神经垂体素 Ⅱ 等。AVP 的生物合成受 AVP 基因控制。AVP 基因的结构细节已为人们所了解。AVP 的生物合成首先是 AVP 基因的 3 个外显子转录为 mRNA,然后由 mRNA 翻译产生前体分子。前体分子中有一个信号肽序列,紧接着 AVP 序列和神经肽 Ⅱ 序列。前体分子的 C 末端为一个糖肽。在胞体内合成的 AVP 前体大分子被包装形成分泌颗粒,并沿轴突向末梢转运。分泌颗粒在轴突内转运的过程中经酶的作用裂解为 AVP 和神经垂体素 Ⅱ。这些裂解产生的颗粒在神经末梢内储存起来以备释放。当下丘脑 AVP 神经元兴奋时,随着动作电位扩布到末梢,即引起 AVP 的释放。AVP 释放的主要刺激因素是脱水导致血浆渗透压升高。但在渗透压变化相同的情况下,钠对垂体后叶 AVP 分泌的影响大于尿素或葡萄糖。此外,循环血容量和压力的减少也可刺激垂体后叶 AVP 的分泌。

(二)加压素阳性神经元胞体的中枢定位及纤维投射

一般认为,血液中的 AVP 主要是由垂体后叶释放的,脑脊液中的 AVP 则是由脑内加压素神经元的树突或轴突侧支穿过室管膜细胞层,伸向脑室而释放的。有研究表明,血浆加压素水平和脑脊液中的加压素水平呈正相关。AVP 阳性神经元胞体在中枢主要分布在下丘脑及其相关区域。

1. 加压素神经元胞体在中枢的分布 下丘脑是 AVP 神经元最集中的部位,该区域的 AVP 神经元可分为大神经分泌细胞和小神经分泌细胞,其中大细胞集中分布于下丘脑室旁核和视上核。大量神经解剖学研究发现:在视交叉上核、下丘脑室周区、下丘脑外侧区、下丘脑后区、隔区、杏仁核、终纹床核、蓝斑、松果体、终板血管器和连合下器等多个部位均有 AVP 小神经分泌细胞分布。而近几年的研究发现皮质也可以产生 AVP,除此之外在视网膜细胞膜上也发现了它的表达。

2. 加压素神经元的纤维投射

(1)向垂体后叶的集中投射:由视上核和室旁核内的 AVP 神经元发出的纤维集中形成下丘脑-垂体束投射至垂体后叶。

(2)向其他脑区的散在投射:大量研究表明,下丘脑内的 AVP 神经元向新皮质、嗅球、嗅结节、海马、杏仁核、丘脑(背内侧核、室周核、板内核群)、隔区、中脑腹侧被盖区、中央灰质、中缝核群、臂旁核、蓝斑、孤束核、迷走神经背核、脊髓背角浅层和中间外侧核,甚至下丘脑内部(视前区、背内侧核、乳头体)均有纤维投射。

Buijs(1980)应用免疫组织化学技术曾对加压素和催产素神经元的分布及投射在光镜和电镜水平进行了较为系统的研究,表明这两种肽不仅分布在神经垂体,而且还广泛分布于下丘脑以外的区域:①经腹侧穹窿连合和下托到腹侧海马和内嗅皮质；②经终纹达杏仁核；③经中央灰质和黑质至延髓和脊髓胶状质，而且还证明在吻侧脑区包括海马和中央灰质 VP 的纤维较 OT 者为多，而在较尾侧脑区则以 OT 纤维占优势。

近年来的免疫细胞化学研究证实，下丘脑视上核和室旁核内的部分 AVP 神经元胞体内有 DYN、ENK 和 CRH 阳性免疫物质存在。蓝斑核中的 AVP 神经元内发现有 NA 阳性免疫物质。

(三) 加压素受体

加压素的受体有 3 型，即 V1a (V1)、V2 和 V1b (V3)，均属包含 7 个疏水性跨膜区的 G 蛋白偶联受体，其中 V1a 和 V1b 均为 Gq/11 偶联型受体，V2 受体为 Gs 偶联型受体。V1a 受体位于血管平滑肌、血小板、肝细胞和子宫肌层，主要参与调节血管平滑肌的收缩、血小板的聚集、肝糖原的分解、子宫收缩等生理过程。在中枢神经系统内的 V1a 分布于前嗅核、外侧隔核、伏隔核、海马齿状回、杏仁中央核、终纹床核、脚间核、视交叉上核、中脑上丘、中脑导水管周围灰质和脉络丛。V2 受体位于肾脏集合管细胞的基底膜，通过激活 PKA 使位于细胞囊泡中已形成的水孔蛋白 -2 (aquaporin 2, AQP2) 磷酸化并使其插入集合管细胞顶膜，诱导 AQP2 的合成，从而调节集合管对水的通透性，调节尿液量。V1b 主要分布于中枢神经系统腺垂体前叶，还可能分布于嗅球、尾壳核、皮质、海马、丘脑、下丘脑和小脑等部位。在肾上腺髓质、肾髓质集合管中也有分布，主要调控促肾上腺皮质激素的释放。

(四) 加压素的生理功能

加压素除了经典的抗利尿作用外，还具有十分广泛的生理功能。

1. 抗利尿作用　AVP 可以通过以下 3 种机制调节肾小管对水的重吸收，从而调整体液的渗透压：

(1) AVP 与分布在远曲小管和集合小管上皮细胞膜上的 V2 型受体结合，通过 cAMP 第二信使的作用，使细胞对水的通透性增大，促进远曲小管和集合管对水分子的重吸收。

(2) AVP 通过促进肾脏髓质内直小血管收缩，可以减少髓质局部的血流量，有效地维持该部的高渗环境，加强水分的重吸收。

(3) AVP 也可以促使 Na^+ 转移到髓质间隙内，以另一种方式保持髓质的高渗环境，进一步加强水的重吸收。

2. 中枢作用　AVP 的中枢作用主要表现在：

(1) 增强记忆的保持：在大鼠实验和对人类的临床观察均表明，AVP 有明显的增强记忆的作用。切除垂体的大鼠，其条件性回避反应的消失加速，而注射垂体后叶激素提取物可以减慢消退的速度。人类 50 岁以上记忆力衰退者血浆中 AVP 含量较同年龄组正常人明显降低，给这类患者用 AVP 治疗后，记忆力明显提高。

(2) 镇痛作用：许多学者报告了在猫和大鼠，向侧脑室内注入 AVP 可产生明显的镇痛作用，并且可以加强针刺镇痛的效果。

(3) 促进 ACTH 的释放：在体和离体的实验均证明 AVP 可以直接作用于垂体前叶，促进 ACTH 的释放。

3. 其他作用　①大剂量条件下可通过 V1 型受体促使血管收缩，影响心脏功能；②促进血小板聚集；③影响内脏活动，AVP 可促进肝糖原的分解，促进子宫平滑肌和乳腺管肌上皮细胞的收缩；④对动物的体温调节也有一定影响；⑤参与对社会识别、雌雄配对和社会认知等社会行为的调控。

十、内源性阿片样肽

内源性阿片样肽 (endogenous opioid peptides) 是哺乳动物脑内具有阿片样活性的肽类物质。

(一) 内源性阿片样肽的发现与分类

在研究阿片类生物碱的镇痛作用时发现，于特定脑区即使注入极小剂量该物质也能唤起明显的镇痛作用。这提示其作用是通过脑内特异性受体起作用的。随后使用配基竞争的方法，国际上 3 个实验室 (Terenius, Snyder, Simon) 在 1973 年成功地证实了哺乳动物脑内存在阿片受体。这些被发现的受体的天然激动剂绝不可能是存在于自然界中植物罂粟的阿片生物碱，而只可能是存在于脑内的类似阿片生物碱的物质。在这一指导思想下，Hughes 于 1975 年从猪脑中提纯了两种由 5 个氨基酸组成的脑啡肽即甲脑啡肽 (met-enkephalin) 和亮脑啡肽 (leumorphin)，其区别仅在最后一位氨基酸，前者最后一位是甲硫氨酸，后者最末一位是亮氨酸。这证实了人们早先提出的某种特异性受体的存在必伴有其相应标志性配体的设想。1976 年，李卓浩从下丘脑提取物中又找到了含 31 个氨基酸残基的 β- 内啡肽 (beta-endorphin)。1979 年，Goldstein 随后又发现了长度为 17 个氨基酸残基的强啡肽（dynorphin）。

1992—1993 年，随着研究的深入，人们相继克隆成功了 δ、κ、μ 3 型阿片受体，在此基础上，于 1994 年又克隆出了一种与经典阿片受体在结构上具有同源性的受体，但其与已知阿片受体的 3 种配体（脑啡肽、内啡肽和强啡肽）的亲和力很低，故称之为 orphan（孤儿）阿片样受体。1995 年，人们发现了孤儿阿片样受体的内源性天然配体，称之为痛敏肽又称为孤啡肽（orphanin FQ，OFQ），是具有 17 个氨基酸残基的神经肽。至于内吗啡肽，则于 1997 年为 Zadina 所发现，这是一种由 4 个氨基酸残基组成的小肽，是当今已知对 μ 阿片受体（mu opioid receptor，MOR）亲和力和选择性最高的专一性配体。

阿片肽的大小虽相差很悬殊，但它们大多都享有 N 端氨基酸的共同序列（Tyr-Gly-Gly-Phe），这一序列几乎成为阿片肽家族的标志，最早发现的所有阿片肽都有相同的 N 末端序列，而新近发现的阿片肽其 N 末端氨基酸序列则与之不同，如孤啡肽就打破了经典阿片肽序列的规律，其 N 末端氨基酸是 Phe 而非经典的 Tyr，而内吗啡肽所含的 4 个氨基酸中，其第 2 和第 3 位氨基酸也与经典氨基酸序列有别。据此，笔者建议可将阿片肽分为以下两类：①经典阿片肽家族：包括脑啡肽，内啡肽和强啡肽；②非经典阿片肽家族：就目前所知，主要指新发现的孤啡肽，内吗啡肽等。

（二）内源性阿片样肽的生物合成、释放和失活

1. 生物合成 阿片肽大多来源于它们各自的大分子前体，主要包括前脑啡肽原、前阿黑皮素原和前强啡肽原 3 大前体系统（图 4-5-2）。这些前体分子都有各自的编码基因，在脑中也有特定的区域分布，它们在特定的细胞内合成，经一系列步骤衍生为几种短肽发挥其生物学效应。

（1）前脑啡肽原（preproenkephalin，PPE）：为含 263（牛）或 267（人）个氨基酸残基的大分子前体物质，广泛存在于所有脑区，但在纹状体、下丘脑、苍白球和杏仁核中浓度较高。它主要可被酶切生成甲硫脑啡肽和亮脑啡肽。

（2）前阿黑皮素原（preproopiomelanocortin，POMC）：是含 265 个氨基酸残基的糖蛋白，合成于下丘脑的弓状核，并释放到杏仁核、丘脑室周核等区域。因其能裂解产生阿片样肽（β- 内啡肽）、促黑激素（MSH）和促肾上腺皮质激素（ACTH）而得名，其生物活性肽段主要位于 C 端，包括 ACTH 和 β- 促脂解素，而后者 C 端的 31 肽即为 β- 内啡肽。其 C 末端的一些氨基酸产物尚有 β- 内啡肽$_{1\text{-}27}$、γ- 内啡肽以及 α- 内啡肽等。

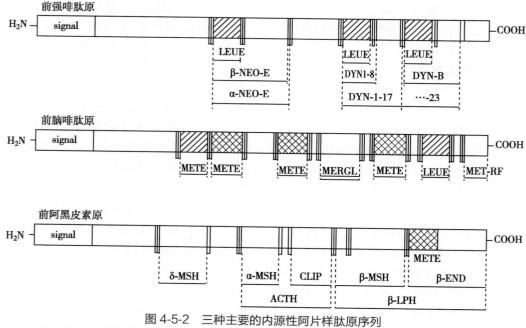

图 4-5-2 三种主要的内源性阿片样肽原序列

双垂直线条代表成对的氨基酸残基（Lys-Arg，Arg-Arg），该处为肽发生翻译后酶处理的部位。
signal. 信号肽，LEUE. 亮脑啡肽，β-NEO-E. β- 新内啡肽，α-NEO-E. α- 新内啡肽，DYN. 强啡肽，METE. 甲硫脑啡肽，MSH. 促黑激素，ACTH. 促肾上腺皮质激素，β-END. β- 内啡肽，β-LPH. β- 促脂解素。

（3）前强啡肽原（preprodynorphin，PPD）：含256个氨基酸残基，在脑中的分布与PPE相似，在纹状体、海马和下丘脑中浓度较高。其C端有不易酶解的精-精键，因而产生了以L-ENK为N端的不同长度的肽段。

上述这些长肽原前体，经过一系列加工处理，转换成较小的活性肽成分。如Dyn基因首先转录生成前强啡肽原，然后去除氨基端的信号肽称为强啡肽原，再经过一系列的酶切生成许多小的活性片段。其过程如下所示：

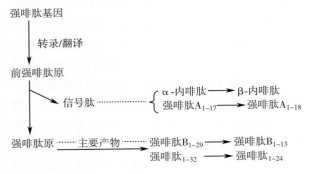

其中以Dyn A$_{1-17}$，Dyn A$_{1-13}$，Dyn B$_{1-29}$以及Dyn A$_{1-8}$最重要。

阿片肽前体的加工有其组织特异性，同一前体在不同的组织甚至脑的不同部位加工，其产物可以不同，如POMC在垂体前叶可转换成ACTH和β-促脂解素（β-lipotropin，β-LPH），而在垂体中间叶及脑内则转换成α-促黑激素（α-melatonin stimulating hormone，α-MSH）和β-内啡肽。

2. 释放与失活 内源性阿片肽存在于大致密核心囊泡中，电刺激或高钾引起去极化可以使其释放。实验证明，电刺激或针刺时不仅可引起β-内啡肽的释放，还能促使脑啡肽释放。同时在脑薄片的实验中观察到，用高K$^+$处理后，也可产生钙依赖性的脑啡肽释放。SP脑内或鞘内注射也可引起脑啡肽释放。

内源性阿片样肽的失活主要有赖于酶的降解，其次为弥散作用。脑啡肽系由氨肽酶和脑啡肽酶所分解，特别是氨肽酶的降解为脑啡肽失活的主要机制，约占80%。

β-内啡肽则主要通过其N端乙酰化失活。强啡肽、孤啡肽等的酶作用方式尚不清楚。

（三）内阿片肽的分布与纤维联系

1. 脑啡肽（enkephalin，ENK） 由5个氨基酸残基组成，包括甲硫氨酸脑啡肽（methionine enkephalin，M-ENK）和亮氨酸脑啡肽（leucine

enkephalin，L-ENK）。

（1）脑啡肽神经元胞体的中枢定位：ENK分布于中枢神经、外周神经和自主神经系统，以及内分泌组织［肾上腺髓质，内分泌胰腺和它们的靶器官（肝脏、皮肤、骨头和肺）］。Miller、Finly等先后对脑啡肽阳性胞体的定位进行了较为系统的研究，发现ENK免疫反应神经元胞体遍及脑各级水平和脊髓。

端脑阳性胞体见于嗅球、嗅结节、伏核、外侧隔核、终纹间质核、尾壳核、下丘脑视前区、杏仁复合体，尤以杏仁中央核为多。少数免疫反应胞体存在于海马结构，主要在锥体细胞层，也见于齿状回的颗粒细胞层及下托。新皮质的Ⅱ~Ⅳ层，扣带回皮质亦可见到少量含ENK的胞体。

间脑较小的ENK胞体出现在视前内侧核、视前外侧核、视前室周核。在下丘脑，许多大的和小的多极细胞体围绕在穹窿周围，弥散的较小的胞体也见于下丘脑前核、下丘脑外侧核、视交叉上核、腹内侧核、背内侧核、弓状核、下丘脑室周核、乳头体内侧核、乳头体前外侧核、乳头体后核。许多大的ENK神经元胞体出现在视上核、室旁核。在丘脑，ENK阳性细胞散在地分布于室周核、带旁核和外侧膝状体腹核等部位。

脑干内的小型免疫反应阳性胞体见于导水管周围灰质，主要在腹侧部，少量弥散的胞体见于视束内侧核和下丘。大量阳性细胞定位在脚间核和腹侧被盖区，一些免疫反应阳性的胞体也存在于下丘臂及网状结构。小的阳性胞体出现在脑桥中央灰质、蓝斑、蓝斑下区、中缝桥核、蜗神经腹核和桥嘴网状核。大量ENK阳性细胞分布在臂旁外侧核、臂旁内侧核、蜗神经背核，小的阳性细胞也见于斜方体外侧核。巨细胞网状核α部和中缝大核含较大的阳性胞体。此外，许多小的阳性细胞分布于舌下神经前置核、巨细胞网状核、孤束核、外侧网状核、三叉神经脊束核胶状质部。散在的阳性细胞也见于中缝苍白核、前庭内侧核、前庭脊核、三叉神经脊束核较深的区域、小细胞网状核、连合核以及最后区。

许多ENK阳性神经元存在于小脑皮质的颗粒细胞层，这些细胞仅仅对甲硫脑啡肽抗血清起反应。

脊髓颈段胶状质含密集的阳性胞体，大多在胶状质较深的部分包括Ⅱ和Ⅲ层，弥散的细胞见于Ⅰ、Ⅲ、Ⅳ层和Ⅶ层外侧部。

Harlan等用原位杂交的方法对含前脑啡肽原

mRNA 的神经元在脑和脊髓的表达进行了研究，揭示含 PPE mRNA 的神经元较免疫组织化学观察为多，如楔束核、薄束核、楔外核、小脑深核、脊髓的大多数板层等。

（2）脑啡肽能神经元中枢通路

1）下丘脑 - 垂体通路：包括视上、室旁垂体束和结节漏斗束，前两束到达垂体后叶，结节垂体束则终止于垂体门脉毛细血管周围。

2）杏仁 - 终纹间质核通路：选择性损毁杏仁中央核以后，可见终纹免疫荧光降低，切断终纹后，则其近端荧光物质堆集。

3）纹状体 - 苍白球通路：用免疫细胞化学结合神经毒定向注射方法表明，存在 ENK 能尾壳核至苍白球的投射。

4）臂旁核 - 丘脑板内核通路：Hermanson（1997）等用原位杂交和注射霍乱毒素 B 亚单位的方法证明，许多臂旁核前脑啡肽原 mRNA 表达神经元，投射到丘脑板内核和中线核。

5）脑桥被盖背外侧区 - 脊髓通路：Reddy 等（1990）采用 HRP 结合 M-ENK 或酪氨酸羟化酶免疫细胞化学方法揭示桥 - 脊 ENK 能神经元（包括蓝斑、蓝斑下核和 K-F 核）投射至猫脊髓者为 72%~80%，在这种下行性投射中，含儿茶酚胺神经元胞体为 80%~87%，表明桥 - 脊神经元既含 ENK 又含儿茶酚胺。

6）延髓 -A7 儿茶酚胺细胞群通路：已有研究证实（Holden 等，1998），延髓中缝大核和巨细胞网状核 α 部 ENK 能神经元投射到 A7 细胞群，其中一些 ENK 能轴突位于 A7 神经元胞体和树突上，而大多数轴突似乎与该区域非儿茶酚胺能神经元接触，这一投射涉及伤害性感受的调制。

7）延髓 - 脊髓通路：在猴的实验中观察到延髓中缝大核、大细胞网状核和外侧网状核含 L-ENK 的神经元下行性投射至脊髓。

此外，含脑啡肽的神经元在中枢神经系统内还参与形成局部回路，如下丘脑室旁核与腹内侧核之间，弓状核与视前内侧区之间等。

2. β- 内啡肽（β-endorphin） 由阿黑皮素神经元以及主要位于垂体中叶的细胞裂解前体分子 β- 促脂解素所产生。β- 内啡肽与 α- 促黑激素、促肾上腺皮质激素和其他物质共同存在于 β- 促脂解素，位于 β- 促脂解素分子的 C 段（氨基酸 61~91），它是 POMC 中唯一存在的阿片序列，而 β- 内啡肽 $_{1\sim27}$、β- 内啡肽 $_{1\sim26}$、β- 内啡肽 $_{1\sim17}$（又称 γ- 内啡肽）以及 β- 内啡肽 $_{1\sim16}$（或称 α- 内啡肽）均是 β- 内啡肽的衍生物，这些肽与阿片受体的亲和力远低于 31 个氨基酸残基的母体。

（1）β- 内啡肽神经元胞体的中枢定位：Bloom 等证明 β- 内啡肽免疫反应神经元存在于下丘脑弓状核和基底结节区。这些神经元与脑啡肽神经元系统彼此分开。而 Watson 等则证明 β- 内啡肽、β-LPH 和 ACTH 共存于弓状核的同一神经元内，α-MSH 和 β- 内啡肽也可共同定位于一个神经元内。研究发现，齐口裂腹鱼 β- 内啡肽定位于间脑、中脑和小脑神经元以及中脑神经纤维中，β- 内啡肽阳性神经元密度在正中隆起最高，下丘脑中叶前球核和下丘脑下叶次之，侧膝核、前圆核、下圆核、中纵束旁以及小脑瓣浦肯野细胞层再次之，下丘脑下叶乳头体和中脑基部上缘最低。

（2）纤维联系：弓状核和基底结节区的细胞发出纤维通过前下丘脑区投射至丘脑中线区，支配脑室周围器，也可支配正中隆起。电生理学研究证明基底下丘脑的细胞可投射至视前内侧区、正中隆起、背内侧丘脑以及中脑导水管周围灰质。总之，阿黑皮素及其衍生物（包括 β- 内啡肽）有 3 个来源：下丘脑弓状核、孤束核连合部和垂体。下丘脑弓状核和孤束核连合部的阿黑皮素及其衍生物针对中枢神经系统（包括脊髓），而垂体的则针对全身循环和周围器官。

3. 强啡肽（dynorphin，Dyn） 来自希腊语 dynamis（译为强大），因它的典型阿片作用的强有力效能（平均是 L-ENK 的 730 倍，β-ENK 的 54 倍）而得名。重要的强啡肽有强啡肽 $A_{1\sim17}$，强啡肽 $B_{1\sim29}$，强啡肽 $A_{1\sim8}$ 以及 α- 新内啡肽。前强啡肽原在下丘脑和纹状体中的裂解程度较在垂体前叶中更为完全，裂解过程中因存在酶的不同而发生明显变化。强啡肽转化酶可将强啡肽 $A_{1\sim17}$ 转化成强啡肽 $A_{1\sim13}$，也可把强啡肽 $B_{1\sim29}$ 转化成强啡肽 $B_{1\sim13}$。

（1）强啡肽免疫反应神经元胞体的中枢定位：Weber 等（1983）的研究证明，新内啡肽 / 强啡肽共存，未发现中枢神经系统这两种肽分别存在的情况。含这两种肽的阳性胞体见于尾壳核、杏仁中央核、海马、视上核、室旁核、下丘脑背内侧核和腹内侧核、弓状核、下丘脑外侧区、终纹床核、中脑中央灰质、臂旁核、三叉神经中脑核和脊束核、孤束核、延髓背柱核、外侧网状核、脊髓背角。大脑皮质各叶也存在散在的胞体。

1986 年, Fallon 等对 Dyn B 的中枢分布进行了详细的研究, 并与 Dyn A$_{1~8}$ 和 ENK 的定位进行了比较。虽然散在的胞体见于皮质各层, 但 Dyn B 的阳性胞体似乎是非锥体的局部回路类型的神经元, 它们主要集中在 Ⅱ、Ⅲ、Ⅳ 层。感觉和运动皮质含少到中等量胞体, 较大量免疫反应胞体出现在扣带回、梨状皮质、眶皮质和杏仁周围皮质、岛叶皮质、嗅周皮质亦含少到中等量胞体。与 Dyn B 相比, 虽然在内嗅皮质、梨状皮质存在少量 DynA$_{1~8}$ 阳性胞体, 但在新皮质很少发现这类免疫反应神经元。

Dyn B 阳性胞体见于尾壳核、伏核、杏仁中央核外侧部、终纹床核、视前区和许多下丘脑核包括室周核、视交叉上核、视交叉后区、室旁核、视上核、前下丘脑区、穹窿周围区等。Dyn B 阳性胞体也存在于内侧顶盖前区、视束核、导水管周围灰质、中缝核、楔形核、后红核、脚周核、脚桥被盖核、三叉神经中脑核、二叠体旁核、外侧丘系背侧核、外侧上橄榄核、副上橄榄核、内侧上橄榄核、斜方体腹侧核、被盖背外侧核、疑核、孤束核、网状外侧核等。但背侧丘脑, 小脑未发现这类神经元。

(2) 纤维联系: 包括长纤维投射系统、短纤维投射系统以及局部回路神经元。

1) 纹状体 - 黑质通路: 起于尾壳核下行至黑质网状部。其纤维成分既含 Dyn B 也含有 Dyn A$_{1~8}$。

2) 杏仁核至黑质和腹侧被盖区纤维: 起于杏仁中央核至黑质致密部和腹侧被盖区。

3) 腹侧纹状体 - 苍白球通路: 起于伏核和嗅结节的 Dyn 神经元终止于苍白球。

4) 中脑 - 丘脑投射: 在中脑楔形核的 Dyn 阳性胞体发出投射至丘脑中线核和板内核。

短纤维系统主要包括下丘脑 - 垂体系统以及海马的苔藓纤维, 前者从下丘脑室旁核、视上核投射到垂体后叶, 已证明 Dyn 与 VP 在这些神经元共同定位, Dyn$_{1~8}$ 与 CRF 也共同存在于室旁核。后者虽然既含有 Dyn 也含有 ENK, 但它们出现在苔藓纤维不同的发育阶段, 而且 Dyn 和 ENK 免疫反应在齿状回的颗粒细胞是彼此分开的。

4. **孤啡肽**(orphanin FQ, OFQ) 系孤儿阿片受体样受体的内源性配体, 由 17 个氨基酸所组成。其第一个氨基酸为苯丙氨酸(F), 末一个是谷氨酰胺(Q), 因此称为 OFQ。由于 OFQ 在脑内可对抗阿片镇痛, Meunier 等称之为痛敏素(nociceptin)。

(1) 孤啡肽神经元胞体的中枢定位: Neal 等(1999)采用免疫组织化学和原位杂交方法, 对孤啡肽及其前体 mRNA 在中枢神经系统的分布与表达进行了详细的研究, 表明孤啡肽及其 mRNA 广泛分布于整个中枢神经系统(表 4-5-2)。

如将 OFQ 免疫反应胞体及其 mRNA 表达加以比较, 可见中枢神经系统大多数区域二者的分布多是平行的。但有少数区域, 免疫染色和 mRNA 表达之间出现不匹配的现象, 如颞叶的 Ⅱ、Ⅲ、Ⅴ 层, 虽未观察到 OFQ 胞体, 但却可见少量 mRNA 的表达, 其他如枕叶皮质的 Ⅱ 和 Ⅲ 层、内侧眶皮质、丘脑腹前核、外侧缰核、脚间核外侧部、颈髓的 Ⅴ 层等也是这样。与之相反, 海马 CA2 区、下丘中央核、外侧脊核等部位, 尽管未观察到其 mRNA 表达但却含有淡的免疫反应神经元标记。

(2) 孤啡肽的纤维联系: 目前尚未见到有关孤啡肽纤维联系的详细资料。但是由于 OFQ 发现在整个海马结构, 而含 OFQ 免疫反应神经元见于内嗅皮质, 因而内嗅皮质可投射到海马。此外, 还存在嗅球、梨状皮质至内嗅皮质的通路; 外侧隔 - 下丘脑通路以及孤束核 - 脊髓中间外侧柱投射等。

5. **内吗啡肽**(endomorphin, EM) 是 μ- 阿片受体内源性特异性配体, 由 4 个氨基酸所组成, 包括内吗啡肽 -1(EM-1)和 -2(EM-2)两种。其氨基酸序列分别为 Tyr-Pro-Trp-Phe-NH2(EM-1)和 Tyr-Pro-Phe-Phe-NH2(EM-2), 差异仅为第 3 位氨基酸不同。

(1) 内吗啡肽免疫反应神经元胞体和纤维的中枢定位: 1997 年, Zadina 首次用放射免疫方法证明大脑皮质、丘脑、下丘脑和纹状体存在内 EM-1。1999 年, Martin-Schild 等采用免疫组织化学方法详细研究并第一次报道了这两种内吗啡肽在整个中枢神经系统的分布(表 4-5-3)。

1) 胞体: 用秋水仙碱处理的大鼠, EM-1 和 EM-2 阳性胞体主要存在于下丘脑腹内侧核、背内侧核、下丘脑背侧区、室周核和弓状核(图 4-5-3)。

此外, EM-1 免疫反应胞体也出现在孤束核, 这些细胞的染色不依赖于秋水仙碱的预处理。

表 4-5-2　孤啡肽及其 mRNA 在大鼠中枢神经系统的分布

中枢区域	孤啡肽蛋白	前孤啡肽原 mRNA 表达
新皮质		
额叶	++	+++
顶叶	++	+++
颞叶	+	++
枕叶	++	++
其他皮质区		
扣带回	++	+++
压后无颗粒皮质	++	+++
压后颗粒皮质	++	++
无颗粒岛叶皮质	+	+++
腹侧眶皮质	++	+++
腹侧前脑部	++	++
嗅结节	+	++
无名质	+++	++++
斜角带核水平部	+++	++++
斜角带核垂直部	+	+++
伏核	+	++
隔区		
外侧隔核	++→+++	++++→+++++
隔海马核	++	++
隔下丘脑核	+++	++++
基底神经核		
Meynert 基底核	+++	++
屏状核	++	+++
脚内核	++	++
苍白球	+++	+++
基底前脑		
视前核前腹部	+++	++++
终纹床核	++→++++	++→+++++
视前外侧区	++	+++
视前大细胞核	+++	+++
视前内侧区	++	++++
视前内侧核	+++	++++
下丘脑		
下丘脑前区	++	+++
弓状核	+++	+++
背内侧核	++	+++
下丘脑外侧区	+++	++

续表

中枢区域	孤啡肽蛋白	前孤啡肽原 mRNA 表达
下丘脑后核	++	+++
室旁核	++	++
乳头体前核	++	++→+++
乳头体上核	++	+++
乳头体外侧核	++++	++
结节乳头体核	++	++
杏仁复合体		
杏仁中央核	+++	++++
杏仁内侧核背后侧部	++++	++++
杏仁皮质核后内侧核	++	++
海马结构		
CA1 锥体层	+++	+++
CA2 锥体层	++	++
CA3 锥体层	+++	+++
齿状回颗粒细胞层	++	+++
下托	+++	+++
灰被	+++	+++
丘脑		
网状核	++++	++++
膝状体上核	+++	++
束旁核上部(小细胞部)	++	+++
未定带	++	+++
脑干		
顶盖前核	++→+++	++→+++
中央灰质	++++	++++
中缝线核	++	++
Darkschewitsch 核	++++	+++++
中缝背核	++	++
被盖背侧核	++	+++
脚间核背侧部	++	++++
脚间核吻侧部	+++	+++
蓝斑	++	+++
被盖背外侧核	+++	+++
中缝正中核(B5)	+++	++
后连合核	+++	+++
旁黑质	+++	++
黑质密致部	++	+++
黑质外侧部	++	++

续表

中枢区域	孤啡肽蛋白	前孤啡肽原 mRNA 表达
黑质网状部	+++	+++
脚周核	+++	++++
脚桥被盖核	++	+++
后红核区	++	++
上丘中间灰层	+++	+++
被盖腹侧区	+++	+++
巨细胞网状核 α 部	++	++
巨细胞网状核腹侧部	+++	+++
臂旁外侧核	++	+++
旁巨细胞外侧核	++	++++
前庭外侧核	++	+++
前庭内侧核	++	++
前庭上核	+++	++
橄榄周围核	++	+++
上橄榄副核	++	++
斜方体核	++	+++
脑桥网状核	++	+++
中缝大核	+++	++++
中缝苍白核	++	++
疑核	+++	++++
后疑核	+++	+++++
C1	++	+++
三叉神经脊束核	+++	+++++
下橄榄核	+++	++
舌下神经前置核	++++	++++
孤束核	+++	+++
小脑		
内侧核（顶核）	+++	++
脊髓颈段		
Ⅱ层	++	++++
Ⅲ层	++	+++
Ⅸ层	++	++
Ⅹ层	++	+++
脊髓胸段		
Ⅱ层	++	++++
Ⅹ层	++	++

注:根据免疫反应和 mRNA 表达的密度和强度表示,+++++,最高信号强度(用于 mRNA 表达);++++,强;+++,中等;++,淡到中等;+,淡或稀少。

表 4-5-3　内吗啡肽 -1（EM-1）和内吗啡肽 -2（EM-2）样阳性结构在大鼠中枢神经系统的分布

结构	EM-1-IR	EM-2-IR
扣带皮质	+	0
前边缘皮质	++	0
屏状核	+	0
尾壳核	+	0
伏隔核	++	+
无名质	++	+
腹侧苍白球	++	0
斜角带核垂直支	+++	++
Meynert 基底核	+++	+
终纹床核	+++	++
杏仁基底内侧核	+	0
杏仁中央核外侧部	++	+++
杏仁中央核内侧部	++	0
杏仁基底外侧核	+	0
Calleja 岛	++	0
内侧隔核	+	+
外侧隔核	+++	+
杏仁前区	+	0
视前区前背侧部	+	0
视前外侧区	++	0
视前内侧区	++	+
视前正中核	+++	+
下丘脑前区	++	0
下丘脑外侧区	++	0
下丘脑后核	+++	+
下丘脑背内侧核	$++^{2}$	0^{2}
下丘脑弓状核	$++^{2}$	0^{2}
前乳头体腹侧核	++	0
乳头体上核	++	0
视上核	+	0
丘脑背内侧核	+	0
束旁核	+	+
丘脑室旁核	$++/+++^{3}$	0
未定带	++	0
丘脑底核	+	0
上丘深灰层	+	+

续表

结构	EM-1-IR	EM-2-IR
导水管周围灰质	++/++++[3]	++
黑质网状部	+	+
腹侧被盖区	+	+
臂旁内侧核	+	++
K-F 核	++	++++
臂旁外侧核	++++	++
蓝斑	+++	+
被盖背外侧核	+	0
中缝背核	++	+
三叉神经脊束核吻侧部	++	++/++++[4]
三叉神经脊束核尾侧部	+/++[5]	++++
旁巨细胞网状核	+	+
外侧网状核	+	+++
孤束核	+++/++++[1,2]	++++[4]
外侧颈核	+	+
脊髓Ⅰ、Ⅱ层	+++[1]	++++
脊髓Ⅲ、Ⅳ层	+	++
脊髓X层	0	+++

注:0.缺乏免疫反应,+.稀少免疫反应,++.不多免疫反应,+++.中等免疫反应,++++.密集免疫反应,+++++.非常密集的免疫反应。

[1].间断免疫反应纤维;[2].免疫反应细胞体;[3].不同密度遍布结构的嘴尾侧范围;[4].密集纤维簇;[5].稀少的膨体和适量的穿通纤维。

2)纤维:内吗啡肽纤维的中枢分布十分广泛。

①端脑:主要分布于额叶皮质,相当于扣带回、前边缘皮质等。相对浓密的纤维存在于伏核,EM-1 较 EM-2 多。腹侧苍白球含许多 EM-1 免疫反应纤维,而 EM-2 纤维不存在或很稀少,无名质、终纹床核和杏仁复合体的免疫反应纤维也是 EM-1 多于 EM-2。

②间脑:EM-1 免疫反应广泛存在于下丘脑,包括视前内侧区和外侧区、下丘脑前区、下丘脑外侧区、下丘脑腹内侧核和背内侧核以及弓状核等。与之不同,EM-2 免疫反应纤维在许多下丘脑区常常不能被检出。在丘脑,EM-1 阳性纤维较下丘脑局限,EM-1 和 EM-2 免疫反应纤维仅存在于丘脑中线核,但前者较后者的阳性纤维更为丰富。

③中脑:两种吗啡肽纤维定位在上丘,主要局限于灰质层。较多阳性纤维存在于尾侧导水管周围灰质。中缝背核有中等 EM-1 阳性纤维。

④后脑和末脑:EM-1 和 EM-2 阳性纤维在臂旁核和蓝斑有不同的分布,许多 EM-1 膨体纤维存在于臂旁外侧核,而大量 EM-2 纤维存在于臂旁内侧核和 K-F 核。蓝斑内阳性纤维 EM-1 明显多于 EM-2,许多 EM-2 免疫反应纤维分布于三叉神经脊束核,而该核内仅含有少量 EM-1 膨体,在孤束核既存在 EM-1,也存在 EM-2 免疫反应纤维。

⑤脊髓:EM-1 阳性纤维在脊髓的分布不及 EM-2 密集,而且主要呈间断状,但 EM-2 免疫反应在脊髓背角最浅层包括Ⅰ和Ⅱ层的浅部强染,可见 EM-2 阳性纤维带沿背角内侧缘向前延伸,终止在X层附近。

总之,EM-1 较 EM-2 免疫反应在中枢神经系统的分布更为广泛和密集,其最高密度出现在臂旁核和孤束核而斜角带,终纹床核,Meynert 基底核,下丘脑后核,导水管周围灰质,蓝斑等部位免疫反应着色亦较显著。EM-2 免疫反应最高密度出现在脊髓背角浅层和三叉神经脊束核。

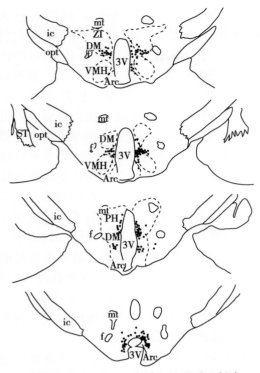

图 4-5-3　内啡肽 1（右）和内啡肽 2（左）
免疫反应胞体大鼠后下丘脑的分布

3V. 第三脑室, Arc. 弓状核, DM. 背内侧核, f. 穹
窿, ic. 内囊, mt. 乳头丘脑束, opt. 视束, PH. 下
丘脑后核, ST. 终纹, VMH. 下丘脑腹内侧核,
ZI. 未定带。

（2）投射通路：①下丘脑背侧区 - 脊髓通路：
该通路中含 EM-1 和 EM-2 两种纤维成分；②弓
状核和下丘脑背内侧核的上、下行投射：含两种
内吗啡肽纤维，向上投射至臂旁核，向下终止于
孤束核；③孤束核 - 前脑通路：仅含 EM-1 纤维成
分，向吻侧投射至杏仁中央核、终纹床核和下丘脑
外侧区等部位；④孤束核 - 脑干通路：主要投射至
导水管周围灰质和臂旁核，含单一的 EM-1 纤维
成分。

（四）内源性阿片样肽受体

内源性阿片肽分别作用于靶细胞膜上各自
的阿片受体。人体内存在多种阿片受体亚型，在
中枢神经系统内经典的阿片受体主要有 3 种亚
型，即 μ（mu）、δ（delta）和 κ（kappa）阿片受体。μ
阿片受体（mu opioid receptor，MOR）最初由于其
与吗啡亲和力高而得名，δ 阿片受体（delta opioid
receptor，DOR）的命名乃因它在小鼠输精管中含量
最丰富，κ 阿片受体（kappa opioid receptor，KOR）则
因其与乙基环唑酮亲和力高而得名，孤儿阿片样
受体（orphan opioid receptor）因在当初的那段时

间内未能找到其内源性配体而得名,这些受体均
已被克隆。

各种阿片肽对这 3 种受体的亲和力和选择
性有所不同：β- 内啡肽、脑啡肽主要作用于 μ 和 δ
受体；强啡肽主要作用于 κ 受体。

δ 受体对脑啡肽有很高亲和力，而对 μ 和 κ
受体选择性配体的亲和力则很低。δ 受体 mRNA
的表达主要在嗅球、旧和新皮质、尾壳核、伏核、嗅
结节、杏仁核、海马、腹内侧下丘脑、红核、三叉神
经运动核、被盖网状核、桥核、外侧网状核、脊髓和
背根节等部位。

κ 受体与强啡肽有很高的亲和力，其 mRNA
主要定位于眶皮质和无颗粒岛叶皮质、内嗅皮质、
顶 / 颞和枕叶皮质的 V / Ⅵ 层、屏状核、内梨状核、
伏核、嗅结节、杏仁核、终纹床核、视前内侧区、大
多数下丘脑核、正中隆起、室旁核、丘脑中央内侧
核、未定带、黑质、腹侧被盖区、中央灰质、被盖背
侧和背外侧核、蓝斑、臂旁核、中缝核、脑桥和延髓
网状核、三叉神经脊束核、孤束核、脊髓和背根节
等区域。

μ 受体在早期虽被认为与吗啡亲和力高，但
直到 20 世纪 90 后代后期才真正找到其选择性
内源性配体——内吗啡肽。μ 受体 mRNA 表达
较为广泛，主要分布在嗅球、纹状体、伏核、外侧
和内侧隔核、Broca 斜角带、终纹床核、杏仁核、海
马、视前内侧区。高水平的表达见于内侧缰核、
丘脑室旁核、中央正中核、旁中央核、束旁核等，
其 mRNA 也分布于视前内侧区、上 / 下丘、中央
灰质、蓝斑、臂旁核、中缝背核、中缝正中核、中
缝大核、脑桥和延髓网状核、疑核、孤束核、薄束
核和楔束核、迷走神经背核、脊髓以及背根节等
部位。

孤儿阿片样受体表现出 δ、μ 和 κ 受体的结构
特征，Neal 等对阿片受体样受体［opioid receptor-
like（ORL1）receptor］mRNA 在中枢神经系统的
分布以及其与孤啡肽的结合进行了详细的研究。
ORL1 受体与经典的 μ、δ 和 κ 阿片受体在生理方
面具有不同的作用，ORL1 受体许多方面都表现
出"抗阿片效应"，如：OFQ 在大鼠体内可以剂量
依赖性地翻转吗啡镇痛，但在脊髓方面，OFQ 却
能加强阿片镇痛作用。

孤啡肽结合位点最密集的区域是：多个皮质
区、嗅前核、外侧隔、腹侧前脑、一些下丘脑核、海
马结构、杏仁基底外侧核和杏仁内侧核、中央灰

质、脚间核、黑质、中缝复合体、蓝斑、桥核、脊髓等。而 ORL1 受体 mRNA 表达最多的区域主要包括各皮质区、嗅前核、外侧隔、腹侧前脑、多个下丘脑核、杏仁内侧核、海马结构、黑质、腹侧被盖区、中央灰质、中缝复合体、蓝斑、脑干运动核、小脑深核、孤束核、网状结构等。总之，ORL1 mRNA 在中枢的表达及其与孤啡肽的结合部位，除少数区域有所不同外，其余部位大体上是相互平行的。除此之外，ORL1 受体在外周组织器官中也有分布，通过 RT-qPCR 技术发现 ORL1 受体广泛分布于胃肠道、脾脏、卵巢等部位。更有研究证实 ORL1 受体在白细胞、淋巴细胞中也有分布。

有学者认为，存在一种 ε（ipsilon）型受体，对 β- 内啡肽有特殊亲和性。此外，很有可能还存在一些未知的阿片受体及其亚型。

（五）内源性阿片样肽的功能

1. 镇痛和抗伤害作用　内源性阿片样肽具有镇痛或抗伤害性感受作用，但它们的作用部位不同，ENK- 内啡肽和 β- 内啡肽在脑和脊髓内均有镇痛作用，其中 β- 内啡肽脑内含量远大于脊髓，因此以脑内特别是 PAG 作用为主。若将低剂量 L- 谷氨酸钠注入弓状核，使 β- 内啡肽神经元兴奋，可明显提高动物痛阈，这可能是通过弓状核 - 中脑中央灰质通路的结果。而强啡肽在脊髓发挥镇痛作用，在脑内则对抗吗啡镇痛。

ORL1 受体在痛觉调节部位（下丘脑、脑干等）分布广泛，进而对疼痛的产生和传递起着重要作用，是重要的疼痛处理调节器。经初步研究表明 ORL1 受体对疼痛的调节具有双向性，既可以致痛又可以镇痛。如在脑内注射 OFQ 会使痛觉敏感，但在脊髓水平注射具有镇痛作用。对于 ORL1 受体对疼痛的调节目前认为是：OFQ 诱导 N 型钙通道内化，促使 ORL1 受体在不同的部位产生不同的疼痛反应，但依然存在争议。对内吗啡肽的作用在离体大鼠脑片上进行了研究，用 EM-1 或 EM-2 进行灌流，对延髓腹外侧嘴部神经元的诱发放电可分别抑制 43% 和 38%，或对内吗啡肽产生浓度依赖性抑制。而且，EM-1 的压抑作用大约是 EM-2 的 3 倍，这种作用通过 μ 阿片受体介导。鞘内给予 EM-1 和 EM-2 同样产生抗伤害性作用。

2. 对心血管活动的调节　内源性阿片样肽及其受体广泛分布于一些与心血管活动有关的中枢结构，这可能是它参与心血管活动调节的形态学基础。实验证明，小剂量 M-ENK 注入大鼠延髓池内，可使血压降低，心率减慢；大剂量 M-ENK 或 L-ENK 注入后则血压升高，这些作用均可为纳洛酮所阻断。在创伤患者中，观察到血浆 β- 内啡肽含量与收缩压呈正相关，即血压高时血浆中 β- 内啡肽含量也高。在失血引起的低血压状态下，M-ENK 在下丘脑和血浆中的含量都升高，外源性给予纳洛酮可以有效改善失血性休克的低血压状态，提示阿片系统在休克的低血压保持中起重要作用，但在正常情况下，阿片拮抗剂不影响血压和心率。EM 对心血管系统的效应主要表现为降低血压、减缓心率及降低心输出量。研究发现，生理浓度下 EM 能通过减缓内皮细胞的凋亡过程来发挥对内皮细胞的保护作用，同时也可以促进内皮细胞的增殖和血管的生成，提示这可能是外周给予 EM 后，内皮细胞生成一氧化氮增加致动脉血压降低的原因。

此外，阿片肽还可产生由 μ 受体介导的缩血管效应。强啡肽能加重缺血导致的心律失常，而 β- 内啡肽脑抗血清或纳洛酮则可抑制之。

3. 对呼吸与体温的调节　阿片肽特别是吗啡有抑制呼吸的作用。μ 受体激动剂可抑制脑干的呼吸节律放电以及缺氧所造成的通气反应。相反，阿片拮抗剂则可促进呼吸运动。

在体温调节中，μ 受体激动剂通常可升高体温，κ 受体激动剂则降低体温，而 δ 受体激动剂似乎并不参与体温调节过程。

4. 参与学习记忆过程　众所周知，无论是动物或人，海马在学习与记忆中均起关键作用，它含有丰富的脑啡肽、强啡肽、孤啡肽和相关受体，μ、δ 和 κ 受体激动剂均可抑制已形成的条件反射。OFQ 激活 ORL1 受体会损害记忆，而 ORL1 受体拮抗剂可以阻止这种效果。有报道微量注射 OFQ 到成年大鼠 CA3 区可损害空间学习，而在另一些实验中纳洛酮既可改善学习，也可改善记忆，提示阿片系统不利于学习与记忆的形成。

5. 对胃肠道和肾脏功能的调节　给猫脑室注射 M-ENK，可引起呕吐，若预先给予纳洛酮，则可完全阻断之。将 ENK 注入小鼠脑室，则动物的胃肠活动减弱并引起便秘。据认为一部分水平衡是通过强啡肽控制而实现的。或许强啡肽对后叶加压素的释放有抑制作用。已证明 ORL1 受体在视上核和室旁核呈高表达，而 OFQ 可抑制视上核含后叶升压素神经元的放电，从而控制水平衡。

6. 参与运动和特异性感觉系统的活动 阿片肽存在于许多中枢运动性结构,如含孤啡肽的胞体定位在苍白球、脚内核、黑质、小脑深核等部位。给动物注射大剂量的吗啡可引起运动减少、肌肉强直和木僵。大鼠延髓池注入β-内啡肽也可引起上述肌肉强直和木僵现象,甚至产生湿狗样抽搐(癫痫发作的一种表现形式),β-内啡肽的这些作用也许是通过抑制多巴胺神经元活动的结果。OFQ 在低剂量注射时会增加大鼠的活动包括水平运动和垂直运动,同时增加探索行为,但高剂量注射会减少大鼠运动、使大鼠平衡与控制功能失调、肌力减退、咀嚼动作增加。

7. 参与摄食饮水活动 Ardianto C 等(2016)发现,μ、δ 和 κ 阿片受体拮抗剂在下丘脑降低食物摄入量,孤儿阿片样受体拮抗剂 LY2940094 能抑制啮齿动物的过度进食行为。

8. 参与情绪和应激反应调控 近年来,大量研究表明内源性阿片肽广泛参与情绪状态调节,通过下丘脑-垂体-肾上腺轴(hypothalamic-pituitary-adrenal axis,HPA axis)和自主神经系统,参与应激相关的病理生理反应及临床表现。近期研究发现 ATPM-ET 是一种新型的 κ 阿片受体激动剂和部分 μ 阿片受体激动剂,在小鼠实验中观察到抗焦虑和抗抑郁作用。纳曲酮和吗啡分别增强和逆转了小鼠受到物理应激后的抗抑郁作用。

9. 药物依赖和成瘾 研究证实 OFQ-ORL1系统参与药物滥用和成瘾,已经证实 ORL1 受体敲除小鼠比野生型小鼠对吗啡更敏感。许多研究表明注入 OFQ 对成瘾药物有抑制作用,它减少了吗啡戒断症状和吗啡诱导,OFQ 的这些抑制影响可能归因于其抑制了中脑边缘的多巴胺释放。有研究间接表明 OFQ-ORL1 系统对治疗嗜酒也具有一定的作用;内生 OFQ-ORL1 系统参与诱发可卡因敏化,外源的 OFQ 可以逆转可卡因敏感。

由于一些阿片肽在嗅觉、味觉、听觉和平衡觉有关结构中有免疫反应表达,因此,推测它们在特异性感觉信息传递和整合中也可起重要作用。

(田宗文　戴冀斌)

十一、甘丙肽

甘丙肽(galanin)是一种含 29(在人为 30)个氨基酸残基的神经内分泌肽,Tatemoto 等(1983)首先在猪小肠提取成功。根据其 N 端和 C 端分别为甘氨酸和丙氨酸残基的结构特点,命名为甘丙肽。

(一)甘丙肽的生物合成

甘丙肽系由前甘丙肽原(preprogalanin)裂解而成的生物活性肽。前甘丙肽原由 123 个氨基酸残基组成,其基因已在多种动物包括猪、牛、大鼠和人类克隆,种属系列表明 N 端 1~15 个氨基酸残基是高度保守的,甘丙肽 1~16 即充分显示其激动活性。猪、人甘丙肽的氨基酸序列如下:

猪

Gly-Trp-Thr-Leu-Asn-Ser-Ala-Gly-Tyr-Leu-Leu-Gly-Pro-His-Ala-Ile-Asp-Asn-His-Arg-Ser-Phe-His-Asp-Lys-Tyr-Gly-Leu-Ala

人

Gly-Trp-Thr-Leu-Asn-Ser-Ala-Gly-Tyr-Leu-Leu-Gly-Pro-His-Ala-Val-Gly-Asn-His-Arg-Ser-Phe-Ser-Asp-Lys-Asn-Gly-Leu-Thr-Ser

(二)甘丙肽免疫反应神经元的胞体及纤维联系

1. 甘丙肽免疫反应阳性神经元的分布 Melander 等采用间接免疫荧光技术揭示,甘丙肽免疫反应阳性神经元结构广泛存在于大鼠中枢神经系统。

(1)甘丙肽免疫反应阳性神经元在端脑的分布:甘丙肽免疫反应胞体存在于终纹床核、斜角带核水平支和垂直支、内侧隔核、杏仁中央核内侧方,少量位于皮质区。

(2)甘丙肽免疫反应阳性神经元在间脑的分布:甘丙肽阳性胞体见于丘脑前背核和室周核,但数量较少。中等密度的阳性纤维网出现在整个丘脑室周核平面。

许多免疫反应胞体存在于下丘脑视上核和室旁核,包括其大细胞部的大多数神经元胞体和小细胞部的少数核周体。下丘脑结节和尾侧大细胞核的大部神经元也呈阳性,视前内侧区、下丘脑背内侧核含许多甘丙肽阳性胞体。一大群甘丙肽免疫反应细胞体位于弓状核,特别是该核的腹外侧。广泛的阳性神经纤维网见于整个下丘脑范围,在正中隆起外层可见一非常密集的纤维网,它们围绕门脉血管,这种阳性纤维也分布于正中隆起内层。

(3)甘丙肽免疫反应阳性神经元在脑干的分布:仅仅在尾侧脚间核背侧部和中缝背核可检出甘丙肽阳性胞体,而蓝斑核存在大量阳性神经元核周体,一些也见于蓝斑下核。在面神经核腹外侧可观察到一群甘丙肽阳性胞体,许多阳性胞体存在于延髓外侧网状核内及其背侧、中缝苍白核和中缝隐核。于孤束核可观察到许多小的强反应的阳性胞体,更尾侧,其细胞数增多并分布于其内侧亚核和连合核内。许多甘丙肽阳性胞体位于尾侧三叉神经脊束核,特别集中于该核尾侧 2/3 区域和孤束核吻侧部。迷走背核含有高和中等密度的阳性神经纤维网。

(4)甘丙肽免疫反应阳性神经元在脊髓的分布:中等量小的免疫反应胞体和中到高度密集的纤维网见于脊髓所有平面背角的 Ⅰ 和 Ⅱ 层。在颈髓,少量阳性胞体也散在于中央管的外侧。此外,胃肠道的肌层和黏膜下神经丛也含有甘丙肽阳性胞体。

Kordower JH 等(1992)对甘丙肽在灵长类中枢神经系统的分布作了进一步观察,发现甘丙肽免疫反应在中枢的分布与大鼠相似,但猴和人基底前脑内的分布存在明显的种属差异。甘丙肽阳性大细胞体见于猴的整个基底前脑,而在人仅密集的甘丙肽阳性纤维分布于非免疫反应神经元附近。人视上核显示出许多甘丙肽免疫反应胞体,而在猴它仅含甘丙肽阳性纤维。同样,人的蓝斑和蓝斑下核含阳性神经元胞体,而猴这些区域仅含阳性纤维。在猴和人的脊髓前角存在甘丙肽阳性神经元,而在非灵长类的研究报道尚不一致。

另外,在灵长类的 Meynert 基底核、尾壳核、海马结构和齿状回均可观察到较多甘丙肽免疫反应胞体。

2. 甘丙肽免疫反应阳性纤维的联系 实验证明,刀割前脑内侧束后,免疫标记堆积在切割部位的尾侧,同样,横断终纹以后甘丙肽免疫反应产物也出现在切割平面的尾侧,表明存在上行性阳性纤维投射系统,但也有下行性投射的报道。

(1)脊髓 - 丘脑通路:Ju 等(1987)采用间接免疫荧光技术联合逆行性追踪以及外科损伤方法证明脊髓 - 丘脑含甘丙肽的纤维系统,它们仅是脊髓丘脑束很小的成分,其起始胞体位于 L_1~L_5 脊髓节段,在吻侧平面,这类细胞体优先定位在中央管背侧,而在尾侧平面,则出现于中央管外侧,其轴突经外侧索腹部投射到丘脑最腹侧和后部。

(2)杏仁核,终纹床核 - 中脑中央灰质通路:Gray TS 等证明,位于杏仁中央核和终纹床核外侧部的含甘丙肽的阳性神经元,其纤维投射到中脑中央灰质。

(3)视前内侧区 - 未定带、脚桥被盖核纤维:Sulanson LW 等证明视前内侧区的神经元发出轴突终止于尾侧未定带和脚桥被盖核,这一投射中含少量甘丙肽阳性纤维。

(4)下丘脑 - 垂体系统:存在于视上核和室旁核大细胞部的甘丙肽神经元的轴突经正中隆起终止于垂体后叶。

(5)隔核、斜角带 - 海马通路:大量研究已证明基底前脑的胆碱能神经元可直接投射到各个皮质区。而前者的两个部位——斜角带和内侧隔核也含大量甘丙肽免疫反应胞体。有学者在此基础上,采用免疫双染色结合荧光逆行性追踪技术揭示 Gal/ChAT 免疫反应胞体共同定位在内侧隔核和斜角带的 ACh 能神经元亚类,同时将荧光标记注射到腹侧或背侧海马后,可见大量荧光标记细胞出现在内侧隔核和斜带垂直支腹侧部,表明这类神经元既含有 ChAT/Gal 免疫反应也投射到海马,因而存在 ChAT/Gal 隔核、斜角带 - 海马神经通路。

(三)甘丙肽与神经递质共存

甘丙肽与一些经典递质共存于同一神经元内,如在哺乳动物脑中,甘丙肽与 NE 共存于蓝斑,与 5-HT 共存于中缝核,与多巴胺共存于正中隆起,与组胺共存于弓状核,与 ACh 共存于腹侧海马等,也可与 GABA 共存。此外甘丙肽还可与许多神经肽共存,如甘丙肽与 SP、CGRP 共存于脊髓初级传入末梢,通过突触后机制抑制伤害性刺激传入;甘丙肽也可与 VIP 共存,在视上核甘丙肽与 VP 共存,甘丙肽与 CCK 共同存在于脊髓 - 丘脑投射神经元中。在交感神经节中甘丙肽与神经肽 Y 共存,随缩血管神经元分布到动脉血管,在心迷走神经中甘丙肽与生长抑素共存,参与肺动脉收缩、呼吸兴奋和心抑制活动。

(四)甘丙肽受体

作为神经递质 / 调质的甘丙肽与许多生物功能相关,如摄食、认知、垂体前叶分泌、生殖、抗伤害等。甘丙肽的作用是由 3 种甘丙肽受体介导的,即 GalR1、GalR2 和 GalR3。GalR1 最初是从人类 Bowes 黑色素瘤细胞分离的,随后从大鼠、小鼠克隆。激活 GalR1 和 GalR3 通过与 G 蛋白(Gαi/Gαo)相互作用,通过百日咳毒素敏感的 AC,起抑制作用。GalR2 已从大鼠、小鼠和人体内克隆成功。激活 GalR2 既可以通过偶联 G 蛋白(Gαq/11)起激动作用,也可以通过与 G 蛋白(Gαi/Gαo)相互作用,抑制神经传递,其分布较 GalR1 更广泛。GalR3 已从大鼠和人体内克隆成功。

资料分析表明 GalR1 mRNA 仅出现于中枢

神经系统和外周神经系统,包括海马、下丘脑、皮质、杏仁核、脊髓、背根神经节,其中强信号见于下丘脑、杏仁核、脊髓背根神经节,而外周组织包括垂体前叶未能检测到。GalR2 mRNA 高水平表达见于下丘脑、背根神经节、肾脏,中等表达见于其他几种组织。GalR3 mRNA 在许多中枢和外周组织呈广泛地中、低水平分布。

M_{40}[Gal(1-13)(丙 - 亮)$_2$丙酰胺]是大鼠脑内高亲和性甘丙肽受体拮抗剂,能阻断甘丙肽在下丘脑和海马的作用,但在脊髓为弱拮抗剂,在胰腺为全激动剂,提示在这些组织存在不同的甘丙肽受体亚型。M_{15}又称为 galantide,是含有甘丙肽 1~12 位氨基酸残基和 P 物质前体 5~11 位氨基酸残基的融合蛋白,在大鼠脑为高亲和性甘丙肽受体拮抗剂,能阻断甘丙肽在海马、蓝斑和脊髓的作用,但不能阻断甘丙肽刺激垂体释放催乳素。

用逆转录一聚合酶链反应和液相杂交法对 GalRs 分布的定性定量分析表明,在一些组织(如下丘脑、脊髓、垂体前叶等)呈多重表达,支持早期药理研究结果,在某些组织中存在一种以上 Gal 受体亚型,而有些组织如心脏、大肠则仅存在单一亚型(GalR2),显示在中枢神经系统和外周组织 Gal 相关作用的潜在复杂性。

(五)甘丙肽的生理功能

甘丙肽及其受体分布于全身神经和内分泌系统、呼吸系统、胃肠道和泌尿生殖系统,已证明甘丙肽影响认知记忆、神经递质和激素的释放(乙酰胆碱,去甲肾上腺素,谷氨酸,多巴胺,胰岛素,生长激素及催乳素)、胃肠道运动、伤害感受、摄食和性行为。甘丙肽对靶细胞引发的效应主要为抑制性的。甘丙肽受体属于 G 蛋白偶联受体大家族。

1. 调节胃肠平滑肌收缩和胰腺分泌功能　甘丙肽在小肠有其特异性受体,它对平滑肌收缩的影响随动物种类及作用部位不同而不同。甘丙肽引起猪小肠平滑肌收缩,并与 CCK 和 ACh 协同作用;而对狗和豚鼠,甘丙肽抑制神经性胃肠收缩反应,抑制进食后人的胃肠运动。甘丙肽能强烈抑制大鼠五肽胃泌素引起的胃酸分泌,而对 Bethanechol 引起的胃酸分泌作用不明显,说明甘丙肽抑制胃酸是通过抑制胃泌素作用而不是通过胆碱能通路。对大多数哺乳类动物,甘丙肽抑制胰岛素分泌,导致高血糖。但在猪体内,甘丙肽却促进胰岛素和胰高血糖素分泌。

2. 促进垂体激素释放　形态学资料显示,甘丙肽密集分布在垂体前叶小型细胞分泌颗粒中,它与下丘脑其他分泌因子共同调节垂体功能。甘丙肽通过抑制来自正中隆起处的 DA 功能而促进催乳素释放;甘丙肽通过抑制生长抑素分泌或加强促生长素释放激素(GHRH)分泌促进生长素释放:甘丙肽可通过下丘脑和垂体,分别刺激促黄体生成素释放素(LHRH)和黄体生成素(LH)的释放。

3. 参与对生殖过程的调节　已有报道甘丙肽和甘丙肽结合位点呈现于下丘脑和垂体前叶,甘丙肽可作用于下丘脑和垂体水平,分别刺激 LHRH 和 LH 释放,Gal mRNA 表达于大鼠睾丸和卵巢。还有资料表明甘丙肽可急性促进睾丸间质细胞促性腺激素或 LHRH 类固醇的生成作用,且这种活动是通过受体介导的,因它可被特异性受体拮抗剂阻断。甘丙肽还刺激卵巢类固醇生成,即甘丙肽是卵巢功能的局部调节肽。

4. 甘丙肽对摄食行为的影响　甘丙肽在下丘脑特别是室旁核(PVN)浓度最高,自由活动大鼠于 PVN 微量注入甘丙肽可增加动物摄食量,优先增加脂肪摄入量,而于 PVN 注入甘丙肽拮抗剂 M_{40} 可剂量依赖性减少脂肪食物的消化,而且 PVN 注射甘丙肽对脂肪的消化刺激效应可以被预先在 PVN 注入 M_{40} 阻断,表明 M_{40} 是下丘脑甘丙肽受体潜在的拮抗剂。但注射入下丘脑其他核团及下丘脑外侧区,甘丙肽一般很少起作用,这些结果显示 PVN 部位 GalR 在控制脂肪消化中起关键性作用。

5. 抑制脊髓反射和镇痛作用　大鼠脊髓蛛网膜下腔注射甘丙肽,低浓度(10~100ng)易化屈肌反射,高浓度(1~10μg)主要抑制屈肌反射。甘丙肽能抑制背根刺激引起的伤害性反射,并拮抗 SP 对伤害性刺激的易化作用,该作用不能被纳洛酮翻转,可能是通过突触后抑制,直接降低 SP 的去极化反应所致。行为学实验表明,脊髓蛛网膜下腔注射甘丙肽提高大鼠甩尾阈值呈剂量相关性。

6. 甘丙肽对学习和记忆的影响　在几种啮齿类学习和记忆模型上,中枢注入甘丙肽有抑制作用,大鼠每天脑室注入 5μg 甘丙肽,Morris 水迷宫作业的获得变慢。每 4 天为一训练周期,每天实验开始前脑室内注入甘丙肽受体拮抗剂 M_{35},Morris 游泳迷宫作业习得性速率稍增加,但游泳速度不增加,提示内源性甘丙肽对游泳迷宫学习可能产生抑制性影响。

已知隔 - 海马胆碱能投射系统在学习记忆中起十分重要的作用。阿尔茨海默病早期,记忆功能丧失,此时基底前脑 ACh 明显减少。甘丙肽可阻断 ACh 的效应,在隔核、斜角带 - 海马 Gal/ACh 通路中,甘丙肽既可在突触前抑制 ACh 释放,也可对 ACh 传递产生突触后抑制性影响。

7. 甘丙肽对情绪的影响　甘丙肽能够调控 NE 和 5-HT 的神经传导,影响情绪。甘丙肽也可以对 5-HT$_{1A}$ 受体有拮抗作用,显示其对于抗抑郁有一定意义,进一步的实验显示 GalR1/3 受体可能介导甘丙肽改善抑郁的情况。

(符　辉　周兰仙)

第六节　非经典的神经递质

一、嘌呤类物质

嘌呤(purine)类化合物包括腺嘌呤(adenine)、腺苷(adenosine)及其衍生物 - 磷酸腺苷(AMP)、二磷酸腺苷(ADP)和三磷酸腺苷(ATP)等,为可能的神经递质。

传统上认为植物性神经由胆碱能神经和肾上腺素能神经两种成分组成。不少学者在早期研究胃肠道活动时,观察到存在第 3 种成分即所谓非肾上腺素能和非胆碱能神经,直到 1972 年 Burnstock 在研究肠道神经支配时发现虽然阻断了肾上腺素能和胆碱能神经传递,但刺激神经仍能引起肠肌的反应,并伴有 ATP 释放,因而提出了"嘌呤能神经学说",认为嘌呤神经利用嘌呤核苷和 / 或 ATP 作为神经递质。此后 Burnstock 又引入了共递质(co-transmitter)概念,例如 NE 和 ATP 或 ACh 和 ATP 可共同贮存,共同释放。

电生理学研究发现腺苷及其衍生物能抑制中枢神经元的电活动,生化研究证明腺苷能影响 cAMP 的生成,对 ATP 及嘌呤核苷的贮存、释放及灭活等已有不少研究,而对嘌呤受体及其拮抗剂和兴奋剂的研究更是日益更新,加之脑内选择性地存在嘌呤能神经元及其投射系统,因此,嘌呤类物质,特别是腺苷和 ATP 可作为神经递质或调质而发挥其作用。

(一) 腺苷和 ATP 的生物合成

腺苷和 ATP 在体内普遍存在,但体内的 ATP 很不稳定,易水解生成腺苷。腺苷主要由 AMP 经 5'- 核苷酸酶催化生成。而 AMP 是能量代谢和核酸代谢过程中的产物。ATP 来源于腺苷,腺苷在腺苷激酶(adenosine kinase)的作用下合成 AMP,然后相继磷酸化生成 ADP 和 ATP,其合成和分解代谢如下:

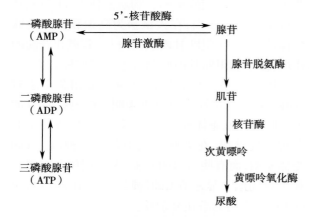

(二) 腺苷和 ATP 的贮存与释放

ATP 和腺苷主要贮存于轴突终末的囊泡内。超微结构揭示,嘌呤能神经终末的特点主要是具有特殊形式的、大的和不透明的囊泡,可与肾上腺素能、胆碱能囊泡区别。放射活性研究表明腺苷在体内能迅速转换成 ATP,且大部分作为 ^{3}H-ATP 而被保留。Pintor 等报道,在大鼠尾状核和膈肌的神经肌肉接头以及豚鼠的大脑皮质,ATP 存在于含有 ACh 的突触囊泡中,成为 ACh 的共递质。Stjarne 等的研究表明,在交感神经系统 ATP 存在于含 NE 的突触囊泡中而成为 NE 的共递质。现在一般认为,ATP 存在于各种递质、各种大小的突触囊泡里。

在离体和在体实验中,人们观察到刺激神经可使 ATP 和腺苷释放,这种释放是 Ca^{2+}、K$^+$ 依赖性的量子性释放,有些神经毒由于选择性阻断了 ACh 的释放而同时影响到其共递质 ATP 的释放。当 NE 释放的同时也可测到有 ATP 释放,NE 通过激活 α$_1$ 受体又进一步促进 ATP 的释放,ATP 对其自身的释放也有促进作用,但从突触体释放的嘌呤类物质以腺苷居多。

（三）腺苷和 ATP 的失活

释放出的腺苷和 ATP 可通过重摄取和酶的降解而终止其活动,其中以重摄取为主。

在豚鼠的脑片上业已证明,神经元胞膜上存在有高亲和力摄取系统。同样,这种摄取系统也存在于胶质细胞,如培养的星形胶质细胞也能对腺苷进行高亲和力的摄取。腺苷摄取抑制剂如 3′-脱氧腺苷(3′-deoxyadenosine)及双嘧啶氨醇(dipyridamole)等能减弱这种摄取。

腺苷也可以通过脱氨基失活。腺苷脱氨酶(adenosine deaminase,ADA)可使腺苷脱氨基生成肌苷,肌苷在核苷酶的作用下生成次黄嘌呤,后者经嘌呤氧化酶的催化生成尿酸。因此 ADA 是腺苷分解代谢中的关键酶,它广泛存在于脑和外周组织中。ATP 特异性水解酶——ATP 酶和腺苷三磷酸双磷酸酶位于神经元、胶质细胞和内皮细胞的细胞膜外表面,ATP 酶的活性比相应的 ADP 水解酶活性强。腺苷三磷酸双磷酸酶除降解 ATP 外,还可降解 ADP、GTP 和 UTP。

（四）腺苷脱氨酶免疫反应阳性神经元胞体在中枢的定位及纤维联系

1. 胞体定位　Staines 等采用免疫组织化学方法先后观察了 ADA 阳性神经元在中枢的分布及纤维投射,结果显示,ADA 阳性神经元胞体主要在基底下丘脑,这些神经元沿着脑室和下丘脑基底部从背内侧核到乳头体尾端的平面分布。每侧结节乳头体核 ADA 阳性细胞约 4 500 个,该核又可再分为以下 5 个亚核,它们都含有 ADA 免疫反应阳性细胞。

(1)结节亚核(Ts):相当于结节大细胞核,吻侧邻近第三脑室、尾侧与乳头体隐窝相邻。核内 ADA 免疫反应阳性神经元约占结节乳头体核 ADA 阳性神经元总数的 17%。

(2)间质亚核(Is):在结节乳头体核前部平面,为一不连续的细胞群,其中 ADA 免疫阳性细胞约占结节乳头体核 ADA 免疫反应神经元总数的 12%。

(3)外侧亚核(Ls):相当于尾侧大细胞核,它是最大的一个亚核,由结节乳头体核 ADA 免疫反应阳性细胞总数的大约 42% 所组成。

(4)腹侧亚核(Vs):在下丘脑基底部,弓状核和前乳头体核之间,约占结节乳头体核 ADA 阳性神经元总数的 22%。

(5)后亚核(Ps):相当于后乳头体尾侧大细胞核,这是最小的一个亚核,其 ADA 阳性神经元仅占结节乳头体核 ADA 神经元总数的 7% 左右。

腺苷的一个主要代谢途径是通过 ADA 脱氨而降解,有作者认为 ADA 在中枢神经系统高局限性分布,特别是在基底下丘脑神经元的强染色神经元网的出现,说明富含 ADA 的神经元系统可释放腺苷作为递质。

2. 纤维投射　Nagy 等(1984)采用荧光素逆行标记技术结合间接免疫荧光的方法证明结节乳头体核中含 ADA 的神经元可投射到大鼠的额叶皮质和纹状体,随后 Staines 等(1988)用免疫组织化学方法,对大鼠 ADA 阳性神经元和纤维在中枢神经系统的分布也进行了较详细的观察(图 4-6-1)。

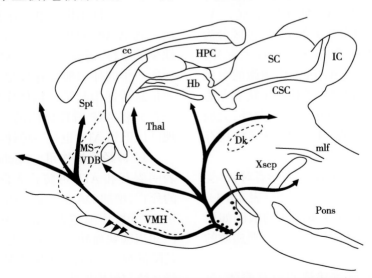

图 4-6-1　结节乳头体核腺苷脱氢酶免疫反应神经元投射通路

cc:胼胝体;Dk:Darkschewitsch 核;fr:后屈束;Hb:缰核;HPC:海马;IC:下丘;mlf:内侧纵束;MS-VDB:内侧隔区-斜角带核垂直部;Pons:脑桥;SC:上丘;Spt:隔区;Thal:丘脑;VMH:下丘脑腹后内侧核;Xscp:小脑上脚交叉。

从图 4-6-1 可见,有 4 条相对明显的纤维系统:

(1)起自结节乳头体核,由一些松散的纤维组成,呈放射状向尾背侧至背侧脑桥。

(2)最大的一束纤维系统,它们在结节乳头体核前背侧方聚集,然后向 4 个方向分为 4 束:

1)向背侧,然后朝尾侧达背侧纵束,在该束纤维内下降到中脑和脑桥区。

2)朝向背侧方支配后丘脑内的中线结构。

3)向嘴背侧,终止在前内侧丘脑核。

4)行向吻侧方支配前下丘脑、基底前脑和皮质区。

(3)主要系统,其纤维在大脑脚较吻侧会聚,然后分成 3 个松散的纤维束投射:

1)向背外侧达后纹状体。

2)腹外侧达皮质和杏仁核。

3)向吻侧最后达视上交叉。

(4)纤维在下丘脑外侧端平面行经其嘴尾侧到大脑脚,进一步向吻侧,这些纤维聚集成相对密集的束支配隔区、基底前脑和皮质区。

(五)嘌呤受体

Ralevic 等(1998)将嘌呤受体分为两个主要家族即 P1 腺苷受体和 P2 腺苷受体。此外,也存在 P4 受体,它介导聚磷酸二腺苷的作用,但是对单嘌呤(ATP、UTP、腺苷等)不反应。

1. P1 腺苷受体 依据腺苷及其类似物引起组织反应的作用效力顺序和对腺苷酸环化酶(AC)是抑制还是激活的不同作用,进一步分为 A1、A2 和 A3 受体亚型。A1 和 A3 受体与 Gi/o 偶联抑制 AC;A2 受体则与 Gs 偶联激活 AC。A2 受体又根据对不同组织亲和力的差异,再区分为 A2a 和 A2b。A1 受体在脑内分布有较大差异。Goodman 等证明海马的 CA1 区锥体细胞的突触处有高密度 A1 受体,而 CA1 区对缺血缺氧尤为敏感,且 NMDA 受体含量也很丰富。此外,大脑皮质和小脑也含有丰富的 A1 受体,该受体也存在于星形胶质细胞上。

A2 受体活化使 AC 活性增加,有学者对 A2 受体及其亚型的分布和作用进行了研究(表 4-6-1),其中 A2a 受体主要位于富含多巴胺的脑区如尾壳核、缰核和嗅结节等部位,并对一些经典递质的释放产生影响。

A3 受体是来自大鼠纹状体的腺苷受体,分布广泛。其 mRNA 在大鼠、绵羊和人的肺、脾、睾丸、膀胱、心、脑等部位均有表达。A3 受体的功能

涉及腺苷在缺血和缺血再灌注损伤时对心脏的保护作用。

2. P2 腺苷受体 Burnstock 和 Kennedy 根据对组织反应的类型和激动剂作用的效力顺序,将 P2 嘌呤受体分为 P2x 和 P2y 两个亚型。前者为离子通道受体,后者为 G 蛋白的偶联受体。哺乳动物神经组织里有 7 种 P2x(P2x$_{1\sim7}$)受体和 8 种 P2y 受体,它们分别是 P2y$_{1,2,4,6,11,12,13,14}$ 受体,其中 P2y$_1$、P2y$_2$ 和 Py$_{12}$ 在大脑皮质、小脑皮质、海马和脊髓呈广泛表达;而 P2y$_{1,2,4,6}$ 受体还可在脊髓、背根神经节、三叉神经节和结状神经节表达。此外,P2y$_1$ 受体在中脑、苍白球和基底核表达;P2y$_2$ 受体在上丘、纹状体和延髓表达;P2y$_{11}$ 受体见于人类大脑;P2y$_{12}$ 受体存在于延髓腹外侧区和终纹;P2y$_{13}$ 受体见于小脑、海马、尾状核、丘脑和黑质;P2y$_{14}$ 则在大脑皮质星形胶质细胞呈中度表达(受体空缺数字是一些仅在非哺乳动物体内发现或功能尚不甚明确的受体)。ATP 激活 P2y 受体后,抑制 Ca^{2+} 进入细胞,从而使儿茶酚胺兴奋性胞吐减弱,也可通过 P2y 受体影响谷氨酸和 GABA 的释放而发挥其对神经功能的调节,P2y 受体也参与了神经系统的发育和再生。

Gachet C 等(1995)从 P2 嘌呤受体中分出 P2T(血小板 ADP 受体)和 P2Z(肥大细胞和巨噬细胞对 ATP4 反应的受体)。随后人们又发现了一种对 UTP 反应的"核苷"或"嘧啶"受体,称之为 P2U 受体。

(六)嘌呤类递质的生理意义

嘌呤在机体代谢中占有重要地位。腺苷及其衍生物 AMP、ADP 和 ATP 不仅是合成核酸不可缺少的原料,还参与组织细胞的能量代谢,由腺苷酸所产生的环磷酸腺苷(cAMP)在一些激素和递质信息传递中起第二信使作用。长期以来,人们一直只将 ATP 看作体内的一种储存、供能物质,现已认识到 ATP 也是一种神经递质。

1. 神经保护作用 Michel PP 等(1999)研究表明腺苷和 ATP 可防止大鼠中脑 DA 能神经元的死亡,增加 DA 的摄取,抑制星形胶质细胞的繁殖,改变胶质细胞表型的变化,有神经营养作用。已知当脑缺血缺氧时可引起腺苷的释放,其作用是降低神经元的活动,防止神经元死亡,从而对神经系统起保护作用。

2. 腺苷对中枢神经系统具有明显的抑制作用 给动物脑室注射腺苷或其激动剂能防止或减

表 4-6-1　内源性表达的 A2 腺苷受体在中枢和周围神经系统的功能性分布

定位	亚型	作用
中枢神经系统		
尾壳核突触体	A2a	↓ K^+ 引起 γ- 氨基丁酸释放
大脑皮质	A2a	↓ 神经元放电
大脑皮质	A2b	↑ ACh 和 K^+ 引起的门冬氨酸释放
大脑皮质	A2a	↓ 缺血引起的 γ 氨基丁酸释放
大脑皮质	A2a	↓ 缺血引起的谷氨酸和门冬氨酸的释放
苍白球	A2a	↑ 电引起的 γ 氨基丁酸释放
苍白球突触体	A2a	↓ K^+ 引起的 γ 氨基丁酸释放
海马	A2a	↑ 电引起的乙酰胆碱释放
海马（CA3 区）	A2a	↑ 电引起的乙酰胆碱释放
海马（CA3 区）	A2a	↑ P- 型钙电流
海马突触体	A2a	↑ 藜芦醇引起的乙酰胆碱释放
伏核	A2a	↓ 运动活动（压力感受器↓,化学感受器↑）
孤束核	A2a	压力反射的控制（血压过低,心动徐缓）
	A2a	↑ 电引起的去甲肾上腺素释放
	A2a	↓ K^+ 引起的谷氨酸释放
纹状体	A2	↑ 多巴胺释放
纹状体	A2a	↑ 乙酰胆碱释放
纹状体	A2a	↑ 藜芦醇引起的乙酰胆碱释放
纹状体突触体	A2a	↓ K^+ 引起的 γ 氨基丁酸释放
上丘	A2a	↑ 诱发电位
脊髓	A2	抗伤害感受性
周围神经系统		
气道感觉神经元	A2a	↓ 辣椒素引起 P 物质释放
迷走传入神经元	A2a	去极化
输精管神经元	A2a	↑ 电引起的去甲肾上腺素释放
大鼠尾动脉神经元	A2a	↑ 电引起的去甲肾上腺素释放

轻各种实验性癫痫的发作。相反,给予甲基黄嘌呤以拮抗内源性腺苷,则有明显的致惊厥作用,而 ADA 作为一种促使腺苷降解的关键酶,能使癫痫发作加重,这表明腺苷具有明显的中枢抑制作用,并且通过 A1 受体介导。

3. **参与痛觉的调制**　ATP 本身就是一种作用于外周神经的强致痛物质,当组织损伤时一些致痛物质或递质如 H^+ 和 SP 等大量释放,它们不仅是致痛物质,还可通过增强 P2x 受体的功能进一步加强对伤害性信息的感受。

Karlsten 等证明 A1 腺苷受体与脊髓内和外周神经的伤害性调制有关。这或许涉及感觉性神经递质释放的抑制,因为 A1 受体已被证明介导 CGRP 从脊髓内和外周对辣椒素敏感的感觉神经释放以及抑制背根节神经元 GABA 电流。

腺苷和 ATP 对在外周和脊髓部位疼痛的传

递产生多种影响。在啮齿类周围神经末梢，腺苷 A1 受体激活，通过降低感觉神经末梢内 cAMP 水平产生镇痛作用，而通过增加 cAMP 在感觉神经末梢的水平促进疼痛，腺苷 A3 受体激活产生痛行为，这是由于 HA 和 5-HT 从肥大细胞释放后作用于感觉神经末梢的结果。

4. 对脑血管的作用　腺苷和 ATP 均能使脑血管扩张，这种作用可被甲基黄嘌呤所对抗。有学者认为腺苷或 ATP 在控制脑血流供应方面起稳定作用，如茶碱和咖啡碱可对抗腺苷的作用，引起血管收缩，增加脑血管阻力，使脑血流减少。

5. 参与胃肠道活动的调节　众所周知，嘌呤能神经是植物性神经的组成部分，即所谓非胆碱能和非肾上腺素能神经。刺激嘌呤神经在内脏平滑肌上可引出抑制性终板电位，引起肠道平滑肌松弛。外源性 ATP 能模拟刺激嘌呤神经的效应。

此外，腺苷在缺血和缺血再灌注损伤时对心脏具有保护作用。

6. ATP 与组织损伤　细胞外 ATP 含量过度升高，通常代表病理性（如组织损伤）的信息，将会有效地激活小胶质细胞，它在功能上与外周组织中的巨噬细胞相似，故有学者认为 ATP 在神经系统免疫反应、癌变和神经再生过程中起着重要作用。

二、一氧化氮

（一）一氧化氮生物学活性的发现

一氧化氮（nitric oxide，NO）是一种小分子气体。1980 年纽约州立大学生理学家及药理学家罗伯特·F·弗奇戈特（Robert F.Furchgott）等在研究血管舒张作用中发现，ACh、缓激肽和 ATP 的舒血管作用依赖于血管内皮细胞的存在，内皮去除后，它们的舒张作用即消失。由此提出由内皮细胞源性舒张因子（endothelium-derived relaxing factor，EDRF）介导血管舒张作用。1986 年 Furchgott 等基于 EDRF 药理作用与 NO 药理作用的相似性，提出 EDRF 可能就是 NO。英国 Moncada 等（1988）用缓激肽刺激体外培养的血管内皮细胞，观察到所释放物质的效应与 NO 相似，并用化学发光法直接检测到 NO，这就表明 EDRF 的化学本质为 NO。Garthwaite 等最先提出 NO 可作为一种神经元信使物质，他在有关小脑颗粒细胞研究中观察到原代培养的新生脑细胞能释放出一种 EDRF，其作用特点与 NO 相似，并证实脑

细胞中存在一氧化氮合酶（nitric oxide synthase，NOS）活性。随着人们对 EDRF 化学本质深入研究，NO 在免疫功能和神经信息的传递功能以及在神经疾病中作用的研究越来越多地涉及许多生理和病理生理状态，提出了 NO 可能作为一种全新的气体信使分子在神经系统中发挥着广泛的作用。对此项研究做出突出贡献的 3 位美国科学家荣获了 1998 年诺贝尔生理学或医学奖，除 Robert F.Furchgott 外，还有洛杉矶大学药理学家路易斯·伊格纳洛（Louis J.Ignarro）及得克萨斯大学药理学家弗里德·穆拉德（Ferid Murad）。

（二）一氧化氮的生物合成及其代谢

合成 NO 的前体是 L- 精氨酸（L-arginine，L-Arg），在 NO 的生物合成过程中，体内 L-Arg 与 O_2 在 NOS 的催化作用下生成 NO 与 L- 瓜氨酸（L-citrulline）。用以合成 NO 的氮原子（N）来自 L-Arg 末端的胍基，其中间产物是 N^W- 羟基 -L- 精氨酸（图 4-6-2）。

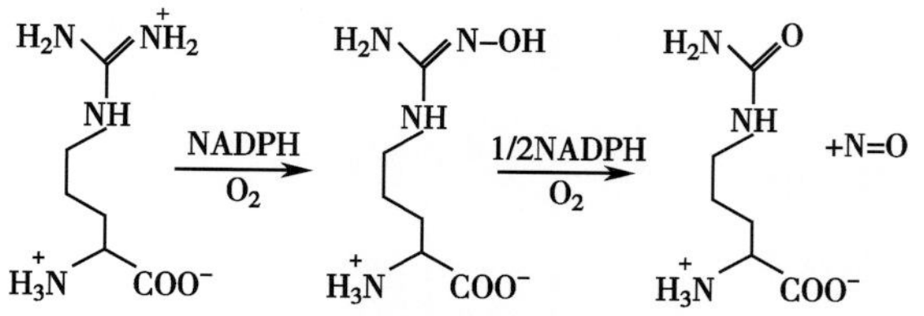

图 4-6-2　NO 的生物合成

第 1 步化学反应从 L- 精氨酸氧化成 N^W- 羟基 -L- 精氨酸，消耗 1 分子 NADPH 和 1 分子 O_2，第 2 步化学反应从 N^W- 羟基 -L- 精氨酸生成瓜氨酸和 NO，消耗 1/2 分子 NADPH 和 1 分子 O_2，这两步化学反应都需 Ca^{2+} 和钙调蛋白激活，四氢叶酸加速这些反应。

在 NOS 催化 NO 形成过程中需要多个供电子的辅助因子参与，使 O_2 得以利用，这些辅助因子有黄素单核苷酸（flavin mononucleotide，FMN）、黄素腺嘌呤二核苷酸（flavin adenine dinucleotide，FAD）、还原型烟酰胺腺嘌呤二核苷酸磷酸（nicotinamide adenine dinucleotide phosphate，NADPH，还原型辅酶Ⅱ）及四氢叶酸（tetrahydrobiopterin，BH4）。离体实验表明，NO 的生成量与 L-Arg 呈剂量依赖性关系。NO 极不稳定，半衰期仅 3~5s。合成后的 NO 很快被氧自由基、血红蛋白和氢醌等氧化成 NO_2^-，以亚硝酸根（NO_2^-）和硝酸根（NO_3^-）的形式存在于体内而失去生物活性，此过程可能是

NO 失活的生理机制。

已证实存在 L- 精氨酸 -NO 合成通路的细胞或组织有血管内皮细胞、血管平滑肌细胞、心室内皮细胞、血小板、巨噬细胞、中性粒细胞、单核细胞、神经元、肾上腺髓质细胞、乳腺细胞、肝细胞、胰腺 β 细胞、血管外膜的非肾上腺素能非胆碱能（NANC）神经末梢及肿瘤细胞等。刺激 NO 释放的生理性调节机制包括细胞外化学性刺激和机械性刺激。化学性刺激如内源性内皮细胞依赖的血管舒张剂，机械性刺激如搏动性的血流和血管应切力。

（三）一氧化氮合酶

1. 分类　一氧化氮合酶（nitric oxide synthase，NOS）是一种与细胞色素 P450 还原酶相似的含有亚铁血红蛋白的合酶，是 NO 合成的关键酶。NOS 有多种异构体，包括 nNOS（来源于小脑，1990）、iNOS（来源于巨噬细胞，1991）、eNOS（来源于内皮细胞，1991），分子量分别为 160kDa、133kDa 和 130kDa。nNOS 最早是在大鼠和猪的小脑中被发现，又称为神经元型 NOS（neuronal NOS，nNOS）。免疫组织化学研究结果表明，这类 NOS 也存在于其他各种神经组织和非神经组织。iNOS 最初是从啮齿类动物的巨噬细胞中分离出来，它是在细胞因子、脂多糖等多种物质的诱导下表达的，所以又称为诱导型 NOS 或诱生型 NOS（inducible NOS，iNOS）。许多实验表明，除巨噬细胞外，多种细胞类型均可表达这种 NOS，包括血管内皮细胞、心肌细胞和神经元等。eNOS 最初是在内皮细胞中发现，所以称为内皮型 NOS（endothelial NOS，eNOS）。以后又根据其表达的调节以及精氨酸类似物对其抑制的 IC_{50}，将 NOS 分为原生型 NOS 或结构型 NOS（constitutive NOS，cNOS）和诱生型 NOS（inducible NOS，iNOS）。nNOS 和 eNOS 属原生型，而 iNOS 属诱生型。原生型 NOS 主要存在于内皮细胞、血小板、中枢和外周神经等细胞中，其基因在生理情况下处于低水平表达（pmol 水平），而且此酶接受激动剂作用时反应快，酶活性迅速增加，起效时间仅几秒，其激活机制是因激动剂引起 $[Ca^{2+}]$ 增加，促进 CaM 与 NOS 结合，合成的 NO 以细胞信息传递为主，可引起平滑肌松弛、神经冲动传导、血小板聚集等细胞效应。这类酶以单体发挥作用，其活性依赖于 Ca^{2+}/CaM。诱生型 NOS 在生理情况下一般不表达，而在一些诱导剂如免疫刺激因子或炎症刺激作用下，巨噬细胞、中性粒细胞、肝细胞、血管平滑肌细胞等均可被诱导生成这类酶。但其起效慢，在诱导剂作用下，要经几个小时后才出现酶活性增强，此类酶一旦诱生，可持续合成较大量的 NO（nmol 水平）直至底物耗竭或细胞死亡。而合成的 NO 主要发挥细胞毒作用，如杀细菌、肿瘤细胞以及造成组织坏死或细胞死亡。这类酶以二聚体发挥作用，其活性不依赖于 Ca^{2+}/CaM，这是因为 iNOS 合成时已牢固结合了 CaM，只需极少量的 Ca^{2+} 即可使之激活。

生物化学和基因序列研究表明，NOS 的 3 种同工酶属于一个关系密切的蛋白质家族，种属间 NOS 氨基酸序列具有高度的保守性。在不同种属动物之间，相同的同工酶序列的同源性达 80%~94%。比较 3 种 NOS 的氨基酸序列发现，3 种 NOS 的 C 端均含有 FAD、FMN、NADPH 以及 CaM 结合位点，而且与细胞色素 P450 还原酶的结构非常相似。

nNOS 的结构和化学特性与 NADPH- 黄递酶（NADPH-diaphorase）有共同之处，有学者甚至认为这两种酶是相同的，因此常用简便的组织化学染色方法显示 NADPH- 黄递酶作为对 NOS 的定位。事实上 NOS 的 NADPH- 黄递酶活性只是细胞内总黄递酶的一部分，用 NADPH- 黄递酶组织化学染色和 NOS 免疫组织化学两种方法研究，显示两者在某些脑区可以共存（如大鼠纹状体、猴新皮质），但也有不完全共存的部位（脊髓交感神经核和骶部运动神经元）。由于测定 NADPH- 黄递酶的方法简便、经济、无需特异性抗体，仍不失为反映脑内 NOS 水平的常用方法之一。

2. G 蛋白偶联受体介导 NOS 的激活　原生型 NOS 活性对 Ca^{2+} 的深刻依赖性提示，在可引起细胞内 Ca^{2+} 水平升高的神经递质受体和 NO 生成之间可能存在明显的关系。

Glu 受体可分为离子型受体（ionotropic receptor）和代谢型受体（metabotropic receptor），代谢型 Glu 受体是与 G 蛋白偶联的 Glu 受体，这些受体都与磷酸肌醇水解和细胞内 Ca^{2+} 动员过程相关联，并已证实可激活 nNOS。这样，Glu 受体介导 NO 生成可通过两条途径，一条是利用离子型受体，另一条是利用代谢型受体。通过 Glu 代谢型受体所介导的 cGMP 反应依赖于细胞内 Ca^{2+} 库和细胞外 Ca^{2+} 内流，而由离子型受体所介导的仅依赖于细胞外 Ca^{2+}。

已证明调节 nNOS 活性的其他 G 蛋白偶联受体包括缓激肽受体、α 肾上腺素受体、内皮素 -1 受体、嘌呤能受体、阿片样受体、大麻素 (cannabinoid) 受体及 5-HT 受体。虽然 nNOS 激活需要 Ca^{2+} 是众所周知的,但有关细胞 Ca^{2+} 动员刺激强度的重要性在许多研究结果并不一致,如缓激肽和 NA 可以刺激星形胶质细胞释放 NO,而毒蕈碱乙酰胆碱受体 (mAChR) 激动剂碳酰胆碱以及组胺和 5-HT 则不能。

(四)一氧化氮合酶在神经系统的分布

1. 一氧化氮合酶在中枢神经系统的分布　在中枢神经系统存在有原生型 NOS(cNOS)和诱生型 NOS(iNOS)两大类同工酶。cNOS 包括神经元型 NOS(nNOS)和内皮型 NOS(eNOS)两类。不同类型 NOS 的纯化和克隆加速了用免疫组化技术和原位杂交技术研究 NOS 及其 mRNA 在中枢神经系统的分布。

从大鼠到人类,nNOS 主要存在于大脑皮质、海马、纹状体、下丘脑、中脑和小脑等处。在大脑皮质等脑区,含有 nNOS 的神经元占该区细胞总数的 2% 左右,散在地分布于整个脑区。在海马,nNOS 主要存在于 CA1 区的中间神经元及海马齿状回的颗粒细胞中。在下丘脑,nNOS 主要分布在室旁核和视上核。在中脑,nNOS 存在于上、下丘的表层。在小脑,nNOS 主要分布在颗粒细胞及其平行纤维和篮状细胞,但浦肯野细胞并不含 nNOS。在嗅球的颗粒细胞层、脊髓和背根神经节也有 nNOS 存在。有学者用免疫组化及 RT-PCR 方法证实,大脑星形胶质细胞可表达 cNOS 和 iNOS,小胶质细胞可表达 iNOS。胶质细胞来源的 NO 对中枢神经系统的病理生理有重要意义。原位杂交研究表明,nNOS mRNA 的分布与 nNOS 分布一致。小脑内 nNOS mRNA 含量最高,其次是嗅脑、上丘、下丘、海马和大脑皮质。

2. 一氧化氮合酶在内脏神经系统的分布　在哺乳类(小鼠、大鼠、田鼠、豚鼠、猫及人)胃肠道肠肌丛含 NOS 神经元甚多,而在黏膜下神经节则少见。在十二指肠 Brunner 腺周围多见,在胃和结肠黏膜及黏膜下血管周围有散在神经末梢沿整个肠道分布。在胰内神经节亦含 NOS 神经元胞体,阳性神经纤维主要见于小叶间隙神经干,细纤维在胰岛内可见,上述 NOS 分布表明 NO 的主要作用是调节肠运动和分泌以及调节其血流量。

近年有研究表明,nNOS 定位在人和动物呼吸道的神经,这些纤维主要见于呼吸道平滑肌,其密度从气管到小支气管逐渐减少,且常常与 VIP 共同定位。胆碱能与肾上腺素能系统与 NANC 系统共同控制支气管运动的紧张性,介导收缩(兴奋 eNANC)或松弛呼吸道平滑肌(iNANC)。近年有证据证明 NO 是 iNANC 系统的一种神经递质。NOS 免疫反应神经元胞体既存在于支配呼吸道的副交感神经节,也见于交感神经节和感觉神经节内,其中迷走神经上神经节多于下神经节。研究表明,释放 NO 的神经元或许是胆碱能通路的部分。

此外,在整个视觉系统也有 NOS 存在,眼脉络膜血管受含该酶的神经元的支配,参与脉络膜中血流的调节。

(五)一氧化氮介导的信号转导通路

NO 具有独特的理化性质和生物学活性,其分子小,具脂溶性,能通过生物膜快速扩散,与 Fe^{2+} 亲和力高。NO 产生后,能对自身合成的细胞及相邻细胞中的靶分子发生作用,起着细胞或突触间信息传递的作用。目前认为其主要的信号转导机制是激活可溶性鸟苷酸环化酶(soluble guanylyl cyclase,sGC)升高 cGMP。在 cGMP 这个环节之后的细胞内信号转导途径较为复杂,在不同的细胞有所不同,主要有以下几条途径:

1. 激活 cGMP 依赖性蛋白激酶　在平滑肌细胞,cGMP 能激活 cGMP 依赖性蛋白激酶,导致平滑肌松弛。在脑内该蛋白激酶主要存在于小脑浦肯野细胞,其功能意义还不清楚。

2. 调控离子通道　在培养的血管平滑肌上,NO 供体硝普钠可降低去极化引起的平滑肌细胞内 Ca^{2+} 上升,但不影响细胞内 Ca^{2+} 库的 Ca^{2+} 释放。NO 清除剂血红蛋白可逆转 NO 对 Ca^{2+} 电流的抑制,8- 溴 -cGMP(一种能透过细胞膜的 cGMP 同类物)可模拟硝普钠的作用。因此,NO 的这一作用是通过 cGMP 抑制电压依赖性 Ca^{2+} 通道电流而实现的。

3. 调节 ADP 核糖环化酶　研究发现有一种环 ADP- 核糖(cyclic ADP-ribose,cADPR),它能使细胞内 Ca^{2+} 库释放 Ca^{2+}。这种对 cADPR 敏感的 Ca^{2+} 库不同于三磷酸肌醇(IP_3)敏感的 Ca^{2+} 库。用海胆(sea urchin)卵进行研究已证实,cGMP 通过调节 ADP 核糖环化酶,促使 cADPR 的形成,引起细胞内 Ca^{2+} 的释放,从而提高胞质 Ca^{2+} 的水平。

4. 影响磷酸二酯酶 cGMP 可激活或抑制特殊亚型的磷酸二酯酶（PDE）。一般认为与 cGMP 有关的 PDE 有 3 类：第 1 类是被 cGMP 抑制的 PDE，这类 PDE 能选择性水解 cAMP；第 2 类是被 cGMP 激活的 PDE，这类 PDE 既能水解 cAMP，又能水解 cGMP；第 3 类是 cGMP 与之结合的 PDE，这是 cGMP 的特异性 PDE。脑中普遍存在的是能被 cGMP 激活的 PDE。尤其在大脑皮质、海马、基底神经节含量较高。在海马锥体细胞，cGMP 激活这类 PDE，使 cAMP 水平下降，从而抑制 Ca^{2+} 内流。平滑肌细胞中含有能被 cGMP 抑制的 PDE。

NO 除了经 NO-cGMP 途径发挥其生物作用外，还可不经过 cGMP 而直接发挥作用，这主要发生在激活 iNOS 生成大量 NO 而发挥细胞毒作用，在这种情况下，NO 的靶分子包括氧自由基、含铁蛋白、含铁硫蛋白、含巯基蛋白，在多数情况下这些反应会导致酶的功能丧失，甚至细胞死亡。NO 对细胞的影响依赖于 NO 的生成量；纳摩尔水平 NO 主要引起细胞毒作用，而皮摩尔水平或飞摩尔水平的 NO 则主要发挥细胞信息传递作用。

（六）一氧化氮的生物学作用

1. 在心血管系统中的作用 现已证实，许多扩血管物质如 ACh、缓激肽等的作用是因内皮细胞产生的 NO 所致。内皮细胞产生的 NO 可很快扩散至邻近的血管平滑肌细胞，激活 GC，使 cGMP 水平升高而促进平滑肌松弛。NO 通过对血管平滑肌的舒张作用调节血管张力，以此调整局部组织的血流和血压。基础水平的 NO 就能够调节脑、心、肺、胃肠道及肾的血流。实验表明，给动物施用 NOS 抑制剂，抑制内源性 NO 的生成，则血管阻力显著增加，血压迅速升高。内毒素或其他细胞因子的刺激可诱发血管壁产生大量 iNOS，使总体 NOS 活性增加，持续释放大量 NO，产生强烈而持久的血管扩张，甚至低血压及血管损伤。以往人们认为控制血压的信号主要来自缩血管因素，而目前看来控制血压的信号可能主要来自舒血管因素。

2. 参与免疫调节 实验表明，一些微生物产物或细胞刺激因子可以激活巨噬细胞，诱导 iNOS 表达，产生大量 NO，杀死或抑制细菌、真菌、寄生虫以及肿瘤细胞。近年一些研究表明，除巨噬细胞外，其他许多细胞如：T 细胞、B 细胞、单核细胞、肥大细胞、中性粒细胞及神经胶质细胞等在受到刺激时均可产生 NO。同一种细胞在不同情况下可表现不同类型的 NOS，且可以相互调节。NO 可通过与细胞内外的靶部位结合产生不同的生物学效应。NO 在生理情况下作为一种信使调节机体多种功能，在病理情况下则诱导巨噬细胞等多种细胞 iNOS 的表达，产生过量 NO，形成大量 O_2^- 及氮氧化合物，它们具有直接的细胞毒性作用。除细胞毒作用外，NO 还可能在免疫细胞间发挥信息传递作用。巨噬细胞可下调淋巴细胞的免疫应答，抑制 T 淋巴细胞增殖，有研究表明 NO 可以抑制 T 细胞的增殖，从而抑制特异性细胞免疫反应。

3. 在神经系统中的作用

（1）NO 在外周神经系统中的作用：用 nNOS 抗体进行免疫组织化学研究显示，植物性神经系统和肠神经系统的许多部位广泛分布着 nNOS，包括胃肠道、呼吸道、泌尿道、血管、胆囊、子宫、阴茎等。有实验表明，电场刺激胃肠道平滑肌能引起平滑肌的超极化和松弛。这一效应不能被 mAChR 阻断剂或肾上腺素受体阻断剂阻断，但能被河豚毒（TTX）阻断，说明是神经源性的。但对其递质的研究，结果很不一致，有学者认为释放的是嘌呤类物质，便把这类神经称为嘌呤能（purinergic）神经，另有学者认为神经肽参与其中，便称这类神经为肽能（peptidergic）神经。由于本质未明，所以总称为非肾上腺素能非胆碱能（non-adrenergic non-cholinergic，NANC）神经支配。

药理学研究表明，大鼠肛尾肌或胃底标本经阿托品和胍乙胺处理后，电场刺激仍可引起这些标本松弛。这一反应可被 NOS 抑制剂（如 L-NAME，L-NNA 或 L-NMMA）阻断，这种阻断又可被 L- 精氨酸逆转，但 D- 精氨酸无效。说明有 NO 参与这种 NANC 松弛。用化学发光法检测，进一步获得了释放 NO 的证据。而且 NO 的释放也可被 NOS 抑制剂、去除细胞外液 Ca^{2+} 或河豚毒阻断，从而说明 NO 在 NANC 传递中发挥着递质作用。这种依赖于 NO 的神经传递又可称为氮能（nitrergic）或一氧化氮能（nitroxidergic）神经传递。

同样，在胃肠道神经 - 肌肉标本上，用电场刺激时，常可记录到抑制性接头电位（inhibitory junction potential，IJP），这是平滑肌细胞对抑制性递质的超极化电反应。这种 IJP 不被阿托品和肾上腺素受体阻断剂阻断,但 NOS 抑制剂 L-NAME 可大大降低这种 IJP,L- 精氨酸可逆转 L-NAME 的作用,但 D- 精氨酸无效。进一步研究还发现,外源性 NO 可引起类似于电场刺激引起的超极化,而这种超极化还能被 NO 清除剂氧合血红蛋白阻断,这就更进一步说明 NO 是 NANC 传递的一种递质。

(2)影响神经递质释放:已有资料表明,不同脑区中,NO 可通过改变突触前神经末梢递质释放,调节突触功能。如 NA 通过下丘脑的肾上腺素 α_1 受体生成 NO,后者继而调制下丘脑肽的释放,如黄体生成素释放激素。大鼠纹状体在体研究证明 NO 可增加突触前天冬氨酸、Glu、GABA、ACh 及 5-HT 的水平。研究表明 NO 调节递质释放的分子机制可能是通过调节 Ca^{2+} 流改变不同小泡的释放功能。

(3)NO 参与突触可塑性的形成:突触可塑性(synaptic plasticity)是指在外来刺激下,突触联系变成选择性和持久性增强或减弱的一种能力。它被认为是学习记忆的细胞基础,其中研究得较多的是海马的长时程增强和小脑的长时程抑制。

在海马 CA1 区标本上的研究已经证实,长时程增强(long-term potentiation,LTP)的产生需要有两个条件:①兴奋性氨基酸突触后的 NMDA 受体的激活及 Ca^{2+} 内流;②突触前末梢 Glu 释放的增加。其中需要有逆行信使(retrograde messenger)把两者联系起来。NO 能促进体外培养的海马锥体细胞自发释放神经递质的过程,提示 NO 在 LTP 中充当逆行信使的作用,即 NO 在突触后生成,逆行扩散至突触前增加突触前神经递质的释放。事实上,海马 CA1 区含有 Ca^{2+} 依赖性 NOS,而且向海马薄片施加 NMDA 或强直刺激其传入纤维,可导致 NO 的形成和 cGMP 的积聚。NOS 抑制剂 L-NNA 可阻断 CA1 区 LTP 的形成。目前认为 LTP 的形成过程是:突触前释放 Glu,激活突触后 NMDA 受体通道,Ca^{2+} 流进突触后膜,激活 NOS,生成的 NO 向四周弥散,透入突触前,作用于 sGC 和 / 或 ADP- 核糖转移酶,后者使酶或蛋白质激活或 ADP- 核糖基化,使离子通道发生改变,导致突触前递质释放增加,增强突触传递。

小脑的长时程抑制(long-term depression,LTD)的形成过程中也有 NO 的参与。小脑的浦肯野细胞同时接受两类兴奋性传入,一类来自颗粒细胞的平行纤维,另一类来自下橄榄核的攀缘纤维。这两类传入都以 Glu 作为递质,同时刺激这两类纤维才可导致平行纤维和浦肯野细胞间的突触形成 LTD。刺激攀缘纤维通过 AMPA 受体可强烈地使浦肯野细胞去极化,使电压门控性 Ca^{2+} 通道开放,Ca^{2+} 内流。平行纤维兴奋时释放的递质,主要通过代谢型受体激活第二信使 IP_3,使细胞内 Ca^{2+} 增加和 DAG 激活蛋白激酶 C,导致 AMPA 受体敏感性改变。此外,小脑内的 NOS 主要存在于颗粒细胞和篮状细胞,浦肯野细胞中含有 sGC 但不含 NOS。由于 NOS 抑制剂 L-NMMA 能阻断 LTD,因此认为颗粒细胞和篮状细胞被激活时产生 NO,弥散到浦肯野细胞,激活其中的 GC,使 cGMP 增加,进而激活 cGMP 依赖的蛋白激酶,使 AMPA 受体磷酸化,受体发生构型改变,最终导致受体敏感性下降,形成 LTD。

(4)调控睡眠节律:背外侧被盖区的胆碱能神经元表达高水平的 NO 合成酶,这些神经元投射到丘脑。丘脑内的 NO 水平和觉醒状态有关,在清醒和快速眼动睡眠期比较高,在慢波睡眠期比较低。而且有实验证据也表明这些神经元的 NO 合成可能调控睡眠节律。其具体机制不是很清楚,这些丘脑神经元表达高水平的 cGMP 依赖的蛋白激酶,NO 能提高 cGMP 的水平,从而可能影响丘脑神经元的兴奋和发放模式。

4. 参与痛觉调制　大量证据表明在外周和中枢不同水平 NO 都可参与痛觉调制。目前在外周关于 NO 参与痛觉调制的研究结果尚不一致,如用前列腺素或鹿角菜胶注射于大鼠足底造成炎症性痛觉过敏。这时在相同注射部位给予 L- 精氨酸(NO 供体)对痛觉过敏有抑制作用,提示 NO 对外周伤害性感受器有直接抑制作用,可产生镇痛。但有相反的报道,用缓激肽引起的痛觉过敏,NO 供体或 cGMP 类似物对它有促进作用,NOS 抑制剂对它有抑制作用。进一步的研究认为,这种矛盾可能与造成炎症的模型不同以及所用 NO 的剂量大小有关。在甲醛致痛模型上,局部注射 L- 精氨酸或硝普钠,低浓度时对第 II 期痛反应有促进(致痛)作用,高浓度时起抑制(镇痛)作用。NOS 抑制剂(L-NAME)本身对第 II 期反应有镇痛作用,还能减弱低浓度 L- 精氨酸的致痛作用和高浓度 L- 精氨酸的镇痛作用。

在脊髓水平免疫组化研究显示,在脊髓背角

胶状质区、中间带外侧核以及中央管周围的神经元都含有较高的 NOS 免疫活性,而且脊髓背根神经节的细胞中也能生成 NO。这些部位与痛觉调制密切相关。实验发现,蛛网膜下腔注射 NOS 抑制剂 L-NAME 可抑制甲醛致痛的第 Ⅱ 期反应,有镇痛作用,L- 精氨酸可逆转 L-NAME 的作用。与此相似,蛛网膜下腔注射 NMDA 增强伤害性刺激的反应,出现痛觉过敏,这时注射 NOS 抑制剂(L-NAME 和 L-NMNA)、NO 清除剂(血红蛋白)或 sGC 阻断剂(亚甲蓝)可抑制这种痛觉过敏。神经源性疼痛时出现的痛觉过敏也能被 L-NAME 阻断。这些资料说明,NO-cGMP 通路在痛觉过敏的发生发展中起重要作用。

在脊髓以上水平侧脑室注射 NOS 抑制剂(L-NAME,L-NMMA 和 L-NNA)出现镇痛作用已在甩尾法、热板法、扭体法以及甲醛致痛模型上得到证实,说明 NO 参与各种疼痛过程。进一步研究还发现,侧脑室注射亚甲蓝阻断 GC,出现剂量依赖性的镇痛作用,这时注射二丁酰 -cGMP 能对抗亚甲蓝的镇痛作用。因此,如在脊髓水平一样,脑内 NO-cGMP 途径也在疼痛过程中起重要作用。在整体大鼠的机械或热伤害性刺激实验中,脑室注射 L- 精氨酸却能出现很强的抗伤害性感受的作用。临床研究也提示,在各种不同类型的慢性痛患者身上应用 L- 精氨酸可以导致持续的镇痛作用,此效应可被纳洛酮翻转。最近实验证实了脑中 L- 精氨酸的双重作用,L- 精氨酸不仅是 NO 的前体,还是京都肽(kyotorvphin,酪氨酸 - 精氨酸二肽)的前体。所以,L- 精氨酸在脑内既可通过 NO-cGMP 通路发挥致痛作用,又可通过京都肽发挥镇痛作用。

5. **介导神经活动和脑血流量的偶联**　NO 的很多特性使其非常适合介导神经活动和脑血流量的偶联。NO 是一种强血管松弛剂,在加强的神经活动中(Glu 激活)被释放,而且具有高度扩散性。如前面所说,NMDA 受体激活能够促进 NO 的生成和释放。很多实验证明 NO 在小脑、大脑皮质和海马区介导神经血管偶联,但是在一些脑区,NO 并不直接介导神经和血管信号,而是调控其他通路,特别是花生四烯酸相关的扩血管物质。

6. **神经毒性**　神经毒性正常时 NO 介导突触信息传递,但大量 NO 产生时,则具有神经毒性。Garthwaite 等发现,小脑中突触后 NMDA 受体兴奋引起 NO 释放并由此导致 cGMP 增加,此过程依赖于 Ca^{2+}。此后,许多研究都把 NO、兴奋性氨基酸受体和 cGMP 三者联系在一起。现认为 Glu 能神经元参与脑缺血时的神经毒性作用,NMDA 受体拮抗剂可阻断脑缺血时的神经损伤。可能存在这样的机制:当突触前释放过量的 Glu 时,通过激活突触后 NMDA 受体,使细胞内 Ca^{2+} 浓度增高,激活 NOS 神经元和胶质细胞产生过多的 NO,使其周围的神经元死亡。在培养的大脑皮质神经元细胞中加入 500μmol/L 的 NMDA 作用 5min,可使多达 80% 的神经元在 24h 内死亡。但若加入 NOS 抑制剂则能减弱上述细胞的神经毒性,此效应可被 L- 精氨酸逆转,提示 NO 介导 Glu 的神经毒性作用。

含 NOS 的神经元是较为独特的,它们释放的大量 NO 可杀死非 NOS 神经元,但自身却能抵抗 NMDA 毒性而不受 NO 之害。而 NOS 神经元对使君子酸盐(quisqualate)和海人酸盐(kainate)的神经毒性却极度敏感。用低剂量使君子酸盐预处理培养的皮质细胞,可选择性杀伤 NOS 神经元,非 NOS 神经元保持存活。NOS 神经元抵抗 NO 毒性的机制不清,原因之一可能是维持 NOS 活性所需的生理 Ca^{2+} 浓度对脑的 GC 具有抑制作用。另外,纹状体 NOS 神经元富含锰 SOD,能够抑制局部毒物过氧化亚硝酸阴离子(peroxynitrite)的形成,使 NOS 神经元能抵抗 NO 的毒性作用。另一原因可能与神经元 NOS 的胞内移位有关。例如 eNOS 磷酸化从膜移位到胞质且无催化活性,故胞质内无 NO 产生。相反,非磷酸化的 eNOS 与胞质膜结合,有催化活性,可产生 NO,释放到胞外。nNOS 在膜和胞质内部存在,故认为在 NOS 神经元,NOS 的活性形式可能存在于胞质膜,它释放 NO 到胞外,而在 NOS 细胞内却无 NO 产生,使其能抵抗 NO 损害。

(符 辉　周兰仙)

第七节　神经类固醇

类固醇（steroid）在人体生理活动中具有多方面的功能。早期的工作表明，在神经系统，类固醇可以对下丘脑 - 垂体轴实行反馈调节。近年来的研究表明，类固醇对神经系统的作用也是多方面的，包括行为、学习、记忆、适应和基因表达等，从而使人们将其看成是一类新的神经调质。

一、概念和历史

1941 年 Selye 最早报道某些类固醇具有麻醉作用。40 年过去了，人们对类固醇的研究和认识也有了长足的进展。1981 年首先在脑内提取出神经类固醇孕烯醇酮（pregnenolone）、去氢表雄酮（dehydroepiandrosterone）及其硫酸盐。此外，能对神经系统发生作用的类固醇还包括肾上腺皮质球状带产生的盐皮质激素（minealocorticoid）、束状带产生的糖皮质激素（glucocorticoid）和网状带产生的性激素，如雌激素（estrogen）、孕酮（progesterone）、睾酮（testosterone）等。性激素尚可由性腺产生。各种类固醇都是环戊烷多氢菲的衍生物，胆固醇是其共同前体。神经系统除能通过血液和脑脊液摄取和吸收来自周围组织的类固醇外，还能自身合成类固醇，这种不依赖从周围摄取而由神经组织自身产生的类固醇就称为神经类固醇（neurosteroid）。脑的神经类固醇含量可在去势和切除肾上腺的大鼠测到，在两性相近。每克脑组织中含量为孕烯醇酮 4ng、孕烯醇酮硫酸盐 7ng、孕酮 0.8ng。脑内去氢表雄酮和孕烯醇酮及其硫酸盐的浓度远较血浆中高，并且在切除肾上腺和睾丸后不受影响。一般认为神经类固醇由胶质细胞（主要是少突胶质细胞）产生，但近来报道小脑的浦肯野细胞也能合成孕烯醇酮和孕酮。其合成途径已被线粒体培养、同位素标记、生化测定和免疫细胞化学方法所证明，即在少突胶质细胞的线粒体内膜上的细胞色素 P450 胆固醇侧链裂解酶（cytochrome P450 side-chain cleavage，P450scc）将胆固醇的侧链裂解为孕烯醇酮，孕烯醇酮再在 17 羟化酶作用下转变为去氢表雄酮；或在 3β 羟基类固醇氧化还原酶 5- 烯 - 异构酶作用下转变为孕酮（LeGoascogne，1987）。用抗 P450scc 抗体进行免疫细胞化学染色，显示此酶存在于脑的白质内，少数免疫反应阳性胞体还位于嗅皮质、嗅球和扣带回皮质。培养的星形胶质细胞也能合成神经类固醇。有学者曾报道在下丘脑细胞内雄激素可转变为雌激素。在脑内合成的类固醇主要是孕烯醇酮、去氢表雄酮、孕酮及其硫酸盐和脂肪酸酯。现已证明，神经类固醇的概念适用于包括人类在内的所有哺乳动物。除中枢神经系外，有报道人的坐骨神经内孕烯醇酮的浓度约为血浆、肌腱和肌肉的 100 倍，并且与性别和年龄无关，提示周围神经系中的神经膜细胞也可能有合成类固醇的能力。

二、类固醇受体在神经组织中的分布

类固醇的受体是具有高度特异性和亲和力的蛋白质，分布于胞质和核内。神经组织内类固醇受体的分布可用不同的方法进行检测和显示，包括对核内与受体结合的同位素标记类固醇的测定、胞质内可溶性受体蛋白含量的检测以及用类固醇受体的抗体进行免疫细胞化学定位等。

一般用合成的两种糖皮质激素 RU-26988 和 RU-28362 来确定脑内肾上腺皮质激素受体的亚型。这两种化合物都只与糖皮质激素受体结合，而不与盐皮质激素受体结合。$[^3H]$ RU-28362 可用于直接测定脑内的糖皮质激素（如地塞米松）受体（GR）。另一种合成的类固醇 RU-26752 能选择性地与盐皮质激素（醛固酮）的受体（MR）结合。皮质酮的受体（CR）特性接近于 GR。学者们应用上述方法分析了不同脑区 CR 和 GR 的含量（表 4-7-1）。盐皮质激素受体（MR）在脑内的分布与 CR 相似，但在海马、下丘脑视前区和脑室周围区的含量较高。用放免分析法测定醛固酮受体在大鼠脑内含量的次序为：海马、下丘脑室旁核、新皮质、外侧隔核、下丘脑外侧区、弓状核、内侧隔核、视前外侧区。

GR 和 MR 已在垂体前叶证实，将同位素标记的糖皮质激素或盐皮质激素静脉注入去肾上腺的大鼠，可见同位素标记的受体位于细胞核内，其中，$[^3H]$ 地塞米松受体位于 ACTH 细胞。

表 4-7-1　不同脑区 CR 和 GR 的含量

脑区	最大结合量(fmol/mg 胞质可溶性蛋白质)	
	CR	GR
下托 + CA 区	144	22
齿状回	104	133
CA3 区	72	70
腹侧海马	51	55
外侧隔核	36	195
孤束核	7	123
下丘脑室旁核	8	59
杏仁中央核	9	112
杏仁皮质核	9	90
蓝斑	9	75
中缝背核	0	44

20 世纪 60 年代后期在脑内发现雌激素受体。学者用放射自显影和免疫细胞化学相结合的方法证实:雌激素受体存在于下丘脑室旁核、弓状核、室周区和孤束核等处的儿茶酚胺能神经元、后叶加压素能神经元和 β- 内啡肽能神经元内。孕激素在脑内分布于海马、隔区、下丘脑、垂体、杏仁核、中脑、内侧视前区和大脑皮质。在下丘脑视前区睾酮芳香化为雌二醇再与受体发生作用。在成年雌性大鼠不能证实雄激素受体的存在。在脑内孕烯醇酮硫酸盐和去氢表雄酮硫酸盐作为 $GABA_A$ 受体的异构拮抗剂而发挥作用,即能与 $GABA_A$ 受体互相作用。

除神经元外,类固醇受体还存在于神经组织的胶质细胞和血管内皮细胞。放射自显影研究表明,交感神经节的神经膜细胞和卫星细胞可被 [³H] 地塞米松标记。同样情况见于视神经。在 C6 胶质瘤细胞中,GR 更为丰富。应用 GR 的抗体进行免疫细胞化学研究表明,GR 也存在于中枢神经系统的胶质细胞中。

类固醇激素与其受体互相作用的细胞内机制:首先,类固醇是脂溶性激素,很容易穿过细胞膜的脂质双层而进入细胞质内,与胞质内的受体结合(少量类固醇受体也见于溶酶体、线粒体和核膜),使受体发生构型改变(例如使沉降系数为 8S 的受体蛋白质解离为 4S 蛋白质),或使受体的磷酸化状态发生改变,促使激素 - 受体复合物在温度和酸碱度的影响下穿过核膜而转移至核内。在核内,受体与特定的染色质蛋白质和 DNA 序列(又称激素反应元件)结合。于是,受体作为激素信号的直接换能器,就能调节基因转录,进而影响一系列靶细胞的生理效应。研究表明,GR 在细胞核内可通过蛋白质 - 蛋白质相互作用,影响激活蛋白 -1(activating protein-1,AP-1)的活性。AP-1 由 Fos 和 Jun 两种蛋白质的异质二聚体组成或仅由 Jun 的均质二聚体组成,它能决定某些基团对 GR 的转录反应,故 GR 与 AP-1 的相互作用可调控基因表达。

三、神经组织中类固醇受体的调节和变化

类固醇受体的数量是决定细胞对类固醇发生生物反应的重要因素。与细胞核紧密结合的受体复合物的数量取决于进入细胞的类固醇浓度和胞质内受体分子的数目,进入细胞核的类固醇的量又受到外源性或内源性物质的竞争性拮抗或协同影响,受体分子的数目则可受到短或长时程的调节性影响。

短时程调节包括类固醇受体的激活和转入核内的调节,这些影响可通过在体外改变 pH、离子浓度和使用抑制剂来实现。长时程调节见于生命过程中由于环境、内分泌和神经支配变化对类固醇受体表达的调控。

在大鼠生后第 1 天,海马皮质类固醇受体(包括 GR 和 CR)很少,生后 4 周胞质内结合皮质类固醇的能力增加 4 倍,然后逐渐达到成年水平,但下丘脑神经元内的皮质类固醇受体在生后变化不大。在垂体,GR 自出生至成年无明显变化,CR 在出生后第 6 天出现,4 周时达到成年水平。老年动物 GR 和 CR 数量减少,最显著表现于海马 CA3 区。此时伴有锥体细胞的数量减少。

用皮质酮处理动物,或反复给予应激性刺激,均可导致海马的 GR 和 CR 数量减少,并伴随 CA3 和 CA2 区神经元数目减少。神经元丧失的机制可能与神经元为了在过度兴奋状态下维持充分的能量供应而受损伤有关。反之,切除肾上腺后,在下丘脑、额叶皮质和垂体内 GR 数目增加。

神经递质对类固醇受体有明显的影响。在先天性 AVP 缺失大鼠(Brattleboro 大鼠),海马 CA1、CA2、CA3 和垂体前叶内 [³H] 皮质酮的结合量明显减少。若用 VP 处理,则可使海马和垂

体前叶的 CR 恢复到正常水平,说明 VP 对 CR 的形成有促进作用。用谷氨酸为致痫剂诱发癫痫时,海马内的 GR 减少。用 5,7- 双羟色胺损毁 5- 羟色胺神经元,2 周后海马内 [³H] 皮质酮标记的 CR 增加 2 倍。酪氨酸 -β- 羟化酶抑制剂使下丘脑、视前区和大脑皮质内的孕酮受体数目减少,是由于支配这些部位的去甲肾上腺素减少所致。将苯丙甲酸雌二醇给予去势的大鼠使松果体内雌二醇的结合能力增加约 1.5 倍。切除支配松果体的颈上神经节后,松果体摄取雌二醇的能力降低 20%,而损毁背外侧隔核支配海马的胆碱能通路使海马的 CR 数目增加。用海人酸部分损毁海马神经元导致存留海马内的 CR 含量增多,这种受体的代偿性增多表现在海马神经元细胞核对 [³H] 皮质酮的摄取增加。除类固醇外,肽类(如 ACTH 和 VP)也可调节脑内的类固醇受体。给予 ACTH4-10 可反转因垂体切除所致的海马受体增多效应;给予 VP 则可使 Brattleboro 大鼠的海马受体水平升高。在急性应激和使用 GABA 受体抑制剂时脑和血浆的神经类固醇浓度增高,这是由于降低了 GABA 对下丘脑 - 垂体 - 肾上腺轴的抑制作用所致(Barbaccia,1998)。

四、类固醇激素对神经系统的作用

类固醇激素在神经系统中可以促进神经元的发育和存活、促进髓鞘形成、调节神经递质的受体、影响认知和精神状态、抑制凋亡和神经毒作用等(Synthia,2007)。

1. 对蛋白质合成和神经元的影响 海马脑片被皮质酮处理后,用聚丙烯酰胺凝胶电泳显示标记氨基酸迅速结合到分子量为 54kDa 的蛋白质合成高峰中,其结合率增加 10%~15%。另有实验表明,皮质酮可导致脑片中含有多聚腺苷酸的 mRNA 含量增多,说明含有多聚腺苷酸的 mRNA 是皮质酮作用的主要产物。垂体切除后,海马神经元多聚核糖体合成蛋白质的能力降低,若用 ACTH 和皮质类固醇替代处理,则可反转垂体切除的影响。Tanapat 等(1999)用 BrdU 标记细胞周期,发现雌雄激素能使成年大鼠海马齿状回新生的神经元增多,切除卵巢后则新生的细胞减少,说明雌雄激素可促进神经元的蛋白质合成。DHEA(去氢表雄酮)和 DHEA 硫酸盐是具有神经活性的神经类固醇,对啮齿类胚胎神经突起的生长有很强的促进作用,使 tau 免疫反应阳

性轴突增多,反复给予可改善脑创伤所致的认知和行为缺陷。DHEA 和 DHEA 硫酸盐还能保护海马神经元对抗谷氨酸、AMPA、NMDA 和海人酸的神经毒,抗 PC12 细胞凋亡(Milman,2007)。DHEA 是老年时神经元凋亡的内源性抑制剂,其作用通过 G 蛋白偶联的特异性膜结合位点实现,包括激活抗凋亡的 Bcl-2 蛋白,激活转录因子 CREB 和 NF-κB,刺激儿茶酚胺的合成和释放。成人海马可合成雌雄激素,后者可影响记忆和突触可塑性。

2. 对神经递质的影响 类固醇通过影响神经递质来调节神经活动,它们结合和调节各种类型的神经递质受体,在中枢神经系统内刺激抑制性神经传递,甚至与胞内受体结合而调节基因表达。用地塞米松处理提高视上核谷氨酸脱羧酶(GAD)的活性,但抑制杏仁内侧核的 GAD 活性。

肾上腺皮质激素对 5-HT 神经元有显著的影响,肾上腺切除降低海马、下丘脑和中脑的 5-HT 转换指数,糖皮质激素增强合成限速酶——色氨酸羟化酶的活性,故是 5-HT 系统发育的促进剂。在成年动物,5-HT 神经元损伤后,肾上腺类固醇可刺激侧支出芽。已经证明,中缝核的 5-HT 神经元有 GR。

在小鼠生后第 2 周给予皮质酮可提高蓝斑神经元酪氨酸羟化酶(TH)的活性,蓝斑神经元含有 GR,糖皮质激素可提高脑内的酪氨酸水平。皮质酮还可增强下丘脑神经结构内 DBH 的活性。垂体切除降低肾上腺髓质的肾上腺素水平及苯乙醇胺 -N- 甲基移位酶(PNMT)的活性而皮质醇则可维持 PNMT 活性。脑干的 C1、C2 细胞群神经元含有 GR。

糖皮质激素在嗜铬细胞瘤培养中选择性地诱导 TH 而抑制 ChAT。在交感神经系统,糖皮质激素通过抑制乙酰胆碱表型而促进肾上腺素表型的发育。地塞米松可增加脊髓、下丘脑、伏隔核和颈动脉体内多巴胺(DA)的水平。糖皮质激素所致的 DA 水平升高与库欣病(Cushing disease)发病时出现的神经活动抑制和精神症状有关。

类固醇对神经肽也有广泛的影响。切除肾上腺的动物,其正中隆起和视上核的 VP 水平及神经元活动升高,同时伴有促肾上腺皮质激素释放激素(corticotropin releasing hormone,CRH)神经元活性增高,给予糖皮质激素后则使上述作用反转。切除肾上腺的动物的视前区、前部下丘脑、中

脑导水管周围灰质、最后区和血浆中的血管紧张素含量降低,给予皮质酮后恢复。切除双侧肾上腺使海马的血管活性肠肽(VIP)浓度降低,给予皮质酮或地塞米松后可使 VIP 恢复正常。而 VIP 可影响睡眠周期,脑室内注射 ng 浓度的 VIP 可延长慢波睡眠,减少醒觉时间。

3. 对胶质细胞的影响 培养中的星形胶质细胞、少突胶质细胞和 C6 胶质瘤细胞都含有 GR。糖皮质激素对胶质细胞的主要作用是诱导少突胶质细胞和 C6 胶质瘤细胞中的葡萄糖磷酸脱氢酶(GPDH)和星形胶质细胞中的谷氨酰胺合成酶。GPDH 与髓鞘形成有关,谷氨酰胺合成酶则与氨的解毒有关。糖皮质激素还能抑制 C6 胶质瘤细胞的生长,但孕酮则能促进神经元的发育和胶质细胞的生长分化。神经类固醇孕酮还可参与周围神经的髓鞘形成,促进周围神经(如坐骨神经)损伤后的再生。孕酮可促进髓鞘生成。施万细胞可合成孕酮,促进少突胶质细胞分化(Morro,2007)。

4. 对第二信使 cAMP 的作用 1980 年,Mobley 和 Sulser 报道脑内去甲肾上腺素(NE)可刺激 cAMP 在大鼠额叶皮质脑片的形成,肾上腺切除可增加 NE 刺激的 cAMP 水平,用糖皮质激素处理可使这种增加反转,即类固醇可修饰神经递质对 cAMP 的作用。对下丘脑和海马的研究证明,NE、VIP 和组胺都可刺激 cAMP 形成,而皮质酮和地塞米松对此有调节作用:NE 和 VIP 刺激 cAMP 生成的作用被糖皮质激素所降低;而组胺刺激 cAMP 生成的作用则被糖皮质激素所升高;糖皮质激素还能加强 C6 胶质瘤细胞和星形胶质细胞瘤中 cAMP 的升高。这些作用的不同是因为细胞类型不同所致。性激素也可调节由 NA 和组胺刺激的海马中 cAMP 的形成。人们认为,类固醇对 cAMP 的调节作用是在基因水平或通过 GTP 结合蛋白实现的。

5. 对神经内分泌和行为的作用 肾上腺皮质类固醇对神经内分泌的作用主要是通过作用于海马的受体,再通过海马对下丘脑 - 垂体 - 肾上腺(HPA)轴的抑制作用实现的。在海马神经元内存在 GR 和 MR。海马为糖皮质激素作用的主要靶区。长期暴露于高浓度的糖皮质激素会对海马产生明显的毒性作用,因为糖皮质激素能增强兴奋性氨基酸通过 NMDA 受体所致的神经毒作用。切除肾上腺后导致海马神经的神经元尤其是齿状回神经的神经元发生形态改变,甚至大量死亡。

给予皮质酮后可使这种作用减弱,说明一定的糖皮质激素对海马神经元具有营养作用。在老年慢性应激状态、阿尔茨海默病或抑郁症时,海马神经元内皮质类固醇受体的密度和数量减少。这些受体的丧失又导致海马对 HPA 轴的抑制性影响减弱,从而使肾上腺皮质类固醇的合成和释放增加。血中皮质类固醇的浓度升高后,又促使海马神经元变性。这样,就形成了一个伴随年老而出现的前馈连锁(feed forward cascade)。正常情况下,醛固酮与血管紧张素 II 有协同作用,均使盐摄入增加。切除肾上腺后,动物的盐欲增强,给予低剂量的醛固酮后可使情况反转。盐皮质激素的代谢产物 4- 氢去氧皮质酮可引起镇静和睡眠。大剂量的糖皮质激素可防止由蛋白质合成抑制剂(如嘌呤霉素)引起的遗忘。糖皮质激素对学习行为的影响一般通过被动和主动逃避行为来研究。糖皮质激素促进主动逃避反应的消退,大剂量皮质类固醇抑制被动逃避反应的保持,但小剂量则促进被动逃避反应的保持。中脑 - 边缘系统被认为是糖皮质激素影响行为的作用部位,将含数毫克皮质醇的胶丸植入中脑网状结构、背侧海马、外侧隔区、前部下丘脑、杏仁核或后部下丘脑均能促进逃避反应消失。皮质酮还与探究行为有关,切除肾上腺的大鼠对新环境的探究行为减弱,这种作用是特异性的,因为其他类固醇没有这种作用。临床实验研究表明,糖皮质激素在一定剂量下能抑制癫痫发作,从而具有一定的治疗作用,患阿尔茨海默病时前额叶皮质别孕烯醇酮浓度降低,癫痫时颞叶皮质的神经类固醇活性降低。

6. 对受体、离子通道和基因表达的作用 近年来,对类固醇的作用进行了大量受体和离子通道方面的研究。中枢神经系统内丰富的胆固醇及其硫酸盐衍生物是各种神经类固醇的前体,这些神经类固醇双向性地调节神经元的兴奋性。类固醇对脑内 GABA 受体的调节可能是许多精神心理现象(如记忆、应激、焦虑、睡眠、抑郁、惊厥等)的基础。$3-\alpha-$ 羟基 $-5-\alpha-$ 去氢孕酮和 $3\alpha,5\alpha-4-$ 氢去氧皮质酮是强有力的 $GABA_A$ 受体——Cl^- 通道复合体的配体,能促进 Cl^- 摄入脑内的突触囊泡,加强 GABA 对培养的海马和脊髓神经元的抑制作用,这可用来解释某些类固醇麻醉药的催眠和麻醉作用。去氢表雄酮和孕烯醇酮硫酸盐是 $GABA_A$ 受体的异构抑制剂。4- 氢皮质酮、去氢表雄酮和孕烯醇酮可快速而可逆地抑制海马

CA1 区锥体细胞电压门控的钙通道,抑制 Ca^{2+} 内流,从而影响 GABA 受体的作用。Yan-yen(1990)证明,糖皮质激素可抑制炎症时胶原酶的产生,其机制是由于核内的糖皮质激素受体(GR)通过蛋白质/蛋白质的相互作用,抑制位于胶原酶启动子中的 AP-1 的活性,从而抑制胶原酶的转录。而 AP-1 与原癌基因 *c-fos* 和 *c-jun* 的表达产物 Fos 蛋白和 Jun 蛋白的活性有关。因此,这种蛋白质-蛋白质间的相互作用代表了控制基因转录的两个主要信号转导系统之间的对话(cross-talk)。Meyer 等(1999)在研究神经类固醇对海马内抑制性突触传递中的作用时指出,去氢表雄酮硫酸盐能拮抗 GABA 受体介导的抑制效应,与认知过程(学习和记忆)有关。神经类固醇可通过变构调节剂的作用调节 NMDA 受体和 $GABA_A$ 受体的作用,与中枢神经系统的记忆和周围神经系统髓磷脂的修复有关。Guarneri 等(1998)认为,孕烯醇酮硫酸盐可作为变构调节剂调节 NMDA 受体介导的反应,刺激 NMDA 受体使孕酮和孕烯醇酮合成增加,并对离体的视网膜产生兴奋性神经毒作用。孕烯醇酮硫酸盐变构性地与离子型谷氨酸受体相互作用,促进谷氨酸能神经元的活动,但抑制 AMPA 的作用。孕烯醇酮及其硫酸盐作用于配体门控的离子通道受体,是 $GABA_A$ 受体的负性调节剂以及 NMDA 受体的正性调节剂,故为兴奋性神经类固醇。

Numakawa T 等(2010,2016)报道了 BDNF 及其受体广泛表达于发育和成年哺乳动物的脑中。BDNF-Trk B(受体)激发的细胞内信号与糖皮质激素之间可能存在对话(cross-talk)机制,从而与抑郁症的发病机制和对抗脑缺血的作用有关。

综上所述,半个多世纪以来对神经类固醇的研究已从细胞、受体阶段进入信使和基因水平,对其合成、代谢和作用已有较深入的了解。事实证明,类固醇确实是一种对神经系统功能具有广泛调节作用的神经调质。随着研究的深入,在不久的将来,类固醇对脑功能的影响将有更多的新发现,其重要性可能不亚于神经递质。

（朱长庚）

第八节　神经递质共存

一、概念

一个神经元是否能合成、贮存和释放一种以上的神经递质的问题多年来吸引了许多学者的兴趣和关注。它的讨论涉及 Dale 原则(1935),该原则称:神经元在其所有的末梢都释放同样的递质。例如,已知感觉神经元周围支的递质,那就意味着其中枢支也具有同样的递质。但是,这一原则常被人理解为一个神经元只能产生和释放一种递质,这是对 Dale 原则的误解。如果一个神经元能产生两种递质,那么,这两种递质也会存在于其所有的分支中。因此,我们应该正确理解 Dale 原则的含义,同时,将神经递质共存(coexistence of neurotransmitters)与这一原则分开来讨论,不要混为一谈。然而,2006 年 Samano 等报道,交感神经节前神经元可合成和释放 ACh 和神经肽 ENK,但它们可在不同的轴突及其终末内释放,这可看作是对 Dale 原则和概念的一种突破。2010 年 Gutierrez 和 Rafael 为此出版了专著 *Co-Existence and Co-Release of Classical Neurotransmitters*, 收集了学者们在这方面的研究成果和见解。越来越多的事实都证明,神经系统中普遍存在神经递质共存的现象,共存的神经递质在神经系统的信息传递中发挥着重要作用。

二、研究方法

1. 免疫细胞化学技术

(1)光镜水平:在同一切片或相邻的连续切片上用 PAP 法或 ABC 法显示不同的抗原。在同一张切片上需用能显示不同颜色的不同呈色剂显示两种不同的抗原-抗体反应,而且所用的一抗应来自不同种属的动物。在相邻的切片上可用一种呈色剂显示不同的两种抗原-抗体反应。

能显示不同颜色的呈色剂有许多可供选择:如 DAB 反应产物为棕色,硫酸镍铵反应产物为蓝黑色,4-氯-1-萘酚反应产物为蓝色等。

在相邻的连续切片上显示递质共存要求切片很薄,否则,两张切片虽然连续,却不能反映同一细胞。切片越薄,可靠性越大。

在光镜水平显示递质共存一般限于神经元胞

体,因为神经末梢的直径可能小于切片的厚度(如20μm),无法连续切片,而在同一张切片上要在一个神经末梢内辨认两种免疫反应非常困难。

根据相似的原理,也可以在同一切片或相邻的连续切片上用免疫荧光法显示不同的抗原-抗体反应:在同一张切片上需用不同的荧光抗体;在相邻的切片上可使用一种荧光抗体显示不同的两种抗原-抗体反应。

(2)电镜水平:可采用的免疫电镜双标方法有:①用包埋后染色法在相邻的两张超薄切片上通过 PAP 法显示两种不同的抗原-抗体反应;②用包埋后染色法在同一张超薄切片上借不同直径的胶体金标记的不同种属的抗体显示两种不同的抗原;③用包埋前染色显示一种抗原-抗体反应,再用包埋后染色法显示另一种抗原-抗体反应。要在神经纤维,特别是在突触结构内显示两种递质共存,必须用免疫电镜双标的方法。

2. 原位杂交组织化学与免疫细胞化学相结合 原位杂交组织化学(in situ hybridization histochemistry,ISHH)可在分子水平检测细胞中的蛋白质和肽类物质的存在,若能同时进行免疫细胞化学研究,在细胞水平证实另一种肽类物质的存在,就可显示递质共存。其方法也是利用两种不同的呈色剂(例如,ISHH 用碱性磷酸酶呈蓝色反应,或用同位素标记显示黑色银粒;免疫组化用 DAB 呈棕色反应)显示两种不同的神经活性物质。

3. 激光共聚焦扫描显微镜 由于激光共聚焦扫描显微镜能对组织切片进行很薄的光学连续切片,故能通过不同的荧光标记物[如异硫氰酸荧光素(FITC)、四甲基异硫氰酸罗丹明(TRITC)、德克萨斯红(Texas Red)等]显示不同神经活性物质的共存。由于光学切片很薄,还可进行三重标记。

三、共存部位

关于共存情况,有学者证明,在发育的交感神经元中存在 NE 和 ACh。似乎在交感神经元发育的一定阶段可以释放 NE 和 ACh。在松果体,起自颈上神经节的交感神经肾上腺素能末梢不仅含有 NE,而且含有 5-HT,并且两者都可以释放。一般认为 5-HT 来自松果体细胞,借膜泵摄入肾上腺素能神经末梢。在胃肠道的某些内分泌细胞不仅含有肽类激素,而且含有生物胺,Pearse 将这些内分泌细胞归入含氨和/或氨前体并能脱羧(amine content and/or precursor uptake and decarboxylation,APUD)系统。近来证明,这种共存现象也见于神经元,而且可能是比较普遍的。在豚鼠的椎前神经节,大多数肾上腺素能的主细胞内含有生长抑素。在某些动物(大鼠、豚鼠、猫、牛、猴及人)的肾上腺髓质细胞含有脑啡肽样物质。在猫、狗和猴的颈动脉球体的球细胞主要含有多巴胺,但也呈脑啡肽免疫反应阳性。免疫细胞化学还显示,血管活性肠多肽存在于胆碱能神经元。在延髓中缝核,5-HT 可与 SP 共存于一个神经元。在中脑导水管周围灰质的吻腹侧中线含有 SP 和 CCK 双重阳性神经元。在人的大脑皮质神经元内有鸡胰多肽(APP)与 SOM 共存。在大鼠的下丘脑神经元内有神经肽 Y 与生长抑素共存。下丘脑的超薄切片证实:在延髓中缝核和脊髓前角的 5-HT 能神经末梢也呈 SP 阳性免疫反应,在这些末梢中 SP 与 5-HT 位于同一大颗粒囊泡(直径 60~90nm)中。目前,神经递质共存已成为神经科学工作者热心研究的课题,新的共存物质和共存部位不断被发现。这些共存现象可归纳为:①不同的经典递质(NE、ACh、DA、GABA、5-HT 等)共存(表 4-8-1);②经典递质与肽类物质共存(表 4-8-2);③不同的肽类物质共存(表 4-8-3)。

表 4-8-1 不同的经典递质共存

递质名称	共存部位	作者
多巴胺和 γ-氨基丁酸	大鼠黑质,未定带	Oertal,1982
去甲肾上腺素和乙酰胆碱	发育的交感神经元	Furshpon,1979
5-羟色胺和乙酰胆碱	蜗牛巨大神经元	Cottrell,1977
5-羟色胺和 γ-氨基丁酸	中缝背核,室管膜上神经元	Famrani,1984
5-羟色胺和多巴胺	蜗牛神经	Kerkut,1967
谷氨酸和乙酰胆碱	蟾蜍运动神经元	Fu,1998

表 4-8-2 经典递质与肽类递质共存

递质名称	共存部位	作者
儿茶酚胺和神经肽 Y	大鼠 A1、A2、A6、C1 细胞群	Everitt, 1984
多巴胺和神经降压素	大鼠下丘脑弓状核, 腹侧被盖区	Ibata, 1983
多巴胺和加压素	大鼠垂体后叶	Pelletier, 1983
多巴胺和胆囊收缩素	人、大鼠腹侧被盖区	Hökfelt, 1980
多巴胺和脑啡肽	猴、狗、猫颈动脉体	Lundberg, 1979
多巴胺和促皮质素释放因子	下丘脑弓状核	Meister, 1985
多巴胺和神经肽 Y	猫颈上节、腹腔神经节	Edvinsson, 1985
	大鼠延髓、输精管	Lee, 1985
去甲肾上腺素和生长激素释放抑制因子	大鼠肾上腺髓质细胞	Lewis, 1979
		Viveros, 1979
	豚鼠交感神经节	Hökfelt, 1980
去甲肾上腺素和脑啡肽	猫蓝斑	Charnay, 1982
去甲肾上腺素和加压素	大鼠蓝斑	Caffe, 1985
5- 羟色胺和 P 物质	大鼠、猫脊髓、延髓	Pelletier, 1981
	大鼠背侧缝核室管膜上丛	Magoll, 1986
肾上腺素和神经降压素	大鼠延髓	Lovick & Hunt. 1983
肾上腺素和神经肽 Y	大鼠延髓	Hökfelt, 1984
		Everitt, 1984
5- 羟色胺和促甲状腺激素释放激素	大鼠延髓	Hökfelt, 1981
5- 羟色胺和脑啡肽	猫延髓、脑桥	Glazer, 1982
	大鼠延髓最后区	Armstrong, 1984
乙酰胆碱和 P 物质	延髓背外侧被盖核	Vincent, 1983
乙酰胆碱和降钙素基因相关肽	大鼠舌下神经核、面神经核、疑核	Rosenfeld, 1983
乙酰胆碱和血管活性肠肽	大鼠交感神经元(支配汗腺)	Langley, 1981
	大脑皮质	Eckenstein & Baughman, 1984
	猪的副生殖腺	Kaleczyc, 1999
乙酰胆碱和脑啡肽	豚鼠蜗神经	Altschuler & Parakai. 1983
	大鼠交感节前神经元	Kondo, 1985
γ- 氨基丁酸和生长激素释放抑制因子	猴、猫大脑皮质、丘脑	Hendry, 1984
	大鼠海马	Oertel, 1983
		Jirikowski, 1984
γ- 氨基丁酸和胆囊收缩素	猴、猫大脑皮质	Henry, 1984
γ- 氨基丁酸和神经肽 Y	猴、猫大脑皮质	Henry, 1984
γ- 氨基丁酸和 P 物质	大鼠背侧缝核及室管膜上丛	Magoll, 1986
去甲肾上腺和甘丙肽	蓝斑	Hökfelt, 1998
去甲肾上腺和神经肽 Y	猪的副生殖腺	Kaleczyc, 1999

表 4-8-3 不同的肽类物质共存

递质名称	共存部位	作者
促肾上腺皮质激素和 β- 内啡肽	下丘脑弓状核	Watson，1978
	垂体前叶分泌颗粒	Pelletier，1977
蛙皮和降钙素基因相关肽	大鼠脊神经节	Panula，1983
胆囊收缩和催产素	神经垂体神经末梢	Martin，1983
	室旁核大细胞	Vanderhaeghen，1983
胆囊收缩和促皮质素释放因子	室旁核小细胞	Mezey，1985
脑啡肽和催产素	神经垂体神经末梢	Martin & Voigt，1981
脑啡肽和 P 物质	猫回肠神经	Domoto，1978
脑啡肽和生长激素释放抑制因子	豚鼠正中隆起	Bauvillain，1984
组异肽和脑啡肽	室旁核	Hökfelt，1983
组异肽和促黄体素释放素	室旁核	Hökfelt，1983
组异肽和神经肽 Y	小肠肌内神经元	Ekblad，1983
血管活性肠肽和神经肽 Y	小肠肌内神经元	Ekblad，1983
加压素和促皮质素释放因子	大鼠中脑导水管周围灰质	Skirboll，1982
加压素和强啡肽	室旁核大细胞	Watson，1982
P 物质和加压素	室旁核大细胞	Stockel，1982
P 物质和促甲状腺激素释放激素	延髓	Johasson，1979
P 物质和胆囊收缩素	大鼠中脑导水管周围灰质	Stockel，1982
	脊神经节	Dahlsgard，1982
P 物质和降钙素基因相关肽	大鼠迷走神经下神经节	Li，1984
P 物质和胰多肽	鸡视网膜	Katayama-Kumoi，1985
生长激素释放抑制因子、胃泌和胆囊收缩素	豚鼠结肠神经	Schultzberg，1980
生长激素释放抑制因子和鸡胰多肽	大鼠大脑皮质纹状体	Vincent，1982
生长激素释放抑制因子和神经肽 Y	猫大脑皮质，鼠弓状	Chronwall，1984
降钙素基因相关肽和 P 物质	山羊三叉神经节、结状神经节	Kang，1999
胆囊收缩和促肾上腺皮质激素释放激素	大鼠正中隆起	Juaneda，1999

　　大多数神经元利用一种以上的递质，例如，培养中的交感神经元可以合成 12 种以上的信使物质，包括 NE、SRIF、NPY 及 ATP 等，因此，人们现在很难接受关于交感神经是真正的"去甲肾上腺素能"神经的概念。

　　以上事实表明，递质共存可出现于中枢和周围神经系统，甚至内分泌细胞（如肾上腺髓质）内。在神经系统内，递质可共存于神经元胞体、末梢甚至同一大颗粒囊泡内。共存物质可以来自共同的前体（如 ACTH 和 β-endorphin），但大多数是来自不同的前体甚至不同类型的化合物。在某一

结构内共存的物质除两种外还可有多种，如在交感神经节内就可有 NA、SRIF、NPY、ATP 等多种物质共存，这些都进一步证实了递质共存的广泛性和复杂性。

　　Dvorakova 和 Kummer（2005）在研究了大鼠和豚鼠主动脉体球细胞内所含有的神经递质后报道：CA、5-HT、ACh 和 NO 可共存于主动脉体球细胞，大鼠的所有球细胞胞体内均含有 CA，但不含 nNOS；而豚鼠主动脉体球细胞则全部含有 nNOS，只有一部分含有 CA。作者称这种现象为种属特异性共存（species-specific coexistence）。

四、递质共存的功能意义

关于递质共存的功能意义目前尚未完全明了。一些学者倾向于设想两种物质互相合作,完成一定的生理效应。Hökfelt(1980)提出两种递质的共存关系有5种可能性(图4-8-1):

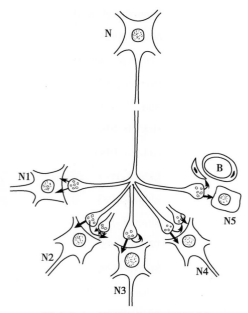

图 4-8-1　递质共存的可能机制
模式图示共存的两种递质(粗短箭和细长箭)在化学传递中可能的作用。
细短箭示另一神经末梢释放的递质,N. 神经元;B. 血管;N1~N5. 对应正文所述的1~5种可能性(详见正文)。

1. 两种递质均可穿过突触间隙作用于突触后细胞(通过不同的受体)。

2. 一种物质激活突触后细胞上的受体,另一种物质则封闭另一种类型的受体。这种情况可用来解释5-HT和SP的共存,前者直接抑制突触后细胞,后者则封闭由其他末梢释放的ACh对突触后细胞的兴奋作用。

3. 一种物质作用于突触后细胞,第2种物质则作用于突触前末梢的自身受体,实现反馈调节。

4. 一种物质作用于突触后细胞,第2种物质则作用于其他神经末梢上的突触前受体,这可能与突触前调控有关。

5. 一种物质作用于一类细胞,第2种物质作用于另一类细胞。这种情况可能存在于外分泌腺。例如,支配汗腺的交感神经元内含ACh和VIP,前者刺激汗腺分泌,后者作用于周围小血管,增加血流量。当用阿托品阻断ACh的作用时,汗腺分泌减少,但伴随汗腺分泌的血流量增加则不受影响。还有实验证明,当刺激支配汗腺和下颌下腺的神经时,有ACh和VIP同时释放。若同时给予小剂量的ACh和VIP,汗腺和下颌下腺分泌增加;若分别只给予小剂量的ACh和VIP,则不引起分泌,也只有很少的血管扩张。

有学者指出,共存于同一神经元内的两种递质可能依赖昼夜节律和生理需要而处于互为消长的动力学变化之中。

胺类与肽类共存时,肽类的作用是增强由单胺释放引起的反应,即两者具有协同作用。例如,交感神经中的NPY与NA共存,两者都具有收缩血管的作用。但也有共存的两种递质作用相反的情况。支配大鼠的输精管的交感神经兼含NA和NPY,此处NPY的作用似乎是通过突触前作用途径抑制NA的释放。

贮存必然与释放相联系,共存意味着同时释放。Gutierrez R等(2010)报道ATP可以与GABA在一个突触囊泡内共存,也可以与肾上腺素共存。有学者在培养鸡和大鼠脊髓背角和外侧下丘脑的神经元时观察到ATP与GABA在神经末梢中共存,但ATP不与Glu共存。这两种递质可贮存在不同的突触囊泡内,也可能存在于同一囊泡中。释放的ATP激活阳离子通道,而GABA则激活由阴离子通道构成的$GABA_A$受体。ATP与GABA在突触后和突触前均可释放,释放的最终效果取决于两者之间平衡状态的消长。

(朱长庚)

参考文献

[1] Arcourt A, Gorham L, Dhandapani R, et al. Touch receptor-derived sensory information alleviates acute pain signaling and fine-tunes nociceptive reflex coordination [J]. Neuron, 2017, 93 (1): 179-193.

[2] Ardianto C, Yonemuchi N, Yamamoto S, et al. Opioid systems in the lateral hypothalamus regulate feeding behavior through orexin and GABA neurons [J]. Neuroscience, 2016, 320: 183-193.

[3] Artinian J, Lacaille J C. Disinhibition in learning and memory circuits: New vistas for somatostatin interneurons and long-term synaptic plasticity [J]. Brain Res Bull, 2018, 141 (1): 20-26.

［4］ Boll S, Almeida de Minas A C, Raftogianni A, et al. Oxytocin and pain perception: From animal models to human research [J]. Neuroscience, 2018, 387: 149-161.

［5］ Deiana S, Platt B, Riedel G. The cholinergic system and spatial learning [J]. Behav Brain Res, 2011, 221 (2): 389-411.

［6］ Filip M, Bader M. Overview on 5-HT receptors and their role in physiology and pathology of the central nervous system [J]. Pharmacol Rep, 2009, 61 (5): 761-777.

［7］ Gutierrez R. Co-existense and co-release of classical neurotrasmitters [M]. New York: Springer, 2010.

［8］ Kaelberer M M, Bohórquez D V. The now and then of gut-brain signaling [J]. Brain Res, 2018, 1693 (Pt B): 192-196.

［9］ Kamigaki T. Dissecting executive control circuits with neuron types [J]. Neurosci Res, 2019, 141 (1): 13-22.

［10］ Laranjinha J, Santos R M, Lourenço C F, et al. Nitric oxide signaling in the brain: translation of dynamics into respiration control and neurovascular coupling [J]. Ann N Y Acad Sci, 2012, 1259: 10-18.

［11］ Lawson E A. The effects of oxytocin on eating behaviour and metabolism in humans [J]. Nat Rev Endocrinol, 2017, 13 (12): 700-709.

［12］ Liguz L M, Urban C J, Kossut M. Somatostatin and somatostatin-containing neurons in shaping neuronal activity and plasticity [J]. Front Neural Circuits, 2016, 10: 48-55.

［13］ Ma C, Zhong P, Liu D, et al. Sleep regulation by neurotensinergic neurons in a thalamo-amygdala circuit [J]. Neuron, 2019, 103 (2): 323-334.

［14］ McCarson K E, Enna S J. GABA pharmacology: the search for analgesics [J]. Neurochem Res, 2014, 39 (10): 1948-1963.

［15］ Numakawa T, Suzuki S, Kumamaru E, et al. BDNF and intracellular signal in neurons [J]. Histopathol, 2010, 25 (2): 237-258.

［16］ Mutafova-Yambolieva V N, Durnin L. The purinergic neurotransmitter revisited: a single substance or multiple players [J]. Pharmacol Ther, 2014, 144 (2): 162-191.

［17］ Reichmann F, Holzer P. Neuropeptide Y. A stressful review [J]. Neuropeptides, 2016, 55: 99-109.

［18］ Rein A, Levitz J. Glutamatergic signal in the central nervous system: Ionotrophic and metabotrophic receptors in concer [J]. Neuron, 2018, 98 (6): 1080-1098.

第五章

神经营养物质

神经营养物质（neurotrophic substance）是指一组除普通维持神经元生存所必需的基本营养物质以外的起特殊营养作用的因子。它们是一类能支持神经元生存和诱导神经元突起生长的化学物质；既是能保障神经元存活、迁移、分化、生长或与其他细胞建立功能性联系的依赖因子，又是发育成熟神经元功能的调控因子，甚至在损伤神经元后或老年退行性病变时能保护其存活和促进其再生的必需因子；是由神经元、神经支配的靶组织或胶质细胞产生并分泌的天然小分子多肽或蛋白质，它们通过与其相应受体结合而具有神经营养活性，在神经系统的发育和生理功能维持中起着重要作用。因此，亦称神经营养因子（neurotrophic factor，NTF）或神经细胞营养因子。

迄今发现有 30 多种 NTF，包括神经生长因子（nerve growth factor，NGF）、BDNF、神经营养素 -3~7（neurotrophin，NT-3~7）、睫状神经营养因子（ciliary neurotrophic factor，CNTF）、胶质细胞源性神经营养因子（glial cell-derived neurotrophic factor，GDNF），以及一些已知的生长因子或细胞因子（cytokine），如成纤维细胞生长因子（FGF）、胰岛素样生长因子（insulin-like growth factor，IGF）、转化生长因子（transforming growth factor，TGF-β）、神经球蛋白（neuroglobulin，NGB）等，与神经突起生长有关的蛋白质尚包括 B 淋巴细胞因子 2（B-lymphocyte，Bcl-2）、生长相关蛋白 -43（growth associated protein-43，GAP-43）、层粘连蛋白（S-laminin）、纤维连接蛋白（fibronectin）、神经细胞黏附因子（neuronal cell adhesion molecule，NCAM）、神经突起生长导向因子（netrins）等。被不同种类神经营养因子激活的独特信号通路能够相互合作并对靶细胞产生协同效应。由于年龄、基因突变或其他因素导致的神经营养因子缺乏、不足或失常，可能是导致神经系统某些疾病的发生、老年性神经系统退行性变或是神经再生障碍的原因。应用神经营养因子能防止或抑制各种损害引起的神经元死亡。神经营养因子及其基因治疗神经系统损伤和疾病已成为生命科学的研究热点之一，极大地丰富了神经解剖学的研究内容。

第一节　种类、来源、结构和分布

一、神经营养素家族

神经生长因子（nerve growth factor，NGF）是最早发现和研究最深入的神经生长调节因子。1953 年，意大利科学家 Levi-Montalcini 发现了NGF，1960 年美国科学家 Cohen 提取纯化 NGF，证明其生物活性。NGF 的发现是现代生物学发展的重要里程碑，Montalcini 和 Cohen 因对 NGF研究的杰出成就而荣获 1986 年诺贝尔生理学或医学奖。之后学者们又发现了第 2 个神经营养因子，即 BDNF 或 NT-2；以后又陆续发现了一些与NGF 蛋白质同源的神经营养因子特称为神经营养素（neurotrophin，NT）或 NGF 族因子，如 NT-3、NT-4/5、NT-6、NT-7，上述因子组成 NGF 家族或

NT 家族。

(一) 神经生长因子

1. 来源和结构　NGF 首先由成年雄性小鼠颌下腺匀浆分离得到,主要来源于非神经组织,如小鼠的颌下腺,豚鼠、家兔和公牛的前列腺,牛精液以及毒蛇的蛇毒液等,金鱼脑和哺乳动物脑的海马部位胆碱能神经元支配区内也可检出 NGF。在体外培养条件下许多细胞(包括一些肿瘤细胞)也能产生 NGF,如骨骼肌细胞、成神经细胞瘤细胞、3T3 细胞等。

NGF 基因存在于小鼠染色体 3qF2.2、大鼠染色体 2q34 和人染色体 1p13.2 上。哺乳动物的 *NGF* 基因包含多个编码 N 末端非翻译区的 N 末端外显子和一个编码 NGF 蛋白的 C 末端外显子。氨基酸序列分析发现,来源于不同哺乳类动物的 NGF 家族成员在一级结构上显示出极大的相似性。其基本序列为:N 末端的信号肽序列、C 末端与生物活性一致的序列和有 N 连接糖基化位点的原序列。

NGF 是由 3 个亚基(α、β 和 γ)组成的寡聚蛋白质复合物,由按 $\alpha_2\beta\gamma_2$ 的比例组成的 5 个亚单位和 1~2 个 Zn^{2+} 组成,分子量为 130~140kDa;β 亚单位是整个 NGF 的生物活性单位,沉降系数 2.5s,是由两个各长为 118 个氨基酸残基组成的单链通过非共价键结合而成的二聚体 -β 亚基(β-NGF),相对分子质量为 26kDa,与人体 NGF 的结构具有高度的同源性,人 *β-NGF* 基因定位于 1 号染色体 p21~p22.1 区。NGF 的生物效应无明显的种间特异性。

NGF 家族成员几乎均有前体分子,这些前体分子通过裂解最终产生成熟活性分子。β 亚单位由长、短两种前体分子(分别为 305 和 241 个氨基酸残基)裂解而来。

2. 分布　NGF 在神经系统的神经元和非神经元中均有表达。免疫组织化学、印迹杂交与免疫酶标技术证明 NGF 位于神经元胞体和突起内。NGF 在 TrkA 阳性神经元中高表达,内源性 NGF 及其 mRNA 同时高水平存在于大脑皮质、嗅球、海马、杏仁体、纹状体、丘脑、下丘脑、脑干和脊髓等部位,且这些 NGF 阳性神经元大部分都是 GABA 能神经元。在海马,NGF 免疫阳性物质主要密集位于门区(hilar,CA4),并且延伸至 CA3、CA2 和 CA1 区(图 5-1-1),脊髓的前角运动神经元内有 NGF 及其 mRNA 的表达,隔核、Meynert

基底核等胆碱能神经元胞体所在区有较高水平的 NGF,大部分胆碱能神经元为 NGF 阳性神经元;NGF 还广泛分布于非神经系统的器官和组织,如下颌下腺、前列腺等。

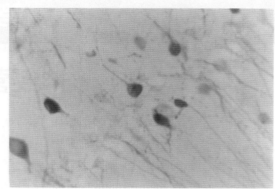

图 5-1-1　海马 CA1 区 NGF 阳性
神经元免疫组化染色(×200)
NGF 阳性神经元染色较深,胞体和突起内
见免疫反应阳性物质,NGF 阳性纤维密集。

(二) 脑源性神经生长因子

1. 来源和结构　脑源性神经生长因子(brain-derived neurotrophic factor,BDNF/NT-2)是脑中含量最多的神经营养因子,最初是德国神经生物学家 Brade 等人(1982)从猪脑分离鉴定的一种碱性蛋白质,其大小和等电点与 NGF 单体相似,分子量为 13.5 kDa,等电点 10。BDNF 的氨基酸序列与 NGF 有 48%~60% 相同,证明它们是同一家族的神经营养因子。BDNF 前体分子为 249 个氨基酸残基组成的肽。

2. 分布　BDNF 广泛分布于中枢神经系统。除主要分布在海马神经元外(图 5-1-2),在翼板源性感觉神经元、神经嵴感觉神经元、迷走神经下神经节神经元、脊髓运动神经元、面神经运动神经元、三叉神经本体感觉神经元、视网膜节细胞、基底前脑胆碱能神经元、黑质多巴胺能神经元、黑质 GABA 能神经元和皮质神经元等也有 BDNF 存在。

(三) 其他神经营养素

由于 NGF 和 BDNF 结构序列片段上的相同性,特别是包括 6 个半胱氨酸残基及 3 个二硫键桥的高度保守区域,学者们采用以相应保守序列做引物的聚合酶链式反应(polymerase chain reaction,PCR)技术,在试图克隆其他有关因子时,从几个物种中克隆到 NT-3,从一种南非爪蟾(Xenopus laevis)卵巢克隆到 NT-4。

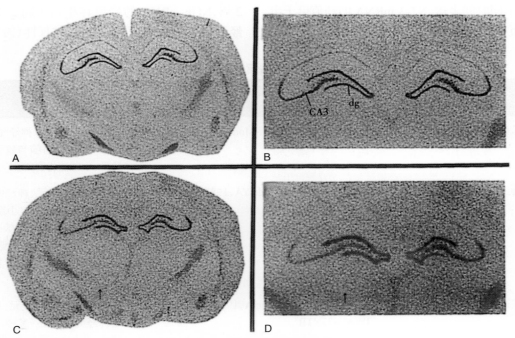

图 5-1-2　海马 BDNF mRNA 的表达

BDNF mRNA 主要分布于海马 CA3 和齿状回（dg）（A、B），在穹窿海马伞切断后，
损伤侧（↑）CA3 区 BDNF mRNA 表达降低（C、D）。B、D 为放大图像。

1. NT-3　又称海马衍生神经营养因子,它是由 119 个氨基酸残基组成的多肽,分子量为 13.6kDa,等电点 9.5,其序列的 57% 与 NGF 相同,58% 与 BDNF 相同。NT-3 广泛分布于外周和中枢神经系统内,NT-3 mRNA 在海马、小脑、大脑皮质、三叉神经中脑核神经元和睫状神经节等神经元中表达,以海马和小脑含量较高。

2. NT-4/5　NT-4 被发现于 1991 年,其功能类似于 BDNF。NT-5 在功能上十分类似于 NT-4,而且两者在基因结构上 91% 相同,因而推测 NT-5 可能来源于 NT-4。但在进化上,无 NT-4 同源物,而且有两个研究组对从另一哺乳动物克隆到的该因子彼此看法上有分歧:一组认为该因子与爪蟾的 NT-4 是同类物,应属 NT-4;另一组则认为把它看作是 NT-4 的哺乳动物同类物不太恰当,应命名为 NT-5,故将之合称为 NT-4/5（Alderson,1996）。后来学者还发现 NT-4 在一些外周器官有较低水平的表达,其性质与 NT-5 也有一定差异。因而,NT-4 与 NT-5 的关系还需进一步阐明。人 NT4/5 有 130 个氨基酸残基序列,分子量为 14kDa。NT-5 在某些周围组织中有低水平表达,重组的 NT-5 可刺激交感神经元。

3. NT-6　是从一种硬骨鱼基因组文库中分离鉴定克隆到的一个新成员,由 143 个氨基酸组成,NT-6 序列的 61% 与 NGF 相同、48% 与 BDNF 相同、52% 与 NT-3 相同、39% 与 NT-4/5 相同。分子量为 15.9kDa,等电点为 10.8。NT-6 存在于胚胎小脑和成体肝、眼和皮肤。NT-6 与 NT 家族其他成员不同,不是由生成细胞直接释放的可溶性蛋白质,而是非溶解性蛋白质,需要肝素的作用才能将它从细胞表面及细胞外基质分子中释放出来。NT-6 的作用与 NGF 有些相似,但作用较弱。

在 NGF 家族中,虽然其成熟分子长短不一,但均有部分相同的氨基酸顺序,这可能是 NGF 家族成员在生理功能上具有相似性的原因。NT 家族成员的分子结构中含有严格保守的结构域（domain）,决定它们的基本结构同属这一家族系列,它们的组织分布、受体结构、效应神经元类型、在发育过程中起作用的时期等不尽相同。例如对 BDNF 反应的神经元一般都位于或投射于中枢神经系统,在哺乳动物脑内 BDNF mRNA 水平平均要比 NGF 的高 20~30 倍,在海马（NGF 和 BDNF mNRA 均有很高水平的脑区）更高,可达 50 倍;NT-3 mRNA 与 BDNF 相反,它在中枢神经系统的表达不显著,但在骨骼肌、肝和肠等外周组织却有高水平的表达;NT-3 在中枢神经系统主要定位在海马和小脑。在大鼠脑发育中 NGF、BDNF 和

NT-3 分不同时间表达,NT-3 mRNA 的峰值见于出生后很短一段时间,BDNF mRNA 的峰值约在生后 2 周,NGF mRNA 的峰值在生后 3 周。不同的神经元对神经营养因子有不同的选择性(表 5-1-1)。

表 5-1-1　神经系统内神经营养素成分和其效应神经元

名称	分子量 / kDa	主要受体	发现者	效应神经元
神经生长因子	140	TrkA,p75NTR	Levi-Montalcini R,1951	神经嵴神经元、背根节神经元、交感和感觉神经元、基底前脑与纹状体胆碱能神经元、小脑浦肯野细胞等
脑源性神经营养因子	13.5	TrkB,p75NTR	Barde YA,1982	翼板源性感觉神经元、神经嵴感觉神经元、脊髓运动神经元、小脑颗粒细胞、背根节神经元、基底前脑胆碱能神经元、中脑三叉神经本体感觉神经元、感觉和结状节神经元、黑质多巴胺能神经元、视网膜节细胞等
神经营养因子 -3	13.6	TrkC,TrkB,TrkA,p75NTR	Hohn A,1990	背根节神经元、交感神经元、基底前脑胆碱能神经元、中脑三叉神经节神经元、视网膜节细胞、脊髓运动神经元、神经嵴感觉神经元、睫状节神经元、蓝斑神经元、黑质多巴胺能神经元、小脑浦肯野细胞等
神经营养因子 -4/5	13.9~14	TrkB,TrkA,p75NTR	Hallbook F,1991;Berkemeiner LR,1991	交感神经元、睫状节与背根节神经元、基底前脑胆碱能神经元、运动神经元、蓝斑神经元、感觉神经元、小脑颗粒细胞、纹状体神经元等
神经营养因子 -6	15.9	TrkA	Gofz R,1994	交感神经元和背根节神经元等

二、睫状神经营养因子

1. **来源与结构**　睫状神经营养因子(ciliary neurotrophic factor,CNTF)是 Alder 等(1979)从鸡胚胎眼组织中分离出来的一种特异蛋白,基于它有支持体外培养的鸡胚睫状节神经元(副交感神经)的生存能力而得名。CNTF 有 200 多个氨基酸残基,其分子量为 22~24kDa,属于 IL-6 家族,它与 IL-6 也称为神经元分裂素。该家族还包括 IL-11、白血病抑制因子(LIF)、制瘤素 M(OSM)和心脏调理素 -1(CT-1)。它们共享糖蛋白 gp130,又称为 gp130 细胞因子家族(Zvonic,2005)。

从 CNTF 结构看,不同 NGF 家族缺乏分泌蛋白质特有的信号肽序列。因此,CNTF 为非靶源性神经营养因子,一般认为其为非分泌型蛋白质,但有学者认为 CNTF 可通过非典型的分泌机制如 ABC- 转运蛋白(ABC-transporters)或信号识别颗粒(signal recognition particle)等分泌到细胞外。

人 *CNTF* 基因定位在第 11 对染色体(11q12.2)长臂近端,属单拷贝基因,编码区长 600bp,两个外显子之间有一个 1kb 左右的内含子,内含子介于第 38~39 位氨基酸残基对应的密码子之间,转录起始位点位于起始密码子上游 5bp。小鼠 *CNTF* 基因定位在第 19 对染色体。

2. **分布**　CNTF 在脉络膜、虹膜和睫状肌中含量丰富。CNTF 由 I 型星形胶质细胞、神经元、成纤维细胞和骨骼肌合成,因而广泛存在于中枢和外周神经系统。在中枢神经系统,CNTF 阳性细胞主要分布在大脑皮质、嗅球、视神经、脑干、下丘脑、纹状体、小脑皮质和脊髓运动神经元等。在周围神经系统,高水平的 CNTF mRNA 定位在髓鞘的施万细胞和睫状神经节。在施万细胞主要分布于胞体和突起,而核中无阳性反应,不仅在坐骨神经存在 CNTF,脊髓组织也存在 CNTF mRNA。

三、胶质细胞源性神经营养因子家族

GDNF、neurturin（NTN）、persephin（PSP）、artemin（ART）共同构成 TGF-β 超家族的一个亚家族。由于上述因子结构相似、功能相关，且氨基酸顺序有较高的同源性，因此，将其归类组成一个新的神经营养因子家族——GDNF 家族。

（一）胶质细胞源性神经营养因子

1. **来源和结构**　GDNF 是 1993 年由 Lin 等从鼠胶质细胞株 B49 的条件培养基中分离纯化获得的一种神经营养因子，且由此而命名。以纯化的 GDNF 的氨基端序列制作探针，克隆得到大鼠和人的 GDNF 基因。大鼠和人 GDNF 有 633 个氨基酸残基，且具有 93%~95% 的序列相同。GDNF 是一个糖基化的二硫键连结的同源二聚体蛋白质，分子量为 32~34kDa，为碱性蛋白质。GDNF 先合成前体蛋白，加工处理后才形成分泌型的成熟蛋白，它有 134 个氨基酸残基，其中存在两个潜在的糖基化位点。由于 GDNF 含有 7 个保守的半胱氨酸残基，与转化生长因子-β（transforming growth factor-β，TGF-β）超家族成员相同，故 GDNF 被列入 TGF-β 家族的一员。

2. **分布**　GDNF 在中枢神经系统的不同脑区均有表达，较为肯定的细胞来源有 Ⅰ 型星形胶质细胞、黑质 - 纹状体系统和基底前脑的神经元等。在 DA 神经元投射区如基底节、嗅结节，与某些运动有关的神经结构如无名质、小脑浦肯野细胞和三叉神经运动核，与某些感觉有关的结构如丘脑、三叉神经感觉核、脊髓后角和背根节以及蓝斑核等均有相当的 GDNF mRNA 表达（阮奕文，1999）。发育期 GDNF 表达的量较多，而成年期则很少，不易测出。

体外培养显示施万细胞与星形胶质细胞一样，能合成和分泌 GDNF。外周神经的交感神经节和脊神经背根节有较低的 GDNF mRNA 表达。许多外周器官如松果体、肾、心、肺等内脏和唾液腺、性腺（睾丸 Sertoli 细胞）、肢芽细胞、骨骼肌及皮肤、触须、视网膜等在发育形成中却有很高的 GDNF mRNA 表达。人脑的海马、皮质和脊髓中均有 GDNF mRNA 表达。

（二）GDNF 族其他神经营养因子

1. **Neurturin**　1996 年，Kotzbauer 等在筛选体外培养的重组生长因子表达细胞系时，从中国金黄地鼠卵巢细胞的条件培养基中发现了一种具有促进神经元存活的物质，经分离、纯化得到一种分子量为 25kDa 的蛋白，其与 GDNF 结构和功能相似，称为 Neurturin（NTN）。随后他们克隆到了小鼠及人的 NTN 基因，人 NTN 基因（hNTN）cDNA 包含一个开放阅读框（open reading frame，ORF），编码 197 个氨基酸残基组成的前体蛋白，该蛋白 N 端 19 个氨基酸残基为信号肽，其后为前体区，经蛋白酶切割后，成熟 NTN 蛋白由 102 个氨基酸残基组成，通过二硫键形成同源二聚体，氨基酸顺序与 GDNF 有 42% 的同源性。hNTN 基因含有 2 个外显子、1 个内含子，定位于人染色体 19p13.3 区。

NTN mRNA 在体内也广泛存在。原位杂交显示，发育期及成年小鼠的大脑皮质、纹状体、脑干、垂体等部位都有 NTN 表达，但 GDNF 表达水平较高的脊髓未检测到 NTN mRNA；在心脏、血液、肺、视网膜、嗅黏膜、输尿管、卵巢和肠道平滑肌等非神经系统部位 NTN 表达水平也较高。GDNF 和 NTN 在体内广泛分布，提示它们对于神经系统和非神经组织的发育及生理功能的维持具有重要意义。

2. **Persephin**　继 GDNF 和 NTN 被成功发现之后，人们试图寻找 GDNF 家族的其他成员。由于该家族成员之间核苷酸序列的高度同源性，Milbrandt 等针对 GDNF 和 NTN 的高度同源区设计了简并引物，经过 RT-PCR、简并 PCR 方法及人 cDNA 文库筛选，克隆到人 persephin（PSP）基因（hPSP）。hPSP 含有两个外显子、一个内含子，编码 156 个氨基酸残基的前体蛋白，氨基酸顺序与 GDNF 和 NTN 有 40% 的同源。一级结构也具有 7 个保守的半胱氨酸。与 GDNF、NTN 不同，在成年及胚胎大鼠的部分组织中 PSP 表达量都很低，用原位杂交法也未检测到其 mRNA 存在。

3. **Artemin**　这是 GDNF 家族第 4 个成员，已被证实它是孤儿受体 GFRalpha3-RET 的配体。1998 年由 Robert 等发现，他们以成熟 NTN 蛋白顺序为标准，通过高含量基因组顺序数据库发现 2 个细菌人工染色体克隆含有与 GDNF、NTN 及 PSP 相似但不相同的同源开放阅读框（homologous open reading frame，hORF），表达序列标签数据库表明该 hORF 为一种表达基因，用 PCR 方法也扩增到跟该 hORF 相关的鼠基因组 DNA，并利用 cDNA 末端的随机扩增技术从人及鼠的组织 cDNA 文库扩增到全长 cDNA 顺序，

经分析全长 cDNA,表明 *hORF* 编码的是一种新 GDNF 家族成员,即 Artemin(ART)。ART 全基因组有 3 个外显子和 2 个内含子,与 GDNF 同源性约 36%。ART 蛋白一级结构与 GDNF、NTN、PSP 相似,有 7 个保守的半胱氨酸残基,由信号肽、前体区及成熟蛋白三部分组成,成熟蛋白含有 113 个氨基酸残基。

成人外周组织中垂体、胎盘、气管有 ART mRNA 高水平表达;在胎儿中,只有肾、肺有高水平表达;成人及胎儿脑组织包括下丘脑核、豆状核、黑质及丘脑表达水平都很低,提示 ART 可能作用于皮质下运动系统;脊髓及背根节表达量也低。

四、成纤维细胞生长因子

1. **种类和来源** Gospodarowicz 等 1974 年在牛脑和垂体的抽提物中发现了一种能够明显促进 BALB/C 3T3 等成纤维细胞分裂增殖的活性物质,命名为成纤维细胞生长因子(fibroblast growth factor,FGF)。其后,Thomas 等 1984 年从脑髓鞘碱性蛋白(myelin basic protein,MBP)的酸性蛋白分解酶分解产物中又分离出一种与之高度同源的物质,也能促进 3T3 细胞和血管内皮细胞分裂增殖,但由于它含有较多的酸性氨基酸碱基,等电点为酸性(5.6),故命名为酸性 FGF(acidic FGF,aFGF)或 FGF-1;先发现的 FGF 因对酸和热敏感,等电点呈碱性(9.6),称为碱性 FGF(basic FGF,bFGF)或 FGF-2,两者氨基酸序列有 55% 相同,均对肝素有强的亲和力。aFGF 和 bFGF 与后发现的 *int-2*、*FGF-5*、*FGF-6* 基因表达产物、角质细胞生长因子(KGF/FGF-7)hst-1/kfgf 等共 9 个成员组成 FGF 家族(FGF family,FGFs),并以数字顺序表示。FGFs 是亲多种组织的因子,主要影响胶质、血管内皮细胞等非神经元组织及细胞,但它与神经组织关系也很密切,目前已知 FGFs 中只有 aFGF、bFGF、FGF-5 和 FGF-9 存在于中枢神经系统内。

2. **结构和分布**

(1)aFGF 和 bFGF:aFGF 和 bFGF 大多在正常细胞内贮存,但一些转化细胞亦可把它们释放出来。bFGF 是含 155 个氨基酸残基的促有丝分裂的阳离子多肽,其氨基酸序列的 55% 和 aFGF 相同,相对分子质量为 16.0~18.5kDa,等电点为 9.6。bFGF 分子结构中有 4 个半胱氨酸残基,以此形成分子的三维空间结构。在中枢神经系统有高水平的 aFGF 和 bFGF,例如 1g 脊髓约有 2 500 生物学单位的 aFGF,1g 大脑皮质有 500 生物学单位的 bFGF。而对 NGF,1g 相应神经组织中只有 1 生物学单位的 NGF。

aFGF 主要局限于感觉和运动神经元内,其内含有高水平的 aFGF,黑质神经元、基底前脑胆碱能神经元和皮质下神经元含量较低。

bFGF 主要分布于垂体、脑和神经组织以及视网膜、肾上腺、胎盘等,尤以垂体含量最高,能纯化出大量的 bFGF(0.5mg/kg),其他组织含量很少,为垂体含量的 1/50~1/10。bFGF 不存在或以极低浓度存在于血清和体液中。bFGF 作为细胞分裂原,主要作用于中胚层和神经外胚层起源的组织和细胞,如骨骼肌细胞、成纤维细胞、骨细胞等,相应的其受体也广泛分布于上述细胞表面。

bFGF 在脑内主要由星形胶质细胞表达,它存在于星形胶质细胞内。海马 CA2 区的锥体神经元、纹状体的 DA 能神经元亦存在有 bFGF;从多种神经外胚层和中胚层起源的组织(如大脑皮质、下丘脑、垂体和视网膜等)也可提取、纯化出 bFGF。采用免疫组织化学方法测出神经元胞体、轴突与树突近端 bFGF 含量为 40~120pg/g。在鹌鹑的胚胎期,发现神经管和神经嵴有 bFGF 表达,后期在脊索和脊索神经节表达。

尽管胚胎期的脊髓中,bFGF mRNA 是否表达一直是学术界争论的问题。但在成年期哺乳动物,脊髓中的 bFGF 的分布是固定的,在腰骶段脊髓,bFGF 的免疫活性见于运动神经元和脊神经节细胞,而且与其受体共存,但在轴突中没有 bFGF 表达。在坐骨神经,高含量的 IR-bFGF 主要分布在郎飞结处的施万细胞,轴突未见免疫染色(池雷霆,2000)。

(2)FGF-5:是一种由 268 个氨基酸残基组成的蛋白质序列,分子量为 29.1kDa。同时 *FGF-5* 基因通过 mRNA 选择性剪切,可生成由 123 个氨基酸残基组成的蛋白剪接变体 FGF-5s。小鼠 *FGF-5* 基因包括 3 个外显子,FGF-5s 由于选择性剪接和移码突变导致其缺乏与第 2 外显子对应的区域以及第 3 外显子对应的大部分区域。FGF-5 是转染 3T3 成纤维细胞的转化基因的蛋白产物,与 FGF 有关。大多数 FGF 广泛存在于各组织中,而 FGF-5 在胎儿中表达量较高,成年个体中表达量较低,主要位于角膜及嗅觉系统的神经元内。海马和嗅球一小类神经元可表达 FGF-5 mRNA。

(3) FGF-9：是从一种胶质瘤细胞系的条件培养基中分离纯化而来的因子，它含有一个 N- 连接的碳水化合物。FGF-9 是体外培养的星形胶质细胞的一种致有丝分裂原，在脑组织有低水平的表达。

此外，FGF-3 是由小鼠胚胎癌细胞系的 *int-2* 基因编码的一种与 FGF 同源的蛋白质；FGF-4 是 *hst* 癌基因和 *kaposi* 肉瘤基因编码的属 FGF 家族的一种生长因子；FGF-6 是用 FGF-4 探针从 cDNA 中分离出来的 *hst* 相关基因的产物；FGF-7 是一种角质形成细胞的促有丝分裂原（mitogen）；FGF-8 是一种雄激素诱导的乳腺癌细胞促有丝分裂原。

上述 FGF 家族成员含 150~250 个氨基酸残基，大多能以高亲和力与肝素结合。aFGF、bFGF 和 FGF-9 的氨基末端缺乏通常作为分泌性蛋白质应具有的信号肽序列。

五、胰岛素样生长因子

1. 种类和来源 胰岛素样生长因子（insulin-like growth factor，IGF）最初是从人血浆中分离出来的单链分子蛋白质，其结构与胰岛素原（proinsulin）相似，主要在肝脏合成后释放入血。IGF 族有 IGF-Ⅰ 和 IGF-Ⅱ 两种，两者均有 3 个双硫键。IGF-I 为 70 个氨基酸残基组成的碱性蛋白，分子量约为 7.6kDa，等电点 8.2；IGF-Ⅱ 由 67 个氨基酸残基组成，相对分子质量约 7.4kDa，等电点 6.7，微酸性。两者序列约有 70% 相同。人 *IGF-Ⅰ* 和 *IGF-Ⅱ* 基因分别位于第 12 和 11 号染色体。

2. 分布 IGF 及其受体在发育的中枢神经系统分布广泛，脑、脑脊液和脉络丛中 IGF-Ⅱ mRNA 水平很高。

血液或体液中的 IGF 与其载体蛋白 IGF 结合蛋白（IGF binding protein，IGFBP）结合形成复合物，现知 IGFBP 至少有 6 种，它们对 IGF 起保护作用，延长 IGF 的半衰期，把血液循环中的 IGF 运输到周围组织，维持血液循环中 IGF 水平，增强或抑制 IGF 的作用，介导 IGF 单独的生物学效应。

第二节 受体及其信号转导

一、NT 受体

在 NT 受体结构上，最早研究的是神经生长因子受体（nerve growth factor receptor，NGFR）。通过 ^{125}I 标记蛋白和效应神经元结合实验，根据 NT 受体糖蛋白与凝集素结合能力的不同发现其受体蛋白有两种：Ⅰ型或高亲和力慢解离受体（high-affinity receptor），是由原癌基因（proto-oncogene）*trk* 编码的一种相对分子质量为 13~14kDa 的酪氨酸蛋白激酶受体（tyrosine protein kinase receptor）家族（简称 Trk 受体或 HNGFR），主要分布在效应神经元细胞膜上，具有解离与结合动力慢、较稳定和不易被胰蛋白酶水解等特点，能与特定的 NT 以极高的亲和力结合，是神经营养因子的主要功能受体；Ⅱ型或低亲和力快解离受体（low-affinity receptor）（简称 p75NTR 或 LNGFR），属 TNF 受体超家族成员 p75 类受体，p75 的结构与肿瘤坏死因子受体相似，分子量为 75~80kDa，能很快与配体结合，不稳定和易被胰蛋白酶水解。

(一) p75

1. 结构 p75（或 p75NTR）是一种跨膜糖蛋白受体，其胞外区为含有 4 个富含半胱氨酸的结构域，与 NTF 和 p75NTR 的结合有关，其中以第 2 和第 3 个结构域最为重要。与 Trk 受体不同，p75 胞内结构域不含固定的配体诱导的酶激活域，而含有一个死亡结构域（death domain，DD）。p75 与神经营养因子的结合无选择性，不仅是 NGF 的低亲和力受体，而且亦以相似的亲和力与其他 NT 成员结合。它与 TrkA、TrkB 和 TrkC 共同组成神经营养因子的复合受体，故 p75 是 NT 受体的亚单位。

2. 分布 p75 受体主要在对 NT 起反应的细胞上表达，也高水平存在于基底前脑的大多数胆碱能神经元的胞体区和轴突投射区。在大鼠内侧隔核 - 斜角带（septum medialis-diagonal band，SM-DB）中 NGFR 阳性神经元为一个连续的细胞带，前端起自胼胝体膝，向后延续至前连合水平；在吻尾轴上，NGFR 阳性细胞带位于隔内侧，向后分布于斜角带垂直支和水平支(图 5-2-1)。p75 受体和胆碱能神经元在人或灵长类的中枢神经系统有很强的相关性。在人的基底前脑,p75 受体的免疫阳性细胞分布于隔区、Broca 斜角带核、前连合、新纹状体、内囊和苍白球等。在肠神经元、卫星细胞、脊髓运动神经元、背根节感觉神经元、副交感神经元、三叉神经中脑核神经元、中缝核神经元、小脑浦肯野细胞、周围神经的成纤维细胞和施万细胞等均有其表达,但仅存在于发育的某一阶段。而在脊髓后角浅层的 I、II 层、Clarke 核等处则有该受体的永久性分布。

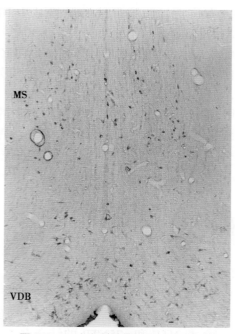

图 5-2-1　大鼠基底前脑 NGFR 阳性神经元的分布(免疫组化染色,×200)

基底前脑靠近中线的 NGFR 阳性神经元多为中等大小的卵圆形或菱形细胞,中线外侧多数为小型细胞。MS 区细胞突起少,而 VDB 区细胞突起多而长。

神经损伤后 p75 表达上调,在一定程度上能介导细胞凋亡,并与细胞迁移有关。虽然 p75NTR 最初被发现是因为它能够与 NGF 结合,而 NGF 能够促进神经元的存活,但该受体最受关注的功能是它能够诱导细胞凋亡。此外,在颈上神经节发育过程中,受体的缺失导致神经元数量增加,提示 p75NTR 介导了该群神经元发育的正常死亡。科学家随后证实这些神经元可产生 BDNF 以响应 NGF,并提出一种模型,在该模型中,通过 NGF 诱导 TrkA 的激活而获得营养支持的神经元可产生 BDNF,从而促进邻近神经元因 NGF 信号不足而产生 p75NTR 依赖性死亡。他们基于此模型的计算机模拟相当准确地预测了颈上神经节细胞死亡的正常发育动力学。

3. p75 受体的信号转导　p75 可以经 Trk 依赖途径和 Trk 非依赖途径(Trk 失活或活力下降时)发挥作用。一般认为 p75 能够修饰受体结合亲和力,它与 Trk 连合可增强对神经营养因子的敏感性。

(二) Trk 受体

1. 结构　酪氨酸激酶受体的 Trk 家族由 3 种单通道 I 型跨膜蛋白组成。Trk 受体为跨膜受体,其胞外部分由 2 个半胱氨酸簇、1 个富含亮氨酸的基序和 2 个免疫球蛋白样结构域组成,后者在物种间具有高度保守性,NTs 与 Trk 受体的结合即发生于此处。哺乳动物受体由 Trk 编码的 Trk 受体家族(包括 TrkA、TrkB 和 TrkC 组成),三者的氨基酸序列有 66%~68% 相同。Trk 受体是 NTs 的功能性受体。Trk 受体有许多同源型(isoform),如 TrkA 因胞质外部有无一个插入物(含 6 个氨基酸残基)而分 Trk AI 和 Trk AH 两种,有插入物者是神经组织中唯一的同源型,无插入物的同源型主要在非神经组织中表达。TrkC 和 TrkB 一样具备缺乏酪氨酸激酶结构域的节段的同源型。Trk 受体的胞外结构域识别 NTs,胞内激酶结构域为 Trk 活性结构域。Trk 受体与 NTs 的结合具有选择性。TrkA 可与 NGF、NT-3 结合,但主要对 NGF 反应;TrkB 可与 BDNF、NT-3 和 NT-4 结合,而 TrkC 只能与 NT-3 结合。

2. 分布　已知 3 种 Trk 受体呈现出对神经营养素的重叠特异作用。TrkA 是 NGF 的特异性受体,TrkB 是 BDNF 与 NT-4/5 的特异性受体,NT-3 主要作用于 TrkC 受体,但也激活 TrkB 受体(Lamballe,1994),NT-7 则作用于 TrkA 受体(Lai,1998)。

TrkA 在大脑皮质、基底前脑、纹状体、视丘(Reuniens 核)、三叉神经节、睫状神经节、背根节小型神经元和交感神经节有表达(图 5-2-2),在伤害性感觉神经元中有选择性表达,且特异地表达在一些含神经肽(如 SP 和 CGRP 等)的神经元及与痛觉传递相关的中枢部位,如脊髓后角 I、II 层和脊髓中央灰质等。

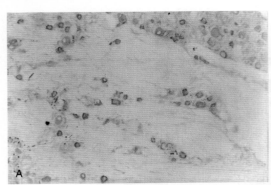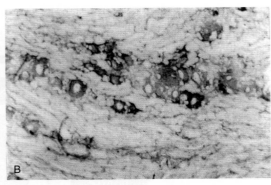

图 5-2-2 大鼠背根神经节 TrkA(A)及其 mRNA(B)的表达(×200)

A. 免疫组化染色;B. 原位杂交染色。

最早经动物模型证实,NGF 主要是通过结合 TrkA 而维持神经系统发育中感觉和交感神经元的存活。随后进一步证实,*TrkA* 突变是造成人遗传性感觉和自主神经性病变(先天痛觉不敏感及缺汗症,CIPA)的分子学基础,CIPA 是由于 NGF/TrkA 通路受阻,引起交感神经元缺失,体温调节障碍引起的体温过高、缺汗症状,以及无髓鞘痛觉感觉神经元缺失造成痛不敏感和自我伤害症状。另外,CIPA 患者还伴有严重的智力退化,提示 NGF/TrkA 信号转导通路对于认知与记忆等脑的高级功能也是必不可少的。

TrkB 在大脑皮质、海马、基底前脑、纹状体、内侧缰核、黑质、脚间核、红核、上丘、小脑浦肯野细胞、脑桥核、脊髓、视网膜、脑神经节、背根节中型神经元和交感神经节等均有表达。海马 CA1、CA3 区的锥体细胞产生 TrkB,免疫阳性细胞不仅在生后立即出现,而且一直不断地增长直到生后数周,在成年阶段仍保持较高水平(莫静,2000)。通过对 *TrkB* 突变大鼠的观察发现,即使给予 BDNF 或 NT-4,动物仍于生后几天死亡,并且伴随有感觉和运动功能障碍,表明 TrkB 主要是 NT-4、BDNF 的受体,其主要功能为支持发育期的感觉和运动神经元的存活。

TrkC 在大脑皮质、海马、基底前脑、纹状体、视丘、内侧缰核、脚间核、上丘、小脑颗粒细胞、脑桥核、脊髓、脑神经节、背根节的大型神经元等均有表达(Altar,1994)。

NT 与 p75 的结合需要 Trk 的存在才能发挥功能,基因敲除实验证明 TrkA 受体介导 NGF 功能,具有重要信息物质的作用。p75 受体在 90%TrkA 和 TrkB 细胞中有表达,但与 TrkC 共表达的细胞只占 50%,且在高亲和性 Trk 受体缺乏的部位 p75 受体不表达。

3. **Trk 受体的信号转导** 神经营养因子与 Trk 受体结合,引起酪氨酸残基的自磷酸化,进而形成信号分子如 Shc 和磷脂酶 C(PLC)的结合位点。这些分子交互作用激活多种信号通路:Ras/MAPK 通路、PI3 kinases/Akt 通路、IP3-Ca^{2+}/CaMK 通路、PKC 通路和 JAK/STAT 通路。这些通路可导致转录因子如 CREB 及其相关蛋白 CREB 结合蛋白(CBP)和 TAFII130、EGR1 和 EGR3 的特异性激活。这些神经营养因子调节的基因表达模式的动态变化影响神经元的存活、结构重塑以及认知功能等(图 5-2-3)。

4. **p75 受体介导的信号转导途径** NT 与 p75 受体结合而使其激活,可诱导神经肽胺的产生,调节其下游因子,如 TNF 受体相关因子(TNF-receptor-associated factor,TRAF)、神经营养因子受体结合蛋白(neurotrophin receptor interacting factor,NRIF)、p75 神经营养因子受体相关的细胞死亡调节蛋白(p75 neurotrophin receptor-associated cell death executor,NADE)、Rho 等的活性,最后引起 NF-κB 激活。活化的 NF-κB 一方面可诱导 TRAF1、TRAF2、Bcl-2 和 Bcl-xl 等凋亡抑制蛋白(inhibitor of apoptosis protein,IAP)和锰超氧化物歧化酶表达增加,发挥抗凋亡效应(Yazidi-Belkoura,2003);另一方面,可导致促凋亡基因 *Bl-xs* 表达增加,促进凋亡。有学者认为,NF-κB 的短暂激活有助于神经元存活,而持续激活则促进神经元凋亡,其具体机制有待阐明。但传统观点多认为 p75 受体主要发挥促凋亡作用。

p75 受体激活后可能通过两条途径引起细胞凋亡:一条为 JNK-p53-Bax 途径,途径的信号分子主要有 Cdc42/Rac、ASK、JNK、p53 和 Bax,Bax 是 Bcl-2 家族中最具代表性的促凋亡基因。在过度表达 *p53* 的交感神经元,即使存在 NGF 的营养

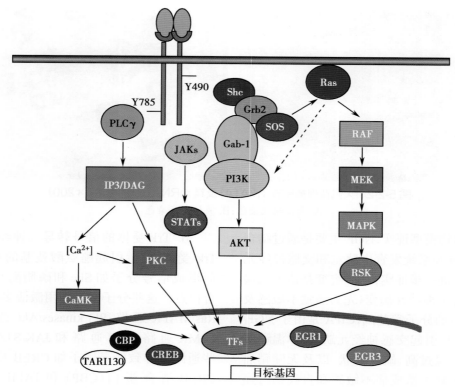

图 5-2-3 Trk 受体介导的信号转导通路

作用,细胞也会发生凋亡。而 $p53^{(-/-)}$ 的交感神经元在缺乏 NGF 的情况下仍可存活。因此,虽然 p75 受体引发 JNK-p53-Bax 的具体途径还不清楚,但可以肯定的是,此途径在神经细胞凋亡中占有举足轻重的地位。另一条途径的信号分子包括一个细胞周期调节分子 CDK4/6,可以推测是通过影响细胞周期而发生作用的。

后来又发现了 p75 受体和 Trk 受体的一些配体和下游分子,其中与 Trk 受体作用的蛋白有 Tctex-1 和 GIPC。Tctex-1 是一种分子量为 14kDa 的动力蛋白,可能在激活 Trk 的逆向运输中起关键作用。GIPC 是一种含 PDZ 结构域的蛋白质,可调节 GPCR 的功能(Lou,2001)。许多新的 p75 受体也陆续被发现,其中包括 β- 淀粉样蛋白(β-amyloid protein,Aβ)和聚合朊蛋白,它们均以较低的亲和力与 p75 结合,都可引起神经细胞凋亡。其中,Aβ 与 p75 结合后引起受体三聚化并促进 c-Jun 的转录和 JNK 的激活(Yaar,2002)。

二、睫状神经营养因子受体

1. 结构 CNTF 受体(CNTFR)不同于 NGF 家族的生长因子受体,其组成和结构特点类似于 IL-6 受体和 LIF 受体,是由特异成分 CNTFRα、白血病抑制因子受体 β(leukemia inhibitory factor receptor-β,LIFR-β)、gp130 和一组细胞质酪氨酸激酶的 Jak-Tyk(janus kinase/tyrosine kinase)家族共同组成的复合物,其中 CNTFR 的 α- 亚单位是 CNTF 特异性结合蛋白,从而决定哪些细胞对 CNTF 有反应。

从克隆的 CNTFRα 中发现,CNTFRα 最突出的特征是缺少胞质部,缺乏内源性激酶的结构域,通过一个糖基 - 磷脂酰肌醇键(glycosyl phosphatidylinositol linkage,GPL)连锁锚定在细胞膜上,但可被细胞膜上的磷脂酶裂解。因此,CNTFR 可以有结合或可溶性两种存在形式,这一特点十分不同于 NT 家族的受体。如果 CNTFRα 缺损,gp130 将与 LIF 结合,而不与 CNTF 结合。gp130 是一个分子量为 13kDa 的糖蛋白,基因长约 2.7kb,在 IL-6 家族中作为信号传递体。LIFRβ 分子量为 190kDa,是白血病抑制因子(LIF)结合蛋白,两者存在于细胞膜上,都是信号转导物,与 Jak-Tyk 偶联,起信号传递作用。胞质酪氨酸激酶的 Jak-Tyk 家族包括 Jakl、Jak2 和 Tyk,它们都是一些细胞因子转导途径中的重要成分。CNTFRα

亚单位是 CNTF 特异性结合蛋白,其编码基因位于染色体的 9p13 位置,长度至少 35bp,含有 10 个外显子和 9 个内含子,第 1、第 2 个外显子和第 10 个外显子含 5'、3' 非翻译区,第 3 个外显子编码信号肽序列,第 4 个外显子编码免疫球蛋白样结构域,第 5~8 个外显子编码细胞因子受体样结构域,第 9 个外显子编码疏水的糖基 - 磷脂酰肌醇(GPI)识别序列。

2. **分布**　CNTFRα 是 CNTF 的特异结合蛋白质,在中枢和外周神经系统都有表达,在中枢神经系统,小脑的 CNTFR mRNA 含量最高,之后依次为后脑、中脑、丘脑 / 下丘脑、纹状体、海马、皮质和嗅球等,上、下运动神经元和脑脊液中也存在可溶性 CNTFRα。在胚胎期的许多神经元也有 CNTFRα 表达;外周神经的交感神经节、副交感神经节、外周感觉神经节也均存在 CNTFR。在外周组织中以骨骼肌 CNTFRα mRNA 水平最高,皮肤、肺、肠、肾、肝等也有表达;CNTFRα 在感光细胞中也有表达,丰富了 CNTF 的作用部位。

CNTFRα 敲除小鼠比 *CNTF* 基因敲除小鼠情况严重得多,表现为严重的运动系统功能丧失,出生后即死亡,这提示发育中可能存在另一种结合 CNTFRα 的配体。

3. **CNTF 的信号转导途径**　CNTF 结合其受体时首先结合于可溶性 CNTFRα,然后再连接 gp130 和 LIFRβ,成为复合体,继而激活 JAK/STAT(转录的信号转导物和活化物)信号转导通路,将 CNTF 信号向细胞内传递。CNTF 结合受体,通过 GPI 特异的磷脂酶 C 裂解,使 CNTFRα 由受体释放出来,成为可溶性的 CNTFRα,引起酪氨酸磷酸化,再产生第二级的丝 / 苏氨酸的磷酸化,结合于 DNA 转录活化因子,激动转录,引发生物学效应。

三、GDNF 受体

1. **结构**　GDNF 受体(GDNF receptor,GDNFR)由固定于胞膜外层的 GPI 键锚定在细胞表面的糖基磷脂酰肌醇连接蛋白(GDNFR-α)和孤儿受体(orphan receptor)酪氨酸激酶 c-Ret 蛋白质所组成。GDNFR-α 是含有 468 个氨基酸残基的蛋白质,它能识别 GDNF 并与之结合(Tomac,2000);Ret 为 GDNF 的功能性受体,是 *c-ret* 原癌基因的编码产物,为受体酪氨酸激酶超家族的一员,可作为 GDNF 的功能受体在运动神经元和多巴胺能神经元上介导 GDNF 的神经营养作用,对肠神经系统和肾的发育也很重要。GDNF 能促进 GDNFR-α 与孤儿酪氨酸激酶受体 c-Ret 的结合,并且诱导其酪氨酸的磷酸化。c-Ret 被认为是 GDNFR-β。

以往认为只有 GDNFR-α 和 c-Ret 同时存在,GDNF 才能发挥作用。然而,有研究表明,在缺乏 Ret 的细胞系,GDNF 也可通过 GDNFR-α 激活 SFKs,引起细胞内多种蛋白的磷酸化以及 Fos 的表达,但锚定在细胞膜外表面的 GDNFR-α 不能直接激活 SFKs。因此,GDNF 作用的非 Ret 依赖途径预示有新的跨膜受体或连接蛋白存在。*Ret* 基因敲除并不影响 GDNF 促进其皮质 GABA 能神经元的分化和迁移;而 *GDNFR-α* 基因敲除的小鼠阻碍 γ- 氨基丁酸能神经元的分化和正确迁移,说明 GDNF 通过 GDNFR-α 调节神经元的发育,并非需要 Ret(Pozas 和 Ibanez,2005)。

2. **分布**　已知对 GDNF 有效应神经元的脑区均发现有 GDNFR 的表达,如嗅球、梨状皮质、隔核、斜角带核、终纹床核、杏仁体、黑质致密部、导水管周围灰质、上丘、脚间核、新皮质、扣带回、海马的 CA1~CA3 区和齿状回,小脑浦肯野细胞,间脑内、外侧缰核、网状核、未名带和下丘脑,脑干的下丘、三叉神经运动核、舌下神经核、面神经核、蓝斑和脊髓的前、后角等。在脊髓前角运动神经元和背根节的大、小神经元均有 GDNFR-α mRNA 和 Ret mRNA 的表达,阳性物质主要位于胞体和突起上,脊髓白质的神经纤维和背根节的神经突起上也有 GDNFR-α 的分布。

3. **GDNF 的信号转导模式**　以往认为经典的信号转导通路为 GDNF 结合于其受体的 GDNFR-α,再激活 Ret 酪氨酸的磷酸化,从而影响细胞的活性。有研究发现生理状态下,存在混杂的信号转导通路。发育中的肠内神经元前体细胞在迁移过程中,通过 GDNFR-α 和 Ret 构成的受体复合物完成迁移;在脑内前体神经元吻侧迁移流中,却是通过 GDNFR-α 和神经细胞黏附分子结合;在腹侧端脑内侧神经节隆起的 γ- 氨基丁酸能神经前体细胞分化及向皮质切线方向迁移过程中,GDNF 发挥作用并非通过 Ret 或神经细胞黏附分子。

四、FGF 受体

1. **种类和分布**　FGF 受体(FGF receptor,FGFR)

有两类：一类是高亲和力受体，分子量为125~165kDa，属跨膜性酪氨酸蛋白激酶（TPK）型受体，有酪氨酸激酶活性，可分4型：FGFR-l/flg、FGFR-2/bek、FGFR-3/cek和FGFR-4。FGFR广泛分布于血管内皮细胞、3T3细胞、骨骼肌成肌细胞等细胞膜表面。在中枢神经系统表达的FGFR主要是FGFR-1、FGFR-2和FGFR-3；某些神经元及胚胎时期的神经上皮主要表达FGFR-l/flg，胶质细胞主要表达FGFR-2/bek和FGFR-3/cek。FGF对神经元和胶质细胞都起作用，只是因受体不同，发挥的作用也不同。

另一类是低亲和力受体，即肝素样受体，为位于细胞表面上的一种硫酸乙酰肝素蛋白多糖（heparin sulfate proteoglycan，HSPG）。HSPG是一条单链多肽，分子量为110~150kDa，由细胞外区、跨膜区、胞质内的近膜区和酪氨酸激酶区组成。HSPG能保护和增强FGF的作用。低亲和力受体的作用是使FGF在细胞表面聚集，使其易于接近高亲和力受体。因此，FGF与高亲和力受体结合时需低亲和力受体的参与，FGF与HSPG结合是它与高亲和性的FGFR结合发生受体二聚作用的先决条件，与低亲和力受体的结合能使高亲和力受体结合更容易、更牢固。

FGFR具有3个共同特征：重叠识别和多特异性，即一种FGFR能够以相似的亲和力结合不同的FGF，同样的，一种FGF也能够结合几种不同的FGFR；FGF与其FGFR的结合是依赖于细胞表面硫酸乙酰肝素或Klotho；同一基因可以产生多种细胞结合性和分泌性受体，这些受体是在转录过程中通过mRNA的可变剪接形成，或者是通过细胞表面酶水解切割产生。FGFR可以通过与其他表面受体竞争配体结合来调节FGF与FGFR之间的亲和力。

2. FGF受体的信号转导　由于每种FGFR均能和FGF家族每个成员结合，而不同FGFR的表达存在着组织细胞特异性。FGF与受体结合后可能通过以下途径将信号传至胞核：当FGF与细胞表面HSPG的硫酸乙酰肝素侧链接合，FGF被激活，构型发生改变而适合与高亲和性受体FGFR结合，从而诱导受体二聚作用及刺激受体酪氨酸蛋白激酶活化，后者使底物如磷脂酶C-γ（PLC-γ）等磷酸化。PLC-γ磷酸化又使磷脂酰肌醇-4,5二磷酸（PIP2）分解为甘油二酯（DG）和三磷酸肌醇（IP3），导致蛋白激酶C激活和Ca^{2+}内流，发挥生物学作用。

五、IGF受体

IGF发挥生物学效应，需与其特有受体结合，但这必须在其与IGFBP解离之后才能进行。IGF-Ⅰ受体（IGF-ⅠR）属酪氨酸激酶型受体，是由两个α-亚基和两个β-亚基组成的异源四聚体糖蛋白。α-亚基含有配体结合区（IGF-Ⅰ binding domain），位于细胞表面；β-亚基由胞外区、跨膜区和胞内区组成。胞内区较大，含有一个酪氨酸激酶结构域，以及酪氨酸和丝氨酸磷酸化作用部位。配体与α-亚基结合可能刺激β-亚基发生构象变化，从而激活酪氨酸激酶导致受体自我磷酸化。IGF-ⅠR分布比较广泛，在胚胎与成年大脑内也广泛存在这种受体。

IGF-Ⅱ受体（IGF-ⅡR）没有酪氨酸激酶活性，它是一条单链跨膜糖蛋白，其胞外区由15个邻接的片段构成，第11片段为IGF-Ⅱ结合区（IGF-Ⅱ binding region）。IGF-ⅡR主要分布于成纤维细胞、肝细胞和脂肪细胞等。大多数胚胎细胞的IGF-ⅡR在生后减少，但脑内IGF-ⅡR在生后却很少有变化。

第三节　神经生物学作用

一、神经营养素家族

NTs是一类靶源性神经营养物质，其启动的各种生物学反应包括维持中枢和周围神经系统未成熟神经元的生存并促使其繁殖、分化（增强神经突起的生长、改变神经元的电生理性质等），以及支持成熟神经元的存活和发生适应性反应，包括释放特异性神经肽及递质和介导神经元的可塑性等。

（一）神经生长因子

NGF发挥生物学效应是通过酪氨酸激酶受体Trk A实现的。对NGF起反应的神经元主要有交感神经元、某些感觉神经元和中枢胆碱能神经元等（表5-1-1）。NGF由这些神经元的靶组织产生,被神经元轴突末梢摄取,借逆行运输到胞体,为这些神经元存活和维持所必需。所以,NGF是典型的靶源性神经营养因子(target-derived survival factor)。

1. 促进神经元的发育与分化　成年动物的感觉神经元在生理和解剖学上都是异质性成分,NGF除对交感神经节有明显生物活性,并促进起源于神经嵴的感觉神经元的一个亚群(主要是感受伤害性刺激的感觉神经元)的存活,但对其余神经嵴起源的感觉神经元,以及所有上皮基板起源的脑神经节如结状神经节内的感觉神经元没有影响。对 NGF 不起反应的感觉神经元的存活可由其他 NT 支持。BDNF 和 NT-3 能支持对 NGF 不

起反应的基板源性神经元和本体感觉神经元的存活。

在胚胎发育期,NGF 对胚胎神经组织有促进分化成具有特异功能神经元的作用。对已充分分化的神经元,它又能维持其特异的功能,同时对胚胎发育期的神经元的存活也很重要。已知交感神经元的发育需要 NGF,在新生小鼠注射 NGF 抗体,可使颈上节和交感链严重萎缩,超过90%的交感神经元丧失(图5-3-1)。这从研究缺乏功能性 NGF 或 *TrkA* 基因的动物中亦得到证明。成年交感神经元仍需 NGF 维持其存活,这与对 NGF 敏感的感觉神经元不同,成年感觉神经元是不需要来自外周的 NGF 维持其存活的。

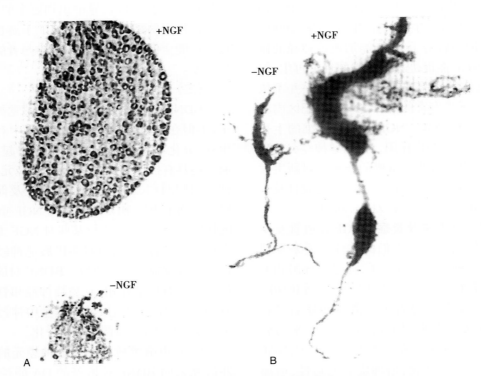

图 5-3-1　抗 NGF 血清对啮齿动物交感神经节的影响
A. 下图示新生 9d 小鼠注射抗 NGF 血清后,颈上节明显萎缩,神经节细胞严重丢失(−NGF);
上图为正常新生小鼠发育的颈上节(+NGF);B. 左图示新生 20d 小鼠注射抗 NGF 血清后,交感神经链显著萎缩(−NGF);右图为发育正常的交感链(+NGF)。

2. 调节神经元表型　在发育时期 NGF 水平的改变不会影响神经元的细胞数目,但会改变其表型。例如注射抗体降低 NGF 的有效性时,感受伤害的神经元(用电生理可识别)变为对皮肤毛发低阈值刺激(即 D- 毛发传入纤维)的反应,但神经元数目没有改变。此外,NGF 亦调节已分化的表型,提高神经元内的神经肽、CGRP 和 SP 等的水平,并提高神经元对辣椒素的敏感性。受 NGF

调节的这些神经肽是组织损伤后 NGF 处理痛刺激的一个组成部分。NGF 还能调节某些感受伤害的感觉神经元的动作电位。

3. 对神经元的营养作用　NGF 维持外周的感觉神经节和交感神经节的生存,对中枢神经元 NGF 也具有普遍的促进生长作用。胆碱能神经元、单胺类神经元、肽能神经元以及脑室周围器等均接受 NGF 的营养性效应。研究 NGF 对中枢

神经元的影响,最常用的是啮齿类的隔海马系统。海马接受来自隔核的胆碱能神经纤维,注射 NGF 能防止切断轴突的隔神经元的死亡。基底前脑胆碱能神经元与动物的学习记忆能力关系密切,老年大鼠内侧隔核、斜角带垂直支与水平支 NGFR 阳性神经元数减少,这可能是引起老年性记忆减退的机制之一。基底前脑胆碱能神经元是 NGF 敏感神经元,体内、外的损伤实验均证明 NGF 对其有反应,侧脑室注射 NGF 能保护已被切断穹窿海马伞的老年大鼠内侧隔核和斜角带垂直支的阳性神经元及改善动物的行为。

4. 促进修复与再生作用　在神经组织移植中,加入 NGF 能促进移植物在宿主脑内的成活和整合,对移植物内一氧化氮合酶(NOS)阳性神经元有明显促发育与生长的作用(金国华,2000)。切断金鱼视神经后给予 NGF 能加速该神经的修复与再生。NGF 能促进神经断端的轴突再生,但应用 NGF 抗体的实验证实神经再生似乎并不依赖 NGF,只是感受伤害的传入终末在其靶区内的侧支出芽才需要 NGF。NGF 对神经纤维的生长方向也能起引导与趋化作用。在诱导神经突起生长方面,NGF 也具有非常重要的作用。对新生大鼠连续给予 NGF,其交感神经元的突起数目及长度比未给 NGF 组增加 3 倍(Zhou,2004)。

5. 参与血管发生及炎症　NGF 在血管发生和炎症中的作用正引起人们的关注。近来发现 NGF 可作为一种血管生成分子,通过自分泌和旁分泌途径影响血管内皮细胞的维系、存活和功能(Nico,2008)。关节炎患者关节滑液和哮喘患者血清中,NGF 水平均明显升高,且表达水平与病情严重程度呈正相关。在此类炎症疾病中,NGF 可诱导血小板形状变化,增加皮肤通透性,增加肥大细胞数量、刺激肥大细胞脱颗粒释放炎性介质。人 T 淋巴细胞和 B 淋巴细胞均表达 Trk A(Freund-Michel,2008)。

6. 诱导细胞凋亡　NGF 作为神经营养因子,除了能够维持细胞存活以外,它还参与介导细胞凋亡,这可能正是大量的神经元在神经系统发育早期死亡的原因之一。这一现象是在 NGF 受体亚基 p75 的研究中发现的,p75 参与介导细胞凋亡。此外,在成熟的神经元受到损伤后凋亡的过程中,NGF 也在其中发挥着重要作用。

7. 促进痛觉传递　伴随炎症的 NGF 升高会引发一系列复杂的事件,有些是局部快速的,有些

是长期的。抗 NGF 治疗在从肌肉疼痛到骨肿瘤疼痛等多种疼痛情况下都非常有效。这种显著的抗 NGF 的功效可能是通过一系列广泛的分子事件而产生的,这些分子事件是由多种不同组织中升高的 NGF 水平引起的。但现在有大量证据表明 NGF 可能影响其他深层组织的炎症后事件。由此可见,NGF 引发的多种分子变化均促进痛觉过敏。虽然热痛觉过敏和机械痛觉过敏都可能持续,至少部分是依赖脊髓的突触变化,但越来越多的证据表明,持久的外周机制也可能是神经生长因子信号转导的特定靶点。例如,感觉机械转导本身可能由 NGF 信号以细胞特异性的方式控制(Denk,2017;Indo,2018)。对这些效应的详细研究将取决于在机械转导中识别更多的关键分子。还应该指出的是,更多关于 NGF 下游目标的研究最终可能会促进针对这些下游参与者的下一代药物开发。

(二)脑源性神经生长因子

BDNF 是一种重要的运动和感觉神经营养因子,不但在中枢神经系统发育过程中对神经元的生存、分化、生长和生理功能的维持起关键作用,而且还具有抗损伤性刺激、促进神经元再生、抑制神经细胞凋亡、刺激诱导轴突再生及促进神经通路修复等作用。BDNF 具有与 NGF 重叠却不同的作用,它在体内能支持某些对 NGF 无反应的感觉神经元的存活,而且对多巴胺能神经元和运动神经元有较强的生物效应。BDNF 对周围和中枢神经元具有广谱作用,它为脑神经和脊神经感觉节、大脑皮质、海马、纹状体发生中神经元存活的主要依赖因子,参与调控脑的分化。

1. 对中脑黑质多巴胺能神经元的作用　体外研究表明 BDNF 对培养的 DA 能神经元的存活和分化均有一定的影响。BDNF 在体内移植胚胎中脑细胞治疗帕金森病模型鼠实验中表明它能提高移植的 DA 能神经元的功能。因此,BDNF 是较有希望的中脑黑质 DA 能神经元的特异营养因子。

2. 对运动神经元的营养作用　在骨骼肌中能检出 BDNF mRNA。运动神经元能表达一种与 BDNF 信号传递有关的受体。BDNF 很容易被运动神经逆行运输,可以维持体外培养大鼠的脊髓和脑运动神经元的存活(Fryer,2000)。局部用 BDNF 能减少因坐骨神经和面神经切断所致的大量运动神经元死亡。外伤性脑损伤后齿状回新生

神经元的存活率在海马区缺乏 BDNF 表达的小鼠中显著降低。因此，内源性 BDNF 可能在中枢神经系统损伤后维持神经元存活方面发挥重要作用（Rodríguez-Frutos，2016；Zheng，2018）。

3. 支持感觉神经元存活 BDNF 能促进胚胎视网膜神经节细胞的生长和存活，增多爪蟾蝌蚪视网膜节细胞轴突的分支和其终末分支的复杂性。对脊神经背根节、结状节细胞和脑神经感觉神经元也有营养作用，促进其轴突生长，延长体外培养的存活时间。BDNF 能使神经嵴细胞向感觉神经元谱系分化。把涂有 BDNF 和 LN（层粘连蛋白）的薄膜插入神经管和背根节原基之间，能防止年轻神经元死亡。BDNF 能诱导结状节神经细胞生长，却不能影响交感神经细胞。能挽救大部分背根节神经元和基板源性结状节神经元的程序性细胞死亡。对前庭和听觉系统初级感觉神经元，BDNF 和 NT-3 有支持其存活的作用。缺乏

BDNF 和 *NT-3* 基因的动物，其前庭和螺旋神经节神经元全部丧失，后来发现前庭神经元大多依赖 BDNF，而大多数螺旋节神经元依赖 NT-3，仅小部分（5%）供应外毛细胞的 2 型螺旋节神经元依赖 BDNF。BDNF 尚能促进成年鼠损伤后退变轴突的出芽（Mamounas，2000）。

4. 调节突触的连接 在发育时期，当视网膜节细胞的轴突与顶盖接触时，BDNF mRNA 水平升高，后者受视网膜传入活动调节。BDNF mRNA 水平受视网膜传入活动调节的现象亦见于新生及成年动物。实验指出，NT 能影响突触功能，在脊髓神经元与肌细胞联合培养中加入 BDNF 或 NT-3，数分钟内便可在肌细胞记录到自发的和冲动引起的突触活动。BDNF 或 NT-3 能迅速增加培养的海马神经元细胞内的 Ca^{2+}，因而可能增加神经递质的释放。此外，BDNF 为突触稳定的触发因子（图 5-3-2）。

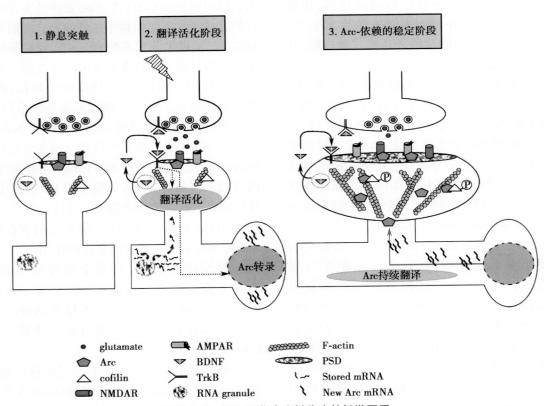

· glutamate	AMPAR	F-actin
Arc	BDNF	PSD
cofilin	TrkB	Stored mRNA
NMDAR	RNA granule	New Arc mRNA

图 5-3-2 BDNF 作为突触稳定的触发因子

谷氨酸能突触形成稳定 LTP 的机制包括两个阶段：翻译活化阶段和 Arc- 依赖的稳定阶段。在翻译活化阶段，HFS 可引起 BDNF 释放并激活 TrkB 受体。突触后的 TrkB 可触发：①树突棘翻译元件的快速激活和易位；②颗粒细胞胞体的 Arc 转录。翻译活化可能是由帽结合蛋白 eIF4E 的磷酸化介导的，也可能由 mRNA 特异性机制介导，如 miRNA 介导的翻译阻抑的缓解。这种方式活化的树突棘可能有效地活化并翻译局部的 mRNA。在这种模式下，来自局部 RNA 贮藏粒的转录本首先被翻译，进而进行树突运输和新合成的 Arc mRNA 的翻译。在 Arc- 依赖的稳定阶段，Arc 的持续翻译是肌动蛋白素（cofilin）磷酸化、局部丝状肌动蛋白（F-actin）伸展和稳定的 LTP 形成所必须的。

5. 支持基底前脑胆碱能神经元存活和生长 BDNF 同 NGF 一样有支持基底前脑胆碱能神经元存活和生长的作用,但二者有差异。BDNF 对胆碱能神经元胞体的早期发育生长作用明显,而 NGF 不甚明显;BDNF 对体外培养的胚胎胆碱能神经元能刺激胞体发出突起且延伸其长度的作用较 NGF 强,主要是促进其胞体的发育,而 NGF 主要表现在增加 AChE 阳性神经元的数量。此外,BDNF 与 NGF 有协同作用,这可能与二者的高亲和性受体分别为 TrkA 和 TrkB 有关,它们各自介导细胞内反应而发挥不同的功能效应。

6. 参与神经发生 Bath 等在 2008 年首次发现,缺乏 BDNF 的小鼠新生神经元的存活率降低,但细胞增殖不受影响。基因敲除模型证实 BDNF 的这种作用是 Trk B 信号通路特异的,并且活化的 Trk B 在神经发生区高表达。同时,BDNF 信号通路还影响神经母细胞迁移,作者检测到在迁移过程中嗅球 BDNF 的梯度表达。BDNF 分泌缺陷小鼠的这种表达模式被打破,导致神经母细胞迁移停止。

7. 参与情绪调节与抗抑郁治疗 近来,BDNF 在情绪调节信号转导方面的作用受到关注。抑郁症患者血液及脑内 BDNF 水平下降,抗抑郁药可使 BDNF 水平恢复正常。遗传原因导致的 BDNF 和 TrkB 信号转导通路的紊乱不会导致抑郁但可阻断抗抑郁药的作用。因此,BDNF 可能是抗抑郁药的作用靶点,但并不是抑郁或焦虑的唯一介质(Martinowich,2007)。

21 世纪最重要的发现之一是在成人大脑中发现了多能干细胞,从多能干细胞中可以产生新的神经元,这一过程被称为神经发生(neurogenesis)。神经发生的过程由调节蛋白控制,如 BDNF 在重度抑郁症患者中减少。但更重要的是,抑郁症患者的 BDNF 减少可通过药物或是心理干预等抗抑郁治疗后恢复,表明抗抑郁治疗可以通过增加成人大脑的神经发生来起作用(Molendijk,2018;Marrocco,2018)。

(三)其他神经营养因子

与 BDNF 比较,NT-3 mRNA 在脑内表达少,主要在外周组织表达,如骨骼肌、肝、肠、心、肺等。NT-3 主要对交感神经元和感觉神经元、运动神经元、肠神经元、海马及小脑神经元等有营养作用(Lykissas,2007)。当缺乏 NT-3 时,小鼠交感、感觉神经元部分丧失。小鼠出现严重的肌梭缺乏及肢体位觉异常。NT-3 可促进移植中的结状节、交感节的神经节突起生长。而 NGF 仅诱导交感节长出突起,BDNF 仅诱导结状节长出突起。这些结果表明,NT-3 与 NGF、BDNF 作用有一定差异。

1. 支持神经元存活

(1)感觉神经元:NT-3 不仅与 NGF 和 BDNF 一样能促进背根神经节感觉神经元的轴突生长和延长存活时间,而且还能加速结状节和交感神经节细胞轴突的生长,促进传递本体感觉信息的神经元存活。

NT-3 是一组二聚体蛋白质,能深刻影响脊椎动物神经系统的发育。由于神经管发生中很早表达的是 NT-3 和 TrkC,在神经管发生时期便发现有 NT-3 和 TrkC 的 mRNA。体外培养实验指出 NT-3 对新迁移的神经嵴细胞有致有丝分裂作用,能增加早期背根节神经元的数目。用抗体除去鹌鹑早期胚胎的 NT-3,其迷走神经下神经节和背根节神经元在发生程序性细胞死亡之前便丧失34%。三叉神经节大多数感觉神经元在早期轴突生长时期需要 NT-3(或 BDNF),NT-3 对其有明显的保护作用。用抗 NT-3 抗体处理鸡胚,背根节神经元的轴突不能在脊髓内形成长的节间投射,说明形成节间投射神经元的存活需要 NT-3。在背根节,NT-3 能支持那些以其周围突分布到肌肉的感觉神经元的存活。NT-3 mRNA 在新生鼠脑内含量高于成熟鼠脑,可能表明 NT-3 对未成熟神经元比成熟神经元更能发挥作用。

(2)DA 能神经元:体外研究表明 NT-3 对中脑黑质 DA 能神经元有明显保护作用。

(3)交感神经元:许多交感神经元在依赖 NGF 之前需要 NT-3 支持其存活,并提示 NT-3 能诱导 TrkA mRNA 的表达。不仅交感神经元,所有依赖 NGF 的神经元都是先有一个依赖 NT-3 的时期。

(4)运动神经元:发育中的运动神经能高度表达 NT-3 受体 mRNA,在骨骼肌中能检出 NT-3 mRNA,运动神经易逆行转运 NT-3,NT-3 和 NT-4/5 能减少因轴突切断所致的运动神经元死亡,并可维持培养的大鼠胚胎脊髓运动神经元存活,低浓度的 NT-3、NT-4/5 和 BDNF 能防止体外培养运动神经元的死亡。

2. 调节神经元表型 NT-3 同 NGF 一样也有调节神经元表型的作用。如在鸡胚,通过埋入分泌 NT-3 的工程细胞,可使大部分皮肤感觉神经元失去感受伤害性质而变为低阈值表型,但神经元数目不发生变化。

3. **调节神经元的连结**　在脊髓神经元与肌细胞联合培养中加入 BDNF 或 NT-3,数分钟内便可在肌细胞记录到冲动引起的突触活动。NT-3 或 BDNF 能迅速增加培养的海马神经元细胞内的 Ca^{2+},因而可能增加神经递质的释放,故 NT-3 可能影响突触功能。NT-3 也可能降低 GABA 能传递而增加海马神经元的活动。

NT-4 对外周感觉神经元和中枢神经系统某些神经元的生存是必须的。在发育期,NT-4 的主要作用是促进交感神经元而不是运动神经元的存活(对迷走神经下神经节神经元 NT-3、NT-4、BDNF 均有作用)。缺乏 NT-4 小鼠的睫状节、膝状节中大量的感觉神经元丧失,但面神经运动核和颈上节交感神经元却不受影响。这表明不同种类神经元的群体可能要求不同的 NT。

NT-5 在功能上十分类似于 NT-4。

NT-6 主要是促进鸡胚交感、感觉神经元的存活,而不促进膝状神经元的存活。

二、睫状神经营养因子

CNTF 与 NGF、BDNF 不同,它是一种胞质蛋白质,而不是分泌蛋白,在组织中的活性是 NGF 的 3~4 倍。CNTF 和 NT 的生物学作用是利用不同的信号机制,分别诱导即早基因(immediate early gene,*IEG*)和迟反应基因(delayed-response gene,*DRG*)不同的亚群,它们两者在即早基因表达上的不同作用可部分说明两者可以在其靶细胞上引起不同的生物学反应。但在某些情况下,CNTF 和 NT 能引起相同的生物学反应,例如两者均是运动神经元的存活因子,它们在运动神经元存活上有协同作用,这提示 NT 和 CNTF 信号途径可能有相互作用。

CNTF 的功能是多方面的,不但能够支持副交感睫状节神经元存活,而且能促进视黄醛神经节细胞轴突再生;主要支持促进交感节前和节后神经元、睫状节副交感神经元、背根节感觉神经元、脊髓运动神经元、海马神经元等的存活。其生物学效应与 NGF 有些重叠。此外,CNTF 对非神经元细胞亦有作用,它是几种与造血细胞因子有关联的神经生长细胞因子之一。所以,CNTF 是神经元的存活和分化因子,是一种多效能的神经营养物质。

1. **对运动神经元的营养作用**　CNTF 最突出的功能表现在对中枢和周围运动神经元的营养作用,它在支持运动神经元存活、维持运动神经元功能、防止受损神经元退变中发挥独特的作用,这在基底前脑胆碱能、黑质多巴胺能、丘脑前核与背侧核、面神经核和脊髓运动神经元等均得到证明。Yang 等在 2008 年证实,CNTF 作为一种内源性的调节成分参与多巴胺 D_2 受体依赖的侧脑室下带及海马的神经发生。CNTF 还影响胚胎运动神经元的发育、分化,能拯救轴突切断后的运动神经元。在胚胎期 CNTF 的含量是很低的,用同源重组子灭活 *CNTF* 基因的小鼠无内源 CNTF,对神经细胞的发生无明显影响,但在出生后其运动神经元丧失,所以它可能是维持运动神经元生理作用的因子。当动物外周神经损伤后,损伤神经组织中的施万细胞大量表达 CNTF,保护受损伤运动神经元的存活,阻止离断轴突 DA 能神经元的退变。

2. **对神经前体细胞的作用**　早期神经干细胞能大量表达 CNTF,能产生对交感肾上腺素能细胞的作用。CNTF 能影响交感神经元增殖和分化,已证实 CNTF 能抑制交感神经前体细胞的增生和促进其分化,能深刻影响交感神经元的神经递质表型及其前体细胞表达神经肽基因,参与这些神经元从肾上腺素能表型过渡到胆碱能表型。它诱导交感神经元的胆碱能分化的作用类似胆碱能神经元分化因子(cholinergic neuron differentiation factor)。

3. **支持感觉神经元的存活**　CNTF 对交感节前神经元、背根节感觉神经元、睫状节副交感神经元的生存起支持作用。在中枢神经系统,CNTF 支持轴突被切断的基底前脑胆碱能神经元与黑质 DA 能神经元的生存,但仅靠 CNTF 不能恢复胆碱乙酰转移酶和酪氨酸羟化酶的产生。CNTF 能延长培养中的海马神经元和小脑神经元的存活时间。

4. **对非神经细胞的作用**　CNTF 能促进胶质祖细胞(O-2A 双潜能祖细胞)分化为 II 型星形胶质细胞,促进肾上腺能细胞向胆碱能分化。少突胶质细胞的存活和成熟亦依赖 CNTF。CNTF 和与其相关的细胞因子的结构同源性以及它们共享的受体为神经系统与免疫系统间提供了一种联系,提示 CNTF 能对免疫系统起独特的作用。

5. 神经损伤后 CNTF 和 CNTFRa 的表达 证据表明 CNTF 在神经系统损伤反应中起重要作用。一些研究者发现在切断轴突的运动神经元，或在带有进行性运动神经病的小鼠突变体中，CNTF 均能防止其运动神经元的退变。中枢神经系统损伤后，CNTF 表达水平显著变化，例如脑的机械性损伤可引起 CNTF 蛋白与 CNTF mRNA 在伤口边缘急剧增加，且增高局限于随后形成的神经胶质瘢痕中的反应性星形胶质细胞。因此，在中枢神经系统损伤处，CNTF 作为一种营养因子对受损神经元起作用，损伤后增生的星形胶质细胞是 CNTF 的一个重要的靶部位。损伤部位的星形胶质细胞和成纤维细胞具有功能性 CNTF 受体复合物，能对 CNTF 反应。所以，这些细胞对 CNTF 的反应可能是损伤后恢复过程的一部分。

在周围神经系统，高水平的 CNTF mRNA 定位在施万细胞胞质。因 CNTF 为一种胞质蛋白质，缺乏一般分泌蛋白质所具有的信号序列（信号肽）。神经损伤后其远侧段原为高水平的 CNTF mRNA 显著下降，同时在细胞外液中发现 CNTF 蛋白，这是因为外周神经损伤后，正常储存于施万细胞胞质内的 CNTF 蛋白被释放到细胞外液，并经受体介导，借逆行轴突运输到运动神经元的 CNTF 大大增加。虽然 CNTF 如何从其合成部位释放出来尚不清楚，但神经损伤结果可导致施万细胞释放 CNTF，从而防止了因损伤导致的神经元死亡。当大鼠坐骨神经损伤后，损伤神经远侧端退行性病变的神经组织中的施万细胞大量表达 CNTF，且呈向上调节趋势，表明 CNTF 在神经再生和修复过程中起重要作用（汪华侨，1999）。

用视网膜光损害模型发现 CNTF 表达的改变可能是神经损伤的一个早期标志，视网膜受光损伤后可观察到 CNTF 表达剧增，且与光感受器细胞演变同时发生，因此，注射 CNTF 于大鼠眼内，能防止介导光感觉的细胞发生光损伤性退化。CNTF 的转基因治疗对损伤的视网膜有保护作用，且可延长治疗的作用时间。由于 CNTF 在胚胎期和正常时其含量较少，受损伤时 CNTF 反应性增多表达，是细胞的一种保护性反应，因此，可把 CNTF 作为中枢和周围神经系统的一个损伤保护因子。

6. 神经营养协同作用 培养的运动神经元基质中加入 BDNF 或 CNTF 均能使胞内 ChAT 水平升高，联合应用作用更加明显；进一步发现

单独使用 BDNF 或 CNTF 均不能阻止 *Wobbler* 突变鼠神经肌肉的进行性退化，但两种因子的联合应用则能阻断其发病。

7. 参与调节神经递质的释放 研究表明，突触前终末递质释放受来源于胞体的一种或多种因子的调节，而 CNTF 对发育中的神经突触功能有调节作用，主要是 CNTF 可促进递质的释放。

三、胶质细胞源性神经营养因子家族

（一）胶质细胞源性神经营养因子

GDNF 属于 NTF，其作用方式主要是靶源性的，另外可能还有旁分泌和自分泌的作用方式。GDNF 具有作用力强且有更为广谱的神经营养作用。

1. 促进多巴胺能神经元的存活 体内、外实验均证明 GDNF 对多巴胺能神经元有高度亲和力，是有确切有效营养作用的特异性神经营养因子。它不仅对体外培养的胚胎中脑多巴胺能神经元有明显的营养和促存活与分化作用；而且在体内，对黑质、纹状体多巴胺能系统亦有保护和修复作用。MPTP（1-methyl-4-phenyl-1，2，3，6-tetrahydyopyridine，1- 甲基 -4- 苯基 -1，2，3，6 四氢吡啶）是一种多巴胺能神经毒素，能损害黑质纹状体多巴胺能系统，可使纹状体多巴胺含量明显减少和黑质神经元退变，并可产生与帕金森病十分相似的行为、生化和组织学改变。用 MPTP 处理成年小鼠后（或在 MPTP 处理之前），无论是黑质或纹状体内注射 GDNF，还是脑室内持续注射 GDNF 都能显著改善恒河猴运动迟缓、四肢僵硬、平衡功能异常的帕金森样症状；能保护多巴胺能系统，恢复其多巴胺水平和多巴胺能神经纤维的密度（Tomac，1995）。

GDNF 对损伤后的多巴胺能神经元具有拯救和刺激恢复作用，而且是已发现的唯一能阻止损伤诱导的运动神经元萎缩的因子。用含有 *GDNF* 基因的质粒注射到 PD 鼠的纹状体内，能有效改善大鼠脑功能。基因疗法的出现为增加局部 GDNF 水平提供了新思路，为 GDNF 应用于人类 PD 的治疗提供了资料（Lindvall，2008）。也使 GDNF 在 PD 的治疗中显示出了巨大的潜在价值和应用前景。目前美国食品与药品管理委员会（FDA）已经批准 GDNF 用于 PD 治疗研究，且已进入一期临床阶段。

2. 参与受损后运动神经元的修复 GDNF

也是一种运动神经营养因子,能支持运动神经元的存活。将 GDNF 基因转染细胞(BHK 细胞)放进含有脑和脊髓运动神经元的培养液中,能增加这些神经元的胆碱乙酰转移酶(ChAT)活性、延长轴索长度,减少它们的正常凋亡。Hottinger 等在2000 年制作了一种特殊的成年鼠面神经损伤动物模型,模型中 50% 运动神经元逐渐地、一致性地丢失或萎缩。在实验前给予 GDNF 处理 1 个月后,再进行面神经切断,结果 95% 的运动神经元完好存活,该研究提示神经营养因子对成年后发生的运动神经元疾病具有保护作用。在切断新生或成年大鼠面神经后,系统或局部使用 GDNF 能防止离断轴突的面神经运动神经元的死亡和萎缩,并可明显减少因损伤导致的面神经核 ChAT 的免疫反应减弱,还能防止鸡和小鼠切断轴突后的脊髓运动神经元死亡和萎缩;在损伤诱导成年小鼠脊髓运动神经元退变的模型中发现,伤后 3 周有 70% 的运动神经元丢失,6 周则完全丢失,若用 GDNF 治疗则可防止 50% 的神经元丢失,且使运动神经元体积增大。Blesch 等(2001)在对大鼠单侧舌下神经切断后,分别将基因修饰后表达 GDNF 的成纤维细胞及表达报告基因的同种细胞移植于脊髓内,2 周后,GDNF 移植组相对于对照组有明显的轴突生长。Barras 等(2002)在对大鼠面神经切断的动物模型研究中发现,应用 GDNF后有髓神经纤维长入 8mm 长的神经断裂缺损沟。如不加入神经营养因子,这个距离不可能允许神经再生。因此,GDNF 有可能用于神经移植或神经再生的应用领域。

3. **参与神经元程序性细胞死亡**　GDNF是一种有重要生物活性的神经营养物质,可以挽救发育中的运动神经元从程序性细胞死亡(programmed cell death,PCD)中逃逸。GDNF 能挽救鸡胚脊髓运动神经元免于 PCD 和促进培养的运动神经元的存活。

4. **营养神经元的作用**　GDNF 对交感神经元、感觉神经元有促进存活作用。GDNF 不仅对胚胎感觉和交感神经元有营养作用,而且能促进培养的交感和副交感神经元及本体感觉、内脏感觉和皮肤感觉神经元的存活。在缺乏 GDNF 基因的家鼠中,感觉神经元的分化受阻,c-Ret 明显减少。GDNF 对肾脏和肠神经系统的发育也有重要作用。缺乏 GDNF 的小鼠肾脏发育不全,出现肾畸形,且出生时完全缺乏肠源性的神经供应

(Meng,2000)。

GDNF 对其他神经元也有促进存活作用。它可促进蓝斑的去甲肾上腺素能神经元的存活,使蓝斑神经元免遭 6-OHDA 的毒害和促进中枢去甲肾上腺素能神经元的表型;也能防止因基底前脑胆碱能神经元损伤造成的死亡和萎缩;对小脑浦肯野细胞的存活及分化也同样起重要作用。

5. **影响神经元的发育和分化**　不同的脑区在不同的发育期 GDNF mRNA 所表达的量是不同的,如生后 0d,纹状体和脊髓表达量达高峰;出生时和成年期,小脑有一个短暂的高表达。随年龄的增长,中枢神经系统的 GDNF mRNA 水平出现明显下降趋势,到成年期,大部分区域仅有很低表达。有学者已经证明 GDNF 能促进发育中神经元的存活、分化以及神经元在发育中的正确迁移(Bohn,2004)。

(二) 其他 GDNF 家族神经营养因子

NTN、Artemin(ART) 和 Persephin(PSP) 是GDNF 家族的新成员,它们均不同程度地对多巴胺能神经元、脊髓前角运动神经元、背根神经节、颈上神经节等有生长促进作用。NTN 在促进多巴胺能神经元存活、部分外周神经元和肠道神经丛的发育以及胶质细胞的分化方面发挥着重要的生理作用;ART 是感觉和交感神经元培养的一个存活因子,它的表达形式也影响体内的这些神经元,还能激活 GFRalpha1-RET 复合物并支持培养中脑多巴胺能神经元存活。PSP 的基因结构、分布、对多巴胺能神经元的生理作用及信号转导途径具有其独特的一面,提示其在治疗 PD 与运动神经疾病的临床应用中可能较其他几个营养因子具有更好的应用前景。

1. **对多巴胺能神经元的作用**　NTN 和 PSP均能促进体外培养的大鼠胚胎中多巴胺能神经元的存活,并促进对 DA 高亲和力摄取。虽然在大鼠胚胎中脑未检测到 ART 表达,但体外培养实验表明,ART 也能促进多巴胺能神经元的存活。离体实验表明,NTN、PSP 及 ART 对胚胎中脑多巴胺能神经元的促进存活作用与 GDNF 相当。在黑质 - 纹状体系统中,NTN 与 GDNF 一样均能促进多巴胺能神经元的存活,但二者的生理功能仍有区别,Akerud 等的研究表明,在出生后的个体发育过程中,NTN 在腹侧中脑表达逐渐下降而在纹状体中表达增加,而 GDNF 的表达正好与之相反;体、内外实验进一步研究表明,NTN 只具选择

性地促进多巴胺能神经元存活效应,而 GDNF 除广泛地促进存活效应外,还能促进神经元轴突纤维的生长。

NTN 或 PSP 还能预防体内多巴胺能神经元的退行性病变。实验表明,向大鼠纹状体内注射 6-OHDA 造成黑质及纹状体内多巴胺能神经元退行性病变,如果预先向大鼠黑质内注射 NTN 或 PSP,均可对抗 6-OHDA 造成的损伤,阻止多巴胺能神经元的死亡。这对于治疗 DA 代谢紊乱性疾病(如 PD 等),具有重要的临床意义。

2. **对外周神经系统的作用** NTN 和 ART 在体外均能促进多种发育中的外周神经元包括交感神经元、副交感神经元及感觉神经元的存活。首先,对颈上神经节交感神经元具有营养与支持作用;其次,也能促进多种神经元如背根神经节、三叉神经节感觉神经元存活,在这两群感觉神经元中,ART 促进存活的神经元数量比 GDNF 和 NTN 多。另外,NTN、ART 和 PSP 对背根神经节、内脏感觉神经元的促进存活能力相当,而 PSP 对于外周神经系统不起作用。

3. **对运动神经元的作用** NTN 和 PSP 能促进运动神经元的存活。经坐骨神经注射逆向转运研究表明,体内 NTN 和 PSP 能被逆行运输到脊髓运动神经元胞体。另一些研究表明 NTN 和 PSP 能阻止体内运动神经元退行性病变,对脊髓运动神经元起保护作用。

四、成纤维细胞生长因子

FGF 是目前研究较多的生长因子之一,具有营养神经细胞、修复受损神经细胞的作用。FGF 的神经营养作用大多来自对 aFGF 和 bFGF 的研究资料。体外培养实验显示:aFGF 和 bFGF 是神经胶质细胞(如少突胶质细胞)、施万细胞等强大的促有丝分裂原;FGF-9 是星形胶质细胞的促有丝分裂原。aFGF 主要表现为促进细胞增殖、分裂和分化,作为血管生成因子直接参与促进新血管的形成,并促进创伤修复,局部缺血保护和营养神经细胞的神经保护作用。左旋多巴(L-DOPA)治疗 PD 患者引起的神经细胞凋亡是药物失效的主要原因。研究表明,目前用基因工程技术改良 aFGF 可以对抗 PD 和 AD 运用 L-DOPA 治疗引起的神经细胞凋亡,能保护神经细胞使神经细胞凋亡比例明显下降。

bFGF 是 FGF 家族中最具代表性的成员,其生物学效应广泛:能诱导微血管的形成、发育和分化,改善微循环;促进成纤维细胞及表皮细胞代谢增殖和生长、分化;促进成纤维细胞的发育及增强其功能;促进神经细胞生长和神经纤维再生;诱导干细胞分化成神经元。bFGF 有刺激神经胶质细胞的非有丝分裂活性的作用,如促进星形胶质细胞的迁移;调节 GFAP 的表达及谷氨酸和 S100 蛋白的合成;改变星形胶质细胞的典型的细胞进程和细胞膜结构;促进星形胶质细胞的增殖并形成纤维状外形;也可促进少突胶质细胞的增殖,并增加其髓磷脂相关蛋白和类脂的含量;能促进各种胶质细胞和神经元前体细胞的繁殖和分化,特别是与 NT(如 BDNF 和 NT-3)协同,对神经系统早期发育起重要作用。

1. **神经营养作用** aFGF 和 bFGF 能促进周围神经系统的交感、副交感和感觉神经元,以及大脑皮质、海马和运动神经元的存活。bFGF 还对培养中的胚鼠脑的纹状体、丘脑的胆碱能神经元、多巴胺能神经元、GABA 能神经元、大鼠小脑皮质神经元、鸡胚脊髓前角神经元和星形胶质细胞等有营养和促进作用(汪华侨,1998)。

当 bFGF 用于损伤的大脑时,能促使海马神经元存活,而无 bFGF 时海马神经元死亡;bFGF 可使切断视神经后的视网膜节细胞成活,但 aFGF 对维持视网膜节细胞的生存明显高于 bFGF。将 bFGF 注入大鼠脑中,也可保持切断轴突的大脑皮质的胆碱能神经元的存活。经体内实验证实,bFGF 能增强中脑腹侧多巴胺能神经元移植物的存活能力和功能表达。FGF-5 能促进体外培养的脊髓运动神经元的存活。

FGF 的上述神经营养作用大多数是由于直接激活其反应神经元上的 FGFR 而实现的,但也可能间接由激活的非神经细胞(如胶质细胞)所介导。

2. **参与神经保护和再生作用** 在周围神经损伤修复的研究中,有资料表明,bFGF 有明显促进外周神经纤维再生和保护受损神经元的作用,并已在在体神经"套管"模型实验中得到证实。给切断的坐骨神经灌注 bFGF,可提高神经的再生率。在桥接大鼠 7mm 长坐骨神经缺损中使用 bFGF,4 周后发现神经再生成功。将 bFGF 加于紧靠坐骨神经切断处,能促进神经的髓鞘化,防止背根神经节神经元的死亡。bFGF 对切断轴突的隔核胆碱能神经元、被神经毒素 MPTP 损伤的黑质神经元或缺血的海马神经元等均有保护作用。bFGF 的促神经再生作用可与 NTs、CNTF、胰岛素样生长因子等的神经营养活性相互协同。

FGFs 通过调节某些细胞黏附分子的表达,调节其他生长因子、神经递质受体和离子通道,或抑制兴奋毒性和 NO 机制来介导其神经保护和再生作用。

3. 促进神经前体细胞分化　bFGF 有促进神经前体细胞增殖分化的作用。在培养的大鼠神经元中加入 bFGF 后,出现胆碱能成分分化并增殖;成神经细胞的分裂受到 bFGF 的调节,分裂过程中出现轴突长出生长锥、神经递质合成和递质小泡的转运等现象。

4. 促进类神经元细胞分化　PC-12 细胞在 bFGF 的参与下表现出鸟氨酸脱羟酶活性并出现轴突外生、发生交感样神经元分化。bFGF 还可使大鼠、牛肾上腺嗜铬细胞发生神经元样分化和轴突外生。此外,bFGF 还可通过它的促血管生成作用来影响中枢神经和周围神经系统的发育。

五、胰岛素样生长因子

IGF 及其家族成员胰岛素和胰岛素原均属多功能的细胞因子,它们与其受体广泛分布在发育的中枢神经系统,通过增加细胞摄取氨基酸和葡萄糖,刺激蛋白质和糖原合成,在细胞的增生、分化和凋亡中有长期的作用。在胚胎形成中,IGF 受体存在于中枢神经系统,在发育后期,IGF 及其受体 mRNA 也不同程度地存在于某些神经细胞群。这表明 IGF 在神经发育中有着一定的作用,可能是中枢神经系统发育时期重要的自分泌和旁分泌信号分子。对外周神经系统的研究表明,IGF 是成交感神经细胞的丝裂原和交感神经轴突生长的刺激剂。

IGF-Ⅰ 曾被认为是胶质祖细胞和少突胶质细胞的存活因子,能诱导体外培养的少突胶质细胞的发育。缺乏 *IGF-ⅠR* 的突变小鼠其中枢神经系统主要的形态学变化为非神经细胞明显减少。体外培养其胚胎前脑细胞,可观察到少突胶质细胞前体细胞数目下降。IGF-Ⅰ 还能增强神经元的分化,刺激原代培养的交感节神经细胞的有丝分裂。它是起源于神经嵴且与交感神经元有关的肾上腺嗜铬细胞的存活因子。IGF-Ⅰ 能维持原代培养的鼠胚神经上皮细胞的生长,抑制体外培养的小脑颗粒细胞因低钾导致的细胞凋亡。

脉络丛中 IGF-Ⅱ mRNA 水平很高,脑和脑脊液中 IGF-Ⅱ 也很多。在巨脑婴儿的大脑皮质中免疫活性的 IGF-Ⅱ 增加。因此,IGF 与脑神经系统的发育生长有关,有学者称 IGF-Ⅱ 为"脑生长因子"。

此外,IGF-Ⅰ 和 IGF-Ⅱ 均可作为肌源性神经营养因子,去神经肌能诱导 *IGF-Ⅰ* 的基因表达,产生 IGF-Ⅰ 刺激肌内神经突起生长和成纤维细胞繁殖。在肌肉内的 IGF-Ⅱ mRNA 水平与其神经供应相关联。在切断坐骨神经的动物模型上,局部应用 IGF-Ⅰ 能促进被切断的神经再生。

六、其他因子

神经营养物质除上述几种外,还有 IL-6、表皮生长因子(epidermal growth factor,EGF)、白细胞抑制因子(leukemia inhibitory factor,LIF)、神经球蛋白(neuroglobin,NGB)、转化生长因子(transforming growth factor,TGF)、血小板衍生生长因子(platelederived growth factor,PDGF)、肿瘤坏死因子(tumor necrosis factor,TNF)、γ 干扰素(interferon-γ,IFN-γ)等,它们在神经系统中均有较广泛的分布,如 EGF mRNA 在小脑、下丘脑和嗅球等有较高表达,神经系统的细胞能产生并能对这些因子起某些反应。

1. IL-6　IL-6 是由单核巨噬细胞产生的细胞因子,有较强地促进星形胶质细胞和神经细胞的增殖效应,它从外周血进入中枢神经系统后可作为中枢调节因子,在宿主防御反应阶段调节各种代谢功能。研究发现它作为炎性细胞因子,在阿尔茨海默病的病理机制中亦起重要作用。

2. 表皮生长因子　EGF 是一种多肽类激素,由 53 个氨基酸残基组成,分子量约 6kDa,含有 3 个二硫键结构,是目前已知的最稳定的蛋白质。EGF 通过与细胞膜上的 EGF 受体特异性结合,控制着细胞的代谢、生长、分化和癌变,并能促进胚胎神经干细胞的生长,诱导干细胞增殖并向胶质细胞分化。

3. 白细胞抑制因子　LIF 是影响活体胶质细胞基因表达的分化因子,在星形胶质细胞分化中起重要作用。Sherer 等在 2006 年发现 LIF 能加强受其他因子作用的胚胎多潜能祖细胞和 O-2A 祖细胞分化成星形胶质细胞,也可刺激培养的胚胎鼠神经嵴细胞和胚胎脊髓及小鼠嗅球神经前体细胞分化为神经元。

4. 神经球蛋白 NGB 是 2000 年发现的一种脊椎动物单体球蛋白,是一种可以和氧可逆性结合的血红蛋白家族成员,主要表达于脊椎动物的脑中,由 151 个氨基酸残基组成的单体蛋白,在进化上比较古老。研究表明它具有储存、转运氧气和保护神经细胞的功能,能够增强氧气扩散进入线粒体的能力,在大脑缺血缺氧时,能增强神经细胞对缺氧的耐受能力。

第四节 神经营养因子与神经退行性变性疾病

细胞培养和动物模型实验均证实外源性神经营养因子与有关的生长因子(包括细胞因子)能防止、抑制或改善许多类型的损害而导致的神经元死亡,如轴突切断、缺血、低血糖、兴奋性毒性物质、氧化损伤等,特别是一些神经退行性变性疾病(neurodegenerative disorder)。因此,NTF 和机体多种生理和病理状态相联系,神经营养因子的神经保护和挽救神经元的作用备受关注,具有重要的医疗应用价值。随着对 NTF 研究的深入,其在神经损伤修复领域中已表现出广阔的应用前景。为使 NTF 变成药物形式在体内发挥作用,特别是在脑内发挥作用时能透过血-脑屏障,人们尝试用微泵、病毒介导、囊样包裹、基因工程等多种给药方式。实验证明,通过基因工程将某些 NTF 移植到神经变性疾病的动物模型上,能分泌高水平且具有生物活性的产物,对疾病模型有很好的治疗效果。近年来,有关 NTF 的应用大多还处于基础研究阶段,仅少数已开始临床试用。但是毫无疑问,NTF 将成为治疗神经元变性疾病最有希望的治疗方法。

现根据一些文献报道总结一些有潜力治疗神经系统疾病的 NTF 和与中枢神经系统神经变性疾病有关的 NTF,见表 5-4-1、表 5-4-2。

一、阿尔茨海默病

在正常脑内,海马产生大量的 NGF,通过轴突运送到基底前脑,而基底前脑绝大部分胆碱能神经元为 NGF 敏感神经元,NGF 可作用于此处的胆碱能神经元的 NGFR,以营养这些神经元。阿尔茨海默病(Alzheimer's disease,AD)因该通路受损而出现一种主要的病理改变便是前脑基底核胆碱能神经元丢失变性,导致向大脑额叶、顶叶及海马等处的胆碱能神经元投射减少,乙酰胆碱(ACh)丧失,高级神经活动损害。AD 患者脑中 NGF 表达减少。应用表达 NGF 抗体的转基因小鼠 AD11 的研究,观察到类似 AD 的神经降解现象,包括神经元丢失、胆碱能神经缺陷、tau 蛋白高度磷酸化、Aβ 的沉积等。这些结果提示缺乏

表 5-4-1 与某些中枢神经退行性变性疾病有关的 NTF 的神经元特性

中枢神经变性疾病	神经生长因子	脑源性神经营养因子	神经营养素-3	神经营养素-4/5
阿尔茨海默病				
海马神经元	无作用	作用中等	作用中等	作用中等
基底前脑胆碱能神经元	作用显著	作用中等	作用较少	作用显著
皮质神经元	无作用	作用显著	未确定	未确定
肌萎缩性侧索硬化				
脊髓运动神经元	无作用	作用显著	作用中等	作用显著
帕金森病				
黑质多巴胺能神经元	无作用	作用显著	作用中等	作用显著
黑质 γ-氨基丁酸能神经元	无作用	作用显著	作用中等	作用显著
亨廷顿病				
纹状体 γ-氨基丁酸能神经元	无作用	作用显著	作用中等	作用显著

表 5-4-2　可能治疗神经疾病的神经营养因子

疾病名称	神经营养因子
阿尔茨海默病	
海马、皮质神经元	脑源性神经营养因子、神经营养素 -3、神经营养素 -4/5
基底前脑胆碱能神经元	神经生长因子、胶质细胞源性神经营养因子、脑源性神经营养因子
蓝斑去甲肾上腺素能神经元	神经营养素 -3、神经营养素 -4/5
肌萎缩性侧索硬化	
脊髓运动神经元	睫状神经营养因子、脑源性神经营养因子、神经营养素 -4/5、胰岛素样生长因子 -1
帕金森病	
多巴胺能神经元	胶质细胞源性神经营养因子、脑源性神经营养因子、神经营养素 -4/5、转化生长因子、表皮生长因子、碱性成纤维细胞生长因子、酸性成纤维细胞生长因子、胰岛素样生长因子 -1
亨廷顿病	
纹状体神经元	脑源性神经营养因子、神经营养素 -4/5
缺血性卒中	
皮质、纹状体、海马神经元	转化生长因子 -β、碱性成纤维细胞生长因子、胰岛素样生长因子 -1、神经营养素 -4/5
急性脑损伤	
皮质神经元	神经营养素 -3
急性脊髓损伤	
脊髓神经元	睫状神经营养因子、脑源性神经营养因子、神经营养素 -4/5、神经营养素 -3

NGF 可能导致神经原纤维缠结和 Aβ 沉积的形成,说明 NGF 的变化参与了 AD 的病理过程。动物实验证实 NGF 能防止动物基底前脑胆碱能神经元因轴突切断而导致的萎缩。如果切断老年鼠一侧穹窿海马伞(隔核胆碱能神经元到海马的主要神经纤维束)而造成隔核 - 海马胆碱能神经通路损伤,胆碱能神经元萎缩,ACh 合成酶 ChAT 下调,最终细胞死亡。若从侧脑室及时注入 NGF 可维护 NGFR 阳性神经元的存活,并增加基底前脑内 ChAT 的水平。足量的 NGF 还能使受损和未受损胆碱能神经元体积增大,对同样受损的老年动物,还有改善记忆的作用。

编码 *BDNF* 基因的 C270T 多态性与迟发性 AD 相关,提示编码 *BDNF* 基因的改变可能会增加患 AD 的风险(Kunugi,2001)。BDNF 和 NT-4/5 也支持体外培养胆碱能神经元的存活,能使这些细胞表达 ChAT 上调。横切后,BDNF 和 NT-4/5 对被切断轴突的胆碱能神经元有与 NGF 相似的神经保护作用。海马能产生较高水平的 BDNF 和 NT-3,基底前脑胆碱能神经元能表达 TrkA、

TrkB 和 TrkC mRNAs,能逆行运输注入海马的 NGF、BDNF 和 NT-3。这些都证明 NTs 在体内对胆碱能神经元有直接作用。有证据表明,中等强度的有氧运动与认知功能和记忆力呈正相关。然而,这些改善背后的确切机制仍不清楚。最近的动物模型研究提出了 BDNF 是关键调节因子的观点。认为运动通过诱导 AHN 和提高 BDNF 水平改善 AD 模型小鼠的学习记忆能力,这一观点从动物和人类研究中获得证据,以强调运动促进神经活性代谢物(如外周和海马中的肌动蛋白和酮体)的合成和积累以增强 BDNF 表达的机制(Wang,2018;Choi,2018)。

在皮质或海马神经元,以及脑干的去甲肾上腺素和 5-HT 核群没有或只含很少的 TrkA,但在中枢神经系统所有受 AD 影响的区域都有丰富的 TrkB 和 TrkC。TrkB 和 TrkC 的表达在皮质和海马特别显著,脑干 5-HT 和去甲肾上腺素核群神经元亦表达 TrkB 和 TrkC。细胞培养研究更进一步支持在 AD 时 Trk B 和 TrkC 的配体对中枢神经元作用的广谱性。例如 BDNF 能上

调皮质神经元的神经肽和神经递质的水平,缩胆囊肽和 GABA 也有少量增加。在培养的大鼠视皮质薄片中加入 BDNF 能很快增强其兴奋性电位。BDNF 能诱导海马神经元即早基因 c-fos 表达和刺激体外培养的小脑齿状核颗粒神经元轴突分支的生长;能刺激海马诱发长时程增强(long-term potentiation,LTP)和 BDNF、NT-3 表达增加。NT-3 和 NT-4/5 亦支持培养的蓝斑内酪氨酸羟化酶(TH)免疫反应阳性神经元的存活。注入 BDNF 于成年大鼠脑能增加皮质和海马的神经肽 Y 和生长抑素水平,故可改善 AD 中这些神经肽浓度的减少。具有与 AD 相同损害的老年大鼠脑,其海马中的强啡肽(dynorphin)水平升高,注入 BDNF 可使此肽浓度降低。在 AD 患者,5-HT 能神经元受损,于中缝核附近注入 BDNF 可增加局部 5-HT 及其代谢物的水平,并增加前脑 5-HT 周转率。在体内,BDNF 等对神经突起生长和突触功能有与体外培养观察到的相似的作用。AD 患者海马区 BDNF mRNA 表达明显减少。结合以上观察,提示临床应用 TrkB 的配体对治疗 AD 是有利的。

尽管目前尚无法对 AD 进行针对病源基因的治疗,但期望能通过导入神经营养因子基因的方法来缓解病情。已有实验发现将 NGF 基因修饰的成纤维细胞、永生化的神经前体细胞(neural progenitor cell,NPC)或 GDNF 基因修饰的 NPC 进行移植对单侧伞切断的鼠基底前脑胆碱能神经元有保护作用。应用内皮质突触特异性损伤产生的动物痴呆模型观察到,由腺病毒转染介导的 BDNF 在脑内的缓慢释放对学习和记忆有效(Ando,2002)。这些研究开辟了 AD 基因治疗的新途径,但离临床应用还有一段漫长的路程。

二、运动神经元病

运动神经元病(motor neuron disease)是一类神经变性疾病,主要有肌萎缩性侧索硬化症(amyotrophic lateral sclerosis,ALS)、脊肌萎缩症(spinal muscular atrophy,SMA)和脊髓灰质炎后综合征(post-polio syndrome)等。这些疾病均可导致下或/和上运动神经元不同程度的退变。目前尚无有效药物治疗。由于运动神经元有 TrkB、TrkC 和 CNTFRα,且能表达 BDNF 和 NT-3 等,有关体外细胞培养和一些动物体内试验也已证明 CNTF、BDNF、GDNF、NT-3 和 NT-4/5 以及 IGF-1 等对胚胎和成年运动神经元的再生和修复有肯定的作用,对运动神经元疾病有营养效应,这为本病的治疗开辟了引人注目的领域,临床已开始试用 CNTF 和 BDNF 治疗 ALS(Sahenk,2006)。

与 NT 家族成员不同的是,CNTF 不存在特定的靶标神经元,即 CNTF 不属靶源性神经营养因子,但体内成熟运动神经元有 CNTFR-α。CNTF 可借受体介导的轴突逆行运输到运动神经元,但这种正常运输是很少的,神经受损后却十分活跃。周围神经虽然是 CNTF 最丰富的来源(CNTF 存在于施万细胞),但神经损伤后,CNTF 的表达却下降。BDNF、NT-3 与 CNTF 一样由受体介导的轴突逆行运输到运动神经元,这种运输在神经损伤后显著增加。正常情况下,神经能合成低水平的 BDNF,但受损神经远侧段 BDNF 的表达却大大增加。BDNF 和 NT-3 存在于外周组织,它们像 NGF 一样是靶源性神经营养因子,可在胶质细胞、运动神经元、感觉神经元和靶组织中表达,并可能经自分泌和旁分泌的方式发挥作用。此外,用于治疗 ALS 的研究发现其具有减轻体重的作用。CNTF 通过激活下丘脑弓状核 STAT3 通路发挥瘦素样降低体重的作用,但与瘦素不同的是,CNTF 同样能降低瘦素抵抗模型动物的体重,且不易产生耐药和体重反弹(Lambert,2001;Xu,2016;Nebbioso,2019)。

除上述因子外,aFGF、bFGF、FGF-5、PDGF、TGF-β 和心营养因子(cardiotrophin,CT-1)等也能促进运动神经元的存活。CT-1 属 IL-6 家族,是一种蛋白质因子(Thier,1999),能促进体外培养的心肌细胞、多巴胺能神经元、睫状节神经元和胚胎运动神经元存活。因在骨骼肌中有 CT-1 存在,可认为它是靶源性运动神经元的存活因子。

由于影响运动神经元存活的营养信号并不全是来自这些神经元所支配的靶区,亦可来自胶质细胞、非神经组织细胞、细胞外基质、自分泌、旁分泌或传入等途径,而且运动神经元的存活按其不同亚型和不同发育时期可能需要不同来源途径的因子,再者,同一神经元能对多种神经营养因子产生效应;神经营养因子的水平又常随体内复杂环境的变化而波动,因此,应考虑神经营养因子的协同作用,这在临床联合应用多种营养因子治疗进行性的神经退行性变性疾病可能更为有效。例如 BDNF 和 CNTF 均能上调体外培养的运动神经元 ChAT 水平,两者协同使用则可以显著改善运动神经元的生理作用。单独用 CNTF 或 BDNF 治疗小鼠突变体 Wobbler，只能减弱但不能停止其进行性的神经肌肉衰退，但若联合应用，则疗效较为理想。

由于上述神经营养因子的半衰期短、体内生物利用度低、降解快，应用到人体受到限制。有学者用囊样包裹神经营养因子或以腺病毒介导神经营养因子，在体内持续低浓度长期释放，形成内源性生物学微泵，以达到较安全、效果好而又避免不良反应的目的。

三、基底神经核病

基底神经核病（basal nuclei disorder）主要是帕金森病，其特征性病理改变是中脑黑质 - 纹状体多巴胺能神经元进行性凋亡、缺失，表达的 TH 减少或者活性降低，从而引起脑内 DA 含量明显减低。由于发现应用 NTF 能使多巴胺能神经元免受凋亡，并可减慢或逆转多巴胺能神经元的持续变性、增强未受损多巴胺能神经元的功能，因而已成为 PD 治疗的研究热点。

在 NTs 家族中，体外研究表明 NGF 对培养的多巴胺能神经元的生存和分化没有影响，但 BDNF、NT-3 和 NT-4/5 均对多巴胺能神经元的存活和分化有一定的作用，不仅可促进多巴胺能神经元的存活，提高多巴胺能神经元摄取 DA 的活性，还能显著降低 MPTP 或 6- 羟基多巴（6-OHDA）对多巴胺能神经元的毒性，但不能增加 *TH* 基因的表达。

NTs 对多巴胺能神经元的作用研究很多，但主要集中在 BDNF 方面（Dauer，2007）。在正常成年大鼠的尾壳核或黑质注入 BDNF，能使新纹状体 DA 代谢增高，亦能使大鼠因用异苯丙胺（amphetamine）后出现的旋转行为恢复正常。对部分损伤动物的黑质 - 纹状体 DA 系统，BDNF 和 NT-3 能增强存活的多巴胺能神经元的功能。除多巴胺能神经元外，BDNF 等亦影响黑质和纹状体内非多巴胺能的神经元，提示它对治疗 PD 外的几种基底神经节病如亨廷顿病（Huntington disease，HD）、纹状体黑质变性（striatonigral degeneration）和多发性系统萎缩病（multiple-system atrophic disorder）亦有潜在作用（Zuccato，2007）。

体外或体内许多实验也已证明 GDNF 对多巴胺能神经元具有显著的神经营养作用且能挽救黑质多巴胺能神经元因各种损伤而导致的细胞死亡。用 *GDNF* 基因修饰细胞移植治疗 PD 动物模型已显示较好的效果。因此，在对 PD 的治疗上，GDNF 有望成为首选试用的因子。多巴胺能神经元与人类 ras 同源物在脑内富集，并发生 S16H 突变［hRheb（S16H）］。多巴胺能神经元的转导保护了黑质纹状体 DA 在 6-OHDA 治疗 PD 动物模型中的投射，证据表明，hRheb/mTORC1 信号通路的激活可以使多巴胺能神经元具有持续产生 GDNF 和 BDNF 作为 PD 治疗药物的重要能力（Nam，2015）。

体外实验虽证明 CNTF 对增加多巴胺能神经元的存活无明显作用，但对多巴胺能神经元的表型却有调节作用，能够增强 TH mRNA 的表达。此外，能促进多巴胺能神经元存活的因子还有 bFGF、TGF-α、EGFa、FGF 和 IGF-l 等。其中 bFGF 的研究较为引人注目，它在脑组织分布广泛，在黑质 - 纹状体不仅有 bFGF 受体分布，而且多巴胺能神经元有 bFGF mRNA 的表达。PD 患者黑质内 bFGF 严重减少，表明 bFGF 对多巴胺能神经元有营养作用，它能抑制凋亡，并可促进星形胶质细胞的分裂增生。对 PD 模型鼠进行脑移植的实验中也发现 bFGF 可以促进移植多巴胺能神经元的存活、生长和功能表达，改善行为缺陷。因此，bFGF 在 PD 的治疗中前景广阔。

随着人类基因组计划的研究进展，遗传信息数据的不断丰富，神经营养因子各家族的其他成员还将被发现，这将有助于人们加快对神经元起营养及保护作用的潜在影响因素的认识，为药物开发与基因治疗奠定基础；随着神经营养因子如何以药物形式在体内发挥作用，特别是在脑内发挥作用时如何透过血 - 脑屏障等问题的解决，其将成为治疗神经系统疾病最有希望的治疗方法之一。

（汪华侨　罗　涛）

参考文献

［1］阮奕文, 姚志彬. 胶质源性神经营养因子（GDNF）的结构与功能 [J]. 生命科学, 1999, 11（增刊）: 22-24.

［2］池雷霆, 裴福兴, 王光林, 等. 碱性成纤维细胞生长因子在周围神经损伤局部的基因表达与细胞定位 [J]. 中华骨科杂志, 2000, 20 (5): 307-309.

［3］汪华侨, 卢晓林. 大鼠坐骨神经损伤后再生过程中 CNTF 的表达与分布 [J]. 解剖学研究, 1999, 21 (11): 69-70.

［4］ 汪华侨, 庞水发. 碱性成纤维细胞生长因子及其对神经组织的生物学效应 [J]. 中华显微外科杂志, 1998, 21 (2): 157-159.

［5］ 金国华, 徐慧君, 武义鸣, 等. BDNF、NGF 对 AD 模型鼠脑移植区一氧化氮合酶阳性神经元发育生长的影响 [J]. 神经解剖学杂志, 1999, 15 (2): 175-178.

［6］ 莫静, 王淑玲, 沈丽. 大鼠海马 CA1 和 CA3 区发育过程中酪氨酸激酶受体的分布 [J]. 神经解剖学杂志, 2000, 16 (2): 160-162.

［7］ 虞东辉, 苏剑斌, 白秉学, 等. GDNFR- 在成年大鼠脊髓和背根节的分布的免疫组织化学研究 [J]. 神经解剖学杂志, 2000, 16 (2): 140-142.

［8］ Alderson R F, Wiegand S J, Anderson K D, et al. Neurotrophin-4/5 maintains the cholinergic phenotype of axotomized septal neurons [J]. Eur J Neurosci, 1996, 8 (2): 282-290.

［9］ Altar C A, Cai N, Bliven T, et al. Anterograde transport of brain-derived neurotrophic factor and its role in the brain [J]. Nature, 1997, 389 (6653): 856-860.

［10］ Ando S, Kobayashi S, Waki H, et al. Animal model of dementia induced by entorhinal synaptic damage and partial restoration of cognitive deficits by BDNF and carnitine [J]. J Neurosci Res, 2002, 70 (3): 519-527.

［11］ Blesch A, Tuszynski M H. GDNF gene delivery to injured adult CNS motor neurons promotes axonal growth, expression of the trophic neuropeptide CGRP, and cellular protection [J]. J Comp Neurol, 2001, 436 (4): 399-410.

［12］ Choi S H, Bylykbashi E, Chatila Z K, et al. Combined adult neurogenesis and BDNF mimic exercise effects on cognition in an Alzheimer's mouse model [J]. Science, 2018, 361 (6406): 2696-2701.

［13］ Denk F, Bennett D L, McMahon S B. Nerve growth factor and pain mechanisms [J]. Annu Rev Neurosci, 2017, 40: 307-325.

［14］ Eazidi-Belkoura I E, Adriaenssens E, Doll L, et al. Tumor necrosis factor receptor-associated death domain protein is involved in the neurotrophin receptor-mediated antiapoptotic activity of nerve growth factor in breast cancer cells [J]. J Biol Chem, 2003, 278 (19): 16952-16956.

［15］ Fahnestock M, Shekari A. ProNGF and neurodegeneration in Alzheimer's disease [J]. Front Neurosci, 2019, 13: 129.

［16］ Freund-Michel V, Frossard N. The nerve growth factor and its receptors in airway inflammatory diseases [J]. Pharmacol Ther, 2008, 117 (1): 52-76.

［17］ Fryer H J, Wolf D H, Knox R J, et al. Brain-derived neurotrophic factor induces excitotoxic sensitivity in cultured embryonic rat spinal motor neurons through activation of the phosphatidylinositol 3-kinase pathway [J]. J Neurochem, 2000, 74 (2): 582-595.

［18］ Indo Y. NGF-dependent neurons and neurobiology of emotions and feelings: Lessons from congenital insensitivity to pain with anhidrosis [J]. Neurosci Biobehav Rev, 2018, 87: 1-16.

［19］ Kunugi H, Ueki A, Otsuka M, et al. A novel polymorphism of the brain-derived neurotrophic factor (BDNF) gene associated with late-onset Alzheimer's disease [J]. Mol Psychiatry, 2001, 6 (1): 83-86.

［20］ Lai KO, Fu WY, Ip NY, et al. Cloning and expression of a novel neurotrophin, NT-7, from carp [J]. Mol Cell Neurosci, 1998, 11 (1~2): 64-76.

［21］ Lambert PD, Anderson KD, Sleeman MW, et al. Ciliary neurotrophic factor activates leptin-like pathways and reduces body fat, without cachexia or rebound weight gain, even in leptin-resistant obesity [J]. Proc Natl Acad Sci US, 2001, 98 (8): 4652-4657.

［22］ Lindvall O, Wahlberg LU. Encapsulated cell biodelivery of GDNF: A novel clinical strategy for neuroprotection and neuroregeneration in Parkinson's disease ? [J]. Exp Neurol, 2008, 209 (1): 82-88.

［23］ Lou X, Yano H, Lee F, et al. GIPC and GAIP form a complex wit h TrkA: a putative link between G protein and receptor tyrosine kinase pat hways [J]. Mol Biol Cell, 2001, 12 (3): 615-627.

［24］ Lykissas MG, Batistatou AK, Charalabopoulos KA, et al. The role of neurotrophins in axonal growth, guidance, and regeneration [J]. Curr Neurovasc Res, 2007, 4 (2): 143-151.

［25］ Malhi GS, Mann JJ. Depression [J]. Lancet, 2018, 392 (10161): 2299-2312.

［26］ Mamounas LA, Altar CA, Blue ME, et al. BDNF promotes the regenerative sprouting, but not survival, of injured serotonergic axons in the adult rat brain [J]. J Neurosci, 2000, 20 (2): 771-782.

［27］ Marrocco J, Einhorn NR, Petty GH, et al. Epigenetic intersection of BDNF Val66Met genotype with premenstrual dysphoric disorder transcriptome in a cross-species model of estradiol add-back [J]. Mol Psychiatry, Mol Psychiatry, 2020, 25 (3): 572-583.

［28］ Martinowich K, Manji H, Lu B. New insights into BDNF function in depression and anxiety [J]. Nat Neurosci, 2007, 10 (9): 1089-1093.

［29］ Meng X, Lindahl M, Hyvonen ME, et al. Regulation of cell fate decision of undifferentiated spermatogonia by GDNF [J]. Science, 2000, 287 (5457): 1489-1493.

［30］ Molendijk ML, Spinhoven P, Polak M, et al. Serum

BDNF concentrations as peripheral manifestations of depression: evidence from a systematic review and meta-analyses on 179 associations (N=9484)[J]. Mol Psychiatry, 2014, 19 (7): 791-800.

[31] Nebbioso M, Lambiase A, Cerini A, et al. Therapeutic approaches with intravitreal injections in geographic atrophy secondary to age-related macular degeneration: Current drugs and potential molecules [J]. Int J Mol Sci, 2019, 20 (7). pii: E1693.

[32] Nam JH, Leem E, Jeon MT, et al. Induction of GDNF and BDNF by hRheb (S16H) transduction of SNpc neurons: neuroprotective mechanisms of hRheb (S16H) in a model of Parkinson's disease [J]. Mol Neurobiol, 2015, 51 (2): 487-499.

[33] Nico B, Mangieri D, Benagiano V, et al. Nerve growth factor as an angiogenic factor [J]. Microvasc Res, 2008, 75 (2): 135-141.

[34] Pozas E, Ibanez CF. GDNF and GFRalphal promote differentiation and tangential migration of cortical GABAergic neurons [J]. Neuron, 2005, 45 (5): 701-713.

[35] Rocco ML, Soligo M, Manni L, et al. Nerve growth factor: Early studies and recent clinical trials. curr neuropharmacol [J]. Curr Neuropharmacol, 2018, 16 (10): 1455-1465.

[36] Rodríguez-Frutos B, Otero-Ortega L, Ramos-Cejudo J, et al. Enhanced brain-derived neurotrophic factor delivery by ultrasound and microbubbles promotes white matter repair after stroke [J]. Biomaterials, 2016, 100: 41-52.

[37] Sahenk Z. Neurotrophins and peripheral neuropathies [J]. Brain Pathol, 2006, 16 (4): 311-319

[38] Soule J, Messaoudi E, Bramham CR. Brain-derived neurotrophic factor and control of synaptic consolidation in the adult brain [J]. Biochem Soc Trans, 2006, 34 (pt4): 600-604.

[39] Tomac AC, Grinberg A, Huang SP, et al. Glial cell line-derived neurotrophic factor receptor alpha1 availability regulates glial cell line-derived neurotrophic factor signaling: evidence from mice carrying one or two mutated alleles [J]. Neuroscience, 2000, 95 (4): 1011-1023.

[40] Wang R, Holsinger R MD. Exercise-induced brain-derived neurotrophic factor expression: Therapeutic implications for Alzheimer's dementia [J]. Ageing Res Rev, 2018, 48: 109-121.

[41] Westberg JA, Serlachius M, Lankila P, et al. Hypoxic preconditioning induces neuroprotective stanniocalcin-1 in brain via IL-6 signaling [J]. Stroke, 2007, 38 (3): 1025-1030.

[42] Xu B, Xie X. Neurotrophic factor control of satiety and body weight [J]. Nat Rev Neurosci, 2016, 17 (5): 282-292.

[43] Yaar M, Zhai S, Fine RE, et al. Amyloid beta binds trimers as well as monomers of the 752kDa neurot rophin receptor and activates receptor signaling [J]. J Biol Chem, 2002, 277 (10): 7720-7725.

[44] Yang P, Arnold SA, Habas A, et al. Ciliary neurotrophic factor mediates dopamine D2 receptor-induced CNS neurogenesis in adult mice [J]. J Neurosci, 2008, 28 (9): 2231-2241.

[45] Zheng Z, Zhang L, Qu Y, et al. Mesenchymal stem cells protect against hypoxia-ischemia brain damage by enhancing autophagy through brain derived neurotrophic factor/mammalin target of rapamycin signaling pathway [J]. Stem Cells, 2018, 36 (7): 1109-1121.

[46] Zhou FQ, Zhou J, Dedhar S, et al. NGF-induced axon growth is mediated by localized inactivation of GSK-3 beta and functions of the microtubule plus end binding protein APC [J]. Neuron, 2004, 42 (6): 897-912.

[47] Zuccato C, Cattaneo E. Role of brain-derived neurotrophic factor in Huntington's disease [J]. Progress in Neurobiology, 2007, 81 (5-6): 294-330.

[48] Zvonic S, Baugh JE Jr, Arbour-Reily P, et al. Cross-talk among gp130 cytokines in adipocytes [J]. J Biol Chem, 2005, 280 (40): 33856-33863.

第六章

神经胶质细胞

神经组织由神经细胞（神经元）和神经胶质细胞（简称神经胶质）组成。神经胶质（neuroglia）一词最早由 Virchow（1846）提出，系指在神经细胞之间起连接作用的物质，类似其他器官中的结缔组织。胶质的含义自"glue（胶）"而来，意即神经组织中的"胶样物质"。神经胶质是神经组织不可缺少的组成部分，具有重要的功能。据估计，脑体积的一半是由不能传导神经冲动的神经胶质构成的。从数量上看，胶质细胞是神经细胞的 10 倍。从发生和起源来看，胶质细胞主要有两类：大胶质细胞（macroglia），包括星形胶质细胞和少突胶质细胞，起自神经外胚层，是神经胶质的主要部分；小胶质细胞（microglia），较小，一般认为是一种单核巨噬细胞，来自中胚层。胶质细胞的具体形态多种多样，由于其体积较神经细胞小，长期以来，因方法的限制，不能将它们进行详细而准确的区分。随着免疫组化染色、细胞培养和电子显微镜、激光共聚焦显微镜等的问世，对神经胶质的形态和功能的研究有了长足的进展。

神经胶质细胞与神经细胞之间存在着信息交流，这种信息交流的存在是由于胶质细胞与神经细胞之间有某些共同点的缘故。胶质细胞在形态和功能上有本身的特点：如突起无极性，有细胞周期，数量大，不能传导神经冲动（由于 Na^+ 通道密度太低，不足以引起动作电位）但能表达电压依赖的 K^+ 通道等。它们与神经细胞之间有许多相似之处：①胶质细胞与神经细胞都含有神经递质，如谷氨酸、GABA、ENK、NE 等；②两者都有 NMDAR、AMPAR、mGluR、GABA 受体和 Na^+、K^+、Ca^{2+} 离子通道；③两者均含有核转录因子 NF-κB、Fos、Jun、Myc 等；④细胞内信号转导过程也有相似之处，如都有 Ca^{2+}、cAMP、IP_3、PKA、PKC 等第二信使；⑤两者都能产生细胞因子。Wang 等（2009）提出在中枢神经系统疾病中细胞周期的激活导致星形胶质细胞和小胶质细胞增殖与胶质瘢痕及炎性因子的产生有关；Zhang 等（2009）报道，细胞周期抑制剂可抑制星形胶质细胞和小胶质细胞的增殖分化并减少胶质瘢痕的形成，因此，提出细胞周期的调控可能在中枢神经系统疾病的发生发展中起着关键作用，是未来神经保护的重要靶向。

第一节　星形胶质细胞

星形胶质细胞（astrocyte）是 19 世纪后期 Golgi 和 Cajal 根据金属浸染法对胶质细胞进行分类而命名的。在各种胶质细胞中，星形胶质细胞的数量最多（在视皮质星形胶质细胞占整个胶质细胞的 5%，在丘脑占 30%~40%），分布最广，除分布于中枢神经系统的灰质和白质外，还存在于神经垂体（垂体细胞）、视网膜（Müller 细胞）、小脑（Bergmann 胶质细胞）、脑室周围器（伸长细胞）、室管膜（室管膜细胞）和脉络丛（脉络丛细胞）。

在形态学上，星形胶质细胞可分为原浆性星形胶质细胞（protoplasmic astrocyte）和纤维性星形胶质细胞（fibrous astrocyte）。原浆性星形胶质细胞又称苔藓细胞（mossy cell），核较大、圆形或卵圆形，富含常染色质、着色较浅，突起较粗短，有许

335

多细小的分支,呈绒球状,细胞含胶质原纤维少,主要存在于灰质中。纤维性星形胶质细胞又称蜘蛛细胞(spider cell),突起直而细长、分支少、细胞内含较多的胶质原纤维,主要位于白质中。在电镜下,星形胶质细胞的核质较均匀,主要含有常染色质,有时有少量异染色质附于核膜内面。胞质较浅,细胞器较少。原浆性星形胶质细胞中可含有糖原,纤维性星形胶质细胞最显著的成分是含有许多胶质丝,直径8~9nm,常聚集成束,即光镜下所见的胶质原纤维。原浆性星形胶质细胞可伸出终足(足板)至毛细血管表面,或至脑表面的软膜。在灰质内星形胶质细胞的突起还能围绕在突触周围或包裹突触小球,起隔离和绝缘作用。有学者认为,两种胶质细胞可能是同一种胶质细胞的不同形式,或与所处的环境不同有关。也有学者认为,虽然在组织培养中有两种形态和功能不同的表型,但只有一种细胞类型见于活体,它能执行所有不同形态细胞的功能(Raff,1989)。星形胶质细胞既有别于神经细胞(突起无极性、胞质内不含尼氏体、细胞器少、核内异染色质较多等),又不同于其他的胶质细胞(胞体最大,核染色最浅)(图6-1-1、图6-1-2)。最特殊的是胞质内含有胶质原纤维。

胶质原纤维属于中间丝(intermediate filament),直径10nm,由分子量为4.7~5.0kDa的蛋白质组成,参与形成细胞骨骼。它只存在于星形胶质细胞中,不含于少突胶质细胞、小胶质细胞和其他胶质细胞。其化学成分为胶质纤维酸性蛋白(glial fibrillary acidic protein,GFAP),还含有专一显示星形胶质细胞的标记酶——非神经元烯醇化酶,以与神经细胞(内含神经元特异性烯醇化酶)和少突胶质细胞(内含半乳糖脑苷脂抗原)相区别。星形胶质细胞表达S-100蛋白和波形蛋白(vimentin),其终足分泌硫酸类肝素糖蛋白、层粘连蛋白、纤维连接素,与血管基底膜的形成有关。

传统的神经解剖学观点认为星形胶质细胞的功能是:①通过广泛分布的突起构成神经组织的支架,对神经元胞体和突起具有支持作用;②星形胶质细胞再生后仍保留分裂能力,在创伤刺激时进行分裂,形成胶质瘢痕;③星形胶质细胞一方面位于神经细胞附近,另一方面通过附着于毛细血管的终足,参与物质运输和血-脑屏障的形成。近年来,对星形胶质细胞的形态特征和功能活动有了更深入的了解,下面重点介绍星形胶质

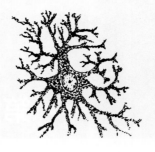
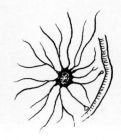

原浆性星形胶质细胞　　　　纤维性星形胶质细胞

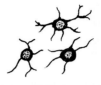
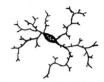

少突胶质细胞　　　　　　　小胶质细胞

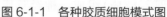

图6-1-1　各种胶质细胞模式图

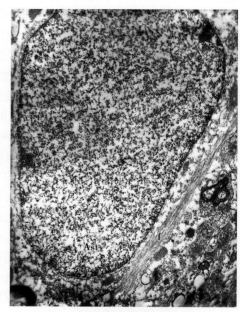

图6-1-2　大鼠大脑的星形胶质细胞(Ast),
胞质内可见胶质原纤维

细胞在正常、实验条件和病理情况下的功能。

一、星形胶质细胞在正常神经活动中的功能

(一)谷氨酸和γ-氨基丁酸代谢的关键部位

兴奋性递质Glu和抑制性递质GABA的代谢密切相关,二者彼此可以互相转化,星形胶质细胞在其中起着关键作用(图6-1-3)。神经元内的Glu在谷氨酸脱羧酶(GAD)的作用下转变为GABA。GABA由神经末梢释放后进入突触间

隙,部分被星形胶质细胞摄取。在星形胶质细胞内,GABA 在 GABA 转氨酶(GABA-T)的催化下脱氨基,并转移氨基给 α-酮戊二酸,生成 Glu。Glu 在星形胶质细胞所独有的谷氨酰胺合成酶(GS)的作用下加氨基形成谷氨酰胺(glutamine,Gln),Gln 由星形胶质细胞释放后再被神经元摄取,在神经元内作为 Glu 和 GABA 的前体和原料(Gln 脱氨转变为 Glu)。由此可见,在 Glu 和 GABA 代谢中,星形胶质细胞是一个重要场所和关键部位。有实验证明,在神经垂体内有 GABA 神经末梢,这些神经末梢释放的 GABA 可被垂体细胞(星形胶质细胞之一种)摄取。Blomqvist 等(1988)用免疫组化法证明在大鼠脑干的星形胶质细胞呈 GABA 免疫反应阳性。细胞培养也证明星形胶质细胞有摄取和释放 Glu 和 GABA 的能力。

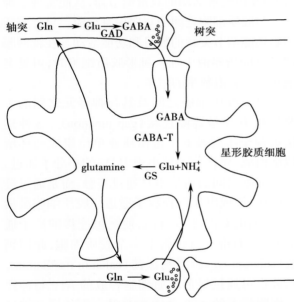

图 6-1-3　星形胶质细胞内进行的递质代谢示意图
星形胶质细胞可摄取由神经末梢释放的 GABA,GABA 在 GABA-T(转氨酶)的作用下转变为谷氨酸(Glu),Glu 在谷氨酰胺合成酶(GS)的作用下转变为谷氨酰胺(glutamine,Gln),Gln 由星形胶质细胞释放,被神经末梢摄取,脱氨变为 Glu,Glu 在 GAD 作用下变为 GABA,GABA 再释放,被星形胶质细胞摄取。神经末梢也可释放 Glu,被星形胶质细胞摄取。

(二)维持离子平衡

当神经元活动时,细胞外 K^+ 离子浓度升高,使周围的星形胶质细胞带正电荷,它与相邻部位的电位差形成电流,将 K^+ 由释放部位带走。由于星形胶质细胞表面存在钾离子通道,神经垂体的垂体细胞还可主动摄取细胞外液中的 K^+,从而调节神经末梢周围的离子成分,影响神经末梢的功能状态。星形胶质细胞不仅可以进行 K^+/Na^+ 交换,而且可以进行 HCO_3^-/Cl^- 交换,借以调节神经组织的离子平衡。

(三)合成神经活性物质

传统观念认为,神经活性物质或神经递质只能由神经细胞合成。近年来发现胃肠道的内分泌细胞也能产生某些肽类和胺类物质(APUD 系统)。神经胶质细胞是否能合成神经活性物质一直未引起人们的注意。1988 年,Stornetta 等发现星形胶质细胞也能合成神经活性物质——血管紧张素,用高分辨率的原位杂交组化染色(ISHH)证明:血管紧张素原和血管紧张素(angiotensin,Ang)主要是在星形胶质细胞内合成的。其根据是,在有高水平血管紧张素原 mRNA 的核团(如下丘脑视上核、室旁核、室周核、弓状核、杏仁核、臂旁核、前庭神经核、下橄榄核、孤束核、迷走神经背核、舌下神经核等)内,同时含有较多的含血管紧张素原 mRNA 的星形胶质细胞;反之,在只有低水平血管紧张素原 mRNA 的部位(如大脑皮质),则只有很少的含血管紧张素原 mRNA 的星形胶质细胞。用[^3H]-血管紧张素原 mRNA 放射自显影与 GFAP 免疫组化染色相结合进行检测,发现视上核内有含上述两种物质的双标细胞。学者们认为,Ang 在星形胶质细胞内合成和释放,再被神经细胞所摄取。这与其他的神经肽在神经细胞内合成的情况迥然不同。但是,并非所有的星形胶质细胞都能合成 Ang,因为不同部位的星形胶质细胞具有不同的基因表达。此外,星形胶质细胞还能合成胰岛素样生长因子,对发育的神经元起营养作用。

(四)调节神经递质的释放

胶质细胞具有与神经元相同的神经递质和调质及其受体,这些受体包括离子型受体和代谢型受体,如谷氨酸受体、嘌呤受体(又分腺苷受体和 ATP 受体 P2X 和 P2Y)、$GABA_{A/C}$ 受体和 $GABA_B$ 受体以及细胞因子和趋化因子受体。在突触结构附近往往有星形胶质细胞的突起围绕,其作用是防止释放入突触间隙内的神经递质扩散。在神经垂体内的星形胶质细胞(垂体细胞)还可以摄取神经递质和调节神经递质释放。朱长庚等(1987)观察到,在神经垂体内垂体细胞与神经分泌末梢之间可建立突触样联系(图 6-1-4)。在不同的功能状态,神经与胶质成分之间的关系会发生相应的动力学改变。例如,阿片类物质脑啡肽可调节神经垂体内后叶加压素(vasopressin,VP)和催产素(oxytocin,OT)的释放,脑啡肽的这种调节作用就可能是通过神经-胶质突触样联系影响垂体细胞的功能活动,再由垂体细胞调节神经末梢周围细胞外液的离子成分而实现的;或者由于垂体细胞可摄取GABA,而GABA能抑制VP和OT的释放而实现的。Tweedle和Hatton(1980)报道,垂体细胞可形成合胞体样结构,构成窦状间隙包围神经分泌末梢。被包围的神经末梢在VP释放少(水饱和)时增多,在VP释放多(失水)时减少,证明垂体细胞是参与VP释放调节的,其机制可能是垂体细胞能摄取已释放的激素并将其降解。在大鼠神经垂体的免疫电镜研究中观察到垂体细胞可呈VP样免疫阳性。由于VP不是在垂体细胞内合成的,故垂体细胞内的VP必然是摄取细胞外液中的由神经末梢释放的物质而来。从而证实了这种机制的存在。

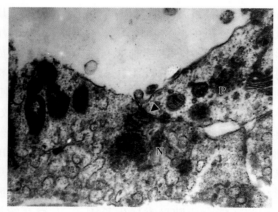

图 6-1-4　大鼠垂体后叶内神经末梢(N)与垂体细胞(P)之间的突触样结构(▲)

星形胶质细胞可通过缝隙连接互相传递信号,这是通过细胞内 Ca^{2+} 的传播(7~27μm/s)而实现的(Cornell-Bell 和 Finkbeiner,1991)。细胞内 Ca^{2+} 的来源是通过 G 蛋白偶联使内质网贮存的 Ca^{2+} 释放。星形胶质细胞的 Ca^{2+} 信号可介导许多功能,如突触活动和可塑性的调节,神经递质的摄取和代谢,肽类、氨基酸类、NO、神经营养因子的分泌等。

除 Na^+ 通道外,星形胶质细胞还表达其他类型的电压门控和配体门控离子通道,从而提供了神经元/胶质细胞相互作用的不同方式。

(五) 突触和缝隙连接

传统观念认为,突触主要是由突触前成分和突触后成分组成(两者之间借突触间隙隔开)。近年来,学者们提出神经元之间的突触是一种三联复合体突触(tripartite synapse)的新观点,即突触由突触前成分、突触后成分及在其周围与之密切相关的胶质细胞(在中枢为星形胶质细胞,在周围为 Schwann 细胞)三者共同组成。星形胶质细胞包围着神经末梢,对正常突触的形成和维持突触的稳定起重要作用。在海马,突触前成分的刺激可引起谷氨酸的释放,激活突触附近星形胶质细胞上的谷氨酸受体,使星形胶质细胞内的 Ca^{2+} 水平升高,后者使星形胶质细胞释放谷氨酸而导致依赖代谢型谷氨酸受体(mGluR)的神经递质释放的突触前抑制;也可通过神经元上的 NMDA 受体促进前神经元的活动。因此,星形胶质细胞是对 CNS 内突触活动的双重调节器,从而实现了神经元与胶质细胞之间的双向信息交流。星形胶质细胞还能调节突触的数目和功能活动。在视网膜神经节的培养液中加入星形胶质细胞时,可见突触和突触囊泡数量的增多。

星形胶质细胞之间及其与神经元之间的主要连接方式是缝隙连接(gap junction)。这种连接由两个半管被 6 个蛋白质亚单位组成的环所包绕而成,允许分子量小于 1kDa 的小分子通过。胶质细胞之间的通信不是通过突触,而是通过缝隙连接,形成电压门控离子通道。胶质细胞激活时,胞内的 Ca^{2+} 浓度升高,使缝隙连接的离子通道开放,而将兴奋传给下一个胶质细胞,此即钙波(calcium wave)或钙振荡(calcium oscillation)。钙波也可通过星形胶质细胞释放的 ATP 与神经元细胞膜上的 ATP 受体 P2Y 结合而传播至神经元,使神经元内的 Ca^{2+} 浓度升高而兴奋。Xie 等(2011)报道抑制星形胶质细胞与神经细胞之间的缝隙连接蛋白通信可减轻因大脑中动脉阻塞所致的海马神经元损伤和认知功能障碍。有学者报道乳腺癌细胞可通过与星形胶质细胞之间的缝隙连接和第二信使 cGMP 和 STING 通路转移到脑。

(六) 毒性代谢产物

激活的星形胶质细胞能分泌一系列毒性代谢产物,如反应性含氧介导物(RIO、NO、超氧化物等)、反应性含氮介导物(RNI)、氧自由基和神经细胞黏附分子等。NO 是谷氨酸兴奋作用的细胞内信使,介导谷氨酸的神经毒性。癫痫时反应性增生的星形胶质细胞所释放的细胞外基质,如神经细胞黏附分子(neural cell adhesion molecule,N-CAM),对瘢痕形成、神经纤维出芽均有重要作用。

(七)水通道

星形胶质细胞(尤其在血管周围者)上有水通道(aquaporin),在下丘脑、穹窿下器的伸长细胞表达 AQP9。在脑水肿时,星形胶质细胞终足膨胀,对神经细胞起保护作用。

二、星形胶质细胞在脑发育、再生和移植中的作用

人们曾预言胶质细胞在脑的发育中有重要作用,这种作用是通过放射状排列的胶质细胞实现的,这些细胞在小脑称 Bergmann 胶质、在视网膜称 Müller 细胞、在大脑皮质称放射胶质(radial glia),它们作为一种支架,引导神经细胞在发育过程中由发源地——室管膜表面向最终部位迁移。例如,胼胝体纤维就是沿着这些放射胶质的表面生长到达对侧而形成的。对视神经、听神经和前庭神经的发育研究都表明这些神经纤维的生长都与一定类型的星形胶质细胞有关。为什么神经细胞的轴突能沿着胶质细胞的表面生长? Liesi 等(1989)在细胞培养中观察到,胶质细胞如星形胶质细胞可通过分泌层粘连蛋白促进轴索的生长和附着,从而使神经细胞的轴突沿其表面增长。

在神经组织变性和损伤的反应过程中,星形胶质细胞可以再现上述在发育过程中的作用。脑的损伤和神经变性通常导致反应性胶质增生,表现为数量增加,具有较多的突起和胶质丝,代谢活动也增强,甚至形成瘢痕。过去,人们认为胶质瘢痕妨碍神经轴索的再生,防止少突胶质细胞产生髓鞘和包裹轴索。现在认为,至少在损伤的早期阶段,反应的星形胶质细胞具有修复功能。激活的星形胶质细胞可合成和释放神经生长因子(NGF),支持神经细胞的存活和轴突生长。至于星形胶质细胞被选择性激活的机制,Gage(1988)提出如下的假设:首先是小胶质细胞被激活,分泌 IL-1,后者再刺激星形胶质细胞增生。

在神经移植过程中,在移植部位有纤维性星形胶质细胞和小胶质细胞增生,促进移植物存活和损伤细胞的再生。有学者报道将胚胎的星形胶质细胞进行移植,可促进新生和成年哺乳动物中枢神经系统内轴索的再生。也有学者报道星形胶质细胞可表达特殊的细胞外基质分子,包括生腱

蛋白(tenascin)、软骨素(chondroitin)、硫酸角质素(keratan sulfate)和蛋白聚糖(proteoglycanst)等,引导轴突再生。近来有学者就应用转基因的星形胶质细胞与肾上腺髓质的嗜铬细胞共同培养,然后移植于脑内治疗帕金森病,取得了一定的效果。

嗅鞘细胞(olfactory ensheathing cell,OEC)分布于嗅神经的全长,在一生中,嗅觉的传入纤维不断更新。OEC 能轻松穿过脑膜,是嗅神经能穿入 CNS 的重要因素。OEC 具有星形胶质细胞和施万细胞的双重特征。

OEC 移植是促进脊髓损伤后轴突再生的有效途径。大鼠皮质脊髓束横断后,注入 OEC 悬液能促进横断轴突的再生和延伸,并明显改善运动功能。

三、星形胶质细胞在神经病理学中的意义

(一)星形胶质细胞与癫痫的关系

星形胶质细胞形成的瘢痕是癫痫的形态特征之一。可能由于星形胶质细胞增生,导致神经细胞外 Na^+/K^+ 浓度平衡失调,使神经细胞兴奋的阈值降低,神经活动过度而发生癫痫。用药物雄甾酮(THPO)选择性阻断星形胶质细胞摄取 GABA,但不阻断神经细胞摄取 GABA,能防止小鼠因声音所致的癫痫发作。朱长庚等(2006,2007)的研究表明,用马桑内酯激活的星形胶质细胞条件培养液注入健康大鼠的侧脑室可以致痫,其机制之一是激活的星形胶质细胞释放的 TNF-α 增多,导致海马和大脑皮质的 NF-κB 表达增高。激活的星形胶质细胞还可以通过神经递质和细胞因子影响神经元内 CaMK Ⅱ 和 NSF 等,改变 AMPA 受体在突触的表达水平和 Ca^{2+} 的通透性,参与癫痫的发生。上述机制得到了实验证明:在体和离体实验表明,激活的星形胶质细胞条件培养液(ACM)使海马神经元 AMPA 受体 GluR2 亚单位和 NSF 的表达和 mRNA 含量降低,AMPA 受体拮抗剂 CNQX 能阻断这种变化,而 GluR2 亚单位的下调与阻断 Ca^{2+} 的通透性直接相关;NSF 的下调则阻止 GluR2 亚单位由胞内返回至胞膜,两者均与癫痫发作有关。用转基因(GAD)的星形胶质细胞进行脑内移植,使星形胶质细胞分裂增殖,释放 GABA,可治疗癫痫。

(二)星形胶质细胞与神经退行性疾病

PD 是一种运动障碍性疾病(运动过少),表现

为震颤和僵硬。静脉注射 MPTP（1- 甲基 -4- 苯基 -1，2，3，6- 四氢吡啶）后，产生毒性物质 MPP⁺（1- 甲基 -4- 苯基吡啶），MPP⁺ 可杀死多巴胺细胞群，出现 PD。而 MPTP 转变为 MPP⁺ 需要单胺氧化酶 B，后者就存在于星形胶质细胞内。用含有小鼠 *NGF-β* 基因的逆转录病毒感染大鼠星形胶质细胞→培养→分泌大量 NGF →与肾上腺髓质嗜铬细胞混合移植于 PD 大鼠纹状体→存活时间延长 3～6 倍，轴索广泛生长；嗜铬细胞也转变为神经元形态。

亨廷顿病也是一种运动障碍性疾病（表现为运动过多，又称舞蹈病）。现认为其发病机制是由于喹啉酸（quinolinic acid）破坏和杀死纹状体的神经细胞所致。而合成喹啉酸的酶（3-hydroxyanthranilic acid oxygenase，3HAO）主要存在于或只存在于星形胶质细胞内。若星形胶质细胞代谢紊乱，此种酶活性增高，就可产生过量的喹啉酸，导致纹状体的神经元死亡和亨廷顿病的发生。

在阿尔茨海默病时，胶质细胞释放 IL-1，使 AChE 升高，ACh 降低；同时，AChE 促进 β-APP 的合成和聚集。

（三）星形胶质细胞与免疫应答

脑内缺乏淋巴系统，并存在血 - 脑屏障（星形胶质细胞参与血 - 脑屏障的形成），故能将许多免疫细胞和免疫物质拒之于外。一般认为脑是与免疫系统作用"隔绝"的免疫特惠器官（immunologically privileged organ）。瑞士学者 Fontana 改变了这种观点，因为抗体仍可经脑脊液进入脑内。在正常脑组织内也存在缺乏血 - 脑屏障的部位（如脑室周围器）。在一定的情况下，激活的淋巴细胞还能穿过血 - 脑屏障进入脑组织，实行免疫监视。星形胶质细胞本身还能媒介脑内的免疫反应，作为抗原呈递细胞（antigen-presenting cell）而起作用，即将外来抗原"呈递"给特定的内源性分子——主要组织相容性复合体（major histocompatibility complex，MHC）并使之互相结合，再激发 T 淋巴细胞而发生免疫反应，破坏或排斥入侵的外来物质。在正常情况下，脑内缺乏 MHC。但在一定条件下（如细胞培养或在干扰素作用下），神经细胞和胶质细胞都能合成 MHC（包括 Ⅰ 和 Ⅱ 类）。星形胶质细胞产生 MHC Ⅱ 类抗原与多发性硬化等疾病有关。

星形胶质细胞是脑内细胞因子的来源之一，外来抗原与星形胶质细胞上的 MHC（主要组织相容复合物）结合，T 细胞上有 MHC 受体，可同时识别 MHC 和外来抗原，从而激发免疫反应，故星形胶质细胞是"抗原呈递细胞"。

（四）星形胶质细胞与神经精神紊乱

患有严重肝硬变的患者，通常产生神经症状和昏迷，称肝性脑病，其精确机制不明。但一般认为是由于肝脏损害，解毒作用降低，毒素经血液入脑，干扰脑代谢的结果。这些毒素包括氨、短链脂肪酸和硫醇，所有这些物质几乎都作用于星形胶质细胞。在许多死于肝性脑病的尸检中，唯一可见的脑病变是异常的星形胶质细胞（核大，原纤维少）。星形胶质细胞还是小鼠肝炎病毒的靶细胞。在星形胶质细胞内，谷氨酰胺由谷氨酸合成，这一过程消耗氨，使氨不易在脑内积聚，是一种保护机制。如果星形胶质细胞受损，氨就在脑组织内积聚。后者又反过来作用于星形胶质细胞，使病变进一步恶化，导致神经功能紊乱。星形胶质细胞还参与精神过程，许多治疗精神疾病的药物（包括抗焦虑药和抗抑郁药）或是与星形胶质细胞上的受体结合或是影响星形胶质细胞的代谢过程而起作用。

（五）胶质细胞与戒毒

近年研究表明，吸毒成瘾与胶质细胞有密切关系。将一种戒毒草——非洲的伊波加因或 GDNF 注入大鼠腹侧被盖区（VTA）可帮助戒除毒瘾。其机制是伊波加因能促进 GDNF 的合成。而 GDNF 则对中脑 VTA 的 DA 神经元有很强的营养作用。若注入 GDNF 的抗体则戒毒作用消失。但在吗啡成瘾时，吗啡能作用于 toll 样受体（toll-like receptor，TLR），激活胶质细胞，使星形胶质细胞增生，加重吗啡所致的奖赏效应。将星形胶质细胞的条件培养液给予伏核内，证明这种作用是通过 Janus 激酶 / 信号转导和激活 Jak/STAT 转录通路实现的。用 AV411 或 TLR 的拮抗剂白术内酯阻断吗啡对胶质细胞的作用，使胶质细胞的活动降低，可减少阿片耐受性的发生。还有学者报道，AGS3 蛋白质由于能协助 DA 信号的传递，在可卡因成瘾中也起重要作用。

此外，细胞和分子生物学研究表明，星形胶质细胞有过去所不了解的神经递质的受体和离子通道，如 Glu、GABA、NE 和 SP 的受体，并已证实了谷氨酸受体（GluR）基因及 Glu 激活的离子通道亚型，该受体的活性调节星形胶质细胞的基因表达、增殖和分化,这些 GluR 包括 iGluR(离子型)和 mGluR(代谢型)。GluR 媒介至核的信号。在培养的 Bergmann 细胞,激活的 AMPAR 增加 AP-1 的形成。在星形胶质细胞 iGluR 和 mGluR 协同剂引起一系列立早基因的表达,包括 fos、jun、NGFI-A 和 myc,这些基因编码转录蛋白结合到靶基因启动区的特异性 cis- 调节元件。1989 年又发现了与胶质细胞和神经细胞功能有关的关键性转录因子 NF-κB,在未受刺激的细胞,NF-κB 以潜伏的形式存在,与一种抑制蛋白(IκB)相结合。当被刺激激活时,IκB 就被多种激酶(包括 PKC、cAMP 依赖的蛋白激酶和酪氨酸激酶Ⅱ)作用而磷酸化,导致 IκB 与 NF-κB 分离,并被降解,而 NF-κB 就进入核内,结合到 B 细胞内编码抗体分子 κ 轻链基因的增强子区的一个 10 bp 的序列(通常是 5′-GGGACTTTCC-3′,κB 由此而来)上,导致靶基因的表达增加。目前 NF-κB 家族中的 8 种蛋白质和 7 种 IκB 已被克隆。但 NF-κB 这一名词显然不能代表其全部含义,因为它广泛存在并能调节许多基因的表达。它不仅可以激活 B 细胞、T 细胞、上皮细胞和成纤维细胞,而且可以激活神经细胞和胶质细胞。NF-κB 的特异性激活剂包括谷氨酸和神经营养因子,而这两者都可以由星形胶质细胞产生和释放。NF-κB 的被激活出现在受体激活的数分钟之内,可看作是一种重要的应激传感器(stress sensor)(O'Neill 和 Kaltschmidt,1997)。受体被细胞外因素激活后如何引起激酶的激活尚未完全明了,可能是以反应氧或酰基神经鞘氨醇为第二信使。NF-κB 与其他的编码转录因子不同,它可将细胞外信号直接转移至核内,从而保证快速转录反应的完成,而其他的转录因子(如立早基因)是通过基因诱导胞质内的蛋白质合成,蛋白质再进入核内而进行调节的。

室管膜细胞(ependymal cell)衬托在脑室和脊髓中央管的内面,其被覆情况有很大的区域差异,在哺乳动物有 4 种类型,包括①覆盖灰质表面的室管膜:如在第三脑室侧壁,室管膜细胞为立方形,顶面有纤毛和微绒毛,细胞间借缝隙连接和桥粒连接,没有基膜。②覆盖白质的室管膜:如在胼胝体深面,细胞较扁平,甚至可为鳞状,少数有纤毛,也有缝隙连接和桥粒。③室管膜细胞的特化区:见于脑室周围器(正中隆起、连合下器、穹窿下器、终板血管器、最后区等),室管膜细胞的脑室面只有很少的纤毛,两侧借紧密连接和桥粒连接。这些细胞中有许多是伸长细胞(tanycyte),又名室管膜胶质细胞(ependymoglial cell)或室管膜星形胶质细胞(ependymal astrocyte),其基突至毛细血管周围间隙。由于室管膜细胞的可通透性,故可借此途径将血液和神经组织的物质运送至脑脊液中去,或相反,将脑脊液中的物质运送至血液和脑组织。在室管膜细胞表面存在高密度的某些神经肽的受体。④脉络丛上皮(choroid epithelium):此处的室管膜细胞类似脑室周围器者,但无基突,以立方形上皮覆盖在软膜和毛细血管基膜的表面。细胞有许多长的微绒毛和少数纤毛,线粒体丰富,大的 Golgi 复合体和核位于底部,细胞间有紧密连接和桥粒,细胞外缘高度皱折。以上特征与分泌脑脊液的功能有关。

此外,在室管膜下区有一层原始的、有分裂活性的干细胞(stem cell),在成年动物,此层仍保留产生神经细胞、星形胶质细胞和少突胶质细胞的能力。此层也可能是人类大多数胶质瘤的来源。

垂体细胞(pituicyte)见于下丘脑的漏斗和神经垂体,类似星形胶质细胞,但其突起大多终止于神经垂体和灰结节的血管内皮细胞。垂体细胞与嗅神经的胶质细胞都能促进轴突再生。

第二节　少突胶质细胞和施万细胞

一、少突胶质细胞

少突胶质细胞(oligodendrocyte)由 Del Rio Hortega(1928)首先提出,较星形胶质细胞小,在中枢神经系内,位于有髓纤维之间[束内细胞(intrafascicular cell)]或紧贴在神经元胞体或树突表面(卫星细胞),或分布于血管周围[血管周围细胞(perivascular cell)]。胞体为球形或多角形,突起及分支少,核染色较星形胶质细胞深,胞质较少,呈中等密度(图 6-2-1)。电镜下,核异染色质较星形胶质细胞多,胞质丰于线粒体、微管,游离核糖体较多,Golgi 复合体发达,糖原较少。

少突胶质细胞表达半乳糖脑苷脂(galactocerebroside)、碳酸酐酶Ⅱ(carbonic anhydrase,CAⅡ)、

髓鞘碱性蛋白(myelin basic protein,MBP)、环核苷磷酸二酯酶(2'3'-cyclic nucleotide 3'-phospho-diesterase,CNPase)及转铁蛋白(transferrin)。针对上述分子的抗体和 RIP 抗体(一种针对该细胞内尚未分辨出的抗原决定簇的单克隆抗体)被用来证实少突胶质细胞的存在。

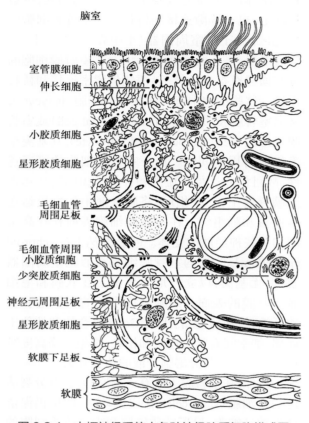

图 6-2-1　中枢神经系统中各种神经胶质细胞模式图

少突胶质细胞的功能是形成中枢神经的髓鞘。中枢神经纤维髓鞘的每个结间段由少突胶质细胞的一个突起形成,突起呈螺旋状缠绕轴突,形成同心圆状板层,一个少突胶质细胞可形成多达 40~50 个结间段。

一个少突胶质细胞单位(oligodendrocyte units)是指被一个少突胶质细胞披髓(形成髓鞘)的所有轴突。根据少突胶质细胞所包围的轴突的数目将少突胶质细胞加以分类,Ⅰ 型单位为能使许多轴突披髓的多突起的少突胶质细胞;Ⅳ 型单位是只能使一条轴突披髓的少突胶质细胞;Ⅱ、Ⅲ 型单位为中间型(Penfield,1932;del Rio Hortega,1928)。由于 Ⅳ 型单位与粗的轴突相关,Ⅰ~Ⅲ 型单位与细的轴突相关,已形成一个概念:所有的少突胶质细胞单位(Ⅰ~Ⅳ)都能产生同样数量的髓磷脂,

即与细纤维相比,粗纤维形成的髓鞘较厚、板层较多,结间段也较长。对猫脊髓的连续重塑研究表明,一个单位的有髓轴突具有相似的直径。将染料注入大鼠和小鼠视神经的少突胶质细胞,显示出在一个单位内所有的结间段有相似的长度。这些观察提示:Ⅰ~Ⅳ 型少突胶质细胞所包含的轴突的数目和粗细在每一型单位中是相似的。髓鞘的板层数与轴突的直径呈正相关,结间段的长度也与轴突直径呈正相关。一般认为,在髓鞘形成过程中,轴突控制胶质细胞的行为,决定结间段的长度和板层数目。

少突胶质细胞起源于胚胎脑室的神经外胚层和室管膜下层,生后继续由室管膜下板衍化而来。某些干细胞可迁移并种植于白质和灰质,在成年形成一个祖代细胞库,后者可分化为胶质母细胞,再进一步分化为少突胶质细胞,以致在病理性脱髓鞘区可重新形成髓鞘。大量的组织培养资料指出,少突胶质细胞和星形胶质细胞来自共同的祖代细胞。

少突胶质细胞的干细胞在培养中是具有运动能力的原始细胞,能与单克隆抗体 A2B5 反应,识别一种四涎神经节苷脂。它们还表达血小板源性生长因子(PDGF)α 受体,并作为有丝分裂原对 PDGF、bFGF、IGF-Ⅰ 和 IGF-Ⅱ 反应。祖代细胞通过前少突胶质细胞阶段分化为 A2B5 阴性、O4 阳性、半乳糖脑苷脂(gal C)阳性少突胶质细胞。星形胶质细胞和神经细胞能分泌 PDGF 促进干细胞分化为少突胶质细胞。bFGF 则阻断干细胞的分化,并通过 PDGF-α 受体促进增生。IGF-Ⅰ 和 IGF-Ⅱ 使前少突胶质细胞分化为少突胶质细胞。在哺乳类,由星形胶质细胞和少突胶质细胞产生和释放的轴索生长抑制素,使轴突在成年中枢神经系统内的生长受到限制,导致损伤后有限的轴突出芽(Kapfhammer,1997);但在鱼类,少突胶质细胞不产生 SOM,其细胞表面分子能刺激轴突再生(如在视神经)。现已证明,少突胶质细胞有 GluR 基因及 Glu 激活的离子通道亚型(Pellegrini-Gianipietro,1997),这些受体在神经元活动时被激活,调节少突胶质细胞的基因表达、增殖和分化。少突胶质细胞还具有 p75 神经营养素受体(p75NTR),它介导少突胶质细胞对神经生长因子的反应,其细胞内转导机制也与 NF-κB 有关(Ladiwala,1998)。少突胶质细胞还存在 nAChR,ACh 通过此种受体激活少突胶质细胞前体细胞

内的分裂原激活的蛋白酶,导致细胞增殖。而谷氨酸则通过少突胶质细胞的离子型 AMPA 受体和电压门控离子通道使 Ca^{2+} 流入胞内,导致 IP3 的积聚。

少突胶质细胞表达细胞黏附分子——MAG(髓磷脂相关糖蛋白),可促进胚胎神经细胞的轴突生长,但阻碍生后神经细胞的轴突生长(由于生后 MAG 激活 Gi 而使 cAMP 水平降低)。若在生后用神经营养因子先使 cAMP 水平升高,则阻断 MAG 对神经生长的抑制作用。

二、施万细胞

施万细胞(Schwann cell)是周围神经系统的卫星细胞。周围神经的轴突被施万细胞包绕。神经膜细胞沿轴突以纵链的形式分布,有髓轴突与其相关的神经膜细胞的比例为 1:1。每个施万细胞的范围是间区,施万细胞之间为郎飞结(Ranvier node)。结间的施万细胞的胞质与邻近的施万细胞的指状胞质突起相交错。在施-兰切迹(Schmidt-Lanterman incisure,又称髓鞘切迹)处,胞质的螺旋状条带自远离轴突层穿过髓鞘至靠近轴突层。在无髓纤维,轴突与神经膜细胞之间的关系则不相同。每个施万细胞一般与一组细的轴突相关联,但在人的周围神经,直径为 1.5μm 的单根无髓轴突也不少见。

免疫组化染色显示,成熟的能产生髓磷脂的施万细胞的分子表型与不能产生髓磷脂的施万细胞的分子表型不同。前者的特征是含有几种髓磷脂蛋白,包括主要髓磷脂蛋白(myelin protein,Po)、髓鞘碱性蛋白(myelin basic protein,MBP)、髓鞘相关糖蛋白(myelin-associated glycoprotein,MAG)、周围髓磷脂蛋白(peripheral myelin protein,PMP)。L2/HNK-1 碳水化合物抗原决定簇主要表达于脊神经腹根的施万细胞和支配肌肉的神经的施万细胞,而在背根和感觉皮神经则很少表达(Martini,1988)。后者的特征是能表达低亲和力的神经生长因子受体(nerve growth factor receptor,NGFR)、神经细胞黏附分子(neural cell adhesion molecule,N-CAM)、胶质原纤维酸性蛋白样中间丝蛋白、跨膜糖蛋白 L1、生长相关蛋白(growth associated protein,GAP)。所有的施万细胞都表达 Ca^{2+} 结合蛋白、S100、半乳糖脑苷脂蛋白(GC)和 O4 单克隆抗体识别的硫酸脑苷脂。不能产生髓磷脂的施万细胞的分子表型在髓鞘形成以前表达于所有的施万细胞,但当髓鞘形成开始时表达下调。

已知与轴突相关的信号是控制施万细胞增生的关键,也是在分化过程中影响施万细胞内基因表达的关键。如果能产生髓磷脂的施万细胞因在体内神经切断或处于体外分离的细胞培养中,使其失去与轴突的接触,就会失去其产生髓磷脂的表型而显示出典型的不能产生髓磷脂的施万细胞的分子表型。与体内再生轴突接触的施万细胞或在体外与实验研究轴突接触的施万细胞,髓磷脂蛋白的基因上调。有研究工作表明,神经元可调节发育过程中施万细胞前体细胞的程序性死亡,这可能是一种在每一条周围神经束内使轴突数与胶质细胞数匹配的机制。神经元信号似乎控制着施万细胞形成髓鞘的诱导和维持以及神经膜细胞的存活(在慢性去神经支配时,施万细胞很少保存)。而施万细胞的信号则可影响轴突的口径,在损伤的周围神经的修复中更有着关键的重要性。

所有哺乳动物较粗的轴突都是有髓的,髓磷脂的存在使周围神经和中枢神经的白质呈发亮的白色。直径小于 1μm 的轴突一般是无髓的。

(一)无髓纤维

在哺乳动物的皮神经和脊神经背根,约 75% 的轴突是无髓的。无髓纤维(unmyelinated fiber)在支配肌肉的神经中占 50%,在脊神经腹根占 30%。内脏神经的节后轴突几乎全部是无髓纤维,节前神经也有相当数量的无髓纤维。一条"无髓纤维"实际上是在同一神经膜细胞内的一组细的轴突(直径 0.15~2.0μm)。

(二)有髓纤维

有髓纤维(myelinated fiber)由神经膜细胞产生的髓鞘呈螺旋状包绕轴突所构成。神经膜细胞的胞膜内、外面在旋转的过程中互相密切接触(图 6-2-2),使细胞内和细胞外间隙消失。其超微结构在电镜下观察可见相邻的致密的胞膜和细胞外间隙消失,还可见相邻的致密的胞膜外层互相合并形成小致密线(minor dense lines);由于不断缠卷,胞质被推开,使致密的胞膜内层也互相合并,形成主致密线(major dense lines)。两种致密线互相交错,它们与 X 线下观察到的周期内线和周期线一致。神经膜细胞的范围为结间段(internode),结间段之间为郎飞结(Ranvier node)。结间段的长度与纤维的直径直接相关,由 150~1 500μm 不等。轴突在郎飞结处分支。

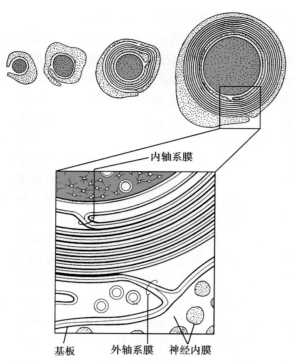

图 6-2-2　周围神经纤维髓鞘的形成及结构模式图

施-兰切迹是结旁髓磷脂之间的斜行间断，该处髓鞘的主致密线分离包裹一个含胞质的连续的螺旋带，此带在神经膜细胞胞质靠近轴突层与远离轴突层的之间穿过（图 6-2-3）。在切迹处，小致密线也裂开，形成一条连接轴突周围间隙与神经内膜间隙的管道。在病理情况下，上述关系会发生不同程度的变化。在压碎神经或初期脱髓鞘后，结旁的髓磷脂失去与轴突的接触。由于小致密线开放，髓鞘切迹扩大，使髓磷脂的周期性排列发生不可逆的崩解。

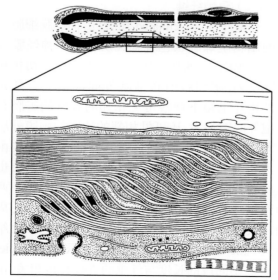

图 6-2-3　施-兰切迹超微结构示意图（说明见正文）

超微结构研究表明，郎飞结由结区、结旁区，即髓鞘的指状突起处和近结旁区组成（图 6-2-4、图 6-2-5）。在结旁区的神经细胞轴突和胶质细胞髓鞘之间通过下列分子将髓鞘锚定至轴突上。这些分子的排列是：4.1B（actin 相关蛋白，即细胞骨架相关蛋白）-Caspr（触蛋白相关蛋白）-Cont（接触蛋白）-NF（神经束蛋白）。在多发性硬化时，缺乏 Caspr 和 Cont 减少，导致 K⁺ 通道由近结旁区向结旁区移位，使神经传导速度减慢。

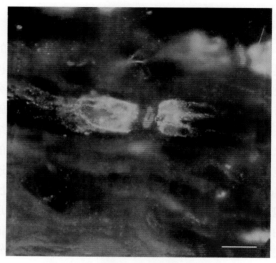

图 6-2-4　郎飞结的钠通道（红色）和钾通道（绿色）的荧光显微图像

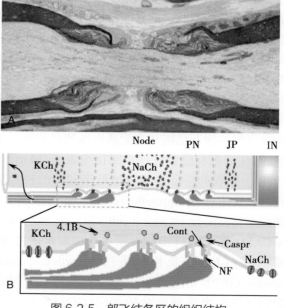

图 6-2-5　郎飞结各区的组织结构

Node. 结区，PN. 结旁区，JP. 近结旁区，IN. 结间区，NaCh. 钠通道，KCh. 钾通道，NF. 神经纤维。

一般来说,髓鞘形成仅见于大于一定直径的轴突,在周围神经系统为 1.5μm,在中枢神经系统为 1μm。在人和其他哺乳类,轴突的直径、结间长度与髓鞘厚度之间存在着线性关系。在周围神经系统,神经膜细胞的分裂及其与轴突的联系在髓鞘形成之前停止,轴突的最终粗细和长度由神经元胞体决定。因此,结间区的大小也可能是在髓鞘形成前由神经元决定的。周围神经系统与中枢神经系统在髓鞘形成上的最显著差别是:在周围神经系统,神经膜细胞与轴突的联系是与向靶区生长的轴突同步的;而在中枢神经系统,轴突向靶区的生长早于少突胶质细胞前体的迁移,之后少突胶质细胞才与轴突相联系并形成髓鞘。在神经膜细胞,随着它与轴突的接触,髓磷脂蛋白基因的转录上调,这反映了升高的 cAMP 水平在下调抑制性调节基因和上调转录促进因子方面的作用。当失去与轴突的接触时,调节基因的表达水平就回到原来水平。在少突胶质细胞,髓磷脂基因并不因与轴突的联系而诱发。轴突的活动对促进少突胶质细胞及其前体的增殖和存活可能更为重要。黏附/识别分子如 MAG、跨膜糖蛋白 L1 和 Po 在最初的髓鞘形成过程中及随后的致密髓磷脂形成的过程中可能起一定的作用。在胚胎晚期和生后早期,髓鞘形成并非在身体各部同时出现。各神经和传导束都有其自身特有的时间模式,而后者与其功能的成熟程度有关。

有研究表明,神经膜细胞产生的白血病抑制因子(LIF)可诱导培养的交感神经元合成和释放 SP。在多发性硬化时,神经细胞释放 ATP,作用于胶质细胞的受体,激活蛋白激酶,可促进髓鞘形成。

第三节　NG2 胶质细胞

1980 年,Willian Stallcup 在神经细胞与胶质细胞共培养时用硫酸软骨素蛋白聚糖抗体(nerve/glial antigen 2,chondroitin sulfate proteoglycan antibody)证实了一种新的存在于中枢神经系统的细胞,即 NG2 胶质细胞。它表达许多少突胶质细胞前体的特异性标记物——血小板源性生长因子 α 受体(platelet-derived growth factor receptor-α,PDGFRα),故一般认为是少突胶质细胞系的细胞,但在发育过程中它也能形成星形胶质细胞,其形态特点是胞体小,伸出许多放射状突起(Verkhrqtsky 和 Butt,2007)。

电镜研究表明在神经末梢与 NG2 胶质细胞结合处的细胞膜之间有线状间隙,内含电子致密物质,在神经细胞末梢内有小透亮囊泡和线粒体,说明 NG2 胶质细胞是神经支配的直接靶细胞。

NG2 胶质细胞可在任何脑区表达,可占全脑细胞的 4%~5%。它可接受来自神经元的兴奋性(如谷氨酸能)和抑制性(如 GABA 能)突触,这首先发现于海马。神经细胞可通过突触调节 NG2 胶质细胞的发育和功能,而 NG2 胶质细胞则通过 NG2 蛋白聚糖参与神经细胞之间的双向对话。NG2 胶质细胞可被裂解而释放一种存在于细胞外基质中的胞外结构域(ectodomain),这一过程可导致 NMDA 受体和 AMPA 受体电流在皮质锥体细胞神经元中的大幅度降低。

NG2 胶质细胞可分化为有髓鞘的少突胶质细胞,使其可以修复多发性硬化时的脱髓鞘,此时,它可修复裸露的轴突,这种轴突不够完整,需要一些生长因子(如 PDGF,EGF,CNTF 及 BDNF等)加以完善。

NG2 胶质细胞也对神经变性发生反应,包括 AD 和肌萎缩侧索硬化。在这些疾病时,少突胶质细胞代谢和髓磷脂代谢早于神经细胞变性。反之,在 PD 时,NG2 胶质细胞在黑质的数量只有少量降低,说明神经细胞的死亡并不能激发 NG2 胶质细胞的反应。

第四节　小胶质细胞

小胶质细胞(microglia)一词早在 1800 年就已提出,1919 年 del Rio-Hortega 用碳酸银染色法将小胶质细胞与神经细胞和其他胶质细胞区分开来,是中枢神经系统内的小树突状细胞,大量证据支持小胶质细胞来源于中胚层。在胚胎发育后期开始形成脑血管时胚胎单核细胞和/或其前体以阿米巴样形式通过血管壁侵入脑内,后来失去运动性,就转变为典型的具有分支状突起的小胶质细胞。在成年,新的小胶质细胞可能来自内源性的增殖。因为成熟的单核细胞在生后侵入脑变为巨噬细胞而不是小胶质细胞。有文献报道,造血细胞在脑内转变为小胶质细胞是由星形胶质细胞诱导的,将单核细胞接种在单层星形胶质细胞上进行培养,结果单核细胞转变为树突状细胞,其形态、抗原表型和独有的内向整流 K^+ 通道都与小胶质细胞相似。

在啮齿类动物(可能也在人)的脑内,有 10%~20% 的胶质细胞是小胶质细胞,在灰质的分布较白质多。光镜下,小胶质细胞较星形胶质细胞和少突胶质细胞小,胞体扁长或呈现多角形,分支上有棘,无血管足。胞核扁或卵圆,可用碱性染料深染。电镜下,胞质少,不含胶质原纤维,粗面内质网扁长,Golgi 复合体明显。

一些免疫细胞化学方法和植物凝集素标记法被用来证实小胶质细胞的存在,包括白细胞共同抗原(Ox-1)、CR-3 补体受体(Ox-42)、巨噬细胞胞质蛋白(ED1)、IgG Fc 受体(如 G2 和 Mac-1)、植物凝集素［Bandeiraea(Griffonia)simplicifolia agglutinin(BS-1)］及蓖麻凝集素 -120(RCA-1)。

小胶质细胞的分离纯化较星形胶质细胞和少突胶质细胞复杂而困难,既往的方法主要来源于 McCarthy 建立的星形胶质细胞和少突胶质细胞纯化培养的方法,通过机械振摇和差速贴壁的方法得到小胶质细胞。Zhao 等(2018)对此进行了改良,即利多卡因可作为单核 - 巨噬细胞系的细胞分离液,而小胶质细胞来源于单核 - 巨噬细胞系,故将盐酸利多卡因溶液移植于小胶质细胞培养,改良后的分离纯化方法易于操作,效率高,同时适合长期培养。

小胶质细胞对于神经系统的正常发育是必需的。在发育的一定时期,过多的神经细胞死亡,小胶质细胞起着清除死亡细胞和变性物质的作用;在神经系统炎症时,它迁移至炎症区附近,增殖并具有吞噬能力,能消化和降解微生物、死亡的细胞及其碎片,促进组织修复,故小胶质细胞被称为中枢神经系的巨噬细胞。静止的小胶质细胞为分支状,可分泌和释放生长因子(包括 FGF 和 NGF),维持神经元的存活,促进其生长分化。周围环境的改变可激活小胶质细胞,使其发生形态改变,由分支状变为突起少而短的灌木样细胞,并移至损

伤的神经细胞附近;也可变成杆状,与神经细胞的突起平行或附着在神经细胞表面,如在运动神经元损伤时,这称为嗜神经细胞现象(neurophilic phenomenon)(图 6-4-1)。

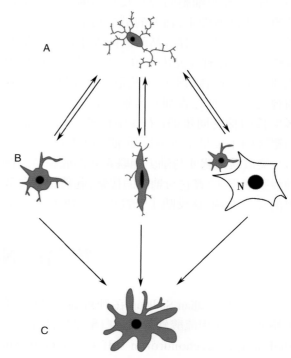

图 6-4-1　不同状态下的小胶质细胞示意图

A. 静止的小胶质细胞,分支多而细,呈枯树枝状;B. 激活的小胶质细胞,在损伤的细胞附近,可为分支短而少的丛状、杆状或贴近损伤的小胶质细胞;C. 巨噬细胞,突起变粗变短,胞体增大,内有吞噬的死亡细胞碎片。N. 损伤变性的神经细胞。A 与 B 之间可互相转化。

脑内小胶质细胞的特点之一是在损伤反应的早期就被激活(在脑缺血数分钟后就有小胶质细胞反应),故又被称为中枢神经系统病理事件的传感器(Kreutzberg,1996)。小胶质细胞的激活是神经系统防御、感染、炎症、创伤、缺血、脑肿瘤和神经变性病的关键因素。在病理情况下,小胶质细胞有时可损伤神经细胞,这是因为小胶质细胞在分化为脑的巨噬细胞时可产生和释放对神经细胞有害的化学物质(在正常时由于神经细胞的限制,只能产生少量),这些物质包括蛋白酶、超氧化阴离子羟基、过氧化氢、蛋白酶、花生四烯酸、NO、兴奋性氨基酸、喹啉酸和细胞因子。小胶质细胞之所以对周围环境的微小变化能做出迅速反应可能与其独特的膜通道(包括内向整流 K^+ 通道)有关。小胶质细胞有各种信息分子(如 ATP,

CGRP,ACh 和 NA)的受体(Priller,1995)。切断面神经数天后,神经周围增生的小胶质细胞将传入神经末梢与运动神经元表面分离即突触剥离(synaptic stripping),如果应用阿霉素(Adriamycin)进行抑制,则不出现此种剥离。我们的实验表明:在癫痫患者的病灶切除标本,小胶质细胞增生明显,并呈 Glu 免疫反应阳性,证明在癫痫状态时小胶质细胞被激活,并能摄取由神经细胞释放的谷氨酸。Koutsilieri 等报道(1999),在 HIV 感染的猴脑脊液内谷氨酸含量增高,后者至少有一部分是来自小胶质细胞。

小胶质细胞更重要的作用表现在与免疫的关系。在中枢神经系统,由于其特定的位置和环境,细胞因子的主要来源为胶质细胞,且胶质细胞也是细胞因子的靶,即胶质细胞上有细胞因子的受体(Sternberg,1997)(表 6-4-1)。

表 6-4-1　神经元和神经胶质细胞表达的细胞因子(C)及其受体(R)

细胞因子	神经元	星形胶质细胞	少突胶质细胞	小胶质细胞
白细胞介素 -1	C/R	C/R	C/R	C/R
白细胞介素 -2	C/R	—	R	R
白细胞介素 -3	C/R	C/R	R	R
白细胞介素 -4	—	R	R	R
白细胞介素 -5	C	—	—	C/R
白细胞介素 -6	C/R	C/R	—	R
白细胞介素 -7	—	R	R	R
白细胞介素 -8	R	—	—	R
白细胞介素 -9	—	R	—	—
白细胞介素 -10	—	C/R	—	C/R
白细胞介素 -11	—	C	—	—
白细胞介素 -12	—	—	C	—
白细胞介素 -15	—	C	—	C
白血病抑制因子	—	C	—	—
肿瘤坏死因子 α	C/R	C/R	R	C/R
γ 干扰素	—	C/R	—	R
转化生长因子 -β	—	C/R	C/R	C/R
粒细胞 - 巨噬细胞 - 集落刺激因子	R	C/R	R	R
巨噬细胞 - 集落刺激因子	—	C	R	C/R

注:"—"无相关数据。

由表 6-4-1 可见,胶质细胞所产生的细胞因子及其具有的细胞因子受体的种类均远较神经细胞者为多,胶质细胞中又以星形胶质细胞和小胶质细胞为主。

当胶质细胞受到刺激后就可产生上述细胞因子,释放的细胞因子反过来又可调节胶质细胞的发育和功能。例如,HIV 病毒不攻击神经细胞而感染胶质细胞,在胶质细胞内复制,使小胶质细胞产生大量的细胞因子和其他毒性分子而导致痴呆。患颞叶癫痫的患者,IL-1 免疫反应阳性的小胶质细胞为对照组的 3 倍;小胶质细胞激活的特征有 ED1、Ox-42、白细胞共同抗原和主要组织相容复合物 MHC Ⅰ和Ⅱ类抗原的表达上调和蛋白酶、细胞因子以及氧和氮中介物的产生。用 MHCⅡ类抗原的抗体可使小胶质细胞着色,故小胶质细胞也是抗原呈递细胞(antigen presenting cell)(Zhao 等,2018)。

小胶质细胞还与内分泌系统有密切关系,内分泌激素不仅控制胶质细胞的摄取能力,而且可以调节胶质细胞的代谢功能。将培养的小胶质细胞置于醋酸佛波肉豆蔻盐（phorbol myristate acetate，PMA）中导致超氧化物阴离子的产生。但若预先用 β 肾上腺素受体协同剂 isoproterenol 或合成的糖皮质激素地塞米松处理，则抑制超氧化物阴离子的产生（Colton，1996），从而提示小胶质细胞的神经毒作用可通过内分泌激素的旁分泌而减轻。

Füger 等（2017）用遗传学方法标记活体小鼠在大脑存留的单个小胶质细胞，用多光子显微镜长期监测这些细胞，发现新皮质的小胶质细胞能长期存活，平均寿命超过 15 个月。而在 β 淀粉样变的小鼠模型中小胶质细胞的增殖率增加了 3 倍。这可以解释为什么在退行性疾病中小胶质细胞可延长寿命。Qin 等（2018）报道了下调小胶质细胞 TLR4 的表达使小胶质细胞的功能状态达到平衡，可改善受损髓鞘修复的微环境，促使脑白质缺血后的结构重建和 / 或恢复。

总之，神经胶质细胞具有多方面的功能，它与神经细胞之间有双向的密切联系；神经胶质细胞的活动参与多种疾病的发病机制，这为多方位地防治神经系统疾病提供了新领域和新思路。

（赵　虎　朱长庚）

参考文献

［1］ Chen Q, BoireA, Jin X, et al. Carcinoma-astrocyte gap junction promote brain metastasis by cGAMO transfer [J]. Nature, 2016, 533 (7604): 493-498.

［2］ Colton CA, Chernyshev ON. Inhibition of microglial superoxide anion production by isoproterenol and dexamethasone [J]. Neurochem Int, 1996, 29 (1): 43-53.

［3］ Dimu L, Glio V. NG-2 glia and their function in the nervous system [J]. Glia, 2015, 63 (8): 1429-1451.

［4］ Füger P. Microlia ternover with aging and in an Alzheimer moder via long-term in vovo single-cell immaging [J]. Nat Neurosci, 2017, 20 (10): 1371-1376.

［5］ Kapfhammer JP. Axo-sprouting in the spinal cord: Growth promoting and inhibitory mechanisms [J]. Anat Embryol, 1997 (6), 196: 417-426.

［6］ Koutsilieri E, Sopper S, Heinemann T, et al. Involvement of microglia in cerebrospinal fluid glutamate increase n HIV-infected Rhesus monkeys [J]. AIDs Res Hum Retrovirus, 1999, 15 (5): 471-477.

［7］ Kreutzberg GW. Microglia: a sensor for pathological events in the CNS [J]. TINS, 1996, 19 (8): 312-318.

［8］ Ladiwala U, Lachance C, Simoneau SJ, et al. Neurotrophin receptor expression on adult human oligodendrocytes: signaling without cell death in response to NGF [J]. J Neurosci, 1998, 18 (4): 1297-1304.

［9］ Pellegrini-Giamipietro DE, Gorter JA, Bennett MVL, et al. The GluR2 (GluR-B) hypothesis: Ca^{2+}-permeable AMPA receptors in neurological disorders [J]. TINS, 1997, 20 (10): 464-470.

［10］ Powell EM, Meiners S, Di Prospero N A, et al. Mechanism of astrocyte-directed neurite guidance [J]. Cell Tissue Res, 1997, 290 (2): 385-393.

［11］ Priller J, Haas C A, Reddington M, et al. Calcitonin gene-related peptide and ATP induce mediate early gene expression in cultured rat microglial cells [J]. Glia, 1995, 15 (4): 447-457.

［12］ Qin C, Liu Q, Human Z, et al. Microglia ILR4-depeendent autophagy induces ischemic white matter damage via STATL/6 pathway [J]. Theranostics, 2018, 8 (19): 5434-5451.

［13］ Sternberg E M. Neural-immune interactions in health and disease [J]. J Clin Invest, 1997, 100: 2641-2647.

［14］ Vekhratsky A, Butt A. Glial neurobiology: A textbook [M]. England: John Wiley & Sons, Ldt, 2007.

［15］ Wang W, Bu B, Xie M, et al. Neural cell cycle dysregulation and central nervous system disease [J]. Prog Neurol, 2009, 89 (1): 1-17.

［16］ Xie M, Yi C, Luo X, et al. Glial gap junctional communication involvemant in hippocampal damage after middle cerebral artery occlusion [J]. Ann Neurol, 2011, 70 (1): 121-132.

［17］ Zhang Q, Chen C, Lu J, et al. Cell cycle inhibition attenuate microglial proliferation and production of IL-1 beta, MIP-1 alpha, and NO after local cerebral ischemia in the rat [J]. Glia, 2009, 57 (8): 908-920.

［18］ Zhao H, Zhu C, Huang D. Microglial activition: An important progress in the onset of epilepsy [J]. Am J Transl Res, 2018, 10 (9): 2877-2889.

第七章

●●● 第七章 ●●●

神经组织的变性、再生和移植

神经组织损伤后的变性和再生一直是神经科学家们感兴趣的研究领域。19世纪末和20世纪初科学家们发现，鱼类、两栖类和低等脊椎动物的中枢和外周神经系统在受损伤后能够再生。但在哺乳动物，虽然外周神经损伤后也能再生，但中枢神经损伤后则缺乏再生能力。这种观点一直影响着该领域的研究。20世纪中叶，神经科学家们以他们的研究成果提出了成年哺乳动物的中枢神经系统也具有较大的可塑性及一定的再生能力。尤其是20世纪末的研究工作已使人们确信，给损伤的中枢神经系统提供合适的微环境则也能再生。最近在成年哺乳动物脑内发现了具有自我更新能力和多分化潜能的神经干细胞的事实，使我们对哺乳动物中枢神经系统的损伤、修复和再生进行了重新的认识。

第一节　周围神经的变性和再生

一、周围神经的变性

哺乳动物的周围神经被压榨或断裂后，损伤的远、近侧端均会发生变化。周围神经损伤后发生的系列变化虽有重叠，但可归纳为如下几个过程：①损伤远侧端轴突碎裂和髓鞘崩解；②巨噬细胞等浸润清除轴突和髓鞘碎屑；③神经元胞体核偏位和染质溶解（chromatolysis），神经元如能免于死亡则可逐渐恢复；④施万细胞（Schwann cell）增殖沿基底膜规则排列形成Büngner带；⑤损伤近侧端局部的轴突和髓鞘在逆行性变性后，轴突出芽进入远端Büngner带中并向远侧延伸；⑥再生轴突与靶结构重新建立突触联系；⑦再生轴突的髓鞘化和成熟。

（一）沃勒变性

沃勒变性（Waller degeneration）系指周围神经断裂后，远侧端神经纤维所发生的顺行性变性。1850年英国神经生理学家Waller首先观察和描述了神经损伤远侧端的变化，包括了轴突和髓鞘的变性崩解、施万细胞增生、巨噬细胞等的浸润以及轴突髓鞘碎屑被清除等系列过程。后为纪念他将神经损伤远侧端的变性称为沃勒变性。此后对损伤后神经细胞的时空变化积累了大量的研究资料，揭示了其变化的分子基础。神经纤维断裂后轴突首先崩溃，继之发生髓鞘变性及施万细胞的变化。大约在神经切断后12h左右轴突内细胞骨架崩溃，出现交替的部分膨胀和狭窄，先为念珠状，后呈颗粒状，6~10d后变性的轴突几乎完全被吸收。轴突发生细胞骨架的崩解，可能是由于进入损伤轴突的Ca^{2+}内流激活了Ca^{2+}依赖的蛋白激酶所致。Ca^{2+}浓度的实验研究表明，将Ca^{2+}由损伤处排出可显著延迟轴突的崩解。髓鞘的崩解在损伤后48h内开始，首先表现为施-蓝切迹的扩大和因髓鞘退缩所致的郎飞结扩大。髓鞘形成的节段间变为特殊的串珠状，这些串珠（髓磷脂"卵圆体"）后来降解为板层状碎屑和中性脂滴，最后被吞噬细胞所清除。髓磷脂的崩解始于神经膜内，可能是由于神经膜内Ca^{2+}依赖的磷酸酯酶A2（calcium-dependent phospholipase A2，cPLA2）激活的结果。

髓鞘由施万细胞形成，虽然沃勒变性是施万

细胞形成的髓鞘发生崩解变性,但施万细胞极少死亡,大概在损伤24h后发生显著分裂增殖。细胞内呈现核糖体和线粒体的增加、核增大、染色质密度增加。随着施万细胞分裂增殖,巨噬细胞也聚集于受损神经纤维处,与施万细胞一起吞噬清除变性的轴突和髓鞘碎屑。施万细胞的增殖可持续到损伤后25d左右,增殖的施万细胞在基底膜管内沿神经纤维长轴平行排列形成细胞索即Büngner带,为再生的轴芽进入并引导其向远侧延伸做好准备。

沃勒变性时神经终末亦发生变化,在损伤12~24h后轴突终末出现肿胀,突触小泡明显减少,神经丝增多,随着突触小泡的消失,线粒体变得致密或破裂。2~3周后变性的终末萎缩,与所联系的突触后膜分离,最后被吞噬清除。

巨噬细胞的出现是损伤反应的必要成分。在损伤后2周内基膜管内的细胞碎屑由进入的巨噬细胞和施万细胞所吞噬,巨噬细胞离开基膜管以后逐渐消失,但有些吞噬脂质的泡沫状巨噬细胞存留时间较长。巨噬细胞能释放许多种类的生物活性物质,这些物质能吸引更多的炎性细胞,增加清创效应及刺激血管形成。研究表明进入损伤神经近侧端和远侧段中激活的巨噬细胞还可通过释放白细胞介素-1(interleukin-1,IL-1)刺激神经膜细胞和成纤维细胞分泌神经生长因子(nerve growth factor,NGF)。细胞因子亦介入损伤及修复,肿瘤坏死因子-α(tumor necrosis factor-α,TNF-α)能诱导产生沃勒变性,IL-1能提高巨噬细胞的清除能力,γ干扰素(interferon-γ,IFN-γ)具有髓鞘毒性作用,IL-2可使淋巴细胞增殖等。轴突切断后可见IL-6、白血病抑制因子(leukemia inhitory factor,LIF)及转化生长因子-β1(transforming growth factor-β1,TGF-β1)表达增加,而血管内皮生长因子(vascular endothelial growth factor,VEGF),又称血管通透因子(vascular permeability factor,VPF)可使血管通透性增加,血液神经屏障受损。在损伤后的第4天开始,神经纤维内的肥大细胞持续增加且发生球样变,释放血管活性物质组胺和5-羟色胺(5-hydroxytryptamine,5-HT),致使毛细血管通透性增高,以利于血液中的单核细胞透过毛细血管而募集到损伤部位。

(二)逆行性变性

逆行性变性(retrograde degeneration)是指神经纤维离断后其近侧端的变化。近侧端的变性一般仅限于损伤平面以上数毫米之内,从损伤处向上至第一个侧支处为止,一般1~3个结间段内。形态学改变与远侧端沃勒变性相同,方向相反。起初变性的轴突肿胀,轴浆自断端流出,随后断端退缩,轴膜封闭断端,其断端明显肿胀膨大回缩成球。其内出现线粒体聚集,神经微丝增加,氧化酶及酸性磷酸酶活性增高。轴突周围的髓鞘变性,施万细胞肥大,如神经元胞体死亡,则损伤近侧段整条神经纤维出现变性;若神经元胞体能存活,则轴突断端可出现再生,形成生长锥,长出新的枝芽向远侧延伸。

(三)跨神经元胞体变性

跨神经元胞体变性是指周围神经的外周感觉纤维受损伤时,不仅损伤远侧端突起发生沃勒变性,而且受损的感觉神经元的中枢突也发生变性,即脊髓内的分支和终末也发生结构、生化和功能的损害,主要表现为末梢囊泡溶解和末梢肿胀等变化。

(四)轴突损伤引起的神经元胞体反应

轴突损伤后引起神经元胞体反应的典型形态学表现为核偏位和尼氏体消失,并伴随着生化和电生理改变。一般在轴突损伤后6h左右神经元胞体发生变化,胞核移到周边部,尼氏体碎裂呈小颗粒状,弥散分布于胞质内,碱性染料染色明显变浅,所以又称之为染质溶解(chromatolysis),约在伤后第4天几乎所有的致密尼氏体消失。若神经元不死亡一般在伤后2~3周开始恢复,表现为核复位至细胞中央,致密尼氏体重新出现,一般需2~3周时间,但完全恢复需要3~6个月,还要看再生的轴突与靶结构是否重新建立支配。轴突反应的最终结果决定胞体的3种命运:①细胞死亡(通常为凋亡)。死亡神经元由小胶质细胞或施万细胞吞噬,周围的星形胶质细胞迅速增殖而发生胶质化形成胶质瘢痕。损伤部位距离胞体越近,胞体的反应就越严重,死亡的神经元也就越多。神经元死亡也就意味着功能的丧失,不再具有轴突再生的基础。②神经元胞体在结构、生化和功能上完全恢复。③神经元胞体不全恢复。胞体是神经元的营养中心,只有受损轴突的神经元保持存活、代谢正常且能够合成轴突再生所需物质,神经轴突才有再生的可能(图7-1-1)。

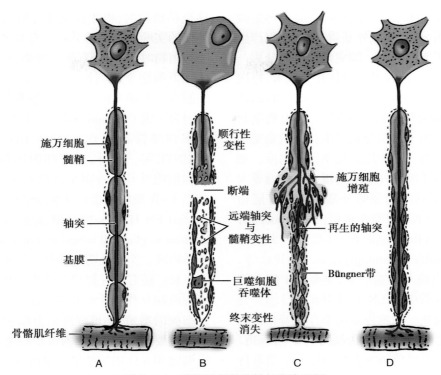

图 7-1-1 周围神经的变性与再生图解

A. 正常神经纤维；B. 神经纤维断离处远端及近端的一部分髓鞘及轴突变性；
C. 施万细胞增殖；D. 神经纤维再生完成。

二、周围神经的再生

完整有效的再生过程包括再生轴突的出芽、生长和延伸，以及与靶结构重建突触联系，以实现神经的再支配而使功能恢复。这一过程包括结构重建、代谢再现及功能恢复 3 个不可或缺的再生成功指标。临床上周围神经损伤是多种多样的，有严重的神经挫伤、神经截断，或断端出现长的间隙甚至还伴有感染等。本节介绍的主要是动物实验损伤修复的再生过程，但与人的周围神经再生没有显著差异。

如经过上述的因轴突损伤引起的胞体反应，受损神经元没有死亡，并逐渐恢复其形态和功能，此时损伤轴突的近侧端发生再生变化，断端膨大部位出现多条细的新芽向远侧生长，穿过损伤部位进入已经变性的远侧段纤维的神经膜管中，即神经纤维周围的神经内膜所围成的细管。神经内膜是有弹性的胶原纤维性薄膜，当神经纤维变性后此管萎缩，内腔变窄，其内面则为施万细胞增殖构成的 Büngner 带。新芽进入神经膜管内首先靠近管的周边沿施万细胞表面和神经内膜之间前行，继之新芽挤入施万细胞内，从而被施万细胞包绕而移向管的中心部，并由施万细胞产生髓鞘，这样新芽继续延伸变粗而到达靶器官。进入神经膜管内但未能到达靶器官的新芽最终萎缩而消失。一条躯体神经中有 α、γ 运动神经元的轴突以及来自肌、腱本体感受器的感觉纤维，若周围神经损伤未断裂且神经膜管的完整性和连续性保持良好，则新芽可按原来的神经膜管到达原支配的靶结构，从而恢复功能。但如神经断离再生的运动神经新芽误入感觉神经纤维远侧段的神经膜管内，就会影响再生的功能效应。临床上进行断端吻合或神经移植后，一般都能获得较为理想的功能恢复。是什么引导再生新芽进入适宜神经膜管内的呢？ Cajal 认为施万细胞对再生新芽有选择性的诱导作用，但 Weiss 认为再生新芽不能有目的地进入性质适宜的神经膜管，再生新芽能到达性质相同的终末靶器官则是一种巧合，因为近侧端轴突产生的新芽不止一条而是几十条，进入神经膜管内的再生新芽也有数十条（10~40 条），其中只有一条性质相同的和终末靶器官形成突触，其余的则退化消失。如果周围神经的再生轴突不能到达远侧段，或延迟几个月到达，则位于 Büngner 带内的神经膜细胞就不再分裂而变为静止细胞，最后消失。

（一）再生轴突生长的导向

神经损伤近侧端发出的再生轴突到达靶结构

是一个很复杂的过程,其生长方向受周围再生微环境如细胞黏附分子、细胞外基质、施万细胞产生的神经营养因子等的影响。轴突延伸可以分为一系列的短过程,每一过程可以延伸几个微米,每次终止于一些被称为路标细胞(guidepost cell)的特化细胞。影响轴突生长有多种因素,如由靶细胞分泌的化学诱导因子可引导轴突生长。后来又发现了可扩散的具有远程作用的化学排斥物质。细胞外基质是分布于细胞外空间的蛋白和多糖等大分子物质。周围神经的细胞外基质主要有层粘连蛋白(laminin,LN)、纤维连接蛋白(fibronectin,FN)、Ⅳ型胶原(collage type Ⅳ)和硫酸肝素蛋白多糖(heparan sulfate proteoglycans,HSGPs)等,这些成分大多由施万细胞产生,主要位于施万细胞基膜内。基膜管中的 LN 是吸引和维持轴突良好生长的主要物质。细胞外基质中存在着非扩散性分子,形成允许轴突生长和黏附的空间通道。另外通过排斥作用可使轴突在推拉作用下沿着特定的通道前行。首先发现的吸引扩散分子有轴突导向因子 Netrin Ⅰ,具有吸引某些轴突定向生长而排斥另一些轴突的双向信息作用。此外还有非扩散性的细胞外基质如 LN、细胞黏附分子(cell adhesion molecule,CAM)。其中神经细胞黏附分子(neural cell adhesion molecule,N-CAM)及成束蛋白 Ⅱ(fasciclin Ⅱ)在引导轴突生长过程中起接触介导作用。轴突导向因子 Semaphorin Ⅲ/D 能诱导感觉神经生长锥塌陷,还能影响轴突的转向。轴突导向因子 Slit 可以对运动神经元轴突起到排斥性导向作用。归纳起来,引导再生轴突生长的分子以 4 种基本方式起作用:长程吸引(long-range atractant)、短程吸引(short-range atractant)、长程排斥(long-range repellent)和短程排斥(short-range repellent)。正是这些长、短程吸引和排斥介导了轴突的延伸,最终到达靶区。

(二)施万细胞在周围神经再生中的作用

施万细胞是周围神经系统中主要的胶质细胞,也是神经膜细胞。周围神经再生微环境中有施万细胞、基膜、细胞外基质及成纤维细胞等。在早期还有轴突碎屑、变性的髓鞘和吞噬细胞等。研究表明施万细胞是促进轴突再生的重要因素,再生轴突若没有活的施万细胞则不能生长或生长明显减慢。移植一段被冰冻过的周围神经(施万细胞被杀死,仅保存基膜)至宿主动物被切断神经的近侧断端,只有当近侧端施万细胞增殖迁移至移植物时,再生轴突才能通过移植物。其他类似的实验亦证明轴突通过有基膜和细胞外基质的移植物时,必须伴有施万细胞,若把移植物中活的施万细胞杀死则再生失败,若植入培养的施万细胞则促进轴突再生。施万细胞促进再生不仅仅是因为形成了 Büngner 带,还因为施万细胞能分泌许多神经营养因子,如 NGF、BDNF、NT-3、PDGF 和 CNTF 等。此外,施万细胞还有合成、释放和组构细胞外基质特别是基膜的能力,施万细胞能分泌 Ⅰ~Ⅳ 型胶原蛋白、LN、神经上皮干细胞蛋白(nestin)、FN、HSGPs、NCAM、神经胶质细胞黏附分子(neuron-glial cell adhesion molecule,Ng-CaM)等多种物质。实验证明这些物质均能促进神经突起的生长。还有研究提出在再生过程中轴突和施万细胞的相互作用十分重要,轴突和轴膜可影响施万细胞的增殖,还可促进施万细胞形成对轴突再生很重要的基膜,基膜的沉积是施万细胞和成纤维细胞相互作用的结果。损伤神经远端施万细胞分泌的神经营养因子和相关分子对再生轴突有趋化诱导作用。当然施万细胞还有形成髓鞘的作用,再生轴突髓鞘的形成和成熟是再生成功的重要标志,可以对轴突起到绝缘作用,并加速冲动的传导。

(三)神经营养因子对周围神经再生的影响

成功的周围神经再生需适宜的再生微环境,但适宜的再生微环境十分复杂,对其研究仍不够深入。目前已知神经营养因子对再生影响较大。神经营养因子是一类支持神经元存活和诱导神经突起生长的可溶性多肽物质。靶区和神经断端释放的神经营养因子有 NGF、BDNF、NT-3、NT-4/5 和 GDNF 等。曾有学者根据其作用把它们分为神经营养因子(neurotrophic factor,NTF)和促突起生长因子(neurite-promoting factor,NPF),而实际上许多因子常不止一种作用。现有的研究提出再生轴突向远端生长是由于靶区和断端神经膜细胞释放的神经营养因子对再生新芽的营养作用及趋向性影响所致。

神经受损后背根神经节中的 TrkA 及 p75NGFR 表达下调,NGF 可调节感觉神经元中神经肽的表达,亦上调背根神经节中 TrkA 的表达,外源性给予 NGF 可维持轴突的再生及降低神经细胞的死亡,NGF 亦影响运动神经元有髓神经纤维的再生。NT-3 可以恢复背根神经节中 TrkC 及 p75NGFR 的表达,对切断的坐骨神经给予 NT-3 可增加再生轴突的数量及生长速度。BDNF 可使坐骨神经切断后的再生轴突直径增粗、髓鞘增厚，BDNF 与 CNTF 合用可增强再生效应。CNTF 由施万细胞分泌，再生时增加而退行性变时减少。GDNF 可直接作用于周围神经的再生并加速运动神经元的传导速度。胶质细胞生长因子（glia growth factor，GGF）在神经损伤时表达增加，与断端远侧施万细胞表达的 ErbB 受体结合，有利于施万细胞分裂，从而促进神经再生。

（四）miRNA 对周围神经再生的影响

微 RNA（microRNA，miRNA）是一类非编码短小单链 RNA，含 20~25 个核苷酸。其功能十分复杂，主要通过与靶基因 mRNA 的 3'-UTR 完全或不完全配对，以致靶 mRNA 降解或转录后翻译抑制，在基因转录后发挥重要的调控作用，其调控的功能涉及细胞的增殖、分化、凋亡及新陈代谢等。一个 miRNA 可以调控数个至数十个，乃至数百个靶基因的表达，而同一个基因也可以同时受到不同 miRNA 的调控。近来的研究表明，miRNA 除了与神经系统发育有关外，还与神经系统损伤后的再生关系密切，成为了神经科学研究中的又一热点。

研究发现 miRNA 与施万细胞的增殖、迁移有关。顾晓松院士团队、于彬教授等在坐骨神经损伤后发现，miRNA-221 和 miRNA-222 可通过靶向 LAS52 促进施万细胞增殖和迁移；Wang 等（2019）发现周围神经损伤后断端 Let-7 和 miRNA-9 表达增强，可以分别靶向轴突导向基因 *Ntn1* 转录物和直接靶向 Dcc，使其丰度下降而抑制施万细胞的迁移，表明 Let-7 和 miRNA-9 参与了再生轴突寻路的调节过程。但 Li 等（2015）的研究表明，坐骨神经损伤后 Let-7 和 NGF 表达呈负相关，Let-7 通过直接靶向 NGF，抑制其蛋白质翻译，降低施万细胞的增殖和迁移。还有报道表明，大鼠坐骨神经损伤后 miRNA-1 和 BDNF 时间表达谱也呈现负相关，miRNA-1 过表达或沉默可分别抑制或增强细胞中 BDNF 的表达，抑制或促进施万细胞增殖或迁移（Yi，2016）。Liu 等（2019）在大鼠坐骨神经压榨伤后的近侧端中鉴定到多个新的 miRNA，其中 miRNA-3099 通过调控靶基因 *Aqp4*、*St8sia2*、*Tnfs15* 及 *Zbtb16*，促进施万细胞的增殖和迁移。miRNA 还与轴突再生有关，Jiang 等（2017）发现 miR-9 可通过功能靶标 FoxP1 来调节轴突再生，而 miRNA-340 通过直接靶向组织型纤溶酶原激活剂（tissue plasminogen activator，TPA），降解基质分子和黏附的能力，损

伤部位 miRNA-340 表达下降，可增强碎屑的清除，以利轴突再生。还有研究发现，电刺激可抑制背根神经节神经元中 miRNA-363-5p 的表达，使靶向的双肾上腺皮质激素样激酶 1（doublecortin like kinase 1，DCLK1）上调，从而促进感觉神经元突起的生长（Quan，2017）。miRNA-210 可通过 Ephrin-A3（EFNA3）靶标促进感觉神经突起再生。而下调 Let-7 可增加培养的施万细胞 NGF 的表达，促进与施万细胞共培养背根神经节神经元突起的生长。研究还表明 miRNA 与髓鞘的形成也有关，miRNA-30c 可以促进周围神经损伤后施万细胞髓鞘的形成。而 miRNA-221-3p 则抑制施万细胞形成髓鞘（Zhao，2018）。miRNA 往往通过外泌体释放至细胞间质中介导细胞间的通信（Qing，2018）。上述已有的 miRNA 研究成果及其在周围神经再生中的分子机制，将为周围神经损伤修复的研究提供新的干预靶点。

（五）靶器官的影响

靶器官失神经支配后的时间长短及结构和功能发生的变化将影响神经再生的效果。一般骨骼肌在失神经支配后快速地发生萎缩，1~2 个月后其肌重和横截面积将减少 60% 左右。虽然肌纤维萎缩发生快而严重，但运动终板接头褶仍可保留较长时间，可达 6~12 个月。失神经支配肌肉早期可分泌一些神经营养因子，起到保护神经元及促进再生的作用。失神经支配后，成纤维细胞大量增生，萎缩的肌纤维被分隔于增厚的结缔组织之间，如失神经过久，部分肌纤维可发生死亡，被结缔组织替代，神经再生的效果就差。因此使再生神经纤维与失神经支配的骨骼肌尽早重新构建突触联系，才能保证骨骼肌功能的恢复。

感觉神经损伤后的 3~4 周内，环层小体内的轴突末端完全消失，但在失神经 40 周后仍能识别出环层小体。触觉小体在失神经支配后发生沃勒变性，一般在损伤 10~12 个月后被囊结构发生退变，小体体积缩小至 50% 以下。一般认为环层小体的神经再支配比较缓慢和困难，伤后 40 周时只有很少的环层小体获得神经再支配。触觉小体在神经压榨伤后 40 周时，几乎可获得完全性的神经再支配，神经离断伤修复 9 个月后也仅有 5% 没有再支配的迹象，在再支配的触觉小体中，多轴突终末占了大部分。总之，尽早进行感觉神经修复并保证到达感觉靶结构的再生纤维数量，感觉功能较好的恢复才有保证。

第二节　中枢神经的损伤、修复和再生

一、中枢神经损伤后的变化

中枢神经包括脑和脊髓。脑损伤（brain injury）的概念不同于创伤性脑损伤（traumatic brain injury，TBI），脑损伤是指任何原因所导致的脑伤害，包括TBI、炎症、免疫反应、退行性变、缺血缺氧等。而脊髓损伤的原因和脑损伤类似，损伤后的变化除了导致局部神经元死亡、相应功能丧失外，更重要的是神经传导束断裂，其后果往往比较严重。中枢神经系统损伤包括原发性损伤和继发性损伤两个过程，前者指损伤局部组织变形和创伤能量所致的机械性损伤，而继发性损伤是指由原发性损伤激发的生化和细胞变化的链式反应过程，可使损伤进一步加重。

（一）中枢神经纤维的沃勒变性

中枢神经受损后其远侧段也发生轴突和髓鞘的变性且病程较长。中枢神经的髓鞘由少突胶质细胞形成，在损伤初期变性纤维被星形胶质细胞所包围，稍后才发现有小胶质细胞增生，变性的髓鞘被巨噬细胞所吞噬。巨噬细胞可以由神经组织内静止的小胶质细胞激活所致，也可以由血液中单核细胞浸润而来。

中枢神经损伤近侧端的主要变化是出现逆行性变性和神经元胞体内染质溶解及核偏位现象。有的细胞胞体肿胀可使其体积增加2倍以上，细胞核偏移于胞体的周边甚至向表面突出。尼氏体溶解由核周向胞体周边进行，所以细胞的中心部在尼氏染色时不见着色。但经过一定时间后，部分细胞恢复了原有状态，部分细胞趋向缩小、消失。在恢复过程中尼氏体亦从核周重新出现而向四周扩延。电镜下可见高尔基体的膨胀、粗面内质网或线粒体的膨胀和断裂，神经微丝及各种致密小体增加等变化。

与此同时局部的星形胶质细胞增生、变大为反应性星形胶质细胞（reactive astrocyte），增大的胞体内含大量胶质丝、糖原和脂肪，溶酶体增多，细胞的代谢活动增强，亦可见吞噬髓鞘的碎屑。当损伤区的变性产物被吞噬细胞清除后，星形胶质细胞即以其突起充填溃变的空隙形成胶质瘢痕（glial scar），把损伤区和正常组织隔开。

（二）跨神经元变性

周围神经系统神经元的变性仅局限于受损神经元，不累及下一级神经元。但中枢神经的变性可跨越突触引起与之接触的下一级神经元变性，这种现象称之为跨神经元变性（transneuronal degeneration）或跨突触变性（transsynaptic degeneration）（图7-2-1）。最早的研究是通过切断猴一侧视神经后，发现外侧膝状体的细胞嗜碱性降低（RNA减少），胞体萎缩，内质网及高尔基体发生肿胀，1个月后发生核膜变化和核的内含物浓缩，核酸代谢改变和核萎缩，4个月后核仁也萎缩。Trumpy等曾广泛切除幼猫大脑皮质研究脑桥核的变化，发现生后7~17d的小猫在术后5d几乎所有的神经细胞发生变性，而生后21~43d的小猫仅见少数神经细胞完全变性，其余的神经细胞仅表现为明显缩小。也有报道跨二级以上神经元的长距离变性，如摘除眼球后大脑皮质视区发现神经细胞树突分支和小棘减少。上述例子均系顺行性跨神经元变性，亦有逆行性跨神经元变性的报道，但实例很少。

二、中枢神经的可塑性和再生

所谓中枢神经可塑性是指中枢神经系统在环境变化或受损伤时，结构与功能适应性变化的能力，也就是说神经元之间的相互联系在内、外环境作用下是可以改变的。科学家发现在切除猫后肢大部分脊神经后根后，其他保留完好的背根神经纤维在脊髓的投射密度会增加，表明这些保留的后根神经纤维能以出芽方式对附近的神经损伤产生可塑性反应。1969年Raisman等就用电镜定量技术证实了中枢神经系统内未受伤神经纤维的侧支出芽参与新突触的形成，给出了因受伤而丢失的突触数可以恢复性增加的证据。20世纪80年代后对哺乳动物大脑皮质的电生理研究结果提示，大脑皮质分域组构（topographic organization）和功能不是固定不变的，而是保持着动态变化，也就是说大脑皮质的结构和功能有重塑能力。

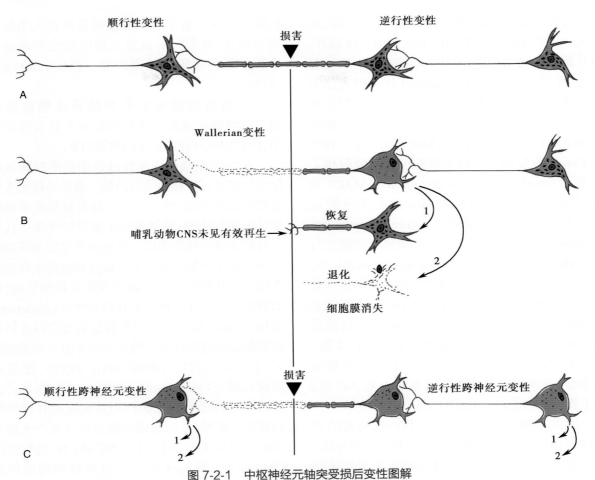

图 7-2-1　中枢神经元轴突受损后变性图解

A.箭头示受损部位;B.沃勒变性;C.跨神经元变性。1 指神经元恢复;2 指神经元退化。

中枢神经纤维受损后虽也能再生,但再生的效果与周围神经有极大的差别。成年哺乳动物中枢神经系统的再生一般在两周后停止,再生的轴突往往不能越过胶质瘢痕,即使越过也不能到达靶神经元与之形成功能性突触联系。中枢神经纤维所发出的枝芽延伸距离也很有限(约 1mm)且会溃变。为什么中枢神经系统的再生与周围神经不同? 如何才能促进中枢神经的再生? 近年来许多学者就这些问题进行了深入的研究。

(一) 神经胶质细胞对中枢神经再生的影响

周围神经的胶质细胞主要是施万细胞,而中枢神经的胶质细胞有形成髓鞘的少突胶质细胞、小胶质细胞和星形胶质细胞,这些胶质细胞在中枢神经再生中所起的作用如下:

1. 分泌抑制因子阻碍中枢神经再生　少突胶质细胞是中枢神经髓鞘形成细胞,它形成中枢有髓神经纤维的髓鞘。但与施万细胞形成髓鞘不同,一个少突胶质细胞有许多分支突起可同时与

多条轴突接触形成许多神经纤维髓鞘的结间体,此外,中枢神经纤维髓鞘外面没有基膜。成年动物少突胶质细胞含有抑制因子已经肯定。但当少突胶质细胞的抑制因子被消除时,中枢神经再生情况虽有改善但仍不如周围神经,表明中枢神经中可能还存在其他影响再生的因素。

Schwab 等 1990 年就发现,少突胶质细胞及髓鞘内存在着轴索生长抑制因子(neurite growth inhibitor,NI),其分子量分别为 3.5kDa 和 2.5kDa (分别称为 NI-35 和 NI-25)。后来其他实验室也发现了类似抑制活力的蛋白质。研究者在成年大鼠损伤的皮质脊髓束中发现,若将杂交瘤细胞植入大鼠体内,使之产生 NI 单克隆抗体(即 NI-35 抗体),而对照组植入抗 HRP 单克隆抗体,动物存活 2~5 周后的结果显示,产生 NI 抗体的再生纤维可延伸 10mm 以上,而对照组的纤维延伸不到 1mm。说明将特殊的髓鞘成分即抑制因子去除后中枢的神经纤维也是能够再生的。另外用延时

视频分析(time-lapse video analysis)研究发现,神经元轴突末端的生长锥与少突胶质细胞接触时,生长锥的运动立即停止,甚至塌陷萎缩。后又有报道,虽然神经导向因子 Netrin-1 在周围神经中可促进神经再生,但在脊髓损伤时,少突胶质细胞表达的 Netrin-1 可使轴突延伸受到抑制,而降低 Netrin-1 表达则有利于脊髓损伤的修复。1999 年 Fawcit 等发现少突胶质细胞可分泌髓鞘相关糖蛋白(myelin-associated glycoprotein,MAG)及肌腱蛋白 -R(tenascin-R,TN-R),此外少突胶质细胞表达轴突生长抑制因子 A(neurite outgrowth inhibitor A,Nogo A)和少突胶质细胞髓鞘糖蛋白(oligodendrocyte myelin glycoprotein,OMGP)等,这些都是抑制中枢神经轴突再生的主要因素。星形胶质细胞产生生腱蛋白(tenascin)、短小蛋白多糖(brevican)及神经蛋白聚糖(neurocan),以及受刺激时产生的 NG2(一种硫酸软骨素蛋白多糖,亦称 CSPG4);脑膜细胞也能产生 NG2 及其他蛋白多糖,并激活小胶质细胞产生自由基、NO 等,以上物质也均能抑制轴突的再生。

哺乳动物中枢神经系统在损伤后形成的胶质瘢痕,被认为是影响再生纤维延伸的重要原因。胶质瘢痕是由反应性星形胶质细胞的突起及有关物质所形成的网状结构,能阻止再生轴突的延伸。有研究发现瘢痕组织中有一种抑制因子,称损伤膜蛋白多糖(injured membrane proteoglycan,IMP),它可使生长锥塌陷,可能是阻止中枢神经纤维延伸的原因。用免疫双标法证实 IMP 和神经元标记物共存,在反应性星形胶质细胞亦与胶质纤维酸性蛋白(glial fibrillary acidic protein,GFAP)共存。1991 年 Silver 及其同事就发现,在成年哺乳动物瘢痕组织的周围存在着细胞抑制素(cytostactintenoscin,CT)和硫酸软骨素蛋白多糖(chondroitin sulfate proteoglycan,CSPG)等物质,这些物质是胚胎星形胶质细胞表面的两种分子,能限制体外培养的神经细胞突起的生长。当体外培养基中 CT/CSPG 的浓度高于促进生长因子的浓度时,体外培养的胚胎神经元突起的生长就会受到抑制。如用硫酸软骨素酶 ABC(chondroitinase ABC,cABC)去除 CSPG 的糖胺聚糖侧链,则可逆转 CSPG 的抑制作用。新近用原子力显微镜研究发现,中枢神经损伤后含 GFAP、波形蛋白(vimentin)的胶质中间丝及含 LN、胶原蛋白Ⅳ的细胞外基质组分表达上调,这些成分与组织的软化有关。由于组织的硬度是神经元生长的调节因素,故损伤后瘢痕组织的软化可能也是中枢神经再生困难的原因之一(Moeendarbary,2017)。

2. 胶质细胞对中枢神经再生的促进作用　虽然胶质细胞对中枢神经再生具有抑制作用,但它们也有促进再生的积极因素。

在中枢神经系统发育过程中星形胶质细胞能引导神经元迁移到达目的地。有实验研究表明若把胼胝体切断,然后植入一块有星形胶质细胞生长的塑料滤膜,则能引导中枢神经纤维生长到达对侧半球重建胼胝体。由此可见星形胶质细胞在中枢神经损伤时也产生了促进神经再生的积极作用。现代研究认为在神经变性和损伤早期,星形胶质细胞的反应性增生有利于修复(Anderson,2016;Okada,2018)。许多实验证明反应性星形胶质细胞能合成和释放多种神经营养因子和细胞因子,如 NGF、CNTF、GDNF、bFGF、PDGF、胶质细胞成熟因子(glia maturation factor,GMF)等。这些因子对神经元起保护作用并能促进神经纤维的延伸。此外,星形胶质细胞还能分泌产生许多细胞外基质成分如 LN、FN、NCAM、N- 钙黏蛋白(N-cadherin)和 Ng-CAM 等,这些物质均能保护神经元并能促进神经突起的生长。

随着基因工程技术的发展,发现了原癌基因(如 *c-fos*、*c-jun* 等),这些基因在外界刺激后表达的蛋白质起着第三信使的作用。而且还发现正常成年哺乳动物中枢神经元有低水平的 *c-fos* 基因表达,但胶质细胞没有。当中枢神经受损时,神经元的 Fos 大量表达,反应性星形胶质细胞亦被诱导表达 Fos 蛋白,Fos 的表达与细胞分裂和分化有关。小胶质细胞约占中枢胶质细胞的 5%~20%,遍布整个中枢神经系统,但其分布有区域性差异。前面述及的 CSPG 在脊髓损伤的急性期可以促使小胶质细胞活化,被激活形成反应性小胶质细胞或变为吞噬细胞,吞噬变性的组织细胞及髓鞘的碎屑等,以利轴突的再生。此外,小胶质细胞释放的因子可刺激星形胶质细胞增生和肥大。小胶质细胞还能产生 IL-1、IL-6 和 TNF-α 等多种细胞因子,这些细胞因子通过旁分泌或自分泌直接或间接地影响神经元和胶质细胞的增殖、迁移和分化。在小胶质细胞分泌的细胞因子的刺激下,星形胶质细胞能进一步分泌 IL-3、IL-6、NGF、NT-3、bFGF 等,以促进神经突起的生长。

值得一提的是,嗅觉系统中的嗅鞘细胞(olfactory ensheathing cell,OEC)兼有星形胶质细胞和施万细胞的特点,对中枢神经再生有促进作用。实验显示将神经干细胞(neural stem cell,NSC)和OEC同时移植至脊髓受损部位,结果发现OEC可作为桥梁穿过胶质瘢痕引导受损轴突延伸。OEC还可以刺激血管生成、轴突生长和髓鞘再生,从而促进神经功能的恢复。

(二)神经营养因子与中枢神经再生

1953年Levi-Montalcini发现NGF以来,陆续发现了多种类似的因子。迄今经鉴定的神经营养因子已有几十种,还有许多待定的因子。近年的研究表明神经元不仅可以从神经元本身、周围的胶质细胞或靶组织得到神经营养因子的支持,而且一种神经营养因子可以影响多种类型的神经元,一种类型的神经元也可对多种神经营养因子起作用,同一神经营养因子也可有多种作用影响神经元存活、分化、轴突的延伸等。

神经生长因子家族(nerve growth factor family)包括NGF、BDNF、NT3和NT4/5等。NGF能够维持和促进发育中的交感神经元和神经嵴源的感觉神经元的存活、分化、生长和成熟,维持基底前脑隔区、尾壳核胆碱能神经元的存活,防止其凋亡。若给新生大鼠脑的隔区、海马或新皮质注入NGF,可见相关脑区胆碱能神经元cAMP水平明显升高,胆碱乙酰转移酶(choline acetyltransferase,ChAT)活性可增高2倍。在新生大鼠脑内连续7d注入NGF,可促进交感神经节神经元的轴突定向通过背根神经节进入脊髓。在体外的培养液中加入NGF不仅能保护胆碱能神经元而且能促进其突起延伸。NGF对移植于阿尔茨海默病鼠脑中的胚胆碱能神经元具有促进存活和增强功能效应的作用。

BDNF为脑、脊神经感觉神经节、大脑皮质、海马、纹状体发生中神经元存活的主要依赖因子,也是基底前脑胆碱能神经元、运动神经元、交感神经元、黑质多巴胺神经元及小脑颗粒细胞存活的主要因子。BDNF不仅与中枢神经发育中髓鞘的形成有关,在损伤后还可以促进髓鞘的恢复。在体外培养中BDNF可以支持视网膜节细胞的存活及轴突生长,BDNF及其高亲和力受体TrkB不仅在上丘表达,同样也在视网膜中表达,可以推测视网膜也合成并分泌BDNF,通过自分泌模式发挥局部营养作用。BDNF可以增加爪蛙蝌蚪视网膜节细胞轴突和终末的分支。BDNF对胆碱能神经元亦有保护作用,但不及NGF。

NT-3和NGF、BDNF是同一家族,研究发现NT-3基因突变的纯合子小鼠的肢体有严重的运动缺陷,与完全缺失肌梭和腱梭有关。肌梭形成时运动神经元表达NT-3 mRNA水平最高。还有研究发现在成体大鼠脊髓横断皮质脊髓束,NT-3可以促进离断的皮质脊髓束发出侧芽。NT-3对纹状体的胆碱能神经元不仅有保护作用,而且能促进胆碱能神经元分化及突起延伸。NT-3还能促进视网膜前体细胞的分化及分化神经元的成熟。

NT-4/5与BDNF一样,主要作用于TrkB受体,因此NT-4/5亦能增加视网膜节细胞的存活和轴突生长。新生大鼠离断坐骨神经后给予BDNF、NT-3、NT4/5能保护脊髓运动神经元的存活。

CNTF为多效能神经营养因子,对背根神经节、脊髓运动神经元、海马神经元、交感神经元的存活和分化均有生物学效应。CNTF能保护受损的运动神经元,阻止轴突离断的多巴胺能神经元退变。CNTF和白血病抑制因子(leukemia inihitory factor,LIF)都可以诱导成年哺乳动物视网膜节细胞轴突的生长。CNTF促进视网膜细胞存活的作用与剂量相关。

GDNF是由小鼠胶质细胞株49细胞分离出的糖基化二硫键结合的二聚体蛋白质,最初研究发现rhGDNF有促进大鼠胚胎中脑多巴胺神经元存活和摄取DA及影响形态分化的作用。后来的研究还发现GDNF能保护多巴胺能神经元免受1-甲基-4-苯基-1,2,3,6-四氢吡啶(MPTP)的损害及离断轴突后免于死亡。GDNF还能防止轴突断裂的面神经运动核萎缩。在MPTP诱发的帕金森病模型猴脑内注入GDNF后,可减轻行动缓慢和强直姿势等症状,并使中脑黑质中多巴胺能神经元增大,中脑和苍白球内DA含量增高。

成纤维细胞生长因子(fibroblast growth factor,FGF)家族中的酸性成纤维细胞生长因子(acidic fibroblast growth factor,aFGF)(FGF1)和bFGF(FGF2)是促进细胞生长作用很强的多肽因子,又是重要的有丝分裂原,参与细胞的生长发育和组织损伤的修复。中枢神经系统内有高水平的aFGF及bFGF,具有明显的神经营养作用。体外培养研究显示aFGF和bFGF是少突胶质细胞、星形胶质细胞和施万细胞的强大有丝分裂原,能促进各种胶质前体细胞的增殖和分化。aFGF、bFGF 也能直接激活神经元受体或通过激活胶质细胞而介导,促进交感和副交感神经元以及大脑皮质、海马和运动神经元的存活。还有研究显示 aFGF、bFGF 对切断轴突的胆碱能神经元有保护和促进再生的作用,对 MPTP 损伤的黑质多巴胺能神经元或缺血的海马神经元均有保护作用。aFGF 亦有促进受损轴突再生的能力,bFGF 可以调节中枢神经损伤的反应,包括反应性星形胶质细胞的转化、神经发育和神经营养活性的促进等。另有报道,FGF22 是神经系统中突触发生的介质,是脊髓损伤后重塑过程中突触形成和成熟的关键因子(Jacobi 等,2015)。

研究表明没有一种神经营养因子能百分之百地保护神经元。Mitsumoto 等发现运动神经元病变的 Wolbler 小鼠,给予 CNTF 及 BDNF 两种因子后神经元的退变几乎完全被阻止,提示这两种神经营养因子具有协同作用,或者是这种动物的脊髓运动神经元有两种类型,一种对 CNTF 有效,而另一种对 BDNF 起反应。另有报道 NGF 和 BDNF、BDNF 和 NT-3 及 NGF 和 NT-3 同时使用时,对胆碱能神经元的存活、分化及突起延伸均有协同作用。其他也有将 bFGF 和 NT-3、CNTF 和 NT-3 等联合应用取得协同作用的报道。这些研究为临床联合应用神经营养因子修复神经系统病变打下了基础。

(三)外周神经移植术能促使中枢神经再生

20 世纪 80 年代初 Aguayo 和他的同事将一段外周神经移植到中枢神经系统的不同区域,发现不同类型的神经元在轴突受损后都可以再生出轴突长入到移植的外周神经中,有的可达几厘米,这表明中枢神经在适宜的微环境下也能够再生。具有上述再生能力的神经元有脊髓、脑干、丘脑、大脑皮质和视网膜中的神经元。解剖学中虽将视神经归类在周围神经的范畴,但从发育上看,视神经和视网膜是由脑发育而来的结构,且视神经是由少突胶质细胞而非施万细胞形成髓鞘,因此许多中枢神经再生的研究常以视神经模型来进行。将自体坐骨神经的一端连于眶内视神经的断端,存活一段时间后,再将坐骨神经另一端植入上丘,存活 2~18 个月后将顺行标记物 HRP 注射到眼球玻璃体中以标记再生视网膜节细胞的轴突和末梢。结果在上丘中见到再生纤维及 HRP 标记的突触,这些突触与正常视神经纤维和上丘神经元之间的突触形态类似。表明轴突损伤后的视网膜节细胞可再生出纤维长入移植的外周神经中。外周神经移植后分泌的许多神经营养因子对视神经再生具有促进作用,视网膜节细胞轴突再生的速度与发育中的生长速度相似,这些再生轴突有正常的生理功能,视网膜节细胞轴突的再生与生长相关蛋白 -43(growth associated protein-43,GAP-43)的增加密切相关。

在脊髓 T_8 横断后,去除一段脊髓(T_9~T_{11}),然后置入一人造引导管,即一内面光滑的半透膜管。然后再将纯化的施万细胞移植入管内以诱导脊髓的轴突再生。动物存活一段时间后,在引导管中部注入快蓝,结果发现脊髓中间神经元轴突延伸入移植物,并见少数背根神经节细胞被逆行标记。表明在引导管中植入施万细胞能促进脊髓中间神经元及感觉神经元轴突再生进入胸段脊髓。有研究将大白鼠或金黄地鼠坐骨神经内的施万细胞杀死,再将坐骨神经移植到视神经,发现损伤了的视神经纤维基本上不能长入处理过的坐骨神经,表明没有存活施万细胞的坐骨神经虽然基膜完整,但却不能引导视神经再生,更进一步说明施万细胞产生的神经营养因子、黏着分子等活性物质在神经再生中具有重要的作用。

第三节　神经细胞死亡

早在 19 世纪末发育生物学家在研究生物由幼虫变成蛾的过程中,提出了动物在正常发育过程中存在着细胞消亡的现象。1926 年 Eranst 发现,在脊椎动物神经系统发育过程中出现过量神经元死亡的现象。人们渐渐地认识到生理状态下细胞消亡是维持组织、器官大小和功能所必需的稳态机制。发育期神经细胞死亡在神经功能环路的形成中起着重要作用,如清除迁移到异常位置或突起投射不当的神经元,以及神经元竞争由目标区域产生的有限营养因子,以实现最佳的靶区神经支配。虽然在发育的神经系统中去除过量的神经元对于形成功能性环路是必不可少的,但神经元的异常死亡是急性和慢性神经退行性疾病的主要原因之一。

1972 年 Kerr、Wyllie 和 Currie 根据细胞形态区分了细胞死亡的两种形式：坏死（necrosis）和凋亡（apoptosis）。坏死是由于某些外界因素，如急性损伤、炎症或毒性物质等引起的细胞死亡。坏死的细胞出现细胞膜溶解、细胞内胞质漏出、细胞器破碎、核内的 DNA 分子严重损害，坏死产生的毒性物质渗漏至细胞周围组织，进一步使成片的细胞死亡，并产生炎性反应。这种方式又被称为非程序性死亡。现在认为，坏死不都是非程序性的，很多信号通路介导坏死的发生。由于认识的局限性，很多和坏死形态相似的死亡被误认为是坏死，随着研究的深入人们渐渐认识到应该把传统意义的坏死分为两类，即坏死和坏死样程序性细胞死亡。所以细胞死亡可以分为程序性死亡和非程序性死亡，后者即传统意义的坏死。

细胞程序性死亡（programmed cell death，PCD）的概念最早是由 Lockshin 和 Williams 于1964 年基于发育期和病理状态下神经细胞消亡的现象而提出的。随后，这个概念被扩展到其他组织。PCD 是细胞接受某种信号或受到某些因素刺激后，为了维持内环境稳定而发生的一种主动性消亡过程。它既出现在个体正常的发育过程中，也出现在非正常生理状态或疾病中；既在体内发生，也发生在体外培养物中。细胞凋亡（apoptosis）是程序性细胞死亡的重要形式，1972 年凋亡概念提出时就指出凋亡是一个主动的生理过程，它是机体在生理条件下受多种因素的影响而出现的细胞死亡。随着研究广度、深度不断增加，对细胞程序性死亡的方式有了更广泛的认识，出现了如程序性坏死（necroptosis）、细胞焦亡（pyroptosis）、类凋亡（paraptosis）、铁死亡（ferroptosis）、PARP-1 依赖性细胞死亡（parthanatos）、巨泡式死亡（methuosis）、胀亡（oncosis）、细胞入侵性死亡（entosis）、胞质自切（autoschizis）等细胞死亡方式。

神经系统在成熟过程中约有 50% 各种类型的神经细胞死亡，这种在发育过程中的细胞死亡是神经系统结构和功能成熟所必需的。Oppenheim 的实验发现给予蛋白质或 RNA 合成抑制剂能阻断或降低小鸡脊髓运动神经元在发育期细胞死亡的高峰。切断胚胎肢体而诱导的神经元死亡可被蛋白质或 RNA 合成抑制剂所阻断。在神经系统发育过程中最早出现程序性死亡的时期是当神经板转化为神经管，在神经管合拢之前，它与体节相连的部位便出现程序性死亡。Hornma 认为这一现象的出现是由于神经管与外胚层分离所致。在神经系统发育过程中，两个发育中的细胞群在建立联系前，当一个群中的神经元数多于靶细胞群中的神经元数时，那些未能与靶细胞建立联系的神经元便发生程序性死亡。研究认为，发育中神经元轴突未能及时与靶细胞联系是因神经营养因子被剥夺所致。一旦和靶细胞取得稳定联系，神经元就能存活。有些学者研究了 12~39 周人胎儿脑发育中 PCD 发生的情况，发现有两次细胞死亡高峰期：第 1 次高峰出现在12 周，其细胞死亡率在大脑皮质额叶为 87.98%、枕叶 86.5%、顶叶 75.65%、海马 77.86%、小脑1%、延髓 73.78%、脊髓 57.97%；第 2 次高峰出现于 39 周，分别为额叶 56.1%、顶叶 60.98%、枕叶50.88%、海马 59.53%、小脑 69.22%、延髓 41.38%、脊髓 39.45%。研究者认为，PCD 的发生是为了清除过量的神经细胞，为神经回路的精确联系作准备。中枢神经系统神经元的程序性死亡现象不仅存在于出生前发育阶段，亦出现于生后发育阶段，如哺乳动物在出生后一定时期内视网膜、外侧膝状体、海马、小脑皮质颗粒层、梨状皮质及新皮质等处均有神经元的程序性死亡。神经元程序性死亡是为了神经系统的良好发育。

直到目前，除了细胞坏死和凋亡以外，一些新的细胞死亡形式在神经系统不断被描述，如前述的程序性坏死、焦亡、类凋亡、铁死亡、PARP-1 依赖性细胞死亡等。不同形式的程序性细胞死亡之间没有特别清晰的区分，主要从引发死亡的刺激形式、执行细胞死亡的机制以及死亡过程形态学变化进行区分。随着对细胞死亡形式的进一步认识，有关神经细胞死亡出现了三个重要概念：①神经元死亡的方式多种多样；②不同细胞死亡模式之间存在广泛的交互作用；③神经元死亡不仅仅是一种"细胞自主"事件，它往往还受到邻近神经元或胶质细胞的辅助或触发。

几种主要的细胞死亡在定义和形态学以及生物化学等方面的区别见表 7-3-1。

表 7-3-1　几种主要的细胞死亡区别

	非程序性死亡	程序性死亡					
	坏死	凋亡	焦亡	程序性坏死	PARP-1 依赖性细胞死亡	铁死亡	类凋亡
细胞器肿胀	有	无	无	有	无	无	有
细胞肿胀	有	无	有	无	无	无	有
胞膜破裂	有	无	有	无	无	无	有
胞膜突出囊泡	无	有	无	无	无	无	无
染色质固缩	有	有	无	有	有	有	无
DNA 片段	随机降解	180~200bp 特征性片段	有	无	有	无	不规则，大片段
caspases 激活	无	有	无	无	无	无	无
自噬体堆积	无	无	无	无	无	无	有
ATP 耗竭	无	无	无	有	有	无	有
启动因素	多种病理因素	肿瘤坏死因子 α，FasL 等	炎症	肿瘤坏死因子 α，IAP	DNA 损伤	Fe^{2+}，谷氨酸	生理或病理因素
调节因素	—	caspases-3，6，7，8，9	caspase-1，gasdermin	RIPK1/3，MLKL	PARP-1，PAR，AIF	Fe^{2+}，反应性活性氧	胰岛素样生长因子 -1 受体，MAPK/ERK，JNK
抑制因素	—	Bcl-2	caspase-1 inhibitors	Necrostatin，caspase-8	caspase-3，PARP inhibitors	GTH，GPX4，Ferrostatin-1	AIP1/Alix
炎症反应	有	无	有	有	无	无	无
结局	细胞破裂、溶解，被吞噬	形成凋亡小体，被吞噬	炎性坏死	坏死	坏死	坏死	吞噬

注："—"为无数据。

一、神经细胞凋亡

（一）形态学变化

细胞凋亡的变化大致可分为 3 个阶段。第 1 阶段是细胞核的变化，核仁崩解成数个染色较深的斑块，核质固缩、边集，核膜皱折、内陷。此时细胞体积缩小，胞质细胞器集中，密度增加。细胞表面微绒毛消失，形成光滑的轮廓。第 2 阶段内陷的核膜包被染色质的团块，形成许多细小的膜包被颗粒。此时细胞膜内陷皱缩，并在细胞膜表面产生泡状结构，形成凋亡小体（apoptotic body）。第 3 阶段凋亡的细胞大部分或全部裂解形成若干个凋亡小体。凋亡小体为细胞质膜包裹一簇细胞器。凋亡细胞和凋亡小体迅速被邻近的巨噬细胞或周围细胞所识别清除。由于凋亡细胞在凋亡过程中不导致溶酶体及细胞膜的破裂，细胞内容物不外溢，故不引起炎性反应，也不刺激免疫系统，而且凋亡细胞常以单个细胞存在，而不似坏死细胞常聚成团。凋亡细胞不影响局部的微环境，不引起周围组织的继发性损害，凋亡时 ATP 及某些 mRNA 和蛋白质合成仍在进行，细胞第二信使系统亦未破坏。

细胞凋亡是一种生理性的细胞死亡，但近年的研究发现高温、射线、激素、化学物质、营养因子缺乏均可引起细胞凋亡。神经细胞凋亡不仅仅伴随着神经系统的发育过程，亦见于病理过程中，如脑缺血、脑卒中及神经系统退行性疾病，如 PD 及 AD 等。

（二）基因调控

研究发现，抑制神经细胞凋亡的基因主要有

Bcl-2 和 *Ced-9* 等，但在不同的细胞凋亡中可能也存在着差异。*Bcl-2* 是 20 世纪 80 年代发现的，是从人滤泡性 B 淋巴细胞分离出的一个原癌基因，首先在淋巴瘤和白血病中发现，在人中枢神经系统也有表达。实验表明 *Bcl-2* 可抑制多种类型细胞的凋亡，它的作用并不是加速细胞分裂，而是促进细胞生存，是一个公认的凋亡抑制基因。检测结果表明，AD 患者 Bcl-2 蛋白（26kDa）的表达水平是对照组的 3 倍，在海马及皮质一些区域神经元中表达，尤其是形成神经原纤维缠结的神经元，且随 AD 症严重程度而增高。近年来有学者认为 Bcl-2 可能通过干扰自由基的产生来抑制凋亡。Wyllie 等研究表明 Bcl-2 家族成员 Bax 单独作用可加速凋亡的发生，Bcl-2 可与细胞中的 Bax 结合构成不同的二聚体（Bcl-2/Bcl-2，Bcl-2/Bax，Bax/Bax），通过它们之间的不同比例来调节细胞凋亡。Bcl-2/Bax 比值升高凋亡启动过程受到抑制，保护细胞不发生凋亡，比值降低则促进凋亡。Bax 在海马神经元及小胶质细胞有高表达。有学者提出 DNA 损伤及 Bax 上调可加速神经原纤维缠结的形成。另一些和 Bcl-2 相关的基因如 *Bcl-x* 和 *Mcl-1* 等都在神经系统表达并参与凋亡的调节。Ced-9 与 Bcl-2 同源，故 Ced-9 的上调亦能抑制细胞凋亡。

参与神经细胞凋亡的调节因子很多。caspase 是一类半胱氨酸蛋白水解酶，目前认为 caspases 共有 10 种，caspases-1 亦即 ICE，是白介素 1 转换酶（interlukin-1 converting enzyme）。若将 ICE 表达载体注入神经元，能导致神经元发生程序性死亡，故 ICE 具有促进凋亡的作用。又若将非选择性 caspases 抑制剂 z-VAD-DMC 注入侧脑室，可预防局部脑缺血引起的细胞死亡。并发现 Bcl-2 和 Ced-9 可拮抗 ICE 的促凋亡作用。caspase-3 在细胞凋亡中起着不可替代的作用，可以被多种因素活化。caspase-3 最主要的底物是多聚 ADP 核糖聚合酶（PARP），该酶与 DNA 修复、基因完整性监护有关。在细胞凋亡启动时，caspase-3 活化剪切 PARP，使其与 DNA 结合的两个锌指结构与羧基端的催化区域分离，而不能发挥正常功能。结果使受 PARP 负调控影响的 Ca^{2+}/Mg^{2+} 依赖性核酸内切酶的活性增高，裂解核小体间的 DNA，引起细胞凋亡。caspase-3 还可以切除 PKCd 和 PKCq 调节区域，形成活性形式的 PKC，参与细胞凋亡的诱导，是细胞毒性 T 淋巴细胞杀伤机制的

重要组成部分。

研究发现某些原癌基因如 *p53*、*c-myc* 及 *Fas* 抗原均与凋亡关系密切。*p53* 是一种肿瘤抑制基因，其编码的蛋白质是一种转录因子，控制着细胞周期的启动。*p53* 介导的细胞信号转导途径在调节细胞正常生命活动中起重要作用，它与细胞内其他信号转导通路间的联系十分复杂。在凋亡方面，*p53* 通过 Bax/Bcl-2、Fas/Apol、IGF-BP3 等蛋白完成对细胞凋亡的调控作用。*p53* 可以上调 Bax 的表达、下调 Bcl-2 的表达共同完成促进细胞凋亡作用。*p53* 还可通过死亡信号受体蛋白途径诱导凋亡。有学者认为 *p53* 还可直接刺激线粒体释放高毒性的氧自由基来引发凋亡。Fas 抗原（CD95）是介导细胞凋亡的表面糖蛋白，属于肿瘤坏死因子受体（TNFR）家族，当其被活化后，与 Fas 配体结合向细胞内传递死亡信号，导致细胞凋亡。Nishumura 用免疫组化检测 AD 患者脑组织，发现 β- 淀粉样蛋白（β-amyloid protein，Aβ）沉淀的老年斑周围有许多 Fas 阳性细胞，这种 Fas 阳性细胞主要是星形胶质细胞，但 GFAP 抗体免疫组化结果为阴性，提出 Fas 抗原阳性的细胞可能是大脑受损后准备排除的细胞，因此 Fas 抗原介导的细胞死亡是凋亡。

有报道认为，低亲和力神经生长因子受体 p75NGFR 也是肿瘤坏死因子受体（TNFR）的家族成员，亦可在多种条件下介导凋亡。NF-κB 是一种转录因子，Aβ 可导致 NF-κB 的活化，后者直接或间接参与 AD 患者的细胞凋亡。

（三）神经系统疾病与神经细胞凋亡

脑缺血和脑卒中引起的神经细胞死亡主要有坏死和凋亡两种形式，近年来发现，还存在其他程序性死亡方式。有研究提出此类脑损伤引起的神经细胞凋亡可能与兴奋性氨基酸释放及细胞内钙超载有关。在啮齿类动物实验模型中发现脑缺血及癫痫发作时，诱导海马锥体细胞一过性谷氨酸释放增多，使谷氨酸受体活化而提高细胞内钙的浓度，导致细胞变性。Krue 等发现，在谷氨酸作用下，培养的胎鼠海马神经元 DNA 降解成梯状电泳谱，而且 DNA 降解是发生在神经元死亡之前，也就是说 DNA 降解是谷氨酸致神经元死亡的原因而非结果，因此推测脑缺血中由谷氨酸释放所致神经元的死亡是凋亡。赵士福等研究了大鼠脑缺血神经细胞死亡过程，发现在短期缺血再灌注后 48~72h 海马、纹状体及皮质即出现凋亡细

胞,在第 3 天时为高峰期。凋亡细胞不仅见于脑缺血敏感区,如海马、纹状体、大脑及小脑皮质,在丘脑及脑干也见有少量散在凋亡细胞,在海马以 CA1 区为最多。

AD 是中枢神经系统退行性疾病,患者主要表现为进行性地学习、记忆等认知功能障碍。英美两国统计 65 岁以上人群中 5% 患有此病,迄今尚无有效的治疗方法。对其病因学研究甚多,但众说纷纭,主要有胆碱能神经元损伤学说、兴奋性氨基酸学说、Ca^{2+} 失衡学说、炎症损伤学说以及氧化自由基损伤学说等,但其病理变化主要为大脑皮质及其他脑区出现 Aβ 沉淀、老年斑(senile plaque,SP),又称神经炎斑(neuritci plaques,NP);另一个病理变化就是神经原纤维缠结(neurofibrillary tangle,NFT)。最近发现 AD 也与神经元凋亡有关。在细胞培养、动物模型以及 AD 患者脑中均发现了神经细胞凋亡的证据。许多研究表明 Aβ 沉淀发生在 AD 的早期,可能由此引起轴突的异常生长及其他病理变化。最近的研究发现 Aβ 与细胞凋亡关系密切。Derk 于体外实验中发现,在小鼠皮质及海马培养细胞中加入 Aβ 后神经细胞内出现凋亡小体,生物化学检测结果发现细胞 DNA 出现特征性梯带状凝胶电泳图,这些都是典型的细胞凋亡变化。1995 年 Laferta 在动物实验中发现,表达 Aβ 片段的转基因小鼠,其寿命只有对照组的一半,神经细胞的死亡也呈现凋亡特征。Samle 及 Dragunow 用原位末端标记技术 TUNEL 法检测 AD 患者海马区域的神经细胞,均发现了含 DNA 片段的凋亡细胞,而且还发现其与细胞信号转导系统有关。在研究兴奋性毒素与神经细胞退行性变的关系中发现,大鼠的纹状体给予 N- 甲基 -D- 天门冬氨酸(NMDA)受体激动剂及喹啉酸(QA)后,琼脂糖凝胶电泳发现在给药 12~48h 后 NMDA 和 QA 都能诱导细胞凋亡,用 TUNEL 方法均发现凋亡小体,且这种阳性结果可被 NMDA 拮抗剂 MK-801 取消。

PD 又名震颤麻痹,是神经系统锥体外系常见的慢性进行性退行性疾病,其主要病理变化是中脑黑质多巴胺神经元变性坏死和脑内出现 Lewey 小体。目前对此病病因、发病机制的研究已有了较大的进展。用 MPTP 和 6-OHDA 制备的动物模型发现中脑黑质多巴胺神经元存在着两种形式的死亡:坏死和凋亡。用 TUNEL 法研究了 PD 患者的脑组织,发现 PD 脑黑质细胞有染色质的固缩及细胞的皱缩。说明 PD 黑质神经元的死亡与凋亡相关。

TNF-α 是一种细胞因子,由巨噬细胞产生,PD 患者脑脊液中的 TNF-α 增加,并且还发现在黑质的胶质细胞中呈 TNF-α 免疫反应阳性,表明 TNF-α 是介导凋亡的早期信号。近来认为兴奋性氨基酸 L- 谷氨酸与 PD 的发病有关,而兴奋性氨基酸的毒性作用可引起细胞凋亡。PD 时多巴胺神经元选择性丢失与多巴胺分解产生的活性氧化物质有关。多巴胺在氧和水存在的情况下,受单胺氧化酶作用生成过氧化氢等,过氧化氢可导致毒性自由基增加,诱发氧化应激,从而诱发神经元的凋亡。

二、神经细胞其他死亡方式

(一)细胞焦亡

细胞焦亡(pyroptosis)是一种由 caspase-1 介导的炎性细胞程序性死亡过程,最初是在细胞感染过程中发现的,广泛参与多种疾病炎性过程。当细胞受到外界微生物(如细菌)感染时,模式识别受体可识别病原体相关分子模式或机体细胞释放的危险相关分子模式,募集 pro-caspase-1 形成多蛋白复合体,即炎症小体。当 pro-caspase-1 的局部浓度升高时,发生自体剪切,生成具有生物活性的 caspase-1,去切割下游 Gasdermin 家族蛋白 GSDMD,之后 GSDMD 蛋白释放 N 端片段,识别并结合细胞膜上的磷脂类分子,并进一步在细胞膜上形成孔洞,导致细胞渗透压变化,最终使得细胞崩解,胞质内毒素分子释放,从而趋化炎症细胞并促进其释放细胞因子。这一过程是经典的细胞焦亡激活过程,可以快速启动天然免疫反应以抵御病原微生物入侵。在某些情况下,caspase-1 在神经元内的激活与神经元死亡有关。例如,缺血缺氧后,神经元 caspase-1 激活促进 Bid 分裂,从而使培养的皮质神经元线粒体通透性增加,连接到凋亡的下游途径。此外,创伤性脑损伤激活 Aim2、ASC、caspase-1 和 Pannexin 通道可以诱发细胞焦亡过程。表明细胞焦亡也是神经细胞死亡的机制之一。目前,已有报道显示细胞焦亡参与肿瘤、感染类疾病、心血管疾病、神经炎症等疾病的炎性过程。

(二)程序性坏死

程序性坏死(necroptosis)是近年发现的一种新的细胞死亡方式,既受死亡信号调控,又呈现坏死样结构特点,亦有坏死性凋亡的称法,但与凋亡不同,没有 Caspase 活化,不形成凋亡小体,染色质不凝聚。与坏死相比,程序性坏死受到多种基因调控,是有规律的细胞死亡方式。在损伤因素(如射线、缺血等)作用下,受体相互作用蛋白激酶(receptor interacting protein kinase,RIPK)1可以相继磷酸化并激活 RIPK3 和混合系列蛋白激酶样结构域(mixed lineage kinase domain-like,MLKL),共同形成坏死小体(necrosome)。磷酸化 MLKL 聚集在胞膜上形成寡聚体,使胞膜穿孔而破裂。RIPK1 是细胞程序性坏死中的关键分子,是细胞选择凋亡或坏死的开关,通常 RIPK1、RIPK3 和 MLKL 被用作 necroptosis 的生物标记物。动物实验表明,抑制程序性坏死可以使神经退行性病或脑卒中动物神经元得到保护,减少脑梗死的面积。在 caspase-8 存在情况下,可以切割 RIPK1 和 RIPK3 使其失活,细胞进入凋亡程序而死亡,如果 caspase-8 被抑制,RIPK1 和 RIPK3 通过磷酸化的方式形成坏死小体,启动程序性坏死。所以认为程序性坏死是在细胞无法进入凋亡时细胞死亡的补充。

(三)PARP-1 依赖性细胞死亡

环境中化学物质或氧化应激等引起的 DNA 损伤,将会进一步导致多聚 ADP 核糖聚合酶 -1(poly ADP-ribose polymerase-1,PARP-1)激活引发细胞死亡,称之为 PARP-1 依赖性细胞死亡(parthanatos)。这种细胞死亡广泛地存在于不同器官的不同疾病中,包括缺血 - 再灌注损伤、谷氨酸神经毒性、神经退行性疾病、心脏病、糖尿病和炎症疾病等。其特点是 PARP-1 过度激活;凋亡诱导因子(apoptosis inducing factor,AIF)从线粒体释放转到细胞核;染色质凝聚,产生大量大片段 DNA(20~50kb);不依赖于 caspases,caspases 抑制剂无法阻止这种死亡。因此,抑制 PARP-1 具有神经保护作用,有望成为治疗该类疾病的新靶点。

(四)铁死亡

铁是人体内含量最高的微量元素,广泛分布在各器官组织,在 DNA 的合成、电子传递、氧运送等过程中起着重要作用。Dixon 于 2012 年提出了一种铁依赖性细胞死亡形式,称为铁死亡(ferroptosis)。该死亡方式受细胞内信号通路的严密调节,需要铁依赖活性氧的产生,却不需要 Caspase、ATP 耗竭、细胞内 Ca^{2+} 浓度增高等。铁死亡典型的特征为线粒体变小,双层膜密度增加,细胞质以及脂质活性氧自由基增多。铁在脑损伤和神经退行性疾病发生时参与细胞死亡的现象很早之前就被人们注意到了。PD 和 AD 患者的脑内均发现了铁的沉积,多巴胺能神经元对 Erastin 以及 MPP^+、百草枯诱导的铁死亡十分敏感。在 PD 小鼠模型中,Ferrostatin-1(Fer-1,一种有效的铁死亡抑制剂)可以阻断 PD 模型中的神经元丢失和运动功能障碍。因此,抑制铁死亡是此类神经退行性疾病潜在的治疗策略。

(五)类凋亡

类凋亡(paraptosis)也称为副凋亡,也是近年提出来的一种新的细胞死亡方式,在细胞形态和生物化学方面都不同于凋亡。类凋亡不具备细胞凋亡的特征性改变,如核固缩、DNA 断裂以及 caspases 的活化,形态上表现为细胞线粒体和内质网发生肿胀,细胞质出现大小不一的空泡,空泡常常互相融合,形成胞质内大泡。琼脂糖凝胶电泳观察,未见凋亡特征性阶梯状 DNA 条带,条带不规则,而是出现高分子量 DNA 片段;TUNEL 染色阴性;caspase-3、PARP 片段分析为阴性。细胞的最终结局是被巨噬细胞吞噬和降解。研究表明,经 IP3R 介导内质网释放 Ca^{2+},经单向传递体流入线粒体,导致线粒体和内质网扩张、肿胀,从而引起类凋亡。有学者认为胰岛素样生长因子 1 受体(insulin-like growth factor 1 receptor,IGF-1R)可以活化 MAPK/ERK 以及 JNK 通路,也可以引起类凋亡的发生。

第四节 神经干细胞

长期以来,人们认为成年脑内的神经细胞是不能再生的,失去的神经元只能由胶质细胞来填充,因为成熟的神经元不能分裂。自 20 世纪 80 年代以来,神经科学领域中最重要的进展之一就是发现在成年脑组织中存在着具有自我更新(self-renewing)和多分化潜能(multi-differentiation potential)的神经干细胞(neural stem cell,NSC),它们具有类似于皮肤和造血干细胞的功能(图 7-4-1)。

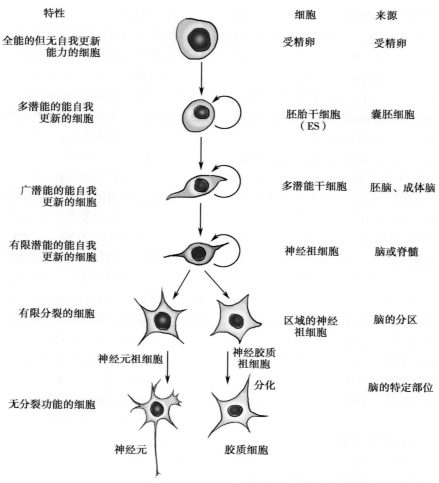

特性		细胞	来源
全能的但无自我更新能力的细胞		受精卵	受精卵
多潜能的能自我更新的细胞		胚胎干细胞（ES）	囊胚细胞
广潜能的能自我更新的细胞		多潜能干细胞	胚脑、成体脑
有限潜能的能自我更新的细胞		神经祖细胞	脑或脊髓
有限分裂的细胞		区域的神经祖细胞	脑的分区
	神经元祖细胞　神经胶质祖细胞	分化	脑的特定部位
无分裂功能的细胞	神经元　　　胶质细胞		

图 7-4-1　哺乳动物多潜能神经干细胞的分级图解

　　神经干细胞是神经系统中具有自我更新能力及多分化潜能特性的细胞,能分化成神经组织中各种类型的细胞,包括神经元、星形胶质细胞和少突胶质细胞。自我更新是指能自我复制,产生更多的子细胞。这种子细胞仍然具有自我更新能力和多分化潜能特性。Gage 指出神经干细胞不仅存在于发育中的哺乳动物脑中,也存在于成体哺乳动物包括人类的脑中。

　　Progenitor 可译为祖细胞,与神经干细胞相比是指具有限定潜能、具有明确分化方向的一种细胞,也能自我更新并能分化成为神经元、星形胶质细胞或少突胶质细胞。而 precursor 可译为前体细胞,是一个较为不严格的名称,是指任何一种细胞在发育过程中早于另一种细胞的名称。有时候在不知所研究的细胞属哪一类细胞时亦沿用此名词,这时通常指一群干细胞或一群祖细胞,或是几种细胞的混合。

　　中枢神经系统存在神经干细胞的证据最早来自胚纹状体,通过分离及在含有表皮生长因子

（epidermal growth factor,EGF）的培养液中培养发现有些细胞能增殖并表达神经上皮干细胞蛋白,亦称为神经上皮蛋白（neuroepithelial protein）,存在于神经元中间丝上。这些细胞能分化为神经元、星形胶质细胞及少突胶质细胞。之后 Temple 及 William 等从胚隔区和皮质分离培养到同样的多分化潜能细胞,它们能分化为神经元及胶质细胞。接着 Reynolds 等用标记神经干细胞的神经上皮干细胞蛋白证实,成体纹状体背侧的前脑室下带有神经干细胞存在,此带紧贴于侧脑室的室管膜下方。将此处细胞取下在特定的培养条件下,能形成表达神经上皮干细胞蛋白的克隆球,当克隆球被打散后进行单个细胞培养时能再形成新的克隆球,一旦在培养基中去除 EGF 它们就能分化成神经元、星形胶质细胞和少突胶质细胞。

一、成年脑神经干细胞的分布

　　在哺乳动物神经系统的发生过程中,神经管腔最终形成成年脑室系统和脊髓中央管。神

经上皮细胞起初位于脑室腔的表面形成脑室带（ventricular zone，VZ）。随着发育的进行，部分细胞深入到脑组织之中形成脑室下带（subventricular zone，SVZ），从哺乳类动物神经系统的衍变来看，胚胎时期神经干细胞主要位于脑室系统周围，或者说是胚胎神经系统的中轴部位，即 VZ、SVZ、中脑导水管周围等。在成年哺乳动物神经系统中，神经干细胞主要存在于前脑的神经发生区即前脑 SVZ 和海马齿状回的颗粒下层（subgranular zone，SGZ）。后来的研究发现，神经干细胞的分布范围更为广泛。自从 Reynolds 和 Weiss 从成年小鼠纹状体分离出神经干细胞后，人们相继发现，在中枢神经系统的其他区域如嗅球、皮质、隔区、脊髓等也有神经干细胞的存在。甚至在周围神经组织中也存在多潜能的神经前体细胞，如背根神经节、三叉神经节等。神经干细胞分布的广泛性，为应用神经干细胞治疗神经系统疾病奠定了基础。

（一）前脑室下带的神经干细胞

迄今已从体内和体外两个方面证实成体脑 SVZ 存在着神经干细胞。将 SVZ 细胞取出，在含有 EGF 及 bFGF 的培养液中分离培养，形成神经球后进行消化吹散细胞，让其贴壁生长，5d 左右部分分化的细胞已具备神经元外形，用微管相关蛋白 -2（microtubule-associated protein-2，MAP-2）抗体、GFAP 抗体和少突胶质细胞特异性标志物 O4 抗体进行免疫组化检测，证实分化的细胞为神经元、星形胶质细胞、少突胶质细胞，但大多数是 GFAP 阳性的星形胶质细胞，仅存在少量 MAP-2 阳性的神经元。

将 β- 半乳糖苷酶（β-galactosidase）转基因小鼠的 SVZ 细胞移植入非转基因小鼠侧脑室外侧壁，30d 后发现在移植区及嗅球发现 X-gal 阳性细胞。而移植至非转基因小鼠的尾状核，在移植区外未见有 X-gal 阳性细胞。表明只有移植至宿主 SVZ 时，X-gal 阳性细胞才能从侧脑室壁迁移至嗅球，提示这种迁移和正常迁移相似。在成体鼠 SVZ 注射 ^{3}H 标记的神经干细胞，发现 ^{3}H 阳性的神经干细胞至嗅球的速度为 $30\mu m/h$，且放射自显影的颗粒随着细胞向吻侧迁移逐渐减少，提示细胞从注射区至嗅球仍在继续分裂。此实验被用 BrdU 标记 SVZ 细胞实验所支持，亦为脂类的染料 DiI 实验所证实。由 SVZ 至嗅球的这条比较固定的迁移路径即吻侧迁移流（rostral migratory stream，RMS），神经干细胞自 SVZ 向嗅球迁移过程中，一

边迁移，一边分化为成熟的神经元。SVZ 中有 4 种主要的细胞类型为成神经细胞（A 型细胞）、星形胶质细胞（B 型细胞）、未成熟前体细胞（C 型细胞）和室管膜细胞（E 型细胞）。A 型细胞来自 SVZ 快速分裂的 C 型细胞簇，它们以链式迁移通过由 B 型细胞形成的胶质通道，同时发生分裂（图 7-4-2）。

（二）海马齿状回中的神经干细胞

早在 20 世纪 60~70 年代，已知哺乳动物如大鼠、小鼠、豚鼠等的海马结构是神经系统少数几个在出生后有神经元发生的部位之一，具体位于海马齿状回的颗粒下层（图 7-4-3）。不仅啮齿类动物的齿状回存在神经干细胞，在灵长类动物的齿状回中也得到了证实。Kornack 等用细胞标记的方法研究了猕猴的海马结构，结果发现猕猴在齿状回分子层、门区和颗粒层及 SGZ 均见有 BrdU 标记的细胞，并见有增殖细胞核抗原（proliferating cell nuclear antigen，PCNA）阳性细胞。这些研究表明高等哺乳动物齿状回在成年阶段仍保留有增殖能力的前体细胞。Gould 等发现老年猴（23 岁）仍见有神经干细胞的存在，但老年动物的神经干细胞要比年轻动物少。

与 SVZ 相似，海马齿状回中也有 4 种细胞：放射状胶质细胞（B 型细胞）、未成熟分裂细胞（D 型细胞）、颗粒神经元（G 型细胞）和内皮细胞。B 型细胞靠近血管，与 SVZ 一样，它是形成神经元的主要前体，其分裂产生不成熟的 D 型细胞，D 型细胞与 B 型细胞相邻，它们之间存在相互调节作用。

随着研究的深入，SGZ 细胞的分类更加详细，主要表现为特征性基因表达和生物学特性不同，分别为 1 型、2 型（包括 2A 和 2B 型）、3 型。成年海马神经元来源于 1 型细胞，呈 GFAP 阳性，Nestin、Sox2 和脑脂结合蛋白（brain lipid binding protein，BLBP）也在 1 型细胞中表达，但 S100β、双皮质素（doublecortex，DCX）和多聚唾液酸 - 神经细胞黏附分子（polysialic acid-neural cell adhesion molecule，PSA-NCAM）阴性。1 型细胞与 B 型细胞相对应，即放射状胶质细胞，它们具有缓慢的增殖能力。2 型细胞对应于上述的 D 型细胞，2 型细胞又包括具有星形胶质细胞表型的细胞（2A 型细胞，是 2 型细胞的早期阶段）和具有早期神经元谱系特征的细胞（2B 型细胞，是 2 型细胞的晚期）。一组不同的标记物（Sox2、BLBP、DCX 和 NeuroD 等）可以区分 2A 和 2B 型细胞。尽管 1 型细胞具有增殖能力，但其增殖周期远慢于 2 型

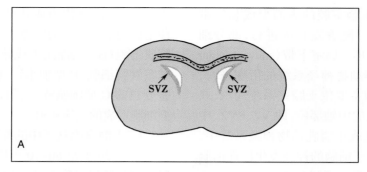

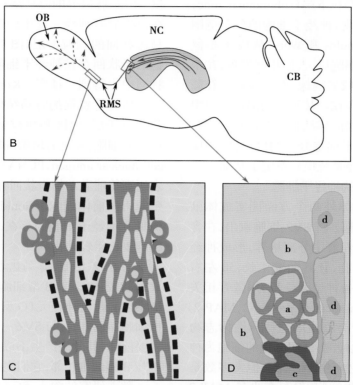

图 7-4-2　脑室下带神经干细胞及其迁移

A. 脑的冠状切面示 SVZ 位置；B. 脑的矢状切面示 SVZ 神经干细胞的
吻侧迁移路线（RMS），OB. 嗅球，NC. 新皮质，CB. 小脑；C. 放大的吻侧
迁移流；D. 侧脑室横断面，a. 成神经细胞（A 型细胞），b. 星形胶质细胞
（B 型细胞），c. 未成熟前体细胞（C 型细胞），d. 室管膜细胞（E 型细胞）。

细胞。2A 型细胞某种程度上具有表达 BLBP 和
Sox2 的放射状胶质样细胞的特性。NeuroD 和
DCX 出现在 2B 型细胞中，并持续存在于具有钙结
合蛋白（calretinin）短暂表达的未成熟颗粒细胞中。
3 型细胞是从细胞周期中退出的末端分化细胞，即
成熟的颗粒细胞，呈 NeuN 阳性。SGZ 内神经干细
胞迁移、分化以及表达的分子标记物见图 7-4-3。

（三）室管膜神经干细胞

已有证据表明，室管膜细胞能表达 Nestin。

为证明其是否具有自我更新能力，研究者用脂溶
性染料标记方法，发现这些标记细胞能迁移出脑
室进入脑组织形成神经元或胶质细胞，如形成嗅
球的 GABA 能中间神经元。对于单个室管膜细
胞的最终归宿在活体难以检测，因此将室管膜细
胞进行培养，结果发现单个细胞的克隆球能分
化成神经元及胶质细胞。尽管形成单细胞克隆
球较少，但这些研究已表明室管膜中存在神经干
细胞。

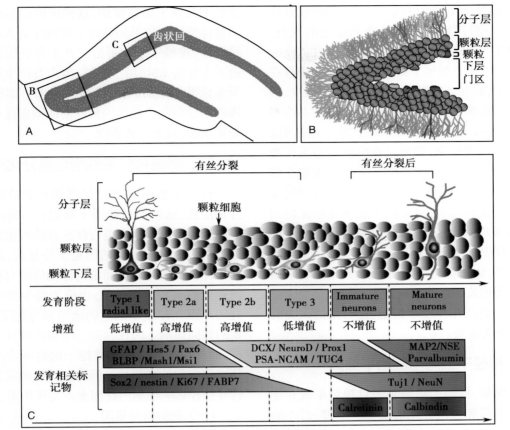

图 7-4-3　海马结构 SGZ 内神经干细胞的迁移、分化以及表达的分子标记物

A. 海马齿状回的结构；B. 齿状回颗粒细胞层的放大：Mol. 分子层，GCL. 颗粒层，SGZ. 颗粒下层，Hilus. 门区；C. 颗粒下层中神经干细胞(彩色细胞)由 1 型细胞到成熟颗粒层神经元的迁移、分化过程，下面列出的是不同阶段表达的分子标记物。

二、人神经干细胞

人神经干细胞的存在由 Thomson Shamblolt 首先报道，对人神经干细胞的分离扩增日益受到关注，它将为人类应用神经干细胞修复中枢神经系统疾病带来希望与可能。Vescovi 等将人胚脑细胞分离、克隆并扩增传代，发现人神经干细胞的扩增需 EGF 及 bFGF 的协同刺激，而当这些因子撤走后能分化成神经元、星形胶质细胞和少突胶质细胞。这些细胞在长期冻存后仍具有多分化潜能，而且还可诱导分化成儿茶酚胺能神经元。将这种神经干细胞移植入鼠脑后，发现它们能从移植区迁移入宿主脑，并分化成神经元及胶质细胞，未见成瘤现象。

Carpenter 等亦成功分离、扩增了人神经干细胞，但他们用了 3 种因子，除 EGF 和 bFGF 外，还用了 LIF。扩增传代长达 1 年以上，扩增细胞数达 1×10^7。Svendsen 研究了扩增人神经干细胞的新方法，用传统方法只能扩增 12 倍，而若将克隆球一分为四，则每 1/4 的克隆细胞能在 200d 内扩增 1 500 万倍。最初人神经干细胞取自 5~12 周的胚胎，后来发现大于 12 周的脑中亦可分离出人神经干细胞。他们均指出分离扩增人神经干细胞的条件和鼠是不同的。

关于成年人海马是否存在神经干细胞一直存在争议。半个世纪以来，不同科学家使用不同的实验方法得出了不一样的结论。近年的文献报道争议尤其激烈，Sorrells 等(2018) 在 *Nature* 上发表文章指出，在人类青少年期、老年期或非人灵长类动物海马中并不存在神经再生，用于标记未成熟神经元的 DCX 染色并不能可靠地代表未成熟的神经元，因为 DCX 蛋白也在成熟脑细胞中表达。正是这种神经干细胞标记技术的不确定性，带来了实验结果的不确定性。同年，Boldrini 等对 14~79 岁尸脑的研究结果发表在 *Cell Stem Cell* 杂志上，文章显示随着年龄的增长，成年人脑海马区域内的神经干细胞和新生神经元的数量逐渐减少,这一报道也是目前被普遍接受的观点。2019 年 3 月,María Llorens-Martín 发表在 *Nature Medicine* 上的文章揭示了健康成年人海马中存在新生神经元,而在 AD 患者中新生神经元减少,再次为海马存在神经再生提供了新的证据。同年 5 月 Orly Lazarov 在 *Cell Stem Cell* 上发表文章再度揭示了不仅在老年期,即便是在疾病状态下人类大脑海马中仍然存在神经再生。神经干细胞在脑中的生物学行为存在空间偏好,研究人员利用线性混合效应模型发现,更多的未成熟神经元偏向位于背侧海马。此外,认知障碍患者中神经干细胞的数量较少,Logistic 回归分析发现神经干细胞的数量越多,认知功能越好,说明神经干细胞数量与认知功能相关。目前普遍认为人的整个生命过程中海马一直存在神经干细胞,这对维持人类的认知功能至关重要。

三、神经干细胞与胚胎干细胞

众所周知,神经干细胞是来自神经系统并能进行自我更新和多向分化的细胞。不过,近年的研究结果表明,神经干细胞可以由其他细胞转变而来,最为常见的是胚胎干细胞(embryonic stem cell,ESC)或其他全能干细胞。这种全能细胞在一定条件下能产生神经干细胞及其他组织的干细胞。Gage 及 Weissman 等把受精卵发育而来的囊胚细胞称为胚胎干细胞,它们为全能干细胞(totipotent stem cell,TSC),这种细胞植入子宫能产生整个有机体,形成成体干细胞(somatic stem cell,SSC)。成体干细胞能分化出神经干细胞、血液干细胞、内胚层干细胞等。胚胎干细胞在培养中的自我更新必须有 LIF 或其他细胞因子(如视黄酸)的存在,否则细胞增殖形成胚体。有学者将 ESC 注入胚胎的端脑泡中,在该胚胎出生几天后观察其脑,发现注入细胞形成的神经元及胶质细胞广泛分布于脑区。另一研究将分化了的 ESC 注入成体免疫缺陷小鼠脑中,结果发现注入的细胞迁移至白质或灰质,而且呈 5-HT 能和 DA 能特性。提示由 ESC 衍生的神经元能存活、迁移及分化。还有一些令人感兴趣的发现,如来自室管膜下区的 Nestin 阳性细胞能在体外分化成 CNS 的细胞及血液细胞,包括 T 细胞和 B 细胞。还有实验将 Nestin 阳性细胞进行基因标记后移植入受放射照射后小鼠的尾静脉,结果在宿主动物的

脾脏中发现了供体细胞,这种细胞能形成造血干细胞样细胞。如果将神经干细胞注射入孕鼠的羊膜腔中,神经干细胞可分化产生各胚层细胞。目前不主张将 ESC 用于移植,因为有产生畸胎瘤甚至恶性畸胎瘤的风险,比较安全的方案就是经过体外诱导分化为较纯的神经前体细胞或神经终末分化细胞,避免其致瘤性。

四、影响神经干细胞增殖分化的因素

神经干细胞具有自我更新和增殖特性及多分化潜能,这就使得神经干细胞有可能成为治疗中枢神经系统损伤和退行性疾病的理想细胞。但影响神经干细胞分化的因素十分复杂,因此针对调控神经干细胞增殖和定向分化的研究具有重要的理论意义和应用价值,也成为当今神经科学研究的热点。神经干细胞的增殖和分化受内、外因素的共同影响。内在因素为细胞内自身基因的调控,而外在因素主要是神经干细胞所处的局部微环境和细胞外来信号。但外在因素必须通过信号转导途径影响细胞内在因素而发挥作用。

(一) 细胞自身基因

同源盒基因所编码的蛋白可以作为转录因子,被认为是生物发育分化的主控基因,在胚胎发育、细胞生长、分化迁移和某些组织特异性基因的表达中起重要作用。POU 同源盒基因家族包括 Ⅰ~Ⅵ六类,在胚胎发育,特别是神经系统早期发育及细胞分化中发挥重要作用。其中第Ⅲ类 POU 蛋白包括 Brn-1、Brn-2、Brn-4 和 Tst-1。早在胚胎第 10 天,Brn-1、Brn-2 和 Brn-4 即可在神经系统中出现,且分布广泛,它们都能识别大鼠 *Nestin* 基因上的 POU 位点。在体细胞重编程中,POU 家族基因 *Oct4*、*Brn-2* 和 *Brn-4* 作为重要的重编程因子被用于体细胞向神经元方向转分化。如将经 Oct4、Klf4、Sox2 和 c-Myc 诱导的小鼠成纤维细胞置于 NSC 特异性培养基中培养,8d 后有诱导神经干细胞(induced neural stem cell,iNSC)集落产生。有研究表明,Brn-2、Sox2 和 Foxg2 的过表达不仅可将人或小鼠成纤维细胞及星形胶质细胞重编程为神经元前体细胞,还可诱导产生多巴胺能前体细胞。亦有研究表明 Brn-2、Asc1 及 Myt1l 联合使用可以将体细胞直接重编程为功能性神经元,Brn-4 可以协同 Sox2、Klf4、c-Myc 诱导成纤维细胞重编程为 iNSC,这种 iNSC 移植入成年小鼠大脑内的干细胞池后,不仅具有不断增殖的能力,还

可以分化为神经元和胶质细胞。此外,利用 Brn-4 将人或小鼠的成纤维细胞、星形胶质细胞等重编程为功能性神经元或神经元前体细胞的案例屡见不鲜,这些研究均表明,POU 第Ⅲ类家族成员在神经系统的发育和再生中的重要作用不可忽视。自 1999 年有学者提出 Brn-4 可介导纹状体神经元前体细胞向神经元分化以来,现已有诸多证据表明 Brn-4 调控神经干细胞向神经元分化。应用分子生物学等方法证实,Brn-4 能促进海马神经干细胞向神经元分化(图 7-4-4)。

众多的研究表明,bHLH 基因家族中的 *neurogenin1*(*Ngn1*)、*neurogenin2*(*Ngn2*)和 *MASH1* 在中枢和外周神经系统细胞谱系的决定中具有重要作用。在发育的哺乳动物大脑皮质,Ngn1 和 Ngn2 表达于神经发生时期皮质脑室区神经上皮前体细胞,二者形成二聚体,通过其碱性区域与带正电荷的 DNA 序列结合,启动组织特异基因表达,促使神经干细胞向神经元方向分化。

Notch 基因是中枢神经系统发育过程中确定神经元数量的重要调控基因,编码细胞表面受体,在果蝇中其配体分别由 *Delta* 基因和 *Serrate* 基因编码。Notch 信号系统的激活抑制神经干细胞分化,当 Notch 与其配体结合时,神经干细胞进行增殖,当 Notch 活性被抑制时,神经干细胞进入分化程序,发育为功能细胞。作为一种信号转导途径 Notch 的信号传递过程尚未完全明了,目前认为 Notch 受体是一种整合型膜蛋白,是一个保守的细胞表面受体,它能通过与周围配体表达的细胞直接接触而被激活。与 bHLH 信号作用相反,Notch 蛋白的作用为抑制神经干细胞向神经元方向分化,并促进其向胶质细胞方向分化。

LIM 同源盒基因中的绝大多数在特定的神经元亚群中表达,参与特定神经元的发育分化,如 Lhx3 和 Lhx4 可共同参与调控运动神经元的发育、轴突环路及特异连接的形成。Lhx5 参与海马发育过程中前体细胞的增殖、分化和迁移。Lhx8 是新近鉴定的 LIM 同源盒基因家族中的一员,对胆碱能神经元的分化有至关重要的作用。

Nurr1 是甲状腺激素受体转录因子超家族中的一员。*Nurr1* 基因的表达可以诱导神经干细胞向多巴胺能神经元分化。它是中脑腹侧多巴胺神经元表型诱导的必要因子,目前认为 Nurr1 驱动了中脑腹侧多巴胺能神经元前体细胞的分化。直接的证据是 *Nurr1* 敲除鼠缺失了多巴胺能神经元的标记物 TH,结果导致纹状体中多巴胺递质的缺失。

(二)神经递质

5-HT 主要由中脑和延髓中的色氨酸合成,并通过 5-HT 能神经纤维投射到包括海马在内的整个大脑。在选择性 5-HT 再摄取抑制剂(selective serotonin reuptake inhibitors,SSRIs)的作用下,海马内神经再生活动明显增加,尤其老年脑内 5-HT 出现明显下降时,海马神经的再生有增强的趋势。还有很多证据共同表明,5-HT 信号通路参与海马的神经再生过程。中枢内的 DA 主要来自中脑黑质和腹侧被盖区。超微结构证据表明,成年脑中高度增殖的前体细胞表达 DA 受体并接受 DA 能神经传入。这些结果意味着 DA 参与调节成年神经再生。在黑质和腹侧被盖区中多巴胺能神经元的坏死或 DA 的缺失都能减少 SVZ 和 SGZ 中 NSC 的增殖,而应用普拉克索(pramipexole,D_2 受体的 DA 激动剂)可以增强成年小鼠海马齿状回中 NSC 的增殖和神经元分化的比例。这些研究表明 DA 系统在成年海马神经再生中起重要作用。γ-氨基丁酸(γ-aminobutyric acid,GABA)是成人大脑重要的抑制性神经递质,它主要通过 $GABA_A$ 和 $GABA_B$ 受体发挥作用。研究表明,GABA 能信号激活可以减慢 SVZ 和 SGZ 中 NSC 的分裂进程,而清除 $GABA_A$ 受体中的亚基 γ2 和 α4 将直接导致成年脑内神经再生的减少。药理学抑制 $GABA_B$ 受体或 $GABA_B$ 受体缺失可以刺激 NSC 增殖。这些发现提示 GABA 系统是成年神经再生的重要调节因子。乙酰胆碱(acetylcholine,ACh)是基底前脑胆碱能系统的一种重要神经递质,在老龄化或 AD 导致的学习、认知功能障碍的发病机制中起着重要作用。烟碱型乙酰胆碱受体(nicotinic acetylcholine receptor,nAChR)敲除可以使齿状回的细胞增殖减少 43%,同时伴有齿状回面积和颗粒细胞层厚度显著减小。通过药理抑制或基因缺失降低或去除乙酰胆碱酯酶(acetylcholinesterase,AChE)活性均能够增加齿状回细胞的增殖和新生神经元的存活。这些证据表明,在胆碱能系统中,ACh 与乙酰胆碱受体(acetylcholine receptor,AChR)的水平和相互作用在成年海马的神经再生过程中发挥着重要作用。谷氨酸作为一种重要的中枢兴奋性神经递质,其离子型受体可以增加胚胎和成年脑的 NSC 数量。在胚胎早期阶段,离子型受体介导着谷氨酸增加

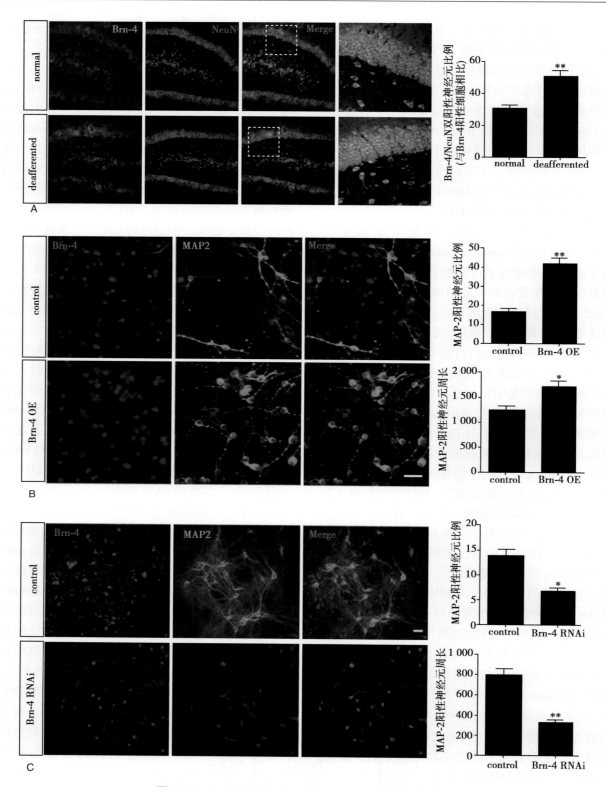

图 7-4-4　Brn-4 促进大鼠海马神经干细胞向神经元分化

A. 去神经支配前后，海马齿状回中 Brn-4/NeuN 双标记神经元数量的变化；B. 过表达 Brn-4 前后海马神经干细胞向 MAP-2 阳性神经元分化的情况；C. 敲减 Brn-4 前后海马神经干细胞向 MAP-2 阳性神经元分化的情况。normal. 正常对照组，deafferented. 去神经支配组，Brn-4 OE. Brn-4 过表达组，Brn-4 RNAi. 敲降 Brn-4 组，control. 阴性对照组，Merge. 重叠。

NSC 池的细胞数量,而在胚胎晚期、生后以及成年脑中,则更多地发挥促进神经元分化的作用。

(三)营养因子

研究表明,NGF 对于神经元的存活和生长是至关重要的,特别是对中枢和周围神经系统中的胆碱能神经元。神经再生方面的研究表明,持续注入 NGF 不仅促进年轻成年大鼠海马细胞的增殖,而且齿状回颗粒层新生神经元的存活也得到增强,并形成新突触。NGF 促进海马神经再生的作用与 NGF-TrkA 结合的信号途径相关。NGF 对胆碱能的调节作用也介导其促海马神经再生过程。在亨廷顿病(Huntington disease,HD)转基因小鼠模型研究中,脑室内输注 NGF 对海马神经再生缺陷起到很好的挽救作用,同时空间记忆功能也得到改善。VEGF 是一种具有神经营养和神经保护作用的血管内皮生长因子。脑室内给予 VEGF,海马和室下带出现明显的 NSC 增殖和向神经元分化的作用。海马 NSC 分泌的 VEGF 对维持神经再生的微环境起着重要作用。虽然神经发生区内其他细胞也能产生 VEGF,但是,若 NSC 缺失 VEGF 会导致干细胞特性难以维持。来自基因敲除小鼠的证据表明,VEGF-B 敲除后,小鼠海马的神经再生受到明显影响,而脑室内给予 VEGF-B 可以将神经再生恢复到正常水平。这些证据表明,VEGF 参与成年神经的再生过程。

成人 CNS 中,bFGF 及其受体 FGFR 在 SVZ 和 SGZ 中均有表达,包括神经元和星形胶质细胞,而后者是产生 bFGF 的主要细胞。使用 bFGF$^{-/-}$ 小鼠研究证明,bFGF 缺失导致成体海马神经再生缺陷,这种缺陷并不能被外源性 bFGF 拯救。Yoshimura 等人报道,正常成年小鼠脑损伤后海马神经再生增加,但这种现象在 bFGF$^{-/-}$ 成年小鼠中并未出现。这些结果表明,内源性 bFGF 对于刺激成年海马 NSC 的增殖和分化是必需的。在大鼠 CNS 中,FGFR1 及 FGFR4 主要在神经元中表达,而 FGFR2 和 FGFR3 分别在少突胶质细胞和星形胶质细胞中表达得更多。FGFR1 的遗传缺失导致胚胎期和出生后发育期海马 NSC 数量减少,同时海马体积也缩小。这些研究提示了 bFGF/FGFR 信号传递在促进成年神经再生中起着十分重要的作用。

(四)信号通路

研究表明,Notch 信号分子在哺乳动物有四种类型,其信号分子和相关通路对于神经干细胞的增殖和分化起着至关重要的作用。成年小鼠过表达 Notch1 可以增加海马 NSC 的增殖,并维持 GFAP 的表达。而 Notch 信号的消除导致细胞增殖减少,而向神经元谱系的分化增加。这个证据表明,Notch 信号分子,尤其是 Notch1,对维持一个未分化的细胞池并确保成年神经再生的连续性是非常必要的。

Wnt 信号通路是发育的主要信号途径之一,涉及体轴的分化、形态发生和干细胞的增殖及分化。在哺乳动物体内,已发现有 19 种 Wnt 相关蛋白。Wnt 与受体可以靶向多种信号转导途径,包括 β- 连环蛋白依赖途径。Lie 等人的研究表明,Wnt 信号成分及其受体在成人海马中表达。在成人海马中过表达 Wnt3 可以增加神经再生,而阻断 Wnt 信号可以减少神经再生。另有证据表明 β- 连环蛋白是 Wnt 信号通路的一员,并在成体神经元的树突发育过程中起着重要的作用。这些数据表明 Wnt 信号通路是成人神经发生的主要调节因子。

骨形态发生蛋白质(bone morphogenetic protein,BMP)作为细胞外信号分子,参与调节整个发育和出生后 SVZ 和 SGZ 的细胞增殖和命运。已经证实,BMP 信号通路抑制成年 SVZ 中的神经再生,并促进 NSC 向胶质细胞分化。而在成年海马中,BMP 信号抑制 NSC 增殖,并促进其维持在未分化和静止状态。Gobeske 等研究发现,运动可以降低动物海马内的 BMP 信号水平,使其学习能力和海马的神经再生得到提高,如果阻断 BMP 信号,同样可以产生类似运动的效应。这些研究表明,BMP 在神经干细胞分化中起着负调控作用。

音猬因子(sonic hedgehog,SHH)对生后海马神经前体细胞的形成和增殖是十分重要的。SHH 受体 Ptc 和 Smo 在齿状回中均能被检测到,包括海马的神经干细胞中也有表达。如果在成年大鼠齿状回中过表达 SHH,可以增加 NSC 的增殖和存活。相反,注射 SHH 信号通路的抑制因子环巴胺则细胞的增殖明显减少。在动物中去除 SHH 信号则导致出生后 SVZ 和 SGZ 中的 NSC 发生程序性死亡。提示 SHH 是神经干细胞增殖的直接调节因子。有趣的是,SHH 可以部分拯救因 Sox2 缺陷导致的 NSC 自我更新减弱。这些研究充分表明了 SHH 信号通路在成年脑神经再生中的重要作用。

从初期的神经干细胞到成熟的神经元需要经

历一系列的过程,包括 NSC 池的维持、NSC 快速增殖、神经元命运决定、未成熟神经元的存活和轴突投射,最后是神经元的成熟阶段。成年哺乳动物的神经再生过程受体内、外多种因素的调控,通过对这些因素的深入理解,将有助于针对性地诱导 NSC 分化,加快利用各种内、外源性 NSC 进行神经系统疾病治疗的步伐。虽然神经再生过程尚未完全阐明,但新技术的发展将使我们能够更加深入地了解神经再生和调控过程。

五、神经干细胞与神经损伤修复

神经干细胞之所以成为神经科学研究的热点,是因为它的发现给神经系统损伤和退行性疾病的治疗带来了新的希望,利用神经干细胞替代治疗或基因治疗被认为是极具前景的治疗策略。而对神经干细胞增殖和分化分子机制的深入研究,使人们越来越相信神经干细胞能够为此提供丰富的细胞来源,将成为神经系统疾病治疗的新手段。目前这方面的研究主要集中于自体神经干细胞激活、神经干细胞移植和基因修饰神经干细胞的应用等。

(一)自体神经干细胞激活

目前认为成年哺乳动物前脑 SVZ 和海马齿状回内终生存在着神经干细胞,它们处于两种基本状态,即持续增殖和相对静止状态。随着年龄增加,神经干细胞数量出现显著下降,部分神经干细胞会进入休眠状态,从而使体内的神经干细胞不至于完全消失。当受到病理刺激或微环境发生改变时,这些静止状态的神经干细胞被激活。神经干细胞一旦被激活,在增殖和分化能力方面,就可以和年轻动物体内的神经干细胞一样朝气蓬勃,通过对称或不对称性分裂增加细胞数量或维持细胞数量的稳定。激活的内源性神经干细胞可以向病变部位迁移、聚集,并分化为区域特异表型的神经细胞,从而替代损伤的神经元。所以激活内源性神经干细胞是神经系统疾病治疗的策略之一。但在一般情况下,通过这种激活内源性神经干细胞的增殖、迁移、分化而实现的神经再生效率是很低的,对于严重的神经系统疾病是不足以恢复受损的神经功能的,因此有必要采取更加有效的措施。Craig 连续 6d 将 EGF 注入成年鼠的侧脑室,观察到逆转录病毒标记的 SVZ 细胞比对照组增加了 17 倍,并从侧脑室壁迁移到邻近的皮质、纹状体和透明隔,部分细胞分化成了新的神经

元、星形胶质细胞和少突胶质细胞。金国华、张新化等在切割穹窿海马伞阻断隔区向海马齿状回的神经投射后,观察到海马齿状回门区和颗粒下层中有新增殖的神经干细胞迁移,但仅少量分化成了神经元。在侧脑室中施予 NGF 后,这些区域中新增殖和迁移的神经干细胞增多,分化的神经元也明显增多。Calza 等用 IgG-saporin 去除前脑的胆碱能神经元,导致海马失去胆碱能神经元的支配,然后在侧脑室中施加 NGF,结果在海马齿状回中发现了再生的胆碱能神经元,推测这些胆碱能神经元来自海马内自体神经干细胞的增殖和分化。通过诱导中枢神经系统自体神经干细胞的增殖、迁移和分化以修复受损神经组织,不仅可以解决移植排异反应和伦理问题,同时在操作上也较为简便,这是通过激活自体神经干细胞治疗中枢神经系统疾病的新思路。

(二)神经干细胞移植

神经干细胞移植被认为是治疗中枢神经系统损伤和退行性疾病具有潜力和前景的措施。神经干细胞移植后能很好地存活、迁移、分化和整合,但其分化也存在着区域特异性。然而这种区域特异性也可被局部微环境和外来的神经营养因子或细胞因子的诱导而改变。中枢神经退行性疾病多数是由于某一脑区特定表型的神经元死亡导致某种神经递质水平下降所致。如果将神经干细胞移植到损伤部位或支配的靶区,分化成该部位特定表型的神经元,提高该神经元的数量和神经递质水平,则可达到替代治疗的目的。诸多研究发现,神经干细胞移植后,细胞迁移方向具有很好的病灶趋向性,更多的细胞会向病变部位迁移并存活下来。由于这一特性,神经干细胞的移植途径也开始多样化,除了原位移植以外,还有通过静脉、脑室、蛛网膜下池、腹腔、嗅鞘等途径的移植。Nishino 将神经干细胞分别移植到 6-OHDA 单侧损伤黑质所致的偏侧 PD 模型鼠的双侧纹状体内,结果发现来自中脑的 NSC 在纹状体中分化成了 TH 阳性神经元,而且损伤侧分化的 TH 阳性细胞数量更多,模型鼠的症状也得到明显改善。Armstrong 将培养扩增的人 NSC 移植至 HD 模型鼠的纹状体内,结果发现移植的细胞能够在纹状体内存活,分化的神经元表达 DARPP-32,提示移植的 NSC 已成功地分化为纹状体神经元。组织工程支架作为细胞移植的载体被广泛应用于神经干细胞移植。NSC 移植治疗创伤性脑损伤借助

于支架,有利于细胞黏附和塑形。陈建、张新化等分别使用壳聚糖和多肽生物支架,在体外细胞培养中证实这些支架与 NSC 具有较好的生物相容性,支架腔隙内的 NSC 可以分化为神经元和胶质细胞,移植于创伤性脑损伤区域 3 个月后,支架中的 NSC 能够存活,并分化成了神经元和胶质细胞,大部分分化的神经元迁移至脑损伤区的边缘,有的突起已伸入到宿主脑中,与宿主脑发生了部分整合。相比两种材料,多肽支架更易于吸收,生物相容性更好。亦有一些学者将少突胶质细胞前体细胞移植到发生脱髓鞘病变的成年鼠和犬的脊髓内,成功地完成了髓鞘再生。这些结果说明 NSC 移植是神经系统疾病治疗的有效手段之一。

总结 NSC 移植治疗神经系统疾病的机制包括以下几个方面:①在患病部位释放各种趋化因子的诱导下,NSC 诱向性迁移入病灶区,并被诱导分化为区域特异性神经元,修复及补充损伤的神经元;②NSC 分化的细胞可以增强神经之间的突触联系,建立新的神经环路,使神经功能得以恢复;③NSC 可以分泌多种神经营养因子,促进损伤神经元的修复。当然,NSC 应用中仍然存在不少问题,如 NSC 的来源不足;部分移植的 NSC 具有成瘤性等。这些问题的解决终将推动人类利用自体或外源 NSC 修复神经系统疾病的进程,但实现这一理想还有待于科学家们坚持不懈的努力。

(三) 基因修饰神经干细胞的应用

NSC 通过永生化后可以携带治疗需要的某种或几种基因,移植后这些细胞可以稳定表达这些基因蛋白,为特定脑区持续提供所需的物质,发挥治疗作用。Martinez-Serrano 等建立了能稳定表达 NGF 的海马神经干细胞系 Hib5 细胞(Hib5-NGF),并将此细胞移植入老年大鼠脑内,移植后移植区 NGF 水平明显升高,并维持 10 周以上,对周围的胆碱能神经元起到了明显的保护和修复作用,老年大鼠的行为在很大程度上也得到了改善。IL-4 是治疗胶质细胞瘤的有效药物,但是通过血管给药,由于血 - 脑屏障的原因,药物很难到达肿瘤实质内。将带有 IL-4 基因的永生化 NSC 移植到脑内,移植细胞可以沿着白质迁移到肿瘤实质内,持续地表达 IL-4,从而克服了药物经血管给药不能到达肿瘤实质内的困难。如向 PD 纹状体中植入能表达 TH 的转基因 NSC,可提高纹状体内的多巴胺水平,也可达到治疗 PD 的目的。由此可见,转基因永生化神经干细胞系的应用将有

可能成为治疗神经系统疾病、促进神经再生的手段之一,但在将永生化神经干细胞系真正应用于临床治疗之前,还必须对它们的生物学特性、稳定性、安全性等作进一步的验证。

专栏 A　神经组织移植

长期以来,神经系统的许多疾病如帕金森病、阿尔茨海默病以及亨廷顿病均没有理想的防治方法。科学家们为探索促进中枢神经再生并重建新的神经环路的方法进行了不懈的努力。胚脑移植就是 20 世纪 80~90 年代为治疗神经系统疾病进行探索的一个方面,也是神经干细胞研究的前身。

(一) 神经组织移植历史简介

神经组织移植(neural transplantation)就是将胚胎或成年神经组织移植至患病动物的体内。第一个进行哺乳动物神经组织移植的是美国科学家 Gilman Thompson,他将成年猫的大脑皮质移植入狗的大脑皮质,虽然移植未获得成功,但该实验给后人以极大的启示,由此引发了更多的探索性研究。1907 年意大利的 Delcontle 首次将胚脑移植入成体动物脑内,也未获得理想的结果。直至 1917 年,美国科学家 Elizabath Dunn 获得了移植实验的成功,他用生后 10d 的同窝鼠脑作为供体和受体,结果 10% 的动物获得成功,术后 3 个月在移植区内见有存活的神经元。1924 年意大利的 Faldino 首次将胚脑植入眼前房并获得成功。1940 年美国的 Le Gros Clark 报道了将兔胚脑移植入 6 周龄兔脑获得成功。以后虽有一些研究,但方法简单、技术落后,且科学界广泛接受的是哺乳动物中枢神经(Cajal,1928)不能再生的观点,未被神经科学家所重视。直到 20 世纪 70 年代由于移植技术的改进及新的检测手段,诸如免疫组化技术等的发展,神经组织移植才进入了一个新的时期。

20 世纪 70 年代初期 Olson Das 等应用 ^{3}H 标记的胸腺嘧啶注入新生鼠脑内,然后把已标记的小脑片移植至同窝动物的相应部位,2 周后经放射自显影术证明宿主脑内已有标记神经元存活。这一实验证明了移植的未成熟神经元在宿主脑内能存活并继续发育。之后瑞典的 Bjorklund 及其同事、英国的 Stenevi 及 Das 等继续进行了许多研究,1979 年 Perlow 及其同事、Bjorklund 和 Stenevi 几乎同时发表文章,报道了胚胎多巴胺能神经元移植能修复 PD 鼠的运动功能障碍,并重

建黑质纹状体通路,从此揭开了功能性神经组织移植的新篇章。此后的 20 多年神经组织移植研究像雨后春笋一般遍布全球,但以瑞典、英国、美国的研究较多而深入。我国的脑内移植研究开始于 20 世纪 80 年代中后期,研究也较为深入。

(二) 神经组织移植的现状

神经组织移植研究逐步向深度和广度发展,一方面继续进行移植物存活发挥效应的机制研究,同时在部分疾病开始了临床试验性治疗研究。为解决移植细胞的来源问题,开展了基因修饰细胞移植的研究。目前已开展神经组织移植的动物模型有十余种(表 7-A-1)。神经组织产生功能效应的机制主要归结为:①营养作用,移植细胞可产生神经营养因子刺激宿主神经元发出侧支并支持宿主神经元存活;②生物学微泵作用,移植入宿主脑内存活的神经元能产生或分泌神经递质取代宿主脑失去的递质,形成一个内源性的生物学微泵,不断产生所需递质;③形成功能性突触,已有许多研究证明移植入宿主脑内的神经元不仅能存活,而且能伸出轴突,与宿主脑形成传出联系。宿主脑内的神经元亦能与植入的神经元形成功能性突触,即形成相互传入、传出联系,进一步形成更复杂的神经环路。如将神经毒素注入鼠纹状体破坏皮质 - 纹状体 - 苍白球通路建立 HD 模型,而将胚纹状体原基移植入模型鼠纹状体后,则可重建皮质 - 纹状体 - 苍白球环路,改善动物的运动和认知功能。

表 7-A-1　已进行神经组织移植的动物模型

疾病	动物模型	移植组织
帕金森病	6-OH DA 损害鼠或猴黑质、MPTP 损害猴或小鼠黑质	黑质、肾上腺髓质、分泌多巴胺或 L-DOPA 的基因修饰细胞、神经干细胞
亨廷顿病	海人酸或鹅膏蕈氨酸损害鼠、猴纹状体	胚纹状体
阿尔茨海默病	鹅膏蕈氨酸或使君子酸损害鼠或猴隔 - 海马、基底前脑	隔区、蓝斑、基底前脑或移植能产生神经生长因子的基因修饰细胞
脊髓损伤	手术半切或全切、神经毒损害	胚脊髓、蓝斑、基底前脑、嗅鞘细胞
脑外伤	吸引、重物或神经毒	胚大脑皮质
内分泌失常	低生殖能力小鼠、Brattleboro 鼠	视前区、下丘脑
癫痫	伞 - 穹窿横断、海人酸损害	蓝斑、大脑皮质、海马、小脑皮质、隔
脑缺血	颈动脉结扎	海马
侧索硬化症	海人酸损害脊髓、前根横断	脊髓
遗传性共济失调	浦肯野细胞退变、畸变小鼠	小脑

鼠和猴的动物实验均证明移植物能存活,并产生功能效应且无不良反应。20 世纪 80 年代中后期已开始有临床试验治疗的报道。已进行临床试验治疗的疾病有 PD、HD 和 TBI。最初将自体肾上腺髓质移植入 PD 患者脑内,虽不产生免疫排斥,但疗效不佳,未见肾上腺髓质组织在脑内存活。另一种方法是将富含多巴胺神经元的人胚中脑组织移植入 PD 患者脑内的纹状体,虽不能完全消除所有症状,但病情有好转,并可减少 30%~60% L-DOPA 用药量,有些患者已产生长期效应。有一例患者在移植后因其他疾病死亡,死后神经病理学检查显示移植物存活良好,纹状体内有广泛的多巴胺能神经元及其突起,证实移植的多巴胺神经元不但存活,而且已再支配了纹状体并形成了突触联系。用正电子发射断层扫描成像技术(PET)测试患者纹状体内 ^{18}F 荧光标记的多巴胺含量,表明多巴胺在移植区的含量和症状改善相一致,症状改善明显的病例其多巴胺含量几乎和正常人水平一致。大多数单侧移植患者对侧肢体运动改善明显,少数患者进行了双侧移植。推测至少要有 8 万个移植神经元(为正常成体的 1/5)存活才能产生功能效应。移植至一侧去神经纹状体要 1~4 个胚胎中脑,但由于人胚胎来源困难及伦理等问题影响了神经组织移植的应用和推广。近 20 年来,神经组织移植的研究逐渐减少,随着对干细胞研究的深入,研究者把目光转向干细胞移植,包括 NSC、间充质干细胞(mecenchymal stem cell,MSC)、诱导多能干细胞(induced pluripotent sem cell,iPS)等。

(金国华　张新化)

参考文献

[1] 顾晓松. 神经再生 [M]. 北京: 科学出版社. 2013.

[2] Anderson M A, Burda J E, Ren Y, et al. Astrocyte scar formation aids central nervous system axon regeneration [J]. Nature, 2016, 532 (7598): 195-200.

[3] Black J B, Adler A F, Wang H G, et al. Targeted epigenetic remodeling of endogenous loci by CRISPR/Cas9-based transcriptional activators directly converts fibroblasts to neuronal cells [J]. Cell Stem Cell, 2016, 19 (3): 406-414.

[4] Boldrini M, Fulmore C A, Tartt A N, et al. Human hippocampal neurogenesis persists throughout aging [J]. Cell Stem Cell, 2018, 22 (4): 589-599.

[5] Jacobi A, Loy K, Schmalz A M, et al. FGF2 signaling regulates synapse formation during post-injury remodeling of the spinal cord [J]. EMBO J, 2015, 34 (9): 1231-1243.

[6] Jiang J, Hu Y, Zhang B, et al. MicroRNA-9 regulates mammalian axon regeneration in peripheral nerve injury [J]. Mol Pain, 2017, 13: 1744806917711612.

[7] Li S, Wang X, Gu Y, et al. Let-7 microRNAs regenerate peripheral nerve regeneration by targeting nerve growth factor [J]. Mol Ther, 2015, 23 (3): 423-433.

[8] Liu Q Y, Miao Y, Wang X H, et al. Increased levels of miR-3099 induced by peripheral nerve injury promote Schwann cell proliferation and migration [J]. Neural Regen Res, 2019, 14 (3): 525-531.

[9] Moeendarbary E, Weber I P, Sheridan G K, et al. The soft mechanical signature of glial scars in the central nervous system [J]. Nat Commun, 2017, 8: 14787.

[10] Moreno-Jimenez E P, Flor-Garcia M, Terreros-Roncal J, et al. Adult hippocampal neurogenesis is abundant in neurologically healthy subjects and drops sharply in patients with Alzheimer's disease [J]. Nat Med, 2019, 25 (4): 554-560.

[11] Okada S, Hara M, Kobayakawa K, et al. Astrocyte reactivity and astrogliosis after spinal cord injury [J]. Neurosci Res, 2018, 126: 39-43.

[12] Qing L, Chen H, Tang J, et al. Exosomes and their microRNA cargo: new players in peripheral nerve regeneration [J]. Neurorehabil Neural Repair, 2018, 32 (9): 765-776.

[13] Quan X, Huang L, Yang Y, et al. Potential mechanism of neurite outgrowth enhanced by electrical stimulation: involvement of microRNA-363-5p targeting DCLK1 expression in rat [J]. Neurochem Res, 2017, 42 (2): 513-525.

[14] Robinson N, Ganesan R, Hegedus C, et al. Programmed necrotic cell death of macrophages: Focus on pyroptosis, necroptosis, and parthanatos [J]. Redox Biol, 2019, 26: 101239.

[15] Shi W, Huang C J, Xu X D, et al. Transplantation of RADA16-BDNF peptide scaffold with human umbilical cord mesenchymal stem cells forced with CXCR4 and activated astrocytes for repair of traumatic brain injury [J]. Acta Biomater, 2016, 45: 247-261.

[16] Sorrells S F, Paredes M F, Cebrian-Silla A, et al. Human hippocampal neurogenesis drops sharply in children to undetectable levels in adults [J]. Nature, 2018, 555 (7696): 377-381.

[17] Tobin M K, Musaraca K, Disouky A, et al. Human hippocampal neurogenesis persists in aged adults and Alzheimer's disease patients [J]. Cell Stem Cell, 2019, 24 (6): 974-982.

[18] Wang X, Chen Q, Yi S, et al. The microRNAs let-7 and miR-9 down-regulate the axon-guidance genes Ntn1 and Dcc during peripheral nerve regeneration [J]. J Biol Chem, 2019, 294 (10): 3489-3500.

[19] Yi S, Yuan Y, Chen Q, et al. Regulation of Schwann cell proliferation and migration by miR-1 targeting brain-derived neurotrophic factor after peripheral nerve injury [J]. Sci Rep, 2016, 6: 29121.

[20] Zhang X, Jin G, Wang L, et al. Brn-4 is upregulated in the deafferented hippocampus and promotes neuronal differentiation of neural progenitors in vitro [J]. Hippocampus, 2009, 19 (2): 176-186.

[21] Zhao L, Yuan Y, Li P, et al. MiR-221-3p inhibits Schwann cell myelination [J]. Neuroscience, 2018, 379: 239-245.

第八章

中枢神经系统

中枢神经系统包括脊髓、延髓、脑桥、中脑、小脑、间脑和端脑,其中,延髓、脑桥和中脑合称脑干(brain stem)。

脑干(brain stem)位于后颅窝内,约为本人拇指样大小,自上而下分为中脑、脑桥及延髓 3 个部分,是大脑、小脑与脊髓之间联系的干道。脑干的后方为小脑,腹侧面斜卧于枕骨斜坡上,中脑的最上方以小脑幕裂孔为界,小脑幕将脑干和小脑封固于后颅窝内;位于小脑幕上方最内侧的是大脑颞叶海马旁回。延髓的下端以枕骨大孔为界,与椎管内的脊髓相连。延髓与小脑扁桃体均位于枕骨大孔上方(图 8-0-1~ 图 8-0-3)。

脑干有 3 大功能:①具有传递信息的功能,即从全身至大脑和小脑的所有信息以及从大脑至全身的信息,均要通过脑干。因此,脑干是上行和下行纤维联系的重要干道。②经由第 Ⅲ~Ⅻ 对脑神经,不仅司理头面部和颈部的躯体感觉和运动,还参与调节内脏运动和内脏感觉。③具有许多重要的整合功能,如对心血管系统、呼吸系统和疼痛敏感度的调控。此外,还司理警戒、知晓及意识水平,参与睡眠 - 觉醒周期的调节。从种系发生讲,脑干是本能脑,主要由脑干网状结构来调控。

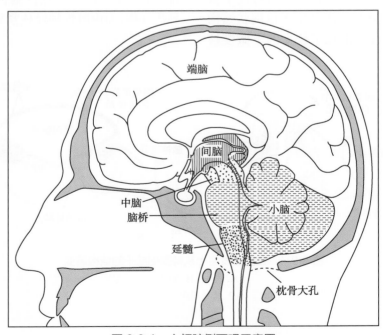

图 8-0-1　人颅脑侧面观示意图

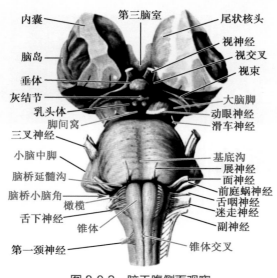

图 8-0-2　脑干腹侧面观察

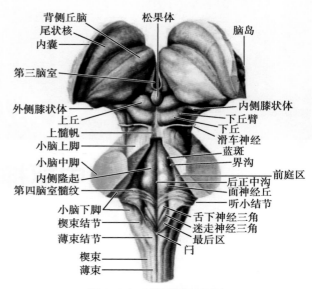

图 8-0-3　脑干背侧面观察

动物种系从低级到高级进化过程中,生命体征等本能的维持是高度守恒的,随着种系的进化,更发达的大脑、间脑和小脑,覆盖了体积较小的脑干。但是,脑干内有心血管运动和呼吸等重要的生命中枢,一旦受损,脑的众多功能则往往不能维持,生命危在旦夕。因此,医学急症的抢救处理,重点在于恢复脑干的功能。

延髓与脊髓相比,其内部结构发生了很大变化(图 8-0-4):①在延髓闭锁部,出现了锥体交叉和内侧丘系交叉;②由于这两个交叉,打乱了灰质和白质分明的细胞构筑,因此脑干以网状结构为主;③在延髓开放部,出现了较大的下橄榄核

和粗大的小脑下脚;④在延髓出现了支配鳃弓肌的神经核,如疑核等;⑤在胚胎发生过程中,由于脑桥曲的出现,中央管扩大为第四脑室,神经管的翼板与基板的背腹关系转变为内外侧关系,好似以底板为轴,打开一本书;在第四脑室底,以界沟为界,运动核在内侧,感觉核在外侧;而顶板极度延展形成第四脑室顶。

在脑干内,有 10 对脑神经的 7 种功能柱(图 8-0-5～图 8-0-7),其中运动性脑神经核 3 种,排列在界沟内侧;感觉性脑神经核 4 种,排列在界沟外侧,而内脏性神经核紧靠界沟两侧。

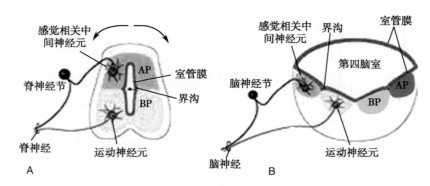

图 8-0-4　在胚胎发生上从脊髓到脑干的结构演变

A. 脊髓;B. 脑干。

AP. 翼板,BP. 基板。

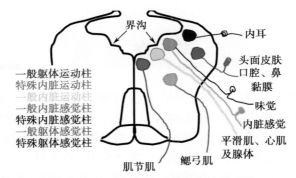

图 8-0-5 脑神经核 7 种功能柱模式图

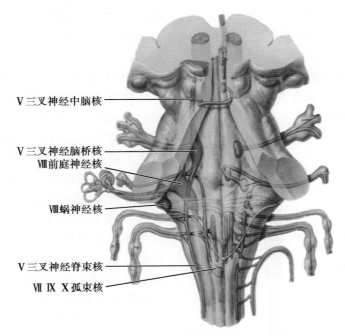

图 8-0-6 脑干背侧面透视感觉性脑神经核

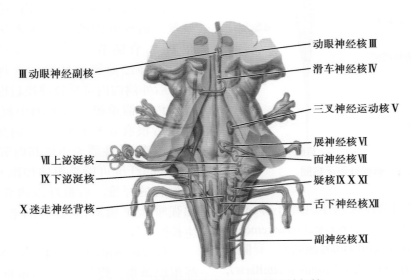

图 8-0-7 脑干背侧面透视运动性脑神经核

第一节　脊　髓

脊髓（spinal cord）居椎管内，自胚胎时期神经管的尾端（脊髓部）发育而来。至成人，脊髓在构造上仍保留着神经管的基本结构，因而，脊髓是中枢神经系统中结构相对简单的部分。脊髓和脑的各部之间在结构上有着广泛的双向联系；在功能上，脊髓的活动在脑的调控下进行。

一、脊髓的位置和外形

脊髓位于椎管内，成年男性平均长 42~45cm，重 20~25g。上端在枕骨大孔处与延髓相接，其下缘的高度多变。通常，成人脊髓下缘平对第 1 腰椎下缘高度，儿童位置较低，新生儿脊髓下缘可达第 3 腰椎下缘高度（图 8-1-1）。

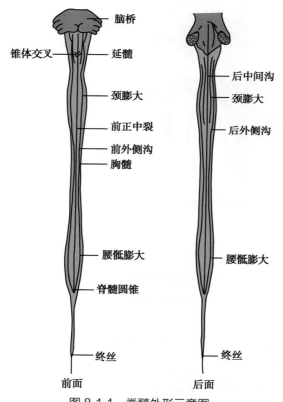

图 8-1-1　脊髓外形示意图

脊髓外形略呈扁圆柱状，全长粗细不等，有两处明显的膨大，上为颈膨大（cervical enlargement），下为腰骶膨大（lumbosacral enlargement）。脊髓末端变细呈圆锥状，称脊髓圆锥（conus medullaris），自其尖端延续为终丝（filum terminale）。终丝是软脊膜的延续，达第 2 骶椎水平被硬脊膜包裹，向下止于尾骨的背面，对脊髓起固定作用。颈膨大是脊髓全长中最粗大的部位，自第 3 颈节延伸到第 2 胸节，约平对相当于第 3 颈椎到第 1 胸椎的高度，在第 6 颈节（平对于第 5 颈椎高度），其最大周径达 38mm。颈膨大的出现与人的上肢功能相关，支配上肢的神经（臂丛）自颈膨大处发出。腰骶膨大与下肢的神经支配有关，它自第 1 腰节延伸到第 3 骶节，平对于第 9 胸椎至第 12 胸椎的高度，其最大周径达 35mm，约平对于第 12 胸椎体下部，向下迅速变细，形成脊髓圆锥。

脊髓的表面有一些纵行的沟、裂，其中前正中裂（anterior median fissure）最深，达 3mm，居脊髓腹侧面的全长。内含有软脊膜，脊髓前动脉的穿支进入前正中裂，并穿入其背侧的白质前连合，供应脊髓中央部血液。后正中沟（posterior median sulcus）较浅，其内有由神经胶质形成的后正中隔，深入脊髓 4~6mm 不等，达灰质后连合。在脊髓后外侧的表面有后外侧沟（posterolateral sulcus），是脊神经后根进入脊髓的部位。在脊髓前外侧的表面有前外侧沟（anterolateral sulcus），是脊神经前根穿出脊髓之处。在脊髓的颈段和上胸段，后正中沟和后外侧沟之间，有一表浅的后中间沟（posterointermediate sulcus），是白质后索中薄束和楔束分界的表面标志。

在脊髓前、后外侧沟内，排列着脊神经的根丝。前外侧沟的神经根丝为躯体传出纤维，在 T_1~L_3 脊髓节段，尚含有交感神经的节前纤维。脊神经前根的纤维内含神经递质乙酰胆碱。后外侧沟内可见脊神经后根的根丝，由脊神经节内的假单极神经元的中枢突组成，每一脊神经后根有 6~8 条根丝，纵向呈扇形进入脊髓后外侧沟，其性质为躯体和内脏传入纤维，后根中 3% 的纤维可能系躯体传出和内脏神经的扩张血管的纤维。后根纤维内含神经递质较多，如强啡肽、P 物质、胆囊收缩素、血管活性肠肽、生长抑素等。

自脊髓圆锥向下发出终丝，为长约 20cm 的结缔组织条索。终丝上端 15cm 称为内终丝（filum terminale internum），由硬脊膜和蛛网膜包绕，抵

图中标注：
脑桥
锥体交叉
延髓
颈膨大
前正中裂
前外侧沟
胸髓
腰骶膨大
脊髓圆锥
终丝
前面

后中间沟
颈膨大
后外侧沟
腰骶膨大
终丝
后面

达第 2 骶椎的下缘；终丝尾端约 5cm 称为外终丝 (filum terminale externum)，与硬脊膜融合，向下止于第 1 尾椎的背面，起固定脊髓的作用。终丝上端与软脊膜相延续，其上端的表面附着有未发育完成的第 2、3 尾神经的纤维束。脊髓中央管伸入终丝内 5~6mm，而环绕内终丝的蛛网膜下腔（隙）比较宽大，且已无脊髓，临床上常在此处进行脊髓蛛网膜下腔穿刺。

脊髓在结构上并不分节，但由于脊髓发出 31 对脊神经，而将与每对脊神经相连的脊髓范围称之为一个脊髓节段。共有 31 个脊髓节段。颈髓(C)

8 个节段、胸髓(T)12 个节段、腰髓(L)5 个节段、骶髓(S)5 个节段、尾髓(Co)1 个节段(图 8-1-2)。在胚胎 3 个月以前，脊髓充满椎管的全长，脊髓的各节段几乎平齐相应的椎骨，31 对脊神经近于直角从相应的椎间孔发出。随着胎龄的增长，椎骨发育的速度较脊髓为快，使脊髓的长度相对缩短，以致脊髓节段的位置高于相应的椎骨。与此相应，脊神经改变了以直角到达相应椎间孔的关系，腰、骶、尾神经在穿经相应椎间孔之前，在椎管的硬膜囊内几乎垂直下降很长一段距离，围绕终丝，形成马尾(cauda equina)。

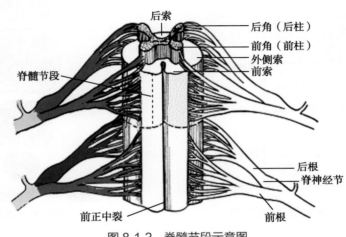

图 8-1-2　脊髓节段示意图

了解脊髓节段和相应椎骨的位置关系，在临床上对脊柱和脊髓的创伤以及手术定位有重要的意义。通常粗略推算的方法如下：上部颈节(C_1~C_4)与同序数椎骨体平齐，例如第 3 颈椎骨骨折，可致第 3 脊髓颈段损伤；下部颈节(C_5~C_8)和上胸部脊髓节段(T_1~T_4)与上一节椎骨平齐，如第 2 脊髓胸节与第 1 胸椎体相对；中胸部脊髓节段(T_5~T_8)与上两节椎骨体平齐，如第 7 脊髓胸节与第 5 胸椎体平齐；下胸部脊髓节段(T_9~T_{12})与上 3 节椎骨体平齐，如第 10 脊髓胸节与第 7 胸椎体相对；全部脊髓腰节平对第 10~12 胸椎体。脊髓骶节和尾节平对第 1 腰椎体(图 8-1-3)。

二、脊髓的内部结构

脊髓同神经系统的其他部分一样，是由神经元的胞体、突起和神经胶质以及血管等组成。对脊髓内部结构的观察，却大多是对脊髓切片使用不同的神经染色技术、束路示踪技术、光镜和电镜技术，以及电生理技术等加以确认的。在新鲜的

脊髓切片上，可以比较明显地看到内部是呈"H"形的灰质，其周围包绕着白质。

中央管(central canal)为细长的管道，位于脊髓灰质中央，它纵贯脊髓的全长，管壁衬以室管膜上皮，内含脑脊液。中央管向颅内连通第四脑室，向下在脊髓圆锥内扩大为一梭形的膨大，称为终室(terminal ventricle)，末端为盲端。

脊髓各部所含的灰质与白质数量不同，因而其各部的灰白质比例不一样，其外形及大小也有差别(图 8-1-4)。这种差别的原因有二：一是与脊髓相连的神经根粗细有关，神经根粗，进出脊髓的神经纤维多，与其相应，灰质量增加，脊髓增粗，如颈膨大与腰骶膨大；二是脊髓与脑之间有长纤维束相联系，从脊髓尾端向上，纤维数量逐渐增加。如脊髓第 4 骶节横断面约呈圆形或方形，灰质占其大部分，该段较细。第 1 骶节和第 5 腰节对应腰骶膨大，在其横断面上灰质前、后柱增大，前柱有一明显的向外侧的凸起，该段脊髓内白质量也相对增加，因而较粗(9.6mm × 8mm)，外形近圆

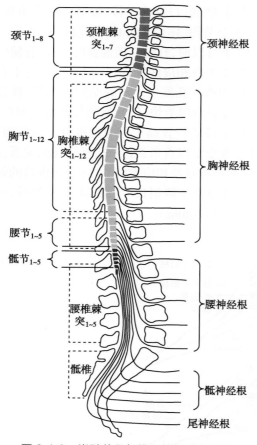

图 8-1-3　脊髓节段与椎骨的关系示意图

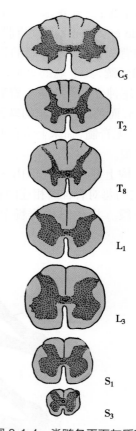

图 8-1-4　脊髓各平面灰质和
白质的比较示意图

形。第 7 胸节较细（8mm×6.5mm），内部的灰质和白质量均相对减少，这与其与较细的胸神经相连有关，在横断面上灰质前、后柱都比较细小，外侧柱很明显。第 7 颈节最粗大（13mm×7mm），在切面上呈卵圆形，灰质量多，白质量也相对多，前柱有明显向外侧的凸起，后柱细，几达后外侧沟。

（一）灰质

灰质（gray matter）在脊髓横断面上呈"H"形，肉眼观察呈灰红色，其周围被白质包绕。脊髓灰质主要由神经元胞体、树突和神经末梢组成，其中富含血管。"H"形的灰质中间的横行部分为灰质连合，其中有脊髓中央管通过，中央管腹侧部分称灰质前连合（anterior gray commissure），中央管背侧部分称灰质后连合（posterior gray commissure）。灰质的两侧部向前、后伸展，向前伸展的部分较为膨大，称为前角（anterior horn），向后延伸的部分狭小，几乎到达脊髓表面，称为后角（posterior horn）。前、后角之间的灰质为中间带，与灰质连合相接。在脊髓胸段和上腰段（T_1~L_3），中间带向外侧突出，形成了一个近似三角形的侧

角（lateral horn）。由于脊髓的灰质纵贯脊髓的全长，在整体上构成灰质柱，因而前角、后角、侧角也分别被称为前柱、后柱和侧柱。

1. 脊髓灰质神经元的分布　脊髓灰质内含功能不同、大小不等、形态不一的多种神经元。其中发出轴突组成脊神经前根，继而经脊神经分布于躯体和内脏效应器的神经元，称为根细胞（root cell），它们的胞体居脊髓灰质前角和侧角内。另一类被称为柱细胞（column cell），柱细胞是中枢性或联络性神经元，它们发出的突起位于中枢神经系统内，大多数发出纤维进入白质，分为升支或降支，形成节段间联络纤维的一部分，其中长的升支组成上行的纤维束，终止于脑的高级部位。脊髓灰质内的神经元胞体常群集为细胞核，在纵向上延伸为细胞柱（图 8-1-5~ 图 8-1-9）。

（1）后角（柱）：在横断面上，自后向前可将后角分为以下部分：后角尖、后角头、后角颈和基底部。后角尖部为一薄带，又称边缘带，呈弧形覆盖在胶状质的背侧，与脊髓表面之间，以背外侧束（Lissauer 束）相隔。后角尖的前方膨大呈卵圆形，

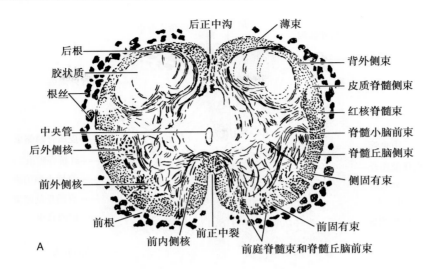

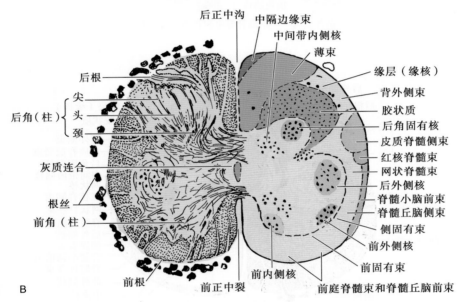

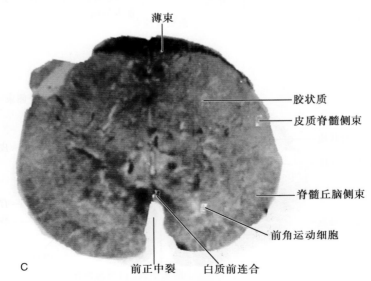

图 8-1-5　脊髓骶节横断面

A. 新生儿脊髓第 3 骶节横断面示意图；B. 成人脊髓第 3 骶节的横断面示意图；C. 新生儿脊髓骶节的横断面。

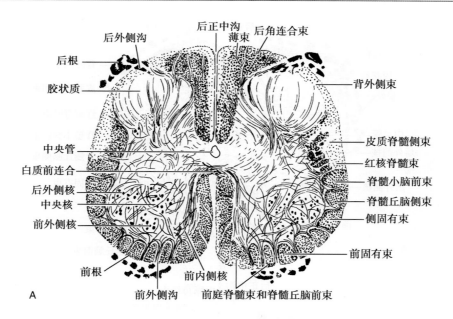

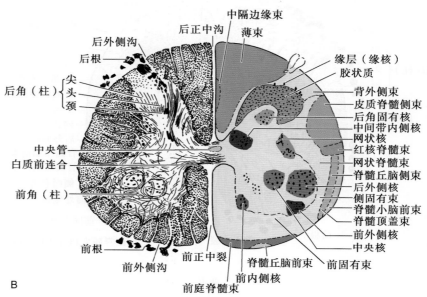

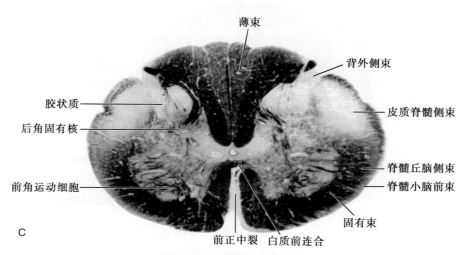

图 8-1-6 脊髓腰节横断面

A. 新生儿脊髓第 3 腰节的横断面示意图;B.成人脊髓第 3 腰节的横断面示意图;C. 新生儿脊髓腰节的横断面。

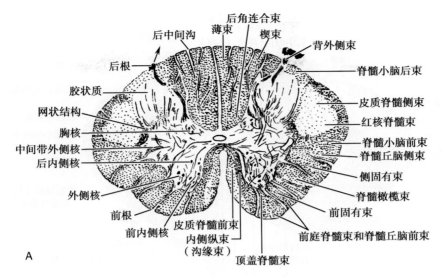

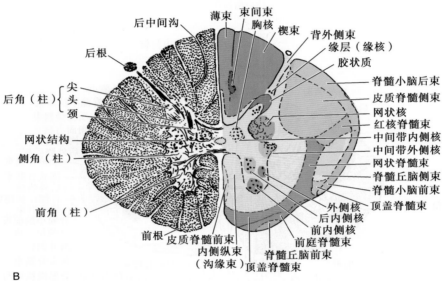

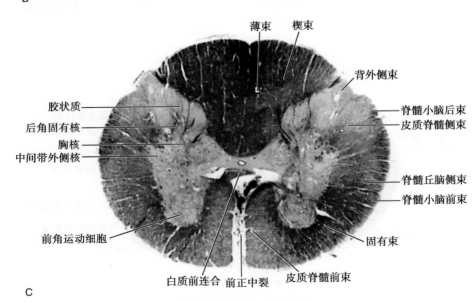

图 8-1-7　脊髓胸节横断面

A. 新生儿脊髓第 3 胸节横断面示意图；B. 成人脊髓第 3 胸节横断面示意图；C. 新生儿脊髓胸节的横断面。

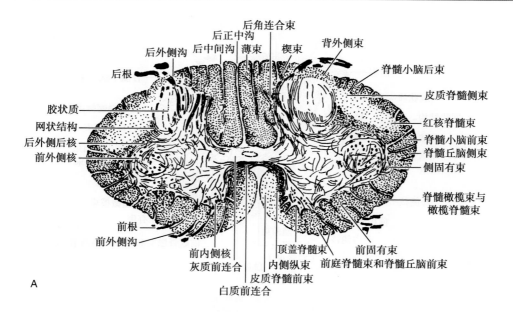

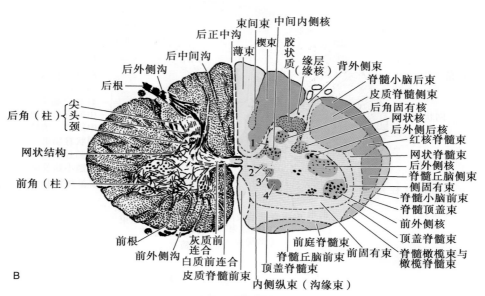

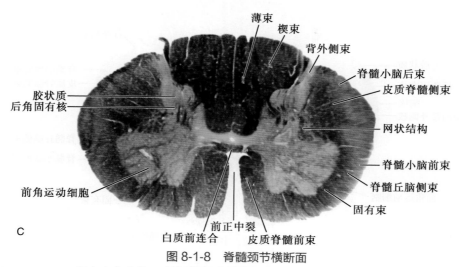

图 8-1-8　脊髓颈节横断面

A. 新生儿脊髓第 8 颈节横断面示意图；B. 成人脊髓第 8 颈节横断面。

1. 后角连合核，2. 前角连合核，3. 后内侧核，4. 前内侧核；C. 新生儿脊髓颈节的横断面。

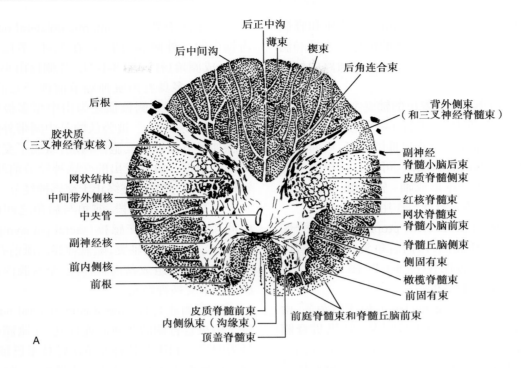

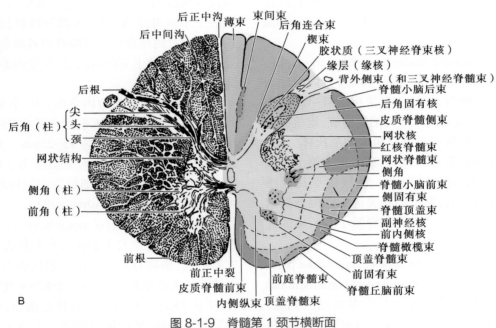

图 8-1-9　脊髓第 1 颈节横断面

A. 新生儿脊髓第 1 颈节横断面示意图；B. 成人脊髓第 1 颈节横断面示意图。

为后角头。胶状质呈新月形,似帽状冠于后角头的后部。后角头的前部为后角固有核。后角颈较细,位于后角的中部。后角基底部连接灰质中间带。后角内已鉴定出至少有 15 种神经递质,通常可区分出下述的核团:

1) 后角边缘核(posteromarginal nucleus)或后角缘层:居后角尖部的边缘带(相当于板层Ⅰ),内含大、中、小 3 型神经元。其中较少的大型神经细胞直径可达 50μm 以上,星形或梭状,呈弧形排列于后角尖。此核在脊髓全长皆有,但以腰骶髓数量最多,而胸髓最少。后角边缘核神经细胞发出轴突,经白质前连合至对侧,参与组成脊髓丘脑束。

2) 胶状质(substantia gelatinosa):纵贯脊髓全长,相当于板层Ⅱ,向上与三叉神经脊束核相续(图 8-1-5~ 图 8-1-9)。由大量密集的小卵圆形及多角形细胞组成，直径 6~20μm。胶状质和脊髓丘脑束有联系，胶状质接受细的传导伤害性和温度觉的后根纤维，但它并非痛觉传导通路中的第一个突触点。

胶状质内小神经元发出的轴突主要参与形成背外侧束，在白质中上、下行 1~4 脊髓节段，并发出侧支抵达相邻节段的Ⅱ和Ⅲ层，最后返回胶状质。在其侧支返回胶状质时，可与自后根进入此区的第一级传入纤维形成轴 - 轴突触，据此推测胶状质对感觉性传入有调节作用。

3）后角固有核（nucleus proprius）：纵贯脊髓全长，位于胶状质腹侧，占据后角头和颈中央部，相当于板层Ⅲ和板层Ⅳ（图 8-1-7~图 8-1-9）。在腰骶髓数量多，胸髓最少。

4）网状核（reticular nucleus）：位于后角颈，由中、小型细胞构成，相当于板层Ⅴ。核纵贯脊髓全长，在上颈节最为清楚。在第 1~2 颈节外侧索内，自网状核向外延伸而来的一团多极细胞，恰在后角的前外侧，被称为颈外侧核（lateral cervical nucleus）。

5）胸核（thoracic nucleus）：又称 Clarke 背核，是位于后角基底部内侧，灰质中间带背内侧区的一团明显的细胞群，相当于灰质板层Ⅵ~Ⅶ内（图 8-1-7）。由大多极或圆形神经细胞构成，胞核呈偏心位、大泡状，胞质周边部有粗大的尼氏体分布。该核占据脊髓胸节和上腰节（在人类为第 1~2 腰节），以第 10~12 胸节最发达。该核接受初级感觉有髓纤维的投射，发出的轴突进入同侧外侧索周缘部的脊髓小脑后束，它是脊髓小脑后束的起始核。

6）后角连合核（nuclei cornucommissurales posterioris）和前角连合核（nuclei cornucommissurales anterioris）：后角连合核位于后角基底部内侧缘，Clarke 背核的后内侧，为一窄带，由中、小型多角或梭形细胞构成。前角连合核为位于前角和灰质前连合内侧面的一个细胞群，细胞形态与后角连合核相似。

（2）中间带：灰质中间带包括中间带外侧柱、中间带内侧柱及中央灰质等。

1）中间带内侧核（intermediomedial nucleus）：由中、小型细胞组成，呈三角形，直径 10~24μm。位于中央管外侧的中间带内侧部，脊髓全长皆有（图 8-1-7）。该核接受内脏传入纤维的终止，并传递至内脏运动神经元。

2）中间带外侧核（intermediolateral nucleus）：占据中间带外侧部的尖端，在 T₁~L₃ 节段突向外侧，形成侧角（柱）（图 8-1-7）。外侧核由小型神经元组成，许多具有内脏神经节前神经元的特征。也有将中间带外侧核描述为由中型多极细胞组成，直径 12~45μm。被公认的是中间带外侧核由交感神经节前神经元胞体构成，组成了交感神经的低级中枢。由它发出的交感神经节前纤维，经脊神经前根、白交通支终止于交感神经节。

在脊髓 S₂~S₄ 节段，前角与后角之间的灰质中间带内，有骶副交感核（sacral parasympathetic nucleus），它们发出轴突，随骶神经出骶前孔，而后从骶神经分出组成盆内脏神经，至盆腔内的副交感神经节交换神经元。

3）背侧连合核（dorsal commissural nucleus）：位于中央管背侧的灰质后连合处，在骶髓和尾髓最为明显。利用跨越神经节示踪技术已证明：盆神经或膀胱内脏传入纤维进入骶髓后，除一部分投射于中间带外侧核外，大部分投射到背侧连合核。认为背侧连合核是盆腔脏器各种信息汇聚之处，是与孤束核上下呼应的、以接受内脏初级传入为主的感觉核团。

（3）前角（柱）：前角内含大、中、小型神经元，其中大多极神经元胞体平均直径在 25μm 以上，小型神经元的胞体直径为 15~25μm。大、中型神经元中 2/3 为 α 运动神经元，1/3 为 γ 运动神经元。前角内的一些小型细胞为中间神经元，其中可能包括闰绍细胞（Renshaw cell）。

1）α 运动神经元（α motor neuron）：为大多极神经细胞，其直径大于 25μm，在颈膨大和腰骶膨大处最大，胸段脊髓则较小。胞核居中，泡状，含有块状粗大的尼氏体。α 运动神经元发出 α 纤维（直径 9~13μm），参与组成脊神经前根，分布于骨骼肌的梭外肌，传送运动冲动。生理学上把 α 运动神经元分为紧张型（tonic）和位相型（phasic）两型。紧张型神经元轴突传导速度较慢，支配红肌纤维，维持肌紧张，对紧张性牵张反射起作用。位相型神经元轴突传导速度较快，支配白肌纤维，使肌肉快速收缩，对腱反射（位相性牵张反射）起作用。

2）γ 运动神经元（γ motor neuron）：散布于大型前角细胞之间，直径 15~25μm，发出 γ 纤维（直径 3~6μm）经脊神经前根至骨骼肌的梭内肌，参与肌张力的维持和腱反射功能。生理学上 γ 运动神经元被分为静力型（static）和动力型（dynamic）两型。静力型发出纤维（γ2 传出纤维）支配肌梭内核链肌纤维，其感受装置对缓慢持续牵拉比较敏感。动力型神经元发出纤维（γ1 传出纤维）支配肌梭内核囊肌纤维，其感受装置对快速牵拉比较敏感。

3）Renshaw 细胞：为小型的中间神经元，位于灰质前角的腹内侧部（也有认为位于前角的中央），相当于灰质板层的Ⅷ和Ⅸ之间。依据电生理的研究，认为 Renshaw 细胞属于一种具有短轴突的抑制性神经元，参与构成反馈性抑制 α 运动神经元的环路：它接受 α 运动神经元轴突返支的突触终末（胆碱能，兴奋性），发出轴突终末（甘氨酸能，抑制性）又终止于发出返支的同一 α 运动神经元胞体上，形成抑制性突触，构成一个环路。当 α 运动神经元兴奋激发骨骼肌活动的同时，也兴奋了 Renshaw 细胞，后者反馈性抑制 α 运动神经元的活动，从而保证肌肉运动的稳定性和准确性。近年来采用细胞内注射 HRP 或荧光素示踪技术，已确证了 α 运动神经元轴突返支的终止部位。

前角神经元大体上分为 3 组（群）：内侧组、中央组和外侧组。在某些脊髓节段，各组又被再分为亚组，通常分成腹侧部和背侧部。内侧组（群）见于脊髓全长，支配躯干（中轴）肌。外侧组（群）在颈膨大和腰骶膨大处最为发达，支配四肢肌。

内侧组可再分为后内侧核（柱）（posteomedial nucleus）和前内侧核（柱）（anteromedial nucleus）。后内侧核较小，在颈膨大和腰骶膨大处最明显，在腰骶膨大以下消失。前内侧核见于脊髓全长，但在 C_1~C_4、T_1~T_2、L_3~L_4 和 S_2~S_3 节段最为显著。

外侧组可再分为前外侧核、后外侧核和后外侧后核，由于这些核团与四肢肌的运动有关，因而在颈膨大和腰骶膨大处其胞体大而核团明显。前外侧核在 C_4~T_1 和 L_2~S_1 节段最明显；后外侧核在 C_5~T_1 和 L_2~S_2 节段最明显；后外侧后核在 C_5~T_1 和 S_1~S_3 节段最明显。

中央组是间断的，仅见于一些脊髓节段。如膈神经核（phrenic nucleus），位于 C_3~C_4 节段的前角内侧群的最内侧部，支配膈；副神经核（accessory nucleus）位于 C_1~C_6 节段，占据前角腹侧缘中间部或中央，至 C_1 节段居后内侧核的外侧，构成副神经核的脊髓部；腰骶核（lumbosacral nucleus）居 L_2~S_1 节段，其纤维联系尚未查明。

2. 脊髓神经元构筑分层 由于既往对脊髓灰质内细胞核群的命名主要依据尼氏染色的切片资料，因而比较混乱，带有随意性，缺乏精确性。Rexed（1952）首先提出了脊髓灰质构筑分层即板层的概念。板层概念依据神经元胞体形态、大小、排列及神经元之间的相互联系，并被近年的神经解剖学和神经生理学等综合研究资料补充。Rexed 依据猫脊髓切片的尼氏染色观察到的神经元胞体的大小、形状、排列密度及细胞学特征，将脊髓灰质分为大致平行的 9 个板层，围绕中央管的灰质为 X 层。脊髓灰质后角为 Ⅰ~Ⅵ 层，中间带为 Ⅶ 层，Ⅷ~Ⅸ 层为前角，X 层围绕中央管周围。这一板层概念逐渐为神经科学工作者所认同，并认为人类的脊髓灰质结构也具备此种模式（图 8-1-10）。各板层的结构及与脊髓灰质核团划分的相应关系简述如下。

板层 Ⅰ（lamina Ⅰ）：相当于边缘层，人的该层发达，是占据后角尖的薄层灰质，边界不清，邻接白质（图 8-1-10）。此层内的神经细胞大小不一，大细胞呈三角形、梭形或星形，直径可达 50μm 以上，梭形细胞的长轴与后角边缘平行排列，小细胞多呈圆形，直径为 10~15μm。此层内含有后角边缘核，此核虽见于脊髓的全长，但在腰骶膨大处最显著，颈髓次之，胸髓最不明显。此层被来自背侧的粗、细纤维及纤维束所穿行，故呈海绵状。HRP 跨越后根节（跨节）示踪研究表明，此层和Ⅱ层外侧部（Ⅱo）的神经元，主要接受从后根外侧部进入的细纤维和 Lissauer 束纤维的投射。生理学研究表明，这些后根纤维主要传递皮肤的伤害性信息和温度刺激。从此层神经元发出的轴突，经白质前连合交叉至对侧，构成脊髓丘脑束，向丘脑投射；将 HRP 注射入丘脑腹后核，可在对侧脊髓Ⅰ层发现逆行标记的神经元；切断脊髓丘脑束可导致此层神经元的逆行性溃变。

板层 Ⅱ（lamina Ⅱ）：相当于 Rolando 胶状质（图 8-1-10）。该层由密集的小神经元组成，胞体呈圆形或梭形。在尼氏染色的切片上，板层Ⅱ染色深，而髓鞘染色法不着色，呈胶状质外貌。Cajal（1990）根据 Golgi 染色结果将Ⅱ层分为外（背）侧部（Ⅱo）和内（腹）侧部（Ⅱi），前者约占全层的 1/4，后者约占 3/4。Ⅱo 层可见大量无髓和薄髓的细纤维束在吻尾方向上成束走行。从 Lissauer 束或其附近有细的无髓和薄髓纤维进入，与Ⅱ层细胞形成突触联系。根据 HRP 跨节示踪和生理学研究，Ⅱo 和Ⅰ层接受初级无髓纤维（传递伤害性刺激和温热刺激）的传入；而Ⅱi则接受初级无髓和薄髓纤维（与非伤害性机械性感受器相关联）的传入。Ⅱ层投射神经元的轴突并不构成向上位脑结构投射的传导束，而是进入Lissauer束或邻近的固有束，分为升、降支，跨越几个阶段后，重返（或以侧支）Ⅱ层，与Ⅱ层神经元或初级传入纤维形成突触联系，构成"闭锁环路"。推测它可能对初级感觉神经元的信息传递起调控作用。

板层Ⅲ（lamina Ⅲ）：呈带状横跨后角，与板层Ⅱ相比，其神经元胞体略大，细胞大小不等，更具多样性，密度较板层Ⅱ稀疏（图8-1-10）。该层含有很多有髓纤维。该层内神经细胞发出的树突可伸入到板层Ⅰ和板层Ⅱ，向腹侧可抵止于板层Ⅳ和板层Ⅴ；其轴突大部分止于脊髓灰质内，因而可能属于中间神经元。

板层Ⅳ（lamina Ⅳ）：位于后角头的中心，是Ⅰ~Ⅳ层中最宽的一层，细胞类型多而排列疏松，其间有神经纤维穿过（图8-1-10）。神经元的胞体有小圆形、三角形和大的星形。Ⅳ层神经元的树突呈放射状伸入胶状质，且树突上有许多小棘，大部分树突与一级传入纤维构成突触。该层相当于后角固有核。Ⅳ层细胞主要接受初级传入有髓纤维传递的低强度的机械性刺激（如轻触觉）。

板层Ⅴ（lamina Ⅴ）：是包括后角颈的一宽层，可将其分为外侧部和内侧部（图8-1-10）。外侧部

占1/3，胞体较大，其细胞数量多而深染，并与横向、背腹向和纵向的神经纤维交织而呈网状，由此得名"网状结构"。在脊髓颈节最为明显，形成网状核。内侧部占2/3，胞体小，数量少，染色淡。

板层Ⅵ（lamina Ⅵ）：在脊髓颈膨大和腰骶膨大处最明显，占据后角基底部，是较宽的一层（图8-1-10）。与板层Ⅴ相反，分为占1/3的内侧部和占2/3的外侧部。内侧部为密集排列的小神经元，染色深；外侧部细胞大而稀疏，含浅染的三角形和星形胶质细胞。内侧部接受后根进入的粗有髓纤维的投射；外侧部则多接受脑结构下行纤维的投射，其发出的轴突与前角（Ⅸ层）运动神经元联系。

板层Ⅶ（lamina Ⅶ）：相当于脊髓灰质中间带（图8-1-10）。此层包含脊髓灰质中间带内的胸核（Clarke背核），见于胸段和上腰段脊髓，发出纤维形成脊髓小脑后束；中间带内侧核贯穿脊髓全长，参与内脏运动神经元的调控；中间带外侧核见于T_1~L_3节段脊髓，发出交感神经节前纤维。

板层Ⅷ（lamina Ⅷ）：在不同的脊髓节段该层大小和形态不同。在胸髓横跨前角基底部，在颈、腰骶膨大则局限于前角内侧部（图8-1-10）。此层多为小、中型三角形和星形胶质细胞，大型细胞偶见。此层神经元主要接受上位脑结构的下行投射，其传出纤维与Ⅸ层运动神经元相联系。

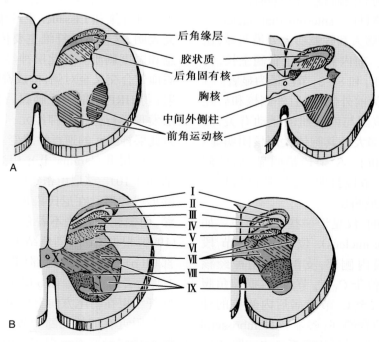

图8-1-10 脊髓灰质核团及Rexed分层模式图

A. 灰质核团；B. Rexed分层。

板层Ⅸ（lamina Ⅸ）：由排列复杂的神经元构成，在胸髓占据前角最前部，在颈膨大和腰骶膨大节段向外侧和后侧扩展（图8-1-10）。支配四肢肌的神经元位居外侧，边界清楚；而内侧群细胞与Ⅷ层之间边界不清。本层含有α运动神经元、γ运动神经元和许多起联络作用的中间神经元。

板层Ⅹ（lamina Ⅹ）：环绕中央管，内含小型神经元和胶质细胞（图8-1-10）。

上述脊髓灰质板层的划分是源于对猫脊髓的研究，后来的研究表明也适用于其他哺乳动物以及人。这种板层划分的功能意义在于：①板层Ⅰ～Ⅳ层是脊髓的外部感觉接受区，此区接受皮肤初级传入纤维及其侧支的终止，同时从这些板层起始很多复杂的突触通路，包括同侧和对侧、节段内和节段间；并从这里发出许多上行纤维束到达更高的平面，因而也是上行传导通路的起始区。②板层Ⅴ、Ⅵ接受本体感觉的初级传入纤维终末，以及来自大脑皮质运动区和感觉区、皮质下结构的大量皮质脊髓投射，这种联系揭示板层Ⅴ～Ⅵ与运动调节有关。③Ⅶ层与中脑和小脑有往返纤维联系（经脊髓小脑束、脊髓顶盖束、脊髓网状束、红核脊髓束、网状脊髓束和顶盖脊髓束），因而该层与运动和姿势的调节有关。此外，Ⅶ层外侧部的中间带外侧核，系交感神经节前神经元的胞体聚集而成，内侧部的一些细胞可能介导内脏反射，因而与内脏活动有关。④Ⅷ层含有脊髓内部的、大量同侧和对侧的联络神经元，并接受来自内侧纵束、网状脊髓束和前庭脊髓束的下行纤维的终止，因而该层可调节两侧前角运动神经元的活动，更有可能通过兴奋较小的γ运动神经元而间接影响α运动神经元。⑤板层Ⅸ内含大型的α运动神经元和小型γ运动神经元，还有许多中间神经元，为脊髓的主要运动区，是躯体运动系统的下运动神经元胞体所在部位，即躯体运动系统的最后通路。运动神经元（α和γ）发出的轴突经脊神经分别分布于梭外肌和梭内肌，实现四肢和躯干骨骼肌的随意运动。

（二）白质

脊髓白质（white matter）围绕灰质，由神经纤维、神经胶质细胞以及血管组成。由于神经纤维中有大量的有髓纤维，因而在新鲜的切面上呈现白色，这些神经纤维包含：①由脊神经节细胞发出的传入纤维，由后根进入脊髓后伸展不等的距离；②起自脊髓灰质的神经元，组成上行传导束，

将传入的感觉冲动上传至脊髓以上的平面；③起自脊髓以上不同脑区，组成下行传导束，将运动冲动下传至脊髓，与脊髓运动神经元发生突触联系；④起自脊髓神经元且终止于脊髓神经元，完成节段内及节段间联系的纤维；⑤起自脊髓前角和侧角的运动纤维，经前根传出脊髓。

如前所述，在脊髓横断面上，白质被分为3个索：后索（posterior funiculus）——介于后正中沟和后外侧沟之间；外侧索（lateral funiculus）——居前外侧沟和后外侧沟之间；前索（anterior funiculus）——位于前正中裂与前外侧沟之间。在脊髓白质内，上行和下行的长距离纤维占据特定的区域，且有序排列。每个纤维束一般具有共同的起、止点和相同的路径，称之为传导束。尽管相邻传导束之间的纤维既有混杂又有重叠，使各传导束之间没有十分明确的分界，但其分布规律是长距离的传导束位于脊髓的周边，短距离的传导束构成脊髓节段间联络性的固有束，围绕灰质排列。

1. 上行传导束　脊神经中传导躯体和内脏感觉的纤维，经后根进入脊髓。其内侧部主要为粗的有髓纤维（A类纤维），传导本体（深）感觉和精细触觉；外侧部为细的有髓纤维和无髓纤维（B类和C类纤维），传导浅感觉和内脏感觉。这些上行传导束，将机体从内、外环境获得的感觉信息经过中继上传至大脑皮质，引起意识感觉；也将信息传至脑干和小脑，以调节肌肉张力和运动的协调（图8-1-11）。

（1）薄束和楔束：薄束（fasciculus gracilis）和楔束（fasciculus cuneatus）位于脊髓白质后索内。薄束和楔束传导意识性本体感觉（深感觉）和精细触觉。薄束起自脊髓的下端，由T_5以下脊神经后根内侧部粗的有髓纤维入脊髓后上行组成，也包含起自同侧Ⅳ～Ⅵ层内的二级神经元的上行轴突。楔束起自T_4以上，居薄束之外，其构成和薄束相似。脊神经节细胞的周围突分布于肌、腱、骨膜、关节的深部感受器及皮肤内的精细触觉感受器，其中枢突经后根内侧部在后角尖的内侧进入脊髓后索。进入后索的纤维分为长的升支和短的降支，其中一些后根纤维或其侧支直接或间接与前角运动神经元形成单突触或多突触反射联系，长的升支组成了薄束和楔束。在脊髓T_5以下的白质后索内仅有薄束，T_4以上的白质后索内有薄束和楔束。薄束传导同侧T_5以下后根传来的感

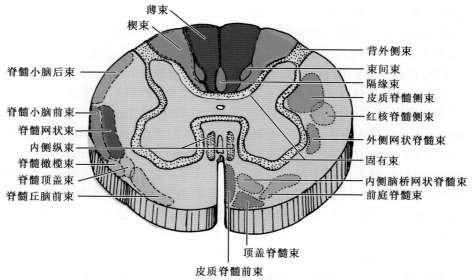

薄束
楔束
脊髓小脑后束
脊髓小脑前束
脊髓网状束
内侧纵束
脊髓橄榄束
脊髓顶盖束
脊髓丘脑前束
背外侧束
束间束
隔缘束
皮质脊髓侧束
红核脊髓侧束
外侧网状脊髓束
固有束
内侧脑桥网状脊髓束
前庭脊髓束
顶盖脊髓束
皮质脊髓前束

图 8-1-11　脊髓白质传导束位置示意图

觉信息。楔束传导同侧 T_4 以上后根传来的感觉冲动。在上行传导中,随着骶、腰、胸、颈后根纤维的不断加入,形成"外加"式的排列布局。即由内向外,排列着来自骶节、腰节、胸节和颈节的纤维(图 8-1-12)。由于后索内多数纤维上升距离较短,并在上行途中陆续终止于后角,仅有部分纤维(25%)上行终止于延髓内的薄束核和楔束核。薄束核和楔束核成为深感觉(包括精细触觉)传导通路上的第二级神经元胞体集中之地,由此发出的二级纤维弯向前内,形成弓状,绕中央管前方,在延髓下部横过中线形成交叉,即内侧丘系交叉,交叉后折向上行即为内侧丘系,内侧丘系上行经脑桥、中脑终止于丘脑腹后外侧核。由腹后外侧核发出的 3 级纤维经内囊后肢投射至大脑皮质的躯体感觉区。

后索的损伤,导致损伤平面以下同侧精细触觉和意识性本体感觉的减退或消失,即不能辨别皮肤上两点间的精确距离,无法感觉出在皮肤上所写的简单文字。由于位置觉和运动觉障碍,患者不借助视力,就不知道关节的位置和运动的方向,以致在走路时摇摆不定,闭眼时尤甚,即所谓"感觉性运动失调"。

(2)脊髓小脑束:脊髓小脑束(spinocerebellar tract)包括脊髓小脑前束、脊髓小脑后束、脊髓小脑吻侧束和楔小脑束,是将冲动传向小脑的传导束(图 8-1-11)。

1)脊髓小脑后束(posterior spinocerebellar tract):脊髓小脑后束占据脊髓白质外侧索周边部的背侧份,内侧与皮质脊髓束相邻,背侧为背外侧束。它由同侧 C_8~L_3 脊髓节段的胸核大细胞发出的纤维组成,至延髓经小脑下脚终止于小脑的上蚓和下蚓。在脊髓的下位腰节和骶节,由于无胸核,故由下位腰神经和骶神经后根传入脊髓的传入纤维,先行于薄束内,至胸核出现处,这些纤维离开薄束而终止于胸核。脊髓小脑后束传导来自肌梭、腱器及触/压觉感受器的信息,这些信息自周围到小脑由两级神经元——脊神经节和胸核完成传导,而且传导路径中无交叉。其传递的信息与肢体个别肌的精细运动和姿势的协调有关。

2)脊髓小脑前束(anterior spinocerebellar tract):占据脊髓白质外侧索周边部的腹侧份。该束纤维自中胸节以下出现,传导躯干下部如下肢的冲动,其起始细胞在人类未能证实。一些学者认为猴的此束纤维起自脊髓腰节前角背侧部的"脊髓边缘细胞"(spinal border cell),猫的该束纤维起自 L_3~L_6 节段后角基底部的外侧部以及灰质中间带外侧部(即板层 V~Ⅶ 的外侧部)。脊髓小脑前束的纤维数量较脊髓小脑后束少。它从起始细胞发出后,大部分纤维经白质前连合进入对侧外侧索,小部分纤维在同侧脊髓小脑前束上行。此束上行至延髓时与脊髓小脑后束分离,经小脑上脚的背侧进入小脑的下肢代表区(小脑前叶)。

脊髓小脑前、后束均传递本体感觉和触压觉信息,但其功能上有所不同。来自肌梭与腱器的 Ⅰa 与 Ⅰb 类初级传入纤维,以单突触方式兴奋胸核神经元,胸核神经元还被 Ⅱ 类肌肉传入纤维以及皮肤触压觉纤维传入的信息兴奋。这类本体感觉冲动往往来自一块肌肉,或者来自共同作用于一个关节的协同肌群。因此,脊髓小脑后束传递特异性的感觉信息,还传递具有空间特异性的信息,以便对于肢体个别肌的运动与姿势进行精细协调。而脊髓小脑前束的起始细胞,接受Ⅰb类初级传入纤维,以单突触方式使其兴奋,其传入的刺激来自包括一侧肢体不同节段在内的大感觉野的信息。它对不同感觉类型不再分类,其传递的冲动与运动和姿势有关,传递整个下肢和经过协调的冲动。

3) 脊髓小脑吻侧束(rostral spinocerebellar tract):在功能上与脊髓小脑前束有关,其起始细胞位于下4个颈节的板层Ⅶ内,称中央基底颈核(nucleus cervicalis centrobasalis)。它接受来自上肢的脊神经后根纤维的终止,发出纤维组成同侧脊髓小脑吻侧束,经小脑下脚和小脑上脚进入小脑。

4) 楔小脑束(cuneocerebellar tract):由于第8颈髓以上没有胸核,来自颈神经后根内的传导上肢本体感觉入小脑的粗纤维,先在楔束内上行,止于延髓后外侧部的楔束副核(楔外侧核)。由此发出的纤维组成楔小脑束,经后外弓状纤维、同侧小脑下脚进入小脑的上肢代表区。

(3) 脊髓丘脑束:脊髓丘脑束(spinothalamic tract)分为脊髓丘脑前束和脊髓丘脑侧束(图8-1-11)。脊髓丘脑前束(anterior spinothalamic tract)位于脊髓白质前索内,前根纤维内侧,前庭脊髓束的背侧。脊髓丘脑侧束(lateral spinothalamic tract)位于脊髓白质外侧索内,脊髓小脑前束内侧。依据临床证据,前束传导粗触觉和压觉信息,侧束传递痛觉和温度觉信息。但是,无论从解剖学还是生理学,将脊髓丘脑束的纤维划分为前束和侧束的根据并不充足。

由于HRP神经束路示踪技术的应用,对脊髓丘脑束的起始细胞有了较为明确的定位。将WGA-HRP注射到猴一侧躯体感觉性丘脑,获得了猴脊髓丘脑束起源细胞的资料。在上3个脊髓颈段,有30%以上的脊髓丘脑束起始细胞,其中许多细胞位于同侧的板层Ⅷ内,占同侧标记细胞总数的50%左右。而在对侧的上3个脊髓颈段内,阳性标记细胞位于板层Ⅰ和Ⅳ~Ⅷ内,Ⅳ和Ⅶ层内标记细胞密度最大。20%的脊髓丘脑束起始细胞位于C_4~C_8段,20%细胞位于胸髓(大多数位于T_1~T_3),20%在腰髓,10%在骶尾髓。在脊髓下颈段和下腰段,脊髓丘脑束起始细胞集中在对侧

板层Ⅰ和Ⅴ,也见于板层Ⅶ和板层Ⅷ;在脊髓腰段位于板层Ⅴ和Ⅶ,仅有10%的标记细胞出现在注射的同侧,可见,脊髓丘脑束的纤维绝大多数起始于对侧脊髓灰质板层内。

脊神经节细胞的周围突分布于皮肤、黏膜等处的痛、温、压觉感受器。其较细的中枢突经后根外侧部进入脊髓,在背外侧束内分为升支和降支,升支上升1~2个脊髓节段。升、降支沿路发侧支进入灰质,终止于后角Ⅰ~Ⅲ层;部分纤维止于板层Ⅳ~Ⅶ内,参与组成脊髓节段内或节段间的反射。自板层Ⅰ、板层Ⅵ、板层Ⅶ及板层Ⅷ细胞发出的轴突上升1~2个节段经白质前连合交叉到对侧的外侧索和前索内上行,组成脊髓丘脑侧束和脊髓丘脑前束。轴突经白质前连合至对侧可以是在同一脊髓节段,也可以是先在本侧上升1~2个脊髓节段后再横过白质前连合到对侧。

脊髓丘脑束内的纤维排列有一定的次序,在脊髓的任一水平上,正要越边的纤维总是从已经越边的纤维深侧加入进来,所谓"内加"式。最外侧和后面的纤维传导身体最下部的信息,内侧和靠前面的纤维与上肢和颈部的信息传入有关。传导温度觉的纤维在后方,传导痛觉的纤维比较靠前。自外向内依次为骶、腰、胸、颈(图8-1-12)。

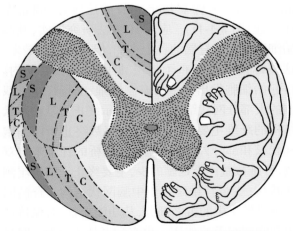

图8-1-12 脊髓主要传导束纤维排列模式图

S、L、T、C分别表示来自骶节、腰节、胸节、颈节的纤维。

因此,当髓内病变时,痛、温觉障碍自病变节段逐渐向身体下部扩展;而当髓外病变时,病变从外向内进展,痛、温觉障碍则自身体下部向上扩展。一侧脊髓丘脑束切断后,身体对侧损伤平面1~2节段以下痛觉和温度觉完全消失。痛觉的缺

失包括体壁的浅层和深层,不包括内脏,这是因为内脏痛觉由双侧传导。经过一段时间后,患者痛觉常可部分恢复,因为存在有不交叉的脊髓丘脑束纤维。

(4)脊颈丘脑通路:脊颈丘脑通路(spinocervicothalamic pathway)也称为脊颈束(spinocervical tract)。这是一条经脊髓、颈外侧核、丘脑上行的通路,主要传导皮肤感觉。脊神经后根内的细纤维自后根内侧进入脊髓后,在后索内上行数个节段,然后终止于后角内的神经元(板层Ⅳ、Ⅴ)。这些后角神经元发出轴突在同侧外侧索的后外侧部上行,形成脊颈束。它恰位于后角外侧,与脊髓小脑后束相混,终止于颈外侧核。脊颈束在猫及鼠较显著,在猴发育较差,人类仅见极少量纤维,甚或缺如。颈外侧核(lateral cervical nucleus)位于外侧索内,第1~2脊髓颈节后角腹外侧,在人类该核可能侵入到灰质后柱而不能被清晰地确认。自颈外侧核发出的纤维交叉至对侧,伴内侧丘系终止于丘脑腹后外侧核,在此中继再发纤维投射至大脑皮质躯体感觉区。另有一些纤维至对侧中脑。该束细胞似传导皮肤轻触觉和伤害性刺激的信息,一些学者将其归属于脊髓丘脑束的同源物。在人类,对该束细胞的分布及功能知之甚少。

(5)脊髓网状束:脊髓网状束(spinoreticular tract)在白质外侧索上行,与脊髓丘脑束纤维混杂在一起(图8-1-11)。应用HRP法研究证实,其起始细胞分布在脊髓的各个水平,但以上颈髓最多。这些标记细胞分布于板层Ⅶ、Ⅷ以及板层Ⅴ内。自起始细胞发出的多为有髓纤维,上行终止于双侧的大部分网状结构。研究显示终止于延髓网状结构的纤维主要为不交叉的,多数终止于巨细胞网状核和部分外侧网状核;至脑桥的纤维来自双侧,纤维数量比至延髓的少,主要终止于脑桥尾侧网状核;少量纤维终止于中脑网状结构。脊髓网状束是发生中的古老部分,从功能上看,对保持意识和觉醒起重要作用。也有学者认为脊髓-网状结构-丘脑-大脑皮质通路是痛感觉的一条重要路径。

(6)脊髓中脑束:脊髓中脑束(spinomesencephalic tract)由起于脊髓而终止于中脑各区的纤维组成,包括①脊髓顶盖束(spinotectal tract),起于对侧脊髓灰质深部板层,在前外侧索浅部与脊髓丘脑束伴行,经延髓、脑桥至中脑,投射至中脑上丘的深层及中央灰质外侧区(图8-1-11)。

此束传入冲动,可引起头颈转向刺激的来源方向。也有学者认为脊髓顶盖束为多突触通路,推测其功能为传导伤害性刺激冲动。②脊髓环状束(spinoannular tract),起于脊髓,纤维上行终止于导水管周围灰质。在脊髓中脑束中,还有纤维投射至臂旁核,顶盖前区核和达克谢维奇核(Darkschewitsch nucleus)。

(7)脊髓皮质束:脊髓皮质束(spinocortical tract)起始于全部脊髓节段,以颈髓居多(图8-1-11)。其纤维沿皮质脊髓束上行,大部分经锥体交叉,随锥体束在脑干上行,经内囊终止于大脑皮质深层,可能是通过大脑皮质的反射通路。

(8)脊髓橄榄束:脊髓橄榄束(spinoolivary tract)起于脊髓全长的灰质较深板层,大部分纤维在前索外侧部上行,终止于下橄榄核背侧副核和内侧副核,在此中继后投射至小脑(图8-1-11)。此束传递肌、腱的本体感觉和皮肤感觉信息。

(9)脊髓前庭束:脊髓前庭束(spinovestibular tract)起自脊髓同侧腰节,上行终止于前庭外侧核的背部(图8-1-11)。此束纤维中一部分为脊髓小脑后束的侧支,另一部分起自胸核以外的后角神经元。

(10)脊髓脑桥纤维:脊髓脑桥纤维(spinopontine fiber)与脊髓皮质纤维伴行,也可能是由其侧支组成,终止于脑桥核,在此中继后投射至小脑,传导某些外部感觉至小脑。

(11)内脏感觉束:内脏感觉束(visceral sensory tract)的传导路径尚不十分清楚。通常认为其第一级神经元胞体位于脊神经节,其周围突分布于胸腹腔脏器的痛觉和牵张感觉感受器,中枢突经后根进入脊髓。其第二级神经元胞体在脊髓灰质内的位置尚未查明,有学者认为可能位于后角和灰质中间带内。发出的纤维可能随脊髓丘脑束上行。成对脏器的痛觉纤维在对侧前外侧索上行,不成对脏器的痛觉纤维可能在双侧的前外侧索上行,而膀胱、直肠的痛觉纤维可能在后索内上行。

2. **下行传导束**　下行传导束包括起始于不同脑部而终止于脊髓的纤维束,其功能为支配躯体和内脏活动,调节肌张力和参与脊髓反射等(图8-1-13)。

(1)皮质脊髓束:皮质脊髓束(corticospinal tract)是最大且最重要的下行传导束。该束的纤维起自大脑皮质锥体细胞,发出的纤维下行经内囊后肢前部、中脑大脑脚底、脑桥基底部、延髓锥体进入脊髓,终止于脊髓神经元。由于这些纤维在延髓聚集形成锥体,因此也称锥体束(pyramidal tract)(但在严格意义上,锥体束不仅包括皮质脊髓束,还包括皮质核束)。皮质脊髓束的起始细胞主要位于中央前回(4、6区)、中央后回(3、1、2区)和邻近皮质,其中最粗的纤维起自中央前回的Betz巨型锥体细胞。皮质脊髓束大约有100多万根纤维,70%为有髓纤维。纤维直径1~4μm者占90%,5~10μm者占9%,3万~4万根纤维直径达11~22μm。皮质脊髓束在延髓锥体下部,75%~90%的纤维左右交叉,形成锥体交叉。交叉后的纤维在脊髓白质外侧索内下行,称为皮质脊髓侧束;未交叉的纤维在前索内下降,称皮质脊髓前束;一些始终未交叉的纤维沿同侧外侧索下降,称为前外侧皮质脊髓束。

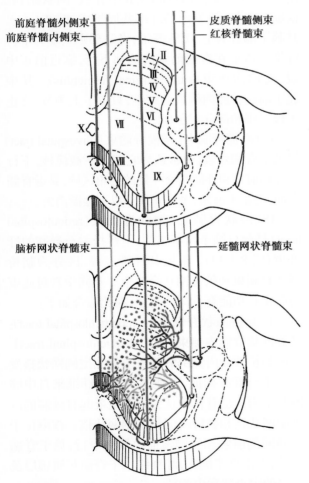

图 8-1-13　脊髓主要下行纤维束及终止模式图

1) 皮质脊髓侧束:皮质脊髓侧束(lateral corticospinal tract)是交叉纤维,占锥体束纤维的75%~90%(图8-1-11、图8-1-13)。占据外侧索的

后部,在脊髓小脑后束和外侧固有束之间下降,由于在脊髓的腰骶部脊髓小脑后束尚未出现,因而此束位于外侧索的边缘。皮质脊髓侧束在下降过程中不断地终止于脊髓灰质,越向下纤维数量越少,直到脊髓下部。该束内的纤维亦呈有序排列,即由外向内依次为下肢、躯干、上肢和颈部(图8-1-12)。

2) 皮质脊髓前束:皮质脊髓前束(anterior corticospinal tract)为锥体束中不交叉的纤维,在前索靠近前正中裂下降。此束仅存于脊髓上部,最终消失于脊髓中胸段,其纤维多数经白质前连合至对侧,主要终止于支配上肢肌和颈肌运动的前角运动细胞。

3) 前外侧皮质脊髓束:前外侧皮质脊髓束(anterolateral corticospinal tract)由较细的不交叉纤维组成,下行于外侧索的腹侧,终止于同侧前角运动细胞,支配躯干肌。

一些学者对皮质脊髓束的纤维起源、髓化、终末分布和损伤后的表现进行了深入研究,结果表明:大多数皮质脊髓束纤维始于中央前回运动皮质(4区)上2/3和运动前区(6区),少部分纤维始于中央后回(3、1、2区)及邻近的顶叶皮质。如猴的锥体束纤维,30%起自4区,30%在6区,40%在顶叶。其起始细胞随不同的皮质区而大小不同,最大的Betz细胞(巨型锥体细胞)位于中央前回。皮质脊髓束中,70%为有髓纤维。人的皮质脊髓束纤维披髓鞘在近出生时才开始,至2周岁时尚未全部完成。皮质脊髓束的纤维与中间神经元形成突触联系,包括人类在内的某些哺乳动物,该束纤维还与前角运动细胞直接形成突触联系。一些学者在顺行变性临床病理研究中,观察了皮质脊髓束在人脊髓内的终末分布。皮质脊髓束纤维主要终止于对侧板层Ⅳ~Ⅵ的外侧部,Ⅸ层的背外侧组、中央组和腹外侧组的外侧部。有些终末还分布于两侧的Ⅷ层。起自顶叶的少部分纤维主要终止于Ⅳ~Ⅵ层的外侧部和Ⅶ层。当然,不同的动物种属,其终末纤维终止亦不尽相同。皮质脊髓束影响着脊髓前角中α与γ运动神经元的活性,使屈肌神经元易化,使伸肌神经元活动抑制,特别是那些与皮质脊髓束建立单突触联系的前角运动神经元,主要是支配肢体远端肌肉者。免疫细胞化学研究提示谷氨酸或天冬氨酸可能是某些皮质脊髓束细胞的兴奋性神经递质。

当皮质脊髓束在锥体交叉以上受损后,导致对侧肢体偏瘫。初起为弛缓性,后来转变为痉挛性瘫痪。瘫痪最明显的是肢体远端肌,尤其是指、手的个别运动肌最严重,并且伴有其他相关征象:腱(深)反射亢进,腹壁反射与提睾反射等浅反射消失,病理反射阳性,如巴宾斯基征(Babinski sign)阳性。

(2)前庭脊髓束:前庭脊髓束(vestibulospinal tract,VST)位于前索内,其纤维与脊髓丘脑前束相混杂。该束起自前庭神经核复合体,发出前庭脊髓外侧束(lateral vestibulospinal tract)和前庭脊髓内侧束(medial vestibulospinal tract)(图8-1-11、图8-1-13)。

前庭脊髓外侧束纤维始于前庭外侧核的大、小神经元,在同侧脊髓前外侧索内下行,至脊髓较低水平时转移至前索内侧部。其纤维排列有序,猫的资料显示至颈、胸、腰、骶髓各节段的纤维,分别来自前庭外侧核的嘴腹侧部、中央部及尾背侧部。所获得的人类资料显示与猫基本类似。前庭脊髓外侧束终止于同侧脊髓灰质前柱,即板层Ⅷ和板层Ⅶ的内侧部,少数纤维终止于板层Ⅸ。前庭脊髓外侧束可增加同侧肢体的伸肌紧张,电刺激前庭外侧核,易化伸肌神经元,抑制屈肌神经元。

前庭脊髓内侧束伴内侧纵束降入脊髓,在所谓的沟缘束内。该束纤维主要起自前庭内侧核,其次为前庭神经下(脊)核和前庭外侧核,发出的纤维有交叉和不交叉两类,主要投射至脊髓颈段,终止于板层Ⅷ和邻近的板层Ⅶ后部。生理学研究认为,前庭脊髓内侧束经单突触抑制上颈节与颈、项和背上部肌有关的运动神经元。

(3)顶盖脊髓束:顶盖脊髓束(tectospinal tract)起始于中脑上丘的中间层和深层,向前绕过导水管周围灰质腹侧,在内侧纵束的前方,经被盖背侧交叉越边,在脊髓前索内侧部靠近前正中裂下行。此束纤维主要投射至脊髓上颈段,终止于板层Ⅵ~Ⅷ,通过中间神经元影响前角运动神经元。这些运动神经元易化对侧颈肌,抑制同侧颈肌的活动。如电刺激猫一侧上丘,导致其头部转向刺激侧。

(4)中介脊髓束:中介脊髓束(interstitiospinal tract)起自中脑Cajal中介核及其周围区域,经内侧纵束下行至脊髓前索。其主要的同侧纤维投射至脊髓胸骶段,终止于板层Ⅷ的背侧部及与之相邻的板层Ⅶ,与颈肌运动神经元有单突触联系,但主要是与肢体肌运动神经元形成双突触联系。

(5)红核脊髓束:红核脊髓束(rubrospinal tract)起自中脑红核,发出的纤维经被盖腹侧交叉越边,继而在脊髓外侧索内下行(图8-1-11)。位于皮质脊髓侧束腹侧,并与其纤维有所混合。红核脊髓束的纤维呈躯体定位性有序排列,即自红核背内侧部发出的纤维投射至脊髓颈节,腹外侧部的纤维至腰骶节,中间部的纤维则至胸节。红核脊髓束的纤维终止于后角基底部和中间带,即板层Ⅴ~Ⅵ的外侧部及板层Ⅶ的背侧部,其功能是易化屈肌而抑制伸肌活动。人类的红核脊髓束起自红核尾侧的大细胞部,其纤维投射仅至上3个颈髓节段。可能是由于人类的皮质脊髓束发达,代替了红核脊髓束的部分功能。

(6)内侧纵束:内侧纵束(medial longitudinal fasciculus)是一个复合的上、下行纤维束的总称,由脑干内许多核团(如Cajal中介核、网状结构、前庭神经核等)发出的纤维共同组成(图8-1-11)。其脑干部含有上、下行纤维,脊髓部则主要为下行纤维。该束在脊髓前索内侧部下行,靠近前正中裂,又称沟缘束(sulcomarginal fasciculus)。其中起自前庭神经内侧核的纤维,只见于上颈节,终止于板层Ⅷ和部分板层Ⅶ。

(7)橄榄脊髓束:橄榄脊髓束(olivospinal tract)仅见于脊髓颈段,通常认为它起于下橄榄核,下行于脊髓前索和外侧索交界处的三角区域,靠近脊髓表面,终止于前角,至第4颈节以下逐渐消失。

(8)网状脊髓束:网状脊髓束(reticulospinal tract)是起自脑干网状结构,下行投射至脊髓的纤维束(图8-1-13)。根据其纤维起源,区分为脑桥网状脊髓束和延髓网状脊髓束。不同学者对此束的起止和功能有不同的记述,在此综合如下:

1)脑桥网状脊髓束(pontoreticulospinal tract):又称网状脊髓内侧束(medial reticulospinal tract),它由脑桥被盖内侧部的脑桥吻侧和尾侧网状核发出的下行纤维构成,可能还有部分纤维来自中脑网状结构。也有作者认为此束主要起自延髓的巨细胞网状核和脑桥吻侧和尾侧网状核。该束位于脊髓同侧前索和外侧索前内侧部下行,见于脊髓全长,发出许多侧支,纤维终止于脊髓灰质Ⅷ层及Ⅶ层的中央部和内侧部。

2)延髓网状脊髓束(bulboreticulospinal tract):又称网状脊髓外侧束(lateral reticulospinal tract)。此束起始于延髓网状结构内侧2/3,大量纤维由延髓巨细胞网状核发出。也有起始于脑桥腹外侧被盖区细胞的记述。纤维在延髓上部越边,并发出大量侧支,下行贯穿脊髓全长,位于脊髓外侧索内,紧邻红核脊髓束和皮质脊髓侧束。纤维终止于板层Ⅰ、Ⅱ、Ⅵ及两侧颈外侧核。也有学者认为其纤维主要终止于板层Ⅶ以及Ⅷ、Ⅸ层的大型和小型神经元。

总之,网状脊髓束通过多突触或单突触联系,影响α和γ运动神经元。生理学证据表明,脑桥网状脊髓束可兴奋中轴肌和四肢肌的运动神经元;延髓网状脊髓束可兴奋或抑制颈肌运动神经元,并能兴奋中轴肌运动神经元。机体对外界刺激的反应中,头部与躯干的转动与姿势控制,肢体的粗大定型运动,均与网状脊髓内侧束有关。有证据提示,网状脊髓外侧束与痛觉控制及运动功能有关。

(9)孤束脊髓束:孤束核脊髓束(solitariospinal tract)起自孤束核的腹外侧部,主要在同侧下降,在脊髓前索和前外侧索内下行,终止于膈神经核、脊髓胸段前角及中间带外侧核。与起始于疑后核的疑后脊髓束一起通过可司理呼吸肌而控制呼吸运动。此外,在经舌咽和迷走神经传入的内脏冲动引起脊髓反应方面,孤束脊髓束可能起主要作用。

(10)下丘脑脊髓纤维:下丘脑脊髓纤维(hypothalamospinal fiber)始于下丘脑室旁核及下丘脑其他区,发出纤维在同侧脊髓背外侧索内下行,分布至灰质外侧柱的交感性或副交感性节前神经元。起自室旁核的催产素和血管加压素免疫阳性纤维,分布于板层Ⅰ和Ⅹ。起自下丘脑尾侧部A11群多巴胺能神经纤维,也终止于脊髓内交感神经节前神经元及灰质后柱细胞。在人类,下丘脑、脑干外侧被盖以及脊髓外侧索的病变,均可导致同侧交感神经功能障碍(如霍纳综合征),提示人类也有类似的下丘脑脊髓纤维的存在。

(11)中缝脊髓束:中缝脊髓束(raphespinal tract)是由脑干中缝苍白核(B$_1$组)、中缝隐核(B$_2$组)以及中缝大核(B$_3$组)发出的5-HT能纤维,分两束下行。①中缝脊髓外侧束:自中缝大核发出,紧邻皮质脊髓侧束下行,分布于灰质后柱板层Ⅰ、Ⅱ和Ⅴ,其功能与控制伤害性感受有关。②中缝脊髓腹侧束:自中缝苍白核发出,行经前索内侧部,终止于灰质前柱板层Ⅷ和Ⅸ,可以易化伸肌和屈肌运动神经元。

3. 脊髓固有束(fasciculus proprius of spinal cord) 在脊髓白质内,除了长的上行感觉传导束

和下行的运动传导束以外,还有许多短距离的纤维束,其上行和下行伸展范围仅限于脊髓内,即在脊髓的灰质内起始和终止(图8-1-11)。这些短纤维束联系着脊髓的不同节段,对脊髓的反射活动起重要作用。这些短距离纤维束集中在灰质周边部排列,称之为固有束。

发出纤维组成固有束的神经元可称为脊髓固有束神经元。依据其发出纤维的长度可分为长纤维脊髓固有束神经元、中长纤维脊髓固有束神经元和短纤维脊髓固有束神经元。其大致规律为:长纤维脊髓固有束神经元胞体位于板层Ⅷ和邻近的板层Ⅶ背侧部,发出的纤维纵贯脊髓全长,主要行经前索和外侧索。颈部的长纤维在两侧下行,而腰骶髓发出的长纤维主要在对侧上行。中长纤维脊髓固有束神经元胞体位于板层Ⅶ的中央部与内侧部,其纤维在同侧升降稍短一段距离。短纤维脊髓固有束神经元发出的纤维行经板层Ⅴ~Ⅷ的外侧部,行于同侧外侧索内,跨越8个脊髓节段。

在前索内的固有束称脊髓固有前束,外侧索内者称脊髓固有外侧束,后索内者称脊髓固有后束。此外,还有其他的脊髓固有束。

(1)脊髓固有前束:居白质前索内,紧邻灰质,由长短不等的细纤维(直径不足3μm)组成,纵贯脊髓全长(图8-1-11)。其起始细胞的确切位置知之甚少,推测位于灰质前柱内侧部和后部、中间带外侧部,也可能有灰质后柱。其短纤维紧邻灰质,短者仅跨一个脊髓节段,距灰质越远其纤维越长。其中部分纤维可能终止于支配中轴肌和肢带肌的运动神经元。

(2)脊髓固有外侧束:位于邻近灰质的外侧索内,由长短不等的上、下行纤维组成,纵贯脊髓全长,但在颈膨大和腰骶膨大两处最发达。其起始细胞位于灰质中间带与后柱,前柱较少,它们发出纤维至双侧。

(3)脊髓固有后束:位于白质后索内,由无髓细纤维组成(直径0.5~2.0μm)。其起始细胞可能在灰质后柱内侧部。

(4)其他脊髓固有束:除上述的固有束外,还有一些脊髓固有纤维与其他纤维混杂在一起组成其他脊髓固有束。例如,位于脊髓颈段和胸段楔束内侧部的Schultze逗点束,又称半月束、束间束(interfascicular fasciculus)。对此理论意见尚不一致,多数证据提示,该束由颈髓与上胸髓后根

纤维的下行支组成。由脊髓固有纤维与后根下行支混合组成的隔缘束（septomarginal tract）位于下胸髓后正中隔后缘，它在腰髓位于后正中隔的中部，称为卵形束（oval bundle）；在骶髓位于后索的内侧，称三角束（triangular fasciculus）。背外侧束（dorsolateral fasciculus）又称 Lissauer 束，也属于脊髓固有束。它位于灰质后柱尖与脊髓表面之间，围绕着进入脊髓的后根纤维。该束由薄髓和无髓细纤维组成，纵贯脊髓全长，以脊髓上颈段最发达。其组成纤维是后根外侧部细纤维进入脊髓后分为升支和降支，上行或下行 1~2 个脊髓节段，其侧支终止于板层 I、II 和 III。另一部分纤维起止均在脊髓内。

三、脊髓的化学解剖学

脊髓内化学物质的改变直接影响人体的行为和活动，并与多种疾病密切相关。随着研究技术的发展，新的神经递质、神经调质及其受体，生长因子，转运因子或其新的功能不断被发现，包括乙酰胆碱、氨基酸类、单胺类和肽类。这些化学物质每一种又有其自身的分布特点。

研究结果显示脊髓内所有的儿茶酚胺能纤维都来自脊髓以上的结构。也有研究发现脊髓下颈段有单胺能神经元的存在。

用单克隆抗体发现桥尾蛋白（gephyrin）样免疫阳性产物在生长的轴突内表达。不同年龄大鼠脊髓灰质和皮质脊髓束都可检测到 gephyrin 样免疫阳性产物。生长的轴突中 gephyrin 可能有稳定微管结构的作用。近年来发现 gephyrin 参与组成中枢神经系统 GABA、甘氨酸能抑制性突触后蛋白复合物，并调节其突触传递。是甘氨酸受体的锚定蛋白，还具有连接细胞内微管蛋白的特性，是沟通甘氨酸受体和细胞骨架之间的桥梁，主要与甘氨酸受体 β 亚基相互作用。GABA$_A$ 受体的亚基有 19 种，gephyrin 在 GABA 能突触后的聚集依赖于 gephyrin 和 GABA$_A$ 受体特定亚基间的相互作用。

（一）脊髓后角

脊髓后角富含各种神经递质和神经调质，氨基酸类物质有谷氨酸、门冬氨酸、甘氨酸和 GABA。单胺类物质有去甲肾上腺素（noradrenaline, NE）、肾上腺素（adrenaline/epinephrine, A/E）、5-羟色胺（5-hydroxytryptamine, 5-HT）、组胺和多巴胺（dopamine, DA）。肽类物质则有 P 物质（SP）、其他速激肽和

属于阿片肽的亮氨酸脑啡肽（leucine enkephaline, L-ENK）、甲硫氨酸脑啡肽（methionine enkephalin, M-ENK）、强啡肽（dynorphin）、内啡肽（endorphin, EP），属于脑肠肽的胆囊收缩素（cholecystokinin, CCK）、血管活性肠肽（VIP）、神经降压肽（neurotensin, NT），属于下丘脑及垂体神经肽的催产素（oxytocin, OT）、加压素（vasopressin, VP）、SOM、促肾上腺皮质激素（adrenocorticotropic hormone, ACTH）、CRH、TRH 等。

许多神经肽，包括降钙素基因相关肽（calcitonin gene related peptide, CGRP）、SP、神经激肽 B、阿片肽、SOM、NT、促生长激素神经肽（galanin, Gal），在发育早期即出现，人们推测这些神经肽可能与生长和发育有关。用受体定量放射自显影方法研究发现，出生后早期的发育阶段，[^{125}I]NT 和 [^{125}I]VIP 结合部位广泛分布于脊髓的各个板层，而后经历一个选择性的发育阶段达到成体的分布模式。例如，μ 阿片受体结合区域的密度在出生后 4d（P4）达到高峰，随着动物年龄的增加逐渐减弱。[^{125}I]SP/NK-1 受体结合部位变化非常小，直到出生 14d（P14）后，才逐渐减少。在成年大鼠，多数肽受体的结合部位位于后角的浅层。

后角浅层的肽能神经元既不与一氧化氮合酶（nitric oxide synthase, NOS）共存也不与 ACh 共存。SP 属于速激肽家族，主要通过 NK-1 受体在中枢发挥调节作用。胆囊收缩素（CCK）是一种典型的脑肠肽，在脊髓后角的含量很高，主要来源于 I、II、IV、VI 层和中央管周围的中间神经元。SP 和 CCK 免疫阳性神经元胞体存在于后角 II~V 层，大鼠脊髓 I 层也有 SP 阳性神经元胞体。肽能神经纤维在脊髓后角的分布比胞体更为广泛，因为这些纤维不仅来自后角固有核，而且来自一级感觉神经元和脊髓上位脑结构的肽能神经元。例如，SP 纤维除来自一级传入神经元外，还来自后角固有核和延髓中缝核。SP 纤维在 I 层和 II 外层密度最高，向腹侧逐渐减少。CCK 纤维的分布与 SP 相似，但较稀疏。CCK 与 SP 部分共存。一级传入的 SP 纤维终止于中间神经元或投射神经元，上述突触后中间神经元可含有 ENK 和氨基酸（如 GABA）等。这种联系可通过兴奋抑制性中间神经元，再由中间神经元直接抑制投射神经元（突触后作用）或经轴-轴突触作用于一级传入末梢（突触前作用）而间接影响投射神经元的活动。在超微结构水平，大部分 SP 神经末梢位于突触球的中央，可形成非对称性轴-树

突触或对称性轴-轴突触。在轴-轴突触中,SP末梢可为突触前或突触后成分。与树突形成非对称性轴-树突触的 SP 末梢被认为对后角神经元具有兴奋作用,与伤害性刺激的感受有关。至于轴-轴突触中 SP 的作用,则较为复杂,可能具有突触前抑制或兴奋作用。SP 末梢之间构成的轴-轴突触提示 SP 的释放可能存在着自我调节机制。用多通道微电极记录脊髓神经元的 SP 和NK-1 受体对从膝和踝传入的伤害和非伤害性刺激的影响。用微透析方法将 SP 和 NK-1 受体激动剂导入后,SP(20~120nA)使 46 个伤害性神经元中的 35 个神经元对伤害性和非伤害性膝和踝部压力刺激引起的放电增加;导入 NK-1 受体拮抗剂(CP96345,25~80nA)能够减少 SP 敏感神经元(28/28)对伤害性膝关节刺激的反应。

脊髓后角浅层的 CCK 能纤维主要是脑干延髓吻侧腹内侧区(rostral ventromedial medulla,RVM)中的 CCK 下行神经纤维,经背外侧索下行到脊髓后角参与痛觉信息的调节。CCK 纤维对后角神经元有兴奋作用。CCK 在脊髓后角参与痛觉调制可能是通过后角中间抑制性神经元,抑或通过直接与初级感觉末梢形成突触,调节初级感觉神经末梢神经递质的释放来发挥作用。

脑啡肽(enkephalin,ENK)阳性神经元胞体位于 I~V 层,I 层者较大,II 层者类似柄细胞和岛细胞。后角的 ENK 纤维大部分起于后角固有核,主要集中于 I、II 层,其次是 V、VI 层。ENK 纤维终止于 I 层和 V 层的脊髓丘脑束的神经元胞体,也可终止于后角固有核。V 层的丘脑投射神经元估计有 50% 受 ENK 末梢支配。离子电泳表明:ENK 可抑制投射神经元对伤害性刺激的反应。将甲醛注入口面部可明显增加同侧第 1 颈髓节段 I、II、V 内前脑啡肽原(preproenkephalin,PPE)的基因表达,而 L-ENK 样免疫阳性产物的量没有明显变化。这些结果提示外周伤害性刺激能跨突触激活 PPE 的基因表达,ENK 对外周伤害性刺激的反应起重要的调节作用。脊髓后角中 42% 的 ENK 能神经元同时表达 GABA,约 22% 的 ENK 能神经元同时表达囊泡型谷氨酸转运体 1(VGLUT1),提示其可能对抑制性和兴奋性神经递质的释放均有调控作用。ENK 可作用于阿片受体,通过突触前或突触后机制调控小分子神经递质的释放。

NT 能神经元胞体见于猴的 I~III 层。NT 胞体和终末在大鼠脊髓后角的 I~III 层均有分布,其中在 II 层分布最多。在 II 层的外侧 1/3 和内侧 1/3 与 III 层外侧,NT 阳性的胞体和突起较多,形成了两个带状区。电镜提示大鼠脊髓后角合成NT 的神经元为谷氨酸能神经元。NT 纤维可能主要来自后角固有核。脊髓后角浅层内的 NT 受体 2(neurotensin receptor 2,NTSR2)主要分布于后角的中间神经元。在脊髓后角浅层释放的 NT可能通过 NTSR2 增强抑制性神经递质 GABA 和甘氨酸的释放而发挥镇痛作用。

GABA 能神经元胞体位于后角 I~III 层。纤维分布于后角各层,以 I、III 层为密集。电镜下可见 GABA 末梢形成轴-树、轴-体突触。切断后根可见在以 GABA 末梢为突触前成分的轴-轴突触中,突触后成分为溃变的一级传入末梢。这可能是 GABA 对脊髓后角内感觉信息实行突触前抑制的形态学基础。GABA 通过抑制初级传入纤维在脊髓后角释放谷氨酸和 SP 而抑制外周伤害性信息传递(突触前机制)。GABA 也可通过形成轴-树突触对后角神经元产生突触后抑制性影响。$GABA_A$ 受体亚单位(α1~3,5,β1~3,γ2)在大鼠脊髓和背根神经节神经元分布广泛,从 II 层到 X 层,α1 和 β2 的表达水平有很大的差异。所有亚单位的基因在 IV~VI 层均可检测到,但在 II 和 III层仅能观察到 α3、α5、β3 和 γ2 的表达。在后角浅层,含谷氨酸或 SP 的初级传入终末可能将伤害性信息直接传递给 GABA 能神经元,这些抑制性中间神经元抑制接受伤害性信息的兴奋性投射神经元和中间神经元,从而参与对脊髓后角伤害性信息传递的调控。实验显示 GABA 通过激活 $GABA_A$ 受体可以直接抑制脊髓后角浅层神经元的活动,此作用由 Cl^- 介导。

比较 ENK、NT 和 GABA 在脊髓后角的分布,三者有一些相似之处:①均分布于后角浅层;②这 3 种物质都可分布于岛细胞及某些柄细胞;③3 种末梢都可与后角细胞形成轴-树突触,对后角神经元进行突触后抑制;④ENK 和 GABA 还可通过形成轴-轴突触对后角神经元产生突触前抑制(含 NT 末梢的轴-轴突触尚未见报道)。

脊髓后角 I~III 层 GABA 能神经元内可含有一种或多种物质,如甘氨酸、ACh、神经肽 Y(neuropeptide Y,NPY)、ENK、NOS 或小清蛋白(parvalbumin,PV)。PV 免疫阳性的 GABA 能神经元也显示甘氨酸免疫阳性。脊髓后角浅层的神经元内阿片肽与 GABA 也大量共存。MENK 主要通过 μ- 受体和 κ- 受体抑制后角浅层神经元对 GABA 的反应,从而间接调控脊髓水平伤害性信息的传递。

神经肽 Y(NPY)为 36 个氨基酸残基组成的多肽,它的生物学效应通过激活 Y_1、Y_2、Y_5 和 Y_6 受体实现。在发育早期阶段,小鼠脊髓、脑、小脑和背根神经节有 Y_1、Y_2 和 Y_5 基因表达,在发育至成体的过程中逐渐减少。共聚焦显微镜观察发现,Y_1 受体免疫阳性物和转铁蛋白受体免疫阳性物有共存,免疫阳性物呈点状分布于质膜。免疫荧光双重标记染色显示 Ⅱ 层内多数 Y_1 受体阳性神经元含 SS。背根神经节和后角神经元的 Y_1 受体似乎是突触后受体。在正常动物,椎管内给予 NPY 导致热痛觉缺失,而对机械性刺激的阈值没有影响。神经损伤引起的痛觉过敏被 NPY 和 Y_1 受体激动剂[(Leu31,Pro34)-NPY]加剧;而 Y_2 受体激动剂[N-acetyl(Leu28,Leu31)NPY24-36]对神经损伤引起的痛觉过敏没有影响。NPY 拮抗剂(α-trinositol)(10mmol/L)明显减轻了神经损伤引起的痛觉过敏。

放射自显影术证明在脊髓Ⅲ~Ⅴ层存在[^{3}H]甘氨酸神经元胞体和纤维,含甘氨酸的神经纤维对中间神经元有抑制作用。

脊髓内谷氨酸的含量以后角最高,损毁脊髓的中间神经元,谷氨酸的含量不变,提示谷氨酸是传入神经元的递质。事实上,脊神经节细胞内含有兴奋性递质谷氨酸。将[^{3}H]D- 门冬氨酸注入脊髓后角,发现被 Ⅱ 层的细胞摄取,有一部分被逆行运输至脊神经节细胞内。但切断后根对脊髓内门冬氨酸的含量没有明显影响,说明门冬氨酸主要来源于脊髓后角,少量来源于脊神经节。

应用抗 ChAT 抗体显示在猫脊髓胶状质内有高水平 ChAT 免疫阳性纤维,但很难见到阳性胞体。用 ChAT 的单克隆抗体显示在大鼠脊髓Ⅱ、Ⅲ层内有少量分散的小至中等的胆碱能神经元。

在人和大鼠模型中,通过放射性免疫化学和免疫组织化学方法显示,脊髓后角的浅层有大量的毒蕈碱型乙酰胆碱受体(M 受体,mAChR)表达。在小鼠模型中证实了 M 受体的镇痛作用是通过位于脊髓的 M_2 和 M_4 受体介导的。M_2 受体在脊髓主要表达于初级传入末梢。M_4 受体虽然数量上少于 M_2 及其他型受体,但是 M_4 受体分布集中,不像 M_2 受体那样广泛分布于外周器官和中枢神经系统。毒蕈碱的镇痛作用是通过激活突触前膜 M 受体,从而抑制谷氨酸的兴奋性传导。同时,M 受体的活动可以兴奋脊髓后角Ⅱ层 GABA 能中间神经元,增加 GABA 的释放,从而抑制疼痛信号的转导。

应用顺、逆行示踪法证明:脑干的 5-HT、NE 和 E 能神经元均投射至脊髓后角,但其精确的投射区域不完全清楚。NE 和 E 来自延髓 A_1~A_3 和脑桥的 A_6(蓝斑)细胞群。来自 A_6 区的 NE 纤维在Ⅱ层密度最高。离子电泳 NE 和刺激蓝斑都抑制了后角神经元对伤害性刺激的反应。

5-HT 能纤维大部分来自延髓的中缝大核,其路径通过脊髓的背外侧索。有研究在脊髓后角浅层发现有极少量 5-HT 胞体。5-HT 纤维分布于整个脊髓后角,但在Ⅱ内层较少,在Ⅰ层与投射神经元联系,在Ⅱ层与柄细胞联系。电镜结果表明 5-HT 能神经末梢主要形成非对称性突触,形成的突触以轴 - 树突触为主,轴 - 轴突触极少,提示 5-HT 可能参与一级传入末梢感觉信息的调控和其他后角神经元的活动。用离子电泳将 5-HT 导入脊髓后角或刺激中缝核,均可特异性地抑制脊髓后角的丘脑投射神经元对伤害性机械或温度刺激的反应。5-HT 纤维可通过三条途径抑制或减弱Ⅰ层投射神经元的传出:直接抑制Ⅰ层的投射神经元,抑制兴奋性中间神经元和兴奋抑制性中间神经元。刺激脑干 5-HT B_3 区、延髓吻侧腹外侧区(rostral ventrolateral medulla,rVLM)可引起脊髓内 5-HT 的释放和血压升高。电刺激 rVLM、B_3 区神经元,同时椎管内给予 5-HT$_1$ 受体拮抗剂可减弱血压升高的效应。说明刺激该区 5-HT 能神经元引起的升压效应是通过激活脊髓内 5-HT$_1$ 受体实现的。5-HT$_{1B}$、5-HT$_{1D}$、5-HT$_{2A}$ 和 5-HT$_{3A}$ 受体亚型可能在介导 5-HT 增强脊髓后角神经元合成 GABA、并增强 GABA 的抑制效应过程中发挥着重要作用。5-HT$_{1A}$ 受体亚型在脊髓后角的分布最为密集,可能参与 5-HT 能下行调控系统对伤害性信息的下行易化过程,促进伤害性信息的传递。

生长抑素(SOM)阳性胞体位于Ⅰ、Ⅱ、Ⅳ、Ⅴ层。脊髓后角含有较密的 SOM 阳性纤维,主要分布于Ⅰ层、Ⅱ外层和Ⅲ层,在Ⅱ外层和Ⅲ层之间有一稀疏区。SOM 可抑制后角神经元的活动及其对周围刺激的反应。

鸡胰多肽(avian pancreatic polypeptide,APP)

的胞体见于脊髓后角Ⅰ~Ⅳ层的大神经元。APP纤维分布于Ⅰ、Ⅱ层,较稀少。

来自下丘脑的催产素(OT)或加压素(VP)纤维终止于后角Ⅰ层。

血管活性肠肽(VIP)主要存在于胸腰段脊髓后角的一级传入末梢内,因此,强烈提示它可能与内脏感觉传入有关,而其他脊髓节段的VIP可能参与其他的功能活动。VIP纤维分布于Ⅰ、Ⅱ层,较稀少。

S100A6是钙结合蛋白S100大家族中的一个成员,可激活一些钙信号转导的过程,包括调节细胞的生长、分裂、分泌及外排。免疫组织化学方法观察到S100A6在鼠脊髓后角边缘带、胶状质、后角固有核和Lissauer区有表达。

脊髓后角还有辣椒素样物质及其受体的免疫反应产物。

Ⅰ、Ⅱ层中存在着高密度的阿片受体。Ⅰ层和Ⅱ层阿片肽的释放可作用于初级传入纤维上的阿片受体而形成"痛抑制系统"。

孤啡肽(orphanin FQ,OFQ)及其受体(opioid receptor like-1,ORL-1)在脊髓后角和前角普遍表达。

(二)脊髓前角

前角运动神经元中有高浓度的乙酰胆碱酯酶(acetylcholinesterase,AChE),免疫组织化学显示这些细胞均为ChAT阳性(包括内、外侧群,即Ⅷ、Ⅸ层)。这些神经元的返支可通过胆碱能激活Renshaw细胞的N受体,应用N受体的配体(α-银环蛇毒素),可在前角内标记出位于腹内侧的Renshaw细胞。前角的肽能神经元可含有CGRP,此肽与ACh在前角细胞共存。在前角细胞内与ACh共存的CGRP可随前根纤维经脊神经分布至骨骼肌。

在脊髓前角,肽能神经纤维的分布较少。前角神经细胞附近有促甲状腺激素释放激素(TRH)和SP阳性纤维分布,这些纤维还含有5-HT。用5,7-DHT选择性破坏5-HT系统,可见上述纤维也受到破坏。前角的TRH纤维全部来自脑干(主要是延髓中缝核)。SP纤维主要来自延髓中缝隐核和中缝苍白核。5-HT纤维也来自延髓的中缝隐核和中缝苍白核。电镜下可见5-HT与SP共存于同一个大颗粒囊泡内。坐骨神经压迫后的3d和15d,脊髓前角运动神经元表达5-HT$_3$受体与对侧相比明显减少。坐骨神经损伤恢复后,其

表达恢复正常。相反,坐骨神经切断,无法再恢复神经支配,损伤45d后仍观察到5-HT$_3$受体的明显减少。提示运动神经元与肌肉的接触是维持运动神经元表达5-HT$_3$受体所必需的。

某些脊髓运动神经元发出轴突侧支至脊神经节,并形成突触联系。将HRP注入C$_3$脊神经节,可见同侧C$_3$前角神经元被逆行标记;切断C$_3$前根,C$_3$脊神经节内的传入终末发生顺行溃变。在脊神经前根内还含有传入纤维,这些纤维来自后根神经节,故被认为是感觉性的,可占前根纤维的15%~30%,主要是无髓纤维,它们可进入脊髓灰质或分布于软脊膜,其来源可能是脊神经节内的SP神经元。

在脊髓前角尚有ENK神经纤维,它们可能来自后角的ENK神经元。SOM和CCK神经纤维也分布于前角。腰骶段脊髓前角还有SS免疫阳性胞体。

用[^{3}H]GABA孵育脊髓片及免疫组织化学研究证实GABA能神经元分布于脊髓前角背内侧部的中、小型细胞,而GABA能纤维分布于整个前角。GABA还存在于突触体内。将[^{3}H]甘氨酸直接注入脊髓,标记细胞主要位于前角,其中有一部分是Renshaw细胞,后者介导对运动神经元的反馈性抑制。前角细胞还含有兴奋性递质谷氨酸。GABA$_A$受体亚单位(α1~3,5,β1~3,γ2)在大鼠脊髓和背根神经节分布广泛,Ⅸ层的运动神经元标记最强;Ⅸ层的运动神经元α2标记最强,β3和γ2中等,α1和α3非常弱。

丘脑的DA纤维可下行至脊髓前角。来自蓝斑(A$_6$区)的NE纤维也投射至前角。

牛胚胎30~70d脊髓的运动神经元、脊神经节有生长激素受体基因的表达。

尿皮质激素(urocortin)是一种神经肽,属于促皮质激素释放激素家族的一员,脊髓前角可检测到尿皮质激素基因及其蛋白的表达。

蜥蜴胚胎的脊髓前角有reelin基因和蛋白的表达,reelin在胚胎大脑皮质发育过程中起重要作用。

胰岛素样生长因子(insulin-like growth factor,IGF)受IGF结合蛋白6(IGF binding protein 6,IGFBP-6)的调节,而后者表达于脊髓前角运动神经元。

(三)脊髓侧角和中央管周围灰质

传统解剖学认为交感神经的低级中枢仅位

于脊髓侧角,而对于中央管周围灰质则知之甚少。近年来由于研究方法的进步,人们对这两个部位神经元的性质和联系有了较深入的认识和了解。交感节前神经元位于4个亚核:①中间带外侧核,为侧角本部;②中间带外侧核侧索部,位于中间带外侧核与软膜之间外侧索内;③脊髓中介核,位于中间带外侧核与中央管周围灰质之间;④中央自主神经核,位于中央管的背外侧。

侧角神经元含有ACh、GABA或SP,这些神经递质在侧角神经元胞体内是否共存,尚需进一步研究。分布于侧角的神经纤维含有不同的递质,如ENK、SOM、SP、VP、OT、5-HT和NE。其中,VP和OT纤维来自下丘脑,5-HT纤维来自延髓中缝隐核和中缝苍白核,NE纤维来自脑桥的A_5区。这些不同性质的神经纤维分布于侧角,可能对交感节前神经元的功能活动具有一定的调节作用。脊髓胸段和上腰段的侧角含交感神经的节前神经元胞体(中间带外侧核),脊髓骶段为骶部副交感神经节前纤维的发源地(骶副交感核)。5-HT纤维在大鼠侧角内呈簇状分布,并向内与中央管周围灰质联系,在大鼠脊髓的水平切面上呈梯形分布。

在脊髓,一部分内脏传入纤维沿后角外缘至中间带外侧核形成密集的终末区,另一部分传入纤维沿后角内缘至中央管背外侧(背侧连合核)形成密集的终末区;中间带外侧核功能上与背侧连合核密切相关。大鼠腰骶髓背侧连合核和中间带外侧核是内脏伤害性信息的初级传入门户,接受5-HT和GABA的调控。GABA通过与投射神经元和/或GABA能中间神经元上的$GABA_A$受体结合发挥调控作用。5-HT与投射神经元上的$5-HT_{1A}$受体结合,对内脏伤害性信息向上位脑结构的传递发挥调控作用;同时,5-HT与GABA能中间神经元上的$5-HT_{1A}$受体结合,通过影响GABA能中间神经元的活动进而对内脏伤害性信息的传递发挥调控作用。SP既是躯体感觉传导又是内脏感觉传导的递质。免疫组织化学研究表明骶髓背侧连合核处有多种神经活性物质(如SP、CGRP、NT、SOM、ENK、ChAT)的胞体和终末分布。

在胚胎第5周AChE阳性的神经元出现在中间带外侧核。胚胎第8周SP和ENK阳性的纤维出现于中间带外侧核。

在中央管周围灰质存在NT、VIP、5-HT和

GABA能神经元胞体以及含SS、VIP、ENK、SP、CCK、APP等肽类物质的神经纤维,其中含SP的纤维在中央管腹侧形成一条纵行纤维束(中央管腹侧纵束),此束纵贯脊髓全长,内含上、下行纤维;并有侧支穿过室管膜细胞之间进入中央管与脑脊液接触。中央管周围灰质内的VIP和GAD免疫阳性神经元也通过树突或轴突与脑脊液接触。这些不同性质的接触脑脊液神经元的存在进一步说明在脊髓水平神经体液调节的密切联系和复杂功能。

免疫组织化学三标技术显示大鼠腰骶髓(L_1~S_3)中央管周围灰质有ENK免疫阳性神经元,靠吻侧有一群ENK免疫阳性神经元呈锥体形(直径40~50μm),位于L_1~L_5的X层,这些神经元也是Gal和CCK免疫阳性神经元。另一群ENK免疫阳性神经元位于L_5~S_3,是较小的(直径20~30μm)卵圆形细胞。大约75%的这些神经元也是NPY免疫阳性的。NT免疫阳性神经元也存在于这一区域,并与上述两种神经肽共存。

神经生长因子高亲和性受体——TrkA免疫阳性细胞出现于大鼠脊髓中央灰质的3个部位——中央管的背侧、腹侧和外侧。原位杂交技术证实上述3个部位都表达TrkA基因,结合免疫荧光和逆行荧光金标记追踪TrkA细胞的神经递质及纤维投射,显示其通常位于节前神经元附近,TrkA免疫阳性细胞不是节前神经元,属于胆碱能系统。

(四)脊髓损伤后的组织化学

脊髓损伤后急性期的炎症反应导致损伤原发部位及周围组织发生继发性损害,将进一步加重机体的神经功能障碍。此外,胶质细胞的激活在脊髓损伤的继发性损害中也起很大的作用。星形胶质细胞活化后合成细胞外基质,包括勿动蛋白A(nogo protein-A,nogo-A)、髓鞘相关糖蛋白(myelin-associated glycoprotein,MAG)、少突胶质细胞-髓磷脂糖蛋白(oligodendrocyte-myelin glycoprotein,OMgp)及硫酸软骨素蛋白多糖(chondroitin sulfate proteoglycan,CSPG)等。大量文献证实,Nogo-A、CSPG、OMgp和MAG可以在体外抑制轴突生长和在体内抑制轴突再生,并且在临床前研究中,无论是针对单一分子还是针对几种分子的联合治疗均可促进脊髓损伤的神经功能恢复。Nogo-66受体(NgR),也被称为Reticulon 4受体(RTN4R),是一种由*RTN4R*基

因编码的蛋白质,是已知的三种髓鞘相关抑制剂(Nogo-A,OMgp 和 MAG)的常见受体,介导轴突的生长抑制,并且参与调节成年中枢神经系统的轴突再生和塑形。

代谢组学分析发现脊髓损伤大鼠脊髓组织的 N- 乙酰 - 天冬氨酸 - 谷氨酸和 N- 乙酰天门冬氨酸的水平显著降低,可能反映神经细胞死亡。

脊髓损伤后诱导小胶质细胞表达转录因子干扰素调节因子 7(IRF7),可减弱其促炎活性,原因是促炎向抗炎表型的转化(M1 型转化为 M2 型)受 IRF7 控制。

研究显示急性脊髓损伤后诱导型一氧化氮合酶(inducible nitric oxide synthase,iNOS)的活化表达具有特异性、迟发性等特点,其过量合成的一氧化氮(nitric oxide,NO)在脊髓继发性损害过程中的作用越来越受到重视。CCK-8 可以抑制 iNOS 的表达,减轻继发性的炎症反应。CCK 及其受体在脊髓的广泛分布,也是应用 CCK-8 治疗急性脊髓损伤的重要生理基础。CCK-8 有效抑制急性脊髓损伤后继发性炎症反应和胶质反应的作用机制是:抑制 NF-κB 的活性,增强 NF-κB 的抑制蛋白 I-κB 的表达、减少 GFAP 的早期表达。抑制 I-κB 的降解可能是 CCK-8 通过抗氧化及诱导 cAMP 增加的方式抑制 I-κB 的磷酸化,使 IκB-NFκB 复合物结构趋于稳定,从而最大程度减轻了急性脊髓损伤后的继发性损害。

对泛素连接酶和轴突再生蛋白的相关研究显示泛素连接酶 MDM4、MDM2 与转录因子 p53 组成的三联体是限制再生的关键信号复合物。条件性敲除 MDM4 或药理学抑制眼和脊髓 MDM2/p53 的相互作用促进了轴突再生和视神经挤压后的芽生以及脊髓损伤后皮质脊髓束的芽生。药理学增强 MDM2/p53-IGF1R 通路不仅有助于脊髓损伤后轴突的芽生而且也促进了功能恢复。中枢神经系统再生的调节机制 MDM4-MDM2/p53-IGF1R 为促进神经功能的恢复提供了新的靶标。

在脊髓损伤模型中,注射 5-HT 前体、5-HT 或色氨酸后均可使前角运动神经元超敏,推测脊髓前角运动神经元对 5-HT 敏感性增高可能是脊髓损伤后痉挛的主要原因之一。目前已知,5-HT 系统有 7 大类型 14 种亚型,其中 5-HT$_{2A}$ 受体在中枢痛觉下行调制系统中作用广泛,在调解肌张力中也扮演着重要角色。5-HT$_{2A}$ 受体主要分布于前角神经元的胞体和外侧索的树突,运动神经

元胞体所在部位最为密集。5-HT$_{2A}$ 受体上调与脊髓去 5-HT 神经支配后的超敏反应密切相关,亦是脊髓损伤后出现病理性反射亢进、强直性痉挛的生物学基础。

神经调节蛋白 -1(neuregulin-1,Nrg-1)是生长因子类神经调节蛋白家族成员,在神经系统的发育及成熟中具有重要作用。对 Nrg-1 及其受体 ErbB 的基因和药理学研究证实 Nrg-1/ErbB 在神经发育过程中,包括神经元的迁移、分化、髓鞘形成以及形成突触和神经肌肉接头,发挥了关键作用。Nrg-1 对脊髓损伤后的神经炎症过程也发挥了关键的调节作用。Nrg-1 可促进小胶质细胞和神经干 / 祖细胞之间的支持性相互作用。Nrg-1 作为分子开关,可驱动驻留在脊髓中的前体细胞分化为外周样施万细胞,是脊髓损伤后轴突发生髓鞘再生所必需的。

活性氧(reactive oxygen species,ROS)参与损伤后炎症反应介导的组织损伤和重建。ROS 通过 NOX-PI3K-Akt 信号通路参与哺乳动物的轴突再生。

成年脑和脊髓内的星形胶质细胞表达谷氨酸转运体 GLT-1。GLT-1 可引导未成熟神经元的轴突沿着特定的方向延长。局部微量注射 NBQX(谷氨酸受体亚型 AMPAR 的拮抗剂)可降低脊髓损伤后的神经功能缺损和组织缺失。

四、脊髓的功能

脊髓的功能是由其结构和在神经系统中的地位决定的,主要是传导功能、反射功能和神经营养功能等。

1. 传导功能　脊髓白质是由长短不等的上行和下行传导束组成的(图 8-1-11、图 8-1-13),联系着脊髓和脑的不同部位,完成神经信息的传导,实现机体的感觉和运动功能,因而可以把脊髓看作是连结脑与躯干及四肢之间的桥梁。

躯干和四肢密布着各种感受器,接受来自内、外环境的刺激,并转化为神经冲动,由与脊髓相连的脊神经中的感觉(躯体和内脏)纤维传入脊髓。在脊髓内交换神经元(如脊髓丘脑束)或不交换神经元(如薄束、楔束)形成脊髓白质中长的上行传导束,把感觉信息传导到脑的更高级部位。传导来自大脑皮质运动区的运动信号,或其他脑部发出的与骨骼肌肌张力调节有关信息的神经纤维在脊髓内聚集为白质的下行传导束,最终将有关运

动信号传递至脊髓前角运动细胞,再经脊神经中的运动纤维至骨骼肌,完成随意运动。因此,当脊髓受到损伤后,必然影响其传导功能,出现感觉和运动的障碍。

2. **反射功能** 脊髓的反射功能包括躯体反射和内脏反射,这是因为在脊髓内有相应的反射中枢。简述如下:

(1)躯体反射:躯体反射包括牵张反射和屈肌反射。

1)牵张反射:牵张反射属于深反射。当骨骼肌受到外力牵拉时,引起受牵拉的同一肌肉收缩,

借肌肉的收缩以抵抗牵张,此即牵张反射。临床上检查患者的腱反射就属于牵张反射,当叩击股四头肌腱,肌肉受到牵拉时,肌梭和腱器官的感受器受到刺激而产生神经冲动,经神经纤维传入脊髓,兴奋脊髓前角内的 α 运动神经元,其发出的 α 纤维使梭外肌纤维收缩,产生伸膝反应。此外,至脊髓的一些下行运动纤维束可兴奋 γ 运动神经元,经 γ 纤维使梭内肌纤维收缩,兴奋肌梭感受器,通过传入纤维使 α 神经元兴奋、梭外肌纤维收缩、肌张力增加,调节牵张反射。临床上常用于检查的牵张反射如表 8-1-1。

表 8-1-1 牵张反射及相应的脊髓节段

反射名称	传入神经	中枢	传出神经	效应器
肱二头肌反射	肌皮神经	$C_5 \sim C_6$	肌皮神经	肱二头肌
肱三头肌反射	桡神经	$C_6 \sim C_7$	桡神经	肱三头肌
髌反射	股神经	$L_2 \sim L_4$	股神经	股四头肌
踝反射	胫神经	$S_1 \sim S_2$	胫神经	腓肠肌

2)屈肌反射:当四肢远端皮肤受到伤害性刺激时,被刺激的肢体屈肌收缩,出现屈曲反应。

(2)内脏反射:脊髓内有交感神经和部分副交感神经节前神经元,因此在脊髓内存在有内脏反射的低级中枢,由脊髓完成的内脏反射如下:

1)血管张力反射:头颈和上肢反射中枢位于脊髓 $T_1 \sim T_7$ 侧角,躯干在 $T_1 \sim T_{12}$ 侧角,下肢位于 $T_8 \sim L_1$ 侧角。

2)发汗反射:面部反射中枢位于 $T_1 \sim T_4$;上肢位于 $T_4 \sim T_7$;躯干及下肢位于 $T_7 \sim L_2$。

3)排尿反射:排尿反射的副交感神经和躯体神经胞体位于脊髓 $S_2 \sim S_4$ 节段。

4)排便反射:中枢部位与排尿反射相同。

5)勃起反射:脊髓的性功能中枢包括交感神经中枢和副交感神经中枢。前者在脊髓 $T_{12} \sim L_2$ 节段,后者在 $S_3 \sim S_4$ 节段。副交感神经兴奋,阴茎(阴蒂)海绵体内血管扩张,引起勃起;射精后交感神经兴奋,使阴茎变软。

6)瞳孔反射:脊髓内支配瞳孔的交感神经中枢位于脊髓 $C_8 \sim T_3$ 的侧角内,发出的节前纤维经交感干上升到颈上节,在此换元,发出的节后纤维攀附颈内动脉至海绵窦,经眶上裂入眶,再穿经睫状神经节支配瞳孔开大肌。损伤后可产生颈交感神经麻痹综合征。

3. **躯体神经营养功能** 脊髓前角细胞对于它所支配的骨骼肌具有神经营养作用,前角细胞的损伤,可导致其支配的肌肉发生萎缩。另外,前角细胞对躯体骨骼亦有营养作用,在前角细胞受到损伤后,受损节段所支配的相关骨骼出现明显的骨质疏松等现象。

五、脊髓损伤及其相应表现

临床上脊髓病变并不少见,病变伤及脊髓内的白质或 / 和灰质,必然影响到脊髓的传导、反射和神经营养功能,从而出现相应的临床症状。由于中枢神经损伤后的再生问题尚未取得突破性的研究成果,因而脊髓损伤后常导致严重的后果,在此仅以脊髓的结构和功能简介常见脊髓损伤后出现的相应表现。

1. **脊髓横断** 脊髓横断损伤常见于脊髓外伤、横贯性脊髓炎、脊髓压迫症晚期、硬膜下脓肿、结核、转移性癌肿等。

当外伤引起脊髓横断损伤后,脊髓与高级中枢的联系中断,由于脊髓突然失去高级中枢控制,如皮质脊髓束,皮质下的各种下行传导束以及网状结构的易化和抑制影响均消失,首先出现脊髓休克,在横断面以下立即出现:①躯体感觉消失;②内脏感觉消失;③随意运动功能丧失(截瘫);

④肌张力消失；⑤反射活动消失。此外，患者尚可出现血压下降、正常体温不能维持、大便潴留和膀胱不能排空等。人脊髓休克延续的时间为1~6周，平均2~3周。待脊髓休克期之后，患者出现脊髓横断面以下深、浅感觉的丧失，肌张力增加，随意运动功能丧失，腱反射亢进和病理反射阳性（如Babinski征阳性），临床上谓之"硬瘫"。截瘫后，膀胱的功能不全最初为尿潴留，这是由于膀胱壁的逼尿肌瘫痪及括约肌痉挛，再后由于逼尿肌的肥厚而出现尿失禁，继而出现自动排尿（自动膀胱），如尿液量积存到一定程度时则引起反射排尿，可能是由于腹壁肌挛缩，增加了膀胱外压所致。若骶髓受损时则无自动排尿。

2. **脊髓半横断** 脊髓外伤或髓外肿瘤压迫时，可导致脊髓半边的横断损伤，出现相应的症状和体征，即所谓布朗-塞卡综合征（Brown-Sequard syndrome），主要表现为：①损伤平面以下同侧本体感觉和精细触觉丧失，这是由于后索损伤所致；②损伤平面对侧1~2节段以下痛温觉丧失，这是由于伤及脊髓丘脑侧束；③损伤平面以下同侧上运动神经元瘫痪（硬瘫、痉挛性瘫痪），肌张力增高、深反射亢进，Babinski征阳性，这是由于皮质脊髓侧束受损所致；④由于伤及部分前角，出现同侧损伤节段的运动神经元瘫痪（软瘫、弛缓性瘫痪）和血管舒缩功能障碍；⑤若伤及损伤节段后根，则可出现感觉过敏现象（图8-1-14）。

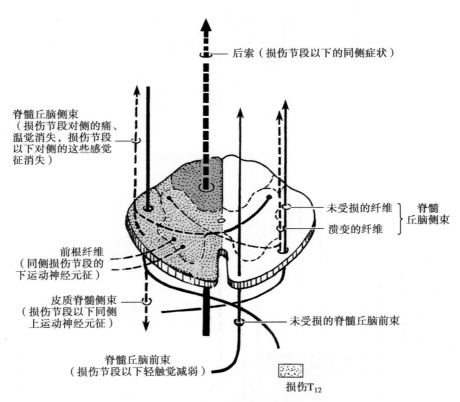

图 8-1-14　脊髓半横断示意图

3. **肌萎缩侧索硬化** 是运动神经元多见的疾病，为慢性进行性变性疾病，病变可累及脊髓前角、外侧索或脑干运动神经元，因而出现上、下运动神经元合并损伤的症状和体征（图8-1-15）。该病多在30~50岁发病，男性高于女性。通常有两种类型：颈髓胸髓型和腰髓骶髓型。前角运动细胞的变性常从脊髓颈段开始，在缓慢的病程中，首先出现手的运动无力和动作不灵，手部小肌肉萎缩，继而发展为全上肢及肩带肌的萎缩，从一侧上肢发展到对侧上肢，直到双上肢瘫痪，萎缩的肌肉有明显的肌束颤动。由于外侧索（皮质脊髓侧束）的退行性变，下肢表现出上运动神经元损伤的特征：肌张力增高、腱反射亢进，Babinski征阳性。若累及脑干内的脑神经运动核，则可出现吞咽及发音困难。

4. **联合变性或后侧索硬化** 常由维生素 B_{12}

缺乏引起脊髓后索和外侧索的合并变性(脱髓鞘)。患者由于后索的损伤,导致深感觉(意识性本体感觉)和皮肤精细触觉的信息传导中断,出现深感觉障碍、位置觉及震动觉减退或消失,表现为感觉性共济失调。外侧索的损伤则表现为轻度的温度觉和痛觉障碍。外侧索中因皮质脊髓侧束损伤出现四肢痉挛性瘫痪和 Babinski 征阳性(图 8-1-16)。

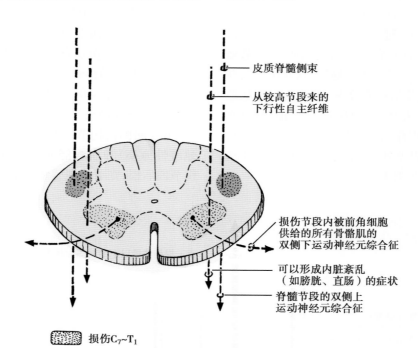

皮质脊髓侧束

从较高节段来的下行性自主纤维

损伤节段内被前角细胞供给的所有骨骼肌的双侧下运动神经元综合征

可以形成内脏紊乱(如膀胱、直肠)的症状

脊髓节段的双侧上运动神经元综合征

损伤C₇~T₁

图 8-1-15 肌萎缩侧索硬化示意图

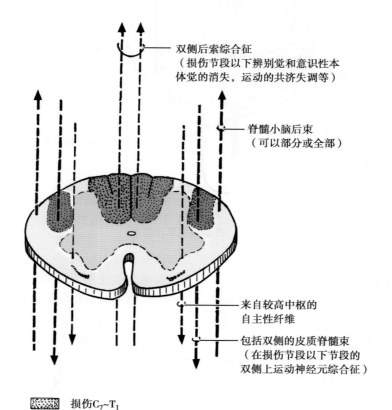

双侧后索综合征(损伤节段以下辨别觉和意识性本体觉的消失,运动的共济失调等)

脊髓小脑后束(可以部分或全部)

来自较高中枢的自主性纤维

包括双侧的皮质脊髓束(在损伤节段以下节段的双侧上运动神经元综合征)

损伤C₇~T₁

图 8-1-16 联合变性或后侧索硬化示意图

5. **脊髓痨** 该病是感染梅毒螺旋体后造成的脊髓损伤,常于梅毒感染后 3~30 年发病,主要累及脊神经后根和脊髓白质后索,其主要症状和体征包括:①根性疼痛。患者出现发作性短暂刀割样痛或烧灼样痛,呈游走性发作,但以下肢最为常见,腰部有紧缩感。②深感觉障碍。由于病变多累及传导下肢感觉的后根、后索,深感觉障碍呈进行性发展,表现为感觉性共济失调。患者呈跨阈步态,主观感觉踏步时似踩棉花一样,闭目后难以站稳,至晚间因视觉代偿丧失而表现更明显,下肢腱反射消失。③阿 - 罗瞳孔。瞳孔不等圆,不对称,对光反射消失。④内脏疼痛和内脏危象。胃危象:上腹部剧烈疼痛,持续呕吐,喉危象:疼痛、咳嗽及呼吸困难;膀胱危象:下腹部疼痛及尿频;直肠危象:下腹部坠胀、排便感等。此外,如果脊髓 $S_{2~4}$ 节段后根损害,可引起神经源性膀胱,形成尿潴留,并导致充溢性尿失禁。阳痿也是常见症状。

6. **获得性免疫缺陷综合征所致的脊髓病** 获得性免疫缺陷综合征(AIDS)的病原体为人类免疫缺陷病毒(HIV),感染 HIV 后,对脊髓的损伤表现为髓鞘变薄及空泡形成,故称为空泡性脊髓病。主要侵及后索和外侧索,以胸髓最明显,导致患者感觉、运动障碍和感觉性共济失调,类似于由维生素 B_{12} 缺乏所引起的脊髓亚急性联合变性(联合变性或后侧索硬化),表现为进行性痉挛性截瘫、共济失调、尿失禁等。

7. **脊髓空洞症** 本病的基本病理特征是在脊髓的中央部形成空洞,洞壁为胶质细胞增生;临床特点为肌萎缩和节段性分离性感觉障碍。空洞多发生在脊髓的颈段和胸段,如向上延伸至延髓则称延髓空洞症。其症状和体征的特点是:①感觉分离。由于首先伤及白质前连合内的感觉交叉纤维,表现为损伤节段双侧痛、温觉丧失,触觉存在。若空洞扩大侵及后索,则损伤平面以下深感觉障碍;若伤及脊髓丘脑束,则损伤平面对侧 1~2 节段以下痛、温觉丧失。②运动障碍。如果空洞进一步扩大,侵犯皮质脊髓束后,出现下肢痉挛性瘫痪。③神经营养障碍。在病变分布区域出现出汗异常,皮肤发绀、破溃及无痛性溃疡。如果病变侵及 $C_7~T_1$ 侧角,可有霍纳综合征(Horner syndrome)(图 8-1-17)。

8. **前角综合征** 由脊髓灰质炎病毒引起的脊髓前角灰质炎(如小儿麻痹症),由于损伤腰骶部脊髓前角运动细胞(下运动神经元),由其所支配的骨骼肌出现弛缓性瘫痪:肌张力降低,腱反射消失,肌肉萎缩,而感觉存在(马蹄内翻足)。

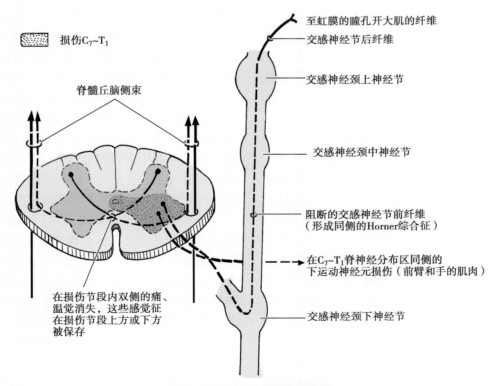

图 8-1-17 脊髓空洞症示意图

六、脊髓损伤的修复

脊髓损伤的后果十分严重，不仅严重损害患者的躯体运动和感觉功能，还会使损伤平面以下的内脏器官失去高级中枢的调节与支配，引起神经源性内脏器官功能障碍，严重影响着患者的生存质量，并威胁着患者的生命。因此，对脊髓损伤后的结构重建和功能恢复，依然是广大基础和临床神经科学工作者研究的重点。

1. 移植修复

（1）周围神经移植：Cajal 提出中枢神经系统的轴突之所以不能再生，并非由于神经元，而是中枢神经系统环境中缺少营养及趋向物质。带血管蒂的神经移植改善了脊髓损伤后的缺血状态，诱发了宿主中枢神经系统的再生潜能，游离的周围神经植入后不仅为神经纤维的再生提供了支架和向导，而且，移植神经内的施万细胞等成分通过分泌神经营养因子以及轴突再生，促进了功能的恢复。目前，同种异体神经移植的最大问题是组织排异问题，解决方法有对同种异体神经进行脱细胞处理，去除异体神经的施万细胞、髓鞘及轴突，剩余的成分主要是基底膜管，从而极大程度降低了免疫原性而不出现排斥反应。

（2）胚胎组织移植：大量实验显示，胚胎脊髓能在脊髓损伤部位存活、生长、分化及成熟，并与宿主融合，恢复其连续性。其可能机制为胚胎脊髓能产生各种营养因子，保护、拯救神经元；作为桥接物，填充损伤区，提供化学诱导，促进轴突再生及髓鞘形成；替代某些缺失的神经元，恢复其感觉、运动和反射功能。胚胎脊髓与周围神经均可直接抑制胶质瘢痕形成，联合移植可产生协同作用。由于移植物来源的限制，临床应用中存在困难。

（3）施万细胞和嗅鞘细胞移植：脊髓损伤的动物模型中，外周的施万细胞移植到中枢，分泌利于神经损伤修复的物质，使周围环境支持轴突再生，减少囊性空洞的形成，促进功能恢复。但施万细胞移植后轴突再生仅在移植范围内生长，很少能长入损伤区另一端脊髓。近年来，脱细胞天然神经移植物的成功制备，为施万细胞移植提供了更利于其生存的支架材料，也为神经缺损的修复开拓了新途径。

嗅鞘细胞可以快速吞噬碎片和微生物，可以分泌神经生长因子提供营养支持，嗅鞘细胞移植不仅可促进切断的轴突再生，跨越胶质瘢痕形成的抑制环境，还可以形成髓鞘，包裹再生及脱髓鞘的轴突，从而促进运动功能的恢复。在臂丛撕脱伤的动物模型中，嗅鞘细胞可诱导背根再生，从而使本体感觉显著恢复。从鼻黏膜提取的嗅鞘细胞也被移植到脊髓从而治疗脊髓损伤，并被证明可以促进神经突起的生长和内源性的髓鞘形成，从而明显促进动物的行为恢复。在世界各地已完成了大量的关于嗅鞘细胞治疗慢性脊髓损伤的临床试验，通过 meta 分析（累计 n=1 193）发现与移植相关的并发症发生率没有明显增加，限于研究的水平，疗效还不能确定。

（4）神经干细胞/前体细胞移植：移植经过基因修饰的神经干细胞，通过调控移植部位的微环境从而调控神经干细胞的定向分化，替代脊髓损伤中丢失的细胞，与宿主神经元整合，重建神经环路，促进损伤脊髓的结构和功能恢复。国外关于颈髓和腰髓损伤的患者采用神经干细胞移植的 II 期临床试验于 2016 年完成。初步结果显示，治疗相关的并发症发生率没有增加。这起码证实了治疗方法的安全性，即实质内干细胞移植是可行的。特异性针对脱髓鞘损伤后的移植细胞是少突前体细胞（oligodendrocyte precursor cell，OPC），该细胞优先分化为有功能的少突胶质细胞。

（5）骨髓间充质干细胞移植：骨髓内除造血干细胞外，还有一类具有干细胞特点的可向多种非造血组织分化的细胞，称为骨髓间充质干细胞。它可分化为肌细胞、成骨细胞、软骨细胞和脂肪细胞，从而修复结缔组织，还可调节脊髓损伤动物模型存在的局部和全身炎症，减少周围炎症细胞的浸润，增加实质组织的体积。由于其在体外容易分离培养，并且具有很强的扩增能力，因此被认为是进行人体基因治疗的理想载体细胞，国外关于实质内和鞘内注射间充质干细胞治疗急性脊髓损伤 B 级患者的 II/III 期随机对照临床试验也已完成。

（6）桥接体结合神经生长因子移植：神经生长因子具有促进轴突再生和保护神经元的作用，可防止脊髓残端发生变性坏死。实验表明，神经或非神经组织作为桥接体可与脊髓远、近端愈合，为神经纤维再生提供管道。桥接体结合神经生长因子移植可产生协同作用。作为桥接体常用的组织有大网膜、肌基膜管、施万细胞基底膜等。

2. 神经吻合　排尿功能障碍是脊髓损伤所致的主要问题之一，是医学上一大难题。我国绝大部分（75%~90%）脊髓损伤患者死于泌尿系感染和肾衰竭。报道的"人工体神经 - 内脏神经反射弧"的神经吻合治疗方式有一定效果。其基本原理是：将一条躯体神经运动支近心端与控制膀胱及尿道括约肌的骶神经传出支远心端吻合（图 8-1-18），可治疗脊髓损伤和脊柱裂脊膜膨出患者大小便失控。神经吻合方式有多种：直接吻合横断的神经、生殖股神经与盆腔神经吻合、肋间神经或者尾神经与骶神经吻合等。由于神经吻合治疗效果仍有争议，因此还需要更深入的实验研究和更多的临床病例来进行验证。

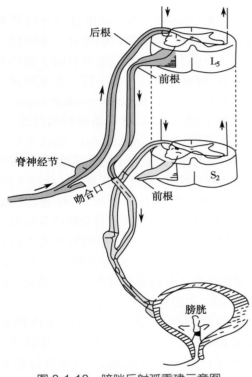

图 8-1-18 膀胱反射弧重建示意图

（臧卫东 李治华）

参考文献

［1］李云庆. 神经解剖学（修订版）[M]. 西安: 第四军医大学出版社, 2011.

［2］张培林. 神经解剖学 [M]. 北京: 人民卫生出版社, 1987.

［3］Ahuja CS, Fehlings M. Concise review: Bridging the gap: Novel neuroregenerative and neuroprotective strategies in spinal cord injury [J]. Stem Cells Transl Med, 2016, 5 (7): 914-924.

［4］Bartus K, Galino J, James ND, et al. Neuregulin-1 controls an endogenous repair mechanism after spinal cord injury [J]. Brain, 2016, 139 (Pt 5): 1394-1416.

［5］Chang HY, Havton LA. Re-established micturition reflexes show differential activation patterns after lumbosacral ventral root avulsion injury and repair in rats [J]. Exp Neurol, 2008, 212 (2): 291-297.

［6］Cerqueira SR, Lee YS, Cornelison RC, et al. Decellularized peripheral nerve supports Schwann cell transplants and axon growth folllowing spinal cord injury [J]. Biomaterials, 2018, 177: 176-185.

［7］Dasari VR, Veeravalli KK, Dinh DH. Mesenchymal stem cells in the treatment of spinal cord injuries: A review [J]. World J Stem Cells, 2014, 6 (2): 120-133.

［8］Dyck S, Kataria H, Alizadeh A, et al. Perturbing chondroitin sulfate proteoglycan signaling through LAR and PTPσ receptors promotes a beneficial inflammatory response following spinal cord injury [J]. J Neuroinflammation, 2018, 15 (1): 90.

［9］Fallah Z, Clowry GJ. Gephyrin-like immunoreactivity is a marker for growing axons in the central nervous system of the immature rat [J]. Dev Neurosci, 1999, 21 (1): 50-57.

［10］Gomez-Amaya SM, Barbe MF, de Groat WC, et al. Neural reconstruction methods of restoring bladder function [J]. Nat Rev Urol, 2015, 12 (2): 100-118.

［11］Joshi YS, Zou Y, Kurihara Y, et al. The MDM4/MDM2-p53-IGF1 axis controls axonal regeneration, sprouting and functional recovery after CNS injury [J]. Brain, 2015, 138 (Pt 7): 1843-1862.

［12］Kwon BK, Streijger F, Fallah N, et al. Cerebrospinal fluid biomarkers to stratify injury severity and predict outcome in human traumatic spinal cord injury [J]. J Neurotrauma, 2017, 34 (3): 567-580.

［13］Li DP, Chen SR, Pan YZ, et al. Role of presynaptic muscarinic and GABA (B) receptors in spinal glutamate release and cholinergic analgesia in rats [J]. J Physiol, 2002, 543 (Pt 3): 807-818.

［14］Li L, Adnan H, Xu B, et al. Effects of transplantation of olfactory ensheathing cells in chronic spinal cord injury: a systematic review and meta-analysis [J]. Eur Spine J, 2015, 24 (5): 919-930.

［15］Rasmussen MM, Krogh K, Clemmensen D, et al. The artificial somato-autonomic reflex arch does not improve bowel function in subjects with spinal cord injury [J]. Spinal Cord, 2015, 53 (9): 705-710.

［16］Ruschel J, Hellal F, Flynn KC, et al. Axonal regeneration. Systemic administration of epothilone B promotes axon regeneration after spinal cord injury [J]. Science, 2015, 348 (6232): 347-352.

［17］Swartzlander MD, Blakney AK, Amer LD, et al.

Immunomodulation by mesenchymal stem cells combats the foreign body response to cell-ladensynthetic hydrogels [J]. Biomaterials, 2015, 41: 79-88.

[18] Wiliams RR, Bunge MB. Schwann cell transplantation: a repair strategy for spinal cord injury？[J]. Prog Brain Res, 2012, 201: 295-312.

[19] Wu SX, Li YQ, Shi JW. Temporal changes of preproenkephalin mRNA and leuenkephalin-like immunore-

activity in the neurons of the caudal spinal trigeminal nucleus and upper cervical cord after noxious stimuli [J]. J Hirnforsch, 1998, 39 (2): 217-222.

[20] Zhang J, Chen H, Duan Z, et al. The Effects of co-transplantation of olfactory ensheathing cells and Schwann cells on local inflammation environment in the contused spinal cord of rats [J]. Mol Neurobiol, 2017, 54 (2): 943-953.

第二节　延　髓

一、延髓的外形

延髓（medulla oblongata）（图 8-0-1~图 8-0-3）如倒置的圆锥形。其下端以第 1 颈神经最上根丝为界，约相当枕骨大孔处，向下与脊髓相连；其上端在腹侧面上以横沟（脑桥延髓沟）与脑桥分隔。其背侧面以菱形窝的髓纹与脑桥分界。延髓腹侧斜卧于颅后窝枕骨斜坡上，延髓背侧与小脑扁桃体为邻，二者均位于枕骨大孔上方。当颅内压增高时，二者可疝入枕骨大孔内，压挤延髓心血管和呼吸调控区，引起枕骨大孔疝。

人延髓长 3cm，可分上下两部：下部外形与脊髓相似，内腔仍为中央管，称闭锁部；上部内腔扩大为第四脑室下半，称开放部。在延髓腹侧面、前正中裂（anterior median fissure）两侧，延髓上部有一对棒状隆起，称锥体（pyramid），其深方有皮质脊髓束通过。下延两侧锥体形成发辫式交叉，称锥体交叉（decussation of pyramid）。在锥体背外侧有卵圆形隆起，称橄榄（olive），其深方为下橄榄核。在锥体与下橄榄之间有前外侧沟（anterolateral sulcus），舌下神经自此沟出脑。在橄榄后方有橄榄后沟（retroolivary sulcus），自上而下有舌咽神经、迷走神经及副神经在此出脑，可见延髓与末 4 对脑神经有关。在延髓背侧面，闭锁部可见由脊髓上行的薄束和楔束，向上分别终于膨大的薄束结节（gracile tubercles）和楔束结节（cuneate tubercles），二者深方各为薄束核和楔束核。在楔束结节与橄榄之间，有一不明显的纵行隆起，称三叉结节（trigeminal tubercle）或灰小结节（tuberculum cinereum），其深方为三叉神经脊束及其核。在背侧面开放部形成菱形窝的下半。

菱形窝（rhomboid fossa）由延髓开放部和脑桥的背侧面组成，构成第四脑室底。菱形窝之上外侧界是小脑上脚，下外侧边界自内下而外上是薄束结节、楔束结节及小脑下脚。在菱形窝上下角之间有后正中沟（posterior median sulcus）。在菱形窝两个侧角之间，有几条横行的纤维束，称第四脑室髓纹（striae medullaris）。髓纹不是蜗神经核的听觉纤维，而是迷走的皮质脑桥小脑纤维，可能与延髓弓状核、桥延体核及外弓状纤维有关。在后正中沟两侧各有一条纵沟，称界沟（sulcus limitans），即胚胎发生时神经管管腔内分隔基板与翼板的界沟。因此，在后正中沟与界沟之间的内侧区，有由基板发育而来的运动神经元，故是运动区。界沟外侧区有由翼板发育而来的感觉通路的二级神经元，为感觉区。

菱形窝内侧区呈纵行隆起，称内侧隆起（medial eminence），在髓纹以上有一对圆形膨起，称面神经丘（facial colliculus），由面神经膝纤维绕展神经核所致。在髓纹以下，运动区有两条斜向内下方的浅沟，将其分为 3 个小区：内上方者称舌下神经三角（hypoglossal triangle），其深方为舌下神经核；居中间位者称迷走神经三角（vagal triangle），其深方是迷走神经背核；下外方的小区窄小，称最后区（area postrema, AP），无血-脑屏障，属脑室周围器。在菱形窝外侧区的深方，含有若干感觉核，但以前庭神经核群最表浅，故又称前庭区（vestibular area）。在前庭区外侧角可分辨出一小结节，称听结节（acoustic tubercle），其深方为蜗神经背核。在菱形窝下角，有第四脑室脉络带附着的弯曲边缘，称闩（obex），它是表示切面水平的常用标志。

二、延髓的内部结构

1. 锥体和锥体交叉

（1）锥体内的纤维来源广泛：在猴一侧锥体内，纤维多达 100 万根，其中仅有 3%~4% 来自中央前回 4 区的大锥体细胞（Betz 细胞）。锥体束（pyramidal tract）包括皮质脊髓束和皮质核束。超过 60% 纤维起始于皮质初级运动区、运动前区以及辅助运动区；其余起始于初级感觉区（3、1、2 区）、顶叶皮质、顶叶岛盖及扣带回。皮质核束下行至延髓锥体时，已经陆续离开锥体，分别终止于各个脑神经运动核（图 8-2-1、图 8-2-2）。因此，在锥体内已没有皮质核束纤维，只有皮质脊髓束纤维，锥体内还有调节内脏神经活动的下行纤维和上行纤维，后者如脊髓脑桥纤维等。如此广泛的起源，却有少数不属于运动纤维。这些锥体束起始细胞，还与其他运动区的联络纤维信息整合，包括前额叶、颞叶及顶叶等。锥体束发出不少侧支，支配下橄榄核复合体、后索核以及延髓一些网状核。由于纤维来源广泛，其直径有很大差异。约 90% 以上的皮质脊髓束纤维直径在 4μm 以下，半数纤维是无髓纤维；Betz 细胞的纤维最粗大，3a区的纤维最细小。皮质脊髓束控制肢体远端肌的技巧运动，尤其是手与指的精细动作。

（2）锥体内以 Betz 细胞的纤维为主：锥体内的纤维虽多，但以 Betz 细胞的纤维功能最重要：①在脑桥下缘与橄榄上端之间，切断猴两侧锥体（Lawrence 和 Kuypers，1968），术后猴仍能坐、走、爬和跑，但不能独立运用前肢。在 3 周以后，动物已能依靠整个前肢运动，带动手捡起一小块食物。再过一段时间，可不依靠整个前肢运动，而单独用手捡起食物。但是，在术后长达 11 个月以后，个别手指的灵巧运动仍不能复原。他们认为，大部分运动功能的恢复主要靠脑干下行通路来实现；反之，个别手指的高度分解而协调的运动，只能靠 Betz 细胞支配的颈膨大前角后背外侧组运动神经元的专有通路。②临床观察表明，脑卒中伤及锥体束的患者，最终难以恢复的运动功能，也是个别手指的灵巧运动。③手指肌的运动神经元与 Betz 细胞发出的皮质脊髓束纤维之间，没有中间神经元中介，形成单突触联系。从进化上分析，这种单突触联系唯人类最发达；猫没有这种单突触联系，根本不能有个别趾的运动。其次，Betz 细胞有侧抑制（lateral inhibition）局部回路，使个别指 /

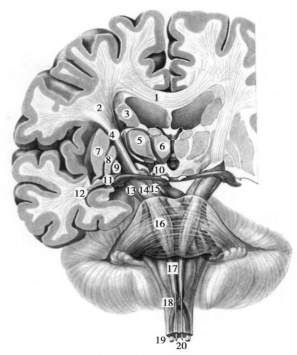

图 8-2-1　锥体束正面观

1. 胼胝体；2. 放射冠；3. 尾状核头；4. 内囊；5. 丘脑腹中间核；6. 丘脑背内侧核；7. 壳；8. 外侧苍白球；9. 内侧苍白球；10. 红核；11. 内囊豆状核后部；12. 尾状核尾；13. 颞桥束；14. 锥体束；15. 额桥束；13~15 合为大脑脚；16. 脑桥；17. 锥体；18. 锥体交叉；19. 皮质脊髓侧束；20. 皮质脊髓前束。

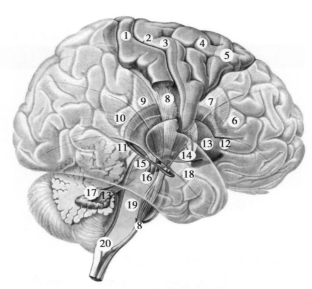

图 8-2-2　锥体束侧面观

1. 中央后回（3、1、2 区）；2. 中央沟；3. 运动区（4 区）；4. 运动前区（6 区）；5. 运动前区（8 区）；6. 额桥束；7. 皮质核束；8. 锥体束；9. 顶桥束；10. 枕桥束；11. 尾状核尾；12. 尾状核头；13. 壳核；14. 苍白球；15. 黑质；16. 颞桥束；17. 齿状核；18. 颞叶；19. 脑桥；20. 锥体交叉。

趾的运动定位精确。再次,皮质 4 区 V 层独有的 Betz 细胞与其他皮质锥体细胞共同形成的手代表区面积特别大,提示参与手和指运动的锥体细胞特别多,这可能与手和指运动的自由度特别多有关。

Lawrence 和 Kuypers 注意到,即便猴在双侧锥体切断以后,大部分运动功能得以恢复,但其各种运动均较缓慢而易疲劳。他们认为,皮质脊髓束为运动提供了速度和灵活性。还有学者指出,皮质脊髓束对屈肌神经元主要是兴奋作用,对伸肌神经元主要是抑制作用。

(3)皮质脊髓束形成锥体交叉:在延髓闭锁部,两侧皮质脊髓束纤维大部分越边,形成锥体交叉(图 8-2-1)。在前正中裂上,越边纤维(占据锥体内侧 3/4)形成发辫式交叉,即锥体交叉(decussation of pyramid)。人类其上下间距为 6~7mm。交叉纤维先位于中央管前方,后向对侧背外侧行,再降入脊髓侧索背侧部,形成皮质脊髓侧束(lateral corticospinal tract)。小部分不交叉纤维(占据锥体外侧 1/4),有的沿脊髓前索下行,形成皮质脊髓前束(anterior corticospinal tract);另一部分沿脊髓侧索腹侧部下行,形成皮质脊髓前外侧束(antarolateral corticospinal tract,Barnes 束)。

1)在锥体和锥体交叉内,纤维有躯体定位性分布:支配上肢的纤维偏内侧,支配下肢的纤维偏外侧,支配躯干的纤维处中间位。

2)锥体交叉情况有个体差异:Yakovlev 等(1966)的研究表明,纤维交叉者占 67.8%;两侧纤维全部交叉者占 16.2%;一侧全交叉,另侧不全交叉者占 12.9%;一侧全交叉,另侧全不交叉者占 0.8%;两侧全不交叉者占 2.3%。临床观察和影像学检查都有报道,确有少数人脑病变与肢体偏瘫在同一侧,应引起注意。

3)锥体交叉的顺序也有个体差异:有些人是一侧纤维全部交叉后,另一侧纤维再交叉;另一些人是左上肢纤维交叉后,右上肢纤维再交叉;接着,躯干左侧纤维交叉后,躯干右侧纤维再交叉;最后,左下肢纤维交叉后,右下肢纤维再交叉。

(4)锥体外系(extrapyramidal system):属运动系统网络的一部分,引起非随意运动。锥体系直接支配脊髓前角或脑干运动性脑神经核神经元,而锥体外系则调节(非直接控制)下运动神经元的活动。锥体外系的纤维束主要位于脑干网状结构内,其支配的下运动神经元在脊髓,参与调控运动反射、复杂运动和姿势等活动。这些纤维束由中枢神经系统的不同部分调制,如黑质 - 纹状体通路、基底神经核、小脑、前庭神经核以及多种大脑皮质的感觉区。所有这些部分均可认为是锥体外系的组成部分(表 8-2-1)。

表 8-2-1 锥体外系组成部分

处理中心	位置	主要功能
前庭神经核	脑桥和延髓	调节平衡和相关的平衡反射
上丘	中脑	感受视觉及调控相关的反射
下丘	中脑	感受听觉及调控相关的反射
红核	中脑	处理和控制骨骼肌的紧张度 组织和协调肢体和躯干的运动
小脑深核	小脑	协调和整合运动,整合感觉反馈

2. 后索核与内侧丘系交叉

(1)后索核(nucleus of posterior funiculus,NPF):脊髓后索中的薄束和楔束上行,达延髓背侧面的薄束结节和楔束结节,分别终止于薄束核(gracile nucleus)和楔束核(cuneate nucleus),二者合称后索核。在锥体交叉平面上,二核的下端刚出现,薄束核出现早于楔束核,二核的背侧均可见

厚实的薄束和楔束(图 8-0-3),在楔束核的外侧,可见三叉神经脊束核尾侧亚核及其背侧的三叉神经脊束。自此平面向上,随着二束纤维不断终止,二核体积不断增大。至下橄榄核下端平面,全部薄束纤维和大部分楔束纤维已被二核所替代。人类薄束核柱长约 13mm,向上可达前庭神经内侧核下端平面;楔束核柱的上下端均较薄束核柱稍

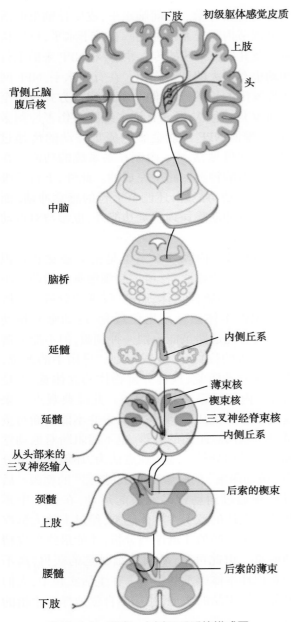

图 8-2-3　后索 - 内侧丘系系统模式图

（图中标注）初级躯体感觉皮质；下肢；上肢；头；背侧丘脑腹后核；中脑；脑桥；延髓；内侧丘系；延髓；薄束核；楔束核；三叉神经脊束核；内侧丘系；从头部来的三叉神经输入；颈髓；上肢；后索的楔束；腰髓；下肢；后索的薄束

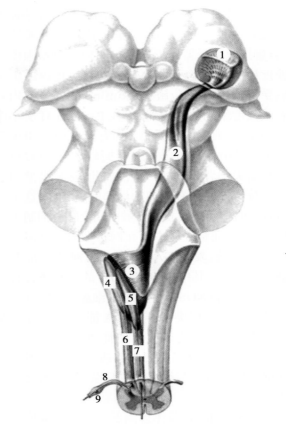

图 8-2-4　后索 - 内侧丘系后面透视图

1. 丘脑腹后外侧核；2. 内侧丘系；3. 内弓状纤维；4. 楔束核；5. 薄束核；6. 楔束；7. 薄束；8. 脊神经后根；9. 脊神经节。

高些，与薄束结节和楔束结节的高度一致。

（2）内侧丘系交叉：后索核发出有髓纤维，从背侧向腹内侧走行，绕过中央管在其腹侧交叉，此段纤维称内弓状纤维（internal arcuate fiber），此纤维交叉称内侧丘系交叉（decussation of medial lemniscus）。此交叉位于锥体交叉平面吻侧。交叉后的纤维折向上行，组成内侧丘系（medial lemniscus），位于锥体束背侧，脑干正中裂两侧，经过延髓开放部、脑桥、中脑，最终达丘脑腹后外侧核（图 8-2-3、图 8-2-4）。猴和人的内侧丘系纤维全部交叉，且无侧支至脑干网状结构。在内侧丘系内，有躯体定位性分布，薄束核纤维占据其腹

外侧，楔束核纤维占据其背内侧。此外，在猫和人的薄束核与前庭下核之间，可分辨出一 Z 核（Z nucleus），它可能是薄束核网状带的一个分开部分，Z 核接受同侧后肢的本体感受纤维，并经内弓状纤维投射到对侧内侧丘系。

（3）后索核的细胞构筑：后索核可分为团簇带和网状带。猫的后索核柱中段背侧区，因细胞群集成簇状而称团簇带（cluster zone），其细胞大而圆，树突分支丰富；在后索核柱的上端和腹侧区，其细胞分布较均匀而密集，称网状带（reticular zone），含中、小型细胞；中型细胞有辐射状树突。

1）团簇带：接受一级传入纤维，尤其是四肢远侧部纤维的投射区，也是内侧丘系纤维的主要起始区；团簇带具有感觉类型和感觉定位的特异性。起自脊神经节单极神经元的中枢突，经后根和同侧后索上行达 NPF，其终末分布区在核内很少重叠。

猕猴前肢皮肤至楔束核的终末区，具有详细的躯体定位分布图，即具有感觉定位特异性。此

413

外,团簇带细胞还具有感觉类型特异性,即某种细胞仅对一种感受器的冲动起反应。如毛囊感受器(触压觉感受器)、Meissner 小体(对刺激强度和速度敏感的触觉小体)、Merkel 盘(表皮内的机械感受器,对刺激部位敏感)、Ruffini 末梢(真皮内对刺激强度编码的感受器)以及 Pacinian 环层小体(对振动觉敏感的感受器),均有其对应的团簇带细胞。其中,触觉的皮肤感受野较小,尤其以口唇部和指尖部者最灵敏。不仅如此,感觉类型和感受部位特异性还有侧抑制局部回路参与,这主要由核内的中间神经元的突触前或突触后抑制来实现,此种中间神经元主要在网状带内。电镜观察大鼠楔束核,发现 GABA 能中间神经元常形成轴-轴突触。其中有 10%~20% 的细胞还含有一氧化氮合酶(NOS),此共定位细胞的胞体最小,主要形成轴-树突触。GABA 能终末既可分布于一级传入纤维终末的突触前,也可分布于楔束核团簇带细胞树突的突触前或突触后。团簇带细胞发出纤维参与组成内侧丘系,至丘脑腹后外侧核。

2)网状带:是肢体近侧部一级和二级传入纤维的投射区,也是脑内不同来源纤维的下行投射区,其传出纤维至脑干、小脑和脊髓,网状带是感受调控区。所谓二级传入纤维,是指起自脊髓后角的纤维,它们接受后根一级纤维,发出传出纤维,有的直接加入后索上达后索核;有的先经脊颈束(spinocervical tract)终止于颈外侧核(lateral cervical nucleus),后者发出纤维上达丘脑和大脑皮质,这是经脊髓后角传递触压觉的另一个重要通路。

对来自皮肤、关节以及肌肉感受器的冲动,网状带均起反应。大脑皮质躯体感觉运动区经皮质核束纤维,投射至网状带。延髓巨细胞网状核和中缝核也投射至网状带。这些诸多来源的投射,在网状带内分布弥散而多有重叠。电生理研究表明,这些不同来源的传入冲动,有的是抑制性的,有的是易化性的,因此网状带是感受调控区。网状带的传出投射区较多,但不是内侧丘系的主要成分。

(4)后索-内侧丘系系统的功能

1)后索核接受脑各区的反馈性调节:在猫和猴,起自大脑皮质躯体运动区、感觉区、辅助运动区以及躯体感觉Ⅱ区的纤维,经锥体束下行至后索核(NPF)网状带。上述皮质区的活动可影响

NPF 的传出冲动。在间脑水平,皮质丘脑束的活动可调节内侧丘系的冲动。在脑干水平,皮质核束以及其他脑干区的传入冲动,对 NPF 来的上行冲动也有强大的调整作用。在脊髓水平,NPF 网状带发出的长下行纤维,以躯体定位方式投射至后角 V 层。因 V 层内有许多细胞对伤害性刺激敏感,推测 NPF 可能会影响痛觉冲动的传递过程。由此可见,后索-内侧丘系系统的功能是在上下往返的神经回路中完成的。此外,下行纤维除司理运动功能外,还调节上行的感觉冲动;而上行感觉冲动除司理感觉功能外,也参与对运动功能的调控。

2)后索-内侧丘系系统是精细触觉和意识性本体感觉传导通路:所谓精细触觉是指两点距离辨别觉、对物体形体、质地、纹理的分辨觉。所谓意识性本体感觉是指位置觉、运动觉和振动觉。没有此通路虽能识别一种刺激,但不能分辨出此刺激的位点、强度或构型。只用手的触觉,不用视觉和听觉,这种分辨物体的立体觉,也是后索-内侧丘系系统的功能。此经典观点后来受到严重的挑战,因为切断后索并不能阻断对重量、质地、两点距离的分辨,也不能阻断对振动觉和位置觉的分辨。现代观点认为,环境刺激可分为"被动印象"的刺激和"主动探究"的刺激。后者必须通过运动神经元发起运动,在运动中不断获得上述的意识性本体感觉,经过上达大脑皮质又下至脊髓的往返序列分析,才能最终形成精细触觉。由此可见,所谓精细触觉的获得,离不开意识性本体感觉的参与。在生活实践中,人们要分辨纺织品的质地,往往不自觉地伴有手指的运动。

3)薄束核是进入丘脑腹后外侧核的内脏与皮肤传入信息的整合区:对大鼠结肠和直肠给予扩张,这种伤害性内脏刺激可引起丘脑腹后外侧核(VPL)反应。给予皮肤无害性刺激也可引起 VPL 反应。当以海人酸或电解毁损薄束核后,上述内脏刺激或皮肤刺激均引起 VPL 反应降低。这一发现显然超出了对后索核只与躯体感觉有关的传统认识。后索核内也有少量伤害感受神经元。

3. 下橄榄核及小脑下脚

(1)下橄榄核是重要的、巨大的小脑前核(图 8-2-5):下橄榄核(inferior olivary nucleus,ION)位于橄榄深方,即在延髓开放部腹侧面,锥体的背外侧。人类核柱长约 15mm,下端达锥体交叉

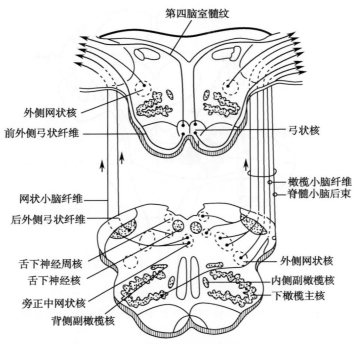

图 8-2-5 下橄榄核和小脑下脚组成模式图

上端平面,上端至面神经核下端平面。在横断面(图 8-2-5)上,ION 形态颇具特色,为多皱的囊袋状。其细胞主要为中、小型细胞,呈圆形或梨形,树突短而分支少,细胞排列密集。在其腹内侧有粗大的锥体束;在 ION 与锥体束之间,有舌下神经根自背侧向腹侧出脑。

几乎所有小脑前核群均以苔藓纤维(mossy fiber)终止于小脑皮质的颗粒细胞层。例外的是 ION,其轴突以攀缘纤维(climbing fiber)终止于小脑皮质的分子层。共计有 39 种后脑细胞组向小脑投射,但有 7 组唯独联系小脑,即脑桥核、脑桥被盖网状核、外侧网状核(包括延髓线样核)、楔外侧核、三叉神经小细胞核、舌下神经周围核以及下橄榄核(Fu,2011)。

下橄榄核是一个核复合体,它由 3 个核组成:①下橄榄主核(principal olivary nucleus,PON):呈开口向中缝的囊袋状,此开口称下橄榄核门(hilum of inferior olive),PON 细胞轴突经此门发出,越过中缝至对侧背外侧部加入对侧小脑下脚。在 PON 周围有浓密的纤维束包绕,称橄榄套(amiculum of olive),主要由下橄榄核的传入纤维组成。②背侧副橄榄核(dorsal accessory olivary nucleus):位于主核背侧,为一呈内外侧横伸的核区。此亚核及其背侧,是去甲肾上腺素能神经元 A3 组分布区。③内侧副橄榄核(medial accessory

olivary nucleus):位于 PON 内侧,为一背腹向纵伸的核区。在种系发生上,PON 内侧部和两个副核较古老,称旧橄榄(paleo-olive),其纤维投向旧小脑(蚓部);PON 外侧大部是新橄榄(neo-olive),向小脑新皮质投射。内侧副橄榄核可能参与躯干肌和尾肌的运动调节,游泳本领高强的鲸,此核非常发达。从鸟类向上至哺乳类方出现背侧副橄榄核和主核,人类 PON 最发达,与人类新小脑发达程度相平行。

下橄榄核唯独向小脑发出传出投射,而小脑的攀缘纤维全部来自下橄榄核(图 8-2-6):每条橄榄小脑纤维(olivocerebellar fiber)可分为 10 条攀缘纤维。每条攀缘纤维攀附在 1 个浦肯野细胞的胞体和近侧树突上,与其形成许多突触位点的连接。这种独特的突触联系方式,使其成为中枢神经系统中最强有力的兴奋性突触之一。攀缘纤维可能含谷氨酸(Glu)、门冬氨酸(Asp)以及促肾上腺皮质素释放激素(CRH)等。橄榄小脑纤维还发侧支至小脑深核和前庭神经核;反之,后二核群又以 GABA 能抑制通路返回 ION,实现对 ION 的反馈性调节。

在小脑对感觉运动的整合过程中,攀缘纤维可能起着 3 方面的作用:①给小脑提供运动执行过程中的误差信息,让小脑知晓实际进行的运动偏离了预定的轨迹。②攀缘纤维产生的

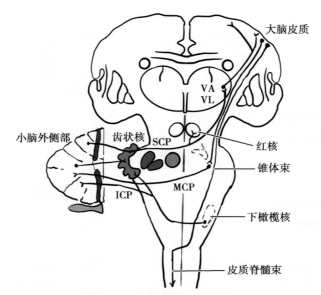

图 8-2-6 下橄榄核联系示意图

ICP. 小脑下脚；MCP. 小脑中脚；SCP. 小脑上脚；VA. 丘脑腹前核；
VL. 丘脑腹外侧核。

复杂锋电位可导致平行纤维长时程抑制（long-term depression，LTD）。目前认为，LTD 可能是小脑运动学习功能的神经基础。③ION 神经元具有自我激活的内在膜特性，其兴奋可通过树突上的缝隙连接进行电耦合性传递，因而许多 ION 神经元可以作为一个整体产生同步节律性放电活动，从而使 ION- 小脑系统成为一种中枢时钟样装置（central clock-like device），对肌肉运动起定时作用。由此可见，在运动学习和运动定时方面，ION 起着十分重要的作用。人类 fMRI 研究证明，ION 给予运动控制编码所需的时间信息。

ION 的某一特定区向小脑皮质的某一纵带投射：ION 的一个特定区投射至数个小脑小叶，在小脑内形成一个纵带；这些纵带的躯体定位分布十分精确。除至两侧顶核外，橄榄小脑纤维皆向小脑的对侧投射（参见小脑章节）。

（2）下橄榄核的传入纤维

1）脊髓橄榄束（spinoolivary tract）：据研究，可分为前索的脊髓橄榄小脑通路（VF-SOCP）和后索的脊髓橄榄小脑通路（DF-SOCP）。VF-SOCP 从脊髓后角细胞起始，经前索直接进入两个副橄榄核。DF-SOCP 经后索先至同侧后索核，再由后者至对侧的两个副橄榄核，是间接通路。两个通路在小脑前叶的终止区有明确的躯体定位分布，即来自腰髓的纤维止于两个副橄榄核的外侧区；

来自颈髓的纤维止于两核的内侧区。两个通路在小脑内终止于不同的纵带。

2）皮质橄榄纤维（corticoolivary fiber）：大部分起自大脑皮质躯体运动区，少量纤维起自 6 区。由 V 层中型锥体细胞发出，经锥体束以躯体定位方式止于 ION 各部。

3）红核橄榄纤维（rubroolivary fiber）：与导水管周围灰质橄榄纤维一起，同行于中央被盖束内，二者皆止于 PON 背侧部，导水管周围灰质橄榄纤维还止于内侧副橄榄核上端。

4）顶盖前区橄榄纤维（pretecto-olivary fiber）和上丘橄榄纤维（superior colliculo-olivary fiber）：前者止于 ION 的"背侧小帽（dorsal cap）"；后者大部分止于内侧副橄榄核下段，即小脑的视区（Ⅶ小叶）。鸽子的视网膜经中脑和 ION 至小脑视区仅有两级突触。光信息从视网膜经由副视系统（accessory optic system），投射至鸽子 ION 的内侧柱。

5）前庭神经核橄榄纤维（vestibulo-olivary fiber）：在二核之间具有往返联系。

综上所述，从 ION 的传入与传出联系对比来分析，ION 可汇聚来自诸多脑区的传入，但传出纤维唯一至小脑。其次，在 ION 与小脑之间，存在着往返联系，可形成多种回路。再次，在 ION 与小脑之间，具有严格的躯体定位分布。由于各个小脑微带相对 ION 独立，其各微带的详细功能谱与 ION 各区的关系,值得进一步研究。总之,ION 参与小脑对运动的学习和记忆。切断成年大鼠的橄榄小脑纤维之后,在未提供外加的促生长条件下,仍有 35% 的 ION 神经元能够存活两个月以上,这组神经元 NADPH-d 组化反应性很强(NOS 阳性神经元),并可表达与再生相关的一些分子,且表达时间很长,表明它们具有很强的自我再生潜能。

(3) 小脑下脚(inferior cerebellar peduncle, ICP):又称绳状体(restiform body),主要由进入小脑的纤维组成,如脊髓小脑后束、橄榄小脑纤维以及脑桥延髓核团至小脑的纤维。后者包括楔束副核、弓状核、外侧网状核、旁正中网状核、脑桥被盖网状核、桥延体核以及舌下神经周核等。此外,在小脑下脚内侧,还有附绳状体(juxtarestiform body),由以下纤维组成:前庭小脑纤维、三叉小脑纤维、小脑前庭纤维、顶核延髓束(钩状束)以及小脑网状纤维等。另外,在 ICP 中,有小脑传出纤维。

1) 楔束副核(acessory cuneate nucleus, ACN):位于楔束核外侧,其细胞明显比楔束核者大,染色更深,形态与脊髓胸核(Clarke's column)细胞类似。ACN 接受脊髓颈段和上胸段($T_{1～6}$)的后根纤维;其中,上颈段者投射至 ACN 腹外侧部,下颈段和胸段者至 ACN 背内侧部。ACN 的传出纤维行于延髓的背外侧边缘,组成后外侧弓状纤维(posterior external arcuate fiber),经小脑下脚入小脑,终止于旧小脑和古小脑。此通路传递同侧胸核平面以上的躯干上部和上肢本体感受和触压觉冲动。

2) 弓状核(arcuate nucleus):位于锥体束腹侧,细胞与脑桥核者类似,为中型卵圆或多角形细胞。弓状核接受大脑皮质纤维,传出纤维组成前外侧弓状纤维(anterior external acuate fiber),经两侧小脑下脚入小脑,参与小脑对运动的调节。

4. 延髓的脑神经核　延髓内主要有末四对脑神经核,另外有三叉神经脊束核和前庭神经下核等下延至延髓,后二者将在脑桥部分叙述。在延髓内,有与脊髓同类的一般躯体运动核和感觉核以及一般内脏运动核和感觉核,此外还有特殊内脏运动核(鳃弓肌核)、特殊躯体核和内脏感觉核,这与感官和神经系统的头端化有关。

(1) 舌下神经核(hypoglossal nucleus, HGN):属一般躯体运动核,位于菱形窝舌下神经三角的深方。核柱上端达第四脑室髓纹平面,下端在下橄榄核上端平面。其细胞为典型的大多极运动神经元,其轴突从背侧向腹侧行,先在内侧纵束的外侧,接着行于内侧丘系与下橄榄核之间,最终在锥体与橄榄之间出脑。此种位置关系具有临床意义,在一侧延髓腹侧部缺血损伤时,往往同时累及一侧皮质脊髓束和舌下神经根纤维,由于位于锥体交叉平面以上,可导致同侧舌下神经核下瘫和对侧肢体偏瘫,即交叉瘫。核柱上段在第四脑室底后正中沟两侧的深方,下段在中央管的腹外侧。HGN 轮廓清晰,有趣的是其背侧边界非常整齐,与迷走神经背核分界鲜明(最后区水平)(图 8-2-7)。

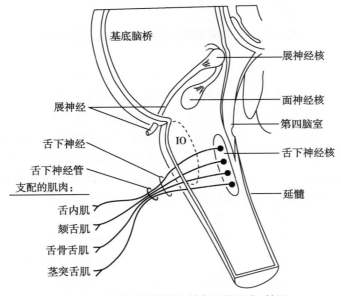

图 8-2-7　舌下神经核及其支配的舌内、外肌

舌下神经核的传入纤维来自：①皮质核束纤维，其中支配颏舌肌部分仅接受对侧纤维，HGN其他部分则接受双侧纤维。颏舌肌为伸舌肌，当对侧皮质核束纤维受损时，可导致伸舌时偏向脑病变对侧（健侧），即舌下神经核上瘫，舌肌无萎缩，也无舌肌纤维震颤。②脑干网状结构传入纤维。③三叉神经感觉核传入纤维。④孤束核传入纤维。⑤对侧HGN传入纤维等。

HGN的传出纤维支配所有的舌内、外肌（腭舌肌除外）。在发声、吞咽、说话、吸吮、咀嚼以及吞咽反射中，HGN与上述脑干感觉核的联系构成多种反射弧。HGN与迷走神经背核大小相差无几，后者支配整个胸腹部脏器。人类舌的体积很小，提示人类HGN相对来说细胞多而密集，因此人舌的运动十分灵巧。

（2）副神经的核团（nuclei of accessory nerve）：由颅部和脊髓部组成（图8-2-8）。颅部起自疑核的尾端，其纤维从延髓橄榄后沟下部穿出，出颅后并入迷走神经，形成喉返神经的运动纤维，支配大部分喉肌。脊髓部即副神经核（accessory nucleus）始自脊髓上位5~6个颈节的前角后外侧细胞柱，纤维穿过侧索，在颈神经前、后根之间出脊髓，沿齿状韧带后方上行，经枕骨大孔入颅腔，与颅部纤维汇合成一干，再经颈静脉孔出颅，支配胸锁乳突肌和斜方肌。由于其颅部已并入迷走神经，故临床上检查副神经只是其脊髓部的功能，即耸肩（斜方肌）和低头、仰头及左右侧仰头等（胸锁乳突肌）动作。

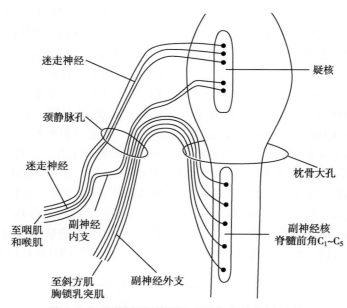

图 8-2-8　副神经的核团及支配的喉肌、斜方肌等

（3）迷走神经的核团：在所有脑神经中，迷走神经是在体内分布最广，功能最复杂者。个体发生上，第4对和第6对鳃弓由迷走神经支配，有迷走神经背核、孤束核、疑核及三叉神经脊束核（在脑桥部分叙述）等（图8-2-9）。

1）迷走神经背核（dorsal nucleus of vagal nerve，DNVN）：位于迷走神经三角深面（图8-2-10），人类核柱上、下端长度均稍超过舌下神经核。其下端在舌下神经核背外侧，孤束核的腹内侧。吻侧平面上，在DNVN与舌下神经核之间，插有中介核（intercalatus nucleus）。在核柱的吻侧平面，DNVN位于舌下神经前置核的外侧，其细胞可分为中等梭形细胞、中等含黑色素细胞以及更大些的中型细胞，呈多极形、叉形和梭形。这3型细胞在核柱内分布并不一致。Ⅰ型（中等梭形）细胞多在核柱的吻侧、尾侧和腹侧部；Ⅲ型（更大些的中型）细胞在核柱中间部的背侧区最丰富；Ⅱ型（中等含黑色素）细胞并不多，主要分布在核柱的尾侧部和腹侧部，插在Ⅰ型细胞中间。

关于DNVN是否有定位性分布，至今没有定论。DNVN可能只发出分泌纤维；而位于疑核与DNVN之间的细胞，可能支配平滑肌。支配心肌的纤维大部起自疑核，少量来自DNVN。有学者认为窦房结和房室结受DNVN和孤束核的某些

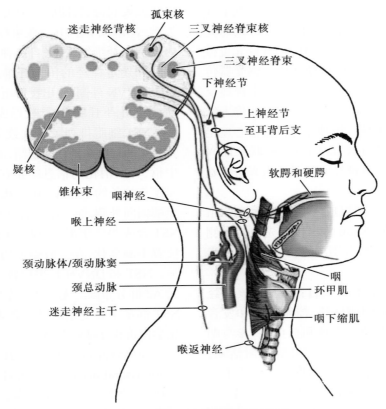

图 8-2-9　迷走神经的核团及其神经

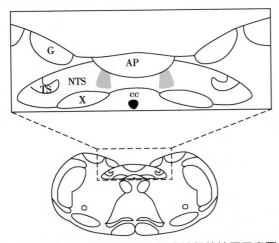

图 8-2-10　大鼠延髓横断面迷走神经的核团示意图

X. 迷走神经背核；AP. 最后区；cc. 中央管；
G. 薄束核；NTS. 孤束核；TS. 孤束。

细胞支配。DNVN 是压力感受器——心迷走神经反射的重要组成部分。

迷走神经背核的传入纤维主要来自：①孤束核的二级内脏传入纤维，与内脏反射有关；②下丘脑经背侧纵束直接或间接止于此核的纤维；③脑干网状结构传入纤维；④前庭神经核群的传

入纤维；⑤眶额皮质的下行纤维，大多经脑干网状结构抵达此核。在 DNVN 中，有髓纤维只占少数，无髓纤维占多数。

迷走神经背核的传出投射：DNVN 属一般内脏运动核，是下行纤维下行最远、分布最广的脑神经。其轴突向腹外侧行，穿过三叉神经脊束核及脊束，从橄榄后沟出脑，构成迷走神经的主要传出纤维。

迷走神经是副交感神经系统的绝对主角（图 8-2-9）。DNVN 支配胸腹腔脏器平滑肌、心肌以及腺体。所谓腺体，包括内分泌腺和外分泌腺。此外，迷走神经传出投射还直达淋巴器官。DNVN 监视着许多重要的体内功能，包括情感控制、免疫反应、消化过程以及心率的调节等。

2）疑核（nucleus ambiguus，NAm）：NAm 属特殊内脏运动核，支配鳃弓肌。疑核位于延髓腹外侧网状结构内，居下橄榄核的背侧，三叉神经脊束核的内侧（图 8-0-7）。人的核柱长约 16mm，始于内侧丘系交叉平面，向上达下橄榄核吻侧部平面。NAm 由典型的多极运动神经元组成，很好辨认。在 NAm 内有定位性分布，支配咽喉下部诸

肌的神经元位于核柱的较吻侧,而支配咽喉上部诸肌的神经元位于核柱的较尾侧。近年来的研究指出,疑核还发纤维至心肌。NAm 的神经元可被电刺激孤束核所兴奋,又可被动脉压力感受器传入冲动所激活,是压力感受器——心迷走神经反射的重要部分之一。因此,压力感受器的传入纤维不仅间接通过孤束核二级神经元再激活心迷走神经元,还可能通过与 NAm 的单突触联系而兴奋心迷走神经元。该区神经元的激活由兴奋性氨基酸介导。

疑核和疑后核共同组成呼吸神经元腹侧组(详见脑干呼吸调节),NAm 传出投射先向背内侧行,然后转折向腹外侧,分别加入舌咽神经、迷走神经和副神经。

疑核的传入纤维主要来自:①皮质核束经过中间神经元,联系两侧疑核,控制吞咽和发音活动;②来自三叉神经感觉核和孤束核,参与咽喉肌及其完成的咳嗽、吞咽及呕吐等反射活动;③脑干网状结构,包括起自大脑皮质和皮质下结构,经过网状结构再至 NAm 的间接调节通路。

3)孤束核(nucleus of solitary tract,NST):属一般内脏感觉核和特殊内脏感觉(味觉)核(图 8-0-6),是涉及范围最广的内脏感觉神经核,因

包绕孤束而得名,即此核中央为神经纤维束,周围为神经元(图 8-2-11)。孤束(solitary tract)由初级内脏传入纤维组成,来自面神经(中间神经)、舌咽神经和迷走神经的传入纤维,终止于 NST。NST 位于 DNVN 外侧,传出投射至网状结构、副交感节前神经元、下丘脑及丘脑,形成调节内脏神经的回路。NST 细胞排列关系大致与其功能一致,与味觉相关的细胞在核柱的吻侧,而来自心血管及呼吸中枢、胃肠消化的信息终止在核柱较尾侧。人类 NST 核柱长约 16mm。在冠状平面上,两侧核柱的上端偏向外侧,而下端会合在中央管的背侧,两侧 NST 合成"V"字形。因此,在延髓不同水平上,其位置不断变化,在一般染色切片上辨认它并不容易。NST 和 DNVN 是去甲肾上腺素能(NE)神经元 A2 群分布区。无论从形态学还是生理学上看,NST 都是十分复杂而又非常重要的脑神经核,其化学构筑和纤维联系仍在不断取得研究进展。

经典研究将孤束核分为以下亚核:①连合核(commissural nucleus),在 NST 的尾侧部,中央管背侧,为两侧核柱的汇合部;②味觉核(gustatory nucleus),位于 NST 上端,因接受面神经和舌咽神经的味觉纤维而得名;③迷走神经感觉背核(dorsal sensory nucleus of vagus),位于孤束的背侧;

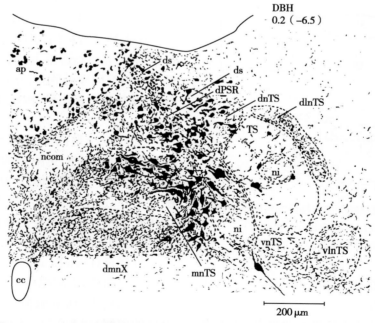

图 8-2-11　大鼠延髓背侧部冠状切面示意图显示孤束核(nTS)及其相关区
ap. 最后区;cc. 中央管;dlnTS. 孤束核的背外侧亚核;dmnX. 迷走神经背核;dnTS. 孤束核的背侧亚核;dPSR. 旁孤束背侧区;ds. 背侧条带;mnTS. 孤束核内侧亚核;ncom. 孤束核连合核;ni. 孤束核中间亚核;TS. 孤束。

④迷走神经感觉腹核（ventral sensory nucleus of vagus），环绕孤束部分；⑤胶质亚核（subnucleus gelatinosus），在最后区平面上，位于 NST 的背外侧角。在髓鞘染色切片上容易分辨此核，具胶质外貌，且缺乏有髓纤维。

大鼠孤束核的亚核（图 8-2-11）：Kalia 等（1984）对大鼠 NST 进行了系统研究，将 NST 分为 8 个亚核和 5 个与 NST 结构功能密切的相关区。大鼠 NST 核柱长约 3mm，其中 1mm 在闩的尾侧，2mm 在闩的吻侧。各亚核包括①连合核（commissural nucleus）：位于闩的尾侧平面，NST 的尾端，其背侧为最后区，腹侧为中央管，向外侧延伸至最后区的外侧边缘，其腹外侧是孤束的背极；②孤束内侧亚核（medial subnucleus of NST，mnTS）：位于孤束的内侧，是最大的亚核，由密集的中等细胞组成；③中间亚核（intermediate subnucleus of NST，nI）：仅出现在闩以上平面，在内侧亚核与孤束之间，由一小群强染的细胞组成；④间质亚核（interstitial subnucleus of NST，ni）：位于孤束外侧部纤维中间；⑤孤束背外侧亚核（dorsolateral subnucleus of NST，dlnTS）：在所有平面均能分辨此核，位于孤束背极的背外侧，由少量散在的椭圆形细胞组成，向内侧延伸，dlnTS 伸向第四脑室；⑥孤束腹外侧亚核（ventrolateral subnucleus of NST，vlnTS）；⑦孤束腹侧亚核（ventral subnucleus of NST，vnTS），分别位于孤束的腹外侧和腹侧，由较大的淡染细胞组成。在闩尾侧和吻侧平面均可分辨此核。

Kalia 等总结各个亚核的功能如下：与呼吸调节相关的亚核有 vlnTS、vnTS、ni 和 nI；其中，vlnTS 和 vnTS 与肺传入有关，是产生呼吸节律性的神经元群；在最后区平面，vlnTS 接受窦神经浓密的投射；在闩和闩吻侧平面，肺牵张感受器（pulmonary strech receptor）和激惹感受器（irritant receptor）传入纤维终止于 vlnTS；ni 与喉传入有关，是喉功能整合的局部调节区，此外 ni 还接受胸外气管、主支气管以及肺的传入纤维；nI 与气管传入有关。与呼吸有关的亚核显示生长抑素、脑啡肽以及 P 物质的免疫反应性，以生长抑素最突出。与心血管活动调节相关的亚核有 dlnTS、dnTS、nI、ncom、mnTS 等。dlnTS 和 dnTS 接受窦神经传递的压力感受器和化学感受器的冲动；心传入纤维大多止于 ncom。与心血管活动相关的亚核显示 P 物质和垂体后叶运载蛋白Ⅱ的免疫反应性。与胃肠功能相关的亚核主要是 mnTS，此

核接受 SP 阳性终末。

与孤束核相关的区有：①室周区（periventricular region，PVR），为一无细胞区，但是孤束核细胞的树突伸入此区。室周区位于 mnTS 的吻外侧，近第四脑室底。②孤束旁背侧区（dorsal parasolitarius region，dPSR），为一狭长细胞带，在孤束与最后区外侧界之间，由深染的椭圆细胞组成，在闩吻侧平面此区更大。在此区，下丘脑下行纤维与压力感受器及化学感受器的初级传入纤维可能存在相互作用。③孤束旁腹侧区（ventral parasolitarius region），位于 DNVN 的外侧，孤束的腹侧，为一边界不清的无细胞区，可能参与 DNVN 与 NST 间的整合活动。④最后区。⑤DNVN。最后区、DNVN 与连合核联系密切。在这些部位多种化学特异性物质往往很浓密。例如，孤束旁腹侧区与 NST 的呼吸神经元相联系，含 P 物质和脑啡肽的神经终末。孤束旁背侧区主要与 NST 的压力感受器和化学感受神经元相联系，含脑啡肽神经终末。室周区与孤束内侧核相联系，与胃肠功能有关，含 P 物质和脑啡肽神经终末。

孤束核除接受内脏初级传入纤维外，还接受前脑和脑干各区的投射（图 8-2-12）。对大鼠的研究表明，来自前脑-内脏系统的纤维主要有 3 条通路：①起自下丘脑室旁核、弓状核、下丘脑后外侧区，一方面以单突触与 NST 建立联系，另一方面经过脑干背外侧网状结构，建立多突触联系。而背外侧脑干网状结构参与吞咽、呕吐、心血管与呼吸活动的调节。②来自前额叶皮质，下行经大脑脚和锥体束，终止于 NST 核柱全长，尤其是 NST 背侧部，包括孤束内侧核的背侧部和孤束背外侧核以及连合核。直接的前额叶-NST 通路，可能是前脑调节心血管活动及全身内脏神经活动的重要途径，属于儿茶酚胺类通路。③来自皮质下结构，如杏仁中央核和终纹床核，主要至同侧 NST，大多与 NST 有往返联系。刺激大鼠运动皮质以后，Fos 表达增高区主要在延髓吻侧和尾侧腹外侧区及 NST，提示运动皮质直接或间接地调节延髓心血管调控区。下丘脑室旁核下行投射既在同侧下行，又在 4 个水平有交叉纤维，其中连合核是第 3 个交叉水平；这样连合核不仅是迷走神经传入纤维上传的交叉部位，也是下行纤维交叉部位。兴奋传导通路为最后区→NST→非 NMDA 受体→NMDA 受体，此通路对动脉压力感受器反射的调节很重要。传递关于肠壁信息、

肺牵张、黏膜干燥等的神经元也传导至NST,可能参加简单的内脏反射。此外,NST还接受延髓腹外侧区等网状结构的传入纤维。支配NST的神经元介导咽反射、颈动脉窦反射、主动脉反射、咳嗽反射、压力和化学感受反射、几种呼吸反射以及在胃肠道系统内的调节动力和分泌的反射(详见第九章专栏神经系统的重要反射一节)。

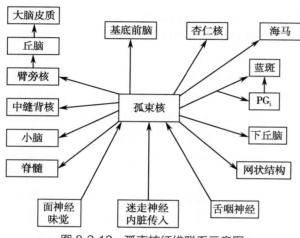

图 8-2-12　孤束核纤维联系示意图

孤束核的传出投射有7条(图8-2-12):①口腔味觉刺激和胃肠刺激→NST←→臂旁区的不同亚区→丘脑非特异核群→前额叶皮质、海马、腹侧纹状体,可能参与对内脏刺激的感知和反应。②NST多个亚核→终纹床核→斜角带两肢→嗅结节。③NST→脑干各核,如迷走神经背核、疑核、中缝背核、蓝斑以及另一些内脏运动核或呼吸网络。既可能参与多种内脏反射,又可能参与上行投射。④NST不同亚核的去甲肾上腺素细胞组A2和醛固酮敏感(HSD2)神经元,与尾腹外侧延髓含有去甲肾上腺素的神经元A1组→下丘脑室旁核和视前核的神经分泌细胞→调节加压素和催产素分泌→循环系统,以应对低血压或胃肠功能紊乱。经由舌咽和迷走神经传入至延髓这些细胞→下丘脑室旁核释放促皮质素释放因子(corticortophin releasing factor,CRF)→垂体门脉→垂体前叶释放ACTH,以应对应激状态。⑤孤束核脊髓束(solitariospinal tract),是被解剖和生理证实的一个纤维束。它主要起自NST尾侧部,向下可追踪到腰髓,此束构成一些内脏反射弧的传出链。⑥NST与延髓尾侧腹外侧区(CVLM)神经元形成突触联系。CVLM含血管减压神经元(vasodepressor),是压力感受器反射通路的关键成分。⑦NST至小脑前庭部。

孤束核功能:在中枢神经系统内,孤束核是最重要的内脏感觉初级整合中枢。一般内脏传入(general visceral afferent)初级神经元的胞体位于脊神经节和下神经节(舌咽神经和迷走神经的岩神经节和结状神经节)内。脊髓传入和脑神经传入大部分是潜意识的。内脏感受器通常为游离神经末梢。舌咽神经和迷走神经的GVA→NST→副交感节前神经元→内脏神经运动前中枢以及丘脑和边缘系统。从吻侧,NST接受来自第Ⅶ、第Ⅸ和第Ⅹ对脑神经中的特殊内脏传入(SVA)味觉信息。

①对心血管活动的NST调控功能(图8-2-13):在NST神经元上,有血管加压素Ⅰ和Ⅱ(vasopressin Ⅰ和Ⅱ)的受体,可减弱压力感受器反射。刺激大鼠动脉压力感受器后,兴奋神经元在孤束的背内侧和内侧,沿吻尾向上达闩吻侧1.5mm,闩尾侧0.3mm。刺激大鼠孤束的谷氨酸能纤维,可激活孤束内侧亚核神经元上的非NMDA受体,此类神经元具有几个长树突和大量的树突棘。此类神经元可检测到烟碱样反应和毒蕈碱样反应,是胆碱能神经元。这两种胆碱能反应均可消除压力感受器的反射效应。在NST的胆碱能神经元上,还存在着甘氨酸受体。在NST内,具有此类受体的胆碱能神经元分布在内侧亚核、中间亚核和腹外侧亚核。将HRP注射至有心血管反应的脊髓中间带外侧柱(intermediate lateral column,IML),其神经元定位在NST的腹内侧区,在闩吻侧0.5~5mm平面。此投射呈双侧性,但在对侧延髓的吻侧部更密集。以葡聚糖顺行标记法注射至此延髓区,其有膨体的轴突在两侧IML(T₁~L₃),集中在T₁~T₅节段,又以T₂~T₄最浓密。总之,包括NST在内,延髓参与心血管功能调节的报道十分丰富。

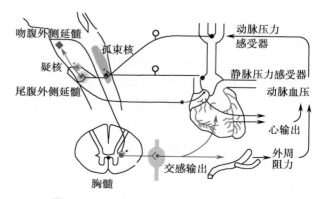

图 8-2-13　脑干内心血管活动中枢示意图

A. 延髓交感中枢（血管运动中枢），其加压区位于延髓吻侧腹外侧区（RVLM），称为 C1 区，其神经元含肾上腺素，其轴突下行至脊髓 T_{1-2} 中间带外侧核柱（IML），它增强心和血管的脊髓交感性正常收缩。

B. 减压区位于延髓尾侧腹外侧区（CVLM），即 A1 区，其神经元含去甲肾上腺素，后者又分加压区，即中间带外侧核（IML），自此发出交感纤维；其次，减压区为中间带内侧核（IMM），后者抑制加压区，A1 区兴奋时抑制 C1 区，导致心和血管紧张度下降，即心和血管舒张。

C. 孤束核（NTS）是传入神经的中继站，全部外周的传入（压力和化学感受器）均终止于此核，这些传入纤维终末可释放兴奋性递质谷氨酸，继而由孤束核中继信息后发出纤维投射至其他区域，进而调控副交感和交感性传出活动。

D. 心和血管抑制区，即迷走神经背核和疑核，此延髓副交感中枢发出迷走神经纤维至心和血管，这些神经元在平静时均有紧张性活动，表现为心迷走神经纤维和交感神经纤维持续低频放电活动（Ramya，2019）。

②关于呼吸调节功能（图 8-2-14）：所谓背侧群呼吸神经元（dorsal respiratory group of neurons，DRG）几乎位于延髓各个水平，大部分位于 NST 内，少部分在邻近的网状结构内（详见脑干呼吸调节区）。

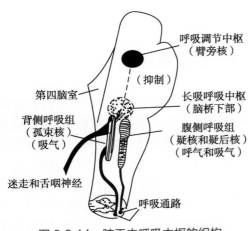

图 8-2-14　脑干内呼吸中枢的组构

③参与味觉传导功能（图 8-2-15）：舌咽神经和面神经中的味觉纤维，终止于 NST 吻侧端的味觉核。初级味觉纤维也终止于 NST 核柱的中间部（粗纤维）和尾侧部（细纤维）。NST 的二级味觉纤维并不直达丘脑，而是先终止于脑桥味觉区（pontine taste area），即臂旁核内的某些细胞，再经双侧上行投射至丘脑腹后内侧核的最内侧部。其次，还有腹侧上行投射，至下丘脑进食区和端脑腹侧；再向上投射至皮质味觉区。曾认为该皮质区靠近嗅皮质区，现在则发现皮质味觉区靠近中央前、后回最下端的舌感觉区和岛叶前部的第二躯体感觉运动区。

面神经鼓索中的味觉纤维是谷氨酸能的，主要作用于 AMPA/Kainate 受体，但也有某些纤维作用于 NMDA 受体。在 NST 吻侧部向臂旁核的投射中，约 18% 的纤维是谷氨酸能的。所谓吻侧部主要是 NST 内侧亚核的吻侧区。同时，在味觉反应性 NST 细胞上，还接受 GABA 能终末的抑制性突触。此外，孤束核→臂旁核→杏仁核→岛叶皮质构成厌恶学习的通路。

④关于催吐反应（图 8-2-16）："迷走神经背侧复合体"（dorsal vagal complex，DVC）包括迷走神经背核、孤束核的连合核以及最后区。DVC 不仅参与心血管活动的调节，而且也涉及催吐反应。DVC 的催吐效应与速激肽（traykinin）及其受体有关。

⑤延髓存在着控制摄食和体重的神经区：在 NST 的尾侧部，或 A2 去甲肾上腺素能神经元群，或控制摄食和体重的神经区（C2 肾上腺素能神经元群），存在着对血糖水平敏感的神经元，它们介导血糖生理性波动的中枢调节。这些神经元向前脑发出肾上腺素能或去甲肾上腺素能纤维，将血糖水平或饱感信号传至下丘脑外侧穹窿周区和室旁核。在 NST 内有胰高血糖素样肽能（glucagon-like peptide，GLP）神经元。GLP 神经元是瘦素（leptin）的作用靶点，二者相互作用可导致摄食减少、体重下降。在脑干部位给黑素皮质素（melanocortin，MC）的受体配基，对控制摄食和体重有持久性效应。研究发现，MC4 受体在 DNVN 和 NST 连合核下部密度最高，此二核还是前阿黑皮素（pro-opiomelanocortin）mRNA 的高表达区。下丘脑弓状核和室旁核是 MC 受体的另一位点，可能介导开胃效应。在大鼠发现，下丘脑室旁核的催产素能神经元，发出纤维下行投射至 NST 和 DNVN，调控着消化道的运动功能。给大

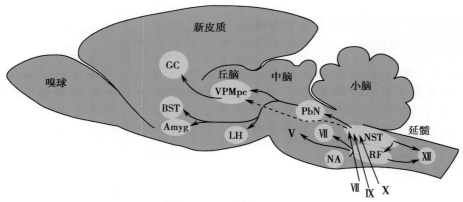

图 8-2-15 味觉传导通路

由上行通路和下行通路组成,介导意识性分辨味道和味道的内脏方面(如饥饿感、动机等)。
Ⅴ.三叉神经核,Ⅶ.面神经核,Ⅶ.面神经,Ⅸ.舌咽神经,Ⅹ.迷走神经,Ⅻ.舌下神经核,
Amyg.杏仁核,BST.终纹床核,GC.味觉皮质,LH.下丘脑外侧区,NA.疑核,NST.孤束核,
PbN.臂旁核,RF.网状结构,VPMpc.丘脑腹后内侧核小细胞部。

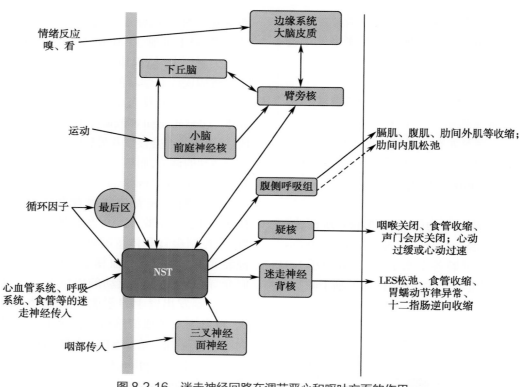

图 8-2-16 迷走神经回路在调节恶心和呕吐方面的作用

鼠 CCK 或进食后,NST 内 Fos 表达水平与 CCK 剂量或进食量呈正相关。NST 参与短时程的进食调节。NST 是处理与脂肪酸氧化相关信息的闸门(gate),此通路即 NST→臂旁外侧核→杏仁中央核通路。铃蟾素(bombesin)对产生饱感和抑制胃酸分泌起重要作用,NST 是铃蟾素作用的重要靶点。综上所述,在延髓确实存在着另一个调控进食和体重的神经区。

⑥关于迷走神经背侧复合体与神经免疫调节:DVC 不仅参与心血管活动调节,而且也是免疫信息的重要传导部位。迷走神经传入纤维是外周免疫信息入脑的途径之一。研究证明,迷走神经传入纤维终末能感受促炎性因子等免疫分子刺激,并且上传至 NST、蓝斑、下丘脑、杏仁核、边缘系统和海马回钩等脑区。众所周知,胃肠病感染患者常伴随焦虑不安等剧烈情感变化,往往对病

症留下了深刻记忆,可能是迷走神经传入冲动引发的多重神经通路上的泛脑网络活动。迷走神经是脑 - 肠轴之间相互作用的重要结构(图 8-2-17),在调制炎症、维持胃肠内环境稳定、调节进食、饱感及能量体内稳定等方面,均起重要作用。在营养与迷走神经之间有相互作用,而迷走神经紧张度可以影响摄食行为和体重控制。在精神病发病、

肥胖以及其他应激诱发和炎性疾病方面,迷走神经均起重要作用。刺激肠道的迷走神经传入纤维,将会影响脑干内的单胺类神经元系统,导致情感和焦虑等精神异常状态。迷走神经紧张度与调节应激反应的能力相关,可通过冥想和瑜伽而增强,有可能增加机体顺应性,缓解情感焦虑等症状(Sigrid,2018)。

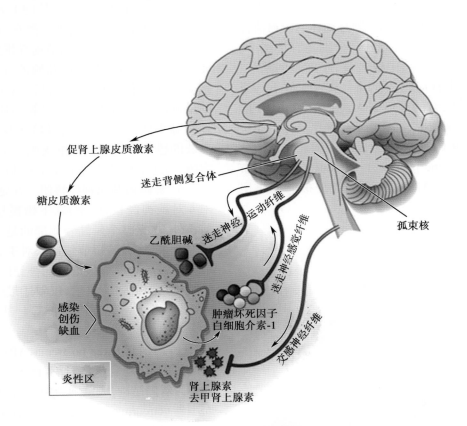

图 8-2-17 脑 - 肠轴模式图

迷走神经背核向胸腹腔脏器发出内脏运动神经,其末梢释放乙酰胆碱,兴奋内脏平滑肌和腺体分泌。孤束核除接受腹盆腔脏器的传入信息外,还接受来自炎性区的感染、损伤及缺血等免疫信息(肿瘤坏死因子,IL-1,IL-10 等)。下丘脑细胞释放多种激素经血液途径至内脏,交感神经释放肾上腺素和去甲肾上腺素至内脏等。

近年提出了神经 - 体液混合传递免疫信息的新概念。在大鼠静脉注射 IL-1 后,结状神经节的胞体及其纤维均被激活。在全身给予 IL-1 后,经 NST 至杏仁中央核的通路,可调制下丘脑 - 垂体 - 肾上腺轴的神经免疫反应。NST 除接受腹盆腔脏器的传入信息外,还能经由迷走传入纤维感知来自炎性区的感染、损伤及缺血等免疫信息,如肿瘤坏死因子(TNF)、IL-1、IL-10 等的变化。总之,内脏传入纤维经由迷走神经传入到 NST,参与神经免疫调节,此问题目前已经引起学术界的高度重视。

迷走神经刺激疗法具有广泛的临床效应,主要用于放松和抗炎症。例如,用于抗惊厥、抗抑郁症等。因为迷走神经将信息传入至起应激反应的脑区,如蓝斑、眶额皮质、岛叶、海马以及杏仁核等区。这些通路或许感知或表现各种躯体和认知的病征,形成与应激相关的紊乱。

James Anderson(2018)发现,刺激迷走肠道 - 脑轴可产生酬谢行为。有一组酬谢神经元(reward neurons)位于迷走神经右支感觉神经元中间。研究者专注于挑战迷走神经与动机和愉快无关的

经典观点。作者发现刺激迷走神经上肠支,足以强烈兴奋脑深部的酬谢神经元。提示在内脏器官与脑功能之间具有各自不同的联系,特别是关于酬谢,对于很难治愈的抑郁症、创伤后应激综合征以及胃肠道炎性病变而言,迷走神经刺激术起到了很好的疗效。该刺激术可增加迷走神经的紧张度,并抑制细胞因子的产生。

⑦孤束核是延髓痛处理区之一(图 8-2-18):以阿片样受体(ORL)和 mu 阿片受体的抗血清标识出与痛处理相关的神经区,分别是脊神经节、背外侧束、后角浅层、中缝大核、巨细胞网状核、NST 以及导水管周围灰质等。从杏仁核下行至 NST 的纤维中,有的含 GABA。在接受 GABA 能终末的 NST 细胞上,存在着 mu 阿片受体。原位杂交免疫组化研究表明,大鼠脑内催乳素释放肽(prolactin releasing peptide,PrRP)mRNA,除分布于下丘脑背内侧核的尾侧部外,还分布于 NST 尾

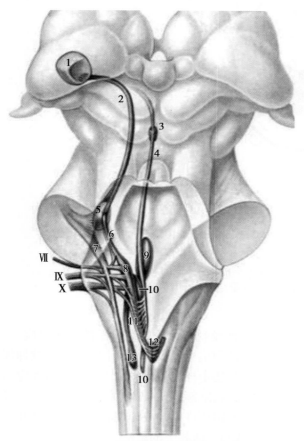

图 8-2-18　脑干背面透视孤束和孤束核

1. 丘脑腹后内侧核;2. 三叉丘脑后束;3. 背侧被盖核;4. 背侧纵束;5. 三叉神经脑桥核;6. 卵圆核;7. 三叉神经脊束;8. 孤束核;9. 舌下神经前置核;10. 迷走神经背核;11. 孤束;12. 闩;13. 疑核。

末部和延髓尾侧腹外侧区。而 PrRP 是孤啡肽受体(orphan receptor)的配基,后者被鉴定为是一种阿片样肽,参与致痛(Wikipedia,2019)。

(4)舌咽神经的核团:舌咽神经支配第 3 对鳃弓。由疑核、孤束核、下泌涎核及三叉神经脊束核(在脑桥部分叙述)组成,与迷走神经的类似。下泌涎核(inferior salivatory nucleus,ISN)属一般内脏运动核,位于迷走神经背核的上方,在脑桥与延髓交界平面上。但因其细胞散在,在一般染色切片上不易分辨。ISN 发出节前纤维经耳神经节换元后,发出节后纤维支配腮腺的分泌活动。NST 接受感觉纤维分布如下:舌后 1/3 的味蕾(味觉),咽扁桃体,舌后 1/3 及鼓室黏膜感觉;颈动脉窦和颈动脉小球,参与心血管及呼吸反射调节;耳后皮肤的感觉。其疑核纤维支配茎突咽肌,提高咽穹窿,与迷走神经共同完成吞咽动作。

5. 延髓内其他神经核团　在延髓内,除上述末 4 对脑神经核、后索核、下橄榄核及其他小脑前核外,占据整个延髓外侧部的是三叉神经脊束核及脊束,将在脑桥节叙述。对于心血管活动调节和呼吸运动调节很重要的神经区,将在脑干网状结构章节叙述。这里,仅叙述最后区、疑后核、面后核、舌下神经周围核群等。其次,还有三叉旁核。

(1)最后区(area postrema,AP):位于第四脑室底尾侧部,连合核的背侧(图 8-2-1、图 8-2-10)。人类为双侧结构,大鼠则为中线结构。AP 属脑室周围器(circumventricular organs,CVOs)之一;其宽大的窦状隙为窗性毛细血管,内皮细胞间缺乏紧密连接,即缺少血 - 脑屏障。AP 不仅有神经元胞体,而且有神经纤维和突触结构。AP 的一个显著特点是,在其各个层面上均缺少神经肽的免疫反应性,但在 AP 与连合核交界的 AP 周围区却呈现强烈的肽能免疫反应性;少数肽能纤维可以进入 AP 的腹侧区。

1)最后区的传入纤维联系:①两侧下丘脑的室旁核、背内侧核及小细胞核(parvocellular nucleus of hypothalamus),在下丘脑至 AP 的下行投射中,有些纤维含催产素、后叶加压素、甲硫脑啡肽及组胺等;②孤束核尾侧部;③迷走神经传入纤维。

2)最后区的传出纤维联系:①至两侧孤束核、孤束及迷走神经背核;②至疑核;③至延髓腹外侧区,如儿茶酚胺细胞群;AP 直接或间接地与

儿茶酚胺各类神经元相联系；其中有些纤维有 5-羟色胺与脑啡肽，去甲肾上腺素与脑啡肽及神经紧张肽共存现象；④至三叉神经脊束核；⑤至三叉旁核（paratrigeminal nucleus）；⑥至小脑蚓部；⑦至臂旁外侧核。AP →臂旁外侧核→下丘脑若干核团→杏仁中央核和终纹床核→大脑皮质，构成一条上行传导通路。

3）最后区的功能：属脑室周围器，兼有体液信号转导和神经传导两种作用途径。通过体液途径，不仅对血液中激素起神经内分泌转导作用，而且也对血液中细胞因子等免疫信息分子，起着神经免疫调节作用。在摄食后调制对美味的感受，或味厌恶诱导的呕吐方面，AP 是化学感受器的触发区（chemoreceptor trigger zone），影响着内脏神经活动的传出效应。在介导血液中血管紧张素Ⅱ的中枢加压作用及致渴作用方面，AP 与其他 CVOs 一起，协同发挥效应。

（2）疑后核（nucleus retroambiguus，NRA）（图 8-2-19）：此核位于延髓下部，疑核尾端，其核柱自脊髓与延髓交界平面，上达下橄榄核尾端平面，在猫长约 4mm。其位置与脊髓灰质中间带外侧柱相当，细胞也与后者类似。NRA 的传入纤维不仅来自导水管周围灰质（PAG），也来自脑桥和延髓被盖外侧区，即臂旁腹外侧核、Kolliker-Fuse 核（KF）、斜方体后核、面神经核尾侧的延髓腹外侧部，后者包括包钦格复合体（Bötzinger complex，BC）、前包钦格复合体（pre-Bötzinger complex，PBC）以及疑核周围区。传入纤维还来自孤束核和延髓被盖内侧区的两个细胞群（一者在面神经核平面，另一者在舌下神经核吻侧平面）。延髓被盖内侧区的细胞群作为边缘系统下行投射至疑后核的中继站。NRA 是发音的脑干整合区。PAG 是呼气、发音、呕吐等的重要整合区。在协调呼吸、咽喉、口面部运动方面，由 PAG 投射至 NRA。NRA 是产生呼吸压和喉肌收缩的神经基础，这两种功能不仅对发音重要，而且对咳嗽、呕吐、排便等复合运动也很重要，即用力呼气，抵住关闭的声门以增加胸内压等。NRA 向脊髓投射的神经元，参与激活雌性哺乳动物交配前凸行为（mating lordosis）等功能。简言之，如果 NRA 是钢琴，PAG 就是钢琴演奏者。

（3）面后核（retrofacial nucleus，RFN）：恰位于面神经核的尾侧，主要由中型细胞组成。RFN 不再分亚核，但在矢状切面上，在 RFN 的背侧部可见一边界不清细胞群，可能是疑核的吻侧部；在 RFN 的最腹侧部，还有一致密的细胞群——包钦格复合体（BC），其神经元呈呼气递增型放电。BC 神经元的轴突，向延髓和脊髓各类与呼吸相关的神经区广泛投射。电生理学研究表明，背侧和腹侧呼吸组的吸气神经元以及膈肌运动神经元，在

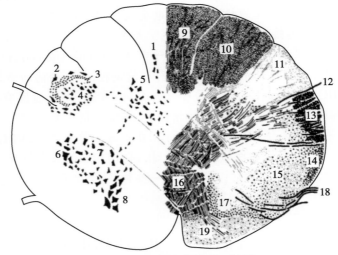

图 8-2-19　延髓锥体交叉切面

1. 薄束核；2. 三叉神经脊束核尾侧亚核大细胞部；3. 三叉神经脊束核尾侧亚核胶状质部；4. 三叉神经脊束核尾侧亚核固有核部；5. 楔束内侧核；6. 疑后核；7. 延髓中央核；8. 脊髓上核；9. 薄束；10. 楔束；11. 三叉神经脊束；12. 副神经颅根；13. 脊髓小脑后束；14. 脊髓小脑前束；15. 前外侧束；16. 锥体交叉；17. 内侧纵束；18. 第一颈神经前根；19. 锥体束。

呼气相均接受此复合体呼气递增神经元的单突触抑制。在呼气相此复合体抑制吸气神经元放电，参与呼气相的形成和维持。Kölliker-Fuse(KF)核参与三叉神经、迷走神经及舌下神经的功能，介导潜水反射、喉收缩肌控制、吞咽功能以及上呼吸道的紧张度。KF核作为中介物，涉及若干重要功能，主要与喉的关闭、上呼吸道的紧张及吞咽过程有关。

知识点拓展：脑干呼吸调节区

脑干呼吸调节区(图 8-2-14)包括 3 个部分：

A. 背侧群呼吸神经元(dorsal respiratory group of neurons, DRG)，延髓各个水平几乎均有，大部分位于孤束核腹外侧部。大部分是吸气神经元。其轴突双侧下行至颈髓和胸髓，支配膈肌和肋间外肌运动神经元，引起吸气运动。刺激 DRG 总是引起吸气，从不引起呼气。正常平静的呼吸几乎全由吸气肌的收缩引起，呼气是被动的，由已扩张的胸廓和肺弹性回缩引起。吸气的基本节律由 DRG 发起。甚至切断进入延髓的所有传入纤维之后，DRG 仍能有吸气动作电位的反复发放。在此组神经元中，有一种随肺容量增加而放电增强的神经元，称泵神经元(pump cell, P-cell)，其轴突向同侧的延髓吻侧腹外侧区(OVLM)和延髓尾侧腹外侧区(CVLM)投射；可能是肺牵张反射的中间神经元。电生理实验表明，阻抑 OVLM、CVLM 和孤束核内的谷氨酸能受体，可消除刺激臂旁核区诱发的呼吸道扩张效应。换言之，脑桥臂旁核向孤束核发出谷氨酸能投射，涉及对呼吸道舒缩的中枢调节。

B. 腹侧群呼吸神经元(ventral respiratory group of neurons, VRG)对主动呼吸更为重要。VRG 在面神经核尾侧 0~1.6mm，疑核的腹侧，在吻尾侧向上长约 400μm，其尾端始于疑核尾侧极平面。VRG 由呼气神经元(22%)、吸气神经元(37%)以及呼-吸跨相神经元(41%)组成。VRG 可分为 3 段：尾侧段(cVRG)，中间段(iVRG)，吻侧段(rVRG)。cVRG 位于疑后核平面，主要含呼气神经元，其轴突投射至胸髓，支配肋间内肌和腹肌运动神经元，引起主动呼气运动。iVRG 大致在疑核平面，主要含吸气神经元，其轴突下行支配膈肌和肋间外肌运动神经元，引起吸气。rVRG 位于面神经后核平面，又称包钦格复合体(Bötzinger complex.BC)，主要含呼气神经元，其轴突投射至脊髓和延髓，抑制吸气神经元；此外此区还有呼吸神经元，调控咽喉辅助呼吸肌的活动。

C. 前包钦格复合体(pre-Bötzinger complex, PBC)位于疑核吻侧端，介于 rVRG 与 iVRG 之间。含有多种呼吸神经元，可能是呼吸节律的起源部位。电生理研究表明，在呼气相，呼吸神经元的背、腹侧组，以及膈肌运动神经元，均接受 BC 单突触抑制。此复合体的作用是在呼气相抑制吸气神经元放电，参与呼气相的形成和维持。BC 相当于长吸呼吸中枢(apneustic center)。接受脑桥呼吸调整区(pneumotaxic area)，即臂旁核和 Kolliker-Fuse(KF)核的调控，后二者的功能是限制吸气，促使吸气相向呼气相转化。在 BC 内，80%(125/157)是呼气神经元。PBC 内延髓固有神经元(propriobulbar neurons)占大多数(81%)。就跨呼-吸跨相神经元而言，68% 定位于 PBC 内。可见在产生呼吸节律方面，PBC 起着关键作用。此区与 DRG 功能不同：①在正常平静呼吸时，VRG 全然不被激活，也不参与呼吸基本节律的调控。②当主动增加肺通气量时，则由 DRG 的兴奋转而引起 VRG 激活。③电刺激 VRG 某些神经元时，引起吸气运动；刺激其另一些神经元，则引起呼气运动。但是，VRG 对用力呼气更重要。

---

(4)舌下神经周围核群(perihypoglossal nuclei)：是指舌下神经核周围的若干细胞群，主要包括舌下神经前置核、中介核、舌底核等。在位置上此核群虽然邻近舌下神经核，但与其并无联系。

1)舌下神经前置核(nucleus prepositus hypoglossi, NPH)：位于舌下神经核吻侧，人类核柱长 6~7mm，从舌下神经核柱上端上至展神经核平面。其细胞以大中型者为主。

①舌下神经前置核传入纤维来自两侧舌下神经周核、前庭神经核群、脑桥和延髓旁正中网状结构、小脑前庭部；少量纤维还来自中脑 Cajal 间位核、内侧纵束吻侧间位核、后连合核、上丘、视束核、诸眼外肌运动核、三叉神经脊束核以及颈中央核等。

②舌下神经前置核的传出纤维至小脑皮质、前庭神经核群、下橄榄核、脑桥和延髓旁正中网状结构、傍二叠体周围的网状结构、对侧上丘和顶盖前区、眼外肌诸运动核、腹外侧膝状体核、丘脑中央外侧核、对侧三叉神经脊束核、中缝脑桥核、动眼神经副核、未定带、丘脑中央旁核等。

③舌下神经前置核的功能：A. 在协调头部与躯干运动中，此核对眼的位置和眼的运动速度进行判断，并将判断结果传布开来。眼外肌神经核和动眼前核群（preoculomotor nuclei），既发纤维至眼外肌和其他眼外肌神经核，又发侧支至 NPH，这样可将眼动的参数转换成凝视的坐标。B. NPH 与前庭神经核群及眼外肌运动核之间有双向联系，使水平方向的前庭 - 动眼反射在此核内整合起来。C. NPH 与 Cajal 间位核也有联系，后者是垂直方向前庭 - 动眼反射的整合区。D. 脑桥和延髓旁正中网状结构和前庭神经核群均向此核投射，由此 NPH 获得头部位置和躯体运动的相关信息。

2）中介核（intercalatus nucleus，ICN）：位于舌下神经核吻侧部与迷走神经背核之间，细胞小而深染，散在少量中型细胞。ICN 传入纤维来自前庭神经内侧核、小脑皮质前庭部、顶核、与动眼有关的脑桥和中脑网状结构、舌下神经前置核、孤束核、舌咽和迷走神经。ICN 传出纤维至小脑皮质、小脑深核、前庭神经核群以及眼外肌运动核。ICN 的功能与前庭及眼球转动机制相关。

3）舌底核（sublingual nucleus of Roller，SLN）：位于舌下神经核吻侧段的腹侧，由密集的中型细胞组成。对于此核的纤维联系所知甚少，传入纤维可能来自前庭神经核和舌下神经前置核、大脑皮质、顶核及脊髓；传出纤维至少至小脑和舌下神经前置核。

（5）三叉旁核（paratrigeminal nucleus）位于背外侧延髓表面，三叉神经脊束的背侧端，其神经元弥散地埋藏在小脑下脚脊髓小脑束的纤维中间，投射至延髓、脑桥、丘脑核团等，与心血管功能、呼吸及感觉功能相关的脑区。

6. 延髓内的主要纤维束 延髓内主要有 7 种纤维束，分别为①小脑下脚：在延髓开放部的背外侧区，有粗大的小脑下脚；②三叉神经脊束：在整个延髓的外侧部边缘区，从脑桥向下，贯穿延髓至脊髓后角浅层，终止于此束内侧的三叉神经脊束核；③锥体束；④内侧丘系；⑤顶盖脊髓束；⑥内侧纵束；⑦背侧纵束。③～⑦在中缝两侧，从腹侧向背侧依次分布。其中，在舌下神经核腹内侧，中缝背侧端两侧的内侧纵束，因深染而比较醒目，贯穿延髓吻尾侧轴。内侧丘系始于延髓闭锁部内侧丘系交叉平面，上行在锥体束的背侧，夹在两侧下橄榄核门之间至脑桥，与左右横行的斜方体纤维相交错。在下橄榄核的各个平面上，在三叉神经脊束与此核之间的切面外侧边缘区，有上行的脊髓丘脑束和脊髓小脑束通行。此外，在延髓网状结构内，还有中央被盖束及网状结构的上、下行纤维束。

三、延髓代表横切面和延髓病变综合征

1. 延髓的 4 个代表平面 从枕骨大孔平面向上，依次选择锥体交叉平面、丘系交叉平面、橄榄中部平面及脑桥与延髓交接平面进行介绍。

（1）锥体交叉平面（图 8-2-19）：是延髓最尾侧平面，切面面积小，与颈髓相似。最醒目的结构是锥体交叉，从腹侧前正中裂两侧向对侧背外侧交叉。在切面的背侧，后索核刚刚出现而仍以后索纤维为主。在相当脊髓前角的部位，可见脊上核（supraspinal nucleus），是前角运动神经元向上延续的部分。在切面的背外侧区，可见三叉神经脊束核的尾侧亚核，是后角浅层的上延部分。在切面的外侧部，可见颈神经前根（腹外侧）和副神经颅根（外侧）。

（2）丘系交叉平面（图 8-2-20）：在锥体交叉平面的吻侧，切面面积渐大。在切面背侧区，后索核已大部分替代了后索纤维，尤其以薄束核为甚。此切面最大特点是始于后索核的内弓状纤维绕过中央灰质，在其腹侧形成内侧丘系交叉。此交叉与锥体交叉不同，它占据切面的背侧大部而非始于腹侧部。在前正中裂两侧，一对粗大的锥体束替代了锥体交叉。在切面的外侧区，在三叉神经脊束核尾侧亚核的腹侧，可见少数大细胞，是疑核的尾端。在中央灰质背外方与后索核之间，已可分辨出细胞稍大的迷走神经背核尾端，以及细胞较小的孤束核尾端。在中央灰质的腹侧，可见典型运动神经元，是舌下神经核的尾端。

（3）橄榄中部平面（图 8-2-21）：属延髓开放部较下平面。其最显著的特点是在切面腹外侧区，出现了呈花边状的、巨大的下橄榄核。从其发出橄榄小脑纤维越边向对侧背外侧行，加入小脑下

脚,使后者形成切面背外侧的膨隆。此时,延髓背面已敞开,构成第四脑室底,即菱形窝的下半部。在窝底的深方,从中线向外侧依次有舌下神经核、迷走神经背核、孤束核、前庭神经下核及楔束副核等。由舌下神经核向腹侧发出舌下神经根纤维,经锥体束与下橄榄核之间出脑。在下橄榄核与小脑下脚之间的被盖外侧区,有疑核、三叉神经脊束核、脊髓丘脑束等。在两侧舌下神经根纤维与中缝之间,从背侧向腹侧依次有内侧纵束、内侧丘系和锥体束。

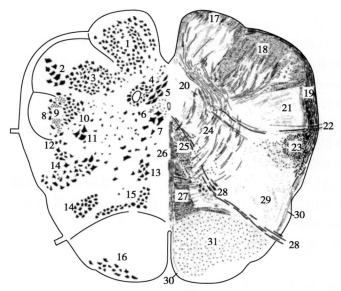

图 8-2-20　后索核切面

1. 薄束核;2. 楔束外侧核;3. 楔束内侧核;4. 孤束核;5. 迷走神经背核;6. 闰核;7. 舌下神经核;8. 三叉神经脊束核尾侧亚核大细胞部;9. 三叉神经脊束核尾侧亚核胶状质部;10. 三叉神经脊束核尾侧亚核固有核部;11. 疑核;12. 外侧索核;13. 前索核;14. 下橄榄核;15. 内侧副橄榄核;16. 弓状核;17. 薄束;18. 楔束;19. 小脑下脚;20. 孤束;21. 三叉神经脊束;22. 副神经颅根;23. 前外侧束;24. 内弓状纤维;25. 内侧纵束;26. 内侧丘系交叉;27. 内侧丘系;28. 舌下神经;29. 下橄榄核囊;30. 外弓状纤维;31. 锥体束。

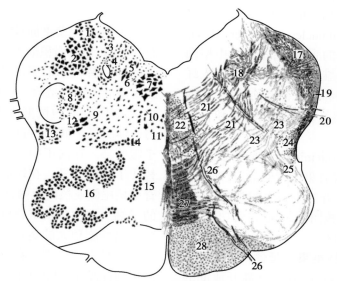

图 8-2-21　下橄榄核中部切面

1. 楔束内侧核;2. 楔束外侧核;3. 前庭下核;4. 孤束核;5. 迷走神经背核;6. 闰核;7. 舌下神经核;8. 三叉神经脊束核极间亚核;9. 延髓中央核;10. 前索核;11. 中缝暧昧核;12. 疑核;13. 外侧索核;14. 背侧副橄榄核;15. 内侧副橄榄核;16. 下橄榄核;17. 小脑下脚;18. 孤束;19. 三叉神经脊束;20. 迷走神经;21. 内弓状纤维;22. 内侧纵束;23. 橄榄小脑纤维;24. 前外侧束;25. 下橄榄核囊;26. 舌下神经;27. 内侧丘系;28. 锥体束。

(4)脑桥延髓交接平面(图 8-2-22):此切面的背侧部向侧方扩展,是因小脑下脚向背外侧行,由此转向后进入小脑,且在其背外侧出现蜗神经背核,在其腹外侧出现蜗神经腹核。与橄榄中部平面相比,其背面更加平坦,其外侧端已相当于第四脑室外侧隐窝及外侧孔处。在室底灰质内,由中线向外侧依次有舌下神经前置核、前庭神经内侧核及下核。在小脑下脚和前庭核的腹侧,有三叉神经脊束核和孤束核。在变小的下橄榄核与三叉神经脊束核之间有疑核。在更深的前正中裂两

侧,仍是锥体束。

2. 延髓病变综合征(图 8-2-23)

(1)延髓腹侧综合征(Jacson syndrome):舌下神经靠近锥体束出脑,二者皆由脊髓前动脉供血。当此动脉梗死时,病变同时累及二者,造成病变侧舌下神经核下瘫和对侧肢体痉挛性瘫痪。由于躯干肌和肢体近端肌受双侧皮质脊髓束支配,故损伤一侧皮质脊髓束躯干肌和肢体近端肌不出现明显障碍。由舌下神经核神经元向腹侧发出的纤维支配同侧舌内、外肌,故病变侧舌肌萎缩,舌肌纤

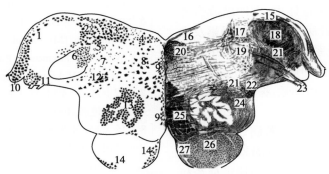

图 8-2-22 延髓与脑桥交界切面

1. 蜗神经背核;2. 前庭神经下核;3. 前庭神经内侧核;4. 舌下神经前置核;5. 孤束核;6. 三叉神经脊束核吻侧亚核;7. 外侧网状结构;8. 巨细胞网状核;9. 中缝大核;10. 蜗神经腹核;11. 桥延体;12. 疑核;13. 下橄榄核;14. 弓状核;15. 背侧听纹;16. 第四脑室髓纹;17. 前庭神经降根;18. 小脑下脚;19. 孤束;20. 内侧纵束;21. 橄榄小脑纤维;22. 脊髓丘脑束;23. 舌咽神经;24. 橄榄套;25. 内侧丘系;26. 锥体束;27. 外弓状纤维。

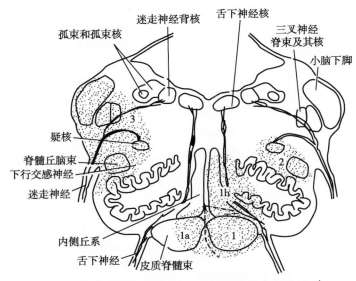

图 8-2-23 延髓上部横断面(阴影区表示病变累及区)

1. 右侧舌下神经和右侧锥体束累及区;1a:病变向左侧扩展,累及左侧锥体束;1b:病变向背侧扩展,累及右侧内侧丘系;2. 侵犯右侧疑核和脊髓丘脑束;3. 侵犯延髓背外侧区的病变,包括小脑下脚、三叉神经脊束核及脊束、脊髓丘脑束、疑核、前庭神经核、下行的交感神经纤维以及舌咽和迷走神经纤维。

维颤动；由于病变侧伸舌肌（颏舌肌）功能丧失，伸舌时健侧颏舌肌将舌推向患侧。由于病变平面位于锥体交叉平面上方，病变侧的皮质脊髓束还要在损伤平面以下交叉，故肢体瘫痪在病变对侧。在急性期，为弛缓性瘫痪，肌张力减弱，被动运动阻力下降，腱反射减弱，浅反射消失，足跖病理反射也不出现。在急性期4~6周后，或变为慢性病变，上、下肢转为痉挛性瘫痪。此时肌张力亢进，被动运动阻力增强呈折刀样，腱反射亢进，浅反射消失，足跖病理反射阳性。总之，这是典型的延髓舌下神经交叉瘫。

若病变扩展累及两侧锥体束，则四肢瘫合并患侧舌下神经核下瘫。若病变向背侧扩展累及内侧丘系，由于是在内侧丘系交叉平面以上，患侧内侧丘系纤维来自对侧躯体的后索，故可导致病变对侧躯体深感觉（位置觉、运动觉、振动觉）及分辨性精细触觉障碍。

（2）吻侧延髓中央区综合征：若病灶位于右侧下橄榄核背侧的外侧网状结构，可能累及右侧疑核和脊髓丘脑束。疑核运动神经元经迷走神经和副神经，支配同侧软腭肌和咽喉肌。右侧喉肌瘫痪，导致右侧声带功能丧失而发音困难；右侧软腭肌瘫痪，软腭右侧半肌不能收缩，导致腭垂偏向左侧；由于右侧咽喉肌瘫痪，还可出现吞咽困难。在此伤及脊髓丘脑束，因其纤维已在脊髓白质前连合交叉，故出现左侧躯体浅感觉障碍，痛温觉减弱或消失。若病变向内侧扩展，累及内侧丘系，还可出现左侧躯体深感觉和分辨性精细触觉障碍。若病变向背侧扩展，累及孤束核和孤束，则可能导致右侧咽黏膜和舌右半感觉障碍。

（3）吻侧延髓背外侧综合征（Wallenberg's syndrome）：此综合征常因小脑下后动脉血栓形成引起。此动脉为椎动脉的分支，供应吻侧延髓背外侧区和小脑蚓部下面。其延髓病变区包括小脑下脚、三叉神经脊束核及脊束、前庭神经核、疑核、脊髓丘脑束以及舌咽和迷走神经根等。损伤小脑下脚，导致病变侧躯体肌张力低下和小脑性共济运动失调。损伤三叉神经脊束核及脊束，导致病变侧面部痛温觉丧失和角膜反射消失。损伤脊髓丘脑束，导致对侧躯体痛温觉消失。损伤前庭神经核，导致出现异常的眼球震颤。疑核和舌咽迷走神经受损，导致软腭肌和咽喉肌瘫痪，造成吞咽困难和发音障碍。

（杨天祝　曹翠丽）

参考文献

[1] 张朝佑. 人体解剖学 [M]. 3 版. 北京: 人民卫生出版社, 2009.

[2] Haines DE. Lippincott's Illustrated Q & A Review of Neuroscience [M]. Philadelphia: Lippincott Williams & Wilkins, 2012.

[3] Hisa Y. Dorsal motor nucleus of the vagus. Neuroanatomy and Neurophysiology of the Larynx [M]. Tokyo: Springer, 2016.

[4] Nieuwenhuys R, Voogd J, Huijzen C. The Human Central Nervous System [M]. Berlin: Springer, 1981.

[5] Olszewski J, Baxter D. Cytoarchiture of the Human Brain Stem [M]. Philadelphia: Lippincott Co, 1954.

[6] Watson C, Paxinos G, Puelles L. The Mouse Nervous System [M]. London: Academic Press, 2012.

[7] 程世斌, 卢光启. 迷走神经背核的研究进展 [J]. 生理科学进展, 1996, 27 (1): 13-18.

[8] 杨天祝, 万选才. 嗅刺激诱导 *c-Fos* 原癌基因在大鼠脑内的表达 [J]. 中国医学科学院学报, 1999, 21 (3): 214-218.

[9] Anderson J. Vagal gut-brain axis stimulation produces reward behaviors [J]. Journal of Neuroscience, 2018, 38 (34): 7420-7427.

[10] Andre J. Brain stem control of swallowing: Neuronal network and cellular mechanisms [J]. Physiological Reviews, 2001, 81 (2): 929-969.

[11] Bahar S, Eken E, Emrah ST. The morphology of the hypoglossal dorsal root and its ganglia in Holstein cattle [J]. J Vet Med Sci, 2006, 68 (6): 53353-53356.

[12] Benarroch EE. Parabrachial nuclear complex: Multiple functions and potential clinical implications [J]. Neurology, 2016, 86 (7): 676-683.

[13] Bonis JM, Neumueller SE, Krause KL, et al. Contributions of the Kölliker-Fuse nucleus to coordination of breathing and swallowing [J]. Respir Physiol Neurobiol, 2013, 189 (1): 10-21.

[14] Breitl S, Kupferberg A, Rogler G, et al. Vagus nerve as modulator of the brain-gut axis in psychiatric and inflammatory disorders [J]. Front Psychiatry, 2018, 9: 44.

[15] Devor A. The great gate: control of sensory information flow to the cerebellum [J]. Cerebellum, 2002, 1 (1): 27-34.

[16] Duffin J. Functional organization of respiratory neurons: a brief review of current questions and speculations [J]. Experimental Physiology, 2004, 89 (5): 517-529.

[17] Edgley SA. How can corticospinal tract neurons contribute to ipsilateral movements? A question with

implications for recovery of motor functions [J]. Neuroscientist, 2006, 12 (1): 67-79.

[18] Funk GD, Greer JJ. Fluorescent tagging of rhythmically active respiratory neurons within the pre-Bötzinger complex of rat medullary slice preparations [J]. J Neurosci, 2005, 25 (10): 2591-2596.

[19] Hachem LD, Wong SM, Ibrahim GM. The vagus afferent network: emerging role in translational connectomics [J]. Neurosurg Focus, 2018, 45 (3): E2.

[20] Henry TR. Therapeutic mechanisms of vagus nerve stimulation [J]. Neurology, 2002, 59: S3-S14.

[21] Lacerda JEC, Campos RR, Arauj GC, et al. Cardiovascular responses to microinjections of GABA or anesthetics into the rostral ventrolateral medulla of conscious and anesthetized rats [J]. Braz J Med Biol Res, 2003, 36 (9): 1269-1277.

[22] Lawrence DG, Kuypers HG. The functional organization of the motor system in the monkey. 1. The effects of bilateral pyramidal lesions [J]. Brain, 1968, 91 (1): 1-14.

[23] Lee CH, Jung HS, Lee TY, et al. Studies of the central neural pathways to the stomach and Zusanli (ST36)[J]. American J Chinese Med, 2001, 29 (2): 211-220.

[24] Mariño J, Martinez L, Canedo A. Sensorimotor integration at the dorsal column nuclei [J]. News Physiol Sci, 1999, 14: 231-237.

[25] McCall AA, Yates BJ. Compensation following bilateral vestibular damage [J]. Front Neurol, 2011, 2: 88.

[26] Sawczuk A, Mosier KM. Neural control of tongue movement with respect to respiration and swallowing [J]. Crit Rev Oral Biol Med, 2001, 12 (1): 18-37.

[27] Seagard JL, Dean C, Patel S, et al. Anandamide content and interaction of endocannabinoid/GABA modulatory effects in the NTS on baroreceptor-evoked sympathoinhibition [J]. Am J Physiol, 2004, 286: H992-H1000.

[28] Scott SH. The role of primary motor cortex in goal-directed movements: insights from neurophysiological studies on non-human primates [J]. Curr Opin Neurobiol, 2003, 13 (6): 671-677.

[29] Yamanaka K, Gouraud S, Takagishi M, et al. Evidence for a histaminergic input from the ventral tuberomammillary nucleus to the solitary tract nucleus involved in arterial pressure regulation [J]. Physiol Reports, 2017, 5 (5): e13095.

第三节 脑 桥

一、脑桥外形

人类脑桥（pons）最发达，在腹侧面出现了宽阔的横隆起，称脑桥基底部（basilar part of pons）（图8-2-2、图8-2-3）。这是因为人在直立以后，在大脑与小脑之间反馈性运动调节回路高度发展所致。对比常用实验动物大鼠的脑桥，其腹侧面则无明显的横隆起。脑桥基底部斜卧在颅后窝的枕骨斜坡上。在其腹侧面的正中线上有纵行的浅沟，称基底沟（basilar sulcus），有基底动脉通过。脑桥左右两端向背外侧缩小，移行为小脑中脚（middle cerebellar peduncle），又称脑桥臂（brachium pontis），由粗大的脑桥小脑纤维束组成。在此横行纤维中，有一束纤维从内上斜向下外方，其部分纤维行于面神经与前庭蜗神经之间，在小脑下脚外侧形成一小隆起，称桥延体（bulbopontine body）。在脑桥与延髓腹侧面之间，有一分界明显的横沟，称延髓脑桥沟（bulbopontine sulcus）。在此横沟内，从内侧向外侧依次为Ⅵ、Ⅶ、Ⅷ对脑神经根；其中，展神经在脑

桥下缘与延髓锥体之间；面神经和前庭蜗神经位于横沟的外侧端；二者之间又有一细小的中间神经（intermediate nerve），属面神经的一部分。由Ⅶ、Ⅷ脑神经占据的横沟外侧端，恰在脑桥、延髓和小脑三者之间呈一凹窝，称脑桥小脑三角（pontocerebellar trigone）。在临床上，蜗神经纤维瘤颇为常见，此良性肿瘤可慢性生长变大，压迫脑桥小脑三角周围相邻的脑神经，甚至压迫第四脑室，组成特有的综合征。在此三角的吻侧，脑桥纵轴的中间平面，可见三叉神经（Ⅴ）根，是脑桥与小脑中脚的分界标志。在脑桥小脑三角的尾侧，自上而下有Ⅸ、Ⅹ及Ⅺ脑神经，从橄榄后沟出入脑。在脑桥上缘与中脑大脑脚之间，分界分明，但是脑桥基底部上端有一段在中脑腹侧与其下段重叠，故在中脑下丘横断面的腹侧，常可见脑桥基底部。

脑桥背侧面形成菱形窝上半部（图8-2-8）。脑桥与中脑的移行部缩窄，称菱脑峡（rhombencephalic isthmus），是个体发生过程中菱脑与中脑交界的部分。菱脑峡包括小脑上脚、上髓帆和丘系三角。小脑上脚（superior cerebellar peduncle）又

称结合臂(brachium conjunctivum),是一对连接小脑与中脑的扁纤维束,它从小脑向前上方上升,至下丘尾侧平面深入中脑。上髓帆(superior medullary velum)是一层薄白质板,张于左、右小脑上脚之间,形成第四脑室顶壁的上半部。上髓帆尾侧部紧贴于小脑小舌的下面,其吻侧部连于四叠体的正中沟;此沟有隆起的窄带,称上髓帆系带(frenulum of superior medullary velum);在系带两侧,有滑车神经出脑。丘系三角(trigonum lemnisci)是结合臂上段腹外侧的三角区,其吻侧边界是下丘臂,尾侧边界是结合臂外侧缘,腹外侧边界是中脑外侧沟;外侧丘系的听觉纤维通过此三角。

二、脑桥内部结构

在脑桥横断面上,以斜方体(后叙)为界,将脑桥分为背腹两部分。背侧部称脑桥被盖部(tegmentum of pons),是延髓的上延部分;腹侧部即脑桥基底部,是种系发生上较新的部分。脑桥有多种重要功能,如呼吸调节中枢(pneumotaxic center),它控制着每分钟的呼吸量和呼吸频率。脑桥是大脑、小脑及脊髓之间传递信息的主要通路。此外,脑桥还参与平衡、听觉、味觉、平衡以及深睡眠的调节等。

(一)脑桥基底部

人的脑桥基底比被盖大,主要由纵横两种纤维及其间的脑桥核组成。

1. 纵行纤维

(1) 锥体束(pyramidal tract,PT):包括皮质脊髓束和皮质核束。皮质脊髓束(corticospinal tract,CST)通过脑桥时,被横行纤维分隔为若干小束,至脑桥下缘又聚集起来,进入延髓锥体。皮质核束(corticonuclear tract,CNT)又称皮质延髓束(corticobulbar tract,CBT),与CST伴行,在下行途中不断有纤维离开锥体束移向背侧,或加入内侧丘系内,再进入脑桥被盖。CNT纤维至各脑神经运动核,除支配口周围肌的面神经核部分和支配颏舌肌的舌下神经核部分只接受对侧皮质核束纤维外,其余脑神经运动核皆接受双侧CNT纤维支配。少数纤维直达运动核,多数纤维经过脑干网状结构中间神经元中继后,与运动核间接联系。

Striedter(2004)指出,人类从新皮质到延髓和脊髓运动神经元的投射迅速扩展,使人对手、呼吸肌、眼、上下颌、舌及声带产生更精细地控制。因此,手、眼球、口及声带运动的灵巧性或许是出现

人类语言的最好证据。

(2) 皮质脑桥束(corticopontine tract,CPT):据对猕猴的研究,CPT纤维起始于大脑皮质大部分,细胞为V层锥体细胞。按细胞密度下行顺序,投射至脑桥核的包括运动皮质(4、6区)顶叶联络皮质(5、7区)、扣带皮质(23、24、25区)、躯体感觉皮质(3、1、2区)、额眼区(8区)、背侧前额皮质(9区)、岛叶区(13、14区)、枕叶纹状皮质及纹外视皮质。在人类还有纤维来自背侧前额区(45、46、32、24区)及尾侧9区。CPT可分为两部分:额桥束(frontopontine tract),起自前额叶,止于同侧脑桥核内侧群;顶枕颞桥束(parietooccipitotemporopontine tract)起自顶上和顶下小叶、枕颞叶背外侧面,止于同侧脑桥核外侧群和背侧群。不向脑桥投射或极少投射的皮质区有额叶其他区、颞下区及枕叶一些区。CPT纤维倾向属于“背侧视流(dorsal visual stream)”,含有周围视野刺激的速度与方向的代表物,功能与运动的视觉导航相关。

皮质脑桥束终止情况有3种:①大脑皮质某一特定区的纤维,通常终止于脑桥核的一个“纵柱”;②不同皮质区的纤维,可汇聚于同一脑桥核细胞上;③一个皮质区的纤维又常投射至脑桥核的数个小区。对于猫的研究资料表明,在大脑皮质,脑桥核及小脑皮质之间也具有某种躯体定位性分布关系。

皮质脑桥投射是双侧性的。Morecraft(2018)利用高分辨率顺行示踪剂观察猕猴,首次综合描述了从外侧运动皮质来的对侧皮质脑桥投射(cCPP)。发现cCPP来自初级运动皮质(M1)相对少,来自腹外侧运动前区皮质(LPMCv)的相对量适中,而更粗大和更广泛的cCPP,来自背外侧运动前皮质(LPMCd);cCPP涉及对侧9组脑桥核(PN)。M1投射在背侧脑桥区,LPMCv投射在内侧脑桥区,LPMCd投射在背侧和内侧脑桥区。这些结果表明,灵长类额叶运动皮质的大脑小脑投射是双侧性的,可能影响双侧肢体。在临床上,不完全损伤外侧皮质区之后,来自非损伤侧半球的cCPP可能有助于损伤侧上肢的恢复过程。在单侧小脑损伤之后,cCPP对另一侧上肢轻度损伤恢复确有帮助。

(3) 皮质网状束(corticoreticular tract):参见“脑干网状结构”章节。

2. 横行纤维 由脑桥核细胞发出,止于小脑皮质,多数纤维越过中线交叉至对侧,组成非常粗

大的脑桥小脑纤维(pontocerebellar fiber),即小脑中脚。

(1) 脑桥核(pontine nucleus,PN):PN 位于 3 和 4 菱脑原节的腹侧部,是最大的小脑前核,散布在整个脑桥基底部。根据其与锥体束的位置关系,可分为内侧群、腹侧群、外侧群和背侧群。后两群参与跟踪视靶回路,该核以中、小型略显肥大的多角形细胞居多。小鼠的 PN 可分辨出更多的亚核(图 8-3-1)。

1)脑桥核的传入联系:除主要接受皮质脑桥束外,其传入纤维还来自:①上丘和下丘的顶盖脑桥纤维;②脊髓脑桥纤维;③丘系核脑桥纤维;④三叉神经脊束核脑桥纤维;⑤网状脑桥纤维;⑥小脑脑桥纤维。这意味着躯体感觉信息,除经脊髓小脑束直达小脑外,还可经脊髓、脑干以及大脑皮质,通过 PN 间接至小脑。其次,小脑与脑桥间还有往返联系。

据研究,PN 还接受下丘脑的传入纤维,其下丘脑起始区有 4 个:下丘脑外侧区、下丘脑后区、乳头体内侧核及乳头体外侧核。此下丘脑脑桥纤维主要在同侧下行,行于脑桥被盖网状核的背侧,再向腹侧行终止于 PN 的内侧亚群的吻侧部和背内侧亚群。少量下丘脑脑桥纤维在脑桥被盖越过中线,终止于对侧 PN 的对应区。有学者认为,小脑除直接接受下丘脑的传入外,边缘皮质→上述下丘脑区→PN 亚群→小脑旁绒球和蚓部,构成一特异系统,将内脏神经活动与躯体运动相关的冲动整合在一起。

2)脑桥核的传出联系:主要构成小脑中脚。所有 PN 细胞均发纤维至小脑,主要至对侧小脑,少量至同侧小脑。大部分脑桥小脑纤维为细苔藓纤维,其靶细胞是小脑颗粒细胞。其中至小脑半球及绒球旁区的纤维最多;蚓部接受少量双侧纤维;也有纤维至绒球和小脑深核,但未有纤维终止于绒球小结叶。在组构方面,脑桥小脑纤维有以下特点:①PN 的一个"纵柱",常投射至数个小脑区;②每个小脑区接受两个以上脑桥核亚区来的纤维;③在小脑内部纤维有躯体定位性分布。

PN 是后脑细胞组织联系小脑的 7 个核(脑桥核、脑桥被盖网状核、外侧网状核、楔外核、三叉神经小细胞核、舌下神经周围核和下橄榄核)之一,是重要的小脑前核,其轴突以苔藓纤维的形式终止于小脑皮质的颗粒细胞层。

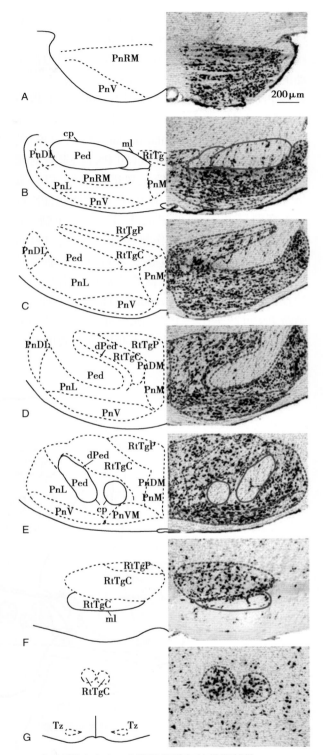

图 8-3-1 小鼠脑桥核和被盖网状核
A~G. 系列切片图像。

dPed. 背侧脚核;ml. 内侧丘系;Ped. 脚核;PnDL. 脑桥核背外侧亚核;PnDM. 脑桥核背内侧亚核;PnL. 脑桥核外侧亚核;PnM. 脑桥核内侧亚核;PnRM. 脑桥核吻内侧亚核;PnV. 脑桥核腹侧亚核;PnVM. 脑桥核腹内侧亚核;RtTg. 脑桥被盖网状核;RtTgC. 脑桥被盖网状核中央部;RtTgP. 脑桥被盖网状核中央周部;Tz. 斜方体核。

3）脑桥核功能：皮质脑桥束和脑桥小脑束总称皮质小脑束（corticocerebellar tract），构成大脑 - 小脑 - 大脑回路的一部分，此回路与控制随意运动的灵活性和自由度有关（图 8-3-2）。研究表明，有些 PN 神经元显示有与学习有关的活动，取决于小脑间位核，即小脑的反馈机制。有报道，在水平前庭眼球反射（vestibular ocular reflex，VOR）的短时适应中，背外侧脑桥核（DLPN）携带着对眼平稳跟踪的重要信息，校正视错误信号，以视觉指导运动学习。有研究报道，在运动期间，PN 储存着意图（intention）的记忆，依据大脑 - 小脑 - 大脑回路处理结果，对动作错误加以校正。PN 可能参与程序式学习。PN 接受来自听、视、躯体感觉以及联络皮质等投射，既有皮质的又有皮质下的投射。作为超常（supernormal）的条件刺激，电刺激 PN 可产生比一个声调或一道光的条件刺激更快的学习，刺激小脑中脚本身即是有效的条件刺激。

在视觉控制下，在空间手部伸达至靶点的随意运动中，涉及脑和脊髓几组神经元的精细协调努力。作为脑创伤、卒中或肿瘤的后果，这些回路的阻断导致一种严重的缺损，不能有效地使用手和指。参与控制这种运动的回路是皮质 - 脑桥 - 小脑系统。PN 是大脑皮质与小脑之间的重要中介，文献指出，几乎所有的大脑皮质功能亚区均投射至 PN，继之再投射至小脑的广泛区域，包括小脑深核群。近来有相当多的证据表明，PN 不仅是整合中心，还有以下特点：①局部回路上神经元呈 GABA 免疫阳性；②PN 所接受的传入投射非常广泛，包括来自外周的躯体感觉投射；③存在着一种以上传入投射在 PN 内的汇聚。就 PN 内 GABA 神经元数量比较，猴类要比大鼠多得多，特别是其复杂型突触的分布十分丰富。预期未来 PN 内有关突触关系的研究将会有更多的成果，将探明猴类 PN 内源于小脑深核、后索核以及未定带的 3 种传入纤维定位分布和所含的神经递质。

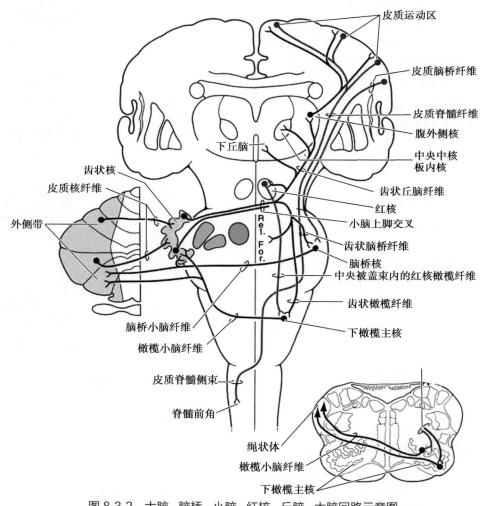

图 8-3-2　大脑 - 脑桥 - 小脑 - 红核 - 丘脑 - 大脑回路示意图

此外,还将探明小脑小球突触复合体与 PN 投射神经元树突的形态学联系。当这些突触回路被阐明后,再用未定带脑桥核系统启动生理实验。曾有实验在清醒的行为猴上训练其做各种各样的眼球运动,来记录其未定带神经元的活动、未定带脑桥核的轴突和终末,以及与 PN 投射神经元和局部回路神经元的关系,探索 PN 神经元的功能活动(Rylkova D,2015)。

有研究报道,给予嗅刺激可在 PN 内诱发出非常强的 Fos 蛋白表达。人类一侧皮质脑桥束纤维总数为 1 900 万条,一侧 PN 细胞总数约 2 300 万个,二者数目相接近。近期研究表明,皮质脑桥束起始区远远超过先前研究的皮质区范围。与约 100 万根的锥体束纤维数量相比,PN 数量要多十几倍。这一对比很耐人寻味,编者认为,有关 PN 文献积累虽然很多,但仍有许多 PN 问题仍未阐明,PN 的重要性可能是难以预料的。

(2) 桥延体核(nucleus of pontobulbar body):与脑桥核同源,其形态和位置因部位而异。其上部位于小脑中脚的腹侧面。此核由不规则的小型多边细胞组成。传入纤维来自皮质脑桥束和小脑皮质的纤维;其传出投射至小脑。除桥延体核外,延髓弓状核及脑桥被盖网状核,也属脑桥核同源核。

(二) 脑桥被盖

脑桥被盖的结构与延髓相似,其背侧部有一层灰质,形成菱形窝上半部,其中含 V~VIII 对脑神经的核团,此外还有其他一些神经核。灰质层与脑桥基底部之间有脑桥网状结构。许多纵行传导束通行于脑桥被盖。

1. 脑桥被盖内的脑神经核　前庭蜗神经核(VIII)分为两部分,即前庭神经核复合体和听觉通路神经核群。面神经属混合性神经(VII),包括面神经核、下泌涎核及疑核吻侧部。展神经核(VI)属躯体运动核。三叉神经(V)属混合性神经,既有三叉神经感觉核核柱,又有三叉神经运动核(图 8-2-28、图 8-2-29)。

(1) 前庭神经核(vestibular nucleus,VN):位于第四脑室底菱形窝,界沟外侧的前庭区深方,由 4 个大核及一些小核组成(图 8-3-3、图 8-3-4)。

1) 前庭内侧核(medial vestibular nucleus,MVN):人类核柱长约 9mm,位于薄束核上端与展神经核下端之间。其内侧与孤束核为邻,外侧与前庭下核及前庭外侧核为邻。此核由密集的中、小型细胞组成,多呈卵圆形、梭形或三角形,尼氏体淡染,

但在核团的背外侧部散有大而深染的细胞。

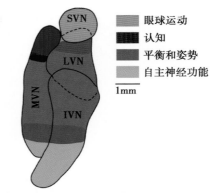

图 8-3-3　前庭神经核各核位置和功能示意图

诱发眼球运动和参与空间认知的神经元位于前庭神经核复合体的吻侧部,主要是前庭上核(SVN)和前庭内侧核(MVN)的吻侧部。相反地,诱发前庭-脊髓反应和前庭自主神经反应的神经元位于较尾侧,在前庭外侧核(LVN)、前庭下核(IVN)以及前庭内侧核 MVN 的尾侧部。图中两种不同颜色标识区域之间的重色区为两区所涉及功能的重叠区。

2) 前庭外侧核(lateral vestibular nucleus,LVN):人类核柱长约 4mm,位于前庭下核上端与三叉神经运动核下端平面之间,外邻小脑下脚,腹侧接小细胞网状核。此核含大型多极神经元,也散布着中小型细胞。

3) 前庭下核(inferior vestibular nucleus,IVN):又称前庭脊束核(spinal vestibular nucleus)。人类核柱长约 5mm,位于楔束副核上端与面神经核下端之间。其外邻小脑下脚,内接 MVN。此核多数细胞为中型多极神经元,但不如 MVN 细胞排列密集;还有形态类似的小细胞散在其间。在细胞之间散布着一些被横断的纤维束(前庭神经降支),这是在切片上识别此核的一个特征。

4) 前庭上核(superior vestibular nucleus,SVN):此核为 MVN 和 LVN 上端向上延伸的细胞区,核之上界不甚明确。在横断面上,此核恰位于第四脑室底与侧壁交界部位,小脑中脚的内侧。此核主要由中型细胞组成,呈圆形、卵圆形或梭形,尼氏体中度嗜染,树突较短。核团中央区细胞体略大而密集。

5) 此外,还有一些小核团也属 VN 群。如 f、l、x、y、z 群,以及上前庭核(supravestibular nucleus)及孤旁核(parasolitary nucleus)。在前庭神经根纤维之间,还有前庭神经间质核(interstitial nucleus of vestibular nerve)。

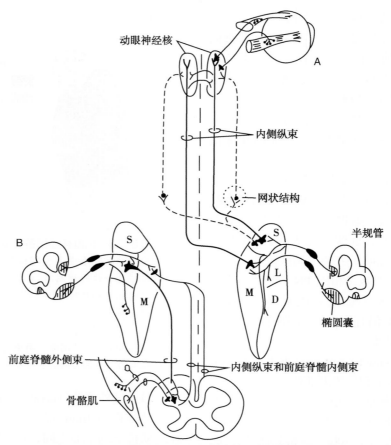

图 8-3-4 前庭器至前庭神经核的联系以及前庭脊髓束和内侧纵束

A. 上行投射纤维，B. 下行投射纤维，D. 前庭神经下核，L. 前庭神经外侧核，

M. 前庭神经内侧核，S. 前庭神经上核，椭圆囊斑和球囊斑合称位觉斑。

6）前庭神经核群纤维联系：前庭神经核群与内耳前庭器、小脑、脊髓、眼外肌神经核群、脑干和下丘脑、内脏神经系统都有广泛联系；最终上达大脑皮质许多区域。

①前庭神经核与内耳前庭器的联系（图 8-3-4）：MVN 神经元主要接受来自水平半规管的输入，SVN 神经元接受来自垂直半规管的输入。IVN 神经元大多接受来自椭圆囊的输入。LVN 神经元接受来自椭圆囊和球囊的输入。根据其参与的行为，VN 神经元可以进一步分类。

②前庭神经核与小脑的联系（图 8-3-5）：IVN 和 MVN 发出纤维，经旁绳状体止于古小脑皮质以及两侧顶核；古小脑终止区包括绒球小结叶、蚓垂和旁绒球等。反之，从古小脑又有纤维返回 VN。此神经回路与身体平衡有关。其反射弧为：前庭器→VN →绒球小结叶→ VN →脊髓运动神经元→肌肉装置。第四脑室附近的肿瘤，由于压迫了绒球小结叶，此回路中断，可导致平衡失调，闭眼时站立不稳。有研究发现，从家兔外侧小结和蚓垂向脑干

有两路投射，一路经由小脑下脚间核至 VN，另一路经小脑上脚至臂旁外侧核。上述两路介导心血管反应。此外，绒球经 VN 联系眼球运动神经核，与产生经常追逐目标的平稳眼运动有关，也与在平稳追踪目标时前庭 - 眼球反射的抑制有关。小结在眼运动方面的作用尚不清楚。

③前庭神经核与眼外肌神经核群的联系（图 8-3-6）：VN 通过两侧内侧纵束联系两侧眼外肌神经核。有两种反射弧：内耳前庭器 -VN- 眼外肌神经核的基本反射弧，它是由三级神经元和两级突触组成的；间接的前庭 - 转眼反射弧，除三级神经元的基本反射弧外，附加了侧臂控制器（controller of the side-arm），即小脑前核（如舌下神经前置核和旁正中脑桥网状结构等）。侧臂控制器有两个作用，一是提高反应的灵敏性，即使极微弱的前庭刺激，也可对眼外肌运动产生有效的影响；二是有"记忆"功能，依据对反应的适应性，小脑起增益作用可以重调（reset）。例如，人用望远镜观察时，正常的前庭 - 转眼反射就不适应；但

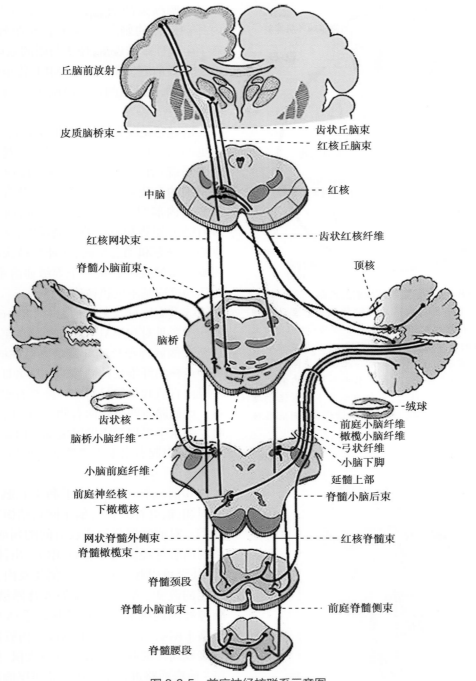

图 8-3-5　前庭神经核联系示意图

经过一段时间后,小脑将以增益效应加以重调,即可代偿镜头效应。

④内侧纵束(medial longitudinal fasciculus, MLF):位于脑干中缝背侧端两旁,一对染色很深的、很醒目的纤维束(图 8-3-7)。此束向下进入脊髓白质前索,靠近前正中裂,其延至脊髓的部分,称为沟缘束(sulcomarginal fasciculus),又称前庭脊髓内侧束(medial vestibulospinal tract)。MLF 包含越边和不越边的纤维,其中许多纤维又分为上行支和下行支。参加 MLF 的神经核主要有 VN、眼外肌神经核群(Ⅲ、Ⅳ、Ⅵ脑神经核)、颈肌的前角运动细胞柱以及一些中脑的核团(Cajal 间位核、达克谢维奇核、内侧纵束吻侧核、后连合核及上丘)、上橄榄核及脑桥网状结构等。在此纤维束内,有 VN 至两侧眼外肌神经核的纤维、眼外肌神经核相互间联系的纤维、VN 至颈肌运动神经元的纤维,也有 VN 至其他上述核团的纤维等。

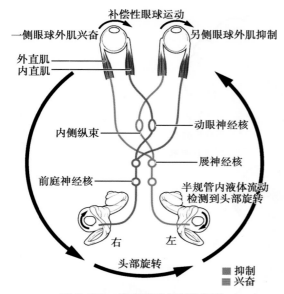

图 8-3-6　前庭眼球反射的通路

从前庭神经核至第Ⅲ对和第Ⅵ对脑神经核。至动眼神经核和至对侧展神经核的纤维是兴奋性的（红色），而至同侧展神经核的纤维是抑制性的（绿色）。从Ⅲ至左眼内直肌和从Ⅵ至右眼外直肌有联系。此回路将两眼转向右侧，此时头部向左转，这时左侧水平半规管内淋巴流动方向相反。当头向右转时，引起右水平半规管活动增强，眼球向相反方向转动。为图显示清晰，右侧前庭核的投射已删除。

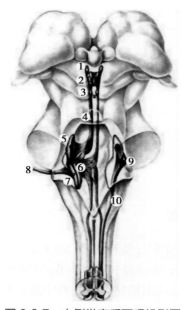

图 8-3-7　内侧纵束后面观投影图

1. Cajal 间位核；2. 动眼神经核；3. 滑车神经核；4. 内侧纵束；5. 前庭上核；6. 前庭内侧核；7. 前庭下核；8. 前庭神经；9. 前庭外侧核；10. 前庭脊髓束。

内侧纵束的功能意义：一是当头部运动时，内耳前庭器的刺激经 MLF 传至眼外肌神经核，产生生理性眼球震颤，使头与眼的运动协调起来；二是内耳前庭器的刺激经 MLF 传至颈肌运动神经元，使头与颈肌的运动协调起来，保持全身的姿势平衡。

前庭感觉既是下意识的，又是自动的，没有意图也不能自我控制。前庭系统既是感觉系统又是运动系统：作为感觉系统，前庭反应不仅提供一种精确的自我运动代表物，而且整合构建了自我重心的内部图谱；作为运动系统，前庭反应协调着有效的姿势和眼球的运动反射，从而确保自我重心的静态和动态平衡，还能维持头部运动时的视觉系敏锐性。它是一个等级递阶系统，其固有的运动反应基本依赖精确的感觉。

⑤前庭眼球反射的通路（图 8-3-6）：从前庭神经核至第Ⅲ对和第Ⅵ对脑神经核。至动眼神经核和至对侧展神经核的纤维是兴奋性的，而至同侧展神经核的纤维是抑制性的。从第Ⅲ对脑神经至左眼内直肌和从第Ⅵ对脑神经至右眼外直肌有联系。此回路将两眼转向右侧，此时头部向左转，这时左侧水平半规管内淋巴流动方向相反。当头向右转时，引起右水平半规管活动增强，眼球向相反方向转动。

⑥前庭神经核与脑干和下丘脑的联系：众所周知，前庭神经核与脑干网状结构有着广泛的联系。对前庭器强烈或长时间的刺激，可引起一系列内脏神经反应如恶心、呕吐、出汗、皮肤苍白等，甚至可引起呼吸、循环、消化及内分泌等多种功能的改变。VN 有纤维加入背侧纵束，借此与脑神经的内脏和躯体运动核联系；VN 也发纤维至脑干网状结构，与其中的许多内脏神经中枢有直接或间接的联系。有学者对大鼠、兔及猴的蓝斑 - 前庭通路进行了综述。蓝斑尾侧部和蓝斑底核发出两路下行纤维：一路经去甲肾上腺素能外侧下行束（lateral descending noradrenergic bundle，LDB）至 SVN 和 LVN 的上部；另一路经去甲肾上腺素能内侧下行束（medial descending noradrenergic bundle，MDB）至 LVN、MVN，Y 群及舌下神经前置核上部。在需要增强警戒的形势下，蓝斑向 VN 输入，对改变感觉运动反应很重要，即调节前庭 - 动眼反射和前庭脊髓反应。法国学者研究了大鼠三叉神经系统与 VN 的联系。他们发现，从三叉神经中脑核发出初级传入纤维

投射至各个 VN，并有侧支投射到前庭小脑。其次，三叉神经前庭核下行投射分布区，与前庭三叉上行投射起始细胞分布区并不相同。他们指出，由三叉神经中脑核传递的眼外肌本体感觉信息及其他面部的信息，可能也参与对前庭 - 动眼反射及头部运动的调控。刺激家兔的前庭神经和 LVN，在下丘脑后核区发现 3 种不同反应类型的细胞，证明从 LVN 至下丘脑有少突触和多突触的通路。对猴的研究指出，在 MVN 内有联络两侧 VN 的神经元与速度储存机制（velocity storage mechanism）有关，其中许多是 GABA 能神经元。此外，还有两型 GABA 能突触，一型是来自小脑浦肯野细胞的终末；另一型是中间神经元。

⑦前庭神经核与脊髓的联系（图 8-3-4、图 8-3-5、图 8-3-8）

a. 前庭脊髓外侧束（lateral vestibulospinal tract）：起自 LVN，终止于同侧脊髓板层Ⅷ和Ⅶ，少量纤维止于板层Ⅸ，此束可下达骶髓。由于板层Ⅷ细胞有越边联系，刺激一侧 LVN，可引起两侧肢体运动。该束对前角伸肌运动神经元有很强

的易化效应，对屈肌运动神经元起抑制效应。经过此束刺激前庭器诱发姿势反射及去大脑僵直状态。在 LVN 与脊髓之间具有明确的躯体定位关系。LVN 上腹部投射至颈髓；下背侧部投射至腰、骶髓；其中间段投射至胸髓。

b. 前庭脊髓内侧束（medial vestibulospinal tract）：起自 MVN 和 IVN，此束纤维少，终止区与前庭脊髓内侧束类似，但仅下达上胸髓，故只参与颈肌和上肢肌的前庭反射。此束还有来自内耳前庭器的初级纤维。

c. 脊髓前庭纤维（spinovestibular fiber）：部分纤维为脊髓小脑后束的侧支，多数纤维终止于 x 组，少数纤维至 MVN、LVN 和 IVN。间接通路有脊髓 - 网状结构 -VN 通路和脊髓 - 小脑 -VN 通路。总之，在 VN 与脊髓之间，形成多重往返回路，这些回路矫正姿势、拮抗不必要运动、增强运动稳定性。头部位移兴奋 VN 和脊髓，产生伸肌反射；而脊髓至 VN 的反馈活动，可适当抑制这种伸肌反射。例如，当人体开始向右侧跌倒时，右腿伸肌紧张度增强，左腿伸肌松弛；同时颈肌收缩，以维持头部的正常位置。

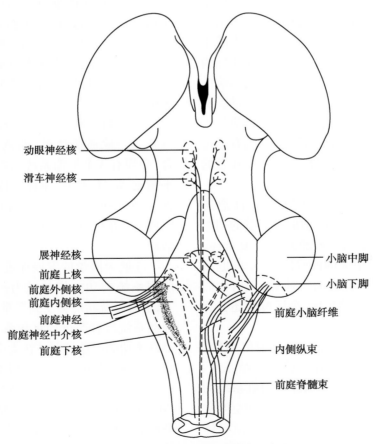

图 8-3-8　前庭神经核投射纤维示意图

⑧前庭内脏神经联系：包括 VN 至孤束核、迷走神经背核、延髓腹外侧网状结构、延髓外侧被盖、疑核和疑旁核，以及动眼神经副核 - 前正中核复合体（Edinger-Westphal-anteromedian nucleus complex）。近来证实 VN 至延髓的投射，在 MVN 和 IVN 内，既有谷氨酸能又有 GABA 能细胞，而 GABA 能纤维倾向分布于尾腹外侧延髓（Holstein GR，2016）。

⑨前庭神经核与丘脑和大脑皮质联系：VN 向丘脑投射，但在丘脑内的终止区各研究结果不一，包括腹后核、腹中间核以及腹后下核。有学者用 PET 观察了 24 例人的影像，发现与前庭功能相关的皮质区如下：脑血流增加的皮质区分布在两侧大脑半球，包括额上回和沟、中央前回、顶下小叶以及缘上回。这些皮质区恰好相当于皮质眼球运动中枢，即额前皮质、额眼区和顶眼区，它们参与温热性眼球震颤。并且，独特的颞 - 顶激活区可以与岛叶后部及邻近的颞上回、顶下小叶及楔前叶分开。这些皮质区恰好相当于人类多种感觉前庭皮质区，正相当于猴的顶 - 岛 - 前庭皮质（PIVC）、视颞外侧沟区（VTS）及 7 和 6 区，进一步激活位于前岛叶、额下回及前扣带回的脑区。皮质下激活区有壳、丘脑及中脑，与传出性眼球运动通路构组一致。这些皮质及皮质下的激活区均是双侧的，但以刺激耳的同侧半球为主。在动物步行期间，大脑皮质可能直接影响前庭反射活动，控制和协调眼、头和躯体的运动。从最近的研究可以推测，皮质前庭区要比之前认为的广泛；同时，在 VN 与大脑皮质之间，既有经过丘脑的多突触联系，又有直接联系，而且是往返的回路。

7）前庭系统的功能（图 8-3-3）：值得注意的是，内耳前庭感受器十分微小，前庭神经节的初级神经元数量很少，但是二级神经元 -VN 复合体，占据菱形窝界沟外侧很大的前庭区，提示前庭系统的第二级神经元极大地增加。对 VN 复合体的研究已经得到前所未有的扩展，今后可能还会有更多的发现。

①胎儿最早发育的感觉系统是前庭系统。VN 是怀孕后几周即开始发育的感觉神经，随后发育的其他各种感觉系统，均依靠与前庭系统的联系。正是前庭系统具有整合感觉信息和空间觉的功能，脑才能对外部世界形成统一的三维立体图像。

②出生后婴幼儿的发育离不开前庭系统的感觉整合及平衡功能。一方面，两侧大脑半球与机体两侧间的交叉纤维联系，将身体两侧的功能变得密不可分；另一方面，在前庭系统协调的定时功能控制下，将两侧身体交替运动完善地配合起来；如此婴儿才能学会保持平衡地左右肢体交替爬行，接着逐渐学会以同样方式行走和跑。换言之，正是前庭系统依赖神经传导通路的纤维交叉，成就了身体两侧交替运动的平衡机制。

③前庭系统、视觉系统及本体感觉系统的相互作用发生在脑的各个水平。这三个系统均对身体平衡起作用，但是以前并不清楚它们的中枢联系。Sakka（2004）的研究指出，三个系统的相互作用发生在脑干、小脑、纹状体、丘脑及大脑皮质的各个水平，感觉输入整合后形成统一的输出。视觉为脑提供身体与环境之间关系的信息。前庭眼球反射使眼与头颈运动协调起来，使眼在运动中仍能看清目标。正是通过前庭脊髓反射（VSR），本体感觉系统与前庭系统得以共同控制肌肉和关节，才能维持姿势平衡。在 3 个平衡系统信息的整合过程中，脑挑选出最精确的信号，产生特异性传出信息反馈到肢体、躯干、颈部及眼部肌肉，才能维持身体稳定和直立。如果其中一个系统受损，其他两个系统必须代偿才能维持平衡。

④两侧大脑半球之间的功能整合也依赖前庭系统。除胼胝体外，两侧大脑半球功能的整合，必须有 3 个平衡系统的参与，即需要空间觉、平衡觉、定时、视觉、本体觉以及反应时间等的改善，这些均离不开前庭系统的整合作用，才能成就阅读、书写、科学研究、运动技巧等脑的高级活动。

⑤航天医学的发展促进了前庭系统的研究。前庭系统的功能依赖重力；在太空微重力条件下，前庭系统功能会受到严重干扰，由于它与中枢神经系统所有部分均有联系，因而会导致整个神经系统功能严重失调。在太空入轨后 3~4d 内，约有半数航天员可能产生类似晕车、晕船的症状，失去定向力，产生幻觉、恶心、呕吐等，即空间运动病（Mitchell DE，2017）。总之，前庭系统与下意识的平衡能力相关，对人体十分重要。

知识点拓展：眼球震颤

眼球震颤（nystagmus）（图 8-3-9）是指当头部运动或旋转时，两眼出现一种不自主的、有节律的同向往返运动。例如，当我们坐在火车上向窗外看时，两眼会同时缓慢地向火车运行相反的方向移动，接着两眼快速地向火车运行方向运动，如此反复进行。临床上以快动相命名眼球震颤，但实际慢动相才是真正的前庭活动相，快动相只是眼球的一种快速复位活动。其生理意义在于当头部运动时，两眼在空间位置上相对稳定，保持凝视目标一段时间，才有足够时间在视网膜上成像。这种两眼同向运动是一侧眼外直肌和另一侧眼内直肌同时收缩形成的。其反射弧是前庭器的冲动传向前庭神经核后，经 MLF 或网状结构传至两侧的展神经核和动眼神经核，引起眼球震颤。在每一侧 VN 内，可能有"左旋"和"右旋"两种神经元。右旋细胞发纤维至同侧 MLF 和网状结构，左旋细胞发纤维至对侧 MLF 和网状结构，前庭器的冲动兴奋左旋细胞时，同时抑制右旋细胞。

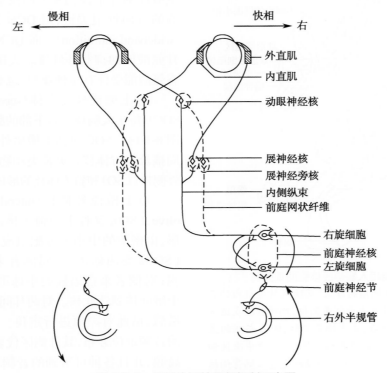

左 ← 慢相　　　快相 → 右

外直肌
内直肌
动眼神经核

展神经核
展神经旁核
内侧纵束
前庭网状纤维

右旋细胞
前庭神经核
左旋细胞
前庭神经节
右外半规管

图 8-3-9　眼球生理性震颤机制示意图

生理性眼球震颤有别于病理性眼球震颤：伤及前庭系统的眼球震颤可分为周围性和中枢性两种。急性内耳迷路炎、Meniere 病和蜗神经纤维瘤是引起周围性眼球震颤的常见病，它以水平向眼球震颤为特征，眼球运动的快相指向正常侧。脑干病变引起中枢性眼球震颤，眼球运动的快相多指向患侧。但因病变累及结构不同而眼球震颤表现多种多样，即可为水平性、扭转性或垂直性的眼球震颤。小脑病变也可出现病理性眼球震颤，是由眼外肌共济失调引起的。

（2）蜗神经核（cochlear nucleus，CN）：位于脑桥与延髓交接平面上，第四脑室外侧隐窝的室底灰质内，与小脑下脚关系密切（图 8-3-10）。蜗神经核可分为蜗腹侧核和蜗背侧核；蜗腹侧核（ventral cochlear nucleus，VCN）位于小脑下脚的腹外侧，蜗神经穿经此核，将其进一步分为居蜗神经根吻侧的蜗前腹核（anteroventral cochlear nucleus，AVCN）和居蜗神经根尾侧的蜗后腹核（posteroventral cochlear nucleus，PVCN）。蜗背侧核（dorsal cochlear nucleus，DCN）位于小脑下脚背外侧，听结节的深方。简言之，蜗神经核可分为3个亚核。从体积上对比，人类 VCN 是 DCN 的28 倍，而猫则仅为 4 倍。在细胞构筑学上，人与灵长类以下的哺乳动物既有相似之处，又有差异。

在耳蜗内,内毛细胞的数量远比传入神经纤维少得多,即许多神经纤维支配一个毛细胞。在感受声音方面,从脑到耳蜗的下行投射也起重要作用,虽然目前尚未研究透彻。在外毛细胞上有传出突触;在内毛细胞下方,有传向脑的传入性树突。CN 是将来自内耳的"数字化数据"转换成神经冲动的第一位点。

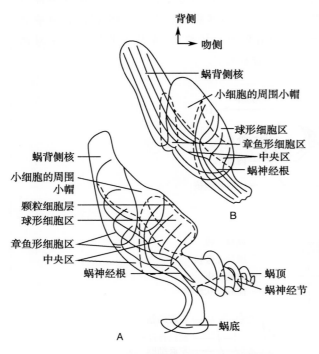

图 8-3-10 猫和人蜗神经核侧面观图解

A. 猫中,细线代表来自蜗顶的纤维,反映蜗神经核内的音频定位分布。蜗神经升支止于蜗腹侧核,蜗神经降支进入蜗背侧核,并旋转 180° 后,止于蜗背侧核;B. 人与猫的主要区别:①球形细胞区和章鱼形细胞区较小;②中央区和小帽较大;③无颗粒细胞层;④蜗神经降支进入蜗背侧核后不旋转 180°,直接终止。

在整个听觉传导通路中,始终保持着音频定位性分布。来自蜗底的高频纤维止于蜗神经三个核的背侧区;来自蜗顶的低频纤维止于其腹侧区。螺旋神经节双极细胞的中枢突分为上行支和下行支,上行支止于 VCN,下行支止于 DCN。尽管一根蜗神经纤维可与几个 CN 细胞相联系,但只有小部分 CN 细胞接受初级听觉纤维;换言之,大部分 CN 细胞是局部回路上的中间神经元,而非中继神经元。一般中间神经元体积较小,中继神经元较大。

1)关于蜗神经核的细胞类型:蜗神经核的细胞类型繁多,大型和中型神经元属中继神经元;小型细胞属局部回路的中间神经元。在此仅择其较公认者介绍如下:中继神经元如球形细胞、章鱼形细胞、锥体细胞、梭形细胞、双极细胞等。中间神经元如小球形细胞、颗粒细胞、车轮细胞、星形胶质细胞、蜗高尔基细胞等。

2)对 CN 细胞的化学和功能研究:大鼠 DCN 胆碱能纤维经由 M 受体直接作用于梭形细胞;有的胆碱能纤维先作用于颗粒细胞,后者以谷氨酸能平行纤维经由非 NMDA 亲离子受体,再作用于车轮细胞。章鱼细胞感受蜗神经冲动的定时性编码十分精确,大鼠 VCN 多极神经元是甘氨酸能的纤维,向 DCN 的投射,对于辨别自然声响的方向性很关键,对 DCN 起广谱的抑制作用(wideband inhibition)。而 DCN 车轮细胞轴突是甘氨酸能的抑制性纤维。大鼠 DCN 梭形细胞的谷氨酸能受体有多种亚型,也有详细报道。

(3)上橄榄核复合体(superior olivary complex,SOC):位于人脑桥被盖下部的腹外侧区(图 8-3-11~图 8-3-13)。SOC 包括上橄榄外侧核、内侧核、橄榄周核及斜方体核。灵长类动物尤其人类的上橄榄外侧核(LSO)和斜方体核的形体较小。

1)上橄榄外侧核(lateral nucleus of superior olive,LSO):又称上橄榄主核,在横断面上呈"S"形,由密集的中小型细胞组成,主要是双极细胞。LSO 接受两侧传入,同侧者来自蜗核的球形细胞;对侧者来自蜗核的小球形细胞,经斜方体核中继间接到达此核。对两耳间声响的强度差尤其敏感,借此对声源进行定位。在 LSO 内,有准确的音频定位分布,其外侧区代表低频,内侧区代表高频,并且各种可听到的音频均有代表。LSO 发纤维至两侧下丘中央核和外侧丘系背核。

2)上橄榄内侧核(medial nucleus of superior olive,MSO):又称上橄榄副核或 Winkler 橄榄旁核。此核居斜方体旁正中线的纤维内,其内侧邻接斜方体核。该核由散在的中小型细胞组成,其双极细胞具有左右两个主树突,分别接受两侧蜗核球形细胞的投射,对两耳间声响传入的微小时间差特别敏感。并且,每个双极细胞感受的时间差各不相同,靠近斜方体核同侧边缘区的双极细胞对更小的时间差敏感,靠近核另一侧边缘区的双极细胞对较大的时间差敏感,介于上述两边缘区中间的细胞对中间的时间差敏感。由此可见,在 MSO 内,有声源定向的空间分布图。声源直对头颅前方,对 MSO 一组细胞刺激最强,而声源

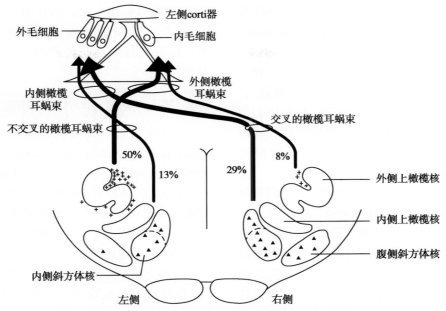

图 8-3-11 上橄榄核和斜方体核纤维联系示意图

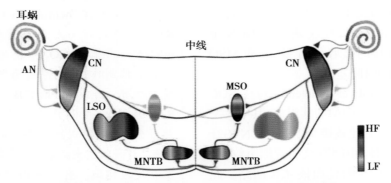

图 8-3-12 哺乳动物脑干初级听觉音响定位回路示意图
为清晰两侧只显示 LSO 或 MSO。除蜗神经外，兴奋性联系显示为绿色，抑制性联系显示为红色。
AN. 蜗神经；CN. 蜗核；HF. 高频；LF. 低频；LSO. 上橄榄外侧核；MNTB. 斜方体内侧核；MSO. 上橄榄内侧核。

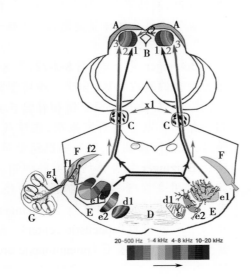

图 8-3-13 听觉系统较高级神经核内延续 SOC 内的音频组构

由 SOC 经由外侧丘系的上行投射，到达下丘外侧核（A，B）。传递低频信息的纤维（红色，标号 3）沿同侧外侧丘系外侧到达下丘（IC）外侧核。传递高频信息的纤维（蓝色，标号 1）跨越上橄榄核复合体，向上投射至对侧外侧丘系内，到达 IC 内侧区。图中的色标指示音频高低。
A. 下丘；B. 中脑导水管；C. 外侧丘系；D. 斜方体；E. 上橄榄核复合体；F. 蜗神经核；G. 耳蜗。

与头颅呈不同的侧角,则分别对另一些 MSO 细胞刺激最强。此外,MSO 主要对低频音起反应。此核传出纤维多直接投射至同侧下丘中央核。MSO 是很大的神经核,人类约含 1.55 万个神经元。每个 MSO 从左右 AVCNs 接受双侧输入。其输出经同侧外侧丘系上至下丘。对双耳刺激 MSO 反应更好。此核主要功能是检测两耳间时间差以确定声源的定位。孤独症患者的脑 MSO 功能被严重阻断。

确定声源方向主要靠两个机制:一是两耳间声响的时间差,二是靠两耳间声响的强度差。在分辨声源方向上,时间差机制不取决于外部因素,唯独取决于两耳信号的精确时差,要比强度差机制精确得多。时间差对 3 000Hz 以下的声波最敏感;强度差在更高的音频上才敏感,在高频条件下,头颅本身即是一种声响屏障。还应指出,在听觉传导通路上,传递声源方向与音频的通路始终是分开的,直至大脑皮质其代表区也是分开的。SOC 主要接受 VCN 投射,经腹侧听纹 DCN 至 SOC。LSO 检测两耳间接收的音量差,而 MSO 检测两耳接收声响的时间差。

3) 橄榄周核(periolivary nucleus):位于 SOC 的腹外侧部,由散在的大中型细胞组成,其中大型细胞属胆碱能神经元。此核接受下丘和 CN 的纤维,传出纤维经斜方体、中间听纹和背侧听纹,又回到两侧 CN,形成 CN- 橄榄周核 -CN 回路。此外,其传出纤维参加橄榄耳蜗束(图 8-3-16)。

4) 斜方体核(nucleus of trapezoid body,NTB):位于中缝两侧的斜方体纤维中,MSO 的腹内侧,又可分为内侧亚核与外侧亚核。此核细胞与 CN 小球形细胞类似。接受对侧 VCN 中央区小球形细胞的二级纤维,也接受对侧蜗神经的初级纤维。其传出纤维至同侧 LSO。研究表明,NTB 传出纤维可至 SOC 内侧部及脑桥网状结构,由后者再联系两侧面神经核和三叉神经运动核。这种联系可能与听敏调节反射有关,即镫骨肌反射和鼓膜张肌反射。该反射弧为 VCN-NTB- 两侧 SOC 的内侧部 - 两侧面神经核及三叉神经运动核,此为少突触通路。另一为多突触通路,可能包括中脑下丘或更高位的脑区。一般的强声刺激能引起镫骨肌反射,牵制镫骨振动前庭窗的力量。只有声音突然增强引起防御反应时,才会引起鼓膜张肌反射,进一步紧张鼓膜。对雪貂的研究指出,从对侧 AVCN 的小球形细胞,发出

大花萼样轴突终末,与 NTB 形成一对一的突触关系;再由此向 LSO 发出抑制性(甘氨酸能)纤维。此双突触通路与处理两耳间声响的强度差有关。

知识点拓展:斜方体后核和面神经旁核

斜方体后核和面神经旁核(retrotrapezoid nucleus and parafacial nucleus,RTN/PF)位于延髓腹侧面与面神经核之间的浅表面(图 8-3-14),与 VRG(腹侧呼吸群)具有双向联系,投射至 PRG(后呼吸群)。在处理化学信息和调整呼吸化学信息方面,RTN 是重要的脑干中枢。RTN 经由孤束核的连合亚核,接受来自外周血中的化学感受器(O_2 和 CO_2 分压)的输入,它还直接监测 CO_2 分压的增加。此核对 CO_2 敏感的细胞是谷氨酸能、单胺酸能及非胆碱能的神经元;含有同源转录因子 Phox2B,并表达神经激肽 1 受体(neurokinin 1 receptor,NK1R)。RTN 神经元有一大亚群还表达 preprogalanin mRNA。当血中 CO_2 分压增高时,RTN 神经元具有调制作用;但平时为紧张性发放。此核局灶性酸化,或者 Phox2B- 表达 CO_2- 敏感的 RTN 神经元,受到特异性光刺激时,会引起膈神经强烈地、持久地兴奋。RTN 与 PF 重叠在一起,对高碳酸血症敏感,具有吸气前和吸气后双相发放构型。有一组 PF 神经元表达与 RTN 神经元类似的神经化学标记物。不同研究提示,PF 可能是主要的呼吸振荡器,调节着前包钦格复合体神经元,或者说是呼气振荡器,与前包钦格复合体吸气振荡器偶联在一起,当用力呼吸时,激活附加的呼气肌。(包钦格复合体和前包钦格复合体详见延髓部分"脑干呼吸调节区")

Bötzinger 复合体(图 8-2-22、图 8-3-14)位于面后核的腹内侧区,含呼气递增型放电神经元,其轴突广泛投射至延髓和脊髓各类与呼吸相关结构。电生理研究表明,在呼气相,呼吸神经元的背、腹侧组,以及膈肌运动神经元,均接受 Bötzinger 复合体的单突触抑制。此复合体的作用是在呼气相抑制吸气神经元放电,参与呼气相的形成和维持。Bötzinger 复合体相当于长吸中枢(apneustic center)。此复合体接受脑桥呼吸调整区(pneumotaxic area),即臂

旁核和 Kolliker-Fuse 核的调控,后二者的功能是限制吸气,促使吸气相向呼气相转化。

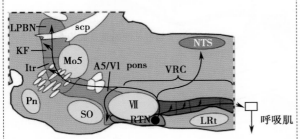

图 8-3-14 显示斜方体后核(RTN,绿色阴影)投射的旁正中矢状面示意图

RTN 含有谷氨酸能神经元,对局部 pH 敏感,即对 CO_2 浓度敏感。这些神经元支配腹侧呼吸群(VRC),为一系列细胞簇,显示为紫色阴影区,位于 RTN 右侧,后者调节通气量。另一主要靶区包括背侧呼吸群,孤束核一部分(NTS,蓝色阴影),它们经由舌咽神经和迷走神经,接受呼吸性传入;脑桥呼吸群(粉色阴影,位于 RTN 左侧),包括三叉间区(Itr)、KF 核以及臂旁外侧核(LPBN),它们将呼吸与行为整合在一起。

Ⅶ.面神经核;A5/Vl pons.A5 去甲肾上腺素能细胞组/腹外侧脑桥;LRt.外侧网状核;Mo5.三叉神经运动核;Pn.脑桥核;scp.小脑上脚;SO.上橄榄核。

5) 蜗根神经元(cochlear root neurons):在大鼠蜗神经根纤维周围,有一组大型神经元,其轴突主要至对侧脑桥网状结构,如脑桥尾侧网状核,还有少量纤维至脑桥被盖腹外侧区、脑桥吻侧网状核以及旁丘系区(paralemniscal region)吻侧区和内侧区等。蜗根神经元并不支配脑干与听觉相关核团,主要参与与听觉有关的惊吓反应(acoustic startle responses)和逃避行为,因此可比喻为听路上早期报警的"哨兵"。

6) 外侧丘系核(nuclus of lateral lemniscus,NLL):位于外侧丘系纤维中,常可分为背、腹二核(图 8-3-13)。外侧丘系腹侧核(ventral nucleus of lateral lemniscus,VNLL)位于脑桥被盖内侧部,人核柱长约 8mm,与三叉神经运动核核柱平行。该核由小圆形或卵圆形细胞组成。外侧丘系背侧核(dorsal nucleus of lateral lemniscus,DNLL)位于外侧丘系吻侧部 1/3 的背侧部,人核柱长仅 1~2mm,主要含中型多形细胞。VNLL 主要接受外侧丘系纤维侧支,传出纤维至同侧下丘中央核。DNLL 接受两侧 LSO 纤维,发出纤维至下丘中央核。大鼠 DNLL 有音频空间代表区,既有内外同心圆式的代表区,即高频纤维在周边区,而低频

纤维在核心区;又有背腹侧代表区,即高频纤维集中在腹侧区,而低频纤维在背侧区。而猫仅有背腹侧代表区。其次,DNLL 对高频纤维反应的细胞数量多于对低频纤维反应细胞。研究大鼠 NLL,对比其 GABA 能神经元和肽能神经元的分布。GABA 能神经元集中在 DNLL 和 VNLL,而强啡肽和促皮质素释放激素的肽能神经元则集中在外侧丘系中间核(intermediate nucleus of lateral lemniscus)。此亚核位于背腹二核之间,其传出纤维至下丘,并且以 Fos 蛋白的迅速表达形式对听刺激发生反应。除此以外,DNLL 有少量纤维交叉至对侧的同名核,此连合纤维又称 Probst 连合。

始于 CN 的二级听纤维组成 3 条听纹:腹侧听纹(ventral acoustic stria)自 VCN 发出,沿被盖前缘向内侧行,大部分交叉至对侧(少量纤维至同侧上橄榄核),穿经上行的内侧丘系或其腹侧,形成一对斜方体(trapezoid body),因其在横断面上的形状而得名。行至对侧 SOC 止于该核(但也有纤维未在此中继),再由后者发出外侧丘系,折向上行至 NLL 或下丘。背侧听纹(dorsal acoustic stria)和中间听纹(intermediate acoustic stria)分别始自 DCN 和 VCN 的背侧部,纤维绕过小脑下脚的背侧再转向内侧。背侧听纹纤维在内侧纵束腹侧越过中缝,再向腹外侧行,并入对侧外侧丘系。中间听纹纤维向腹内侧行,经网状结构中部越过中缝,进入对侧外侧丘系。值得强调的是,绝大多数 CN 纤维均先止于两侧 SOC,由此经两侧外侧丘系上行,因此 SOC 是听觉传导通路必不可少的中继站(图 8-3-15)。其次,一侧的听觉刺激由此经两侧上行,但以对侧外侧丘系为主。再次,在脑桥下部平面上,无论是在同侧的 CN 与 SOC 之间,还是在两侧的两核群之间,均存在着复杂的局部回路。但是,从 CN 发出的轴突确有不经 SOC 者,直达下丘向内侧膝状体投射的神经元,提供了快速到达大脑皮质的通路,且是单耳的听觉信息。

7) 反馈性下行听觉通路:大脑皮质听区→内侧膝状体→下丘→SOC→橄榄耳蜗束→内耳螺旋器的毛细胞,此即下行的听觉传导通路。其中从 SOC 到螺旋器毛细胞是最后公路。橄榄耳蜗外侧束(lateral olivocochlear bundle)为 LSO 至螺旋器内毛细胞的细无髓纤维束(图 8-3-16)。橄榄耳蜗内侧束(medial olivocochlear bundle)为斜方

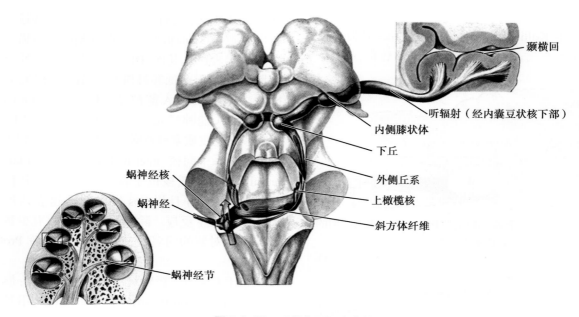

图 8-3-15　听觉传导通路全貌

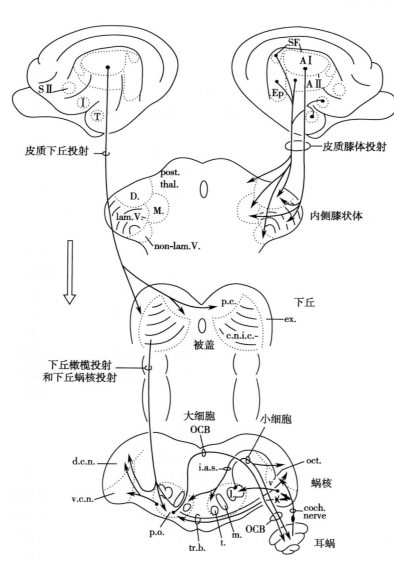

图 8-3-16　猫下行性听觉通路

AI. 第一听区;AⅡ. 第二听区;c.n.i.c. 下丘中央核;coch.nerve. 蜗神经;D. 内侧膝状体背侧部;d.c.n. 蜗神经背侧核;Ep. 大脑外侧沟后外侧区;ex. 下丘外侧核;I. 岛叶;i.a.s. 中间听纹;l. 上橄榄外侧核;lam.V. 内侧膝状体腹侧核的板层部;m. 上橄榄内侧核;M. 内侧膝状体内侧部;non-lam.V. 内侧膝状体腹侧核的非板层部;OCB. 橄榄耳蜗束;p.c. 下丘的中央周核;p.o. 橄榄周核;post.thal. 丘脑后核簇;SⅡ. 第二躯体感觉皮质;SF. 大脑外侧沟上回;t. 斜方体核;T. 颞区;tr.b. 斜方体;v.c.n. 蜗神经腹侧核。

体腹侧核至螺旋器外毛细胞的粗有髓纤维束。支配内毛细胞的传出纤维85%来自同侧,15%来自对侧。支配外毛细胞的传出纤维70%来自对侧,30%来自同侧。对松鼠和猴的研究表明,蜗神经传出纤维含胆碱能纤维,其中有些起始神经元还与亮氨酸脑啡肽共存。豚鼠橄榄耳蜗外侧束释放多巴胺,此路可能抑制初级传入神经元的过度兴奋,对来自内毛细胞的谷氨酸能输入起调制作用。研究甲状腺功能减退的大鼠,发现橄榄耳蜗束起始细胞显著缩小,但在细胞数量及定位上没有变化;有些橄榄耳蜗内侧束终末未能与毛细胞接触,可能与螺旋器其他结构接触。这提示甲状腺素对此类细胞的生长发育是必不可少的。下行听觉通路主要是抑制性的,此系统与人们关注一些声音,同时忽略另一些声音的机制有关。例如,在听交响乐时,人们可以选择性地去听清某种乐器的声响,可能与此下行听觉通路有关。Striedter G F(2004)指出,哺乳动物进化表现之一是扩展了听力范围,增强了对高频声响的听力;其次是上行听觉纤维经内侧膝状体上达发达的颞横回听区。

知识点拓展:听觉系统的损伤

当听小骨链硬化或骨折时,出现传导性耳聋,患者对中、低音的感受力明显缺失,通常不伴有耳鸣和眩晕。内耳疾病常伴有耳鸣,如波及前庭器还出现眩晕,随着病情发展逐渐出现听力减退。一侧蜗神经及其核的完全损伤,将导致同侧耳聋;蜗神经纤维瘤是其常见病因。随着蜗神经纤维瘤的发展,将会累及前庭神经和面神经,从而出现相应的体征。由外侧丘系至内侧膝状体这段听觉通路的损伤,一般只引起两耳听力轻度减退,不易引起明显症状。内侧膝状体的损伤可发生听力失真,有令人不快的音质感受。一侧皮质听区的病变可出现幻听,并有声源定位障碍;若累及左半球,还可有感觉性失语症;如累及右半球,可出现对曲调感知的障碍。

(4)面神经的核群:由3种不同的神经核组成,即面神经核、上泌涎核及孤束核上端(图8-3-17、图8-2-6、图8-2-7)。

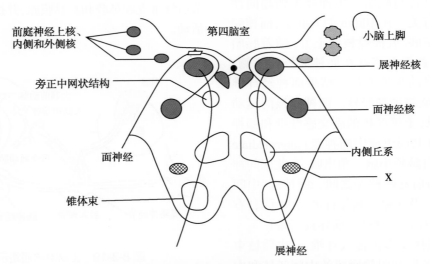

图8-3-17 面神经丘横断面示面神经核位置和脑干内行程

1)面神经核(nucleus of facial nerve,NFN):NFN属特殊内脏运动核,支配第二鳃弓肌,即面部表情肌、镫骨肌。位于脑桥下部被盖的腹外侧区,疑核的上方,位于疑核上端与展神经核中下段平面之间,人类核柱长3~4 mm。其腹侧为斜方体背侧核,背外侧为三叉神经脊束核。

①与其他动物脑神经运动核相比,人类NFN最发达:可能与人类具有语言和十分丰富的面部表情活动有关。猫的NFN可分为4个亚核(图8-3-18):A. 背内侧亚核,发出纤维组成耳后支,支配枕肌、耳肌以及镫骨肌;B. 腹内侧亚核,发出纤维组成颈支,支配颈阔肌;C. 中间亚核,发出纤维组成颞支和颧支,支配额肌、眼轮匝肌、皱眉肌和颧肌等;D. 外侧亚核,发出纤维组成颊支和下颌缘支,支配颊肌、口轮匝肌及唇肌等。人类NFN最分化,其内侧亚核较小而外侧亚核很大。这可

能与人类耳肌和枕肌退化,而口周围肌高度分化有关。此外,在面神经核的背内侧,还有一面神经副核(accessory nucleus of facial nerve),又称背侧亚核,细胞形态与NFN类似,支配二腹肌后腹和茎突舌骨肌。

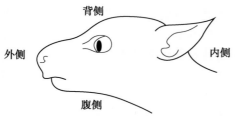

图 8-3-18 在面神经核中各个面肌运动神经元的代表位置示意图

尽管不同种动物有些差异,但此图基本上适用于所有哺乳动物。

②面神经核(NFN)的纤维行程不寻常,自其背侧发出纤维,向背内侧行至第四脑室底的深方,从内侧绕过展神经核的吻背侧,形成面神经膝(genu of facial nerve),然后在展神经核外侧向腹外侧行,并稍向尾侧,自脑桥小脑三角出脑。这种不寻常的行程与胚胎发生神经生物趋向性(neurobiotaxis)有关。在 10mm 的人胚上,面神经核位于第四脑室底,展神经核的上方;随着胚胎发育,面神经核首先下移并在展神经核的背侧;然后迁移至最终的腹外侧位。结果面神经纤维被拉长呈襻状,旋绕展神经核。面神经核的运动纤维组成运动根;上泌涎核的副交感纤维和膝神经节的传入纤维共同组成中间神经(intermediate nerve)。面神经自脑桥小脑三角出脑,在此中间神经位于面神经与前庭蜗神经之间。面神经、中间神经、前庭蜗神经及迷路动脉伴行进入内耳门(有时迷路动脉可能压迫面神经进而导致面瘫)。

③面神经核接受多种传入纤维:a. 皮质核束纤维,主要支配额肌和眼轮匝肌的中间亚核和内侧亚核,双侧支配;主要支配口周围肌的外侧亚核为对侧支配。部分皮质核束仅有对侧 NFN 的分布,正是核上性面瘫的解剖学基础。b. 皮质脊髓束纤维,支配面神经核的迷走纤维行于内侧丘系内。c. 皮质网状纤维和网状结构至 NFN 的纤维,即间接的皮质核束纤维。d. 上丘传入纤维,介导由强光刺激引起的闭目反射。e. 对侧红核传入纤维。f. 上橄榄核及其他听觉核的传入纤维,介导由强烈声响引起的闭目反射和镫骨肌反射。

g. 三叉神经感觉核的传入纤维,介导角膜反射和面肌反射。h. 孤束核传入纤维,介导吸吮反射。i. 丘脑和苍白球经网状结构的间接传入纤维,控制面肌的表情活动。j. 同侧中脑网状结构的传入纤维等。由此可见,涉及 NFN 的反射很多,其中角膜反射具有十分重要的临床意义,将在后述。

④在切断面神经后,经由雄激素介导,睾酮能促进 NFN 运动神经元的再生;给予超生理剂量的雌二醇,也能增强 NFN 神经元的再生能力。由此可见,NFN 神经元的发育或再生,与性激素有关。其次,婴儿吸吮母亲的乳头,绝非仅涉及婴儿本能的吸吮反射,对母亲还可引起复杂的神经内分泌变化。在发育期 NFN 雌激素受体的表达,并非直接参与脑的性别分化。

2)上泌涎核(superior salivatory nucleus,SSN):SSN 属脑干副交感神经核(图 8-3-19)。位于面神经核下端背外侧的网状结构内,沿面神经膝远侧的面神经脑桥内段呈簇状分布。SSN 神经元发出节前纤维经鼓索至下颌下神经节换元后,发出节后纤维支配下颌下腺和舌下腺的分泌活动;另一部分经岩大神经和翼管神经至翼腭神经节换元后,发出节后纤维支配鼻腔和腭黏膜腺,并控制泪腺的分泌活动。

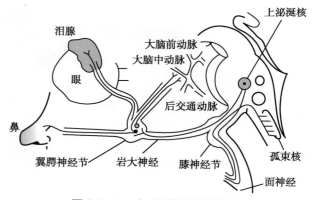

图 8-3-19 上泌涎核通路示意图

在大鼠 SSN 周围,观察到丰富的 P 物质、脑啡肽、神经肽 Y、生长抑素等轴突终末;酪氨酸羟化酶、5-HT、血管活性肠多肽以及降钙素基因相关肽等轴突终末呈中等密度;而促甲状腺素释放激素轴突终末极少。在电镜下观察,发现除降钙素基因相关肽外,上述肽类和胺类的突触前终末均与 SSN 细胞形成突触。提示这些化学物质均可直接影响上泌涎核的功能,可能与鼻腭黏膜、泪腺以及脑血管活动的内脏神经调节有关。在大鼠

SSN 周围，还观察到谷氨酸、GABA 及甘氨酸能的突触前终末。

3）孤束核的上端：舌前 2/3 的味觉纤维至膝神经节（genicular ganglion），此节位于颞骨岩部上面，在面神经内耳迷路段转折处的面神经管裂孔处。此节细胞为假单极神经元，其周围突经鼓索或岩大神经至舌前 2/3 和腭黏膜的味蕾，还至鼻腔后部及腭黏膜的一般内脏感受器。中枢突经中间神经至孤束核上端。由孤束核再发纤维至脑桥味觉区。

此外，在中间神经内还有少量一般躯体感觉纤维，来自迷走神经上神经节，其周围突分布至外耳道和耳后皮肤，中枢突经中间神经至三叉神经脊束核。

知识点拓展：面神经的核上瘫和核下瘫

由于皮质核束损伤导致的面神经瘫，称面神经核上瘫（supranuclear palsy）；包括大脑皮质上运动神经元及其轴突各水平的损伤。面神经核下瘫（infranuclear palsy）是指 NFN 及面神经各段的损伤所致的面瘫，其病因众多。NFN 背侧部的神经元接收来自两侧大脑皮质的传入，而其腹侧部只接收对侧大脑皮质来的传入。结果面上部肌肉接受双侧皮质的控制，而面下部肌肉只接受对侧皮质的控制。面神经颞支接受双侧大脑皮质控制（前额部肌肉），而颧支、颊支、下颌缘支及颈支（中部和下部面肌）只接受对侧皮质支配。（图 8-3-20、图 8-3-21）

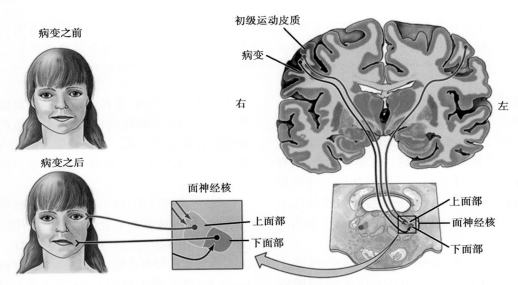

图 8-3-20　面肌上、下部接受面神经核支配示意图

口周围肌只接受对侧面神经支配；眼周围肌接受双侧面神经核支配。

面神经核上瘫为不完全性面瘫，多见于脑血管意外和脑肿瘤，多为内囊型瘫痪的一部分；常伴有与面瘫同侧的肢体偏瘫。若病灶在中央前回面区部分，因大脑皮质面部代表区面积颇大，病变往往并未波及全部面区，因此面瘫较为轻微。值得注意的是，面瘫患者仍有面部表情的表达能力，与震颤麻痹患者面无表情不同。有学者认为，情绪性面肌的神经通路是与皮质核束分开的，未经内囊下行，故未因面神经核上瘫而受损。

由于支配口周围肌的面神经核部分，仅接受对侧皮质核束纤维，而面神经核其余部分受双侧皮质核束支配，故在病灶对侧仅有口周围肌瘫痪。瘫痪侧口裂不能充分闭合，口角下垂而有流涎，鼻唇沟变浅等表现。但瘫痪侧能闭合眼裂和皱眉，因眼周围肌的 NFN 部分仍有皮质核束纤维支配。

面神经核下瘫为完全性面瘫，因为支配面肌的运动单位全部受损。患侧眼裂不能充分闭合，不能皱眉，口角不能充分闭合，口角下垂而流涎，额纹和鼻唇沟变浅，因颊肌瘫痪及肌张力低下，进食后常有食物积存在颊部。由于睑裂不能充分闭合，角膜干燥而可能导致角膜溃疡。角膜反射减弱可出现在面瘫之前,具有早期诊断意义。由于有残余运动单位存在,可见瘫侧面肌有自发性收缩。

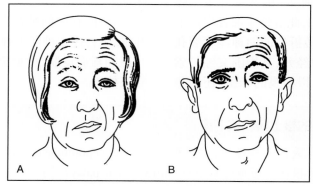

图 8-3-21　面神经核上瘫与核下瘫

A.右侧面神经核上瘫:眼周围肌未受累,两眼睑能闭合,能形
成抬头纹;但鼻唇沟消失,口角歪向健侧(左侧),口水从右口角
流出;B.右侧面神经核下瘫:右侧眼周围肌瘫痪,不能形成抬
头纹,鼻唇沟消失,口角歪向健侧(左侧),口水从右口角流出。

　　由于面神经行程复杂,面神经核下瘫不同部位损伤常伴有其他结构损伤的症状。在脑桥内,因脑桥出血或其他血管病变,可因病灶大小和位置不同而综合征各异(参见后述和脑神经章节)。

　　(5)展神经核(nucleus of abducent nerve,NAN):位于面神经丘深方,人类核柱长约 3mm,位于面神经核上端与三叉神经运动核下端平面之间。该核由大中型多极神经元组成。有学者认为,只有大细胞才支配眼外直肌。其轴突从核的背内侧发出,向腹外侧行,自脑桥下缘与延髓锥体之间出脑。另一些细胞为核间联系神经元,参加内侧纵束。

　　展旁核(paraabducens nucleus,PAN)和膝上核(supragenicular nucleus,SGN):位于第四脑室底室管膜与 NAN 背侧之间,散在于面神经膝纤维中间的细胞,称展旁核。在展神经核下部的背侧,由稍小的运动神经元组成膝上核。两核轴突发侧支至展神经核,并经内侧纵束和网状结构至对侧的动眼神经核的腹侧区。此二核引起两眼的共轭横向运动(conjugate lateral movement),即共轭性水平注视运动。

　　NAN 接受两侧皮质核束、顶盖延髓束、红核延髓束、二三级听觉纤维、内侧纵束以及网状结构等传入纤维。

　　展神经在颅内的行程较长。从脑桥延髓沟出脑向上,在枕骨斜坡上贴脑桥腹侧面,向上爬行至脑桥基底部上缘。当颅内压增高时,脑干有向枕骨大孔下移的趋向,牵拉这段展神经而造成其损伤。对颅内压不断增高的患者,应注意观察其两眼的位置和运动变化。当出现眼内斜视或复视现象时,即提示已牵拉了展神经,是早期诊断脑疝的指征之一。

　　(6)三叉神经的核群:包括由 3 个核组成的感觉核柱,纵贯脑干上下全长以及三叉神经运动核(图 8-2-6、图 8-2-7、图 8-3-22、图 8-3-23)。

　　1)三叉神经脊束核(spinal nucleus of trigeminal nerve,SNTN):第 1 对鳃弓由三叉神经支配(图8-3-22)。SNTN 是脊髓后角结构向上的延续,位于延髓和脑桥下部的外侧区,外邻三叉神经脊束。在脑横切面上,此核及其脊束是非常明显的结构。根据细胞构筑学,此核柱可分为 3 个亚核。

　　①吻侧亚核(rostral subnucleus):位于三叉神经脑桥核与极间亚核之间,人类核柱长约 7mm。此亚核位于延髓上部和脑桥下部的被盖外侧区。其细胞与脊髓胶状质者类似。该核多数细胞的轴突加入对侧内侧丘系,投射至丘脑腹后内侧核。

　　②极间亚核(interpolar subnucleus):位于吻侧亚核与尾侧亚核之间,人类核柱长约 6mm。此核由弥散淡染的大中型细胞组成。

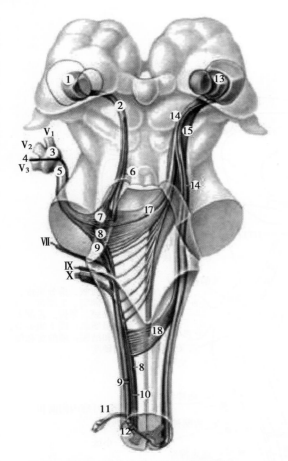

图 8-3-22　三叉丘系后面投影图

V₁.眼神经；V₂.上颌神经；V₃.下颌神经；Ⅶ.面神经；Ⅸ.舌咽神经；Ⅹ.迷走神经；1.腹后内侧核；2.三叉丘脑背侧束；3.三叉神经节；4.三叉神经运动根；5.三叉神经感觉根；6.三叉神经中脑核；7.三叉神经脑桥核；8.三叉神经脊束核；9.三叉神经脊束；10.胶状质；11.脊神经后根；12.固有核；13.腹后内侧核；14.三叉丘系；15.内侧丘系；16.脊髓丘脑束；17.被盖腹侧束；18.三叉丘脑外侧束。

③尾侧亚核（caudal subnucleus）：在极间亚核的尾侧,人类核柱长约13mm,下达楔束副核出现平面。尾侧亚核与脊髓后角Ⅰ～Ⅴ层很相似,又可进一步分为三层:A.边缘带亚核,相当于脊髓板层Ⅰ,与初级有髓传入纤维形成轴-树突触为主;其轴突向三叉神经感觉核较吻侧部投射,组成三叉丘系。B.中间层为胶状质亚核,相当脊髓板层Ⅱ和Ⅲ,有大量胶质细胞混杂其间。此亚核的细胞多属高尔基Ⅱ型细胞,可分辨出3种中间神经元:岛细胞,三叉神经初级传入纤维与岛细胞的树突棘或树突干形成突触。a.岛细胞的胞体和主树突为胶质细胞所包绕,与三叉神经初级纤维仅形成少量轴-体突触。b.柄细胞,因发出许多细小柄状分支而得名。其轴突在胶状质亚核和

边缘带亚核内,发出许多侧支。c.棘细胞,是胶状质亚核中最大的细胞,其树突上有大量树突棘是其特征。其胞体位于胶状质亚核的内侧半,由胞体或初级树突发出轴突,并发侧支分布于边缘带亚核、胶状质亚核及大细胞亚核,其特点在于突起进入大细胞亚核,并在此亚核形成致密的丛,其中有返支回到胶状质亚核内。胶状质亚核突触种类繁多,除有轴-树和轴-体突触外,还有轴-轴、树-树、树-轴、交互突触以及突触小球等。C.深层为大细胞亚核,相当脊髓板层Ⅳ,由大中小不等的各形细胞组成。

尾侧亚核内侧的网状结构,相当于脊髓板层Ⅴ。其中大多极神经元的顶树突延伸至缘带亚核,形如倒置的圆锥。三叉神经初级有髓传入纤维主要终止于胶状质亚核和大细胞亚核。在大细胞亚核内,有大量轴-树、轴-体及轴-轴突触。

2）三叉神经脑桥核（pontine nucleus of trigeminal nerve,PNTN）：又称三叉神经感觉主核（main sensory nucleus of trigeminal nerve）,位于脑桥中间平面的被盖外侧区（图 8-3-22）。人类核柱长约 5 mm,介于三叉神经中脑核与三叉神经脊束核之间,三叉神经运动核的外侧。此核细胞较密集,胞体呈卵圆形或圆形,属中小型神经元。

3）三叉神经中脑核（mesencephalic nucleus of trigeminal nerve,MNTN）（图 8-3-23、图 8-3-24）:人类核柱长约 22mm,自三叉神经入脑平面至上丘上端平面,紧邻蓝斑核外侧。该核细胞大而圆,排列松散,属唯一滞留在脑内的假单极神经元群,即感觉神经元。

①Lazarov（2000）对猫三叉神经中脑核的神经化学解剖学进行了综述:在正常条件下,此核大细胞只含谷氨酸（Glu）,是其主递质;小型中间神经元含GABA。在核的尾侧部和脑桥-中脑移行部,可检测到一氧化氮合酶（nitric oxide synthase,NOS）,提示在其突触传递的某些方面,一氧化氮（nitric oxide,NO）起中介作用。就神经肽而言,未见任何肽能的神经元,但有肽能纤维及其终末。在正常条件下,肽能终末呈篮状丛包绕肽能阴性神经元胞体周围。在切断三叉神经中脑核细胞的轴突之后,多种钙结合蛋白（CaBPs）长时程地含量降低;但是再合成了GAL、NPY、CGRP等肽类物质。这些新合成的肽类能够促进其神经元存活及突起再生。在此核参与本体感觉功能中,在异常条件下主要是肽

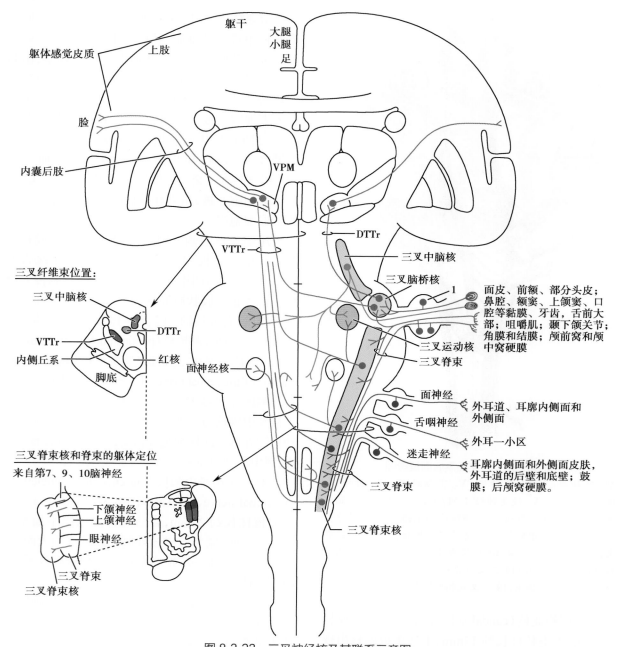

图 8-3-23　三叉神经核及其联系示意图

DTTr. 三叉丘系背侧束；VTTr. 三叉丘系腹侧束；VPM. 背侧丘脑腹后内侧核。

类发挥作用。此外,还有儿茶酚胺能传入纤维至此核。

②中脑核的功能:三叉神经中脑核接受感觉的范围包括角膜、面部皮肤(上至头皮顶点以前,下至下颌但不包括下颌角处皮肤)、鼻孔和口腔部皮肤和腔面黏膜、四对鼻旁窦黏膜等。MNTN 的神经元是假单极神经元,实际是滞留在脑内的感觉神经元,接受来自下颌的本体感觉信息,并可直接投射至三叉神经运动核,介导单突触下颌抽搐反射(jaw jerk reflexes),牙周膜

内韧带的机械感觉神经可感受牙齿的运动,投射至 MNTN,防止牙齿过度咬合颌骨、杏核、石子等坚硬的食物,参与牙周膜和上下颌咀嚼肌的本体感觉的反射活动。同样,咀嚼肌内的牵张或用力收缩的刺激,由咀嚼肌内的肌梭(骨骼肌的感受器)因颌肌强力收缩而受刺激,将其冲动传入纤维投射至 MNTN。颞下颌关节和颌肌内的腱器官,并未投射至 MNTN。与 CNS 的许多其他神经核不同,MNTN 并不含化学突触,代之以电突触。

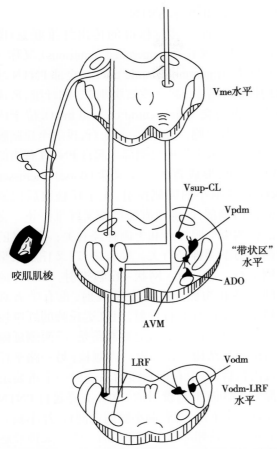

图 8-3-24　三叉神经中脑核相关核及纤维联系模式图
ADO. 上橄榄核背侧带状区；AVM. 三叉神经运动核腹侧带状区；LRF. 外侧网状结构；Vme. 三叉神经中脑核；Vodm. 三叉吻侧亚核背内侧部；Vodm-LRF. 三叉吻侧亚核背内侧部 - 外侧网状结构；Vpdm. 三叉脑桥核背内侧部；Vsup-CL. 三叉上核尾外侧部。

③三叉神经中脑核的纤维联系：来自咀嚼肌的传入纤维，经下颌神经可追查至 MNTN 核柱全长，该核发纤维组成三叉神经中脑束；其侧支联系三叉神经运动核，组成单突触的咀嚼肌牵张反射弧。其次，上、下颌牙及牙周膜压力感受器的传入纤维，可经上、下颌神经终止于 MNTN 的下部，参与咬合力的调控。再次，有报道 MNTN 与眼外肌的牵张反射有关。有些 MNTN 纤维还至小脑前叶和小脑核群，另一些纤维至上丘。

④我国李继硕研究组经过多项研究表明，MNTN 的中枢突向三叉神经脊束核吻侧亚核的背内侧区投射。此投射区呈哑铃形，外铃较大，位于吻侧亚核背侧部的内 1/3；内铃较小，位于内侧相邻的网状结构内；二铃之间为窄细的相连部。此哑铃区命名为吻侧亚核背内侧部 - 外侧网状结构（Vodm-LRF）。该研究组还追踪到 Vodm-LRF

二级神经元向上投射，沿同侧三叉神经脑桥核内侧缘有密集的标记终末，命名为带状区（zone-shaped area），形成背腹向延伸的终末带。之后，他们又将辣根过氧化物酶（horseradish peroxidase，HRP）注入丘脑腹后内侧核，在注射侧的对侧带状区内观察到了大量的 HRP 逆标神经元，由此证明此区是第三级神经元所在部位。进一步研究发现此带状区可分为背腹两部分：背侧部包括三叉上核尾外侧部（Vsup-CL）和感觉主核背内侧部（Vpdm）两个细胞群；而腹侧部则由从未有过记载的背腹方向上排列的两个小核团组成，一个位于三叉神经运动核腹侧（背侧者）；另一个位于上橄榄核的背侧（腹侧者），分别命名为三叉神经运动核腹侧区（area ventral to Vmo，AVM）和上橄榄背侧区（area dorsal to olivaris superior，ADO）。构成此带状区的 Vsup-CL、Vpdm、AVM 和 ADO 四个部分之间，均有分散的神经元和纤维相联系。三叉间核即位于背腹二部分之间，其中有稀疏的神经元和纤维。经过反复观察，证明"带状区"是三叉神经本体感觉中枢通路的第三级神经元所在地，并在电镜超微结构和电生理上进行了论证，因此认为此通路与脊髓内传递本体（深）感觉的后索通路相似。

4）三叉神经运动核（motor nucleus of trigeminal nerve，MoNTN）：位于 PNTN 内侧，其上下两端略超出 PNTN 柱两端（图 8-2-6、图 8-2-7、图 8-3-22）。该核由典型的大中型运动神经元组成。

① MoNTN 支配的肌肉：其轴突除支配咀嚼肌外，还支配鼓膜张肌、腭帆张肌、下颌舌骨肌、二腹肌前腹等。在运动核内，与各个肌肉均有定位关系。

② MoNTN 传入纤维来源广泛：a. 两侧皮质核束纤维，少量直接终止于该核，多数先经网状结构中继再至此核。b. 三叉神经中脑核直达纤维。c. 来自 PNTN 和 SNTN 以及其他脑神经感觉核的纤维。d. 顶盖延髓束纤维。e. 内侧纵束纤维等。有学者研究大鼠向 MoNTN 投射的抑制性（GABA 和 Gly）纤维，逆行荧光标记区在同侧 MoNTN、两侧臂旁核区、三叉上区、三叉间区、MoNTN 的内侧网状结构、PNTN、SNTN、脑桥和延髓网状结构，尤其是小细胞部、巨细胞网状核 α 部，以及延髓中缝核群。其中又有 GABA 或 Gly 双标者，主要分布于三叉上区、MoNTN 内缘的网状结构，以及延髓外侧网状结构的背侧区。这些

双标神经元有的是至 MoNTN 的抑制性投射神经元;有的是 MoNTN 或周围的局部中间神经元。

5)与三叉神经感觉核有关的小核团:①三叉神经上核(supratrigeminal nucleus)位于 PNTN 和 MNTN 的背侧,由松散排列的细胞组成。②三叉神经间核(intertrigeminal nucleus)位于 PNTN 和 MNTN 的腹侧,细胞分布与三叉上核类似。③SNTN 尾侧亚核内侧的网状结构。以上 3 个细胞区接受三叉神经感觉核、大脑皮质以及脊髓来的传入纤维,其传出纤维至丘脑。

6)三叉神经感觉根的传入纤维联系:三叉神经节(trigeminal ganglion,TG)又称半月神经节(semilunar ganglion),位于颞骨岩部前上面的三叉神经压迹内,脑桥的两外侧方,包在硬脑膜两层间的裂隙内,此隙称三叉神经腔(cavum trigeminale)。人类 TG 是脑神经中最大的神经节,平均长度为 12.39mm,宽度为 4.18mm,厚度为 2.58mm。在进行欲达此节的神经外科手术时,可在颧弓后端的耳前点凿穿颅侧壁,向内深入 45~50mm 即达此节。其假单极神经元的周围突组成三叉神经的 3 大分支,即眼神经、上颌神经及下颌神经。中枢突组成三叉神经感觉根,与位于其后内侧的运动根一起在小脑中脚始端平面入脑桥。在脑桥被盖外侧区,有半数根纤维既有上行支(至 PNTN),又有下行支,形成三叉神经脊束(spinal tract of trigeminal nerve),止于 SNTN。另一半纤维属无髓或细髓者,只有下行支,加入脊束。在脊束内,三叉神经 3 大分支纤维按板层排列:眼神经细胞的中枢突排在脊束内的最腹侧和最尾侧;下颌神经细胞的中枢突排在最背侧和最吻侧;上颌神经细胞的中枢突排在中间位,且 3 大分支在核内的终止区很少相重叠。三叉神经 3 大分支向 PNTN 投射者,排列关系与 SNTN 类似。早期临床观察发现,面部感觉区在 SNTN 内有定位关系:围绕中线面区的口鼻部,其代表区在 SNTN 的上端;面部较外侧区依次在该核的更下部。于是,在 SNTN 的各个水平上,有面部呈同心圆排列的代表区,即所谓"洋葱皮"样代表区。

7)三叉神经核群的其他传入纤维联系:①大脑皮质躯体感觉运动区(Sm Ⅰ 和 Sm Ⅱ),尤其是面区的下行纤维,可至两侧 PNTN 和 SNTN。②红核传入纤维,至 PNTN 和 SNTN 的极间亚核。③脑干网状结构经过上述 3 个小核团,将三叉神经、中间神经、舌咽神经、迷走神经以及脊髓的传入纤维,汇聚于 SNTN。

8)三叉神经感觉核群的传出纤维联系(图 8-3-23):①三叉丘系(trigeminal lemniscus),又称三叉丘脑束(trigeminothalamic tract)。全部 PNTN 纤维均投射至丘脑,起自该核腹侧 2/3 的纤维,形成粗大的腹侧交叉束(ventral crossed tract),位于内侧丘系的背内侧,与后者一起上行,投射至丘脑腹后内侧核及未定带的腹侧部。起自 PNTN 背内侧 1/3 的纤维,形成背侧不交叉束(dorsal uncrossed tract),是较细小的同侧投射,止于丘脑腹后内侧核的背内侧部,此部没有腹侧交叉纤维终止。交叉的腹侧束与眼神经和上颌神经有关;不交叉的背侧束与下颌神经有关。换言之,三叉丘脑束呈双侧上行。②三叉 - 网状 - 丘脑投射。SNTN 的极间亚核和吻侧亚核有上行投射;也有学者观察到尾侧亚核有上行投射,但直达丘脑的纤维较少。从 SNTN 达丘脑的主要通路是,经两侧延髓和脑桥网状结构至丘脑腹后内侧核;另一路至丘脑板内核群,是上行网状激活系统的一个重要组成部分。③向小脑投射的纤维,主要起自 PNTN 和 SNTN 中上段,与脊髓小脑前束同行,经小脑上脚至同侧小脑蚓部的山顶和山坡。④三叉神经感觉核投射至中脑顶盖和导水管周围灰质。⑤三叉神经感觉核传出纤维至脑桥和延髓的脑神经运动核,包括第 Ⅴ、Ⅶ、Ⅸ、Ⅹ、Ⅻ 对脑神经者,形成局部反射联系,组成泪腺反射、角膜反射、眼心反射、喷嚏反射以及下颌反射等通路。

其中,角膜反射在临床最为重要(图 8-3-25),它是判断临床死亡的标志之一,急救时常行此检查。以棉絮轻触角膜,可反射性地引起两眼瞬目,触刺激同侧瞬目称直接角膜反射;对侧眼瞬目称间接角膜反射或同感性角膜反射。其反射弧为角膜→三叉神经→三叉神经感觉核→两侧面神经核→面神经→眼轮匝肌。

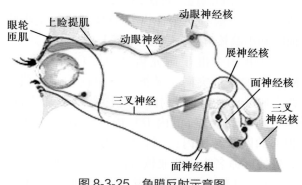

图 8-3-25 角膜反射示意图

9）三叉神经感觉核与前庭神经核之间的交互联系：从三叉神经感觉核向同侧前庭神经核投射，至下核的腹外侧部、内侧核的外侧部、外侧核的腹侧多于背侧、上核的周边部多于核心部；少量纤维至 f、x、y 群及舌下神经前置核。前庭神经核向三叉神经感觉核发出投射纤维的核团是前庭下核、内侧核及外侧核，但不是接受三叉神经投射的同一类细胞。而这些前庭核细胞又是与眼外肌神经元相联系者。这些结果提示，对于前庭神经核来说，除有来自颈部和躯体的感觉传入纤维外，还有来自面区，包括眼外肌本体感觉信息的传入，因此面区的传入信息也参与前庭系统对眼与头部运动的调控。此外，三叉神经初级传入纤维也至前庭神经核，主要是三叉神经中脑核尾侧部的神经元，投射至前庭内侧核、下核及外侧核，少量至上核周边部。个别三叉神经中脑核细胞发侧支至前庭小脑。这种联系也参与头-眼协调运动。

10）三叉神经感觉核的功能：在种系发生上，哺乳动物和人类才有相当发达的 PNTN，较 SNTN 出现晚。根据临床病理推断，PNTN 和 SNTN 吻侧亚核与后索核同源，细胞感受野小、适应快，多数具有感受类型的特异性；SNTN 余部与脊髓丘脑束系统同源。就感受类型分析，SNTN 的尾侧亚核及其在上颈髓（C_{1-2}）后角的延续部分，是接受伤害性刺激的脑区；这种伤害性感受野具有双重代表区，一个在尾侧亚核的最深层，即大细胞亚核；另一个在边缘带亚核。但是，在 PNTN 和 SNTN 吻侧亚核内，也发现有对伤害性刺激起反应的细胞。以芥末油涂敷大鼠角膜，此伤害性刺激引起 Fos 蛋白表达增高区，一个是在尾侧亚核与颈髓的过渡带，另一个是在极间亚核与尾侧亚核的过渡带；并证明从角膜至上述两过渡带的纤维是谷氨酸能的，经由 NMDA 受体和非 NMDA 受体作用于两过渡带细胞。孤啡肽（orphanin FQ，OFQ）对尾侧亚核有抑制作用，发挥抗伤害感受效应。

众所周知，亲吻不仅引起躯体反应，而且引起复杂的内脏神经活动，包括内分泌活动的强烈变化。这提示三叉神经与内脏神经系统也有着复杂的联系。有学者以盐水刺激大鼠鼻部，发现 Fos 蛋白高表达区在 K-F 核中间水平、臂旁外侧核外侧部及 SNTN 尾侧亚核。中等表达区在臂旁外侧核中央区，吻侧延髓腹外侧区，包括 Bötzinger/pre-Bötzinger 复合体，以及孤束核腹外侧亚核和

连合亚核。并证明鼻黏膜传入纤维是谷氨酸能的，经 NMDA 受体起作用，引起一系列心血管活动和呼吸运动的变化。有文献报道，三叉神经元可感受来自外周的多种痛觉刺激，包括牙痛、三叉神经痛、颞下颌关节痛以及头痛等。三叉神经传入纤维还对其他类型躯体感觉运动的整合起作用，如在复杂运动模式时，头颈运动与身体其他部分运动的协调。三叉神经的另一特征是在躯体敏感纤维与内脏敏感纤维之间有密切的解剖联系。

值得注意的是，三叉神经是脑神经中最粗大者，其初级感觉神经元的三叉神经节十分巨大，二级神经元核柱贯穿脑干全长，在大脑皮质躯体感觉区的面区特别大，这与面积不大的面区形成巨大反差，提示上述皮肤区和黏膜区的神经元数量特别多，密度特别大，但其功能的重要性仍未充分阐明；例如，刺激人中穴能使昏迷患者立即清醒过来，其详细机制仍不清楚。

2. 脑桥被盖内的其他灰质或核团 除 4 对脑神经核以外，还有面后核、脑桥中央灰质、脑桥网状核、中缝核、蓝斑、臂旁核复合体、Barrington 核等，其中许多还要在脑干网状结构中叙述，在此仅叙及一部分。

（1）面后核（nucleus retrofacialis，NRF）：位于延髓吻侧部，恰在面神经核下端之尾侧，疑核吻侧端的腹外侧，夹在旁巨细胞外侧网状核（腹侧）与小细胞网状核（背侧）之间。此核由多极运动神经元组成，因核柱仅 1mm，在观察时很容易将其忽略掉。在家兔脑干切片上，面后核是个十分明确的核团，其功能与疑核有关。当切断家兔迷走神经后，面后核和疑核均发生变性。

（2）脑桥中央灰质（central gray of pons）位于第四脑室底上部，是两外侧角间的宽带细胞层，在脑桥与中脑交接平面，与导水管周围灰质接续，其尾侧至三叉神经运动核下端平面；该灰质由不规则的小细胞组成。

（3）臂旁复合体（parabrachial complex，PBC）或称臂旁核簇（parabrachial nuclei，PBN）：由臂旁外侧核、臂旁内侧核及 Kölliker-Fuse 核（KF）组成。各核又有多个亚核，各自具有不同的神经化学标记物和不同联系（图 8-3-26）。

1）臂旁内侧核（medial parabrachial nucleus，MPBN）：沿小脑上脚内侧面分布，在脑桥被盖上部的背外侧区。核柱从前庭神经上核上端平面，上至滑车神经交叉平面。该核细胞密集，由小卵

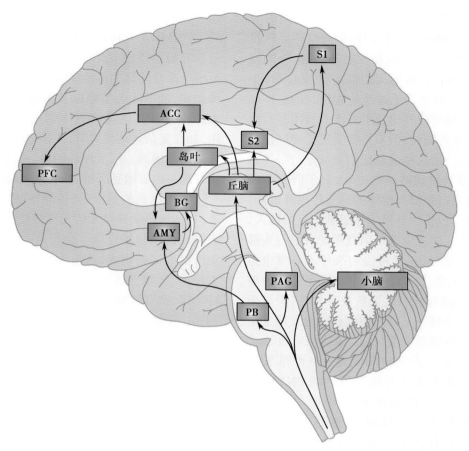

图 8-3-26　臂旁核联系示意图

从脊髓来的伤害性传入信息进入脑,包括脊髓丘脑束、脊髓臂旁 - 杏仁(AMY)通路以及脊髓网状 - 丘脑通路。伤害性信息从丘脑再投射至岛叶,前扣带回(ACC),第一躯体感觉区(S1)和第二躯体感觉区(S2),而来自杏仁核的信息投射到基底神经核(BG)。PAG. 导水管周围灰质;PB. 臂旁核;PFC. 前额皮质。

圆形或小梭形细胞组成,中度嗜染,偶见含黑色素的较大细胞。

2)臂旁外侧核(lateral parabrachial nucleus,LPBN):覆盖小脑上脚外侧面,呈狭长的细胞带。核柱从三叉神经运动核上方 4mm 起,上至中脑下端平面。其细胞与臂旁内侧核类似,但细胞更小。

3)Kölliker-Fuse 核(Kölliker-Fuse nucleus,KF):KF 参与三叉神经、迷走神经和舌下神经的功能。研究提示 KF 参与潜水反射、喉内收肌控制、吞咽动作以及上呼吸道紧张度调节等,这些正是耳鼻咽喉科医生所关注的。

在调节心血管活动和呼吸功能的前脑机制与延髓反射之间,前包钦格复合体(PBC)提供了一个接口(参见延髓呼吸中枢部分)。在调节体液和电解质摄取方面,LPBN 在脑干与前脑之间起中继作用。在调节心血管功能方面,LPBN 起重要作用,包括对血压、出血反应、血容量降低等起调

节作用。此外,在一定范围的致渴反应中,LPBN灭活引起过量饮水,这与内源性中枢作用的血管加压素 II 有关。在 LPBN 内 5- 羟色胺受体被阻滞时,引起饮水反应还会刺激盐的摄入。很重要的是,了解 LPBN 神经元之间的相互作用及其影响体液平衡和对心血管功能的控制,可能有助于揭示高血压发病机制(Davern PJ,2014)。PBC 还参与控制食物和盐的摄取,体温调节,以及将痛觉信息和内脏感觉信息传递至丘脑、下丘脑及杏仁核。近来研究证明,经过基底前脑投射,部分 MPBN 和 LPBN 是脑干觉醒系统的重要组成部分。人类通过内脏和伤害性传入可激活 PBC。在睡眠呼吸暂停时,PBC 参与补偿性通气反应和觉醒反应。脑干损伤昏迷患者正是累及了 PBC才不能清醒过来,神经变性性疾病的多种临床表现也与 PBC 相关(Benarroch EE,2016)。

(4)Barrington 核位于脑桥吻侧背外侧网状结

构内,在被盖背外侧核的腹外侧,向尾侧延伸至蓝斑核的内侧,含中等细胞。刺激此区可使膀胱逼尿肌收缩。破坏此区导致膀胱持久性地不能排空。此核又称脑桥排尿中枢(pontine micturition center,PMC),发出轴突下行到腰骶髓,兴奋此处逼尿肌节前神经元,抑制尿道括约肌。通过延髓网状核至腰骶髓的传入纤维,PMC 还能间接控制尿道。PMC 接受来自下丘脑、PAG 及脊髓的传入。

知识点拓展:脑干参与睡眠 - 觉醒周期

1. **觉醒的维持** 中脑和背侧丘脑的尾侧部是维持觉醒的关键部位。其对觉醒的维持,各种传入冲动是必不可少的,又以三叉神经的刺激对觉醒最有效。觉醒状态的维持是上行网状激活系统(ARAS)的作用。对脑电觉醒,蓝斑上部去甲肾上腺素能系统起持续紧张性作用;而 ARAS 乙酰胆碱能系统起时相性作用,调制去甲肾上腺素能系统的脑电觉醒作用。脑电觉醒状态(呈现快波)与行为觉醒状态的维持有不同的机制。行为觉醒的维持可能是黑质多巴胺能系统的功能。觉醒系统由脑干网状结构、丘脑、下丘脑后部及基底前脑结构的多种递质神经元群组成(图 8-3-27)。

2. **睡眠的发生** 睡眠是个主动过程,慢波睡眠可能与脑干内 5-HT 系统有关,异相睡眠可能与脑干内 5-HT 和 NE 递质系统有关。

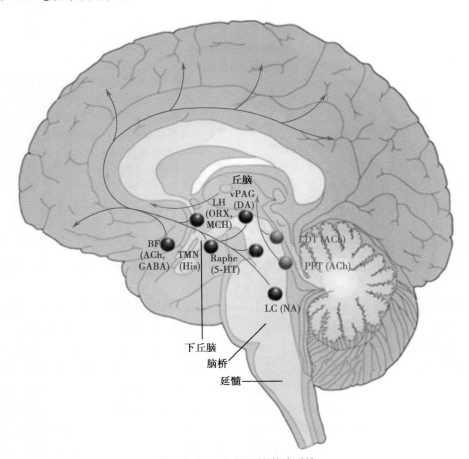

图 8-3-27 上行网状激动系统

觉醒受上行网状激动系统调节,此系起自脑干上部,然后分为两支。第一支涉及背外侧被盖核(LDT)和脚桥被盖核(PPT),投射至丘脑(Thalamus)。第二支伸至基底前脑(BF),由蓝斑(LC)中缝背核(Raphe),结节乳头体核(TMN),导水管周围灰质背侧亚区(vPAG),下丘脑外侧区(LH)以及基底前脑(BF)组成。这些脑区构成独特的神经元群,各自释放不同的递质。

5-HT. 5- 羟色胺;ACh. 乙酰胆碱;DA. 多巴胺;GABA.γ- 氨基丁酸;His. 组氨酸;MCH. 黑色素浓缩激素;NA. 去甲肾上腺素;ORX. 食欲素。

三、脑桥代表横切面和脑桥损伤综合征

(一)脑桥代表横切面

脑桥从尾侧向吻侧分别为面神经丘平面、三叉神经运动核平面及菱脑峡平面。

1. **面神经丘平面**　此切面为经过菱形窝髓纹以上经面神经丘平面所做的横切面。在后正中沟两侧的深方,有大型运动神经元组成的展神经核。由此核向腹侧发出展神经根,在脑桥基底部与延髓锥体之间出脑。由展神经核背侧向腹外侧行的面神经根,经脑桥小脑三角出脑;两侧的面神经根在切面上呈"八"字形,是此切面最显著的特点。若仅看半侧切面,展神经根与面神经根外侧段共同形成一袢状。斜方体横行纤维和上行的内侧丘系纤维重叠在一起,在中线两侧形成一对横置的梭形区,是脑桥基底部(腹侧)与被盖部(背侧)的分界标志。在被盖的腹外侧区,可见大型运动神经元的面神经核,位于"八"字面神经根外侧段的腹内侧;在面神经核的更腹侧与脑桥基底之间,还可见细胞稍小的上橄榄核和斜方体核。在此区的白质内,有脊髓丘脑束等。在面神经核的外侧,是三叉神经脑桥核。在切面的背外侧区,菱形窝界沟的外侧,有前庭神经核群(上、内、外侧核)。在中缝区,可分辨出中缝大核。在被盖内侧区散在的大细胞,是巨细胞网状核的吻侧部;在此网状核的稍腹侧区,是被盖中央束。在基底部,可见纵横交错的纤维和其间的细胞群。纵行纤维即锥体束,横行纤维即小脑中脚,细胞群是脑桥核的各个亚群(图8-3-28)。

2. **三叉神经运动核切面**　从吻尾方向上看,此切面是脑桥中间平面,三叉神经根正好在此平面进出。此切面最显著的特点是,在三叉神经脑桥核的内侧,有一群大型运动神经元,即三叉神经运动核。在脑桥中央灰质的外侧角和第四脑室底壁转向侧壁处,可见前庭神经上核和大圆形细胞的三叉神经中脑核,后者的腹外侧紧邻三叉神经脑桥核。在被盖中缝区,背侧是脑桥中缝核;腹侧是脑桥被盖网状核,后者所占面积比前者大,呈三角形。在中缝区的外侧,是脑桥尾侧网状核。从三叉神经感觉核与运动核进出的三叉神经根,将脑桥基底与小脑中脚从内外侧上

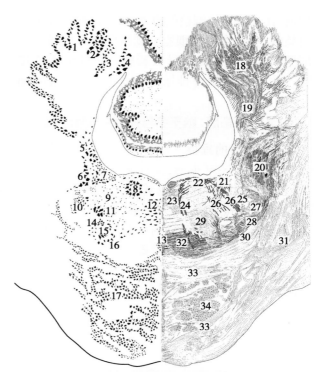

图 8-3-28　经面神经丘和展神经核横断面

1. 齿状核;2. 栓状核;3. 球状核;4. 顶核;5. 前庭上核;6. 前庭外侧核;7. 前庭内侧核;8. 展神经核;9. 外侧网状结构;10. 三叉神经脑桥核;11. 面神经核;12. 巨细胞核;13. 中缝大核;14. 上橄榄外侧核;15. 上橄榄内侧核;16. 斜方体核;17. 脑桥核;18. 小脑上脚;19. 小脑前庭纤维;20. 小脑下脚;21. 前庭中脑束和前庭脊髓束;22. 面神经膝;23. 内侧纵束;24. 展神经;25. 卵圆束;26. 面神经;27. 三叉神经脊束;28. 斜方体;29. 中央被盖束;30. 前外侧束;31. 小脑中脚;32. 内侧丘系和斜方体;33. 脑桥小脑纤维;34. 锥体束。

划分开(图8-3-29)。脑桥基底部结构同面神经丘平面。

3. **菱脑峡平面**　此切面是脑桥与中脑交接平面。可见第四脑室腔已显著缩小。在脑桥中央灰质的外侧角,除三叉神经中脑核外,还出现了蓝斑核,其细胞长轴多呈近横位。此核的出现,表明已达脑桥吻侧端。在切面的背外侧边缘区,可见上行的外侧丘系。在其纤维中间,有外侧丘系核。接着向腹内侧,依次是脊髓丘脑束、内侧丘系等。在外侧丘系的内侧,有更粗大的小脑上脚,呈半月形;在其内外侧的细胞群,为臂旁内、外侧核。在中缝区,可见中央上核和脑桥被盖网状核。在被盖区的网状结构,是脑桥吻侧网状核(图8-3-30)。

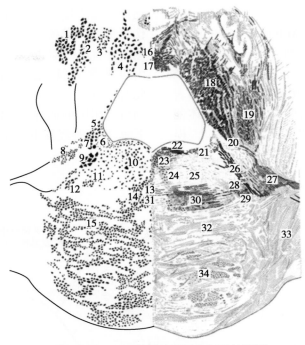

图 8-3-29　三叉神经脑桥核和运动核切面

1. 齿状核；2. 栓状核；3. 球状核；4. 顶核；5. 前庭上核；6. 脑桥中央灰质；7. 三叉神经中脑核；8. 三叉神经脑桥核；9. 三叉神经运动核；10. 脑桥尾侧网状核；11. 外侧网状结构；12. 外侧丘系核；13. 脑桥中缝核；14. 脑桥被盖网状核；15. 脑桥核；16. 小脑连合；17. 小脑钩束交叉；18. 小脑上脚；19. 小脑下脚；20. 卵圆束；21. 前庭中脑束；22. 面神经膝；23. 内侧纵束；24. 顶盖脊髓束；25. 中央被盖束；26. 三叉神经运动根；27. 三叉神经感觉根；28. 外侧丘系；29. 前外侧束；30. 内侧丘系；31. 三叉丘脑腹侧交叉；32. 脑桥小脑纤维；33. 小脑中脚；34. 锥体束。

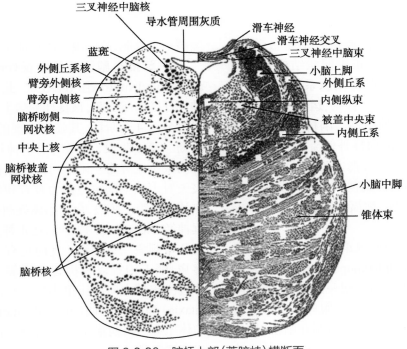

图 8-3-30　脑桥上部（菱脑峡）横断面

（二）脑桥损伤综合征

1. 尾侧脑桥基底损伤（Millard-Gubler）综合征　梗死发生在基底动脉的细小脑桥动脉支，导致腹侧脑桥的皮质脊髓束纤维、面神经和展神经纤维同时受累（图8-3-31）。尾侧脑桥基底损伤表现为同侧展神经瘫-同侧面神经瘫-对侧肢体偏瘫综合征。由于此平面在锥体交叉平面以上，损伤侧皮质脊髓束支配对侧肢体肌肉，故表现为损伤对侧肢体偏瘫。由于损伤侧展神经受损，损伤侧眼外直肌瘫痪，眼内直肌相对亢进，损伤侧表现内斜视，眼外展不能。由于两眼不在对应位置，因此有复视征。若损伤稍向外侧扩展，累及在延髓脑桥沟出脑的面神经，还会出现损伤侧面神经核下瘫，即面神经核下性完全面瘫。

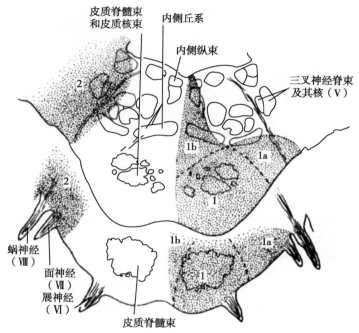

图8-3-31　脑桥下部横断面，阴影区为病变累及区

1. 右侧皮质脊髓束和右侧展神经受累；1a. 此病变外侧扩展累及面神经；1b. 此病变向背侧扩展，累及右侧内侧丘系和内侧纵束；2. 脑桥小脑三角肿瘤侵犯区。

类似病变若向背侧扩展进入脑桥被盖，可累及病变侧内侧丘系，旁正中网状结构乃至内侧纵束。此病变位于延髓内侧丘系交叉平面以上，故可表现为对侧躯体位置觉、运动觉、振动觉以及分辨性精细触觉的障碍。脑桥旁正中网状结构及内侧纵束参与同向性外侧凝视（conjugate lateral gaze）。此机制受损，丧失两眼同时转向病变侧的能力，造成病变侧凝视不能。尾侧脑桥基底综合征合并上述症状，称福维尔综合征（Foville syndrome）。

若病变累及两侧内侧纵束，可引起核间性眼肌麻痹（internuclear ophthalmoplegia），这是多发性硬化的常见表现。当试图凝视一侧时，一侧眼内收不能超越眼之正中位，另一侧眼外展时伴有粗大的眼球震颤。由于两眼聚凑机制在脑桥以上，即视网膜→视皮质→上丘和顶盖前区→眼外肌神经核→眼外肌，故两眼聚凑功能未受损。

2. 脑桥小脑三角综合征（cerebellopontine angle syndrome）（图8-3-32）　此综合征常因蜗神经纤维瘤所引起，该良性肿瘤生长缓慢，病程发展可分为4个阶段，其临床表现的进展很有利于诊断。第1阶段，首先出现蜗神经刺激症状，如耳鸣或听觉异常。随后可出现蜗神经受压征，如丧失对声响空间定位能力及音频分辨力，甚至患侧耳聋。第2阶段，由于瘤体逐渐扩大，可压迫前庭神经、面神经、舌咽神经、迷走神经及副神经，向上还可刺激三叉神经。此时可有面肌麻痹，面部疼痛，咽下困难以及构音障碍等。第3阶段，瘤体进一步扩大向后压迫小脑，则可出现共济失调（ataxia）和运动失调（incoordination）。第4阶段，瘤体压迫第四脑室，脑脊液循环受阻，出现颅内压增高的症状。

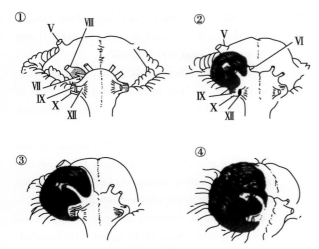

图 8-3-32　蜗神经瘤进展的 4 个阶段
①仅累及Ⅷ神经：耳鸣，耳聋及平衡障碍；②累及Ⅴ、Ⅶ、Ⅸ、Ⅹ神经：面部疼痛，表情肌肌力减弱，吞咽困难及构音障碍；③小脑受累：运动失调和共济失调；④第四脑室受肿瘤压迫，颅内压增高。

3. **脑桥中间平面病变综合征**　若病变位于一侧脑桥基底部，可累及一侧皮质脊髓束及三叉神经根，产生同侧三叉神经麻痹，同侧面部皮肤感觉丧失，角膜反射消失；张口时下颌偏向患侧，咀嚼肌瘫痪并萎缩；对侧肢体呈现痉挛性瘫痪。

若病变向背侧扩展进入脑桥被盖，累及内侧丘系，则造成对侧躯体位置觉、振动觉、运动觉以及分辨性精细触觉丧失。累及皮质核束，可出现对侧面神经核上瘫及舌下神经瘫。病变累及脑桥旁正中网状结构，则表现为向对侧凝视不能，两眼紧张性地偏斜向病变侧。

4. **Raymond 综合征**　通常由旁正中脑桥动脉梗塞引起，病变累及脑桥-小脑纤维、展神经纤维、旁正中脑桥网状结构、内侧纵束以及感觉传导通路。累及展神经纤维导致患侧眼球内侧偏移，同时对侧肢体偏瘫。

5. **共济失调性轻偏瘫（ataxia hemiparesis，又称 Pierre-Marie-Foix syndrome）**　累及脑桥小脑纤维和部分累及皮质脊髓束纤维，导致对侧偏瘫和同侧共济失调临床征象。

6. **闭锁综合征（locked-in syndrome）**　双侧脑桥基底部局限性损害，双侧皮质脊髓束和支配三叉神经以下的皮质核束受损，表现为两侧中枢性偏瘫。除中脑支配的眼球运动尚存外，患者丧失任何运动、表达能力。患者的感觉、意识基本正常，只能以眨眼或眼球运动示意。如果双侧病变更广泛，临床检查可发现四肢瘫，失语症（aphemia）以及水平向眼球运动受损。

7. **福维尔综合征（Foville syndrome）**　为一侧脑桥近中线处病变，损害了展神经核及其核间通路、面神经与锥体束所致。表现为两眼球向病侧水平凝视不能，病侧核下性面瘫及对侧肢体中枢性瘫痪。病变在脑桥被盖，累及面神经核（面瘫）、展神经核（患侧外侧凝视不能）、内侧纵束及旁正中脑桥网状结构。

8. **Millard-Gubler-Foville 综合征**　为脑桥的腹外侧病变，病变比福维尔综合征更广泛；病变累及展神经、面神经及旁正中脑桥网状结构。临床检查有展神经瘫和面神经瘫，对侧肢体偏瘫。若内侧丘系受损，出现对侧偏身的深感觉障碍。

（杨天祝　曹翠丽）

参考文献

[1] Striedter GF. Précis of Principles of brain evolution. Behavioral and Brain Sciences [M]. London: Cambridge University Press, 2004.

[2] Haines DE. Neuroanatomy Atlas in Clinical Context: Structures, Sections, Systems, and Syndromes [M]. 10th ed. Philadelphia: Wolters Kluwer Health, 2018.

[3] Mitchell DE, Cullen KE. Vestibular System. Reference Module in Neuroscience and Biobehavioral Psychology [M]. Amsterdam: Elsevier, 2017.

[4] Benarroch EE. Parabrachial nuclear complex: Multiple functions and potential clinical implications [J]. Neurology, 2016, 86 (7): 676-683.

[5] Bottini G, Karnath HO, Vallar G, et al. Cerebral representations for egocentric space. Functional–anatomical evidence from caloric vestibular stimulation and neck vibration [J]. Brain, 2001, 124 (6): 1182-1196.

[6] Bushnell MC, Ceko M, Low LA. Cognitive and emotional control of pain and its disruption in chronic pain [J]. Nat Rev Neurosci, 2013, 14 (7): 502-511.

[7] Clark RE, Gohl EB, Lavond DG. The learning-related activity that develops in the pontine nuclei during classical eye-blink conditioning is dependent on the interpositus nucleus [J]. Learn Mem, 1997, 3 (6): 532-544.

[8] Davern PJ. A role for the lateral parabrachial nucleus in cardiovascular function and fluid homeostasis [J]. Front Physiol, 2014, 5: 436.

[9] Folayan MO, Arobieke RI, Eziyi E, et al. Facial nerve palsy: analysis of cases reported in children in a suburban hospital in Nigeria [J]. Niger J Clin Pract, 2014, 17 (1): 23-27.

[10] Hashimoto M, Yamanaka A, Kato S, et al. Anatomical

evidence for a direct projection from Purkinje cells in the mouse cerebellar vermis to medial parabrachial nucleus [J]. Front Neural Circuits, 2018, 12: 6.

［11］ Henssen D, Kurt E, Kozicz T, et al. New insights in trigeminal anatomy: A double orofacial tract for nociceptive input [J]. Front Neuroanat, 2016, 10: 53.

［12］ Holstein GR, Friedrich VL, Martinelli GP. Glutamate and GABA in Vestibulo-Sympathetic Pathway Neurons [J]. Front Neuroanat. 2016; 10: 7.

［13］ Huang B, Zhou ZL, Wang LL, et al. Electrical response grading versus House-Brackmann scale for evaluation of facial nerve injury after Bell's palsy: a comparative study [J]. J Integr Med, 2014, 12 (4): 367-371.

［14］ Karalok ZS, Taskin BD, Ozturk Z, et al. Childhood peripheral facial palsy [J]. Childs Nerv Syst, 2018, 34 (5): 911-917.

［15］ Kratochwil CF, Maheshwari U, Rijli FM. The long journey of pontine nuclei neurons: from rhombic lip to cortico-ponto-cerebellar circuitry [J]. Frontiers in Neural Circuits, 2017, 11: 33.

［16］ Li Y, Li Z, Yan C, et al. The effect of total facial nerve decompression in preventing further recurrence of idiopathic recurrent facial palsy [J]. Eur Arch otorhinolaryngol, 2015, 272 (5): 1087-1090.

［17］ Miller JR, Zuperku EJ, Stuth E, et al. A subregion of the parabrachial nucleus partially mediates respiratory rate depression from intravenous remifentanil in young and adult rabbits [J]. Anesthesiology, 2017, 27 (3): 502-514.

［18］ Monti-Bloch L, Jennings-White C, Berliner DL. The human vomeronasal system: A review [J]. Ann N Y Acad Sci, 1998, 855: 373-389.

［19］ Morecraft RJ, Ge JZ, Stilwell-Morecraft KS, et al. New corticopontine connections in the primate brain: contralateral projections from the arm/hand area of the precentral motor region [J]. Front Neuroanat, 2018, 12: 68.

［20］ Morecraft RJ, Louie JL, Herrick JL, et al. Cortical innervation of the facial nucleus in the non-human primate [J]. Brain, 2001, 124 (1): 176-208.

［21］ Mustari MJ, Ono S, Das VE, et al. Role of the dorsolateral pontine nucleus in visual-vestibular behavior [J]. Ann N Y Acad Sci, 2003, 1004: 196-205.

［22］ Ono S, Das VE, Mustari MJ. Role of the dorsolateral pontine nucleus in short-term adaptation of the horizontal vestibuloocular reflex [J]. J Neurophysiol, 2003, 89 (5): 2879-2885.

［23］ Rylkova D, Crank AR, Linden DJ. Chronic in vivo imaging of ponto-cerebellar mossy fibers reveals morphological stability during whisker sensory manipulation in the adult rat [J]. eNeuro, 2015, 2 (6): 0075-15.

［24］ Sakka L, Vitte E. Anatomy and physiology of the vestibular system: review of the literature [J]. Morphologie, 2004, 88 (282): 117-126.

［25］ Schaller BJ, Buchfelder M. Trigemino-cardiac reflex: A recently discovered "oxygen-conserving" response？. The potential therapeutic role of a physiological reflex [J]. Arch Med Sci, 2006, 2 (1): 3-5.

［26］ Sherwooda CC, Hof PR, Holloway RL, et al. Evolution of the brainstem orofacial motor system in primates: a comparative study of trigeminal, facial, and hypoglossal nuclei [J]. J Hum Evol, 2005, 48 (1): 45-84.

［27］ Song G, Wang H, Xu H, et al. Kölliker−Fuse neurons send collateral projections to multiple hypoxia-activated and nonactivated structures in rat brainstem and spinal cord [J]. Brain Struct Funct, 2012, 217 (4): 835-858.

［28］ Turgeon RD, Wilby KJ, Ensom MH. Antiviral treatment of Bell's palsy based on baseline severity: a systematic review and meta-analysis [J]. Am J Med, 2015, 128 (6): 617-628.

［29］ Zalewski CK. Aging of the human vestibular system [J]. Semin Hear, 2015, 36 (3): 175-196.

［30］ Zandian A, Osiro S, Hudson R, et al. The neurologist's dilemma: a comprehensive clinical review of Bell's palsy, with emphasis on current management trends [J]. Med Sci Monit, 2014, 20: 83-90.

第四节　中　脑

一、中脑的外形

中脑（midbrain）位于间脑与脑桥之间，长15~20mm。其上界为视束，与间脑乳头体和松果体邻近。其下界与脑桥的菱脑峡相接。中脑穿经小脑幕裂孔，背侧部为四叠体（corpora quadrigemina）［又称中脑顶盖（tectum of midbrain）］，腹侧部为大脑脚（cerebral peduncle）。四叠体由两对小圆丘组成，上方者称上丘（superior colliculus），下方者称下丘（inferior colliculus）。两侧上丘和下丘各向前外方伸出一对长隆起，上丘者称上丘臂（brachium of superior colliculus），终于后丘脑的外侧膝状体；下丘者称下丘臂（brachium of inferior colliculus），终于后丘脑的内侧膝状体。在左右下丘之间，有一皱襞连于上髓帆,称上髓帆系带(frenulum of superior medullary velum)。在系带两侧,有滑车神经穿出。中脑腹侧一对粗大的纵柱即大脑脚。左右大脑脚之间为脚间窝(interpeduncular fossa),窝底有许多细小血管穿过,称后穿质(posterior perforated substance)。大脑脚内侧面有动眼神经根穿出。大脑脚外侧面有一纵沟,称中脑外侧沟(lateral sulcus of midbrain)(图8-2-2、图8-2-3、图8-2-6、图8-2-7)。

二、中脑的内部结构

中脑是视觉、听觉以及运动信息的中继站。中脑调节内脏神经功能,是在无意识情况下执行的,如消化、心率、呼吸次数等。在中脑横断面上,背侧部中央有中脑导水管(mesencephalic aqueduct)的断面,导水管周围有一厚层灰质称导水管周围灰质。大脑脚又被黑质分为背腹二部,背侧为中脑被盖,内含网状结构;腹侧为脚底(crus cerebri),主要由下行纤维束组成。

(一)导水管周围灰质

1. 导水管周围灰质(periaqueductal gray substance,PAG)的分区(图8-4-1) 大鼠PAG分为4个亚核:外侧亚核(lPAG),为靠近中脑导水管的薄层稀疏细胞,主要由深染的小拉长细胞组成。腹外侧亚核(vlPAG)和背外侧亚核(dlPAG),位于灰质的腹侧、外侧及背外侧,细胞相对较大,呈梭形或三角形;背外侧亚核比腹外侧亚核的细胞稍大些。背内侧亚核(dmPAG),位于中脑导水管的背侧,细胞最密集,其中有大量胶质细胞,偶见深染的小长形细胞。dmPAG呈辐射状向腹侧发出纤维至腹侧被盖;向上投射至底丘脑的红核前区。dlPAG和vlPAG向上投射至下丘脑后区及若干丘脑核。dmPAG向下投射至下橄榄核,也向上投射至同侧顶盖前区和缰外侧核。

2. 导水管周围灰质是边缘中脑区(limbic midbrain areas)之一 PAG传入纤维联系十分广泛,有来自扣带回、前额皮质、海马、隔核、下丘脑外侧区及腹内侧核、缰核、未定带、脚间核、黑质、脑干网状结构以及脊髓的纤维等,并且与许多脑区有着双向联系。对猫的研究指出,PAG是下述功能的最后整合器(final integrator),如防卫和攻击、排尿、发音、呕吐以及性行为时的脊柱前凸(lordosis)等;在整合这些功能时,PAG与尾侧延髓的疑后核(nucleus retroambiquus,NRA)有复杂联系。有研究指出,下丘脑视前内侧区(MPO)→

PAG→吻侧延髓腹侧区(RVM)通路,在刺激MPO后,PAG内有37%~53%的Fos阳性细胞向RVM投射。此通路可能协调神经内分泌、运动以及内脏神经活动,与性行为的一系列反应有关。

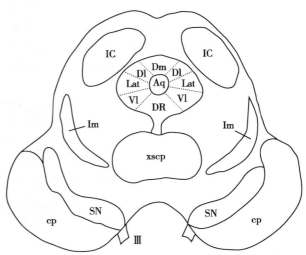

图8-4-1　导水管周围灰质分区模式图

Ⅲ:动眼神经;cp:大脑脚;Dl:背外侧区;Dm:背内侧区;DR:中缝背核;IC:下丘;Im:内侧丘系;Lat:外侧区;SN:黑质;Vl:腹外侧区;xscp:小脑上脚交叉。

3. 导水管周围灰质参与心血管活动的调节 在家兔上造成充血性心肌病模型,血容量高度扩增,引起Fos蛋白的高表达区包括PAG。刺激PAG腹外侧区,可以诱发类似创伤后休克的反应;而躯体深部或内脏疼痛及出血,也可以选择性地激活PAG腹外侧区神经元。在大鼠上发现,PAG向延髓尾腹外侧区(CVLM)有广泛投射;其中70%~72%的细胞起始于PAG尾侧半;28%~30%位于PAG吻侧半;从PAG不同亚区分析,此下行投射有53%~67%始于其外侧区,14%~28%始于其腹外侧区;7%~16%始于其腹内侧区;还有7%~10%始于其背内侧区。PAG与CVLM的联系可能参与心血管及呼吸活动调节。将生物素化的葡聚糖胺注射至PAG降压区(腹外侧区),显示有很强的投射至延髓尾侧中线区和CVLM降压区。

4. 导水管周围灰质参与呼吸中枢调节(参见延髓呼吸中枢部分) PAG腹侧部通过迷走神经节前神经元,控制着外周呼吸道。PAG是控制呼吸化学反射的脑区之一。在金丝雀上,多巴胺能神经元A11群(PAG)、A10群及A6群是控制发音的高级区,与产生并感知鸟语有关。有学者认为,声源性惊厥(audiogenic seizure)与PAG和脑桥网状结构有关。此外,实验还表明,PAG还与发怒、进食、膀胱张力调节有关。

5. 导水管周围灰质是下行疼痛调制功能的主要控制中枢　PAG是内源性阿片肽能神经元的重要分布区之一,对疼痛的情绪反应起重要作用(图8-4-2、图8-4-3)。PAG含有产生脑啡肽的细胞,能缓解疼痛。PAG向中缝大核投射,也含有下行的内脏神经束。上行的脊髓丘脑束痛温信息纤维,经由脊髓中脑束至PAG。有学者证明,慢性痛与痛调制系统的调节异常有关,自上而下的疼痛调制回路平衡失调,将倾向此回路易化,从而可能促进和维持慢性痛。近来的研究提示,疼痛是否变为慢性,被削弱的下行抑制可能是一重要的因素。而下行的痛易化与痛抑制回路最终发生在脑干,此机制促进或防止疼痛迁延为慢性痛(chronification)。PAG对疼痛传入过程,起着重

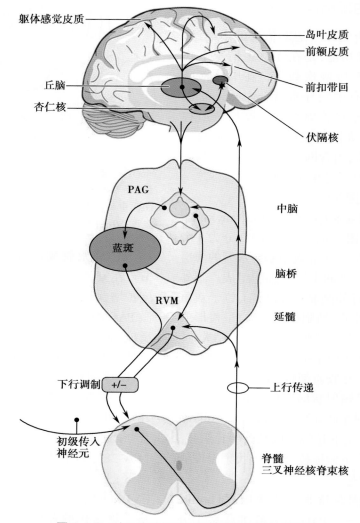

图8-4-2　涉及痛信号传递和调制的通路和脑区

初级传入神经元胞体在脊神经节,或在三叉神经节(口腔和面区);脊髓后角或者三叉神经脊束核为二级神经元,其轴突跨过中线投射到丘脑以及脑干多个靶位,包括吻侧延髓腹侧区(RVM)和导水管周围灰质(PAG)。胞体在丘脑的三级神经元投射到躯体感觉皮质,司理分辨性感觉(痛的强度、位置及质地);投射至诸如前扣带回、岛叶及前额皮质等边缘皮质痛区,介导疼痛的情感、情绪方面(厌恶)。丘脑神经元还投射至杏仁核,后者再与伏隔核交互作用,此核参与痛处理和介导酬谢动机行为。上述脑区还输入至PAG,经由RVM内的中缝核和蓝斑,发出下行痛调制投射,又回到传入通路的初级突触。

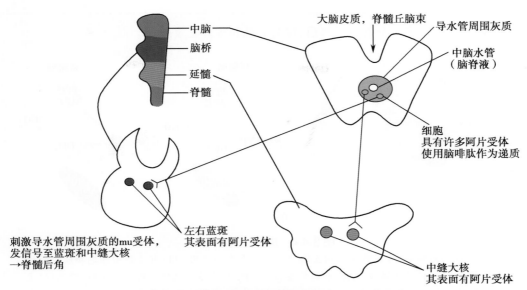

图 8-4-3　脑干内阿片样神经元的分布和相互作用

要的调制作用。针刺镇痛或电刺激镇痛机制,与 PAG 的阿片样肽能神经元有关。其镇痛通路如下:PAG 的阿片样肽能神经元→脑干网状结构→吻侧延髓腹内侧网状结构(RVM),接着分为两路:

(1)中缝大核脊髓系统:PAG 经中缝大核的 5-HT 能神经元发出 5-HT 能纤维至脊髓后角胶状质(板层Ⅱ)的抑制性中间神经元。刺激 PAG 背侧部和外侧部,可以诱发具有特点的防卫反应,如冻结不动、跑或跳、心动过速、血压升高以及肌紧张等。相反地,刺激尾侧 PAG 腹外侧区,可能导致一种称为静默不动而松弛的姿势;抑制尾侧 PAG 腹外侧区,则导致自主运动增加。尾侧 PAG 腹外侧区的病变,可显著减少条件反射式的冻结状态,而 PAG 背侧部病变则减少先天的防卫行为,动物呈现被驯化样状态。

(2)中缝旁脊髓系统:起始于①猫的大细胞网状核(nucleus reticularis magnocellularis,Rmc),或大鼠的旁巨细胞网状核(nucleus paragigantocellularis,

Rpg);②旁巨细胞外侧网状核(Rpgl);③巨细胞网状核的 α 部(Rgc)。这些神经元发出下行投射经背外侧索至脊髓后角。在 PAG 和吻侧延髓腹内侧网状结构(RVM)中,存在着两类痛调制神经元:①启动细胞(on-cell),在机体痛反应出现前放电突然增加,增强伤害性信息的传递;②停止细胞(off-cell),在痛反应终止前数百毫秒放电突然停止,既兴奋其他"停止"细胞,又抑制启动细胞,起抑制伤害性信息传递作用。为缓解癌症晚期患者的顽固性剧痛,在 PAG 内埋藏刺激电极,当患者痛剧时可自行刺激 PAG 镇痛。此外,PAG 可能与痒的神经机制有关。

6. 导水管周围灰质在母性行为和性行为方面的作用　PAG 具有高密度加压素和催产素的受体,同时 PAG 与外侧眶额皮质联系,后者可能调节 PAG 的母爱行为。与母爱相关的愉快感,可由外侧眶额皮质产生,由视、触及嗅刺激所激活。这种反应取决于愉快感,而不是刺激的强度。

知识点拓展:海洛因吸毒成瘾

与脑内阿片肽能神经元系统有关(图 8-4-3、图 8-4-4)。长期大量吸毒导致外源性阿片肽抑制了内源性阿片肽系统的活性,吸毒者不得不依赖外源性阿片,来补充内源性阿片肽的不足。已知,内源性阿片肽作用于阿片受体。受体激活后,调节体内诸多系统的正常功能:如去甲肾上腺素能、多巴胺能、5-HT 能、胆碱能、组胺能神经元系统,垂体 - 性腺系统、甲状腺系统、Ca^{2+} 等通道及跨膜传导系统、AC-cAMP 系统和 G 蛋白家族系统等的正常功能,以保持内环境恒定。如果骤然中断毒品供给,顿时内源性和外源性阿片都缺乏,阿片受体便无法通过阿片肽系统继续保持体内平衡,从中枢到外周各个系统的正常生理活动完全紊乱,患者立即出现苦不堪言的戒断症状,尤其是去甲肾上腺素能和胆碱能系统的功能紊乱更为显著。韩济生院士团队实验研究证明,使用不同频率的电针刺激激活脑内 PAG

的阿片肽能神经元系统,或可分别达到镇痛、抑制成瘾和防复吸效果。

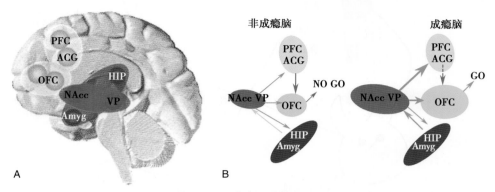

图 8-4-4　成瘾回路简化图

A. 四个推测的回路,对成瘾具有相互依赖又相互重叠的作用。(1)有关酬谢预期和欣快的核心底物(红色),位于伏隔核 NAcc 和腹侧苍白球 VP;(2)学习与记忆以及条件反射(紫色)的主要底物位于杏仁核复合体 Amyg 和海马 HIP;(3)动机、内驱力及实现评估(绿色)位于眶额皮质 PFC;(4)负责限制渴望的认知控制(蓝色)位于前额叶 PFC 和前扣带回 ACG。B. 成瘾的假定模式是在酬谢网络中信息处理受损的后果。与非成瘾状态(左侧)相比,毒品的突显值(红色)及其相关暗示(紫色)在已成瘾状态被强化,而抑制性控制强度被削弱(蓝色),启动了一种无限制阶段(绿色),导致强制性服毒而不考虑潜在灾难后果。

(二) 四叠体(顶盖)

四叠体包括上丘、下丘以及上丘与丘脑之间的过渡区;后者包括顶盖前区及其邻近结构,如后连合、达克谢维奇核和 Cajal 间位核。此外,在下丘腹外侧还有二叠体旁区。在个体发生上,四叠体是翼板细胞移至边缘层形成的。

1. **上丘**(superior colliculus,SC)　在个体发生上,四叠体是翼板的部分细胞移至边缘层形成的。SC 是与视觉反射有关的脑区,在整合眼球运动的机制中起着重要作用(图 8-4-5)。在种系发生上,SC 是鱼类视觉的高级中枢,具有大脑皮质样分层构筑。自爬行类动物之后,因视觉与后丘脑及大脑皮质建立了广泛的联系,SC 的视觉重要性逐渐减退。到了人类,SC 进一步缩小,主要参与眼球运动的各种反射活动。

(1)上丘由灰白质相互交替的 7 层结构组成:从浅入深包括①带状层(stratum zonale),由枕叶下行的细纤维,经上丘臂至此。在纤维之间有小型水平细胞,其轴突呈切线或向心方向。②灰质层(stratum cinereum),又称外灰质层(outer gray layer),

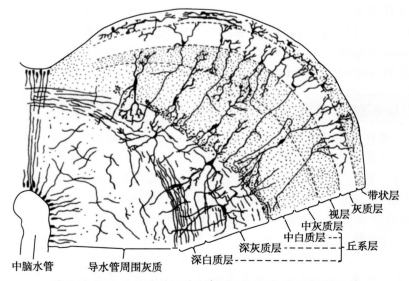

图 8-4-5　上丘 7 个分层结构(8 个月胎龄上丘左半横切片)

带状层
视层　灰质层
中灰质层
中白质层　丘系层
深灰质层
深白质层
中脑水管　导水管周围灰质

由呈放射状排列的细胞组成,其树突伸入带状层,轴突伸入深层。皮质顶盖纤维和大部分视束纤维终于此层。③视层(stratum opticum),又称浅白质层,此层纤维由上丘臂进入,来自视束和外侧膝状体。纤维间有散在细胞,其轴突伸入丘系层。④中灰质层(middle gray layer)。⑤中白质层(middle white layer)。⑥深灰质层(deep gray layer)。⑦深白质层(deep white layer)。④~⑦均属于丘系层(stratum lemnisci)。

丘系层传入纤维来源十分广泛,如来自大脑皮质额眼区(8区)、丘脑枕、腹外侧膝状体、下丘脑、丘脑网状核、未定带、顶盖前区、黑质、下丘、导水管周围灰质、小脑顶核以及脊髓等的纤维。

丘系层传出纤维既向尾侧投射,又向吻侧投射。向下投射至脊髓上颈节段的第Ⅵ和Ⅶ层、同侧脑桥核的背外侧部、脑干网状结构、下橄榄核及小脑蚓部的视区、中缝核群、中脑楔形核、二叠体旁核以及黑质、下丘和顶盖前区。向上投射至丘脑枕、丘脑内侧背核、丘脑板内核群、丘脑网状核、外侧膝状体核以及其他脑区。传出纤维由丘系层的大、中型细胞的轴突组成。

(2)上丘浅层与深层功能不同(图8-4-6、图8-4-7):SC浅层包括带状层、灰质层及视层(Ⅰ~Ⅲ),仅与视觉系统有关,传入和传出联系范围较小,是视环境的感觉分析器(sensory analyzer of visual environment)。浅层内有视网膜定位谱(retinotopic map)。视网膜中心区位于SC吻侧部的浅层;视网膜周边区位于SC尾侧部的浅层;视网膜下半部位于SC浅层的内侧区;视网膜上半部位于SC浅层的外侧区。

上丘深层包括丘系层(Ⅳ~Ⅶ),不仅与视觉有关,而且与听觉、躯体感觉、躯体运动系统均有联系,是重要的皮质下感觉运动整合器(subcortical sensorimotor integrator),或称视运动区(optomotor region)。在接受视、听、躯体感觉后,眼、头及躯体联合转向刺激源方向。在这种定向反射中,SC深层起重要作用。SC深层细胞的感受野比浅层细胞大得多。深层也有视网膜定位谱,其代表区与浅层者相对应。深层有听觉、躯体感觉、眼球震颤等的粗略定位关系。另外,深层还有眼、头及外耳等运动的运动谱(motor map),与感觉谱相一致。

(3)上丘内纤维联系的亚分层构造:亚分层的概念包括①在SC内一定的传入纤维与一定的传出纤维在SC内联系在一起,其联系部位可以亚分层来代表。②SC浅层中亚分层的最小单位,与深层中亚分层的最小单位,通常类型不同,其中研究最深入的是Ⅱ层和Ⅳ层中的亚分层。

1)Ⅱ层可分为背腹二亚层:树鼩(tupaia glis)背侧亚层接受来自视网膜的纤维,投射至背外侧膝状体核;腹侧亚层细胞主要接受来自纹状皮质的纤维,投射至丘脑枕核。应当强调指出,大多数至Ⅱ层的传入纤维终末,以连续的薄水平板层分布;其次,从Ⅱ层发出传出纤维的细胞,并非全部局限在某一亚板层内。例如,向脑桥背外侧投射的细胞,就位于Ⅱ层的几个亚层内。于是这种细

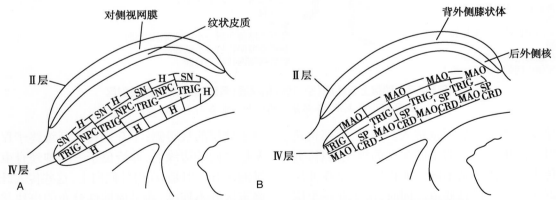

图8-4-6　猫上丘浅层(Ⅱ)与深层(Ⅳ)在联系上确定的亚区类型模式图

A.传入联系:在Ⅱ层内,两个亚层分别接受对侧视网膜和纹状皮质束的传入轴突;在Ⅳ层内,来自下丘脑(H)、后连合核(NPC)、黑质(SN)以及三叉神经脊束核(TRIG)的传入轴突分别投射到在相应的亚层;B.传出联系:在Ⅱ层内,两个亚层神经元的传出轴突分别投射到外侧膝状体神经元和后外侧核神经元;在Ⅳ层内,不同亚层神经元的传出轴突分别投射到橄榄(MAO)、脊髓(SPCRD)以及三叉神经脊束核(TRIG)。

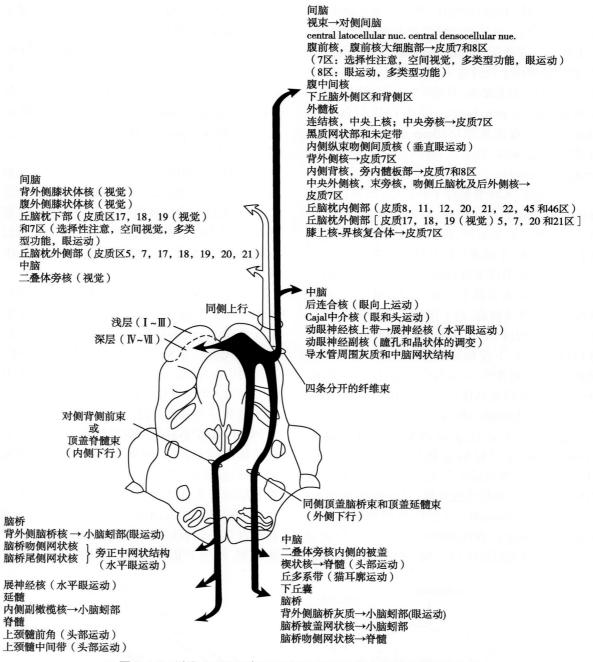

间脑
视束→对侧间脑
central latocellular nuc. central densocellular nue.
腹前核，腹前核大细胞部→皮质7和8区
（7区：选择性注意，空间视觉，多类型功能，眼运动）
（8区：眼运动，多类型功能）
腹中间核
下丘脑外侧区和背侧区
外髓板
连结核，中央上核；中央旁核→皮质7区
黑质网状部和未定带
内侧纵束吻侧间质核（垂直眼运动）
背外侧核→皮质7区
内侧背核，旁内髓板部→皮质7和8区
中央外侧核，束旁核，吻侧丘脑枕及后外侧核→皮质7区
丘脑枕内侧部（皮质8，11，12，20，21，22，45和46区）
丘脑枕外侧部［皮质17，18，19（视觉）5，7，20和21区］
膝上核-界核复合体→皮质7区

间脑
背外侧膝状体核（视觉）
腹外侧膝状体核（视觉）
丘脑枕下部（皮质区17，18，19（视觉）
和7区（选择性注意，空间视觉，多类型功能，眼运动）
丘脑枕外侧部（皮质5，7，17，18，19，20，21）
中脑
二叠体旁核（视觉）

中脑
后连合核（眼向上运动）
Cajal中介核（眼和头运动）
动眼神经核上带→展神经核（水平眼运动）
动眼神经副核（瞳孔和晶状体的调变）
导水管周围灰质和中脑网状结构

同侧上行

浅层（I～Ⅲ）
深层（Ⅳ～Ⅶ）

四条分开的纤维束

对侧背侧前束
或
顶盖脊髓束
（内侧下行）

同侧顶盖脑桥束和顶盖延髓束
（外侧下行）

脑桥
背外侧脑桥核 → 小脑蚓部(眼运动)
脑桥吻侧网状核
脑桥尾侧网状核 } 旁正中网状结构（水平眼运动）
展神经核（水平眼运动）
延髓
内侧副橄榄核→小脑蚓部
脊髓
上颈髓前角（头部运动）
上颈髓中间带（头部运动）

中脑
二叠体旁核内侧的被盖
楔状核→脊髓（头部运动）
丘多系带（猫耳廓运动）
下丘囊
脑桥
背外侧脑桥灰质→小脑蚓部(眼运动)
脑桥被盖网状核→小脑蚓部
脑桥吻侧网状核→脊髓

图8-4-7　猕猴上丘浅层(空白箭)和深层(黑箭)细胞轴突的投射区
靶区以小箭表示，各部分结构已知功能在图中已标出。

胞可接受种类更多的视觉传入。再次，亚层构筑允许对空间中同一点的不同类型的视觉信息，分别经传出纤维传送到不同的亚板层，于是在Ⅱ层内有许多平行的信息通道。同时，由于在一个层内，这些信息通道又很邻近，故很容易在通道之间发生交互作用。

2）Ⅳ层的传入与传出通路也呈现亚层分布（图8-4-6、图8-4-8）：例如，猫的SC，黑质传入纤维终于Ⅳ层的最背侧；三叉神经脊束核的传入纤维终于此层的最腹侧；下丘脑传入纤维终于Ⅳ层与Ⅴ层之间的边缘区，即恰位于三叉神经脊束核纤维的深方。但是，在内外侧向上，这些传入纤维的终末区并不连续，而呈周期性分布的斑块状。在吻尾向上，这些斑块形成纵行的条带。这些纵行条带或斑块称为"传入模块"（afferent module）。同样，发出传出纤维的细胞也呈簇状分布，与传入模块相对应。如果数种传入模块与某一传出通道联系在一起，这一传出通道的起源细胞必然在Ⅳ

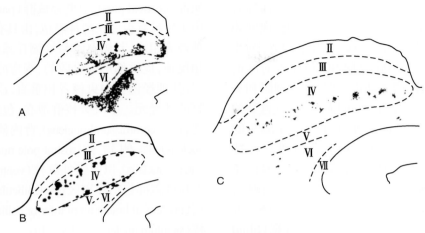

图 8-4-8　猫上丘传入和传出联系

A. 显示猫下丘脑 - 上丘传入投射区的线条图（细点区）；B. 上丘 - 橄榄投射神经元（粗点）的定位；C. 三叉 - 上丘投射（细点区）及其与上丘 - 三叉神经核投射神经元（廓形）的关系。此图显示，传入纤维（A）和传出纤维（B）在上丘深层形成斑块或簇状，并显示这些传入模块和传出模块在空间上是偶联的（C）。

图中的罗马数字代表上丘的分层。

层内，且分布得也更弥散些。发出顶盖脊髓束的神经元位于 IV 层的腹侧半，此纤维束形成被盖背侧交叉（dorsal tegmental decussation）。发出顶盖上橄榄束的神经元位于 IV 层的腹侧边缘。

黑质至 SC 的传入纤维终末区和 SC 至脊髓的传出纤维起始细胞重叠。在控制眼球运动的机制中，这条传入 - 传出信息通路起重要作用。总

之，II 层相比 IV 层的信息通路的信息种类更多些；后者的细胞感受野要比前者大得多。其次，在传入与传出通路的连接方式上，SC 浅层与深层也不尽一致。

（4）上丘的功能：从脊椎动物的进化看，其视觉系统最初是与中脑 SC 相联系，即较低等动物的 SC 执行着哺乳动物视皮质的功能（图 8-4-9）。

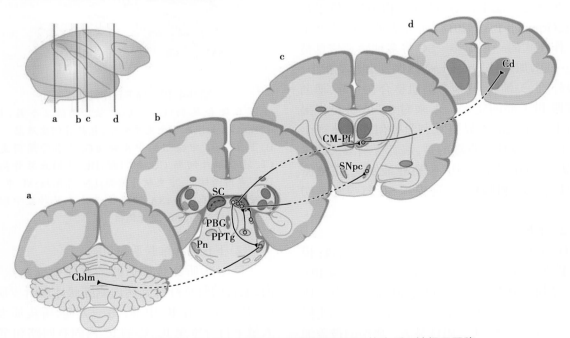

图 8-4-9　解释上丘（SC）在空间注意方面作用的可能皮质下神经元回路

第 1 种浅蓝色的通路经过丘脑中央中核 - 束旁核复合体（CM-Pf）至基底神经核的尾状核（Cd）；粉色的第 2 种通路投射到黑质致密部（SNpc）；第 3 种绿色通路包含来自脑桥被盖核（PPTg）和旁二叠体核（PBG）的胆碱能输入；第 4 种黄色通路到达脑桥核（Pn），后者中继大脑皮质的信号至小脑（Cblm）。

例如,鸟类的 SC 就相对比哺乳动物者大,而哺乳动物的视皮质则比鸟类大得多。在人类,视网膜有 45% 的节细胞发纤维至 SC,其中占 40% 的小型节细胞(直径小于 10μm)向 SC 和顶盖前区的投射,对检测视目标的运动很重要,并使两眼和头部转向运动着的目标;占 5% 的大节细胞(直径约 35μm)既向视皮质投射,又向 SC 投射;占 55% 的中型节细胞(直径约 10~15μm)发出纤维只向视皮质投射。由此可见,SC 以视反射为主,但仍兼有部分视感觉功能。破坏枕叶纹状区(第一视区,V1),伤者无需有意识地看,仍能指出视像目标,也能分辨不同的亮度,这种现象被称为盲视(blind sight)。推测其神经通路是:视网膜→ SC →丘脑枕→纹外皮质。我们的眼具有自动注视视野中某些最引人注目目标的能力,这与 SC 的功能有关。其通路是: 皮质 V2 → SC →动眼神经核周围的网状结构→各眼外肌运动核。同时,SC 还参与具有防护功能的反射活动。当一闪光突然出现在我们周围时,两眼立即转向闪光源。同样,当一很强的声响,甚至突然的一击打在身体一侧时,两眼、头、身体都会立即转向刺激源。此反射弧的传出部分是由 SC 发出的顶盖脊髓束和运动神经元来完成的。毁损 SC 后,上述反射活动都会被严重干扰。

在视觉功能上,虽然哺乳动物 SC 让位于视皮质,Grimaldi P 等(2018)研究表明,SC 是整个脑工作模式的一个缩影。SC 将多种感觉信息整合在一起,加入认知成分,选择性发出运动指令,将眼外肌、头颈肌、其他骨骼肌整合在一起,辅助完成眼和头部的定位。未来对 SC 的研究将揭示与事件相关的外界感觉刺激如何使机体产生适宜的运动反应。有趣的是,编者曾刺激大鼠嗅觉,观察 c-Fos 蛋白表达区,意外地发现,最浓密表达区在 SC 和脑桥核,这提示 SC 与嗅觉密切相关。

2. 下丘

(1)下丘(inferior colliculus,IC)的细胞构筑:根据对猫下丘的研究,将其分为如下各部(图 8-4-10):首先,依树突分支类型分为顶盖和被盖两部分。典型的顶盖细胞为多极神经元,具有 4 个以上的主树突,分支或侧支多,树突附件显著。典型的被盖细胞往往仅有 3 个主树突,次级分支少,树突行程长而直,树突附件少。

其次,顶盖部包括中央核(central nucleus)、皮

质部(cortical part)、中央旁核群(paracentral nuclei)。中央核具有板层状的神经毡,由具有盘状树突野的神经元组成,其树突野与外侧丘系的轴突相平行。相反地,皮质部形成松散的、弯弯曲曲的神经毡阔层,其神经毡与中央核者相垂直,没有带盘状树突野的神经元。中央旁核群散在,包绕着中央核,有连合核(commissural nucleus)、背内侧核(dorsomedial nucleus)、吻侧极核(rostral pole nucleus)、外侧核(lateral nucleus),以及腹外侧核(ventral later nucleus)。下丘被盖部包括丘周区(pericollicular areas)、下丘臂核(nucleus of brachium of inferior colliculus),以及披肩核(sagulum nucleus)(图 8-4-10)。

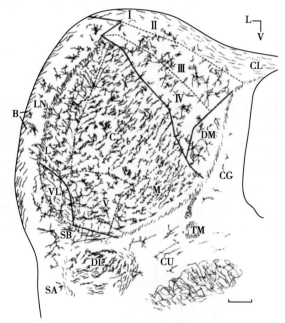

图 8-4-10　猫下丘中间部横断面

在下丘连合尾侧(Golgi Cox 法),猫龄 2 个月,标尺 0.5mm,可见下丘 3 个主要部分,包括背侧皮质层。B. 下丘臂;C. 中央核的中央部;CG. 导水管周围灰质;CL. 连合核外侧部;CU. 楔形核;DL. 外侧丘系背侧核;DM. 背内侧核;L. 中央核外侧部;LN. 外侧核;M. 中央核内侧部;SB. 丘下区;SA. 披肩核;TM. 三叉神经中脑核;V. 中央核腹侧部;VL. 腹外侧核。

(2)下丘的纤维联系和功能

1)IC 为听觉传导通路的重要中继站:一方面,上行的听觉纤维到达内侧膝状体和听皮质以前,几乎全部在 IC 中继;另一方面,听皮质发出大量下行纤维至 IC,影响 IC 内固有回路和至 IC 的上、下行纤维通路。因此在 IC 与听皮质区间形成往返回路。

2)IC 还是听觉与躯体感觉及运动系统等多

种信息的整合部位:一方面,IC 接受脊髓丘脑束和内侧丘系的躯体感觉纤维;另一方面,IC 发纤维至背外侧脑桥核、上丘、中脑被盖、导水管周围灰质、对侧 IC、上橄榄周核以及蜗后核等。其中,IC 经顶盖脑桥束(tectopontine tract)→背外侧脑桥核→小脑中脚→小脑蚓部的听视区→上丘和内侧膝状体的非板层部。因此,IC 涉及包括小脑在内的神经回路。IC 传出纤维加入顶盖网状束(tectoreticular tract)和顶盖脊髓束(tectospinal tract),参与视听惊吓反射活动。

3)IC 是皮质下最后接受两耳声刺激的部位,但以对侧为主:IC 至膝状体的投射以同侧为主,对侧较少,故大脑皮质听区以接受对侧耳的听觉信息为主。

4)IC 的顶盖部与被盖部纤维联系不同:顶盖部主要与处理听觉信息有关;被盖部则参与听觉与其他多种信息的整合。但是,中央核外侧部既有顶盖型细胞,又有被盖型细胞。中央旁核群以单耳反应为主,其他 IC 各区大多为双耳反应性。以 Golgi 银浸法区分出如此之多的下丘亚区,如何进一步与功能相联系,如音频反应性、两耳间时间差、音强以及联系的神经冲动类型等,仍需深入研究。IC 中央核是上行听路的必经中继站,起整合信息作用(特别是对上橄榄复合体的声源定位信息),然后将信息送至丘脑和大脑皮质。

3. **顶盖前区及其邻近结构** 顶盖前区(pretectal area,PTA)位于上丘吻侧,是中脑与丘脑的交界区。其邻近结构包括 Cajal 间位核、内侧纵束吻侧间位核、后连合、达克谢维奇核等(图8-4-11、图 8-4-12)。

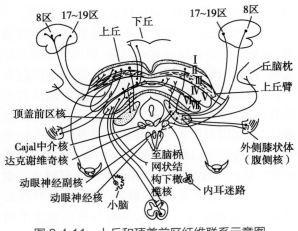

图 8-4-11 上丘和顶盖前区纤维联系示意图

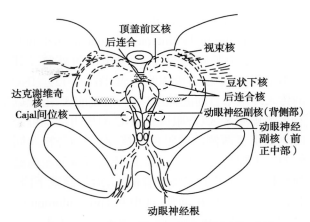

图 8-4-12 顶盖前区横断面示顶盖前区亚核

(1)顶盖前区由若干核团组成:①视束核(nucleus of optic tract),由不规则的大细胞组成,细胞沿 PTA 背外侧边缘呈板层状排列,恰在上丘臂纤维外侧,是 PTA 中最明显的核。②豆状下核(sublentiform nucleus),在视束核内侧,由中小型细胞组成,核团轮廓呈新月状。③顶盖前区核(nucleus of pretectal area),位于 PTA 背内侧部。④顶盖前区橄榄核(olivary nucleus of pretectal area),从上丘外上方延伸至后连合的尾侧,边界较清楚,由大小不一的细胞组成。⑤顶盖前区主核(principal nucleus of pretectal area),位于豆状下核的腹侧,由密集的中小型淡染细胞组成。

(2)顶盖前区的纤维联系

1)PTA 的传入纤维联系:主要来自视网膜,终于豆状下核、视束核、PTA 主核及 PTA 橄榄核。此外,PTA 还接受大脑皮质 8 区(额眼区)和枕叶17~19 区的传入纤维,在控制眼跟踪运动中起作用;上丘、外侧膝状体、丘脑枕以及脑桥网状结构也有纤维达 PTA。

2)PTA 的传出纤维联系:①起自视束核、豆状下核、PTA 主核,至丘脑枕,形成视网膜→PTA →丘脑枕→大脑皮质视觉联络区通路,属膝状体外视觉通路之一。②至两侧 Cajal 间位核和同侧上丘,参与眼球垂直向运动的控制机制。③至同侧下橄榄核,继而联系小脑的前庭部,此路可能影响前庭 - 眼反射的小脑调控活动。④至下丘脑和脑干等与视觉无直接关系的核团。⑤至双侧动眼神经副核。至今,并未发现 PTA 与眼外肌神经核群有直接联系。PTA 不仅参加瞳孔对光反射弧,而且参加眼调节反射,增加晶状体曲度,以使眼能看清近物。总之,PTA 传出联系广泛,参与学习、记忆及动机性行为的调节。

（3）顶盖前区邻近结构

1）Cajal 间位核（interstitial nucleus of Cajal, INC）：位于中脑吻侧端，内侧纵束的腹外侧及其纤维中间，由中型多极细胞组成（图 8-4-12）。INC 的传入纤维来自前庭神经核群、顶盖前区、上丘以及大脑皮质 8 区（额眼区）。INC 的传出纤维可经内侧纵束至两侧的动眼神经核、滑车神经核及同侧的舌下神经前置核。INC 的传出纤维又至前庭神经核群；并可形成间位脊髓束，沿沟缘束下降。总之，INC 代表着动眼前中枢（preoculomotors）之一。

2）内侧纵束吻侧间位核（rostral interstitial nucleus of medial longitudinal fasciculus, riMLF）：位于 Cajal 间位核的吻侧，其腹外侧为红核的上部，外侧为 Forel 区，背侧为导水管周围灰质和达克谢维奇核，核向吻侧可至下丘脑乳头体平面。细胞与 Cajal 间位核者相似，但密度较后者低。riMLF 和 INC 均参与垂直性两眼共轭性注视运动的控制。

3）达克谢维奇核（Darkschewitsch nucleus）：位于导水管周围灰质的腹外侧边缘，INC 和 MLF 的背内侧，主要由小细胞组成。该核传入纤维来自大脑皮质中央前回、中央后回、脊髓、上丘、小脑核以及舌下神经前置核。此核传出纤维尚需进一步研究确定，可能至动眼神经核。

4）后连合（posterior commissure, PC）：位于上丘吻侧，在中脑导水管与第三脑室移行部的背侧，是中脑向间脑移行的标志。PC 由粗厚的越边纤维组成。在其纤维的吻侧、外侧和腹侧均有细胞环绕，称这些细胞为后连合核（dorsal commissural nucleus, DCN）。组成 PC 的纤维来源尚未全部搞清楚，目前已知包括：①从顶盖前区某些核团发出的纤维；②来自后连合核的纤维；损伤猫的 PC，瞳孔间接对光反射减弱而不会消失。在中线切断猫的 PC 后，并未发现瞳孔对光反射有所变化。损伤后连合核并切断来自 Cajal 间位核的纤维，则导致两侧眼睑回缩，还有眼球垂直向运动障碍。

瞳孔对光反射（PLR）是在视网膜节细胞投射到顶盖前区橄榄核（OPN）控制下进行的。OPN 主要投射到 E-W 核，顶盖前区邻近结构（INC、riMLF、D 核）和导水管周围灰质（PAG）接受来自 OPN 的输入，从而影响 PLR。实验证明，动眼神经副核（E-W 核）神经元不仅接受 OPN→E-W 核通路控制，而且接受间接通路的影响，即经由顶盖前区邻近结构和 PAG 引起 PLR。

4. 二叠体旁区（parabigeminal area, PBA）　位于下丘腹外侧、中脑表面与外侧丘系之间，是一边界明确的区域，主要由斜行或横行的纤维组成。在纤维中间有散在的细胞群，称二叠体旁核（parabigeminal nucleus, PBN）。目前已知，此核接受对侧上丘的传入纤维，其传出纤维至两侧上丘的深、浅层。在 PBN 与上丘某些部分之间，还有局部定位关系。有研究发现，视网膜→二叠体旁核→丘脑枕→大脑皮质视联络区是另一条外侧膝状体以外的视觉通路。

（三）中脑被盖

中脑被盖（tegmentum of midbrain）位于中脑导水管腹侧，黑质的背侧。其中主要核团有红核、黑质、脚间核、动眼神经核和滑车神经核。此外，被盖内还有若干神经核和中脑网状结构。

1. 红核（red nucleus, RN）　人类的红核肉眼即可见，在横断面上为一对大圆形核团，直径约 5mm。在新鲜标本上呈淡杏黄色。核柱从上丘尾端平面，上达下丘脑乳头体吻侧平面。换言之，下丘平面没有 RN。

（1）红核可分为大细胞部（RNm）和小细胞部（RNs）。在不同的哺乳动物之间，两种细胞的比例和分布各有差异。灵长类动物 RNm 变小，而 RNs 相应变大。RNm 仅限于核柱的尾侧部，由大多极细胞组成，其轴突组成红核脊髓束。RNs 占据核柱的大部分，也发出红核脊髓束。根据细胞密度和有无板层，RNs 又分为尾侧部、吻侧部及背内侧部。尾侧部位于后连合平面以下；在缰脚间束平面上，有一板层状有髓纤维束，将背内侧部与红核其他部分隔开；再向吻侧，有另一纤维联系板层将 RN 吻侧部与小细胞部其余两部分开。小脑上脚纤维包绕红核，宛如红核的被囊。

由于灵长类动物大脑皮质化和新小脑的出现，促使产生更高级的运动回路，结果锥体束兴旺起来，RN 不得不重新组构。对上肢肌的控制而言，灵长类动物的 RNm 就不如占主导地位的皮质脊髓束。RNm 和 RNs 可能是皮质脊髓束的备份，二束共用脊髓的突触位点。从低等哺乳动物到人类，由于运动控制以锥体束主导，伴随着皮质向 RN 输入的逐渐减少，RNm 体积逐渐减小。由于 RNs 向小脑齿状核、前额叶、颞叶及枕叶投射增多，人类 RNs 得到扩展，不断与更高级水平的运动信息相整合，如感觉运动加工方面。就感觉功能而言,小脑核群与 RNs 及下橄榄核相互联系,当完成分辨性触觉时,人的 RNs 激活提示它是一个感觉结构。红核又与肢体随意运动相关。RNs 激活继发于运动本身;在获得触觉信息时,或许与运动臂部、手和手指更相关。

(2)红核的传入纤维主要来自小脑核群和大脑皮质(图 8-4-13)。

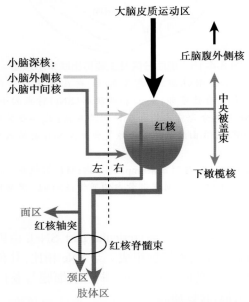

图 8-4-13　红核传入和传出纤维联系模式图

1)小脑传出纤维起自齿状核、栓状核及球状核,其纤维形成小脑上脚(结合臂),在中脑尾侧平面全部交叉到对侧,即小脑上脚交叉(decussation of superior cerebellar peduncles),进入或包绕对侧 RN。此路纤维称齿状红核束(dentatorubral tract),其终止于 RN 的纤维有局部定位关系,齿状核纤维至 RNp 吻侧部,栓状核至 RNp 尾侧部。

2)皮质红核纤维(corticorubral fiber):主要起自大脑皮质运动区和辅助运动区。皮质红核纤维也有局部定位关系,代表上肢的皮质区,止于 RNp 的背内侧部;代表下肢的皮质区止于 RNs 的腹外侧区。

3)其他 RN 传入纤维:苍白球发纤维经 Forel 被盖区(tegmental region of Forel)达 RN,中脑顶盖和前庭神经核发纤维至 RN,还有纤维来自下丘脑、黑质及脊髓。

(3)红核的传出纤维联系及其功能

1)红核脊髓束(rubrospinal tract,RST)(图 8-4-13):起自 RN 核柱的全长,由红核内侧发出,越过中线,形成被盖腹侧交叉(ventral tegmental decussation),交

叉后的纤维沿特殊内脏运动核柱附近下降,进入脊髓侧索。此束具有躯体定位性分布:起自 RN 背内侧部的纤维终止于颈髓,支配上肢区;起自 RN 腹外侧部的纤维终止于腰骶髓,支配下肢区;起自 RN 背腹向中间区的纤维终止于胸髓,支配躯干区。由此可见,皮质红核纤维和红核脊髓束一起,共同组成具有躯体定位关系的皮质脊髓通路。这条通路与皮质脊髓束有许多相似性:①大脑皮质起始区有所重叠;②在脊髓内分布区相似;③都含有粗细不等的纤维;④猴类止于脊髓全长;⑤都有躯体定位关系;⑥ RN 兴奋对侧肢体的屈肌神经元,同时经过脊髓第Ⅵ和Ⅶ层的中间神经元中继后,发出纤维抑制该肢体的伸肌神经元。在功能上,红核脊髓束与前庭脊髓束是对立统一体,后者易化伸肌神经元而抑制屈肌神经元。

在执行已经学习过的运动时,红核脊髓束最活跃;而在学习新的运动时,皮质脊髓束最活跃。与猴相比,人的红核脊髓束不发达,纤维少而仅下达颈髓或上胸髓;猴的纤维多而可至所有脊髓节段。这个区别关系到人卒中后,瘫痪不能完全恢复;而猴在切断两侧锥体束后,运动恢复得相当好(见下述)。对于皮质脊髓束不发达的脊椎动物来说,其步态主要由红核控制。灵长类动物的大脑皮质发达起来,以皮质脊髓束为主控制运动功能,而红核脊髓束逐渐退化。因此,灵长类动物红核的重要性就不如其他哺乳动物。然而,婴儿的爬行以及典型步行时两臂的摆动,仍由 RNm 控制着肩部和上臂部的肌肉运动。对于灵巧的手部运动,人类红核只具有限的控制力,红核脊髓束更倾向控制上肢大肌群运动,而不能调控下肢肌群,因为红核脊髓束终止于上胸髓。手指的精细动作不由 RNs 控制,而由运动皮质→下橄榄核→小脑→脊髓的通路实现,即重要的神经中继站在延髓。

2)红核小脑束(rubrocerebellar tract):起自 RNs →各小脑前核(下橄榄核、外侧网状核和楔束副核)→小脑核→形成小脑上脚→对侧 RN,组成 RN →小脑前核→小脑→ RN 回路(图 8-4-14)。在此回路中,具有躯体定位性分布。就 RN 而言,只有核柱尾侧 2/3 参加此回路。据研究,此回路控制着运动自动化编程过程。当猴损伤锥体束以后,经过上述 RN 回路的重新调整,可以红核脊髓束替代皮质脊髓束的大部分功能。RN 接受小脑的传入纤维数量远比来自大脑皮质的多,通过小脑上脚的往返联系更重要。RN 细胞的轴突往往

有分叉,同一轴突既到脊髓又到小脑,或者既到下橄榄核又到脊髓,提示存在着反馈性联系。

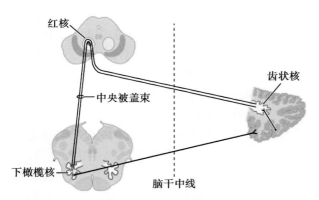

图 8-4-14 齿状核 - 红核 - 下橄榄核 - 三角(Guillain-Mollaret triangle)回路

即幕下的主要小脑网络。请注意,此三角两次跨过中线交叉。有些齿状核纤维通过红核,转向尾侧行,终止于下橄榄神经元,齿状核另一些与红核细胞有突触联系,进而向下至下橄榄核。此通路受损,特别是中央被盖束受损,导致跨突触的下橄榄核假性肥大变性。

3)红核脑干束(rubrobulbar tract):起自 RN 吻侧 1/3,投射至眼外肌运动核群、三叉神经感觉核和运动核、面神经核、前庭神经核、下橄榄核、薄束核和楔束核以及脑干网状结构等。

4)红核丘脑束:据说此束投射至丘脑腹中间核。

2. 黑质(substantia nigra,SN) 因其多数细胞含黑色素而在新鲜标本呈黑色。SN 在人类最发达,贯穿中脑全长,并向上延至底丘脑核平面,是脑干内最大的核。SN 呈厚板状,将中脑被盖与脚底分开,位于红核的腹侧。

(1)黑质可分为致密部和网状部(图 8-4-15):个体发生、形态学、组织化学以及病理学等多方面的研究,都支持将黑质分为背、腹二部。

1)背侧的致密部(compact part,SNc):由大型多极神经元组成,多数细胞含黑色素。根据细胞排列方式,又可再分为 3 个部分:α 部,位于 SNc 的腹侧区,常聚集着较大而形态不规则的细胞群。β 部,位于 α 部的背侧,细胞弥散而不聚集成群,细胞方向不定。γ 部,出现在红核最大平面,位于 β 部的背侧,细胞长轴多朝向背外侧,位于红核"被囊"纤维中间。SNc 相当于多巴胺能神经元的 A9 群。在 SNc 尾端背侧的红核后区,相当于多巴胺能神经元的 A8 群。

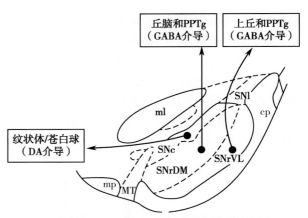

图 8-4-15 黑质分区及主要传出联系示意图

箭头指示投射性质,注意 3 点:①存在着黑质外侧部(SNl),是兼有致密部(SNc)和网状部(SNr)特点的小区;②SNr 可再分为背内侧和腹内侧二亚区;此二亚区均投射至 PPTg;③由纹状体苍白球复合体至 SNr 的输入有局部定位关系。

cp. 大脑脚;ml. 内侧丘系;mp. 乳头脚;MT. 副视系统内侧终核;SNrDM. 黑质网状部背内侧亚核;SNrVL. 黑质网状部腹外侧亚核。

2)腹侧的网状部(reticular part,SNr):由黑色素细胞和非色素细胞组成。与 SNc 相比,其色素细胞较小,黑色素也较少;非色素细胞与苍白球细胞类似,含铁质。

3)致密部的延伸区和脚周核:除 SNc 和 SNr 以外,在 SN 背侧和红核的腹外侧,还有形态各异的散在细胞,其间有含黑色素的大细胞,有学者认为是 SNc 的弥散延伸区。同时,在 SN 的外侧,有一层小细胞覆盖着脚底的背侧面,称脚周核(peripeduncular nucleus)。

(2)黑质的传入纤维联系:①纹状体黑质纤维,起自尾状核和壳,经内囊后肢和大脑脚,分布到 SNc 和 SNr。在此纤维束内有局部定位性分布,尾状核头腹内侧纤维分布至 SN 最内侧部;壳后部纤维联系 SN 最外侧部。②苍白球黑质纤维,猫的苍白球内侧段称脚内核(endopeduncular nucleus);猫脚内核发纤维至 SNc 而不至 SNr。③中缝背核黑质纤维。④杏仁中央核黑质纤维。⑤终纹床核黑质纤维。⑥额叶皮质(6、9 区)黑质纤维。⑦底丘脑黑质纤维。⑧上丘至 SNc 直接投射,既有多巴胺能又有非多巴胺能突触。顶盖黑质投射是理想的中继站,将上丘短潜伏期视觉信息传至中脑多巴胺能神经元区,着重分辨未预料的突发刺激。

(3)黑质的传出纤维联系(图 8-4-16、图 8-4-17):

①黑质纹状体纤维(nigrostriatal fiber),主要起自SNc,其次起于 SNr 及位于被盖腹侧和腹外侧靠近 SN 的细胞群。纤维经内囊内侧部分,达尾状核头和壳的吻侧部。SN 细胞产生多巴胺,经此多巴胺能纤维束营养纹状体多巴胺能神经元。黑质纹状体通路变性,则会导致纹状体内多巴胺减少,这是震颤麻痹的重要病理变化之一。②黑质端脑纤维(nigrotelencephalic fiber),起自 SNc,投射至嗅结节、杏仁核及额叶皮质。③黑质丘脑纤维(nigrothalamic fiber),起自 SNr,终于丘脑腹前核和内侧背核的内侧区。由于腹中间核发纤维投射至大脑皮质运动区,推测此路可能对皮质运动区施加影响。④黑质顶盖纤维(nigrotectal fiber),起自 SNr,呈双侧投射(以同侧为主)至上丘的中间层和深层,影响顶盖脊髓束起始细胞,参与视觉定向调节。部分 SNr 细胞的轴突有侧支,一支至丘脑,另一支至顶盖。⑤黑质被盖纤维(nigrotegmental fiber),主要分布于导水管周围灰质的外侧部以及脑干下部的网状结构。

在黑质与纹状体之间,存在着传入与传出的交互抑制。用于协调控制各组主动肌与拮抗肌两条通路,产生互相抑制作用;在运动皮质发出主动肌运动信号时,同时对拮抗肌产生抑制,使动作得以正常运行。皮质→黑质之间的连接,对直接与间接通路同时监控,实现小脑→基底神经核→运动皮质之间的快速互动,允许它们实现实时快速地输出。运动皮质→基底神经核及黑质→小脑齿状核之间的直接通路,使皮质具有调整决策和运动选择的能力。如此,在环境中出现意想不到的变化时,提供快速的灵活性,这是人类的特权。

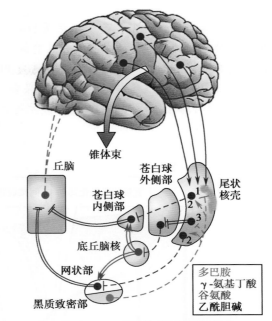

图 8-4-16 黑质纤维联系模式图

绿色示多巴胺能;蓝色示 γ- 氨基丁酸能;红色示谷氨酸能;黑色示胆碱能。

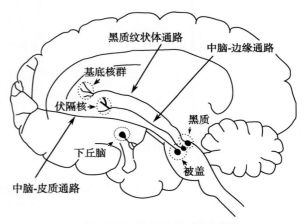

图 8-4-17 黑质端脑投射示意图

知识点拓展:帕金森病

帕金森病属锥体外系神经变性疾病(图 8-4-18),其病理变化主要在黑质多巴胺(DA)能神经元,它们经黑质纹状体纤维投射至纹状体,供应纹状体 DA。经典的认识指出,由于黑质 DA 能神经元变性死亡,在黑质与纹状体之间,DA 能神经元 -ACh 能神经元 -γ-GABA 能神经元的回路失去平衡,出现以静止性震颤为特征的运动障碍。其次,运动过缓、进行性姿势不稳定甚至痴呆。PD 多发于男性,随年龄增长而发病率渐高。PD 患者的另一障碍是运动过缓,尤其是启动或停止运动困难。目前已知,大脑皮质辅助运动区至纹状体的投射司理随意运动的启动和停止,再经纹状体至黑质的投射进入上述回路。

人类对 PD 发病机制的认识已经取得了巨大进展,但尚未彻底攻破此医学难题。概括讲,其病因有基因突变和环境因素两方面。PD 患者可检测到位于染色体 4q21-q23 上的 α- 突触核蛋白(alpha-synuclein,α-Syn)基因发生突变,该基因突变可累及泛素(ubiquitin)通路。此外,还有的患者在 6 号

染色体上发生了 *parkin* 基因突变。黑质 DA 能神经元线粒体 DNA 的点突变,已证实参与 PD 发病,此突变导致线粒体呼吸链上的复合体 I 有缺陷。线粒体是多种细胞死亡的调节器,但其在细胞凋亡中的确切原理尚未阐明。单纯基因突变诱发 PD,只能解释少部分病例,多数患者的基因突变可能是 PD 的诱因。氧化应激、线粒体功能失常、兴奋性神经毒合并一氧化氮(NO)生成过多、胶质细胞受累以及炎症过程,均可导致黑质 DA 能神经元死亡,这些都与环境因素有关。

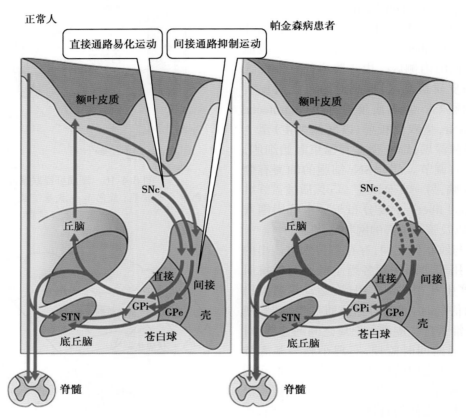

图 8-4-18　帕金森病患者与正常人黑质联系比较示意图

黑质致密部(SNc)产生的多巴胺通过两种不同的受体作用到基底核,分别影响直接通路和间接通路。直接通路:SNc→尾状核和壳→苍白球内侧部或黑质网状部(GPi/SNr)。间接通路:SNc→尾状核和壳→苍白球外侧部(GPe)→底丘脑→GPi/SNr。帕金森病患者,两条通路都受影响,最终造成 GPi/SNr 对丘脑的抑制增强,减少对大脑皮质的兴奋,使大脑皮质对脊髓前角的兴奋减弱,产生运动迟缓、肌强直等症状。绿色(兴奋),红色(抑制)。

3. 脚间核(interpeduncular nucleus,IPN)位于脚间窝底的深方,人类核柱长约 7 mm,在中脑下半部。一般哺乳动物此核发达,但人类此核较小。其细胞为中型多极细胞而淡染,其树突多朝向背内侧。

(1)脚间核的亚核:人类的 IPN 似不能再分亚核。在大鼠分为 3 个不成对的亚核和 4 个成对的亚核。脚间核细胞含多种化学物质,如 ACh、SP、GABA、5-HT、NE、LHRH 以及阿片样肽类等。

(2)脚间核的传入纤维束主要有 3 条(图 8-4-19):

①缰核脚间束(habenulointerpeduncular tract),或称后屈束(fasciculus retroflexus),起自缰内侧核,到 IPN,二核各部间有局部定位关系。此通路是兴奋性递质(胆碱能和 P 物质)通路。②乳头脚间束(mammillo interpeduncular tract),起自下丘脑乳头体至 IPN 的投射。③脑干被盖至 IPN 的投射。

(3)脚间核传出纤维联系广泛,IPN 投射通路是抑制性的,包括至外侧缰核、隔核、乳头前核、导水管周围灰质、中缝核群,被盖背侧核、被盖腹侧

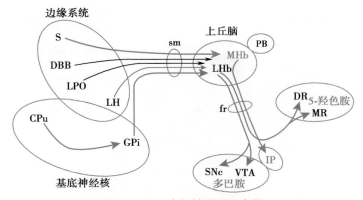

图 8-4-19　脚间核联系示意图

CPu. 纹状体;DBB. 斜角带核;DR. 中缝背核;fr. 后屈束;GPi. 苍白球内侧段;IP. 脚间核;LH. 下丘脑外侧区;LHb. 外侧缰核;LPO. 视前腹外侧核;MHb. 内侧缰核;MR. 中缝上中央核;PB. 松果体;S. 隔核;sm. 丘脑髓纹;SNc. 黑质致密部;VTA. 腹侧被盖区。

核、丘脑内侧背核、视前区、下丘脑外侧区、隔区、斜角带核、海马以及中脑被盖的纤维联系等。IPN 既属于边缘中脑区之一,又是菱脑投射系统的一个反射性中继站,经背侧纵束至各内脏神经区。

(4)脚间核功能:IPN 对许多脑区均有广泛的抑制效应,其激活导致多巴胺释放和利用降低。此外,IPN 调节快眼动睡眠。在产生尼古丁戒断体征上,提示 IPN 功能障碍是其活跃因素。

4. 背侧纵束　背侧纵束(dorsal longitudinal fasciculus,DLF)位于中脑导水管的腹外侧,行经导水管周围灰质、脑桥和部分延髓,既有上行纤维又有下行纤维,大部分纤维不交叉,联系着下丘脑和脑干若干细胞群,如动眼神经副核、上丘、疑核、上泌涎核、下泌涎核、面神经核、孤束核以及舌下神经核等。

5. 滑车神经核　滑车神经核(nucleus of trochlear nerve,NTN)位于中脑下丘平面,导水管周围灰质的腹侧,内侧纵束的背侧。由典型的多极运动神经元组成,但较动眼神经核细胞稍小。NTN 发出滑车神经纤维后,向背侧围绕导水管周围灰质,继而在其背侧两侧交叉,交叉后的纤维在上髓帆系带两侧出脑,支配眼上斜肌。

6. 动眼神经核　动眼神经核(nucleus of oculomotor nerve,NOMN)位于上丘平面,导水管周围灰质的腹侧,内侧纵束的背侧,人类核柱长约 5mm。NOMN 包括成对的外侧核和不成对的中央尾侧核(图 8-4-20)。

(1)外侧核(lateral nucleus):居中线的外侧,由典型的多极运动神经元组成。它可分成若干细胞群,分别支配不同的眼外肌:其吻侧部支配下直肌;其尾侧部支配上直肌和上睑提肌;支配下斜肌的神经元夹在上、下直肌运动神经元之间,占据核的中间部。外侧核还支配内直肌。灵长类动物的内直肌神经元分布在三个小区:A 组神经元最多,在核的吻侧 2/3 腹侧区;B 组神经元在核尾侧 1/3 处,呈背腹向分布;C 组神经元小,在核吻侧 2/3 背侧区,可能与眼辐辏功能有关。

(2)中央尾侧核(caudal central nucleus):位于中线上,夹在两侧动眼神经核柱尾侧 1/3 的中间,其细胞与外侧核的相似但较小,支配两侧上睑提肌,并不支配双侧内直肌。玻利亚中央核(central nucleus of Perlia):位于中央尾侧核的吻侧,人类此核常缺如。总之,下直肌、下斜肌及内直肌为同侧 NOMN 支配;上直肌和上睑提肌为对侧 NOMN 支配。中央尾侧核支配两侧上睑提肌。上睑提肌的神经与对侧上直肌神经共同组成动眼神经上支。除上直肌神经外,其他眼外肌的神经在同侧组成动眼神经下支。当眼垂直运动时,上直肌与上睑提肌密切协调运动(图 8-4-21)。

人类 NOMN 区分为非抽搐(nontwitch)运动神经元和抽搐(twitch)运动神经元;前者支配的肌肉具有多终板区(MIF),接受追踪前运动网络,参与调整眼外肌张力,诸如会聚和维持凝视等;后者支配的肌肉具有单全终板区(SIF),接受全部动眼神经前运动网络,主要驱动眼球运动。

7. 动眼神经副核　动眼神经副核(accessory nucleus of oculomotor nerve)又称 Edinger-Westphal 核(E-W 核)或 Якупович 核,即动眼神经副交感神经核(图 8-4-22、图 8-4-31)。此核位于 NOMN

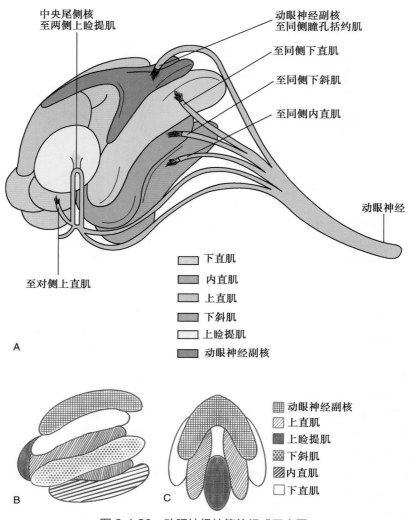

图 8-4-20 动眼神经核簇的组成示意图

A. 动眼神经核簇;B. 侧面观;C. 背面观,到下直肌、下斜肌以及内直肌的纤维供应同侧眼;支配上直肌的纤维交叉,供应对侧眼。交叉纤维穿过对侧上直肌。因此损伤到右侧动眼神经核,有可能两侧上直肌受累。中央位的尾侧核支配两侧上睑提肌。动眼神经副核发出副交感神经,支配睫状肌和瞳孔括约肌。此核位于动眼神经核的吻侧背侧部。

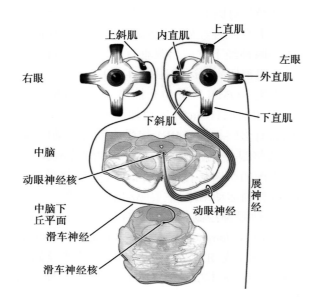

图 8-4-21 眼外肌由 III、IV、VI 对脑神经分别支配示意图

柱吻侧的背方和背内侧。此核吻侧端两侧于中线会合。其细胞与 NOMN 的躯体运动神经元明显不同，为小型卵圆形或梭形细胞，细胞长轴与此核长轴平行。视束→顶盖前区纤维→ E-W 核→副交感性节前纤维（不交叉）→同侧动眼神经→眼眶内的睫状神经节→节后纤维，大部分支配睫状肌，小部分支配瞳孔括约肌；经此反射弧完成瞳孔对光反射（pupillary light refkex）（图 8-4-22）和调节反射（accommodation reflex），调节晶状体曲度。

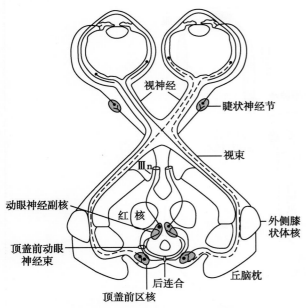

图 8-4-22　瞳孔对光反射示意图

光照侧眼瞳孔缩小，称直接对光反射；光照的对侧眼瞳孔缩小，称间接对光反射。在临床上检查对光反射有重要意义，不仅可以帮助定位诊断，还可辅助诊断昏迷伤病员是否临床死亡。例如，当右眼对光直接和间接反射均消失，但左眼对光直接和间接反射均存在时，提示右动眼神经功能丧失。当右眼直接对光反射存在，间接对光反射消失；左眼直接对光反射消失，间接对光反射存在，则提示左视神经功能丧失。又如，昏迷伤病员虽然心跳呼吸停止，但仍有对光反射和角膜反射存在，提示他并没有临床死亡，仍不应放弃抢救。

另外，在动眼神经核、滑车神经核及展神经核中，还有中间神经元，称为核间神经元（internuclear neurones），它们联系支配 3 对眼外肌的运动神经核。

眼外肌运动核的传入纤维联系：为完成十分精细的眼球运动和两眼协调联合运动，眼外肌神经核接受许多种传入纤维信息（图 8-4-21）：

（1）来自视网膜和眼外肌本体感觉信息的传入纤维最重要，但没有直达眼外肌神经核群的通路。

（2）皮质额眼区（8 区）的下行纤维，一侧眼外肌运动核接受两侧皮质核束纤维，但是后者并未直达眼外肌运动核。而两眼协调联合运动受枕叶17、18、19 区的控制。

（3）前庭器和前庭神经核通过内侧纵束，直接控制两侧眼外肌运动核，组成前庭 - 眼反射弧，在头部姿势或头部运动变化时，调节眼球和瞳孔的位置。

（4）小脑与动眼神经核有直接联系。

（5）颈肌的活动经脊髓→前庭神经核→眼外肌神经核→两侧内侧纵束间接影响眼球运动。

知识点拓展：动眼神经核及其神经的损伤定位诊断意义

动眼神经损伤的典型表现如下：①伤侧上睑下垂，眼裂变小。为动眼神经支配的上睑提肌瘫痪，不能与面神经支配的眼轮匝肌相抗衡所致。②伤侧眼外下斜视，瞳孔固定在颞侧偏下，为滑车神经和展神经分别支配的上斜肌和外直肌合力所致。③伤侧瞳孔扩大，瞳孔对光反射消失。因为由动眼神经副核发出的副交感纤维中断，瞳孔括约肌瘫痪。

当颅内压增高时，尤其要注意有无动眼神经损伤的表现，这关系到是否发生了小脑幕裂孔疝的定位诊断，必须紧急采取降颅压措施。由于中脑上丘平面位于小脑幕裂孔内，动眼神经从脚间窝贴大脑脚内侧面出脑，在此，动眼神经被夹在大脑后动脉（幕上）与小脑上动脉（幕下）之间。在小脑幕的上面有颞叶，颞叶的内侧边缘区为海马旁回，后者恰在裂孔边缘上方。在颅内压急剧升高时，有可能海马旁回疝入裂孔内，压迫上述二动脉和动眼神经，导致动眼神经损伤。当颅内压急剧增高时，严密注视眼裂和瞳孔的变化至关重要。

知识点拓展：两眼共轭性注视的神经控制

注视运动确保视像不脱离黄斑中央凹。注视运动有三种：①连续的震颤运动（continuous tremorous movement），是眼外肌有序地收缩，震颤 30~80 次 /s。当光斑聚焦在黄斑中央凹（注视）时，此震颤使光斑来回快速跨过中央凹的视锥细胞。②在某个方向上眼球的慢速漂移运动（slow drifting movement），使光斑缓慢漂移跨过中央凹视锥细胞。③突发的闪动（sudden flicking movement），当光斑漂移至黄斑中央凹边缘区时，一种突发的快速反射运动，使光斑从中央凹的边缘区返回中心区。这样，一旦视像脱离注视点，此突发闪动自动使视像快速返回中央凹中央区，属不随意的注视机制。总之，注视运动防止视像脱离黄斑中央凹，由负反馈机制完成（图 8-4-23~ 图 8-4-25）。

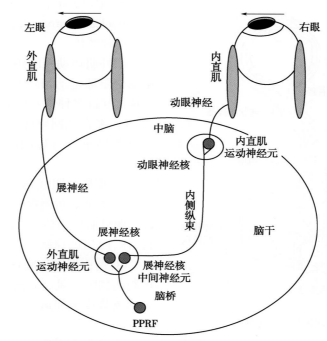

图 8-4-23　控制两眼水平联合运动的脑干通路

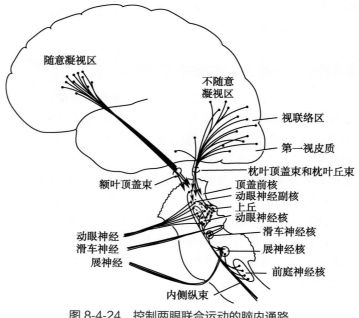

图 8-4-24　控制两眼联合运动的脑内通路

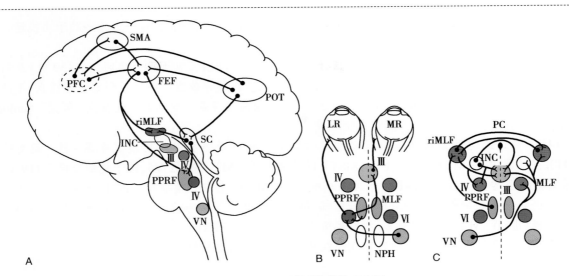

图 8-4-25　眼球运动调控总结示意图

A. 来自额眼区（FEF）和顶 - 枕 - 颞接合区（POT）到达上丘（SC）、内侧纵束间位核（riMLF）、脑桥旁正中网状
结构（PPRF）的核上性联系。涉及眼快速运动，而被认为与眼追踪有关。B. 水平注视的脑干通路。神经元
轴突到同侧眼外直肌（LR），展神经核的核间神经元轴突经内侧纵束（MLF）达动眼神经核（Ⅲ）与对侧眼内直
肌（MR）有关。C. 垂直性注视的脑干通路，其结构包括 MLF、PPRF、Cajal 间位核（INC）、后连合（PC）。注意，
由前庭神经核（VN）神经元发出的纤维经过展神经核（Ⅵ），多数纤维达动眼神经核（Ⅲ）和滑车神经核（Ⅳ）。

（1）两眼共轭性注视运动分为水平性和垂直性注视运动。水平性注视运动的运动神经元是
展神经核，即水平性注视运动回路的最后公路。展神经核运动神经元使同侧眼球外展；其核间神
经元经内侧纵束联系对侧内直肌运动神经元，使对侧眼球内收，形成水平向两眼共轭性注视运动
（horizontal biocular conjugate fixation movement）。脑桥旁正中网状结构（PPRF）发纤维至展神经核，
是控制水平性两眼共轭性注视运动的运动前神经元。垂直性两眼共轭性注视运动（vertical biocular
conjugate fixation movement）的运动神经元是动眼神经核和滑车神经核，即垂直性两眼共轭性注视
运动的最后公路。内侧纵束吻侧间质核（riMLF）、Cajal 间质核（INC）及达克谢维奇核（nucleus of
Darkschewitsch，ND）发纤维至动眼神经核和滑车神经核，是垂直性两眼共轭性注视运动的运动前神
经元。因此水平性通路和垂直性通路分立，同时又有交互联系（图 8-4-23、图 8-4-24）。

（2）两眼共轭性注视运动又分为快速扫视运动和平稳追踪运动。当驾驶汽车向前看时，视像不
断从其眼前扫过，其双眼不断地注视着视野中感兴趣的物体，从这一物体跳到另一物体，跳跃速度
为每秒 2~3 次。此种眼球跳动称为扫视运动（saccadic movement），又称视动力运动（opticokinetic
movement）。扫视运动非常快，仅占眼运动全部时间的 10%，而 90% 的时间分配给了注视位点。扫
视运动时脑抑制着视像的形成，使得人们完全没有意识到扫视运动的产生。另一方面，阅读时书中
词句并未动，而是我们的眼在主动扫视运动。参观油画展时，从观察画中的一个部位到另一个部位，
眼也会发生主动的扫视运动。除此以外，两眼跟踪注视一个运动中的物体时，称为眼平稳追踪运动
（smooth pursuit movement）。例如，一个物体以每秒数次的频率、呈波浪状上下动荡，起初两眼根本不
能注视它；过 1s 左右，两眼开始以与此物体运动模式近乎一样地大幅度地跳动起来；再过几秒钟，两
眼逐渐运动平稳起来，最终两眼平稳追踪运动几乎完全与此物体运动模式一样。这是一种高度自动
地、下意识地大脑皮质计算能力的体现。

（3）扫视运动的神经控制可分为随意性注视系统（random gaze movement）和不随意性注视系统
（involuntary gaze movement）。随意性注视系统又称前系统，其皮质区包括额眼区（FEF，8 区）、辅助
眼区（SEF，6 区）及背外侧前额皮质（DLPFC，46 区）。8 区司理随意性扫视运动；6 区对扫视运动编
程；46 区主动鉴别扫视运动，司理扫视运动的空间分布，抑制误导的反射性扫视运动。这些注视区额

叶皮质发出下行纤维直接或间接至上述脑干注视区。间接者经端脑基底核→上丘→脑干注视区。或者上述额皮质→基底核→黑质网状部→上丘；或者从皮质直达上丘。

不随意注视系统又称后系统。其皮质区在皮质后眼区（PEF），位于顶叶角回上部（39区）及附近的顶内沟皮质。后眼区司理反射性扫视运动，具有视觉空间整合效应。一旦找到某一注视点，不随意性注视系统将两眼"锁定"（lock）在注视点上，阻止眼偏离注视点。欲从某个注视点"解锁"（unlock）转向另一注视点，必须由随意性注视系统完成。

（4）平稳追踪运动系统司理视运动速度和方向的验证及编程。其皮质区在顶-枕-颞交接区（POT），包括颞中区（MT）和颞内上区（MST），以及额眼区。MT即视区V5，位于枕颞交接区（19/37区接合部），颞下沟升支后方；MST位于顶下小叶内，在MT的上方并稍前些。POT→脑桥核的外侧组和背外侧组→小脑中脚交叉→对侧小脑蚓部、绒球小结叶及顶核→前庭核和舌下神经前置核→眼外肌运动核（Ⅲ、Ⅳ、Ⅵ）（第二次交叉）和脑桥旁正中网状结构（PPRF）。

（5）前庭-眼球反射也参与两眼共轭性注视运动（参见前庭神经核部分）。

8. 副视系统（accessory optic system）（图8-4-26） 在多种动物和人类的中脑与间脑交接平面，有一个不经过纹状皮质和外侧膝状体的视系统，即AOS。它由一系列终核组成，它们经由一个或多个副视束（accessory optic tract）从视网膜直接接受视信息。

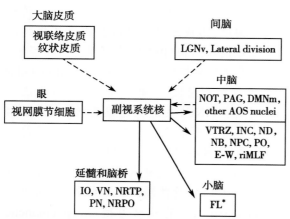

图8-4-26　哺乳动物副视系统神经传入和传出联系神经元流通示意图

实箭表示传出联系；虚箭表示传入联系。
DMNm. 中脑深核内侧部；E-W. 动眼神经副核；FL. 小脑绒球；INC.Cajal间质核；IO. 下橄榄核；LGNv. 外侧膝状体核腹侧部；NB.Bechteew核；ND.Darkschewitsch核；NOT. 视束核；NPC. 后连合核；PN. 脑桥核；PAG. 导水管周围灰质；PO. 顶盖前区橄榄核；NRPO. 脑桥吻侧网状核；NRTP. 脑桥被盖网状核；riMLF. 内侧纵束吻侧核；VN. 前庭核复合体；VTRZ. 视被盖中继带。

9. 中脑被盖部的其他神经核团

（1）腹侧被盖区（ventral tegmental area，VTA）：又称蔡氏腹侧被盖区（ventral tegmental area of Tsai）；这是由我国著名生理学家、医学教育家蔡翘院士最先描述的（1925）。该区位于脚间核背侧和黑质内侧，从动眼神经根平面上达下丘脑乳头体平面，由密集的中小型细胞组成。猫的腹侧被盖区分为三个亚核：①臂旁色素核（parabrachial pigmented nucleus），位于该区尾侧部，细胞散在于小脑上脚交叉腹侧纤维中间。②腹侧被盖核（ventral tegmental nucleus of Tsai），位于该区吻侧部，脚间核的背外侧。③黑质旁核（paranigral nucleus），位于该区腹侧部，黑质尾侧部的内侧。

腹侧被盖区属边缘中脑区之一，是多巴胺能神经元的聚集部位（图8-4-27）。VTA传出纤维投射十分广泛，如投射至纹状体腹内侧区、腹侧纹状体；外侧缰核、中央中核及内侧背核的最内侧区；下丘脑后区、外侧区及视前区；终纹床核、斜角带核、隔外侧核内侧半；额叶扣带回及嗅区等。VTA及其附近的线形核和臂旁色素核相当于多巴胺能神经元的A10群（图8-4-28）。VTA具有很多重要功能，从VTA连接到伏隔核（nucleus accumbens）。伏隔核位于腹侧纹状体，它整合来自大脑皮质和边缘脑结构的信息，介导酬谢增强行为。伏隔核是VTA多巴胺能投射的主要靶点。VTA参与组成中脑皮质边缘多巴胺系统（mesocorticolimbic dopamine system）。脑刺激酬谢实验显示，VTA导致伏隔核多巴胺释放增加，与自然酬谢反应相似。如认知、动机、性高潮、毒品成瘾，爱情的强烈情绪，以及几种精神疾病状态等。VTA神经元投射到众多脑区，从前额皮质到尾侧脑干，以及二者之间的多个脑区。韩济生院士研究表明，中枢神经系统内存在着多种多巴胺

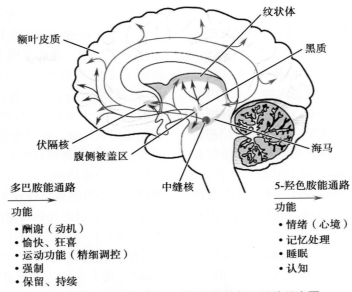

图 8-4-27 中脑边缘系统多巴胺能神经元通路示意图

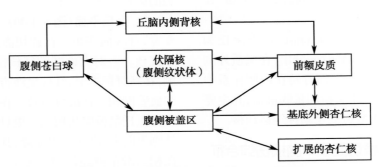

图 8-4-28 腹侧被盖区(VTA)的纤维联系

能奖赏系统,包括弓状核、杏仁核、蓝斑、导水管周围灰质、中脑 VTA、伏隔核等脑区,其中,VTA 和伏隔核是成瘾性药物及性高潮引起奖赏效应的最后公路。

(2)被盖背侧核(dorsal tegmental nucleus):位于导水管周围灰质内,动眼神经核和滑车神经核的背侧,为中缝背核的下延部分。

(3)被盖腹侧核(ventral tegmental nucleus):位于内侧纵束的腹侧,中线的两侧,是中央上核的延续。被盖背侧核和被盖腹侧核的传出纤维,沿背侧纵束和乳头脚上升,终于乳头体、下丘脑外侧区、视前区及隔区。

(4)环状核(annular nucleus):在猫位于中脑下丘平面,散在于内侧纵束纤维中间,或环绕此束,由中小型细胞组成。

(5)最小核(minimal nucleus):在猫的中脑内,位于红核核柱中段的外侧边缘。在横断面上,为一小卵圆形核,细胞小而密集深染。

(6)丘系旁核(paralemniscal nucleus):介于内侧丘系与下丘臂之间,位于中脑上 2/3 段,为一薄层小而深染的细胞。

(7)滑车上核(supratrochlear nucleus):在滑车神经核和内侧纵束的背侧,导水管周围灰质的腹侧,由中型深染细胞组成。

(8)披肩核(sagulum nucleus):恰在外侧丘系背侧核的背外侧,贴靠中脑下部表面。Sagulum 原意为斗篷,下丘似帽,Sagulum 即帽下的披肩。该核由浅染的小细胞组成。向尾侧,从下丘向小脑上脚移行,即为该核的尾腹侧,又有一由小细胞集聚而成的、深染的丘系后核(retrolemniscal nucleus),位于外侧丘系背侧核的外侧。

(9)中脑的网状核:包括脚桥被盖网状核、楔形核、楔形下核、中央上核、中缝背核、中间线形核以及嘴侧线形核(参见脑干网状结构章节)。

(四)脚底

脚底(crus cerebri)位于中脑最腹侧部,主要由纤维束组成。

1. 大脑皮质下行纤维 包括锥体束和皮质脑桥束。传统认为,锥体束占据脚底的中 3/5 区,其中支配下肢的纤维位于脚底偏外侧;上肢的纤维居中间位;面部和咽喉纤维偏内侧。脚底内侧 1/5 区由额桥束占据,脚底外侧 1/5 由顶枕颞桥束占据。但是这种观点受到质疑,据统计,每侧脚底纤维多达 2 000 万根,而每侧皮质脊髓束纤维仅有 100 万根,与锥体束占据脚底 3/5 的说法不吻合。

2. 丘脚纤维(pes lemnisci) 可能是皮质核束离开纤维束主体的迷走纤维,包括内侧丘脚和外侧丘脚两部分。

(1)内侧丘脚(medial pes lemniscus)或浅丘脚(superficial pes lemniscus):自脚底外侧部分出,向内侧行绕过脚底腹侧面,在额桥束内侧形成半月形纤维束,继而转向背侧离开脚底,穿过黑质,在内侧丘系腹内侧部附近下行。

(2)外侧丘脚(lateral pes lemniscus)或深丘脚(deep pes lemniscus):自脚底背面分出,在黑质外侧部穿行,下降一段距离后,继而背转在内侧丘系中下行。丘脚纤维可能止于脑桥和延髓被盖,并主要投射至网状结构,极少数可能至脑神经运动核。

三、中脑代表横切面及中脑损伤综合征

(一)中脑的代表横切面

中脑主要有 3 个代表性水平切面,即下丘平面、上丘平面及动眼神经副核平面。各平面的主要辨认特征如下:

1. 下丘平面(图 8-4-29) 切面全形背腹向长而内外侧向稍窄。由于脑桥基底部的吻侧端向前上方膨隆,故下丘切面的最腹侧,有脑桥最上部加于此切面。在被盖的中央区,有非常粗大的小脑上脚交叉纤维。在此平面上,仅可见有色素的黑质而无红核,黑质呈稍向背侧弯曲的厚板层状,是被盖与脚底的分界物。在顶盖区,下丘结构最明显的是下丘中央核,左右两核呈"八"字形,没有上丘板层状构筑。在导水管周围灰质的腹侧中线两旁,有比动眼神经核明显小的滑车神经核,其细胞是典型的运动神经元。内侧纵束为滑车神经核腹侧的深染纤维束。在导水管周围灰质的腹外侧边缘区,可见细胞长轴横置的蓝斑核,其细胞叠罗密集,而上丘平面已见不到此核。在导水管周围灰质的外侧边缘上,整个中脑均可见到三叉神经中脑核,其大而圆的细胞易于辨认。在导水管周围灰质与切面外侧边界之间,还可分辨出较小细胞的脚桥被盖网状核。

2. 上丘平面(图 8-4-30) 切面全形内外侧向变宽,背腹向变短。在此切面上,最明显的是黑质和红核。一对大而圆的红核位于黑质内侧半的背侧,在新鲜标本上,红核呈淡杏黄色,系因其富含毛细血管网和含铁成分所致。在切面的背侧区,清晰可见上丘呈板层状构筑。更具特征的是,在切面的外侧表面上,出现了大膨隆,其内为内侧膝状体核。在相当滑车神经核的位置上,有动眼神经核,其运动神经元比前者显著多而大。从此核向腹侧发出动眼神经根,行经红核内侧或穿过它,从脚间窝出脑。值得注意的是,此神经出脑时,与脚底纤维贴近。在红核的背外侧和背侧,有主要上行纤维束通过,如内侧丘系、脊髓丘脑束、三叉丘系等。在下丘平面,这些上行纤维束占据类似的位置。

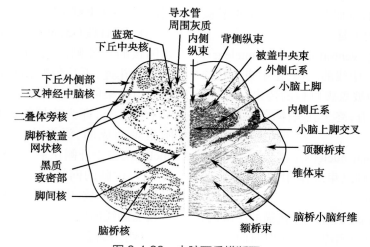

图 8-4-29 中脑下丘横断面
被盖中央有小脑上脚交叉;未见红核但有黑质。

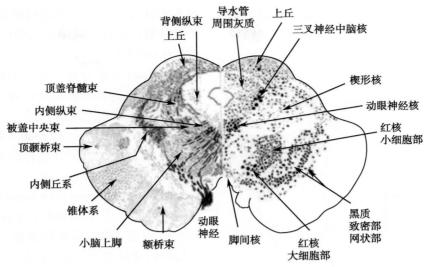

图 8-4-30 中脑上丘横断面
在被盖内兼有黑质和红核。

3. 动眼神经副核平面（图 8-4-31） 切面整体观，内外侧向更加扩展，但内部结构与上丘平面基本相似。应仔细辨认的是，动眼神经副核出现在呈"V"字形的两侧动眼神经核之间，其细胞明显比后者小，细胞长轴多与"V"字两边一致。此外，内侧膝状体核更加宽大，已可分辨其背腹二部。而顶盖前区在间脑尾侧平面才能观察到。

（二）中脑损伤综合征

1. 中脑脚底病变（Weber 综合征） 若病变侵及右侧脚底和右动眼神经，可造成右侧皮质脊髓束和右侧动眼神经损伤症状。由于损伤平面在延髓锥体交叉平面以上，故出现左侧肢体痉挛性瘫痪。由于许多皮质核束纤维已通过丘脚转向背侧，离开脚底，故可不受影响。但是，若病变向背侧扩展，则可累及皮质核束，引起左侧面神经和舌

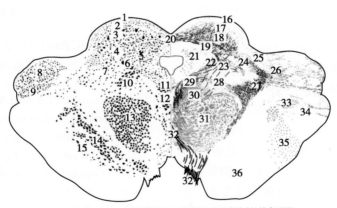

图 8-4-31 经动眼神经副核和内侧膝状体切面
1~4.上丘带状层、浅灰质层、中灰质层及深灰质层；5.导水管周围灰质；6.三叉神经中脑核；7.楔形核；8.内侧膝状体背侧部；9.内侧膝状体腹侧部；10.间位核；11.动眼神经副核；12.动眼神经核；13.红核小细胞部；14.黑质致密部；15.黑质网状部；16~19.上丘带状层、视层、丘系层及深白质层；20.上丘连合；21.背侧纵束；22.三叉神经中脑束；23.顶盖脊髓束；24.脊髓丘脑束；25.上丘臂；26.下丘臂；27.内侧丘系；28.三叉丘脑背侧束；29.内侧纵束；30.中央被盖束；31.小脑上脚；32.动眼神经；33.纹体黑质纤维；34.顶颞桥束；35.锥体束；36.额桥束。

下神经核上瘫。简言之，Weber 综合征是以一侧动眼神经瘫痪和对侧肢体瘫痪为特征的交叉性瘫痪（图 8-4-32）。

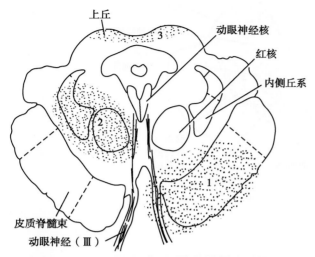

图 8-4-32　中脑上丘切面示中脑不同区域损伤的综合征
1. 侵犯右侧脚底和右侧动眼神经的 Weber 综合征；2. 中脑被盖病变（Benidikt 综合征），病变累及中脑被盖，可能伤及动眼神经根、内侧丘系、脊髓丘脑束、三叉丘系、红核及小脑上脚；3. 上丘病变（Parinaud 综合征）。

2. 中脑被盖病变（Benidikt 综合征）　若病变累及中脑被盖，可能伤及动眼神经根、内侧丘系、脊髓丘脑束、三叉丘系、红核及小脑上脚。简称动眼神经和锥体外系交叉综合征。若病变在左侧，则出现左侧动眼神经损伤的表现；面部和躯体深浅感觉障碍出现在右侧。累及一侧红核时，常可引起对侧肢体的运动障碍，包括不自主运动，静止时粗大震颤，在感情冲动和运动时振幅增加，以致不能控制，出现肢体运动共济失调及舞蹈样动作。此时损伤侧眼球运动麻痹。损伤猴一侧红核及对侧小脑上脚纤维，并未产生另外的症状，这提示上述综合征引起的运动障碍可能是阻断了小脑上脚纤维的结果。累及红核及小脑上脚纤维，则产生右侧上下肢的不自主运动和共济失调（图 8-4-32）。

3. 上丘病变（Parinaud 综合征）　常因松果体肿瘤压迫上丘所致，眼球垂直向上注视不能，这是由于上丘间接地与眼外肌运动核群发生功能联系，整合各种影响眼球运动的冲动。由于水平性注视运动与脑桥旁正中网状结构及展神经核有关，故未受影响。其次，瞳孔散大，或不等大，可能与损伤后连合纤维（在上丘吻侧）有关，导致瞳孔

对光反射消失。但是，从视网膜至视皮质，再达脑干眼外肌运动核的通路并未受损，故两眼调节反射存在（图 8-4-32）。

4. Claude 综合征　累及小脑上脚及动眼神经纤维，表现为同侧动眼神经瘫和对侧小脑性运动共济失调，肌张力减退。

5. von Monakow 综合征　累及动眼神经和内侧丘系，表现为同侧动眼神经瘫和对侧躯体感觉缺失（hemianesthesia）。

6. Brog-Marinesco or hemi-Parkinson 综合征　仅累及黑质，表现为半帕金森病。

7. 中脑 - 内侧纵束综合征　病变在中脑被盖与顶盖交接的背侧部，累及内侧纵束和其吻侧核，受累血管可能是背外侧支和 / 或旁正中支，内侧纵束联系动眼神经核和展神经核。在此部位损伤内侧纵束，引起垂直性眼运动瘫痪，病变同侧单眼向下凝视瘫。

8. 中脑禁闭（locked in）综合征　因基底动脉脑桥支双侧闭塞引起，呈去传出状态，包括完全性四肢瘫（quadriplesia）、眼球水平运动不能、核上性面瘫、吞咽和构音困难（anarthria）；但是意识清醒，能理解语言，因大脑皮质及上行网状激动系统未受累。

（杨天祝　曹翠丽）

参考文献

[1] Kevin A K, Richard B. Periaqueductal Gray, The Rat Nervous System [M]. 4th ed. Sydney: Academic Press, 2015.

[2] Alberico SL, Cassell MD, Narayanan NS. The Vulnerable ventral tegmental area in Parkinson's disease [J]. Basal Ganglia, 2015, 5 (2-3): 51-55.

[3] Tsai C. The optic tracts and centers of the opossum. Didelphis Virginiana [J]. Journal of Comparative Neurology, 1925, 39: 173-216.

[4] Comoli E, Coizet V, Boyes J, et al. A direct projection from superior colliculus to substantia nigra for detecting salient visual events [J]. Nature Neuroscience, 2003, 6: 974-980.

[5] Dypvik AT, Bland BH. Functional connectivity between the red nucleus and the hippocampus supports the role of hippocampal formation in sensorimotor integration [J]. J Neurophysiol, 2004, 92: 2040-2050.

[6] Farrow K, Isa T, Luksch H, et al. The superior collic-

ulus/tectum: Cell types, circuits, computations, behaviors [J]. Front Neural Circuits, 2019, 13: 39.

[7] Gandhi NJ, Katnani HA. Motor functions of the superior colliculus [J]. Annual Rev Neurosci, 2011, 34: 205-231.

[8] Giolli RA, Robert HI, Lui F. The accessory optic system: basic organization with an update on connectivity, neurochemistry, and function [J]. Prog Brain Res, 2006, 151: 409-443.

[9] Grimaldi P, Cho SH, Lau H, et al. Superior colliculus signals decisions rather than confidence: analysis of single neurons [J]. J Neurophysiol, 2018, 120 (5): 2614-2629.

[10] Herman JP, Katz LN, Krauzlis RJ. Midbrain activity can explain perceptual decisions during an attention task [J]. Nat Neurosci, 2018, 21 (12): 1651-1655.

[11] Horn K M, Hamm TM, Gibson A R. Red nucleus stimulation inhibits within the inferior olive [J]. J Neurophysiol, 1998, 80: 3127-3136.

[12] Janelle MP, Douglas RW. Optic flow pathways from the pretectal nucleus lentiformis mesencephali to the cerebellum in pigeons (Columbalivia)[J]. J Comp Neurol, 2006, 499: 732-744.

[13] Meriaux C, Hohnen R, Schipper S, et al. Neuronal activation in the periaqueductal gray matter upon electrical stimulation of the bladder [J]. Front Cell Neurosci, 2018, 12: 33.

[14] Martinez-Lopez JE, Moreno-Bravo JA, Madrigal MP, et al. Red nucleus and rubrospinal tract disorganization in the absence of Pou4f1 [J]. Front Neuroanat, 2015, 9: 8.

[15] Pong M, Horn KM, Gibson AR. Spinal projections of the cat parvicellular red nucleus [J]. J Neurophysiol, 2002, 87 (1): 453-468.

[16] Watabe-Uchida M, Eshel N, Uchida N. Neural circuitry of reward prediction error [J]. Annu Rev Neurosci, 2017, 40: 373-394.

[17] Xu C, Sun Y, Cai X, et al. Medial habenula-interpeduncular nucleus circuit contributes to anhedonia-like behavior in a rat model of depression [J]. Front Behav Neurosci, 2018, 12: 238.

[18] Zhao M, Momma S, Delfani K, et al. Evidence for neurogenesis in the adult mammalian substantia nigra [J]. PNAS, 2003, 100 (13): 7925-7930.

第五节　网状结构

一、网状结构的概念

网状结构（reticular formation）是指脑干内边界明显的灰质和白质以外的细胞体与纤维相互混杂分布的部分（图8-5-1）。网状结构这一名词是来自早期的解剖学家基于显微镜下对这一部分的网络状外观的描述。其组织学特点是细胞分散，形态各异，大小不一，神经纤维纵横交错穿行其间。这些纤维一部分是来自网状结构神经元本身的轴突或树突，一部分是来自传入纤维的轴突。严格地讲，这样的结构从脊髓的上胸段起至间脑都有，但在脑干较为发达，故通常所述的网状结构，主要指脑干网状结构而言。低等脊椎动物的中枢神经系，大部分由网状结构组成。高等脊椎动物虽已有大量边界明显的灰质和白质出现，但网状结构仍然是脑内的一个重要组成部分，它代表脑在进化上的古老部分。网状结构联系广泛，几乎所有来自外周的传入纤维，都有终支或侧支进入网状结构，而网状结构又直接或间接与中枢各部保持密切联系，影响中枢神经的各方面活动。所以从某种意义上说，网状结构是中枢神经内的一个整合中心，从此中心不断地发放冲动传导信息到大脑皮质、脊髓和小脑等其他脑区发挥调节作用。

传统上网状结构被视作中枢神经内一个古老的、弥散性的结构。其内除少数边界较明晰的核群外，似乎不易再划分出其他核群；在功能上除参与内脏活动的调节（如呼吸、循环）外，看不出还有什么重要作用。1949年加州大学洛杉矶分校实验室的神经科学家Moruzzi G和Magoun HW发表了"Brain Stem Reticular Formation and Activation of the EEG"一文，提示脑干网状结构可能与意识等一些过去认为较难理解的神经活动有关。以后又陆续发现网状结构有许多重要的复杂功能，其结构也不似原来所想象的那样简单。随着荧光组织化学和免疫细胞化学方法的应用，发现在网状结构中存在着许多含特异神经递质的神经元。近年来功能磁共振以及光遗传学技术的广泛应用，对网状结构的核团定位及其功能有了更深层次的研究。虽然至今还有许多问题尚待解决，但对于网状结构的认识已比以前有了更深入的了解。这些认识给神经生理学、神经药理学、神经化学和神经病学等提供了新的理论基础。本节将在前述各章的基础上,对脑干网状结构的形态及其主要功能作一综合论述。另有两组细胞即中缝核和蓝斑,由于它们在解剖上和功能上与网状结构关系密切,多数作者已将其归为网状结构的一部分,本节也将其纳入一并描述。有关资料可以参见相关章节。

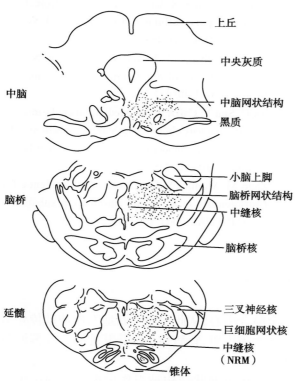

图 8-5-1 脑干 3 个典型平面上的网状结构

二、网状结构的特征

(一)形态特征

1. 神经元形态多种多样 网状结构神经元的形态特征是形态多样性(图 8-5-2),大小有明显差别,一些神经元的最大直径只有 12~14μm,而另一些可达 90μm。细胞的大小与轴突的长短有关,表明网状结构内神经元的传导可以是长距离的,也可以是短距离的。细胞体的大小还与轴突的粗细和传导速度有关,表明网状结构内的传导可以是快速的,也可以是慢速的。同时网状结构神经元轴突的走行往往是跨越中线的,但也有不跨越中线的。

网状结构的神经元多为等树突型神经元(isodendritic neuron),其特点是树突从胞体向四周发出,长而分支稀疏,呈放射状,树突远端的分支较近端要长。树突表面可均匀地分布着长的毛发状树突棘。当然这并非绝对标准,因等树突型神经元在网状结构以外的其他地方也可找到。而网状结构内也并非全是等树突神经元。

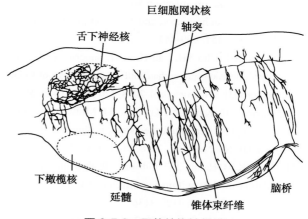

图 8-5-2 网状结构神经元

2. 神经元的分布不均 网状结构细胞分布的显著特征是大细胞差不多只局限在内侧的 2/3 区,其中也混杂有中、小型细胞。大细胞特别多见于脑干的某些阶段,如延髓的巨细胞网状核和脑桥的尾侧网状核。在网状结构外侧 1/3 区几乎只有小细胞。在 Golgi 法染色的切片上,除了在外侧 1/3 区内见到极少量的 Golgi Ⅱ 型细胞外,整个网状结构内很少见到 Golgi Ⅱ 型细胞。此外,在网状结构内侧 2/3 区的神经元大部分属于等树突型神经元,而分布在外侧 1/3 区的多为异树突型神经元(allodendritic neuron)或特有树突型神经元(idiodendritic neuron)。后者的树突形态与等树突型神经元相反,即树突短而弯曲,盘曲在核团范围内,因而使核团有较明确的边界。它们大多见于脑神经核、脑桥核、下橄榄核和各种特异性感觉中继核。因此一般来说,可以把网状结构看成是一条由等树突型神经元构成的粗大的神经元柱,异树突型神经元或特有树突型神经元以及它们构成的"特异核",分布于此中心柱的周围或内部。

3. 树突联系广泛 由于网状结构神经元大多数轴突的侧支和大多数树突的分支均沿着与脑干纵轴相垂直的平面广泛分布,有的竟占半个横断面面积的 50%,因此神经元的树突分支和其他神经元的轴突分支相互重叠的范围也很大,神经元相互接触的机会很多。据计算,一个网状结构神经元可接受 4 000 个以上其他神经元的传入,它发出的轴突又可影响约 25 000 个其他神经元。树突与树突之间广泛重叠,从而形成了一个沿脑干长轴延伸的重叠的树突野,这样任何外源性的或内源性的路过轴突都难以逃脱其包围。因此,神经冲动经过网状结构时,可能的途径必然很多,这使得神经冲动很难再保持原有的特异性。

4. 多突触联系和长距离投射并存 脑干网状结构内有一些短轴突神经元,它们组成连续的细胞传递链,经其传递的神经冲动要经历较长的时间延搁才到达丘脑(图 8-5-3)。另有一些网状结构神经元发出长的轴突直接达丘脑和前脑其他结构如皮质和边缘系统。还有许多神经元的轴突是上行、下行或分叉上、下行的。下行的可追踪到脊髓,上行的可追踪到间脑。上、下行纤维沿途呈直角发出许多侧支,这些侧支可以伸至很远的地方,其中一些伸入脑神经的运动核和感觉中继核。同一条轴突分出的侧支,可有不同的分支模式。这表明一个神经元可同时作用于颅侧和尾侧(图 8-5-2)。破坏脊髓或中脑颅侧以后,在猫脑的逆行溃变的定量分析中,估计在脑干内至少有半数以上神经元属这一类。

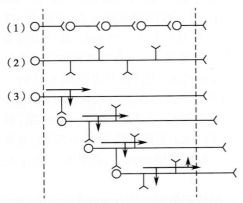

图 8-5-3 脑干网状结构神经元的传导模式
(1)短轴突神经元传递链;(2)长轴突的直达传递;(3)长轴突并行传递。

(二)生理特征

1. 网状结构是中枢神经系统的整合中心 网状结构是神经冲动会聚(convergence)和发散(divergence)的核心场所。已知脑和脊髓各个部位的信息都向网状结构会聚。同时网状结构又将信息返回到脑和脊髓的各个部分,影响整个中枢神经系统的功能状态。因此网状结构对神经系统的各种功能起整合作用。

2. 信息传递的"非特异性" 各种感觉传导通路的侧支或部分纤维进入脑干网状结构后,由于网状结构神经元的联系广泛和多突触传递的特点,使它们失去了原有的特异性,如失去嗅、视、听以及躯体感觉的特征,但这些非特异性信息在维持大脑皮质的觉醒和调节睡眠等方面起重要作用。

3. 网状结构内有多个特定的功能中心 从生理学角度看,脑干网状结构内有多个功能中枢,如呼吸中枢和心血管调节中枢等,这些功能中枢具有相应的解剖学定位,但缺乏明确的解剖境界,有些甚至相互重叠。因此,它们可被视为一些功能组合单位。

三、核群与细胞构筑

在脑干被盖内,除了边界明显的核群(如脑神经核、下橄榄核和红核等)和传导束(如内侧丘系、内侧纵束和脊髓丘脑束等)以外,都属于脑干网状结构。它起自延髓的下端,在中脑的上端与丘脑的细胞核团相融合。其背侧借第四脑室底灰质和 PAG 分别与第四脑室和中脑导水管分隔,腹侧自下而上分别与延髓的下橄榄核、脑桥的内侧丘系和中脑的黑质相邻接,两侧在延髓和中脑均接近脑表面,在脑桥则隔以小脑脚。脑干网状结构所包括的核团目前还无统一的意见,不过在包括人类在内的多数哺乳动物其主要核团是近似的,但在种属上仍有一定的差异。目前多数学者根据网状结构核团的细胞构筑、化学性质和功能特性将其核群分成如下 3 个部分(图 8-5-4):

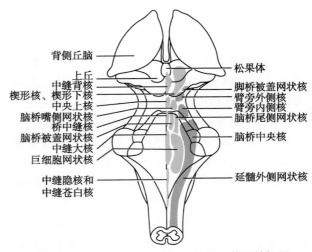

图 8-5-4 脑干网状结构核团的分群和位置的投影
蓝色区域为脑干网状结构外侧核群,粉红色区域为内侧核群,橘黄色区域为中缝核群。

（一）中缝核群

沿脑干正中缝两侧,形成连续的细胞窄带,即中缝核群。在结构与功能上,它们与脑干网状结构相似,可纳入网状结构范围之内。从尾侧依次向吻侧,可分辨出8个中缝核,即中缝隐核、中缝苍白核、中缝大核、脑桥中缝核（中央下核）、中央上核、中缝背核、中间线形核和吻侧线形核。中缝核群是5-羟色胺能神经元的聚集区。

1. **中缝隐核**（nucleus raphes obscurus） 位于延髓中部平面至脑桥下部平面之间,被盖背侧部中缝两侧的纤维网内。多数为小型细胞,呈圆形或卵圆形;也散在有少量大中型细胞,染色较深。

2. **中缝苍白核**（nucleus raphes pallidus） 分布平面同中缝隐核,位于后者腹侧,锥体背侧的正中线上,不成对。大中型细胞占多数,也有不少小型细胞,因胞质淡染而得名。

3. **中缝大核**（nucleus raphes magnus） 下方与中缝隐核及中缝苍白核相接,从下橄榄核上部平面上至脑桥中部平面,在下橄榄核上部平面较发达,位于被盖的腹侧部。此核细胞形态与巨细胞网状核和脑桥尾侧网状核类似。背侧部细胞较少,以中型多极细胞为主;腹侧部细胞密集而多,在横断面上略呈菱形,以大中型细胞为主,其中散布着一些巨大的神经元。

4. **脑桥中缝核**（rapheal nucleus of pons） 又名中央下核（inferior central nucleus）。核柱上界略高过三叉神经运动核的上端平面,下界位于中缝大核上端的背侧。此核由中小型细胞组成。

5. **中央上核**（superior central nucleus） 下方与中央下核相续。其下端起自脑桥中上部平面,上达中脑下丘中部平面,在菱脑峡平面此核最明显。其背侧有小脑上脚交叉和中缝背核,腹侧为脚间核。此核由密集的小中型细胞组成。

6. **中缝背核**（nucleus raphes dorsalis） 位于导水管周围灰质的腹侧区。其下界为脑桥上部平面,上界为动眼神经核下部平面。在滑车神经核平面上,该核可分为密集的正中组和弥散的两侧翼组。细胞大小中等,呈多极形或梭形。

7. **中间线形核**（nucleus linearis intermedius） 位于小脑上脚交叉纤维的背侧,中缝背核的腹侧,下接中央上核。核柱从小脑上脚交叉中部平面,上至红核下端平面。此核含两种细胞,一种是中型多极或梭形细胞,另一种是小型圆形或梭形细胞。

8. **吻侧线形核**（nucleus linearis rostralis） 位于动眼神经根纤维的内侧,形成狭窄的细胞带,其下端与中间线形核相续。核柱从红核中部平面向上至中脑上端平面。此核有3种细胞:大型多极细胞、中型梭形或三角形细胞以及胞质淡染的小型细胞。

（二）内侧核群

位于脑干水平切面两侧半的中央,所占范围最大。自下而上有:延髓的中央核和巨细胞网状核（向上伸延至脑桥下段）;脑桥的脑桥尾侧网状核和脑桥吻侧网状核;中脑的楔形核、底楔形核和脚桥被盖核（后三者又合称被盖深核）。此外,也有学者将蓝斑和蓝斑下核也归入该区的核群。

1. **延髓中央核**（central nucleus of medulla oblongata） 位于延髓中央部,由脊髓延髓交界平面至橄榄中下1/3交界平面,核柱长约18mm。依照细胞密度和细胞类型,又将其分为腹侧网状核（ventral reticular nucleus）和背侧网状核（dorsal reticular nucleus）。腹侧网状核细胞较少,以较深染的中型细胞为主。背侧网状核细胞多而密集,以小梭形细胞为主。

2. **巨细胞网状核**（gigantocellular reticular nucleus） 位于腹侧网状核上方,延髓上1/3和脑桥下半平面,核柱长10~12mm。此核以巨型深染的多极神经元为主,可分为3种细胞:①巨大丰满的多极神经元,尼氏体常环绕胞核呈同心圆状排列,故又称洋葱皮细胞（onion skin cell）;②大而细长的多极神经元,稍小于第一型细胞,颇似躯体运动神经元;③胞质淡染的小细胞,呈梭形或三角形。在脑干横断面上,此核位于被盖的腹内侧部。

3. **脑桥尾侧网状核**（caudal pontine reticular nucleus） 占据脑桥下半被盖的大部分,始于面神经核下端平面,上至三叉神经运动核中间平面,与巨细胞网状核上端有部分重叠,后者位于此核的腹侧。此核以中小型细胞为主,呈梭形或三角形;其间散在着少数大多极神经元,与躯体运动神经元形态类似。

4. **脑桥吻侧网状核**（rostral pontine reticular nucleus） 占据脑桥上半被盖大部分,始自三叉神经运动核中间平面,上达下丘下端平面。细胞与脑桥尾侧网状核类似,但细胞更多,染色更深些。在中小型细胞之间,散在分布着少量大型丰满深染的细胞。

5. 蓝斑（nucleus ceruleus） 位于脑桥上半部,第四脑室底菱形窝,界沟上端的深方,尾端始于三叉神经感觉主核的稍上方,外侧紧邻大细胞的三叉神经中脑核。蓝斑核含两种细胞:一种属中型细胞,胞质内含有略为粗大的黑色素颗粒,成人者含铜色素,呈圆形、卵圆形或多极形;另一种为小型淡染细胞,呈圆形或卵圆形,两类细胞混杂分布。蓝斑是脑内去甲肾上腺能神经元最多、最集中的区域。

蓝斑下核（subceruleus nucleus）位于蓝斑核的腹外侧,神经元分布较弥散,核的轮廓大致呈"L"形,其横带居腹侧,纵向伸展,称腹侧亚核;竖带居背侧背腹向外展,称背侧亚核。前者以小细胞为主,含少量较大的细胞。后者由大中型细胞组成。蓝斑和蓝斑下核组成蓝斑复合体。

网状结构内有 3 个与小脑发生联系的核团,它们主要是将脊髓的信息转移到小脑的蚓部和小脑半球旁蚓区。它们是延髓的外侧网状核（lateral reticular nucleus）和旁正中网状核（paramedian reticular nucleus）,脑桥的脑桥被盖网状核（tegmentoreticular nucleus of pons）。但也有学者认为它们不应属网状结构,理由是它们在联系和功能上与其他网状核尚有区别。此外,脚间窝深部的脚间核,其形态虽像网状结构,但在功能上与边缘系统关系密切,一般不把它列入网状结构。中脑的后连合核、中介核、被盖腹核和被盖背核,多数人主张可归属网状结构。

（三）外侧核群

位于内侧核群的外侧,所占范围较小,在脑桥上段和中脑更小。属此核群的自下而上有背侧网状核、小细胞网状核、臂旁核以及脚桥被盖网状核。

1. 背侧网状核 属延髓中央核的一部分,如前述。

2. 小细胞网状核（parvocellular nucleus） 位于延髓和脑桥被盖的背外侧部,从下橄榄核上中 1/3 交界平面,上达三叉神经运动核下端平面。此核由小、中型细胞组成,呈三角形或梭形、分布稀疏,方向不规则。

3. 臂旁内侧核（medial parabrachial nucleus）沿小脑上脚内侧面分布,在脑桥被盖上部的背外侧区。核柱从前庭上核上端平面,上至滑车神经交叉平面。该核细胞密集,由小卵圆形或小梭形细胞组成,中度嗜染;偶见含黑色素的较大细胞。

4. 臂旁外侧核（lateral parabrachial nucleus）覆盖小脑上脚外侧面和腹外侧面,呈狭长的细胞带。核柱从三叉神经运动核上方 4mm 起上至中脑下端平面。其细胞与臂旁内侧核的类似,但更小、染色更深。

臂旁内侧核接收孤束核吻侧部（味觉部）的传入纤维;臂旁外侧核则接收孤束核中、尾侧（一般内脏感觉部）的大部分传入纤维。此两核的传出纤维将味觉和一般内脏感觉信息传至前脑。

5. 脚桥被盖网状核（pedunculopontine tegmental reticular nucleus） 位于中脑被盖下半的腹外侧部,楔形核和楔形下核的腹侧,小脑上脚的外侧,内侧丘系的内侧和背侧,其下方为臂旁核。在尼氏染色切片上,该核边界不清。核柱从脑桥与中脑交界平面,上至红核下端平面。此核由大、中型细胞组成,细胞深染,呈卵圆形或长梭形。根据细胞密度,此核又可分为致密亚核和弥散亚核,致密亚核又称 Kölliker-Fuse 核,位于核柱下半的背外侧部。

上述 3 个部分的核团在整个脑干内形成上下连续的细胞带,有学者把它们称作 3 个脑干网状结构的功能柱,即中间柱、内侧柱和外侧柱。

四、网状结构神经元的化学解剖学

网状结构神经元含有多种神经活性物质,有经典的神经递质,亦有各种神经肽和新的神经信息分子,如 GABA、Glu 和 NO 等。这些含不同信息物质神经元的胞体、突起和终末在网状结构的分布非常复杂。它们有些和传统的核团划分相合,但多数已突破传统的核团境界,组成了新的解剖和功能单位。因此,学者们通过深入研究,从化学解剖学的角度将中枢神经系统的几种经典的神经递质神经元进行编组(参见化学神经解剖学章节)。这里将对位于脑干网状结构的儿茶酚胺能、5- 羟色胺能和胆碱能神经元进行描述(图 8-5-5)。

1. 去甲肾上腺素能神经元 根据诱发荧光和免疫组织化学方法的研究发现中枢神经系统有 15 群儿茶酚胺能神经元(分别标为 A1~A15,其中 A1~A7 为去甲肾上腺素能的,A8~A15 为多巴胺能的)。去甲肾上腺素神经元胞体定位于延髓和脑桥的被盖部,中脑似乎没有。其中最大的 A6 群是蓝斑。蓝斑神经元发出纤维投射到中枢神经系统的广泛区域,其中下行纤维投射到脊髓,称蓝斑脊髓纤维。A1、A3、A5 和 A7 位于延髓和脑桥

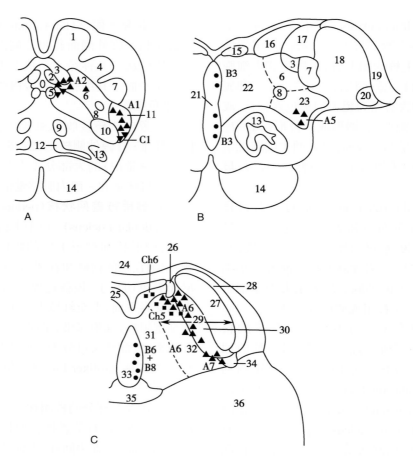

图 8-5-5 脑干网状结构神经元的化学构筑

A、B 和 C 分别代表脑干尾侧、中间和吻侧平面，按神经元的化学性质编组：▲代表去甲肾上腺素能；▼代表肾上腺素能；●代表 5- 羟色胺能；■代表胆碱能。
1. 薄束核；2. 迷走神经背核；3. 孤束核；4. 内侧楔束核；5. 舌下神经核；6. 旁细胞网状核；7. 三叉神经脊束核；8. 疑核；9. 前束核；10. 外侧束核；11. 腹外侧上网状区；12. 内侧副橄榄核；13. 下橄榄核；14. 锥体束；15. 舌下神经前置核；16. 前庭内侧核；17. 前庭下核；18. 小脑下脚；19. 蜗神经背核；20. 桥延体；21. 中缝大核；22. 巨细胞网状核；23. 外侧旁巨细胞网状核；24. 前髓帆；25. 脑桥 PAG；26. 三叉神经中脑核；27. 小脑上脚；28. 臂旁外侧核；29. 脑桥外侧被盖；30. 臂旁内侧核；31. 脑桥吻侧网状核；32. 蓝斑下核；33. 中央上核；34. Kölliker-Fuse 核；35. 脑桥三叉网状核；36. 脑桥核。

外侧结构内；A2 位于延髓网状结构的背侧区。

2. 肾上腺素能神经元 肾上腺素能神经元多位于延髓网状结构，有 C1~C3 3 个细胞群。C1 群位于延髓下橄榄核的外侧，与 A1 相邻，相当于腹外侧网状核；C2 群位于延髓背侧，靠近第四脑室底的迷走神经背核、舌下神经核和孤束核处，与 A2 相邻；C3 群位于延髓中缝的背侧，细胞分散在内侧纵束纤维之间。

3. 多巴胺能神经元 多巴胺能神经元胞体主要位于中脑内，有 A8~A10 三个细胞群，A8 位于中脑网状结构的被盖外侧区，它与 A9 的腹内

侧合并构成黑质的致密部，A10 位于脚间核的腹侧，它们都集中在腹侧被盖附近。除黑质 - 纹状体多巴胺能联系以外，一些多巴胺能上行纤维也投射至嗅结节、杏仁核和额叶皮质。

4. 5- 羟色胺能神经元 5- 羟色胺能神经元的胞体主要集中在延髓、脑桥和中脑的中缝核群。从尾侧到吻侧共分为 9 个细胞群，即 B1~B9。B1 主要位于延髓尾侧的中缝苍白核，一部分细胞位于延髓网状核腹侧与旁正中网状核之间；B2 主要位于中缝隐核；B3 细胞多位于中缝大核和斜方体内；B4 位于前庭内侧核的外侧；B5 相当于脑桥中

缝核的中间部分;B6 为位于被盖背核区内紧邻中线或正中线处的一群细胞;B7 是一些背侧缝核及其背外侧的散在细胞;B8 由一部分中央上核和吻侧线形核的细胞组成;B9 是中脑平面上内侧丘系内及其周围的 5-HT 阳性细胞。

5- 羟色胺能神经元投射与去甲肾上腺素能大致相似,分为上行和下行两部分。上行纤维又分为腹侧束和背侧束两部分投射到中脑、丘脑和皮质等广泛区域。B6 和 B8 的 5- 羟色胺能神经元还发纤维经小脑脚投射到小脑皮质和中央核。下行纤维起自 B3 和 B5~B8,投射到低位脑干的网状结构、迷走神经背核和下橄榄复合体。起自 B1~B3 的纤维下行投到脊髓的前角和侧角。

5. **胆碱能神经元** 脑干网状结构内的胆碱能神经元有两群(Ch5 和 Ch6),Ch5 相当于中脑的被盖外侧区,包括臂旁核和脚桥被盖核。Ch6 与 Ch5 邻近,位于 PAG 内,二者的纤维向上投射到丘脑的中线和板内核群,是上行网状激活系统的组成部分。

五、网状结构的纤维联系

网状结构的纤维联系十分广泛,几乎遍及整个中枢神经系统。整体而言,它作为一个整合中心,分别接受来自下位中枢的信息并发送信息到上位中枢;接受上位中枢的信息并发送信息到下位中枢。从而组成了网状结构的上行投射系统(图 8-5-6)和下行投射系统(图 8-5-7)。

(一)传出纤维

网状结构的传出纤维主要投射到 4 个区域:丘脑、脊髓、小脑和脑干的其他结构。到脑干核团的投射主要是来自到丘脑和脊髓的上、下行长距离投射的侧支。网状结构上行到丘脑和下行到脊髓的纤维的细胞体有的定位是重叠的,仔细分析这些投射纤维的起源发现这种重叠是不完全的,即发出下行纤维的胞体定位稍靠脑干的吻侧,而发出上行纤维的胞体稍靠脑干尾侧,这样就为脑干网状结构上下行纤维相互接触和影响提供了更多的机会。

1. **网状脊髓投射** 严格地讲网状脊髓纤维并不是一个束,而是几个比较散在的纤维束。早期用溃变的方法对网状脊髓束进行了大量的研究,目前关于此束的形态学已相当清楚。它们主要起于延髓、脑桥网状结构内侧 2/3 区的大、小型细胞。起自中脑的很少。脑桥网状脊髓束主要

起自脑桥吻侧网状核的尾侧部及尾侧网状核,其纤维于被盖部的内侧区及脊髓前索内下降,故又称网状脊髓内侧束(medial reticulospinal tract)。延髓网状脊髓束又称网状脊髓外侧束(lateral reticulospinal tract),起于巨细胞网状核区,其纤维有些交叉,有些不交叉,经脑干被盖部降入脊髓的前外侧索内。网状脊髓纤维并不直接止于运动神经元,它们主要止于灰质的Ⅶ、Ⅷ层及其邻区内的中间神经元。一般认为,内侧束主要止于第Ⅷ层,而外侧束止于第Ⅶ层。研究表明,不交叉的延髓网状脊髓纤维,其起点有一定程度的定位排列,即投至颈髓的网状神经元,集中于延髓网状结构的背侧部,而至胸腰段的神经元,集中于其腹侧部。

网状脊髓投射的神经元的一个显著特征是它们的轴突终末可在脊髓几个不同的水平发出分支,这使身体不同部分的肌肉能受到更多网状结构神经元的影响。

2. **网状上行投射** 解剖研究证明网状结构还发出许多长的上行纤维。网状上行投射有两种类型:一种是短轴突多突触的,这是根据早年的解剖和电生理学研究推测的网状上行通路;另一种是后来提出的,这是一条较直接的少突触上行通路,由网状神经元的长升支组成。这些上行纤维的起源细胞分布不均匀,它们主要集中在延髓以及延髓上段与脑桥下段内侧 2/3 的两个区域。其中有部分纤维是交叉后上行。据报道,在上述区域内,至少有 1/3 神经元发出长升支越过中脑。外侧 1/3 区也发出上行纤维,但行程较短。中脑红核周围的网状结构也发出纤维上行。

关于网状上行纤维的终止及中继后的冲动如何向大脑皮质的广泛区域投射,是一个不断认识、逐渐阐明的问题。20 世纪 50 年代的观点是:网状上行纤维止于丘脑的中线核群及板内核群,再由此经中继后投射至广泛的联络皮质区。在生理实验中,用高频电刺激脑干网状结构,在广泛的皮质区呈现"去同步"脑电图和行为的"警醒",这曾被认为是由上述通路传导的。

20 世纪 60 年代起有学者提出,网状上行投射可能有其他通路。他们根据从多种动物得到的资料认为,有两条值得注意的通路,分别是①背侧路径:上行纤维→丘脑中线核群及板内核群→腹前核→穿行丘脑网状核(不终止)→眶额皮质。②腹侧路径:上行纤维→下丘脑和底丘脑→绕经丘脑网状核的腹侧→大脑皮质。但两条通路的

具体情况如何,尚不完全清楚。应用束路追踪法的研究证明,丘脑板内核主要投至新纹状体,但这些纤维有大量侧支投到大脑皮质的广泛区域。因而,这些侧支可能是刺激板内核,影响大脑皮质活动的形态基础。网状结构的上行纤维除直接止于下丘脑外,尚可经过丘脑中线核的中继再进入下丘脑。而下丘脑发出的纤维主要投射到边缘叶。

一般来说,起自脑桥和延髓的网状上行纤维大多行于被盖中央束内,止于丘脑的非特异性核,止于下丘脑;起自中缝核和蓝斑的上行纤维可到达大脑皮质的广泛区域。

网状结构除发出上、下行投射纤维外,尚通过侧支和少量终支投至脑干的一些核团。据报道,这类纤维已被追踪至全部脑神经的运动核及终止核,也追踪至感觉性中继核(如薄、楔束核)。此外,某些网状核也发纤维至红核、黑质和顶盖,以及小脑。

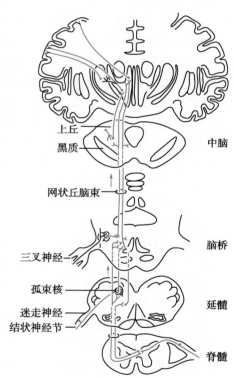

图 8-5-6　网状结构的上行投射系统
来自低位水平的传入起自脊髓和脑神经核团。
由网状结构的上行纤维终止于丘脑的板内核等。

(二)传入纤维

1. 脊髓网状纤维(spinoreticular fiber)　网状结构最主要的传入纤维来自脊髓(图 8-5-6),脊髓网状纤维在侧索的腹侧部与脊髓丘脑束相混上

行,但在延髓下端两者分离。虽然脊髓网状纤维可到达两侧网状结构的全部,但大多数纤维终止于网状结构的内 2/3 区,一个主要的纤维终止区域在延髓(以同侧为主),约与巨细胞网状核的位置相同(也有部分纤维终止于外侧网状核、小脑等);另一个终止区域在脑桥(双侧),相当于脑桥尾侧和吻侧网状核的位置。这两个终止区域同时也发出长的升支到丘脑。这样就形成了一条脊髓 - 网状结构 - 丘脑通路,这是一条从解剖和功能上都不同于主要感觉通路脊髓丘脑束的上行感觉传导路。这些脊髓网状纤维终止区域内的神经元也发出纤维返回到脊髓,从而在网状结构和脊髓之间建立了反馈环路,脊髓网状束只有少数纤维到达中脑。无论在人还是动物脊髓网状纤维都未发现有躯体定位排列。

2. 皮质网状纤维(corticoreticular fiber)　皮质网状纤维起源于新皮质区,尤其是感觉运动皮质发出的纤维组成皮质网状束(图 8-5-7),它们与皮质脊髓束同行(部分是皮质脊髓纤维的侧支),止于脑桥和延髓的网状结构。在脑桥主要止于脑桥尾侧网状核及吻侧网状核的尾侧部;在延髓主要止

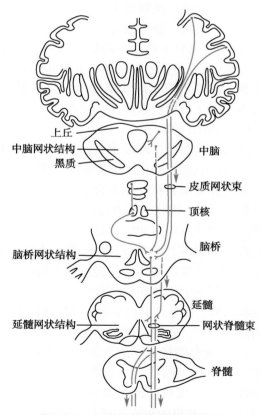

图 8-5-7　网状结构的下行投射系统
来自大脑皮质的传入纤维止于网状脊髓神经元,
大多数长距离投射可以是交叉的或不交叉的。

于巨细胞网状核区。这些终止区的网状神经元发出网状脊髓束，从而组成皮质-网状结构-脊髓通路。此外，尚有少量皮质网状纤维止于网状结构外侧区和中脑网状结构。

3. **顶盖网状纤维**（tectoreticular fiber）　上丘发出纤维经顶盖网状束到网状结构，因为上丘接受视神经冲动和来自体感皮质的信息，这样来自视觉和躯体感觉的信息在网状结构内得以加工和整合。

4. **顶核网状纤维**（fastigioreticular fiber）　来自小脑的尤其是来自顶核的纤维，主要至延髓网状结构内侧 2/3 区（以对侧为主），终止于网状结构发出上、下行纤维的区域，主要有巨细胞网状核和延髓中央核。该通路是小脑影响脊髓 α 和 γ 运动神经元的重要途径。

5. **脑神经核及其他核团与网状结构的联系**　除上述的脊髓神经元发纤维直接投射到网状结构外，许多二级感觉神经元发出轴突侧支也到达网状结构（图 8-5-8）。脊髓丘脑束的侧支传递躯体触觉和温度觉信号到网状结构。面部的触觉和温度觉信号由三叉神经脊束核上升纤维的侧支传递。内脏感觉冲动到达网状结构由孤束核上升纤维的侧支传递。其他脑神经也有传入纤维抵达网状结构。在大鼠和猫，已证实Ⅴ、Ⅶ、Ⅹ对脑神经有少量一级感觉纤维进入网状结构。人的Ⅸ、Ⅹ对脑神经的一级感觉纤维也可进入网状结构，不过这类纤维是很稀少的。大量来自脑神经的传入是二级感觉纤维的侧支，已知有来自三叉神经脊束核、前庭神经核及蜗神经核的。脑干网状结构包括中缝核团中的许多核团均接受来自嗅球的二级投射，嗅觉与其他内脏和躯体感觉纤维在脑干网状结构内汇聚，提示嗅觉信息可通过网状结构影响内脏活动。此外，黑质和苍白球发出纤维到中脑网状结构的局部运动区；下丘脑发出纤维到达网状结构的内脏活动区域；边缘系统的杏仁核也有纤维到网状结构，提示情绪因素可影响到内脏或躯体活动。

（三）中缝核和蓝斑的纤维联系

1. **中缝核的纤维联系**　中缝核的组织学构筑和纤维联系与上述的网状结构有若干相似性。分为上行纤维和下行纤维。中缝核的传入纤维可来自脊髓、小脑和大脑皮质等。脊髓中缝纤维主要止于延髓的中缝大核；小脑中缝纤维主要止于脑桥中缝核；来自大脑皮质各区的纤维在中缝核

的终止区尚未彻底查清。中缝核的传出纤维大多是上行投射纤维，它们多起自上位的中缝核，起自延髓诸中缝核的较少。中缝核传出纤维的分布相当广泛（图 8-5-9），包括 PAG、下丘脑诸核、丘脑核群（如板内核等）、部分杏仁核、海马结构、隔区、新纹状体和大脑皮质（尤其是额叶）等。延髓中缝核的传出纤维可下行进入脊髓，但其数量较少。此外，还发出少量纤维到小脑和蓝斑。生理学资料表明，中缝核是 PAG 与脊髓联系的一个重要的"中间站"，近代解剖研究亦证实了 PAG 到中缝核的纤维联系。

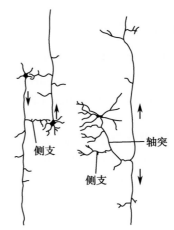

图 8-5-8　网状结构上、下行神经元的相互联系及轴突的分支投射
箭示神经纤维走行方向。

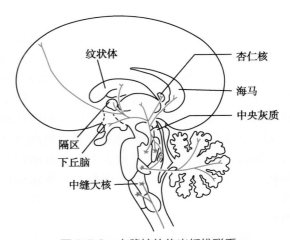

图 8-5-9　中缝核的传出纤维联系

2. **蓝斑的纤维联系**　蓝斑神经元的轴突在行程中反复分支，几乎到达中枢神经系统的所有部分。蓝斑的上行纤维，路经被盖中央束，向上加入前脑内侧束，止于边缘系统的许多结构（如杏仁核、海马和边缘叶等）和新皮质。沿途尚发出纤

维分布于中脑的上丘、下丘和 PAG,以及丘脑中继核和下丘脑等处。此外,蓝斑还发出纤维进入小脑和脑干网状结构本身的核团。由于蓝斑的联系广泛,它涉及许多行为、生理和内分泌功能的调节。有学者提出蓝斑是上行激动系统的一部分,刺激蓝斑可诱发皮质的觉醒和快波睡眠。蓝斑以外的去甲肾上腺素神经元兼发上、下行纤维。下行纤维主要起自延髓下端的腹外侧部,投射到脊髓的前角和侧角。蓝斑传入纤维的起源现在尚未清楚,一般认为其传入是比较广泛的,目前已知的有蓝斑接受来自下丘脑、杏仁核、中缝核和黑质的传入。

六、网状结构的功能

网状结构与中枢神经系统许多部分有着广泛的纤维联系,它对中枢神经系统的许多功能发挥影响。这里把网状结构的功能归纳为以下几个方面进行讨论:

(一) 对躯体运动的影响

Sherrington(1898)记录了脑干对姿势的影响,他发现去大脑(在上、下丘间横断脑干)可导致伸肌的"去大脑僵直"或过度活动,这表明大脑下结构对脊髓有兴奋性影响。在 20 世纪 40 年代,Rhines 和 Magoun 通过实验证实,在去大脑僵直后,刺激延髓腹侧部可使伸肌的肌张力完全丧失,停止刺激后伸肌的活动立即恢复,表明网状脊髓系统对肌张力既有兴奋性影响,也有抑制性的影响。他们还证明,网状脊髓系统可以促进或抑制猫的脊髓反射。此后的研究显示,在网状结构内有两个影响骨骼肌张力的区域,分别称为抑制区和易化区(图 8-5-10)。抑制区的范围较小,位于延髓网状结构的腹内侧区,相当于巨细胞网状核(其最颅侧部除外)及部分腹侧网状核。电刺激该区可抑制脊髓牵张反射,并使去大脑僵直动物的四肢变软,也可抑制大脑皮质引起的躯体运动行为。其抑制效应出现在双侧,但以同侧的效应更明显。易化区的范围较大,居抑制区的背外侧,分布在延髓、脑桥和中脑的网状结构内,并向上延伸至底丘脑、下丘脑及丘脑板内核群。电刺激易化区的任一水平均可获得与抑制区相反的效应,而且也是双侧性的。后来的研究进一步发现,这两区主要作用在伸肌,故分别称为"伸肌抑制区"和"伸肌易化区"。

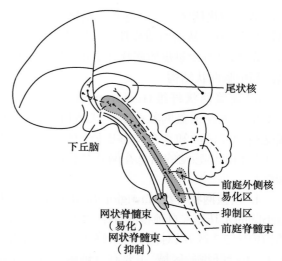

图 8-5-10　网状结构抑制区和易化区的范围和纤维联系

抑制区接受部分大脑皮质和小脑前叶的冲动,当阻断这些"上级"的影响后,抑制区的活动便"停止"了,说明抑制区并无"自动"发放冲动的能力,它需要"上级"结构的激发。因抑制区大致相当于网状脊髓外侧束的起点,故推测此束可传导抑制区的下行冲动。在慢性动物实验中,于中脑或脑桥平面横断脑干后,再以电刺激延髓的伸肌抑制区,仍可获得抑制效应,这表明在失去"上级"的影响后,它虽处于一种不活动状态,但仍有向脊髓传导下行抑制冲动的能力。这也提示抑制区可直接投射至脊髓。

易化区接受许多传入影响,其中包括:①基底核;②下丘脑;③新小脑经红核传来的冲动;④从前庭神经、前庭核传来的冲动;⑤从脊髓经上行感觉通路侧支传来的冲动。其中,①可使易化区的活动减弱,②、③、④可使易化区的活动增强,⑤对易化区的活动有调节作用。易化区的颅侧部分没有直接投射到脊髓的纤维,所以其易化作用是经尾侧部分中继的。去大脑动物,由于抑制区的大部分传入纤维被切断,而易化区的尾侧部和前庭外侧核仍起作用,抑制和易化作用失去平衡,故出现"去大脑僵直"。人类中脑的损伤也会出现这种现象。毁损去大脑动物易化区的颅侧部分,尾侧部分仍能发放冲动,故动物仍呈去大脑僵直状态。如果横断平面逐渐下移,至桥延交界平面或更低一些时,动物的僵直状态将明显缓解。如果同时损毁前庭神经外侧核,则伸肌僵直完全消失。由此推知,脑桥下段的易化区和前庭神经外侧核都是伸肌易化区的重要部位。

实验证明,抑制区和易化区的下行影响,既作用于 α 神经元,也作用于 γ 神经元和中间神经元。

(二) 对呼吸、循环和内分泌活动的影响

电刺激网状结构不仅影响躯体运动,也影响内脏活动。已经证实,影响躯体运动的刺激或损毁,往往也同时影响内脏活动。虽然电刺激网状结构,很少只出现一种内脏活动的效应,但电刺激的方法仍可在网状结构内发现某些内脏活动的代表区。如调节呼吸的吸气中枢在延髓中、上段网状结构的腹内侧(约相当于巨细胞网状核区),呼气中枢则在吸气中枢的背外侧(孤束核附近),此两部位之间存在密切联系,交互抑制,从而形成自动的呼吸节律,但受其他下行纤维或肺牵张反射的影响。长吸中枢位于脑桥中下段网状结构的外侧部,兴奋时产生长吸式呼吸,呼吸调整中枢位于脑桥上段和中脑下段网状结构的背外侧(包括蓝斑核),其作用可调节长吸中枢;在它的背侧及颅侧,相当于小细胞网状核区,有呼气中枢,受刺激时,可诱发呼气;又如在延髓腹内侧区约相当于腹侧网状核的上段和巨细胞网状核区,有减压中枢;在其背外侧及颅侧,有加压中枢等。有学者曾试图把网状结构内的活动区归纳为加强和抑制两类,但实验结果并不支持这样的设想。例如,上述吸气中枢、减压中枢和伸肌抑制区,三者在延髓的分布虽很接近,甚至相互交杂,但在呼吸运动中,吸气是一个主动的加强活动,而减压和伸肌抑制却都是被动的抑制活动,故很难把三者归成一类。至于呼气中枢、加压中枢和伸肌易化区,三者在网状结构内的分布区比较分散,功能上也很难归为一类。

现在的观点是呼吸活动由延髓腹侧网状结构内的几组神经元所形成的网络所控制,这些神经元的活动与呼吸节律的特定时相联系,产生呼吸节律。这一神经元网络具有其节律性发生器(rhythm generator)的共同特征,比如产生定位运动。而在脑桥的呼吸神经元位于臂旁正中核和 Kölliker-Fuse 核,它对呼吸节律的产生不是必需的,但是它能够控制呼气和吸气的时间,减慢呼吸节律,稳定呼吸模式。它主要通过上、下行的纤维联系调控延髓呼吸神经元和脑桥呼吸神经元的活动。到达网状结构与呼吸节律的控制有关的信息主要是来自肺组织和血管壁内感受器发出的监测血中氧和二氧化碳的浓度的信号。

虽然中枢神经系统的各部都可影响心血管活动,但目前人们公认的是,心血管的初级中枢位于延髓网状结构内,负责控制血压和心率等。在自上而下逐节段横断脑干的动物实验研究中,当切到脑桥下 1/3 时,血压和交感性心下神经发放的冲动频率仍无明显的变化。如继续下移,将发生血压突然下降和心下神经发放的冲动频率突然降低。因此,在延髓内存在着一个加压区和减压区,延髓的心血管活动中枢对高位中枢的输入依赖较少。延髓的加压中枢,在维持血压方面有重要作用,在失去较高中枢的输入时,仍能维持较正常的血压。在延髓网状结构的背外侧区,有调节脊髓交感中枢的下行束路,当此区受损时(如小脑下后动脉栓塞),可出现霍纳综合征。

脑干网状结构的单胺能和胆碱能神经元,可发出纤维经被盖中央束和其他上行纤维束进入下丘脑,止于其大部分核团,并对下丘脑的某些细胞有直接或间接的影响,也可影响释放因子和抑制因子的合成、运输与释放,从而影响垂体前叶的功能活动。类似的机制也可作用于垂体后叶。此外,脑干网状结构还可将光的信号通过胸交感神经和颈上神经节的节后纤维作用于松果体,其路径是视网膜接受光线刺激后发出神经冲动,传入中枢到达下丘脑的视交叉上核,再传至室旁核,由此发出的投射纤维在下丘脑外侧区走行,最后经下行通路抵达颈段脊髓的中间外侧柱;由此发出的纤维到达交感神经颈上神经节,进而支配松果体。从而影响松果体细胞对褪黑素的合成与释放,进而影响下丘脑和某些内分泌腺(尤其是性腺和垂体)的活动。因此,脑干网状结构对垂体和松果体的功能活动都有重要的影响。

(三) 对感觉信号中枢传导的控制

网状结构对传入中枢的感觉信息有修饰、加强或抑制等多方面的影响。解剖学早已证实,下行纤维可止于许多感觉中继核,甚至可止于周围感受器。已有许多证据表明,网状结构也发出这种下行纤维,因而它可影响多种传入信息的中枢过程。例如,刺激延髓脑桥网状结构的内侧区,可以抑制(或取消)后角细胞的活动(包括直接刺激后角诱发的活动)。刺激中脑网状结构,可增加视网膜神经元的放电频率。刺激脑干的网状结构,也可抑制薄束核、楔束核及三叉神经脊束核的传导过程。此外,各种传入在网状结构内也可发生十分复杂的相互影响。例如,在动物实验中,图像可诱发视觉系统的电位变化,但如同时给予嗅刺

激,或直接刺激网状结构,可使上述电位变化受到抑制。在日常生活中网状结构对感觉传入的影响似乎是以抑制为主,其意义是在于消除那些被认为无关的感觉信号,专注于那些所谓的有关信号。这一点与觉醒机制有关。网状结构对感觉传入的影响,可能是网状结构的直接作用,也可能是通过大脑皮质的间接效应。此外,大脑皮质的传出纤维又可通过网状结构的媒介,作用于感觉传导束的中继核。

网状结构还参与对痛觉的调制。来自内脏和体表的痛觉冲动经脊髓丘脑束和三叉神经丘脑束纤维的侧支进入网状结构的外侧区成为网状上行激活系统的一部分。同时其冲动也传递到中缝核群和脑干尾侧网状结构内侧区,以中缝大核和巨细胞网状核为主,它们发出纤维分别经网状延髓纤维和网状脊髓纤维到达三叉神经核和脊髓后角调节痛觉的传递。主要是释放 5-HT,进而抑制感觉神经元的活动,而这一抑制效应又可被内啡肽(抑制性中间神经元递质)所抵消。也有证据显示下行的去甲肾上腺素能神经通路也参与了痛觉的调制过程。

近年来网状结构在伤害性信息传递和调制中的作用已受到广泛关注。研究表明,脑干网状结构中有几个区域接受脊髓的伤害性信息传入,并且触发身体的警报反应,从而产生对疼痛的保护或防御反应。上行的伤害性信息传递到延髓的网状结构神经元,参与对疼痛传递的调控,如对心血管活动的影响。网状结构内有几个区域属于疼痛调节系统的中心,它们参与疼痛反应双向平衡(减少或增强)。目前普遍认为,慢性疼痛是由于疼痛易化和疼痛抑制之间的调节不平衡引起的。延髓网状结构具有这种双向疼痛控制区,即存在参与抗伤害或促伤害行为反应的特定神经元群。它们位于延髓腹内侧部(RVM)和延髓尾侧腹外侧部(VLM),此外还有背侧网状核(DRt)。它们可以通过与脊髓Ⅰ层神经元建立反射环路增强伤害性反应,抑制后角深层的广动力型神经元(wide dynamic range neuron,WDR neuron)。RVM、VLM及 DRt 相互连接组合,自上而下构成疼痛调制的关键门户(图 8-5-11)。PAG 向上与岛叶、前额叶皮质以及杏仁核存在着往返联系,向下与 RVM、脊髓联系,在传递高级脑中枢对疼痛反应(如认知和情绪)的调节作用方面承上启下,发挥着关键作用。因此,该组合构成了对疼痛的情绪和认知进

行调节的神经生物学基础。随着神经生物学新技术的不断涌现,对动物和人类的研究不断深入,将使我们能够进一步认识网状结构在疼痛调节中的复杂作用及其与多种身体功能的整合作用,以及网状结构在慢性疼痛调节方面的作用。

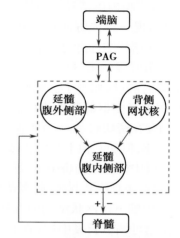

图 8-5-11 延髓网状结构双向疼痛控制区的组成及其调节环路示意图

虚线框表示延髓网状结构双向疼痛控制区及其功能组合。

(四) 对睡眠、觉醒和意识的影响

网状结构的活动可以直接影响睡眠状态、觉醒和警觉。20 世纪 20 年代,有学者通过对病毒性脑炎患者的观察,首次提出觉醒-睡眠节律神经回路的假设。他们认为脑干对觉醒具有促进作用,因而能保持前脑清醒。而下丘脑前部的作用与此相反,起抑制觉醒促进睡眠的作用。之后的几十年中,研究者们围绕这一假说进行了一系列的论证。研究表明,反复刺激处于睡眠状态的猫的延髓、脑桥和中脑网状结构的内侧区,可使其迅即觉醒,脑电图也由睡眠时的慢波很快转变为清醒时的快波。刺激各种外周传入,也可诱发同样的行为和脑电的警醒。如果破坏了中脑被盖中央区的网状结构,而未伤及周边部的特异性上行传导束,动物可进入持续性昏睡状态,脑电亦呈现持续的慢波。因此认为,在脑内有一网状上行激活系统(ascending reticular activating system,ARAS),此系统的正常活动可维持大脑皮质的觉醒状态。如果刺激白天清醒动物网状结构的内侧区,动物可出现行为警醒(注意力集中和警觉等)。动物实验和临床病例都表明,中脑和间脑的尾侧区是 ARAS 的关键部位。这些部位的损伤会引起昏睡或昏迷。脑干上段病损的患者,有时可呈

现一种特别的睡眠过度,称无动缄默症(akinetic mutism)或睁眼昏迷(coma vigil)。脑电图的表现类似于慢波睡眠,但眼球活动正常。患者在长达数月的病程中不动也不讲话。通常认为这是 ARAS 受损的结果。然而,脑桥下 1/3 和延髓病损患者,却不一定出现昏迷。例如,因幕下肿瘤而发生枕骨大孔疝的患者,在呼吸停止以前,均保持着清醒的意识。有学者提出,麻醉状态的出现,很可能是由于麻醉药(如巴比妥)可逆性地阻断了 ARAS。将猴麻醉后,在刺激其坐骨神经时,于内侧丘系中仍可记录到电位反应,而 ARAS 内的反应则消失。该实验支持上述观点。实验还表明,ARAS 的活动需要各种外周传入冲动的支持,如果切断全部传入神经,动物也出现昏睡。在各种传入冲动中,以三叉神经传入的冲动作用最强,其次为蜗神经,再次为视神经。在抢救突然晕倒(昏迷)的患者时,给患者闻氨水等强烈刺激味的药物,常可帮助患者恢复意识。从上述实验结果看,吸入物对鼻黏膜三叉神经的刺激,可能具有重要的意义。

人们通过对觉醒 - 睡眠通路中的神经递质分布进行研究,提出起觉醒促进作用的主要是上脑干的单胺能神经元(其中包括蓝斑的肾上腺素能、中缝核的 5- 羟色胺能、结节 - 乳头核的组胺能神经元)和胆碱能神经元(脚桥被盖核和被盖背外侧核),其上行纤维经丘脑中继后传递到大脑皮质,也可以通过位于下丘脑腹侧区的食欲素能神经元或组胺能神经元以及基底前脑的胆碱能神经元,投射到整个大脑皮质。此外,在视前腹外侧核和视前正中核中发现了促进睡眠的 GABA 能细胞群,能够在睡眠期间抑制觉醒。

然而也有学者对上述觉醒 - 睡眠环路的"标准模式"提出质疑。例如,损毁某个促进觉醒通路核团中的神经元,如:基底前脑的胆碱能神经元、下丘脑的食欲素神经元或组胺能神经元、蓝斑核的肾上腺素能神经元或脑桥的脚桥被盖胆碱能神经元,对啮齿类动物每天的觉醒 - 睡眠节律并没有影响。即使在同一只动物身上损毁了上述的几个核团,对觉醒睡眠量也没有产生明显影响。甚至在几乎破坏了大鼠的整个丘脑这样大的损伤,对觉醒 - 睡眠的量和脑电图模式也几乎没有影响。研究者们提出了一种新的觉醒睡眠环路,该环路基于快速反应类神经递质(谷氨酸和 GABA),而不是基于调节类神经递质(单胺类、乙酰胆碱、肽)。研究者通过光遗传学技术或化学遗传学技术操控这些神经元,或者选择性地追踪它们的纤维联系,发现在特定的觉醒 - 睡眠回路中的快速反应类神经递质对于维持正常的觉醒与睡眠起着重要作用。如:臂旁核中的谷氨酸能神经元可对脑干主要的上行觉醒作用产生影响;脑干中的 GABA 能神经元可对前脑的主要上行觉醒作用产生影响;视前区和面神经旁核中的 GABA 能神经元可抑制觉醒系统导致睡眠。由于脑干网状结构中的快速反应类神经递质构成的局部环路很复杂,目前面临的挑战是如何全面认识这一类神经递质的功能,揭示它们如何协同工作来调节觉醒 - 睡眠系统,这就需要今后开发出更有效的光遗传学工具,并将其与体内、外电生理相结合,才能得出更为确切的结论。

此外有报道称,在脑干网状结构内还存在一个上行抑制通路,即网状上行抑制系统(ascending reticular inhibiting system,ARIS)。初步查明,此系统起始于延髓孤束核周围和脑桥下部内侧的网状结构。电刺激猫的此二区,都可使其迅即入睡,并出现睡眠慢波的脑电图。相反,如在脑桥中段切断脑干,动物可出现不眠状态。这也表明脑干下段发出的一些上行纤维,大概可通过脑干上段发挥一种抑制性影响。这种由于 ARIS 活动而产生的睡眠,又称主动睡眠;而因 ARAS 损毁或失活而出现的睡眠则称为被动睡眠。

目前有一种流行的观点认为,皮质和间脑是维持觉醒状态的基本部位,它们在功能上与脑干网状结构相互影响。即网状结构的上行影响,使皮质维持一定的觉醒水平(即警觉程度),而脑干网状结构的活动又受大脑皮质的影响。摇篮中的婴儿被催眠入睡,可能是通过前庭网状联系实现的。该通路也可能是催眠术发挥效应的基础。心理活动可引起失眠,这也是大脑皮质与网状上行激活系统相互影响的一个例子。已知,重复单调的阈下刺激,可抑制脑干网状结构。阈上刺激,可以兴奋网状结构产生唤醒反应。皮质网状联系也参与辨认和注意机制,有选择地忽略其他刺激。例如在热烈而嘈杂的宴会上,人们可能从中鉴别出某位朋友的熟悉说笑声。某些药物所导致的麻醉状态,可能是作用于 ARAS 的多突触部位,降低突触传递效应所致。总之,网状结构通过与脑的其他部分密切合作(如大脑皮质和丘脑等)实现对意识水平的调节。

（五）对呕吐的影响

恶心、呕吐常发生在一系列诱发呕吐的因素激活下所作出的反应。呕吐活动是一系列从闩到面神经核尾侧之间的神经环路协调作用下完成的，包括从孤束核延伸到延髓的被盖外侧和腹外侧区，最后区、延髓的中线区等也是非常重要的。呕吐中枢位于延髓的背外侧部，此部接受迷走神经、前庭神经等纤维，与壳核、上和下泌涎核、延髓呼吸中枢及脊髓运动神经元均有密切联系，借以帮助完成呕吐动作。

（凌树才　徐　杰　姚志彬）

参考文献

［1］万选才，杨天祝，徐承寿. 神经生物学 [M]. 北京：北京医科大学和协和医科大学联合出版社，1999.

［2］李云庆. 神经解剖学（修订版）[M]. 西安：第四军医大学出版社，2011.

［3］朱长庚. 神经解剖学 [M]. 第 2 版. 北京：人民卫生出版社，2009.

［4］张可仁，薛振东，赵建平. 大鼠嗅球向脑干的直接投射——高速放射自显影神经追踪法 [J]. 西安交通大学学报（医学版），1989, 10 (1): 1-5.

［5］Aldrich MS. Narcolepsy [J]. Neurology, 1992, 42 (Suppl 6): 34-43.

［6］Berridge CW, Foote SL. Effects of locus coeruleus activation on electro encephalographic activity in neocortex and hippocampus [J]. J Neurosci, 1991, 11: 3135-3145.

［7］Brodal P. Relicular formation. In: The central nervous system [M]. New York, Oxford: Oxford University Press, 1998: 421-443.

［8］Saper CB, Fuller PM. Wake-sleep circuitry: an overview [J]. Curr Opin Neurobiol, 2017, 44: 186-192.

［9］Englot DJ, D'Haese PF, Konrad PE, et al. Functional connectivity disturbances of the ascending reticular activating system in temporal lobe epilepsy [J]. J Neurol Neurosurg Psychiatry, 2017, 88 (11): 925-932.

［10］Grantyn A, Olivier E, Kitama T. Tracing premotor brain stem networks of orienting movements [J]. Curr Opin Neurobiol, 1993, 3 (6): 973-981.

［11］Martins I, Tavares I. Reticular formation and pain: the past and the future [J]. Front Neuroanat, 2017, 11: 51.

［12］Jordan LM, Brownstone RM, Noga BR. Control of functional systems in the brainstem and spinal cord [J]. Curr Opin Neurobiol, 1992, 2 (6): 794-801.

［13］Xu M, Chung S, Zhang S, et al. Basal forebrain circuit for sleep-wake control [J]. Nat Neurosci, 2015, 18 (11): 1641-1647.

［14］Miller AD. Central mechanisms of vomiting [J]. Dig Dis Sci, 1999, 44 (8 Suppl): 39S-43S.

［15］Saper CB. Function of the locus coeruleus [J]. Trends Neurosci, 1987, 10 (9): 343-344.

［16］Searle JR. The problem of consciousness [J]. Ciba Found Symp, 1993, 174: 61-69; discussion 70-80.

［17］Sjolund B, Bjorklund A. Brain stem control of spinal mechanisms [M]. Amstesrdam: Elsevier, 1982: 297-321.

［18］Steriade M, McCormick DA, Sejnowski TJ. Thalamocortical oscillations in the sleeping and aroused brain [J]. Science, 1993, 262 (5134): 679-685.

［19］Steriade M. Central core modulation of spontaneous oscillations and sensory transmission in thalamocortical systems [J]. Curr Opin Neurobiol, 1993, 3 (4): 619-625.

［20］Saito YC, Maejima T, Nishitani M, et al. Monoamines inhibit GABAergic neurons in ventrolateral preoptic area that make direct synaptic connections to hypothalamic arousal neurons [J]. J Neurosci, 2018, 38 (28): 6366-6378.

第六节　小　脑

小脑（cerebellum）位于脑桥和延髓背侧的球形隆起，借其上、中、下 3 对小脑脚分别与中脑、脑桥及延髓相连。小脑的功能是调节肌张力、维持身体姿势和平衡，协调随意运动，而不是发动随意运动指令的中枢。小脑虽然也接受来自前庭和脊髓传入感觉纤维，但它们主要是感知身体各部的位置、姿势、运动状态等，供小脑分析、综合，从而调节肌张力协调机体完成随意运动。

一、小脑的外形

小脑位于颅后窝，在脑桥和延髓的背侧，其上面隔着小脑幕与大脑半球颞叶后部和枕叶的下面相对。小脑上、下面会合处邻接横窦，其下面邻接枕鳞。小脑腹侧面形状不规则，其腹侧为颞骨岩部后面。成人小脑约重 150g，占脑重的 10%，表面积约 10cm×100cm，约为大脑皮质的 40%，如将小脑皮质的皱褶展平,其前后径可达 1m 以上。小脑上面较平坦,前后缘凹陷,称小脑前、后切迹(anterior and posterior cerebellar notch)。硬脑膜形成的小脑镰嵌入后切迹。小脑下面正中有纵深的凹陷,包围脑干,称小脑谷(cerebellar vallecula)。小脑可分为正中的小脑蚓(vermis)或蚓部和两侧的小脑半球(cerebellar hemisphere)。

小脑表面有许多横向平行的浅沟,将小脑表面分成许多叶片称小脑叶片(cerebellar folia)。有些沟比较深,称为裂,将小脑分成若干小叶。其中始自小脑中脚的水平裂(horizontal fissure)最为显著,此裂以水平方向绕小脑半球的外侧和后缘,终于小脑后切迹,是小脑上面和下面的界限(图 8-6-1)。

(一) 小脑的上面

小脑上面包括小脑半球的上面和上蚓。小脑上面有呈"V"字形的原裂,其尖向后,两侧部向前外与水平裂前端相遇,位于上蚓中后 1/3 处。上蚓被深沟分为 5 部。从前向后是小舌(lingula)、中央小叶(centrallobule)、山顶(culmen)、山坡(declive)、蚓叶(folium of vermis)。除小舌外,每个小叶向两侧都与相应半球的小叶相连。中央小叶连于中央小叶翼(ala of central lobule);山顶和山坡连于方形小叶(quadrangular lobule),中间隔以原裂;蚓叶连于上半月小叶(superior semilunar lobule),后方以水平裂与下半月叶相接(图 8-6-1)。

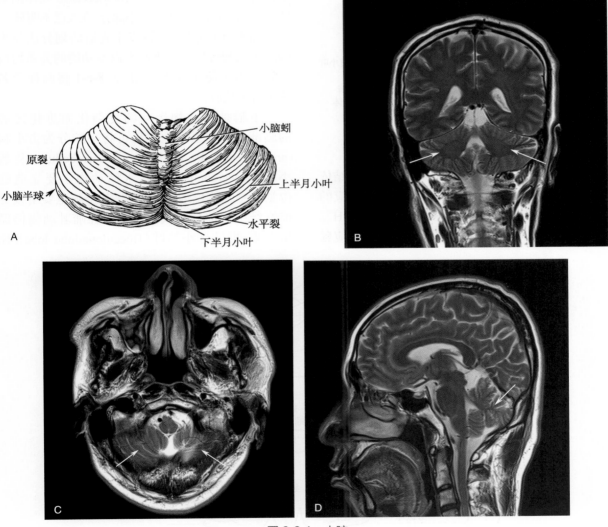

图 8-6-1　小脑

A. 小脑(上面);B. 磁共振横断面,箭示小脑。扫描参数:重复时间 TR=5070ms. 回波时间 TE=106ms;C. 磁共振矢状面,箭示小脑,扫描参数:重复时间 TR=3130ms,回波时间 TE=95ms;D. 磁共振冠状面,箭示小脑。扫描参数:重复时间 TR=3130ms. 回波时间 TE=95ms。

（二）小脑的下面

小脑下面的分叶不很明确，中间为下蚓，两侧为小脑半球的下面。下蚓深陷小脑谷底，分为 4 部分，从后向前是蚓结节（tuber of vermis）、蚓锥体（pyramid of vermis）、蚓垂（uvula of vermis）、小结（nodule）。蚓结节向两侧连于下半月小叶（inerior semilunar lobule）。蚓锥体连于二腹小叶（biventral lobule），蚓垂连于小脑扁桃体（tonsil of cerebellum），二者之间隔以次裂（secondary fissure）或称锥后裂（retropyramidal fissure）。小结是下蚓的最前部，它与蚓垂之间以后外侧裂为界。小结以绒球脚（peduncle of flocculus）与绒球（flocculus）相连，共同构成绒球小结叶（图 8-6-2）。

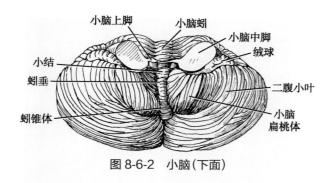

图 8-6-2　小脑（下面）

Larsell 把上蚓和下蚓各小叶从小舌至小结依次用罗马字 Ⅰ～Ⅹ 来表示，并将与各蚓部相应的半球各部也标以同样的罗马字，并注以字母“H”。这种标记方法有利于描述不同动物小脑的相应各部以及表明蚓部和半球的对应关系，已被广泛采用（图 8-6-3）。

（三）小脑的功能分叶

Larsell 根据进化，以最早分化出来的后外侧裂为界把人的小脑分成绒球小结叶和小脑体（表 8-6-1、图 8-6-3）。小脑体被原裂分为前叶和后叶。前叶包括小舌、中央小叶、中央小叶翼、山顶和方形小叶前部。后叶又以次裂分为中叶和固有后叶。中叶包括蚓部的山坡、蚓叶、蚓结节和小脑半球上的方形小叶后部、上半月小叶、下半月小叶。山坡及方形小叶后部也称单小叶。蚓叶和蚓结节也称正中小叶。固有后叶的蚓部包括蚓锥体和蚓垂，合称后正中小叶。其半球部分为二腹叶和小脑扁桃体，合称正中旁小叶。上半月小叶、下半月小叶和二腹小叶也称为袢状小叶。旁绒球（paraflocculus）或称副绒球，是蚓垂伸入扁桃体的一小部分，在人已不明显。

如本节开始所述，按发生先后的划分法与小脑的传入和传出的纤维联系以及功能的关系均很密切。为了便于读者参阅，表 8-6-1 将两种命名法进行了比较。

小脑是随动物运动的复杂化而进化发展的脑部。按种系发生先后可将小脑分为古小脑（archicerebellum）、旧小脑（paleocerebellum）及新小脑（neocerebellum）。在水栖动物主要靠前庭位觉器感知体位运动的变化，其小脑主要由接受前庭纤维的部分组成。这部分在哺乳动物仍保留下来，即绒球小结叶（flocculonodular lobe），称

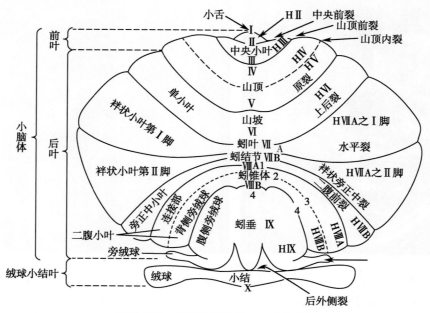

图 8-6-3　小脑的分叶（Larsell 命名）

表 8-6-1　小脑分叶解剖学形态名称对应表

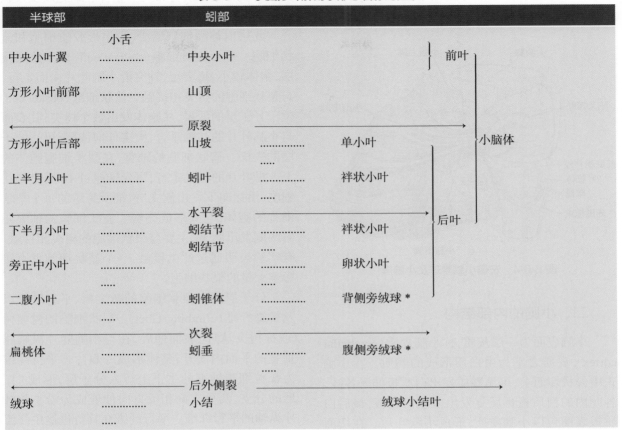

注：* 在人类小脑不明显。

之为原小脑或前庭小脑。陆生动物由于出现了四肢，维持姿势和运动方式复杂化，导致了神经调节也相应复杂化，随之出现了小脑体（corpus of cerebellum）。小脑体与绒球小结叶之间，出现后外侧裂（posterolateral fissure）。随动物的进化出现的原裂（primary fissure）将小脑体分为前、后两叶。前叶（anterior lobe）位于原裂以前，主要接受脊髓小脑束的纤维，称之为旧小脑或脊髓小脑。后叶（posterior lobe）是原裂以后的部分，包括单小叶（simple lobule）、正中小叶（midiomedian lobule）和祥旁正中小叶（ansoparamidian lobules）。以上 3 叶为种系发生上最新的部分，称为新小脑，由于接受皮质脑桥小脑束的纤维，故又称为脑桥小脑。后叶的后部，和前叶一起接受脊髓小脑束的纤维，属于旧小脑。

由于各种动物的运动姿势不同，因此它们小脑的形态也有所不同。如爬行类的小脑蚓部特别发达，长颈鹿的单叶比较发达，一角鲸的旁绒球比较发达，而人的旁绒球则早已退化。

在种系发生过程中原小脑变化较小，旧小脑有一定程度的发展，新小脑发展最大，在灵长类已占小脑的大部。

（四）小脑脚

小脑以三对脚与脑干相连，其中最粗大者是小脑中脚（middle cerebellar peduncle），即脑桥臂，与上、下脚相比，其位置最靠外侧，它向腹侧连于脑桥，几乎全部由脑桥小脑纤维组成，并包括少许来自脑桥网状核到小脑皮质的轴突，及少量小脑脑桥的纤维。小脑下脚（inferior cerebellar peduncle）位于小脑中脚的内侧，向尾内侧连于延髓，又称绳状体，包括的传入纤维有：初级和二级前庭小脑纤维、橄榄小脑纤维、网状小脑纤维、脊髓小脑后束、后外弓状纤维、楔小脑纤维和前外弓状纤维；传出纤维有：发自绒球、蚓部和旁蚓部皮质的小脑前庭纤维，以及顶核延髓束（顶核前庭纤维与顶核网状纤维）。小脑上脚（superior cerebellar peduncle）位于最内侧，它向嘴侧连于中脑，又称结合臂。小脑上脚内主要是齿状核和间位核的传出投射，也有些来自顶核的纤维。其传入纤维有脊髓小脑前束，三叉小脑束也向上绕过上脚;而顶盖小脑纤维和红核小脑纤维(见于某些动物)则从其内侧通过(图8-6-4)。

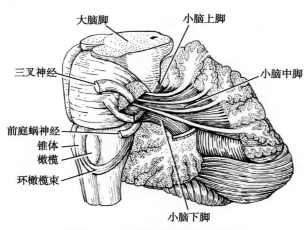

图8-6-4　左侧小脑半球及小脑脚

二、小脑的内部结构

小脑表面为一层灰质,称小脑皮质(cerebellar cortex),皮质之下为由白质形成的髓质。在小脑正中矢状切面上,可见髓质发出白质板伸入各叶,各叶内的白质板再反复发出多级白质板,最后白质板表面包以小脑皮质,形成小脑叶片。在切面上白质板呈树枝状,称为活树(arbor vitae)。髓质深部有小脑中央核(或称深核),由内侧向外侧依次为顶核、球状核、栓状核及齿状核(图8-6-5)。

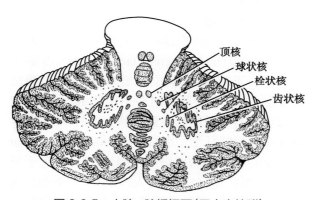

图8-6-5　小脑-脑桥切面(示中央核群)

(一) 小脑皮质

小脑皮质(cerebellar cortex)的全部面积约有10cm×100cm,而显露于表面者只有1/6,其大部分深埋于小脑的沟裂内。小脑各部皮质的组织构造基本相同,可分为3层,由表及里为分子层、梨状细胞层和颗粒层。

1. 分子层(molecular layer) 厚300~400μm,

其主要成分是稀疏分布的少量神经细胞以及梨状细胞的树突和颗粒细胞轴突的分支。

此层内神经细胞稀少,为星形胶质细胞和篮状细胞。星形胶质细胞(stellate cell)位于此层浅层,胞体较小,树突短,轴突沿小脑叶片横面走行,与梨状细胞的树突相接触。篮状细胞(basket cell)位于分子层的深层,从胞体发出数个树突,其表面与小脑叶片的长轴垂直,大多伸向浅层,可达分子层的表面。篮状细胞的轴突,在梨状细胞胞体的上方沿叶片的横轴走行,可延伸越过10余个梨状细胞,沿途向下发出侧支,包绕所跨越的每个梨状细胞的胞体,与其形成突触。篮状细胞的轴突还向两侧发出侧支,主要与梨状细胞的树突相接触。有实验表明通过此类接触,一个篮状细胞可直接影响大量的梨状细胞。

分子层内有梨状细胞的树突树、平行纤维以及攀缘纤维(climbing fiber)。梨状细胞的树突树(或称树突丛)向表面伸展,在与小脑叶片纵轴相垂直的平面内展开,整体形成一扁片。平行纤维为颗粒细胞轴突的主干上行入分子层,形成"T"形的分支,两分支向相反方向伸展成为沿小脑叶片纵轴的平行纤维。平行纤维在其行进途中终于梨状细胞和高尔基细胞的树突以及分子层的篮状细胞和星形胶质细胞。此外,分子层内还有高尔基神经元的树突树和橄榄小脑纤维形成的攀缘纤维(图8-6-6、图8-6-7)。

2. 梨状细胞层(piriform cell layer) 也称浦肯野细胞层(Purkinje cell layer),由一层排列整齐的梨状细胞胞体组成。在小脑皮质内此种细胞约有1 500多万个。一般在叶片顶部较多,

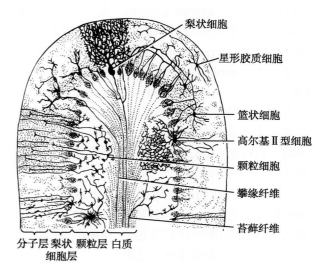

图8-6-6　小脑叶片水平切面示意图

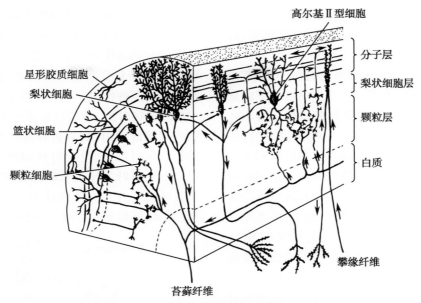

图 8-6-7 小脑叶片纵横断面示神经元分布

在叶片基部较少。梨状细胞的胞体多呈梨状,宽35~50μm,高50~70μm。尼氏染色切片上含有一个大而圆的细胞核,其中有一深染的核仁,胞质内有许多大小不等的尼氏小体,围绕核呈同心圆排列。由胞体向分子层发出2~3个粗大而光滑的树突,然后反复分支形成扁柏树枝状,在与叶片长轴垂直的切面上呈扇形,而在与叶片长轴平行的切面上则只占一窄条区域。在树突3级以上的分支,其表面有许多小棘,猴的一个梨状细胞树突分支上的小棘约有61 000个,而人类小棘的数目可多达18万个。其总面积可达222μm×1 000μm。在一个梨状细胞树突分支间,有20万~30万条颗粒细胞轴突分支通过,并与其小棘形成突触。梨状细胞的轴突离开胞体不远,便被髓鞘包裹,穿过颗粒层进入白质,其末端大部终于小脑中央核,少数出小脑直接止于前庭核。在轴突经过颗粒层时,可发出侧支返回分子层,沿叶片长轴走行,并与邻近的梨状细胞体或高尔基Ⅱ型细胞形成轴-体突触。梨状细胞的轴突是小脑皮质的唯一传出纤维,因此,所有传入小脑皮质的冲动,必须集中于此细胞,而后达到小脑的传出路径(图8-6-6、图8-6-7)。

3. **颗粒层(granular layer)** 位于皮质深层,主要由大量的颗粒细胞、少量的Golgi细胞以及苔藓纤维(mossy fiber)终末构成。此层在小叶顶部厚约400μm,在沟底部厚约100μm。

颗粒细胞(granule cell)为小型多极神经元。其数目很多,在人每立方毫米约有240万个。其直径为4~8μm,胞质很少,有3~5个短树突,其末端形成爪状末梢,与苔藓纤维末梢和高尔基Ⅱ型细胞轴突的末梢共同形成丝球状结构,称为小脑小球。颗粒细胞有一无髓的轴突,伸入分子层后形成"T"形分支,该种分支沿叶片长轴平行走行,故叫平行纤维。它们穿过一层层梨状细胞的树突,每条可与500个树突上的小棘形成突触。平行纤维也与分子层内的篮状细胞和星形胶质细胞等接触。在颗粒层中还有一种体积较大的高尔基Ⅱ型细胞,数量较少,多位于梨状细胞层附近,其树突伸向各层,但以分子层内者为主,无方向特异性,其在颗粒层内的树突分支,接受苔藓纤维的终末。据估计1个高尔基Ⅱ型细胞可与10个梨状细胞相接触。此种细胞的轴突很短,但分支极多,在颗粒层中形成密丛,分支末端参与小脑小球的形成。

4. **小脑皮质的传入纤维** 传入小脑皮质的纤维来自脊髓小脑束、楔小脑束、橄榄小脑束、前庭小脑束和脑桥小脑束等。此外,还有联系相邻叶片的短联络纤维和连结同侧不同皮质区的长联络纤维。按传入纤维的结构特征可分为攀缘纤维和苔藓纤维两种。

(1)攀缘纤维:过去曾被认为是小脑中央核的返回轴突或梨状细胞轴突的返回侧支。近来发现大部分攀缘纤维来自下橄榄核,也有少量纤维来自其他核团,如脑桥核、脑桥被盖网状核等。该种纤维较细,穿经白质与颗粒层,当其接近梨状细胞时,失去髓鞘,并分为几个小支,各沿梨状细胞的树突攀缘而上,并与之形成突触。其侧支亦可与颗粒细胞、篮状细胞和高尔基Ⅱ型细胞接触。由攀缘纤维传来的冲动，可以直接传给梨状细胞，对其有强兴奋作用(图8-6-7)。

(2)苔藓纤维：较粗，主要来自脊髓小脑束、橄榄小脑束和脑桥小脑束等。入皮质前在白质内分为20~30根分支，一根纤维常分布至相邻两个叶片，从而分布于广泛的皮质区。进入颗粒层后失去髓鞘，分为许多小支，其末端形成花结状膨大的终结。以此为中心与颗粒细胞的树突末梢和高尔基Ⅱ型细胞的轴突末端共同形成小脑小球。在此，苔藓纤维把兴奋传给许多颗粒细胞，后者除可把冲动传给梨状细胞外，还可传给篮状细胞，颗粒细胞的轴突还可横向传给许多梨状细胞及其他细胞。通过以上各种联系，一个简单的冲动，便可扩散到广泛的小脑皮质。这与攀缘纤维形成鲜明对比(图8-6-7)。

小脑小球(cerebellar glomerulus)位于颗粒细胞之间，在苏木素伊红染色的切片中为直径约10μm的粉红色球样结构，又称小脑岛(cerebellar island)。它是由苔藓纤维的终末、多颗粒细胞树突的终支、高尔基Ⅱ型细胞的轴突终支及其树突的邻近部分所形成的复杂突触结构。其中心是一个苔藓纤维的终末，它可与约20个颗粒细胞树突的终支相接触，高尔基Ⅱ型细胞轴突的终支包在颗粒细胞树突的外面形成丛。整个小脑小球的外面包有一层胶质囊。生理学证明，苔藓纤维与颗粒细胞的突触是兴奋性的；而高尔基Ⅱ型细胞的轴突与颗粒细胞的突触则起抑制作用。因此，小脑小球有两种突触前成分和一种突触后成分(即颗粒细胞的树突)。高尔基Ⅱ型细胞对苔藓纤维与颗粒细胞起反馈抑制作用。传给高尔基Ⅱ型细胞的兴奋主要来自分子层的平行纤维(图8-6-8)。

5. 小脑皮质内的纤维联系 通过生理学的研究得知苔藓纤维对梨状细胞具有强烈的兴奋作用，同时也可兴奋篮状细胞和高尔基Ⅱ型细胞。刺激颗粒细胞的浅层平行纤维，可通过突触兴奋梨状细胞，而刺激颗粒细胞的深层平行纤维时，由于星形胶质细胞和篮状细胞的抑制作用，对梨状细胞的兴奋并不明显。星形胶质细胞、篮状细胞和高尔基Ⅱ型细胞都是小脑皮质内的抑制性神经元。星形胶质细胞在分子层对梨状细胞的树突起抑制作用。篮状细胞的抑制作用，可能是通过轴-体突触作用于梨状细胞体。高尔基Ⅱ型细胞可能是在小脑小球阻止传入冲动。梨状细胞是小脑皮

质唯一的传出成分，其轴突大部分终于小脑中央核，只有绒球小结叶的部分纤维终于前庭神经核，对它们起抑制作用。梨状细胞轴突的返回侧支作用于高尔基Ⅱ型细胞及篮状细胞，可能有解除这些细胞抑制的作用。另外一些梨状细胞的轴突形成皮质联络纤维，短的联系邻近的叶片，如蚓部皮质的联络纤维，只到邻近蚓部叶片。而小脑前叶的长联络纤维，则可投射到同侧下半月叶后部叶片。下半月叶发出的长联络纤维，则终于对侧下半月叶的叶片。有学者认为上述长、短联络纤维都是梨状细胞轴突的侧支(图8-6-7、图8-6-8)。

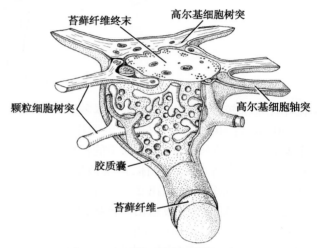

图8-6-8 小脑突触小球结构示意图

6. 小脑皮质内的胶质细胞 小脑皮质内除有一般的神经胶质细胞外，还有两种特殊的由星形胶质细胞演变而来的高尔基上皮细胞(Golgi epithelial cell)和Fananas羽状细胞。高尔基上皮细胞又称Bergmann细胞，其胞体位于梨状细胞之间，从胞体发出许多与皮质表面垂直的突起，其末端止于皮质表面，形成小的梢足，互相连结形成胶质界膜。在突起的表面附有许多呈叶片状的侧突，彼此相互接触，形成网状支架，包绕梨状细胞光滑的树突干和其他成分。此种细胞有支持梨状细胞并使其光滑的树突干与平行纤维隔开的作用。Fananas羽状细胞位于梨状细胞周围和分子层内，其突起也在分子层内伸向表面，有大量侧突，使其整体呈羽毛状。

7. 小脑皮质的定量 小脑皮质各部的细胞构筑相同，故可对其作定量研究。在人的小脑皮质，以小脑叶片顶面每1mm×1mm面积为一单位的垂直柱内，约含有500个梨状细胞、600个篮状细胞、50个高尔基细胞、300万个颗粒细胞

和 60 万个小脑小球。小脑皮质全部表面积约为 50mm×400mm。由此可以推算出小脑皮质内各种神经元的总数。其中有 10^{11} 个以上的颗粒细胞及其有关环路。从传入纤维而言，每条攀缘纤维在梨状细胞层下方，可分为数支，每支只与一个梨状细胞形成突触。但其侧支则可与许多中间神经元相联系。而每条苔藓纤维则可与一个叶片内的 400 多个颗粒细胞形成突触，如果包括其伸入相邻小叶中的侧支，则可多达数千。而每个颗粒细胞则可与 4~5 个苔藓纤维的终末形成突触。颗粒细胞升入分子层的轴突分支所形成的每条平行纤维长 2~3mm，猫的平行纤维延伸达 7mm，可与 300~450 个梨状细胞形成突触。因此，一根苔藓纤维通过颗粒细胞的轴突可将兴奋扩散到数千个梨状细胞。而一个梨状细胞又可与以十万计的平行纤维形成突触。

(二) 小脑中央核

小脑半球的髓质中每侧有 4 个核，即顶核、球状核、栓状核和齿状核。其中顶核在发生中出现最早（图 8-6-5）。

1. 顶核（fastigial nucleus） 位于第四脑室的顶壁内，靠近正中面、小脑小舌和中央小叶的腹侧，呈卵圆形，其矢状径为 10mm，横径 5mm。此核由内、外侧两部组成。外侧部比较古老，由大型多极细胞组成，有许多纤维穿过而呈网状。内侧部比较新，含有较密集的小型细胞。在人类，每个核含有大小型两种细胞约 5 000 个。顶核接受蚓部皮质的纤维并有定位关系，前蚓的纤维终于顶核的嘴侧部；单叶、蚓叶和蚓结节的纤维终于中部；蚓锥体、蚓垂和小结的纤维终于尾侧部。由顶核发出的纤维形成顶核延髓束，由交叉和不交叉的纤维组成。其中一束纤维先绕过结合臂后下降，称为钩束。此束经齿状核内侧下降，经过旁绳状体终于前庭神经核和网状结构。再经过内侧纵束和网状脊髓束终于眼外肌和颈肌的运动核，参与平衡反射活动。

2. 球状核（globus nucleus） 略呈球形，约为 5mm×5mm×3mm 大小，位于顶核的外侧，常被纤维分隔成数块，由大型和小型多极细胞组成。此核主要接受旧小脑皮质来的纤维，其发出的纤维加入结合臂。

3. 栓状核（emboliform nucleus） 是一前后狭长的楔形灰质块，其矢状径为 13~18mm，垂直径及横径仅 3~4mm，核尾横径仅为 0.25~0.5mm。

位于齿状核门，其界限与齿状核之间常不易分清。由大型多极细胞组成。它接受新旧小脑皮质的纤维。发出的纤维加入结合臂。低等哺乳动物的栓状核和球状核合成一个间位核（interpositum nucleus）。人类的栓状核和球状核除了含有大的多极细胞外，还有较小的多极细胞，细胞数约有 26 万个。

4. 齿状核（dentate nucleus） 位于髓质的中部，核长 16~21mm，高 7~11mm，宽约 8mm，呈皱褶袋状，袋口向背内侧，称为齿状核门（hilum of dentate nucleus），此核只见于哺乳动物，人类最发达，约含有 28 万个细胞。由两部分组成，较小的背内侧部发生较早，为旧齿状核，属于旧小脑；较大的腹外侧部发生较晚，是新齿状核，属新小脑。此核主要由大型多极细胞组成，其间散在梭形小细胞，其轴突在核内即被有髓鞘，出齿状核门组成结合臂进入中脑，轴突还发侧支止于核内。小细胞的轴突投射到丘脑，大细胞投射到网状结构和对侧红核，并止于红核小细胞的周围。齿状核接受小脑新皮质来的纤维。

在哺乳类动物，通常是根据小脑中央核的位置而命名：内侧核，相当于人的顶核；外侧核，相当于齿状核；间位核，分前后两部，位于内、外侧核之间，其与人类小脑中央核的同源关系尚未确定，可能其前部相当于栓状核，后部相当于球状核。各小脑中央核之间的界限也不如人类的明确。

小脑中央核的传入纤维，绝大部分来自小脑皮质的梨状细胞。小脑各部皮质都有纤维投射到中央核，上、下蚓皮质投射到顶核；前叶的蚓部投射到顶核的嘴侧部；单叶和正中小叶投射到顶核中部；后正中小叶和小结的纤维投射到顶核的尾侧部。半球内侧部皮质主要投射到同侧的球状核和栓状核；半球外侧部皮质投射到整个齿状核，以及球状核和栓状核的尾侧部。绒球小结叶的部分纤维投射到两侧顶核的尾侧部。另外，中央核还直接接受下列的传入纤维：橄榄小脑纤维到中央核群，二级前庭纤维到顶核；一部分红核小脑纤维到球状核和栓状核。已证明梨状细胞传出的冲动起抑制作用，小脑中央核必定还接受兴奋冲动，推测这种兴奋冲动主要来自下橄榄核。小脑中央核对传入的兴奋和抑制起一定的整合作用。

如上所述，小脑核神经元的轴突构成小脑的主要传出纤维（少量梨状细胞的轴突可直接传出小脑而达前庭神经核),经小脑脚与脑的其他各部联系,其轴突侧支也可返回小脑皮质,构成对小脑皮质的一种反馈联系。

三、小脑的纤维联系

小脑是调节运动的中枢,通过小脑脚与其他脑部有广泛的纤维联系。它接受来自大脑皮质运动中枢的信息,以及与运动有关的大量感觉信息。这些信息汇聚到小脑皮质的梨状细胞,经其整合后,再主要通过小脑中央核传出而调节脊髓、脑干及大脑皮质等的运动功能。

(一)小脑的传入联系

小脑的传入纤维主要传递来自前庭器的特殊本体感觉和来自肌、腱、关节的本体感觉冲动,以及主要来自大脑皮质运动中枢下行的冲动,再经脊髓、脑干内的前庭核、下橄榄核、脑桥核、脑干网状核等中继后而传入小脑(图 8-6-9、图 8-6-10)。

1. 前庭小脑束(vestibulocerebellar tract) 由初级和二级前庭小脑苔藓纤维组成。初级纤维来自三个半规管的壶腹嵴。此外,也有起自球囊斑及椭圆囊斑者,经旁绳状体,终于同侧绒球小结叶、旁正中小叶、蚓垂,少数止于小舌的颗粒层。近年来,利用 HRP 示踪技术研究表明整个蚓部都接受初级前庭纤维的投射。二级纤维,大部来自前庭神经脊核的腹侧部,小部来自前庭神经上核和内侧核的尾侧部。一级和二级前庭纤维的终止相同,但二级前庭纤维数量较大,并且终止于两侧蚓垂、小结、顶核和间位核。通过前庭投射,将来自迷路的有关头部加速运动及其空间位置的信息传递至小脑。

2. 脊髓小脑束 脊髓小脑束根据其起源、在脊髓内的交叉、在外侧索的位置、进入小脑的途径以及在小脑的分布区的不同而分为:脊髓小脑后束、脊髓小脑前束、楔小脑束和脊髓小脑吻侧束。

(1)脊髓小脑后束(posterior spinocerebellar tract):主要由不交叉的苔藓纤维组成,起于脊髓颈 8 至腰 2 节段胸核和后角的细胞发出的纤维,在同侧的外侧索后部上行,经小脑下脚之背内侧部入小脑,至齿状核的外侧散开,终于前叶的嘴内侧部和蚓锥体及旁正中小叶的外侧部,大部纤维终于同侧。脊髓小脑后束传递来自躯干和下肢肌的神经肌梭、腱器官以及皮肤的触压觉感受器的冲动。

(2)脊髓小脑前束(anterior spinocerebellar tract):主要由交叉的苔藓纤维组成,起自脊髓中胸段以下,细胞体位于后角的颈、底、中间带及前

角的背外侧缘(边缘细胞)、脊髓腰骶膨大灰质后角基底部以及中间灰质外侧部的神经元(Ⅴ~Ⅶ层的外侧部)。大多数纤维在脊髓小脑后束前侧上升至小脑上脚的背外侧,绕小脑上脚进入小脑,其终止与脊髓小脑后束大致相同。起自下腰和骶尾段的纤维终于小舌和中央小叶,起于脊髓边缘细胞的纤维在小脑内再交叉,所以主要止于同侧的前叶。脊髓小脑前束还有部分纤维经小脑下脚进入小脑。脊髓小脑前束主要传递来自下肢肌和腱的本体感觉冲动。

(3)脊髓小脑吻侧束(rostral spinocerebellar tract):其纤维始自颈膨大中间内侧带细胞和后角细胞,于同侧脊髓前索上升,1/3 经小脑下脚,2/3 经小脑上脚,与脊髓小脑前后束一起进入小脑,几乎全部纤维终止于同侧前叶,有些侧支终于对侧的相应区。

(4)楔小脑束(cuneocerebellar tract):始自延髓的副楔核,经同侧小脑下脚,终于小脑前叶后部、单叶的前部及旁正中小叶,在此与脊髓小脑嘴侧束和三叉小脑纤维重叠。此种纤维传递同侧上肢和颈部的本体感觉冲动至小脑。其传递皮肤感觉冲动的投射区小于脊髓小脑前束的投射区。

3. 三叉小脑纤维(trigeminocerebellar fiber) 直接始自三叉神经脑桥核和中脑核,随脊髓小脑前束横过前髓帆,形成小脑前连合,以苔藓纤维终于小脑皮质前叶。传递咀嚼肌牵张感觉冲动,也可能传递面肌和眼外肌的本体感觉。另有始自三叉神经核的纤维在下橄榄核中继后,经小脑下脚入小脑,以攀缘纤维终于蚓部的山顶和上坡,传递面部的躯体感觉冲动。

起自延髓腹侧弓状核的外弓状纤维,沿延髓的外面经小脑下脚入小脑。因为弓状核可能是移位的脑桥核,所以弓状核至小脑的输入就是脑桥小脑系的一部分。

4. 皮质脑桥束和脑桥小脑纤维(corticopontine tract and pontocerebellar fiber) 在种系发生上与新小脑的发展相平行,在人类最发达,是小脑最大的传入纤维系,也是大脑皮质与小脑联系的最主要通路。

脑桥核接受大脑皮质广泛区域的投射,主要为发自感觉运动皮质(4,3,1,2,5 区)及视区周围的枕叶皮质的纤维;来自 6 区和 7 区皮质者稍少;来自颞叶及前额叶者更少。据估计,人的一侧大脑脚中约有 1 900 万根纤维终止于同侧的

2 300万个脑桥核细胞。额桥纤维主要终止于脑桥核的嘴背侧部，顶桥纤维多终于脑桥核的尾侧部。自脑桥核发出的脑桥小脑纤维较细，为苔藓纤维，越过脑桥基底部，组成对侧的小脑中脚，主要终于小脑新皮质，也有一些纤维至旧小脑。

近年来，生理学和解剖学的研究发现，动物的大脑皮质区在小脑有明确的投射定位区。运动感觉区(4、3、1、2区)投射到小脑前叶和单叶；皮质的下肢区投射到中央小叶；上肢区投射到山顶；面区投射到单叶。这些投射区与小脑接受来自下肢、上肢和面部的触觉冲动区是相同的。第二躯体感觉区投射到对侧旁正中小叶，从前向后是面、臂、下肢。同样，听区和视区皮质投射到单叶、蚓叶和蚓结节，这些区也接受来自周围的视觉和听觉冲动(图8-6-9)。

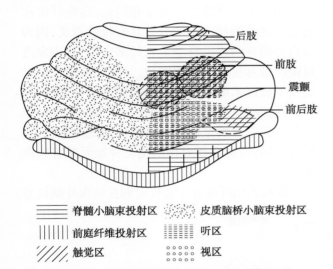

图 8-6-9　哺乳动物小脑皮质触、视和听觉投射区

脑桥的被盖网状核可能是脑桥核的移位部分。其纤维经小脑中脚进入小脑，终于小结以外的蚓部和袢状叶。被盖网状核接受一些脊髓传入纤维和内侧丘系的纤维，还接受来自大脑皮质的下行纤维。结合臂有些下行纤维也终于此核，可能是小脑网状反馈纤维的一部分。

5. 橄榄小脑纤维(olivocerebellar fiber) 始自延髓全部下橄榄核的纤维越过中线，经对侧小脑下脚入小脑，终止于小脑皮质各部，有明确的局部定位关系，即下橄榄核的外侧部投射到对侧小脑半球的外侧部；内侧副橄榄核的下半和背侧副橄榄核的背侧半投射到蚓部和半球的内侧部；下橄榄核背侧部的纤维投射到小脑的上面；始自下橄榄核腹侧部的纤维在小脑皮质某些区域的投射，有明显的纵带状定位排列(图8-6-10)。

下橄榄核簇的传入纤维来源很广，再经橄榄小脑纤维与小脑的其他部分建立广泛的联系。下橄榄核是脊髓与小脑之间的中继站。主要起自腰骶髓节段的交叉的脊髓橄榄束，在前和前外侧索中上行。在猫，这些纤维止于背侧和内侧橄榄副核，由此再发橄榄小脑纤维投射到对侧小脑。脊髓橄榄小脑纤维止于前叶蚓部、蚓锥体及邻近的蚓垂部。脊髓橄榄投射传递四肢的躯体感觉信息(皮肤的机械感受器、关节、腱器官等的冲动，也可能传递脊髓中间神经元活动情况以及内脏感觉的信息)。下橄榄核簇接受来自大脑皮质运动区和附加运动区的纤维，经下橄榄核中继后，投射到小脑皮质的前叶中间带、后蚓部及袢状小叶第Ⅱ脚，其体部定位关系与脊髓传入的体部定位关系一致。此外，发自尾状核、苍白球、中脑导水管周围灰质和红核等的纤维也终于下橄榄核簇，从而与小脑发生联系。

下橄榄核约有90万个神经元，发出兴奋性攀缘纤维，直接引起小脑梨状细胞兴奋，也可通过兴奋小脑皮质的Golgi细胞及篮状细胞等抑制性细胞抑制梨状细胞的活动。攀缘纤维侧支还可兴奋

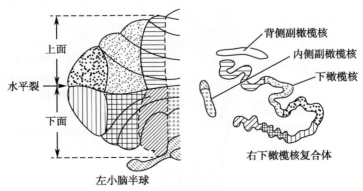

图 8-6-10　橄榄小脑投射区示意图

小脑核,以接受梨状细胞的调节。因此,始自下橄榄核的攀缘纤维对于小脑调控运动的功能有重要的意义。

6. 顶盖小脑纤维(tectocerebellar fiber)　起自中脑顶盖,在脑桥核和下橄榄核中继后经小脑中脚及下脚进入小脑,可能终于蚓结节、蚓叶和单叶。

小脑除接受上述主要的传入纤维外,还有来自脑干其他广泛区域的投射。诸如来自网状结构核团中的外侧网状核、旁正中网状核、脑桥被盖网状核等。中缝核的5-羟色胺能纤维;蓝斑核的去甲肾上腺素能纤维以及来自孤束核、脑神经运动核(动眼神经核、滑车神经核、展神经核、三叉神经运动核、面神经核、疑核、舌下神经核)、臂旁核等的纤维均投射至小脑。刺激迷走神经和舌咽神经,能诱发小脑电位,表明其与小脑也存在纤维联系。

(二)小脑的传出联系

小脑皮质整合活动的结果最后通过梨状细胞传出,一部分直接出小脑,大部分终止于同侧小脑中央核,再经其中继后,最后出小脑投射到中枢神经系统的其他部分。

1. 顶核的传出纤维　顶核接受小脑蚓的传入纤维,其传出纤维经钩束和旁绳体出小脑。始自顶核的交叉和不交叉的纤维,绕过结合臂下降,形成钩束,其中自顶核嘴侧部(顶核前2/3)发出

的纤维不交叉:自顶核尾侧部(顶核后1/3)发出更多的纤维,大部分纤维交叉。钩束的纤维下降转向腹内侧,分别终于前庭神经核和桥延网状结构的背内侧部。钩束内的交叉纤维终于前庭神经上核的周边部和前庭神经内侧核的腹侧部,以及前庭神经外侧核和脊髓核的腹外侧部。还有些纤维下行至外侧网状核和舌下周核。钩束的小部纤维于脑干背外侧部上升,终于外侧丘系核、后连合核以及丘脑的一些核(图8-6-11)。

钩束内的不交叉纤维大部进入旁绳状体,其中始自顶核嘴侧部的纤维,大部终于前庭神经核,其分布与交叉纤维有明显的不同,它们终于前庭神经脊核、内侧核和外侧核的背侧部(此背侧部不接受交叉的纤维)。终于前庭神经各核的交叉和不交叉的纤维稍有些重叠。只有在前庭神经上核交叉和不交叉纤维的终止是相同的,这些纤维在前庭神经外侧核的不同分布具有特殊意义,因为始自外侧核的前庭脊髓束有局部定位,这个发现可说明蚓部皮质的局部定位。例如,从顶核的上肢及下肢区来的纤维分布到两侧前庭外侧核,投射到脊髓颈段及腰骶段的部位。上部与下部的顶核前庭投射分别至同侧和对侧的前庭外侧核,起兴奋作用,而前庭核对伸肌运动神经元又有兴奋性影响。

顶核传出纤维有少量投射到丘脑腹外侧核与

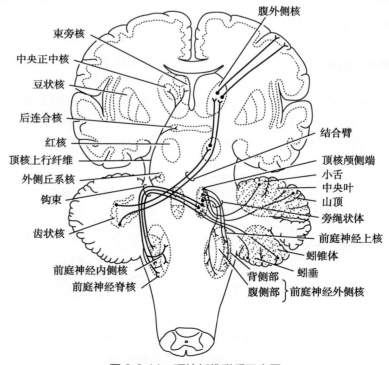

图8-6-11　顶核纤维联系示意图

板内核,并与来自其他小脑核的投射相重叠,经丘脑中继而作用于大脑皮质的感觉运动区。顶核的传出纤维也投射到孤束旁核、迷走神经背核、中央灰质、中缝核、蓝斑核,从而影响内脏的活动。

2. 齿状核和间位核的传出纤维　齿状核和间位核接受新小脑和旧小脑皮质的传入纤维,其传出纤维构成小脑上脚,出小脑后投射至中枢神经系统的其他部分。始于栓状核、球状核和齿状核背侧部的纤维,组成小脑上脚背侧 2/3 部。其腹侧的纤维来自齿状核的腹外侧部。小脑上脚上升到菱脑峡,向腹内侧进入脑桥被盖,在中脑下丘水平全部交叉,绝大部分纤维进入并包围对侧红核。

据实验研究,约有一半的小脑上脚纤维始自齿状核,通过红核;始自间位核而通过红核的纤维,只不过占 10%。如此,齿状核和间位核都发出纤维投射至对侧红核,其中始自间位核的纤维比较少。齿状核的纤维主要投射至红核的嘴侧 1/3,而间位核的纤维投射至红核的尾侧 2/3。在猫脑始自间位核嘴侧部的纤维投射至红核腹侧及腹外侧区(后肢区),始自间位核尾侧部的纤维投射至红核的背侧及背内侧区(前肢区)。由于小脑皮质纤维按部位投射至小脑中央核,故在皮质形成三条纵行带,其联系:旁蚓皮质通过间位核与红核联系;小脑半球皮质通过齿状核与红核联系(图 8-6-12)。

始自齿状核的部分纤维也投射至丘脑腹外侧核,经该核中继后按部位投射到大脑皮质 4 区:该核内侧部纤维投射到面区,外侧部纤维投射到下肢区,中间部纤维投射到上肢区。齿状核尚有少量纤维在中脑尾侧都交叉,终止于对侧动眼神经核,这是小脑唯一一条直接投射至下运动神经元的传出纤维。

始自间位核的传出纤维投射到被盖网状核、旁正中网状核、中央灰质、中缝核、上丘、下橄榄核以及脊髓等。上述各核和部位也发出纤维投射到小脑,从而构成对小脑的反馈联系。

3. 小脑前庭纤维(vestibulocerebellar fiber)　自同侧和部分对侧绒球小结叶和顶核发出纤维,经旁绳状体投射至全部前庭核。另外,来自上、下蚓部皮质的梨状细胞轴突,可直接终止于前庭外侧核。这些小脑前庭投射,可能存在定位关系。例如,蚓部的上肢区投射至前庭外侧核的上肢区。

四、小脑的化学解剖学

了解小脑组织结构的神经化学,对深入理解小脑的功能是十分重要的。小脑的功能是以它的各级神经环路作为结构基础的。主要的小脑环路由下橄榄核的攀缘纤维、苔藓纤维、颗粒细胞的平行纤维传入以及梨状细胞至小脑核的传出组成。苔藓纤维、攀缘纤维及平行纤维是兴奋性

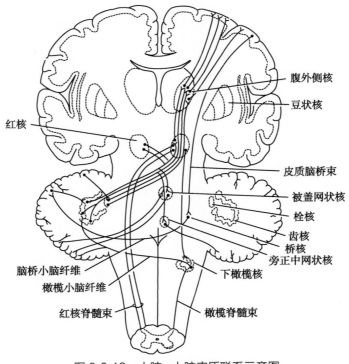

图 8-6-12　小脑 - 大脑皮质联系示意图

的,很可能都是以 L- 谷氨酸(L-glutamate)为神经递质。梨状细胞为 GABA 能神经元,抑制小脑核和前庭神经核的神经元。这些核同时含有兴奋性的谷氨酸能和抑制性的 GABA 能和甘氨酸能神经元。GABA 亦是一种神经递质,介导高尔基细胞、星形胶质细胞和篮状细胞顺馈控制或反馈抑制。表 8-6-2 进一步详述不同功能级别的谷氨酸和 GABA 受体的分布,描述了存在于特殊神经元亚群中的某些肽类或蛋白质以及小脑皮质和小脑核单胺能和胆碱能神经的支配(图 8-6-13)。

表 8-6-2　谷氨酸受体和 GABA$_A$ 受体亚单位在小脑的定位

类型	亚单位	Purkinje 细胞	颗粒细胞	高尔基细胞	篮状细胞和星形胶质细胞	Bergmann 胶质细胞	小脑核
AMPA	GLuRA	+	−	−	−	+	−
	GLuRB	+	+	+	+	−	+
	GLuRC	+	−	+	+	−	+
	GLuRD	−	+	−	−	+	+
Kainate	Ka1	±	−	−	−	−	−
	Ka2	−	+	−	−	−	+
	GLuR5	+	−	−	−	−	−
	GLuR6	−	+	−	−	−	−
	GLuR7	−	−	−	+	−	+
NMDA	NR1	+	+	+	−	−	−
	NR2A	−	+	−	−	−	+
	NR2B	−	+$_1$	−	−	−	−
	NR2C	−	+	−	−	−	−
	NR2D	−	−	−	−	−	±
Metabotropic	mGLuR1	+	±	±	±	−	±
	mGLuR2	−	−	+	−	−	−
	mGLuR3	−	−	+	−	−	−
	mGLuR4	−	+	−	−	−	−
	mGLuR5	−	−	+$_2$	−	−	−
	mGLuR7	+	−	−	−	−	−
GABA$_A$	alpha1	+	+	−	−	−	+
	alpha2	−	−	−	−	−	−
	alpha3	±	−	−	±	−	+
	alpha4	−	±	−	−	−	−
	alpha5	−	−	−	−	−	−
	alpha6	−	+	−	−	−	−
	beta1	−	±	−	−	+	+
	beta2	+	+	−	−	−	+
	beta3	±	+	−	−	−	−
	gamma1	−	−	+	−	+	−
	gamma2	+	+	−	+	−	+
	gamma3	−	±	−	−	−	−
	delta	−	+	−	−	−	−

注:+:阳性;±:弱阳性;−:阴性;1= 仅在发生中出现;2= 在高尔基细胞亚群中存在。

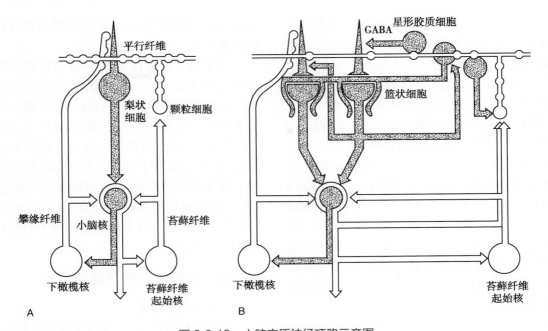

图 8-6-13　小脑皮质神经环路示意图

A. 小脑皮质主要神经环路示意图；B. 小脑皮质抑制性中间神经元（星形胶质细胞、篮状细胞）
与梨状细胞的联系。

在多数苔藓纤维系，包括脊髓小脑束、脑桥小脑纤维以及组成前庭神经根纤维的一级前庭小脑投射中，都以 L- 谷氨酸作为神经递质。已确定乙酰胆碱（acetylcholine，ACh）为起自前庭神经核的二级前庭小脑苔藓纤维的神经递质。颗粒层中的受体介导谷氨酸能和胆碱能的传递，包括离子型的 N- 甲基 -D- 天门冬氨酸（N-methyl-D-aspartic acid，NMDA）和非 NMDA 兴奋性氨基酸受体，代谢型的谷氨酸受体及烟碱和毒蕈碱 ACh 受体。颗粒细胞中代谢型谷氨酸受体 4 亚型（metabotrophic glutamate receptor 4，mGluR4）和 M2 毒蕈碱受体抑制环磷酸腺苷（cyclic Adenosine monophosphate，cAMP）的形成。它们在苔藓纤维 - 颗粒细胞传递中的精确功能尚不清楚。NMDA 受体为电压依赖性，引起突触后神经元慢去极化和开放 Ca^{2+} 通道。非 NMDA 受体介导快兴奋性氨基酸传递，它包括 α- 氨基 -3- 羟基 -5- 甲基 -4- 异噁唑丙酸（α-amino-3-hydroxy-5-methy1-4-isoxalone propionic acid，AMPA）和 kainate 受体。两类受体都见于颗粒细胞，但颗粒层以 kainate 受体占多数。

某些苔藓纤维和攀缘纤维除了氨基酸递质外还含有肽类。许多种系动物的苔藓纤维和攀缘纤维含有促肾上腺皮质激素释放因子（corticotropin releasing factor，CRF），它可易化神经元对兴奋性氨基酸的反应。

平行纤维与分子层中抑制性中间神经元的树突及梨状细胞树突的远侧棘状小支相接触。AMPA 型离子型受体和代谢型受体（mGluR2 和 7 型）介导平行纤维至梨状细胞的传递。篮状细胞和星形胶质细胞上的 NMDA 受体介导平行纤维诱发的对梨状细胞的抑制作用。

在梨状细胞中有一些特殊物质。Zebrins 就是其中之一，它们是一组蛋白质，由 Hawkes 和 Leclere 用免疫细胞化学在鼠梨状细胞中发现。含 zebrin 的梨状细胞呈对称纵向分布，其间隔以 zebrin 阴性梨状细胞。可根据它们皮质传出或攀缘纤维传入联系加以区别。在小鼠小脑中 5′- 核苷酸酶的分布亦呈现与梨状细胞相似的带状分布，而且发现更早，但该酶只定位于 Bergmann 胶质纤维中，而不在梨状细胞内。如果破坏攀缘纤维则 Bergmann 胶质中 5′- 核苷酸酶增高；畸变小鼠的梨状细胞死亡则 5′- 核苷酸酶亦消失。

颗粒细胞反馈抑制通过高尔基细胞完成，梨状细胞的突触后抑制是通过篮状细胞和星形胶质细胞来完成的。高尔基细胞在许多方面与篮状细胞和星形胶质细胞不同。大多数高尔基细胞中 GABA 与甘氨酸共存，但在篮状细胞或星形胶质细胞中则不共存。高尔基细胞亚群含有胆碱乙酰转移酶（choline acetyltransferase，ChAT）或表现为 GABA 与脑啡肽或生长抑素共存。高尔基细胞缺乏钙依赖蛋白,而篮状细胞和星形胶质细胞内有小白蛋白。各类细胞都有 AMPA 受体。生理学实验表明篮状细胞和星形胶质细胞中有 NMDA 受体介导抑制梨状细胞。大多数高尔基细胞含有 mGluR2 类受体,因此在刺激谷氨酸能平行纤维或苔藓纤维传入时起抑制环磷酸腺苷形成的作用。

用特殊配体与 GABA$_A$ 和 GABA$_B$ 受体结合在小脑中已定位。已获得啮齿类动物 GABA$_A$ 受体不同亚单位的精确定位。GABA$_A$ 受体结合到氯通道并具有苯二氮䓬结合位点。[^{3}H]muscimol 特异性结合到 GABA$_A$ 受体,在颗粒层占优势,但特异性与苯二氮䓬结合的 GABA$_A$ 受体在分子层占优势,这说明 GABA$_A$ 受体的多样性。对大鼠 GABA$_A$ 结合位点的研究表明其位置在小脑蚓尾侧呈带状分布的梨状细胞上。

小脑神经元中已发现 GABA$_A$ 受体的不同亚单位结合 α1 亚单位见于梨状细胞的胞体,α3 亚单位在近端树突中。α1-β2-μ2 亚单位组成 GABA$_A$ 受体,此受体与苯二氮䓬配体高亲和力结合。颗粒细胞亦表达 α1、β2 和 γ2 亚单位,此外,这些细胞还表达 α6、β3 和 δ 亚单位。α1、β2 和 β3 亚单位分布于细胞的突触和非突触表面,但 α6 亚单位限于高尔基细胞轴突的突触。α6、β2 和 γ2 结合形成受体复合体,该复合体对苯二氮䓬激动剂不敏感。α6 亚单位普遍存在于高尔基细胞对颗粒细胞的突触中,因此可以解释颗粒层中缺乏苯二氮䓬敏感的 GABA$_A$ 受体。

小脑皮质中 Bergmann 胶质细胞与某些信号通路有关。Bergmann 胶质细胞含有 5′-核苷酸酶,它催化 5′-核苷酸单磷酸水解产生腺苷。Bergmann 胶质是小脑皮质内 cGMP 的主要来源。Homocysteic acid 是一种氨基酸递质在攀缘纤维依赖方式下从 Bergmann 胶质细胞释放出来。Bergmann 胶质细胞有谷氨酸的特殊摄取系统并将其转化为谷氨酰胺,再由谷氨酸能终末将它合成谷氨酸。Bergmann 胶质有 kainate 受体,带有独特的亚单位成分及特殊离子传导,并含有 GABA$_A$ 受体的 α 亚单位(表 8-6-2)。

小脑核的神经元可分为投射到脑干、丘脑和脊髓的兴奋性神经元以及发出核-橄榄投射的 GABA 能神经元。此外,还有含甘氨酸的中间神经元,后者常与 GABA 共存。中间神经元投射到大的含天冬氨酸并有甘氨酸受体的中继细胞。GABA$_A$ 受体由 α1 或 α3-β2-μ2 亚单位所组成;

NMDA 类和非 NMDA 类的谷氨酸受体存在于小脑核神经元。

去甲肾上腺素能和 5-羟色胺能纤维在小脑各层形成丰富的丛。胺能纤维纤细并有膨体,形成广泛的皮质丛,推测它们通过非突触的形式释放去甲肾上腺素和 5-羟色胺,通过旁分泌产生效应。小脑 5-羟色胺能传入起自延髓网状结构神经元,而不是起自中缝核。蓝斑小脑投射的去甲肾上腺素能纤维在激活时可抑制梨状细胞的激活,这种抑制作用不是通过直接作用,而是经 β-肾上腺素能受体介导抑制梨状细胞中的腺苷酸环化酶而实现的。

五、小脑的功能及临床意义

(一)小脑的功能

小脑是调节肌张力、维持身体姿势和平衡、顺利而精确地完成随意运动的调节中枢,而不是直接"指挥"肌活动的运动中枢。小脑是脑的感觉-运动主环路的旁回路部分,也是锥体外系组成部分之一。它接受经脊髓小脑、三叉小脑和前庭小脑通路传入的信息,经脑桥接受来自大脑皮质和顶盖的信息。小脑的传出,几乎完全到脑调控运动的结构,其广泛而精确的传入、传出纤维联系,构成了小脑功能的结构基础。

小脑皮质有两种不同的传入纤维,即攀缘纤维和苔藓纤维,但只有一种传出纤维,即梨状神经元的轴突。小脑皮质的每一部分,均直接或间接接受苔藓纤维和攀缘纤维传来的冲动,将感觉信息传至皮质特定部位。在皮质内,苔藓纤维和攀缘纤维与各种神经元以及各种神经元之间均有纤维联系,构成皮质内的微环路。苔藓纤维和攀缘纤维传入小脑皮质的运动感觉信息,经皮质内微环路整合后,再由小脑皮质唯一的传出神经元——梨状神经元传出冲动至小脑中央核和前庭外侧核。梨状细胞的传出活动由局部抑制性神经元即 Golgi 细胞、篮状细胞和星形胶质细胞来调节。Golgi 细胞通过抑制苔藓纤维的传入,从而对梨状细胞的活动起调节或限制作用。星形胶质细胞和篮状细胞通过其轴突与梨状细胞形成突触联系,直接对梨状细胞施加抑制影响。经过整合后,小脑皮质梨状神经元的轴突传出至小脑中央核和前庭外侧核的冲动是抑制性的。而小脑中央核既接受来自小脑皮质的抑制性冲动,也接受来自小脑外部的兴奋性冲动,而传出的是经过核内整合后的兴奋性冲动。小脑的传出纤维，几乎完全投射到大脑皮质运动区、顶盖、红核、前庭神经核、脑干网状结构和脊髓等调控运动的结构。通过上述结构的传出通路：皮质脊髓束、红核脊髓束、顶盖脊髓束以及网状结构和前庭神经核等运动系统，调控着直接支配骨骼肌的下运动神经元(如脊髓前柱细胞)的活动。

随意运动的完成需要主动肌收缩、拮抗肌相应的弛缓、固定肌固定近位或远位的关节，才能完成所要求的协作。姿势的维持和变换同样也需要不同肌群的协作。这些协作肌群必须有交互神经支配，以接受兴奋和抑制性冲动来实现肌张力的转换。肌张力是由牵张反射来维持的。牵张反射弧是由肌梭传入冲动到 α- 神经元所完成；γ- 神经元具有调节这一反射的作用。而肌张力的状态和肌群间的协作情况经传入通路到小脑，经小脑整合后由传出通路可快捷地进行修正或转换，使肌群保持最适宜的张力状态和不同肌群间的协调以维持姿势、平衡及随意运动的顺利进行。

(二)小脑功能障碍的临床意义

有关小脑功能障碍的知识，来自试验性毁损动物小脑的不同部分以及医学临床小脑的病变所引起的功能改变或临床表现。小脑或其纤维束受损害时，均可引起小脑的功能障碍，如肌张力改变和病态运动等，统称为小脑运动失调(cerebellar asynergia)，此种失调表现在患侧。急性小脑病变引起的运动失调，可随时间逐渐减轻。小脑运动失调的程度与病变的大小有关，新皮质病变引起的失调是暂时的；中央核和小脑上脚损害引起的失调持久且严重。小脑病变时一般感觉是正常的，也不会引起随意运动丧失，但运动协调性出现障碍。

原小脑、旧小脑和新小脑，各有其特殊的纤维联系，其功能及受损后的症状也各异。

1. 原小脑损伤　小脑的绒球小结叶(也包括蚓垂)即古小脑，主要接受初级前庭纤维，并与前庭神经核有往返的纤维联系，故也称前庭小脑，主要与平衡功能有关。前庭小脑病变时与平衡运动有关的中轴肌和双侧运动发生改变。患者站立时出现摇摆和不稳，步态蹒跚并有后倒和歪向一侧的趋势，如酒醉步态，眼球震颤，并偶有说话吐字含混不清。但患者躺下或肢体得到支撑时，肢体的单独运动不受影响，而且不存在肌张力减退或反射的改变。此病多见于儿童，常由于绒球小结叶肿瘤所致。

2. 旧小脑损伤　小脑前叶的蚓部主要接受来自脊髓的冲动，也接受少部分大脑皮质的信息。前叶的抑制区与脊髓小脑束的投射区一致，局部定位也一样。其传出纤维直接或经顶核间接作用于前庭外侧核及网状结构，再经前庭脊髓束及网状脊髓束调节肌张力，以维持身体平衡和姿势。前叶的易化作用只有在高频率刺激时才出现。前叶受损害时，一般出现肌张力和深反射亢进。此外，旁蚓皮质对屈肌张力具有易化作用，是通过间位核、对侧红核和脑干网状结构的红核脊髓束和网状脊髓束调节肌张力来完成的。小脑除对姿势、平衡、肌张力调节有作用外，对一般反射运动也有抑制和易化作用，对自主神经的功能也有调节作用。如刺激小脑前叶，颈动脉窦减压反射和颈动脉小球的呼吸反射受到明显的抑制。这可能是小脑对脑干网状结构影响的结果。

3. 新小脑损伤　新小脑又称大脑小脑，其形成和发展与大脑皮质和脑桥核的发展相平行。大、小脑间形成重要的环路：大脑皮质→脑桥核→小脑皮质→齿状核→红核→丘脑腹外侧核→大脑皮质。其功能为对随意运动起一种制动作用，特别是与需要精确制止的活动(手的精巧运动)有关。当新小脑一侧损伤时，症状见于同侧。通常有肌张力减低、肌收缩紊乱、随意运动障碍和震颤。

新小脑损伤时肌张力减低的原因，很可能是由于来自小脑的正常易化作用丧失，导致静力性 γ 运动神经元活动缺乏。也可能是小脑通过齿状核 - 丘脑 - 皮质系向运动皮质发送的信号不足，以致运动皮质经锥体系对 γ 神经元的运动控制不当，引起紧张性反射减弱和肌张力减退。

除了增强脊髓的紧张性机制外，小脑在维持伸、屈肌张力的适当平衡方面起重要作用；在完成精巧的随意活动时，新小脑 - 齿状核系作为一种易化性机构，不但促进运动的紧张性成分，而且在大脑皮质运动区发动时相性成分时和它合作，使肌群以恰当的顺序进行适度的收缩和松弛。当小脑受损伤时，上述合作便被破坏。由于 γ 神经元活动的缺陷，造成姿势性张力不足；错误的信号送入中枢神经系统，导致大脑与小脑的不协调。大脑运动皮质虽能发起有目的的随意运动的时相性指令，但产生的动作是不灵巧的。运动着的肌群之间缺乏协调，协同肌、拮抗肌和固定肌在完成动作时不能适当配合。由于肌张力减退,收缩的适时性不正确,肌的舒张可能比正常快许多倍,运动的范围和速度,不是过大就是过小,收缩终止也太快。所有这些,构成一种协同不能状态。通常把严重的协调紊乱称为共济失调(ataxia),它可以有各种表现:辨距不良,是指不能精确地估计到达目标所必需的运动度,患者通常不是超越目标,就是未达目标,例如指鼻试验阳性;患者有运动分解现象,把肩、肘、腕和手指同时活动的一个复杂运动,被分解成各个单独的组成部分,首先调节肩部,然后调整肘部,最后运用腕和手指;轮替运动困难,是指完成快速反复动作的障碍,例如轮替用手掌、手背拍打膝部发生困难,活动笨拙;肌缺乏张力,以及姿势固定上的缺陷,导致肌收缩缓慢以及不能限制收缩,出现回弹现象,即检查者试图使患者前臂伸直,而患者用力屈肘以对抗之,此时,检查者突然松手,由于被试者的肱三头肌缺乏适当的姿势性紧张,其随意收缩缓慢,不能及时限制屈曲运动,以致前臂回弹,可打击自己的面部;还常出现运动的易疲劳性和无力,这是由于肌张力减退和屈、伸肌的控制不当,患者必须持续注意其运动,并不断设法校正之,因而导致体力和精神上的疲劳。新小脑可能在运动的计划、学习上起重要作用。小脑皮质能通过既定程序加强已学得活动的速度,并使之逐渐不必依赖于直接的周围感觉的传入,所谓"闭着眼睛也能做"的状态。例如,切断后索或脊神经后根以割断感觉传入后,受影响最大的是未经学习的慢动作,而不是熟练的、有既定程序的快速运动。反之,如损毁猴的齿状核以阻滞其功能后,则猴的快速熟练运动丧失,其动作缓慢,并需借助于外界各种感觉(包括视、听)的帮助才能完成,而且还出现动作的速度及范围上的偏误。此时,既定的学得的程序不起作用了,动物靠小脑皮质中间部的活动来协调动作,但这又不足以使动作十分准确。

新小脑病变常伴随运动出现震颤,其表现为非随意有节奏的摆动,当接近目标时摆动加剧,静止时不存在上述症状。除以上症状外,有的还可出现眼球震颤,震颤为水平向的,快相朝向凝视方向。但是当患者向伤侧看时,眼球震颤较慢,并较粗大。眼球震颤可能是眼肌的姿势固定和神经控制不适当的表现。由于舌肌和喉肌不能固定位置,加上肌的兴奋顺序不正确,可出现语言障碍。如齿状核也受损,则出现的症状将更为严重且持

续时间更长久。原小脑病变,如绒球小结叶受损可造成平衡失调和站立不稳,行走不能,跨步过宽、蹒跚、步态呈醉酒状(躯干或轴性共济失调),但闭眼时共济失调不会加重,这可与后索病变引起的共济失调相区别。小脑性共济失调与本体感觉减退无关,而与肌群活动不协调有关,故称为协同不能(绒球小叶综合征)。如病变限于旧小脑,如蚓部,症状多为躯干共济失调与言语障碍。肢体异常较少,张力也正常。大部分(慢性)弥散性小脑萎缩的病例,蚓部与半球之退行病变的程度相等,而临床上主要是躯身共济失调与语言障碍,肢体异常较轻。这说明大脑通过大量投射联系对新小脑发生了代偿。

以上所述有关小脑损伤后所出现的功能障碍的原因或其机制,虽有一定的实验和病理根据,但尚不能解释所有的现象和所有的临床症状。另外,小脑各部分的功能及损伤后出现的症状也难以截然分开。

小脑共济失调的早期评估对于监测患者的临床进展和验证临床试验中的疗效至关重要,包括用于平衡评估的非特定工具(BBS、姿势图和基本时空步态参数)和共济失调量表(其中SARA最常用,但不侧重于姿势障碍)。强化康复(通过平衡和协调练习)提高患者的功能。尽管虚拟现实、生物反馈、跑步机练习等技术似乎很有价值,但它们的具体功效还没有被描述出来。这将是未来几年的挑战,更好地界定康复计划的强度、持续时间和内容,将为小脑损伤康复提供可靠参考。

专栏B　第四脑室

第四脑室(fourth ventricle)是延髓、脑桥与小脑之间的菱形室腔(图8-B-1、图8-B-2)。室腔内有脑脊液,向上经中脑导水管与第三脑室相通,向下与延髓及脊髓的中央管相通。第四脑室底为脑桥和延髓背面的菱形窝。第四脑室盖(tegmen of fourth ventricle)形似帐篷,其前部由小脑上脚及上髓帆(superior medullary velum)构成,其后部由下髓帆(inferior medullary velum)和第四脑室脉络组织(tela choroidea of fourth ventricle)构成。上、下髓帆均为一薄片白质,二者以锐角会合,连于小脑。室腔在上、下髓帆会合处,形成一个尖朝向后上方的隐窝,称第四脑室顶隐窝(recessus fastigii of fourth ventricle)。下髓帆向后下方延伸

距离很短,移行于第四脑室的膜质部分,即第四脑室脉络组织。脉络组织附于菱形窝下半两侧缘的第四脑室带(tenia of fourth ventricle),其下端附着处为闩。

第四脑室脉络组织在室腔近下角处有一小孔,直径约 1mm,称第四脑室正中孔(median aperture of fourth ventricle),也称 Magendie 孔。此孔并不规则,常为第四脑室顶下部的一个缺损处,偶尔也可完全不通。第四脑室两个外侧角在小脑中脚下方向外延伸,越过小脑下脚后再转向腹侧,形成第四脑室外侧隐窝(lateral recess of fourth ventricle),隐窝的末端形成第四脑室外侧孔(lateral aperture of fourth ventricle),也称 Luschka 孔,孔的内侧界是小脑下脚,外侧界是小脑绒球。第四脑室以两个外侧角之间的距离为最宽(图 8-B-1、图 8-B-2)。第四脑室底的结构详见本章第二节。

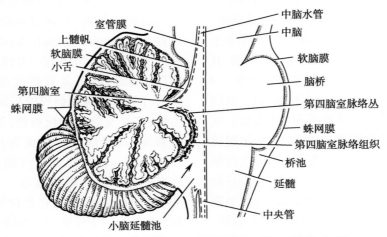

图 8-B-1　脑干、小脑正中矢状切面(箭示第四脑室正中孔)

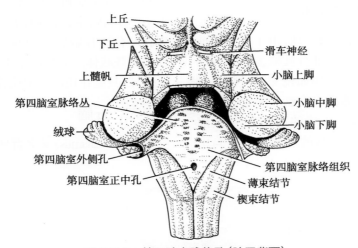

图 8-B-2　第四脑室脉络孔(脑干背面)

第四脑室脉络组织由朝向室腔面的一层上皮性室管膜和其外面富含血管的软脑膜所构成。脉络组织的部分血管反复分支形成血管丛,夹带着软膜和室管膜上皮突入室腔,形成第四脑室脉络丛(choroid plexus of fourth ventricle)。第四脑室脉络丛分为纵横两部,两横部以水平位向两侧延伸,其外端可经外侧孔突入蛛网膜下腔;纵部上端与横部内侧端相接,两纵部平行走向尾侧,两下端常相会合而经正中孔突入小脑延髓池。脉络丛产生的脑脊液充满脑室,并经外侧孔和正中孔流入蛛网膜下隙。

(沃　雁　丁文龙　佟晓杰)

参考文献

[1] De Lacalle S, Hersh LB, Saper CB. Cholinergic innervation of the human cerebellum. J Comp Neurol, 1993, 328: 324-376.

[2] Susan S. Gray's Anatomy-The Anatomical Basis of Clinical Practice: 41th ed [M]. London: Churchill Livingstone, 2017.

[3] Thomas P. Naidich, Henri M. Duvernoy, Bradley N. Delman, et al. Duvernoy's Atlas of the Human Brain Stem and Cerebellum [M]. NewYork: Springer-Verlag/Wien, 2009.

第七节　间　脑

间脑(diencephalon)位于端脑和中脑之间,它是前脑(prosencephalon,forebrain)的一部分,由原始脑泡最前部发育而来。前脑泡吻侧头端分化成端脑,端脑向两侧延伸发育成为大脑的两个半球,每个半球有一个脑室。前脑泡的尾端部分化成为间脑,其室腔形成第三脑室。发育中的间脑侧壁出现了4个不同的生长区,最上面的形成上丘脑,最下面的形成下丘脑,中间的部分形成腹侧和背侧丘脑。成熟脑的上丘脑包括外侧缰核、内侧缰核、丘脑髓纹及松果体。发育中的背侧丘脑进行了第二次细胞的增殖,依次发育成为丘脑的主要核团。腹侧丘脑原基形成丘脑网状核、未定带及 Forel 区内的细胞体。底丘脑有时与腹侧丘脑同义且包括底丘脑核。下丘脑原基形成成体下丘脑的大多数核团。

一、间脑的外形与分部

间脑的两侧为左右大脑半球,由于大脑半球的高度发育和扩展,间脑大部分被掩盖并夹在两半球之间,仅其腹侧部的结构如视交叉、视束、灰结节、漏斗、垂体、乳头体露出在脑底表面。间脑的前界以室间孔与视交叉上缘的连线为界,其前方为端脑,后方为间脑;间脑的后端(尾侧)与中

脑连接,借后连合至乳头体的连线与中脑分界。间脑的外侧与尾状核及内囊相邻(图 8-7-1)。间脑的背侧面游离,并向背侧隆起,外侧有一浅沟称终沟(terminal sulcus),为间脑与端脑尾状核间的分界标志,沟内有一纤维束稍微隆起,称终纹(terminal stria),并有终纹静脉与之伴行。间脑的背侧面和内侧面间以丘脑带(thalamic tenia)为界,它是室管膜的反折线,第三脑室脉络膜的附着缘,其深部有纤维束称丘脑髓纹(thalamic medullary stria)。间脑的内侧面游离,亦即第三脑室侧壁。此面偏下方有一浅沟,为下丘脑沟(hypothalamic sulcus),它是背侧较大的背侧丘脑和腹侧较小的下丘脑的分界线。

间脑一般被划分为背侧丘脑或丘脑、上丘脑、下丘脑、后丘脑和底丘脑 5 部。上丘脑居丘脑后上方,第三脑室顶的周围。下丘脑在丘脑下方。后丘脑位于丘脑后外侧的下方,包括外侧膝状体和内侧膝状体。底丘脑是中脑被盖和丘脑间的过渡区域,只能在切面上辨认其范围(图 8-7-2)。

二、丘脑

丘脑(thalamus)又名背侧丘脑(dorsal thalamus)

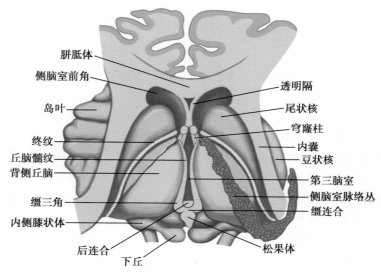

图 8-7-1　背侧:间丘脑与内囊、尾状核、豆状核的关系

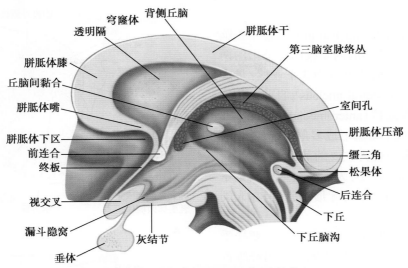

图 8-7-2 脑矢状切面示一侧间脑的范围

为间脑中最大的部分,是位于第三脑室两侧的一个斜位的长约 4cm 的卵圆形团块。丘脑的前极狭窄,位近中线并向前上方隆凸形成丘脑前结节(anterior tubercle of thalamus),丘脑后端膨隆朝向后外侧并遮盖在中脑上丘的背外侧,这一膨大的后极称丘脑枕(pulvinar)。上丘臂(四叠体上臂)分隔上方的丘脑枕和下方的内侧膝状体。内侧膝状体外侧的椭圆形隆起称外侧膝状体。

丘脑上面(背侧面)被一薄层白质覆盖称为带状层(stratum zonale)。约在背侧面的中部有前后斜行的脉络沟,沟内有侧脑室脉络丛附着,撕去脉络丛,遗留的边缘称脉络带(tenia choroidea)。此带将丘脑背侧面分为内外侧两半,外侧半较窄,内侧带较宽。

丘脑上面外侧缘有一浅沟,沟内有纵行的终纹(terminal stria),其上覆以丘脑终纹静脉,此静脉分界丘脑和尾状核。丘脑的外侧有一薄的白质

片称外髓板(external medullary lamina)分隔丘脑和丘脑网状核。丘脑网状核形成一个壳状,覆盖主核团外侧。丘脑网状核外侧是内囊后肢,它位于丘脑和豆状核之间。

丘脑的内侧面是第三脑室侧壁上部,表面覆有一层室管膜上皮,通常在室间孔后面有一灰质块和对侧丘脑相连称丘脑间黏合(interthalamic adhesion)。丘脑间黏合前后径约 1cm,有时不止一个,有时缺如。内侧面的下方有一明显的浅沟称下丘脑沟(hypothalamic sulcus),此沟从中脑导水管的上端弯向室间孔的下方,是丘脑和下丘脑的分界线。

丘脑主要由灰质构成,其上面和外侧面覆以薄层白质,分别为带状层和外髓板。丘脑内部被一垂直的"Y"形的白质板——内髓板(internal medullary lamina)所分隔,它将丘脑大致分为前、内侧和外侧 3 大核群,丘脑的主要核团如下(图 8-7-3):

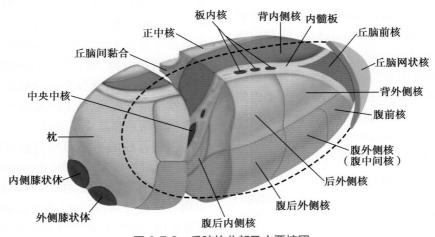

图 8-7-3 丘脑的分部及主要核团

（一）前核群

丘脑前核群（anterior nuclear group）位于丘脑前结节的深面，即"Y"形的内髓板向前分出的两个臂之间。人类丘脑前核群分为3个亚核：最大的是前腹侧核（anteroventral nucleus），自前结节伸至中间水平；前内侧核（anteromedial nucleus）亦很大，主要由中等或小型圆形或多角形细胞组成，此两核有时合起来被视为主要的前核；前背侧核（anterodorsal nucleus）较小，为紧贴在第三脑室室管膜深面清楚可见的一串月牙形细胞，但在人类发育较差。

丘脑前核的纤维联系：丘脑前核群主要接受乳头丘脑束的纤维，由乳头体内侧核发出纤维投射至同侧的丘脑前腹侧核和前内侧核，而乳头体外侧核发出的纤维投射至双侧丘脑前背侧核。此外，来自皮质的皮质丘脑束绕乳头体核直接终于丘脑前核。用乙酰胆碱酯酶组化染色发现前核不含有胆碱能神经元，但有来自基底前脑和脑干的胆碱能传入。前内侧核和前腹侧核还可能接受自腹侧苍白球的纤维。

丘脑前核至皮质的投射主要终止于半球内侧面包括前边缘区、胼胝体的前方及下方、扣带回、海马旁回、内嗅皮质及前下托和旁下托。而且这些丘脑皮质通路是交互的，此外，在丘脑前核群与新皮质背外侧额前区和后区间也有少量纤维联系。

丘脑前核和前扣带回及内侧前额皮质的联系，涉及情绪和执行控制功能；前核群也可能调节警戒及获得信息，即与注意和编码记忆有关；丘脑前核与海马的联系参与空间导航机制和视觉记忆（Child，2013）。

（二）内侧核群

丘脑内侧核群（medial nuclear group）主要就是内侧背核（mediodorsal nucleus，MD）或背内侧核（dorsomedial nucleus），位于内髓板的内侧与中线核之间，向前伸达前腹侧核，后方接中央中核和束旁核，此核随额叶皮质的发展而增大，人类内侧背核特别大。此核可分为较小的位于前内侧的内侧背核大细胞部（magnocellular portion，MDmc），细胞大、深染、多角形；和位于后外侧的较大的小细胞部（parvicellular portion，MDpc），细胞小且染色浅。另有一板旁部（paralaminar partion，MDpl）为一个多形部，是由大细胞组成的一窄带，靠近内髓板（图8-7-4）。

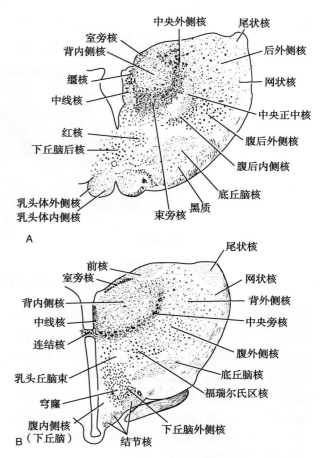

图 8-7-4　间脑的冠状切面
A. 通过乳头体和缰核的切面；B. 通过灰结节的切面。

内侧背核的纤维联系：内侧背核的纤维联系较为复杂，它不仅和丘脑内部其他部位有密切联系且和皮质等其他部位也有联系。

内侧背核的大细胞部接受来自梨状皮质及其附近皮质的嗅传入，对嗅刺激产生反应。此外，它还接受来自杏仁体的传入纤维；来自基底内侧核的投射纤维终止于内侧背核大细胞部的背侧部，来自隔外侧核的纤维投射至大细胞部的前腹侧区。来自腹侧苍白球的纤维投射至大细胞部的前内侧部。发自大细胞核前内侧的纤维投射至前额叶皮质前和内侧、额叶眶面后外侧嗅区和中央后嗅区。此外，还有纤维至腹内侧扣带皮质，只有少数纤维至顶下皮质、颞上沟及岛叶皮质，而且与这些皮质的联系都是交互投射。

内侧背核的小细胞部与前额叶皮质间有大量的往返纤维联系。此外，小细胞部与第8区、32区前方的前额叶皮质、扣带回前部及补充运动区间均有往返联系，并有纤维至后顶叶皮质。还有报道提出与额叶皮质的联系存在着往返的点对点的定位联系。

内侧背核与皮质的联系表明其功能也与皮质的各种高级活动有关。多方面的感觉冲动在内侧背核汇聚,可能与躯体和内脏冲动的整合有关。内侧背核受损可导致焦虑、紧张、攻击或妄想减少,也可能出现一时性健忘,并随时间推移而发展成慌乱。另外,由于和前额叶皮质有密切联系,内侧背核的功能缺陷与前额叶损害(切除)相似,即可解除某些类型的精神病和严重的焦虑状态,但患者术后也可出现情绪不稳、性格改变、抽象思维能力降低、判断缺陷。另外,人、猴和大鼠的背内侧核受损也可影响学习、决策等多种认知相关的功能(Mitchell,2015)。

(三)外侧核群

丘脑的外侧核群(lateral nuclear group)也称外侧核群复合体(lateral nuclear complex),分为背侧部与腹侧部,背侧部包括外侧背核、外侧后核及丘脑枕;腹侧部包括腹前核、腹外侧核和腹后核。外侧背核(lateral dorsal nucleus,LD)是外侧核群的最前部,位于丘脑表面,向后续于后外侧核。到外侧背核的皮质下传入纤维来自顶盖前核、上丘及其他丘脑核的传入,特别是来自腹外侧核和腹后核。外侧背核与扣带回、海马旁回后部和海马结构的前下托以及顶叶皮质相联系。

外侧后核(lateral posterior nucleus,LP)位于外侧背核的后方(尾侧),腹后核的背侧。向后与丘脑枕分界不清,此核由小细胞组成。外侧后核接受来自上丘的皮质下传入纤维。它与顶上小叶有往返的纤维联系。另有报道提出 LP 与顶下小叶、扣带回及海马旁回皮质内侧部相联系。

丘脑枕(pulvinar)为背侧丘脑内最大的核群,在灵长类动物发育较大,位于外侧后核的后方,是后者向后延伸的团块,在人类突出在上丘的上方。此核又可分为 3 部分,其背内侧为内侧枕核(medial pulvinar nucleus),由致密而间距均匀的神经元组成,其外侧略伸向下方的核称外侧枕核(lateral pulvinar nucleus)。因有纤维穿过(来自外髓板),其细胞群被这些白质纤维分隔成水平束状或片状;在丘脑枕的最下方和外侧是下枕核(inferior pulvinar nucleus),由一个较为均匀的细胞团组成。

丘脑枕的纤维联系较复杂,迄今为止,到丘脑枕的皮质下传入纤维还不十分肯定,但内侧枕核和外侧枕核接受来自上丘及顶盖前区的纤维,而

下枕核除了接受来自上丘的纤维还有来自视网膜的传入纤维,而且有完整的视网膜局部的代表区。还有报道指出,丘脑枕接受来自脊髓及下丘脑的传入纤维,以及来自视皮质纹状区、颞叶、顶叶的联络区甚至来自前额皮质和躯体感觉区的传入。

丘脑枕的传出纤维至皮质靶区的分布广泛,近年来的研究发现,发自内侧枕核的传出纤维投射至顶叶的顶下小叶皮质、扣带回后部及颞叶广泛区域,包括海马旁回后部和嗅脑周围皮质。外侧枕核则与枕叶外纹状区联系并与颞叶联络区皮质后部以及与顶叶相联系,可能还与内侧前额叶皮质相联系。而下枕核与枕叶的外纹状皮质和纹状皮质有联系,并与颞叶后部的视联络区相联系。

研究表明,损毁丘脑枕可降低皮质的兴奋性,并导致注意力和感觉引导的行为功能缺陷。同时丘脑枕还参与皮质不同区域的神经活动同步化,调节信息在不同皮质的传递(Saalmann,2014)。

(四)腹侧核群

腹侧核群(ventral nucleus group)包括 3 个核团:腹前核、腹外侧核及腹后核。腹前核位于最前方,是最小的核团。腹后核最大,位于最后方,又再分为腹后内侧核和腹后外侧核。虽然内侧和外侧膝状体组成膝状体核群或称后丘脑,但这些核团亦可视为腹侧核群的最尾侧部。这是因为腹侧核群和膝状体核群都是丘脑至皮质等处的中继核。其中腹后核及膝状体核是感觉的中继核,而腹前核和腹外侧核是丘脑至基底核和小脑的中继核(图 8-7-5)。

腹前核(ventral anterior nucleus,VA)位于腹侧核群的最前方,其前方及腹外侧与丘脑网状核为界。后界与腹外侧核相邻,核前部有纵向有髓纤维穿行,将核分为两部分:①腹前核大细胞部(magnocellular part,VAmc)位于背内侧并伸向后方,主要由大多极深染并密集排列的细胞组成;②小细胞部(parvicellular part,VApc)位于外侧,由大及中等大小的多极细胞组成。小细胞部接受来自苍白球内侧部的纤维,苍白丘脑束前部纤维主要投射至腹前核小细胞部,苍白丘脑束后部纤维终于腹外侧核。在非人灵长类动物那些进入腹外侧核的来自苍白球的纤维是苍白球投射至中央正中核及脑干的脚桥被盖核的侧支,另有 20% 的苍白丘脑束越中线至对侧腹前核。小细胞核还接受来自小脑核、中央正中核、束旁核、中线核的纤维。

腹前核的大细胞部接受来自黑质的纤维。黑

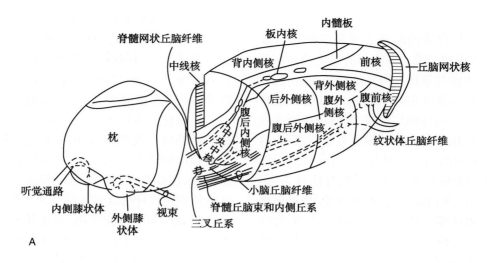

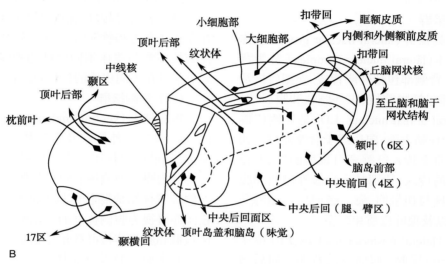

图 8-7-5　丘脑各核的传入、传出联系

A. 丘脑各核的主要传入纤维;B. 丘脑各核的主要传出纤维。

质丘脑纤维起自黑质网状部,向内侧头侧行经 Forel H 区并和乳头丘脑束并行终于大细胞部。皮质 8 区的纤维终于大细胞部,而皮质 6 区纤维至腹前核的大部分。有关腹前核的传出纤维不甚清楚,仅知传出纤维到达额叶皮质的广泛区域。有报道指出大细胞部传出纤维至眶皮质后区和内侧区,还可能传至纹状体及前顶皮质。电生理研究提示腹前核的功能和板内核相关,亦参与募集反应(recruiting response)。募集反应是指刺激丘脑可引发大部分皮质区域长时间高电压、重复性负电波的一种现象。损毁腹前核可以阻断刺激板内核引起的募集反应。

腹外侧核(ventral lateral nucleus)位于腹前核和腹后外侧核之间,三者间无明显分界。腹外侧核可分 3 个部分:吻侧部(oral part,VLo)、尾侧部

(caudal part,VLc)和内侧部(medial part,VLm)。吻侧部最大,由许多深染的成串状的细胞组成。尾侧部细胞数虽少但细胞大而分散分布。内侧部位于腹前核的腹侧向后伸至底丘脑。在非人灵长类动物的腹前核大细胞部后方,腹外侧核前部的内侧有一月牙形区称 X 区(area X),按其联系可视为腹外侧核复合体的整合部分。

离苍白球纤维(pallidofugal)起自苍白球的内侧部经丘脑束投射至腹外侧核。大部分投射至腹外侧核前部和内侧部的外侧,亦投射至腹前核前部,并发出侧支至中央正中核。

发自小脑核上行至对侧红核进入丘脑束的投射纤维投射至腹外侧核细胞稀疏区(VLc,VLo 及 area X)。电生理记录显示在小脑核中未出现明显的躯体代表区结构,但接受小脑核投射的丘脑却

有一躯体定位代表区,与丘脑躯体感觉中继核相似,身体头部代表区在内侧而身体尾侧部代表区在外侧,肢体代表区在腹侧。

丘脑腹外侧核接受来自中央前回的大量纤维。对猴的研究证明 4 区投射至腹外侧核前部、腹外侧核尾部、腹后外侧核前部以及中央正中核、中央旁核及中央外侧核,而 4 区投射至 VLc 的纤维不如来自 6 区的多,6 区亦有纤维投射至 X 区。丘脑腹外侧核的细胞稀疏带(包括 VPLo 及 VLc)有纤维投射至 4 区,稀疏带内侧部发出纤维至面区,外侧部发出纤维至腿区,中间部发出纤维至皮质臂及躯干区。另有研究表明腹外侧核接受来自脊髓丘脑束和前庭核的纤维投射。

电生理研究提示腹外侧核接受本体感觉冲动,呈现其特有的波形。立体定向外科研究发现此核引出的电位节律与肢体震颤节律趋于同步,若破坏此核对控制基底核疾病如帕金森病引起的震颤、肌肉张力增高和运动异常有一定的疗效。

腹后核(ventral posterior nucleus)是躯体感觉传导的主要中继核。位于背内侧核的腹外侧,外髓板的内侧。此核可再分为两部分,较大的腹后外侧核(ventral posterolateral nucleus,VPL)和较小的腹后内侧核(ventral posteromedial nucleus,VPM)。VPM 的最前面及腹内侧接受味觉纤维的投射,有时被称为内侧基底腹后核(mediobasal ventral posterior nucleus)。另有一腹后下核。

VPL 又可分为吻侧部(VPLo,由大而稀疏的细胞组成)以及尾侧部(VPLc,由大而分散的小细胞组成)。两核中均有斜行纤维束穿过,VPLo 组成背侧丘脑的一个特殊的细胞稀疏带,接受来自对侧小脑核的投射并发纤维投射至第一运动皮质。VPLc 接受来自脊髓丘脑束和内侧丘系的躯体感觉,内侧丘系来自薄束的纤维较来自楔束的纤维位置偏外侧。

电生理细胞内记录研究显示,大多数种系动物的腹后外侧核(VPL)均有对侧肢体躯干及尾部的定位区,而头面及口内结构在 VPM 有躯体定位区。身体的每一大部位在腹后核中都有一弯曲板状代表区。这种神经细胞形成的弯曲板形可能与相邻脊髓节段的传入有关。

脊髓丘脑束的上行纤维与内侧丘系相比较,内侧丘系较为分散,在上行过程的各个水平上均发出侧支至脑干网状结构。其在腹后核中排列十分有序,骶段在外侧,颈段在内侧,胸腰区在背侧,并且每个神经元都有其特定不变的接受区,接受不同的感觉如位置觉、形体觉、触觉等。腹后核中仅有少数细胞被伤害性刺激所兴奋。由于身体不同部位的周围神经支配密度不同,因此腹后核内身体投射的图案不同。

脊髓丘脑束的传入纤维终止于整个 VPL,发出这些轴突的神经元主要表现对低阈机械感受器和高阈伤害感受器作出反应的"广动力学阈值",小部分神经元只对高阈值伤害感受器起反应,某些神经元对温度起反应。在人类有 5%~6% 的神经元对不同区域的有害的热刺激起反应,在这些区域很小的刺激可引起明显的疼痛感受。

VPM 呈弓形,位于 VPL 的内侧。VPM 可分为两个部分,主要部分由大小两种细胞组成。位于弓状核的内侧尖端有一小细胞部称腹后内侧核小细胞部(VPMpc),由淡染的小细胞组成。VPM 接受来自头、面及口腔结构的传入,而 VPMpc 感受味觉终于 VPM 的三叉神经二级纤维包括来自三叉神经脊束核及感觉主核发出的交叉纤维(伴内侧丘系上行),以及来自三叉神经感觉主核的同侧上行的三叉神经背侧束。来自孤束核的味觉二级纤维,在同侧中央被盖束中上行终止于 VPMpc,经过同侧臂旁内侧核中继后的间接的味觉纤维亦终于 VPMpc。腹后下核(ventral posterior inferior nucleus,VPI)为腹后核的最小部分,位于 VPM 和 VPL 的腹侧。此核由中等大小淡染的细胞组成。传入 VPI 的纤维不甚清楚,但其传出纤维大多投射至第 Ⅱ 躯体感觉区,表明投射至第 Ⅱ 感觉区的感觉神经元渐渐地从腹后核分离出来集聚在 VPI 中。

腹后核与皮质的联系:腹后核至皮质的投射纤维在中央后回有精细的定位。大脑半球外侧面上部脑回接受来自腹后外侧核后部(VPLc)的投射纤维,而靠近外侧沟的下部脑回接受 VPM 的投射纤维。这一丘脑皮质投射形成上丘脑放射。位于 VPL 后部中心的神经元对皮肤刺激起反应,其投射纤维终于中央沟后面的皮质 3b 区,以及在沟边缘的 1 区,位于 VPL 后部边缘部细胞接受深部组织的刺激投射至中央沟深部皮质 3a 区及 2 区。2 区组成中央后回的后部。归纳起来,VPL 及 VPM 投射定位在第一躯体感觉皮质。VPM 后部接受味觉纤维投射至顶叶岛盖部 43 区(Hazrati,1991)。

（五）后核群

后核群（posterior neuclear group）位于 VPL 的尾侧，是一移行结构，具有复杂且形态各异的细胞，曾经被列入后丘脑细胞群。后核群位于 VPLc 的尾侧，丘脑枕吻侧部的内侧，内侧膝状体的背侧。此核群包括：①膝状体上核（suprageniculate nucleus）；②界核（limitans nucleus）；③后核（posterior nucleus）。膝状体上核在内侧膝状体背内侧，界核是一个窄带，由椭圆形或梭形细胞组成，分界顶盖前区及枕内侧核；后核由小和中等细胞组成，位于膝状体上核的吻侧，向头侧伸至 VPL 尾侧部，续于 VPI。后核背侧部不易和覆盖在其上面的枕及膝状体上核的小细胞部分界。内侧膝状体核内的大细胞部位于膝状体上核吻侧的腹侧。后核接受脊丘系、内侧丘系纤维，并且与伤害性刺激有关；后核还接受来自第一感觉区的投射，对猫及猴的研究发现后核内侧有投射至后岛叶皮质（retroinsular cortex），其外侧部投射至后听皮质。膝状体上核-界核复合体接受来自上丘深层以及岛叶皮质的投射，而且有纤维投射至岛叶皮质。

后核群是多型的，能整合来自视、听的信息。但膝状体上核-界核复合体偏重于与视觉相关，而后核偏重与听觉相关。在生理状态下，后核呈现自发和外周诱发的活动，而且对外周伤害性刺激起反应。在脊髓损伤诱导的疼痛状态下，后核呈过度活动状态；偏头痛时后核也呈现异常活动。同时，降低后核的活动可以缓解慢性疼痛（Park，2017）。

（六）膝状体核群

膝状体核群包括内、外侧膝状体核。分别接受脑干听觉、视觉通路的传入，因此它们如同腹后核，是特异性感觉通路的中继核，可以看作丘脑腹侧核群向后方的延续，故本书将它放在丘脑核群中描述，而未放入后丘脑中叙述。而且其纤维联系十分复杂，其功能不仅限于听、视感觉的中继作用。

内侧膝状体核（medial genicalate nucleus，MGN）位于内侧膝状体内，内侧膝状体为位于丘脑后方腹侧、大脑脚背侧、外侧膝状体内侧的一圆形隆起，由上丘臂将它与丘脑枕相隔。内侧膝状体核为丘脑听觉中继核，通过下丘臂接受来自下丘的纤维，发出纤维形成听辐射。内侧膝状体核可分为 3 个亚核：内侧核、腹侧核及背侧核，细胞构筑及联系各不相同，用普通的组织学方法不

易区别，用高尔基染色则易区别。下丘臂将内侧核和腹侧核隔开，背侧核覆盖在腹侧核上，亦向后伸。腹侧核从前到后贯穿内侧膝状体，并具有一特别的板层结构。板层结构和外侧膝状体相似，所不同的是它未被有髓纤维分隔。内侧膝状体核腹侧的板层结构与下丘中央核的腹外侧部相似，腹侧核接受经下丘臂来自同侧下丘中央核的纤维，亦接受来自对侧下丘的纤维。生理学研究提示 MGN 腹侧细胞板层结构与音调代表区相关，其中高频调在内侧，低频调在外侧。MGN 腹侧部细胞发出的投射纤维形成听辐射，终于第一听皮质。此处是听觉音调频率的空间构型代表区（spatial representation）。听觉第一皮质区发出的皮质丘脑纤维终于内侧膝状体核的腹侧部。膝状体皮质束和皮质膝状体纤维是同（单）侧的。

人类内侧膝状体投射纤维经听辐射止于颞横回（Hesch 回），此区亦具有音频代表区。高音调在内侧，低音调在外侧和前部。

内侧膝状体背侧部有多个核，其中有膝状体上核及背核，在内侧膝状体后部尤为明显。背侧核接受来自下丘中央周核及听觉传导通路的其他脑干核团的传入，未见音调（频）代表区。发自上丘深层的纤维行经位于被盖外侧区的外侧丘系终于背核。膝状体上核接受来自上丘深层及中脑被盖背侧的投射。膝状体上核过去被认为属丘脑后核群。

外侧膝状体核（lateral geniculate nucleus，LGN）是位于丘脑后方腹侧的一小卵圆形隆起，其内侧为内侧膝状体。在多种动物中，外侧膝状体深面的外侧膝状体核是一群核团；较大的是外侧膝状体背侧核（部）（dorsal lateral geniculate nucleus，LGNd），发出纤维投射至皮质，为视觉中继核；较小的为外侧膝状体腹侧核（部）（ventral lateral geniculate nucleus，LGNv），无投射至皮质的纤维。LGNv 位于 LGNd 的上方，人类无 LGNv，与之相当的为膝状体前核（pregeniculate nucleus），它是腹侧丘脑的一部分。外侧膝状体在横断面上呈一倒 "U" 形的核或者形容为马蹄状核，其门朝向腹内侧，视束中的交叉或不交叉纤维均经此门进入外侧膝状体形成一精细的布局。外侧膝状体核形成板层结构，在欧洲猴的冠状切面上分为 6 层，在人类可能分为 7 层甚至 8 层。分层结构从门开始由腹侧向背侧计数，近门为第 1 层，1~2 板层为由大细胞组成的大细胞层；3~6 层为由较小

的细胞组成的小细胞层,在相邻板层之间由板间纤维束相隔称板间层(interlaminar zone)。在背侧可见有一"S"形板层。外侧膝状体核的尾侧部分层较清楚,并且可见 4 层与 6 层;3 层与 5 层在外侧相互联合。而在外侧膝状体核的前部分层不很清楚,似乎第 3 层未伸达前部。

来自视网膜节细胞层至外侧膝状体核的投射十分精细,顺行和逆行溃变法研究及近代放射自显影研究发现视束中的交互纤维终止于第 1 层和第 4、6 层,而同侧未交叉的纤维终止于第 2、3 及 5 层。外侧膝状体小细胞层主要接受来自视网膜"X"形节细胞的轴突,持续慢传导视觉刺激。而快传导快速适应的视网膜"Y"形节细胞主要投射至大细胞层第 1~2 层,并有轴突分支至上丘。第 3 种视网膜"W"形节细胞,它有大的接受野,但应答慢,投射至外侧膝状体及上丘,这种纤维终止于外侧膝状体的板间层及"S"形板层中。

人类外侧膝状体尼氏染色显示其为线状细胞构筑,细胞长轴垂直于板层,这种线状细胞构筑和从腹侧进入外侧膝状体的小血管方向一致。小细胞部胞体方向垂直于板层,所以细胞的长轴和投射线平行。视网膜表面在外侧膝状体内的代表区构造精确,尽管交叉和不交叉的纤维终于不同板层内,但双眼视野对侧半的代表区在两侧外侧膝状体的 6 个板层中,投射地点精准,表明外侧膝状体与视野有相应的点对点的投射(图 8-7-6)。

外侧膝状体细胞形成的 6 个板层结构弯曲成马蹄形,所以与投射线平行的细胞柱接受来自相应对侧视野相关视网膜的传入。双眼联合不是在 LGN 中发生,因为视网膜膝状体纤维终止在不同的层次。视神经切断后经长期存活在两侧 LGN 中产生顺行溃变或跨神经元溃变。溃变的层次根据交叉或不交叉纤维而不同(交叉 1、4、6 层,不交叉 2、3、5 层)。

外侧膝状体的每一层通常含两类细胞:一类是主细胞,投射至皮质;另一类是局部的中间神经元,其轴突并不离开外侧膝状体。视神经纤维投射至这两类细胞上,中间神经元的树突常在主细胞的树突上形成突触,又接受来自其他神经元的突触,它们的轴突终止于主细胞的胞体和轴突的起始段。此外还有来自初级视皮质的纤维,这些纤维进入外侧膝状体各层,并在主细胞和中间神经元的树突上形成突触。

视野的水平子午线相当于外侧膝状体核的斜行背腹平面,将外侧膝状体核分为内、外侧段。来自两眼视网膜的下 1/4 的纤维投射至 LGN 的内侧半;而视网膜黄斑的纤维投射至双侧外侧膝状体核的尾侧部形成一楔入的扇形区,黄斑在 LGN 上的代表区约占 LGN 总量的 12%。外侧膝状体核的主细胞的传出纤维主要到达位于距状沟两侧的第一视皮质(即 Brodmann17 区)。主细胞的轴突集合并形成宽广的视辐射。纹状区的皮质约厚 2mm,由 6 层细胞组成,不同层次完成不同功能。灵长类动物外侧膝状体的传入纤维终于Ⅳ层。有研究表明也可能有一小束纤维投射至枕叶的外纹状区,此小束可能发自外侧膝状体的板间层。

外侧膝状体还接受大量的皮质丘脑投射,其轴突在板间层有丰富的分支,这些投射主要起自 17 区,但少量起自外纹区。其他的传入有来自上丘浅层纤维终止于 1 和 2、2 和 3 板间层。此外还有来自蓝斑的去甲肾上腺素能纤维;来自中脑中缝核的 5- 羟色胺能传入纤维和来自脑桥和中脑网状结构的胆碱能纤维。

外侧膝状体小球(glomerulus):进入 LGN 的视网膜传入纤维可以和 LGN 中数个神经元突触或者 LGN 的每个神经元可接受来自数个视网膜传入纤维的兴奋。外侧膝状体中含有大量的高尔基Ⅱ型神经元,这种细胞在处理视觉信息中起主要作用。电镜观察显示视网膜节细胞的轴突末既和 Golgi Ⅱ型细胞亦和中间神经元形成突触。

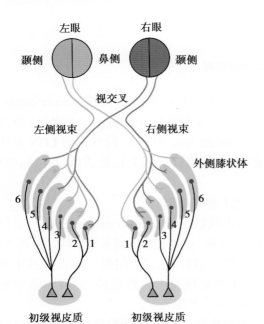

图 8-7-6 视网膜视野与外侧膝状体的对应关系

Golgi Ⅱ型细胞直接接受视网膜纤维终末,又是相应中继神经元的突触前结构。这种结构称为突触小球(synaptic glomerulus),其作用为视网膜节细胞轴突兴奋 LGN 的中继神经元及 Golgi Ⅱ型中间神经元,而中间神经元的放电又抑制了同时被视网膜传入纤维兴奋的中继神经元(图 8-7-7)。

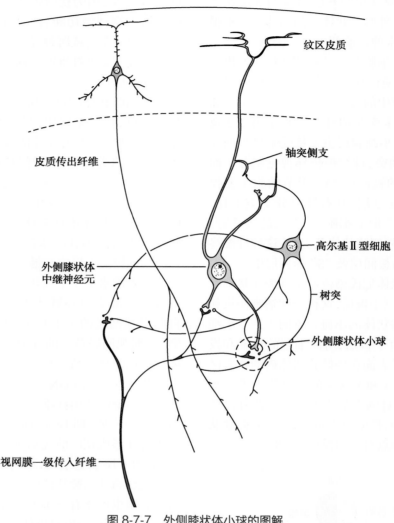

图 8-7-7 外侧膝状体小球的图解

LGN 中的这种突触小球结构与周围结构被胶质细胞突起的包囊相隔,视网膜传入纤维占此小球的中间部,此小球中有数个杆形视网膜传入纤维,其他还有来自 Golgi Ⅱ型细胞的纤维及皮质的传入纤维。小球通常位于 LGN 神经元主干树突的分支处。Golgi Ⅱ型细胞具有 GABA 能神经元的作用,对 LGN 细胞树突起抑制作用。此小球的主要特点是富有轴-轴突触。LGN 不仅是一个皮质的中继核,而且是处理视觉信息生理过程中的重要结构,皮质膝状纤维在 LGN 小球的视觉信息处理过程中发挥重要作用。

总之,外侧膝状体核是视束主要的终末站,此核发出的投射纤维,大量的经膝距束(视辐射)到达视皮质,主要至纹状皮质(striate cortex 17区),亦到达纹旁区(parastriate area 18 区)及纹周区(peristriate area 19 区)。纹状区与 LGN 有往返联系,并有纤维投射至上丘及顶盖前区(杨雄里,1999)。

(七) 板内核群

板内核群(intralaminar nuclear group)是位于内髓板内的一些细胞团,灵长类动物(包括人类)可见前群(吻侧)和后群(尾侧)。前群包括中央内侧核、中央旁核及中央外侧核;后群包括中央中核及束旁核、下束旁核。

内髓板将背内侧核和腹外侧核复合体分隔。"Y"形内髓板在中线相聚的部分,在前方其外侧为中央旁核,其腹内侧为中央内侧核,略后方为中央外侧核。更靠后些,在腹后核的平面,内髓板分开包裹中央中核,而较小的束旁核位于其内侧,虽然各核团中细胞形状、大小不一,但一般由梭形深染细胞组成。

后群中的中央正中核(CM)较大,在人类较其他动物尤为发达,位于丘脑的中 1/3 处。此核由小而圆形或卵圆形细胞组成。有学者认为灵长类动物中央中核的腹外侧为小细胞而背内侧为大细胞。小细胞部体积随发育而增大形成中央正中核主部,而大细胞部可能相当于束旁核,在非灵长类动物发育较好。板内核后群接受苍白球、小脑核、中脑黑质网状部、中脑脚桥核来的投射,可能还接受脊髓丘脑束的投射,并与运动皮质有联系。

束旁核(parafascicular nucleus, Pf)位于中央正中核的内侧,背内侧核后份的腹侧,它被缰核脚间束(Meynert 后屈束)所穿过而分为内外两部。束旁核的特点是在后屈束背内侧部有深染的细胞。由于束旁核和中央正中核间无明显界线,故学者们也常将此两核合称中央正中 - 束旁核复合体(CM-Pf)。中央正中核及束旁核主要投射至运动区、运动前区和补充运动区。下束旁核位于 CM-Pf 和中脑被盖间,亦可分大、小细胞两部。

前板内核群包括中央旁核(paracentral nucleus, Pc)、中央外侧核(central lateral nucleus, CL)及中央内侧核(central medial nucleus, CM)。中央旁核位于内髓板内靠近背内侧核的前部,细胞大、深染、多极、成串,在后部中央旁核和中央外侧核融合,其内缘为背内侧核,中央外侧核较中央旁核宽,由相类似的细胞组成,中央内侧核靠近中央旁核的内侧部。

前板内核群与皮质广泛区域有往返联系。中央外侧核主要投射至顶叶、颞叶的联络区;中央旁核投射至枕、颞叶及前额叶;中央内侧核投射到额叶眶部、前额皮质及半球内侧面皮质。前板内核群除投射至皮质外还投射至纹状体。前核群内的许多细胞其轴突分支一方面止于皮质,另一方面止于纹状体。

板内核接受来自大脑皮质的传入,主要来自皮质 V 层小锥体细胞,其中有些细胞发出侧支至纹状体。前额叶颗粒皮质、边缘皮质发出纤维至中央内侧核。运动前皮质 6 区投射至中央外侧核及束旁核,而运动皮质 4 区投射至中央正中核或

附近的中央外侧核。躯体感觉皮质及前顶皮质投射至中央外侧核后部。来自皮质后外侧区,如视区、颞区亦有少量纤维终止于板内核。

板内核亦接受来自皮质下结构的传入,包括基底核、小脑、脊髓及脑干网状结构。中央正中核接受来自苍白球内侧段的一大束纤维,这些传入纤维是苍白球终止于丘脑腹外侧核的侧支,中央外侧核及邻近的束旁核是小脑核的投射靶区,大多数的板内核还接受脊髓及三叉神经脊束核的投射,这些投射是来自脊髓等投射至腹后核纤维的侧支。其他的传入纤维起自延髓及脑桥的网状结构、脑桥的臂旁核、中脑网状结构的楔形核、被盖脚桥核、上丘核深层、顶盖前区、黑质及中缝背核。板内核有许多纤维投射至纹状体,而且是高度有序的投射,有较少纤维投射到皮质的广泛区。早期研究证实纹状体是中央正中核 - 束旁核复合体(CM-Pf)的主要靶区。此丘脑纹状体纤维随之转弯行经丘脑腹前核及网状核,未见在腹前核中形成终末,但有纤维终止于网状核。最近,对灵长类的研究表明丘脑 - 纹体投射是一局部结构。中央正中核发出投射至壳,接受来自感觉运动皮质的传入。而束旁核发出纤维至尾状核,还直接投射至伏隔核及嗅结节,这些部分是纹状体的边缘部。因此,来自中央正中核及束旁核的投射覆盖了整个纹状体。来自中央正中核的分支进入“感觉运动”纹状体,而来自束旁核者进入“边缘系统相关”纹状体。此外,CM-Pf 复合体还发出纤维投射至基底核的其他部分、丘脑底核、苍白球、黑质。下束旁核发出上、下行纤维,上行纤维终于各边缘前脑区,包括无名质、杏仁核、下丘脑;下行束分支到达不同的脑干部位,尤其是下橄榄核。

板内核皮质投射的局部位置和早期电刺激板内核和中线核所证明的丘脑皮质联系属非特异形式是相一致的。这些联系被认为是弥散的皮质激活系的一部分。

板内核在人及非人灵长类的发育是惊人的,其与丘脑中继核的关系提示形成一复杂的与各种功能相关的丘脑内调节机制。丘脑的板内核被认为是丘脑起搏器,控制电生理活动。例如在中脑网状结构至皮质中继过程中,前板内核群在同步睡眠的觉醒中起主要作用,后板内核群(大的 CM-Pf 复合体)与运动密切相关,它们接受来自运动及运动前区皮质苍白球的纤维,再投射至纹状体,板内核亦被认为有感觉传入特别是与痛觉

有关。

板内核的功能十分复杂。脑干网状核至板内核的传入通路可能起激活皮质作用，并在感觉运动整合中起部分作用。单侧 CM-Pf 损伤时可引起丘脑对来自对侧肢体刺激的忽视或者对体外空间刺激的忽视。板内核后核群的双侧损害可导致运动不能并伴有淡漠及失去促动功能（Van de Werf，2002）。

（八）中线核群

中线核群（midline nuclear group）系指位于下丘脑沟背侧的丘脑内侧壁上的灰质层，包括丘脑间黏合在内，由一些边界不清的细胞团块组成。人脑的中线核相对比较小，而低等哺乳动物中线核与板内核构成丘脑的较大部分。中线核群包括带旁核、连结核、菱形核及中央正中核。带旁核（paratenial nucleus，PT）沿丘脑髓纹全长排列，由中等大小深染的三角形细胞组成，接受丘脑髓纹纤维。位于室周灰质中的核有菱形核、连结核和中央正中核，此 3 核和丘脑间黏合（interthalamic adhesion）关系密切，但 30% 的人无丘脑间黏合。菱形核（rhomboidal nucleus，Rh）大部分位于丘脑间黏合上份，并嵌入背内侧核的腹内侧角内，由浅染的小颗粒细胞组成。连结核（reuniens nucleus，Re）为中线核最靠近腹侧的核团，它起自前核后缘，延入丘脑间黏合，由小圆形深染细胞组成。中央正中核（centromedian necleus，CM）位于室周带灰质中。

中线核接受来自下丘脑、中脑导水管周围灰质、脊髓丘脑束以及延髓和脑桥网状结构等的传入纤维，也接受来自蓝斑和中缝核的去甲肾上腺素能及 5- 羟色胺能的轴突投射；还接受来自中脑的胆碱能传入纤维。自中线核发出的传出纤维至海马结构、杏仁核及伏隔核。另外，还可能到达前扣带皮质及额叶皮质眶部，亦有至纹状体腹侧部的纤维。中线核与皮质及基底核的双重联系使它们被认为是板内核的一部分。皮质至中线核的投射是往返的交互投射，这些联系表明中线核是边缘系统的一部分。另外，还有研究提出中线核在记忆及觉醒中起作用，在病理学上中线核可能在调节癫痫发作活动中起重要作用（Van Der Werf，2002）。

（九）网状核

网状核（reticular nucleus）是围绕丘脑外侧上面及前下面的薄壳形细胞带，在丘脑外侧位于外髓板和内囊之间，前端它弯曲绕丘脑吻侧端并位于丘脑与丘脑前核群和终纹床核之间。在尾部网状核续于膝状体周核。丘脑与大脑皮质的纤维几乎全部穿行网状核，因而使之成网状而得名。

网状核的细胞大多数较大，呈梭形或三角形，有很长的树突，先平行走行于其深面的丘脑表面，然后直角进出于其下方的丘脑核团。网状核的轴突穿入丘脑，然后分支到广泛区域，先分出侧支到达邻近的丘脑核团，继续前行至较远的核团然后再发出分支。这些分支的终末可形成对称性突触的突触前终末，含扁平和多形性的突触小泡。网状核中无中间神经元，核间的联系由网状核神经元的侧支完成。

丘脑网状核接受来自丘脑主要核团及皮质的投射，丘脑中继核及板内核发出纤维至网状核，网状核亦发出纤维至相应核团，但丘脑前核群无来自网状核的纤维。自丘脑投射至皮质特定区的纤维发出侧支终止于网状核的特定部位。皮质至丘脑的纤维亦发出侧支至网状核。可能还有丘脑纹状体纤维、苍白球丘脑纤维的侧支以及来自脚桥核、中脑楔形核、被盖背侧核以及基底前脑传入的纤维（Ch6，Ch5，Ch4），这些通路都是胆碱能的。网状核投射至丘脑的纤维是 GABA 能的。来自丘脑和皮质的传入纤维总的来说亦按局部定位排列。而且网状核内也有视觉、躯体感觉及听觉区，每种感觉均有一代表区。网状核这些部分的细胞对视、听觉及躯体感觉的刺激起反应，反应有潜伏期，提示这些特性是通过丘脑皮质轴突侧支激活而形成的。

网状核接受来自黑质网状部及苍白球外段的纤维，网状核还发出下行纤维分支至中脑网状结构、上丘、中脑导水管周围灰质。研究证明，丘脑网状核参与感觉控制、注意和睡眠；网状核的功能异常与精神分裂症的发病密切相关（Pratt，2015）。

（十）丘脑的化学解剖学

1. 乙酰胆碱　丘脑中的胆碱能纤维主要分布于板内核、前核、外侧和内侧膝状体核、网状核及部分中线核，而且是中等到强的 AChE 染色。当中脑网状结构有些部分受破坏时，丘脑中的 AChE 染色消失。这些纤维起自背侧被盖的楔形核向上延伸经顶盖而达丘脑甚至可达丘脑以上的结构。丘脑中 AChE 的受体分布和胆碱能两种受体——毒蕈碱受体（muscarinic receptor）及烟碱受体(nicotinic receptor)的分布相一致。

用 ChAT 免疫组化染色结合逆行束路追踪发现,丘脑胆碱能支配主要来自中脑脑桥网状核团,特别是脚桥核(Ch5 群)及背外侧被盖核(Ch6 群),二叠体旁核(Ch8 群)。基底前脑的 Meynert 核(Ch4 群)发出的胆碱能纤维支配丘脑的网状核和内侧背核。来自脑干的上行胆碱能投射中 ChAT 阳性轴突发出侧支至某些丘脑核团。

在人和啮齿类动物,已对 ChAT 免疫阳性纤维的分布进行了详细的研究,这些研究表明胆碱能神经元仅见于哺乳动物的内侧缰核中。在人类某些板内核(中央内侧核、中央外侧核、旁中央核)、网状核、中线核以及内侧和外侧膝状体核均呈现有高密度的 ChAT 阳性轴突终末。而丘脑中其余的感觉中继核及与运动皮质和联络皮质相联系的核团却仅有较少的胆碱能纤维终末。这些发现说明丘脑核团受起自脑干网状结构的胆碱能影响,而较少受基底前脑影响。这些含不同神经递质的神经纤维的特异性投射在各种情况下可直接调节丘脑神经元的活动(Sadikot,1992;Bolton,1993)。

2. γ- 氨基丁酸 广泛存在于脑组织中,具有合成和降解的酶系统,作用于特异的受体产生抑制效应。

用 GABA 的抗体或直接用抗 -GABA 的合成酶——GAD 抗体以及表达 GAD 基因密码的原位杂交的方法均可在不同种系动物的丘脑中发现 GABA 免疫反应阳性神经元,而且还发现丘脑神经元有 GABA_A 及 GABA_B 两种受体。有些受体直接位于丘脑至皮质的投射神经元上。在所有种系动物的丘脑网状核中,全部细胞均呈强 GABA 免疫阳性反应。除了网状核外,丘脑 GABA 免疫阳性神经元在灵长类动物较非灵长类为多。在非人灵长类动物,所有丘脑核团中均有 GABA 阳性神经元,且被认为是小型的中间神经元。在前核群中 GABA 阳性神经元的胞体在吻侧成簇,而在尾侧呈均匀分布,在前背侧核中特别丰富。GABA 免疫阳性神经元在板内核团中的中央旁核、中央外侧核背侧部以及整个束旁核中占优势。在内侧背核中 GABA 阳性神经元的分布在外侧小细胞部较内侧大细胞部分布更不均匀。GABA 免疫反应神经元在后群核中分布均匀,但在枕核的下部及吻侧部较为丰富。在外侧膝状体核中各板层均可见 GABA 能细胞,但在大细胞板层更

为丰富。丘脑不仅存在 GABA 能胞体外,在丘脑各核中还可见有 GABA 能阳性轴突终末。大部分 GABA 能轴突终末发自网状核,但亦有来自丘脑以外的结构。来自苍白球内段的 GABA 能纤维主要投射至腹前核小细胞部(VAp)及腹外侧核吻侧部(VLo);而来自黑质网状部的 GABA 能纤维投射至腹前核的大细胞部(VAmc)和内侧背核板旁部(MDpl)。这些投射被认为在运动功能中起重要作用。此外,网状核中除了有内源性的 GABA 能轴突终末外,还有来自基底前脑尾侧部的 GABA 能终末(Seighart,1995)。

3. 神经活性肽 神经肽数目很多,可以根据其结构功能及分泌部位分类。在丘脑中发现的神经活性肽属于几个不同的家族。它们是:① P 物质(substance P,SP)、胆囊收缩素(cholecystokinin,CCK)、降钙素基因相关肽(calcitonin gene-related peptide,CGRP)、神经降压肽(neurotensin,NT)、血管活性肠肽及神经肽 Y(neuropeptide Y,NPY);②阿片肽的亮氨酸脑啡肽(leu-enkephalin,L-ENK)、甲硫氨酸脑啡肽(methionine enkephalin,M-ENK)及强啡肽(dynorphin,Dyn);③脑垂体促激肽、生长抑素(somatostatin,SOM)和促肾上腺皮质激素释放因子(corticotropin releasing factor,CRF);④血管紧张肽(angiotensin,Ang);⑤钙结合蛋白 D-28K(calbindin D-28K,CaBP)、小白蛋白(parvalbumin,PV)及钙网膜蛋白(calretinin,CR)。

在非灵长类动物丘脑板内核中发自 CM-Pf 投射至纹状体的神经元中含有 SP、CCK 及 CGRP。丘脑中含神经活性肽的许多纤维和轴突终末是外源性的,即起自丘脑以外的结构。大量投射到丘脑的脑干被盖神经元含有 SP、CGRP 及 CCK,以及较少的 NPY、DYN 和脑啡肽(enkephalin,ENK)。脚桥核和外侧被盖核中的这些肽类神经元与同一核团中的胆碱能神经元共存。此外,这些肽类神经元还和脚桥核、外侧被盖核、蓝斑、中脑导水管周围灰质、臂旁核和巨细胞旁核的非胆碱能神经元共存。在脊髓至丘脑的纤维中 SP 及 ENK 和小分子递质(如谷氨酸或天冬氨酸)共存。在人类,有从下丘脑进入丘脑前内侧的纤维,从中脑被盖进入丘脑后外侧的 SP 和 ENK 能纤维。所有这些结构均与疼痛有关。

在非人灵长类动物,有外源性的 SOM、NPY、SP 及 ENK 纤维支配背侧和腹侧丘脑及上丘脑,这些纤维经吻侧或尾侧通路到达丘脑。吻侧通路

纤维经过经典的室周系统把上丘脑和下丘脑联系起来，而那些尾侧通路纤维在中脑外侧被盖中上行。上述的 4 种纤维在板内核及网状核内稠密地分支。免疫组化研究显示在猴的中线核、内侧背核中存在着 NT 免疫反应阳性胞体。而在中线核团特别是菱形核中有丰富的 NT 纤维终末。

两种钙依赖蛋白 CaBP 和 PV 在灵长类动物的丘脑按严格的互补构型分布。例如在 CM-Pf 复合体中 PV 标记浓密而缺乏 CaBP 阳性反应，而下束旁核中 CaBP 则浓染。在猫和猴的丘脑网状核中，GABA 能神经元同时表达 SOM；而鼠网状核中与 GABA 共表达的是血管活性肠肽（vasoactive intestinal peptide，VIP）。大多数种系动物的网状核中 GABA 能神经元显示 PV 免疫反应阳性而不是 CaBP。

4. 兴奋性氨基酸　药理和电生理的研究显示兴奋性氨基酸在丘脑功能性结构中起主要作用。逆行束路追踪结合免疫组化的研究清楚地展示皮质Ⅵ层的皮质 - 丘脑投射神经元呈兴奋性氨基酸阳性，约 90% 是谷氨酸或天冬氨酸免疫阳性，其中约 25% 的神经元同时含有两种递质。皮质丘脑纤维的兴奋性作用是经 NMDA 受体和非 NMDA 受体介导的。大鼠的解剖学和生理学研究提示丘脑内侧背核至前扣带回皮质的投射是谷氨酸能的，其兴奋作用是由 AMPA 受体介导的，类似的研究表明扣带回皮质至丘脑的刺激反应是由作用于 $GABA_A$ 和 $GABA_B$ 的 GABA 所调控的。

谷氨酸免疫阳性反应亦见于其他各种丘脑传入系的轴突终末，包括：①终止于腹后核的内侧丘系纤维；②颈丘脑纤维；③视网膜膝状体纤维；④三叉丘系纤维。

5. 单胺类　许多研究表明丘脑接受丰富的单胺能支配，这些单胺能支配主要来自蓝斑的去甲肾上腺素（NE）能神经元及来自背侧中缝核的 5-HT 能神经元。较小部分来自蓝斑下区的 NE 能神经元、中缝正中核及中缝脑桥核的 5-HT 能神经元。中脑多巴胺能神经元一般不支配丘脑，但起自中脑腹侧被盖区的缰核多巴胺能通路，终止于丘脑缰核。

用多巴胺 -β- 羟化酶的抗体研究啮齿类动物丘脑的单胺能神经分布，结果显示：支配终于丘脑的 NE 能纤维形成行经中脑被盖背侧的儿茶酚胺纤维束的一部分，此纤维和小脑上脚伴行，上升

至丘脑下方经未定带和网状核入丘脑。丘脑腹前核的 NE 能纤维支配很稠密，在丘脑前核、外侧膝状体核背侧部和腹侧部以及板内核中 NE 能的纤维呈中等密度。而在丘脑的其他核团中，NE 能纤维呈散在分布。在上丘脑 NE 能纤维见于内侧缰核，纤维聚集在一起从后方进入。主要的 NE 能纤维支配丘脑后继续向吻侧进入隔、内侧皮质区及海马结构。猴的腹后内侧核的儿茶酚胺能（或 5- 羟色胺能）终末的电镜研究表明只有 7%~10% 的免疫反应阳性终末在丘脑腹后内侧核内形成常规的突触联系。中继神经元的树突干和胞体是这些突触接触的主要靶点。这种突触大多数是非对称性突触。大多数的免疫反应终末连接中继神经元的树突和胞体或与中间神经元的突触后树突形成紧密的膜连接，但未见有膜的特化。

在大鼠，至丘脑的外源性 5-HT 能支配来自中脑缝核，并穿越被盖系统。大多数到丘脑的纤维集成一大束行于中脑被盖背腹侧，至丘脑下方向尾吻侧延伸。在不同平面，有些纤维束自主束分离出，在背侧上行支配丘脑各核。灵长类丘脑的 5-HT 能神经分布较非灵长类动物更为丰富。

在中枢神经系统中 5-HT 受体有 7 种类型：5-HT$_1$（包括 5-HT$_{1A}$、5-HT$_{1B}$、5-HT$_{1D}$、5-HT$_{1E}$、5-HT$_{1F}$）、5-HT$_2$（包括 5-HT$_{2A}$、5-HT$_{2B}$、5-HT$_{2C}$）、5-HT$_3$（包括 5-HT$_{3A}$、5-HT$_{3B}$）、5-HT$_4$（包括 5-HT$_{4A-H}$）、5-HT$_5$（5-HT$_{5A}$）、5-HT$_6$、5-HT$_7$。在大多数动物种系，5-HT 受体在丘脑主要是 5-HT$_1$ 的各种亚型。在非人灵长类多数中线核和束旁核中有高水平的 5-HT$_1$ 受体结合位点，而在中央内侧核和腹前核以及外侧膝状体核腹侧部有中等密度的 5-HT$_1$ 受体结合位点。人类丘脑主要为 5-HT$_{1A}$ 亚型。已知在丘脑水平 5-HT 对痛觉的调节是由吲哚胺完成的。大鼠的研究证明刺激背侧中缝核可减少有害刺激诱发束旁核的激发率。在 5-HT 耗竭的大鼠中，刺激中缝背核和有害刺激均引起束旁核神经元放电率增加。将 5-HT 离子电泳透入束旁核神经元可降低其对有害刺激的反应。

（十一）丘脑的功能

所有的感觉冲动（除嗅觉冲动外）都终止于丘脑灰质核团，并在丘脑中继，由此再发出丘脑皮质辐射投射至大脑皮质的特定区域，故丘脑为各种感觉通路的最后中继站。丘脑的结构说明丘脑的功能不仅是简单的感觉冲动的中继站，而且还有较中继更为复杂而精细的功能。大量的证据还

表明丘脑的特殊部位在保持和调节意识、警觉和注意力方面起重要作用,且丘脑还与伴随许多感觉经验的情绪相关。还有资料提示有的丘脑核团具有运动整合中枢的作用,而且和边缘系统的功能相关,因为丘脑有来自小脑、基底核及来自边缘系统结构的传入投射。

1. **丘脑的中继功能**　丘脑是特异性感觉的中继站:特异性感觉至大脑皮质需在丘脑中继,其核团位于外侧核群的腹侧部。所谓特异性感觉中继核团包括内侧和外侧膝状体核及腹后核的大部分即所谓腹侧基底复合体。内侧膝状体核接受来自下丘的纤维。内侧膝状体核板层状结构的小细胞部发出纤维经膝状体颞辐射投射到 Heschl 颞横回(第一听区)。外侧膝状体接受视束的交叉和不交叉的纤维,发出膝状体距状纤维投射至围绕距状沟的皮质,该部皮质为第一视区。

腹后核的各部(腹后外侧核尾侧部 VPLc、腹后内侧核 VPM、腹后内侧核小细胞部 VPMpc)发出纤维投射至中央后回。在中央后回中身体各部代表区按一定的顺序排列。此皮质区称为第一躯体感觉区。在第一躯体感觉区中身体的感觉代表区(S Ⅰ)与沿外侧沟唇的第二躯体感觉区(S Ⅱ)的排列顺序完全一样。第二躯体感觉区接受同侧腹后下核 VPI 和双侧第一躯体感觉区来的纤维,主要与皮肤刺激有关。

周围感受器来的许多冲动在投射至特定的皮质区前在丘脑水平已经修饰。丘脑皮质投射是最大的轴索集聚,在调节来自丘脑的信息中起着十分活跃的作用。在丘脑或丘脑皮质联系的某些损害中,经一短暂的最初阶段的完全性对侧感觉缺失后,痛觉、粗触觉以及温度觉得以恢复,但触觉定位、两点辨别以及位置和运动感仍严重受损。感觉定位的恢复很差,常伴以"情调"(feeling tone),通常是一种不愉快的感觉。这种情况称为丘脑综合征(thalamus syndrome),又称 Dejerne-Roussy syndrome。尽管受影响侧的兴奋阈增高了,但以前不引起不愉快的触觉和温度觉,则会引起不愉快的感觉。

视觉和听觉对应的丘脑核团结构特殊,在感受器、丘脑核团和丘脑皮质投射间存在着点对点的关系。外侧膝状体核各层的细胞接受来自视网膜相应点的传入,投射至纹区皮质形成视网膜感受野构型(retinotopic fashion)。在外侧膝状体核中未见有双眼联合。视觉传入到皮质后,皮质

的单个神经元的性质和外侧膝状体神经元不同,它能查明物质的形状和图案,并且具有双眼视觉。管听觉的丘脑中继核结构也很清楚。内侧膝状体核的细胞板层结构形成音频代表区的构筑。内侧膝状体核的腹侧部神经元投射至第一听皮质,而内侧膝状体核的其他部分投射至围绕第一听区的第二听皮质带。

2. **丘脑 - 边缘运动中继**　作为边缘运动中继站的丘脑,接受来自特定的皮质下结构的冲动,并投射到明确的皮质区。这些核团包括:①前核群;②腹后外侧核吻侧部(VAPo)和腹外侧核尾侧部(VLc);③腹外侧核吻侧部(VLo)和腹前核小细胞部(VApc)。丘脑前核群接受来自下丘脑的最大传出纤维束——乳头丘脑束,以及经穹窿来自海马结构的直接投射,这些核团依次投射到扣带回,扣带回是产生各种内脏和边缘功能的皮质区。

VPLo、VLc 接受来自小脑核的投射纤维,再发出传出纤维投射到第一运动皮质(4 区)。腹外侧丘脑区中细胞稀疏带还接受来自苍白球内侧段和黑质网状部的投射,这 3 部分在丘脑的投射并不重叠,苍白球纤维终止于 VLo 和 VApc,VApc 再投射至补充运动区。而黑质纤维分支经 VAmc 及 MDpl 投射到前额皮质。

3. **丘脑的联络功能**　丘脑的主要联络核团包括内侧背核(MD)、外侧背核(LD)、外侧后核(LP)和枕核(P),主要发出纤维投射至枕、颞叶皮质,其中 MD 是内侧丘脑中最明显的核团,在灵长类动物,特别是人类高度发育,以与颗粒颞皮质有大量的往返联系为特征。双侧额叶损伤可产生复杂的联络功能缺失以及行为改变,表现为获得性抑制及过度,有时还有不恰当的情绪反应。这些情绪行为的改变亦见于损害 MD 和额叶皮质间通路(如额叶切除术)。

LD 投射到边缘系皮质和楔前皮质。较大的 LP 与顶上小叶皮质有广泛联系。与认知能力及符号标记功能有关。枕核为一巨大的核团,与一般和特殊躯体感觉特别是视、听觉整合相关。

三、上丘脑

上丘脑(epithalamus)位于背侧丘脑的后上方,第三脑室顶的周围,包括缰连合、缰三角、后连合、松果体、丘脑髓纹和第三脑室顶。

缰三角(trigonum habenulae):位于第三脑室

顶后端,上丘前方的三角形结构。三角内的灰质为缰核,左右缰三角之间由缰连合相连,一侧丘脑髓纹的纤维经过缰连合止于对侧缰核。两侧缰核间的纤维也经过缰连合。

缰核(habenular nucleus):缰核位于丘脑背内侧面的后方,第三脑室室管膜深面,包括较小的内侧缰核和较大的外侧缰核。内侧缰核由密集而深染的神经细胞组成;外侧缰核由分散而浅染的大多极神经元组成。

缰核的传入联系有来自双侧前梨状皮质、Meynert 基底核及下丘脑行经髓纹止于缰核的纤维,还有发自苍白球内侧段至缰核的传入纤维再经丘脑上行,故可能是苍白球丘脑轴突的侧支。此外,还有来自黑质致密带、中脑中缝核和背外侧被盖核至缰核的传入纤维,这些传入纤维的终末是分散的而且大多数终止于外侧缰核,但来自隔海马伞核(septofimbrial nucleus)的传入纤维是终止于内侧缰核的。缰核的主要传出纤维终止于中脑脚间核、丘脑内侧背核、中脑顶盖及网状结构,其中最大的传出纤维是缰核脚间束(habenulointerpeduncular tract)或又称 Meynert 后屈束(fasciculus retroflexus of Meynert),它发自缰核,越丘脑内侧背核后极穿红核上内区达中脑脚间核。有报道提出内侧缰核是胆碱能的,接受来自隔核后部的传入纤维及中脑中缝核的传入。来自中缝核的 5-HT 能纤维及上颈节的肾上腺素能纤维亦传入内侧缰核,再发出纤维至中脑脚间核。发自外侧缰核的传出纤维终止于中脑中缝核及其附近的网状结构、黑质致密部、腹侧被盖区、下丘脑及基底前脑。后屈束提供了到中脑网状结构的中继,经此顶盖被盖脊髓束和背侧纵束与自主神经的节前神经元相联系,从而控制唾液分泌及胃肠分泌活动、咀嚼、吞咽以及胃肠运动的运动神经核。

有关缰核的生理功能所知甚少,损伤这个区域提示此区具有调节内脏活动及内分泌的功能,并提示此区参与睡眠控制。人类缰核很小,但它是弥散嗅觉、内脏和躯体传入的整合中心。摘除缰核会导致新陈代谢、内分泌和体温调节器节的变化。

丘脑髓纹(stria medullaris)是一纤维束,在丘脑带的深方,其纤维主要来自隔核、下丘脑前方的视前区、苍白球等,终止于同侧缰核。髓纹的纤维含有不同的递质,包括 ACh、NE、5-HT、GABA、LHRH、SOM、VP、OT 等。有些髓纹纤维经缰连合至对侧缰核。

缰连合中有些纤维是真正的连合纤维,将杏仁复合体与海马联系起来。交叉的顶盖缰纤维亦共同行于缰连合中,来自腹侧上行的被盖-5-HT 能束的纤维加入后屈束至缰核。

后连合(posterior commissure):是下松果体板内进行交叉的小纤维,在人类其组成尚不清楚。与后连合相关联的有多个小核团:后连合间位核(interstitial nuclei of the posterior commissure)、中脑导水管周围灰质的 Darkshewitsch 核(nucleus of Darkshewitsch)、紧邻动眼神经核复合体上端的 Cajal 中介核,这些核团与内侧纵束密切联系,来自这些核的纤维在后连合中交叉。后连合中还有来自丘脑、顶盖前核及上丘的纤维。这些纤维的终止与功能尚不清楚。

松果体(pineal body):鱼类、两栖类以及某些爬行动物的松果体是光感受器或称为顶眼,含有类似视网膜的锥状细胞,但在哺乳动物松果体已演化成内分泌腺。松果体为一小的灰红色梨形器官,位于两侧上丘之间的凹陷内,长约 8mm,底朝前,连着松果体脚。松果体脚分上下两层,中间为第三脑室松果体隐窝(所隔)。上层连于缰连合,下层连于后连合。

松果体外被覆结缔组织,结缔组织软膜分出小隔伸入腺质内。小隔将腺分成大小不一的细胞团块。团块由排列成索状或滤泡状的松果体细胞和神经胶质细胞组成,被膜小隔及细胞间有丰富的血管和神经分支。

松果体细胞(pinealocyte):松果体细胞构成松果体的实质,核呈球形、卵圆形或分叶状。胞体多呈不规则形,发出一个或多个弯曲的嗜碱性的突起,其中含有并行排列的微管,突起末端呈球形膨大,终止于邻近毛细血管壁的周围,有时也终止于松果体隐窝的室管膜细胞。这种球形膨大内含粗面内质网、线粒体和电子致密核心小泡,小泡中储存有单胺和多肽激素,这些物质的释放可能受交感神经的调控。多肽激素能与特异性蛋白载体结合。这种蛋白载体称为神经-松果体蛋白(neuro-epiphysins),与神经-垂体蛋白(neurophysins)不同,这种激素通过胞吐作用释放,与小泡膜片段一起排出,后形成胞吐碎片。当这些物质释放出以后神经-松果体蛋白与激素形成的复合物即分离,激素与 Ca^{2+} 交换,在松果体

内形成 Ca^{2+}-载体蛋白复合物,并围绕胞吐碎片形成同心圆沉积,变成脑砂(brain corpora arenacea)。以往人们认为松果体内结缔组织随年龄增长而增加,至16~17岁随结缔组织退化出现脑砂,脑砂为萎缩的指征。

松果体细胞除含粗面内质网、滑面内质网、发达的高尔基体、线粒体等外,还见有特殊的细胞器,即成群的微管和有孔的板层结构,称为小管板层小体(canaliculate lamillar body)。

有些哺乳动物的松果体细胞含突触带(synaptic ribbon),可能与传递有关;突触带附近的小泡含神经递质,如GABA。突触带可能来自微管鞘,而微管鞘来自中心粒。这种细胞器亦见于哺乳动物视网膜的光感受器。新生大鼠松果体细胞和视网膜光感受器细胞之间的相似性支持哺乳动物松果体细胞来源于光感受器的学说。

人胎儿松果体细胞的超微结构显示,这些细胞在胎儿早期就有分泌功能,它和成人松果体细胞一样含有各种细胞器以及丰富的微丝、微管和纤毛,这种纤毛也出现在垂体的内分泌细胞上。胎儿松果体细胞间有缝隙连接、桥粒。人胎儿松果体细胞未见突触带。

松果体内的神经胶质细胞很像星形胶质细胞,它们将松果体细胞隔开。松果体柄(脚)含大量的神经胶质细胞,这种细胞具有长的纵行突起,突起中有贯通全长的细丝。

松果体的功能:松果体是一个内分泌器官,具有重要的调节功能,可调节腺垂体、神经垂体、胰内分泌部、甲状旁腺、肾上腺皮质、肾上腺髓质和性腺的活动。松果体的主要作用是抑制性的,如松果体细胞分泌的吲哚胺和多肽激素可通过对腺垂体分泌细胞的直接作用和抑制下丘脑释放因子产生的间接作用,而降低垂体前叶激素的合成和分泌。松果体的分泌物可通过脑脊液或血流到达其靶细胞。

许多哺乳动物松果体中的某些吲哚,包括褪黑素(melatonin)及其生物合成酶(羟基吲哚氧甲基转移酶、N-乙酰转移酶)的浓度和活化有昼夜节律变化。大鼠的下丘脑视交叉上核内可能有内源性昼夜节律振荡器(endogenous circadian oscillator),其内在的节律性控制着松果体的周期性变化,特别是黄绿光的强度变化,可通过对视网膜视红质的作用而影响该节律。松果体在黑暗的环境中活动更活跃。如果视觉通路和松果体的交

感神经支配正常,在黑暗中几小时后再暴露于光亮中会抑制松果体的活动。视交叉上核的神经元可直接接受视网膜节细胞的轴突,使之对光照变化发生反应。在大鼠,从视交叉上核到松果体的神经通路包括被盖核和脊髓上胸段中间外侧柱,由此发出的交感神经的节前纤维达到颈上节,由颈上节发出的节后纤维可追踪到松果体细胞。这些纤维释放的儿茶酚胺引起受体介导的松果体细胞cAMP产生增加,从而使5-HT、N-胆碱乙酰转移酶活性增加70~100倍,进而调节褪黑素的产生及其血浆水平。

四、底丘脑

底丘脑(subthalamus)又名腹侧丘脑(ventral thalamus),位于背侧丘脑的腹侧、下丘脑的背外侧及内囊的内侧,组成底丘脑的主要核群有网状核、底丘脑核、未定带、Forel H区、膝状体前核、红核及黑质的上端以及脚内核。主要的纤维束有后屈束、豆核束、丘脑束、豆核襻、丘脑束以及内侧丘系、脊髓丘系、三叉丘系上部、孤束核丘脑束、双侧齿状丘脑束(dentatothalamic tract)及同侧红核丘脑束(rubrothalamic tract)等(图8-7-8)。

1. 主要核群

(1)红核和黑质:红核和黑质的上端伸入底丘脑的面积逐渐变小,至乳头体下缘时渐渐消失。行经底丘脑的丘系纤维在红核外侧上行,渐行至红核背侧面,最后到达丘脑腹后核腹侧面并且大部分终于此核。齿状丘脑束、红核丘脑束和苍白丘脑束在丘系旁向上行终于丘脑腹外侧核及丘脑腹前核。

(2)膝状体前核(pregeniculate nucleus):灵长类动物的膝状体前核相当于亚灵长类动物的外侧膝状体腹侧核,在视觉敏锐的动物如树鼩中特别大。它接受来自视网膜的传入纤维,并且有视网膜定位代表区。此外,还接受来自顶盖前区、上丘、前庭核、小脑及视皮质的传入纤维;还可能有来自底丘脑核和蓝斑的传入。其传出投射至上丘、顶盖前核、脑桥核及下丘脑的部分核团,尤其是视交叉上核。推测膝状体前核可能在视觉及动眼过程中起作用(Conley & Friederich-Ecsy, 1993)。

(3)未定带(zona incerta):未定带为丘脑外髓板腹侧部和大脑脚之间的小细胞群,亦即是豆核束与丘脑束之间的一条窄的灰质层。其外侧与丘脑网状核相连。未定带接受来自感觉、运动皮质、

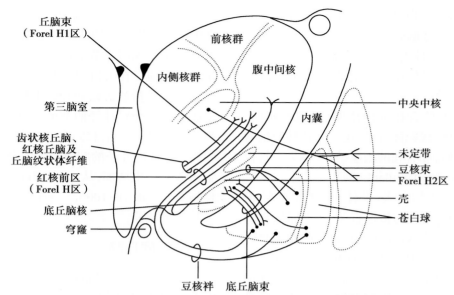

图 8-7-8　与背侧丘脑、底丘脑及苍白球相关的灰质核团和纤维束

膝状体前核、小脑核、三叉神经核复合体及脊髓的纤维。

（4）Forel H 区（H field of Forel）：又称 Forel 被盖区或红核前区，为位于未定带下内侧的纤维基质中分散的细胞群，称红核前区核或被盖区核。Forel H 区中的神经元接受来自苍白球内侧段、脊髓及脑干网状结构的传入纤维；它们也可能发出投射纤维至脊髓，且与未定带之间亦有联系。脑深部刺激 Forel H 区也能缓解帕金森和癫痫患者的症状（Neudorfer，2018）。在未定带的背侧是丘脑束组成的 Forel H1 区，而腹侧为 H2 区，在未定带和底丘脑之间为豆核束。近年来的研究表明，未定带参与多种功能的调控，如睡眠、恐惧泛化、动物捕食与进食等（Liu，2017；Venkataraman，2019；Zhao，2019）。而且，脑深部刺激未定带能缓解帕金森病患者的运动迟缓、肌肉僵硬和震颤等症状（Ossowska，2019）。

（5）底丘脑核（subthalamic nucleus）：又称 Luys 体（corpus Luysi），居间脑最后区，左右对称。此核在人脑额切面上呈双凸透镜状，紧贴于大脑脚的背内侧。底丘脑核的背内侧是豆核束的延续，即 H2 区。底丘脑核的后端伸至丘脑与中脑被盖移行区，位于黑质前端的背外侧。底丘脑核内的细胞大小不等，形状各异，可为梭形、锥形或圆形。

2. 主要纤维束　底丘脑的传入纤维主要来自苍白球外侧部。它们与底丘脑至苍白球的纤维共同组成底丘脑束。应用 HRP 逆行追踪证实，底丘脑除接受来自苍白球的纤维外，还接受来自中

缝背核、蓝斑、黑质致密部和脚桥核的纤维。底丘脑与黑质间的联系是往返的。来自大脑皮质中央前回的投射纤维止于底丘脑核的外侧，且有明确的定位。即来自皮质面区的靠近外侧，来自肢体的位于内侧。

（1）豆核袢（ansa lenticularis）：豆核袢起源复杂，起自苍白球的两个部分、壳及其邻近结构，它的部分纤维在沿行程分布的神经元中中继，这些中继神经元称脚内核（endopeduncular nucleus）。豆核袢绕内囊腹侧弯曲并行向内侧继而向背内侧行而与走在红核前区内的纤维相混，豆核袢与豆核束中的某些纤维与底丘脑核、红核前区核及未定带神经元相突触。其余的纤维向上外行，终于丘脑核团，主要是前腹侧核及中央内侧核。

（2）豆核束（lenticular fasciculus）：豆核束是起自苍白球内侧的纤维，此纤维从苍白球背内侧缘发出后在靠近内囊内侧面时转向内侧，形成一清晰的纤维束，其中有些纤维行于底丘脑的背侧缘未定带的腹侧称 Forel H2 区。豆核束向内向尾侧行，在达未定带内侧缘处，豆核束与豆核袢的纤维相混，也和红核前区的分散结构及齿状丘脑束、红核丘脑束纤维相混。这一多种成分相混的通路及与之相联系的细胞群称为红核前区（被盖区）（prerubral）或 Forel H 区，尔后豆核束与豆核袢等纤维继续向前向外行，共同组成丘脑束（thalamic fasciculus）或 Forel H1 区（H1 field of Forel），向背侧与丘脑腹侧核联系。丘脑束是豆核束、豆核袢、齿状丘脑纤维及丘脑纹状体纤维的延续部。

（3）苍白球下丘脑束（pallido-hypothalamic fasciculus）：为发自苍白球的纤维，在红核前区内弯曲绕穹窿柱的腹内侧向下丘脑行又弯向外侧再向背侧加入 Forel H1 区，推测该束终于背内侧核。

（4）底丘脑束（subthalamic fasciculus）：是一条横过内囊的双向往返排列的纤维，将底丘脑核与苍白球或壳的一小部分相联系。

（5）后屈束（fasciculus retroflexus）：又称缰核脚间束（habenulointerpeduncular tract），已在上丘脑内叙述。

五、下丘脑

人类的下丘脑（hypothalamus）很小，只含有 4cm³ 的神经组织，占整个脑组织的 0.3%，但它通过内脏神经系统及内分泌系统控制机体的体液及电解质平衡、食物摄入及能量平衡、生殖、体温调节、免疫和情绪反应等多种功能。

下丘脑位于丘脑腹侧，它被第三脑室分为左右两半，下丘脑的前方和外侧被大脑基底部及底丘脑所包围，其后方连接中脑。下丘脑的内侧面和底面游离。内侧面构成第三脑室的侧壁的下部，借下丘脑沟和丘脑分界，前起自终板，后至乳头体后缘平面。下丘脑底面外露，自前向后为视交叉（optic chiasma）、灰结节（tuber cinerum）、正中隆起（median eminence）、漏斗柄（infundibular stalk）、乳头体（mamillary body）及后穿质（posterior perforated substance）。

后穿质位于两侧大脑脚之间，大脑后动脉的中央支穿行其中。后穿质内有脚间核（interpeduncular nucleus），接受来自两侧后屈束的纤维，与乳头体及中脑网状结构也有联系。乳头体是一对并列的豌豆大小的半球形光滑隆起，位于后穿质的前方。每侧的乳头体核被来自穹窿的纤维包绕。灰结节是位于视交叉与乳头体之间的圆隆状灰质团块。从灰结节正中发出锥形中空的漏斗柄，其向腹侧续于垂体柄。围绕漏斗基部的是正中隆起（图 8-7-9）。

（一）下丘脑的分区及核团

下丘脑内有许多核团，可按种系发生、细胞构筑及组织化学研究进行分类。这些核团大多数界限不清、传入传出的精确通路尚不确定，加之命名各异，因此进行精确描述十分不易。现根据组织化学、免疫组织化学及原位杂交等方法结合顺行和逆行追踪所得资料进行介绍。

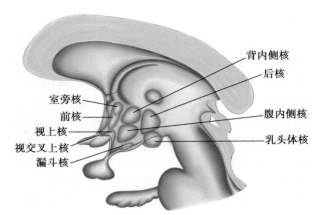

图 8-7-9 下丘脑矢状切面的主要核团

下丘脑从前到后可分为 4 个区即视前区（preoptic region），位于视交叉前缘与前连合之间；视上区（supraoptic region）或称交叉区（chiasmatic region），位于视交叉上方；结节区或称漏斗 - 结节区（tuberal or infundibulotuberal region），位于灰结节区上方；乳头区或称后区（mammillary or posterior region），位于乳头体上方。从内侧到外侧可分为 3 个带：室周带（periventricular zone）、中间带（intermediate zone，IZ）、外侧带（lateral zone）。在中间带和外侧带之间有穹窿柱、乳头丘脑束及后屈束等（表 8-7-1）。

表 8-7-1 下丘脑四区三带中的主要核团

	视前区	视上区	结节区	乳头区
室周带	正中视前核	视交叉上核	弓状核	
	视前室周核			
中间带	视前内侧区	下丘脑前区	下丘脑背侧区	乳头体核
	室旁核		下丘脑背内侧核	下丘脑后区
		视交叉上核	下丘脑腹内侧核	
外侧带	视前外侧区	视上核	结节核	下丘脑外侧区

注：乳头区没有室周带。

现按前后 4 区描述如下：

1. 视前区（preoptic region） 较小，是第三脑室最前部的中央灰质，有视前室周核、视前内侧核和视前外侧核。

（1）视前室周核（peroptic periventricular nucleus）：位于视前区第三脑室室管膜下，由小细胞组成，向后细胞渐稀。

(2) 视前内侧区 (medial preoptic area)：位于视前部中间带，与视前外侧区之间无明显分界，此区由小细胞组成，在尾侧部细胞密集形成视前内侧核 (medial preoptic nucleus)。此核有性别差异，雌雄动物呈同质异形，雄性动物此核较大，但在去势后核中细胞数量明显减少。视前内侧区接受来自隔核和伏隔核的纤维以及经前脑内侧束的杏仁体传出纤维，此区发出纤维经前脑内侧束至下丘脑的大部分核团、隔核，经终板至杏仁体，经室周系至缰核，并有直接纤维至正中隆起。

(3) 视前外侧区 (lateral preoptic area)：位于视前区外侧带，其外侧与无名质毗邻。此区有前脑内侧束经过，因此该区细胞散在于纤维之间。此区接受来自隔核、嗅区、海马、梨状皮质及纹状体的纤维，发出纤维至隔核、嗅区、斜角带核及杏仁体，最外侧的大细胞发出纤维参与组成丘脑髓纹。

2. **视上区** (supraoptic region) 视上区的灰质有视交叉上核、视上核、室旁核及下丘脑前区。

(1) 视交叉上核 (suprachiasmatic nucleus)：为位于视交叉背方的小圆形核团，细胞密而小，其中小部分细胞分泌加压素。视交叉上核主要接受来自对侧视网膜的视束纤维，同侧较少，也接受视网膜经外侧膝状体中继的间接投射纤维。光线照射可兴奋视交叉上核，因而它可能参与调节内分泌的昼夜节律。视交叉上核还接受来自伏隔核经前脑内侧束来的纤维，以及来自中缝核的 5-HT 能纤维。由视交叉上核发出的纤维至结节部腹内侧核、背内侧核、弓状核及正中隆起。近年的研究发现，视交叉上核是生物钟相关核团，视网膜至视交叉上核的投射是环境昼夜节律和体内生物钟的解剖基础。GABA 是昼夜节律形成的主要递质，交叉上核表达 GABA，并表达生长抑素、加压素、血管肠肽、P 物质、神经紧张素及血管紧张素 Ⅱ。

(2) 视上核 (supraoptic nucleus)：是下丘脑中最明显的核团，根据它与视束的关系可分为 3 部分：背外侧部、腹内侧部和背内侧部。背外侧部和腹内侧部在冠状切面上呈哑铃状，两部之间以薄层细胞相连。背内侧部为一些分散的小细胞群亦称副视上核 (accessory supraoptic nucleus)。视上核的细胞密集，以大细胞为主，属下丘脑的大神经分泌细胞。视上核接受来自嗅结节、隔核、脑干和海马的纤维，还接受来自下丘脑的核团（如室旁核及腹内侧核）的纤维。

(3) 室旁核 (paraventricular nucleus)：此核位于中间带近室周带处，呈长楔形，前下端在视交叉上方数毫米处，向后上斜越背内侧核的背方至下丘脑沟。此核细胞密集，有大小两类细胞，小细胞在内侧，大细胞在外侧。按细胞构筑小细胞神经元可分为 5 个亚核，大细胞神经元可分为 3 个亚核。大细胞的形态功能与视上核大细胞相似，室旁核接受来自海马的穹窿纤维，来自隔核及副隔核经前脑内侧束来的纤维，来自脑干蓝斑及其他含儿茶酚胺细胞群来的纤维，来自孤束核的纤维，以及来自中脑中央灰质发出的背侧纵束的纤维。下丘脑核团如腹内侧核及弓状核也发出纤维止于室旁核。室旁核的传出纤维终止于大部分下丘脑的核团，并发出上行纤维终于隔核及杏仁体。其下行纤维行经被盖腹侧区至延髓孤束核、疑核、脊髓的侧角细胞及后角 Ⅰ、Ⅱ 层细胞。下丘脑室旁核神经元除分泌催产素和加压素外，还产生其他递质如 ENK、肠多肽、SOM、CCK 等，并且也是一氧化氮合酶阳性神经元。

(4) 下丘脑前区 (anterior hypothalamic area)：指视上区内侧除了视上核和室旁核外的分散细胞群，此区与视前内侧区相连难以分界，一般以视交叉的前后界为前区的前、后界。前区接受来自视网膜的视束纤维，杏仁体经终纹来的纤维，自隔核、伏隔核经前脑内侧束来的纤维，以及来自视前内侧核及下丘脑腹内侧核的纤维。由前区发出的纤维至下丘脑的其他核团，并有上行纤维终于隔核及杏仁体。

3. **结节区** (tuberal region) 此区范围最广，被穹窿柱分为内、外侧区。位于此区的核团有弓状核、结节核、背内侧核、腹内侧核等。

(1) **弓状核** (arcuate nucleus)：又称漏斗核 (infundibular nucleus)，位于结节区的室周带内，第三脑室的腹侧，垂体柄的后上方。向前伸至正中隆起，向后伸至乳头前区，衬在漏斗隐窝底。此核在冠状切面上呈弓形，核内的细胞小而深染，大多为单极或双极细胞，有的细胞与室管膜的伸长细胞相似，核中有些细胞有发达的内质网和高电子密度的小囊泡，表明有合成和分泌功能。弓状核接受来自视前内侧区、视交叉上核、室周核及下丘脑前区的纤维，还有纤维来自下托、嗅结节、隔核、杏仁体以及由脑干中央灰质发出经背侧纵束上行的纤维。

(2) 结节核 (tuberal nucleus)：位于灰结节的底

部,在下丘脑外侧带中,每侧有 2~3 个小核团,核团周围有一浅色带,细胞深染。年轻人细胞核核仁清楚,老年人胞核着色深核仁不清,胞核偏位,胞质内的脂褐素增多。

(3)下丘脑腹内侧核(ventromedial hypotalamic nucleus):此核位于结节区内侧带的腹侧部,略呈卵圆形,核的周围细胞稀少,含有传入纤维及树突,这些纤维形成腹内侧核的被囊。核内细胞形状各异,其轴突与邻区细胞相接触。核内有部分细胞发出轴突与核内部细胞相互联系;其他细胞轴突几乎达下丘脑所有核团,而且还通过视上连合至对侧下丘脑腹内侧核、背内侧核及外侧带。还发出纤维至结节漏斗束。下丘脑腹内侧核发出纤维上行至隔核、终纹床核以及杏仁体,经室周纤维系至丘脑内侧核、中线核及缰核,下行纤维经前脑内侧束至中脑被盖腹侧区,至脑干的中央灰质、网状结构、蓝斑和中缝核。腹内侧核还接受自嗅结节、隔核经前脑内侧束来的纤维及来自海马、杏仁体及苍白球的纤维。此核参与调节摄食等内脏与情感活动。

(4)下丘脑背内侧核(dorsomedial hypothalamic nucleus):此核位于腹内侧核的背侧,两者界线不清,但此核细胞较腹内侧核少,着色浅。此核发出纤维至腹内侧核及下丘脑后区,有些纤维加入室周纤维下行至脊髓。背内侧核的传入纤维发自视前内侧区、下丘脑前区、室旁核、交叉上核及腹内侧核,也有来自隔核及副隔核经前脑内侧束的纤维以及经终纹来的杏仁体的纤维。

4. **乳头区**(mammillary region) 乳头区内包含乳头体核和下丘脑后区。

(1)乳头体核(mammillary nucleus):乳头体核可分为 3 个部分:乳头体内侧核、中间核和外侧核。内侧核最大,呈球形;中间核小,呈卵圆形;外侧核亦较小。核周围有有髓纤维包绕的被囊。乳头体的传入纤维主要来自下托及海马发出的穹窿纤维,它自乳头体的上方进入核的外侧部,此外还有来自隔核和斜角带的纤维以及由中脑被盖背、腹核及脚间核发出的纤维,被盖背核和腹核发出的纤维分别止于乳头体外侧核和内侧核。由乳头体发出的纤维有乳头丘脑束至丘脑前核,乳头被盖束则下行至中脑被盖腹、背核。

(2)下丘脑后区(核)(posterior hypothalamic area or nucleus):在乳头体的背侧,是相对较大的区,其上界为下丘脑沟,向前进入结节部与下丘

脑腹内侧核及背内侧核相邻,向后达中脑中央灰质。在靠近乳头体背侧面有一些细胞散在分布于乳头上交叉纤维间称乳头上核(supramammillary nucleus)。后区接受来自嗅结节和隔核路经前脑内侧束的纤维,此外还有来自海马、下丘脑背内侧核及正中隆起的纤维,来自脑干中央灰质经背侧纵束的上行纤维和来自被盖背核经乳头体脚上行的纤维。后区的传出纤维下行至脑干中央灰质、中缝核、蓝斑、孤束核及脊髓。

(二)下丘脑的纤维联系

下丘脑的联系广泛,其中有的纤维组成明显的束,有的是无髓或薄髓纤维不易显示及追踪。

概括地说,下丘脑的传入纤维来自上行的内脏和躯体感觉系统、嗅觉和视觉系以及来自脑干、丘脑、"边缘"结构及新皮质的纤维。传出神经投射大多数与传入纤维是交互(往返)投射。端脑通过下丘脑对内脏神经中枢及内分泌系统发挥调控作用。

1. **传入联系** 见图 8-7-10。

(1)前脑内侧束(medial forebrain bundle, MFB):前脑内侧束是一个边界弥散的纤维束,其前端约在前连合水平,后端在中脑被盖区。起自基底嗅区、隔核、杏仁体周围及下托的前脑内侧束行经视前外侧区及下丘脑外侧区并终止于此区,在前连合吻侧此束中的纤维主要来自隔区,在旁矢状行程中接受无名质及杏仁复合体来的纤维,此外还接受来自眶额皮质、纹状体等的纤维及来自中脑中央灰质、中脑被盖的投射,止于下丘脑外侧区。

(2)海马-下丘脑纤维(hippocampohypothalamic fiber):此束纤维起自海马 CA1 及下托,隔区也有纤维加入,这些纤维构成穹窿(fornix),在人及猴较发达。此束在前连合上方分为两股,大的一股行于前连合后方称连合后穹窿(postcommissural fornix),进入下丘脑后改称穹窿柱(column of fornix),在下丘脑中间和外侧带之间向后下至乳头体,终于乳头体核内侧。此外,穹窿柱的前端还发出小束至下丘脑腹内侧核及外侧核,还有纤维向上到丘脑前核。另一小股纤维称连合前穹窿(precommissural fornix),在前连合下方下行进入视前区、下丘脑外侧区及隔核和斜角带核。

(3)杏仁-下丘脑纤维(amygdalohypothalamic fiber):此纤维来自杏仁核复合体,组成两条不同通路:长而成襻的纤维行经终纹区;另一条在

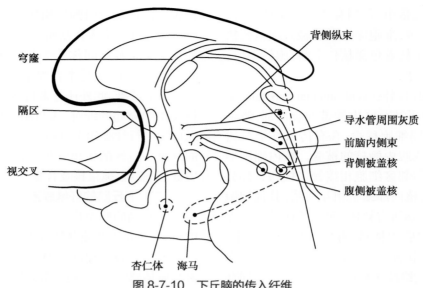

图 8-7-10　下丘脑的传入纤维

豆状核下方短而直接的纤维称腹侧离杏仁通路（ventral amygodalofugal pathway）。终纹（terminal stria）起自杏仁体皮质内侧核，行经丘脑和尾状核之间终于视前内侧核、下丘脑前区内侧部、腹内侧核和弓状核。腹侧离杏仁纤维起自杏仁体基底外侧核及梨状皮质，弥散地投射至下丘脑外侧核。

（4）皮质-下丘脑纤维（corticohypothalamic fiber）：皮质-下丘脑纤维主要起自额、顶、枕皮质。猴的内侧前额皮质损害会出现下丘脑外侧区从吻侧至尾侧的纤维终末退变。同样的变化见于外侧乳头体核。额颗粒皮质损害可导致下丘脑外侧、背侧区及下丘脑后区的顺行性退变。来自扣带回发音区的纤维受电刺激后证实有至下丘脑的投射，主要是终止于下丘脑视前区及背内侧区。在啮齿类动物，用束路追踪方法证明存在皮质下丘脑纤维，主要发自岛叶、外侧额叶、边缘前区，终止在下丘脑外侧区。

（5）前脑传入纤维：投射至下丘脑的前脑纤维主要发自种系发生中的古皮质区，如梨状皮质、海马结构，并被相应的皮质下投射所加强，如杏仁体和隔。这些皮质下区和覆盖其上的皮质间有相互联系。在种系发生上的新皮质区如扣带回能通过内嗅皮质（endorhinal cortex）及海马结构影响下丘脑，而扣带皮质又接受自丘脑前核群的下丘脑投射的影响。

（6）脑干传入纤维：内脏感觉及躯体感觉的上行纤维的侧支在脑干网状结构换神经元后，发出的纤维汇集在中脑中央灰质和被盖核。起自中脑被盖背侧核和前核的纤维经乳头体脚投射至乳头

体外侧核。从脑干的中脑中缝核、蓝斑、外侧臂旁核亦发出纤维投射至下丘脑，其中来自中央上核的 5-HT 能纤维在前脑内侧束内上升行经外侧下丘脑，终止于视前区、下丘脑外侧区、室旁核、视交叉上核。NE 能纤维起自蓝斑，在被盖背侧束中上行终止于下丘脑背内侧核、视上核及室旁核。脑干的单胺类传入纤维对下丘脑神经元的各种亚型活动起作用，例如增加 5-HT 含量能诱导即早基因 c-fos 的表达。在渗透压降低时能诱导室旁核及视上核中的催产素免疫反应阳性神经元表达 c-fos。孤束核的尾侧部接受一般内脏感觉，发出纤维先投射至臂旁外侧核，臂旁外侧核纤维终止于下丘脑视前内侧区、室旁核及下丘脑背内侧核。孤束核的背侧部接受特殊内脏感觉（味觉），发出的纤维先投射至臂旁内侧核，再由此投射至无名质、杏仁核及下丘脑的后外侧区。发自视网膜节细胞的纤维经视神经、视交叉投射至下丘脑双侧视交叉上核神经元的树突上，视交叉上核亦接受外侧膝状体核的传入纤维和丘脑室旁核的纤维。

2. 传出联系　下丘脑的传出纤维部分和传入纤维是往返联系，例如前脑内侧束、背侧纵束等（图 8-7-11）。

（1）前脑内侧束（medical forebrain bundle）：前脑内侧束由薄髓及无髓纤维组成，纵向行走通过下丘脑和脑干联系前脑自主神经系统及边缘系统，由于所含髓鞘量少，故用髓鞘染色不能显示前脑内侧束。起自下丘脑外侧区的纤维向头侧投射至隔核及斜角带核，由此再发出纤维经海马伞至海马结构。下丘脑的下行传出纤维经前脑内侧

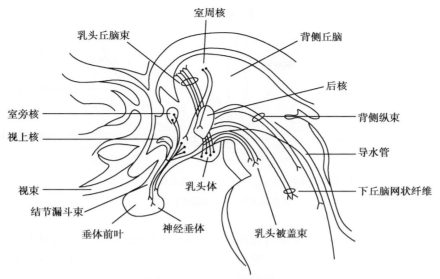

图 8-7-11　下丘脑传出纤维

束、腹侧被盖区投射至中央上核、被盖前核及中央灰质。发自下丘脑外侧区的纤维经无名质至杏仁体,其中经终纹的纤维发自较内侧的细胞。

（2）背侧纵束（dorsal longitudinal fasciculus, DLF）：背侧纵束是联系下丘脑和脑干的一大束纤维,多数发自下丘脑的内侧带及室周区,投射至中脑被盖、中央灰质及顶盖。某些下行纤维可延伸入被盖背侧核。背侧纵束中的上行纤维含 NE 能和 5-HT 能纤维,其分支达下丘脑各核。

（3）乳头体传出纤维：主要起自乳头体内侧核,少量纤维起自中间核及外侧核。这些纤维形成一条明显的纤维束称乳头主束,此束向背侧行很短路程即分为两束：乳头丘脑束（mammillothalamic tract）及乳头被盖束（mammillotegmental tract）。乳头丘脑束含发自乳头体内侧核的纤维投射至同侧丘脑前内侧核和丘脑前腹侧核,还含有发自乳头体外侧核的纤维投射至双侧丘脑前背侧核。乳头被盖束的纤维向尾侧弯终止于中脑被盖的被盖背侧核和腹侧核。

Papez 环路：来自海马结构及下托经乳头体、丘脑前核、扣带回,又回到海马结构的纤维形成的一条紧密解剖学环路称 Papez 环路。

（4）下丘脑皮质纤维（hypothalamocortical fiber）：用逆行追踪的方法研究大鼠及猴的下丘脑至大脑皮质的联系,表明大鼠下丘脑结节区外侧核及下丘脑后核投射至整个大脑皮质。猴的下丘脑后核及外侧结节核发出纤维投射至额顶枕叶。

（5）下丘脑下行投射（descending hypothalamic projections）：下丘脑下行至脑干及脊髓的纤维主要作用是调节中枢的内脏神经元。室旁核的小细胞神经元、下丘脑外侧区细胞及下丘脑后区细胞发出纤维直接投射至迷走神经背核、孤束内侧核、疑核及延髓的腹外侧区。发自下丘脑上述部位的纤维在脊髓外侧束中下行终止于中间外侧核。这些纤维影响脑干及脊髓的内脏神经元。在人类下丘脑、脑干被盖外侧及脊髓外侧索损害时出现一侧的交感神经缺陷。此外,还发现室旁核亦发出纤维至脊髓,但不同于投射到垂体后叶的纤维。未定带及下丘脑背内侧核中的多巴胺神经元亦发出下行束终止于脊髓。

（6）视上交叉（supraoptic decussation）：是在视交叉的背侧横过中线的纤维,它们的起止和功能尚不清楚,但可以分为 3 部分：①下丘脑前交叉（anterior hypothalamic decussation）又称 Granser 连合,位于最前方,此连合纤维起自 H 区的腹内侧,弓形跨过穹窿柱,在第三脑室的腹侧越过中线,散入视前区和下丘脑前区。至下丘脑前区的纤维可能来自脑桥吻侧的网状结构和内侧纵束一起伴行。②视上背交叉（dorsal supraoptic decussation）又称 Meynert 连合,为横行于视交叉背方的一束纤维,可能连接双侧的苍白球。③视上腹交叉（ventral supraoptic decussation）又称 Gudden 连合,此束纤维紧贴视交叉背侧,与视神经纤维混合可追踪至内侧膝状体及顶盖（图 8-7-12）。

（7）视上垂体束（supraopticohypophysial tract）和室旁垂体束（paraventriculohypophysial tract）：视上垂

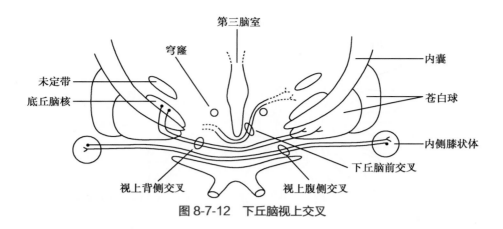

图 8-7-12　下丘脑视上交叉

体束由视上核和室旁核大细胞神经元发出纤维组成，经漏斗柄终于垂体后叶（图 8-7-13）。大细胞神经元分泌的催产素和加压素（抗利尿激素）是最早被确认的肽，催产素和加压素由后叶激素运载蛋白大分子前体裂解产生。后叶激素运载蛋白Ⅰ伴随催产素、加压素和运载蛋白Ⅱ相关。催产素和加压素及与它们相关的后叶激素运载蛋白均位于视上核和室旁核中，但每种激素由各自核团中不同的神经元合成。视上核、室旁核还分泌其他活性物质，如脑啡肽、强啡肽、胆囊收缩素等。

（8）结节漏斗束（tuberoinfundibular tract）：又称结节垂体束（tuberohypophysial tract），此束只能追踪到正中隆起和漏斗柄，此束起自结节区的弓状核，弓状核的细胞位于漏斗最上部，即正中隆起的室管膜下，这些细胞的轴突形成结节漏斗束，终止于正中隆起区垂体门脉的一级毛细血管网（图 8-7-13）。结节漏斗束的纤维运送释放或抑制因子经垂体门脉血管至垂体前叶，调节垂体前

叶激素的合成和释放。弓状核有多巴胺神经元，此多巴胺神经元支配正中隆起外带，并将多巴胺释放入垂体门脉中。多巴胺能抑制前叶催产素的释放。

弓状核中有神经元发出纤维投射至视前内侧区、交叉上核、下丘脑腹内侧核及室旁核等，并有纤维至杏仁体。

（三）下丘脑与垂体的神经内分泌联系

神经内分泌是指神经元分泌的物质进入毛细血管周围间隙而不是进入突触间隙。早在 19 世纪 20 年代人们就开始观察下丘脑的内分泌功能。内分泌神经元的发现是通过 Gomori（戈莫理）铬明矾苏木素染色。这种染色揭示了细胞体和轴突内呈现有小珠状结构。其后的实验研究通过横切漏斗、垂体的移植，神经垂体移植物的培养，用生化技术、放射自显影的标记、电刺激、局部切除、电生理记录、原位杂交、免疫组化、光镜、电镜的观察等证明下丘脑的神经内分泌性质。神经内分泌神

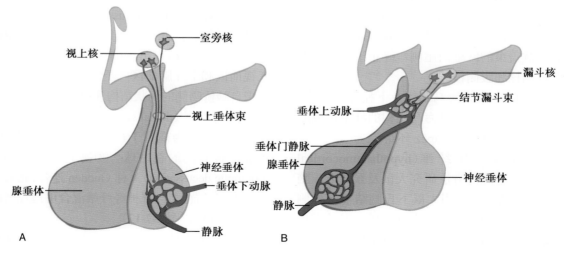

图 8-7-13　下丘脑和脑垂体矢状切面

A. 下丘脑与神经垂体；B. 下丘脑与腺垂体。

经元胞体含丰富的粗面内质网、高尔基体及大量的分泌颗粒。内质网先合成神经分泌颗粒前体，由高尔基体用蛋白水解酶包裹成神经分泌颗粒（160nm），这种神经分泌颗粒沿着轴索，通过快速运输然后以胞吐形式释放，此时神经终末处有细胞外的 Ca^{2+} 内流活动，所释放的分泌物进入有窗孔毛细血管的血管周围隙中。

目前所知的下丘脑神经内分泌神经元均属于肽能神经元，因为已确定结构的神经激素都是神经肽，与体内其他部分分泌的神经肽一样，具有含量微、分布广泛、作用多样的特点。下丘脑神经内分泌神经元按形态的不同区分为大细胞神经内分泌神经元（magnocellular neuroendocrine cell，MgC）及小细胞神经内分泌神经元（parvicellular neuroendocrine cell，PvC）两类。神经内分泌神经元具有简单的树突树，它们所分泌的肽类不仅可以在其轴突及胞体中发现也存在于树突中。有证据表明加压素和催产素的释放并不仅限于血管周围的轴突终末，也存在于许多部位的轴突及树突和胞体中。神经内分泌神经元的分泌活动比一般神经元轴突终末分泌单一活性产物复杂，几乎所有的神经分泌神经元都分泌一种以上的活性化合物，共存的肽较之主要肽含量为少，可能是释放部的旁分泌或自分泌的作用。神经内分泌神经元产生动作电位的机制与一般的神经元大致相同，静息电位一般为 $-80\sim-50mV$，动作电位幅度为 $50\sim80mV$。

神经激素和其他激素一样具有反馈作用。下丘脑激素的反馈调节层次更多，既有全身靶器官分泌激素的长反馈调节，又受到腺垂体分泌的促激素的短反馈调节，还受到神经激素的超短反馈调节。神经分泌还受到脑内其他神经元传至细胞的突触传入控制，也受到围绕它们胞体、树突及终末的神经胶质细胞的调控。

下丘脑神经内分泌神经元的神经纤维终止在整个正中隆起和漏斗的血管上。后叶的神经终末分泌加压素及催产素进入垂体下毛细血管丛，再由丛经长和短的垂体门脉系统进入垂体前叶内分泌细胞间的血窦内。几乎所有垂体的血液都来自下丘脑垂体门脉血管，血流从正中隆起及漏斗流到前叶，但有时可能发生反流，使垂体前叶及其他血液运送的激素经正中隆起进入下丘脑，正中隆起缺乏血-脑屏障。

1. 大细胞神经内分泌神经元　大细胞神经元位于视上核、室旁核，视上核内的细胞密集。人的视上核有 40 000~55 000 个大细胞，其细胞特点是胞核大而偏位，核仁清楚，胞质外周有尼氏小体，内分泌颗粒被 Gomori 铬苏木精染成小珠状。用免疫组化方法可辨认出有两种内分泌神经元，即加压素神经元（vasopressin neuron）和催产素神经元（oxytoxin neuron），前者多后者少，主要集中在视上核背外侧部的中央。由大细胞发出的纤维走向漏斗，集合成视上垂体束（supraopticohypophysial tract）下行至垂体后叶。

室旁核的细胞亦密集，人类室旁核有 39 000~54 000 个大细胞，细胞与视上核相似，主要是加压素神经元和催产素神经元，亦是催产素神经元较少，这些大细胞的轴突组成室旁垂体束（paraventriculohypophysial tract），下行至垂体神经叶。加压素神经元的轴突还止于漏斗部垂体门脉系统的一级毛细血管附近。大细胞神经元分泌颗粒直径为 50~200nm，催产素和加压素储存在不同轴突的致密核心囊泡内，这些致密核心囊泡释放入毛细血管周围间隙中。加压素神经元是渗透压敏感神经元，接受来自正中视前核及穹窿下器的渗透压感觉传入以及来自脑干 NE 能神经元的心血管传入，它们可以被谷氨酸、乙酰胆碱、血管紧张素 II 及肾上腺素能传入所兴奋而被 GABA 所抑制。除加压素外，神经元还分泌少量的其他肽类物质，如强啡肽、甘丙肽、胆囊收缩素、组异肽（peptide histidine isoencine，PHI），以及随生理状态变动含量的促甲状腺释放激素（TRH）、催产素和少量的脑啡肽、CCK、CRH、galanin、强啡肽。这种神经元在泌乳反射时接受来自乳头、子宫颈、阴道的兴奋传入，紧张可引起加压素释放但抑制催产素释放。

2. 小细胞神经内分泌神经元　小细胞神经内分泌神经元在下丘脑分布较广泛，主要位于下丘脑内侧区，特别是室旁核小细胞部及内侧弓状核及室周核内，它们所含的神经肽的分泌颗粒（80~100nm）小于大细胞神经内分泌颗粒。小细胞神经内分泌神经元的轴突在漏斗处集聚成结节漏斗束（tuberoinfundibular tract），终止在垂体门脉的血管祥上，调节垂体前叶，其分泌物流入垂体上毛细血管丛再由丛经由长和短的垂体门脉系统进入垂体前叶细胞间的血窦中。有关小细胞神经内分泌神经元的传入控制不详，然而前叶所有激素分泌均有昼夜节律变化，提示视交叉上核有纤维投射至小细胞神经内分泌神经元；来自边缘系统的传入可能介导紧张效应,而来自脑干的 5-HT 及 NE 影响垂体前叶大多数激素的释放。

小细胞神经内分泌神经元能分泌前叶释放或抑制因子,经结节漏斗束至垂体门脉血管再送至垂体前叶,调节垂体前叶激素的合成和释放。下丘脑所分泌的垂体激素释放或抑制因子有促肾上腺皮质激素释放因子、生长激素释放因子、促性腺激素释放因子、促甲状腺素释放因子、催乳素抑制因子、生长抑素、黑素细胞释放激素、β- 趋脂素及 β- 内啡肽(Clarke,2015)。

(1)生长激素释放激素(growth hormone releasing hormone,GHRH):分泌 GHRH 的神经元主要位于弓状核,它们的纤维行经室周区终止于正中隆起的神经血管区。这些小细胞神经内分泌神经元接受位于腹内侧核中的葡萄糖感受器(glucose receptor)的传入信息,以及来自海马、杏仁体、隔复合体的传入,这些神经联系的存在可以解释在紧张时分泌生长激素(GH)。中枢神经产生的多巴胺可能具有刺激效应,而左旋多巴(L-DOPA)及嗅麦角隐亭(bromocription)可引起生长激素的释放。

(2)生长抑素(somatostatin,SOM):C-14 及 C-28 生长激素释放抑制激素的神经元主要位于室周核内,亦见于弓状核。GHRH 与生长抑素分泌呈周期性(3~5h)交互脉冲,但此脉冲的来源不清楚。在慢波睡眠时出现分泌生长抑素的大脉冲。此外还发现生长抑素能抑制垂体释放促甲状腺激素(TSH),生长抑素可刺激单胺类如 DA、NE 及 5-HT 释放。临床研究证实 SOM 对生长激素有强的抑制作用,对胰岛素及胰升糖素亦有抑制作用。

(3)促甲状腺激素释放激素(thyrotropin-releasing hormone,TRH):分泌 TRH 的神经元广泛分布于室周核、腹内侧核及背内侧核。TRH 的释放受下丘脑前部感受温度的影响,也受甲状腺素的反馈影响。TRH 能刺激垂体释放甲状腺刺激激素,也对视前区的冷敏神经元起兴奋作用,但对温敏神经元起抑制作用。

(4)促性腺激素释放激素(gonadotropin-releasing hormone,GnRH):促性腺激素释放激素的神经元位于室周核及弓状核内,它们发出投射至正中隆起,还有的 GnRH 神经元位于室周视前区,但这些神经元发出的投射终止于终板血管器。GnRH 可使垂体分泌黄体生成素(LH)和卵泡刺激素(FSH),从而使黄体发育,促进排卵,也可刺激

睾丸酮生成及精子生成,治疗不育症。GnRH 可受中枢单胺类神经递质和 GABA 的影响,亦可受促肾上腺皮质激素释放因子及内源性阿片肽的影响。

(5)催乳素释放因子(prolactin releasing factor,PRF)和催乳素释放抑制因子(prolactin-release inhibiting factor,PIF):下丘脑对腺垂体分泌催乳素有促进和抑制两种作用,平时以抑制为主。催乳素释放抑制因子可能是儿茶酚胺(如多巴胺),主要由外侧结节核产生,而产生 PRF 的位置是下丘脑前区。促甲状腺素亦能促进催乳素释放,垂体前叶多巴胺浓度下降时催乳素分泌增加。

(6)促肾上腺皮质激素释放激素(corticotropin releasing hormone,CRH):产生 CRH 的神经元主要位于室旁核小细胞中。CRH 神经元接受边缘系统的传入及低血糖(腹内侧核)应激反应的刺激,还受皮质酮的负反馈控制。加压素促进促肾上腺皮质激素(ACTH)的释放,ACh 能刺激中枢 ACTH 释放,而 NE、5-HT、GABA、SOM-28 及阿片样物质能抑制其释放。

(7)促黑素细胞激素释放因子(melanocyte stimulating hormone releasing factor,MRF)及促黑素细胞激素释放抑制因子(melanocyte stimulating hormone release inhibiting factor,MIF):下丘脑有促使黑素细胞激素释放和抑制其释放的两种功能,平时以 MIF 的作用为主。

(8)β- 内啡肽(β-endorphin):下丘脑弓状核中含 ACTH、β- 促脂解素(β-lipotropin,β-LPH)及 β-内啡肽前体(前阿黑皮素,pro-opiomelanocortin)。β-LPH 可能是阿片样物质的前激素。β- 内啡肽有比吗啡强 5~10 倍的止痛能力,但仅见于颅内给药时。β- 内啡肽神经元的轴突沿脑室壁至视上核、室旁核、室周核及视交叉上核,还有些纤维到达丘脑。在应激时,前叶同时一起释放 ACTH、β-LPH 及 β- 内啡肽。

β- 内啡肽细胞位于下丘脑结节区,而 β- 内啡肽标记的轴突沿脑室壁延伸至前连合。视上核、室周核、室旁核及视交叉上核均接受丰富的 β- 内啡肽能纤维。

研究发现下丘脑的一氧化氮合酶(NOS)阳性神经元产生的 NO 可刺激 CRH、GHRH、PRF、LHRH、SRIF 释放增加,而 NO 的增加也可导致神经元的死亡(Bluet Pajot,1998;Mc Cann,1997)。

（四）下丘脑的功能

神经系统的作用使机体能适应变化的环境以保持种族的绵延。下丘脑是中枢神经系统中能使机体内环境保持平衡的最重要的部位，它控制着与内脏相关的各种活动。下丘脑除接受来自内部环境（如体温、血糖浓度、激素浓度等）和外部环境（通过感觉系）的信息变化外，还接受脑内与学习、记忆等功能相关的中枢部位的信息，并将上述信息进行综合处理，然后作出适宜的反应。

1. 下丘脑对内脏神经系统的调控　下丘脑是皮质下内脏活动中枢，调节交感神经和副交感神经以维持机体适宜的内环境。下丘脑内控制这两种神经的中枢不十分确切。但通常认为下丘脑的前区、内侧区（视上区、视前区）及灰结节的脑室部控制副交感活动。刺激这些区域可以促进迷走和骶副交感反应，引起心跳减慢、周围血管扩张、消化管壁张力及运动增加。下丘脑的外侧区及后区控制交感反应，刺激这些区特别是发出下行纤维的后区，可导致代谢增加、情绪紧张、好斗或奔放，表现为瞳孔扩大、心跳加速、血压上升、呼吸急促、肌肉运动零乱以及消化道及膀胱受抑制，所有这些症状均与情绪兴奋有关，但可受到皮质控制。切除皮质或阻断皮质下丘脑联系可引起许多内脏的症状，破坏下丘脑后区出现情绪迟钝，嗜睡及由于内脏躯体活动减少而引起体温降低。

2. 昼夜节律　生命活动呈现的节律性变化称为生物节律（biorhythm），机体的生命活动，如体温变化、血浆中激素的浓度、睡眠与觉醒，都是有规律的昼夜循环往复的活动。这种活动的周期和地球自转引起的日出日落的昼夜变化近似。与24h自然昼夜节律同步的称昼夜节律（circadian rhythms），这意味着存在着生物钟（biological clock）。昼夜节律十分精确，在相隔几个月后，其变动度仅为1%~2%。机体的生物钟能使身体参加或适应环境的变化。

下丘脑视交叉上核的神经元具有日周期节律活动，这个核团是体内日周期节律活动的控制中心。破坏动物的视交叉上核，原有的一些日周期节律性活动（如饮水、排尿等）的日周期即丧失。视交叉上核可能通过视网膜-视交叉上核束，来感受外界环境光暗信号的变化，使机体的生物节律与环境的光暗变化同步起来。如果这条神经通路被切断，视交叉上核的节律活动就不再能与外界环境的光暗变化发生同步。

3. 光节律　内源性生物钟的关键性特征是当它独立于其他组织时有能力表达自由运转的昼夜节律。脊椎动物调节生物钟的刺激是时间流逝，因此昼夜节律和光感受器紧密相关。低等脊椎动物的光感受器是由视网膜和松果体来充当，在麻雀已经证明了松果体的生物钟作用，切除松果体麻雀的活动和休息的昼夜节律受到了破坏，而移植入供体的松果体后就能修复宿主的昼夜节律，这可能是松果体通过有节律地释放褪黑素所致。哺乳动物的松果体也按昼夜节律分泌褪黑素。损毁研究表明哺乳动物光周期的钟不是在松果体而是在下丘脑，用现代束路追踪法研究证明存在视网膜下丘脑束（retinohypothalamic tract），该束内的大部分纤维终止于小而成对的紧位于视交叉背侧的视交叉上核。视交叉上核的完整是昼夜节律功能的关键。在实验动物，破坏这些结构阻断了内分泌及行为节律，人类视交叉上核的损害导致类似的症候群，常常出现睡眠和觉醒周期的紊乱。阿尔茨海默病患者视交叉上核内加压素神经元明显丢失，伴有昼夜节律失调及睡眠失常（Swaab，1993）。

虽然一个视交叉上核仅含有几千个神经元，但却是一个独立结构，它们具有明显的电活动、代谢及神经肽的合成和分泌的昼夜节律。更有趣的实验是含有来自供体视交叉上核的胚胎下丘脑组织移植物能修复受损的啮齿类动物机体活动和休息的自由运转的昼夜节律。这一重要实验证实含视交叉上核的移植物中确实含有昼夜节律钟组织，这种动物的昼夜周期在恒定的环境中为20h。

哺乳动物（包括人）视交叉上核包括两个主要部分——腹外侧部和背内侧部。视网膜纤维终于视交叉上核的腹外侧部，其特点是神经元呈血管活性肠多肽（VIP）免疫反应阳性，它也接受来自中脑中缝核及丘脑外侧膝状体的传入。视交叉上核的背内侧部有较稀疏的传入神经，其特点是含有精氨酸加压素的小细胞神经元。

内脏神经系统及通过松果体分泌褪黑素对昼夜节律的调控可能是通过下丘脑室旁核中继的，但其神经通路仍不清楚。直接接受视网膜传入的视交叉上核神经元对图案、运动或颜色刺激不起反应，对光的照射及消失起反应，发挥光亮探测器的作用，其激发率随光的强度而变化，因此与明-暗周期同步。传入视交叉上核的视网膜纤维含兴奋性氨基酸,通过 NMDA 及非 NMDA 受体在生物钟的调节中发挥作用。

视交叉上核内除有 VIP 和 AVP 等递质外,还有其他的递质如 NPY、SP、NT 和脑啡肽等,但这些物质和昼夜节律的关系仍不清楚。

视交叉上核接受来自视网膜细胞调节明-暗节律的谷氨酸能传入纤维,但盲人也有明-暗调节,提示来自视网膜的谷氨酸能传入对于产生昼夜节律不是必不可少的,应该还存在无光的昼夜节律。无光的昼夜节律对胚胎的生命特别重要。生物钟早在视网膜纤维长入交叉上核形成突触前已开始"摆动"了,在此时期母亲和胎儿通过胎盘的信号建立了同步作用,包括母亲分泌的褪黑素的节律性。人类新生儿的昼夜节律曾是个有争议的问题,但最近的研究认为昼夜节律在出生后立即出现。在更替工作时或跨子午线的飞行后,机体内部的昼夜节律时间和外部环境产生了暂时性的认识变化及情绪变动,需要逐步适应。破坏昼夜节律有可能是难以消除的病理变化,并且是产生抑郁的基础,典型的抑郁具有睡眠-觉醒及内分泌周期的障碍。

来自较低等脊椎动物松果体以及单细胞有机体的证据提示单个细胞可能起昼夜节律振荡器的作用。在哺乳动物在体研究表明,用河鲀毒素阻断钠离子通道使视交叉上核缺乏动作电位时,生物钟继续发挥功能,提示时间机制与视交叉上核内的电活动及突触活动无关。在体外实验中,视交叉上核能自发地产生节律性,细胞内钙浓度的高频波在细胞间传播,而且可能是经过缝隙连接传播的。

在低等动物已分离出许多与昼夜节律相关的基因。果蝇一个基因的畸变可导致昼夜节律周期变长、缩短甚至消失。总之,对生物钟的形成机制还有待深入研究,而且还必须依靠解剖学和分子生物学方法的共同运用。

4. 睡眠-觉醒周期　睡眠和觉醒是人类和哺乳动物最为明显的生物节律,睡眠和觉醒作为一种昼夜节律曾被认为可能是受环境昼夜交替调节的一种反应。然而在完全隔绝光线、声音等外界因素的实验条件下,受试者的睡眠-觉醒周期依然存在,只是趋于延长。研究发现损害下丘脑前区伴有失眠症,损害下丘脑后区伴有嗜睡症,表明下丘脑的前部与睡眠有关,后部(包括结节乳头核)与觉醒有关。

在脑脊液、脑干、下丘脑中存在促睡眠因子,它们均属肽类。一种下丘脑肽——δ 睡眠诱导肽(delta sleep inducing peptide,DSIP)在流入脑脊液时对诱导睡眠是很有效的,前列腺素 D_2 及 E_2 分别对位于下丘脑前区的睡眠中枢和下丘脑后区的觉醒中枢起作用,而给予苯二氮䓬类药物至视前区能诱导睡眠,但当此类药物导入中缝核时则诱导醒觉。此外,促肾上腺皮质激素释放因子似乎对慢波睡眠具有抑制作用,这与在紧张情况下的失眠一致。尽管对睡眠已有很多研究,但有关控制睡眠的神经解剖和神经化学的理解仍知之甚少。

5. 对情绪行为的控制　下丘脑被认为是情绪反应的主要中枢。情绪活动与交感、副交感神经的活动密切相关,而下丘脑与情绪密切相关亦与内脏神经系统相关。任何威胁有机体平衡的事件都可以引起紧张,下丘脑是产生紧张反应的主要结构。情绪的状态包括两部分,主体是感觉,客体是机体伴随而来发生的活动,二者共同形成情绪表达,完成这些活动不仅要有完好的下丘脑,还有边缘系统及新皮质的参加。电刺激下丘脑的不同部位引起的反应类型不同,刺激下丘脑前部外侧区最易引起逃跑反应,而刺激内侧核区可引起以咆哮、露齿和咬为特征的挑衅反应。损毁双侧腹内侧核时凶猛行为的出现不能用去抑制来解释,而认为是这些核团的敏感所致。下丘脑产生的狂怒反应可被中脑损毁所阻断。

实验资料表明下丘脑存在阳性和阴性奖赏中枢,当饥饿状态下咽下食物时,通过味觉、胃的充盈及血糖升高产生阳性的奖赏快感;而咽下某些引起不快味觉的食物时,将感到厌恶。一种刺激在一定的状态下产生阳性奖赏而在另一种情况下产生阴性奖赏,如当胃已过度膨胀时再进食将产生阴性奖赏即是一种惩罚。奖赏中枢位置的探测是通过将刺激电极安放在不同脑区,使动物能在笼中通过有意识地按压触发按钮而实施电极刺激,电极放在奖赏部位时动物会自我刺激直至疲劳为止,动物进行自我刺激的部位有脑干的儿茶酚胺能复合体、下丘脑的前脑内侧束以及隔区、眶额及内嗅新皮质,其中最有效的是前脑内侧束。在人类刺激腹侧纹状体、无名质及伏隔核(伏隔核中的 DA 与奖赏及成瘾相关)等区域可引起欣快感伴有强烈的性欲满足。刺激下丘脑后区可引起交感神经兴奋及伴有阴性奖赏(惩罚),动物避免重复刺激这些区域。

6. **体温调节** 恒温动物热的产生及丧失是平衡的,这是交感和副交感反应协调的结果。下丘脑是一个中枢性温度感受器,能控制内脏神经、内分泌及代谢从而对温度变化起反应。温度升高可通过皮肤血管扩张、出汗、气喘及减少热的产生而散热。体温降低时,皮肤血管收缩停止排汗,肌肉兴奋发抖,如继续降低则甲状腺活动增加使内脏活动加强等。中枢性温度感受器位于视前区,这些感受器对灌流入下丘脑的血液温度起反应。周围温度感受器传入的信息及边缘系传入的信息均能达到温敏区,但当两者传入的信息相矛盾时,中枢感受器可使周围信息无效。下丘脑视前区的神经元亦对各种细菌及有毒热原起反应。在用阿司匹林降温时,中枢性的前列腺素在此反应中起重要作用。刺激下丘脑前区能诱导喘气、出汗及血管扩张而散热,这是通过前脑内侧束投射至脑干及脊髓的内脏神经中枢而起作用。进行垂体肿瘤手术时,如果向蝶鞍扩展而损害了下丘脑前区能导致无法控制的体温上升所致的高热。下丘脑后部对体温的下降敏感,它调节保存热和增加产热机制。刺激下丘脑后部可导致交感性地觉醒伴有血管的收缩、竖毛、颤抖及增加代谢性热产生。有研究提出发抖的"运动中枢"位于下丘脑后区背内侧部。电生理实验观察到乳头体背外侧部破坏时能使寒战消失。又有实验研究提示下丘脑后区没有温度感受器,因此热的散失及热量的保存似乎是来自位置更为前方的体温感受器。又有学者认为下丘脑后部是接受外周及中枢(包括视前区周围)温度感受器信息并进行整合的部位。破坏双侧下丘脑后部常产生体温随环境变动的情况(变温动物),因为这种损伤有效地破坏了有关保温和散热的下行通路。体内体温调节的两种对抗机制并非独立的,而是随机体的改变和需要而相互关联、彼此平衡的,这种协调反应使机体保持恒定的最适宜的体温。

关于中枢递质对体温调节的影响已进行了较多研究,发现中枢 5-HT 增高能刺激热产生引起体温升高,而 NE 则使体温降低,但这种作用有种属差异。在羊、兔、大鼠,5-HT 使体温下降,NE 使体温上升。而 ACh 的效应则和部位有关,如在视前区能使体温升高而在下丘脑后部常使体温降低。

7. **血浆渗透压、血容量及水摄入的调节** 下丘脑的渗透压感受器位于下丘脑前区(包括终板血管器及正中视前核)及视上核的大细胞加压素神经元。这种渗透压感受器能测出小于 0.1% 的血液渗透压的变化,并刺激垂体后叶释放加压素。下丘脑其他区如视前区、下丘脑外侧区、穹窿下器、终板血管器、中脑及延髓等也发现有渗透压感受神经元。

提高血浆渗透压就能刺激饮水行为,下丘脑的视上核和室旁核与身体水平衡保持有关,破坏这两个核团或其与垂体的联系,会出现尿崩症(diabetes insipidus),此时尿量增加而糖含量不增多。抗利尿激素和加压素由视上核和室旁核细胞分泌,由无髓视上垂体束轴突运输储存于其终末内,当神经内分泌大细胞周围血液渗透压增高时,这些神经元活动增加并释放抗利尿激素。在机体水肿时,后叶的抗利尿激素大大减少。另外血管紧张素 II 也与水平衡的调节相关。终板血管器、穹窿下器缺乏血 - 脑屏障,允许血管紧张素 II 进入下丘脑前区,此物质增加时引起饮水增加。用微电泳方法将血管紧张素 II 注入视上核也能引起其细胞放电。血管紧张素 II 的作用与促进乙酰胆碱的释放有关,而乙酰胆碱对视上核和室旁核神经元具有兴奋及抑制的双向效应。恶性疼痛情绪紧张均能引起加压素的释放,加压素形成过程缺陷或视上垂体束由于头部损伤阻断时,均可引起脑性尿崩症。

另有实验表明下丘脑与水摄入调节有关,电刺激下丘脑前区产生烦渴导致大量饮水。此区可能是调节食物摄入区的一部分,通常体液渗透压增加刺激水的摄入。局部毁损大鼠腹内侧核平面的下丘脑外侧区产生水摄入减少但不影响食物摄入,但下丘脑外侧区较大的损害产生渴感缺乏症(adipsia)和吞咽不能(aphagia)。下丘脑外侧区能兴奋视上核细胞,而视上核细胞能以负反馈环路抑制下丘脑外侧区。

8. **摄食及代谢调节** 虽然摄食行为的基本过程在脑干水平就能完成,但系列的摄食活动如获取、辨别食物等需要有下丘脑的参加。临床观察显示,脑底附近的损害可导致过度肥胖。下丘脑双侧损害累及结节区、腹内侧核可产生饮食过多,通常为正常饮食的 2~3 倍。但在婴幼儿下丘脑内侧区的损害,尽管给予正常喂食仍出现消瘦。下丘脑外侧区接受嗅觉传入,嗅觉传入是重要的食物信号,下丘脑外侧区的损害可引起食欲过低或无食欲,而刺激该区能延长喂饲。因此,下丘脑内侧区是饱中枢(satiety center),而外侧区是摄食中枢(feeding center),此两区均接受来自边缘结构的广泛传入。电生理的研究还发现刺激一个中枢可以抑制另一个中枢的神经元活动。破坏下丘脑摄食中枢或饱中枢后,经过相当时间以后,动物的摄食活动能恢复,体重也能在新的水平上达到平衡,表明脑内的其他结构也具有摄食调节作用,因而设想脑内存在着以下丘脑为中心包括大脑皮质、杏仁复合体、脑干及锥体外系在内的与摄食相关的复杂环路。电生理的研究发现下丘脑外侧区和内侧区中含有能感受血浆葡萄糖浓度及其他营养物质的神经元称为葡萄糖敏感神经元。腹内侧区受刺激时有利于高血糖素的释放增加糖原分解、糖原异生作用及脂肪分解。而刺激下丘脑外侧区则引起胰岛素释放及相反的代谢效应。

9. 下丘脑对生殖功能的控制 下丘脑在机体生殖功能开始时和协调中均起重要作用,此功能存在性别差异。下丘脑结节区是保持促性激素的基础水平,但视前区与促性激素的周期性变化相关。促性激素的周期性变化先于排卵,电刺激下丘脑视前区或杏仁体的皮质内侧核群可使兔和猫排卵。刺激视前区的效应可以被切断结节区和视前区间联系所消除,而刺激杏仁体的效应可被切断终纹所阻断。这些研究提示存在着经终纹杏仁体至内侧视前区,以及内侧视前区和结节区间的功能联系。下丘脑患肿瘤或存在其他病理过程时常常影响性的发育。这些损害可伴以早熟的青春期或出现第二性征发育不全的性功能减退,虽然性功能减退可归因于松果体病,但许多早熟青春期的出现与肿瘤侵犯下丘脑有关(通常损害下丘脑后部)。

下丘脑控制催产素、促性腺激素及催乳素的分泌。催产素能诱导子宫在足月妊娠时收缩、围绕乳腺小泡的肌上皮收缩、宫颈延伸及收缩,在胎儿出生后即终止,继之出现乳汁射出反射。

10. 下丘脑的二态现象与性别及性定向的关系 成人脑重有性别差异,女性低于男性。性的二态性主要是性激素的周期不同,视前区在调节垂体前叶释放促性腺激素中起重要作用。女性

GnRH 周期性释放,周期和月经周期一致,而男性亦释放促性腺激素但无规律,因此两性视前区的功能和结构各不相同。对动物二态性的研究主要在啮齿类动物中进行,发现大鼠视前区有性二态核(sexually dimorphic nucleus of the preoptic area),此核在生后早期在雄激素睾丸酮的影响下进行分化。推定人类有与大鼠的性二态核同源的核,此核在交叉上核平面位于视上核与室旁核之间,胞核大细胞深染;从出生到 4 岁时在两性均增加很快,女性在 4 岁时此核细胞数开始下降至男性的 50%,而男性细胞数保持恒定至 50 岁,50岁以后不论男性还是女性细胞数均进一步减少。如果切除新生动物的睾丸,视前区的性二态核就不发育。

(五) 成体下丘脑的可塑性

有大量证据表明神经系统有较大的可塑性,这种可塑性表现在神经系统某些部位神经元和胶质细胞结构和功能的改变。下丘脑的大细胞神经元在分娩及泌乳时,催产素释放增加,神经元胞体也增大,它们的树突形成了广泛的神经元与神经元之间的接触而未见有星形胶质细胞层将它们分隔。此外,GABA 能神经元突触终末与催产素神经元胞体或树突接触数量增加,这种轴体连接的突触数在老年动物亦增加,而且这些大细胞神经元活动亦增加,而邻近的加压素神经元没有这种变化。神经元的可塑性并不限于胞体及树突,在激素增加时神经元中的神经分泌终末被星形胶质细胞样的垂体细胞突起围绕的情况变少,而和血管周围的基膜接触增多。下丘脑突触的可塑性在刺激后 48h 即发生,这种突触的变化似乎是由于下丘脑内催产素神经元树突或催产素突触释放催产素引起的。很可能神经垂体的可塑性与肾上腺素能刺激相关。同样的可塑性变化亦见于正中隆起的促性腺激素释放激素神经元及其终末,可能还有其他释放因子神经元。突触的可塑性亦见于弓状核雌激素受体神经元,在雌激素增加的当天 GABA 能的轴体突触数量就明显减少了。这些实验表明,雌激素能影响下丘脑腹内侧区神经元的胞体大小及突触的形式,引起轴树突触增加,树突棘密度变化及催产素受体在神经元上的重新分布,说明成年人下丘脑的突触、受体、神经元及胶质细胞均能发生变化(Theodosis,1993;Yoo,2018)。

六、第三脑室

第三脑室(third ventricle)为间脑内位于中线的矢状腔隙,其外侧壁上部为背侧丘脑的前2/3,下部前方为下丘脑,后方为底丘脑。下丘脑沟(hypothalamic sulcus)由室间孔延至中脑导水管,该沟分隔间脑的背侧部(背侧丘脑和上丘脑)与间脑的腹侧部(下丘脑和底丘脑)。外侧壁的上界为丘脑髓纹深面的沟。两外侧壁之间有丘脑间黏合相连,后者为两侧背侧丘脑间的灰质团块。顶为薄的室管膜,该膜在穹窿下方与脉络组织延续,脉络组织来自端脑的侧脑室,并形成脉络丛下垂于第三脑室顶部,然后绕背侧丘脑上面和后端至侧脑室下角。第三脑室的前界为终板和前连合,后界为松果体、后连合和中脑导水管上口。在第三脑室的后上壁有松果体隐窝(pineal recess),后者的尖端有松果体柄附着。第三脑室底的前部较低、后部较高,其有关结构自前向后为视交叉、漏斗、灰结节、乳头体、后穿质和中脑被盖。第三脑室伸入漏斗内的部分称漏斗隐窝(infundibular recess)。第三脑室前壁与顶相交处有室间孔(interventricular foramen),该孔前界为穹窿柱,后界为背侧丘脑的前核。室间孔将侧脑室与第三脑室相通,第三脑室再借中脑导水管与第四脑室相通。

(高永静 倪衡建)

参考文献

[1] 杨雄里. 视觉// 神经科学原理 [M]. 韩济生. 北京: 北京医科大学协和医科大学联合出版社, 1999.

[2] Child ND, Benarroch EE. Anterior nucleus of the thalamus: functional organization and clinical implications [J]. Neurology, 2013, 81: 1869-1876.

[3] Clarke IJ. Hypothalamus as an endocrine organ [J]. Compr Physiol, 2015, 5: 217-253.

[4] Conley M, Frienderich-Ecsy B. Functional organization of the ventral lateral geniculate complex of the tree shrew (Tupaia belangeri) I nuclear subdivisions and retinal projections [J]. J Comp Neurol, 1993, 328: 1-20.

[5] Liu K, Kim J, Kim DW, et al. Lhx6-positive GABA-releasing neurons of the zona incerta promote sleep [J]. Nature, 2017, 548: 582-587.

[6] Mieda M, William S, Richardson J, et al. The dorsomedial hypothalamic nucleus as a putative food circadian pacemaker [J]. Proc Natl Acad Sci USA, 2006, 103: 12150-12155.

[7] Mitchell AS. The mediodorsal thalamus as a higher order thalamic relay nucleus important for learning and decision-making [J]. Neurosci Biobehav Rev, 2015, 54: 76-88.

[8] Neudorfer C, Maarouf M. Neuroanatomical background and functional considerations for stereotactic interventions in the H fields of Forel [J]. Brain Struct Funct, 2018, 223: 17-30.

[9] Ossowka K. Zona incerta as a therapeutic target in Parkinson's disease [J]. J Neurol, 2020 (267): 591-606.

[10] Park A, Li Y, Masri R, et al. Presynaptic and extrasynaptic regulation of posterior nucleus of thalamus [J]. J Neurophysiol, 2017, 118: 507-519.

[11] Pratt JA, Morris BJ. The thalamic reticular nucleus: a functional hub for thalamocortical network dysfunction in schizophrenia and a target for drug discovery [J]. J Psychopharmacol, 2015, 29: 127-137.

[12] Saalmann YB. Intralaminar and medial thalamic influence on cortical synchrony, information transmission and cognition [J]. Front Syst Neurosci, 2014, 8: 83.

[13] Swaab DF, Holfman MA, Lucassen PJ, et al. Functional neuroanatomy and neuropathology of the human hypothalamus [J]. Anat Embryol, 1993, 187: 317-330.

[14] Theodosis DT, Poulain DA. Activity-dependent neuronal-glial and synaptic plasticity in the adult mammalian hypothalamus [J]. Neuroscience, 1993, 57: 501-535.

[15] Van Der Werf YD, Witter MP, Groenewegen HJ. The intralaminar and midline nuclei of the thalamus. Anatomical and functional evidence for participation in processes of arousal and awareness [J]. Brain Res Brain Res Rev, 2002, 39: 107-140.

[16] Venkataraman A, Brody N, Reddi P, et al. Modulation of fear generalization by the zona incerta [J]. Proc Natl Acad Sci U S A, 2019, 116 (18): 9072-9077.

[17] Yoo S, Blackshaw S. Regulation and function of neurogenesis in the adult mammalian hypothalamus [J]. Prog Neurobiol, 2018, 170: 53-66.

[18] Żakowski W. Neurochemistry of the anterior thalamic nuclei [J]. Mol Neurobiol, 2017, 54: 5248-5263.

[19] Zhao ZD, Chen Z, Xiang X, et al. Zona incerta GABAergic neurons integrate prey-related sensory signals and induce an appetitive drive to promote hunting [J]. Nat Neurosci, 2019, 22: 921-932.

第八节　端　脑

端脑（telencephalon）是中枢神经系统的最高级部位，由前脑泡发育而来。前脑泡的两侧部高度发育并向外膨出，形成两侧的大脑半球，覆盖在间脑和中脑的外面；而中部发育较慢，基本留在原位，形成第三脑室的前壁——终板。在较早的脊椎动物（鱼类），前脑的发展最初与嗅觉有关，每侧半球嘴侧的嗅叶（olfactory lobe）接受嗅信号，此叶延长为嗅球（olfactory bulb），与半球借嗅束（olfactory tract）相连。从爬行类开始出现非嗅性皮质，在每侧半球底部的灰质团块——基底神经核（basal nuclei）构成早期的运动中枢。半球的壁是大脑皮质（cerebral cortex），各种信息在这里整合。在发育过程中，视、听和其他通路经丘脑延伸至大脑皮质，是头化的例证。每侧大脑半球由于增加了新皮质（neocortex）而扩大，大部分嗅皮质则局限为下外侧的梨状叶（piriform lobe）。半球的内侧壁特化为海马结构（hippocampal formation），后者长期以来被认为是主要的嗅皮质，现在已经动摇，它具有多种功能。在高等哺乳类动物，新皮质高度增大，梨状皮质相对缩小。由新皮质发出运动通路，而基底核仍为运动控制的必需部分。哺乳动物新皮质的这种扩展主要是由于沟通传入、传出联系的联络区（association areas）的发展。海马结构通常称为古皮质（archipallium）或原皮质（primary cortex），梨形叶则称为旧皮质（paleopallium 或 ancient cortex）。某些学者将两者统称为古皮质。

大脑由两侧的大脑半球加胼胝体组成，端脑则还应加第三脑室前壁的终板和视前区（即前脑泡和中脑泡交界处的前壁）。因此，端脑包括：①大脑半球、球间连合及内腔；②第三脑室前壁终板和视前区。

一、大脑半球的外形和分叶

每侧大脑半球的外层为神经元胞体聚集的皮质（cortex），内部为神经纤维集中形成的半卵圆中心（centrum semiovale）、深藏的基底核（basal nuclei）及侧脑室（lateral ventricle）。大脑半球是脑的最大部分，由上面看为卵圆形，后部较宽，最

大横径在两侧顶结节之间，被一正中裂隙——大脑纵裂（cerebral longitudinal fissure）不完全地分隔，每侧大脑半球内含侧脑室。大脑纵裂内含新月形的硬脑膜皱襞——大脑镰（cerebral falx）和大脑前动脉，大脑镰将两侧大脑半球完全隔开，在中部深面有粗大的连合纤维——胼胝体（corpus callosum）连接两侧半球。每侧大脑半球有背外侧面、内侧面和下面。

背外侧面与脑穹窿一半的隆凸相适应。内侧面平而垂直，借大脑纵裂和大脑镰与对侧半球分隔。下面或底面不规则，分为眶区和幕区：眶区为额叶的眶部，凹陷，位于眶顶和鼻腔顶之上；幕区是颞叶和枕叶凹凸不平的下面。幕区的前部与颅中窝一致；后部在小脑幕之上，小脑幕插于枕叶与小脑上面之间。以上各面借下列的缘区分：上内侧缘在上外侧面与内侧面之间；下外侧缘在上外侧面与底面之间，其前部分隔上外侧面与额叶眶面，为睫上缘（supercilliary border）；枕内缘（medial occipital border），在下面的幕区与内侧面之间；眶内缘（medial orbital border），分隔下面的眶区与内侧面。半球的前、后端为半球的额极（frontal pole）和枕极（occipital pole），颞叶的前端为颞极（temporal pole）。下外侧缘在枕极前方约5cm处为枕前切迹（preoccipital incisure）。

自枕外隆凸最高点稍上外侧至鼻根上外方的旁正中线即上内侧缘的标志。睫上缘在眉水平至额骨颧突，然后上升到翼点。颞极的表面投影相当于一条位于侧面的凸向前的弓形线，自翼点至颧弓上缘中点。然后在颧弓上方继续向后，经外耳道的稍上方，它相当于下外侧缘，然后弯向下，至枕前切迹。

半球表面形成许多回（gyri 或 convolutions），其间被沟（sulcus）或裂（fissure）分隔，这些结构是在进化过程中逐渐获得的。直至胚胎第3个月末，半球的表面仍然是光滑的，像爬行类和鸟类一样。此后，出现局部的凹陷，并加深而在脑表面形成沟。每一条沟就是一个皮质的皱褶，使半球的表面积增加约3倍。某些沟沿着结构与功能不同的区域之间发展，称为界沟（sulcus limitans），如

中央沟位于两个肉眼可见的厚度差别显著的脑区(中央前回和中央后回)之间。有些沟沿迅速生长的脑的长轴发展,称轴沟(axial sulci),如距状沟。另有一些沟位于两个结构不同的脑区之间,其两唇可分属两区,第3区位于壁的深面,这种沟称为盖沟(operculated sulcus)。如人的月状沟在表面分隔纹区和纹周区,其深面有纹旁区插入纹区和纹周区。除大脑外侧沟和顶枕沟外,上述类型包括脑表面的所有沟。大脑外侧沟是由于脑岛皮质生长缓慢,以致被邻近的皮质遮盖,最后两侧的皮质相互接触而形成。顶枕沟与胼胝体的发育有关。胼胝体后端不仅有联系两侧顶叶的纤维,也有许多联系两侧颞叶的纤维。因此,几个小的轴沟和界沟挤在一起,有的则埋在顶枕沟的壁内。这些沟实际上是次级沟(secondary sulci),它们的形成与邻近脑组织的迅速生长无关。

有些沟很深,以致在脑室壁上产生隆起。距状沟的前部形成侧脑室后角的禽距(calcar avis),侧副裂形成侧脑室下角的侧副隆起(collateral eminence),因此,这些裂称为全裂(complete fissures)。但沟裂的完全与否并不与功能意义相联系。

脑回和脑沟的位置和排列基本上是恒定的,但其范围和细微结构却有差别(偶尔甚至有无不定),这种差别不仅存在于不同的个体,也存在于同一脑的两侧半球之间。脑回的形成是大脑皮质体积迅速增大的必然结果(与其深面白质的缓慢增长相比)。人大脑皮质的表面积约2 200cm²,其中1/3可在表面看到,其余隐藏在沟、裂之中。

通过这种进化模式,使皮质区的面积大量增加而颅腔容积改变很小,但却不应误导人们用这种目的论的方式对大脑皮质细胞的构筑进行解释。同样,将高智力与脑回形式的复杂与否相联系也是荒谬的。成人脑的重量平均为1 360g,象和鲸的脑比人脑大得多,但与全身体重的比却小于人类。在人类,脑回的复杂性、脑的大小与脑的智力之间没有内在的密切联系。这里存在着高能个体但脑相对较小或者相反的大量例证,俄国小说家屠格涅夫的脑重为2 012g,而法国小说家弗朗西司为1 017g。企图通过化石的颅内铸型来推测脑回和智力的发展(如语言能力)程度同样是谬误,并已基本被抛弃。

为了学习和研究的方便,大脑半球的沟和裂被用来作为分叶的标志,但大脑各叶的范围并不完全与同名颅骨表面的范围一致。

(一) 大脑半球的背外侧面

中央沟和外侧沟是此面的明显特征,也是进行表面区分的主要依据(图 8-8-1)。外侧沟(lateral sulcus)是在下面和外侧面的一条深裂,有一短干,干分为3支。干开始于下方的前穿质,在额叶眶面和颞叶前极之间向外延伸。与蝶骨小翼后缘的形状相适应,内含蝶顶静脉窦。干到达外侧面就分为前支、升支和后支。前支(anterior ramus)向前行约2.5cm至额下回;升支(ascending ramus)上升约2.5cm至额下回;后支(posterior ramus)最长,向后稍向上跨过大脑外侧面约7cm,向上止于顶叶。外侧沟的底是岛阈和脑岛,它引导大脑中动脉由下面向背外侧面行走,其体表投影为自翼点斜向后

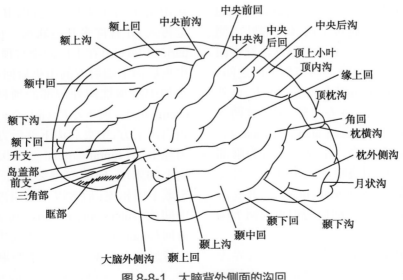

图 8-8-1 大脑背外侧面的沟回

再稍向上至顶结节的一条长约 7cm 的线。中央沟（central sulcus）始于上内缘或附近，在额极与枕极之间中点（即枕外隆凸与鼻根之间的中点）的稍后方，迂曲向下向前行 8~10cm，止于外侧沟后支的稍上方，与后支之间往往有一弓形的回相隔，其总走向与正中面之间形成约 70° 角，它区分皮质的第一躯体运动区与躯体感觉区。将中央沟打开，可见其两侧壁上有一些小回相互交错，如咬合的齿轮，故名交链回（interlocking gyri），借此皮质面积得以增加，而表面积无变化。约在沟的中部，沟壁的两侧常由一横行的回相连，这是在中央沟发育的过程中形成的，在第 6 个月时，沟分为上下两部分，两部分之间最初就有横行的回连接中央前回和中央后回。后来中央沟的两部分一般互相融合，偶尔仍保留分离。在前者，横行的回就被埋藏于深面，称演变深回（deep transitional gyrus）。

额叶（frontal lobe）为半球的嘴侧区，后界为中央沟，上界为上内侧缘，下界为眶上缘和外侧沟的干，其上外侧面有 3 条沟 4 个脑回横过。中央前沟（precentral sulcus）与中央沟平行，其间由中央前回分隔，一般分为上下两部分，两部可以融合。额上沟（superior frontal sulcus）约自上中央前沟的中点弯曲向前；额下沟（inferior frontal sulcus）与之平行，较低。

在中央前沟以前的额叶皮质借此分为额上、额中、额下回，通常还有一条不完全的沟分隔额中回。中央前回（precentral gyrus）后界中央沟，前界中央前沟，自上内缘开始（在该处与内侧面的中央旁小叶连续）向下至外侧沟的后支附近，除了大量的其他联系外，其皮质是许多粗大的皮质核束和皮质脊髓束纤维的起点。额上回（superior frontal gyrus）在额上沟上方，并越过上内缘与额叶内侧面连续，此回可能与额中回不完全隔开。额中回（middle frontal gyrus）位于额上回与额下回之间。额下回（inferior frontal gyrus）在额下沟下方，被外侧沟的前支和升支穿入。在左半球，围绕这两支的脑区为 Broca 语言区（speech area of Broca，44、45 区），与运动性语言有关。在前支下方为眶部（pars orbitalis），呈弓形围绕眶上缘至眶面。升支与前支之间为三角部（pars triangularis）。升支后方为盖部（pars opercularis），向后与中央前回下端相续。

颞叶（temporal lobe）在外侧沟下方，后界为自枕前切迹（约距枕极 5cm）至顶枕沟与上内侧缘

相交处的人为连线，其外侧面借两条沟分为 3 个平行的脑回。颞上沟（superior temporal sulcus）在近颞极处开始，略斜向上后与外侧沟后支平行，弯向上止于顶叶。颞下沟（inferior temporal sulcus）位于颞上沟下方并与之平行，常断裂为 2~3 个短沟，其后端也升至顶叶，在颞上沟上升的末端之后并与之平行。颞叶的外侧面借此分为 3 个平行的回：颞上回（superior temporal gyrus）、颞中回（middle temporal gyrus）、颞下回（inferior temporal gyrus）。在颞叶上缘，颞上回与外侧沟后支底的几个脑回相连续，该脑回的数目不等，由围绕岛叶的环状沟（circular sulcus）向前外斜行，称颞横回（transverse temporal gyri），一般为前、后两个回，但有时一侧或两侧均为一个回（Campian，1976）。前颞横回和邻近的颞上回部分有听觉功能，前颞横回接近 41 区。

顶叶（parietal lobe）由前方的中央沟延伸至枕前切迹与顶枕沟在半球上内缘交点的连线。其下界是外侧沟的后支及自其向后的假想延长线，其部分边界是人为的，外侧面被中央后沟和顶内沟分为 3 区。中央后沟（postcentral sulcus）常分为上下两部，与中央沟平行。向下在外侧沟后支的向上末端之前一定距离，终止于外侧沟后支上方，将枕叶分为中央后回和较大的后区，后者又被顶内沟所区分。在半球内侧面，中央后回与中央旁小叶后部相连续。顶内沟（intraparietal sulcus）开始于中央后沟中点，或中央后沟下部的上端，向后下横过顶叶，将其分为顶上小叶和顶下小叶。顶内沟向后，为枕支（occipital ramus）伸至枕叶，以直角与枕横沟相连。中央后回（postcentral gyrus）在中央沟与中央后沟之间，其皮质接受躯体感觉传入，并有许多其他联系。顶上小叶（superior parietal lobule）在上内侧缘与顶内沟之间，向前与中央后沟上端后方的中央后回相连续，向后通常参加围绕顶枕沟外侧部的顶枕弓（arcus parieto-occipitalis）。顶下小叶（inferior parietal lobule）在顶内沟下方，中央后沟下部后方，分为 3 部：前部为缘上回（supramarginal gyrus），弓形围绕外侧沟向上的末端，向前与中央后回下部连续，向后下与颞上回相连；后方以自顶内沟向下的小的第一中间沟（sulcus intermedius primus）为界；中部为角回（angular gyrus），设想与立体视觉有关，呈弓形跨过颞上沟末端，向后下与颞中回相连续。有时，小的第二中间沟（sulcus intermedius secondus）

出现于其后端(顶下小叶的前部和中部邻近顶结节);后部弓形跨过颞下沟进入枕叶的上端,形成颞枕弓(arcus temporo-occipitalis)。

枕叶(occipital lobe)位于枕前切迹至顶枕沟连线的后方。枕横沟(transverse occipital sulcus)自顶枕沟后方的上内侧缘向外下走行,于其中点与顶内沟连接,其上部位于顶枕弓(围绕顶枕沟末端的弓形面)的后方。枕外侧沟(lateral occipital sulcus)为枕叶外侧面的一条水平的短沟,将枕叶分为枕上回(superior occipital gyrus)和枕下回(inferior and inferior occipital gyrus),月状沟(lunate sulcus)若有,则恰在枕极的前方,垂直位,有时连接至距状沟,但两者通常是分开的。月状沟的唇为盖,分隔纹区(striate area)与纹周区(peristriate area),而纹旁区(parastriate area)则埋于沟内,在其他两个纹区之间。月状沟在降回(gyrus descendens)的后方,降回在枕上回和枕下回的后方。在月状沟末端附近,常有弯曲的上极沟和下极沟。上极沟(superior polar sulcus)自月状沟的上端呈弓形跨至枕叶内侧面。下极沟由月状沟的下端呈弓形向下向前至大脑下面。

岛叶(insular lobe)(图8-8-2)位于外侧沟底深处,几乎完全被环状沟(circular sulcus)围绕,并被邻近的皮质区生长所覆盖,只有将外侧沟打开才能看到,故将覆盖岛叶的脑区称为岛盖(operculum of the insula)。岛盖的各区被外侧沟的升支和后支分开。额叶岛盖(frontal operculum)位于前支与升支之间,形成额下回三角部。当分支起于共干时,此部很小。额顶叶岛盖(fronto-parietal operculum)在外侧沟升支与后支之间,是额下回后部和中央前、后回的下端以及顶下小叶前部的下端。颞叶岛盖(temporal operculum)在外侧沟后支的下方,由颞上回和颞横回构成。岛叶的下部在前方邻近额下回眶部。除去岛盖后,岛叶为一锥形区,其尖端向下,靠近前穿质,该处没有环状沟,尖的内侧部称岛阈(limen insulae)。岛叶表面被由尖向后上倾斜的岛中央沟(sulcus centralis insulae)分为较大的前部和较小的后部。前部被浅沟分为3~4个短回(short gyri),后部则为一个大的长回(long gyrus),通常在其上端分叉。岛叶的皮质与岛盖的皮质在环状沟延续。

(二)大脑半球的内侧面

只有将两半球间的连合纤维和第三脑室周围的结构切断,才能清楚看到大脑半球内侧面(图8-8-3)。最显著的特点是粗大的连合纤维——胼胝体(corpus callosum),它是位于大脑纵裂中区底部的宽大弓形纤维板,其弯曲的前部称胼胝体膝(genu),向下延续为胼胝体嘴(rostrum),然后向后下迅速变窄至终板上端。膝向上续为胼胝体干(trunk),为胼胝体的主要部分,干呈弓形向上向后至厚圆的后端,即胼胝体压部(splenium)。在干、膝和嘴的凹面内有两侧透明隔的垂直板附着并充填在胼胝体与其下方扁带状弯曲的穹窿之间。在终板前方,几乎与其范围一致的是终板旁回(paraterminal gyrus),它借浅的嗅旁沟(parolfactory sulcus)与其他的皮质区分隔。其稍前方可有一垂直的短沟——前嗅旁沟(anterior parolfactory sulcus)。两沟之间的皮质为胼胝体下区(subcallosal area)或嗅旁回(parolfactory gyrus)。终板旁回稍倾斜的前缘有时称为海马前遗迹(prehippocampal rudiment)。

内侧面的前区被弯曲的扣带沟(cingulate sulcus)分为外带和内带,起自胼胝体嘴下方,先向前,再向上向后与胼胝体的弯曲一致,其后端向上至上内侧缘中点后方4cm中央沟上端后方。借自胼胝体中点上方扣带沟上升的短沟分为前、后两区:大的前区为额内侧回(medial frontal gyrus),

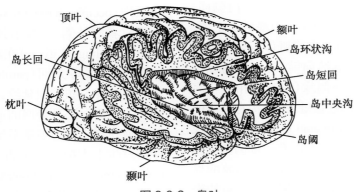

图8-8-2 岛叶

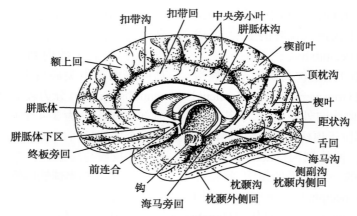

图 8-8-3　大脑半球内侧面

后区为中央旁小叶（paracentral lobule）。中央沟的上端一般向后伸入中央旁小叶，中央前回与中央旁小叶相连续。此区与对侧肢体和会阴区的运动有关。临床证据提示，它可能控制排便和排尿行为。

扣带沟下方为扣带回（cingulate gyrus），起自胼胝体嘴下方，与胼胝体的弯曲一致，两者以胼胝体沟（callosal sulcus）分隔，绕胼胝体压部与半球下面的窄的峡（isthmus）及海马旁回相续。扣带沟间断地伸向中央旁小叶后方，有时与顶下沟（subparietal sulcus）或压部上沟（suprasplenial sulcus）相续。

内侧面的后区被两条深的沟（即顶枕沟和距状沟）横过，它们在前方汇合于胼胝体压部的稍后方。顶枕沟（parietooccipital sulcus）起自枕极前方 5cm 的上内侧缘，斜向下前至距状沟。将顶枕沟打开，可清楚看到顶枕沟和距状沟虽在表面是互相连续的，但实际上是被深位的楔回（cuneate gyrus）所分隔。沟壁有两条或更多的垂直沟，最初暴露于内侧面，但由于胼胝体压部的生长，包含在顶枕沟内，因此顶枕沟的壁类似外侧沟的壁，虽然它所含的沟和回较少而小。距状沟（calcarine sulcus）起自枕极附近，虽然一般局限于内侧面，但其后端却达外侧面。此沟在下内缘的稍上方，向前呈稍弯曲向上的凸形，在胼胝体压部的后方以锐角与顶枕沟相交，继续向前，跨过下内缘至半球下面，构成峡的下外侧缘（峡连接扣带与海马旁回）。在其与顶枕沟连接处，距状沟有埋藏的楔舌前回（anterior cuneolingual gyrus）跨过。在其后部，与顶枕沟连接处的后方，有一轴沟位于视皮质的长轴；但前部则是分隔纹区皮质与峡的界沟。距状沟的前部是全沟，产生侧脑室后角的隆起——禽距。

在扣带沟向上转折末端后方的方形区，顶枕沟的前方，上内缘的下方，是楔前叶（precuneus），与中央沟后方的中央旁小叶一起构成顶叶内侧面。在前为顶枕沟，下为距状沟，上为半球上内缘之间的楔形皮质——楔叶（cuneus），其表面通常有 1~2 条不规则的沟，位于枕叶内侧面。

（三）大脑半球的下面

大脑半球的下面被外侧沟的干分为较小的前部和较大的后部（图 8-8-4）。前部为眶区，横向凹陷，位于筛骨筛板、额骨眶板和蝶骨小翼的上方。嘴尾向的嗅沟（olfactory sulcus）靠近其内侧缘行走，并被嗅球和嗅束覆盖。在嗅沟内侧的皮质条为直回（gyrus rectus）。其余的皮质表面有不规则的眶沟（orbital sulci），一般为"H"形，将皮质分为前、内、后和外眶回（orbital gyrus）。大脑下面的后部、小脑幕和颅中窝的上方，有侧副沟和枕颞沟经过。侧副沟（collateral sulcus）起自枕极附近，向前与距状沟平行，两者间以舌回（lingual gyrus）分隔，向前可与嗅裂（rhinal fissure）连续，但通常是分离的。嗅裂与侧副沟一起分隔颞极与其后内方的钩（uncus），侧副沟是梨形叶的外侧界（图 8-8-5）。枕颞沟（occipito-temporal sulcus）平行于侧副沟，位于后者的外侧，一般不到达枕极，此沟往往分叉。舌回（lingual gyrus）在距状沟和侧副沟之间，并延伸至海马旁回（parahippocampal gyrus），后者起自峡并与扣带回延续，舌回向前至侧副沟和嗅裂的内侧。海马旁回的前端续于钩，其内缘位于中脑外侧。钩是嗅觉系统梨形叶的一部分，是种系发生上大脑皮质最古老的部分之一。枕颞内侧回（medial occipito-temporal gyrus）由枕极伸至颞极，内侧为侧副沟和嗅裂，外侧为枕颞沟，后者的外侧为枕颞外侧回（lateral occipito-temporal gyrus），与颞下回一起包绕半球的下外缘。

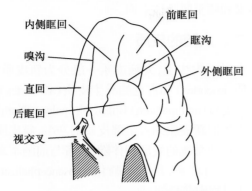

图 8-8-4 大脑半球额叶的眶面

边缘叶（limbic lobe）：在发育过程中，间脑的上外面逐渐与半球下内面的中央部相融合。在整个融合区的边界上有一系列的结构发生在半球壁上，Broca（1878）称此为边缘叶，它们包括胼胝体下回、扣带回、海马旁回及其深面的海马和齿状回。Broca 报道这些结构在许多哺乳动物的脑都恒定地存在。

嗅球（olfactory bulb）（图 8-8-5）：位于额叶眶面嗅沟的下方和前端，它接受所有的嗅觉神经元的传入，后者的神经纤维集中为约 20 条细束，通过筛板的孔进入额叶下面。嗅球和嗅束（嗅球的传出通过它直接进入嗅皮质）起初是原始大脑半球底部的一个浅憩室，其基部延长为嗅束。在人胚，嗅球和嗅束的腔（"嗅室"）由于壁的融合而逐

渐闭塞。原来的腔有时遗留为一群变形的室管膜细胞。因此，由于叠加的多层细胞使嗅球呈放射状组构。这种分层形式在许多哺乳动物（包括人胚胎）很清楚，但在成年人脑却不清楚。

嗅束（olfactory tract）（图 8-8-5）：离开嗅球后极，在嗅沟内行于额叶下（眶）面，由僧帽细胞和簇细胞的离心纤维和来自不同脑区的离心纤维组成，例如对侧嗅球、前嗅核等的离心纤维（它们均在前连合内交叉），以及来自基底前脑神经元包括 Broca 斜角带水平支和脑干的胆碱能神经元（尤其是脑桥蓝斑的去甲肾上腺素能神经元和中脑中缝背核的 5-HT 能神经元）的纤维。

前穿质（anterior perforated substance）：是脑底的重要标志，位于嗅三角和分叉的嗅纹尾侧、视交叉、视束（内侧）和钩（外侧）之间的角内。向内，在视束上方，它与灰结节的灰质延续；向前与终板旁回延续；向外至岛阈延续至梨前皮质；再向尾侧与杏仁周区（半月回）融合；向上通过灰白质聚集的无名质与纹状体和屏状核的灰质延续。无名质的一部分、豆核袢和前连合的纤维将前穿质与苍白球分隔。无名质内灰质聚集成团，为大细胞皮质向心系统（Mesulam 2013 年命名为胆碱能的 Meynert 基底核即 Ch4 细胞群），是腹侧苍白球和豆核下方杏仁中央核内、外侧部的延伸，向嘴侧与终纹床核融合。前穿质是颈内动脉分支为大脑前动脉和大脑中动脉处以及由大脑中动脉发出中央动脉穿过脑实质供应深部结构的部位。在嗅三

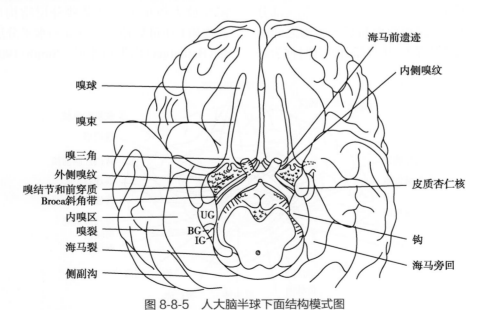

图 8-8-5 人大脑半球下面结构模式图

右侧颞极被向外侧移位以显示其深面的结构，海马回钩包括钩回（UG）、Giacomini 带（BG）和边缘内回（IG）

角尾侧,前穿质显示出一个小的不一定明显的嗅结节,其内偶有中间嗅纹进入。在敏嗅动物嗅结节较大,但在人脑明显变小以致难以分辨。前穿质的尾区,邻近视束处,为 Broca 斜角带的光滑表面。该带向尾外侧与杏仁周区延续;向嘴内侧,在视交叉的上方延续至终板旁回。随着向前穿质靠近,嗅束逐渐变扁平和展开至嗅三角,其纤维分叉为内、外侧嗅纹界定前穿质。在某些脑,中间嗅纹由中央沉入前穿质。外侧嗅纹延续至岛阈,在该处与海马钩嘴侧缘的隆起区——半月回融合。外侧嗅纹表面的薄层灰质是外侧嗅回,向外与岛阈的一部分——环状回融合。外侧嗅回和环状回构成大脑皮质的梨前区,后者向尾侧至海马旁回的嗅区。梨前区、杏仁周区和内嗅区(28 区)共同构成梨状叶(piriform lobe)。此叶的外侧为嗅裂,在敏嗅哺乳动物和胚胎期相当明显。被薄层灰质 - 内侧嗅回覆盖的内侧嗅纹沿前穿质的嘴侧缘向内侧至 Broca 斜角带的内侧。然后,它们一同弯向上至半球的内侧面终板附着处的前方。当内侧嗅纹接近终板旁回、旁嗅回及其间的海马前遗迹时,就逐渐消失。

隔区(septal area)在灵长类动物以下的哺乳类动物,是位于终板和前连合前上方的大脑半球的厚的内侧壁。由核团和纤维束组成,分为连合前和连合上两部。在高等灵长类动物,特别是人类的脑,隔区演变为新皮质和胼胝体的扩展部(图 8-8-6)。人的连合上隔区大体相当于两侧的纤维板、散在的灰质和神经胶质形成的透明隔。连合前隔区部分相当于终板旁回(在终板前面与后旁嗅沟之间的狭窄而垂直位的皮质条)。其前部斜坡有时称为海

马前遗迹(prehippocampal rudiment);向下,回与遗迹续于 Broca 斜角带和内侧嗅纹;上方狭窄围绕胼胝体嘴和膝至胼胝体上回。

二、大脑的皮质

在种系发生上,大脑皮质一般分为新皮质(同生皮质,isocortex)和古老的异生皮质(allocortex),后者由古皮质(archipallium)和旧皮质(paleopallium)组成。人类的新皮质约占全部皮质的 96%,新皮质与感觉和运动系统的发展相伴随,后者与前脑本来没有或很少有联系,是在前脑化(prosencephalization)的进化过程中获得的。

对大脑皮质的研究进行了几个世纪。最早记录的结构是以 Gennari(1776)命名的枕叶纹区。19 世纪 30 年代较详细地研究了皮质的组构。近年来将生理功能与形态结构相结合的研究有了越来越多的新发现。例如,束路追踪法、电生理研究、组织化学、免疫细胞化学、原位杂交、分子生物学方法、电子显微镜术、激光共聚焦显微镜以及在体研究脑功能的先进方法(EEG,PET,fMRI)等。

(一)大脑皮质的神经元

在肉眼下,大脑皮质形成一个完整的覆盖半球的脑套。在切面上看,大脑皮质的厚度差别很大(15~45mm),在回顶较沟底厚(在沟内大部分皮质被掩盖)。这种厚度的差别与显微构造的不同非常一致,以致有学者认为沟回的位置是由结构的差异决定的。在新鲜切开的大脑皮质,甚至不需要放大镜也可看到某些分层结构(如 Gennari 视皮质),还可见神经纤维细的水平分层——巴亚热(Baillarger)内带和外带。Smith(1907)指出,可

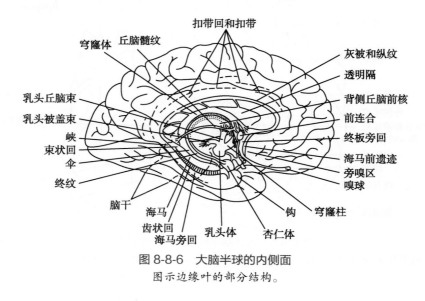

图 8-8-6　大脑半球的内侧面
图示边缘叶的部分结构。

通过简单的视觉检查区分出 20 个以上结构不同的脑区。

大脑皮质的显微结构与其他部位的"灰质"一样,是神经细胞、纤维、神经胶质和血管错综复杂的混合(以神经细胞为主)。人类大脑皮质的神经元总数最早估计为 140 亿,另有学者计算人新皮质的神经元约为 22 亿,两者相差悬殊,可能与方法有关,尚需进一步研究。

皮质由两型细胞组成:①锥体细胞,最丰富;②非锥体细胞(星形胶质细胞或称颗粒细胞),又分为有棘和无棘细胞(亚型)。根据大小、形状和突起的类型又分为各种细胞群(图 8-8-7、图 8-8-8)。

锥体细胞(pyramidal cell)约占神经细胞的66%,有一个长颈瓶或三角锥形的胞体,发出单一的顶树突和多根底树突。胞体直径 10~80μm 不

等。单根粗的顶树突由胞体的浅极发出上行,分支,呈花枝状终止于最浅层(分子层)。底树突由细胞的基底和深面几乎呈水平方向扩展,距离不等地走向白质(最多 1mm)。底树突的分支类似顶树突,但更多。所有锥体细胞的树突上都有无数的棘,后者随至胞体的距离增加而增多。一根细长均匀的轴突自轴丘发出,一般位于锥体细胞底面的中央。最后,离开灰质进入白质。因此,锥体细胞全部为投射神经元(projection neuron)。当这些轴突行经灰质时,发出丰富的分支及侧支在灰质内水平或呈斜角地走行一段距离。与此种神经元有共同特征的其他神经元,可认为是变形的锥体细胞。

有棘的星形胶质细胞(spiny stellate cell)是新皮质中最常见的第二种细胞类型,其胞体较小,直径 6~10μm,实际上为多极神经元,有数个初级树

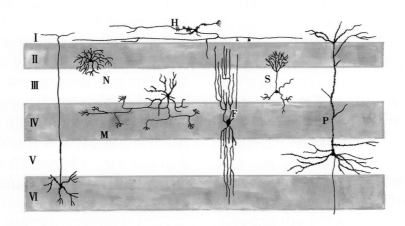

图 8-8-7 新皮质神经元的形态特征

M. 马提诺蒂细胞;N. 神经胶质样细胞;H. 水平细胞;F. 梭形细胞;S. 星形胶质细胞;P. 锥体细胞。

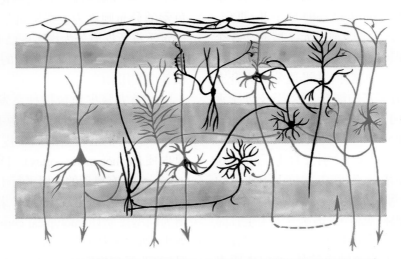

图 8-8-8 新皮质神经元相互间及与传入、传出纤维的联系(模式图)

皮质内固有的神经元用黑色表示,传出神经元为红色。

突放射状走行长短不等的距离。如其名所示,树突富有棘。其轴突在灰质内主要在垂直面内分支。

在数量上最小的细胞为异质性的无棘或少棘星形胶质细胞(nonspiny or sparsely-spinous stellate cell),均为中间神经元,其轴突局限于灰质内。在形态学上,它并不只是一种细胞,而是有不同的形式,包括篮状细胞、枝形细胞、双束细胞、神经胶质样细胞、双极或梭形细胞和水平细胞。各型细胞均可有水平、垂直或放射状分支的轴突。据此,最初的分类如下:

1. 轴突主要在水平方向分散的细胞群:包括篮状细胞和水平细胞。篮状细胞(basket cell)有短的、垂直的轴突,迅速分为水平的侧支,后者以大的花枝状终末与锥体细胞的胞体和近侧树突形成突触。水平细胞(horizontal cell)的胞体主要位于Ⅱ层的浅层,偶尔在Ⅰ层(分子层或丛层)的深层。为小梭形细胞,其树突在Ⅰ层的两个相反方向上伸展短的距离,轴突通常由一个树突发出,然后分为两支,后者在同一层内背向而行。

2. 轴突分支主要垂直于软膜表面的细胞群:包括枝形细胞、双束细胞、双极或梭形细胞和马提诺蒂细胞(Martinotti cell)。枝形细胞(chandelier cell)有不同形态,但多数为卵圆形或梭形,树突发自胞体的上、下极。一根特殊的轴突起自胞体或近侧树突,是辨认这些神经元的依据。在浅层(Ⅱ、Ⅲa)的少数细胞有下降的轴突,而深层(Ⅲc、Ⅳ)有上升的轴突,中间的(Ⅲb)神经元则兼有上升或下降的轴突。轴突在胞体的附近分支,终止于许多垂直方向的轴突膨大串("枝形灯上的蜡烛"),这些垂直的终末串行于锥体细胞的轴丘的两侧,并与之形成突触。双束(或双簇)细胞(double bouquet 或 bitufted cell)见于Ⅱ、Ⅲ层,其轴突跨越Ⅱ、Ⅴ层。这些神经元一般有2~3个主树突,发出浅、深树突丛(故称簇)。一根轴突一般起自卵圆形或梭形的胞体,并迅速分支为升支和降支。升、降支有丰富的侧支,这些分支处于垂直方向,在水平方向则局限于横径50~80μm的柱内。双极细胞(bipolar cell)为卵圆形细胞,有一根上升、一根下降的树突,分别发自上、下极,这些初级树突也稀疏地分支,在矢状位上形成宽约100μm的窄树,并可伸展至皮质厚度的大部分。通常,轴突起自一根初级树突,迅速分支为垂直面上伸展、水平方向上有限的长形柱,并与树突分支树平行。马提诺蒂细胞的轴突较长,伸向皮质表面,距离不等,多位于皮质深层,以Ⅵ层为主。

3. 具有放射状分支轴突的神经元主要是神经胶质样细胞或蜘蛛网细胞(neurogliaform 或 spiderweb cell):这些细胞为小球形,直径10~12μm,主要位于不同皮质区的Ⅱ~Ⅳ层。由胞体放射状地发出7~10根树突,一部分有一级和二级分支,大部分不分支,形成一个球形的直径100~150μm的树突野。细的轴突起自胞体或近侧树突,几乎立即大量地分支,于树突野的附近形成直径大至350μm的球形轴突树。其他的无棘或少棘非锥体细胞具有局部的轴突丛,难以归类入上述类型中。上述的分类是必要的,但是不完全的。近年来,相当多的资料根据细胞内的特异性分子来确定大脑皮质不同神经元的特征,如递质及其受体、递质的合成和降解酶等。锥体神经元似乎全部以兴奋性氨基酸(谷氨酸或天冬氨酸)为递质。此外,锥体神经元上还存在特异性的受体,如代谢型谷氨酸受体、内分泌激素受体等。有棘的星形胶质细胞以谷氨酸为递质,无棘和少棘的非锥体细胞,可能大多数以GABA为主要递质。这种情况见于篮状细胞、枝形细胞、双束细胞、神经胶质样细胞和双极细胞。某些GABA神经元的特征是与神经肽共存,如NPY、VIP、CCK、SOM和SP等。存在于双极神经元的其他经典递质还有ACh,这些细胞也可为GABA能,还可含VIP。不同的钙结合蛋白在皮质神经元的存在可能是进一步区分GABA能神经元的一种方法。

(二)大脑皮质的分层类型

胞体和纤维染色后的新皮质最明显的显微特征是其水平分层。研究神经元胞体的组构称细胞构筑学,研究髓鞘染色的组构称髓鞘构筑学,研究色素的分布则称为色素构筑学,等等。根据细胞构筑学将新皮质分为许多区已有很长的历史。它对于理解和研究不同皮质区的功能是必要的,已被普遍采用。

人类大脑皮质包括种系发生上比较古老的异生皮质(allocortex)或异源皮质(heterogenetic cortex)和发生上较新的同生皮质(isocortex)或同源皮质(homogenetic cortex)。同生皮质为新皮质(neocortex),有典型的6层平行于表面的结构,在胚胎第6个月开始出现,至成年若仍保留6层结构则为同型皮质(homotypical cortex),若层数增加或减少(如7区从6层增至8层,4区和6区减至5层),则为异型皮质(heterotypical cortex)。现按细胞分层和纤维分层对新皮质分述如下(图8-8-9):

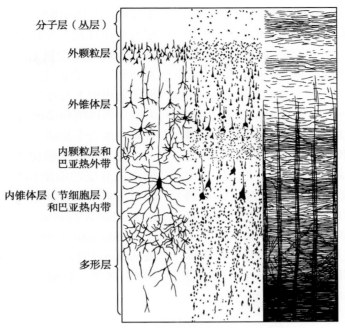

分子层（丛层）

外颗粒层

外锥体层

内颗粒层和
巴亚热外带

内锥体层（节细胞层）
和巴亚热内带

多形层

图 8-8-9　人大脑皮质的分层

Ⅰ.分子层或丛层（molecular layer）：细胞稀少，约占皮质全厚的 10%，仅含有散在的水平细胞及其突起，嵌于致密的切线排列的主要由水平轴突和树突构成的网眼中。这些神经网包括来自皮质区外的传入纤维和来自皮质中间神经元的固有纤维以及大脑皮质所有锥体神经元的顶树突。在髓鞘染色的标本上，Ⅰ层表现为窄的水平纤维带，又称丛状层（plexiform layer）。

Ⅱ.外颗粒层（external granular layer）：含有密度不等的小神经元胞体，包括小锥体细胞和非锥体细胞，后者占多数，约占皮质厚度的 9%。本层有髓纤维很少，故髓鞘浅染，又称无纤维层（disfibrous layer）。

Ⅲ.外锥体层（external pyramidal layer）：约占皮质厚度的 1/3，含有大小不等的锥体细胞及散在的非锥体细胞，浅部的锥体细胞最小，深部逐渐增大。此层往往由浅至深再分为Ⅲa、Ⅲb 和Ⅲc，此层按纤维分层称纹上层（suprastriate layer），该层与外颗粒层之间有一些水平走行的有髓纤维。

Ⅳ.内颗粒层（internal granular layer）：较窄，约占皮质全厚的 10%，内含紧密排列的小圆形非锥体细胞（主要是有棘星形胶质细胞）和一些小锥体细胞胞体。髓鞘染色可见明显的主要由传入纤维构成的水平纤维带——巴亚热（Baillarger）外线，又称外纹层（external striate layer）。

Ⅴ.内锥体层（节细胞层）（internal pyramidal layer or ganglionic layer）：占皮质厚度的 20%，典型地含有大的和中等大的锥体细胞，其轴突多进入髓质，形成投射纤维。在皮质 4 区，该层尚有特大型锥体细胞，称贝茨（Betz）细胞。此层还有散在的非锥体细胞。在髓鞘染色切面上，可见上升和下降的垂直纤维经过此层，此层深部有密集的横行纤维组成的巴亚热（Baillarger）内线，又称内纹层（internal striate layer）。

Ⅵ.多形层（或梭形 / 多形层）（multiform or fusiform/pleiomorphic layer）：占皮质厚度的 20%，由形状不同的神经元组成，包括锥体形、梭形、卵圆形和许多其他形状的胞体。大多数为中、小型细胞。此层逐渐与深面的白质混合，两者界限不清。

在上述 6 层中，以内颗粒层（Ⅳ层）为界，又可区分为粒上层（包括Ⅰ～Ⅲ）和粒下层（包括Ⅴ、Ⅵ层）。至皮质的传入主要终止于内粒层（Ⅳ）包括接受来自间脑的特异性传入投射纤维；粒上层（主要是Ⅱ～Ⅲ层）在人脑最为发达（原皮质和旧皮质无此层），接受传入信息，发出纤维至同侧皮质（联络纤维）和对侧皮质（连合纤维），实现皮质内联系。短的皮质 - 皮质纤维起自浅层，长的纤维起自深层。粒下层则主要借传出的投射纤维联系皮质下结构，控制躯体和内脏运动功能。例如，内锥体层（Ⅴ）发出皮质 - 皮质下纤维，包括皮质 - 纹状体、皮质 - 延髓、皮质 - 脑桥和皮质 - 脊髓纤维以及某些皮质 - 丘脑纤维和皮质 - 皮质联系。多形层（Ⅵ）是皮质-丘脑纤维的主要来源。大脑皮质各层内神经元的相互作用方式是多种多样的（图8-8-8），可概括为①反馈：如Ⅵ层的细胞可由锥体细胞的轴突接受信息，再通过其本身的轴突与锥体细胞的树突形成突触；②同步：如Ⅰ层水平细胞的轴突可同时与多个锥体细胞的树突形成突触，产生同步效应；③汇聚：如Ⅳ层的颗粒细胞可同时接受传入和传出纤维的侧支，进行整合；④扩散：一根传入纤维可终止于Ⅱ、Ⅲ、Ⅳ层的不同神经细胞，导致信息的广泛传播；⑤局部回路：在大脑皮质众多的各类神经元之间存在着大量的神经回路。例如，传入神经冲动作用于Ⅰ层的水平细胞，后者通过其轴突将信息传给锥体细胞，锥体细胞通过其轴突发出传出冲动至皮质

下结构。锥体细胞的轴突侧支可返回到Ⅲ、Ⅱ、Ⅰ层与皮质浅层发生联系，完成回路。马提诺蒂细胞一方面可接受星形胶质细胞的冲动，另一方面发出轴突垂直向上，与分子层细胞形成突触，沿途还发出侧支与各层神经元发生联系，构成回路。大脑皮质内的局部回路是协调大脑神经活动的重要功能形态学基础。

为了研究大脑皮质的结构和功能，学者们根据皮质分层的细胞排列和类型以及有髓纤维的配布形式等的差异进行分区，各家分区的数目有很大差别，Campbell（1905）将大脑皮质分为20区，Brodmann（1909）则分为52区（图8-8-10），Economo（1929）分为109区，Vogts（1919）分为200多区等。目前应用最广的是Brodmann的分

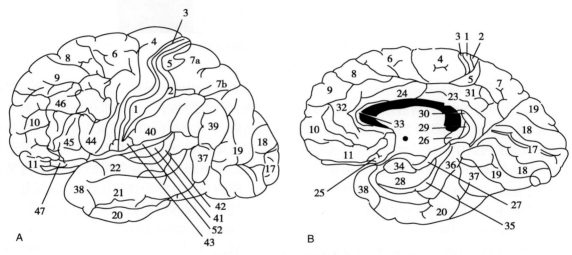

图8-8-10 大脑半球的分区
大脑半球的背外侧面（A）和内侧面（B）的Brodmann分区。

区，例如，按此分区，第一躯体运动区为4区，第一躯体感觉区为3、1、2区，第一视区为17区，听区为41、42区等。

（三）皮质构造的亚型

必须要指出的是，并非大脑皮质的每一个部位都具有上述的典型分层，一些学者的研究表明，整个大脑皮质的构筑存在着一些亚型。新皮质有5种基本亚型（图8-8-11）。虽然它们都是由同样的6层皮质发育而来，但在分化过程中有些部位仍保留6层结构（同型皮质），包括额型皮质（运动前皮质）、顶型皮质（中央后皮质）和脑极型皮质（精神视觉皮质）；有些部位则缺乏某些层次（异型皮质），例如颗粒型和无颗粒型皮质。各型的名称与所含的脑区并非完全一致（如额型皮质也存在于顶叶和颞叶）。

1. 无颗粒型（agranular type）皮质 颗粒层

（Ⅱ、Ⅳ）很薄或缺如，但往往含有散在的星形胶质细胞。大锥体细胞非常密集，最早发现于中央前回（4区），也存在于6区、8区、44区和其他部位，包括边缘系统。其典型特征是有大量的传出轴突自锥体细胞发出，但像所有的新皮质，其传入、传出投射也有许多变化。此型皮质一般相当于皮质运动区。

2. 颗粒型皮质（granular type cortex）或沙砾皮质（koniocortex） 颗粒层发育最好，不仅见于Ⅱ、Ⅳ层，也见于其他层（尤其是Ⅲ层）。此型皮质特别与传入投射相联系，但也有传出投射，来自锥体细胞，但较其他型为少。典型的颗粒型皮质见于中央后回（躯体感觉区）、纹区（视区）和颞上回（听区）以及小部分海马旁回。此型皮质是5型皮质中较薄的。在纹区，巴亚热外线（Ⅳ层）发育良好。

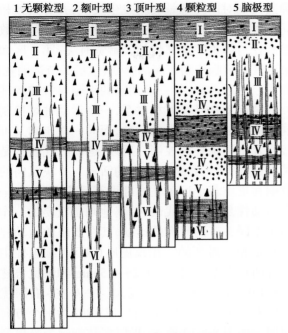

图 8-8-11　大脑皮质细胞构筑的 5 种主要亚型

颗粒型和无颗粒型皮质分别代表了皮质结构的两个极端,其余的 3 型皮质为中间型。

3. **额型(frontal type)皮质**　大量的中、小锥体细胞见于Ⅲ层、Ⅴ层,Ⅱ层、Ⅵ层则不明显。这种皮质型的主要神经元不局限于额区(图 8-8-10)。

4. **顶型(parietal type)皮质**　含有锥体细胞,但较额型皮质小,颗粒层则较宽,含有较多的星形胶质细胞。这类皮质占据顶叶和颞叶的大部。

5. **脑极型(polar type)皮质**　如其名是指额极和枕极附近的小区皮质,最薄,所有 6 层均有,但锥体细胞层(Ⅲ)变薄。与颗粒型皮质一样,多形层(Ⅵ)发育较好。

(四)大脑皮质的基本一致性

虽然在不同的新皮质区的细胞构筑有相当的差异,但所有新皮质区的基本构筑轮廓是一致的。曾有学者对皮质各层的厚度、全层皮质条的绝对神经元数以及锥体细胞/非锥体细胞的比例进行了广泛的比较和定量研究,包括小鼠、大鼠、猫、猴和人脑的额区、运动区、躯体感觉区、顶区、视区(17 区)和颞区皮质。此外,还对树鼩(tupaia)、丛猴(galago)、狝猴、鼠猴、狒狒和猩猩的 17 区作了进一步研究。对宽 30μm 厚 25μm 的垂直于软膜表面深至白质的皮质条进行了差异分析。发现除了灵长类的 17 区外,不论是同一脑区的不同皮质部位,还是不同种属的动物,整个皮质条的神经细胞构筑实际上都很相近。此外,在所有的情况,约 2/3 的神经元是锥体细胞,其余为非锥体细胞(各种星状神经元)。有趣的是,与灵长类动物双眼视觉有关的 17 区,其神经元数较其他脑区多 2.5 倍。狝猴 17 区的单眼视觉和双眼视觉部分有同样密集的神经元,而 18 区和其他视区则与其余新皮质区一样。在广泛范围的哺乳动物标准全层皮质条或柱内,虽然皮质厚度和分层有明显差别,但几乎所有新皮质的神经元数量存在着一致性(锥体细胞与非锥体细胞两种主要神经元的相对数和比例),这必然深刻地影响着对经典皮质结构和分区的解释,也促进了对基本皮质单位的种系发生、个体发生、结构确定和整合 - 皮质功能的设想。锥体细胞与非锥体细胞的恒定比例已经得到证实,并扩展到包括不同脑区抑制性 GABA 中间神经元数目的恒定。对小鼠的研究显示,在 3 个很不相同的细胞构筑区,突触的密度几乎是恒定的。而且,每个神经元的突触数目惊人地相似。

(五)大脑皮质构筑的新概念——功能柱(columns)和组件(modules)

组织学上范围广阔的皮质组构主要是以平行于软膜表面的(水平)层次来描述的。但是,近几十年来,生理学和相关的研究却强调皮质的组构是通过皮质全层的与软膜呈直角的柱或单位实现的。这些功能柱(functional column)(图 8-8-12)首先记述于躯体感觉皮质。"柱"一词的来源是由于下述的观察:被垂直穿过皮质的微电极所记录的所有细胞都对外周的同一刺激发生反应。曾有作者发现,动物(鼠、猫)的每根胡须在大脑皮质感觉区都有一个神经细胞密集成团的投射部位,称为"筒"(barrel),即细胞柱。目前,感觉皮质功能柱的概念已被广泛采用。而且,类似功能柱的组构在新皮质的许多脑区都有报道,包括运动皮质和联络区。

大脑皮质的细胞柱大部分直径在 200~500μm 之间,一般为 300μm。高度则随部位不同而异。切面上形态不规则,可为圆形、椭圆形或不规则形。一般每个柱含 100~300 个神经元。每个柱内还可形成微柱(microcolumn)。一个典型的细胞柱内含有传入、传出和联络纤维。传入纤维位于柱的中央,主要是胼胝体纤维和特异性丘脑皮质纤维;传出纤维为大锥体细胞的轴突;而联络纤维则构成柱的内环路,这些纤维包括:①锥体细胞上行轴突的侧支;②马蒂诺提细胞的上行轴突;③双树突梭形细胞；④胼胝体连合纤维的侧支。传入冲动通过内环路的兴奋和抑制进行精细的整合，最后由传出纤维离开皮质。因此，传出神经释放的冲动实际上是多种信息的总和。

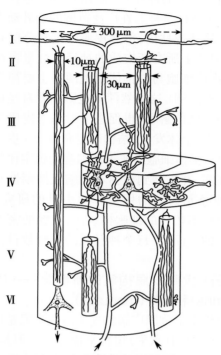

图 8-8-12　大脑皮质的功能柱（单位）

此单位为一直径为 300μm 占皮质全厚的高圆柱体。下方中间的粗箭代表皮质 - 皮质传入纤维（联络纤维或胼胝体）；右侧的粗箭代表丘脑 - 皮质传入纤维，扁圆柱体为其终止空间；左侧粗箭代表锥体细胞的传出纤维。

细胞柱之间可以通过颗粒细胞（Golgi Ⅱ型）的短轴突相互进行水平连接，皮质冲动通过这种水平连接而扩布，播及大量细胞柱。人类的大脑具有大量的 Golgi Ⅱ型细胞，因此，细胞柱之间有着极为复杂的联系。

一个细胞柱是一个传入 - 传出信息的整合单位，传入冲动首先进入Ⅳ层，并通过突触与Ⅲ、Ⅱ层细胞相联系，再由Ⅲ层和Ⅱ层细胞在柱内垂直扩布，最后由Ⅲ、Ⅴ、Ⅵ层细胞发出传出冲动离开大脑皮质。Ⅲ层细胞的水平纤维还有抑制相邻细胞柱的作用。

功能柱概念的建立使人们对于大脑皮质功能的研究从"区"的水平提高到"柱"的水平和细胞水平，从而开拓了脑功能和形态研究的新领域。在躯体感觉区，已证明一个细胞柱内的所有

神经元都对同一感觉类型发生反应，并有大致相同的感受野。例如，Brodmann 第 3 区的大多数细胞柱与体表一定部位的轻触觉有关；第 1 区和第 2 区的细胞柱则与深部感觉（包括关节运动觉）有关。在运动区，某一运动区的细胞与脊髓的某一部位运动神经元群相联系，一个运动柱可控制同一关节的几块肌肉的活动，而同一块肌肉又可接受几个运动柱的控制。所以，运动柱代表的是某类运动，而不是某块肌肉的活动。一块肌肉的收缩在皮质若干运动柱内都可有反应，但总有一个运动柱是主要的代表区，其他则是次要的。作用于不同关节的肌肉的运动，其在皮质的运动柱常常是相互毗邻的。在视皮质（纹区），细胞柱主要有两种类型：方向柱（0.25~0.5mm）和眼优势柱（0.5~1.0mm），后者较前者宽大。一对左 - 右眼优势柱大约相当于一套方向柱，以 180° 为一个方向周期。如图 8-8-13 所示，Ⅳ层多数细胞为简单型细胞，对单眼刺激反应敏感，在Ⅳ层的上层和下层有复杂型细胞，对双眼刺激反应敏感。当一个记录电极沿切线方向插入软膜表面（箭头 A），能记录到来自不同方向的连续刺激；当垂直插入时（箭头 B），仅记录出一个方向的刺激。在每个柱内所有细胞都有共同的感受野，但眼优势可以不同（对一侧眼的刺激发生反应）。在视皮质宽度为 1mm 的范围内，除有方向柱和眼优势柱外，还可包括判断光的频率柱和判断颜色的颜色柱。这一范围的柱形结构称为超柱（hypercolumn）。

对大脑皮质细胞的研究还只是开始，许多问题还有待深入探讨。目前仅视皮质和躯体感觉皮质的柱有较详细的报道，其他部位的报道甚少。在大脑皮质的整合过程中，单个细胞柱究竟占有何等重要地位？人体的一切功能活动是否在大脑皮质内都有一个相应的细胞柱？这些问题尚待进一步研究解决。

（六）主要的皮质区

在考虑到将新皮质分为若干主要的功能区时，一般是按照下列的次序：顶叶、枕叶、颞叶，最后是额叶。即由第一感觉区（顶叶的躯体感觉、枕叶的视觉、颞叶的听觉）开始，随之是它们至后罗朗斗（post Rolandic）联络皮质的传出，其远侧至颞叶，最后至颞叶内侧的边缘结构。然后则是额叶的脑区。

1. 顶叶

（1）分区和纤维联系：顶叶的分区已于前述。

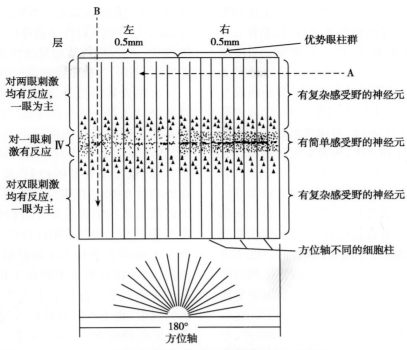

图 8-8-13　纹状区的优势眼柱群组成方式图解

A、B 表示电极插入皮质的方向。

在顶叶内,中央沟后壁和中央后回表面的皮质构成第一躯体感觉皮质(primary somatosensory cortex,SⅠ)。根据细胞构筑,此处为 Brodmann 3a、3b、1 和 2 区。3a 区位于最前方,邻近 4 区(运动皮质);3b 区埋藏于中央沟后壁,为颗粒型皮质。1 和 2 区在构筑上是相似的,在Ⅲ、Ⅴ层有十分显著的锥体细胞;1 区实际位于中央沟后唇,2 区位于中央后回的顶部。第一躯体感觉区的命名是由于在最初研究时,周围给予生理刺激后,这里是记录到诱发电位的第一个皮质区。"第一"不意味着也不应该意味着中央后回在躯体感觉中具有特殊的或突出的功能意义。

第一躯体感觉皮质内含有对侧身体的局部定位图谱,其次序是骶部节段位于内侧和中央旁小叶,躯干和上肢代表区在外侧,面部、舌、唇在最外侧。这种定位最先是通过表面电极记录诱发电位观察到的,它在 SⅠ 感觉代表区形成了传统解剖学的"矮人"图(图 8-8-14)。用微电极单个单位记录的研究证实在躯体感觉区内存在着许多不同模式的皮质柱,一个垂直的通过皮质全层的柱内的神经元对身体同一部位浅层或深层(不是两者)刺激发生反应。浅层(皮肤)柱在较前方,深层的柱位于较后方。皮质柱的镶嵌(每个柱由身体的特定部位接受一种传入)意味着在 SⅠ 内存在着

许多嘴尾方向的皮肤条带,这些条带依照由外向内的次序代表着所有脊神经节段。这种排列独特地以"矮人"的形式具体表现出来。进一步的电生理学研究导致对 SⅠ 内复杂局部关系的假设,即嘴尾方向的皮肤节段条带是各不相同而互相重叠的。学者后来又提出这一图谱是连续的并遵循皮肤的节段次序。

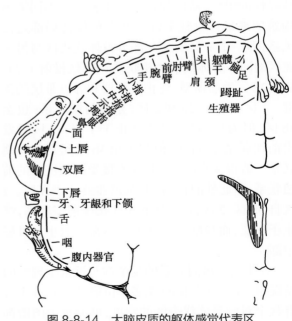

图 8-8-14　大脑皮质的躯体感觉代表区

ＳⅠ的躯体感觉反应性质首先决定于丘脑腹后核的传入,后者接受内侧丘系、脊髓丘系和三叉丘系的纤维。在腹后核内,中心的神经元对皮肤刺激发生反应。而位于其前部和后部的神经元(像"壳"一样弓形覆盖中心)则对深部刺激发生反应。这反映在至ＳⅠ的不同投射为:传递皮肤信息的神经元投射至3b区,对深部组织反应的神经元发出纤维至3a和2区,两者交界区的神经元投射至1区。之后的研究进一步证实了上述内容的正确性,即3b区垂直柱的神经元对来自皮肤的刺激发生反应;2区垂直柱的神经元主要对深部刺激发生反应;1区垂直柱的神经元则对浅部或深部(不是两者)刺激发生反应,故是混合性质神经元的特殊垂直柱。在腹后核内,前后排列的细胞具有相似的反应模式和性质(即对施加于身体同一部位的同一种类型的刺激发生反应)。这些细胞投射至ＳⅠ内的约0.5mm宽的局部斑片,形成一窄条内外方向的皮质。单根丘脑-皮质轴突并不分支至细胞构筑不同的ＳⅠ的亚区,从而保持了自腹后核至大脑皮质的特殊信息通道的位置和模式。腹后核纤维在ＳⅠ各亚区内的分层终止情况是不同的。在3a和3b区,这些纤维主要终止于Ⅳ层和邻近Ⅲ层的深部;在1和2区,腹后核的传入终止在Ⅲ层的深半,不至Ⅳ层。附加的至ＳⅠ的丘脑-皮质纤维起自板内核,主要是中央外侧核,可能还来自枕核,至少终止于2区。

同侧ＳⅠ内各区间的皮质-皮质纤维是高度特异性的组织,从而加强了ＳⅠ各亚区不同细胞构筑的准确性。整个纤维联系仍保持局部定位关系,即一个亚区的某一部分身体代表区与另一亚区的同一身体代表区相联系。3b区投射至3a、1和2区,为前馈型,终止于Ⅳ层和邻近Ⅲ层的深部。1区投射至3a和2区,亦为前馈联系;也至3b区,但为反馈型,主要终止于Ⅰ层。2区只发出前馈联系至3a区,但与1和3b之间则为反馈联系。值得注意的是,3b不接受同侧皮质的前馈联系,而此处的丘脑-皮质纤维终止于Ⅳ层。1区自3b区、2区自3b区和1区接受前馈联系,终止于Ⅳ层,而丘脑传入纤维则不密集地止于Ⅲ层中部。

ＳⅠ内各区间联系的复杂性与近来生理学的发现相一致,列举如下:①多单位记录提示,ＳⅠ含有数个对侧身体代表区的图谱,可能每个图谱都有自己的细胞构筑区。②损伤引起ＳⅠ内躯体感觉图谱变化的研究显示各投射代表区的明显改建。③训练、运动或选择性注意等可引起细胞反应特征的改变。④反应性质的复杂性进一步表现在ＳⅠ的嘴尾(前后)方向皮肤和深部感觉的汇聚。

在中央后回之外,ＳⅠ与同侧的第二躯体感觉区(ＳⅡ)、顶上小叶的5区、中央前回的运动皮质4区及额叶6区内侧部的补充运动区均有联系。ＳⅠ的各区均以点对点的局部定位关系投射至ＳⅡ,也接受ＳⅡ的投射,反映了在ＳⅡ也存在着身体的局部代表区。由ＳⅠ至ＳⅡ的纤维以前馈方式集中投射至Ⅳ层和邻近的Ⅲ层深部。由ＳⅡ至ＳⅠ的纤维则以反馈方式集中于Ⅰ层,而ＳⅠ至顶上小叶5区的投射来自ＳⅠ的所有各层,以前馈方式集中终止于Ⅳ层。ＳⅠ的局部定位关系似乎在此投射中大部分保留。并且,3a区的投射(止于5区的最后方)与2区的投射(止于5区的最前方)呈镜像关系。由5区至ＳⅠ的为反馈联系。至5区的某些纤维可能是至ＳⅠ其他亚区的轴突侧支。由ＳⅠ至运动皮质的投射也保留局部定位,为前馈型,大多数来自1区和2区。ＳⅠ的各亚区发出胼胝体纤维至对侧ＳⅠ,并接受对侧ＳⅠ的胼胝体连合纤维。但并不是每个部分都有胼胝体纤维联系。各区内含有远侧肢体代表区的皮质相对缺乏这种与对侧的往返联系。如同在"矮人图"上所显示的,手和足代表区的联系在图谱边缘的扩展,可以反映它与躯干和近侧肢体代表区的差别。同样,除了手和足的代表区以外,ＳⅠ也与对侧的5区相联系。

ＳⅠ内的胼胝体纤维主要起自Ⅲ层深部,终止于Ⅰ至Ⅱ层,在Ⅳ层和Ⅲ层最密集。这种终末形成特殊的、不连续的斑片或带。发出胼胝体投射的锥体细胞接受单突触的丘脑和连合联系。ＳⅠ还接受Meynert基底核、蓝斑、中脑缝核的传入。此外,起自ＳⅠ的轴突还至脑干(主要是背柱核)和脊髓。在脊髓灰质内,来自ＳⅠ的纤维终止于背角Rexed Ⅲ～Ⅴ层,来自3b区和1区的纤维终止于较背侧,来自2区的纤维终止于较腹侧。

第二躯体感觉区(second somatosensory area,ＳⅡ)的命名是根据发现的时间次序,此区位于外侧沟的上岸、中央沟的后方、顶叶岛盖内,在人类已得到证实(Burton等,1993)。在猫和猴,ＳⅡ内身体代表区的定位是头面部最靠前,邻近ＳⅠ,向后依次为上肢、躯干和下肢(图8-8-15)。ＳⅡ代表双侧体表的感受野,以对侧为主。Penfield在清

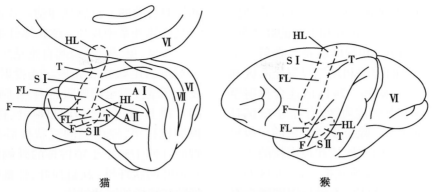

图 8-8-15 猫、猴皮质的第一躯体感觉区和第二躯体感觉区

F. 面区;FL. 前肢;T. 躯干;HL. 后肢;SⅠ. 第一躯体感觉区;SⅡ. 第二躯体感觉区;
AⅠ. 第一听区;AⅡ. 第二听区;Ⅵ. 第一视区;Ⅶ. 第二视区。

醒患者刺激此区,引起双侧上、下肢产生麻木感或瘫痪感。但在人的 SⅡ 中尚未证实有面、口、喉代表区。SⅡ 与丘脑腹后内侧核有交互联系并有局部定位。可能部分丘脑神经元经轴突侧支投射至 SⅠ 和 SⅡ,其他的则是与丘脑后核群和板内核的中央外侧核联系。SⅡ 发出纤维至皮质下区,后者也接受来自其他皮质区的传入。SⅡ 还投射至颈、胸段脊髓(轴突终止于背角 Rexed Ⅴ ~ Ⅶ层)、背柱核、三叉神经主核和中脑导水管周围灰质。

在大脑皮质内,SⅡ 与 SⅠ 有局部定位的往返联系,并投射至运动皮质(4 区)。SⅡ 与顶下小叶 7 区外侧部(7b 区)的联系是局部定位的前馈联系。SⅡ 还与后扣带回有联系。通过胼胝体、左、右侧 SⅡ 互相联系,但远侧肢体代表区可能除外。另有胼胝体纤维投射至对侧的 SⅠ 和 7b 区。

还有两个邻近而分开的区需要叙述。在人类以下的灵长类动物,外侧沟的上岸,位于 SⅡ 的紧后方,有岛后区(Ri)。在 SⅡ 的前外方,脑岛皮质的最后部,有颗粒状岛皮质(Ig)。SⅡ 与 Ri 和 Ig 均有往返联系。Ri 和 Ig 与顶下小叶的 7b 区有往返联系。丘脑至 Ri 和 Ig 的投射尚未确定,可能来自后核群,包括枕的嘴侧部。

SⅡ 的神经元对暂时的、中高速的皮肤刺激(如毛刷的打击或敲打)反应敏锐,而对持续的刺激不敏感。对 SⅡ 神经元最有效的刺激是振动或颤动——外周帕奇尼小体反应的特征。Ri 皮质的最佳反应是毛的刺激或低阈值的皮肤刺激。猴的 Ig 皮质也对触觉刺激发生反应,人类同样的脑区已用正电子发射断层图像(PET)得到证实(Burton,1993)。

顶上小叶的 5 区自 SⅠ 的所有亚区接受密集的前馈投射,并有局部定位关系。至此区的丘脑传入来自后外侧核和板内核群的中央外侧核。由 5 区发出的同侧皮质 - 皮质纤维至顶下小叶的 7 区外侧部(7b)、额叶的运动前皮质和补充运动皮质(6 区)、后扣带回和 Ig。两侧 5 区的连合联系缺乏远侧肢体代表区,另与对侧的运动前皮质有纤维联系。5 区细胞的反应性质较 SⅠ 复杂,感受野较大,并有不同感受野的会聚。当随意运动引起皮质细胞放电时,对被动刺激的反应升高,故此区可能在控制技巧运动方面是重要的。5 区除向皮质下投射外,还向大多数皮质区投射,并参与发出皮质脊髓束。

猴的顶下小叶包括 7 区。人类顶下小叶的此区偏上,并与 39、40 区交错,后两区在猴尚未证实,它们的联系和功能也缺乏实验依据,其在人脑信息处理中的作用将讨论如下。猴的 7b 区接受来自 5 区、SⅡ 和 Ri 的躯体感觉传入。这些投射为前馈型,并有局部定位(Neal,1987)。这些部位的其他前馈投射至后扣带回(23 区)。由 7b 区至 Ig 皮质的投射为前馈型,并有反馈的往返联系。7b 区向颞叶的联系至颞上沟的深面。7b 区与额叶的前额皮质 4b 区和运动前区(6 区)有往返联系。顶额投射是前馈和反馈往返联系。7b 区的连合联系至对侧的同名区和 SⅡ、Ig 及 5 区。这些联系不包括远侧肢体代表区。7b 区与丘脑的联系至枕内侧核和板内核的旁中央核。

猴顶下小叶的内侧部 7a 区与躯体感觉的皮质通路无关,但构成空间视觉背侧皮质通路的一部分。至 7a 区的主要同侧前馈皮质 - 皮质联系来自枕叶和颞叶的视区。根据猴的研究资料,7a 区还含有一个近似的视网膜图谱。实质上,这部分皮质并不通过其外侧部 7b 区与躯体皮质通路相联系。在同侧半球,除与枕叶和颞叶的联系外,7a 区与后扣带回(24 区)和额区联系。在后一条通路中,7a 发出往返的前馈和反馈投射至 8 区和 46 区的背内侧部和外侧部。7a 区的连合投射至对侧的相应皮质区和其他皮质区,后者与 7a 区具有同侧皮质 - 皮质联系。除至皮质下核的一般投射外,7a 区还与丘脑的内侧枕核和板内核的中央旁核相联系。与 7a 区的皮质联系一致,此区的大多数神经元对视觉发生反应,主要与周围视觉有关并对视觉刺激的运动发生反应。它们也被眼的运动有效地调节。

这里涉及前庭通路和脊髓 - 丘脑痛温觉通路的皮质代表区。皮质前庭区在非人的灵长类动物位于顶内沟末端的周围。这一功能区很可能在第一躯体感觉区(2 区)内,并具有该区的联系,虽然 Pearson 和 Powell(1985)曾将它包括在 5 区内。设想的前庭区位于后头部皮肤代表区的近旁。传导有关痛温觉的脊髓丘脑束终止于腹后核和其他丘脑核团,包括后核群和某些板内核。理论上,任何一个接受上述来源的传入信息的皮质区都能参与痛感受。在这些可能的区域中,S Ⅱ 及其附近的皮质是痛觉和温觉代表区的最佳候选者。未来的最好希望寄托在对人的在体研究。关于痛感受是像丘脑那样的皮质下结构的特征的概念已经过时,痛感觉可能涉及多个皮质区和皮质下核。

躯体感觉信息由 S Ⅰ 传出,通过顶区至颞叶的通路至少有两条:背侧通路由 S Ⅰ 通过 5 区至 7b 区;腹侧通路由 S Ⅰ 通过 S Ⅱ 至岛叶皮质和 7b 区(位于猴顶下小叶内侧部的 7a 区本质上是执行视觉功能)。通过 5 区的背侧通路的功能似是对体外空间的主动探究。通过 S Ⅱ 的腹侧通路似与触觉分辨有关。两条通路在非人灵长类动物会聚于 7 区的外侧和 7b 区,再继续传至颞叶。

自顶叶皮质 S Ⅰ 还发出显著的皮质下投射:①锥体束中约 40% 的纤维起自顶叶。发出皮质脊髓束的锥体细胞在 S Ⅰ 各亚区的Ⅴ层,呈明显的团块,它在皮质的局部代表区仍保持脊髓节段的定位关系。因此,臂部代表区投射至颈膨大,腿的代表区投射至腰骶膨大,等。在脊髓灰质内,来自 S Ⅰ 的纤维终止于背角 Rexed Ⅲ ~ Ⅴ层,来自 3b 区和 1 区的终止于较背侧,来自 2 区的终止于较腹侧。②至脑干:主要下行止于薄束核、楔束核、三叉神经感觉核和孤束核,这些投射可影响

和控制有关的上行感觉冲动。③顶叶的躯体感觉区是锥体外系中皮质 - 纹状体纤维的主要起点之一。在鼠、兔、猫,纤维起自感觉运动皮质Ⅴ层,止于双侧的尾状核和壳核。④投射至间脑:S Ⅰ 区发出纤维投射至同侧腹后内、外侧核。⑤顶桥束:起自顶上、下小叶,与起自颞叶、枕叶的纤维合成顶颞枕桥束,经内囊的豆状核后部和下部、大脑脚的外侧 1/5,止于脑桥核的外侧群和背外侧群。⑥顶叶网状纤维:起自顶叶,伴锥体束下行,止于延髓和脑桥的网状结构。

(2)功能与临床意义:第一躯体感觉区的 3、1、2 区司本体觉和辨别觉,包括:肢体被动运动的运动觉和方向;辨别受刺激的两点及其距离;感受立体触觉(实体觉);辨别物体轻重、软硬;同时感受双侧痛温觉刺激。在动物和人,刺激身体各部均在对侧皮质感觉区引出诱发电位,但面和舌总在对侧和同侧都有反应。刺激清醒患者的中央后回,产生麻木感或触电感。产生身体不同部位感觉的刺激点在中央前、后回的比例不等,例如,使眼产生感觉的刺激点几乎全在中央前回,而使上、下唇产生感觉的刺激点则几乎都在中央后回(图 8-8-16)。切除中央后回以后再刺激中央前回,仍可产生感觉,表明中央前、后回的功能是互相独立的。但临床上切除中央前回并不产生任何感觉缺损症状。

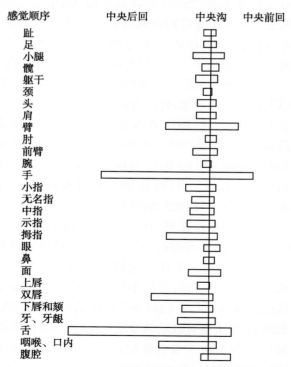

图 8-8-16　右半球的感觉投射顺序(自上至下)和位置
横柱示能诱发反应的刺激的次数在中央前、后回的比例。

以上躯体感觉的功能定位次序是：由半球内侧面开始，自中央旁小叶至大脑外侧沟的方向为自足趾至口、喉依次产生感觉，躯干四肢是倒置的，头面部是正的。外生殖器的代表区可能在中央旁小叶的凹陷部或在半球上缘附近的中央后回上。皮质代表区面积的大小与体表各部的感觉灵敏度有关，如手、面、口的代表区特别大，而鼻的代表区极小。切除全部中央后回不产生瘫痪，但来自肌、腱、关节的位置觉和运动觉以及两点辨别觉均消失，以肢体远端的手、足最明显。因而患者不能辨别运动的方向和程度。损伤人的顶上小叶皮质导致不能分辨物体的轻重、软硬和温度，不能通过触觉识别物体的形状（实体觉缺失，asterognosis）；对身体的空间感受困难（形体综合感受不能，amorphosynthesis）及对侧身体感觉障碍（躯体感觉缺失，asomatognosis）和一系列症状，包括精神性穿着运用不能（dressing apraxias）。顶下小叶（包括 39 区和 40 区）损伤则导致更复杂的感觉障碍，包括语言困难（因为 Wernick 语言区包括优势半球的部分顶下小叶，图 8-8-17）以及计算困难（如果优势半球受损）。对侧感觉缺失可扩展到对外界的视觉感受。例如，当要求患者复制一幅钟面草图时其忽略一半。还有复杂方位辨认（如读地图）困难。感受的视觉成分和意识可能通过经由 7 区内后部和 7a 区的通路。顶上小叶损伤后较严重的躯体感觉障碍与在人类以下灵长类动物观察到的媒介主动触觉的经由 5 区的背侧通路非常一致。

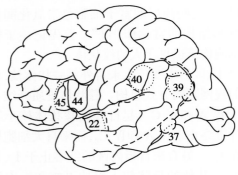

图 8-8-17　运动性语言区

运动性语言区（44、45 区）和 Wernicke 区（虚线范围，包括 39、40 区）；22 区和 37 区为与听觉和视觉有关的语言区。

皮质的味觉区一般认为在顶叶的岛盖部（43 区）和附近的岛叶周围皮质。切除猴此区产生味觉障碍，刺激清醒患者的此区产生味觉。该区的血管畸形导致癫痫，可表现出一侧甜觉消失。刺激中央后回下部与刺激中央前回下部的结果一样，可使患者发出简单的声音，或使正常说话的人突然停止。

后说话区（Wernicke 区）位于顶叶及颞叶，包括角回、缘上回及颞上、中回的后部，是最重要的语言中枢，破坏此区所引起的失语症比 Broca 区损伤所引起的语言障碍要严重得多。人们把 Broca 区损伤引起的失语症称为运动性失语症，此时患者能听懂别人的话，但自己说不出话来。而把 Wernicke 区损伤产生的失语症称为感觉性失语症，此时患者与人交谈不能理解别人说话的意义，因而答非所问或语无伦次，也不能理解写出的文字（视觉并无障碍），表现为失读症（alexia）。上述两种失语症往往是混合的。

优势半球（在右利者为左半球）的角回、缘上回损伤后，可产生①Gerstmann 症候群，表现为书写障碍（dysgraphia），但上肢感觉运动正常；②计算障碍（acalculia），患者不能做数学运算；③不能辨别方向和手指。若损伤非优势半球的顶下小叶，则可出现下列症状：①偏身辨觉不能（hemiasomatognosis），患者常不穿脱左边衣服、左脚鞋袜（穿衣失用症，apraxia for dressing），或不洗左半面部、左半身体，不刮左半侧胡须；不能感知左侧偏瘫；②由于方位感消失，出现构筑失用症，患者难于用积木搭成立体建筑物，如房子等；③由于辨别位置的能力消失，出现地形关系障碍（disturbance of topographic relationships），患者不能绘制图表，在标注地图时往往出错，如将陆地标成海洋。

顶上小叶与对侧上、下肢的精巧技能性运动有关，它能辨别肌肉主动收缩的程度、辨别触压觉、运动方向和肢体在空间的位置。它能将中央后回的上、下肢区互相联系起来，实现上、下肢运动时的配合，故与上、下肢的精巧活动有关。顶上小叶受损时，对侧身体的本体觉和触觉辨别消失，比中央后回受损的后果更严重。

2. 枕叶

（1）分区、细胞构筑和纤维联系：人脑的枕叶几乎全部由 Brodmann 17、18 和 19 区组成。与新皮质的其他部分相比，它更多地应用了现代解剖学、生理学和功能学的研究。在猴，部分视区位于颞叶（至少在 20 区）。只有 17 区（纹区皮质)的边界与第一视皮质(V1)的边界完全一致。视区的功能分区 V2 和 V3(背侧和腹侧)存在于 Brodmann18 区内。

第一视皮质(primary visual cortex,17 区;V1)与 Genari 视纹和纹区皮质等名词同时使用。它占据距状沟两侧及其深面的皮质(图 8-8-18),并伸延至楔回和舌回,后方以月状沟(及其上、下方的极沟)为界,仅在人类才伸延至枕极,而在其他灵长类动物则仅达枕叶外侧面。作为一个细胞构筑区,它很容易借视纹和薄层皮质确定。成人脑纹区的表面积约 2 613mm²,而眼球视网膜的面积为 350mm²,两者的面积之比约为 7:1。纹区皮质是皮质中最薄的区域之一,在人类为 1.20~2.35mm。纹区的最厚处在枕极,在人类此处是中央凹的代表区。最厚处在纹区的前端,该处为对侧视网膜鼻侧部单眼视觉的代表区。

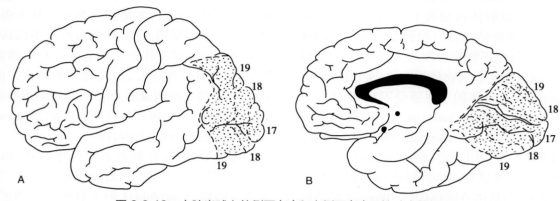

图 8-8-18　大脑半球上外侧面(A)和内侧面(B)示枕叶内的视区
17. 纹区;18. 纹旁区;19. 纹周区。

每个皮质区接受来自两侧半个视野的冲动,代表双眼视野的对侧半。视网膜的冲动形式在膝状体内不是进行简单的中继,而是进行了一些处理,但不存在双侧视网膜冲动的相互作用。这一过程在纹区皮质进行了最详细的研究,尤其是用单个单位记录技术的研究。膝状体辐射在其通过枕叶白质的中心部时转向扩布,纤维以严格的点对点关系终止于纹区:视网膜的周围部激活距状沟皮质的最前部,黄斑区激活邻近距状沟后端的相当大的皮质部分。而且,视网膜的上、下区与纹区皮质的相应区域相联系。在枕叶战伤的经典研究中,得到同样视网膜投射的结果。最近,用现代影像技术对患者的研究证实了视网膜的定位组构,大部分(60%)的纹区皮质被中央 15° 范围的视野所占据,而周围视野的代表区相应很小。

对广泛的哺乳动物(尤其是灵长类)的实验研究结果被刺激人脑的结果所证实。这些研究中的视觉印象是简单的,如闪光。这些刺激也可引起眼的运动。当 18 区和 19 区受到刺激时,将产生较复杂的视觉影像,表明它们与到达 17 区的信息的整合有关。

纹区皮质(17 区)为颗粒皮质,很难将Ⅲ层与Ⅱ层分开。在Ⅳ层有显著的平行于软膜表面的白质纤维束,即 Genari 纹,并被分为 3 个亚层,由浅至深为:含有纹的Ⅳ A 层、Ⅳ B 层和Ⅳ C 层。含有密集细胞的Ⅳ C 层又再分为浅层的Ⅳ C$_\alpha$ 和深层的Ⅳ C$_\beta$。Ⅳ B 层仅含有稀疏的以非锥体神经元为主的细胞。近年在理解纹区构筑方面最有意义的进展是来自细胞色素氧化酶组织化学的应用。应用这种技术,Ⅳ C 层暗染,Ⅳ B 淡染,而Ⅳ A 的特征是暗染的斑片,后者呈柱形伸展至Ⅱ、Ⅲ层。这些浅层的富于细胞色素氧化酶的斑片或柱形结构通常称作"斑"。首先记述于猴的这种细胞构筑也见于人的纹状体。

至 17 区的主要传入来自外侧膝状体核,后者以类似视网膜的方式组织。膝状体皮质纤维主要终止于Ⅳ A 和Ⅳ C。起自外侧膝状体核小细胞层的纤维终止于Ⅳ A 和Ⅳ C$_\beta$,而来自大细胞层的止于Ⅳ C$_\alpha$。另有来自板内区的纤维止于Ⅰ、Ⅲ和Ⅳ A 层。其他的丘脑传入由枕下核和板内核至Ⅰ、Ⅵ层。

膝状体皮质传入纤维以交替的形式终止于纹区皮质,传导同侧视觉的膝状体纤维终止于Ⅱ、Ⅲ、Ⅴ层,传导对侧视觉的膝状体纤维止于Ⅰ、Ⅳ、Ⅵ层。Ⅳ C 层内的神经元为单眼性的,即只对同侧或对侧眼(而不是两眼)的刺激发生反应。这种分隔形成了眼优势柱的解剖基础。在猴,这些眼优势柱横径为 400μm。另一个首先被 Hubel 和 Wiesel(1997)记述的视皮质柱组构的功能基础是方向柱。他们记述,用垂直于脑表面并通过皮质全层的电极进行记录,发现在此柱内所遇到的神经元都优先对视野内的一段静止或运动的直线发生反应。他们进一步记述了 17 区内环形对称型、简单型、复杂型和超复杂型的感受野。环形对称型感受野与间脑外侧膝状体核内的情况相同(即呈同心圆状)。简单型感受野的细胞呈窄条状,对适宜方向的曲线状或杆状光刺激发生反应。复杂型感受野的细胞对感受野(一般呈直角)内任意部位特定方向的线状光刺激发生反应。超复杂型感受野细胞与复杂型者相似。他们观察到反应的复杂性与皮质层次内细胞位置的关系:环形对称型感受野细胞在ⅣC 层,简单型感受野细胞主要在Ⅳ层的其他亚层,而复杂型和超复杂型感受野细胞主要在颗粒上(Ⅱ/Ⅲ)和颗粒下(Ⅴ/Ⅵ)层。他们的结论:纹区皮质由许多结构大致相同的超级柱组成,每个超级柱含有足够数量的宽度为 50μm 的细胞柱,柱间方位相差 10° 至 180°。或者说,纹区皮质由两眼(左眼和右眼)优势柱所组成,它们是视野内某一点的代表区。

1977 年后,通过细胞色素氧化酶的组织化学研究,对纹区皮质构筑和生理的许多概念有了更新。纹区皮质从本质上可分为 3 区:富于细胞色素氧化酶的斑区,细胞色素氧化酶极少着色的斑间区和ⅣB 层。在斑区内,神经元不是对光刺激的方向有选择性,而是对光的波长敏感,即色彩反应。斑间区的神经元对方向有选择性,但对波长不敏感。ⅣB 层的神经元在细胞色素氧化酶的切片上很清楚,对运动敏感,其中有许多也对方向有选择性。斑位于眼优势柱的中心。对一定波长敏感的斑与对同样波长敏感的其他斑之间往往通过较长的皮质内纤维相联系。斑间区和ⅣB 层内的神经元可显示两眼差异。

研究指出,自外侧膝状体大细胞层至ⅣC$_\alpha$ 的膝状体 - 皮质通路与由小细胞层至ⅣC$_\beta$ 的投射在 17 区内是分离的,并且分别再投射至顶叶、背侧颞叶和下部颞叶皮质。设想这两条分离的通路媒介不同类型视觉信息的分析(Goodale,1993)。这种分离投射的实现可能依赖于不同的Ⅳ层亚型之间及其深、浅层神经元(不同的斑区和斑间区)之间的固有联系。这种平行通路的存在在生理

学和解剖学上都是不完全的,因为大细胞和小细胞膝状体 - 皮质通路都参与更复杂的颗粒上层和颗粒下层内的信息处理过程。虽然 10 年来,在纹区皮质所获得的功能和构组的信息在一定程度上修正了 Hubel 和 Wiesel 的设想(1977),但他们原来的设想仍然是有效的。神经元的方向选择性已在颗粒上层和颗粒下层斑间区的窄条垂直皮质柱内的细胞反复得到证实。同样,眼优势柱的存在也没有问题。近来对猴的大脑皮质应用光记录研究通过分割不同表面区的方式提供了与眼优势柱和方向选择性有关的纹区皮质功能组构的新模式(Lammeet,1994)。

同侧皮质 - 皮质联系(联络纤维)自 17 区至 18、19 区及顶、颞叶皮质的各种功能区。通过联络皮质的视觉通路是非常复杂的,在人以下的灵长类动物已证实有 32 个视区,它们通过 305 条通路相联系(Van Essenet,1992)。这些区的精确划分和命名在不同的研究者之间存在差别,而且,只有很少的区在人脑得到证实。因此,这里只详细介绍几个较为清楚的脑区。17 区发出的纤维至 18 区(含视区 V2、V3 和 V3a)、19 区(含 V4)、后顶内区和顶枕区以及部分后颞区、颞中区和上后颞区,这些投射主要是前馈型的。最近对至 17 区的反馈投射的研究表明这些投射是广泛的、往返或非往返的。Ⅳ层与对侧的 17 区前缘的垂直子午线的代表区有往返联系。这种连合联系的局限性对许多视觉反应区是共同的。纹区皮质的皮质下传出至上丘、顶盖和部分脑干网状结构。投射至纹状体(主要是尾状核尾)和脑桥核的纤维很稀疏。

第二视皮质(second visual cortex,V2)又称纹旁区(parastriate area),位于 17 区与 19 区之间的 18 区内,占该区的大部分。内含半个视野的视网膜代表区,并且是 17 区同一代表区的镜像,其垂直子午线代表区在 17、18 区交界处的最后部。此区(V2)的细胞构筑可用细胞色素氧化酶组织化学方法观察到。在Ⅲ~Ⅴ层的粗纤维最明显,这种纤维自与Ⅵ层交界处走出。厚的皮质条与富于细胞色素氧化酶的薄的皮质条容易区别。其间被很少染色的称为淡染的皮质条分隔(Zeki,1993)。至 V2 的主要同侧皮质 - 皮质前馈投射来自 V1,这种传入投射也是分隔的,与两区的细胞色素氧化酶染色形式有关。V1(第一视皮质)的斑区投射至薄条皮质,斑间区投射至淡条皮质,V1 的Ⅳ B 层投射至厚条皮质。自 V2 发出的前馈投

射至几个其他视区(通过反馈投射往返联系),包括第三视皮质(V3)及其亚区(见后),第四视皮质(V4)、颞叶的某些区(MT,MST,FST)、顶叶的联络皮质(PO,PIP,VIP)以及额叶的眼区(8区)。其中,至颞中区(V5,见后)的投射来自厚皮质条,至V4的来自薄条皮质和淡皮质。至V2的丘脑传入来自外侧膝状体核、下枕核、外侧枕核及板内核群的一部分。皮质下传出主要起自Ⅴ层和Ⅵ层,至丘脑、屏状核、上丘、顶盖、脑干网状结构、纹状体和脑桥。如同17区,V2的侧支联系主要局限在含有垂直子午线代表区的皮质。

第三视皮质(third visual cortex,V3)又称纹周区(peristriate area),是一条邻近V2前缘的窄皮质,可能仍在Brodmann 18区。根据V1来的投射、髓质构筑、胼胝体和联络联系以及感受野的性质,V3再分为背侧(V3/V3d)和腹侧(V3/V3v)两部分。值得注意的是,背侧部接受V1的投射,腹侧部则否;背侧部以浓重的髓鞘纤维所界定,而且有着较腹侧部更不规则的胼胝体联系。在功能上,背侧部对波长刺激的选择性少,而对方向的选择性大,感受野也较腹侧部小。两部接受来自V2的中等至密集的前馈投射,两者之间又借联络纤维联系。另有V3a区位于V3/V3d的前方,此区接受来自V1、V2、V3/V3d和V3/V3v的传入性联络联系,有复杂而不规则的局部组构。所有上述亚区均投射至顶、枕、颞叶的视区,包括V4(见后)和额叶眼区。上述多视区的V3复合体在人类以下的灵长类动物仍然了解甚少,而这一复合体在人类尚未证实。V3的各区均接受来自枕下核和外侧枕核及板内核的丘脑传入。

第四视皮质(fourth visual cortex,V4)位于19区内,V3的前方,没有明显的构筑特征。它自V2的薄层皮质条和淡皮质条接受同侧前馈投射。这条起自V1的斑区和斑间区的通路提示,波长(颜色)和方向选择性可能传递至V4(Zeki 1993)。此区曾被等同于人位于枕下叶梭状回的彩色分辨区,此区的双侧损伤引起全色盲(achromatopsia)。V4较简单的颜色辨别区复杂,因为它也参与方向形状甚至物体运动的分辨。可能,几个有着不同的功能分化和定位的亚区共同组成V4复合体。V4发出显著的前馈投射至颞叶下部皮质,并接受反馈投射。V4也与颞叶较背侧的其他视区和顶叶视区相联系。丘脑的传入来自外侧枕核、枕下核和板内核。此区通过胼胝体与对侧的V4和枕叶的其他视区相联系。

第五视皮质(fifth visual cortex,V5)或称颞中区(MT),在人类以下的灵长类动物见于颞上沟后端的后岸,具有特殊的髓质结构,深层含有深重的髓鞘。它接受来自17区、V2、V3和V4的同侧联系,并有局部定位关系。其他传入没有明显的局部定位关系,来自颞叶、顶-枕叶和额叶眼区的广泛视区。其中,来自V1、V2的投射是前馈型的。V5主要是视觉的运动感受或分辨区,其内有大量对运动光刺激敏感和光刺激的方向有选择性的细胞,此区相当于人的视觉运动分辨区,后者位于顶、颞叶交界处,枕下沟升支附近。在人以下的灵长类,V5被认为含有手的运动的视觉代表区。其前馈投射至周围的颞区和顶区以及额叶眼区(8区)。其丘脑传入也来自外侧枕核、枕下核和板内核。

在此,将颞下和颞顶皮质区有关视觉处理的近代概念作一粗略的概括。由枕叶发出两条宽的平行但互相交织的通路:背侧通路通过顶枕区、顶区和邻近颞区,主要与视觉的空间分辨有关;腹侧通路经过颞下皮质区,与物体的识别有关。背侧通路实际上起自V1和V2,至颞上区和周围的顶颞区,最后至顶叶皮质的7a区。在颞叶上部皮质内,围绕颞中区(MT,V5)有一位于前下方的底上颞区(FST)和位于前上方的内上颞区(MST)。内上颞区(MST)接受来自颞中区(MT)的前馈投射,发出纤维至顶叶视觉联络区(包括7a区)和较远的前上颞叶联络区。其细胞有大的感受野,但无明显的视网膜定位关系。底上颞区(FST)再分为背侧部和腹侧部。背侧部由颞中区(V5)和MST接受纤维,发出投射至顶叶皮质。腹侧部与颞下皮质和V5周围的皮质联系。这些不同的联系与功能的差别一致,背侧部的细胞与动物通过视觉的运动有关,腹侧部则被物体运动的刺激所激活。损伤背侧通路将破坏运动的视觉感受并引起视觉共济失调(optic ataxia)。损毁还破坏空间视觉的学习。第四视区是腹侧通路的一个关键的中继站,它向前与颞叶下部皮质有纤维联系。一般,这些联系主要是连续地沿颞下回以前馈方式进行,由V4至颞下皮质的后部、中间部和前部,最后到达颞极和内侧颞区,从而与边缘系相联系。腹侧通路的功能与复杂的视觉分辨和感觉有关,这些功能包括面部辨认、视觉搜寻和认知记忆等复杂的任务。

(2)功能与临床意义

1)视觉皮质细胞的感受野特征:根据Hubert

和 Wiesel 的研究,17 区神经元的感受野可分为两种类型:简单型感受野(simple receptive field)和复杂型感受野(complex receptive field)。18 区和 19 区神经元的感受野为超复杂型感受野(hypercomplex receptive field)。

简单型感受野为窄长方形、长棍形或线形(图 8-8-19),又分两种:开 - 中心感受野(兴奋型)和关 - 中心感受野(抑制型),其外围分别为关 - 周围和开 - 周围感受野,均为不对称性。简单型感受野细胞在 17 区Ⅳ层的颗粒细胞,当光点照在棍形开 - 中心感受野上时(图 8-8-20Aa),只引起神经元微弱放电。增加光点的数目,使照射范围扩大,则放电加强,表明有总合现象。若光点照在关 - 周围感受野上,神经元无反应(图 8-8-20Ab),只在光源熄灭时才有放电。若棍形光源的长轴与感受野方位轴垂直,几乎不产生反应(图 8-8-20B)。若光源转至斜位,则产生微弱反应(图 8-8-20C)。若用棍棒形光源照满整个开 - 中心感受野(重叠)时,皮质神经元的放电最强(图 8-8-20D)。除了光源的方位外,光源的运动状态也很重要。如图 8-8-19 所示,AB 为皮质细胞感受野的方位轴,CD 为垂直于 AB 的光源运动方向,可见神经细胞对移动光源的反应比对静止光源的反应强。原因是光源在离开关 - 周围感受野时产生的放电与光源进入开 - 中心感受野时的放电有综合作用。

复杂型感受野数量较少,但较高级。复杂型感受野细胞多为Ⅳ层上、下各层中的锥体细胞。一个复杂型感受野细胞可接受多个具有相同的感受野方位轴的简单型感受野细胞来的刺激。复杂型感受野无开 - 中心和关 - 中心之分。有些刺激对简单型感受野细胞无作用,但能兴奋复杂型感受野细胞,例如物体的形状。

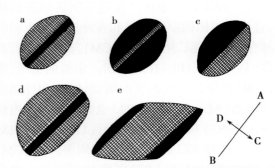

图 8-8-19 视觉皮质细胞的简单型感受野的种类

光线照在黑色区域引起神经元放电,照在灰影区域时不产生放电。AB 直线表示感受野的方向轴。CD 垂直于 AB,光源沿此线运动能产生最佳反应。

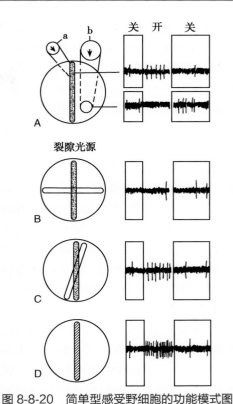

图 8-8-20 简单型感受野细胞的功能模式图

Aa. 小圆形光点照在棍形的开 - 中心感受野上,细胞产生微弱的放电反应;Ab. 工大圆形光点照在关 - 周围感受野上,无反应;B. 裂隙状光源的长轴与感受野方位轴垂直时,几乎不产生反应;C. 光源转至斜位时,产生微弱电反应;D. 光源长轴与感受野方位轴重合时,产生强烈反应。

2)视皮质的垂直柱状结构:猴的 17 区中,每个柱宽 25~50μm,相当于 1~2 个细胞体的宽度。相邻的两个柱的方位轴之间约相差 10°,故方位轴由 0° 转到 180° 所跨越的皮质宽度约为 1mm,即含 18~20 个柱。每个感受野对应着数十个视皮质的细胞柱。

17 区细胞构筑的最重要特征是优势眼柱群(ocular dominance columns)。在猫 17 区的Ⅳ层,绝大多数细胞只接受单眼来的刺激(约 80%),而其他层次的细胞多接受双眼来的刺激。图 8-8-13 示横向层次的区别,每个柱的Ⅳ层只接受单眼来的刺激,图中最右边的 9 个细胞柱(一组)的Ⅳ层只接受右眼刺激,9 个柱的宽度共为 0.5mm,方位轴差共为 90°。与之相邻的 9 个细胞柱(另一组)的Ⅳ层只接受左眼来的刺激,其宽度也为 0.5mm,方位轴差也是 90°。从纵向来看,每个柱的Ⅳ层以外的各层接受双眼来的刺激,但以一眼为主。图 8-8-13 中的电极 A 插入皮质Ⅱ或Ⅲ层记录细胞的反应,自右向左推进。电极 B 插入一个细胞柱内进行记录,由浅向深推进,从Ⅰ、Ⅱ、Ⅲ、Ⅴ、Ⅵ层记录到双眼刺激,但以左眼为主。从Ⅳ层只记录到左侧的单眼刺激。以上左、右眼优势柱群交替排列,各宽0.5~1.0mm。若切除动物右眼,再以放射自显影法2-[^{14}C]脱氧葡萄糖处理,可见17区皮质呈黑白相间的条纹,证实了优势眼柱群的存在。

由于视辐射和纹区的面积较大,其损伤所引起的不完全偏盲(象限性偏盲)较为常见。同向象限偏盲多见于纹区损伤,如距状沟以下的损伤,导致同向上象限偏盲。一侧颞叶肿瘤若损伤了视辐射的下部纤维,视野的缺损则自同向上象限偏盲开始。如纹区有刺激性病灶,可在对侧视野中产生幻觉(见到闪光或发亮)(张培林,1987)。

3. 颞叶

(1)分区和联系:颞叶位于外侧沟下方,顶枕沟和枕前切迹连线的前方。属于颞叶的大部分新皮质,占此叶的外侧面和底面的外侧部。属古皮质的海马和齿状回及属于旧皮质的海马旁回也在颞叶,它们又分别属于嗅脑和边缘叶。本章仅涉及颞叶的新皮质部分。颞叶可分为5区:颞叶岛盖、颞上(22)、颞中(21)、颞下(20)区(在外侧面和下面)和颞极(35区,在颞上、下沟的前方)。

颞叶岛盖内有第一听皮质(primary auditory cortex,AⅠ),其范围与位于Heschl颞横回的41区相同。Ⅳ层厚,细胞着色显著。巴亚热(Baillarger)内、外带(尤其是内带)可在髓鞘染色的切片上清楚看到。Ⅳ层也可被乙酰胆碱酯酶和细胞色素氧化酶明显着色。AⅠ与内侧膝状体核有往返联系(Pandya,1994),还接受来自枕内核和丘脑后核群的丘脑皮质投射。内侧膝状体皮质传入密集终止于Ⅳ层。在猴,呈现高密度区与低密度区相交替的约200μm周期的斑片。AⅠ含有音调代表区,高频率靠后,低频率靠前。在一个垂直电极上遇到的细胞有共同的最佳频率反应。有证据表明,在人的听皮质内具有相同灵敏的调谐能力。但有学者提出,至少在猫,不同皮质条内的细胞对同一频率的不同的音调强度发生反应。除了频率和强度反应外,第3个反应性质是对双耳传入的声音在空间定位的反应。至少在猫,AⅠ的神经元显示有两种反应:第1种是单个细胞被两耳刺激所兴奋的累积效应;第2种是抑制效应,即细胞被对侧耳的刺激所兴奋,而被同侧耳的刺激所抑制。在两种情况下,同侧和对侧反应之间存在时间差(耳间时间和兴奋水平)。

显示兴奋-兴奋效应(E-E,累积)的细胞带与显示兴奋-抑制效应(E-I,抑制)的细胞带互相交错。这些细胞带与等频线几乎呈直角,其交错分布可能与AⅠ内胼胝体纤维终止的斑片状相关。在理论上,至少颞叶神经元的发放形式可能在编码皮质的声音定位上是重要的。更复杂的反应性质,包括编码语音特征,可能存在于Ⅳ层以外。

猫的听区位于半球的外侧面,分为3区:AⅠ靠背侧,占中希氏外回的前部;它的腹侧为AⅡ;AⅠ和AⅡ的后方是后希氏外区。在AⅠ,来自耳蜗底圈的高音冲动至前部,顶圈的低音冲动至后部;在AⅡ的音频定位则与AⅠ相反。猴的AⅠ在颞上回上面的后部,其低音代表区在前外侧,高音代表区在后内侧。人类的音频定位基本与猴相似。

第二听皮质(second auditory cortex)在AⅠ区的外侧,相当于42区及邻近22区,42区是听觉的主要联络区,其功能为参与复杂声音的整合,对语言的理解有特殊的意义。

在颞叶岛盖内,由AⅠ沿颞叶岛盖向前为第2个声音反应区,即嘴侧(R)区。此区与AⅠ的许多结构特征相同,也可列入颗粒皮质,但局部代表区则相反,低频反应靠后,高频反应靠前。这种周围代表区的镜像形式使人强烈联想到在邻近的躯体感觉皮质和视区的情况(见前文),它很好地体现了皮质构组的基本原则——相邻的感受野在皮质的代表区也互相靠近。在此前方有第3个声音反应区——嘴颞区(RT),其细胞构筑清楚,但局部代表区的关系也相反。在AⅠ后方为尾(C)区,其细胞构筑清楚,髓鞘较不致密,也含有粗略的局部代表区。靠近AⅠ区并在AⅠ后两侧的神经元以及尾区的神经元有相似的频率反应,可能提示另一种镜像代表区。在这些听区周围的皮质,包括在内侧的颞叶岛盖和在外侧的颞上回似乎都有听觉功能。尾内侧区(CM)与AⅠ平行,在岛盖;后外侧区(PL)在颞上回。相似的情况,嘴侧区(R)也分为内侧的嘴内侧部(RM)和外侧的前外侧部(AL)。嘴颞区(RT)也分为岛盖的内侧嘴颞区(MRT)和上颞外侧嘴颞区(LRT)。中央岛盖区(AI,R和RT)是"核心"区,周围区(C,CM,RM,MRT,PL,AL和LRT)则称为"带"区。也有学者提出的另一种区分方法主要是根据细胞构筑和纤维联系,但核心区也是同样的。在他们的区分中,"带"区被再分为内侧的"根"区(包括4个亚区)和外侧的"带"区(也包括 4 个亚区)。以上两种区分模式虽然相似,但却不相同。每一个亚区都不一定彼此相等,可能还存在种属差异。核心区和带区都与间脑的内侧膝状体各亚核有往返联系。内侧膝状体核腹侧部的投射主要至核心区,很少至带区;其背侧的大细胞部则投射到核心区和带区。内侧枕核和上膝状体边界核(supra-geniculate-limitans nucleus)大多与带区联系。除了与其他大多数皮质区相同的皮质下传出联系外,核心区和带区还投射至下丘,其中,核心区投射至中央核,带区投射至其他部位。

听觉各皮质之间的同侧皮质 - 皮质联系很多,主要有:A I 只接受反馈型投射,发出前馈联系至所有的邻近区(包括核心区和带区);嘴区(R)向前投射至嘴颞区(RT)和邻近的核心区;内侧核心区向前投射至脑岛各部;外侧核心区投射至颞上回的听觉联络区。在有明确代表区的皮质,联络投射为点对点关系,即从一个最佳频率代表区至邻近皮质的同样最佳频率代表区。整体上看,听觉区与前额皮质的相互联系(通过核心区尤其是 A I)是很少的。一般,岛盖后部投射至 8 区和前方的 9 区,中央区投射到 8 区、9 区和 4b 区,更前方的听区投射至 9 区、4b 区、眶回的 12 区及内侧面的扣带回。对侧的皮质 - 皮质联系投射至另一半球的同一区和与之有前馈联络联系的邻近脑区。

听觉通路的明显双侧性表明只有在双侧损伤时才出现明显的障碍。颞顶连接处的损伤对听的选择性注意有影响(Woodset,1993)。听觉的背侧通路由内侧带区向前至脑岛,相当于至顶叶皮质的视觉投射和通过顶上小叶的躯体感觉通路。在外侧经过带区的腹侧通路被认为对听觉的感受是重要的。听觉皮质的向前联络投射与其他感觉的联络投射在颞上沟附近的皮质汇聚。毫无疑问,与视觉皮质区的联络投射相比,听觉联络投射的任何模式都显得比较简单。

有证据表明,人的 21 区(颞叶皮质)是多感觉的,与听觉、躯体感觉和视觉的皮质联络通路相联系。它相当于猴的埋藏于颞上沟壁内的皮质。颞中皮质(在猴为颞上沟皮质)可由后至前分为 3~4 个区和 3 条自上内至下外与这些区相垂直的带。这些长而平行的带在联系上可有重叠,但一般,听觉联络区投射至这些带的最上内侧部,颞下皮质投射至这些带的最下外侧部,顶

叶皮质投射至上两者之间的中间部位。在上述 3~4 个区内,由后至前走行的有自最后方至最前方通过交织区的分级前馈投射。这可能实际上代表着一种连接梯度而不代表区与区间的绝对次序。上述颞下皮质至下外侧部的投射反映了这一过程,即后部的颞下皮质投射至最后方,而前部的颞下皮质投射至最前方。类似地,颞上回的听觉联络区以同样方式投射至上内侧部。由顶叶至中间部的投射也与此大致相同:7b 投射至最前方。这样的连接梯度也见于与额叶的联系中:最后的区域投射至前额皮质后部的 8 区和 9 区;中间的区域投射至较前方的 46 区;再向前,颞中皮质又与前额皮质的 10 区和 46 区及眶额区前部的 11 区和 14 区相联系。最前方的颞中区皮质与眶额皮质的后部 12 区及额极的内侧面相联系。颞中区皮质进一步向前投射至颞极和内嗅皮质。听皮质还与丘脑的内侧枕核(可能还有外侧枕核)及板内核群相联系。颞中区细胞的生理学反应是复杂的,包括不同感觉方式的会聚。许多神经细胞对形貌发生反应(Mikamiet,1994),可能是"观察事物的中心"细胞,往往与全面观察的调节有关。与此一致,人类颞叶的损伤导致相当的智力功能障碍,特别是优势半球损伤时。这些障碍包括空间视觉困难(visuospatial difficulties)、面容失认(prosopagnosia)、半侧躯体感知障碍(hemisomatognosia)和严重的感觉性语言困难(sensory dysphasia)。

颞下皮质(20 区)是较高的视觉联络区。在猴,此区分为前、后两区,某些学者还在两者之间划出一个中间区。后颞下区主要接受同侧枕颞视区的皮质 - 皮质纤维,主要来自 V4。它含有粗略的对侧视野的视网膜代表区。主要发出前馈通路至颞下皮质前部,此投射有着斑片状或柱状轴突终止形式。生理学资料证明颞下皮质的神经元按功能集中为 500μm 宽的斑片。前颞下皮质投射至颞极和颞叶内侧面的边缘旁区。后颞下皮质与额叶背外侧前额皮质的 46 区相联系,前颞下皮质还与眶额皮质联系。另外,后区还与额叶眼区相联系。颞下皮质与丘脑的枕核有往返联系,后部主要与枕下核和枕外侧核联系,前部与枕内侧核和邻近的枕外侧核联系。此外,还与板内核群的中央旁核和中央内侧核相联系。正如前面已经讨论过的(见枕叶),颞下皮质是腹侧视觉通路的一部分,其功能是视觉感受。神经元对形状发生反

应,较复杂的形状认识靠前。此区细胞具有识别记忆的功能,伴有对重复刺激的反应降低。设想颞下皮质有两群神经元,当刺激与熟悉的形象匹配时,一群神经元为抑制;另一群较小,显示相反的作用。这种双重作用的细胞群可能一方面提供了一种感觉"过滤",即选择那些具有适当特性而不熟悉和没有预料的刺激;另一方面,是一种"感觉的参考"。两群细胞间的相互作用产生颞叶的"形象基础"机制,即在它们对以往刺激比较的基础上对刺激进行分离和选择。

颞极的皮质接受来自其后方的颞叶联络皮质的广泛传入投射。背侧部主要接受来自颞上回前部的听觉传入;下部接受来自颞下皮质前区的视觉传入。位于颞上沟深面的颞中皮质主要投射至上述两者之间。颞极向前投射至边缘区和旁边缘区。颞极与丘脑联系的部位主要是枕内侧核和板内/中线核群。

(2)颞叶的功能

1)听觉功能:损伤人的听区皮质产生各种表现,包括皮质性耳聋(cortical deafness)、词语性听觉认识不能(verbal auditory agnosia)和非词语性听觉认识不能(non-verbal auditory agnosia)。完全切除听皮质,不能鉴别声音传入的顺序,也不能辨别声音的来源。Penfield 和 Rasmussen(1950)在开颅手术中电刺激人脑的颞上回,可使患者有各种不同声音的感觉,这些声音都是基本声,而产生上述声音感觉的刺激点大多在 42 区和 22 区的联络区内,而不在第一听区(41 区)。可能,靠近外侧沟的刺激倾向于引起简单声音的感觉(如铃声),当刺激由外侧沟移至颞上回时则倾向于引起带有解释成分的声音。所以,简单声音引起的听冲动可能是在第一听区内感受;而复杂的声音则可能是在听联络皮质中经过整合的结果。将声音理解为语言的过程也是在这部分联络皮质中进行的(听觉性语言区在颞上回后部)。

2)语言功能:颞叶上与语言有关的皮质区为 Wernicke 区,它位于优势半球,包括 41 区和 42 区后方的颞上回、颞中回后部及顶下小叶的缘上回和角回,此区又称后语言区。Wernicke 区与躯体感觉(5 区和 7 区)、听觉(41 区和 42 区)和视觉(18 区和 19 区)的联络皮质有广泛的联系。Wernicke 区的损伤将导致严重的失语症。此时患者的听觉和视觉正常,但不能理解它们的意义,称感觉性失语症。患者还表现出不能复述和不能复写,虽吐字清楚但不能组成句子,导致别人不懂他说话的意思。

3)知觉和记忆功能:颞叶前部的新皮质称精神性皮质,刺激此处可引起有关经验的联合反应。颞叶癫痫和肿瘤的患者发作都有视和听的各种错觉或幻觉。并且,刺激后所引起的听和视的幻觉常与患者所熟悉的经验相同,例如,过去熟悉的音乐、景色和人物等。

4)运动功能:刺激非听觉性颞叶新皮质可导致躯体和内脏的活动,例如面部和肢体的运动及刺激 38 区引起的呼吸抑制和血压升高。

颞叶的嗅脑部分司嗅觉,而海马则与情感表达和记忆有关,这些将在有关章节讨论。

4. 额叶

(1)分区和联系:额叶的后界为中央沟,外侧界为外侧沟(Sylvian fissure,西耳维裂)。中央沟前方的中央前沟一般由内向外走行,与中央沟平行。再向前,可见两条主沟——额上沟和额下沟,呈前后方向走行,此两沟的前方为额极。额叶的腹侧面覆盖眶,内侧面由前方的额极伸延至后方的中央旁小叶。故额叶皮质可分为中央前回运动皮质(4 区)和位于中央前沟前方的运动前皮质(6区)、额上回、额中回、额下回、额极、眶额皮质和额内侧皮质(包括扣带前皮质)。运动前区(6 区)前方的皮质称为前额皮质。人的额叶较颞叶更为发达。

第一躯体运动皮质区(primary motor cortex,M Ⅰ)位于中央前回和中央旁小叶前部。最先是由于以最低的阈值刺激该皮质区引起周围肌肉收缩而命名的。4 区皮质为无颗粒型皮质,Ⅱ、Ⅳ层难以分辨。最显著的特征是在 Ⅴ 层有非常大的锥体细胞——贝茨(Betz)细胞。在猴,其直径为 60μm,在人更大。刺激 M Ⅰ 引起简单的运动,如单个或多个关节的屈伸运动。能引起运动的刺激点 80% 位于中央前回,20% 位于中央后回,但引出颈部、眼睑、眼球、前额运动的刺激点只位于中央前回。沿中央沟自上(半球内侧面)向下刺激人脑皮质,使足底至头面部依次产生运动。身体不同部位在皮质代表区的大小与运动的精细复杂程度有关,而与该部位形体的大小无关。如拇指的皮质代表区约为大腿代表区的 10 倍。刺激一侧M Ⅰ 引起对侧上下肢和唇肌运动(即交叉支配),但眼轮匝肌、前额肌、咀嚼肌、咽喉肌为双侧支配(图 8-8-21)。

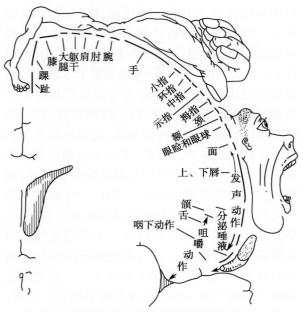

图 8-8-21　大脑皮质的躯体运动区

额叶的传出投射有锥体系、锥体外系、皮质-丘脑纤维、皮质-下丘脑纤维、皮质-脑桥纤维和皮质-网状结构纤维。

锥体系（pyramidal system）包括皮质脊髓束和皮质核束，是运动（下行）传导通路的上单位神经元，是随新皮质的出现而发展起来的，故只见于哺乳类动物。在个体发生上，人出生后第 4 周锥体束的纤维开始形成髓鞘，9~24 个月完成。皮质脊髓束（corticospinal tract）的起源包括额叶的运动皮质（4 区）、顶叶的 S Ⅰ 区、顶上小叶的 5 区和顶叶岛盖的 S Ⅱ 区。还来自额叶的前运动皮质、补充运动区和邻近区域。真正起自运动皮质的皮质脊髓束纤维的百分数很小，40%~60% 的纤维起自顶区，尤其是 3a 区。在颈膨大，至少在新世界猴（new world monkeys），60% 以上的额叶纤维起自 4 区以外。因此，只有 20%~30% 的锥体束纤维起自 4 区（第一运动皮质）。在所有的脑区，锥体束的起源细胞实际都局限在 V 层。不同皮质区的锥体细胞有很大的差别，最大的位于 4 区，最小的在 3b 区，这反映在最粗大的锥体束纤维来自运动皮质。止于脑干脑神经运动核的锥体束纤维称皮质核束（corticonuclear tract）。

大部分自顶叶发出至脊髓的纤维终止于背角，至少在人以下的灵长类动物是如此。而自额叶发出的纤维至少有一部分终止于脊髓腹角，与运动神经元的发生密切联系。在管理灵活的右手和指的运动的脊髓节段尤其如此。在支配手和指

肌运动的脊髓节段，锥体束纤维的终止集中在前角的外侧部。这种关系似乎与种系进化过程中手的运动越来越灵活有关，在人类最为明显。

考虑不同皮质区在支配脊髓运动神经元中的作用时，应注意功能解剖学。虽然第一运动皮质发出的终止于腹角的最粗大的皮质脊髓束纤维相当少，但自中央后回发出的锥体束纤维终止于脊髓背角，距离腹角的运动细胞较远。因此，其功能意义可能要比数量上的意义大得多。

4 区与间脑之间的联系主要是接受丘脑腹外侧核的纤维，后者又接受来自小脑深核的传入，还通过脊髓丘脑束接受脊髓的传入。丘脑腹外侧核含有对侧身体的局部代表区，并与 4 区保持点对点的位置关系。刺激运动皮质表明在 4 区存在身体的定位图谱，头部在最外侧，腿和足在内侧面，与 S Ⅰ 的矮人代表区相似（见前）。4 区神经元也对周围刺激发生反应，并含有类似 S Ⅰ 的感受野。运动皮质后方的细胞有皮肤感受野，而较前方的神经元则对深部刺激发生反应。有学者提出，实际上在整个 4 区存在对侧半身的双重代表区（感觉和运动）。在无颗粒运动皮质Ⅳ层很难辨认，但有来自丘脑腹外侧核的主要传入通路，它密集地终止于中间各层，可能最集中于Ⅳ层。与 4 区联系的其他的丘脑核团是板内核后部的中央正中核和束旁核。后者提供了苍白球通过丘脑直接影响运动皮质的唯一途径。有证据提示，由苍白球内段至丘脑腹外侧核的投射局限于核的前部，与小脑-丘脑投射终末无重叠。此外，前腹外侧核投射至运动前区和补充运动区，不至 4 区。

同侧的躯体感觉皮质（S Ⅰ）以局部定位方式投射至 4 区，并为往返通路。至运动皮质的投射起自 1 区及 2 区（后者为主），很少起自 3b 区。来自 S Ⅰ 的纤维终止于 4 区的 Ⅱ~Ⅲ 层，并与锥体神经元接触。有证据表明，被 S Ⅰ 纤维以单突触方式激活的神经元和以多突触方式激活的神经元与 V 层发出皮质脊髓束的锥体细胞（包括 Betz 细胞）接触。S Ⅰ 传入与补充运动区的传入没有会聚。运动皮质内与运动有关的神经元被 S Ⅰ 激活在运动执行过程表现出延迟效应，这可能在运动调整中起一定作用。至 4 区的另外的同侧皮质-皮质纤维来自中央沟后方的第二躯体感觉区（S Ⅱ），可能还来自顶上小叶的 5 区。

运动皮质由运动前皮质和补充运动区接受

主要的额叶联络纤维,还接受来自脑岛的纤维,这些通路在运动的准备、导向和空间组合方面调节运动神经元的活动。4区发出纤维至对侧4区,并接受对侧4区的纤维,还投射至对侧的补充运动区。含有远侧肢体代表区的运动皮质缺乏胼胝体纤维联系,尤其是在4区后部,该处神经元有皮肤感受野,但这种连合纤维的缺乏比起躯体感觉区要不明显得多。人的运动皮质似乎含有同侧上肢的代表区,刺激人和实验动物的运动皮质揭示在运动皮质内存在身体对侧半身的局部图谱(图8-8-21),腿部代表区在半球内侧面的中央旁小叶,面部在中央前回的最下外部。在解释微电极刺激结果时存在的争论集中在躯体定位的性质是代表运动还是特定的肌肉。运动皮质的现代观念大多来自由Evarts及其同事开创的对清醒的行为正常的猴4区神经元活动的实验记录。猴运动皮质神经元活动的单位记录实验结果包括两个方面:第一,观察与脊髓运动神经元有单突触联系的神经元(称为皮质运动神经细胞的活动),但作为投射至脊髓的神经元的亚群,即锥体束神经元,这种单突触联系不是必需的;第二,观察与主动运动有关的皮质神经元的活动,但与脊髓的联系无关。在第一种情况,约有18%的运动皮质细胞与脊髓运动神经元有单突触联系,尤其是支配手和臂部的运动神经元。皮质运动神经元的活动与协同肌的收缩力有关,但锥体束神经元与肌收缩力的关系尚不清楚。皮质运动神经元的活动比相关肌电图活动早50~100ms,提示皮质神经元的活动是引起而不是监视运动。有学者曾对猴4区支配手的皮质运动神经元进行了研究,结果表明:在力的准确性较低的抓握试验中,促进手指和前臂肌肌电图活动的神经元有至脊髓运动神经元的单突触传入。所有细胞的活动都与肌收缩有关。所检查的细胞有1/3显示出与静力施加有正相关,另有1/5显示负相关。每个神经元对1~5块靶肌的活动有促进作用。与抓握力有高度正相关的神经元,其靶肌的范围较局限。这些资料表明,即使在4区的皮质运动神经元中,与单块肌相关的神经元也是很少的。因此,手指运动的控制似乎是利用分布至整个手区的运动皮质的神经元,而不是定位上局限的细胞群。这样,一个锥体束神经元就可以控制几个脊髓运动神经元。相反,一个脊髓运动神经元也可以被一个相当大的皮质区所影响。神经元活动的改变选择性地与运动方向有关,而与肌肉收缩的形式无关。运动皮质细胞的活动与运动幅度的关系还不清楚。然而,大多数皮质运动神经元的活动可受到运动范围(幅度)的显著影响。神经元活动与运动幅度的关系也可晚些出现,尤其是在运动执行过程中,说明方向和幅度是分离的过程。

除发出锥体束外,运动皮质还发出皮质下投射和锥体外系,后者包括至纹状体、脑桥核、丘脑底核、网状结构、红核、上丘、前庭核和下橄榄核的纤维。

在第一运动皮质的前方为Brodmann 6区(图8-8-22),此区亦为无颗粒型皮质,最初是由于在V层有Betz细胞而在6区没有Betz细胞而辨认的,但这种区分方法和证实Betz细胞的可信性在后来受到了质疑。6区覆盖半球外侧面的大部分并伸展到半球内侧面,为背侧(上)和腹侧(下)运动前区。6区内侧,由6区邻近内侧缘的最上外侧部至半球内侧面为补充运动区(supplementary motor area,SMA,图8-8-23)。在补充运动区前方,半球内

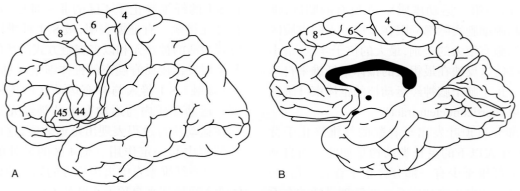

图8-8-22 大脑半球的背外侧面(A)和内侧面(B)
示主要运动区(4区或MSI)、运动前区(6、8区)和Broca运动性语言区(44、45区)。

侧面上有一附加功能区——前附加运动区(Tanji,1994)。这一扩大的 SMA 包括与前额皮质联系的脑区和有动眼功能的脑区。

补充运动区接受的丘脑传入主要来自腹外侧核前部,后者又是苍白球内段纤维的主要接受者。另外的丘脑传入来自腹前核、板内核(主要是中央外侧核和中央正中核)等。背内侧核也投射至内侧运动区(包括补充运动皮质和周围区)。补充运动区与丘脑的联系是往返的。内侧运动区(包括补充运动区)自同侧额叶(包括第一运动皮质、背侧运动前区、背外侧和腹外侧运动前区、内侧前额皮质、眶额皮质以及额眼区)接受广泛的联系。这些联系是双向的。内侧运动区与顶叶的联系是顶上小叶的 5 区和可能的顶下小叶 7b 区。另与对侧半球的内侧运动区、运动区和运动前区联系。皮质下联系除丘脑外,还至纹状体、丘脑底核、脑桥核、脑干网状结构和下橄榄核。补充运动区也发出皮质脊髓束(锥体束),如前所述,后者有 40% 的纤维来自额叶。

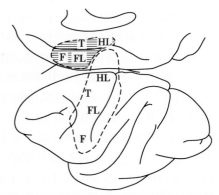

图 8-8-23　猴脑中央前运动区和补充运动区
F. 面区；T. 躯干；F. 前肢；HL. 后肢。

人的补充运动区含有身体代表区,腿部在后,面部在前,上肢在以上两者之间。补充运动皮质在控制运动中的作用在复杂运动中是最重要的,它与连续空间运动的组织及运动记忆的恢复有关。损伤人的补充运动区,患者表现出类似基底核损伤的功能障碍,共同症状是运动不能(akinesia),还可见执行连续复杂的运动发生障碍。刺激清醒患者的补充运动区,引起一种急于运动的感觉或一种运动将要发生的预感。位于补充运动区前方的面部代表区在发音和形成语言方面特别重要。

第二运动区(secondary motor area,M Ⅱ):人和猴都有第二运动区,它位于中央前回最下端,并深达外侧沟,此处中央前回与中央后回连续。在 M Ⅱ 有双侧上下肢代表区,但没有头部(面、舌、口、喉)代表区。M Ⅱ 发出的纤维可能也加入锥体束。

运动前皮质(premotor cortex):在 6 区内,根据功能和联系再分为背侧区(PMd)和腹侧区(PMv)。运动前区主要的丘脑联系至腹外侧核前部、板内核的中央正中核、束旁核和中央外侧核。皮质下投射到纹状体、脑桥核、上丘和网状结构。运动前区的背侧部和腹侧部都发出皮质脊髓束。连合联系至对侧的运动前皮质、运动皮质和顶上小叶(5 区)皮质。同侧皮质 - 皮质联系至顶上小叶 5 区和顶下小叶 7b 区,是运动前皮质的背侧部和腹侧部所共有的。上述两部还发出主要投射至第一运动皮质(4 区)(Lu et al.1994)。背侧运动前区还接受来自后上颞叶皮质的纤维,并投射至补充运动皮质。额眼区(8 区)投射至运动前皮质的背侧部。与运动的准备和运动本身有关的运动前皮质神经元的活动在近年来已有广泛的研究。对运动方向的选择性是许多神经元的共同特征。研究一致认为背侧运动前皮质在建立运动倾向或运动意图中是很重要的,这包括编码想要进行的运动的性质,如方向和幅度,还可扩展到对运动发展的控制。反之,腹侧运动前皮质则与外部(尤其是视觉)引导的与特定外部刺激有关的运动更有关系。

额眼区(frontal eye field):主要位于上运动前皮质的前方,由 6、8、9 区的一部分组成(图 8-8-24)。它自小细胞背内侧核接受主要的丘脑投射,另有来自内侧枕核、腹前核和上膝状体边界核的传入投射。它还与板内核群的中央旁核有联系。至额眼区的丘脑皮质通路还构成下述结构至皮质通路的一部分:上丘、黑质和小脑齿状核。同侧皮质 - 皮质联系广泛,接受枕、顶、颞叶(包括颞内侧区 V5 和附近的区域)、7 区等多处视区来的传入纤维,还有来自颞上回的听觉投射。在额叶内,它接受腹外侧前额皮质和背外侧前额皮质的投射,投射至背侧和腹侧运动前皮质及内侧运动区,可能还至补充运动区本部附近的补充眼区。额眼区显著投射至上丘、脑桥网状结构的凝视中枢及与眼球运动有关的脑干核团。

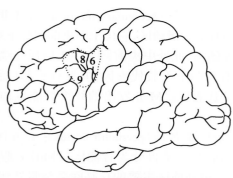

图 8-8-24　大脑半球的额眼运动区
（包括 6、8、9 区的一部分）

前额皮质（prefrontal cortex）：在半球的外侧面，自上至下由 Brodmann 9 区、46 区、45 区组成。在人以下的灵长类动物，外侧前额皮质可分为两部：背侧区相当于 9 区，可能还包括 46 区上部；腹侧区包括 46 区下部和 45 区。两区都接受主要来自背内侧核的丘脑传入，其他的丘脑传入来自内侧枕核、腹前核和板内核群的中央旁核。背外侧前额皮质接受来自颞上回后部、中部（包括听联络区）和顶叶 7a 区以及颞上沟皮质的长的联络纤维。在额叶内，它接受来自额极（10 区）和半球内侧面前额皮质（32 区）的纤维，投射至补充运动区、背侧运动前皮质和额眼区。所有这些丘脑和皮质 - 皮质投射都是往返的。连合联系至对侧半球的同名区和顶下皮质。腹外侧前额区接受来自顶叶 7a 和 7b 区、颞叶岛盖听联络区、脑岛以及颞上沟下岸前部的长联络纤维。在额叶内，前额皮质接受来自前眶额皮质的纤维，投射至额眼区的腹侧运动前皮质。前额皮质通过胼胝体与对侧同名区相联系。这些联系也可能是往返的。外侧前额皮质神经元的躯体反应集中在腹侧，对运动视觉的反应在背侧，眼的运动反应在两区的较尾侧，其他反应则较散在。背外侧前额皮质对传入信息的空间处理和自身命令的工作记忆的组织（包括语言工作记忆）是很重要的，而腹外侧前额皮质则与目标的记忆处理有关。这与背外侧区投射至补充运动区和背侧运动前区而腹外侧区投射至腹侧运动前区是一致的。

额极皮质（10 区）：自背内侧核、内侧枕核和中央旁核接受丘脑传入，它与颞极皮质、前部眶额皮质和背外侧前额皮质有往返联系。皮质联络通路来自颞下皮质、颞上回前部、颞极和颞上沟前部皮质。在额叶内，它与内侧前额皮质、腹外侧前额皮质和内侧运动区相联系。

（2）功能与临床：额叶皮质（尤其是前额皮质）在人类高度发达，占全部皮质面积的 29%，额叶的功能与躯体运动、头、眼运动、发音、语言和高级神经活动有关。

1）躯体运动功能：额叶皮质支配躯体简单运动的定位、性质和特点已于前述，此处概述有关复杂运动的神经控制。用手拿起笔来写字是一件很简单而普通的事情，但涉及复杂的神经机制。设想这一过程由 3 个部分所组成：运动的计划（idea）、编程（program）和执行（execution）。计划是运动的目的，脑的某些部分参与运动控制，如顶叶后部较多参与运动的计划而不参与要使用哪一个肢体或哪一块肌肉来完成。运动的程序必然控制整个运动的进行，一旦计划被采用，就开始了整个运动程序。接近笔的运动要用手沿直线进行。为了将这一运动程序化，设想脑必须计算适当关节（肩关节、肘关节和腕关节）角度变化的时间和范围，以满足手按选择的方向运动的需要并通过编制接近于设想轨迹的程序来实现。运动控制模型的最后步骤是执行，即以能达到程序所规定的目标的方式激活适当的肌肉来进行。所有运动的执行，从最简单的反射到最复杂的技巧，最终都必须通过"最后公路"，即脑干和脊髓的运动神经元和它所支配的肌肉。下行通路对中间神经元和运动神经元有特定的影响，这些神经元与躯干、肢带和远侧肢体（手、足）的运动有关。用正电子发射断层图像（PET）测量局部脑血流，提示在执行复杂运动的志愿者，上述脑区的大部分都处于活动状态（Rothwell，1994）。运动系统不同水平的损伤导致特殊的运动改变。例如，基底节损伤的患者表现很慢的运动，小脑损伤的患者则显示同步和协调障碍。损伤第一运动皮质及其下行运动通路通常引起手的技巧运动完全丧失，而头和身体姿势的特殊运动障碍则来自其他下行通路（如前庭脊髓束）的损伤。运动控制的一个重要方面是感觉传入参与到计划 - 程序 - 执行的不同环节。视觉和听觉信息以及来自眼、耳、皮肤、肌肉和关节感受器的感觉传入都可以提供与运动目标的定位、大小、重量和质地等特征有关的信息。某些运动依靠感觉的反馈来控制，另一些运动则靠"前馈"机制来驱动，这就是运动模式的神经过程。有证据认为，前馈机制对迅速运动或可高度预料的运动是更为重要的（在这种情况下反馈没有时间起作用）。反馈则对于更新运动模式或新的运动(例如,水下运动)是很重要的。去传入神经但运动神经支配完全正常的患者可在视觉控制下完成复杂的运动,但有很大的困难。

2)发音和语言功能:用电刺激时,在左右半球各有两个区引起发音:其一位于中央前、后回,与唇、下颌、舌的代表区重叠;另一个位于半球内侧面的额上回内侧,自中央沟向前约4cm处,与补充运动区部分重叠。额叶有两处与说话有关,其一为Broca区,是1861年法国外科医生和解剖学家Broca首先报道的,该区位于额下回后部(44区或前说话区)。其二为补充说话区(上说话区),位于半球内侧面的额上回内侧。皮质的说话代表区不是孤立的,它有赖于皮质与丘脑的联系,即说话功能有赖于皮质说话代表区、丘脑以及它们之间的纤维联系的共同作用。以上两个说话区均位于优势半球。Broca区损伤导致运动性失语症,此时患者不能说出有意义的词语,但发音能力正常。

3)书写中枢:位于优势半球的额中回后部,此区损伤,患者失去书写出有意义的文字和词句的能力(失写),但手的书写能力仍然存在。

4)高级神经活动功能:前额区在灵长类才发展起来,人类特别发达,与人的情绪、抽象思维和高级神经活动有关。额叶手术的患者常常有情绪改变,表现为淡漠,对周围事物漠不关心;或表现为欣快、极易冲动;或表现为动作缓慢,做事拖延。此外,患者的智能下降,判断力低下,抽象思维能力减退,不能集中精力。

5. 其他皮质区

(1)扣带皮质(cingulate cortex):位于胼胝体上方,也属于边缘系统,但与新皮质有某些关系。在额叶内侧面的扣带回含有特殊运动区并与额叶新皮质区有广泛联系。顶叶内侧面的扣带回与顶叶、枕叶和颞叶的躯体感觉和视觉联络皮质也有同样广泛的联系。这些联系主要是由半球外侧面的新皮质至扣带回的传入纤维。在扣带皮质内,投射纤维主要是向尾侧行走,最后至海马旁回后部。这样,就提供了广泛脑区联络皮质的传入会聚,最后到达颞叶内侧和海马结构。

(2)脑岛:被额、顶、颞叶的有关部分覆盖于外侧沟底(图8-8-25),借上界沟与额顶岛盖分隔、下界沟与颞叶岛盖分隔。在后方,两沟相遇,为脑岛的尾侧界。此两沟总称Reill环状沟。前缘为岛阈,与眶额皮质融合,界限不清。脑岛根据细胞构

筑分为3区:在中央脑岛的是无颗粒皮质;在其周围是少颗粒皮质(其内Ⅱ、Ⅲ层可辨认);最外围是同型皮质,为颗粒皮质,伸至脑岛的尾侧界。至脑岛的丘脑传入来自腹后核、内侧膝状体核、枕的嘴侧和内侧部、上膝状体边界核、背内侧核以及板内核和中线核群。这些联系的局部分布尚不清楚,但似乎前部脑岛的无颗粒皮质主要与背内侧核和腹后核联系,后部的颗粒皮质主要与枕和腹后核联系。上述的其他核群则似与所有的岛区联系。脑岛的同侧皮质联系是多样的。躯体感觉与SⅠ、SⅡ及其周围区、顶上小叶的5区、顶下小叶的7b区联系。脑岛的颗粒皮质和少颗粒皮质还与眶额皮质联系。颞叶的几个听区与脑岛的后部颗粒皮质及前部的少颗粒皮质联系。除了来自内侧颞下皮质的少数传入至无颗粒皮质和附近的少颗粒皮质以外,脑岛实际上没有与视区的联系。对于躯体感觉通路,脑岛似乎是经由SⅡ而来的触觉辨别通路的关键中继站。脑岛前部的颗粒皮质似主要与嗅觉,边缘和旁边缘结构(包括最显著的杏仁体)相联系。关于人类脑岛功能的信息很少。脑岛后部的躯体感觉功能在人类显然存在,而前部脑岛似有嗅觉和味觉作用。脑岛后区还参与语言功能,这与较高级的听觉联络通路通过脑岛各区完全一致。

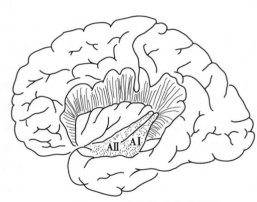

图8-8-25　左大脑半球上外侧面
示脑岛与邻近的颞横回及颞上回的关系,
小点区示听区AⅠ和AⅡ。

专栏C　人类大脑结构和功能的特征

人类大脑的结构和功能已经进化发展到了极高的地步,因此了解其结构和功能的特征是非常重要的。

1. "优势半球"和大脑的不对称性　人类的两个大脑半球看似互相对称,但彼此并非镜像关系,对这一点人们早在19世纪30年代就有所认识,Dax指出,脑的某些功能可能有侧别优势。1861年Broca证实了这一点,他观察到左侧额下回后部的梗死可导致失语症,并将该部位命名为Broca区。后来发现位于左侧半球颞叶后部和顶下小叶的Wirnicke区也与语言功能有关,从而提供了两侧大脑半球功能特化和不对称性的又一例证。由此人们得出左侧半球是语言优势半球而右侧为非优势半球的概念,这对于右利者是确实存在的。至20世纪50年代,人们证明,两侧脑的功能特化并不局限于某一种简单的功能,而是多方面的。例如,局部脑损伤、缺血、肿瘤、癫痫和先天性异常时所出现的症状与损伤侧别有关。脑的功能成像使这些研究的定位更加准确,结论更加可靠。20世纪40年代,Wada将巴比妥钠注入一侧颈总动脉,使一侧半球很快进入不完全的睡眠状态。胼胝体和其他连合纤维的切断对研究两侧半球的功能特化具有决定性的意义。切断胼胝体产生"分裂脑综合征"(split-brain syndrome),从而使独立研究一侧脑的功能成为可能。通过以上的大量研究,人们可以进一步认为:左侧半球主管语言文字、数学技巧和分析思维,右侧半球则与非语言文字的功能有关,主管音乐、图形、情绪、时空概念和整体思维。记忆也与两侧大脑半球的功能特化有关。文字记忆主要是左半球的功能,而非文字记忆则与右半球有关。当然,这些非对称性是相对的,它主要存在于右利者。对于左利者或左右混合型者,其情况并非简单地与右利者相反,而是左半球优势减弱或不规则。例如,语言代表区可在任何一侧或两侧半球。女性脑功能的不对称性不如男性明显。近来通过功能性技术如正电子发射断层图像(PET)和功能磁共振成像(fMRI)又进一步发展了对脑功能不对称的认识(Gray'Anatomy,2017)。

大脑半球非对称性的意义还在于两侧半球在调节全身的免疫功能中可能起着不同的作用。在内分泌方面,有报道同性恋者脑的不对称性减弱。一些科学家和哲学家也试图推测脑的不对称性与意识、创造力、自我协调之间的关系。

一些学者曾经对两侧大脑半球的体积、重量和其他参数进行了研究,没有发现两侧半球之间在结构、纤维联系、神经元的生理学特性和神经化学方面有本质上的差别。Geschwind和Levitsky(1968)测量了100个人脑的颞平面(颞叶的上后部,前方为Heschl回,后方为大脑外侧裂末端,外侧为大脑外侧裂),发现左侧大于右侧者为65,两侧无差别者为24,右侧大于左侧者为11。由于颞平面较大,左侧的大脑外侧裂也较长而水平,此即两侧颞叶不对称的表面标志。有学者曾详细记述了颞平面的不对称性。在大脑皮质的其他部位和皮质下部位也存在不对称的情况,一些人的脑显示出反时针旋转,即右侧的额极宽于左侧而左侧的枕极宽于右侧。含有大锥体细胞的Broca区仅见于左侧半球(Hayes和Lewis,1993)。左侧半球中央沟周围的皮质表面大于右侧(White,1994)。左侧大脑半球内嗅皮质的神经元数量较右侧者多,差异幅度平均为13%。

从种系发生上看,脑的不对称性并不限于人类,但脑的不对称性在人类较为明显而且具有特殊的意义。脑的不对称性是否能够遗传尚不清楚。但有一些与基因有关的线索,如Turner综合征时性染色体为非整倍体,此时有脑的结构和功能的不对称性。环境因素也可影响非对称性的发生。Geschwind和Galaburda(1987)提出一种假设:在生命的早期,睾丸酮能减慢左半球的发育。胼胝体在脑的不对称发育中起一定作用,因为胼胝体的发育与两侧半球的联系有关。脑形态上的不对称于胚胎期的第4~6个月开始,出生时就已表现出功能的不对称性。

脑的某些疾病可能与不对称有关或者可能影响不对称性,例如,Rasmussen综合征是一种特发性变性疾病,只累及一侧半球。AD也有时表现出临床和病理学的不对称性,其原因不明。精神分裂症(schizophrenia)被认为与正常脑的结构和功能的不对称性发育不良有关,其病理学特征为左半球比右半球较易受累,故有学者提出该病可能与管理脑的不对称的基因缺陷有关。其他与此有关的神经发育疾病有朗读困难(dyslexia)和孤独症(autism)。

2. 语言中枢的联系和意义　语言中枢是人类特有的,它包括听、说、读、写4个语言区,本书第2版中它们是分别写在各相关的脑叶中,在此将其作为专栏是因为有特殊的意义:将这4个区集中在一起便于学习和记忆。这4个语言区位于优势半球,它们之间互有联系,并且与相应的感觉区有直接联系,比如视觉性语言区与枕叶视区,听觉性语言区与听区颞横回,运动性语言区与额下回后部,书写中枢与额中回后部。另外视觉性语言区与听觉性语言区(Wernicke 区)邻近,而运动性语言区与书写中枢邻近。这种特定的安排不仅有助于记忆,更说明了它们的密切联系。此外更有意义的是可以将它们的联系与生活和临床应用结合起来,如 Broca 回与失语症联系,聋与哑的联系,以神经通路为例加以说明,理论与实际相结合,更可以提高学习兴趣。

3. **人脑与人工智能**　自从 1956 年在 Dartmous 学会上提出"人工智能"(artificial intelligence,AI)的概念和名词以来,人工智能的研究在全世界风起云涌,各种成果的应用层出不穷,其复杂性和优越性已得到不断地深化和提高。随之而来的问题是人工智能与脑的智慧有什么关系?它能不能取代(代替论)和超越脑的智慧(超越论)? 2017 年阿尔法狗(AlphaGo)打败了著名国际象棋大师使人工智能是否可以发展超越或代替人脑智能得到了广泛关注和讨论。笔者认为:第一,目前人工智能所利用的主要技术手段是以计算机为基础,而人脑的活动所依靠的基础是基因(即 DNA 片段),两者的技术路线完全不同,前者属于数理学范畴,后者属于生命科学范畴,前者属于无机物质,后者属于有机物质,二者风马牛不相及,不存在互相替代的可能,正如不能将石头变为鸡蛋一样。第二,机器人的确可以在某些领域(如计算速度、机械作业等)超过人类,但在这些操作中没有意识参与,只是机械性的模仿,而意识是人类智慧的一部分。第三,人是生活在社会中,人体千亿量的神经细胞的大量功能和无数的纤维联系也是机器人所不可企及的,其社会属性(如怀念、情绪、思维、感情、性格等)也是机器人所不可能具有的。因此,从根本和总体上说超越和代替论是缺乏根据和不可能实现的。我们期待在未来的岁月中,人工智能与人脑智能充分融合,密切协作,使人类社会进入更加美好的时代,这正是"晴空一鹤排云上,便引诗情到碧霄。"

David 等(2019)用高密度脑电记录图(ECoG)对人脑听区和运动区皮质在听问题和回答问题时的脑电图进行了实时记录,即通过脑电图进行对话,其准确性分别达到了 61%(问)和 76%(答),这一技术的进一步完善,在失去语言交流能力的患者(聋哑)具有潜在的应用价值,也是对脑与人工智能相互关系的例证。

(罗贤雯　孙书国　朱长庚)

三、基底神经核

基底核(basal nuclei)是位于大脑半球下部、丘脑外侧的一些核团,包括纹状体(striatum)、屏状核和杏仁复合体。杏仁复合体又是边缘系统的组成部分。

(一)纹状体

1. **位置和区分**　关于纹状体的范围现在的认识较以往有所扩大,它包括背侧部和腹侧部两部分。背侧部纹状体(dorsal division of the striatum)与传统的纹状体范围一致,即由尾状核和豆状核组成。豆状核又分内侧的苍白球和外侧的壳。根据种系发生的先后,将苍白球称为旧纹状体(paleostriatum),尾状核和壳合称新纹状体(neostriatum)或尾壳核(caudate putamen)(图 8-8-26)。

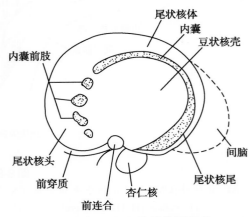

图 8-8-26　纹状体的外侧面观

(1)尾状核(caudate nucleus):呈逗点状,围绕侧脑室前角、中央部和下角,分头、体和尾 3 部。尾状核头粗大,突入侧脑室前角,形成侧脑室前角的下外侧壁。尾状核体位于侧脑室中央部的底。尾状核尾细长,与侧脑室下角的弯曲一致,位于颞叶内的室顶,并向前终于杏仁核簇的后方。尾状核的大部分(头和体)位于背侧丘脑的上方,两者之间的交界处有终纹。尾状核与豆状核之间被内囊前肢隔开,但有由神经元胞体构成的灰质桥梁将尾状核与豆状核的壳相连接,从而分隔内囊前肢,形成条纹状外观,故将尾状核和壳合称新纹状体或背侧纹状体(dorsal striatum)。

(2)豆状核(lentiform nucleus):居岛叶的深面,与岛叶之间有屏状核相隔。豆状核的形状与其名称 lentiform(双凸透镜形)不符,其形状和大小与板栗相仿,或类似四面棱锥体,尖端指向内侧稍后,微凸的基底朝向外前,故在水平和冠状切面上均呈三角形。内囊几乎全部围绕在豆状核的周围并将豆状核与尾状核分开。由有髓纤维构成的外髓板(external medullary lamina)将豆状核分为外侧的壳(putamen)和内侧的苍白球(globus pallidus)或背侧苍白球(dorsal pallidum)(图 8-8-27)。较不明显的内髓板(internal medullary lamina)又将苍白球分为外段和内段。

腹侧部纹状体(ventral division of the striatum)

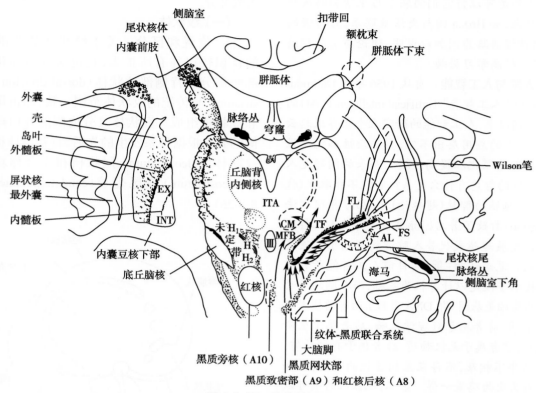

图 8-8-27　脑的斜切面

AL. 豆核祥;CM. 背侧丘脑中央正中核;EX. 苍白球外段;INT. 苍白球内段;FL. 豆核束;FS. 底丘脑束;
TF. 丘脑束;H、H1、H2.Forel; 底丘脑区;ITA. 丘脑间黏合;MFB. 前脑内侧束;Ⅲ. 第三脑室。

较小,见于许多动物(包括人类)(Alheid,1990)。腹侧部纹状体由腹侧纹状体和腹侧苍白球组成。腹侧纹状体(ventral striatum)由伏隔核和嗅结节构成,位于前连合的前方;腹侧苍白球(ventral pallidum)位于前穿质的后方、Meynert 基底核(basal nucleus of Meynert)上外方,借前连合与背侧苍白球部分分隔(图 8-8-28),故腹侧苍白球大部分位于腹侧纹状体的后方。

2. 结构　尾状核与壳核的结构相似,细胞密集、血管丰富、充满薄髓或无髓纤维。而苍白球则为众多的粗有髓纤维所贯通,故在新鲜状态尾壳核呈粉红色,苍白球呈白色。

尾壳核的细胞构筑主要由小型多极细胞组成,胞体为圆形、三角形或梭形,其间混有少量大型细胞,小细胞与大细胞的比例至少为 20∶1。小细胞有球形的树突野,直径约 200μm。大细胞树突野的直径约 600μm。小细胞和大细胞的树突均可为有棘或无棘的,据此区分出 4 种类型神经元:①有树突棘的小细胞,最多,占 75%,内含 GABA 及脑啡肽(或 SP)。脑啡肽神经元表达 D2R,SP 阳性神经元表达 D1R。这类神经元是纹状体传出(至苍白球和黑质)的主要甚至唯一的来源。②无树突棘的小细胞,含 AChE、ChAT、SOM和 APP,为固有神经元。③有树突棘的大细胞,含 AChE 和 ChAT,也主要是固有神经元。④无树突棘的大细胞,对其功能知之甚少。

细的有髓或无髓纤维束是向苍白球汇聚的传入纤维或自苍白球发出的传出纤维,总称 Wilson笔(Wilson's pencils,图 8-8-27)。内源性突触主要为非对称性的,外源性突触主要为对称性的。

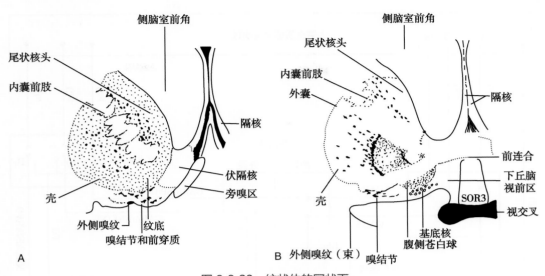

图 8-8-28 纹状体的冠状面

A 切面位于 B 切面的前方,注意腹侧纹状体的位置。SOR3. 第三脑室视上隐窝。

来自黑质、缝核、蓝斑的胺能传入纤维终末内含致密核心囊泡,它们多数没有突触膜特化结构。

纹状小体和纹状体镶嵌图:无论是外来的还是固有的神经活性物质在纹状体内都不是均匀分布的。例如,5-HT 和谷氨酸脱羧酶(GAD)浓度在尾侧部最高,而 SP、ACh 和 DA 则在嘴侧最高。因而在纹状体内形成了岛状的"纹状小体"(striosomes)或"镶嵌图"(mosaic)或"斑片状组构"。每个小体的直径为 0.5~1.5mm,分布于基质内。纹状小体内含有 SP 和脑啡肽,而基质内则含有 ACh 和 SOM,非纹状小体的基质是丘脑 - 纹状体传入轴突的靶。神经递质受体的位置也有分化:阿片受体和毒蕈碱受体几乎全部位于纹状小体内,但在灵长类动物的纹状小体内神经活性物质的分布并不是一致的。这种斑片状结构主要见于尾状核。腹侧纹状体的神经细胞和神经纤维与背侧纹状体基本相似,但纹状小体 / 基质组构不如背侧者清晰,主要由纹状小体组成。基质成分在背侧纹状体的高度发展提示其处于新的发展阶段。

人类背侧苍白球(即苍白球)的细胞密度不到尾壳核的 1/20。苍白球外段的体积为内段的 2 倍,但细胞密度却仅为内节的 50%。内段和外段中大多数细胞的形态是一致的,主要为大多极神经元,与黑质网状部的细胞相似。树突野为圆盘形,与 Wilson 笔(内含来自纹状体的传入纤维)的平面垂直。每一条纹状体的传入纤维与许多苍白球的树突接触。

神经递质的分布如下:由纹状体至苍白球内段的纤维含有 SP,至苍白球外段的纤维含有脑啡肽,含 GABA 的纤维分布于内段和外段。背侧苍白球本身的神经元以 GABA 或 ACh 为递质。来自腹侧纹状体的含脑啡肽或 SP 的纤维与腹侧苍白球的纤维相交织。腹侧苍白球的神经元以 GABA 或 SP 为递质,含有这些递质的神经元投射至黑质网状部。腹侧苍白球神经元与背侧者一样也含 GABA 或 ACh 递质,但以 ACh 为主。

3. **纤维联系** 在分析纹状体的纤维联系时,应注意 3 个问题:第一,虽然背侧和腹侧纹状体的纤维联系是重叠的,但腹侧纹状体主要是与边缘系统、眶额皮质和颞叶皮质相联系;第二,苍白球和黑质网状部是纹状体传出的关键部位;第三,背侧和腹侧纹状体纤维联系的基本模式是一致的:大脑皮质投射至尾壳核,尾壳核再投射至苍白球和黑质网状部。传出纤维由苍白球和黑质网状部发出,最终到达效应靶区,主要是大脑皮质感觉运动区和上丘(图 8-8-29)。

经过基底神经核的运动环路分直接环路和间接环路:直接环路为大脑皮质→尾壳核→苍白球内侧部 / 黑质网状部→丘脑腹外侧核→大脑皮质;间接环路为大脑皮质→尾壳核→苍白球外侧部→底丘脑核→苍白球内侧部→丘脑腹外侧核→大脑皮质。如图 8-8-29 所示,直接通路内含四级神经元,其神经递质为 Glu 和 GABA,其中 GABA-GABA 两级抑制性神经元相连,故激活直接环路后对丘脑腹外侧核的 Glu 神经元去抑制,

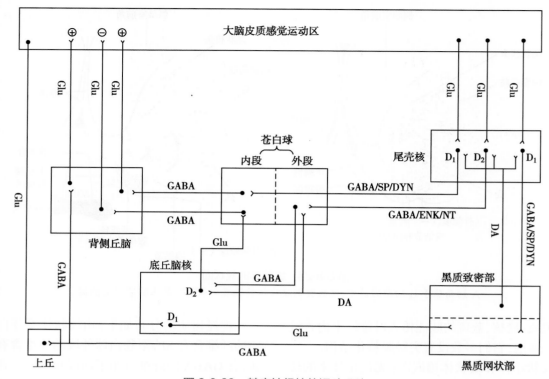

图 8-8-29　基底神经核的运动环路

Glu. 谷氨酸；GABA. γ氨基丁酸；SP. P物质；NT. 神经降压肽；DYN. 强啡肽；ENK. 脑啡肽；D_1 和 D_2. 多巴胺受体；DA. 多巴胺。

对运动起兴奋作用。间接环路中含六级神经元，亦以 Glu 和 GABA 为递质，也有 GABA-GABA 两级抑制性神经元，故可使底丘脑核的 Glu 神经元去抑制，使苍白球内段的 GABA 神经元增加释放，进而抑制丘脑腹外侧核 Glu 神经元，对运动起抑制作用。

Xie 等报道（2007），DA 在腹侧纹状体有刺激运动的作用，腺苷对抗 DA 的作用，它们都作用于纹状体-苍白球的 GABA 能神经元。腺苷的拮抗剂咖啡因能增强 DA 的传递。因此，腺苷受体（A1AR 和 A2AR）的协同剂 CGS21680 能通过其与 DA 受体（DA1R 和 DA2R）的相互关系治疗精神分裂症。咖啡因是非选择性腺苷受体拮抗剂，可抑制 A1AR 和 A2AR，用于治疗帕金森病。

投射到苍白球的神经元除含有 GABA 外，还含有 ENK 和 NT（共存），投射到黑质的神经元除含有 GABA 外，还有 SP 和 DYN（共存）。

黑质致密部-尾壳核 DA 能神经通路是基底神经核环路中的一个旁路，但有极重要的作用。DA 作用于尾壳核的 D_1 和 D_2 受体后，能调节直接和间接环路，维持锥体外系的功能。简言之，D_1 对直接环路的作用是兴奋效应，D_2 对间接环路是

去抑制效应，即 DA 通过直接环路和间接环路的最后作用都是易化作用。

（1）背侧系统：整个新皮质发出谷氨酸能轴突至同侧半球的纹状体，它们全部来自 V 层和 Ⅵ 层的小锥体细胞，并有空间定位关系：大部分大脑皮质至背侧纹状体的投射来自额叶和顶叶，来自枕颞皮质的传入较少。眶额联络皮质投射至邻近腹侧纹状体的尾状核头的下部；背外侧额叶联络皮质和额眼区投射至尾状核头的其他部分；顶叶皮质投射至尾状核体，等等。灵长类的躯体感觉和运动皮质主要投射至壳，至下身的纤维止于外侧，至上身的纤维止于内侧。运动皮质还发出轴突通过胼胝体至对侧壳核，其定位关系与上述者相同。枕颞皮质投射至尾状核尾及壳的下部。纹状体还接受丘脑板内核的多感觉传入，并具有空间定位关系：中央外侧核投射至纹状体前部；中央正中核投射至壳。通过上述两种传入，背侧纹状体就能接受除嗅觉外的所有感觉和认知信息。

至尾壳核的胺能传入来自红核后核（retrorubral nucleus，A8，DA 细胞群）、黑质致密部（A9，DA 细胞群）、背侧缝核（B7，5-HT 细胞群）和蓝斑（A6，NA 细胞群）。至黑质的传入纤维属边缘-纹状体 DA 通

路,它通过底丘脑的 H 区("H 区"是因瑞士学者 Forel 用 Haube 表示底丘脑被盖区,即红核前区,故 H 就被用来标志通过此区的纤维)。这些胺能传入似是调节纹状体对皮质和丘脑传入的反应,没有这些胺能传入则纹状体神经元几乎是静止而无反应的。

自纹状体的传出纤维通过苍白球的内、外段,苍白球内段发出纤维通过豆核袢、豆核束和底丘脑的 H 区,还通过丘脑束至髓板内的中央正中核和腹外侧核前部,后者投射至额叶背内侧面的补充运动区,前者则弥散投射至体感运动皮质。此外,由纹状体还发出直接或间接经苍白球至黑质网状部的投射。间接投射自苍白球内段发出,通过底丘脑束至底丘脑核,或由苍白球内段至中脑的脚桥核,然后由底丘脑核和脚桥核至黑质网状部。由黑质网状部发出纤维一方面至上丘的深层、脑干和脊髓;另一方面至前扣带皮质和前额联络皮质。

(2)腹侧系统:像背侧系统一样,腹侧系统也是大脑皮质传入的靶,这些传入来自边缘皮质,包括古、旧皮质和边缘皮质联络区。海马(通过穹窿)和眶额皮质(通过内囊)投射至伏隔核;嗅皮质、内嗅皮质、前扣带皮质和颞叶视皮质投射至伏隔核和嗅结节。嗅结节还接受来自杏仁核的传入。背侧和腹侧系统的纤维边界不很清楚,其皮质区和靶区都互相重叠。至腹侧系统的胺能传入来自背侧缝核(B7)、蓝斑(A6)、黑质旁核(paranigral nucleus,A10)和黑质致密部的最内侧部(A9)。这些 DA 投射构成"中脑-边缘 DA 通路",此通路也通过前脑内侧束(medial forebrain bundle,MFB)投射至隔核、海马、杏仁核、前额皮质和扣带皮质。像在背侧系统一样,腹侧系统经腹侧苍白球→丘脑背内侧核、中线核、缰核→前额皮质扣带皮质;经黑质网状部→丘脑腹外侧核内侧部、上丘深层→延髓网状结构和脊髓。

4. 功能与临床 纹状体属于锥体外系,是除锥体系外控制躯体运动的第 2 个大的系统。锥体外系(extrapyramidal system)包括大脑皮质、纹状体、底丘脑核、黑质、红核、脑干网状结构、小脑和前庭核及其下行投射系统。其中,纹状体处于重要的核心地位。鸟类的纹状体已极为发达,是控制随意运动的最高中枢。在动物进化过程中,随着大脑皮质的发展,纹状体在运动控制方面逐渐退居次要地位。在正常情况下,纹状体的功能是

配合随意运动(尤其是精细的随意运动)、维持肌张力和运动协调,参与半随意、不随意运动和习惯性动作(如行走时两手的自然摆动)。纹状体病变的患者出现非常复杂的运动异常和肌张力改变,还有内脏神经的功能紊乱(可能与下丘脑损伤有关)。运动障碍可归纳为两类:运动过多——肌张力降低和运动过少——肌张力增高。前者见于 HD 和手足徐动症,后者有震颤表现,以 PD 为代表。舞蹈症和手足徐动症可用过量的左旋多巴或其协同剂所模拟,由黑质网状部至中脑上丘的联系与此有关。肌张力的变化则反映了躯体感觉运动皮质与脑干网状结构之间联系的障碍。PD 时的震颤加上僵硬就形成了一种特有的对被动运动的齿轮样阻力。

(1)基底核与亨廷顿病:亨廷顿病(Huntington disease,HD)最主要的病变部位是纹状体,它通过拓扑结构的回路与大脑皮质相联系,Bohanna 等(2011)研究者采用弥散张量成像技术(diffusion tensor imaging,DTI)对 12 例 HD 患者和 14 例对照者的纹状体与 7 个主要皮质区域的连接进行了识别,纤维跟踪成像显示 HD 患者尾状核和壳核的 M1 和 S1 亚区在纤维的体积和分布方面与对照组差异最大,提示皮质纹状体纤维变性与 HD 患者运动功能障碍密切相关。将喹啉酸注射入纹状体制造 HD 大鼠模型,用人胚胎大脑皮质的神经干细胞移植入模型大鼠纹状体,结果 8 周后在苍白球和黑质网状部可见新生长的神经细胞,运动功能也得到恢复(McBride,2004)。

(2)基底核与帕金森病:所有 PD 患者都有运动过缓,很难发起或终止某种运动,在极端的情况下可见冻僵姿态(患者不能运动和说话,身体和四肢僵硬地处于一种特殊的位置)。PD 患者的神经变性不限于黑质纹状体系统,还涉及脑干内胺能神经元的损伤。

至 1994 年,约有 150 位 PD 患者接受了单侧或双侧尾状核或壳内脑组织移植。脑组织移植后几乎所有患者的症状都有不同程度的减轻。正电子发射断层图像(PET)表明移植的纹状体内 $[^{18}F]$ 氟多巴(fluorodopa)的摄取增加,提示移植的 DA 能神经元的存活和生长。但胚胎多巴胺能神经元的存活率很低(仅 5%~20%),导致大部分多巴胺能神经元死亡的原因尚不明确。加入神经营养因子(如 BDNF 和 GDNF)可提高多巴胺能神经元的存活率。临床观察表明细胞移植是治

疗 PD 的有效手段,目前的战略已转向用肾上腺髓质细胞和基因工程修饰的细胞进行移植,后者是将编码酪氨酸羟化酶(TH)的基因插入载体(胶质细胞或肌细胞),然后移植于患者的纹状体。这种转基因的移植细胞能产生大量的多巴胺,并使临床症状大为改善。

(3)基底核与阿尔茨海默病:1989 年,Lehericy 等用抗 ChAT 的抗体通过免疫组化显示尾状核、苍白球、壳核和腹侧纹状体(包括伏隔核),结果表明在 AD 患者的腹侧纹状体中胆碱能神经元减少 60%,在尾状核和壳的胆碱能神经元与对照组相似。为了确定是否所有腹侧纹状体的神经元均受到影响,另对此处的 NPY 神经元进行观察,结果显示 NPY 神经元在 AD 患者与对照组的数目是相同的,说明胆碱能神经元的损伤在 AD 患者是特异性的。基底神经核接受来自腹侧被盖区/黑质的 DA 能传入,中缝核的 5-HT 能传入和来自蓝斑的 NE 能传入。Meynert 基底核的传出纤维是大脑皮质和杏仁核乙酰胆碱的主要来源。一半以上的胆碱能轴突与大脑皮质神经元构成突触(往返 ACh 回路)。来自边缘系统的神经支配可以解释基底神经核在调节感觉信息的影响和对记忆的调节作用。基底神经核与边缘脑之间的联系与 AD 时的神经原纤维变性有关(基底核的 ACh 能回路可理解为对 AD 时认知能力的改变有战略性意义)。

(4)基底核与癫痫:在不同的癫痫动物模型中,黑质网状部抑制可减轻或阻止癫痫的发作。纹状体是网状黑质的主要输入体。Deransart 等(2000)在纹状体背部注射混合多巴胺能 D_1R/D_2R 激动剂或拮抗剂,可抑制与强烈行为和脑电图副作用相关的失神发作。当在纹状体腹侧(伏隔核)注射时,所有这些激动剂和拮抗剂分别减少和增加失神发作,而没有行为或脑电图的副作用。在伏隔核中心联合注射低剂量的 D_1R 和 D_2R 激动剂,对失神性癫痫的发作有抑制作用。这些结果表明,伏隔核核心的多巴胺神经传递对失神发作的控制至关重要。

(二)屏状核

屏状核(claustrum)是位于脑岛与壳之间的薄层灰质,与壳之间隔以外囊,与脑岛之间隔以最外囊。此核的下前部增厚,并与前穿质、杏仁核和梨前皮质延续。某些学者将它归入纹状体,另一些学者则将其视为脑岛的一部分。近年研究表明,屏状核可分为结构和功能互不相同的两部分:岛部和颞部。动物实验表明,岛部与新皮质的许多区域有往返联系。屏状核在人脑内的纤维联系和功能意义尚不清楚。

四、大脑的髓质

大脑的髓质(白质)充实于大脑皮质、基底神经核和侧脑室之间。在胼胝体上方的半球水平切面上,髓质在每侧半球形成一个半卵圆区。在通过胼胝体的水平切面上,两侧的白质纤维互相连接。根据其行程和联系将大脑的髓质分为以下几个部分:联络纤维、连合纤维和投射纤维。

(一)联络纤维

联络纤维(association fiber)是联系同侧半球的纤维(图 8-8-30),较短的联系邻近的脑回,称弓状纤维;较长的联系较远的脑回,它们集中为一些纤维束,可解剖和分辨出的有:

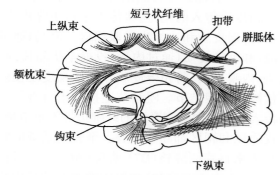

图 8-8-30　大脑的联络纤维

1. **钩束**(uncinate fasciculus)　将额叶的运动性语言区与颞叶的眶回相联系,该束以急剧转折绕过大脑外侧沟的干,靠近脑岛的前下部。

2. **扣带**(cingulum)　在胼胝体嘴的下方起自半球内侧面,然后进入扣带回内行走,至半球下面进入海马旁回,分散于邻近的颞叶皮质。

3. **上纵束**(superior longitudinal fasciculus)　是联络纤维中最长者,起自前额区,在脑岛的上方,内囊的外侧,弓形向后,再绕过脑岛的后方向前,终止于颞叶。沿途自额、顶、枕、颞叶接受纤维并发出纤维终止于上述各叶。

4. **下纵束**(inferior longitudinal fasciculus)　起自枕极附近(主要为 18 区和 19 区),向前与侧脑室后角之间借视辐射隔开,终止于颞叶。

5. **额枕束**(fronto-occipital fasciculus)　起

自额极,在上纵束的深面、尾状核的外侧向后,靠近侧脑室中央部,呈扇形终止于枕叶和颞叶。

(二)连合纤维

连合纤维(commissural fiber)联系两侧半球的相应部位。

1. **胼胝体(corpus callosum)** 是联系两侧半球的主要横行纤维,位于侧脑室的顶部,在哺乳类动物,其发育的程度与新皮质的表面积和体积相一致。在人脑发育得最为完善。在正中切面上为长约10cm的弓形纤维板,由大量被横行切断的胼胝体纤维构成。前端距离额极约3cm,后方距离枕极约6cm。起自终板上端的嘴(rostrum),嘴向上迅速增厚为膝(genu),即胼胝体前端,绕透明隔的前方向前上,续为干(trunk)。干略呈向上弯曲的弓形,向后止于膨大的后端——压部(splenium)。胼胝体干的上面被灰被(indusium griseum)覆盖,灰被内每侧含有2条纤维束——内、外侧纵纹(medial and lateral longitudinal striae),向后,灰被通过小束回(gyrus fasciolaris)与齿状回和海马连接。胼胝体是大脑纵裂的底,在矢状切面上,胼胝体上方由扣带回覆盖,两者间以胼胝体沟相隔。透明隔附着于其下面的前方。胼胝体的神经纤维呈放射状进入两侧半球的白质,再与皮质结构相联系。嘴的纤维在侧脑室前角的深面连接两侧额叶的眶面;膝部的纤维连接两侧额叶的内、外侧面,即小钳(forceps minor);干的纤维向外与内囊的投射纤维交错,连接两侧半球广泛的皮质区。形成侧脑室后角的顶和下角的外侧壁的干和膝的纤维构成毯(tapetum)。其他的压部纤维呈弓形向后至枕叶,即大钳(forceps major),后者使后角的内侧壁隆起为后角球(bulb of posterior horn)。

胼胝体是脑内最大的白质连接体,由连接两侧大脑半球的约2亿个轴突所组成,是两个半球进行"交流"的通道,把两大脑半球对应部位联系起来,使大脑在功能上成为一个整体,在整合信息及协调复杂行为中发挥着关键的作用。对躯体感觉区的研究表明,仅躯体中线部位的皮质代表区经胼胝体与对侧半球相应区域相联系,但与手和脚相关的左右侧相同脑区却缺乏这种胼胝体纤维连接,有学者进一步证实了这种情况,认为在含有远侧肢体代表区的大脑皮质区之间不存在胼胝体纤维联系,这一结论不仅是根据实验解剖学与诱发电位相结合,而且是根据同一动物的束路追踪与微电极记录技术相结合的资料得出的。并且,

这种情况不仅存在于中央后回的感觉皮质,而且存在于中央前回4区的运动皮质。

先天发育障碍可引起胼胝体缺如、小胼胝体及胼胝体畸形,可同时合并神经系统其他各种发育不良。病因未明。临床表现不一,可无症状或有身材矮小、智力低下、抽搐、失明、失听、瘫痪、共济失调等,与伴发畸形有关。气脑造影及CT检查可助诊断。

切除胼胝体后,对人的影响很大。分裂脑(split brain)最初用于治疗PD,因为癫痫的影响更大,后又用于治疗癫痫。裂脑人经常出现的症状是"异手症",也就是两只手打架,因为左脑和右脑分别负责右手和左手,两侧大脑的沟通无法进行。患者发现自己的左手在解扣子,但患者本人完全没有意识到自己在做什么,所以又用右手把扣子扣上,然而右手一停止,左手就会继续解。"一手画方、一手画圆"是很难的,但对裂脑人来说,却非常容易。在实验中,裂脑人可以根据左右视野呈现的不同图形,一手画方一手画圆,好像他的大脑里有两个操作系统,每一个操作系统负责控制一只手,而且二者之间不存在任何干扰。这些案例都在说明着大脑的左右半球有"两个意识",这两个意识有时会发生对抗,使得裂脑者的肢体行为变得怪异。当然,"双重意识理论"实在太惊人了。对此,学者们也有不同意见。

2. **前连合(anterior commissure)** 是横过穹窿柱前方、包含于终板内的致密的有髓神经纤维束。在终板内,它作为第三脑室前壁的一部分,在视交叉前上方1~2cm。在矢状切面上为卵圆形,其长径(约1.5mm)垂直,纤维向外侧分为两束:小的前束(anterior bundle)在前穿质和嗅束的两侧弯曲向前;后束(posterior bundle)向后外呈扇形至颞叶前部(包括部分海马旁回)。在哺乳动物(包括灵长类)前连合纤维联系两侧相应的下列结构:①嗅球和前嗅核;②前穿质、嗅结节和Broca斜角带;③梨前皮质;④嗅区和海马旁回的相邻部分;⑤部分杏仁复合体;⑥终纹床核和伏隔核;⑦颞中回和颞下回前区。

穹窿连合(commissure of the fornix)是由海马发出至下丘脑乳头体的纤维,呈弓形,位于胼胝体压部的下方,形成穹窿脚,穹窿脚绕过丘脑的后方,左右会合成为穹窿体,在会合处有大量纤维互相向对侧投射,形成一薄的交叉纤维层,即穹窿连

合(海马连合或琴体),将两侧的海马和乳头体互相连接起来。

视上交叉(supraoptic decussation)在视交叉的背侧,可分①下丘脑前交叉:位置最靠前,可能联系双侧的下丘脑和底丘脑;②视上背交叉:为横行于视交叉背方的纤维,可能联系双侧的苍白球;③视上腹交叉:紧贴视交叉的背侧,与视纤维混杂,可能联系两侧的内侧膝状体。

（三）投射纤维

投射纤维(projection fiber)联系大脑皮质与低级脑部和脊髓,包括皮质离心纤维(corticofugal fiber)和皮质向心纤维(corticopetal fiber)。大脑皮质各部的投射纤维在纹状体周围形成辐射冠(corona radiata),向下与内囊相延续。

内囊(internal capsule)在大脑的水平切面上,内囊是宽阔的白质带,凹向外侧,与豆状核向内侧的凸出一致,分前肢、膝、后肢、豆核后部和豆核下部(图 8-8-31)。

1. **前肢**(anterior limb)　在豆状核的内侧,尾状核头的外侧,内含额桥束纤维,后者与脑桥核的神经元形成突触;前肢尚含丘脑前辐射,联系丘脑前核、丘脑内侧核、下丘脑核、边缘结构与大脑额叶。

2. **膝**(genu)　在前肢与后肢转折处,内含皮质核束,后者主要来自4区,止于同侧和对侧的脑神经运动核(具体情况见传导系)。膝内尚有丘脑上辐射的前部纤维。

3. **后肢**(posterior limb)　在豆状核的内侧,丘脑的外侧,内含①皮质脊髓束纤维,由前向后分别与上肢、躯干、下肢的运动控制有关。最初认为这些纤维均位于后肢的前部,但近年对人类皮质脊髓束损伤的定位研究表明这些纤维在后肢的后部。②皮质红核纤维,由额叶至红核。③部分额桥束纤维,发自大脑皮质4、6区至脑桥核。④丘脑上辐射至中央后回。

4. **豆核后部**(retrolentiform part)　内含顶桥束、枕桥束、枕上丘束、枕顶盖束及丘脑后辐射(视辐射)和枕顶叶与丘脑枕之间的联系。视辐射起自外侧膝状体,呈凸向上方的弓形,经侧脑室后角的外面(与侧脑室之间隔以毯)至纹区。

5. **豆核下部**(sublentiform part)　含有①颞桥束;②部分顶桥束纤维;③听辐射,自内侧膝状体至颞上回和颞横回(41区和42区);④联系丘脑与脑岛的少量纤维。

皮质-下丘脑联系、皮质-纹状体联系、皮质-网状结构联系等见相关部分,上述联系均为双向投射,但它们在内囊的位置尚不清楚。

五、侧脑室

侧脑室(lateral ventricle)是端脑的内腔,位于两侧大脑半球内,前部借室间孔(interventricular foramen)与间脑的第三脑室相通。侧脑室深入于大脑各叶之内,故形态不规则,可分为4部:中央部、前角、后角和下角(图 8-8-32)。

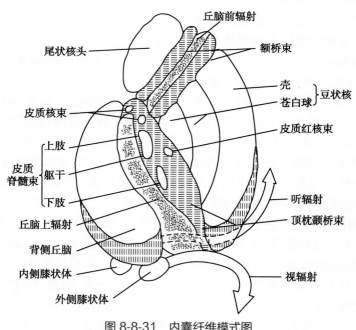

图 8-8-31　内囊纤维模式图

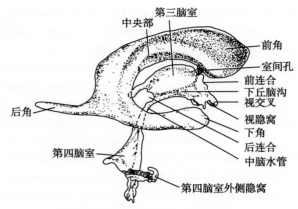

图 8-8-32 脑室铸型图（侧面观）

1. 中央部（central part） 位于顶叶内,自室间孔至胼胝体压部之间,呈斜位裂隙状,其内上壁由胼胝体和透明隔构成,外下壁由穹窿、丘脑背面和隆起的尾状核构成。在尾状核与背侧丘脑之间有终沟,内含终纹,并有终静脉与之伴行。在丘脑背侧面的中部有斜行的脉络带,是侧脑室脉络丛的附着处。在脉络带与终沟之间表面有室管膜覆盖,称附着板。侧脑室脉络丛沿脉络带进入室内,向室间孔处走行,与第三脑室脉络丛相连(图8-8-33)。

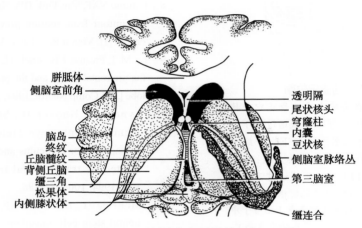

图 8-8-33 侧脑室与间脑的关系（上面观）

2. 前角（anterior horn） 为室间孔以前的侧脑室部分,由中央部向前外下方伸入额叶而成,在冠状面上呈宽大的三角形,其顶壁和前壁由胼胝体形成,内侧壁为透明隔,腹外侧壁为尾状核头。

3. 后角（posterior horn） 由中央部伸入枕叶而成,较小。一般呈短三面锥体形。其顶壁和外侧壁由胼胝体构成。其内侧壁由两个纵行隆起组成:背侧的为后角球（bulb of posterior cornu）,由胼胝体压部放射到枕叶的纤维组成;腹侧的较大,称禽距（calcar avis）,由距状裂前部皮质陷入而成。后角的下壁由枕叶的髓质组成。

4. 下角（inferior horn） 最大,呈弓形,由中央部自丘脑后端弯向前,再转向下内方而成。其尖端距颞极约 2.5cm。下角的长轴与颞上沟一致。下角的腔呈裂隙状,其顶壁外侧大部分由胼胝体构成;内侧小部分由尾状核尾和终纹构成;底壁的外侧部是侧副隆起(由侧副裂深陷入下角形成),侧副隆起后端膨大为侧副三角（collateral triangle）;底壁的内侧部由隆起的海马构成。海马是由于海马裂底的皮质深陷而成,其前端膨大,称

海马脚（pes hippocampi）,被 2~3 条浅沟分成数个趾状突起,称海马趾（digitations hippocampi）。海马的背内侧缘有一白质扁带,即海马伞（fimbria of hippocampus）,海马伞伸向胼胝体压部,移行于穹窿脚(图 8-8-34)。

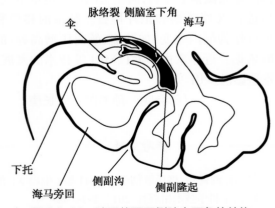

图 8-8-34 脑冠状面示侧脑室下角的结构

穹窿和海马伞是连续的纤维束,自海马开始,向后上方绕丘脑环行,至室间孔前方穿入间脑,止于乳头体。

侧脑室中央部的脉络丛向后进入下角(后角内无脉络丛)。侧脑室内含脑脊液。脑脊液内含神经、免疫、内分泌物质,还可存在接触脑脊液的神经元(树突、胞体或轴突)。

脑的体表投影和脑室造影:临床上常用图8-8-35所示方法对脑的结构进行定位。

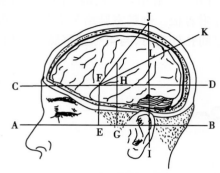

图8-8-35 脑室定位图

由眉间至枕外隆凸在头皮上画一条正中矢状线。然后画两条水平线:下水平线通过眶下缘和外耳门上缘(AB);上水平线与下水平线平行,通过眶上缘(CD)。再画3条垂直线:前垂直线通过颧弓中点(EF);中垂直线通过下颌关节的中点(GH);后垂直线通过乳突根部的后方(IJ)。后垂直线与正中矢状线的交点J相当于中央沟的上端。前垂直线与上水平线的交点为F,FJ线即中央沟的投影线。F点相当于翼点和大脑外侧裂的前端,脑膜中动脉的前支经过此处,该点也是大脑中动脉起点的投影。中央沟投影线与上水平线间形成锐角,此角的分角线FK与后垂直线相交于L,FL段即大脑外侧裂的投影。

脑室造影是诊断颅内病变的一种定位技术,其方法是先做脑室穿刺,向脑室内注入适量空气,然后进行X线观察和拍片检查。脑室的移位和变形可作为颅内病变(如肿瘤、颅内压增高等)的诊断依据。近年来由于CT、MRI等技术的发展,脑室造影已少用。

(彭会明 孙书国 朱长庚)

参考文献

[1] 丁自海,刘树伟. 格氏解剖学 [M]. 41版(中译本). 济南: 山东科学技术出版社. 2017: 393-396.

[2] 张朝佑. 人体解剖学 [M]. 3版. 北京: 人民卫生出版社. 2009.

[3] David MS, Matthew KL, Joseph GM, et al. Real-time decoding of question-and-answer speech dialogue using human cortical activity [J]. Nat Communicat, 2019, 07-30.

[4] Deransart C, Depaulis A. The control of seizures by the basal ganglia? A review of experimental data [J]. Epileptic Disord, 2002, 3: S61-72.

[5] Deransart C, Riban V, Le B, et al. Dopamine in the striatum modulates seizures in a genetic model of absencee epilepsy in the rat [J]. Neuroscience, 2000, 100 (2): 335-344.

[6] Gao X, Li B, Chu W, et al. Alien hand syndrome following corpus callosum infarction: A case report and review of the literature [J]. Exp Ther Med, 2016, 12 (4): 2129-2135.

[7] Kobatake E, Tanaka K. Neuronal selectivities to complex object features in the ventral visual pathway of the macaque cerebral cortex [J]. J Neurophysiol, 1994, 71: 856-867.

[8] Lamme VAF, Van Dijk BW, Spekreijse H. Organization of contour from motion processing in primate visual cortex [J]. Vision Res, 1994, 34: 721-735.

[9] Lu M-T, Preston J B, Strick PL. Interconnections between the prefrontal cortex and the premotor areas in the frontal lobe [J]. J Comp Neurol, 1994, 341: 375-392.

[10] Lynch JC, Hoover JE, Strick PL. Input to the primate frontal eye field from the substantia nigra, superior colliculus and dentate nucleus demonstrated by transnuronal transport [J]. Exp Brain Res, 1994, 100: 181-186.

[11] McBride JL, Behrstock SP, Chen EY, et al. Human neural stem cell transplants improve motor function in a rat model of Huntington disease [J]. J Comp Neurol, 2004, 368: 197: 198.

[12] Mesulam MM. Cholinergic circuity of the human nucleus basalis and its fate in Alzheimer s disease [J]. J Comp Neurol, 2013, 521: 4124-4144.

[13] Nenad S. Turning back time [J]. Nature, 2019, 568: 7752.

[14] Pandya DN, Rosene DL, Doolittle AM. Corticothalamic connections of auditory-related areas of the temporal lobe in the rhesus monkey [J]. J Comp Neurol, 1994, 345: 447-471.

[15] Roland JL, Snyder AZ, Hacker CD, et al. On the role of the corpus callosum in interhemispheric functional connectivity in humans [J]. Proc Natl Acad Sci, 2017, 114 (50): 13278-13283.

[16] Rothwell JC. Control of human voluntary movement [M]. London: Chapman and Hall, 1994.

[17] Singh J, Knight RT. Effects of posterior association cortex lesions on brain potentials proceeding self-initiated movements [J]. J Neurosci, 1993, 13: 1820-1829.

[18] Wassermann EM, Pascual-Leone A, Hallet M. Cortical motor representation of the ipsilateral hand and arm [J]. Exp Brain Res, 1994, 100: 121-132.

[19] White LE, Lucas G, Richards A, et al. Cerebral asymmetry and handedness [J]. Nature, 1994, 368: 197-198.

第九节 边缘系统

随着神经科学的迅速发展,神经科学家发现三个难以研究的脑区有着十分重要的功能,它们依次是:脑干的网状结构、大脑边缘叶和基底前脑。边缘系统司个体的生存和种族的延续,涉及内脏、感觉、情绪、动机和学习记忆等神经活动。从形态学角度看,扣带回和海马旁回在大脑半球的内侧面围绕胼胝体成一环状,加上被挤到侧脑室下面的海马和齿状回,共同围成边缘叶(limbic lobe),是皮质发育的最早部分,在进化上属于脑的古老部分。边缘叶的头端紧靠嗅球,并与嗅觉系统有非常密切的关系,因此有"嗅脑"之称。边缘叶与隔区、额皮质、海马结构、杏仁复合体、上丘脑的缰核、丘脑前核、下丘脑视前区,尤其是与乳头体相关的下丘脑核团、底丘脑的未定带、伏隔核、基底节、基底前脑、中脑中央灰质及腹侧被盖部都有密切的纤维联系。因此,上述结构又有边缘脑(limbic brain)之称。边缘脑主要通过穹窿、终纹、腹侧杏仁传出通路以及乳头丘脑束与前脑、中脑、下位脑干以及脊髓结构相联系,组成一个功能整体即所谓边缘系统(limbic system)(图 8-9-1)。本节将详细介绍嗅觉传导通路、杏仁复合体、隔区、海马结构、边缘叶及基底前脑的形态及其纤维联系。

一、嗅觉传导系统

嗅觉传导的终点是原始的古皮质,嗅皮质是处理气味化学分子刺激引起的情绪和行为的脑区,是边缘系统的一部分。嗅觉传导通路由嗅黏膜上皮开始,通过嗅球、嗅束,然后绕过丘脑,直接到达前额叶的眶额皮质。

(一) 嗅黏膜与嗅神经

嗅神经起自嗅黏膜的感受器,嗅黏膜(olfactory mucosa)位于上鼻甲和与其对应的鼻中隔部分,覆盖鼻腔外侧壁后上部,面积约 5cm²,黏膜上皮层含有嗅觉感受器神经元(olfactory receptor neurons)、支持细胞及其绒毛、两类基细胞及少量绒毛细胞(图 8-9-2)。嗅觉感受器神经元是唯一暴露于外界的特化的双极神经元,它们的胞体和核位于嗅黏膜上皮的中间带,其顶树突延伸至嗅上皮表面的黏液层内,其末端膨大呈球为嗅泡(olfactory vesicle)。每个嗅泡表面伸出一组多达 20 根的卷曲纤毛,极大地提升了嗅觉感受器

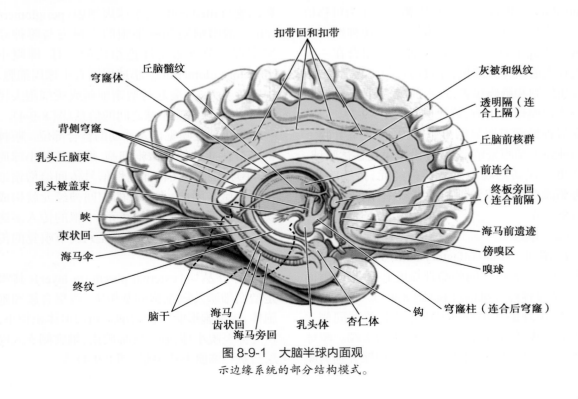

图 8-9-1 大脑半球内面观
示边缘系统的部分结构模式。

（图中标注）扣带回和扣带　丘脑髓纹　穹窿体　背侧穹窿　乳头丘脑束　乳头被盖束　峡　束状回　海马伞　终纹　脑干　海马齿状回　海马旁回　乳头体　杏仁体　钩　灰被和纵纹　透明隔(连合上隔)　丘脑前核群　前连合　终板旁回(连合前隔)　海马前遗迹　傍嗅区　嗅球　穹窿柱(连合后穹窿)

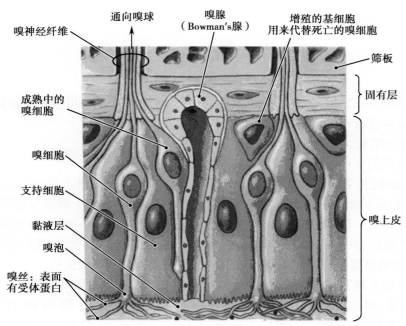

图 8-9-2　嗅黏膜上皮示意图

的表面积。成熟的嗅觉受体神经元表达嗅觉标记蛋白,参与嗅觉信号转导。气味分子被嗅黏膜层的蛋白结合并转运到嗅觉受体的表面,每个嗅觉神经元的受体都能识别1种(或少数几种)气味分子,人类的嗅感受器神经元有识别多达1 000种气味分子的受体。

嗅觉受体神经元的轴突伸向黏膜上皮下方的固有层,穿过基膜后被嗅鞘细胞(olfactory ensheathing cell,OEC)包裹,嗅鞘细胞作为可移植性胶质细胞来源,是目前中枢神经系统神经再生领域的研究重点。多达50个神经束组合在一起构成较大的嗅神经细根,穿过筛骨的筛板后,被脑的胶质细胞和脑膜包裹,进入前窝,从位于额叶眶面嗅沟内嗅球的下方,终于嗅球(图8-9-2)。嗅觉感受器神经元有明显的再生能力,位于室管膜下层的神经干细胞繁殖、分裂并沿嗅束迁移达嗅球,不断更新成新的嗅觉感受器神经元,持续终生。有害刺激会加速嗅觉细胞的更新率,随年龄增加更新率下降。

(二)嗅球

1. 解剖　嗅球(olfactory bulb)为两个扁平卵圆形实体,分别位于同侧筛骨筛板上方、额叶眶面下方,是嗅神经纤维的终核(图8-9-1)。嗅球后方续嗅束,嗅球的传出纤维经嗅束直接终于同侧端脑的梨状皮质、杏仁核和内嗅皮质的头端。嗅球有明显的板层结构(图8-9-3),从浅到深分别为嗅

神经层、小球层、外丛层、僧帽细胞层、内丛层和颗粒细胞层。

(1)嗅神经层(olfactory nerve layer):由嗅神经元的无髓轴突组成。由于嗅感受细胞不断地更新,嗅神经层内的轴突也处于不同的成熟期。

(2)小球层(olfactory glomerular layer):薄,传入的嗅神经元轴突与此层中间神经元的树突形成突触。中间神经元包括僧帽细胞(mitral cell)、簇细胞(tufted cell)和小球周细胞(periglomerular cell)。僧帽细胞和簇细胞的尖树突与嗅神经轴突末端的分支紧密环抱组成的丝球,即嗅小球(olfactory glomeruli)。小球周围有小球周细胞,是中间神经元,其突起与僧帽细胞或簇细胞尖树突形成突触,联络嗅小球之间的信息(图8-9-4)。

嗅小球是嗅觉传入冲动的整合部位。嗅神经将兴奋性冲动传给僧帽细胞、簇细胞及小球周细胞,小球周细胞又将抑制性信号传回给僧帽细胞与簇细胞。因此,小球层的中间神经元就构成了嗅觉传导通路的二级神经元,中枢的传入多终止于小球周细胞,通过中间神经元调节嗅觉的传入冲动。

(3)外丛层(external plexiform layer):其深层是僧帽细胞及簇细胞的基树突;浅层含簇细胞的胞体,簇细胞形状与僧帽细胞相似但体积较小,尖树突伸至嗅小球,轴突参加嗅束,轴突侧支入内丛层与颗粒细胞形成突触(图8-9-4)。

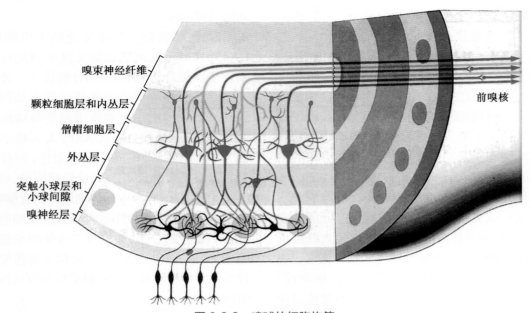

图 8-9-3　嗅球的细胞构筑

红色表示僧帽细胞和簇细胞；蓝色为颗粒细胞；黑色为嗅球受体神经元。

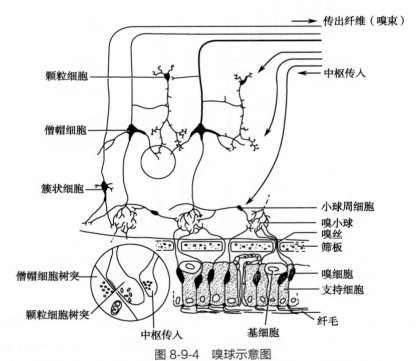

图 8-9-4　嗅球示意图

左下角放大图显示僧帽细胞树突与颗粒细胞树突之间的突触联系，其中基底
前脑的传入末梢与颗粒细胞树突棘形成轴-树突触。

（4）僧帽细胞层（mitral cell layer）：含僧帽细胞胞体及基树突（图8-9-3），也有少量的颗粒细胞。僧帽细胞属大的锥体细胞，胞体向两侧伸出短的树突，向小球层伸出一个长的主树突达到一个嗅小球，形似僧帽，主树突的次级分支参与小球的构成，僧帽细胞的轴突参与组成嗅束。颗粒细

胞的树突棘在此层与僧帽细胞的主树突形成树-树突触（图8-9-4）。僧帽细胞兴奋颗粒细胞，而颗粒细胞抑制僧帽细胞，此层是嗅球传出冲动的整合部位。

（5）内丛层（internal plexiform layer）：主要含僧帽细胞与簇细胞的轴突、轴突侧支和返支；也

有少量颗粒细胞的胞体（图 8-9-3）。

（6）颗粒细胞层（granule cell layer）：由颗粒细胞胞体及突起，以及穿过此层的神经纤维组成。颗粒细胞是嗅球的中间神经元，呈圆形或星形，突起分支上布满棘（图 8-9-4）；此层尚有一些短轴突细胞。僧帽细胞、簇细胞的轴突侧支与颗粒细胞的胞体及树突干形成突触，短轴突细胞也参与其中。颗粒细胞层延伸至嗅束，变成散在分布的中等大小的多级神经元，即嗅前核（anterior olfactory nucleus），僧帽细胞、簇细胞的轴突也可与嗅前核的神经元形成突触，继而有嗅前核神经元的轴突加入嗅纹，将冲动传入嗅皮质。中枢传入纤维可来自嗅前核和嗅皮质锥体神经元的轴突侧支。中枢传入多止于颗粒细胞的胞体及短轴突细胞（图 8-9-4）。颗粒细胞的树突棘是脑调控嗅觉传出冲动的关键部位。

2. 化学解剖 嗅球接受脑干单胺能（NE，DA，5-HT）纤维、基底前脑乙酰胆碱能纤维及大脑皮质肽能纤维（SP、LHRH）的传入。传入纤维大多终止于嗅球的中间神经元即小球周细胞和颗粒细胞。僧帽细胞和簇细胞是嗅球的投射神经元，合成并释放 Glu 或 ASP；大多数小球周细胞为 DA 阳性，有些呈 GABA 阳性；颗粒细胞则是谷氨酸脱羧酶（GAD）免疫反应阳性，可能释放 GABA；颗粒细胞和小球周细胞均富含脑啡肽，簇细胞含 P 物质及 TH 阳性神经元。嗅细胞内存在有许多特异的分子，如定位于成熟嗅细胞胞体与嗅球突触的嗅觉标志蛋白；定位于成熟嗅细胞的神经元特异性烯醇化酶和肌肽样免疫活性物质等（图 8-9-5）。

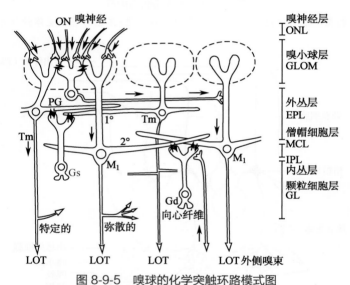

图 8-9-5 嗅球的化学突触环路模式图

Tm. 中型簇细胞；M_1. 僧帽细胞；Gs. 浅颗粒细胞；Gd. 深颗粒细胞；1° 和 2°. 僧帽细胞的初级和次级树突；向心纤维是起源于脑干和基底前脑的纤维。

（三）嗅束以及前穿质

嗅束（olfactory tract）位于嗅球的后方，沿额叶眶面的嗅沟向后行，近腹侧纹状体苍白球区域变扁平，展开成平滑的嗅三角（olfactory trigone）。嗅三角向后分为内、外侧嗅纹（olfactory striae），两嗅纹分叉处的三角区即前穿质（anterior perforated substance）（图 8-9-5）。嗅束内除僧帽细胞、簇细胞的轴突外，还有来自对侧嗅球、前嗅核及前穿质而止于嗅球的交叉纤维。外侧嗅纹是一小束白色纤维，沿前穿质的外侧缘至岛阈后，呈锐角向后内弯曲，终于颞叶海马旁回钩头端隆起的半月回（semilunar gyrus）。外侧嗅纹表面覆盖一薄层的灰质，即外侧嗅回（lateral olfactory gyrus），它向后移行为岛阈的一部分称环状回（ambiens gyrus）。外侧嗅回、环状回合称为梨状前区（prepiriform region），其向后续为海马旁回的内嗅区（entorhinal area，28区）。外侧嗅纹主要终止于梨状皮质、杏仁核和内嗅皮质的头端。内侧嗅纹沿前穿质的头内侧缘，走向 Broca 斜角带的内侧部，两者合而向上至大脑半球的内侧，于终板的前方逐渐消失于胼胝体下区。此外，在内、外嗅纹之间还有一中间嗅纹（intermedial olfactory striae），人类并不发达。它于嗅三角中央部向后,沉入前穿质。前穿质向外侧续于胼胝体颞干的脚和杏仁复合物;向内续于隔区。

(四) 嗅皮质

嗅皮质(olfactory cortex)包括嗅前核、嗅结节、部分内嗅皮质、脑岛及梨状皮质。

1. **嗅前核**　集中在嗅束后端,接受僧帽细胞和簇细胞的轴突或轴突侧支传来的嗅冲动,嗅前核发出的纤维参加嗅纹的组成,止于梨状皮质。

2. **嗅结节 (olfactory tubercle)**　在敏嗅动物的前穿质处,有一小的隆起即为嗅结节,是中间嗅纹的终止核(图 8-9-6)。在大鼠嗅结节接受腹侧被盖区多巴胺能纤维支配,与覆盖其上的腹侧纹状体联系紧密。在人类,嗅结节的位置较难确定,它可能位于嗅束在额叶底面的附着点后方,在前穿质的范围内(图 8-9-6)。

3. **梨状皮质 (piriform cortex)**　位于嗅脑沟的内侧,嗅束后方,前穿质及颞叶前内侧部,由梨状前区、杏仁周区和内嗅区组成,由于这部分脑在胚胎或嗅敏动物中大体呈梨形,故又称梨状叶(piriform lobe),是最大的嗅皮质区域。梨状皮质为古皮质,由浅丛层(Ⅰ)、浅细胞层(Ⅱ)和深细胞层(Ⅲ)3 层结构构成。嗅束及嗅前核的纤维止于浅丛层浅部(Ⅰa)和Ⅱ、Ⅲ层细胞的树突;浅丛层深部(Ⅰb)主要接受嗅皮质的传入,这些传入纤维终于Ⅱ、Ⅲ层细胞的近端树突。Ⅱ、Ⅲ层细胞轴突投射范围广泛。内嗅区在人类最大,位于海马旁回的前部,头侧至杏仁核的前界,尾侧续于海马,是梨状皮质的最后部分,由内侧区和外侧区组成(Brodmann 28a 和 Brodmann 28b)。

内嗅皮质通常有 6 层结构,其外侧部主要接受嗅球的传入,也接受梨状区及杏仁周区皮质的传入;内侧区通常不接受嗅觉的初级传入纤维。传出纤维到海马及齿状回,也可经钩束到额叶皮质。由于梨状叶直接接受来自嗅球和嗅前核的纤维,因此一般将其视为初级皮质中枢。它的投射纤维到新皮质、眶额皮质、丘脑背内侧核、下丘脑、杏仁基底外侧核群等,以上脑区可看成是嗅觉的次级皮质中心。

(五) 嗅觉传导通路及其功能

嗅觉通路传导由气味刺激而产生的嗅觉冲动,至中枢进行识别。有以下 3 条途径:①嗅细胞→嗅神经→嗅球→嗅束→内侧嗅纹→胼胝体下区;②嗅细胞→嗅神经→嗅球→嗅束→中间嗅纹→嗅结节;③嗅细胞→嗅神经→嗅球→嗅束→外侧嗅纹→梨状皮质→次级皮质中枢。嗅通路有如下特点:①嗅球到嗅皮质投射无点对点的关系;②嗅觉通路只有两级神经元即双极神经元(Ⅰ级)和僧帽细胞、簇细胞(Ⅱ级);③基本不通过丘脑,直接投射到嗅皮质。僧帽细胞、簇细胞分别与不同颗粒细胞群形成突触,并投射到嗅皮质的不同区域。但目前尚不清楚这两种细胞是否传导不同的气味刺激,最新研究显示气味的辨别可能在次级皮质中心。

二、杏仁复合体

杏仁核(amygdala),又称杏仁复合体(amygdaloid complex),呈杏仁状,位于颞极背内侧部,居

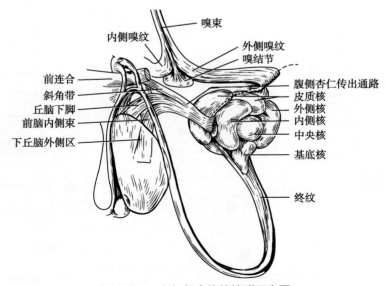

图 8-9-6　杏仁复合体的核群示意图

虚线显示岛阈的范围及其围绕颞叶"门"的延续。

海马旁回钩、半月回及环状回的深部（图 8-9-1），构成侧脑室下角尖的上壁、腹侧壁及前壁。杏仁体与大脑的纹状体均起自胚胎时的纹状体嵴，因而与基底节关系密切。杏仁体背侧是豆状核、尾侧与尾状核尾相续、向上续于吻屏状核的下内侧缘，外囊与底纹状体如 Meynert 大细胞核的胆碱能纤维将其与尾状核部分隔开；在外侧，杏仁体与视束相毗邻。杏仁体在哺乳类动物都能见到，在低于哺乳类的动物则称嗅纹体，属古纹体，主要与情绪和动机的产生有关。

（一）杏仁复合体的分群

杏仁复合体含有许多大小不等的核团，按其位置与功能大致分为外侧核群、基底核群中央核群和皮质内侧核群。外侧核和基底核又合称为基底外侧核群。各个核群又下分为数个核团；杏仁前区和杏仁皮质移行区是杏仁复合体与大脑皮质的移行部（图 8-9-6、图 8-9-7）。

1. 基底外侧核群（basolateral nuclear group） 在人类，大且分化好，包括外侧核及基底核。外侧核又可以分为背外侧部和腹内侧部。基底核又分为背侧大细胞部、中内侧的小细胞部和向腹侧延

伸的条带 - 板旁基底核。位于基底核内侧还有副基底核（accessory basal nucleus）。基底外侧核群与邻近的颞叶皮质和其他皮质区有直接和往返的纤维联系，投射纤维到运动皮质和运动前皮质。它接受基底前脑大细胞核群的直接和间接胆碱能纤维，与丘脑的背内侧核群有往返纤维联系到基底核及中央核；基底核投射到中央内侧核、杏仁周区及皮质杏仁移行区。

2. 中央核群（central nuclei）以及皮质内侧核群（corticomedial nuclear group） 中央核占据杏仁体的尾侧半，位于基底核的背内侧部，分为内侧和外侧两部分。中央内侧部延伸跨过基底前脑、随终纹与终纹床核相融合。这个延伸部又称为杏仁体延伸（extented amygdala）。皮质内侧核群分为背内侧的内侧核、其前方的皮质核和外侧嗅束核。

3. 杏仁前区（anterior amygdaloid area）及皮质杏仁移行区（cortical amygdaloid transitional zone） 杏仁前区是杏仁体与斜角带回的过渡区，位于中央核前方，杏仁体最前端，分化最差，最难划界。皮质杏仁移行部在内侧核的后方，是杏仁体与海马旁回的过渡区。

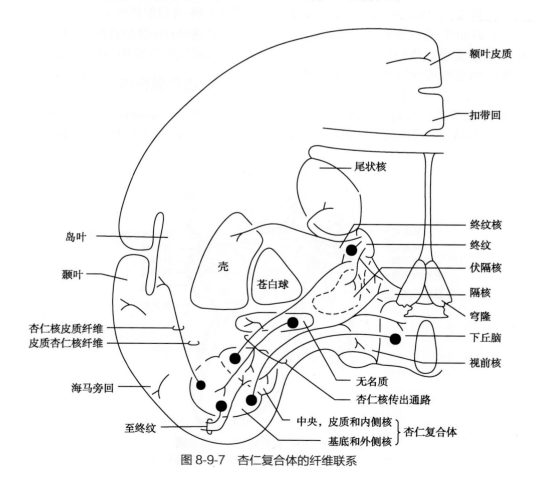

图 8-9-7 杏仁复合体的纤维联系

（二）杏仁复合体的化学解剖

杏仁复合体接受大脑皮质 Glu 能纤维的传入，基底外侧核还发出 Glu 能纤维至纹状体。此外，蓝斑发出的 NA 能纤维，腹侧被盖、黑质发出的 DA 能纤维多终止于中央内侧核群；基底前脑的 ACh 能纤维终止于基底外侧核群；中缝核、臂旁核发出的 5-HT 能纤维终止于基底外侧核群和中央内侧核。杏仁核群大多数的中间神经元都是 GABA 阳性，基底外侧核群还是 GABA$_A$ 受体含量最丰富的区域，显示其与情绪的反应有关；皮质外侧核及皮质杏仁移行区有多巴胺 -β- 羟化酶（DBH）阳性神经元。杏仁核群内有许多小的肽能神经元：如 SOM 和 NPY 多见于基底外侧核群；VP、ACTH、OT、CCK、ENK、SP 等多见于皮质内侧核群；阿片受体多与 ENK 共存。在杏仁复合体中还有类固醇激素、雌激素及雄激素阳性的神经元，表明杏仁复合体与神经内分泌、内脏活动及性活动有关。

（三）杏仁复合体的纤维联系

1. 杏仁体内部核团之间呈单向的纤维联系　外侧核和基底核发出纤维投射到中央核和内侧核。基底核投射到中央内侧核；中央核投射到皮质核及杏仁皮质移行区；皮质核的投射目前不确定。

2. 传入纤维　主要来自：①嗅球及嗅前核，纤维经外侧嗅纹、外侧嗅束核直接终止于皮质内侧核，部分纤维经梨状皮质中继后，终止于基底外侧核；②基底前脑 Meynert 大核的胆碱能神经元至基底外侧核群；③脑干经前脑内侧束传至杏仁体的纤维：中脑脚间核、臂旁核、脑桥蓝斑核投射到皮质内侧核群；中脑中缝核及腹侧被盖纤维既投射到基底外侧核，也投射到皮质内侧核群；④下丘脑的腹内侧核、丘脑中线核群及丘脑腹后内侧核投射到皮质外侧核群（图 8-9-7）。

3. 传出纤维　大部分传出纤维与传入纤维呈往返联系。一般认为杏仁核群通过两条路径传出信号：①背侧路径即终纹（terminal stria），起自皮质内侧核，呈弓形弯于尾状核内侧缘与丘脑之间，向前终止于终纹床核、下丘脑（尤其是室旁核、视上核）、视前区及隔区；②腹侧杏仁传出通路（efferent fibrae from ventral amygdaloid），主要起自基底外侧核，纤维多且散在，有些向内侧止于终纹床核的内侧部；有些向前止于视前区、下丘脑特别是腹内侧核、丘脑背内侧核、继而到前额皮

质及其他皮质联络区。部分到基底前脑的纤维不终止于胆碱能神经元，而是与到丘脑、下丘脑及脑干的神经元形成突触；有些向尾侧达中脑止于导水管周围灰质、腹侧被盖、黑质致密部、脚旁核、被盖网状结构、脑桥的臂旁核、延髓的孤束核及迷走神经背核。基底外侧核及皮质内侧核还有部分纤维投射到端脑的内嗅区、海马、下托、扣带回、岛叶、颞叶皮质、运动前区、视皮质区及听皮质区等（图 8-9-8）。

三、隔区

（一）隔区的形态和核群

在灵长类以下的哺乳动物，隔区位于终板和前连合的前上方，相当于终板旁回，分为前连合以上和前连合以前两部分，属于中线和旁中线结构。在高等灵长类动物，前连合以上区相当于透明隔的纤维，前连合以前区相当于终板旁回（paraterminal gyrus），此回位于后旁嗅沟与终板前方之间，向前与内侧嗅纹和斜角带相延续，向上与胼胝体的嘴、膝及灰被延续（图 8-9-1）。胼胝体下区和终板旁回的皮质部合称为隔区（septal area）。

隔区的核团按位置分为 4 群：内侧、腹侧、背侧及尾侧核群（图 8-9-8）。内侧核群由内侧隔核（medial septal nucleus）与 Broca 斜角带核（nucleus of diagonal band of Broca）组成，腹侧核群即外侧隔核（lateral septal nucleus），背侧核群即背侧隔核（dorsal septal nucleus），尾侧核群则指海马伞核（fimbrial septal nueclus）和三角隔核（triangular septal nucleus）。

（二）隔区的化学解剖学

外侧隔核接受蓝斑及延髓细胞发出的 NA 能纤维、中脑中缝核 5-HT 能纤维及腹侧被盖 DA 能纤维的传入。内侧隔核及斜角带核的投射神经元多为 ChAT 阳性，并与甘丙肽（galanin，GAL）、NOS 及 NGFR 共存。90% 的 ChAT 阳性神经元是 NGF 受体阳性；几乎所有的 NOS 阳性神经元都是 ChAT 阳性；约 50%ChAT 阳性神经元为 GAL 阳性，而绝大多数 GAL 阳性的都是 ChAT 阳性神经元。隔区的 GABA 能神经元有两种亚群：一种含小白蛋白，主要位于内侧隔核和斜角带核垂直支中，此部神经元还发出投射纤维至大脑皮质及外侧隔核；另一种含 SS，主要位于外侧隔核。

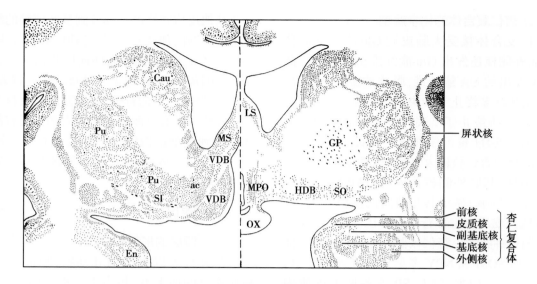

图 8-9-8 隔区和杏仁复合体的核群示意图

左侧是通过隔区所作的冠状切面,显示内侧隔核(MS)、斜角带核垂直支(VDB)、伏隔核(ac)及无名质(SI);右侧是通过前连合和视交叉所作的冠状切面,显示斜角带核水平支(HDB)及 Meynert 基底核。OX. 视交叉;GP. 苍白球;Cau. 尾状核;SO. 视上核;LS. 外侧隔核;En. 内嗅皮质。

(三)隔区的纤维联系

1. **传入纤维** 主要投射到外侧隔核。包括①海马 CA1 和 CA3 区和下托的纤维经穹窿终止于外侧隔核(图 8-9-10);②下丘脑视前区、前核、室旁核、外侧区、腹内侧核的纤维主要经乳头体脚向前续于前脑内侧束(medial forebrain bundle,MFB)而终止于外侧隔核;而下丘脑前区、乳头体内侧核、外侧视前核则直接经前脑内侧束传入内侧隔核及斜角带核;③中脑腹侧被盖、网状结构、黑质、脑桥蓝斑、中缝核的单胺能纤维,经前脑内侧束终止于外侧隔核、而背侧被盖则止于内侧隔核及斜角带核;④杏仁复合体的纤维经斜角带或终纹止于外侧隔核。此外,内侧嗅纹、额叶新皮质和扣带回都有纤维至隔区。

2. **传出纤维** ①外侧隔核传出到内侧隔核和斜角带核;②外侧隔核有纤维直接经前脑内侧束分布至下丘脑内、外侧视前区、前区、乳头体上区,甚至伸展到中脑腹侧被盖区;③外侧隔核经髓纹等至内侧缰核、丘脑中线核群,缰核发出的纤维又经后屈束至中脑的脚间核和腹侧被盖区,这样构成基底前脑边缘结构对中脑核团的调节作用;④内侧隔核和斜角带垂直支的传出纤维的背侧通路经背侧穹窿、海马伞胼胝体上纹、腹侧通路经杏仁体复合物至海马的所有区域,主要是齿状回、CA3 区、前下托、旁下托和内嗅皮质。传出多为 GABA 能或胆碱能的纤维。

从上述隔区的传入及传出纤维联系来看,隔区主要通过穹窿和前脑内侧束与海马结构、杏仁复合体及下丘脑交互联系,且大部分是往返联系。这些结构大都与疼痛(如缰核、中缝核、杏仁核等)、情绪反应及内脏活动有关(如下丘脑、海马等),这些结构是隔区具有复杂生理功能的形态学基础之一。

四、海马结构

海马结构(hippocampal formation)包括海马本部、齿状回、下托复合体、邻近的内嗅皮质和围绕胼胝体的海马残体。所谓海马残体是指齿状回至胼胝体压部之间的束状回(fasciolar gyrus)、覆盖胼胝体上面的灰被(indusium griseum,又称胼胝体上回)和灰被中的内、外侧纵纹,它们向前经胼胝体膝与终板旁回连续(图 8-9-1)。

(一)海马本部和齿状回的形态与位置

1. **外形与位置** 海马(hippocampus or hippocampus proper,又称 Ammon's horn)位于侧脑室下角底及内侧壁,形如海马而得名,呈一条镰状隆嵴,位于下托及海马旁回的内上方,自胼胝体压部向前到侧脑室的下角,长约 5cm(图 8-9-1、图 8-9-9)。海马头端的膨大称海马足(hippocampal pes),表面有 2~3 个浅沟,沟间隆起称海马趾。海马表面有一层有髓鞘纤维称为海马槽(又称室床)被室管膜上皮覆盖,室床纤维沿海马背内侧缘集中,形成白色纵行扁带称海马伞(fimbria of hippocampus)(图 8-9-10、图 8-9-11),伞自海马趾向后伸向胼胝体压部后续于穹窿脚(crus of fornix)。海马伞的游离缘直接延续于其上方的脉络丛,两者间隔以脉络裂(图 8-9-10)。齿状回(dentate gyrus)是一条沿海马内侧部分的窄的皮质隆起,由于血管进入而被压成许多横沟呈齿状而得名。齿状回内侧缘借海马沟(hippocampal sulcus)与旁海马回的下托相隔;此沟向前终于钩(uncus),与海马沟相平行的齿状回海马伞沟(frimbriodentate sulcus,齿伞沟)在上内方分隔齿状回与海马伞;齿状回向后与束状回相连(图 8-9-9)。

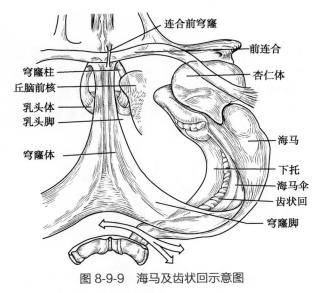

图 8-9-9　海马及齿状回示意图

2. 海马本部分区及皮质分层　经颞叶中部作大脑半球的冠状切面,可见海马结构呈双重 C 环抱的外形,大 C 代表海马,它开口向腹内侧,小 C 代表齿状回,位于海马沟的背内侧,开口朝向背侧。海马沟的腹侧是下托(图 8-9-11)。海马的构筑虽然全长一致,但依据细胞形态及皮质区发育的差异,又分成 CA1、CA2 和 CA3 三个扇形区:CA3 位于齿状回的门(hilus,门与齿状回之间的区域又称 CA4 区)与 CA2 区之间,CA3 区锥体细胞最大,CA3 区接受齿状回的苔藓纤维(mossy fiber)的传入;CA2 与 CA3 区没有明显的分界线,CA2 区细胞排列最紧致。CA1 是邻近下托的部分,它向腹外方向延伸演变成 CA3 区,移行处即 CA2 区(图 8-9-10)。

海马与齿状回均属古皮质 3 层结构,即分子层、锥体细胞层(海马)或颗粒细胞层(齿状回)和多形层(图 8-9-11)。由于海马沟的深陷,使海马分子层与齿状回的分子层由连续变成相对。两者间以海马沟为界。

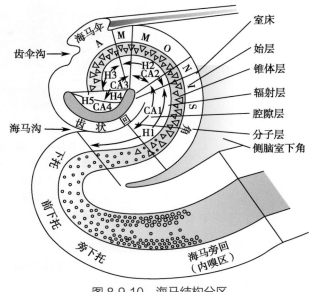

图 8-9-10　海马结构分区

海马各区域皮质的层次又根据各种纤维通路的不同而有变异,具体如下:CA1 区分为室床(alveus),由下托和 CA1 区锥体细胞的轴突组成,后续为海马伞;始层(stratum oriens),由锥体细胞基树突和一些中间神经元组成;锥体层(stratum pyramidalis),由锥体细胞胞体组成;辐射层(stratum radiatum),由锥体细胞顶树突近、中段组成;腔隙层和分子层(stratum lacunosum-moleculare),由锥体细胞顶树突远段组成。CA3 区的始层、锥体层和腔隙分子层与 CA1 区相似;辐射层则细分为透明(striatum lucidum,由 CA3 锥体细胞顶树突和苔藓纤维组成)和辐射(由锥体细胞顶树突中段组成)两个亚层。海马 CA3 和 CA2 区接受来自海马头尾侧和皮质下结构如隔区、下丘脑乳头上区的内部联络纤维,CA3 和 CA2 区锥体神经元的纤维 Schaffer 侧支(Schaffer collaterals)投射到 CA1 区,Schaffer 侧支终止于 CA1 区的始层和辐射层。

齿状回的三层皮质分别为颗粒细胞层、分子层和多形层,颗粒细胞层(granule cell layer)由颗粒细胞胞体组成;胞体发出单极的树突至分子层接受来自其他部分尤其是内嗅区的传入纤维(穿通通路,perforant pathway);多形层(polymorphic layer)又称门区,由颗粒细胞轴突和多种门区细胞组成;门区细胞纤维加入海马同侧的联络纤维(图 8-9-11)。

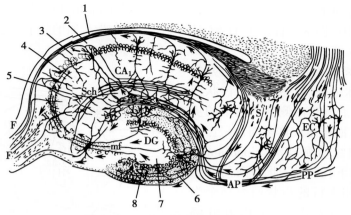

图 8-9-11 海马的细胞构筑示意图

箭示神经元活动的传导方向。S. 下托;EC. 内嗅区;DG. 齿状回;
AP. 室床通路;PP. 穿通通路;mf.苔藓纤维;Sch.Schaffer's 侧支;
1. 室床;2. 始层;3. 锥体层;4. 放射层;5. 腔隙分子层;6. 齿状回分
子层;7. 齿状回多形层(门区);8. 齿状回颗粒层。

(二) 海马本部和齿状回的细胞构筑

海马和齿状回的投射神经元分别为锥体细胞及颗粒细胞。中间神经元的数量少,随机分布于整个海马结构。

1. **锥体细胞(pyramidal cell)** 胞体长径 $20~30\mu m$、短径 $10~20\mu m$。CA1 区锥体细胞胞体排列 2~3 层,胞体顶部发出顶树突,经辐射层分支投向腔隙分子层,胞体基部发出基树突,分支呈放射状入始层,顶、基树突均富含棘,CA1 的轴突进入室床,投射到下托,侧支达始层;CA3 区锥体细胞数是 CA1 锥体细胞的 1.5~2.0 倍,排列疏松,最多可达 10 层,锥体细胞顶树突近段的棘大且形态复杂称刺样膨大,它与苔藓纤维的末梢形成突触,构成透明层,轴突起自锥体细胞的基底或顶树突近端,由海马伞经穹窿进入隔区,并经穹窿连合投射到对侧 CA1 和 CA3 区,侧支达始层、齿状回门区及分子层的内 1/3;锥体细胞在 CA2 区排列最紧密,但它不接受苔藓纤维,只接受下丘脑乳头上区的传入纤维(图 8-9-12)。

2. **颗粒细胞(granule cell)** 是齿状回的投射细胞,横径约 $10\mu m$,长径约 $18\mu m$,排列十分紧密,细胞之间几乎无胶质细胞插入,颗粒细胞具有呈扇形分支的树突树,树突表面有很多的棘,所有分支都伸向分子层的表面,大多数树突树远端终于海马裂或脑室表面(图 8-9-13)。每个颗粒细胞树突树的总长度为 $2~800~3~500\mu m$,每个颗粒细胞树突棘总数目为 3 630~5 564 个,树突棘是接受传入信息的主要地方,颗粒细胞的轴突——苔藓纤维起源于树突树相对的另一极,它穿过多形层进入海马 CA3 区辐射层,侧支达门区。苔藓纤维及其侧支上有间距规则的膨体,与 CA3 锥体细胞顶树突的刺样膨大形成粗大的轴 - 树突触,是中枢神经系统最大的突触。

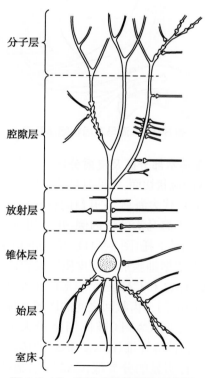

图 8-9-12 海马内锥体细胞示意图

3. **中间神经元** 海马及齿状回的中间神经元数量少,只占神经元总数的 5%~8%,分为以下 3 种类型:

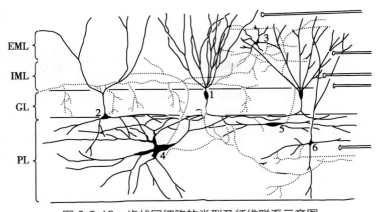

图 8-9-13 齿状回细胞的类型及纤维联系示意图
1. 颗粒细胞;2. 锥体型篮状细胞;3. 分子层中的篮状细胞;4. 苔藓细胞;
5. 梭形篮状细胞;6. 多极篮状细胞;EML. 外分子层;IML. 内分子层;
GL. 颗粒细胞层;PL. 多形层。

（1）篮状细胞（basket cell）：多分布在锥体细胞和颗粒细胞层及始层，其轴突分支密集，形成致密筐篮样结构包绕锥体细胞与颗粒细胞的胞体，轴突终支的终扣与胞体形成轴 - 体突触。篮状细胞多为抑制性中间神经元，直接影响投射神经元的兴奋性（图 8-9-14）。

（2）腔隙分子层中间神经元：主要散在于腔隙分子层，其轴突伸向辐射层，分布广泛，与锥体细胞的顶树突形成轴 - 树突触（图 8-9-12），在齿状回这种细胞轴突树投射到分子层，与颗粒细胞树突形成轴 - 树突触（图 8-9-14），这种中间神经元也是抑制性的，可以阻止投射神经元树突远端发生的过度兴奋现象。

（3）吊灯样细胞（candelier cell）：分布在分子层，在海马这些细胞的轴突终末网选择性地终止于锥体细胞轴突的起始段；而在齿状回这些细胞的轴突从分子层下行进入颗粒细胞层，形成大量分支与颗粒细胞轴突起始端形成对称性突触，两种突触均为轴 - 轴突触（图 8-9-14）。轴 - 轴突触也是抑制性的，可能对投射神经元冲动的发放水平发挥闸门控制作用。

4. 门区细胞 在齿状回的多形层，含有许多种类型的细胞，除变形的锥体细胞和篮状细胞外，还有一些梭形、小圆形或小多角形细胞。这些细胞中最具特征的是苔藓细胞（mossy cell），苔藓细胞的胞体大，直径为 25~35μm，呈三角形或多角形。从胞体发出 3 个以上的粗树突干，每个树突干分支 1~2 次，并发出少量侧支，它们在多形细胞层内伸延很长的距离，偶有树突伸进颗粒细胞层并进入分子层。所有树突的起始部表面有大量刺样膨体，与苔藓纤维侧支的膨体形成突触，树突远段布满茎状小棘。苔藓细胞的轴突穿过颗粒细胞层终止于分子层内 1/3 和颗粒细胞近段树突形成突触；部分苔藓细胞轴突汇入海马伞，投射到对侧齿状回分子层的内 1/3。

（三）海马和齿状回的纤维联系

1. 海马结构的内部神经环路 三突触谷氨酸环路（trisynaptic circuit），又称天冬氨酸兴奋性回路，是海马结构内最显著的特征（图 8-9-12）。①由内嗅区 II 及 III 层锥体细胞的轴突形成穿通通路纤维，主要投射到齿状回分子层外 2/3，终止于颗粒细胞的树突远端树突棘；②颗粒细胞轴突苔藓纤维投射到 CA3 透明层，终止于锥体细胞顶树突基部；③CA3 锥体细胞轴突的 Schaffer 侧支投射到同侧 CA1 腔隙层，终止于锥体细胞顶树突干；最后 CA1 锥体细胞轴突经下托达内嗅皮质。在此环路中，三种突触之间的神经递质都是兴奋性氨基酸，形成兴奋性的前馈通路（图 8-9-14）。然而，近来有学者认为三突触回路并不是海马内部唯一的神经通路，并提出 CA3 反向投射到齿状回分子层的学说，用来解释海马腹侧的惊厥易感性问题。其余各区域锥体细胞都有外部投射，如海马至外侧隔核、下托、乳头体、腹侧纹状体、丘脑前核和杏仁复合体等。

2. 海马结构的外部联系 海马结构主要与海马旁回、颞上回、旁嗅回、岛叶、扣带回及眶额皮质等皮质结构联系，还与皮质下的杏仁复合体、屏状核、内侧隔核、Meynert 基底核、下丘脑后部的乳头体上区、前丘脑、丘脑中线核群、腹侧被盖、蓝斑等有往返联系。

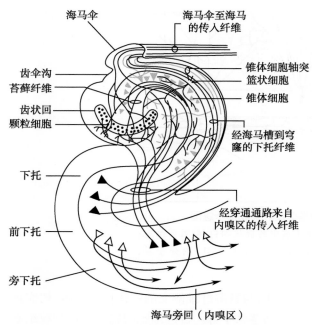

图 8-9-14　海马结构和内嗅区的神经元构成和
内部纤维联系

（1）传入纤维

1）隔区：内侧隔核及斜角带核垂直支的投射纤维主要经隔 - 海马通路（septohippocampal pathway）、胼胝体上回及杏仁腹侧传出通路（图8-9-16）到达海马及齿状回，终止于齿状回分子层外 2/3 及海马 CA3 区腔隙分子层。

2）内嗅区：内嗅区内侧份（接受非嗅区传入）Ⅱ层锥体细胞发出的纤维，从脑室面到达海马槽称室床通路（alvear pathway，AP）（图 8-9-12），终止于下托深层及 CA1 腔隙分子层；内嗅区外侧份Ⅱ层锥体细胞发出的纤维横过下托在此与室床通路交叉，投射到齿状回分子层外 2/3 及 CA1、CA3 腔隙分子层顶树突的终末；内嗅区Ⅲ层锥体细胞发出的穿通纤维，则投射到 CA1 腔隙分子层顶树突终末及下托的分子层外 2/3。

3）对侧海马结构：海马与下托锥体细胞发出轴突，沿脑室表面分布是为海马槽，此纤维在海马内侧缘集中形成海马伞。海马伞向后行逐渐增加它的厚度，至海马后端胼胝体压部下面，它们弯曲向前形成穹窿脚，两侧穹窿脚之间由许多纤维跨至对侧，形成三角形的薄片称海马连合（hippocampal commissure）。在灵长类动物仅海马本部及相邻齿状回的头端有连合纤维。通过海马连合，CA3 锥体细胞的轴突投射到对侧海马的 CA3 和 CA1 锥体细胞的基树突，门区细胞轴突至

对侧齿状回分子层内 1/3，下托终止于对侧内嗅皮质的第Ⅳ层。

4）乳头体：经穹窿终止于齿状回分子层与颗粒细胞层之间的一条狭窄的带状区域，此为乳头体 - 齿状回通路，是抑制性的传入。

5）脑干：如蓝斑核 NA 能纤维、中缝核 5-HT 纤维及腹侧被盖黑质的 DA 能纤维大多经前脑内侧束、隔区、穹窿到达齿状回的多形细胞层。

6）梨状皮质至内嗅区的外侧部（图 8-9-16）。

（2）传出纤维：穹窿（fornix）是海马传出纤维的主要通路，它在胼胝体下面，前行至丘脑前缘，分离为两个穹窿柱，约半数穹窿柱纤维在室间孔前方与前连合后方弓形向腹侧称连合后穹窿（postcommissural fornix），没入下丘脑区；穹窿柱的部分纤维行在前连合的前方称连合前穹窿（precommissural fornix），散在分布至隔区、视前区及下丘脑前份（图 8-9-1）。目前已确定的海马传出纤维的主要靶区有：①CA1 区经下托投射到伏隔核、尾壳核；②CA3 区纤维经海马伞 - 连合前穹窿投射到双侧外侧隔核、同侧 CA1 区、对侧海马 CA1、CA3 及齿状回、外侧视前区及下丘脑前份，部分纤维向后直至中脑中央灰质吻部；③部分下托的传出纤维构成连合后穹窿，终止于乳头体特别是内侧核，在其行程中发纤维至丘脑前核与板内核吻部（图 8-9-10），有些纤维后行至中脑被盖；④内嗅皮质传出到旁嗅回、海马旁回、扣带回、额叶、眶额皮质、伏隔核及尾壳核等（图 8-9-15）。

（四）下托复合体及内嗅区

1. 下托复合体（subicular complex）　是海马旁回内嗅区与海马的连接部分，位于海马沟的腹侧，从海马沟向内嗅区依次分为下托（subiculum）、前下托（presubiculum）和旁下托（parasubiculum）（图 8-9-10、图 8-9-15）。下托前邻海马 CA1 区，以海马沟与齿状回间隔，其细胞构筑类似于 CA1 区，分为浅部的分子层（含锥体细胞的尖树突）、中间的锥体细胞层（约有 30 个细胞的厚度）及深部的多形层。前下托在下托的内侧，表面有致密排列的锥体细胞层，并借此将下托与内嗅皮质分开。其浅面是多形层，深面是下托和内嗅区的延伸部；旁下托分隔下托与内嗅区，前下托深层的皮质结构与内嗅区相似，不易分辨（图 8-9-10）。

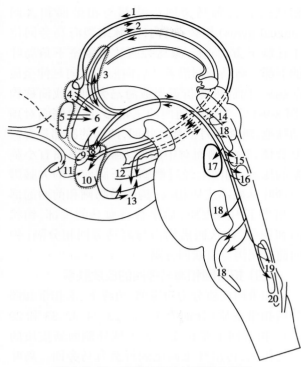

图 8-9-15 海马结构的外部纤维联系

1. 穹窿；2. 终纹；3. 终纹床核；4. 隔核；5. 斜角带核；6. 下丘脑；7. 嗅束；8. 杏仁中央核；9. 杏仁皮质内侧核；10. 杏仁基底外侧核；11. 梨状区；12. 海马结构；13. 内嗅区；14. 中脑中央灰质；15. 蓝斑；16. 臂旁核；17. 脑干网状结构；18. 中缝核群；19. 迷走背核；20. 孤束核。

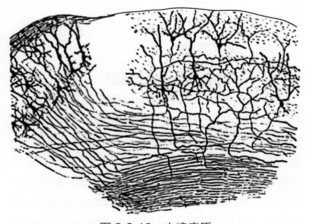

图 8-9-16 内嗅皮质

2. 内嗅皮质（endorhinal cortex） 灵长类动物与非灵长类动物有很大区别，灵长类动物的内嗅区向前至杏仁体前部，向后与海马重叠，由内侧区和外侧区组成（Brodmann 28a 和 Brodmann 28b）。外侧区接受嗅球、梨状皮质和杏仁周区的嗅觉信息传入，杏仁体下方的内嗅皮质接受嗅球的传入，而尾侧则不接受嗅觉传入。传出纤维到海马及齿状回，也可经钩束到额叶皮质。人的内

嗅皮质外缘不清晰，仅在内嗅区前端的外侧缘有侧副沟，大鼠则是嗅沟。内嗅皮质分为六层：Ⅰ层为无细胞的多形层；Ⅱ层表面的细胞层被呈岛屿状分布的大锥体细胞与星形胶质细胞占据，这些细胞岛突向皮质表面，呈肉眼可见的泡泡又称海马疣（hippocampal verruca），构成内嗅区的边界；Ⅲ层为中等大小的锥体细胞；Ⅳ层为致密纤维层，无颗粒细胞，是内嗅皮质的另一个特征；Ⅴ层为 5~6 层的大锥体细胞；Ⅵ层与Ⅴ层的最显著分界只在嗅周皮质的边缘出现，此处的细胞围绕角束（下托皮质下穿通通路的轴突），至前下托及旁下托的下方（图 8-9-16）。

（五）海马结构的化学解剖学

海马接受内嗅皮质 Glu 能、隔区 ACh 能及 GABA 能、蓝斑 NE 能、中缝核 5-HT 能、腹侧被盖和黑质的 DA 能传入。ACh 纤维遍布海马各区，门区及锥体细胞层还有 ACh 阳性的神经元；NA 能纤维主要分布在门区，有些位于腔隙分子层；内嗅区尚有 ENK 纤维投射到齿状回。海马的投射神经元是锥体细胞和颗粒细胞，两者均合成 Glu，此外颗粒细胞还含有强啡肽，CCK 能纤维投射到外侧隔核和乳头体内侧核，CCK 广泛存在于海马结构的各个部分。海马的中间神经元多为 GABA 阳性，分为小白蛋白（PV）阳性和 calbindin D-28K 阳性两类。PV 神经元胞体多位于始层、锥体细胞层、齿状回颗粒细胞层及门区；calbindin D-28K 阳性胞体则分布在腔隙分子层。这些中间神经元大多数表达 nNOS。齿状回分子层的 GABA 受体含量最高。海马本部的室层和锥体细胞、辐射层都含有 GABA 能细胞。海马结构还有丰富的神经肽：始层及腔隙分子层中有 SOM 阳性纤维及 CCK 阳性神经元；下托及内嗅区还有 VIP 及 SOM 阳性神经元和 CCK 阳性纤维终末，内嗅区含有脑啡肽等。

五、边缘叶

（一）边缘叶的位置和沟裂

边缘叶（limbic lobe）是指大脑半球最内侧缘的皮质结构，包括扣带回、海马旁回、齿状回、扣带回峡、扣带下区（旁嗅回、终板旁回）、侧副沟、嗅沟、钩以及海马结构。边缘叶的沟裂有胼胝体下沟、扣带沟、顶上沟、距前沟、侧副沟和嗅沟（图 8-9-1）。侧副沟（collateral sulcus）是颞叶和枕叶基底部的深沟，颞侧为侧腹隆起位于侧脑室底海马

的外侧、枕侧相当于侧副三角,构成侧脑室房和后角的三角面。嗅沟(olfactory sulcus)分割钩和颞极,不易辨认。脉络裂(choroidal fissure)也是边缘系统的裂,其下点(脉络膜前动脉穿入侧脑室颞极的部分)起自海马头和体的交界,沿整个穹窿和丘脑,上达室间孔。在下点的前方颞叶以及海马旁回的前内侧部与额叶的基底外侧部通过颞干融合;下点的后方在穹窿海马伞和丘脑下部之间,脉络裂位于环绕大脑脚的环池内。再往后,脉络裂在四叠体或者松果体池的外侧,行于侧脑室内,大脑脚和丘脑枕之间。向前上方,脉络裂位于穹窿体和丘脑上表面之间。

(二)扣带回及其相关的沟和回

在大脑半球内面的内侧部分,环绕胼胝体的皮质隆起称为扣带回(cingulate gyrus),分割胼胝体与扣带回的凹陷即扣带沟(cingulate sulcus),在扣带沟的上下、胼胝体嘴的下方,扣带回起自扣带下区(subcallosal area)后,向上环绕胼胝体的膝部,与额上回相连;在胼胝体体部的上方与旁中央小叶相连;继续向后与楔前回相连,经胼胝体压部以后,扣带回变成狭窄的扣带峡(cingulate isthmus),峡部向下续于海马旁回(图8-9-1)。在胼胝体嘴的下方,扣带沟向前和基底面可能续于前旁嗅沟,此时扣带回向前续于旁嗅回或者胼胝体下回。

胼胝体沟上方覆盖一层薄薄的灰质,称为灰被(indusium griseum)(图8-9-1)。灰被经海马残体前续终板旁回,向后环绕胼胝体压部沿束状回两旁走行。在胼胝体下区,前、后旁嗅回位于终板旁回的前方,两者被前旁嗅沟隔开。在大脑半球内侧面,正对终板,终板旁回(paraterminal gyrus)位于后旁嗅沟与旁嗅回之间。向下,终板旁回沿Broca斜角带和外侧嗅纹延伸。前方,扣带极(cingulate pole)构成一个恒在的皮质,环绕上头沟的后端,连接扣带回最基底部和眶额皮质的直回(gyrus rectus)。

(三)海马旁回及其相关的沟和回

扣带回向后下方的延伸即海马旁回(parahippocampal gyrus)。在大脑半球的底面,侧副沟构成海马旁回的外侧缘。沿前后轴,海马旁回的内侧基底面向外侧平铺呈尖向前的三角平面,即下托,相当于横裂外侧部的底面,其上方的横裂承载蛛网膜环形池的外侧翼。向外,在侧副沟的深面海马旁回与束状回(fasciolar gyrus)

相续;向后,海马旁回沿峡部与扣带回和舌回(lingual gyrus)相续;向内,沿脉络裂海马旁回位于丘脑下方;向上,海马旁回达侧脑室下角岛叶的下部。海马旁回沿着从后向前的方向延伸至最前端后,向后内侧折返形成海马旁回钩或简称钩(图8-9-1)。钩呈尖向内的三角形,前内侧面对颈动脉池,毗邻半月回和环状回,两回的深部是杏仁复合体;后外侧面对中脑的大脑脚;上面有小脑幕的压迹,钩向上经过侧脑室下脚前方的大脑脚与额叶基底部皮质相续;钩的最吻侧和前面的部分相当于内嗅皮质;后半含有海马的头部、钩状回和钩尖,钩状回借钩沟与海马旁回相分隔;钩向前借嗅沟与束状回分隔。

(四)扣带回和海马旁回的皮质联系

扣带回皮质分为边缘前、边缘下、前扣带和部分后扣带皮质(分别为32、25、23、24、32、33和29区)。扣带回主要接受大脑半球外侧面新皮质的广泛传入,传出纤维向尾侧行至海马旁回。岛叶与扣带回也有纤维联系。前扣带皮质与痛觉感知和加工有关。海马旁回包括内嗅皮质(27、28区)、海马旁回皮质(35、36、48、49区)和颞叶的皮质区域。与扣带回皮质有复杂的往返纤维联系。在灵长类动物,海马旁回与所有皮质相关区域都有纤维联系,通过这些途径海马才能接受所有皮质的信息。

六、基底前脑

(一)基底前脑的位置及核群

基底前脑(basal forebrain)是指端脑和间脑腹侧的一些结构,它们的共同特点是位于前连合的下方。虽然对其解剖学范围尚未有统一的意见,但一般认为广义的基底前脑包括以下结构:①下丘脑视前区和前区;②隔核群;③终纹床核;④斜角带核群;⑤Meynert基底核(basal nucleus of Meynert)在内的无名质;⑥伏隔核(nucleus accumbens);⑦嗅结节;⑧嗅皮质;⑨杏仁复合体。而狭义的基底前脑主要指大脑半球前内侧面和基底面的一些靠近脑表面的灰质(图8-9-17),它们是①腹侧纹状体苍白球系(ventral striatopallidal system),又称腹侧基底节;②杏仁体延伸部;③Meynert基底核;④隔核及Broca斜角带核。近年来文献所指的基底前脑多指这些灰质核群,而灵长类动物的无名质(substantia innominata)就包括在腹侧纹状体苍白球、杏仁核延伸部及Meynert基底核中,本节主要叙述狭义基底前脑的解剖学。

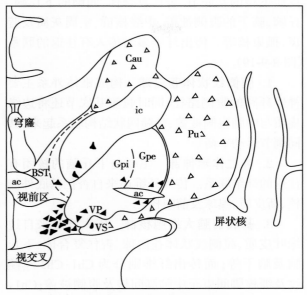

图 8-9-17　基底前脑的核群

脑冠状面示意基底前脑核群。

Cau. 尾状核，Pu. 壳核，Gpi. 苍白球网状部，Gpe. 苍白球致密部，VP. 腹侧苍白球，VS. 腹侧纹状体，BST. 终纹床核，ic. 内囊，ac. 前连合。

1. 腹侧纹状体苍白球　在脑底矢状切面上可见尾状核与壳核之间有个宽大的连接部，含伏隔核及部分嗅结节，这个连接部向后延续直至视交叉水平，尼氏染色及免疫组化染色等发现这个连接部的细胞均呈中等大小，细胞构筑与尾壳核基本一致，而延续部分的头端即无名质，其吻侧多为大的梭形细胞，其构筑与苍白球十分相似（图

8-9-8）。目前将尾状核与壳核连接部称为腹侧纹状体，而无名质的吻侧为腹侧苍白球，合称为"腹侧基底节"。

2. 杏仁体延伸部　终纹（terminal stria）是杏仁复合体的传出通路之一，它起自杏仁复合体的中央内侧核群，向前终止于终纹床核。终纹床核沿终纹纤维排列成细胞柱，细胞柱的中间部包绕前连合，并与内侧隔区、视前区及下丘脑前区相毗邻；该细胞柱还紧贴腹侧纹状体苍白球的后方横穿无名质。应用银染色可以清楚地看到杏仁体中央内侧核、终纹穿过的无名质部分及终纹床核三者形成一条完整的细胞带，呈环状包绕内囊（图8-9-18）。目前将这一完整的细胞带称为杏仁核延伸部。

3. 基底前脑大细胞核群　因基底前脑的Meynert 基底核、隔核及 Broca 斜角带核中都含有大、中型的胆碱能神经元，因而许多教科书又将它们合称为"基底前脑大细胞核群（magnocellular basal forebrain complex）"。隔核及斜角带核在前文已详述。Meynert 基底核位于豆状核下方，前穿质与大脑脚间窝之间。在经过视交叉与漏斗后侧水平的横断面上，可见 Meynert 基底核与背内侧的豆状核袢及苍白球、背外侧的前连合及壳核、腹内侧的 Broca 斜角带以及腹外侧的杏仁核延伸部（图 8-9-19）。

（二）基底前脑的化学解剖学

腹侧纹状体苍白球接受边缘皮质 Glu 能、中脑中缝核群 5-HT 能、蓝斑 NA 能及黑质 DA 能纤

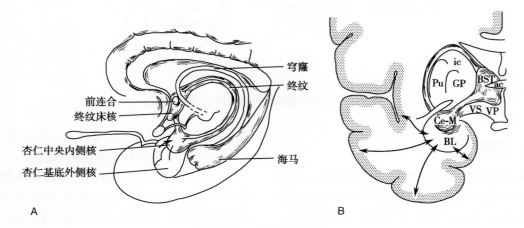

图 8-9-18　杏仁体延伸部

A. 显示右脑杏仁复合体、杏仁体延伸部及海马结构的三维联系；B. 通过前连合的冠状面，从脑底面显示杏仁体延伸部。

BL. 杏仁基底外侧核；BST. 终纹床核；Ce-M. 杏仁皮质内侧核；GP. 苍白球；Pu. 壳核；VS. 腹侧纹状体；VP. 腹腔侧苍白球。

维的投射;腹侧纹状体含 GABA 阳性及 SP 阳性神经元,GABA 神经元投射到苍白球及黑质,SP 神经元只投射到黑质;腹侧苍白球富含 DA 阳性神经元,DA 纤维主要投射到丘脑。腹侧基底节中还有 ENK 和 DYN 等神经肽。杏仁延伸部接受下丘脑肽能纤维 CCK、ENK、OT 等的投射;杏仁中央内侧核及终纹床核也有含 VIP、CCK、VP、END 及促皮质释放激素等丰富的肽能神经元。中央内侧核的神经元多为 GABA 阳性。乙酰胆碱在基底大细胞核群含量最丰富、分布最广泛,胆碱能神经元占 Meynert 基底核神经元的 90%、隔核的 10%、斜角带核的 70%。从功能解剖学的角度,通常将基底前脑大的胆碱能神经元分为 4群(Ch1~Ch4):Ch1 代表内侧隔核;Ch2 代表斜角带核垂直支;Ch3 代表斜角带核水平支;Ch4 代表 Meynert 基底核。同时基底前脑大细胞核群中还含 NOS、NGFR、雌激素受体等,也存在 DA 和 5-HT 等经典神经递质。

（三）基底前脑的纤维联系

基底前脑的传入纤维来自边缘皮质的海马结构、梨状区、扣带回、海马旁回、脑岛和眶额皮质,皮质下核的基底节、杏仁复合体,间脑的下丘脑、丘脑,脑干的腹侧被盖、中缝核群、室周灰质及蓝斑、孤束核等。传出纤维多与传入有往返的联系(图 8-9-19)。

1. 腹侧纹状体苍白球 构成锥体外系主要神经环路的腹侧路径,同时腹侧基底节还将边缘皮质与中脑腹侧被盖、延髓网状结构联系起来,共同调节运动平衡。

2. 杏仁体延伸部 主要与下丘脑的核团有往返的纤维联系。传入纤维还来自杏仁基底外侧核、新皮质、嗅球及前嗅核。

3. 基底前脑大细胞核群 传入纤维来自边缘叶皮质、腹侧纹状体苍白球、杏仁复合体、下丘脑及脑干等;而传出纤维则分为 Ch1~Ch3 经髓纹及缰核脚间束至中脑脚间核及腹侧被盖;Ch1、Ch2(尤其是 Ch2)至海马本体及齿状回;Ch2 至下丘脑外侧部;Ch3 经嗅球终止于嗅球外层;Ch4 经杏仁体腹侧传出通路到杏仁体基底核;Ch4 还投射整个大脑新皮质(图 8-9-19)。

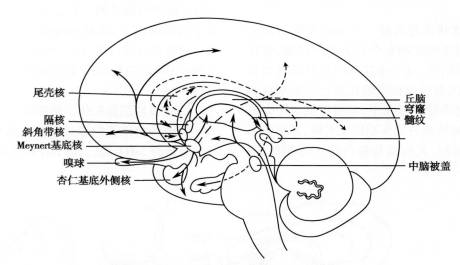

图 8-9-19 基底前脑大细胞核群及其纤维联系

尾壳核
隔核
斜角带核
Meynert基底核
嗅球
杏仁基底外侧核

丘脑
穹窿
髓纹

中脑被盖

七、边缘系统小结

上述边缘结构及其纤维联系概括如下:从中脑通过下丘脑进入前脑基底部的一系列结构,沿着前脑内侧束形成种系发生中的古老核心系统,不仅与内脏运动有关,也与情绪的运动性行为有关。随着哺乳动物大脑新皮质的高度发展,前脑基底部通过扣带回、海马及杏仁体与新皮质建立联系,边缘系统各结构间也建立了更多的联系,使

这一系统参与学习、记忆等高级认知过程。

（一）边缘系统各结构之间的联系

边缘皮质、海马结构及杏仁延伸部都呈典型的“C”形环绕大脑半球内侧面、间脑及中脑。边缘皮质各结构、间脑及中脑之间依赖穹窿、前脑内侧束、终纹、乳头束、背侧纵束、髓纹等联系形成一个“边缘系统-中脑功能环路”。

1. 边缘皮质间的联系 边缘皮质主要依赖以下联络纤维相互联系:①扣带连接扣带回、海马旁回以及邻近新皮质；②钩束连接额叶眶回和颞叶前部的皮质；③前连合主要联络两侧前嗅核、嗅结节、Broca 斜角带、梨状皮质、内嗅区、海马旁回、外侧嗅束核、终纹床核、伏隔核、颞中、下回前部及其他新皮质；④海马连合联络两侧的海马、齿状回和下托的纤维（图 8-9-20）。

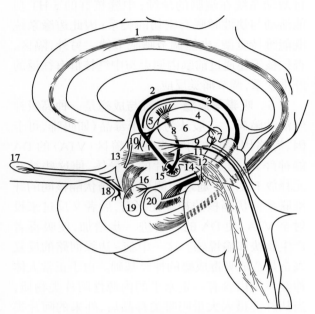

图 8-9-20 边缘结构之间的神经环路
1. 扣带；2. 穹窿；3. 终纹；4. 髓纹；5. 丘脑前核；6. 丘脑内侧核；7. 缰核；8. 乳头丘脑束；9. 背侧纵束；10. 前连合；11. 乳头被盖束；12. 缰核脚间束；13. 前脑内侧束；14. 乳头脚间束；15. 乳头体；16. 脚祥；17. 嗅球；18. 外侧嗅纹；19. 杏仁体；20. 海马。

2. 边缘皮质与皮质下结构的联系

（1）前脑内侧束：是联络前脑基底部和中脑的纤维束，从隔区经下丘脑达中脑被盖。前脑内侧束分成内侧部和外侧部，内侧部主要含下丘脑至中脑中缝核和网状结构的往返纤维；外侧部含杏仁延伸部及下丘脑至黑质、臂旁核、蓝斑、腹外侧网状结构、迷走神经背核等的往返纤维。

（2）背侧纵束：位于脑室周围，从下丘脑后区延伸到延髓的尾端，将下丘脑后核、背侧被盖核如黑质、内脏神经运动核、感觉核联系起来。

（3）乳头丘脑束和乳头被盖束：前者将乳头体与丘脑前核相联系，组成从边缘叶至海马、再到下丘脑的 Papez 环路（Papez circuit）的一部分，后者达中脑背侧被盖核及脑桥网状被盖核。

（4）髓纹和缰核脚间束：将缰核与中脑相连。

（5）下丘脑垂体束：是神经系统与内分泌系统

的主要联系途径。

（6）穹窿：将海马与下丘脑、隔区及中脑被盖联系起来。

3. 边缘系统的神经环路 以上各传导束将边缘系统组合成以 Papez 内环路为中心，联络边缘皮质、丘脑、下丘脑、杏仁复合体、基底前脑等的外环路的功能系统（图 8-9-20）。

（二）边缘系统的功能

1. 与情绪和动机的产生有关 实验证明刺激或损伤哺乳动物的扣带回、杏仁复合体、隔区、海马等，动物会出现假怒、逃避、防御或淡漠、嗜睡、温驯等情绪反应。早期研究认为情绪反应与 Papez 环路有关。从扣带回到海马，再到下丘脑的 Papez 环路，通过扣带皮质将其余皮质水平的主观感受经验，传给海马，海马则将其与其他的传入信息进行综合加工，形成情绪传出通路给下丘脑，下丘脑通过前脑内侧束，将信息传给脑干的感觉、运动核团及网状结构，由此完成情绪动机引起的躯体及内脏反应。后期的研究发现杏仁复合体也是情绪反应的关键部位。杏仁体的皮质内侧核直接与嗅觉、味觉有关，这种信息通过杏仁核与下丘脑相连，用于控制摄食活动；而杏仁体的基底外侧核通过腹侧基底节与前额皮质、通过终纹 - 隔区 - 前脑内侧束及杏仁腹侧传出通路与下丘脑及脑干中许多部位有双向纤维联系，从而控制情绪行为的表达。从基底前脑的多巴胺传导系统还可以看出中脑腹侧被盖多巴胺神经元功能增强，或是腹侧纹状体、杏仁延伸部、大脑额叶皮质多巴胺受体结合力增强，都会通过腹侧基底节、丘脑，使患者的情绪、情感整合紊乱，并伴有肌张力失调和运动障碍，从而导致精神分裂症的发生。

2. 调节内脏活动 边缘系统的许多部位受到刺激可以影响同一脏器的活动，而刺激边缘系统的某一部位，又可以引起多种脏器活动的变化。如刺激杏仁复合体、海马、隔区、梨状皮质、扣带回、脑岛及颞叶都能引起心血管活动及呼吸的变化。刺激杏仁体可产生呼吸、心血管、消化腺分泌、瞳孔大小、排尿排便、举阳射精等多种内脏活动的变化。由于边缘系统对内脏活动具有广泛的影响，因此有"内脏脑"之称。边缘系统还通过下丘脑 - 垂体神经体液系统影响内脏活动。边缘系统主要通过下丘脑 - 脑干通路影响内脏活动。眶额皮质、扣带回、岛叶等皮质也一直被认为是自主神经的高级中枢；扣带回、隔区、海马、基底前脑、

607

杏仁复合体有纤维投射至下丘脑,并经前脑内侧束、背侧纵束等与脑干的内脏神经核团及网状结构联系,影响内脏活动。如隔区能抑制促肾上腺皮质激素的释放、杏仁核引起促性腺激素释放、海马-穹窿对垂体肾上腺系统有持续的抑制作用,持续刺激海马后,血中 17- 羟类固醇浓度下降,原来血液中 17- 羟类固醇的昼夜变动节律也消失。这些体内激素含量的变化,会影响内脏平滑肌的活动以及多种腺体的分泌。

3. 参与学习记忆的形成与巩固　刺激隔区,患者难以用语言表达事物的特征;损毁杏仁核,患者的应变能力减弱;大范围的双侧海马损伤,则近期事实记忆能力丧失,远期记忆不受影响,以近期记忆进行性下降、最终导致自理能力丧失为特征的阿尔茨海默病患者,其最典型的病理变化就是海马结构的萎缩;切断动物的隔-海马通路,空间记忆能力明显下降。而损毁基底前脑Meynert 基底核,动物的工作记忆及空间记忆均受影响。现已证实隔-海马胆碱能通路是空间记忆形成的形态基础,动物痴呆模型的建立就是通过切断隔-海马通路,阻止内侧隔核和斜角带核垂直支胆碱能神经元对海马的调节作用,从而造成动物的学习记忆能力下降。内侧隔核是海马 θ 节律的起搏器,其中胆碱能和 GABA 神经元通过释放神经递质来影响海马神经元的兴奋性,实现对动物的学习和空间记忆能力的影响。有实验表明,给记忆训练大鼠内侧隔核灌入药物丁卡因、东莨菪碱、蝇蕈醇,大鼠海马的 θ 节律减弱,且连续条件反射分辨的精确性下降。给成年和老龄大鼠内侧隔核和斜角带核内注入 M 型胆碱能类激动剂可提高其学习和记忆能力,而且使海马产生持续的 θ 节律。这些都证明隔-海马胆碱能通路可以影响海马神经元的兴奋性,最终对大鼠的学习记忆产生一定的影响。杏仁复合体或斜角带核-杏仁核通路则可能通过旁分泌机制,参与注意及调制学习过程。海马的三突触回路是海马长时程增强电生理效应的神经基础,而长时程增强正是记忆产生的神经机制;Meynert 基底核-大脑皮质通路则可能是通过介导注意力、应答刺激、激活觉醒等过程参与记忆的调制。边缘系统中神经递质(Glu、ACh、5-HT、DA、NE)、神经肽(VP、OT、SOM、NPY、VIP、CCK、SP 等)NOS 及激酶也参与调制学习记忆。

4. 与睡眠、觉醒有关　刺激杏仁体、杏仁周区、梨状皮质、嗅结节等,可使动物躯体运动和呼吸受抑制,产生嗜睡的感觉;刺激基底前脑皮质区脑电图会出现同步节律波;而刺激隔核、海马都可使海马产生 θ 节律,再如癫痫发作时,海马有典型的癫痫样放电。目前认为隔-海马、Meynert基底核-大脑皮质胆碱能通路是脑干网状结构上行激动系统在端脑的延续;中缝核群的 5-HT 功能活动与快波睡眠有密切的关系;因此边缘系统既能维持觉醒,也能调节睡眠节律。另外,隔区、杏仁核等还通过前脑内侧束与中缝核群有往返的纤维联系,调节痛觉反应。

5. 吸毒与成瘾　吸毒与成瘾是一种高级神经活动障碍。一般认为,由于毒品(如吗啡、可卡因、海洛因等)作用于腹侧被盖区(VTA)的 DA能神经元,通过激活阿片的 μ 受体,使这些神经元释放 DA,DA 通过腹侧被盖区与伏隔核间的纤维联系使伏隔核的神经元兴奋,后者又反过来投射至 VTA,使 DA 的释放进一步增加,使吸毒者产生欣快和愉悦感。这一中脑-边缘回路的反复兴奋是造成吸毒成瘾的神经基础。由于正常人体神经系统内含有一定水平的内源性阿片类物质,当从外部摄入大量吗啡类毒品后,外来的阿片类物质取代了内源性阿片类物质,抑制了内源性阿片类物质的形成和释放,一旦停止吸毒,体内的内源性阿片类物质不能维持生理需要,破坏了正常的平衡关系,就产生戒断症状,即所谓对毒品的依赖性或"成瘾"。虽然可以用药物治疗脱去毒品的作用(生理性戒毒),但由于上述中脑-边缘回路仍可通过条件反射而发挥作用,故当患者再次接受到与毒品或吸毒有关的信号(如吸毒的患者、环境、语言或记忆等)时就会再次复吸(心理性毒瘾),所以,"脱毒容易脱瘾难"。上述机制得到了实验和临床的证明:损毁 VTA 可以降低吸毒者对阿片的依赖程度;反之,将 DA 注入伏隔核则可制造吸毒的动物模型。

边缘系统的功能虽然复杂,但归纳起来,它所调控的情绪活动都与内脏和躯体活动密不可分,这是个体生存、种族延续不可缺少的。前者主要是杏仁复合体及相关结构的功能,如摄食、食物的消化、躲避伤害,而后者主要是隔区及有关结构的功能,如动物的生殖行为。而边缘系统的皮质部分是完成这些功能的中间联络区。在控制行为的模式上,它处于大脑半球其他新皮质和边缘系统皮质下结构之间。然而,边缘系统与新皮质联系非常广泛,其功能显然不会单独存在。因此上述实验结果可能都是整个脑联合活动的诱因或者结果,具体机制还有待进一步研究。

(周丽华　姚志彬)

参考文献

[1] 姚志彬,陈以慈. 脑研究前沿 [M]. 广州:广东科技出版社,1995.

[2] 朱长庚. 神经解剖学 [M]. 2 版,北京:人民卫生出版社,2009.

[3] Ribas GC. Cerebral hemispheres//Sanding S. Gray's Anatomy: The anatomical basis of clinical practice [M]. 41th ed. Elsevier Limited, 2016: 373-398.

[4] Martin JH. The limbic system/Martin JH. Neuroanatomy [M]. Vol 15. Connecticut: Appleton & Lange press, 1996.

[5] Bubb EJ, Kinnavane L, Aggleton JP. Hippocampal-diencephalic-cingulate networks for memory and emotion: An anatomical guide [J]. Brain NeurosciAdv, 2017, 1: 1-20 pii: 2398212817723443.

[6] Scharfman HE. The enigmatic mossy cell of the dentate gyrus [J]. Nat Rev Neurosci, 2016, 17 (9): 562-575.

[7] Rolls ET. The cingulate cortex and limbic systems for action, emotion, and memory [J]. Handbook of Clinical Neurology, 2019, 166: 23-37.

专栏 D　中枢神经系内的长程传导通路

人体在生命活动中,通过眼、耳、鼻、舌及躯体各类感受器,将体内外环境的多种信号刺激变成感觉神经冲动,经过传入神经传到中枢神经系统的各个部位,最终传递到大脑皮质特定功能区的高级中枢,进行分析整合,再发出神经冲动,由下行的神经纤维传导信息,止于效应器,引起各种反应。这种基本活动方式,被称为反射(reflex)。完成反射活动的物质基础是反射弧(reflex arc)。一般,反射弧是由感受器、传入神经、反射中枢、传出神经和效应器组成的神经链锁。简单的反射弧仅包括传入和传出两级神经元(如跟腱反射),只涉及低级中枢神经的一部分。而复杂的反射弧,参与反射的中间神经元数目不等,这些神经元大部分在中枢神经系统内,以多突触的形式形成许多长短不等、功能各异的神经元链,称为中枢神经系统内的传导通路。它们不仅是感觉和运动神经元间的信息传递,而且能引发许多复杂的生理活动。

这些活动来自经验的贮存记忆或发自固有的遗传编码的输出。一般把由感受器到脑的神经通路,称为感觉传导通路,属上行通路;把由脑到效应器的神经通路,称为运动传导通路,属下行通路。

传导通路的各级中枢,不仅是简单地接转和中继信息,每一个中枢或中继站,都具有特殊的分析和综合功能。各传导通路也不仅是单向传导,上行传导束中亦含有来自高级中枢的下行纤维,下行传导束中可有返回中枢的上行纤维,以此来执行信息传递中的反馈控制,完成对效应神经元的完善控制和调节。近年来,随着对脑的研究日趋深入,已证实脑的基本活动除典型的反射活动外,在神经元的突触联系中,还有大量的回路和往返联系;并存在大量的神经递质和调质,在非突触的受体部位传递信息,发挥作用。这样就形成了包括神经元网络和神经元与非神经元成分网络的泛脑网络(pan-brain network)的庞大系统。

一、上行(感觉传导)通路

感觉传导通路(sensory pathway)又称上行传导通路(ascending pathway),根据其传导的感觉冲动来源部位可分为躯体感觉传导通路(somatic sensory pathway)和内脏感觉传导通路(visceral sensory pathway),躯体感觉可分为一般躯体感觉和特殊躯体感觉两类。一般躯体感觉包括深感觉(关节、肌肉、肌腱的位置、运动和振动感觉及精细触压觉)和浅感觉(皮肤的痛、温觉和粗触压觉)。触觉本身可分为粗触觉(属于浅感觉)和精细触觉以及辨别物体形状、大小、轻重、软硬和纹理粗细的实体觉(属于深感觉)。特殊躯体感觉包括视觉、听觉、平衡觉。内脏感觉亦可分为一般和特殊内脏感觉,后者包括味觉和嗅觉。以上各类感觉均有各自特殊的传导通路。

(一)一般躯体感觉传导通路

一般躯体感觉传导通路(general somatic sensory pathways)包括痛、温觉传导通路,触、压觉传导通路和本体感觉传导通路。传导痛、温觉和粗触、压觉者属于浅感觉传导通路(superficial sensory pathway);传导关节、肌肉、肌腱的位置、运动和振动感觉及精细触压觉属于本体感觉传导通路又称深感觉传导通路(deep sensory pathway)。

1. 痛、温觉传导通路　痛、温觉传导通路(pain and thermal sensory pathways)是由三级神经元连接而成,主要传递皮肤、黏膜的痛、温觉。根据感觉产生的部位可分为躯干、四肢和头面部浅感觉传导通路。

(1)躯干和四肢的痛、温觉传导通路(图 8-D-1):躯干和四肢的痛、温觉传导通路(pain and thermal sensory pathways of the trunk and limbs)第一级神经元是中、小型假单极神经元,其胞体位于脊神经节内,突起较细,薄髓或无髓。周围突构成脊神经内的感觉纤维,分布于躯干四肢皮肤、黏膜内的痛、温觉感受器;中枢突大部分经后根外侧部入脊髓背外侧束(dorsolateral fasciculus)或称 Lissauer 束,分为升、降支,升支稍长,一般上升 1~2 个脊髓节段,降支较短。两者均发侧支。升、降支的终末或侧支大多止于灰质后角 I、IV~VII 层,部分纤维还可中继至VIII层。

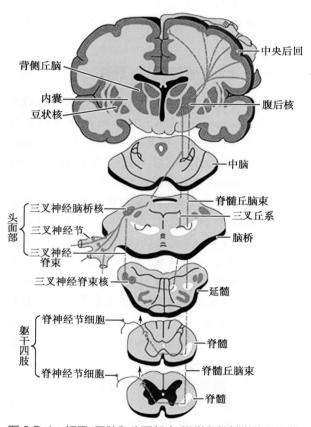

图 8-D-1　躯干、四肢和头面部痛、温觉和粗触觉传导通路

第二级神经元胞体在脊髓后角内,主要位于 I 和IV~VIII层。不同动物、不同脊髓节段、各层参与此通路的细胞数不尽相同,其密度最大者在VI、VII层。目前研究证实胶状质所发出的轴突,并不越边形成对侧的脊髓丘脑束,而是返回背外侧束,参与脊髓节段间反射。第二级神经元的轴突在上

行 1~2 节段的同时,斜行经过脊髓白质前连合,交叉到对侧外侧索前部和前索,分别组成脊髓丘脑侧束(lateral spinothalamic tract)和脊髓丘脑前束(anterior spinothalamic tract),也有一部分不交叉的纤维至同侧外侧索,加入同侧脊髓丘脑侧束。一般认为脊髓丘脑侧束传递痛、温觉冲动,位于外侧索前部,脊髓小脑前束的内侧;脊髓丘脑前束则传递粗略的触、压觉冲动,位于前索的外侧部,与网状脊髓内侧束的纤维相混杂。此二部纤维在脊髓内上升,经过脑干时逐渐靠拢,合称脊髓丘脑束(spinothalamic tract),主要投射到背侧丘脑的腹后外侧核。

躯干和四肢的痛、温觉二级纤维,在脊髓丘脑束内的排列是有序的,即由背外向腹内侧,从浅入深,依次为传导尾、骶、腰、胸、颈部痛温觉的传入纤维。当脊髓中央管内发生髓内肿瘤时,随着瘤体的生长,由内向外压迫脊髓丘脑侧束,则痛、温觉障碍由身体上半部向下扩延;而髓外性肿瘤,由外向内逐渐压迫脊髓丘脑侧束,则痛、温觉障碍自下半身向上扩展。

在延髓,脊髓丘脑束位于下橄榄核和三叉神经脊束之间。至脑桥,先位于内侧丘系的背外侧,后转至内侧丘系的背侧。至中脑下部,行于下丘核和下丘臂的腹侧。在脑干,此束纤维的定位顺序同样是自背外侧向腹内侧,依次传导下肢、躯干和上肢的痛温觉信息。

第三级神经元胞体在丘脑的腹后外侧核,其三级纤维经过内囊后肢,参加丘脑皮质束(丘脑中央辐射)的组成,最后投射到中央后回(3、1、2 区)的中、上部和中央旁小叶的后部,该通路传导的是精确和快相痛觉;其纤维在上升过程中发侧支到脊髓和脑干的网状结构,经几次中继后,止于丘脑的板内核群和中线核群,称此通路为旧脊髓丘脑系统,又称脊髓网状丘脑通路。它们传导较弥散且定位不确切的慢相痛觉。

脊髓丘脑束一般认为是传导痛、温觉的传导束,在白质中与其他纤维有重叠,无明确边界。到达丘脑前,沿途发出侧支止于某些核团,因此很难确定它的起点。传统上将此束分为脊髓丘脑侧束和脊髓丘脑前束,前者位于外侧索内,位于脊髓小脑前束内侧;后者后于前索内,与网状脊髓内侧束的纤维相混杂。有学者主张温觉多集中于后部,痛觉多集中于前部。也有学者认为痛温觉偏后,触觉偏前。现在无论从解剖学或生理学角度,

将脊髓丘脑束分为脊髓丘脑前束和脊髓丘脑侧束,证据均显不足。

(2) 头面部痛、温觉传导通路(图 8-D-1):头面部痛、温觉传导通路(pain and thermal sensory pathways of the head and face)通常也由三级神经元组成。第一级神经元胞体主要位于三叉神经节,其次有舌咽神经上神经节、迷走神经上神经节和面神经的膝神经节。其周围突分别经相应的脑神经分布至头面部皮肤、黏膜及牙的感受器。中枢突经三叉神经感觉根和舌咽、迷走和面神经进入脑干,其中,三叉神经节细胞的中枢突入脑后,传导痛温觉的纤维下降先形成三叉神经脊束,行于延髓外侧部,它的多数纤维陆续止于其内侧的三叉神经脊束核。少量纤维止于三叉神经脊束核内侧的网状结构和孤束核。舌咽神经上神经节、迷走神经上神经节和膝神经节细胞的中枢突入脑后,也经三叉神经脊束止于三叉神经脊束核。

第二级神经元胞体为三叉神经脊束核。三叉神经脊束核位于三叉神经脊束的内侧,上端始于脑桥下部三叉神经根入脑处的稍下平面,向下纵贯延髓背外侧部全长并延伸至第 2~3 颈脊髓节平面。核的内侧与网状结构的背外侧部相续,二者无明确分界。此核自上而下分为吻侧、极间和尾侧 3 个亚核。

头面部痛、温觉在三叉神经脊束核的中继有较明确的定位关系:来自眼神经的纤维位于三叉神经脊束的腹侧,降至第 2~3 颈脊髓节段,终于尾侧亚核;来自下颌神经的纤维位于三叉神经脊束的背侧,仅降至延髓上段,止于吻侧亚核;来自上颌神经的纤维在三叉神经脊束中的位置居前二者之间,降至延髓下段,止于极间亚核。来自上颌神经、下颌神经的部分纤维也可止于尾侧亚核。临床资料表明尾侧亚核与头面部的痛觉传导相关(DaSilva,2002)。

对三叉神经脊束核发出的上行投射纤维具体通路目前看法不一。一般认为脊束核发出的二级上行纤维,行向腹内侧,越中线至对侧,在内侧丘系的背外侧折向上行,形成传统认为的三叉丘系(trigeminal lemniscus)或腹侧三叉丘系。此丘系的定位关系由内而外依次为来自下颌神经、上颌神经和眼神经终止核的纤维。三叉丘系上行最终止于丘脑腹后内侧核,少部分止于丘脑中央核。腹后内侧核再发出三级上行纤维,组成丘脑皮质束(丘脑中央辐射)的一部分,经内囊后肢投射至

中央后回下部,产生定位和性质皆明确的痛温觉。

文献报道猫的极间亚核、吻侧亚核发出的 2 级纤维,主要行于同侧,只有少量纤维达到丘脑;尾侧亚核实际上也并不发出直接的三叉丘系,只有少量纤维起自此亚核的外侧缘带。

有学者报道脊束核发出的绝大多数纤维进入双侧的网状结构。部分纤维或其侧支可至 V、Ⅶ、Ⅸ、Ⅹ、Ⅺ、Ⅻ对脑神经运动核,参与泪腺反射、角膜反射、眼心反射等。此外,有些纤维还可上达中脑的四叠体和中央灰质;脊束核的吻侧、极间亚核与三叉神经脑桥核一起发出纤维,可与脊髓小脑前束一起进入小脑,大部分止于小脑蚓的上面。

2. 触觉和压觉传导通路 触觉和压觉感受器种类繁多,分布于皮肤、结膜和黏膜等处。触觉又分精细触觉和粗触觉,前者包括两点距离的辨别和形体觉。触觉和压觉传导通路(tactile and pressure pathways)多与其他通路混合上行。

(1) 躯干和四肢的精细触觉传导通路:躯干和四肢的精细触觉传导通路(fine tactile pathway of the trunk and limbs)与躯干、四肢的意识性本体感觉传导通路相伴行(见躯干、四肢意识性本体感觉传导通路)。

(2) 躯干和四肢的粗触觉和压觉传导通路:躯干和四肢的粗触觉和压觉传导通路(rough tactile and pressure pathways of the trunk and limbs)基本组成及行经部位亦包括三级神经元,其胞体位置及突起的行径与躯干、四肢的痛、温觉传导通路相混合。只是,以前认为粗触觉和压觉传导通路的纤维在脊髓中构成了脊髓丘脑前束,但目前无论从生理或解剖角度均难以证实。本通路最后由丘脑腹后外侧核中继,经内囊后肢投射到中央后回中、上部,中央旁小叶后部和第Ⅱ躯体感觉区。

(3) 头面部的触、压觉传导通路:头面部触、压觉传导通路(tactile and pressure pathways of the head and face)与头面部的痛、温觉传导通路相混,其第一级神经元轴突终末主要止于三叉神经脑桥核,部分止于三叉神经脊束核。三叉神经脑桥核发出的 2 级纤维主要组成背侧三叉丘系(dorsal trigeminal lemniscus)行于脑桥被盖背侧区。大致传导两侧头面部的触觉,部分纤维可加入同侧或对侧的腹侧三叉丘系(ventral trigeminal lemniscus)。通常认为该通路最后由丘脑腹后内侧核中继,经内囊后肢投射到中央后回下部。

3. 本体感觉传导通路 本体感觉也称深感

觉,包括肌、腱、关节和骨膜等处的位置觉、运动觉和振动觉。本体感觉传导通路(proprioceptive sensory pathway)包括躯干和四肢的本体感觉传导通路(proprioceptive sensory pathway of trunk and limbs)和头面部本体感觉传导通路(proprioceptive sensory pathway of head and face)两部分。躯干和四肢的本体感觉传导通路可分为两条。一条传至大脑皮质,产生意识性感觉,称意识性本体感觉传导通路(conscious proprioceptive pathway);另一条传至小脑,仅反射性调节骨骼肌的运动和张力,维持身体的姿势和平衡,称非意识性本体感觉传导通路(unconscious proprioceptive sensory pathway)。

(1)躯干四肢意识性本体感觉传导通路(图8-D-2):由三级神经元组成。第一级神经元胞体在脊神经节内,属假单极神经元,胞体多为大、中型,纤维较粗,有髓鞘。其周围突分布于肌、腱、关节等处的感受器;部分神经元的周围突分布于皮肤的触觉感受器。中枢突形成脊神经后根内侧部、沿后角内侧进入脊髓后索,分为长的升支和短的降支,二者皆可发出侧支。升支中25%的长纤维在薄束、楔束内上升,终止于延髓下部背侧的薄束核和楔束核。此二核为该通路二级神经元胞体的所在部位。部分后根纤维和侧支进入脊髓后角,终止于脊髓后角细胞,再发纤维返回后索上升至薄束核和楔束核。薄束核、楔束核发出的2级纤维在本平面内直接弯向前内,形成内弓状纤维,绕中央管的腹侧跨过中线至对侧上升,此跨中线的纤维即"内侧丘系交叉",交叉后在脑干内上行形成内侧丘系(medial lemniscus)。内侧丘系在延髓段位于锥体束的背侧,居中线两侧,呈矢状位定位排列。到脑桥后,内侧丘系由矢状位渐变为横位,居被盖的前缘,穿行于横行的斜方体纤维之间。内侧丘系中的纤维定位,由延髓的腹背关系变成此处的内外关系。到中脑,内侧丘系则转移至中脑被盖腹外侧,红核的背外侧,最终上升至丘脑腹后外侧核形成第2次中继。纤维排列又变成了由前内斜向后外。丘脑腹后外侧核为第三级神经元,腹后外侧核由外向内分别接受薄束核、楔束核自内向外依次发出的纤维。其发出的3级纤维,加入丘脑中央辐射,经内囊后肢投射到中央后回中、上部和中央旁小叶后部。部分纤维可投射到中央前回的相应部位。

在上述通路中,其上行纤维及中继核团均有明确的定位排列关系:在脊髓后索,第5胸脊髓节段以下传导下肢和躯干下部深感觉的薄束纤维,第4胸节平面以上由于来自上肢和躯干上部纤维的加入而出现楔束,楔束排于外侧。整体的纤维定位关系为由腹外向背内侧依次是来自颈、胸、腰、骶、尾神经的纤维。

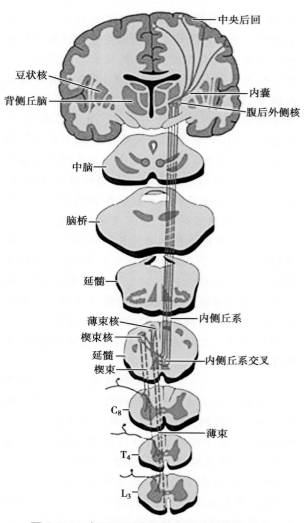

图8-D-2 躯干四肢意识性本体感觉传导通路

薄、楔束纤维在薄、楔束核内的定位关系为:薄束核、楔束核由内而外依次接纳薄束、楔束由内到外的纤维。也就是尾神经后根的纤维,终止于薄束核的最内侧,第1颈神经的纤维终止于楔束核的最外侧。内侧丘系交叉的定位关系为:楔束核纤维的交叉较薄束核纤维的交叉略偏于背侧。到延髓高度,内侧丘系在中线两侧矢状位排列,由背侧向腹侧依次传导颈、胸、腰、骶、尾部的感觉。到脑桥的斜方体,这种背腹定位关系转为内、外排列,即由内侧向外侧依次为传导颈、胸、腰、骶、尾的深感觉纤维。在中脑,由红核向背外侧也以同样的关系依次排列。

以上是对躯干、四肢本体感觉传导通路的经典看法。然而大量的研究表明，该通路的实际情况远比以上描述的要复杂。后根内侧部的粗纤维入后索，只有25%的最长的纤维可达薄束核和楔束核。部分后根纤维或其侧支则陆续终止于后角细胞，中继后再发出二级纤维进入后索，止于薄束核和楔束核，此二核再发出长的下行纤维，止于灰质第Ⅴ层，以对痛觉冲动的传导产生影响。另有部分后根纤维或其侧支可直接或间接终止于前角细胞，形成单突触或多突触的反射联系，其中包括牵张反射。有的纤维经白质前连合终止于对侧胸核。此外，内侧丘系在上升途中，在中脑节段还可发出侧支终止于红核、黑质和上丘等处。

(2)躯干和四肢的非意识性本体感觉传导通路(图8-D-3)：本传导通路由二级神经元组成。第一级神经元胞体位于脊神经节内，其周围突分布于四肢和躯干部的肌梭、腱梭和关节本体感觉的末梢感受器。来自下肢和躯干下部的纤维，随下腰部和骶、尾神经后根的内侧部进入脊髓，大部分先行于薄束内，上行至$C_8 \sim L_2$脊髓节段后，离开薄束，止于胸核的第二级神经元。由胸核发出二级纤维，进入同侧外侧索后部，组成脊髓小脑后束上行。经小脑下脚止于旧小脑皮质。动物实验结果显示，部分一级纤维止于腰骶膨大节段灰质的Ⅴ～Ⅶ层外侧部，由此处发出的二级纤维，小部分参与同侧的脊髓小脑前束，大部分经白质前连合交叉到对侧后组成脊髓小脑前束。此束上行，经小脑上脚进入旧小脑，止于下肢的皮质代表区。

来自上肢和躯干上部的纤维经颈神经后根内侧部进入脊髓后，于楔束内上行，至延髓的后外侧部，止于楔外侧核(即楔束副核)。此核发出二级纤维，组成同侧的楔小脑束(cuneocerebellar tract)，经小脑下脚止于同侧旧小脑皮质的上肢代表区。在鼠类，部分一级纤维止于同侧脊髓颈膨大的Ⅵ、Ⅶ层。此区可能发出2级纤维组成同侧的脊髓小脑嘴侧束，经小脑下脚入旧小脑皮质。

(3)头面部本体感觉传导通路：截至目前，关于头面部本体感觉传导通路的研究资料仍少，且结果不统一。一般认为其第一级神经元的胞体主要位于三叉神经中脑核和三叉神经节内。也曾报道在Ⅲ、Ⅳ、Ⅴ、Ⅵ、Ⅶ、Ⅺ和Ⅻ对脑神经的行程中发现有本体感觉性的神经元。上述神经元的周围

突主要经由三叉神经，也可通过其他相应的脑神经分布到眼、口、咽、喉、舌、面部的骨骼肌及牙龈和下颌关节等处的本体感受器。但中枢突经何途径至丘脑和大脑皮质尚不清楚。人们推测，可能借三叉丘系终于丘脑腹后内侧核，在此中继，再经内囊后肢至中央后回下部的头面代表区，产生意识性的深感觉。有的纤维可能经网状结构中继，进入小脑白质，终于小脑中央核，参与和头面部深部感觉有关的反射活动。

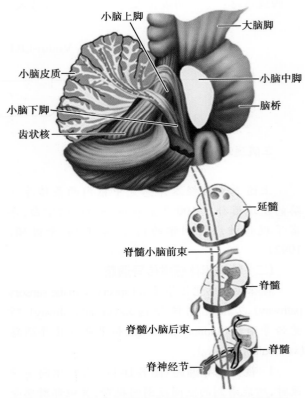

图8-D-3　躯干、四肢非意识性本体感觉传导通路

李继硕等学者从20世纪80年代中期开始，经过20余年的研究，用多种束路示踪和电子显微镜技术、神经电生理方法证实了大鼠头面部本体感觉传导中枢通路的存在。研究者认为，该通路的初级神经元位于三叉神经中脑核(Vme)内，属假单极神经元，其轴突下行，主要终止于同侧的三叉神经脊束核吻侧亚核背内侧部及其内侧的外侧网状结构内(Vodm-LRF)，该处被认为是此通路第二级神经元的所在部位；其第三级神经元主要分布于三叉神经感觉主核(Vp)内侧的一个腹背延伸的"带状区"，具体包括三叉上核尾外侧部(Vsup-CL)、感觉主核背内侧部(Vpdm)、三叉神经运动核腹侧(AVM)和上橄榄核背侧(ADO)。研

究中发现,Vodm-LRF 的传出纤维密集地终止于同侧的上述"带状区";第 3 级神经元的轴突交叉投射于对侧丘脑腹后内侧核(VPM),此处即该通路四级神经元的所在地。最后,由此发纤维投射于大脑皮质。具体通路如下:三叉神经中脑核(Vme)→三叉神经脊束核吻侧亚核背内侧部——外侧网状结构(Vodm-LRF)→三叉上核尾外侧部(Vsup-CL)、感觉主核背内侧部(Vpdm)、三叉神经运动核腹侧(AVM)、上橄榄核背侧(ADO)带状区

→丘脑腹后内侧核(VPM)→大脑皮质。

在 4 级通路研究的基础上,罗丕福等又用细胞内记录结合细胞内注射 HRP 的方法,发现 Vme 神经元除主轴突投射于 Vodm-LRF 外,还发出较多长的轴突侧支,投射于 Vsup-CL、Vpdm,并经电子显微镜证实,确认其终末与向丘脑投射神经元之间形成轴-树突触。至此,又发现了一条与上述四级通路相平行的三叉神经本体感觉的三级通路。综上所述,头面部三叉神经本体觉的两条中枢通路如下:

四级通路:　　　初级传入　　　　二级传入　　　　三级传入　　　　四级传入

三叉神经Vme　　　Vodm-LRF　　Vsup-CL, Vpdm AVM, ADO 带状区　　　VPM

头面部肌梭————[○————————[○————————[○————————[○————大脑皮质

三级通路:　　　初级传入　　　　　　　二级传入　　　　　　　三级传入

上述三叉神经本体感觉中枢内两条传导通路的发现填补了 100 年来在这一领域的空白,丰富了现代神经解剖学的内容(罗丕福、李继硕,1992)。

(二)特殊躯体感觉传导通路

特殊躯体感觉传导通路(special somatic sensory pathway)包括视觉传导通路(visual pathway)、听觉传导通路(auditory pathway)和平衡觉传导通路(vestibular pathway)。

1. 视觉传导通路(图 8-D-4)　当眼球向前平视时,所能看到的空间范围叫视野,黄斑部所感受的空间范围叫中心视野,黄斑以外视网膜所感受的空间范围叫周边视野。视野的光线投射至视网膜,由于晶状体的屈光作用,使视野在视网膜上产生上下倒置和左右反置的投影现象,即鼻侧半视野光线投射至颞侧半视网膜的感觉细胞,颞侧半视野光线投射到鼻侧半视网膜的感觉细胞;上半视野光线投射至下半视网膜的感觉细胞,下半视野光线投射至上半视网膜感觉细胞。所以每眼的视野可分为 4 等份,每 1/4 视野叫象限视野,视网膜也相应分为 4 个象限。对一个物体产生意识性视觉的通路是由一连串的神经元连接而成。它们的胞体依次位于视网膜、外侧膝状体和枕叶距状沟上、下邻近的大脑皮质内;而且在视交叉内视神经纤维部分交叉。因此,从每侧视网膜鼻侧半来的(即来自颞侧半视野)的冲动,交叉传递到对侧的外侧膝状体和枕叶。

其具体通路及定位投射关系分段描述如下:

(1)视网膜:视网膜(retina)起源于前脑泡侧壁之视杯结构。从视觉传导通路的角度讲,其内层为神经层,主要由 3 层细胞构成。由外向内依次为最外的视锥、视杆细胞层,是光感受器;中间的双极细胞层,最内为节细胞层。此外,还有水平细胞和无长突细胞等联络神经元。

人类和绝大多数哺乳动物有 3 种视锥细胞,它们分别含有感受蓝、绿和红颜色的视色素。视锥细胞感受强光及颜色,黄斑中央凹处密度最高,向四周密度迅速降低。视杆细胞感受弱光及周边视野的光线,中央凹处无此类细胞,向外侧逐渐增多。

视杆细胞、视锥细胞与双极细胞和其他联络神经元形成突触联系,其联系的规律是几个感受细胞与一个双极细胞联系,几个双极细胞与一个神经节细胞联系,这样许多感受细胞只能引起一个神经节细胞的兴奋,故其视敏度较差。在视网膜中央凹部分只有视锥细胞,视锥细胞只与一个双极细胞联系,而这个双极细胞又只与一个神经节细胞相联系,所以中央凹的视敏度最高,色觉也最清晰。

双极细胞是典型的神经元,根据形态和突触

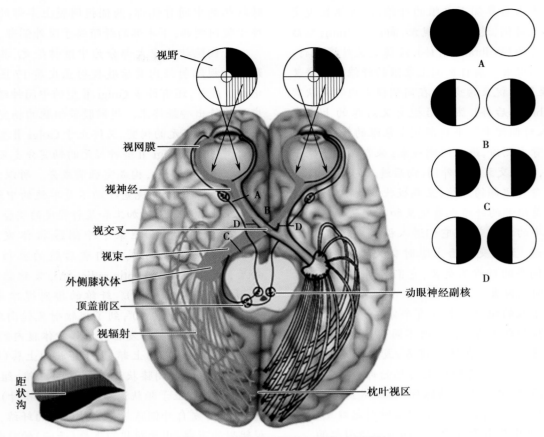

图 8-D-4　视觉传导通路与瞳孔对光反射

A、B、C、D 表示视觉传导通路不同部位损伤，引起不同的视野缺损。

的组合又可分为侏儒双极细胞、扁平双极细胞和视杆双极细胞，分别与视锥细胞、视杆细胞相突触。节细胞是典型的多极神经元。轴突汇聚于视神经盘，穿眼球后壁形成视神经，覆以脑的被膜。节细胞在视网膜的边缘部和近边缘的部位，多为单层，自边缘部移向黄斑，层次逐渐增加，在黄斑周围和黄斑内，约为 10 层，中央凹的边缘为 5~7 层，但中央凹处则减少，甚至没有。

　　节细胞根据形态以及与双极神经元的联系方式，又可分为单突触型（侏儒型）和多突触型（弥散型）。前者多见于视网膜中心区，与一个双极细胞和一个视锥细胞相联，由此形成 1:1 的单线联系，所以该处视敏度最高、辨色力最强。后者主要分布于视网膜的周围部，与多个双极细胞及视锥细胞、视杆细胞相突触，因此视网膜周围部的视敏度低。节细胞的轴突在视网膜内无髓鞘，出眼球后才包被髓鞘。这些轴突在视网膜内和视神经内不分支，亦无侧支。

　　水平细胞位于视觉感受细胞与双极细胞之间，属于联络性神经元。无长突细胞位于双极细胞与节细胞之间，横向联系于双极细胞与节细胞之间以及节细胞与节细胞之间。近年来还发现另一种联络性神经元，称为网间细胞。也位于双极细胞和节细胞之间，作用是将视网膜内纵向传递的信息再反馈给信息感受的初期阶段。所以，视网膜神经元的联系，除视细胞-双极细胞-节细胞的线性联系而外，还有水平联系和反馈联系。

　　(2)视神经：视神经（optic nerve）内纤维的排列方式一般为来自视网膜上半部的纤维，位于视神经的背侧部；来自视网膜下半部的纤维位于腹侧部，鼻侧纤维占内侧份，颞侧纤维归入外侧份；起自黄斑和中央凹区的纤维，开始居视神经的外侧缘，以后逐渐移至视神经的中心，靠近视交叉时则居视神经的内侧缘。

　　(3)视交叉：在视交叉（optic chiasma）处，视神经纤维进行一次部分的交叉。在人类，大约 40% 或更多的纤维并不交叉。一般来自视网膜颞侧半的纤维不交叉，直接进入同侧视束，来自视网膜鼻侧半的纤维交叉到对侧视束。视交叉中视神经纤维的排列与交叉情况如下：

其中来自鼻侧下象限的纤维,向腹侧经视交叉前缘至对侧,进入对侧视束,向前约 3mm,然后作袢状弯曲(Wilbrand 前袢),沿视交叉外缘后行,进入对侧视束。来自鼻侧上象限的纤维经视交叉向后,至同侧视束的吻端,在同侧视束内作袢状弯曲(Wilbrand 后袢),然后沿视交叉后缘的上方交叉,进入对侧视束。来自颞侧上象限的纤维,经视交叉的背内侧份,进入同侧视束;来自颞侧下象限的纤维,经视交叉的腹外侧,向后进入同侧视束。

来自黄斑部的纤维,呈扁板状,居视交叉的中央部。黄斑部的纤维也有交叉和不交叉两种。黄斑鼻侧半的纤维交叉,它们进入视交叉后,向内后上方行进,至视交叉后上缘时交叉至对侧视束。黄斑颞侧半的纤维不交叉,它们经同侧纤维的外侧进入同侧视束。

由于人的视神经长度有个体差异,因此视交叉与蝶鞍和垂体的关系有所不同。一般位于鞍结节的后方,也可能在结节前方,或在其后方更远处。视神经、视交叉和视束的起始部分被脑底动脉环所围绕,并且由该动脉环(各组成血管)的分支来供应,有学者认为垂体肿瘤所引起双颞侧视野偏盲,可能是由于血管受压而缺血所引起的。

(4)视束:由于视神经纤维在视交叉中的重新排列,每一侧的视束(optic tract)内含有来自同侧眼球颞侧和对侧眼球鼻侧象限视网膜的纤维,这两部分的纤维在视束内紧密混合,但纤维排列仍井然有序:上半视网膜纤维初位于背内侧,以后逐渐移向腹内侧,下半部的纤维初位于腹内侧,以后逐渐移向腹外侧。黄斑部的纤维初行于外侧,继而转向背侧。这些关系一直保持到外侧膝状体。视束的纤维大部分为粗纤维(约占 80%),终于外侧膝状体的背核,小部分纤维为细纤维,止于外侧膝状体的腹核,一部分则经上丘臂止于上丘和顶盖前区。也有少量纤维进入下丘脑止于视交叉上核。

(5)外侧膝状体:外侧膝状体(lateral geniculate body)为视觉传导通路第 3 级神经元胞体的所在部位。在人和多数哺乳动物,细胞排列成层,从腹内侧向背外侧分为 6 层。

在人类,视束纤维在外侧膝状体的投射有严格的定位。这种定位既有交叉与不交叉的区别,又有黄斑、非黄斑和象限的区别。一侧视束的交叉纤维终于外侧膝状体的 1、4、6 层细胞,不交叉的纤维终于 2、3、5 层细胞;黄斑部纤维终于外侧

膝状体的中间背侧部,两侧视网膜上半部的纤维终于腹内侧部,下半部的纤维终于腹外侧部。

外侧膝状体中大部分为中继神经元,其轴突形成的视辐射经内囊后肢投射至皮质 17 区视觉中枢。此外,还有许多 Golgi Ⅱ型的中间神经元及皮质的传出神经终末。视网膜节细胞的轴突既终止于中继神经元的树突,又终止于 Golgi Ⅱ型神经元的树突,而 Golgi Ⅱ型神经元的轴突分支又与中继神经元建立联系,构成突触前成分。所以,人们设想外侧膝状体对视觉冲动不是单纯的中继,很可能在此对冲动进行加工和某种程度的整合。

(6)视辐射(膝距束):外侧膝状体发出的投射纤维以扇形方式经内囊后肢的豆核后部向后,形成视辐射(optic radiation),又称膝距束(geniculocalcarine tract)。纤维的排列规律是:视束纤维向内旋转约 90°,到了视辐射又转向外,恢复了视网膜的位置。发自外侧膝状体腹内侧部的纤维,组成视辐射的上部,止于距状沟上唇(楔叶)的前部;发自外侧膝状体背侧部的纤维,组成视辐射的中部,止于距状沟中部的上唇(楔叶)和下唇(舌回);发自外侧膝状体腹外侧部的纤维,组成视辐射的下部,止于距状沟下唇(舌回)的前部。

(7)视皮质:视皮质(visual cortex)位于距状沟上下、楔叶和舌回的 17 区皮质。其投射定位关系为:来自每一侧上半视网膜的投射纤维终止于楔叶的 17 区内,而来自下半视网膜的投射纤维则终止于舌回的 17 区。黄斑、黄斑周围区和单眼外周视网膜区的皮质代表区,分别位于 17 区的后、中和前部。

(8)与视觉通路有关的某些反射路径:瞳孔对光反射(pupillary light reflex):光线直接照射一侧眼,引起两侧瞳孔缩小的反应,称瞳孔对光反射。直接受光照射的眼瞳孔缩小,称为直接对光反射(direct light reflex);未直接被光照的眼瞳孔缩小,称为间接对光反射(indirect light reflex)(图8-D-4)。

瞳孔对光反射通路的细节,尚不完全清楚。已知的基本结构如下:视网膜节细胞的轴突经视神经、视交叉、视束和上丘臂到达顶盖前区。部分纤维交叉,另一部分纤维不交叉。可直达顶盖前区,也可能在外侧膝状体或膝前核中继,再到顶盖前区;顶盖前区神经元的轴突投射至同侧的动眼神经副交感核,其中部分纤维可经后连合交叉至对侧的动眼神经副交感核,也有学者认为可能经中脑导水管腹侧交叉至对侧动眼神经副交感核。

双侧动眼神经副交感核各自发出节前纤维经动眼神经至睫状神经节换元后,发出节后纤维支配瞳孔括约肌,使瞳孔缩小,产生瞳孔对光反射。

上述通路诸环节的某些部位受损,可导致瞳孔对光反射障碍。一侧视神经受损,直接对光反射消失,但间接对光反射存在。一侧动眼神经损伤,患侧眼直接、间接对光反射皆消失,而对侧眼对光反射正常。

调节-辐辏反射(accommodation reflex):当两眼由远而近凝视物像时,晶状体屈度变大、瞳孔缩小和两眼视轴向中线汇聚,此种视觉反射即调节-辐辏反射。晶体状屈度变大,折光力加强,使物像正好落在视网膜上;瞳孔缩小可减少入眼光量和减少折光系统的球面像差和色像差;而两眼视轴向中线会聚,可使近物的物像落在两眼视网膜的对称位置。此反射的通路与对光反射通路不同,它还有视皮质参与:视网膜产生的视觉冲动经过视觉传导通路首先到达视皮质的17、18、19区;视皮质再发出下行纤维经过视辐射下行至中脑上丘,再由上丘中继至顶盖前区,由此发轴突传至动眼神经核簇,最后由动眼神经传出。其中动眼神经副交感核的后部发出副交感节前纤维到巩膜外层中的巩膜上神经节换元,巩膜上神经节发出节后纤维至瞳孔括约肌;动眼神经副交感核下份内的神经元则发纤维同时终止于睫状神经节和巩膜上神经节内,导致睫状肌收缩而调节晶状体厚度。动眼神经主核中 1/3 段的正中线部分(又称中央核、旁正中核或 Perlia 核)接受来自视皮质的下行纤维,发出纤维支配双侧的内直肌收缩产生辐辏效应。但是人的 Perlia 核不易辨认,功能也不清楚。

(9)视觉传导通路损伤后的临床症状:表现最明显的是视野缺损。由于视觉通路的结构,不同部位损伤后造成的视野缺损和其他症状表现亦不同,具体分析如下(图 8-D-4):

1)视网膜损伤:视网膜损伤引起的视觉障碍与损伤的位置和范围有关。若累及视神经纤维,会产生视野缺损。即与该处纤维相对应的视野出现暗点。若损伤在视神经盘处,因该处纤维密集,可导致视野中出现较大的暗点;若损伤在视网膜外周部,破坏的纤维则较少,与该处相对应的视野暗点则较小,有时被忽视;黄斑部受损则产生中央视野有暗点;若损伤一侧整个视网膜中央动、静脉,可能会产生同侧眼视野全盲。

2)视神经损伤:症状与损伤程度相关。早期可引起视力减退。若全部损伤则导致损伤侧单眼全盲和直接对光反射消失。

3)视交叉损伤:此处损伤多系肿瘤压迫所致。垂体瘤压迫视交叉中部,早期是双眼颞侧上象限盲,后发展为典型的双颞侧偏盲(bitemporal hemianopsia)。当病变由内侧向外发展累及不交叉的颞侧视网膜纤维时,可能引起同侧眼鼻侧视野偏盲。

4)视束损伤:多受累于附近结构的病变,可引起双眼同向性偏盲(homonymous hemianopsia),即两眼损伤的对侧半视野缺损。

5)外侧膝状体、视辐射、视皮质损伤:这些部位完全性损伤后的症状与视束完全损伤后的症状是相同的,即皆为同向性偏盲。但由于视辐射和视皮质区的面积较大,一般不会完全损伤,部分损伤往往造成象限性偏盲。所以,如果发生象限性同向偏盲,损伤往往在视束之后。

2. 听觉传导通路 声波的振动,通过外耳道使鼓膜振动,鼓膜带动鼓室内的听小骨,把声波的振动经卵圆窗传至内耳耳蜗的外淋巴,进一步影响到蜗管的内淋巴振动,最后传到螺旋器(Corti器),刺激 Corti 器上的毛细胞,使其发生极化而产生听觉冲动,经听觉传导通路(auditory pathway)传向听觉中枢(图 8-D-5)。

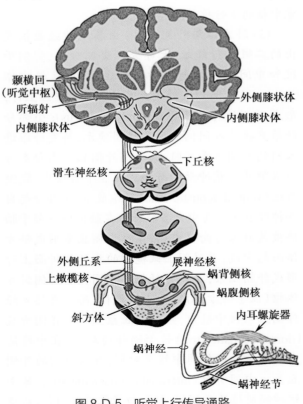

颞横回
(听觉中枢)
听辐射
内侧膝状体
外侧膝状体
内侧膝状体
滑车神经核
下丘核
外侧丘系
展神经核
上橄榄核
蜗背侧核
蜗腹侧核
斜方体
内耳螺旋器
蜗神经
蜗神经节

图 8-D-5 听觉上行传导通路

617

（1）蜗神经节及蜗神经：蜗神经节（cochlear ganglion）位于蜗轴内，包含听觉传导通路第一级神经元的胞体，它们为双极神经元，其周围突分布至螺旋器的毛细胞，中枢突组成前庭蜗神经的蜗根（蜗神经），在内耳道内居前庭根之下，至脑桥小脑三角处进入脑干，终止于蜗神经核。

在蜗神经（cochlear nerve）中，传导低音冲动的纤维位于神经的中心部，传导高音冲动的纤维，位于神经的周围部。

（2）蜗神经核：是听觉传导通路内的第二级神经元所在部位。人的蜗神经核（cochlear nucleus）位于延髓与脑桥交界处，小脑下脚的外侧，第四脑室外侧隐窝的室底灰质内。分为蜗神经前核和蜗神经后核，前者又被蜗神经根分为腹前核和腹后核两部分。此核簇有明显的音频定位。来自蜗底的高频纤维止于3个亚核的背侧区；来自蜗顶的低频纤维止于腹侧区。

动物实验结果证实，听觉传导的中枢内通路复杂多变且不确定，蜗神经核发出的纤维要经过多次中继和反复交叉后，才能传至间脑和听皮质，其重要中继站有上橄榄核簇、斜方体核、外侧丘系核、下丘和内侧膝状体等。它们的作用不是单纯的中继，同时还有一定的整合作用。此外，还可以完成某些与听觉有关的反射和接受更高一级的听觉中枢的下行投射。

（3）斜方体与外侧丘系：由各蜗神经亚核发出的二级上行纤维，大部分经腹侧听纹、背侧听纹和中间听纹投射到对侧的上橄榄核、斜方体（trapezoid body）核、外侧丘系核和下丘中继上行，形成对侧的外侧丘系（lateral lemniscus）；小部分纤维直接进入同侧的这些核团换元，再发纤维进入同侧外侧丘系。因此，每侧外侧丘系内含有传递双侧耳听觉冲动的纤维。在3个听纹中，腹侧听纹（ventral acoustic stria）纤维最多，大部分起自蜗神经前核。其中大多数纤维在脑桥中下部于脑桥被盖前缘行向腹内侧，穿过内侧丘系形成斜方体而越中线，至对侧上橄榄核的背外侧折而上行形成外侧丘系；小部分纤维终于同侧和对侧斜方体核（位于斜方体内）和上橄榄核，而后直接或经外侧丘系核中继后，经外侧丘系上升。背侧听纹（dorsal acoustic stria）始于蜗神经后核，在中缝区内侧纵束的腹侧越中线至对侧，加入对侧的外侧丘系。中间听纹（intermediate acoustic stria）始于蜗神经前核的背侧部，起初与背侧听纹同行，后绕

过小脑下脚后向腹内侧穿行，越中线加入对侧的外侧丘系。

（4）上橄榄核：上橄榄核（superior olivary nucleus）是听觉通路的主要中继站，它接受3条二级听纹，主要是腹侧听纹来的侧支或终支，其发出的纤维参加两侧外侧丘系。从上橄榄核背侧发出的纤维束，称上橄榄脚（peduncle of superior olive），行向背内侧至展神经核，并有纤维通过网状结构和内侧纵束与动眼神经核、滑车神经核及脊髓颈段前角细胞相联系。通过此通路可引起反射性头眼转动。此外，上橄榄核还发轴突至网状结构，经中继抵达三叉神经运动核和面神经运动核，通过这些纤维反射性引起鼓膜张肌和镫骨肌的收缩。

（5）下丘：外侧丘系的大部分纤维或其侧支主要止于同侧下丘（inferior colliculus）的中央核，部分纤维经下丘连合（commissure of inferior colliculus）终止于对侧下丘中央核。根据下丘的纤维联系，认为下丘不仅是一个听觉上行通路的中继站，而且也是听反射中枢，特别是把听觉与痛觉以及触觉冲动联系起来的中枢。外侧丘系的其余纤维可直接上升，终止于同侧的内侧膝状体。

（6）内侧膝状体：通常认为内侧膝状体（medial geniculate body）是听觉上行通路的最后一个中继站，它主要接受三级和四级纤维，但也有少量的二级纤维。在人类内侧膝状体根据其细胞形态大小可大致分为大细胞部和小细胞部。其中小细胞部在中继听觉上行冲动中是主要的。它通过下丘臂主要接受同侧下丘核（主要是中央核）的三级纤维和四级纤维，但也有直接来自外侧丘系源于蜗神经核的少量二级纤维。上述纤维多是粗纤维。内侧膝状体的大细胞部也接受听觉的上行纤维，但纤维较细。

人类内侧膝状体的小细胞部发出纤维主要组成听辐射，经内囊后肢的豆核下部，向外投射到颞横回的听区（主要是41区）。其中，听辐射背侧部的纤维传导高音冲动，终于听区的内侧部；腹侧部的纤维传导低音冲动，终于听区的外侧部。

人类内侧膝状体的大细胞部发出纤维投射到第Ⅱ听区的低音区和顶下小叶内的所谓的前庭皮质区。

膝状体核的有些投射纤维亦可终止于丘脑外侧核群、枕核、中线核和中脑导水管周围的中央灰质，还可发出下行纤维止于下丘、外侧丘系核、

斜方体核和上橄榄核,它们可能参与听觉的反馈调节。

(7) 听皮质区:听皮质区(the auditory cortex)为听觉传导通路中枢的所在部位,包括以下相邻结构:在颞上回上面近后端处,有两条横行的脑回,称颞横回(transverse temporal gyri),又称 Heschl 回。认为颞横回前部和邻近的颞上回部分为听觉中枢,属于 Brodmann 42 区;颞盖是听觉的初级感受皮质区(41 区),周围结构是听觉的联络皮质,以补充听区的功能。初级听觉皮质区与内侧膝状体核间有往返联系,还能接受来自内侧枕核的丘脑皮质投射(Standering,2016)。听觉的皮质投射纤维,在颞横回上具有局部定位关系,即高音冲动终于(41 区)后内侧部,低音冲动终于前外侧部。

(8) 丘系外的听觉传导通路:除外侧丘系,听觉还有其他上行通路。据研究报道,可能是听觉二级纤维及其侧支借脑干网状结构上行,在丘脑后核及板内核换元;也有学者主张在外侧丘系的内侧,有一外侧被盖系,传递听觉上行冲动至内侧膝状体的背侧部和膝状体上核,从而参与内侧膝状体和丘脑后核内的躯体感觉、视觉、内脏多种感受和听觉的整合。

(9) 听觉传导通路损伤的临床要点:蜗神经及其核受损,完全损伤时,同侧耳全聋。常见的病因是听神经瘤。瘤体往往从一侧压迫蜗神经,由于蜗神经的纤维排列有音频定位,故听力障碍常从某一频段开始,随着瘤体的增大,将累及整个蜗神经,乃至前庭神经和面神经。神经性聋偶见于耳毒性药物(如链霉素)的作用,损伤部位在蜗神经末梢。

外侧丘系至内侧膝状体区间的损伤:一般引起两耳听力的轻度减退,以对侧耳较明显。但由于脑干内各级听中枢都有音频定位,而且高频代表区的代谢率高,故脑干损伤可出现某一频率音感障碍,尤以高频障碍多见。

内侧膝状体损伤:听力障碍轻微。

听皮质损伤:由于每侧的听皮质接受双侧耳蜗来的纤维,因此一侧的皮质损伤,只能产生轻微的双侧听力障碍。主要的症状是对声源定位的能力减弱,特别是对声源距离的判断力明显减退,此外,还常伴有幻听。

3. 前庭传导通路 前庭传导通路(vestibular pathway)的终末感受器,包括内耳膜迷路内的 3 个壶腹嵴(crista ampullaris)(分别位于 3 个半规管的壶腹内)、椭圆囊斑(macula of utriculi)和球囊斑(macula sacculi)。3 个半规管的方向相互成垂直面,代表着三维空间,每个壶腹嵴和椭圆囊斑、球囊斑内都含有大量的感受细胞(毛细胞)。壶腹嵴接受头部的角度运动,即非直线运动的刺激,球囊斑接受垂直方向加速或减速的位移和重力刺激,而椭圆囊斑则接受水平方向的位移和重力刺激。有学者认为球囊也是一个接受振动刺激的感受器。

前庭器在性质上属于本体感受器,与躯体的平衡以及头部的空间定位有关。这些作用是通过眼球反射、调节头部位置和躯体骨骼肌、关节来实现的。因此,它与小脑、脊髓、眼肌的核团在发生和结构上均有密切关系。前庭器发出的冲动只有一小部分上达皮质,进入意识,而大部分将通过各种渠道,最终影响运动器。

(1) 前庭神经节:前庭神经节(vestibular ganglion)由双极神经元构成,位于内耳道底附近,是前庭传导通路(vestibular pathway)第一级神经元胞体聚集处。通常分为前庭神经上节和前庭神经下节两部分,有时也可分为 3 个部分。它们的周围突终止于 3 个壶腹嵴和椭圆囊斑、球囊斑。双极神经元的中枢突组成前庭神经。

(2) 前庭神经:前庭神经(vestibular nerve)与蜗神经根及面神经相伴,行于内耳道,在延髓脑桥沟的最外端,面神经背外侧入脑。继在小脑下脚与三叉神经脊束之间达第四脑室底,分为短的升支和长的降支。大部分纤维止于各前庭神经核,但其分布有所不同,上升支终于上核、内侧核吻部和外侧核。下降支大部分终于下核。下降支的侧支终于内侧核的尾部。小部分不止于前庭神经核,而是直接穿过前庭神经外侧核和上核的下段,至小脑下脚的内侧,经旁小脑下脚入小脑,止于同侧的小脑绒球、小结、蚓垂、旁绒球和齿状核的一部分,称为前庭神经小脑纤维,也称一级前庭小脑纤维。

对猴和猫的研究证实:前庭器、前庭神经节、前庭神经之间有明确的定位关系。前、外壶腹嵴、椭圆囊斑→前庭神经上节→前庭神经上外侧部;后壶腹嵴、球囊斑→前庭神经下节→前庭神经下内侧部。

(3) 前庭神经核:前庭神经核(vestibular nucleus)位于脑桥与延髓交界处的前庭区,是前庭神经传导通路中主要的第二级神经元胞体所在处。可分为前庭神经内侧核、前庭神经外侧核、前庭神经上核和前庭神经下核4个亚核。此外,在人和猫还有若干副核。

近期研究得知4个前庭神经核不是所有区域均接受前庭神经的一级传入纤维,有报道称只有前庭神经上核的中央部、外侧核的腹上部、内侧核的上部和外侧部、下核的上段才接受前庭神经的一级传入纤维。

前庭神经核簇(vestibular nucleus cluster)除接受来自前庭神经节的一级传入纤维外,还经旁小脑下脚接受来自小脑蚓、绒球小结叶和顶核的纤维,经小脑下脚接受来自脊髓后柱全长特别是腰骶膨大处的纤维及来自巨细胞网状核和脑桥网状尾侧核的纤维。两侧前庭核簇之间还有丰富的连合纤维。

二级前庭纤维的联系:

前庭神经核簇与丘脑及大脑皮质之间的联系:由4个前庭神经核发出的二级纤维,其联系十分广泛,主要投射到小脑和脑神经、脊神经的运动神经核,但具体通路至今未知。前庭核簇的传入冲动,只有很少一部分上抵丘脑。解剖学和生理学上都曾有学者提出过前庭丘脑纤维,但始终存在着异议。猫的实验结果显示,它们主要始于前庭神经外侧核、上核和下核,在外侧丘系、内侧丘系或内侧纵束内伴行,抵达丘脑腹外侧核、腹后核、腹后下核、中央正中核以及网状核等丘脑核团内中继。也有学者认为可以在同侧膝状体的腹侧部即大细胞部内中继。前庭核与大脑皮质之间存在有联系,皮质的前庭代表区确切位置不明。据认为猴的前庭代表区在中央后回后份头部皮肤代表区附近(第Ⅰ和第Ⅱ前庭区)。刺激人听区前方的颞上回22区时,患者有眩晕等平衡失常的感受(图8-D-6)。

前庭神经核簇与脑干躯体运动核之间的联系:主要经由内侧纵束与眼肌运动核以及与眼肌运动有关的面肌、颈肌运动神经元相联系。其大部分纤维来自前庭核簇。其中上行纤维主要起自前庭神经上核和内侧核。前庭神经上核的纤维行于同侧,止于展神经核、滑车神经核、动眼神经核、Cajal中介核、Darkschewitsch核以及后连合核,并有侧支跨过中线止于对侧;前庭神经内侧核上端的纤维行于对侧,主要也止于上述各核,其侧支可能又越过中线,返回同侧再行终止。前庭神经内侧核和前庭神经下核,尚可发出纤维加入内侧纵束下行。前庭核簇、眼肌运动核与眼外肌之间的联系有精确的定位,以精确协调眼肌在前庭反射中的作用(图8-D-7)。

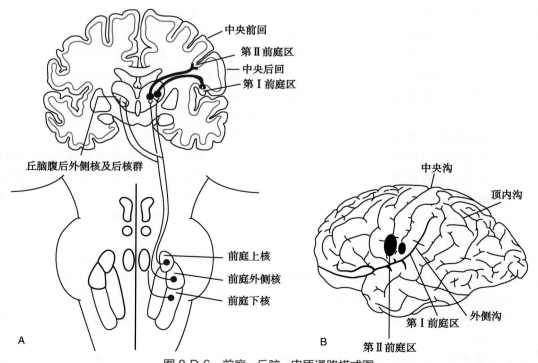

图 8-D-6　前庭 - 丘脑 - 皮质通路模式图
A.前庭 - 丘脑 - 皮质通路;B.端脑半球背外侧面示意第Ⅰ、Ⅱ前庭区。

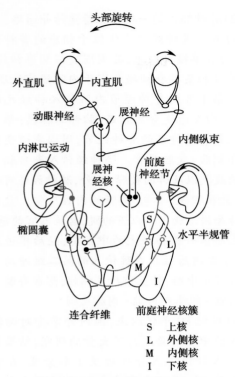

图 8-D-7 前庭核簇的纤维联系
S 上核
L 外侧核
M 内侧核
I 下核

前庭神经核簇与小脑的联系：前庭核簇至小脑的投射又称二级前庭小脑纤维。它们主要起自前庭神经下核和内侧核，经旁小脑下脚入小脑。止于双侧的绒球小结叶、蚓垂、旁绒球等部皮质和顶核，但以同侧为主。

前庭神经核簇与脊髓的联系：前庭核簇对脊髓的二级投射纤维组成前庭脊髓束（vestibulospinal tract，VST）。其中大部分纤维主要起自前庭神经内侧核，少数纤维起自前庭神经下核，组成前庭脊髓内侧束（medial vestibulospinal tract），起始后接近或进入内侧纵束，并可有少量纤维交叉至对侧，下行于脊髓前索的背内侧部，止于颈髓和上部胸髓的Ⅶ、Ⅷ层。对颈肌和上肢伸肌有强大的易化作用。另一部分纤维始于同侧前庭神经外侧核，组成前庭脊髓外侧束（lateral vestibulospinal tract），起始后向腹内侧走行至下橄榄核的背侧，降入脊髓外侧索的前部并逐渐前移，此束纤维止于脊髓全长的Ⅶ、Ⅷ层，少量纤维止于Ⅸ层，它们对伸肌运动神经元有强大的易化作用，对屈肌运动神经元则有抑制作用。前庭脊髓束，其纤维的起始具有一定的局部定位关系，始于前庭外侧核背尾侧的纤维终于脊髓腰、骶段，始于前庭外侧核腹侧的纤维终止于脊髓颈段，而核的中间部发出的纤维，则到脊髓胸段。前庭外侧核还

接受来自小脑的大量纤维，在前庭外侧核中继后至脊髓，能易化支配伸肌运动神经元的活动，故对肌张力和脊髓反射有重要的调节作用。

前庭神经核簇与网状结构和脑干内脏运动核的联系：前庭核簇与脑干网状结构有往返联系，与脑干的内脏运动核之间有直接和间接的联系。前庭冲动直接或经网状结构间接影响自主神经中枢，例如迷走神经背侧、泌涎核等的活动。刺激前庭器可引起恶心、呕吐、心血管反应、出汗和皮肤苍白等反应。

（4）前庭系统的主要功能：人类前庭系统的功能主要有3个方面，分别是感受和传导头部运动和空间位置改变的刺激；汇聚来自前庭器、肌、腱、关节、皮肤和视器的传入信息，参与肌张力调节和姿势反射，从而维持身体平衡；协调眼球运动以及眼球和头颈肌之间的运动。

（三）内脏感觉传导通路

内脏感觉传导通路（visceral sensory pathway）可分为一般内脏感觉和特殊内脏感觉通路，后者包括嗅觉传导通路和味觉传导通路。

1. 一般内脏感觉传导通路 一般内脏感觉传导通路（general visceral sensory pathways）传导内脏器官、心血管和腺体的感觉冲动。这些内脏器官具有形式多样、结构简单、功能繁多的丰富的感受器，感受来自各内脏器官的机械性、化学性、温度及疼痛等各种刺激，并将它们转变为神经冲动，经内脏传入纤维传到中枢。

一般内脏感觉传入通路至今不太清楚。通常认为有脑神经和脊神经两条通路。它们的第一级神经元都是假单极神经元。

（1）脑神经内的一般内脏感觉传导通路：脑神经内的一般内脏感觉传导通路的第一级神经元为假单极神经元，胞体分别位于面神经的膝神经节、舌咽神经的下神经节、迷走神经的下神经节和上神经节内，其周围突为粗细不等的有髓纤维。

膝神经节内的假单极神经元周围突可借岩大神经分布于软腭和鼻腔后部黏膜。还有资料记载，其中枢突经中间神经入脑，止于孤束核。

舌咽神经下神经节（岩神经节）中多数细胞的周围突经舌支、咽支至舌后1/3、软腭、部分咽壁以及腭扁桃体区的黏膜，主要传导痛觉和触觉。它们的中枢突止于三叉神经脊束核的中、下段以及内侧楔核和外侧楔核。终于内侧楔核的纤维传导触觉信息。三叉神经脊束核的中段、下段和内

621

侧楔核发出上行纤维经丘脑中继,上达中央后回;而外侧楔核则投射到小脑。下神经节部分细胞的周围突随舌咽神经的鼓室支分布于鼓膜的内面、鼓室、咽鼓管和乳突小房,它们的中枢突止于孤束核的下段。下神经节内还有一部分细胞的周围突随颈动脉窦支至颈动脉窦壁和颈动脉小球内的压力感受器和化学感受器,它们的中枢突止于孤束核的下段和连合核。舌咽神经内的一般内脏传入纤维,通常笼统地认为止于孤束核。

迷走神经内一般内脏传入纤维的第一级神经元细胞体多位于结状神经节(下神经节),少数位于颈静脉神经节(上神经节)内。它们的周围突随迷走神经各分支到舌根至横结肠中部;咽至肺泡;主动脉弓及右心房壁的各种内感受器。它们的中枢突止于孤束核,特别是其连合核。

孤束和孤束核:上述三条神经的节细胞中枢突由上而下依次进入延髓,向背内侧行进,至迷走神经背核的腹外侧急转而下,纵贯延髓全长,形成孤束。孤束内的纤维陆续止于其附近的孤束核。孤束核的上端细胞较大,主要接受味觉纤维,又称味觉核。孤束核的下部,闩平面以下,两侧孤束核在中线相遇,称为连合核,也称为迷走神经连合核。

面神经、舌咽神经和迷走神经内的一般内脏传入纤维,经孤束止于孤束核的中部和下部。其中,迷走神经内的一般内脏传入纤维主要止于连合核。上述纤维,一般止于同侧,但在闩以下,有少量纤维越边。

孤束核的中枢投射:孤束核发出的一般内脏传入的第二级纤维投射部位极其广泛,但一般认为投射的主要部位是脑桥和延髓网状结构的背外侧区,这些部位通常认为与呼吸、心、血管和催吐中枢有关。此外,还可直接、间接投射到脑神经运动核乃至脊髓运动神经元。说明一般内脏传入冲动经孤束核中继后,不经网状结构也可直达内脏神经的高级中枢。

孤束核的上行投射如何到达大脑皮质、到达何处至今仍不明确。有学者认为可能经内侧丘系至丘脑腹后内侧核、中线核和板内核中继,投射到43区和岛叶;或经乳头体和下丘脑,投射到嗅皮质。亦有学者认为孤束核的二级纤维在小脑上脚外侧部的臂旁核内中继,再经双侧三叉丘系至丘脑腹后内侧核换元,最终投射至额叶和顶叶较广泛的区域。

(2)脊神经内的一般内脏感觉传导通路:此通路内的第一级神经元胞体位于相应的脊神经节内,亦为假单极神经元,其周围突经交感神经、盆内脏神经和某些脊神经分布于内脏器官和胸膜、腹膜。第1~5胸脊神经节内脏传入神经元的周围突,经白交通支分布到颈、胸部的脏器;第6胸神经至第3腰神经的脊神经节,周围突随交感神经分布到腹、盆腔器官。膈神经传入来自膈下中央部的腹膜以及脾的被膜,此外,膈神经还可传导肝、胆囊和胆道、心包、胸膜的内脏感觉。盆内脏神经传导横结肠中部以下的腹、盆腔器官的感觉。

上述第一级神经元的中枢突,经后根进入脊髓,止于灰质后柱。内脏传入的第二级冲动可经中间神经元中继,传至前柱或侧柱,形成脊髓节段间的内脏-躯体或内脏-内脏反射。

20世纪80年代以来,国内外学者对动物内脏传入的中枢通路进行了大量的研究,结果表明内脏传入纤维进入脊髓后呈T形分叉,在背外侧束内升、降,再行向灰质后角,然后沿后角外缘和内缘行向腹侧,前者较宽,称外侧通路(lateral collateral pathway);后者较细,称内侧通路(medial collateral pathway)。外侧通路一部终止于中间带外侧核,一部分投射到位于中央管背侧的背侧连合核(dorsal commissural nucleus)。内侧通路沿后角内缘行向腹侧,也终止于背侧连合核。因此,背侧连合核是经脊神经传入的内脏感觉二级神经元所在地。背侧连合核发出的纤维向臂旁核和Barrington核投射,后者再经丘脑投射至大脑皮质的内脏感觉区。经脑神经传入的内脏感觉与上述通路相似,不同的是其二级神经元胞体在孤束核。

2. 特殊内脏感觉传导通路

(1)味觉传导通路:味觉传导通路(taste pathway)包括味觉传导的外周通路和味觉传导的中枢通路。

1)味觉传导的外周通路:人类味觉的第一级神经元胞体分别位于面神经的膝神经节、舌咽神经的岩神经节(下神经节)和迷走神经的结状神经节(下神经节)内,都是假单极神经元。

膝神经节细胞的周围突经鼓索、舌神经分布到舌前2/3的味蕾。小部分纤维经岩大神经分布到腭及其邻近区域的味蕾。

岩神经节细胞的周围突经舌咽神经的舌支、咽支分布到舌后1/3及其邻近咽壁的味蕾。

结状神经节的周围突,经咽支和喉上神经分

布到会厌等处的味蕾。

三个神经节细胞的中枢突,通常认为止于孤束核的上段,即味觉核。

2)味觉传导的中枢通路:味觉核的第二级上行通路至今不能肯定。传统观点认为,孤束核发出孤束丘脑束(亦称内脏丘系或内脏丘脑束),主要止于对侧丘脑腹后内侧核的内侧部。有学者记述第二级上行纤维可投射到乳头体核,但具体通路,不同动物的研究结果不同:豚鼠的二级上行通路行于内侧丘系中;兔的二级上行通路则行于内侧丘系的内侧、三叉丘系的附近;有的实验还提示行于网状结构内。上述通路一般认为以对侧为主,同侧次之。面神经与舌咽神经的味觉传入纤维在丘脑腹后内侧核内侧部的投射有某种程度的定位(图 8-D-8)。

味觉的皮质中枢部位:味觉的意识性感觉的皮质定位,至今意见不统一。通常认为丘脑腹后内侧核发出的第三级纤维,经内囊后肢投射到中央沟下端周围的皮质,即中央前、后回的最下部(43 区)及其延入脑岛的部分,此外,早期临床发现

脑岛前部,甚至海马旁回钩及附近颞叶皮质也与味觉有关。

(2)嗅觉传导通路:嗅觉传导通路(olfactory pathway)的第一级神经元是嗅细胞,为嗅觉感受器,分散于嗅黏膜内。嗅细胞是双极神经元,周围突伸向黏膜表面,中枢突无髓、有膜,称为嗅神经纤维,若干条神经纤维集中在一起形成嗅丝,穿筛孔止于嗅球内的第二级神经元。嗅球内嗅觉第二级神经元的轴突组成嗅束,其中部分纤维在嗅前核内中继,而后,这些二级和三级纤维,主要经外侧嗅纹终止于梨状前区、杏仁周区和杏仁体的皮质内侧核,在此完成嗅觉的主观识别。

二、下行(运动传导)通路

运动传导通路(motor pathway)包括躯体运动传导通路和内脏运动传导通路两部分。

(一)躯体运动传导通路

躯体运动传导通路(somatic motor pathway)是中枢神经对骨骼肌运动进行调节控制的传导通路。躯体运动主要受运动皮质的控制。起自运

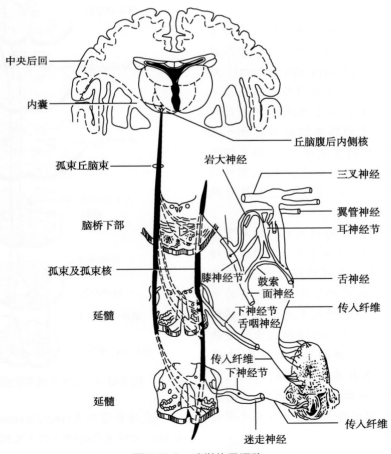

图 8-D-8　味觉传导通路

动皮质的下行纤维,叫锥体系(pyramidal system),此外还有协助锥体系以调节随意运动的锥体外系(extrapyramidal system)。锥体系和锥体外系的功能活动不是单独进行而是互相配合、互相协调,以保持肌张力正常,动作协调和身体平衡。

1. **锥体系** 由上运动神经元(upper motor neurons)和下运动神经元(lower motor neurons)组成。上运动神经元的胞体主要位于中央前回和中央旁小叶前部的巨型锥体细胞(Betz 细胞)和其他类型的锥体细胞,还有一些位于额、顶等叶的皮质区。这些细胞的轴突组成下行纤维束,因大部分纤维通过延髓锥体,故名为锥体系。其中下行至脊髓的纤维称皮质脊髓束,而中途陆续终于脑干内脑神经运动核者称为皮质核束(又称皮质脑干束)。运动传导通路的下运动神经元的胞体位于脑神经运动核和脊髓前角内,其轴突分别组成脑神经和脊神经的运动纤维,管理头面部和躯干、四肢骨骼肌的随意运动。锥体系在发生上出现最晚,只见于哺乳类,新皮质出现后才有此系。个体发育也较迟,出生后第 4 周,纤维表面才开始包被髓鞘,直到 9~24 个月时,髓鞘才完全长好。此前其功能是不完全的。

1874 年俄国解剖学家 Betz 描述中央前回第 5 层内有一种巨大的锥体细胞,他认为这些细胞的轴突组成了皮质脊髓束(corticospinal tract)。后来研究证实,锥体系的绝大部分纤维来自皮质运动区第 5 层内的其他锥体细胞,也有一部分纤维来自第 5 层以外层次中的锥体细胞和其他一些区域的皮质。用电生理的方法证实,锥体系纤维不仅来自 4 区,还发自额叶的 6 区和 8 区,顶叶的 3 区、1 区、2 区、5 区、7 区,颞叶的 22 区和枕叶的 19 区。

目前还发现 80%~90% 的锥体束纤维与下运动神经元(脑神经运动核和脊髓前角内的运动神经元)之间有 1 个以上的中间神经元接替,只有 10%~20% 的纤维与下运动神经元发生直接的单突触联系。这种上、下运动神经元之间的直接联系,与动物在进化过程中技巧性活动能力的发展有关。猫和狗没有这种直接的单突触联系,大多数灵长类动物的锥体束有单突触联系,而以人的数量最大。由此可见,运动越精细的肌肉,其有关的下运动神经元与大脑皮质上运动神经元之间存在越多的单突触联系。

(1)皮质脊髓束:皮质脊髓束(corticospinal

tract)主要始于中央前回(4 区)上 2/3 和中央旁小叶前部等处皮质的锥体细胞,部分纤维可起自中央后回,顶上小叶等处的皮质。其发出的轴突在辐射冠中集聚下行,经内囊后肢的前部(豆核丘脑部)、中脑的大脑脚底中 3/5 的外侧部,达脑桥的基底部,在此被横行的脑桥小脑纤维分隔成若干小束,进入延髓腹侧部后集聚成延髓锥体,至锥体下端大部分纤维交叉,行向背外侧组成皮质脊髓侧束,在脊髓侧索后部下行;小部分不交叉的纤维,一部分行于同侧皮质脊髓侧束内,一部分组成皮质脊髓前束,还有一部分组成皮质脊髓前外侧束(图 8-D-9)。

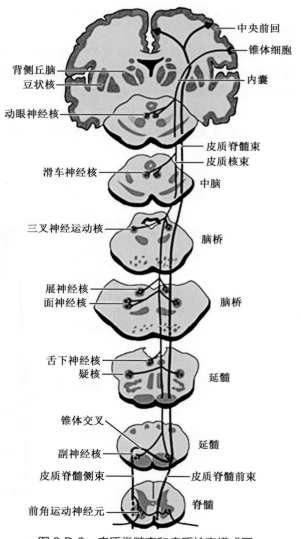

图 8-D-9 皮质脊髓束和皮质核束模式图

皮质脊髓侧束(lateral corticospinal tract):75%~90%的锥体束纤维在延髓下端交叉到对侧,进入脊髓外侧索的后部,组成皮质脊髓侧束。此束中大约有 10%

的纤维是来自同侧锥体系。该传导束在脊髓小脑后束和外侧固有束之间下降，至腰、骶段则行于外侧索后部的表层。皮质脊髓侧束的纤维，纵行于脊髓灰质全长，并在不同节段终止于脊髓前角外侧核的α运动神经元，其中终止于颈髓者约占此束纤维的55%，居深层；终于脊髓胸段者约20%，居中层；终于脊髓腰、骶段者约25%，居此束的浅层。所以，此束由上而下，逐渐变细。

皮质脊髓前束(anterior corticospinal tract)：仅见于人类和高级猿猴，约占锥体束纤维的15%。纤维不交叉，沿前正中裂两侧下行，主要止于颈段和上胸段脊髓，有的也可追踪到腰部。在下行途中，大部分纤维经白质前连合交叉至对侧灰质；小部分纤维止于同侧灰质，二者均止于下运动神经元胞体所在部位的前角内侧运动核团。

皮质脊髓前外侧束(anterolateral corticospinal tract)：由锥体束中始终不交叉的纤维组成，纤维较细，数量很少，行于外侧索的前部，陆续止于同侧前角灰质。

皮质脊髓束中只有10%~20%为起自中央前回Betz细胞的最粗大、传导速度最快的纤维，以单突触联系，直接止于同侧前角，支配四肢肌的α运动神经元。其余80%~90%的纤维中，交叉至对侧的纤维主要止于支配四肢远端肌的α运动神经元(上肢者多于下肢者)和支配对侧躯干肌的α运动神经元；不交叉的纤维主要止于支配四肢近端肌和同侧躯干肌的α运动神经元。因此，这些肌肉，特别是躯干肌肉接受双侧皮质脊髓束支配；而四肢肌肉，特别是肢体远端肌肉接受对侧皮质脊髓束支配。这种单突触联系，在人类相对最多，猴次之，猫、狗等则无。

有学者认为皮质与前角运动神经元间的定位关系是以肌肉为单位。一块肌肉有许多上运动神经元支配，它们在运动皮质内的位置很近。每块肌肉的运动皮质皆有一个神经元的核心区和神经元的周围区，两块肌肉的神经元核心区绝不重叠，但一块肌肉的周围区可与另一块肌肉的周围区或核心区相重叠。管理肢体远端肌肉的皮质神经元群，较管理近端肌肉者为小，且更为集中，它们的单突触联系多；管理肢体近端肌肉的皮质神经元群，范围较大，但单突触联系相对较少。

锥体系的功能是控制骨骼肌的随意运动，皮质脊髓束的功能是控制躯干和四肢肌的随意运动，特别是手指和足趾的技巧性运动。人的肢体，

特别是手的技巧性活动最为发达，因此支配指、腕关节运动肌的α运动神经元与皮质脊髓束之间，具有最多的单突触联系。通过这种单突触联系，α运动神经元发放的冲动，可选择性地使被支配的骨骼肌快速收缩，以完成精细的技巧运动。皮质脊髓束也有纤维止于前角内的γ运动神经元，γ运动神经元作用于梭内肌纤维，调节肌梭的敏感性，以配合α运动神经元的活动。

(2)皮质核束：皮质核束(corticonuclear tract)又称皮质脑干束、皮质桥延束或皮质延髓束。纤维主要起自中央前回下部，也来自中央后回，还有一些纤维来自44区(止于支配面、喉、舌肌的下运动神经元)和8区(止于支配眼肌的下运动神经元)的锥体细胞(图8-D-10)。

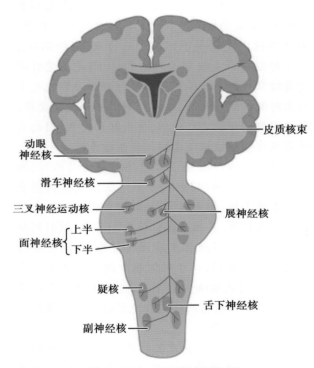

动眼神经核
滑车神经核
三叉神经运动核
面神经核 { 上半 下半
疑核
副神经核

皮质核束
展神经核
舌下神经核

图8-D-10 皮质核束示意图

皮质核束的下行路径复杂。行经内囊的一段在内囊膝或与皮质脊髓束紧密相伴。进入脑干后，部分纤维与皮质脊髓束相伴下行，称为直接的皮质核束或直行的皮质核束，简称直行束。直行束最后终止于第Ⅶ和Ⅻ对脑神经的运动核。而大部分纤维则陆续分离，组成弥散的皮质核束。一般情况下，在中脑上端平面，从直行束内分离出两束，即内侧束和外侧束。这两束在网状结构内行向背侧，接近内侧丘系，止于第Ⅲ、Ⅳ、Ⅵ和Ⅺ对脑神经的躯体运动核。至脑桥上端平面，又有一部分纤维离开直

行束,经网状结构加入内侧丘系,止于第Ⅴ、Ⅶ和Ⅹ对脑神经的运动核。至延髓上端平面,还有一些纤维离开直行束,经网状结构加入内侧丘系,而后止于第Ⅶ、Ⅸ、Ⅹ和Ⅻ对脑神经的运动核。

皮质核束纤维终止于脑神经运动核的方式有直接、间接两种。弥散的皮质核束多是直接投射,终止于三叉神经运动核、面神经核、舌下神经核和副神经脊髓核。这一部分纤维进化较晚,仅见于灵长类动物和人。此外,所有的直行束和其余部分的分离纤维,皆经网状结构或其他中间神经元中继,而后才止于脑神经运动核,它们是一个古老的通路。

皮质核束对脑神经运动核的控制亦有交叉与不交叉(即双侧和单侧)之分,其中大多是双侧性的。咽肌、喉肌、腭肌、咀嚼肌、眼外肌、面上部表情肌等,其运动核是受双侧皮质核束控制。其中,面神经核中支配面下部表情肌的亚核(外侧群),舌下神经核中支配颏舌肌的部分,都是接受对侧皮质核束控制。有学者提出展神经核可能也是主要由对侧控制。此外,观察到刺激一侧运动皮质,引起同侧胸锁乳突肌收缩,使头转向对侧,因此有学者认为副神经核接受同侧皮质核束控制。

皮质核束除投射于上述脑神经运动核外,还可投射到脑干网状结构,并穿网状结构或内侧丘系止于薄束核、楔束核、三叉神经脑桥核和脊束核以及孤束核等,其间有定位关系。其中,投射到脑干网状结构的纤维称皮质网状纤维,它们主要行于皮质脊髓束内,止于对侧脑干网状结构下部的脑桥嘴侧网状核和延髓巨细胞网状核。有些纤维还可经脑桥被盖网状核和延髓旁正中网状核中继,而后止于小脑。

(3)锥体系的损伤及其临床症状:锥体系的损伤可分为上运动神经元损伤和下运动神经元损伤。锥体细胞或其轴突即锥体束的损伤为上运动神经元损伤,脑干运动核和脊髓运动神经元或它们的轴突即脑神经和脊神经的损伤为下运动神经元损伤。上运动神经元损伤可导致随意运动消失或不同程度的减弱,即瘫痪(paralysis),特点是肌群性瘫痪、肌张力增高、腱反射亢进、部分浅反射消失或减弱、病理反射阳性和早期肌萎缩不明显等,此种瘫痪又称为痉挛性瘫痪(spastic paralysis)或硬瘫和中枢性瘫(central paralysis)或核上瘫(supranuclear palsy)。皮质脊髓束损伤后的典型症状是对侧半身的痉挛性瘫痪,以四肢为主,远端为甚。皮质核束损伤后的典型症状是对侧面下部表情肌和颏舌肌瘫痪,其他头面部肌的运动基本正常。临床上,实际只损伤锥体系者很少见,任何疾病几乎总是同时侵犯锥体系和锥体外系,不同高度损伤后的体征,也不尽相同。

下运动神经元损伤后,典型症状也是随意运动消失,但运动丧失的范围一般较小,多为一块或几块肌肉的瘫痪(受累肌肉的多少取决于损伤部位的大小),肌张力降低,一切反射(包括病理反射)均消失,肌萎缩明显等。所以这种瘫痪又称为软瘫或核下瘫(infranuclear palsy),若仅损伤了周围神经,则称为周围性瘫(peripheral palsy)。

中央前回病变:多出现一个肢体的单瘫。单瘫的部位取决于皮质病变的具体部位。若中央前回上内侧部受损,可出现对侧下肢瘫痪。若此回下部受损,出现对侧上肢瘫痪和对侧面下部表情肌以及舌肌、特别是颏舌肌的瘫痪,偶尔可见眼球向损伤侧凝视。若病变十分广泛,可引起对侧偏瘫。

内囊病变:最为常见,一侧内囊全部损伤会最大限度地破坏锥体系和锥体外系纤维,产生典型的对侧半身痉挛性瘫痪及其他一系列症状。除上述运动障碍外,还有对侧半身的一般躯体感觉障碍,两眼对侧视野同向性偏盲和听觉轻度障碍。

大脑脚底病变:损害常见于肿瘤、脑疝和血管病变。病变累及锥体束和动眼神经根,症状是同侧动眼神经弛缓性瘫痪,表现为上睑下垂、眼外斜视、瞳孔散大、瞳孔对光反射和辐辏反射消失并有复视;同侧皮质核束损伤,表现为对侧面下部表情肌、颏舌肌瘫痪;同侧皮质脊髓束损伤,表现为对侧上、下肢肌痉挛性瘫痪。这种症状称为交叉性瘫,对临床定位诊断很有意义。

脑桥病变:症状随病变范围大小而定。若损伤涉及面神经、展神经及其运动核,则除对侧上/下肢肌肉、对侧颏舌肌瘫痪外,还有同侧面神经、展神经的弛缓性瘫痪,也属交叉性瘫。此症状对临床定位诊断很有意义。若病变累及内侧丘系,还会出现对侧躯干四肢的深感觉障碍。

延髓病变:若损伤一侧舌下神经和锥体束,表现为同侧舌肌软瘫并明显萎缩,伸舌时舌偏向患侧,对侧上、下肢肌痉挛性瘫痪。这也是一种交叉性瘫痪。此种损伤可伴有对侧本体感觉消失,若累及三叉神经脊束,同侧面部浅感觉也可消失;若累及脊髓丘脑束,可出现对侧半身浅感觉消失。

脊髓半横断：多见于出血、肿瘤、脊髓空洞症或外伤。损伤平面同侧肢体出现弛缓性瘫痪和浅感觉消失，对侧肢体损伤平面感觉过敏；同侧损伤平面以下肢体痉挛性瘫痪，本体感觉和精细触觉消失；对侧比损伤平面低1~2个脊髓节段肢体痛、温觉消失。

2. **锥体外系** 有两种不同的概念：广义的锥体外系（extrapyramidal system）是指锥体系以外一切与躯体运动有关的传导通路；狭义的锥体外系仅局限在纹状体以及与它密切相关的结构，如红核、黑质、底丘脑核等。目前多数同意前一种概念，即锥体外系包括从大脑皮质到脊髓运动神经元的一系列结构，而以纹状体为主。临床上常用后一概念。

锥体外系的种系发生较早。在脊椎动物，纹状体是最重要的运动整合中枢。低级哺乳动物的间脑和纹状体共同组成最高级的运动感觉整合中枢，其中丘脑是感觉中枢，纹状体控制脑神经和脊神经的运动神经元，下丘脑控制内脏运动神经元。人脑锥体外系的功能主要是调整肌张力以协调肌的运动，维持姿势和习惯性动作，而锥体系主要是发动随意运动，特别是与四肢远端小肌群的精细动作有关。二者是密切关联的，锥体系准确地支配随意运动主要靠锥体外系的保证来实现。

锥体外系的皮质起源非常广泛，几乎包括整个大脑皮质，但主要来自额叶和顶叶的躯体运动区和躯体感觉区，包括1~7区、9区、19区、22区、24区和39区等，其皮质细胞多为中、小型锥体细胞。它们的轴突终止于锥体外系众多的皮质下结构，如纹状体、底丘脑核、中脑顶盖、红核、黑质、脑桥核、前庭核簇、小脑、脑干网状结构等。从大脑皮质起源的锥体外系纤维，先到新纹状体换元，再到旧纹状体，此后在脑干和脊髓的其他结构内多次中继，最终到达脊髓运动神经元（γ运动神经元为主），完成对锥体系运动的调节，并可发动一些粗大的随意运动。锥体外系在下降过程中，在不同水平有更多的其他联系和返回环路，有的可以上达大脑皮质，反馈性影响锥体系和锥体外系的功能活动。

锥体外系的通路有多条，最主要的有新纹状体-苍白球系（neostriatum-globus pallidus system）和皮质-脑桥-小脑系（cortex-pons-cerebellar system）。二者包含的诸多环路可调整大脑皮质躯体运动区的兴奋水平。此外，还有许多重要的下

行通路，可直接影响和控制脑干和脊髓的躯体运动神经元。

（1）新纹状体-苍白球系：纹状体是控制运动的一个重要调节中枢，有着复杂的纤维联系，形成大、小多条环路，其中主要的环路有：

皮质-新纹状体-背侧丘脑-皮质环路（cortex-neostriatum-dorsal thalamus-cortex circuit）：大脑皮质发出至新纹状体的纤维，起源广泛，主要来自额叶和顶叶的躯体运动、感觉区和扣带回前部，有些就是锥体束的侧支。这些纤维经内囊进入新纹状体，后者发出的纤维主要止于苍白球。由苍白球再发纤维穿过内囊或绕过大脑脚底进入底丘脑，一部分纤维向下投射，另一部分纤维上行，止于背侧丘脑的腹外侧核和腹前核。此两核发出的纤维投射到额叶皮质躯体运动区。这是一条影响发出锥体束的皮质躯体运动区活动的重要反馈环路。刺激尾状核可对大脑皮质起抑制性反馈作用，刺激背丘脑的腹外侧核，也有抑制作用（图8-D-11）。

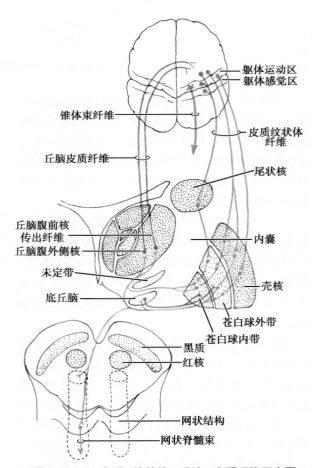

图8-D-11 皮质-纹状体-丘脑-皮质环路示意图

新纹状体-黑质环路（neostriatum-substantia

nigra)：自尾状核和壳核发出的纤维穿过苍白球和内囊止于黑质，再由黑质发出纤维，经同一途径返回尾状核和壳核。黑质通过这条环路参与运动的调节。正常时，黑质细胞合成的多巴胺，沿此环路释放入新纹状体，再由新纹状体对苍白球发挥抑制作用。黑质细胞的变性可使纹状体内多巴胺水平下降，对苍白球的抑制作用减弱，可造成运动神经元兴奋性增高，于是出现震颤麻痹，即PD（图8-D-12）。

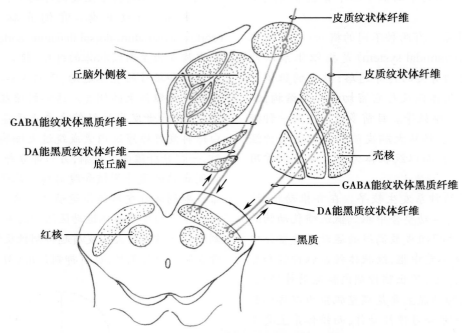

图 8-D-12　新纹状体-黑质环路示意图

苍白球-底丘脑环路（globus pallidus-subthalamus circuit）：自苍白球发出纤维经内囊终于底丘脑核，后者发出的纤维经同一途径返回苍白球，对苍白球发挥抑制性反馈影响。一侧底丘脑核受损后，同侧苍白球不能受到抑制，患者的身体对侧可出现大幅度的颤搐运动（图8-D-11）。

除上述环路以外，苍白球尚发出少量纤维至中脑的网状结构，通过网状结构神经元下传到脊髓灰质，影响前角运动神经元的活动。脊髓的上行冲动又经网状结构上达丘脑中央核，最后返回纹状体和广泛的大脑皮质躯体运动区。

（2）皮质-脑桥-小脑系：小脑也是调节运动的一个重要中枢，它接受大脑皮质广泛区域包括躯体运动区传来的信息，也接受来自全身的触觉和本体感觉以及前庭器官传来的冲动。小脑皮质对这些信息进行整合后，通过小脑核和大量的传出纤维影响大脑皮质、脑干和脊髓的运动功能。在这些纤维联系中，存在一条重要的环路，即皮质-脑桥-小脑-背侧丘脑-皮质环路（cortex-pons-cerebellum-dorsal thalamus-cortex circuit）（图8-D-13）。

自大脑额叶、顶叶、颞叶和枕叶皮质起始的纤维分别组成额桥束和顶、枕、颞桥束，经内囊下行，通过大脑脚底内侧1/5和外侧1/5，至脑桥止于同侧脑桥核。由脑桥核发出的纤维越过中线，经小脑中脚入小脑，主要止于新小脑皮质。小脑皮质由此接收到大脑皮质正要发生或正在进行着的随意运动信息，整合后，将冲动传至齿状核，由齿状核发出纤维经小脑上脚，左右侧纤维交叉后，上升达背侧丘脑的腹外侧核和腹前核（这两个核也是苍白球和黑质纤维终止之处），由这两个核发出纤维投射到大脑额叶皮质躯体运动区。这条联系大、小脑皮质间的通路在人类最为发达。

在计划、发动、执行和终止运动等方面，上述锥体外系环路使大脑皮质的广泛区域分别作用于纹状体和小脑，而纹状体和小脑反馈地通过背侧丘脑的腹外侧核和腹前核最终影响发出运动冲动的躯体运动皮质，使随意运动协调、精细和准确。

（3）锥体外系的主要下行通路：有多条，具体如下：

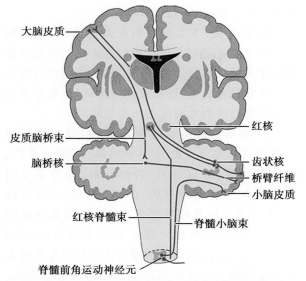

大脑皮质

皮质脑桥束

脑桥核

红核脊髓束

脊髓前角运动神经元

红核

齿状核

桥臂纤维

小脑皮质

脊髓小脑束

图 8-D-13 皮质 - 脑桥 - 小脑 - 背侧丘脑 - 皮质环路

皮质 - 网状 - 脊髓束 (cortex-reticulospinal tract)：此束起源于以躯体感觉、运动皮质为主的广泛皮质区。纤维与双侧皮质脊髓束同行，其中部分纤维就是皮质脊髓束纤维的侧支。主要止于脑桥嘴侧网状核的尾侧部、脑桥尾侧网状核和延髓的巨细胞网状核。换元后，纤维下达脊髓，分别称为脑桥网状脊髓束和延髓网状脊髓束。

皮质 - 红核 - 脊髓束 (cortex-rubrospinal tract)：此束主要起自中央前回，其纤维直达红核，换元后再发纤维下行加入红核脊髓束，分别止于颈髓 Ⅴ ~ Ⅶ 层内的中间神经元和腰、骶髓内的中间神经元。红核还通过小脑上脚接受对侧小脑的信息，而小脑又通过脑桥核和皮质脑桥束接受来自对侧大脑皮质的信息。因此，红核脊髓束实际上传递了大脑皮质和小脑皮质对脊髓的影响。

皮质 - 顶盖 - 脊髓束 (cortex-tectospinal tract)：纤维广泛地来自额、顶、枕、颞皮质，但主要来自视皮质。止于上丘。上丘发出纤维交叉下行，组成顶盖脊髓束，止于颈髓 Ⅵ ~ Ⅷ 层内的中间神经元。

橄榄 - 脊髓束 (olive-spinal tract)：主要起自下橄榄核，止于上颈段脊髓的前角运动神经元。人类下橄榄核特别发达，传入纤维来源于额、顶、枕、颞广泛的皮质区以及诸多的皮质下结构，传出纤维主要是到小脑。

小脑的传出通路：小脑还有下行通路影响下运动神经元的活动。旧小脑皮质的冲动传至球状核和栓状核中继。此二核发出的纤维经小脑上脚交叉后，止于红核和网状结构，通过红核脊髓束 (rubrospinal tract) 和网状脊髓束 (reticulospinal

tract) 下降至脊髓，再经中间神经元影响前角运动神经元的活动以调节肌张力和维持体态姿势。古小脑发出的纤维大部分经过顶核中继，主要通过小脑下脚的内侧止于前庭神经核和脑桥、延髓的网状结构，由此发出前庭脊髓束和网状脊髓束下行至脊髓，神经冲动通过中间神经元传至前角运动神经元，维持身体的平衡。

综上所述，锥体系和锥体外系均起源于大脑皮质，两者在皮质的起点上有着重叠。它们最后均终止于脑干和脊髓的下运动神经元。锥体系比较直接地影响下运动神经元，但锥体束也发出许多侧支终于锥体外系的皮质下结构，可调节这些结构的活动。反之，锥体外系也通过反馈回路影响和调节锥体系的功能。实际上大脑皮质的运动功能是通过锥体系和锥体外系的协同作用来完成的。

(4) 锥体外系的损伤及其临床症状：锥体外系构成复杂、行程分散，不少部位又与锥体系密不可分，所以损伤后症状也较复杂。由于损伤部位不同，其症状亦各异，损伤后最基本的障碍有两方面，即肌张力异常或紊乱和各种各样的不自主运动。但实际上临床很难有与特定症状相对应的特定损伤，反之亦然。

肌张力异常：有张力增高和降低两种。肌张力增高是最常见的一种肌张力异常，通常认为是运动神经元过度易化造成的。张力增高到一定程度，可导致随意运动［包括情感性运动（表情）］的抑制乃至消失，常见于帕金森综合征 (Parkinson syndrome)。广泛的肌张力增高（眼肌例外）和牵张反射增强，临床上称为强直，多见于广泛的额叶病变或锥体外系到延髓网状结构抑制区的纤维损伤。基底核病变也可出现强直，但仅表现为肌张力增高而无深反射改变。肌张力降低见于小脑疾病。机制可能是 γ- 系统活动不足之故。可能是小脑易化作用减少，致梭内肌纤维松弛，结果紧张性牵张反射不足，肌张力变低。

不自主运动：锥体外系病变造成的不自主运动，常见的有震颤、舞蹈样运动、手足徐动症、张力障碍性运动和偏身投掷症等。

震颤有两种。一种在静止时发生，称为静止性震颤。因为此震颤是互相拮抗的两群肌的交替收缩，所以又称为交替性震颤。这种震颤一旦有随意运动即行终止，常见于帕金森综合征。另一种震颤总是伴随着随意运动而出现，而且是随意运动愈接近目标物时，不自主震颤愈频繁，所以又称为动作性震颤或意向性震颤，此类震颤见于小脑疾病。

舞蹈样运动是无定型、突发、快速、基本上无目的，但又轻快、适度而复杂的一系列屈、伸、扭转等不随意的肢体运动，并常伴有挤眉弄眼、努嘴歪舌等面部活动。这种运动可在静止时发生，也可在随意运动中出现，并常伴有肌张力降低。此类症状常见于尾状核病变。

手足徐动症是一种缓慢的不自主活动，多见于手指和足趾。手足徐动时肌张力过强，静止时肌张力减退。本症见于尾壳核损害。

张力障碍性运动主要累及躯干肌和肢体近侧肌，导致脊柱颈、胸段或腰段严重的不自主扭转或旋转。运动时肌张力增高，静止时肌张力降低。病变部位主要是新纹状体的小细胞部。

纹状体病变综合征：肌张力增强 - 运动减少综合征，即震颤性麻痹。临床常称帕金森综合征。其基本症状是静止性震颤、肌强直和动作减少。一般认为此类病变部位主要在黑质和纹状体，有的可涉及大脑皮质和脑干网状结构。由于黑质和新纹状体内多巴胺含量明显降低，从而导致对苍白球抑制减弱，最终使得 γ 运动神经元和 α 运动神经元均过度兴奋而产生上述症状。

肌张力降低 - 运动增多综合征：此类患者可以有舞蹈样运动和手足徐动症。病变部位在尾壳核，也可涉及大脑皮质、苍白球或丘脑。有舞蹈样运动的患者，新纹状体内的 γ- 氨基丁酸等的含量明显减少，而多巴胺含量正常。

小脑损伤后对躯体运动的影响表现为平衡失调、共济失调，肌张力和对随意运动特别是精细运动的调节障碍。此外，也会有不自主运动。

（二）内脏运动传导通路

1. 一般内脏运动传导通路　通常认为一般内脏运动传导通路（general visceral motor pathway）首先为内脏运动皮质中枢经由以下通路到达下丘脑：额叶皮质经室周系至下丘脑；边缘系皮质的下行纤维由隔核中继，经前脑内侧束至下丘脑；锥体外系经苍白球 - 下丘脑纤维至下丘脑。由下丘脑发出的纤维经前脑内侧束、乳头被盖束、室周系和背侧纵束下行至脑干内脏运动神经核和脑干网状结构。脑干网状结构再通过网状脊髓束至脊髓的内脏运动神经核。其中，乳头被盖束和室周系及背侧纵束直接、间接地以其终支或侧支止于脑干的内脏运动核。

近来证实，下丘脑特别是其室旁核、背内侧核的外侧部等可以直接投射到迷走神经背核和脊髓的中间带外侧核，也可至孤束核，投射以同侧为主。下丘脑与皮质，特别是边缘系统，还有脑干内的某些有关结构之间也存在着环路。

2. 特殊内脏运动传导通路　特殊内脏运动一般涉及来自第 1 鳃弓的咀嚼肌、下颌舌骨肌、二腹肌前腹、鼓膜张肌、腭帆张肌，来自第 2 鳃弓的面部表情肌、镫骨肌、茎突舌骨肌、二腹肌后腹，来自第 3 鳃弓的茎突咽肌以及来自第 4~6 鳃弓的咽、喉肌。特殊内脏运动传导通路（special visceral motor pathway）是指由这些肌的皮质代表区至该肌的全部传出通路。此通路通常也由上、下两级运动神经元组成，上运动神经元是中央前回下部头面代表区内的锥体细胞，下运动神经元位于脑干，分别构成三叉神经运动核、面神经核和疑核。一般认为此通路是皮质核束的一部分。

（钱亦华　胡海涛）

参考文献

［1］丁文龙, 刘学政. 系统解剖学 [M]. 9 版. 北京: 人民卫生出版社, 2018.

［2］罗丕福, 李继硕. 大鼠三叉神经本体觉三级传导通路的形态学证据——三叉神经本跨节溃变与 HRP 逆行追踪结合的光、电镜研究 [J]. 神经解剖学杂志, 1992, 8: 57-60.

［3］DaSilva AF, Becerra L, Makris N, et al. Somatotopic activation in the human trigeminal pain pathway [J]. J Neurosci, 2002, 22: 8183-8192.

［4］Standering S. GRAY'S Anatomy [M]. 41th ed. New York: Elsevier Limited, 2016.

专栏 E　运动回路与调控

在中枢神经系统，对姿势和运动进行调控的有关结构称为运动神经系统。该系统主要由三级等级递阶结构，即脊髓、脑干和大脑皮质以及两个辅助监控系统（小脑和基底神经核）组成，辅助监控系统是核心成分。这些脑区之间大多拥有往返纤维联系构成的复杂回路，对运动与姿势的完成进行着不同形式的加工。

（一）躯体运动的分类

1. 反射运动（reflex movement）　指不受主

观意识控制、运动型式固定、反应快捷的运动。如各种肌腱反射、伤害性刺激所致肢体回缩反射、眼球震颤等。许多反射运动的反射弧位于脊髓水平，但是也发生在脊髓以上各个水平，甚至涉及大脑皮质运动区。随意运动也包含有不随意运动的成分，即反射运动。如小脑与基底核对运动的调控既参与随意运动调控，又超出意识控制范畴。

2. 型式化运动（patterned movement） 指受主观意识控制、运动的型式固定、具有节律性与连续性的运动。主观意识多只控制此种运动的起始与终止，而运动期间多可自动完成，如步行、奔跑、咀嚼等。其主要靠中枢模式发生器（central pattern generator，CPG）调控，各种形式化运动在脑和脊髓内有不同的CPG。

3. 意向性运动（volitional movement） 这种运动的全过程均受主观意识支配，具有明确的目的性，运动形式更为复杂，一般由后天学习而得，且随着实践经验的积累运动技巧日渐完善。此种运动既可为对感觉信息的反应，也可由主观意向而触发。运用骨骼肌产生的精细技巧运动都属此类，如乐器演奏家的各种乐器表演、画家与书法家的绘画与书法作品展示等。反射运动与意向性运动相辅相成，意向性运动的完成涉及中枢神经系统更加广泛的网络活动。

（二）骨骼肌与运动单位

躯体运动的效应器由两部分构成：骨骼肌和运动神经元轴突末梢形成的运动终板，两者之间借突触样的神经-肌肉接头相连。骨骼肌内有肌梭和腱器等本体（深）感受器。

一个运动神经元和它所支配的数目不等的骨骼肌纤维一起组成一个运动单位（motor unit）。一个运动神经元与所支配的肌纤维数称为支配比。眼外肌支配比为1∶3；手内肌支配比为1∶100；腓肠肌支配比为1∶2 000。支配比越小，运动神经系统对肌肉调控越精细；支配比越大，则对肌肉调控精细程度较粗犷，但是产生的力量效率很大。按收缩速度及能量代谢特性的区别，运动单位可分为3类（表8-E-1），在不同肌肉内占比不同，与它们的运动功能相适应。

（三）脊髓的运动调控

脊髓的功能之一是传导功能。脊髓上中枢的各种下行运动指令和脊髓内部的传入，最终都会聚于前角运动神经元，后者也称"最后公路（final common pathway）"。脊髓本身可完成许多反射活动，具有相应的反射弧装置。脊髓内还有不少中枢模式发生器（CPG），司理着节律性模式化运动。

1. 脊髓运动神经元的形态特征 脊髓运动神经元位于前角的Ⅷ、Ⅸ层。在脊髓矢状切片上观察，前角运动神经元排列成纵柱状。这些纵柱与其所支配的肌肉具有躯体定位分布关系。支配躯体中轴肌者，位于前角（柱）的内侧组，而支配肢体肌者位于前角（柱）的外侧组，后者仅存在于颈膨大和腰膨大。在前角内，伸肌运动神经元位于屈肌运动神经元的腹侧。内侧组与外侧组在接

表8-E-1 肌纤维及运动单位各类型的特性

	快收缩易疲劳型	快收缩抗疲劳型	慢收缩抗疲劳型
肌纤维	苍白色,纤维粗大（血管供应较少）	—	红色,纤维较细小（血管供应丰富）
肌红蛋白	缺乏	—	丰富
肌力	强,产生迅速	两倍于慢肌速度,仅次于快肌	弱（1%~10%）产生慢
疲劳	易	不易	不易
收缩持续时间	短	—	长
肌细胞线粒体	少	多	多
糖原贮存	丰富	—	少
能量来源	糖原酵解	糖有氧氧化	糖有氧氧化
运动单位活动	多位相性	—	细
接受Ⅰa肌梭传入	少	—	多
运动单位数目	少	—	多

注："—"表示无相关数据。

受脊髓中间神经元的传入方面也不同：①内侧组受中间带内侧部中间神经元的支配，一侧的中间神经元可支配两侧前角的内侧组；这些中间神经元的轴突往往形成长的脊髓固有束，联系多个脊髓节段，甚至脊髓全长的内侧运动神经元柱，与躯干肌的姿势调节有关。②外侧组受中间带外侧部中间神经元的支配，它们仅至同侧前角的外侧组；其轴突形成短的脊髓固有束，仅联系少数脊髓节段的运动神经元柱，有利于肢体远端诸肌的独立运动。运动神经元的形态特征如下：

（1）数量：借助轴突终末形成运动终板并直接与骨骼肌相连的脊髓和脑干运动神经元的数目很少，不超过 300 万个。但人类一个典型脊髓运动神经元的表面可能有 1 万多个突触位点，其中有 80% 的位点在树突上，其余 20% 在胞体上。由此可见脊髓运动神经元汇聚了大量的传入信息，称其为最后公路非常恰当。

（2）分类：典型的脊髓前角运动神经元属大型多极神经元，胞体直径平均在 25μm 以上，轴突终止于梭外肌，被称为 α 运动神经元。有些运动神经元胞体的直径在 15~25μm 之间，轴突终止于梭内肌，被称为 γ 运动神经元。γ 运动神经元与 α 运动神经元混杂在一起，前根中约有 1/3 的纤维由 γ 运动神经元发出。此外，在运动神经元柱内还有更小的中间神经元，它们的轴突不进入脊神经前根。

2. 脊髓运动神经元的生理特征

（1）有序募集和大小原则

1）有序募集（ordered recruitment）：运动神经元胞体的直径与其轴突的直径成正比，直径大者的运动单位的支配比也较大。当有来自脑的下行运动指令或感觉传入信息到达运动神经元组时，小运动神经元率先激动起来，引起较少的肌纤维收缩；只有肌力逐渐增强时，依运动神经元胞体逐渐增大的顺序，相应的运动单位才依次兴奋，肌力逐渐增强。

2）大小原则（size principle）：神经元及其支配肌肉兴奋的顺序与运动神经元的大小成反比。然而在抑制时，首先是大运动单位受到抑制，最后才是最小的运动单位受抑制，即与运动神经元受抑制的顺序成正比。

运动神经元兴奋性存在差异的主要原因是小运动神经元表面积小，膜电阻较大。在输入产生相同膜电流的条件下，依欧姆律（电流 = 电压 / 电阻或电压 = 电流 × 电阻），膜电阻较大的小运动神经元电压相对较高，首先达到动作电位阈值而兴奋。大运动神经元的膜电阻相对较小，只有传入冲动（电流）较强时才可达到兴奋阈值。

有序募集和大小原则的生理意义在于对肌力的分级控制，免去上位运动中枢对肌力控制细节的编码，减少了其负担。另外，各运动单位的有序募集驱动保证了肌力增减的平稳顺利，肌力变化及其调整幅度总是与肌肉当时的背景张力成正比。应当指出，运动单位的有序募集和大小原则是一般规律，也有例外，在某种意向性运动时（例如，短跑运动员起跑时），肌肉的动员会违背大小原则，大运动单位先于小运动单位兴奋。

（2）控制已经募集到的运动单位的发放频率：这是运动神经元控制肌力的第二种方式。

（3）运动神经元的增益调控：在运动神经元水平上，一定的输入信息引发一定的输出变化，这个不断变化的动态过程称增益调控（gain control），影响增益调控的因素有：

1）反馈抑制及 Renshaw 细胞：抑制性中间神经元位于Ⅶ层向前角的延伸部，夹在Ⅷ、Ⅸ层之间。Renshaw 细胞位于运动神经元柱内侧的Ⅶ层向前角的延伸部；Ⅰa 类抑制性中间神经元位于运动神经元柱的背侧和内侧的Ⅶ层腹侧部。α 运动神经元的轴突回返侧支与 Renshaw 细胞形成胆碱能突触联系（图 8-E-1），后者的轴突终末释放甘氨酸或 GABA，除对原 α 运动神经元起回返性抑制作用（recurrent inhibition）外，还可能有如下作用：①抑制协同肌的运动神经元；②抑制 γ 运动神经元；③抑制参与拮抗肌交互抑制的中间神经元，如Ⅰa 类抑制性中间神经元；④抑制脊髓小脑前束细胞；⑤抑制其他 Renshaw 细胞。回返性抑制存在于大多数肢体肌的运动神经元，也存在于背部、肋间以及颈部诸肌的运动神经元。但是，某些肢体远端肌、肛门外括约肌、膈肌、下颌和眼的横纹肌的运动神经元缺少此种抑制。

2）平台电位及脑干的传入：短暂地（数毫秒）使运动神经元去极化可引发一个持续长时间（数秒至数分钟）的膜电位去极化状态，称为平台电位（plateau potential）。去极化幅度可达 5~15mV。平台电位可自发终止或因短暂地复极化电流（如抑制性突触后电位）而终止。可见运动神经元膜兴奋性具有双稳态行为（bistable behavior），其静息状态是典型的无冲动发放状态，对传入冲动的反应相对不敏感（增益低）；而神经元的高频持续放电则是去极化平台状态的典型特征，此时对传入冲动的敏感性显著增加。平台电位的产生源于 NMDA 受体的激活,使 Ca^{2+} 通道开放,导致 Ca^{2+} 持续内流。

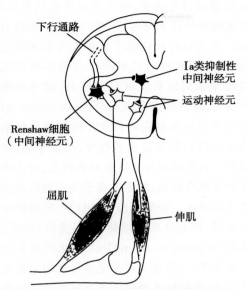

图 8-E-1　Renshaw 细胞对运动神经元产生回返性抑制

脑干 5-HT 能及 NE 能下行纤维,对平台电位的产生与 NMDA 受体具有协同作用。5-HT 的作用主要是减少 Ca^{2+} 依赖性的 K^+ 外流,后者可能导致慢性的后超极化(after-hyperpolarization),掩盖平台电位的出现。

3)突触前抑制与突触后抑制:突触后抑制主要依靠释放抑制性递质和产生抑制性突触后电位发挥效应。在不影响其他传入对突触后神经元兴奋性的前提下,突触前抑制(presynaptic inhibition)可选择性抑制肌梭和腱器传入对运动神经元的影响。脑的下行投射或 I 类初级感觉纤维的传入都终止于 GABA 能中间神经元,后者的轴突终末终止于来自肌梭或腱器的 I a 类或 II 类纤维的终末,形成轴 - 轴突触;当 GABA 释放时,可使上述纤维终末的 GABA 受体激活,Cl^- 通道开放,Cl^- 从胞外流向胞内,关闭 Ca^{2+} 通道,使初级传入纤维终末内的 Ca^{2+} 减少,从而神经递质释放亦减少,遂产生突触前抑制效应。该效应使来自肌梭或腱器的传入冲动对突触后神经元的兴奋能力大大降低。下行性运动通路的传入既可削弱收缩肌运动神经元的突触前抑制,又可加强对非收缩肌运动神经元的突触前抑制,从而使收缩肌的牵张反射效能增强,非收缩肌者减弱。

3. 脊髓的中间神经元和脊髓固有神经元　局部回路上的中间神经元的数量大大多于前角运动神经元。它们一般较小,但兴奋性很高,往往每秒可发放 1 500 次脉冲,对运动神经元起多种整合作用(图 8-E-2):

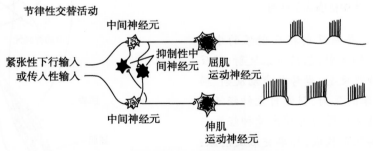

图 8-E-2　几种中间神经元回路作用于运动神经元

(1)分散(divergence):一个运动神经元的侧支与几个靶神经元形成突触。

(2)会聚(convergence):一个运动神经元的活动取决于来自多方面传入的总和。

(3)闸门控制(gate control):一些中间神经元的抑制性指令可以阻止初级感觉传入对运动神经元的作用。

(4)突触前抑制(presynaptic inhibition)(详见前述 P5)。

(5)反响回路(reverberating circuit):运动神经

元轴突的侧支与天门冬氨酸能的兴奋性中间神经元形成突触联系,后者可再次兴奋同一运动神经元,延长了运动反应。

(6)半中枢模式(half-center model):指在屈肌和伸肌运动神经元之间发生节律性交替活动的半中枢模式。屈肌与伸肌运动神经元或与其相关的中间神经元均是半中枢,此两半中枢交互抑制,结果使其中之一激活,而另外一个则灭活。紧张性输入均可使两类中间神经元发放冲动,但是由于在兴奋性的随机波动或者其他固有传入的作用下,一个半中枢可能在某一时间点上主宰着另一半中枢并抑制后者。对于要产生的节律性活动来说,需要某种机制将一半中枢的活动转至另一半中枢。转换机制可能为激活半中枢对另一半的抑制时程有内在的限度,可能减少对另一半中枢的抑制作用,使后者能够被激活(图8-E-3)。

脊髓固有神经元(propriospinal neuron)是指其发出的纤维的分布范围局限在脊髓的中间神经元。它们的纤维聚集成脊髓固有束多围绕灰质边缘分布,大约占脊髓白质纤维数量的1/2以上,走行在同一脊髓节段或多个脊髓节段。脊髓固有神经元参与多种脊髓反射,对协调不同肌群的运动很重要。

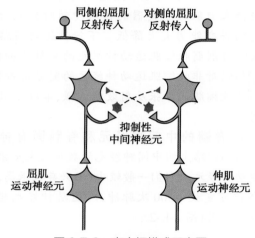

图8-E-3　半中枢模式示意图

4. 脊髓的反射　脊髓反射指反射弧的中枢部局限在脊髓内的一切反射,包括牵张反射、腱反射、屈肌反射、对侧伸肌反射、姿势与走动反射、搔抓反射、引起肌肉痉挛的反射、引发自主神经活动的反射等。一些脊髓反射弧由外周感觉神经元与前角运动神经元直接联系构成,称单突触反射弧;若涉及一个或多个中间神经元,则称多突触反射弧。许多脊髓反射还受着脑下行投射的调控,但是脊髓反射多数不受意识控制。

(1)牵张反射:无论何时,一块肌肉受到牵拉,其肌梭兴奋均可引起该肌反射性收缩,此表现称为牵张反射(stretch reflex)(图8-E-4)。牵张反射的感受器是肌梭的本体感受器,它是脊神经节内假单极细胞周围突缠绕梭内肌形成的结构,其中枢突是 I a类传入纤维,经脊神经后根进入脊髓灰质,与 α 运动神经元及 γ 运动神经元构成单突触联系,后者的轴突经脊神经前根至同一肌肉的梭内肌,前者则终止于梭外肌的运动终板。

1)动态牵张反射和静态牵张反射:动态牵张反射(dynamic stretch reflex)由肌梭初级纤维终末传递的动态信号诱导,即肌肉突然受到牵张时,这一突发的信号传至脊髓,即刻引起同一肌肉的强烈收缩。此反射的功能在于拮抗肌肉长度的突然改变,因为肌肉收缩与肌肉牵张作用正好相反。当肌肉被牵张到新长度以后不到1s,动态牵张反射随即消失,续以静态牵张反射(static stretch reflex)。静态牵张反射由肌梭的初级和次级纤维终末支共同传递连续的静态感受器信号,此信号弱,但持续时间长。只要肌肉处在过度延长状态,静态牵张反射就会使肌肉缩短,其意义在于与引起肌肉过度牵长的力相对抗。如果肌肉已被拉紧,突然解除此拉紧的负荷,将会使肌肉缩短,引起负性(抑制性)牵张反射(negative stretch reflex),对抗肌肉长度的缩短。由此可见,牵张反射是要维持肌肉长度处于恒定的状态、保持肌节的恒定长度有利于肌丝在适度范围收缩,即保持正常的肌张力。

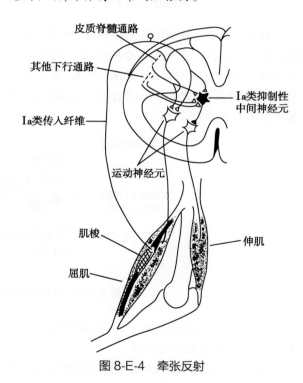

图8-E-4　牵张反射

2)牵张反射的阻尼功能(damping function of stretch reflex):牵张反射的另一重要功能是防止身体运动时发生某种类型的振动或抽动(oscillation and jerkness)。如偶尔从神经系统其他部分传来的信号到达肌肉时,强度很不平稳;强度上升数毫秒之后又下降,然后再往复变换信号强度。当肌梭功能状态不佳时,在此种不稳定的信号传递期间,肌肉收缩强力抽动。当肌梭阻尼功能充分发挥作用时,可消除肌肉收缩的振动或抽动,这种功能又称为对肌梭反射的信号平均功能(signal averaging function)。

3)α运动神经元与γ运动神经元的共同激活效应(co-activation effect):大脑皮质运动区或其他脑区的信息传递至α运动神经元,也同时激活γ运动神经元,结果使梭外肌和梭内肌同时兴奋。两者的同时兴奋有双重作用:肌梭兴奋不拮抗梭外肌收缩;肌梭维持适当的阻尼效应和适当的负荷反应。牵张反射导致的肌肉缩短,可能使梭内肌承受的张力相应减少,而致Ⅰa传入纤维放电减少,肌梭敏感性降低。由于下行通路等导致的α-γ共兴奋,保证了肌梭本体感觉的敏感性和不受梭外肌收缩的影响。

(2)腱反射:腱反射(tendon reflex)(图8-E-5)的感受器为腱器,可有效地感受肌肉收缩产生的张力增加,有助于维持恒定的肌张力。当肌张力突然增加时,腱反射十分强烈,此为动态反应;1s之内动态反应恢复到低水平的稳定放发,后者几乎与肌张力直接相关,称为静态反应。腱器的信息可经粗大而快速传导的Ⅰb类纤维(平均直径1.6μm)传到脊髓,既可经中间神经元作用于脊髓运动神经元,又可经脊髓小脑束至小脑,还能经另一些与之相关的纤维束至大脑皮质。

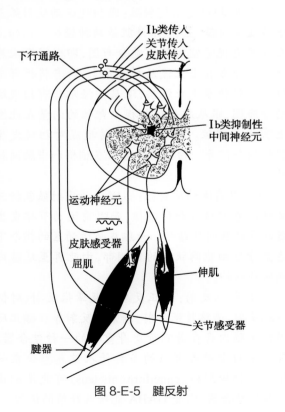

图 8-E-5　腱反射

腱反射与牵张反射相反,能防止对肌肉产生过度的张力,是牵张反射的负反馈机制。当肌与腱的张力增加到极限时,从腱器发出的抑制效应也特别强,致使整个肌肉突然松弛,此种腱反射称伸长反应(lengthening reaction),可能属于保护性机制,防止肌腱从其骨附着点上撕脱下来。

(3)屈肌反射:对肢体皮肤或肌肉的伤害性刺激引起肢体回撤,称为屈肌反射(flexor reflex),又称回缩反射(withdrawal reflex)。屈肌反射的感受器是皮肤的伤害性感受器或者由肌梭次级纤维终末构成的关节感受器。传入纤维包括Ⅱ、Ⅲ、Ⅳ类纤维,总称屈肌反射传入纤维,在脊髓经多级中间神经元中继,形成以下几种回路:①将反应扩散至对回撤运动所必要的肌群的分散回路;②抑制拮抗肌的交互性抑制回路;③在刺激过后,引起延长重复后放电的回路。屈肌反射是涉及多个回路的多突触反射,具有使肢体及时脱离伤害性刺激、免受伤害的作用。屈肌反射涉及整个肢体的协调性运动,即关系到跨越多关节和多肌群的协调运动,涉及脊髓多节段的运动神经元组以及脊髓固有神经元的节段内和节段间的反射活动。

(4)对侧伸肌反射:当伤害性刺激较强烈时,在其引起一侧肢体产生屈肌反射后0.2~0.5s,对侧肢体开始伸张,此为对侧伸肌反射(crossed extensor reflex)。很显然,其意义在于使整个身体躲开伤害性刺激并保持身体姿势平衡。

(5)四肢行动与脊髓中枢模式发生器:四肢行动是指走或跑的固定运动形式,例如走步时左上肢前摆而右上肢后摆,与此同时右下肢前迈而左下肢支撑拖后;在此之后是四肢相互向相反方向的协调运动。这种运动具有自动节律性和在四肢间的交替性,运动的起始与终止受意识控制,但在运动过程中却无需意识支配。

脊髓中枢模式发生器(CPG)不需外周传入信息,也不需反射活动参与,只在脊髓中间神经元之间构成局部网络,它以相互抑制回路协调着诸如步行等节律性运动。在屈肌与伸肌运动神经元之间发生着节律性交替活动的半中枢模式。屈肌运动神经元和伸肌运动神经元及其相关中间神经元,各为一个半中枢。

高等动物的CPG由数以千计的神经元组成结构复杂的回路与网络。应当指出,CPG不仅是四肢行动的控制中枢,而且还是呼吸、咀嚼等多种固定模式的节律运动中枢。

CPG 内有些中间神经元的膜电位可自发性振荡,具有节律发生器特性。振荡的发生与这些细胞膜上 NMDA 受体电压依赖性通道的开放与关闭密切相关,振荡的频率受外来电流的影响。细胞膜电位的振荡导致神经元去极化与超极化交替,以及两个半中枢之间的相互抑制。CPG 的活动节律又受上级运动中枢及感觉传入信号的调控。

(四) 脑干的运动调控

脑干可以将脑干以上水平的下行运动指令与脊髓的上行信息进行整合。除皮质脊髓束和皮质脑干(核)束外,中枢的大多数下行通路都起始于脑干。在脑干内发生着信息的分散与会聚,既有平行的信息处理,又有分布式的信息处理。

1. 脑干的下行通路

(1)腹内侧通路:主要由前庭脊髓束、顶盖脊髓束以及网状脊髓束组成。另外,中缝脊髓束、蓝斑脊髓束和内侧纵束纤维也加入其中。此通路的纤维束沿脊髓前索下行,主要终止于前角运动神经元的内侧组,以调控躯干肌和肢体近端肌中的伸肌运动为主。

前庭脊髓束(vestibulospinal tract,VST)又分前庭脊髓内侧束(MVST)和前庭脊髓外侧束(LVST)。MVST 起自前庭神经内侧核及前庭下核,经双侧下行投射至脊髓颈胸节段,经单突触或多突触通路(兴奋性或抑制性)影响颈肌和躯干肌运动神经元的活动。LVST 起自前庭神经外侧核,投射至同侧脊髓各个节段。LVST 的主要功能是使同侧肢体伸肌神经元兴奋,同时对屈肌运动神经元可产生抑制;MVST 则对中轴肌运动神经元有同侧兴奋和双侧抑制作用。

网状脊髓束(reticulospinal tract)可分为网状脊髓内侧和外侧束。网状脊髓内侧束起自脑桥,经同侧脊髓前索终止于颈肌和躯干肌,以及肢体伸肌的运动神经元。网状脊髓外侧束主要起自巨细胞网状核,投射至脊髓的两侧,支配颈肌和背肌的运动神经元、中间神经元及脊髓固有神经元。网状脊髓束的活动对脊髓反射通路和 CPG 的活动具有调控功能,其效应依脊髓神经通路的活动状态不同而异。在随意运动时,脑干网状结构可综合前庭系统、本体感觉信息和大脑皮质的下行运动指令,前馈性地调整姿势。

中缝核簇的 5-HT 能神经元和蓝斑的 NE 能神经元可能对躯干肌起一般性的松弛作用。内侧纵束参与内耳迷路刺激引起的头颈与眼球转动一致的联合运动,与头部运动时视觉跟踪及注视有关。

(2)背外侧通路:主要由起自红核大细胞部的红核脊髓束组成,此束与皮质脊髓侧束靠近,共同沿脊髓外侧索下行,主要终止于中间带外侧部的中间神经元,间接支配前角运动神经元的外侧组,以支配肢体远端屈肌为主。与皮质脊髓束类似,皮质 - 红核 - 脊髓通路主要对屈肌运动神经元有易化性影响,可拮抗前庭脊髓束对伸肌运动神经元的兴奋。人类的红核脊髓束相对较小并退化,其对肢体远端肌肉精细运动的控制多被皮质脊髓束取代。

2. 脑干的整合回路

(1)前庭眼动反射弧:由内耳前庭器 - 前庭神经核 - 眼外肌运动神经核组成三级神经元反射弧。另外,此反射弧还有一个侧臂控制器(controller of the side-arm)回路,主要由小脑前核群(舌下神经前置核和脑桥旁正中网状结构)及小脑构成。侧臂控制器回路有增益效应,可提高反应幅度,即使极微弱的内耳前庭刺激,也能引起眼外肌运动的有效反应。如果前庭眼动反射弧受损,可引起眼球震颤、姿势不稳和空间定位障碍。

(2)眼扫视运动反射弧:眼扫视运动反射弧至少涉及视网膜、上丘、眼外肌运动神经核。已知上丘浅层有视觉空间的感觉分布图,即视野有次序地定位分布在上丘浅层神经元上,后者将视野定位信息转传至上丘深层,深层神经元含有扫视运动分布图,眼从起始位扫视至靶位的向量在此图上有代表部位。这种向量再转换成对扫视发生器的指令信号。扫视的发生器在脑桥和中脑网状结构。

(3)咀嚼运动反射弧:咀嚼运动反射弧包括三叉神经感觉核簇和运动核,而咀嚼运动节律发生器却在延髓网状结构。大脑皮质运动区的指令下达至旁巨细胞网状核的背侧部,由此再至延髓内侧网状结构。

(4)翻正反射:翻正反射涉及牵张反射、对侧伸肌反射、迷路紧张反射、颈紧张反射等。翻正反射提示脑内存在着测量全身重心的一种整合器,可将来自全身各部位的多种传入信息整合在一起。中脑楔形核(cuneiform nucleus)可能是翻正反射的整合器,它受 GABA 能传入纤维的调控。

（五）大脑皮质的运动调控

大脑皮质发起随意运动的机制尚未完全阐明，但可以肯定的是，随意运动不是某一脑区发起的，而是多个脑区联合工作的结果。在大脑皮质中，与运动有关的脑区包括主要运动区、运动前区、辅助运动区、顶后叶皮质以及扣带运动区等。额叶运动皮质缺少内颗粒层（Ⅳ），是无颗粒皮质（agranular cortex）。

1. 运动皮质的构筑特点

（1）皮质柱（cortical column）：是运动皮质的基本结构与功能单位。由与皮质表面垂直并跨越皮质各层的直径约 0.3mm 的柱状区组成，约含数百神经元。其中的 2/3 为投射神经元，全为锥体细胞，余 1/3 为兴奋性或抑制性中间神经元。

（2）在运动皮质内传入联系与传出联系具有不同层次的分布：由小脑、前庭神经核、脊髓丘脑束来的特异性传入纤维大部分终止于中间神经元，多集中在Ⅳ层，而皮质与皮质间的感觉性传入纤维分布在Ⅰ～Ⅲ层，皮质投射神经元分布在Ⅴ、Ⅵ层。

2. 第一运动皮质与随意运动　初级运动区（primary motor area），又称第一运动皮质（M1），是挑选运动单位神经元并调制其网络的皮质区，与随意运动的执行有直接关系。

（1）M1 区位于中央前回和中央旁小叶前部，相当于 Brodmann 4 区，其特征是含有直径 50～80μm 的巨型锥体细胞（Betz 细胞）。延髓锥体内约有 100 万根纤维，而起自 4 区 Betz 细胞者仅有 3 万根。Betz 细胞发出粗大的有髓纤维（直径约 60μm），其传导速度最快（约 70m/s）。

皮质脊髓束的终末与运动神经元形成单突触联系，它们主要控制肢体远端肌肉的独立精细运动，如单个手指的屈伸，拇、示指指尖的对捏动作等。损伤新生动物的皮质脊髓束或将运动皮质切除后不久，就会有再生纤维出现并支配那些失去正常联系的运动神经元或中间神经元，动物成年后很少出现运动缺欠。相反，若同样损伤发生在成年大鼠，很少发生上述代偿性再生现象，其运动缺陷永久性存在。说明未发育成熟的神经系统比已成熟者具有更大的可塑性，此即 Kennard 学说。

（2）M1 区对随意运动的肌力进行编码，参与动态与稳态时肌力改变的调控。躯体感觉输入对 4 区的运动控制来说，起着感觉性指导作用（sensory guidance）。

（3）M1 区对肢体远端肌的精细调控有多种机制：①肢体远端诸肌在 4 区的代表区特别大，不与体表面积或肌肉重量成正比，而是与运动的精细和复杂程度呈正相关。②肢体远端肌在 4 区的代表区有多个小区，由多重皮质脊髓束纤维会聚于前角同一运动神经元柱上。③支配肢体远端肌的 Betz 细胞轴突具有回返侧支，借中间神经元可抑制邻近的皮质区，使兴奋信号的边界更清晰，即靠外侧抑制实现对肌肉的精细调节。4 区对节律性运动或被动反射运动并不重要。

3. 运动前区与辅助运动区　运动前区（premotor area，PM）与辅助运动区（supplementary motor area，SMA）与运动前的准备状态和编制运动程序有关。PM 位于中央前回前方的 6 区，SMA 主要位于大脑半球内侧面和背外侧面上部的 6 区。

（1）SMA 的功能测定

1）脑血流量测定：当大脑皮质局部电活动增强时，增强区细胞代谢水平增高，局部血流量增多。因此，局部脑血流量是局部神经活动水平的一个指标。以拇指和示指按压小弹簧，引起对侧大脑 M1 手运动区和中央后回手感觉区血流量明显增加；各手指联合运动（如弹钢琴）时，M1、手感觉区和两侧 SMA 的血流量均增加；只想象弹钢琴动作而不去实际弹奏时，只有 SMA 区血流量增加。说明在编排复杂的运动程序和执行运动前的准备状态中，SMA 起着重要作用。

2）准备电位：当示指重复性运动时，以运动开始为零时记录脑电活动。在运动开始以前 800ms 左右，可记录到一缓慢上升的脑皮质电位，即准备电位（readiness potential）。此电位在两侧头皮相当广泛区域内均可记录到，但在相当于 SMA 的头顶部位最为明显，可见 SMA 对运动准备状态非常重要。

3）毁损 SMA：毁损猴的 SMA，出现手与指的定位不准确、动作笨拙和两手配合运用功能严重受损的运动障碍。

（2）PM 对运动调控的特点

1）主要支配中轴肌及肢体近端肌，这对于随意运动时身体的定向和瞄准靶位是不可缺少的。

2）刺激 PM 区可诱发复杂运动，这些运动的产生与许多脑区交互作用有关。

3）PM 区接受来自小脑和基底节神经核的纤维。

4. 顶后叶皮质　顶后叶（5 区和 7 区）皮质为确定靶点的运动提供重要的空间信息，在解码用于指导肢体运动的感觉信息方面起重要作用。顶后叶皮质病变引起运动性运用不能（kinesthetic aproxia），患者不能将运动与附近各种物体提供的空间坐标协调一致，与 PM 区病变后的症状相似。

5. 扣带运动区 大脑半球内侧面、扣带沟背腹两侧的皮质（6 区、23 区、24 区）称扣带运动区（cingulate motor cortex）或内侧运动区（medial motor cortex），也与运动调控有关。

（六）小脑的运动调控

小脑是一个非常重要的皮质下躯体运动调节中枢，虽然它不直接发动运动，但通过对其他中枢神经结构的调节作用来配合大脑皮质完善躯体的运动。小脑在维持身体平衡、调节肌张力、协调与形成随意运动，以及感觉运动整合等方面均有重要作用。小脑占全脑体积的 1/10 左右，但神经元数量却超过全脑神经元总数的 1/2。小脑神经元的结构简单而规则，类似电脑元件，排列规则有序，形成多重相同的基本回路。

各个部位小脑皮质的结构大致相同，从浅入深可分为分子层、浦肯野细胞层及颗粒层。按形态划分小脑的传入纤维，可以区分出苔藓纤维（mossy fiber）和攀缘纤维（climbing fiber）。在颗粒层的颗粒细胞群之间有清晰的间隙，它是由颗粒细胞的树突或树突棘、Golgi 细胞的轴突、苔藓纤维的终末等组成的复合体，称为小脑小球（cerebellar glomerulus）或小脑岛（cerebellar island）。从功能角度看，小脑是按 3 个纵带组构的：①蚓部控制着体轴及肩关节与髋关节的肌肉运动；②半球的中间部控制着上下肢远侧部，特别是手与指以及足与趾的肌肉运动；③半球的外侧部负责肌肉运动的协调，还参与序列运动的总体规划。失去外侧部，身体大多数独立的运动即失去恰当的时间点控制，导致运动极不协调。

1. 小脑皮质的主要纤维类型及局部回路

（1）苔藓纤维：较粗，主要来自脊髓小脑束、橄榄小脑束以及脑桥小脑束。它们在白质内分为许多分支，进入颗粒层后失去髓鞘分为许多小支，小支末端形成终扣，以其为核心形成小脑小球。从一根苔藓纤维传入的冲动，可兴奋多个颗粒细胞，后者的轴突形成平行纤维，将冲动在分子层内横向扩布；借平行纤维与浦肯野细胞树突的联系可将冲动在纵向上扩布。此外，经过多种局部中间神经元也可将冲动扩布。苔藓纤维的动作电位产生较弱的 EPSP，EPSP 的总和可使浦肯野细胞产生单一简

单的动作电位，这是苔藓纤维的特征之一。

（2）攀缘纤维：较细，大部分起自延髓下橄榄核，含兴奋性氨基酸。当其穿过颗粒层接近浦肯野细胞层时，失去髓鞘而分成小支，沿浦肯野细胞胞体和树突攀缘而上并与之形成突触，其侧支还与颗粒细胞、篮状细胞及 Golgi 细胞形成突触。每个浦肯野细胞只接受 1 根攀缘纤维的传入，下橄榄核的 1 个神经元的轴突可与 1~10 个浦肯野细胞建立突触联系。单根攀缘纤维的动作电位可以产生非常强的 EPSP，随后又产生高频的弱动作电位，称为复合动作电位，与大量 Ca^{2+} 流入浦肯野细胞有关，这是攀缘纤维的特征之一。

此外，小脑皮质还接受脑干中缝核群的 5-HT 能纤维和蓝斑的 NE 能纤维，它们分布于小脑皮质的各层。

（3）含 GABA 的浦肯野细胞的轴突是小脑皮质唯一的传出纤维，它们穿入白质并终止于小脑中央核，后者的轴突形成小脑上脚至中脑和丘脑（图 8-E-6）。

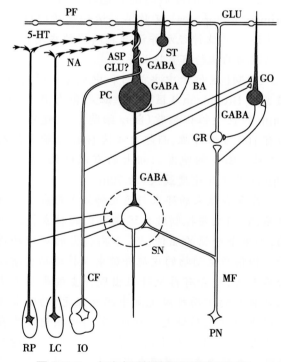

图 8-E-6 小脑皮质的神经元组构及环路

ASP. 门冬氨酸；BA. 篮状细胞；CF. 攀缘纤维；CN. 小脑中央核；GABA. γ-氨基丁酸；GLU. 谷氨酸；GO. 高尔基细胞；GR. 颗粒细胞；5-HT. 5-羟色胺；IO. 下橄榄核；LC. 蓝斑核；MF. 苔状纤维；NA. 去甲肾上腺素；PC. 浦肯野细胞；PF. 平行纤维；RP. 中缝核；ST. 星形胶质细胞；抑制性神经元为黑色，兴奋性神经元为白色。

（4）小脑皮质的局部回路包括：苔藓纤维和攀缘纤维发出侧支至小脑中央核所形成的初级回路，以及小脑皮质内的抑制性中间神经元（如颗粒层中的 Golgi 细胞、分子层中的星形胶质细胞和篮状细胞）参与构成的次级回路。

2. 小脑的功能分区与神经通路

（1）前庭小脑（绒球小结叶）：接受来自内耳前庭器的初级传入纤维和前庭神经核的次级传入纤维。前庭小脑的传出纤维经过顶核或直接返回前庭神经核，经前庭脊髓束和内侧纵束参与前庭动眼反射和眼运动反射的调节，与维持躯体平衡、调整姿势、控制眼球运动有关。前庭小脑回路受损，可导致步态失衡，眼球震颤以及上述两反射的适应能力丧失。

（2）脊髓小脑：包括小脑蚓部和小脑半球中间带，其传入纤维主要来自脊髓小脑束的苔藓纤维；蚓部皮质的浦肯野细胞发出传出轴突，经顶核中继至两侧脑干网状结构、前庭神经外侧核、对侧丘脑的腹外侧核，再上行到大脑皮质运动区。脊髓小脑借调控各下行通路的活动，制约肌力与运动的执行过程。脊髓小脑及其回路受损将导致肌力低下。

（3）大脑小脑（皮质小脑）：包括小脑半球外侧带及与其相关的齿状核。其传入纤维起自大脑皮质运动区、运动前区、辅助躯体运动区、躯体感觉区和顶叶后区，经皮质脑桥纤维至脑桥核，后者再发纤维交叉至对侧，经小脑中脚至小脑半球外侧带。外侧带的浦肯野细胞发出轴突，经齿状核中继后，组成小脑上脚至对侧红核和丘脑腹外侧核，中继后至大脑皮质运动区及运动前区。大脑小脑主要与大脑皮质感觉运动区形成复杂的反馈回路，调控着大脑皮质的运动指令，尤其对快速、精细、复杂多关节运动的筹划预备及运动顺序安排很重要。此部小脑及其回路受损导致：①运动起始和终止延迟；②运动结束时出现意向性震颤；③快速运动时的伸展过度；④运动范围过度以及辨距过度。

3. 小脑的神经递质及受体　小脑的主要神经递质是谷氨酸和 GABA，二者均通过与其相应的受体结合发挥效应。此外，从脑干来的传入纤维还含有 5-HT（中缝核簇）、NE（蓝斑）和天门冬氨酸（下橄榄核）等。

GABA 能神经元包括浦肯野细胞、Golgi 细胞、篮状细胞和星形胶质细胞。GABA 有 $GABA_A$ 和 $GABA_B$ 两型受体。

颗粒细胞及其发出的平行纤维都含有谷氨酸。一般认为 NMDA 受体存在于平行纤维的突触结构中，而在攀缘纤维的突触结构中只有非 NMDA 受体。在苔藓纤维和颗粒细胞的突触结构中，NMDA 受体与非 NMDA 受体共存。

4. 小脑对运动的调控　小脑是运动控制的增益系统，它与端脑基底核的稳定增益系统形成辅助运动传导通路的对立统一体。

（1）小脑对运动的协调、校正、补偿的控制作用：小脑作为比较器（comparator）通过调整脑下行运动通路的输出，对脑控制运动指令的意愿与实际执行的运动本身进行比较。在脑各级运动中枢发出下行运动指令的同时，也将此传出指令的拷贝（efference copy）传给小脑，小脑经过分析再反馈给大脑皮质，此为内反馈（internal feedback）。其次，小脑还接受有关运动执行情况的信息，即运动产生的本体感觉信息，这种信息流称为外反馈（external feedback）。在接受内、外反馈信息之后，经小脑的传出联系到达各级下行运动通路，实现对运动的协调、修正和补偿进行调控。小脑的 GABA 能神经元可能在这方面起重要作用。

（2）小脑的运动性学习适应功能：由于小脑突触的可塑性，小脑实际上具有学习与记忆功能。如前庭眼反射受绒球小结叶调控，当头向右侧偏转时，两眼却向左侧转，此为正常的前庭眼反射；如果给受试者戴上棱镜使左右视野对换，经过一段时间，上述前庭眼反射就变成头与眼同向运动。小脑受损后，此功能消失。小脑内有 NMDA 受体，此受体参与长时程增强（long-term potentiation，LTP）机制，故小脑在学习记忆中可能也发挥作用。

（七）基底核的运动调控

基底核，又称基底神经节，指位于端脑基底部的灰质核团。解剖学家们曾认为位于前脑皮质下的许多灰质核团均属于基底核，包括尾状核、豆状核（壳核和苍白球）、屏状核和杏仁体；而临床工作者则往往将基底核认为是运动系统的一部分，他们将与运动功能较少联系的屏状核、杏仁体排除在外，而将中脑的黑质和间脑的底丘脑核这两个与基底核联系密切且有重要调控运动功能的脑区包含进来。其中，尾状核与壳核由神经元胞体构成的灰质桥梁相连接，形成条纹状外观，故将尾状核和壳核合称纹状体。基底核接受几乎全部运动皮质的投射,并和丘脑与皮质形成许多环路。

基底核的功能主要涉及运动起始和控制。因此,基底核的病变主要表现为运动方面的症状,如帕金森病、舞蹈病等。

1. 基底核的组成

(1)纹状体:纹状体是基底核中接受传入纤维的主要部位,传入纤维主要终止于中等大小、树突棘丰富的纹状体神经元上。从这些神经元再发出轴突投射到苍白球或黑质。这些神经元的轴突又发出大量侧支分布到纹状体的中间神经元上,形成纹状体内部的许多环路联系。

纹状体内有纹状小体(striosomes)和基质小体(matrisomes),两者之间互相镶嵌,这可能与纹状体的纤维联系特性有关(表8-E-2)。

表8-E-2 纹状小体与基质小体的区别

区别点	纹状小体	基质小体
乙酰胆碱酯酶(AChE)	寡少	丰富
吗啡μ受体	丰富	寡少
生长抑素阳性纤维	寡少	丰富
钙结合素阳性神经元	寡少	丰富
大脑皮质传入纤维	多始自边缘系统	多始自感觉运动区
多巴胺能传入纤维	始自黑质致密部	始自A8区(红核后核)
传出纤维靶区	黑质致密部	黑质网状部,苍白球
功能	与边缘系统有关	与运动调控有关

(2)苍白球:苍白球构成豆状核的内侧部,又可分为内、外两个部分。前者与位于其尾端的黑质网状部紧邻。苍白球内侧的部分神经元散在于大脑脚和内囊,称为脚内核(endopeduncular nucleus)。苍白球的神经元一般比纹状体内的神经元大,长而粗的树突上有大量突触终扣,几乎覆盖了树突的全部表面。

(3)腹侧纹状体和腹侧苍白球:在视交叉水平,部分纹状体一直伸到脑的腹侧表面,叫腹侧纹状体。以往认为属于无名质(substantia innominata)头端的部分,实际上应为腹侧纹状体和腹侧苍白球的一部分。

(4)黑质和腹侧被盖区:黑质位于中脑的大脑

脚脚底的背侧,从脑桥头端一直延续到底丘脑区。黑质中富含神经元的部分即致密部,由于含有神经黑色素(neuromelanin)而易于用肉眼辨认。这些神经元投射到纹状体背侧的区域并以多巴胺(dopamine)作为它们的神经递质。还有许多多巴胺能神经元位于靠近中线的腹侧被盖区(ventral tegmental area,VTA),投射到纹状体的腹侧、杏仁体和大脑皮质。多巴胺能神经元(特别是位于黑质内的)如发生变性,即可造成PD的症状。AD也由于脑干中含色素的神经元变性所致,但往往蓝斑和腹侧被盖区的神经元变性比黑质神经元的变性严重。

黑质腹侧部的神经元较为稀疏,称为网状部。此部在形态学方面与苍白球有许多相似之处,亦属基底核中的传出部分,故人们常把二者看成是统一体。

2. 纤维联系

(1)传入联系

1)皮质纹状投射是基底核最主要的传入。几乎所有的大脑皮质区域都向纹状体发出谷氨酸能纤维投射,这些投射纤维有躯体定位排列关系,它们经丘脑的"运动"部分(指腹前核和腹外侧核),回到大脑皮质的运动区、运动前区和辅助运动区,形成皮质-基底核-丘脑-皮质回路。来自额、顶、颞叶联络皮质的纤维主要投射到尾状核;来自海马结构的纤维则主要投射到腹侧纹状体。

2)苍白纹状投射一般都终止于纹状体中等大小的多棘神经元上,这些神经元又投射到苍白球和黑质,它们以GABA为递质,同时还释放一定的肽类物质。根据所含肽类物质及投射靶区的不同,多棘纹状神经元又可进一步分成不同亚群:投射到苍白球外侧段的GABA能神经元主要含有脑啡肽,投射到苍白球内侧段和黑质的GABA能神经元则含SP。亨廷顿病的病变早期主要累及投射到苍白球外侧段的投射神经元。

(2)传出联系:基底核的传出部位是苍白球内侧部和黑质网状部,主要投射到丘脑和脑干,其中投射到丘脑的纤维有定位排列关系。接受投射的核团再投射到皮质的运动前区和前额区。

从苍白球传出的纤维有两个不同的通路:苍白球背内侧部发出的纤维穿越内囊形成豆核束(lenticular fasciculus);苍白球腹外侧部的纤维绕

过内囊内缘形成豆核袢（ansa lenticularis）。两部分纤维在穿过或绕过内囊之后又合起来形成一股粗壮的纤维系统（Forel H₂区），行于红核前区的内侧和尾侧（Forel H区）。这里的纤维形成U字形转弯，经丘脑束（Forel H₁区）到达丘脑（图8-E-7）。

从基底核（特别是黑质）到上丘、中脑和脑桥被盖的传出路径可能涉及有中脑运动区参加的运动环路和眼球活动。

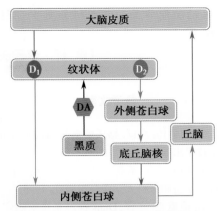

图 8-E-8　基底核的运动调节环路
红色箭头代表核团的兴奋性投射；蓝色箭头代表核团的抑制性投射；DA. 多巴胺；D₁. 多巴胺 1 型受体；D₂. 多巴胺 2 型受体。

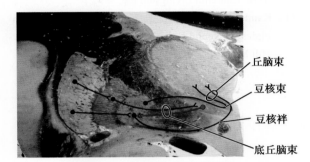

图 8-E-7　基底核的传出联系
紫色为壳核；橙色为外侧苍白球；黄色为内侧苍白球；绿色为底丘脑核。

（3）黑质纹状体通路：此通路属于中脑向端脑投射的多巴胺能投射系统。20世纪50年代后期发展起来的治疗帕金森病药物左旋多巴（levodopa，L-DOPA），就是基于对这一通路的研究结果。黑质致密部和腹侧被盖区向纹状体的投射也是按局部定位排列的，即纹状体背侧部接受黑质致密部的纤维，而腹侧纹状体（包括伏核和嗅结节）接受腹侧被盖区的纤维。

3. 基底核的功能　含谷氨酸的皮质纹状体投射通路属于兴奋性通路；而纹状体苍白球通路及苍白球丘脑通路则是GABA能的抑制性通路。许多有关基底核的运动疾病能够根据该"运动"环路中的双抑制特性来解释。在这样的"运动"环路中，有两个主要的投射通过基底核本身，以"直接"和"间接"投射通路进行运动调节（图8-E-8）。

"直接"通路：即皮质 - 纹状体 - 内侧苍白球 - 丘脑 - 皮质，其中，皮质 - 纹状体、丘脑 - 皮质为兴奋性投射；纹状体 - 内侧苍白球、内侧苍白球 - 丘脑为抑制性投射。因此，在直接通路中，纹状体对内侧苍白球抑制性投射增强，使其对丘脑抑制性投射减弱，最终皮质传出增多，产生易化运动的效应。

"间接"通路：即皮质 - 纹状体 - 外侧苍白球 - 底丘脑核 - 内侧苍白球 - 丘脑 - 皮质，其中，皮质 - 纹状体、底丘脑核 - 内侧苍白球、丘脑 - 皮质为兴奋性投射，纹状体 - 外侧苍白球、外侧苍白球 - 底丘脑核、内侧苍白球 - 丘脑为抑制性投射。因此，在间接通路中，纹状体对外侧苍白球抑制性投射增强，使其对底丘脑核的抑制作用减弱，故间接增强了内侧苍白球对丘脑的抑制作用，最终皮质传出减少，产生抑制运动的效应。

从黑质致密部发出的上行性多巴胺能纤维直接终止于纹状体的投射神经元，这些多巴胺能神经元对纹状体的投射神经元的作用不同：对投射到苍白球外侧段的GABA能神经元起抑制作用；而对直接投射到苍白球内侧段和黑质网状部的神经元则起兴奋性作用。因此，在纹状体，D₁受体表达在参与直接通路的神经元中，故可兴奋该通路；D₂受体表达在参与间接通路的神经元中，故可抑制该通路。最终通过多巴胺的调节，使直接通路易化运动的效应更为显著，保证了机体运动的及时、有效和协调。

因此，在患帕金森病时，黑质向纹状体的多巴胺能投射减少，使得直接和间接两条通路的运动调节效应失衡，导致运动抑制症状。针对这样的发病机制，可通过体内补充多巴胺和干预某些核团的功能（如内侧苍白球、底丘脑核电刺激术）以达到治疗效果。

尽管已经进行了很多研究，人们对基底核涉及运动调控功能的各个方面还没有完全阐明，对其在非运动功能方面的作用所知更少,有待今后的深入探索。

(李　辉　李云庆)

参考文献

［1］丁自海,刘树伟,主译. 格氏解剖学. 41 版. 济南: 山东科学技术出版社,2017.

［2］万选才,杨天祝,徐承焘. 现代神经生物学. 北京: 北京医科大学协和医科大学联合出版社,1999.

［3］刘宗惠,徐霓霓,主译. Duns 神经系统疾病定位诊断学. 8 版. 北京: 海洋出版社,2006.

［4］李国彰. 神经生理学. 北京: 人民卫生出版社,2007.

［5］李继硕. 初级传入中枢联系的形态学基础. 上海: 上海科技教育出版社,1997.

［6］张旺明,张景渝,罗非. 皮质基底节回路对运动的调节// 神经科学. 3 版. 韩济生. 北京: 北京大学医学出版社,2009.

［7］张培林. 神经解剖学. 北京: 人民卫生出版社,1987.

［8］崔益群,主译. 奈特人体神经解剖彩色图谱. 北京: 人民卫生出版社,2006.

［9］Carpenter M B, Sutin J. Human Neuroanatomy. 8th ed. Baltimore: Williams & Wilkins, 1983.

［10］Haines D E. Fundamental Neuroanatomy. New York: Churchill Livingston Inc, 1997.

［11］Kandal E R, Schwartz T H, Jessell T M, et al. Principles of Neural Science. 5th ed. London: McGraw-Hill Medical, 2012.

第九章

周围神经系统

第一节　脊　神　经

脊神经（spinal nerve）由前根和后根在椎间孔处汇合而成。前根和后根分别附于脊髓的前外侧沟和后外侧沟，左右对称，它们由一系列神经根丝组成。前根属运动性，后根属感觉性，较前根略粗，在椎间孔附近后根上有一椭圆形膨大，称脊神经节（spinal ganglion）。不同种属脊椎动物脊神经的数目不同，其数目通常与肌节的排布有关，人类的脊神经共 31 对，其中颈神经 8 对，胸神经 12 对，腰神经 5 对，骶神经 5 对，尾神经 1 对，有时尾神经仅残留遗迹，也有时在尾神经下方出现另 1~2 对尾神经，这些尾神经可能不具有功能。第 1 颈神经的后支经寰椎与枕骨之间椎动脉的下方出椎管，因此，又被称为枕下神经（suboccipital nerve）。

第 2~7 颈神经都经同序数颈椎上方的椎间孔穿出椎管，第 8 颈神经通过第 7 颈椎下方的椎间孔穿出，12 对胸神经和 5 对腰神经都由同序数椎骨下方的椎间孔穿出，第 1~4 骶神经通过同序数的骶前孔和骶后孔穿出，第 5 骶神经和尾神经由骶管裂孔穿出。成年人脊髓下端平对第 1 腰椎体下缘，所以各部脊神经根在椎管内走行的方向和长短均不同。颈神经根较短，行程近水平，胸神经根倾斜向下，而腰、骶、尾神经根则较长，在椎管内行程近乎垂直，它们在通过相应的椎间孔之前，围绕终丝在椎管内向下行走一段较长距离，共同形成马尾（cauda equina）。

脊神经穿椎间孔后立即分为脊膜支、后支和前支。此 3 支都为混合性神经，即含有运动纤维和感觉纤维。脊神经前支以交通支与交感干神经

节相连，内有内脏传出及内脏传入纤维通过。此外，S_2~S_4 脊神经前支还发出盆内脏神经不与交感干连接，直接加入盆丛，属内脏神经的副交感部（图 9-1-1）。

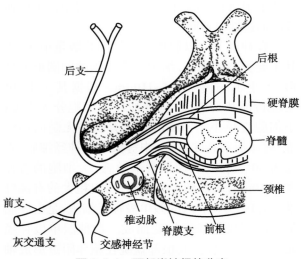

图 9-1-1　颈部脊神经的分支

一、脊神经节

（一）脊神经节的位置

脊神经节（spinal ganglion）是位于脊神经后根上的神经节，又称后根神经节（posterior root ganglion）。该神经节呈卵圆形，长 4~6mm，其大小与相连的后根的粗细成正比。脊神经节一般位于椎间孔处，在其外侧脊神经的前、后根合并，立即穿出硬膜。第 1、2 颈神经节分别位于第 1、2 颈

椎的椎弓上方,骶神经节和尾神经节一般都位于椎管内。第1颈神经节可以缺失,在颈上部,脊神经节与脊髓之间的后根上有时出现异常的小神经节。异位的脊神经节细胞也可出现在其他部位,如在前根内。推测这些异位的神经节,可能是在发生过程中神经嵴在迁移和演化为脊神经时,有一部分细胞迷走所致。

(二)脊神经节的内部结构

脊神经节的表面包以结缔组织的被膜,该被膜与脊神经根的外膜相延续,自被膜发出结缔组织小梁伸入节内,将脊神经节内的神经细胞分隔为若干群,并有血管随结缔组织小梁进入节内,使脊神经节得到血液供应。

脊神经节主要由感觉神经细胞和神经纤维构成,神经元的胞体多位于节的浅层,而神经纤维则主要在节的深层。神经元之间的基质中主要含有卫星细胞[又称被囊细胞(amphicyte)]、施万细胞(Schwann cell)和密集的血管网,有的毛细血管呈袢状突入节细胞凹陷处。在啮齿类动物,这些毛细血管是无孔毛细血管。但在灵长类动物则都为有孔毛细血管,动物种属不同,其神经节内毛细血管的通透性也不同。

脊神经节内以假单极神经细胞数量最多,为其主要类型的细胞,细胞呈不规则的卵圆形或球形,大小不一,直径 $15\sim110\mu m$。根据其大小、电生理特征和功能,可将脊神经节细胞分为3类:小细胞直径小于 $30\mu m$,发出有髓和无髓的细纤维,对辣椒素高度敏感;中等大小的神经细胞,直径为 $30\sim50\mu m$,对辣椒素不敏感;大细胞的直径大于 $50\mu m$,对辣椒素不敏感,发出粗大的有髓纤维(Li,1999)。节内的假单极神经细胞,是由胚胎早期的双极神经元演变而成。这种假单极神经元只有一个突起,其根部盘绕在胞体附近形成轴突球(axonal glomerulus),然后再分为两支,形如"T"或"Y"状。其中一支较细,入脊髓,为中枢突;另一支粗大,分布至周围感受器,为周围突。除假单极神经元外,脊神经节内尚有少数中等和小型的多极神经细胞及极少数双极神经细胞。

脊神经节神经元的内构与其他部位神经元相似,但其胞质中染色质的分布呈多样性,有的弥散分布在胞质中,有的则在胞质内形成大的团块(即尼氏小体)。根据胞质内染色质分布的情况,可将脊神经节细胞分为两大类。即大的亮细胞(A细胞)和小的暗细胞(B细胞)。在亮细胞内染色质颗粒比较分散,并有实验证明这一类细胞发出的轴突是有髓纤维。在暗细胞染色质则高度集中分布,其轴突是无髓纤维,有学者认为这一类神经元属内脏感觉神经元。进一步的研究根据细胞是否含有 SP 或 SOM,将暗细胞分为两个亚型,这两个亚型的神经元对神经毒的反应和在谷氨酰胺的代谢方面也不同。

脊神经节内神经细胞体周围有卫星细胞(被囊细胞),卫星细胞是从胚胎期神经嵴衍生而来,在成人紧密包围神经节细胞体及其无髓轴突的盘曲部。卫星细胞胞体扁平,核呈圆形或卵圆形,面向神经节细胞一面的细胞膜与节细胞表面的突起相互交错镶嵌,而卫星细胞的外面覆盖有基膜和一薄层含血管的结缔组织。因此,卫星细胞形成的囊将神经节细胞与邻近的毛细血管隔开,这可能与液体运输和脊神经节内神经细胞的代谢有关。

(三)脊神经节细胞的化学性质

许多研究表明脊神经节细胞含有多种神经递质、内分泌激素、细胞因子及其受体。

1. 神经递质

(1)肽类递质:脊神经节细胞内含 P 物质(substance P,SP)、生长抑素(somatostatin,SOM)、血管活性肠肽(vasoactive intestinal peptide,VIP)、胆囊收缩素(cholecystokinin,CCK)、血管紧张素 I(angiotensin I,A I)、血管紧张素 II(angiotensin II,A II)、降钙素基因相关肽(calcitonin gene-related peptide,CGRP)、铃蟾素(bombesin,BOM)、甘丙肽(galanin)、胃泌素释放肽(gastrin releasing peptide,GRP)、神经肽 Y(neuropeptide Y,NPY)、神经激肽 A(neurokinin A,NKA)和神经肽 FF(neuropeptide FF,NPFF)等肽类递质。

SP 在脊神经节中含量很高,主要存在于小细胞中。用免疫细胞化学染色显示,大鼠脊神经节中,约96%的 SP 免疫反应阳性细胞是小细胞(刘庆莹,1989)。一般认为,这些含 SP 的神经元与伤害性刺激的感受有关,电刺激或高钾处理脊髓薄片都可引起 SP 释放。微电泳 SP 对脊髓神经元有极强的兴奋作用。给予辣椒素后,可导致含 SP 的一级传入神经纤维内 SP 的耗竭、神经纤维溃变和动物对痛的敏感性降低,提示 SP 与痛觉传递有关。有实验表明:在针刺镇痛的条件下,三叉神经脊束核内 SP 末梢的免疫反应性较对侧增强,这可能是由于 SP 末梢的释放受到抑制所致,这一结果也支持在感觉神经节内的 SP 是属于与伤害性刺激传导有关的感觉性递质。近年的研究发现，在脊神经节神经元中新合成的 P 物质前体分子（protachykinin）与 δ 阿片受体发生直接相互作用，并将该阿片受体带入可调控的分泌途径中，使 δ 阿片受体在它的激动剂或在痛觉刺激下，能够出现在这些感觉神经元的表面，与相应受体激动剂结合，产生镇痛作用。在敲除 P 物质基因的小鼠，δ 阿片受体无法正常地运输到脊髓中痛觉传入神经纤维的终末，也无法有效地出现在细胞表面发挥作用，这样 δ- 阿片受体介导的镇痛作用消失。同时，由于在神经细胞膜表面 δ- 阿片受体对 μ- 阿片受体具有负向调节作用，这种小鼠不会因 μ- 阿片受体受抑制而产生吗啡耐受，即吗啡类药物的镇痛效率不会随着药物使用时间的延长而降低，这说明 P 物质前体 -δ- 阿片受体 -μ- 阿片受体系统在形成吗啡耐受中起着重要作用（Bao，2003；Guan，2005；Daniels，2005；Zhang，2006）。

SOM 主要存在于小细胞中，有研究表明：在 SOM 免疫反应阳性细胞中，小细胞占 90%。SP 和 SOM 虽然都主要存在于小细胞内，但它们并不存在于同一个神经元，因此，有学者曾将脊神经节中的小细胞分为 SP 神经细胞和 SOM 神经细胞两种亚型。后来又有学者将脊神经节中的细胞分为 3 种亚型：抗氟化物酸性磷酸酶（fluoride-resistant acid phosphatase，FRAP）细胞，P 物质细胞，生长抑素细胞。

用免疫电镜的方法在脊髓胶状质内观察到某些Ⅰ型突触球和Ⅱ型突触球的 CⅠ和 CⅡ末梢均是 SOM 免疫反应阳性的，表明 SOM 除存在于中、小型细胞外，还可以存在于脊神经节的大细胞内，从而提示脊神经节内的 SOM 除参与痛觉信息的调节外，还参与其他感觉信息（如本体感觉）的调节（刘庆莹，1992）。

脊神经节内的 VIP 是一类与内脏感觉传导有关的肽类物质。

CCK 是一类与躯体和内脏感觉有关的神经递质，存在于脊神经节的大细胞和小细胞中，并且在一些细胞内 CCK 和 SP 是共存的。

用免疫细胞化学方法已证实，在脊神经节内有 AⅠ、AⅡ免疫反应阳性的神经元。切断脊神经后根后，脊髓后角第Ⅱ层 AⅡ纤维明显减少，提示这些消失的 AⅡ免疫反应阳性纤维来自脊神经节细胞的中枢突。

CGRP 存在于脊神经节的大、中、小细胞内，在脊神经节内，CGRP 神经元的数量较 SP 神经元多，并且可与 SP 共存于同一个细胞内，也可与 SOM 共存于同一个脊神经节细胞内。

Noguchi 等（1990）用寡核苷酸探针作原位杂交，发现 α-CGRP mRNA 标记的脊神经细胞占脊神经节细胞总数的 36.4%，β-CGRP mRNA 标记的脊神经节细胞占 30.8%。并且，中、小型细胞含有 α-CGRP mRNA 或 β-CGRP mRNA，而大细胞只含有 α-CGRP。

脊神经节内 CGRP 的含量与性别有关，用免疫细胞化学法证实，雌性大鼠颈、腰、骶部脊神经节内 CGRP 的含量明显低于雄性大鼠，卵巢切除后 CGRP 的含量增加。免疫细胞化学双标染色显示，在雌性大鼠脊神经节内 80% 以上 CGRP 阳性的神经元是雌激素受体（ER）阳性的，而在雄性大鼠仅 46%CGRP 阳性的神经元是 ER 阳性的。这表明在脊神经节内雌激素可以通过其受体下调 CGRP。

GAL 主要存在于脊神经节的小细胞内，可以和 SP 或 CGRP 共存，在脊神经节内的 GAL 可能与伤害性信息传导有关，主要发挥镇痛效应。

在某些脊神经节细胞内 BOM 和 CGRP 共存，CGRP 和 SP 共存。

脊神经节细胞内的 NPY 可能与异常感觉和损伤引起的病理痛有关。

NKA 主要存在于脊神经的小细胞中，约 85.9% 的小细胞均含 NKA，它可能与慢性疼痛和痛觉过敏有关（Li，1998）。

NPFF 在脊神经节内的水平很低，仅在用秋水仙素处理或后根切断后，用免疫细胞化学法或放免分析在脊神经节内方可检测出。

（2）其他神经递质：脊神经节内除含多种肽类递质外，还含有兴奋性氨基酸（excitatory amino acids，EAA）、GABA、NO 等，脊神经节内的谷氨酸（glutamic acid，Glu）和门冬氨酸（aspartic acid，Asp）主要存在于大细胞内。

2. 细胞因子　脊神经节细胞含有神经生长因子（nerve growth factor，NGF）、转化生长因子 -α（transforming growth factor alpha，TGF-α）及其受体。研究显示：轴突切断术后，可显著上调脊神经节神经元内脑源性神经生长因子（brain-derived neurotrophic factor，BDNF）及 GDNF 的表达（Boucher，2000；Xiao，2002）。TGF-α 及其受体主要存在于小细胞内和

某些大、中型细胞周围的卫星细胞内,TGP-α在卫星细胞的增生、神经细胞的存活中发挥着重要的作用。此外,约有60%正常脊神经节细胞表达成纤维细胞生长因子13(fibroblast growth factor 13,FGF13),切断坐骨神经后,脊神经节细胞中成纤维细胞生长因子2(fibroblast growth factor 2,FGF2)及成纤维细胞生长因子7(fibroblast growth factor 7,FGF7)的表达显著增加,而FGF13的表达降低(Li,2002)。

3. 内分泌激素　有许多研究表明雌激素(estrogen)和雌激素受体(estrogen receptor,ER)在感觉神经元(包括脊神经节细胞)的发生和存活中起着重要作用。用原位杂交技术发现在所有的脊神经节细胞内均有ER-β mRNA的表达,而ER-α mRNA则主要定位于小细胞的核内。

(四)突起和纤维联系

传统的观念认为脊神经节的细胞主要是假单极神经元,每个胞体发出一个突起,再由这个突起发出单一的中枢突和单一的周围突。近年来电子显微镜的观察证明,无论是周围突或中枢突的数目,都比相应脊神经节细胞的数目多得多;并且,电生理及逆行追踪研究也都证明了至少有一部分脊神经节细胞的中枢突或周围突是在脊神经节内和节附近分叉。

1. 中枢突　研究表明,脊神经节细胞的中枢突在节内或节的附近发出分支,经后根或前根入脊髓。

(1)脊神经后根内的中枢突:1979年Langford在电镜下对大鼠腰骶段脊神经节内的细胞和相应后根内神经纤维进行计数后发现,后根节细胞数与后根内神经纤维之比为1:2;同时还仔细观察了切断的脊神经后根的近侧端,发现在近侧端内没有存活的轴突,从而证实在后根内没有传出纤维,仅仅只有感觉性纤维。后根的轴突数多于后根节细胞数,且在后根内没有传出纤维,那么,比较合理的解释便是,一些脊神经节细胞发出一个以上的中枢突。这种脊神经节细胞中枢突分叉的意义在于,同一个感觉神经元可以将感觉信息传递到中枢的不同部位(通过上升或下降的侧支)。还有资料表明:在脊神经节细胞轴突的分叉点,感觉信息的传导可以被阻滞,从而调节从周围到脊髓信息的传递。

(2)脊神经前根内的中枢突(传入纤维):传统的观念认为,脊神经前根是运动性的,但近年

来解剖学和生理学的研究已经证明,脊神经前根中也含有一定数量的传入纤维。20世纪70年代Coggeshall用一系列实验发现,在猫的脊神经前根内有大量无髓纤维(占前根纤维的15%~30%),并证实它来源于脊神经节细胞,从而证明脊神经前根内有感觉纤维。也有电生理及逆行溃变的研究表明,有些前根传入纤维的胞体位于前根中。这些前根内的传入细胞与脊神经节细胞可能属于同一范畴,在形态上没有差别。到目前为止,人们发现脊神经前根内与感觉有关的无髓纤维至少有3类:

1)脊神经节细胞的中枢突经前根进入脊髓:1975年Coggeshall观察到将患慢性节段性疼痛患者相应节段的后根切断,并不能使其疼痛缓解,必须同时切断同一节段的前根,疼痛才能缓解,因而使人们想到是否有传入纤维经前根进入脊髓。1977年Maynard将动物的后根切断,同时注射HRP到脊髓,仍有脊神经节细胞被标记,此结果表明标记物是经前根输送到节细胞的。他们还观察到,切断猫的脊神经前根时,其中枢端有溃变纤维,而另一端仍然有部分神经纤维存活,此结果也证实了前根内有部分纤维是来自脊神经节细胞的。1978年Light等在猫的后角内观察到来源于前根的细纤维。也有学者观察到切断前根后,后角内SP免疫反应强度明显减弱,这表明后角内有一部分SP能纤维是经前根而来的。1976年Loeb观察到脊神经节内一些大细胞中枢突的一个分支进入后根,另一个分支则经前根进入脊髓。

2)脊神经节细胞的中枢突进入前根后再返回后根,经后根进入脊髓:有研究发现,强刺激切断前根的远侧可以引起动物的疼痛反应,电生理实验也发现后角内有一些神经细胞兴奋,如果同时切断后根或将局麻药用于后根,疼痛反应便不存在,后角内也未见兴奋的神经元,这个现象被称为返回感觉(recurrent sensibility)。如果所有的脊神经前根传入纤维都直接进入脊髓,便很难解释"返回感觉"了。1982年Risling等观察到随着前根向脊髓靠近,其中的无髓轴突量逐渐减少,从形态学上证实了有一部分无髓纤维未经前根进入脊髓。以上事实均表明某些脊神经节细胞的中枢突可能经由后根→脊神经→前根,再由前根返回脊神经后根进入脊髓。

3)脊神经节细胞的中枢突还可以经由前根分布至软脊膜和脊髓表面。用免疫细胞化学法还证

实了这些轴突中有一些是 SP 能的。

2. **周围突** 自 1981 年发现脊神经细胞的周围突在节的附近发出分支后，又有许多研究证实了脊神经节细胞周围突在节内或节的附近分支，并证实了脊神经节细胞的周围突有分支投射到躯体和内脏感受器。如用生理学的方法记录到不同的周围神经冲动可被同一感觉神经细胞的突起运送。又如将不同的示踪剂应用于不同的周围神经时，同一个脊神经节细胞可以被不同的示踪剂标记。为了证实这些具有分支投射的脊神经节细胞的化学性质，有学者在同一张切片上，用荧光素双重标记和 PAP 免疫细胞化学相结合的方法（三重标记法），证实了某些具有躯体、内脏分支投射的脊神经节细胞含有 SP、CCK 或 CGRP（图 9-1-2）。这些研究结果进一步证实了在脊神经节水平躯体 - 内脏感觉的"汇聚"，也为牵涉性痛和躯体 - 内脏反射机制提供了新的化学神经解剖学依据。

（五）脊神经节内的突触结构

传统的观念认为脊神经节内没有突触连接。1981 年 Kayahara 首次在猫的脊神经节内观察到轴 - 体突触，但数量很少，在 400 张超薄切片中仅发现 7 个轴 - 体突触。1984 年 Kayahara 用溃变法和 HRP 顺行追踪法继续研究了脊神经节内轴 - 体突触中轴突的来源。切断脊神经前根后，在脊神经节内见到溃变末梢与脊神经节细胞形成的轴 - 体突触；将 WGA-HRP 注入脊髓前角，在脊神经节内也发现了 HRP 顺行标记的轴突终末与脊神经节细胞形成轴 - 体突触。这些结果均表明，与脊神经细胞形成突触的轴突，是经前根来的，其胞体位于脊髓前角。在他们所观察到的轴 -

体突触中，突触前成分除溃变的轴突或 HRP 标记的轴突外，还有一部分是未溃变和未被 HRP 标记的轴突。所以除前角外，突触前轴突还可能有其他来源。1976 年 Santini 提出了外周交感感受环（sympathetic-sensory loop）的假说。该假说认为，交感神经节细胞除发出纤维随脊神经节细胞周围突分布外，还可以通过与脊神经节细胞的突触联系，调控一级感觉神经元的信息传导。近年来也有一些资料报道在脊神经节内存在着肾上腺素终末。有学者观察到猫的脊神经节内有一些肾上腺素能纤维走行在节细胞之间，并发现这些纤维紧靠核周质，他们推测这些肾上腺素能神经纤维可能起源于交感干神经节。当他们切除猫的颈交感干神经节后，三叉神经节内交感神经纤维量减少。Matsuda 等用扫描电镜证实，在脊神经节细胞周围有一个神经纤维网存在，并证实这个网含有肾上腺素能纤维，当切除交感神经后，其数量明显减少。

在周围神经受损后，有学者在电镜下观察到脊神经节内有许多含囊泡的交感神经节后纤维的膨体，在卫星细胞囊内，紧靠节细胞胞体和它们的突起附近。将交感神经的节后神经元与脊神经节细胞共同培养可以观察到它们之间有明显的接触（Belenky，1997），这均提示有一部分交感神经的节后纤维分布至脊神经节。推测这些交感神经的节后纤维也可能是这些轴体突触的突触前成分。许多实验都表明，周围神经损伤后，交感神经节后纤维出芽（sprouting）至脊神经节细胞的周围，表明交感神经出芽与疼痛有密切关系。另外，有研究（Liu，1985）报道了大鼠脊神经节内的突触联

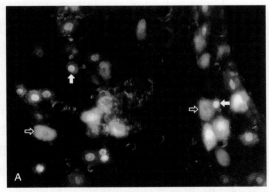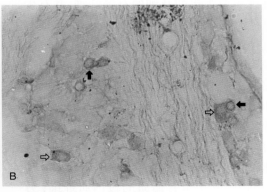

图 9-1-2 含 P 物质的脊神经节细胞周围突的躯体内脏分支投射

A. 荧光素标记，↑示 NY（投射至躯体）/FB（投射至内脏）双标细胞；空心箭为 FB 单标细胞；B. 同一切片的 SP 免疫细胞化学染色，↑示与 A 图相同标记者为同一细胞（三标细胞），空心箭头示与 A 图相同标记者为同一细胞（双标细胞）。

系,他们在 100 张超薄切片上,发现了 4 个轴 - 轴突触,突触前成分较小,推测可能是脊髓前角细胞的轴突或来自交感神经节细胞的轴突。突触后成分较大,可能是脊神经节细胞的周围突或中枢突。这种脊神经节内的轴 - 体突触和轴 - 轴突触,可能是交感神经对外周一级传入突触前控制的形态学基础。

二、脊神经的组成及纤维成分

每一对脊神经都由感觉性的后根和运动性的前根组成。所以,脊神经内含有传入纤维和传出纤维,为混合性神经。

(一) 前根

脊神经前根的纤维由脊髓前外侧沟穿出,每一条脊神经前根由数根排列不规则的根丝组成(图 9-1-3)。

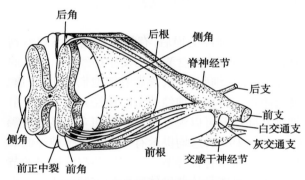

图 9-1-3　脊神经的合成和分支模式图

脊神经前根(anterior root of spinal nerve)由脊髓前角细胞发出的躯体运动纤维、T_1~L_3 节段侧角细胞发出的交感神经节前纤维、S_2~S_4 节段的骶副交感核发出的副交感神经节前纤维组成。前根内的纤维主要为粗的及细的有髓纤维,并有少量中等直径的有髓纤维及少数无髓纤维。粗的有髓纤维直径为 9~13μm,传导速度快(70~120m/s),属 A_α 类纤维,是前角 α 运动神经元的轴突,即分布至骨骼肌的梭外肌纤维。除第 1 胸神经、第 1 腰神经和第 4 骶神经的前根内细纤维占 50% 外,其余脊神经前根内这种粗的有髓神经纤维占多数。细的有髓纤维又分为两类:一类直径为 3~6μm,传导速度 15~30m/s,属 A_γ 纤维,是前角 γ 运动神经元的轴突,分布至骨骼肌的梭内肌纤维;另一类直径为 3~10μm,传导速度 3~15m/s,属 B 类纤维,这类纤维仅见于 T_1~L_3 和 S_2~S_4 的前根内,它们是中间外侧核和骶副交感核的神经细胞发出的

轴突,分布至心肌、平滑肌和腺体。

近年来解剖学和生理学研究已证明,脊神经前根中也含有一定数量的传入纤维。20 世纪 70 年代 Coggeshall 用一系列实验发现,在猫的脊神经前根内有大量无髓纤维和细的有髓纤维,它们占前根纤维的 15%~30%,并证实这些纤维来源于后根节细胞,从而提示脊神经前根内有感觉纤维。

(二) 后根

脊神经后根(posterior root of spinal nerve)由脊神经节细胞的突起组成,每一条脊神经后根由内侧束和外侧束构成,每一束又分成若干根丝,这些根丝连续而整齐地附着于脊髓的后外侧沟。

用银染色,可见后根内有无髓纤维、薄髓纤维及有髓纤维。粗的 A 类有髓纤维(直径为 10~20μm)是脊神经节内大细胞的突起,传导速度快,传导本体感觉和触压觉。细的无髓纤维(直径 0.6~1μm,C 类)和薄髓纤维(直径 5~10μm,B 类)是脊神经节小细胞的突起,为传导温度觉和痛觉的纤维。

哺乳动物(包括人)相邻两脊神经后根间均存在节间交通支。这种节间交通支以颈部为最多(58.2%),在颈部下 4 对颈神经后根的节间交通支较上 4 对颈神经后根的多,这可能与颈膨大有密切的关系,其次为骶尾部(17.8%),腰部(14.3%),胸部(9.7%)。

不同个体及同一个体不同后根之间的交通支出现的部位及纤维行走的方向均不同。按其出现的位置不同可以分为:接近脊髓位(6.45%)、靠近硬膜位(10.16%)和中间位(83.39%)。节间交通支内纤维行走的方向以下位脊神经后根走向上位脊神经后根为多见。

由于这种节间交通支的存在,使周围神经所支配的皮肤节段有一定的差异,故在临床上作脊神经后根切断术治疗某些疾病时,应考虑这种节间交通支,才能达到预期的手术效果。

(三) 脊神经根的粗细及行径

脊神经的前、后根都向椎间孔行进,在脊神经节的远侧汇合成脊神经,当穿软脊膜和蛛网膜时,两层膜分别包被各根的周围,蛛网膜下腔也随之伸延至两鞘之间,硬脊膜包被前、后根至脊神经处合为一鞘,成为脊神经的被膜,即神经外膜。当脊神经穿椎间孔时,其外膜附于孔周围的骨膜,从而对脊髓起着支持和固定的作用。

低等动物前(腹)、后(背)根的粗细差异不大,

而在高等动物(包括人)后根较前根粗,最大比值可达 3:1,这是由于后根的根丝多而粗所致。后根纤维的数目 5 倍于前根,每一条前根平均有 20 万条神经纤维,后根平均为 100 万条。但第 1 颈神经和尾神经的后根特别小,甚至缺如,据统计约 8% 的人无第 1 颈神经后根,其脊神经节亦多不存在。

各部脊神经根的粗细不同,其中 C_5~C_8 神经根及腰下部和骶上部的神经根最粗大,根丝数也最多,它们分别是附于颈膨大和腰骶膨大的神经根,发出神经分布到上肢和下肢,其他神经根中尾神经根最小。除第 1 胸神经外,其余胸神经根均较小。

C_1 和 C_2 神经根短,几乎水平行走穿出椎管,C_3 以下各神经根向下倾斜抵达相应的椎间孔,其倾斜度和长度逐渐加大,在下胸部脊神经根紧靠脊髓向下至少行走两个椎骨的距离才穿相应的椎间孔出椎管。脊髓下端的脊神经根几乎呈垂直位下降,形成马尾。

Kubik 更仔细地观察了成人脊神经根在椎管内的行径。他们发现由于脊髓的颈、胸部生长速度快,致使其较脊髓其他部位长。各脊神经根在椎管内的行径不一,具体如下:C_1~C_4 神经根在椎管内下降一段距离方达相应椎间孔,C_5 神经根水平行走,C_6~C_8 神经根下降,T_1~T_2 神经根水平行走,T_3~T_5 神经根下降,T_6 水平行走,其余的均向下倾斜。

(四)脊神经的纤维成分

脊神经是混合性神经,含躯体感觉纤维、内脏感觉纤维、躯体运动纤维和内脏运动纤维 4 种纤维成分(图 9-1-4)。

1. 躯体运动纤维　是前角运动细胞的轴突,经前根进入脊神经,分布于骨骼肌,支配其运动和维持肌张力。

2. 内脏运动纤维　是交感神经和副交感神经的节前纤维,交感神经的节前纤维是 T_1_L_3 中间外侧核细胞的轴突,经脊神经前根、脊神经及白交通支,至交感干上相应的神经节(椎旁神经节),与节内的神经细胞(节后神经元)构成突触,交换神经元。有的节前纤维,在交感干内上升或下降,至上位或下位椎旁神经节或穿经交感干到椎前神经节交换神经元。发出节后纤维分布到心肌、平滑肌和腺体。

副交感神经节前纤维是骶副交感核(S_{2-4} 相当侧角处)神经细胞的轴突,它们经盆内脏神经至盆丛,再由盆丛发出分支分布至盆腔脏器及结肠左曲以下的消化管。

3. 躯体感觉纤维　始于脊神经节的假单极神经元,此类神经元的中枢突经后根进入脊髓,周围突加入脊神经,经脊神经分布至相应的皮肤、骨骼肌、肌腱和关节,将皮肤的痛、温觉和肌、肌腱、关节的本体感觉冲动传入中枢。

4. 内脏感觉纤维　这类纤维亦是脊神经节细胞的中枢突,经脊神经后根进入脊髓,其周围突经白交通支至交感干,穿经交感干神经节,随交感神经分布至心肌、平滑肌和腺体,或随盆部副交感神经分布至平滑肌和腺体,传导它们的感觉冲动。

(五)应用解剖

在椎间孔内脊神经的前方为椎间盘和椎体,后方是椎间关节,上方和下方分别为椎骨上切迹

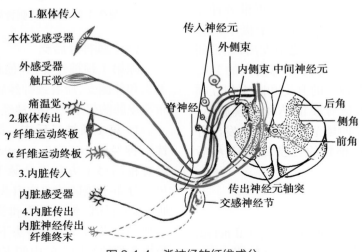

图 9-1-4　脊神经的纤维成分

和椎骨下切迹。在椎间孔内每一条脊神经有动脉、小静脉丛和脊膜支伴随。

脊神经根在穿椎间孔的行程中，可以受到压迫或刺激，引起支配区域的感觉减退或疼痛和肌肉萎缩。

在颈部，椎间盘容易发生慢性萎缩，导致椎骨间的间隙变窄，椎间孔也相应缩小，从而刺激或压迫穿椎间孔的脊神经。引起相应区域的疼痛、感觉减退和肌肉萎缩。其中 C_5 与 C_6 之间的椎间盘萎缩最为常见，其次为 C_6 与 C_7 和 C_4 与 C_5 之间的椎间盘。神经根受压时，根据受累神经的不同，疼痛部位亦不同，当第 6 颈神经根受累时，上臂外侧、前臂桡侧和拇指区域发生疼痛，肱二头肌反射减弱。第 7 颈神经根受累时，前臂背侧、手掌桡侧、手背、中指和示指均有感觉异常，同时肱三头肌腱反射减弱。此外，椎骨的病变、椎间关节的肥大及颈椎后外侧钩椎关节的退行变均可影响脊神经根。

在腰部，椎间盘突出最为多见，特别是第 4 和第 5 腰椎和第 5 腰椎与第 1 骶椎之间的椎间盘纤维环易破裂。当椎间盘纤维环破裂时髓核常从后纵韧带两侧突出（即脊神经根进入椎间孔的部位），压迫一条或多条神经根、引起相应区域感觉减退、消失或疼痛和所支配的肌肉肌张力减弱。另外，椎管内肿瘤或脊柱裂并有脊膜膨出时，可以引起马尾一条或多条神经根的损伤。

三、脊神经脊膜支

脊神经脊膜支（meningeal branch of spinal nerve）又称脊膜返神经（recurrent meningeal nerve）或窦椎神经（sinu-vertebral nerve），内含有来自脊神经节的感觉纤维和来自邻近椎旁神经节的交感神经纤维，是脊神经的一个极小的分支。在脊神经分为前支和后支之前发出，经椎间孔入椎管（图 9-1-1），在椎管内分为较大的升支和较小的降支，相邻脊神经的升支和降支相互吻合，在脊髓的前、后形成脊膜前丛和脊膜后丛，该丛纵贯脊髓全长，并伸延至颅内。由丛发出分支，分布到脊膜、血管、椎骨的骨膜、韧带及颅后窝的硬脑膜。

四、脊神经后支

脊神经后支（posterior branch of spinal nerve）是混合性的，除第 1、第 2 颈神经后支较粗大外，

其余各脊神经后支均较前支细小。后支从脊神经分出后，向后绕椎骨的关节突，经相邻椎骨的横突之间（骶神经后支经骶后孔），分为内侧支和外侧支（第 1 颈神经、第 4、第 5 骶神经及尾神经除外），它们发出分支分布至颈部和躯干后部的肌肉和皮肤（图 9-1-5）。

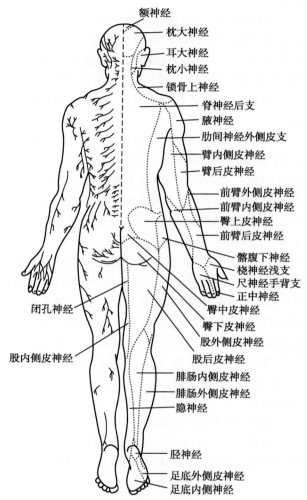

图 9-1-5　人体背侧脊神经皮支的分支

（一）颈神经后支

除第 1 颈神经外，其他颈神经后支均分为内侧支和外侧支，所有颈神经后支都支配肌肉，而分布至皮肤的仅第 2~5 颈神经后支的内侧支。

1. **第 1 颈神经后支**　第 1 颈神经后支又称枕下神经（suboccipital nerve），一般较前支粗大。经寰椎后弓上方和椎动脉下方向后进入枕下三角。分布于该区的肌肉有头后大直肌、头后小直肌、头上斜肌、头下斜肌和头半棘肌。此外，第 1 颈神经还发出一细支穿头下斜肌或经该肌表面，与第 2 颈神经后支的内侧支联合。枕下神经一般

属运动性的,但偶尔发出皮支与枕动脉伴行,分布至枕部的皮肤。

2. 第 2 颈神经后支 是脊神经后支中最大的一支,也比相应的前支粗大得多。该支在寰椎后弓和枢椎板之间后行,于头下斜肌下方穿出,并发出肌支支配该肌。与第 1 颈神经后支交通后分为较小的外侧支和较大的内侧支。内侧支为枕大神经(greater occipital nerve),在头下斜肌和头半棘肌之间上升,穿头半棘肌及斜方肌腱,与第 3 颈神经后内侧支发出的细支联合后,在枕区与枕动脉伴行。其分支与枕小神经相联合后分布至颅顶部的皮肤及头半棘肌,有时也发出分支到耳廓后上部的皮肤。当枕大神经穿经颈部伸肌附着处发生病变时,或者当 1、2 颈椎椎间关节炎累及第 2 颈神经后内侧支时,常引起枕大神经分布区疼痛和感觉异常的综合征,称枕大神经痛。

3. 第 3 颈神经后支 较该神经的前支小,其大小介于 C_2 和 C_4 神经后支之间,由脊神经发出后,绕第 3 颈椎的关节突向后,穿横突间肌内侧,分为内侧支和外侧支,内侧支行于头半棘肌和颈半棘肌之间,穿夹肌和斜方肌后终止于皮肤。当其在斜方肌深面时,发出一支穿斜方肌,终于枕下区的皮肤,该支被称为第 3 枕神经(third occipital nerve),第 3 枕神经行走在枕大神经的内侧并与其有交通支相连。有时后内侧支可与第 2 颈神经内侧支及枕下神经连接,在头半棘肌下方,形成颈后神经丛。外侧支为肌支,常与第 2 颈神经后外侧支相连。

4. 第 4~8 颈神经后支 它们均绕相应的椎间关节向后,分为内侧支和外侧支。第 4、5 颈神经后支的内侧支行于颈半棘肌和头半棘肌之间,至棘突附近穿夹肌和斜方肌,终于皮肤,有时第 5 对颈神经后内侧支不到达皮肤。第 6、7、8 颈神经的后内侧支较小,不到达皮肤,分布于颈半棘肌、头半棘肌、多裂肌和棘突间肌。它们的后外侧支均为肌支,分布于颈髂肋肌、头最长肌和颈最长肌。

(二)胸神经后支

胸神经后支从脊神经发出后紧贴关节突向后行,分为内侧支和外侧支。内侧支均从椎间关节、肋横突上韧带内侧缘和横突间肌之间穿出。上 6 对胸神经内侧支穿胸半棘肌和多裂肌之间时发出肌支支配该二肌,然后穿菱形肌和斜方肌抵达胸椎棘突附近的皮肤,向外可达肩胛线;第 2 胸神经后内侧支最长,可达肩峰。下 6 对胸神经后内侧支主要分布于多裂肌、胸最长肌。偶尔发出分支,穿背阔肌、斜方肌,分布于背部正中线附近的皮肤。

胸神经后外侧支由上到下,逐渐增粗。它们行于肋横突上韧带和横突间肌之间,然后在提肋肌内侧向后行走,经胸最长肌的深面或穿该肌至胸最长肌与颈髂肋肌之间,发出分支支配胸最长肌、颈髂肋肌和提肋肌。下 5~6 对胸神经后外支还发出皮支,在下后锯肌、背阔肌与肋角的连线上穿出,分布于附近的皮肤。有的上部胸神经后外侧也有分支分布到皮肤。第 12 胸神经后外侧支常发出一细支,沿髂嵴行走,分布至臀区前部的皮肤。

胸神经后内侧皮支通常紧贴棘突下降一段距离后分布至皮肤,而外侧皮支则斜行向下相当一段距离(通常可达 4 根肋骨)后浅出,故第 12 胸神经的后外侧支在髂嵴略上方浅出(图 9-1-5)。

(三)腰神经后支

腰神经后支向后行于横突间肌内侧后即分为内侧支和外侧支。后内侧支紧贴关节突关节向后,行经腰椎副突与乳突之间的沟内,或穿上述两突间的切迹,也可穿行于上述两突间的孔内,内侧支均分布于多裂肌,下 3 对腰神经还发出细支分布至骶部的皮肤。后外侧支分布于竖脊肌,上 3 对腰神经后支的外侧支还发出皮支在竖脊肌外缘穿背阔肌腱膜,跨髂嵴后部达臀部皮下称为臀上皮神经(superior gluteal cutaneous nerve)。其中,第 1 腰神经的后外侧支较小,分布于臀中肌表面的上部。第 2 腰神经的外侧支为 3 支中的最大者,分布于臀中肌表面的下部及臀大肌浅层,最远可达大转子附近。上 3 对腰神经的后外侧支还可与 1、2 骶神经后支的皮支相联合(图 9-1-5)。

(四)骶神经后支

骶神经后支很小,且由上向下逐渐细小。上 4 对骶神经后支经骶后孔穿出,第 5 骶神经后支经骶管裂孔穿出。上 3 对骶神经后支亦分为内侧支和外侧支。内侧支细小,分布于多裂肌。外侧支与第 5 腰神经的后外侧支、第 4 骶神经后外侧支联合,在骶骨后面形成神经袢,由此袢发出分支,在骶结节韧带的后方,臀大肌的深面形成二级袢,从袢发出 2~3 条分支,沿髂后上棘至尾骨尖的连线穿臀大肌,分布于臀部的皮肤,这些支统称为臀中皮神经(medial gluteal cutaneous nerve)(图

9-1-5）。后 2 对骶神经后支很小,位于多裂肌的深面,它们与第 3 骶神经后支及尾神经后支联合,在骶骨后方形成神经袢,由袢发出细的分支分布至尾骨周围的皮肤。

(五) 尾神经后支

在骶管内由尾神经发出后穿骶管裂孔。尾神经后支不分成内侧支和外侧支,与后两对骶神经后支联合形成袢,由袢发出分支,分布至尾骨背面的皮肤。

各脊神经后支的行程与关节突关节关系密切,并且都行于背部深肌的肌纤维或腱纤维之间,可因横突或关节突肥大、背部深肌劳损、撕裂、肌纤维、腱纤维或韧带的肿胀、出血等原因,使脊神经后支受压,张力增加,从而引起腰痛,临床上以第 2 腰神经后支受累为多见。

五、脊神经前支

脊神经前支(anterior branch of spinal nerve)分布于躯干前外侧面和上、下肢。除第 1、2 颈神经前支较小外,一般都较后支粗大。除胸神经前支较细,呈明显的节段性分布外,颈、腰、骶、尾神经前支均在起点附近交织成丛,再由丛发出分支,分布至效应器。

在脊神经前支起始部的附近,有与交感干神经节相连的交通支。其中白交通支是 $T_1 \sim L_3$ 神经前支发出的小分支,连接相应的交感干神经节,主要由细的有髓纤维组成(交感神经节前纤维)。而灰交通支则是脊神经前支接受的来自交感干神经节的小支,主要由无髓纤维(交感神经节后纤维)组成,它们经灰交通支到达脊神经后,随脊神经及其分支分布于心肌、平滑肌及腺体。每对脊神经前支都接受灰交通支。灰交通支与脊神经前支相连的位置,一般在白交通支连接位置的内侧。有时灰交通支也可以连接到脊神经主干。此外,第2、3、4 骶神经前支还发出盆内脏神经(属副交感神经),直接进入盆丛,不连接交感干神经节。

(一) 颈神经前支

除第 1 颈神经前支外,其余颈神经前支都在颈横突前间肌与横突后间肌之间穿出。上 4 对颈神经前支组成颈丛(cervical plexus),下 4 对颈神经前支与第 1 胸神经前支大部分组成臂丛(brachial plexus)。每一条颈神经前支至少从交感干神经节接受一条灰交通支,上 4 对颈神经前支从颈上神经节接受灰交通支,第 5、第 6 颈神经前支从颈中神经节接受灰交通支,第 7、第 8 颈神经前支从颈胸神经节接受灰交通支。

1. 颈丛(cervical plexus)　由 $C_{1\sim4}$ 神经前支构成。位于上 4 个颈椎的外侧,肩胛提肌和中斜角肌的前方,胸锁乳突肌和颈内静脉的深面。除第 1 颈神经前支外,其余 3 条颈神经前支都分成升、降两支,相互联合、交织成袢,再由袢发出分支分布至颈部的肌肉、膈及头、颈、胸部的部分皮肤(图 9-1-6)。

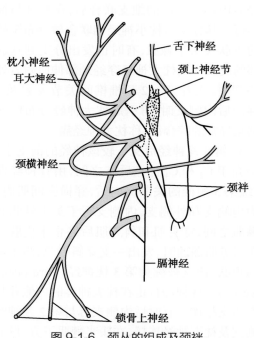

图 9-1-6　颈丛的组成及颈袢

第 1 颈神经前支在寰椎后弓的椎动脉沟内椎动脉的下方外行。与后支分开后,先在椎动脉内侧绕寰椎侧块的外侧向前,继而在寰椎横突前方下降。与第 2 颈神经前支的升支在颈内静脉的后方互相联合,形成颈丛的第 1 个袢。

第 2 颈神经前支在寰椎和枢椎椎弓之间穿出,绕枢椎的上关节突,经以上两椎骨横突之间,在第 1 横突后间肌的前面,由椎动脉的后方至其外侧,行于头长肌和肩胛提肌之间。升支与第 1 颈神经前支联合成袢;降支与第 3 颈神经前支的升支联合,形成颈丛的第 2 个袢。

第 3 颈神经的前支在椎动脉的后方经头长肌与中斜角肌之间穿出。在此发出升支与第 2 颈神经降支联合形成袢,降支与第 4 颈神经升支联合,形成颈丛的第 3 个袢。

第 4 颈神经前支经椎动脉后方,行于前斜角肌与中斜角肌之间,其升支与第 3 颈神经的降支

图中标注:枕小神经、耳大神经、颈横神经、舌下神经、颈上神经节、颈袢、膈神经、锁骨上神经

联合成袢,降支与第 5 颈神经联合。

颈丛的分支分为深、浅两组,浅支穿颈筋膜分布于皮肤,而深支则多分布至肌肉。

(1)浅支组:各支均在胸锁乳突肌后缘中点附近的神经点(punctum nervosum)穿出,散开行向各方,其分支有枕小神经、耳大神经、颈横神经和锁骨上神经(图 9-1-7)。

1)枕小神经(lesser occipital nerve):纤维来自第 2 颈神经前支和第 3 颈神经前支,或来自两者之间形成的颈丛第 2 袢(图 9-1-6)。从颈丛发出后钩绕副神经,沿胸锁乳突肌后缘上升,至头部附近穿出深筋膜,越胸锁乳突肌止点的后部,在耳廓的后方上行到头的侧面(图 9-1-7)。分布至耳廓后上部、耳廓内面上 1/3、乳突部及枕部外侧区的皮肤,并与耳大神经、枕大神经和面神经的耳后支相联系。该神经粗细变化大,有时可有 2 支。

2)耳大神经(greater auricular nerve):为颈丛最大的分支(图 9-1-6),起自第 2、3 颈神经前支,从颈丛发出后,绕胸锁乳突肌后缘,向前上方斜越胸锁乳突肌表面(图 9-1-7),穿深筋膜,在颈阔肌和颈外静脉深面,向下颌角的方向上行至腮腺处,分为前、后两支,前支经腮腺表面,分布于腮腺表面及覆盖咬肌下部的面部皮肤,并与腮腺内的面神经分支相联系。后支分布于乳突表面、耳廓背面(上部除外)、耳甲及耳垂的皮肤。后支还与枕小神经、迷走神经的耳支和面神经的耳后支相交通。由于该神经粗大,当受麻风杆菌侵害时,经皮肤即可触知。有粗硬感。

3)颈横神经(transverse nerve of neck):又名颈前皮神经(anterior cutaneous nerve of neck),由第 2、第 3 颈神经前支的纤维组成(图 9-1-6),于胸锁乳突肌后缘中点处钩绕该肌,沿其表面横行向内,至胸锁乳突肌前缘处穿深筋膜浅出(图 9-1-7),在颈阔肌深面与面神经颈支构成小的神经丛。另一部分分支穿颈阔肌分布到颈前上部的皮肤。降支穿颈阔肌行向前外,分布于颈前外侧区的皮肤,下达胸骨。

4)锁骨上神经(supraclavicular nerve):以一条总干起于第 3、第 4 颈神经前支(图 9-1-6),在起始部常与斜方肌的肌支联合,在从胸锁乳突肌后缘中点处穿出前又分开,从该肌后缘穿出后在颈深筋膜浅层和颈阔肌深面下行,在锁骨附近浅出。分成锁骨上内侧神经、锁骨上中间神经和锁骨上外侧神经(图 9-1-7)。

锁骨上内侧神经(medial supraclavicular nerves)较细,从总干分出后行向下方,斜越颈外静脉和胸锁乳突肌的锁骨头和胸骨头,分布于第 2 肋以上的皮肤和胸锁关节。锁骨上中间神经(intermediate supraclavicular nerve)较粗大,跨过锁骨分布至三角肌、胸大肌表面的皮肤,最下至第 2 肋平面,在第 2 胸神经分布区附近与胸神经的皮支相互重叠,此

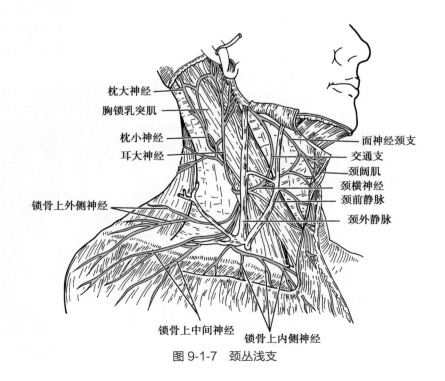

图 9-1-7 颈丛浅支

外,它还分布至肩锁关节。锁骨上外侧神经(lateral supraclavicular nerve)在斜方肌和肩峰的表面下降,分布于肩胛后上部的皮肤。

(2)深支组:为肌支及与其他神经之间的交通支,这些分支可分为向后外行走的外侧组和向前内侧行走的内侧组。

1)深支内侧组:有交通支和肌支(表9-1-1)。

表 9-1-1　颈丛深支内侧组分支

	神　经	纤维来源
交通支	与舌下神经的交通支	$C_1 \sim C_2$
	与迷走神经的交通支	$C_1 \sim C_2$
	与交感神经的交通支	$C_1 \sim C_4$
肌支	头外侧直肌支	C_1
	头前直肌支	C_2
	头长肌支	$C_1 \sim C_3$
	颈长肌支	$C_2 \sim C_4$
	颈袢下根	$C_2 \sim C_3$
	膈神经	$C_3 \sim C_5$

交通支(communicating branch)包括自第1和第2颈神经前支之间形成的颈丛第一袢到舌下神经、迷走神经结状神经节的交通支和颈上神经节至第1~4颈神经的灰交通支。至舌下神经的纤维来自第1颈神经前根,并入舌下神经后,一部分纤维分布于甲状舌骨肌和颏舌骨肌,另一些纤维则离开舌下神经下降形成舌下神经降支,又名颈袢上根(superior root of ansa cervicalis),与来自第2、3颈神经前支的颈神经降支——颈袢下根(inferior root of ansa cervicalis)连接,形成颈袢(ansa cervicalis)(图9-1-6)。颈袢上根一般在舌下神经绕过枕动脉时离开舌下神经,也可在此点之前或之后离开舌下神经。依发出点的不同,其行程和位置常有变化。在钩绕枕动脉时发出者,常沿颈外动脉前外侧下降。如在此点以前发出者,则常沿动脉前面下降。在此点以后发出者,常行于颈内动、静脉之间。该降支一般在颈动脉鞘的表面行走,有时在鞘内,但在鞘的后方行走者较为罕见。

深支内侧组的肌支有以下3类:

①第2、第3颈神经所形成的颈神经降支与舌下神经降支形成颈袢,由此袢发出分支,分布至舌骨下肌群(甲状舌骨肌除外)。1965年Porirae等对160例尸体解剖资料显示:颈神经降支主要

来自第2、第3颈神经前支(占74%),来自第2、第3、第4颈神经前支者占14%,单独来自第3颈神经前支者占5%,来自第2颈神经前支者占4%,来自第1、第2、第3颈神经前支者占2%。

颈神经降支又名颈袢下根,发出后在颈内静脉的外侧下降,约在颈中部稍下方跨过颈内静脉,继续行向前下,在颈总动脉前方,与颈袢上根连接,形成颈袢,又名舌下神经袢(ansa hypoglossi)。舌下神经降支与颈神经降支可成套环状袢样结合,也可成锐角合并。颈袢下垂的高度也不固定,一般可以下垂到颈中部环状软骨的高度,也可高达舌骨水平或下达胸骨上缘以上4cm处。颈袢的位置以在颈内动脉和颈总动脉前外侧者最为常见(80.32%),介于颈内动脉和颈内静脉之间者占19.68%。袢的高度以环状软骨弓平面者为多见(42.28%),其次为环状软骨弓以下(32.75%)和环状软骨弓以上(18.97%)。

②由第1颈神经发出至头外侧直肌的肌支;由第1、第2颈神经发出的至头前直肌的肌支;由上位3对颈神经(有时有第4颈神经)发出的至头长肌的肌支;由第2、第3、第4颈神经(也可能有第5、第6颈神经)至颈长肌的肌支。

③膈神经(phrenic nerve)(图9-1-8、图9-1-9):主要纤维来自第4颈神经前支,也接受第3、第5颈神经的小支。膈神经是混合性神经,含支配膈肌运动的纤维、分布广泛的感觉纤维和无髓的交感神经纤维。在颈部,左、右膈神经都接受来自颈交感神经节的纤维,并与胸廓内动脉的交感神经丛相联系,在腹部也可能接受腹腔神经节的纤维。

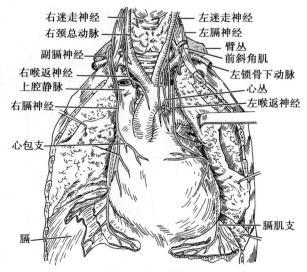

图 9-1-8　膈神经

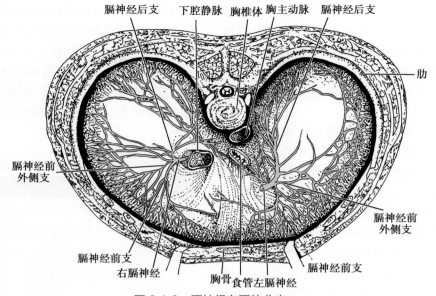

图 9-1-9　膈神经在膈的分支

在颈部,膈神经由前斜角肌上部的外缘至该肌的前面,在椎前筋膜的深面垂直下降,其表面有胸锁乳突肌、肩胛舌骨肌下腹(近中间腱处)、颈内静脉、颈横动脉和肩胛上动脉,左侧膈神经的前方还有胸导管,前内侧为迷走神经及颈交感干。继而在锁骨下动脉和锁骨下静脉间入胸腔,于纤维性心包与纵隔胸膜之间与心包膈血管伴行下行至膈,在胸腔内左、右膈神经的毗邻不同。

右膈神经较短而直,较左膈神经位置略深,循右头臂静脉和上腔静脉的右侧,右肺根的前方向下,在心包与右侧纵隔胸膜之间下行至膈(图9-1-10)。左膈神经行于左颈总动脉和左锁骨下动脉之间,在

主动脉弓上方斜越左迷走神经表面至其内侧,再越主动脉弓的左面,经肺根的前方,在心包与纵隔胸膜之间下行至膈(图9-1-8、图9-1-10)。

左、右膈神经除发出分支分布于心包(纤维性心包及浆膜性心包壁层)及胸膜外,还发出少数小支至膈中心腱上方的胸膜及下方的腹膜。膈神经至膈的分支一般可分为前支(胸骨支)、前外侧支和后支3支(图9-1-9)。前支走向前内,对向胸骨,与对侧前支吻合;前外侧支向外行走,在膈中心腱外侧叶的前方;后支较短,很快分为后外侧支和后脚支(膈脚支);后外侧支行于中心腱外侧叶的后方;后脚支则行至膈的脚部。后外侧支

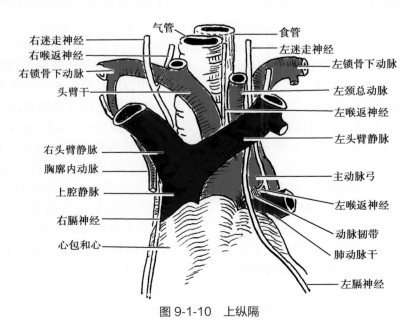

图 9-1-10　上纵隔

和后脚支也可分别发自膈神经。上述这些膈神经的分支都埋于膈的肌质内，除运动纤维支配膈肌外，还有分布至膈中心腱处的腹膜和胸膜的感觉纤维，以及分布到膈肌的本体感觉纤维。行经膈切口的外科手术时应避免损伤这些神经的主要分支。

右膈神经经膈的下腔静脉裂孔或在此孔的外侧穿膈的中心腱，左膈神经则在中心腱的前方心脏左侧穿膈的肌性部，比右膈神经略靠前方也可能经食管裂孔穿膈。右膈神经穿膈后在膈的下面，与交感神经膈丛吻合，在与神经丛连接处有一个小的膈神经节（phrenic ganglion），其终支除分布于膈的右半和右膈脚的一部分外，还分布至下腔静脉、右肾上腺、肝上面的腹膜、肝冠状韧带及镰状韧带，还可能经腹腔丛和肝丛的交通支至胆囊。

膈上方为壁胸膜，下方有壁腹膜。膈的感觉神经在中央是膈神经，周围则是下7对肋间神经分布。这种双重感觉神经支配，可能是牵涉性痛的形态学基础。如膈中央部壁腹膜的炎症，可能出现第4、第5颈神经分布的皮区疼痛或痛觉过敏，从而被误认为是肩关节或锁骨上区的病变，而忽略了腹膜炎。又如胸膜炎或肺炎引起膈周围部炎症时，可出现下位几对肋间神经分布区内的疼痛，而被误诊为阑尾炎、胆囊炎或局部腹膜炎等，右膈神经有分支分布于肝及胆囊，所以这两个器官的病变常常可以引起右肩部的牵涉性痛。

副膈神经（accessory phrenic nerve）系指膈神经内第4颈神经的根纤维以外的一些副根。这些纤维多来自第5颈神经前支（或第5、第6颈神经前支），在膈神经外侧，锁骨下静脉后方或前方下行，一般在第1肋附近与膈神经汇合，有时可低至肺门或更远处才与膈神经汇合。副膈神经也可行走在膈神经内侧（来自第2、第3颈神经），其中也有来自颈袢的交通支。副膈神经的出现率为22.5%，大多数发自第5或第6颈神经（占58.9%），发自颈袢的较为罕见，为2.6%，也可来自第4或第6颈神经前支。副膈神经的数目不定，可1~2条或数条，多为单侧存在，双侧者较少。

一侧膈神经在颈部受损伤时，相应的一半膈肌萎缩。如果有副膈神经存在，膈神经主干在前斜角肌前受压或切断时，不会引起膈肌的完全性麻痹。

2）深支外侧组：包括交通支和肌支（表9-1-2）。

深支外侧组与副神经脊髓根的纤维在胸锁乳突肌内、颈后三角和斜方肌深面均有交通。其中由第2颈神经前支发出的分支，行抵胸锁乳突肌时与副神经联合；由第3、第4颈神经前支发出的分支，在胸锁乳突肌的深面、副神经的下方向外下行走，至斜方肌深面，与副神经联合，形成斜方肌下丛。

表9-1-2 颈丛深支外侧组分支

	神经	纤维来源
交通支	与副神经的交通支	C$_{2-4}$
肌支	胸锁乳突肌支	C$_{2-4}$
	斜方肌支	C$_2$
	肩胛提肌支	C$_{3-4}$
	中斜角肌支	C$_{3-4}$

深支外侧组的肌支有胸锁乳突肌支（来自第2、第3颈神经前支）、斜方肌支、肩胛提肌支（来自第3、第4颈神经前支）、中斜角肌支和后斜角肌支（来自第3、第4颈神经前支）。其中，斜方肌支在副神经下方斜行越过颈后三角至该肌。

2. **臂丛**（brachial plexus） 一般由下4对颈神经前支和第1胸神经前支的大部分纤维组成（图9-1-11），此为正常臂丛的组成方式，占88.4%。第4颈神经前支通常发出一支与第5颈神经前支连接，第1胸神经前支也常接受来自第2胸神经前支的纤维，因此，第4颈神经前支和第2胸神经前支可能参与臂丛的构成。当第4颈神经前支较大时，来自第1胸神经的支就较小，第2胸神经前支不参加，这种组成方式称为臂丛的前置型（prefixed type of plexus，占57.93%）。若从第4颈神经前支来的支很小或缺少，第5颈神经前支也往往较小，此时，第1胸神经前支便很大，并且第2胸神经前支也有分支参加，这种组成形式称为臂丛的后置型（postfixed type of plexus，占25%）。组成臂丛的各脊神经前支称为臂丛的根（roots）。臂丛的5个根，经椎动脉后方和前后横突间肌间向外行，再经斜角肌间隙穿出，在此，第5、6颈神经前支在中斜角肌外侧缘联合形成上干（upper trunk）；第7颈神经前支成为中干（middle trunk）；第8颈神经和第1胸神经前支在前斜角肌后方联合构成下干（lower trunk）。此3干向外侧斜行，约在锁骨上方或者后方，每干又分为前、后两股（divisions），因此共有6股。上干和中干的前股合成外侧束(lateral cord),位于腋动脉外侧;下干前股独自成一束,在腋动脉后方下行至其内侧,形成内侧束(medial cord),该束还常接受第7颈神经的分支;3干的后股联合由腋动脉上方行至其后方,构成后束(posterior cord)。下干的后股比其他干的后股小,其纤维主要来自第1胸神经前支。臂丛的干、股、束任何一部分的数目和编排上与正常型不同者,为变异臂丛,占11.6%。

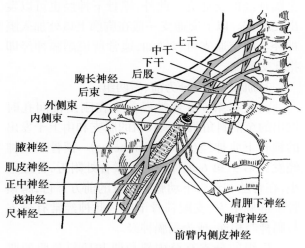

图 9-1-11　臂丛组成模式图

　　臂丛位于颈外侧三角内胸锁乳突肌下部与锁骨夹角(锁骨上大窝)的深部,表面有皮肤、浅筋膜、颈阔肌和深筋膜,此外,还有肩胛舌骨肌、颈横动脉及肩胛上动脉等跨过,在颈外侧三角处可以触及臂丛。臂丛起始部位于斜角肌间隙(图9-1-12),其上干和中干位于锁骨下动脉第3段上方,下干

则位于该动脉后方。臂丛再向外经锁骨内侧2/3、锁骨下肌及肩胛上血管的后方,在前锯肌第1肌齿和肩胛下肌的表面斜向外下至腋窝。在腋窝腋动脉第1段外侧为臂丛外侧束和后束,内侧束位于腋动脉后方。在腋动脉第2段处,臂丛各束环绕其周围,腋动脉的外侧、内侧和后方分别为臂丛的外侧束、内侧束和后束。在腋区下部,各束又分成到上肢各部的神经。除正中神经内侧根外,其余各神经与腋动脉第3段的位置关系就与发出它们的各束与腋动脉的位置关系一样,即外侧束分出的各条神经基本位于腋动脉第3段外侧,后束发出的各条神经位于腋动脉第3段的后方,内侧束发出的各条神经则位于腋动脉第3段的内侧。

　　臂丛构成的原因尚不十分明晰,有学者认为在胚胎时期,臂丛的构成与血管的形成和肌肉的转移愈合有密切的关系。如臂丛的后束支配伸肌,内侧束和外侧束支配屈肌。

　　由于臂丛是由5个脊神经前支反复编织组合而成,并于组合的不同部位分出具体的神经,故不同部位(脊神经前支、干、束、神经)损伤,其结果亦不同。如产伤所致的臂丛上干损伤,或其他原因使臂丛上干受暴力牵拉,均可引起第5、6颈神经前支所支配肌肉的功能失调,称臂丛上部麻痹,此时出现肩关节周围肌肉功能障碍(第5颈神经前根受损),肌肉萎缩,上臂外展无力,屈肘和伸腕能力明显减弱(第5、6颈神经前根受损)。其表现为臂下垂并旋内,前臂伸直而旋前;臂不能外展,前臂不能屈和旋后。当肩关节外展,肱骨头向下

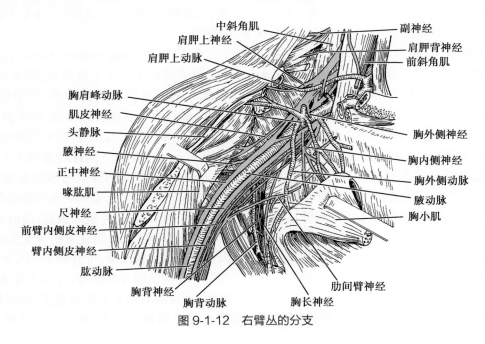

图 9-1-12　右臂丛的分支

移位离开关节盂时,也可引起臂丛上干严重的牵拉伤。

肩部被突然向上猛力牵拉,臂极度外展(如自高处坠落、以手攀物、上肢突然承受全身重量),将使臂丛下干或第8颈神经前支,第1胸神经前支受损。另外,臂丛下干受损也可由肺尖肿瘤或其他转移癌引起的恶性浸润而致(如乳腺癌的转移),此时出现慢性、进行性肌肉无力,常从小的手肌开始(第1胸神经前支受损),累及指屈肌(第8颈神经前支受损),多伴疼痛。也可出现前内侧面感觉丧失(第8颈神经受损)。如果恶性浸润累及交感神经节,可出现霍纳综合征(Horner syndrome)。在乳腺癌的放射治疗中,也有类似症状出现,但一般是无痛的。

臂丛下干还可与锁骨下动脉一起被颈肋压迫,引起胸廓上口综合征(thoracic outlet syndrome),此时,患者可出现缓慢的手部小肌肉无力,多从手的外侧缘开始,最后累及拇指鱼际肌和第1骨间背侧肌,同时伴有相应区域的疼痛和前臂内侧面感觉异常,并可因手提物品而使症状加重。

神经痛性肌萎缩(neuralgic amyotrophy)是一种神经通路脱髓鞘疾病,常累及臂丛的分支,其特征是某些肌肉的功能和形态受到严重影响,但同一肌节中的其他肌肉不受影响。如:肩胛上神经被累及时,引起冈上肌和冈下肌明显无力,而三角肌则是正常的。正中神经极少受累,而桡神经、尺神经则可被累及,也可以出现骨间前神经或者骨间后神经的瘫痪,开始的表现是肩关节周围严重疼痛,但无力不明显,疼痛消失1周后,受累的肌肉发生明显损害,肌无力可以持续18个月后逐渐恢复,有时也不能好转。臂丛损伤时,累及的神经往往是一条以上,可通过临床表现、电生理和肌电图等检查出受累的神经分支及所支配的肌肉。

臂丛于颈外侧三角下部、锁骨中点上方处比较集中,且位置较浅,临床常于此进行臂丛阻滞麻醉,但在此处臂丛紧邻锁骨下动脉、锁骨下静脉和胸膜顶,故应防止损伤。临床也有在腋窝或颈外侧三角相当于斜角肌间隙上端处行臂丛阻滞麻醉。

臂丛的分支以锁骨为界,分为锁骨上部分支和锁骨下部分支。

(1)锁骨上部分支

1)臂丛根部与交感神经节的交通支在臂丛各神经根穿椎间孔处,第5、第6颈神经前支接受交感神经颈中神经节的灰交通支,第7、第8颈神经和第1胸神经前支接受交感神经颈胸神经节(cervicothoracic ganglion)的灰交通支,同时第1胸神经前支还发出白交通支至颈胸神经节。

2)与膈神经的交通支在前斜角肌的外缘起于第5颈神经前支,有时第6颈神经的纤维也发出至膈神经的交通支。此外,锁骨下神经也可以发出交通支。以上交通支一般在胸廓上口处加入膈神经。此交通支可以缺如,通常所说副膈神经即指此交通支。

3)肌支:可以分为前、后两组。

前组有第5~8颈神经前支在刚出椎间孔时发出的至前斜角肌和颈长肌的肌支和由上干发出的锁骨下肌神经(subclavian nerve)。锁骨下肌神经发自第5、第6颈神经前支联合处附近,神经细小,在臂丛和锁骨下动脉第3段的前方下行,跨锁骨下静脉上方,支配锁骨下肌。此神经常有分支与膈神经相连,成为副膈神经。

后组的分支有至中斜角肌和后斜角肌的肌支、肩胛背神经、胸长神经和肩胛上神经。

至中斜角肌和后斜角肌的肌支在颈神经刚出椎间孔时,发自第5~8颈神经前支。

肩胛背神经(dorsal scapular nerve)发自第5颈神经前支,常有第4颈神经前支的小分支加入。在颈神经穿椎间孔后发出,经中斜角肌表面(或穿该肌)和菱形肌深面,沿肩胛骨内侧缘下降至其下角,与肩胛背动脉的深支伴行,分布于肩胛提肌及菱形肌。

胸长神经(long thoracic nerve)由发自第5、6、7颈神经前支的3个根构成(图9-1-12)。其中来自第5、第6颈神经的纤维,穿中斜角肌合为一束;来自第7颈神经的纤维,经中斜角肌前面,在前斜角肌上部,与第5、第6颈神经来的纤维合为一干。有时第7颈神经没有参与。1968年Alexandre等对70例标本的解剖发现,由3个根组成的胸长神经仅占42%。胸长神经在臂丛和腋动脉第1段后方下行,进入腋窝,沿前锯肌的外侧面下降,达该肌下缘,沿途发出分支支配其各个肌齿。至前锯肌的纤维,可分为上、中、下3部,上部为第5颈神经前支的纤维;中部为第5、第6颈神经前支(或只有第6颈神经前支)的纤维;下部为第6、第7颈神经前支(或只有第7颈神经前支)

的纤维。

神经痛性肌萎缩最易累及胸长神经。此外，胸长神经位于颈后三角的这一部分，常因肩部承受过重的压力或颈部受重击而被损伤，致前锯肌瘫痪。其表现是肩胛骨内侧缘向后突起，尤其是下 2/3 更为明显，称为"翼状肩"。当患者用臂前推、肘关节伸、肩关节屈 90° 时，"翼状肩"最为明显。

肩胛上神经（suprascapular nerve）（图 9-1-12、图 9-1-13）纤维来自第 5、第 6 颈神经前支，是臂丛上干的大分支，其中有 50% 的人尚有第 4 颈神经前支纤维的加入。由上干分出后，向外上方行走，经斜方肌和肩胛舌骨肌的深面，在肩胛上横韧带的深面经肩胛上切迹进入冈上窝，行于冈上肌深面。肩胛上动脉经肩胛上横韧带的上方至冈上窝与肩胛上神经伴行，绕肩胛冈外侧缘，到冈下窝。在冈上窝时发出分支支配冈上肌、肩关节及肩锁关节。在冈下窝发出分支支配冈下肌。1980 年 Horiguchi 对 61 例日本尸体解剖发现，有 6 例尸体上肢的肩胛上神经有皮支存在，称肩峰下皮

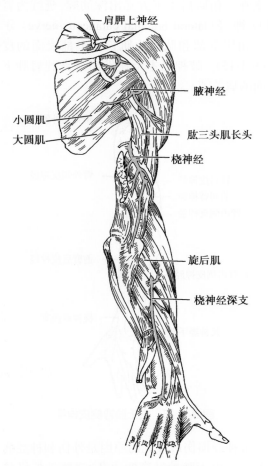

图 9-1-13　上肢后面的神经

神经，该皮神经大多数起源于肩胛上神经，也有少数起源于第 4 颈神经前支。该皮支均于肩峰下方浅出皮下，分为前支、外侧支和后支，常与胸肩峰动脉的肩峰支伴行，分布于三角肌区上 1/3 的皮肤。

肩胛上神经最常见的损伤是神经痛性肌萎缩，神经受累及的部位可以在肩胛切迹处，或在肩胛骨、肩关节处。表现为肩关节疼痛、冈上肌和冈下肌萎缩、无力。

（2）锁骨下部分支：臂丛在锁骨以下的分支均起于臂丛的 3 个束（图 9-1-12），而其纤维可以追踪至有关的脊神经。也可以分为前组和后组，前组起于内侧束者，有胸内侧神经（胸前神经内侧支）、正中神经内侧根、尺神经、臂内侧皮神经和前臂内侧皮神经；起于外侧束者，有胸外侧神经（胸前神经外侧支）、正中神经外侧根和肌皮神经；后组均起于臂丛后束，有桡神经、腋神经、肩胛下神经和胸背神经（表 9-1-3）。

表 9-1-3　臂丛锁骨下部分支

	神　经	纤维来源
外侧束分支	胸外侧神经	$C_5 \sim C_7$
	肌皮神经	$C_5 \sim C_7$
	正中神经外侧根	$C_5 \sim C_7$
内侧束分支	胸内侧神经	$C_8 \sim T_1$
	前臂内侧皮神经	$C_8 \sim T_1$
	臂内侧皮神经	$C_8 \sim T_1$
	尺神经	$C_7 \sim T_1$
	正中神经内侧根	$C_8 \sim T_1$
后束分支	肩胛下神经	$C_5 \sim C_6$
	胸背神经	$C_6 \sim C_8$
	腋神经	$C_5 \sim C_6$
	桡神经	$C_5 \sim T_1$

1）胸外侧神经（lateral pectoral nerve）：比胸内侧神经粗大，其纤维来自上干及中干的前股，或来自两前股合成外侧束处，故含有 $C_5 \sim C_7$ 脊神经前根的纤维（图 9-1-14）。该神经发出后，跨腋动脉和腋静脉的前方，穿锁胸筋膜，在胸大肌的深面，发出分支分布于胸大肌。其在胸大肌内的分布情形大致可以分为：来自 $C_5 \sim C_6$ 脊神经前支的纤维分布至胸大肌的锁骨部；来自 $C_5 \sim C_7$ 脊神经前支的纤维分布至胸肋部。胸外侧神经还发出一支与胸内侧神经在腋动脉第 1 段的前方联合，然后进入胸小肌深面，分布于该肌。

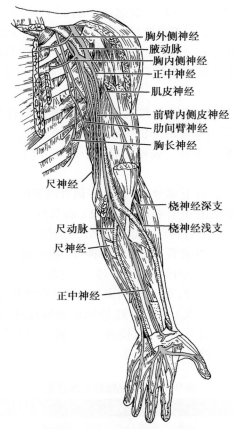

图 9-1-14　上肢前面的神经

肌皮神经标注：
胸外侧神经
腋动脉
胸内侧神经
正中神经
肌皮神经
前臂内侧皮神经
肋间臂神经
胸长神经
尺神经
桡神经深支
尺动脉
桡神经浅支
尺神经
正中神经

2）胸内侧神经（medial pectoral nerve）：其纤维来自第 8 颈神经和第 1 胸神经前支（图 9-1-12）。臂丛内侧束在腋动脉后方经过时发出该神经，发出后在腋动脉和腋静脉间弯曲向前，在腋动脉第 1 段的前方与胸外侧神经的分支联合，发出分支在胸小肌的深面进入该肌，分布于胸小肌。另外，它还发出 2~3 支穿胸小肌或绕其下缘分布于胸大肌。因此，第 5~8 颈神经前支及第 1 胸神经前支自上而下依次分布到胸大肌。

3）肩胛下神经（subscapular nerve）：有上、下两支，起于后束。

上肩胛下神经（superior subscapular nerve）比下肩胛下神经小，发自臂丛后束，纤维来自第 5、第 6 颈神经前支，有时亦有第 4 颈神经前支的纤维参加。位于腋窝后上部，常有 2 支，在较高水平进入肩胛下肌，分布于肩胛下肌上部的肌纤维。

下肩胛下神经（inferior subscapular nerve）由来自第 5 和第 6 颈神经的纤维组成，发自臂丛后束，有时与腋神经共干。该神经在肩胛下动脉的后方至大圆肌，终于该肌。另外，尚有 1~2 条分支，至肩胛下肌腋缘附近，进入并支配该肌下部。

4）胸背神经（thoracodorsal nerve）：在上肩胛上神经和下肩胛上神经之间，发自臂丛后束，其纤维来自第 6~8 颈神经前支（有时无第 6 颈神经前支的纤维）。该神经发出后，与肩胛下动脉伴行，行向外下方，沿腋窝后壁下行，至背阔肌，于该肌的前面进入肌内，胸背神经在乳癌根治术中易被伤及，受损后出现伸上肢无力，患者在攀登（用臂将自身上拉）时不能提升躯干。

5）腋神经（axillary nerve）：又称旋肱神经（circumflex humeral nerve）。起自臂丛后束，纤维来自第 5、第 6 颈神经前支。该神经经桡神经外侧、腋动脉后方、肩胛下肌前面，在肩胛下肌下缘处弯向后方，在肩关节囊下方与旋肱后动脉伴行，向后穿四边孔（图 9-1-12、图 9-1-13），在三角肌的深面分为前、后二支。前支与旋肱后动脉伴行，向后绕肱骨外科颈，在三角肌深面行至其前缘。除发分支支配三角肌外，还发数条皮支穿该肌，分布到覆盖三角肌下部的皮肤。后支分布于小圆肌和三角肌的后部。到小圆肌的分支上常有一个膨大存在，称假神经节（pseudoganglion）。后支在三角肌后缘下方穿出深筋膜，延续为臂外侧皮神经（lateral brachial cutaneous nerve）分布于三角肌下部和肱三头肌长头上部表面的皮肤（图 9-1-15）。腋神经本干还发出分支到肩胛下肌深面的肩关节。

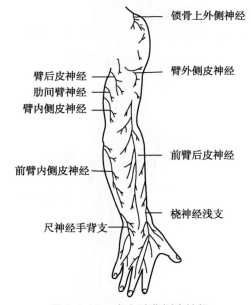

图 9-1-15　右上肢背侧皮神经

锁骨上外侧神经
臂后皮神经
肋间臂神经
臂内侧皮神经
臂外侧皮神经
前臂内侧皮神经
前臂后皮神经
桡神经浅支
尺神经手背支

腋神经损伤最常见的原因是外伤和神经痛性肌萎缩。由于腋神经穿四边孔，绕肱骨外科颈行走,故肱骨外科颈或肱骨头的骨折、肩关节脱臼或腋杖的压迫均易损伤腋神经。损伤后的表现为臂外展障碍(三角肌和小圆肌麻痹);肩部耸起,失去圆隆的外观(三角肌萎缩);肩部外侧有范围极小的感觉障碍。

6) 肌皮神经(musculocutaneous nerve):于胸小肌下缘处发自臂丛外侧束,其纤维来自第5、第6颈神经前支,约有50%的人第4、第7颈神经前支的纤维加入该神经。肌皮神经发出后,经腋动脉的外侧穿喙肱肌,在肱二头肌和肱肌之间向外下方行走,继而沿肱二头肌外侧沟下行,在肘关节上方穿深筋膜,延续为前臂外侧皮神经。肌皮神经在上臂发肌支支配喙肱肌、肱二头肌两个头和肱肌的大部分。至喙肱肌的肌支,主要是来自第7颈神经前支的纤维,一般在肌皮神经穿喙肱肌之前分出,也可直接由臂丛外侧束发出。至肱二头肌两个头和肱肌的肌支,在肌皮神经穿喙肱肌后,在肱二头肌和肱肌之间发出。至肱肌的肌支,还发出分支至肘关节。肌皮神经还发出细小分支随肱骨滋养动脉进入肱骨(图9-1-12~ 图9-1-14)。

自腋动脉第3段外侧越过喙肱肌和肱二头肌至肱二头肌腱外侧的连线为肌皮神经的体表投影。

单纯肌皮神经受损情形极少见,往往在肩关节损伤和肱骨骨折时易伤及该神经。腋动脉瘤的压迫,脊髓和臂丛的病变都可累及肌皮神经。此外,患者患有神经痛性肌萎缩时,也可累及此神经。肌皮神经受损后,患者表现为屈肘无力(肱二头肌及肱肌瘫痪),由于肱桡肌(受桡神经支配)功能健全,前臂能稍微屈曲;肱二头肌腱反射消失;前臂外侧(前臂外侧皮神经分布区)感觉减弱或消失,该区的疼痛或感觉异常在伸肘时加重。

肌皮神经可在喙肱肌的后方与正中神经联合行走一段距离,直至肱二头肌的后方分开。有时,有部分正中神经的纤维行于肌皮神经内一段距离后,再离开肌皮神经进入正中神经本干。有时正中神经发出一支加入肌皮神经并随其分支分布。偶见肌皮神经发出分支分布到旋前圆肌,并替代桡神经的分支分布到拇指背面。

前臂外侧皮神经(lateral antebrachial cutaneous nerve)(图9-1-16)由肌皮神经在肘关节上方穿深筋膜延续而来。穿深筋膜后,沿前臂外侧下降,分为前、后两支。前支沿前臂前面外侧下行,分布于该部的皮肤,其终支达腕以下鱼际中部的皮肤。在腕稍上方接受桡神经浅支的交通支后,发腕关节支至腕关节。后支较小,向后下行经肱骨外上髁前方,分布于前臂后部外侧的皮肤,直达腕背部,并与桡神经浅支及前臂后皮神经下部分支相交通。

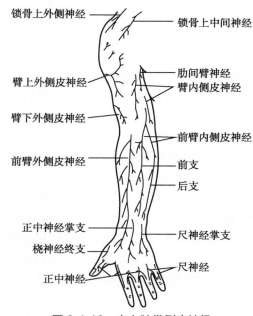

图9-1-16 右上肢掌侧皮神经

前臂外侧皮神经可被选用作为神经移植体,有学者首先将其成功地用于指神经移植。前臂外侧皮神经主干长度(指该神经出肱二头肌深面后至分为前、后支处的距离)为10~13mm。主干厚度:起始处1~2mm;中点1~2mm;分支处0.8~1.4mm。神经内神经束的数目:主干起始处有1~4束,以2束为多见;中点1~4束,以2束多见;分支处2~4束,以3束多见。前臂外侧皮神经的血液供应可来自肱桡肌支的皮动脉、桡侧腕屈肌支的皮动脉、桡侧返动脉、旋前圆肌支的皮动脉和桡动脉。营养动脉多为1支,也可有数支。营养动脉的口径为0.1~0.4mm。主干营养动脉的长度为1.5~23mm;从神经干内侧面进入干内者最多见,入干后分为升支型、降支型和升降支型走行,主干以升支型为主(59.5%)、前支和后支以降支型为主(52.2%和65.0%)。

7) 臂内侧皮神经(medial brachial cutaneous nerve):发自臂丛内侧束(73.81%),为臂丛分布至臂的神经中最短小者(图9-1-12、图9-1-15、图9-1-16),其纤维来自第8颈神经和第1胸神经前支(有时只有第1胸神经前支的纤维)。该神经经腋窝,由腋静脉的前方或后方,行至其内侧,与肋间臂神经相交通,有时,与肋间臂神经在腋窝以丛状方式相联系。此后,臂内侧皮神经沿肱动脉和贵要静脉的内侧下行,约在臂中点处穿深筋膜,分布于臂内侧1/3前面、后面的皮肤。有些分支达内上髁前方的皮肤,另一些分支可分布至鹰嘴处的皮肤,并与前臂内侧皮神经的后支相联系。此神经有时缺如,可由肋间臂神经或桡神经的臂后皮神经替代(占2.38%),由第1胸神经前支的分支代替的较少见。当肋间臂神经较大,并有第3肋间神经外侧皮支的纤维加入时,肋间臂神经将代替臂内侧皮神经(占21.43%),并接受臂丛中相当于臂内侧皮神经的一束纤维。

临床上对外伤性周围神经大段缺损进行修复时,常选用皮神经作供体进行神经移植术。臂内侧皮神经也可作为供体,但其外径相对较小,故只宜用于修复较小的外伤性周围神经,如指神经,或修复受损的臂丛神经根时,就近取材,用作供体。该神经也有其特点,如皮肤分布区比较局限,切取后供区瘢痕比较隐蔽,造成的感觉缺失区较小,故可作为神经移植体,供临床上选用。

臂内侧皮神经在分支以前可提供8~14cm长的移植体,该神经外径的宽度和厚度:在起始处为1.57mm和0.90mm,在中点为1.68mm和0.81mm,在分支处为2.20mm和0.74mm。

臂内侧皮神经神经纤维束的数量从起始处至分支处逐渐增多,起始处出现1~2束者占76.19%,中点处出现2~3束者为78.57%,分支处出现3~4束者为76.19%。

8)前臂内侧皮神经(medial antebrachial cutaneous nerve):发自臂丛内侧束(图9-1-12、图9-1-14),纤维来自第8颈神经前支和第1胸神经前支。该神经由臂丛内侧束发出后,经腋动、静脉之间,在此发出一支或数小支上臂皮神经(cutaneous branch of arm),分布于肱二头肌表面的皮肤,最远可达肘区。前臂内侧皮神经本干沿肱动脉内侧下行,在臂的中、下1/3交界处与贵要静脉共同穿深筋膜,分为前、后两支。前支较大,又称掌侧支,跨肘正中静脉的前方(偶尔在后方),继沿前臂内侧下行,分布于前臂前面内侧部的皮肤。它与臂内侧皮神经、前臂背侧皮神经和尺神经手背支之间有交通(图9-1-15、图9-1-16)。

前臂内侧皮神经已被推荐为仅次于腓肠神经的可供选择的移植体,用来修复外伤性周围神经损伤。选择神经移植体首先要具备足够的长度和

外径,前臂内侧皮神经主干长度80~190mm者,占89.6%。该神经的平均宽度在起始处为2.82mm、中点为2.87mm、分支处为3.40mm,平均厚度为1.35mm、1.21mm和1.10mm。前臂内侧皮神经的神经束,在起始处及中段均为2~6束,分支处为3~8束,也有学者报告远侧段最多可达12束。该神经位置表浅,变化小。沿贵要静脉可找到其分支(前支、后支),然后向上切开深筋膜,可见神经主干。

用带血管蒂的皮神经作为移植体,其功能恢复将会更好。许多研究显示,前臂内侧皮神经营养动脉的出现率:主干有1支者为48.65%,2支者为43.24%,3支者为5.41%。营养动脉的来源以喙肱肌支、肱二头肌支、肱动脉的臂丛支最为多见。主干营养动脉的口径为0.2~0.8mm,来源动脉的口径为0.3~3.5mm;带血管的神经移植体以取来源动脉为好。营养动脉进入神经干的方式有升支、降支和升降支,其中以降支为多见。

9)正中神经(median nerve)

①合成及行程:由两个根(内侧根和外侧根)合成,两根夹持腋动脉第3段向下,在其前外侧呈锐角合成正中神经干。外侧根起自臂丛外侧束,含第5~7颈神经前支的纤维;内侧根起自臂丛内侧束,含第8颈神经和第1胸神经前支的纤维。有时来自第7颈神经前支的纤维离开正中神经外侧根,在腋窝下部,向内下方行至正中神经内侧根后方,在腋动脉之前与尺神经相连。临床上认为这些纤维参与支配尺侧腕屈肌的运动。若正中神经外侧根很小时,在臂部往往有肌皮神经与正中神经的联系存在,此时,有一部分肌皮神经的纤维进入正中神经干。

根据腋动脉与臂丛的关系,并以胸小肌下缘为界,可将正中神经的发起分为5个类型,分别为高型:内、外侧根分别在胸小肌的下缘或上方会合(占78.25%);低型:内、外侧根起于臂丛内侧束和外侧束,在胸小肌下缘远侧会合(占16.20%);结合型:以单根在腋动脉后外侧起于臂丛外侧束(占4.63%);丛状型:臂丛内、外侧束各发数条根,根之间又有交通支,结合成正中神经,此种情况少见,仅占0.46%;内侧型:臂丛有变异,正中神经内侧根与尺神经共干起于背内侧束,正中神经外侧根起于腹内侧束,内、外侧根在腋动脉内侧合成正中神经。少见,占0.46%。

在臂部,正中神经沿肱二头肌内侧沟下行,在

喙肱肌止点附近由外向内跨过肱动脉前方(少数穿肱动脉后方),沿肱动脉内侧下行至肘窝。在肘窝,正中神经位于肱二头肌腱膜的后方,肱肌的前面,隔肱肌与肘关节相邻。从肘窝向下穿旋前圆肌两头之间进入前臂,以旋前圆肌尺侧头(深头)与尺动脉分隔,继而向下在前臂正中与骨间前动脉的正中支伴行。在前臂上 2/3 位置较深,行于指浅屈肌和指深屈肌之间,在屈肌支持带近侧约 5cm 处,该神经从指浅屈肌外侧缘浅出,位于指浅屈肌腱和桡侧腕屈肌腱之间,且位置表浅,表面仅被前臂深、浅筋膜和皮肤覆盖。在腕部穿屈肌支持带的深面。在桡侧腕屈肌腱与掌长肌腱之间、掌腱膜的深面至手掌(图 9-1-12、图 9-1-14)。

②体表投影:正中神经在臂部的体表投影,可借自肱动脉始端搏动点至髁间线中点稍内侧两点间的连线表示。由髁间线中点稍内侧,循前臂正中至腕部桡侧腕屈肌腱和掌长肌腱之间的连线,为正中神经在前臂的体表投影。

③分支

A. 正中神经的上臂分支:正中神经在肘关节上方发出数支血管支,分布于肱动脉。在少数情况下,该神经在上臂中上接受肌皮神经来的交通支。在肘关节上方,发出肌支至旋前圆肌。在肘关节前方,发出 1~2 支关节支,分布于肘关节。

B. 正中神经的前臂分支:正中神经在前臂的分支有肌支、关节支、骨间前神经、掌皮支和交通支等(图 9-1-14)。

a. 肌支:由正中神经自前臂近肘关节处发出,分布至旋前圆肌、桡侧腕屈肌、掌长肌和指浅屈肌,至旋前圆肌的肌支通常在肘关节上方由正中神经干发出,有 1~3 支(多为 2 支),从该肌的外侧缘进入肌肉。至其他肌肉的肌支,一般在旋前圆肌肌支的下方近肘关节处发出。至桡侧腕屈肌的肌支多数为 1 支,至指浅屈肌的肌支多为 1~2 支,其中至示指浅屈肌的分支发自前臂中份,也可发自骨间前神经。

b. 关节支:发自正中神经干后,行至肘关节处,或在其远侧,分布于肘关节。

c. 骨间前神经(anterior interosseous nerve):在正中神经穿旋前圆肌两头之间时由神经干的背侧发出。伴骨间前动脉在前臂骨间膜的前方下行,在指深屈肌与拇长屈肌之间,经旋前方肌深面进入该肌。该神经沿途发出分支分布至指深屈肌桡侧半(3~5 支)、拇长屈肌(多为 2 支)、旋前方

肌(1 支)、桡尺远侧关节、桡腕关节和腕骨间关节。此外,骨间前神经尚发出小分支到前臂骨间膜、骨间前动脉、桡骨、尺骨和腕骨的骨膜。有时,至指浅屈肌的肌支也可发自骨间前神经。而至指深屈肌和拇长屈肌的肌支,亦可由正中神经干发出。

d. 掌皮支(palmar cutaneous branch):是一小支,在屈肌支持带近侧自正中神经干发出,在桡侧腕屈肌和掌长肌之间下降,跨经屈肌支持带表面,在深筋膜深面或深筋膜表面分为内侧支和外侧支。内侧支分布于手掌中部的皮肤,并与尺神经掌皮支吻合;外侧支分布于鱼际的皮肤,与桡神经浅支及前臂外侧皮神经的前支交通。

C. 正中神经的手部分支

a. 返支:短而粗,在屈肌支持带远侧由正中神经外侧缘发出,有时也可由第 1 指掌侧总神经发出,支配除拇收肌外的鱼际肌。该神经有时也可在腕管内由正中神经干发出,穿屈肌支持带行走,外科手术时应注意此变异。返支可发出细支与尺神经的掌深支连结,这种连结被称为鱼际袢(thenar ansa),鱼际肌可经此袢获得正中神经与尺神经的双重支配。有学者根据在前臂分别损伤正中神经和尺神经后患者的表现,研究了鱼际肌的神经支配,认为鱼际肌可单独由正中神经支配、单独由尺神经支配或由两神经双重支配 3 种情况。其中,拇短屈肌受正中神经支配者占 36%,受尺神经支配者占 48%,受双重神经支配者占 16%;拇短展肌受正中神经支配者为 95%,受尺神经支配者为 2.5%,受双重神经支配者为 2.5%;拇指对掌肌受手正中神经支配者为 83%,受尺神经支配者为 9%,受双重神经支配者为 8%。由于这些神经支配的不同,正中神经损伤后,有些肌肉可不发生瘫痪。

b. 指掌侧总神经(common palmar digital nerve):共 3 条,在掌腱膜与掌浅弓的深面,指浅屈肌腱的浅面向远侧行走,在掌的远侧部,行于指掌侧总动脉的浅面。每一指掌侧总神经在掌骨头处又分支,循手指的相对缘至指尖,称指掌侧固有神经(proper palmar digital nerve)。

第 1 指掌侧总神经的末端分为 3 支指掌侧固有神经(图 9-1-17)。到拇指的两条指掌侧固有神经常起于一条总干,与拇长屈肌腱一起从掌腱膜外侧缘中部穿出,分布到拇指的两侧缘。到拇指桡侧的一支横过拇长屈肌腱的前面,分布于拇指的桡侧缘及末节指背的皮肤,另一支分布于拇指

尺侧缘的皮肤,也发出分支至拇指末节指背的皮肤;第 3 支分布于示指掌面桡侧缘的皮肤和其中

节和末节指背的皮肤(图 9-1-17、图 9-1-18),并有分支至第 1 蚓状肌。

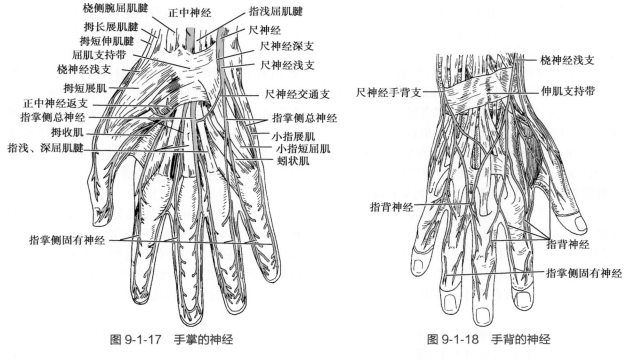

图 9-1-17　手掌的神经　　　　　　图 9-1-18　手背的神经

第 2、第 3 指掌侧总神经在指长屈肌腱之间行向远侧,它们在掌指关节的近侧,各分为两条指掌侧固有神经,分布至示指、中指和环指相对缘的皮肤,并有分支至示指、中指和环指桡侧半中节和末节指背的皮肤(图 9-1-17、图 9-1-18)。第 2 指掌侧总神经还发出分支至第 2 蚓状肌,第 3 指掌侧总神经尚接受尺神经的指掌侧总神经发出的交通支,有时还发出分支至第 3 蚓状肌。

总之,正中神经的 3 条指掌侧总神经发出的分支分布于外侧 3 个半手指的皮肤(拇指、示指、中指和环指外侧缘的皮肤)。在近节指骨底远侧,指掌侧固有神经还发出一背侧支,分布于拇指末节、示指和中指的中、末节指背以及环指中、末背侧外侧半的皮肤。有时环指外侧缘的皮肤也可以由尺神经分布。沿示指内侧缘、中指两侧缘和环指外侧缘行走的指掌侧固有神经在掌腱膜小束之间进入手指脂肪组织内。这些神经与蚓状肌、指掌侧固有动脉一起行于掌骨浅横韧带和掌骨深横韧带之间。在手指处神经沿指长屈肌腱两侧、腱纤维鞘外面、指动脉前方走向远侧。在以上部位,它们还分布于掌指关节、指间关节、屈肌腱纤维鞘、手指的动脉和汗腺。在上述正中神经分支中,血管运动支变异较多,除分布于手指的血管

外,也分布于桡动脉、尺动脉及其分支,还可以分布至某些腕掌关节和掌骨间关节。

④正中神经的损伤:正中神经的损伤易发生在两个部位,即前臂和腕部。

正中神经在肱二头肌腱内侧,行至旋前圆肌两头之间,或在通过指浅屈肌腱起点两头间的腱纤维弓深面的行程中,任何一处受损均引起旋前肌综合征(pronator syndrome),这是一种不常见的正中神经疾病,此时正中神经支配的肌肉全部无力,在正中神经皮支所分布的区域内,有不同程度的感觉障碍,以拇指和示指的末端最为常见。具体表现为屈腕和腕外展能力减弱(因大部分屈腕肌受正中神经支配);屈腕时伴内收(因尺神经支配的指深屈肌尺侧半和尺侧腕屈肌功能正常);不能做对掌运动,手掌平坦(因鱼际肌萎缩引起鱼际塌陷);示指、中指的指间关节不能屈曲,环指和小指指间关节的屈曲作用减弱(指浅屈肌和指深屈肌桡侧半的瘫痪)。所有这些症状和体征统称为猿手。

骨间前神经一般起于正中神经在旋前肌综合征中受压点的近侧,该神经可单独受损或与正中神经同时受损。骨间前神经受损多由外界压力造成,有时也可无明显原因。骨间前神经麻痹累及

拇长屈肌和支配示指的指深屈肌,有时可不同程度地涉及支配中指的指深屈肌,引起握手无力,拇指、示指末节指关节运动无力。

正中神经在前臂下部位置表浅,易于损伤(如腕上方切割伤),但受损后无屈腕、屈指及前臂旋前功能的障碍。

正中神经在腕管内受压而损伤称为腕管综合征(carpal tunnel syndrome),它是非常常见的正中神经损伤。腕管可因为腕关节的变化而狭窄,特别是风湿性关节炎、黏液性水肿和肢端肥大症时的软组织增厚、腱滑膜鞘肿胀、妊娠水肿和肥胖等,都可造成腕管狭窄。此时,除鱼际皮肤感觉无障碍(正中神经掌皮支分支分布)外,其余表现同于正中神经在前臂下部受损。

10)尺神经(ulnar nerve)

①合成及行程:起自臂丛内侧束,包含第7、8颈神经及第1胸神经前支的纤维。自胸小肌下缘发出,在腋窝内位于腋动脉和腋静脉之间的后方,在臂上部位于肱动脉内侧,并与其伴行,在臂中部离开肱动脉行向内侧,穿内侧肌间隔至臂后区,在肱三头肌内侧头前面下行至肘后区,在肱骨内上髁与尺骨鹰嘴之间与尺侧上副动脉伴行,在肘区行走在肱骨内上髁后方的尺神经沟内。然后,在尺侧腕屈肌二个头间进入前臂尺侧,沿指深屈肌的表面下行,近侧部被尺侧腕屈肌覆盖,下半部则位于尺侧腕屈肌的桡侧,在此仅被皮肤和筋膜覆盖。在前臂上1/3,尺神经与尺动脉间有一定的距离,向远侧,尺神经紧贴尺动脉内侧行走(图9-1-12、图9-1-14)。约在腕上5cm处,尺神经发出一手背支后,主干继续向远侧行走,在屈肌支持带前面、豌豆骨的外侧、尺动脉的后内侧,与尺动脉一起经屈肌支持带浅面,进入手掌分为掌深支及掌浅支。

②体表投影:自肱动脉内侧至肱骨内上髁后方的连线为尺神经在臂部的体表投影。自肱骨内上髁后方至豌豆骨外侧缘的连线为尺神经在前臂的体表投影。

③分支:尺神经的分支包括关节支、肌支、掌皮支、背侧支、浅支和深支。

A.关节支:在尺神经经肱骨内上髁和鹰嘴之间发出,分布于肘关节。

B.肌支:在前臂上部近肘关节处发出,一般有2支,一支分布于尺侧腕屈肌,另一支分布至指深屈肌尺侧半。至尺侧腕屈肌者有1~2支,至指深屈肌者一般只有1支。

C.尺神经掌皮支(palmar cutaneous branch of ulnar nerve):又称尺神经掌支(palmar branch of ulnar nerve),约在前臂中点发出,沿尺动脉掌侧下降,穿深筋膜分布于手掌小鱼际的皮肤,有时发分支支配掌短肌,并与前臂内侧皮神经和正中神经的掌皮支有交通(图9-1-16)。

D.背侧支(dorsal branch):即尺神经手背支(dorsal branch of ulnar nerve),在腕关节近侧约5cm处由尺神经发出,在尺侧腕屈肌深面转向手背侧,穿深筋膜后,沿腕部及手的背内侧下行,在腕关节的背侧分为3支指背神经(dorsal digital nerve),一支分布于小指内侧缘,一支分布于小指和环指的相对缘,另一支分布于环指和中指的相对缘,此支可以部分或全部由桡神经的分支代替。尺神经的分支与桡神经的分支在手背相互交通(图9-1-18)。至小指的指背神经到达末节指骨底,环指指背神经到达中节指骨底。该两指背其余远侧的大部分,有尺神经的指掌侧固有神经背侧支分布,环指中节和远节背侧的桡侧半则由正中神经的指掌侧固有神经支配(图9-1-18)。

E.尺神经浅支(superficial branch of ulnar nerve):又称浅终支(superficial terminal branch),除发出分支供应掌短肌和掌内侧半的皮肤外,还分成两支,一支为指掌侧固有神经(proper palmar digital nerve),分布至小指掌面的尺侧缘。另一支为指掌侧总神经(common palmar digital nerve),发出分支与正中神经交通后,在掌腱膜深面分为两支指掌侧固有神经,分布于环指与小指掌侧的相对缘,并转至背侧,分布于该两指中节及末节指背的皮肤。

F.尺神经深支(deep branch of ulnar nerve):又称深终支(deep terminal branch),与尺动脉深支伴行,经小指展肌与小指短屈肌之间,穿小指对掌肌,在屈指肌腱及腱鞘的深面、掌深弓的近侧形成神经弓。在深支起始处,发出分支支配小鱼际肌,在尺神经深支伴掌深弓横过手掌深部时,沿途发出分支至骨间肌和3、4蚓状肌,第3蚓状肌除有尺神经分支分布外,还可能接受正中神经来的分支。终支除至拇收肌和拇短屈肌深头外,还发出关节支至某些腕骨间关节、腕掌关节和掌骨间关节。

此外,尺神经在前臂和手部尚发出血管运动支,分布至尺动脉和掌部的动脉。

④尺神经损伤：尺神经的损伤常发生在以下4个部位：肘部肱骨内上髁后方、肘管内、腕部和手部。

A. 肘部损伤：在肱骨内上髁后方与鹰嘴之间，神经位于尺神经沟内，其表面仅覆盖皮肤，此处是尺神经易受伤的位置。当尺神经沟狭窄，肘关节过度屈曲，尺神经比肱骨内上髁或鹰嘴更突出时，尺神经很易受损。过度屈肘时，尺神经可以被肱骨内上髁挫伤。肘关节长期炎症，可造成尺神经沟消失，致使尺神经易被损伤。尺神经在此受损时，表现为屈腕能力减弱，环指和小指的远节指骨不能屈曲（指深屈肌的尺侧半及尺侧腕屈肌瘫痪所致）。小鱼际萎缩变平坦（小鱼际肌瘫痪）；拇指不能内收（拇收肌瘫痪）；骨间肌萎缩，各指不能互相靠拢（骨间肌瘫痪）；各掌指关节伸，第4、5指的指间关节弯曲，出现"爪形手"（骨间肌和第4、5蚓状肌瘫痪）。此外，手内侧缘、小指全部及环指尺侧部均出现感觉障碍。这种患者提携角较大，肘关节不能完全伸展，尺神经易被触及并增粗。

B. 肘管内损伤：尺侧腕屈肌两个头之间的腱弓与骨共同构成一骨性纤维性管道，该管道被称为肘管（cubital tunnel）。肘关节炎症、骨质增生、尺侧副韧带增厚、软组织瘤等均可压迫尺神经。在肘管内尺神经被压迫所产生的症状，称肘管综合征（cubital tunnel syndrome）。临床表现同于尺神经在肘部的损伤，但在肘管综合征时，肘关节功能多是正常的，肘关节能充分运动，提携角正常，尺神经沟内能触到正常的尺神经。

C. 腕部损伤：是指尺神经在居永管（Guyon canal）内受压，此处在尺神经的肌支、掌皮支和背皮支均已发出的远侧，故主要表现为由尺神经支配的小的手肌功能障碍。

D. 手部损伤：常发生在以手槌击物或手握振荡物体和旋转车轮把手而小鱼际呈悬空状态时，此时尺神经深部的运动支受到豌豆骨和钩骨的压迫造成损伤。主要表现为小鱼际肌的瘫痪，而感觉支不受损伤，因为尺神经的掌皮支和背皮支是在损伤平面以上发出的。

11）桡神经（radial nerve）

①合成及行程：桡神经是臂丛最大的分支，绝大多数起于臂丛后束（97.22%），含 $C_{5\sim8}$ 和 T_1 前支的纤维。在腋窝位于腋动脉第3段的后方，肩胛下肌、大圆肌及背阔肌的前方，经腋窝底至臂部，先后伴肱深动脉和桡侧副动脉斜行绕过肱骨后面，初在肱三头肌内侧头和外侧头之间，然后在肱三头肌外侧头深面的桡神经沟内下行，在肱骨外上髁上方穿外侧肌间隔，至肱肌与肱桡肌之间下降，再行于肱肌与桡侧腕长伸肌之间，至肱骨外上髁前方分为浅、深两支（图9-1-13、图9-1-14）。

②体表投影：从肱动脉起处向外下方，经臂后到三角肌粗隆至肱骨外上髁连线的上、中 1/3 交点处的连线，由此线继续伸向前至外上髁水平，距肱二头肌腱约 1cm 处为桡神经本干在臂部的体表投影。

③分支：桡神经的分支包括肌支、关节支、皮支、浅支和深支。

A. 肌支：分布于肱三头肌、肘肌、肱桡肌、桡侧腕长伸肌和肱肌。肌支可分为内侧组、外侧组和后组。内侧组为桡神经在腋窝内发出的分支，分布至肱三头肌的长头和内侧头。至长头的肌支，发出后立即进入肌肉。至内侧头的肌支，在不同高度处进入肌肉，其中一支细长，在臂远侧 1/3 段紧靠尺神经，称其为尺侧副神经（ulnar collateral nerve）。至肱三头肌长头的肌支以 2~3 支居多；至内侧头者为 1 支或 3 支。后组肌支较大，在桡神经沟内由桡神经发出，分支分布至肱三头肌内侧头、外侧头和肘肌。至肘肌的一支细长，与肱深动脉的分支中副动脉伴行，在肱三头肌内侧头内下行，并发出分支支配该肌的一部分，在肘关节的后方终止于肘肌。外侧组于桡神经行至外侧肌间隔处发出，分布于肱桡肌、桡侧腕长伸肌及肱肌外侧部。至肱桡肌的肌支以 2~3 支为多见，至桡侧腕长伸肌者为 1~2 支。

B. 皮支：包括臂后皮神经、臂外侧下皮神经和前臂后皮神经。臂后皮神经（posterior brachial cutaneous nerve）较小，为桡神经干在腋窝内发出的细支，经背阔肌前方肋间臂神经的后方，向内下方行走，穿深筋膜至臂的后内侧，分布于臂后三角肌以下的皮肤，最远可至鹰嘴附近（图9-1-15）。在经过臂后区时与肋间臂神经有分支相交通。臂外侧下皮神经（inferior lateral brachial cutaneous nerve）穿肱三头肌外侧头至三角肌粗隆的远侧，经肘关节前方，分布于臂外侧下半的皮肤。前臂后皮神经（posterior cutaneous nerve antelorachial）由桡神经经肱骨肌管时发出，穿肱三头肌外侧头，在肘关节附近分为上、下两支，下支较大，穿肱三头肌外侧头及臂外侧肌间隔，沿臂外侧下降，经外上髁后方,至前臂背侧,分布于前臂后部直到腕关节的皮肤,可与前臂内侧皮神经和前臂外侧皮神经的后支交通(图 9-1-15)。

C. 关节支:分布至肘关节。

D. 桡神经浅支(superficial branch of radial nerve):是桡神经的终支之一,也称浅终支,属皮神经。从肱骨外上髁前外侧下降,经肱桡肌深面,旋后肌及桡侧返动脉的掌侧,至旋后肌下缘处,在桡动脉的外侧下降,继而行于旋前圆肌、指浅屈肌桡侧头和拇长屈肌前面。约在腕关节上 7cm 处,离开桡动脉,经肱桡肌腱的深面,绕桡骨外侧缘转至手背,穿深筋膜分成 4~5 支指背神经。第 1 支指背神经分布于拇指桡侧缘及鱼际区的皮肤,并与前臂外侧皮神经相交通;第 2 支指背神经分布于拇指内侧缘的皮肤;第 3 支指背神经分布于示指外侧缘的皮肤;第 4 支指背神经分布于示指和中指相对缘的皮肤;第 5 支指背神经除分支分布于中指外侧缘的皮肤外,还发出一支与尺神经背侧支相交通,经常由尺神经背侧支所取代。有资料显示,桡神经及尺神经在指背的分布,各占二个半指的情形最为多见。拇指的指背神经仅达甲根部,示指的指背神经仅分布至示指中部,至中指和至环指桡侧缘的指背神经不超过近节指间关节,其余指背远侧区的皮肤由正中神经和尺神经的指掌侧固有神经的背侧支分布(图 9-1-15、图 9-1-18)。有时桡神经浅支可以分布于整个手背。此外,指背神经还发出分支分布于掌指关节和近侧指骨间关节。

在显微外科中桡神经浅支是作为神经移植供体的理想皮神经之一。该神经在前臂可分为浅、深两段,深段位于肱桡肌深面,浅段是经肱桡肌腱后缘浅出,直至分为前、后支之间的部分。深段长 105~175mm,浅段长 8~53mm。深段中点及浅出处的前后径为 0.4~1.2mm。分支处前后径为 0.5~1.5mm。深段中点的横径为 1.0~3.9mm,浅出处横径为 1.0~4.0mm,分支处横径为 1.8~4.8mm。桡神经浅支内的神经束各处不一,其中深段中点处为 2~7 束,以 3~4 束为多,浅出处为 2~9 束,以 3~4 束为多,分支处为 2~9 束,以 2~4 束为多。

周围神经损伤时,大段桡神经浅支(24cm)以桡动脉为蒂进行吻接,已在临床应用获得成功。桡神经浅支的营养动脉最少有 2 支,最多为 6 支,但外径细小,一般为 0.2~0.4mm。营养动脉一般发自桡侧返动脉(30.77%)、桡侧腕伸肌支

(19.23%)、桡动脉皮支(19.23%)、桡动脉神经支(直接从桡动脉本干发出的营养动脉,17.31%)和桡动脉其他肌支(13.46%)。因其营养动脉外径细、长度短,故做桡神经浅支的血管蒂吻合是不适宜的,而营养动脉的来源动脉作为血管蒂吻合是可行的,最好循来源动脉向起端追溯,可获得更为满意的外径和长度。

E. 深支(图 9-1-13):又称骨间后神经(posterior interosseous nerve),是桡神经的深终支。由桡神经本干发出后,行走在肘关节及桡侧返动脉的前方,继穿旋后肌,绕桡骨外侧面到达前臂背侧,在前臂浅、深层伸肌间下行,在此与骨间背侧动脉伴行,沿骨间膜背侧下行,直至腕背成为终支,或形成如神经节状的膨大称假神经节(pseudoganglion),由此处发出数个细支分布于腕部韧带和关节。深支在穿旋后肌时,发出分支支配桡侧腕短伸肌和旋后肌。至桡侧腕短伸肌的分支有时也起于桡神经浅支的起始段。当该神经穿出旋后肌时,发出 3 条短支分别支配指伸肌、小指伸肌和尺侧腕伸肌,并发出两条长支支配拇长展肌,其终支终于拇短伸肌。此外,自桡神经终支还发出关节支分布于腕关节、桡尺近侧关节,某些腕骨间关节和掌骨间关节。

④损伤:在上肢各周围神经中,以桡神经最易受外伤。桡神经损伤最常发生的部位是在臂部神经紧贴肱骨中段后方桡神经沟处和在前臂伸肌区内。

桡神经在桡神经沟处紧贴肱骨,并在穿外侧肌间隔时,被其固定于肱骨骨面,活动性小,因此,当肱骨骨干中部或中、下 1/3 交界处骨折时,易伤及桡神经。其表现为:不能伸腕和伸指,前臂不能旋后,由于伸肌瘫痪和重力的作用,当举前臂时手呈"垂腕"状。由于神经分布相互重叠,桡神经损伤后的感觉缺失并不明显,仅在手背、拇指和第 1、第 2 掌骨间隙的极小部分有轻微感觉障碍。

桡神经深支在前臂伸肌区内受损称骨间后神经麻痹(posterior interosseous palsy),是一种前臂伸肌受累的神经病变。由于桡神经浅支发自此受损平面以上,故无感觉障碍。桡侧腕长、短伸肌和肱桡肌未瘫痪,而尺侧腕伸肌常受累,故伸腕时腕部明显地偏向桡侧。因不同个体的桡神经分支自主干发出的水平存在差异,故临床表现亦不同。

桡神经浅支是纯感觉性分支,分布于手背外侧区的皮肤,位置表浅,特别在行于桡骨外侧面时

易受损伤。受损后相应分布区皮肤感觉障碍。

（二）胸神经前支

胸神经前支共 12 对，除第 1 胸神经前支有纤维参加臂丛，第 12 胸神经前支有纤维参加腰丛外，其余均不成丛，各自独立走行。其中上 11 对位于肋间隙，称肋间神经（intercostal nerve），第 12 对胸神经前支位于第 12 肋下方，称肋下神经（subcostal nerve）。每一对胸神经前支都借灰交通支和白交通支与相应的交感干神经节相连，灰交通支和白交通支一般都在肋间隙后部连接于肋间神经。一般灰交通支在白交通支穿出的近侧端连于胸神经前支。胸神经前支从脊神经发出后，沿肋沟由后行向前外侧，继而行向前内侧，沿途发出肌支、外侧皮支，其终支穿出皮下成为前皮支。胸神经前支主要分布于胸壁和腹壁。上 6 对胸神经前支分布于胸壁，下 6 对胸神经前支分布于胸部及腹部（图 9-1-19），第 1、第 2 胸神经前支除分布于胸壁外，还分布到上肢。第 12 对胸神经前支除分布到腹部外，还分布到臀部皮肤。

胸神经前支在胸、腹壁有明显的节段性分布，其中，T_2 相当胸骨角平面，T_4 相当乳头平面，T_6 相当剑突平面，T_8 相当肋弓平面，T_{10} 相当脐平面，T_{12} 则分布于耻骨联合与脐连线中点平面。故临床上常以胸骨角、肋骨、剑突、脐等为标志检查感觉障碍的节段（图 9-1-19）。

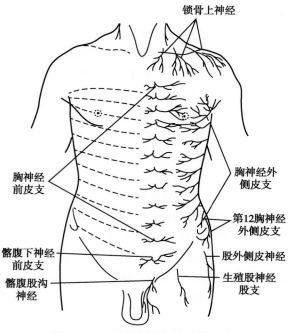

图 9-1-19 躯干前面的皮神经分布

1. 第 1~6 胸神经前支 第 1 胸神经前支分为大、小两支，大支发出后行向外上方，在胸膜顶与第 1 肋骨颈之间肋间上动脉的外侧加入臂丛。较小的一支为第 1 肋间神经，在第 1 肋间隙内，肋间肌之间前行，到肋间隙前端，穿至皮下为第 1 胸神经前皮支，此前皮支有时缺如，有时很细小。第 1 肋间神经的另一条分支为外侧皮支，该支在前锯肌前方穿出胸壁分布于腋区的皮肤。第 1 肋间神经外侧皮支常缺如，有时可从至臂丛的大支上发出，它可与肋间臂神经或臂内侧皮神经交通。第 1 肋间神经有交通支与第 1 胸交感干神经节相连，并常接受第 2 肋间神经的纤维，该纤维经第 2 肋骨颈的前面，至第 1 胸神经。

第 2~6 胸神经前支行于相应肋间隙内，沿肋间动脉下方行走，在后部，肋间神经和血管行走在肋间后膜（肋间后韧带）与壁胸膜之间，然后穿行于肋间内肌与肋间最内肌之间（图 9-1-20），近胸骨处，肋间神经经胸廓内血管及胸横肌的前面，向前穿肋间内肌、肋间外膜和胸小肌，终于胸神经前皮支，分布于胸廓前面的皮肤。

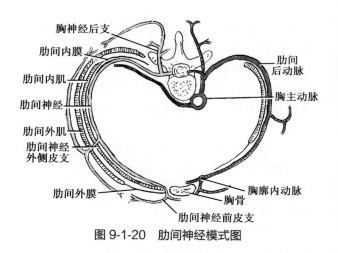

图 9-1-20 肋间神经模式图

上 6 对肋间神经发出大量肌支，分布于肋间内肌、肋间外肌、胸横肌和上后锯肌（由第 2~5 肋间神经发出）。在前方，有一些分支还可越过肋软骨从一个肋间隙到另一个肋间隙。

每条肋间神经在到肋角前发出外侧皮神经，与主干伴行至腋中线时，斜穿肋间外肌和前锯肌至皮下（第 1、2 肋间神经外侧皮支除外），在此又分为前支和后支，前支经胸大肌下缘，分布到胸大肌表面的皮肤，并分出乳房外侧支（lateral mammary branch）至乳房。第 5、6 肋间神经外侧皮支的前支还发分支至腹外斜肌上部,后支行向后方,分布至肩胛区和背阔肌表面的皮肤。

第2肋间神经外侧皮支的前支细小或缺如,后支较大,称为肋间臂神经(intercostobrachial nerve),横过腋窝至臂内侧(图9-1-12),与臂内侧皮神经的分支联合,继而穿深筋膜,分布于臂上部后内侧面的皮肤。此外,肋间臂神经还可与第3肋间神经的外侧皮支、前皮支的部分纤维、第1肋间神经的外侧皮支(如存在时)及桡神经发出的臂后皮神经联合。其大小与臂内侧皮神经的大小成反比。

肋间神经行至肋间隙前端近胸骨处发出前皮支,横越胸廓内动脉及胸横肌的前方,穿肋间内肌、肋间外膜和胸大肌,分布于相应肋间隙前部的皮肤。在女性,第2~4肋间神经前皮支还发出分支到乳房,第2肋间神经前皮支还可与锁骨上神经的内侧支相交通。第6肋间神经的前皮支,有细支至胸骨下角上部的皮肤。

上6对肋间神经还发出小支到壁胸膜及肋骨骨膜。此外,它们还借灰交通支和白交通支与上位胸交感干神经节相联系。

2. **第7~12胸神经前支**　下6对胸神经前支即第7~11肋间神经和肋下神经。第7~11肋间神经在胸部均在相应的肋间隙行走,在胸部的行程与上6对肋间神经相同。当近肋间隙前端时,第7、8肋间神经向上内经肋弓的深面,第9~11肋间神经行于膈肌和腹横肌齿之间,达腹内斜肌腱膜的深面,至腹直肌外缘稍内侧穿腹直肌鞘,在腹直肌深面发分支分布于腹直肌,其终支为前皮支穿腹直肌鞘前层至皮下,分布于皮肤(图9-1-19)。

第7~11肋间神经发出肌支分布于提肋肌、肋间内肌、肋间外肌、腹横肌、腹内斜肌和腹直肌。此外,它们还发分支至下后锯肌和膈的肋部。外侧皮支发出后穿肋间外肌,沿前锯肌、背阔肌与腹外斜肌肌齿交错线上穿出,在浅筋膜内分为前、后两支。后支向后到背阔肌表面,分布于该部的皮肤。前支向前下行走,至腹直肌的外侧缘,分布于胸、腹壁前外侧部的皮肤。这些外侧皮支行走的方向较胸1~6肋间神经外侧皮支向下倾斜。它们的前皮支分布到腹白线附近的腹部皮肤。其中,第7肋间神经的前皮支,分布到剑突附近的皮肤;第8、9肋间神经的前皮支分布到剑突与脐之间的皮肤;第10肋间神经分布到脐部的皮肤;第11肋间神经分布到脐以下的皮肤;第7~11肋间神经还发出许多细支,分布到壁腹膜及腹膜外组织。

第12胸神经前支即肋下神经(subcostal nerve),比其他胸神经前支粗大。沿第12肋下缘与肋下血管伴行,经腰大肌上部、外弓韧带和肾的后方至腰方肌的前方,行经腰方肌外侧缘处穿腹横肌起点处的腱膜,继续行于腹横肌和腹内斜肌之间,在此发出外侧皮支后,向内下行走,分布于脐至耻骨联合之间腹白线附近的皮肤。外侧皮支由肋下神经发出后,穿腹内斜肌,在髂嵴上方2.5~8cm处,穿腹外斜肌,在髂前上棘后约4.5cm跨髂嵴,至臀前部浅筋膜内下降达大转子处的皮肤。有时该支缺如,由髂腹下神经的髂支替代。肋下神经与椎旁节间借灰交通支和白交通支相联系。另外,肋下神经的起始部与第11肋间神经间有交通支;在腰大肌内常与第1腰神经间有交通支,在腹壁与髂腹下神经接近,其间亦可能有交通支存在。

3. **应用解剖**　许多疾病影响肋间神经起始部时,疼痛可涉及其分布区域,如下位胸椎结核损伤了肋间神经,患者会感到腹壁疼痛。若仅有1对肋间神经受损,疼痛是局限的,仅出现一带状区的疼痛。若两条或两条以上的肋间神经受损,则疼痛较广泛。

下位肋软骨间关节半脱位时,可以损伤肋间神经,引起腹壁疼痛,称之为"软骨关节半脱位综合征",Abrahams还将这种半脱位损伤称作"伴响肋骨综合征"(clicking rib syndrome)。

支配腹部皮肤的肋间神经,也支配同一平面的腹部肌肉,这在保护腹部内脏免受损伤方面有重大意义。如果腹肌处于收缩状态,一定力量的打击不会造成内脏的严重损伤。当腹肌处于松弛状态时,若腹部遭外力打击,虽不足以损伤腹壁,也仍可使某些内脏破裂,故此时引起腹肌反射性收缩是很重要的。皮支的起点和运动支的起点来自同一脊髓节段,保证了这一反射的出现,从而对腹部脏器起着保护作用。

下位肋间神经分布到皮肤和肌肉的分支还和交感神经有紧密联系,这些交感神经经由椎旁神经节发出内脏大神经和内脏小神经分布到腹腔脏器,因此,在腹部脏器受外伤或急性炎症时,腹壁肌肉也反射性强直收缩,从而保护腹部脏器。

(廖燕宏　周厚纶　朱长庚)

（三）腰神经前支

腰神经前支较为粗大,腰交感干神经节借白交通支与第1~3腰神经前支相连,借灰交通支与第1~5腰神经前支相连。第1~4腰神经前支主要参与组成腰丛,第4腰神经前支的小部分与第5腰神经合成腰骶干。

1. **腰丛**(lumbar plexus) 由第1~3腰神经前支及第4腰神经前支的大部分组成,第12胸神经前支的一部分参与组成腰丛者占50%。腰丛位于腰大肌深面,腰椎横突的前方,腰方肌的内侧缘。

第1腰神经前支一般分为3支:髂腹下神经、髂腹股沟神经及与第2腰神经上支组成的生殖股神经。第2腰神经下支、第3腰神经和第4腰神经的一部分均分成较小的前股和较大的后股,前股合成闭孔神经,后股组成股外侧皮神经和股神经。腰丛的分支如下(图9-1-21):

（1）肌支:至腰大肌的肌支起自第2、3腰神经前支,至腰方肌的肌支起自第12胸神经至第4腰

神经,至腰小肌的肌支起自第1腰神经,至髂肌的肌支起自第2、3腰神经。

（2）髂腹下神经(iliohypogastric nerve):起自第12胸神经和第1腰神经,自腰大肌上部外侧缘穿出,斜越肾的背面和腰方肌的前面,至髂嵴上方,穿腹横肌后部的腱膜,经腹横肌与腹内斜肌之间,分为腹下支(前皮支)和髂支(外侧皮支)。

1）腹下支(前皮支):经腹内斜肌与腹横肌之间,行向前内方,在髂前上棘内侧约2cm处穿出腹内斜肌,在腹外斜肌腱膜深面行向内下方,于腹股沟管皮下环上方约3cm处穿腹外斜肌腱膜至皮下,支配耻骨区皮肤。在行经腹内斜肌和腹横肌之间时,发出肌支支配该二肌。

2）髂支(外侧皮支):在髂嵴前、中1/3交界处上方,穿腹内斜肌及腹外斜肌至浅筋膜,分布于臀前部皮肤。

（3）髂腹股沟神经(ilioinguinal nerve):较细小,起自第12胸神经和第1腰神经,自腰大肌外侧缘穿出,在髂腹下神经的下方并与其共干,沿腰

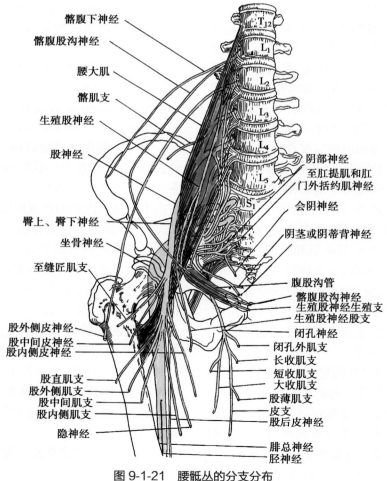

图9-1-21 腰骶丛的分支分布

方肌前面、肾的后面,经髂嵴后部的内侧,至髂嵴前部穿腹内斜肌进入腹股沟管,沿精索的外下方下降,由皮下环穿出至浅筋膜,分布于股上部内侧皮肤,并发出阴囊前神经(anterior sacrotal nerve)或阴唇前神经(anterior labial nerve)分布于阴茎根部及阴囊(或阴唇)的皮肤。髂腹股沟神经沿途发出肌支支配腹壁肌。

在腹股沟疝修补术时应注意避免损伤髂腹下神经和髂腹股沟神经,以免造成腹壁薄弱,导致疝的复发。

(4)股外侧皮神经(lateral femoral cutaneous nerve):起自第 2、3 腰神经前支,自腰大肌外侧缘穿出,斜向外下方,经髂肌前面,在髂前上棘内侧穿腹股沟韧带深面至股部,继穿缝匠肌或在该肌前、后面分为前、后两支。

1)前支:在髂前上棘下 10cm 处穿阔筋膜下降,分两支分布于大腿前外侧(至膝关节)的皮肤,其终支可与股神经的前皮支及隐神经的髌下支形成髌神经丛。

2)后支:在前支的稍上方穿出阔筋膜,分支分布于大腿外侧部的皮肤。

股外侧皮神经可在股部分支,也可在腹部分支,以前者为主(占 56%)。其分支分为前、后支者占多数(60%),分为前、中、后 3 支者占 40%。股外侧皮神经若在经过髂前上棘内侧的骨纤维管(该神经穿骨纤维管者占 88.24%)处或在穿阔筋膜处受压可造成感觉异常性股痛。

股外侧皮神经可作为治疗外伤性周围神经移植的供体,其前支出现恒定,其在股部的长度平均为 84.75mm,位置浅表,易于寻找。

(5)股神经(femoral nerve):为腰丛中最大的分支,由第 2~4 腰神经前支的后股组成。自腰大肌下部外侧缘穿出,在髂筋膜深面沿髂肌前面下降,经腹股沟韧带深面的肌腔隙至股部,于股三角内先分为前、后股,再分为支。其分支如下(图 9-1-22):

1)在腹股沟韧带以上发出肌支至髂腰肌。

2)股神经前股的终支:

至耻骨肌的肌支:在腹股沟韧带稍下方,自股神经前股内侧发出,在腰大肌前面向下内侧,行于股血管鞘的后面,于耻骨肌前面入肌。

至缝匠肌的肌支:与股中间皮神经共干,分 2~3 支自上部进入该肌。

至大腿和膝关节前面的皮支(图 9-1-23)。

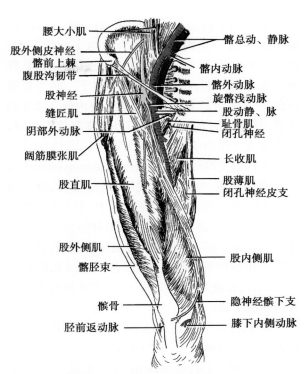

图 9-1-22　股前部浅层血管神经

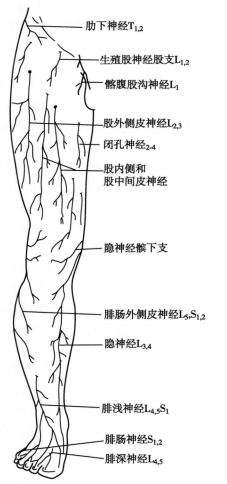

图 9-1-23　下肢前面皮神经的分布

股中间皮神经（intermedial femoral cutaneous nerve）：在股三角内侧部，分为内侧支和外侧支，内侧支约在股部上、中 1/3 交界处，穿阔筋膜，外侧支先穿缝匠肌，再穿阔筋膜至皮下。两支在股前内侧下降至膝关节处，管理股前内侧下 2/3 的皮肤，其终支加入髌神经丛。外侧支穿缝匠肌时，发出分支支配该肌。

股内侧皮神经（medial femoral cutaneous nerve）：沿股动脉外侧，经股三角尖端，跨过动脉，分为前后两支。前支垂直向下，在股部中、下 1/3 交界处穿阔筋膜，向下至膝关节，加入髌神经丛。后支沿缝匠肌后缘下降，至膝关节内侧穿阔筋膜，分数支下降至小腿中部，其分支与隐神经和闭孔神经的分支结合，在缝匠肌的深面、内收肌腱板的表面形成缝匠肌下丛。

3）股神经后支的终支：共 6 支，其中之一为皮神经——隐神经，其他为肌支。

①隐神经（saphenous nerve）：在股三角内下降，由股动脉外侧越过其前方至内侧，经股三角尖端进入收肌管，在管的下端与膝最上动脉一道穿内收肌腱板，在缝匠肌与股薄肌之间伴大隐静脉下降至小腿内侧，至小腿下 1/3 处分两支至内踝和足的内侧缘。

隐神经在收肌管内发出分支加入缝匠肌下丛，出收肌管后，在缝匠肌下方发出髌下支加入髌丛。隐神经的长度平均为 399.46mm，以发出髌下支为界，分为上段和下段，上段平均长 227.15mm，下段平均长 162.00mm。隐神经的宽度：上段起始处 2.33mm，中点 2.40mm；下段起始处 2.18mm，中点 2.08mm。隐神经内的神经束数目：上段起始处平均为 3.92 束，中点 4.11 束；下段起始处 3.27 束，中点 3.49 束。

隐神经对周围神经损伤的修复、带神经血管蒂的皮瓣移植以及大隐静脉手术等都有重要意义。用隐神经作供体修复上肢神经损伤已获成功。用隐神经和动脉为蒂的皮瓣或筋膜皮瓣移植可使感觉功能得到较好的恢复。

隐神经小腿部营养动脉的来源：A. 膝最上动脉的隐支，分布于隐神经上部；B. 胫后动脉的分支，3~6 支，于小腿 4~6/8 段分布于隐神经中部；C. 胫前动脉的分支，在小腿 7/8 段发出，分布于隐神经下部。

②肌支

股内侧肌支：3~7 条，在股三角内发出后，经缝匠肌的深面，沿隐神经外侧下降，在收肌腱板的浅面，自股内侧肌的内侧进入该肌。

股中间肌支：2~3 条，于股中点在该肌上部前面进入肌内。

股外侧肌支：2~6 条，被股直肌掩盖，伴旋股外侧动脉，在股外侧肌的前面下部进入肌内。

股直肌支：2 条，自该肌上部深面入肌。

膝关节肌支：常为股神经的终支之一。自股中间肌支分出，在股内侧与股中间肌之间下降，至股部下 1/3 处，支配膝关节肌，并发出分支至膝关节。

股神经损伤：常与闭孔神经损伤同时发生。脊髓、马尾或腰丛的病变都可累及股神经。骨盆内的肿瘤、腰肌脓肿、股骨或骨盆骨折时可压迫损伤股神经。股神经损伤的部位如在髂腰肌支发出部的上方，则髂腰肌和股四头肌发生瘫痪，表现为大腿不能屈曲触及腹前壁，小腿不能伸直，膝反射消失，不能登梯或跳跃，股部伸肌瘫痪，步行困难。如损伤部位在髂腰肌支发出部的下方，则屈大腿的功能仍存在，但因股四头肌瘫痪，不能伸小腿，膝反射消失，行走时患肢无力，不能支持体重，容易跌倒。感觉障碍出现于股前及小腿内侧。隐神经损伤较为常见，除有膝、小腿及足内侧缘皮肤感觉丧失外，常并发剧烈疼痛。

副股神经（accessory femoral nerve）出现率为 7.5%，在股神经与闭孔神经之间发出，居腰大肌的浅面、髂腰筋膜的深面，沿闭孔神经与股神经之间或股神经的浅面入股部，分支至股神经的分布区或与股神经的分支吻合。

（6）生殖股神经（genitofemoral nerve）：起自第 1、2 腰神经，穿腰大肌，沿其前面下降，分为生殖支和股支。生殖支沿髂外动脉下降，分支支配腰大肌，本干穿腹股沟管腹环入腹股沟管，支配提睾肌，并分布于阴囊（或阴唇）的皮肤；股支沿髂外动脉下降，经腹股沟韧带深面，穿股血管鞘前壁和阔筋膜（或卵圆窝），分布于股三角部的皮肤。此神经参与提睾反射。

（7）闭孔神经（obturator nerve）：起于第 2 腰神经前支及第 3、4 腰神经前支的前股，以第 3 腰神经为主。自腰大肌内侧缘走出，在髂总动脉后方，与腰骶干间隔以髂腰动脉，穿盆筋膜入小骨盆，沿骨盆侧壁，在髂内动脉与输尿管外侧，于闭孔血管上方，穿闭膜管至股部，在闭膜管内分为前、后两支：

1）前支（浅支）：于闭孔外肌的前方下降,行于短收肌（深层）与耻骨肌、长收肌（浅层）之间,分支如下：

关节支：在闭孔处发关节支至髋关节。

肌支：至股薄肌、长收肌、短收肌。

皮支：粗细不定,在股中部经股薄肌与长收肌之间穿至浅层,管理股内侧下 2/3 的皮肤。

至股动脉的分支：分布于股动脉的下部。

2）后支（深支）：穿闭孔外肌上部,在短收肌后方下降,其分支有：

肌支：至闭孔外肌（发自闭膜管内）,大收肌和短收肌。

关节支：发出细长的膝关节支穿大收肌的下部向后行,至腘窝,在腘动脉的深方穿腘窝底入膝关节,分布于膝关节囊、交叉韧带及附近结构。

中国人副闭孔神经（accessory obturator nerve）的出现率为 2.9%,为一小支,起自第 3、4 腰神经前支的前股,沿腰大肌内侧缘下降,跨过耻骨上支,在耻骨肌深面分为 3 支：一支进入耻骨肌,一支为关节支,另一支与闭孔神经前支连接。有时,耻骨肌仅由副闭孔神经支配。

闭孔神经损伤：在脊髓、腰丛病变或盆腔内肿瘤时常见闭孔神经损伤,在妊娠时,由于子宫压迫或难产也可损伤闭孔神经,表现为内收肌瘫痪,大腿不能内收,两下肢交叉困难,大腿内侧上部感觉障碍。在闭孔神经穿闭膜管处可因绞窄性闭孔疝而受到压迫,在该神经的分布区产生反射痛。

髋关节疼痛以闭孔型最为多见,切断闭孔神经关节支治疗髋关节疼痛具有一定的效果。闭孔神经关节支细小,一般在闭膜管前 0~12mm 处起于后支后外侧,可与闭孔外肌支共干（60%）,或自闭孔外肌深面穿该肌向下外行,至髋关节囊的后内方。可为 1~5 支,以 2 支最多见（60%）,3 支次之（23.33%）。关节支有时来自前支（26.67%）,多在出闭膜管处自前支外侧分出,有时与短收肌支共干,经髂腰肌止腱的深面,分成 1~3 小支至关节囊的内前方。手术的骨盆内进路优于骨盆外进路。在盆内将闭孔神经提起,在神经后外能清楚地看到关节支,可在不损伤闭孔神经干的情况下切除关节支,治疗髋关节疼痛。

腰丛组成的不同类型：第 4 腰神经前支一部分加入腰丛,另一部分加入骶丛,故称分叉神经（nervus furcalis）。根据中国人解剖学数值（2002）,腰丛可根据分叉神经的高低和有无将腰丛的组成分为 6 种类型（图 9-1-24）：

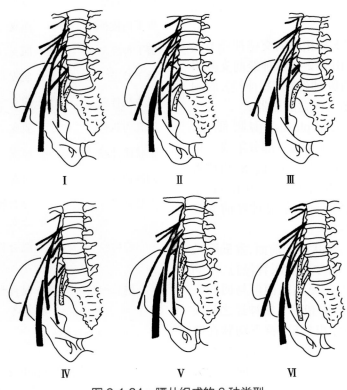

图 9-1-24　腰丛组成的 6 种类型

Ⅰ型：分叉神经为第4腰神经前支（占38.3%）。股神经由 $L_1 \sim L_4$ 组成，占73.75%；闭孔神经由 $L_2 \sim L_4$ 组成，占84.06%；股外侧皮神经由 $L_1 \sim L_2$（40.63%）或 $L_2 \sim L_3$（39.37%）组成；生殖股神经由 $L_1 \sim L_2$ 组成，占72.19%。髂腹下和髂腹股沟神经多于 L_1 平面离开腰丛，由于第12胸神经常发出分支向下加入 L_1，因此，该两神经或其中之一常含 T_{12} 的纤维。

Ⅱ型：分叉神经为第5腰神经前支（占4.4%），一部分参加腰丛，一部分参加骶丛。

Ⅲ型：无分叉神经（占4.0%）。

Ⅳ型：分叉神经为第4、5腰神经前支（占2.4%）。

Ⅴ型：分叉神经为第3、4腰神经前支（占0.5%）。

Ⅵ型：分叉神经为第3腰神经前支（占0.4%）。

2. 腰骶干　腰骶干（lumbosacral trunk）由第4腰神经前支的一小部分与第5腰神经前支合成，位于腰大肌深面，贴近骶骨翼，经髂总动、静脉的后方，闭孔神经的内侧降入小骨盆，其与闭孔神经之间隔以髂腰动脉。

（四）骶神经与尾神经前支

5对骶神经前支的上4对经骶前孔出椎管，入骨盆内，第5骶神经前支在骶骨与尾骨之间入骨盆。第1骶神经前支最粗大，以下依次减小。尾神经的前支最小，自第1尾骨残留横突的下方呈弓形向前入盆腔。以上骶、尾神经前支彼此相互结合，形成骶丛和尾丛。

骶神经与尾神经前支与相应的交感神经节之间都有灰交通支相连。由第2~4骶神经前支分出的内脏运动纤维称盆内脏神经（或盆神经），属副交感纤维，通过副交感节支配盆腔脏器。

1. 骶丛　骶丛（sacral plexus）由腰骶干、$S_1 \sim S_3$ 神经前支和 S_4 神经前支的一部分组成。根据中国人解剖学数值（2002），骶丛由 $L_4 \sim S_4$ 组成者占79.6%，由 $L_4 \sim S_3$ 组成者占13.4%，由 $L_5 \sim S_4$ 组成者占3.9%。组成骶丛的每一条骶神经前支又分为前股和后股（图9-1-25）。

骶丛位于盆腔后壁，梨状肌的前面，盆筋膜及髂内动脉分支的后方。前方有输尿管经过，左侧骶丛前面有乙状结肠，右侧骶丛前面可与回肠下段为邻。臀上动脉在腰骶干和第1骶神经之间或第1与第2骶神经之间穿出盆腔，臀下动脉在第1与第2骶神经前支之间或第2与第3骶神经之间穿出盆腔。骶丛整体呈三角形，尖端向坐骨大孔下部。

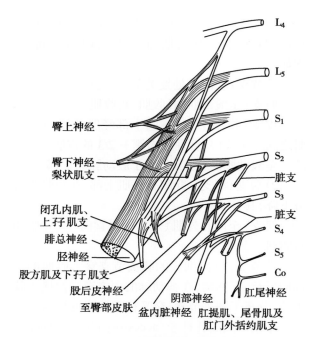

图9-1-25　骶、尾丛组成模式图

骶丛的分支可由丛的前股、后股或前后股混合发出，可分为皮支、肌支和内脏支（表9-1-4）。

表9-1-4　骶丛各分支的组成

神经名称	性质	前股	后股
盆内脏神经	内脏支	$S_2 \sim S_4$	—
股后皮神经	皮支	$S_2 \sim S_3$	$S_1 \sim S_2$
臀下内皮神经	肌支	—	$S_2 \sim S_3$
臀上神经	肌支	—	$L_4 \sim S_1$
臀下神经	肌支	—	$L_5 \sim S_2$
股方肌神经	肌支	$L_4 \sim S_1$	—
闭孔内肌神经	肌支	$L_5 \sim S_2$	—
梨状肌神经	肌支	—	$S_1 \sim S_2$
阴部神经	肌支	$S_2 \sim S_4$	—
坐骨神经	混合性分支	—	—
胫神经	混合性分支	$L_4 \sim S_3$	—
腓总神经	混合性分支	—	$L_4 \sim S_1$

注："—"无数据支持。

（1）盆内脏神经（pelvic splanchnic nerve）或盆神经（pelvic nerve）由第2~4骶神经前支发出，至

盆丛,分支分布于盆腔内脏器官。

(2)股后皮神经(posterior femoral cutaneous nerve):由第2、3骶神经前支前股的一部分和第1、2骶神经前支后股的一部分组成,经梨状肌下孔,伴坐骨神经和臀下动脉出盆腔至臀部。在臀大肌深面,沿坐骨神经背内侧下降,在股二头肌长头的浅面和深筋膜的深面达腘窝。在膝关节后面,穿出深筋膜,终支沿小隐静脉下降,达小腿后面的中部,并可与腓肠神经交通。分布于股后部、腘窝、小腿后面上部及会阴部的皮肤(图9-1-26),其分支如下:

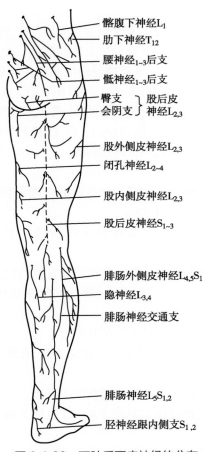

图 9-1-26 下肢后面皮神经的分布

1)会阴支(perineal branch):分布于股后上部及内侧部的皮肤,另有一支弯向前内侧,经半膜肌、半腱肌起始部的后方,穿固有筋膜至会阴前部。在男性分布于阴囊,女性分布于大阴唇的皮肤。该支有时与阴囊后神经及肛门神经之间有交通支。

2)臀下皮神经(inferior gluteal cutaneous nerve):有2~3支,自臀大肌下缘走出,绕臀大肌向上,分布于臀下部及外侧部的皮肤。

3)股后及小腿后皮支:为一些细支,分布于股后内侧部、腘窝及小腿后上部的皮肤。

股后皮神经在股后部的主干可作为神经移植的供体。该主干在臀部(臀大肌下缘以上)和股部(臀大肌下缘以下)的平均长度分别为92mm和121mm。该主干的前后径:在臀部中段为1.18mm,在股后部中段为0.66mm;横径在臀部中段为2.4mm,在股后部中段为2.23mm。

股后皮神经的营养动脉:

①来源:依次为臀下动脉、穿动脉、股二头肌支(6%)、膝上内动脉(6%)、臀大肌动脉和膝上外动脉。

②口径:平均0.85mm,其来源动脉的口径平均为1.89mm。神经移植体取血管蒂时,如营养动脉的口径太细,可取来源动脉。

③进入神经干的部位:臀部在中段进入最多,股部在上段进入最多。

④进入的形式:有升支型(11.7%),降支型(74%)和升降支型(14.3%)。故取血管蒂时,在营养动脉进入神经干的上端宜取短一些,下端应取长一些,以保证良好的血液供应。

(3)臀下内皮神经(inferior medial gluteal nerve)或穿神经:自第2、3(或3、4或4、5)骶神经前支后股发出,穿骶结节韧带下部,绕臀大肌,分布于臀下部及内侧部皮肤。有时被股后皮神经的分支代替。

(4)至梨状肌的肌支:1~2支,由第1、2骶神经前支后股发出,由前面进入该肌。

(5)臀上神经(superior gluteal nerve):由第4、5腰神经及第1骶神经前支后股发出,经梨状肌上孔穿出盆腔至臀部,与臀上动脉伴行,在臀部分为上、下两支。上支较小,与臀上动脉深支的上支伴行,分布于臀中肌。下支较大,与臀上动脉深支的下支伴行,横过臀小肌中部,发出分支支配臀中肌和臀小肌,终支至阔筋膜张肌的后内侧部,支配该肌(图9-1-27)。

臀上神经损伤后,大腿不能外展,内旋力弱,大腿呈外旋位,出现跛行。骨盆和身体均向健侧倾斜,故单腿站立不稳。

(6)臀下神经(inferior gluteal nerve):自第5腰神经及第1、2骶神经前支前股发出,经梨状肌下孔穿出盆腔至臀部,分为数支,在臀大肌深面进入该肌(图9-1-27)。臀下神经损伤后,伸髋无力,

675

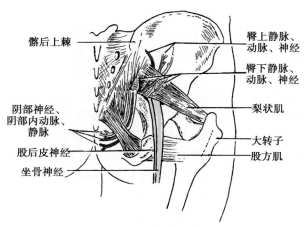

图9-1-27　臀部的血管神经

髂后上棘

臀上静脉、动脉、神经

臀下静脉、动脉、神经

阴部神经、阴部内动脉、静脉

梨状肌

大转子

股后皮神经

股方肌

坐骨神经

登高困难,臀部隆起消失。

(7)股方肌神经:由第4、5腰神经及第1骶神经前支前股发出,经梨状肌下孔穿出至臀部,于坐骨的背侧、坐骨神经的深方,经下孖肌与闭孔内肌腱之间进入股方肌前面支配之。

(8)闭孔内肌肌支:由第5腰神经及第1、2骶神经前支前股发出,经梨状肌下孔穿出盆腔至臀部,发出分支至上孖肌,再于阴部内动脉外侧,绕坐骨棘经坐骨小孔至坐骨肛门窝,于闭孔内肌的内侧进入该肌,支配之。

(9)阴部神经(pudendal nerve):由第2~4骶神经前支前股发出,为支配会阴部的主要神经。在臀下神经的下方,经梨状肌下孔出骨盆,伴行于阴部内动脉的内侧,绕坐骨棘经坐骨小孔至坐骨肛门窝,行于阴部管内,发出分支有:

1)肛神经(anal nerve):伴肛动脉,向内横过坐骨肛门窝,支配肛门外括约肌、肛管下部和肛门周围皮肤。

2)会阴神经(perineal nerve):阴部神经的本干继续前行,在阴部管的前部分为会阴神经和阴茎(阴蒂)背神经两个终支。会阴神经较大,行于阴部内动脉的下方,随即分为肌支和阴囊(唇)后神经(posterior scrotal or labial nerve)。肌支支配尿道外括约肌和坐骨海绵体肌、球海绵体肌、会阴浅横肌、会阴深横肌、尿道膜部括约肌;阴囊(唇)后神经穿入会阴浅袋,与会阴动脉的阴囊后动脉伴行,分布于阴囊(或大阴唇)后面的皮肤。

3)阴茎(或阴蒂)背神经(dorsal nerve of penis or clitoris):进入会阴深袋,穿尿生殖膈下筋膜及阴茎(阴蒂)悬韧带,于阴茎(阴蒂)背动脉的外侧,沿阴茎(阴蒂)背侧前行至阴茎(阴蒂)头,分布于阴茎(阴蒂)海绵体、阴茎背侧皮肤、包皮和阴茎(蒂)头。

(10)坐骨神经(sciatic nerve):为全身最长、最粗的神经,纵贯整个下肢,在起始处宽约2cm,由第4、5腰神经和第1~3骶神经前支发出,自梨状肌下孔出盆腔至臀部,位于臀大肌深面,在坐骨结节与大转子之间的中点下降,此处在临床上作为坐骨神经的压痛点。继经上孖肌、闭孔内肌腱、下孖肌及股方肌的后面、臀下动脉及股后皮神经的外侧至股部。在股后部,坐骨神经于大收肌与股二头肌长头之间,下降至腘窝。一般于腘窝的上角处分为两个终支:内侧的胫神经和外侧的腓总神经。

坐骨神经的体表投影为自大转子尖至坐骨结节之间的中点向下至腘窝上角的连线。根据中国人体质调查资料,坐骨神经的组成:$L_4 \sim S_3$ 最多见,占82.7%,其余依次为$L_4 \sim S_2$(10%)、$L_5 \sim S_3$(4.6%)及其他(2.7%)。胫神经的组成:$L_4 \sim S_3$(76.9%),$L_4 \sim S_2$(13.5%),其他(9.6%)。腓总神经的组成:$L_4 \sim S_2$(37.5%),$L_4 \sim S_1$(35.6%),$L_5 \sim S_2$(10.6%),其他(16.3%)。

坐骨神经出盆时与梨状肌的位置关系可分为以下类型(图9-1-28):

1)正常型:坐骨神经干在梨状肌下孔出骨盆,占66.3%。

2)典型高分支型:坐骨神经在盆内已分为两支,胫神经出梨状肌下孔,腓总神经穿梨状肌,占22.7%。

3)坐骨神经总干穿梨状肌型。

4)胫神经穿梨状肌,腓总神经出梨状肌上孔型。

5)坐骨神经总干出梨状肌上孔型。

6)胫神经出梨状肌下孔,腓总神经出梨状肌上孔型。

7)骶丛穿梨状肌出盆后,再分出坐骨神经型。

以上后五种类型约占6.4%。

坐骨神经的分支:

1)关节支:自坐骨神经上部发出至髋关节,由关节囊的后部穿入,该支有时直接起自骶丛。

2)肌支:自股上部发出的有股二头肌长头肌支、半腱肌支、半膜肌支及大收肌支等;自股中部发出的有股二头肌短头肌支。上述各肌支只有股二头肌短头的肌支来自腓总神经,其他各支均起自胫神经。股二头肌长头的肌支以2~3支为多,

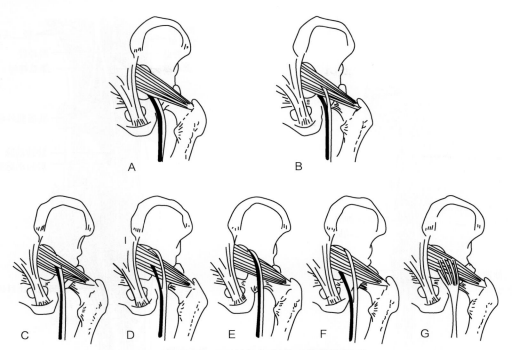

图 9-1-28　坐骨神经与梨状肌的位置关系

A. 正常型；B. 典型高分支型；C. 坐骨神经总干穿梨状肌型；D. 胫神经穿梨状肌，腓总神经出梨状肌上孔型；E. 坐骨神经总干出梨状肌上孔型；F. 胫神经出梨状肌下孔，腓总神经出梨状肌上孔型；G. 骶丛穿梨状肌出盆后，再分出坐骨神经型。

短头的肌支为 2~3 支，半腱肌者 1~2 支，大收肌者 2 支居多，半膜肌者大多为 2~3 支。

3）终支：胫神经和腓总神经。

①胫神经（tibial nerve）：自坐骨神经分出后，经腘窝中线垂直下降，经腘动脉的外侧、背面至其内侧，在腘肌下缘，与腘动脉一同穿比目鱼肌腱弓深方至小腿后面，位于深、浅屈肌之间，经胫后动脉的内侧、后面至其外侧，至小腿后面下 1/3 该神经位于皮肤及固有筋膜的深面，胫骨的后面，在内踝的后方，胫神经与胫后动脉一同穿过分裂韧带的深面，进入足底分为足底内侧神经和足底外侧神经（medial and lateral plantar nerve）（图 9-1-29~图 9-1-31）。

A. 胫神经在腘窝的分支

腓肠内侧皮神经（medial sural cutaneous nerve）：伴随小隐静脉上段下降，在小腿固有筋膜的深面，腓肠肌两头之间的沟内行走。约在小腿中点处穿出固有筋膜，接受来自腓总神经的交通支后，称腓肠神经（sural nerve）。腓肠神经沿跟腱外侧缘下降，经外踝与跟骨之间转向前行，称足背外侧皮神经（lateral dorsal cutaneous nerve of foot），沿足及小趾外侧缘分布。腓肠内侧皮神经分布于小腿内侧的皮肤。足背外侧皮神经可与腓浅神经的足背中间皮神经以交通支相连，腓肠内侧皮神经在小腿后面，尚可与股后皮神经以支相连。

肌支：在腓肠肌两头之间发出，支配腓肠肌两头（腓肠肌内侧头的肌支有 1~2 支，腓肠肌外侧头者多为 1 支）、跖肌、比目鱼肌及腘肌（1~2 支）。至比目鱼肌的肌支较大，在腓肠肌与跖肌之间下降，由表面入肌。至腘肌的肌支在该肌的后面下降，绕过其下缘，自深面进入该肌；自此肌支发出一细支支配胫骨后肌，发出关节支支配胫腓关节及膝关节，发出分支伴胫骨滋养动脉入胫骨，发出骨间支沿骨间膜至胫腓韧带联合。

关节支：支配膝关节，一般为 3 支：膝上内关节支、膝下内关节支及膝中关节支，与同名动脉伴行，穿膝关节韧带入关节内。

B. 胫神经在小腿后面的分支

肌支：支配比目鱼肌的肌支（1~3 支）自其深面入肌，至踇长屈肌的分支（1~2 支）与腓动脉伴行，至胫骨后肌者为 1~2 支，至趾长屈肌者为 1~3 支。

关节支：在胫神经下部，穿三角韧带，进入踝关节。

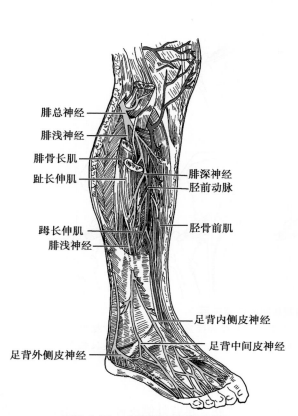

腓总神经

腓浅神经

腓骨长肌

趾长伸肌

腓深神经
胫前动脉

踇长伸肌

腓浅神经

胫骨前肌

足背内侧皮神经

足背中间皮神经

足背外侧皮神经

图 9-1-29　小腿前面的神经分布

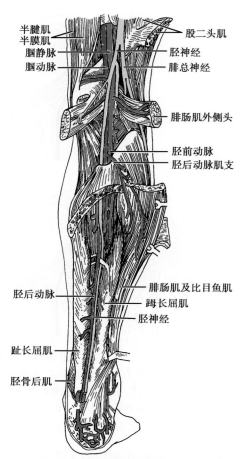

半腱肌
半膜肌

腘静脉

腘动脉

股二头肌

胫神经

腓总神经

腓肠肌外侧头

胫前动脉

胫后动脉肌支

胫后动脉

腓肠肌及比目鱼肌

踇长屈肌

胫神经

趾长屈肌

胫骨后肌

图 9-1-30　小腿后面的神经分布

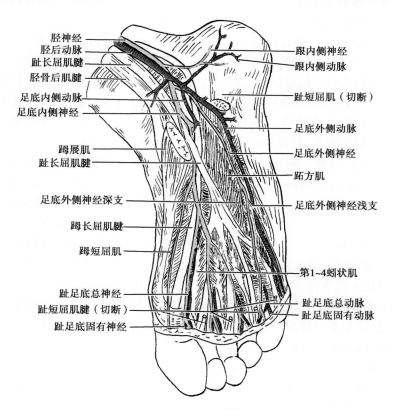

胫神经

胫后动脉

趾长屈肌腱

胫骨后肌腱

足底内侧动脉

足底内侧神经

踇展肌

趾长屈肌腱

足底外侧神经深支

踇长屈肌腱

踇短屈肌

趾足底总神经

趾短屈肌腱（切断）

趾足底固有神经

跟内侧神经

跟内侧动脉

趾短屈肌（切断）

足底外侧动脉

足底外侧神经

跖方肌

足底外侧神经浅支

第1~4蚓状肌

趾足底总动脉

趾足底固有动脉

图 9-1-31　足底的神经分布

跟内侧支：在小腿的下端，自胫神经分出，穿分裂韧带分布于足跟的内侧。

C. 胫神经的终支

a. 足底内侧神经（medial plantar nerve）（图9-1-31）：较粗大，当胫神经经分裂韧带深面时发出，入足底，达蹬展肌深面，经蹬展肌与趾短屈肌之间，穿行于足底内侧沟的肌间隔内，伴行于足底内侧动脉的外侧。足底内侧神经的分支有：

皮支：穿跖腱膜，分布于足底内侧皮肤。

肌支：在蹬展肌深方，自足底内侧神经起始处发出，至蹬展肌及趾短屈肌。

关节支：至跗骨和跖骨间关节。

趾足底总神经（common plantar digital nerves）：共3条，经跖腱膜远侧部的各股间，位置较浅，其远端各分为2条趾足底固有神经（proper plantar digital nerves），分布于第1~4趾的相对缘。第3趾底总神经接受来自足底外侧神经的交通支。第2趾底总神经发出分支至第1蚓状肌。趾内侧的趾底固有神经分布于蹬趾内侧的皮肤和蹬短屈肌。每一趾底固有神经都有关节支至趾关节，并发背侧皮支，支配该处的皮肤。

b. 足底外侧神经（lateral plantar nerve）（图9-1-31）：较小，与足底内侧神经分开后，经蹬展肌的深面，斜向前外侧，行于趾长屈肌腱及跖方肌的浅面，趾短屈肌的深面，至足底外侧沟内，沿途发出分支支配跖方肌及小趾展肌，并发一些小的皮支，穿跖腱膜，支配足底外侧部的皮肤，关节支支配跟骰关节。足底外侧神经在第5跖骨底处分为两条终支——浅支与深支。浅支：分出两条趾足底总神经，外侧支分布于小趾的外侧缘，内侧支又分为两条趾足底固有神经，分布于第4、5趾的相对缘，并与足底内侧神经之间有交通支。此神经除分布于趾的跖面外，还以分支绕至足趾中节及末节的背面。肌支至小趾短屈肌、第3骨间跖侧肌及第4骨间背侧肌。深支：在第5跖骨底处分出，穿向足的深部，弯曲向前，在跖方肌、趾长屈肌腱、蚓状肌及蹬收肌斜头的深方，伴行足底外侧动脉的足底动脉弓之近侧，支配第2~4蚓状肌、内侧3个跖骨间隙内的骨间肌、蹬收肌横头，关节支至跗骨间关节、跗跖关节及跖趾关节。

②腓总神经（common peroneal nerve）（图9-1-29）：较胫神经小，在腘窝上角分出后斜向外下，沿股二头肌的内侧缘，经腓骨长肌的深面，至腓骨颈下方，分为腓深神经和腓浅神经两大终支。

腓总神经的体表投影以自腘窝上角至腓骨小头下方所划的一条斜线表示。腓总神经的分支如下：

A. 皮神经：即腓肠外侧皮神经（lateral sural cutaneous nerve），自腘窝处发出，在小腿固有筋膜与腓肠肌外侧头之间下降至小腿中部穿出固有筋膜，分布于小腿中下部外侧面的皮肤。腓神经交通支（communicating branch of peroneal nerve）自腓肠外侧皮神经上端分出，跨过腓肠肌外侧头的浅面，在小腿中部与腓肠内侧皮神经结合为腓肠神经（sural nerve）。

B. 关节支：有3支，包括上关节支伴膝上外动脉；下关节支伴膝下外动脉；关节返支自腓总神经分成二终支处发出，穿胫骨前肌，与胫前返动脉伴行，在膝关节前面进入关节，并支配胫腓关节及胫骨前肌。

C. 腓总神经的终支

a. 腓浅神经（superficial peroneal nerve）：先位于腓骨长肌与腓骨短肌之间，下降至腓骨肌与趾长伸肌之间，发出肌支至腓骨长肌和腓骨短肌，在小腿下1/3处，穿固有筋膜至浅层，向前下方下降，分为足背内侧皮神经和足背中间皮神经。足背内侧皮神经（medial dorsal cutaneous nerve of foot）向下内侧行，跨过小腿横韧带及十字韧带的前方，分为内、外侧支：内侧支分布于蹬指内侧及足内侧的皮肤，可与隐神经及腓深神经的分支吻合；外侧支分为2支，分布于第2、3趾的相对缘。足背中间皮神经（intermediate dorsal cutaneous nerve of foot）经十字韧带浅面至足背外侧部分为2支：内侧支分布于第3、4趾相对缘；外侧支分布于第4、5趾相对缘，并与足背外侧皮神经间有交通支。

b. 腓深神经（deep peroneal nerve）：在腓骨小头处腓骨长肌上部的深方自腓总神经分出后，穿腓骨前肌间隔及趾长伸肌，下降于趾长伸肌与胫骨前肌之间，沿骨间膜前面与胫前动脉伴行，于小腿下部位于蹬长伸肌与胫骨前肌之间，沿途发出肌支至趾长伸肌、胫骨前肌、蹬长伸肌及第3腓骨肌。至踝关节前方，分出关节支至踝关节后移行为2条终支：外侧支在趾短伸肌的深面，支配该肌，并在该处膨大为"假节"，由"假节"处发出分支至蹬短伸肌、跗骨关节及外侧3个跖骨间隙，分支分布于跖趾关节、趾间关节、骨间肌；内侧支沿足背动脉外侧至第1跖骨间隙，分为2条趾背支至第1、2趾的相对缘。亦发细支至邻近的跖趾关节、趾间关节、骨间肌。

坐骨神经及其分支常见损伤：

a. 坐骨神经损伤：可由骨盆骨折、髋关节脱位、刺伤、战伤、分娩、脊髓或神经疾病等引起。若损伤部位在骨盆出口处或坐骨神经上端，则股后肌群、小腿前、后、外侧群肌及足的肌肉全部瘫痪，使小腿不能屈曲，足与足趾的运动完全丧失，步行呈跨越步态(公鸡步态)，小腿外侧和足的感觉消失，跟腱反射及跖反射消失。

b. 坐骨神经痛(ischialgia)：本病的原因很多，从坐骨神经根到其全程受到压迫或刺激均可引起本病，包括有神经炎、腰椎间盘突出、椎管狭窄等。疼痛常发生于臀部，放射至股后面、小腿外侧面及后面、足的外侧缘及足背。

c. 梨状肌综合征(piriformis syndrome)：若坐骨神经由梨状肌穿出或腓总神经高位分支由梨状肌穿出，当下肢外旋时，梨状肌收缩，使其间穿出的神经受压疼痛，出现所谓梨状肌综合征。

d. 胫神经损伤：除因坐骨神经损伤而引起的胫神经损伤外，腘窝的外伤亦常伤及胫神经。表现为小腿屈肌及足底肌麻痹，足不能跖屈，内翻运动不全，足趾的跖屈、外展、内收运动丧失。因胫骨前肌挛缩，形成足过度背屈，患者不能以足尖支持体重，跟腱反射消失，足底(内侧缘除外)、足跟外侧及足趾跖面之感觉丧失。

e. 腓总神经损伤：见于小儿麻痹症后遗症(腰段脊髓灰质前角损伤)、骶丛和坐骨神经的病变和腓骨颈骨折时。表现为小腿肌外侧群、前群及足背肌瘫痪，足下垂，不能背屈，不能外翻(马蹄内翻足)。因不能外翻而成内翻足，足下垂使患者产生特殊的步态，即在步行时用力提高下肢，并在膝关节和髋关节处过度屈曲，称"跨越步态"。感觉障碍区在小腿的前外侧和足背。

2. 尾神经前支　尾丛(coccygeal plexus)由第 5 骶神经前支和尾神经前支组成，第 4 骶神经前支以 1 小支参加。第 5 骶神经前支自骶管裂孔穿出，在骶角的下方绕骶骨外侧转向前，穿尾骨肌到达盆面，与第 4 骶神经前支的降支结合，形成小干，在尾骨肌的盆面下降。尾神经前支自骶管裂孔穿出，绕尾骨的外侧缘，穿尾骨肌，在该肌盆面与上述第 4、5 骶神经前支所合成的干相结合，形成尾丛。自此丛分出肛尾神经(anococcygeal nerve)，穿骶结节韧带，分布于尾骨附近的皮肤(张朝佑，1998)。

专栏 F　全身皮肤和骨骼肌的节段神经支配

一、皮肤的节段性神经支配

被一条脊神经支配的皮肤区称为一个皮区(dermatome)，邻近的脊神经支配的皮节互相重叠，尤其是在那些与肢体无关的皮节(T_2 和 L_1 节段)更是如此。在某些部位，相邻皮节之间的支配神经不连续，皮节的重叠也很少，如胸壁前上部。此外，触觉一般有较大的分布范围，所以，一条神经被切断后，痛温觉丧失区与触压觉丧失区的范围不完全一致。例如，尺神经在腕部损伤以后，触觉丧失区往往比痛温觉丧失区为大。总之，在周围神经切断以后，无痛区往往较其解剖学分布区为小。关于脊神经后支对皮肤的支配已述于前，其分布具有明显的节段性(图 9-1-5)，本节所说的皮肤神经支配主要是指脊神经前支对颈部、躯干、四肢皮肤的感觉神经支配。

(一) 颈部和上肢皮肤的神经支配

第 1 颈神经不支配皮肤。第 2 颈神经支配头后部皮肤(自颅顶至上项线)、耳的外侧面、下颌角及其下方的皮肤。第 3 颈神经的支配区为一斜行带，后方自上项线以下至项部，绕过颈侧区至前方的舌骨与第 1 肋之间。第 4 颈神经支配颈下部和胸前壁的锁骨、第 1 肋间、肩峰和三角肌上部的皮肤。上述皮肤区之间均有重叠。在人胚第 4 周时，由 C_5~T_1 节段发出上肢芽，其外胚层与躯干相延续，故保留了相应节段的皮肤神经支配(图 9-F-1)。第 5 颈神经前支沿后轴线桡侧支配上肢前面和后面的皮肤；第 1 胸神经前支沿前轴线尺侧支配上肢的皮肤。当上肢延长时，中央几个节段(C_6~C_8)的皮区向远侧端推移。C_4 和 T_2 节段的神经则支配近侧部(上肢根部)的皮肤。由于在肢体延长的过程中发生了向外的 90° 旋转，使拇指侧(外侧)皮肤受 C_5~C_6 节段支配，小指侧(内侧)皮肤受 C_8~T_1 节段支配。在上肢前面，C_5~C_6 的支配区与 T_1、T_2、C_8 的支配区为邻，前轴线终止于腕关节的稍近侧，C_7 皮节主要分布于手掌中部。在上肢后面，情况也相似，后轴线终止于肘关节附近，C_7 皮节分布于前臂和手背中部的皮肤。

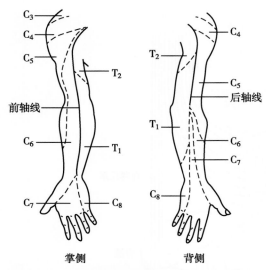

图 9-F-1　脊神经的节段性分布(前面观和后面观)

(二) 躯干皮肤的神经支配

躯干的皮肤受 $T_1 \sim L_1$ 和 $S_2 \sim S_4$ 节段的脊神经支配($L_2 \sim S_1$ 节段的脊神经分布于下肢),呈弯曲的带状分布,上部几呈水平位,下部倾斜。在胸前外侧壁,上 6 对肋间神经分布于相应肋间的皮肤,下 5 对肋间神经和肋下神经除分布于相应肋间的皮肤外,还向前越过肋弓支配腹前外侧壁的皮肤,剑突平对第 6 肋间神经,肋弓下缘平面受第 8 肋间神经支配,脐平面受第 10 肋间神经支配,第 1 腰神经分布于耻骨联合上方的皮肤。$S_2 \sim S_4$ 节段脊神经分布于骶部的皮肤。每个皮节的上半还接受上一脊神经支配,下半还接受下一脊神经支配。因此,当任何一条脊神经损伤后,不会出现明显的感觉丧失(图 9-1-19)。

上述脊神经后支的皮肤支配区在外侧的界限为自枕后至肩峰内侧端,再下降至大转子后面和尾骨的内侧,其支配范围较相应的前支者小。在胸前面上部,第 3、4 颈神经的支配区与第 1、2 胸神经的支配区邻接,这是因为在两者之间的节段($C_5 \sim T_1$)神经支配上肢的缘故。相似的情况见于躯干下部,但不如躯干上部明显。L_1 皮区与阴茎和阴囊根部的 S_2 皮区相邻,因为它们之间的 $L_2 \sim S_1$ 节段支配下肢的缘故。

(三) 下肢皮肤的神经支配

下肢的皮肤由 $L_1 \sim S_3$ 神经支配,其排列在发育过程开始时类似上肢,但到成年由于下肢在发育中的旋转而变得不明显。由于下肢向内旋转,使踇趾转至足的内侧,胫骨也转向内侧。因为旋转发生于髋关节,臀区保持在背侧(伸)位。

前轴线起自腹股沟韧带内侧端,沿大腿和小腿的后外面下降至足跟。后轴线起自臀区外侧,沿大腿的后外侧下降至膝,再向内下斜行至踝的近侧。故 S_2 皮节分别与 L_3、L_4 皮节及 L_2、L_5 皮节相邻。

关于每一个皮节的范围和分布(尤其在四肢)的知识主要是根据临床资料,但由于缺乏共同的神经检查方法以及患者的个体差异,不同学者可能对皮肤的节段神经支配描绘出不同的图谱。尤其是腿部的皮节存在着不同的意见,这可能是因为臂丛的损伤较为常见,使资料能得到更多的矫正。

需要说明的是,上述皮肤的节段性神经分布在躯干部(尤其是在胸部、腹部和背部)十分清楚,这是因为参与组成神经的神经根(根性分布)与周围神经的分支(分支分布)是互相一致的;但在四肢则情况不同,由于肢体在发育过程中的转位以及神经根彼此连接交织形成神经丛,使参与组成神经的神经根与周围神经的分支分布区不相一致,也使节段性分布不够明显。

(四) 头面部皮肤的神经支配

在头面部,即顶耳线(自耳廓根部垂直向上至颅顶的连线)以前皮肤的感觉受三叉神经支配。三叉神经的根性支配呈 5 条环形的洋葱皮样感觉带,与三叉神经感觉核的各部相一致(图 9-F-2);其最内的一条带与核的上部联系,第 2、3 条带与核的中部相联系,最外侧的第 4、5 条带与核的下部相联系。三叉神经皮支的分支分布以眼裂与口裂为界(图 9-F-2),眼裂以上为三叉神经第 1 支(眼神经)分布;眼裂与口裂之间为第 2 支(上颌神经)分布;口裂以下为第 3 支(下颌神经)分布。

二、肌肉的节段性神经支配

肌肉主要由肌节演化而来,每一条脊神经支配来自其相应肌节的肌肉。在发育过程中,原始的肌节经历了转移、分层、合并、分裂、消失等变化,故若肌节的演化保持其原有的关系不变,则其神经支配的节段也不改变,这种肌只占少数,即由单肌节发展而来的肌,如棘突间肌、颏舌肌等;若肌节的演化物互相融合,则最后形成的肌肉就由两个以上的脊髓节段来支配,如胫骨前肌的神经支配来自 $L_4 \sim L_5$。由于肌肉是在中胚层的核心发育起来的,仅用简单的发育学方法很难证明其起源节段。在臂丛和腰骶丛,脊神经的根和分支互

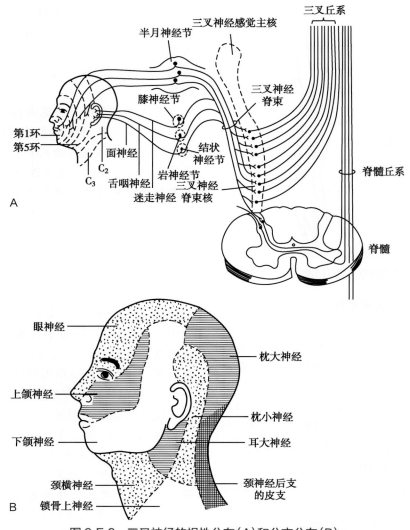

图 9-F-2　三叉神经的根性分布（A）和分支分布（B）

相连接和结合，使节段支配的证实更加困难。肌的节段性神经支配情况，可由刺激脊神经前根，或切断运动纤维及一定的神经病变导致运动障碍来证明。本节所说的肌肉神经支配是指躯干和四肢肌肉进行躯体运动的神经支配。

躯干和四肢的大多数肌肉受一个以上节段的神经支配，故单一神经根的损伤常不引起明显的运动障碍，只会导致有关的功能减低。躯干和上、下肢肌的节段神经支配见表 9-F-1～表 9-F-4。

表 9-F-1　躯干肌的节段性神经支配

部位	肌肉名称	节段性支配
项背部	背部深层长肌	$C_1～C_o$
	项部深层短肌	$C_1～C_2$
	头夹肌	$C_3～C_8$
	斜方肌	$C_2～C_4$
	背阔肌	$C_6～C_8$
	肩胛提肌	$C_3～C_5$
	菱形肌	$C_4～C_5$

续表

部位	肌肉名称	节段性支配
项背部	上后锯肌	T_1~T_4
	下后锯肌	T_9~T_{12}
颈部	头长肌	C_1~C_4
	颈长肌	C_5~C_8
	斜角肌	C_3~C_8
胸部	胸大肌	C_5~T_1
	胸小肌	C_6~T_1
	锁骨下肌	C_5~C_6
	前锯肌	C_5~C_7
	膈	C_3~C_5
	肋间内、外肌	T_1~T_{12}
腹部	腹直肌	T_5~T_{12}
	腹外斜肌	T_5~T_{12}
	腹横肌	T_7~L_1
	腹内斜肌	T_8~L_1
	腰方肌	T_{11}~L_4
会阴	肛提肌、肛门外括约肌、会阴肌、尾骨肌	S_3~C_o

表 9-F-2 上肢肌的节段性神经支配

部位	肌肉名称	节段性支配
肩部	冈上肌	C_4~C_5
	小圆肌	C_4~C_5
	三角肌	C_5
	冈下肌	C_4~C_6
	肩胛下肌	C_5~C_6
	大圆肌	C_5~C_7
臂部	肱二头肌	C_5~C_6
	肱肌	C_5~C_6
	喙肱肌	C_5~C_7
	肱三头肌	C_6~C_8
	肘后肌	C_7~C_8
前臂	肱桡肌	C_5~C_6
	旋后肌	C_5~C_7
	桡侧腕伸肌	C_5~C_7
	旋前圆肌	C_6~C_7
	桡侧腕屈肌	C_6~C_7
	拇长屈肌	C_6~C_8

续表

部位	肌肉名称	节段性支配
前臂	拇长展肌	$C_6 \sim C_8$
	拇短伸肌	$C_7 \sim T_1$
	拇长伸肌	$C_6 \sim C_8$
	指伸肌	$C_6 \sim C_8$
	示指固有伸肌	$C_6 \sim C_8$
	尺侧腕伸肌	$C_6 \sim C_8$
	小指伸肌	$C_6 \sim C_8$
	指浅屈肌	$C_7 \sim T_1$
	指深屈肌	$C_7 \sim T_1$
	旋前方肌	$C_7 \sim T_1$
	尺侧腕屈肌	$C_7 \sim T_1$
	掌长肌	$C_7 \sim T_1$
手部	拇短展肌	$C_8 \sim T_1$
	拇短屈肌	$C_7 \sim T_1$
	拇指对掌肌	$C_6 \sim C_7$
	小指屈肌	$C_7 \sim T_1$
	小指对掌肌	$C_7 \sim T_1$
	拇收肌	$C_8 \sim T_1$
	掌短肌	$C_8 \sim T_1$
	小指展肌	$C_8 \sim T_1$
	蚓状肌	$C_8 \sim T_1$
	骨间肌	$C_8 \sim T_1$

表 9-F-3　下肢肌的节段性神经支配

部位	肌肉名称	节段性支配
臀部	髂腰肌	$T_{12} \sim L_3$
	阔筋膜张肌	$L_4 \sim L_5$
	臀中肌	$L_4 \sim S_1$
	臀小肌	$L_4 \sim S_1$
	股方肌	$L_4 \sim S_1$
	下孖肌	$L_4 \sim S_1$
	上孖肌	$L_4 \sim S_1$
	臀大肌	$L_4 \sim S_1$
	闭孔内肌	$L_5 \sim S_1$
	梨状肌	$L_5 \sim S_1$
大腿部	缝匠肌	$L_2 \sim L_3$
	耻骨肌	$L_2 \sim L_3$

续表

部位	肌肉名称	节段性支配
大腿部	长收肌	$L_2 \sim L_3$
	股四头肌	$L_2 \sim L_4$
	股薄肌	$L_2 \sim L_4$
	短收肌	$L_2 \sim L_4$
	闭孔外肌	$L_3 \sim L_4$
	大收肌	$L_3 \sim L_4$
	膝关节肌	$L_3 \sim L_4$
	半腱肌	$L_4 \sim S_1$
	半膜肌	$L_4 \sim S_1$
	股二头肌	$L_4 \sim S_2$
小腿部	胫骨前肌	$L_4 \sim L_5$
	踇长伸肌	$L_4 \sim S_1$
	腘肌	$L_4 \sim S_1$
	跖肌	$L_4 \sim S_1$
	趾长伸肌	$L_4 \sim S_1$
	比目鱼肌	$L_4 \sim S_2$
	腓肠肌	$L_4 \sim S_2$
	腓骨长肌	$L_5 \sim S_1$
	腓骨短肌	$L_5 \sim S_1$
	胫骨后肌	$L_5 \sim S_2$
	趾长屈肌	$L_5 \sim S_3$
	踇长屈肌	$L_5 \sim S_3$
足部	踇短伸肌	$L_4 \sim S_1$
	趾短伸肌	$L_4 \sim S_1$
	趾短屈肌	$L_5 \sim S_1$
	踇展肌	$L_5 \sim S_1$
	踇短屈肌	$L_5 \sim S_3$
	蚓状肌	$L_5 \sim S_2$
	踇收肌	$S_1 \sim S_2$
	小趾展肌	$S_1 \sim S_2$
	小趾短屈肌	$S_1 \sim S_2$
	小趾对跖肌	$S_1 \sim S_2$
	跖方肌	$S_1 \sim S_2$
	骨间肌	$S_1 \sim S_2$

续表

表 9-F-4　关节运动的节段神经支配

关节	运动种类及肌肉	节段性支配
肩关节	外展及旋外肌	C_5
	内收及旋内肌	$C_6\sim C_8$
肘关节	屈肌	$C_5\sim C_6$
	伸肌	$C_7\sim C_8$
前臂	旋后肌	C_6
	旋前肌	$C_7\sim C_8$
腕关节	屈及伸肌	$C_6\sim C_7$
	指关节屈指及伸指长肌	$C_7\sim C_8$
手关节	固有肌	$C_8\sim T_1$
髋关节	屈肌、收肌、旋内肌	$L_1\sim L_3$
	伸肌、展肌、旋外肌	$L_5\sim S_1$
膝关节	伸肌	$L_3\sim L_4$
	屈肌	$L_5\sim S_1$
踝关节	背屈肌	$L_4\sim L_5$
	跖屈肌	$S_1\sim S_2$
足关节	内翻肌	$L_4\sim L_5$
	外翻肌	$L_5\sim S_1$
	固有肌	$S_2\sim S_3$

三、关于内脏神经支配的节段性和牵涉性痛

内脏器官的神经支配比较复杂，内脏平滑肌的运动受交感和副交感神经支配，而交感神经和副交感神经的低级中枢部分别在脊髓 $T_1\sim L_3$ 节段和脑干、骶髓，其周围部的分布节段性不明显。内脏感觉的传导通过交感神经、副交感神经和脑、脊神经的路径实现，故无其本身固有的节段性。然而，正因为如此，躯体与内脏在感觉信息传导过程中存在着互相影响的情况，这就是牵涉性痛。

一般所说的牵涉性痛（referred pain）是指在某一内脏器官发生病变时，与之相关的躯体体表部位发生疼痛或痛觉过敏，又称内脏牵涉性痛（visceral referred pain）。例如在阑尾炎初期，脐周围皮肤发生牵涉性痛；在心绞痛时，胸前区和左臂内侧发生牵涉性痛；肾结石时疼痛牵涉至腹股沟部等。1893 年 Head 将这种由内脏引起的躯体疼痛区称为 Head 带。研究表明，体表皮肤痛觉过敏区的神经支配与患病器官感觉传入的脊髓节段是一致的。表 9-F-5 及图 9-F-3 列出内脏器官患病时疼痛所牵涉的脊髓节段。

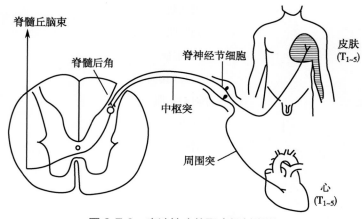

图 9-F-3　牵涉性痛的聚合投射学说

表 9-F-5　内脏牵涉性痛的脊髓节段

内脏器官	脊髓节段
心	$C_8 \sim T_5$，左侧明显
肺	$T_1 \sim T_7$
食管	$T_5 \sim T_8$
胃	$T_3 \sim T_{12}$
小肠	$T_7 \sim T_{10}$
阑尾	$T_8 \sim L_1$
升结肠	$T_5 \sim L_2$
横结肠	$T_4 \sim L_4$
降结肠	$L_1 \sim L_4$
肝、胆囊	$T_7 \sim T_{10}$（右侧）$C_3 \sim C_4$
胰	T_8（左）
肾	$T_{10} \sim L_1$
输尿管	$T_{11} \sim L_1$
膀胱	T_{11}，L_2，$S_2 \sim S_4$
睾丸、附睾	$T_{12} \sim L_3$
前列腺	$T_{10} \sim T_{11}$
卵巢、输卵管	$L_1 \sim L_3$
子宫	
颈	$S_1 \sim S_4$
体	$T_{10} \sim L_1$
直肠	$S_1 \sim S_4$

内脏疾病时有时可在头部有感觉过敏区或牵涉性痛，这可能是因为内脏痛觉经迷走神经传至孤束核，再扩散至三叉神经脊束核的缘故。

内脏痛的特点是定位不准确、范围较弥散（由于内脏感觉神经纤维的分布较为稀疏之故）、引起疼痛的刺激具有特异性（一般的躯体疼痛刺激不引起内脏疼痛，但对缺氧、痉挛、膨胀等刺激十分敏感）。内脏痛觉的传导路径通过交感神经、副交感神经、脊神经和脑神经进行，其第一级传入神经元位于脊神经节和脑神经节内（见后），这种形态学基础，提供了内脏感觉与躯体感觉之间互相"牵涉"的可能。

学者们曾对牵涉性痛的发生机制进行了广泛研究，综述如下：

1. **外周神经分支学说**（peripheral nerve-branching theory）　为 1948 年 Sinclair 所提出，其要点之一为脊神经节细胞的周围突分支分别

分布于躯体和内脏器官，当内脏器官的神经末梢受到病变刺激向中枢传导冲动时被中枢误认为来自躯体的传入冲动，此即"轴突分支-中枢误译机制"（axon branching-central misinterpretation mechanism）（表 9-F-6、图 9-F-4），即 Dawson 所说的脊髓前汇聚（pre-spinal convergence，1992）。国内外学者的实验研究也证实了这种机制的存在，Wasselmann 等预先用染料伊文思蓝处理大鼠的炎性子宫（内脏痛的来源器官），结果导致在腹股沟部和会阴部皮肤区发生染料的神经源性血管渗出，作者认为这是由于初级传入神经的分支分布（即脊神经节细胞的周围突分支分别分布至子宫和腹股沟、会阴等处的皮肤）的结果。Takahashi 等预先将伊文思蓝溶液静脉注入大鼠，然后将 10mg 辣椒素（capsaicin）注入腰椎间盘前部，结果染料由腹股沟部皮肤渗出，但切断生殖股神经后以上现象就不出现，表明生殖股神经中存在 c 纤维的分支，分别支配椎间盘和腹股沟部皮肤（L_2 节段）。这可以解释椎间盘损伤时的腹股沟部疼痛。一些学者还证实了这些周围突分支投射的脊神经节细胞可含有 SP、CCK 和 CGRP。以上研究结果不仅为牵涉性痛的发生机制提供了实验依据，而且为体表-内脏相关学说和轴突反射提供了形态学基础。

表 9-F-6　背根节神经元周围突分支至内脏器官

躯体神经	对应器官	起源节段	动物	作者
左臂内侧皮神经	心包	$C_8 \sim T_2$	大鼠	Alles 等
左尺神经	心脏	$C_8 \sim T_1$	大鼠	McNeill 等
左肋间神经	胸前壁	$T_2 \sim T_4$	大鼠	刘臣等
坐骨神经	膀胱	$L_4 \sim L_6$	大鼠	李淑芬等
左肋间神经	左腹腔节	$T_9 \sim T_{11}$	大鼠	刘庆莹等
		$T_9 \sim T_{11}$	大鼠	刘汉涛等
肋间神经	肾	$T_9 \sim T_{11}$	大鼠	刘贤钊等
肋间神经	肺	$T_1 \sim T_8$	大鼠	李光千等

2. **聚合-投射学说**（convergence-projection theory）　不少学者认为牵涉性痛的发生机制与躯体感觉和内脏感觉的"汇聚"有关，这种汇聚可发生在脊髓、丘脑和大脑皮质等各级水平。例如，在脊髓水平，由于传导心脏感觉的内脏神经终止

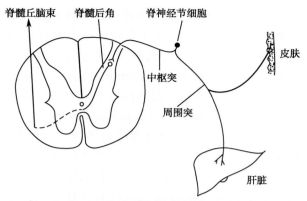

图 9-F-4 牵涉性痛的轴突分支——中枢误译机制

于 $T_1 \sim T_5$ 脊髓节段后角,传导左侧心前区和左臂内侧的躯体感觉神经也终止于 $T_1 \sim T_5$ 脊髓节段后角,两者都投射至脊髓后角的第 2 级传入神经元(汇聚),又由于躯体感觉的阈值较低,故可使大脑皮质产生"错觉",误将内脏疼痛感觉为躯体疼痛(图 9-F-3)。Garrison 等对猫的食管、心脏和躯体传入进行了电生理研究,发现在 $T_2 \sim T_7$ 脊髓神经元可记录到来自这些部位的传入信息,即存在着内脏 - 躯体和内脏 - 内脏传入的汇聚。借此可以解释为什么患者不能区别心脏和食管的疼痛,而认为是躯体疼痛的原因。

Bruggemann 等用电生理学方法证明,在猴的丘脑腹后外侧核存在一些对内脏和躯体刺激都发生反应的神经元,即"汇聚"神经元。在人类已经证明,伤害性信号与非伤害性信息可同时传递至延髓后角,发生汇聚。

躯体感觉和内脏感觉的汇聚不仅与牵涉性痛的发生机制有关,也为"体表内脏相关学说"提供了新的形态学依据。李继硕等在动物实验中证明,盆腔脏器(膀胱)的初级传入细纤维沿背角的外侧和内侧缘大部分投射到脊髓骶部的背侧连合核(dorsal commissural nucleus),同时发现来自肌支的躯体初级传入粗纤维经背索进入灰质,也终止于背侧连合核,与内脏初级传入终末在背侧连合核区发生很大的重叠。电子显微镜观察还证明,在此区内的内脏初级传入终末和躯体初级传入终末与同一背侧连合核神经元的树突形成突触连接。这种汇聚可能通过躯体初级传入信号和内脏初级传入信号的整合,抑制内脏初级传入的痛信号,从而产生镇痛效应,为脊髓水平的镇痛机制提出了新的假说。

3. 集中 - 易化学说(convergence-facilitation theory) 这种学说认为,当内脏发生病变时,其传入末梢释放神经活性物质(如神经递质、前列腺素、NO 等),使邻近的传入同一节段的躯体神经末梢的痛阈降低,即内脏的传入冲动在脊髓易化了传导躯体感觉的神经末梢,引起牵涉性痛(图 9-F-5)。

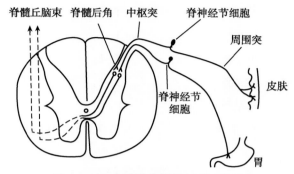

图 9-F-5 牵涉性痛的集中易化学说

以上各种学说都有其一定的根据,说明牵涉性痛的机制可能是很复杂的,有多种机制存在,甚至可能存在其他机制。已经提出的学说要形成公认的理论还需要反复的实验和临床证实。

除上述的内脏牵涉性痛外,还存在躯体牵涉性痛(somatic referred pain),它是由于某部位躯体损伤和刺激引起其他部位的躯体疼痛。例如,髋部的损伤可引起膝部的疼痛,反之,膝部的损伤也可引起髋部的疼痛。在骨骼肌肌筋膜触发区(trigger area)引起的牵涉性痛可因压迫、针刺、冷热、或肌肉、关节的损伤、炎症等刺激所引起。背部棘突间韧带受伤可引起类似内脏疾病时的牵涉性痛,C_7 与 T_1 之间的棘间韧带受刺激,牵涉性痛出现在肩胛间区、前臂内侧及胸前区;$T_9 \sim T_{10}$ 之间的棘间韧带损伤,牵涉性痛出现在背部第 1 腰椎区;$L_1 \sim L_2$ 之间的棘间韧带受损导致腰部、腹股沟部及阴囊部肾绞痛样疼痛;寰枕关节及 $C_1 \sim C_2$ 背侧的深部组织受刺激时常引起头痛,并可牵涉到额区。

躯体牵涉性痛的发生机制与内脏牵涉性痛相似。一般认为是由于两个不同的躯体部位受到同一节段的传入神经支配的缘故。有学者提出,某些脊神经的传入纤维既与躯体深部结构的感受器相连,又与皮肤的感受器相连;有时,几条骨骼肌的感受器可以与同一传入神经纤维相联系(传入神经纤维分支),从而导致躯体牵涉性痛。头颈部的肌肉由鳃弓和肌节衍化而来,其传入神经终止于三叉神经脊束核,后者还接受头面部皮肤的感觉而引起牵涉性痛。表9-F-7列举了一些躯体传入神经的资料。

表9-F-7　躯体初级传入神经在背根节的汇聚

躯体初级传入神经	汇聚节段	动物	作者
膈神经 - 右锁骨上神经	$C_4 \sim C_5$	大鼠	Laurberg 等,1995
坐骨神经 - 阴部神经	L_6	大鼠	Taylor 等,1982
	L_6	大鼠	Katagiri 等,1986
胫神经 - 腓总神经	$L_4 \sim L_6$	大鼠	秦秉志等,1989
	$L_3 \sim L_5$	鸽	Schmid 等,1983
尺神经 - 正中神经	$C_4 \sim T_1$	鸽	Schmid 等,1983
右侧膈神经 - 左侧膈神经	$T_8 \sim T_{12}$	大鼠	彭裕文等,1992
肋间神经前皮支 - 外侧皮支	$T_{11} \sim T_{12}$	大鼠	Dawson 等,1992

了解和掌握关于牵涉性痛的理论和知识可以进一步证实神经的节段性分布规律,为体表 - 内脏相关学说、轴突反射和躯体、内脏疼痛的正确诊断和治疗提供一定的科学依据。

(朱长庚)

第二节　脑　神　经

脑神经(cranial nerve)是与脑相连的周围神经,人类和高等脊椎动物有12对,于胚胎第5~6周出现。按照脑神经与脑相连部位的先后顺序,以罗马数字作为序号,12对脑神经名称依次为:Ⅰ——嗅神经、Ⅱ——视神经、Ⅲ——动眼神经、Ⅳ——滑车神经、Ⅴ——三叉神经、Ⅵ——展神经、Ⅶ——面神经、Ⅷ——前庭蜗神经、Ⅸ——舌咽神经、Ⅹ——迷走神经、Ⅺ——副神经、Ⅻ——舌下神经(表9-2-1)。

表9-2-1　脑神经的名称、性质、连接脑的部位及进出颅腔部位

顺序及名称	性质	连接脑的部位	进出颅腔部位
嗅神经	感觉性	端脑	筛孔
视神经	感觉性	间脑	视神经管
动眼神经	运动性	中脑	眶上裂
滑车神经	运动性	中脑	眶上裂
三叉神经	混合性	脑桥	眼神经经眶上裂 上颌神经经圆孔 下颌神经经卵圆孔
展神经	运动性	脑桥	眶上裂
面神经	混合性	脑桥	内耳门
前庭蜗神经	感觉性	脑桥	内耳门
舌咽神经	混合性	延髓	颈静脉孔
迷走神经	混合性	延髓	颈静脉孔
副神经	运动性	延髓	颈静脉孔
舌下神经	运动性	延髓	舌下神经管

各对脑神经由颅底的孔或裂离开或进入颅腔，分布于头面部和颈部，唯有迷走神经行程远达胸、腹腔的脏器。

脑神经与脊神经的差别主要有：①每一对脊神经都是混合性的，但脑神经有感觉性、运动性和混合性3种；②头部分化出特殊的感觉器，随之也出现了与之相联系的Ⅰ、Ⅱ、Ⅷ对脑神经；③脑神经中的内脏运动纤维为副交感纤维，仅Ⅲ、Ⅶ、Ⅸ、Ⅹ对脑神经中含有。而脊神经所含有的内脏运动纤维，主要是交感纤维，且每对脊神经中都有，仅在第2~4骶神经中含有副交感纤维。

由于脑神经传入特殊的感觉，如视、听、嗅、味以及支配鳃弓衍化的肌肉的信息，因此，脑神经的纤维成分较脊神经复杂，含有7种纤维成分。

1. **一般躯体感觉纤维** 随第Ⅲ、Ⅳ、Ⅴ、Ⅵ、Ⅶ、Ⅸ、Ⅹ、Ⅻ对脑神经分布于皮肤、肌腹、肌腱和大部分口、鼻腔黏膜。

2. **特殊躯体感觉纤维** 随Ⅱ、Ⅷ对脑神经分布于外胚层分化形成的视器和位听器等特殊感觉器官。

3. **一般内脏感觉纤维** 随第Ⅶ、Ⅸ、Ⅹ对脑神经分布于头、颈、胸、腹部的脏器。

4. **特殊内脏感觉纤维** 随第Ⅰ、Ⅶ、Ⅸ、Ⅹ对脑神经分布于嗅器和味蕾。

5. **一般躯体运动纤维** 随第Ⅲ、Ⅳ、Ⅵ、Ⅻ对脑神经支配眼外肌、舌肌。

6. **一般内脏运动纤维** 随第Ⅲ、Ⅶ、Ⅸ、Ⅹ对脑神经支配平滑肌、心肌和腺体。

7. **特殊内脏运动纤维** 随第Ⅴ、Ⅶ、Ⅸ、Ⅹ、Ⅺ对脑神经支配由鳃弓衍化而来的横纹肌，如咀嚼肌、面肌和咽喉肌等。

一、嗅神经

嗅神经（olfactory nerve）为特殊内脏感觉纤维，传导嗅觉。鼻腔嗅区嗅黏膜内双极嗅细胞的中枢突组成嗅神经的纤维。各种动物嗅区的变化很大，嗅觉敏感的动物，嗅黏膜在一个鼻甲的鼻黏膜形成复杂皱襞而扩大分布区域；人类的嗅区黏膜分布在上鼻甲和鼻中隔上1/3的区域，两侧嗅区约为5cm×5cm（图9-2-1）。上鼻甲上部和鼻中隔上部黏膜内的嗅细胞中枢突形成无髓的嗅神经纤维，集合成神经束，向上穿行在黏膜下层交织形成丛状，最终形成15~20条神经束，称嗅丝。嗅丝排列成内、外两组穿过筛骨筛板的筛孔，入颅前

窝，穿硬脑膜、蛛网膜和软脑膜，终止于嗅球，传导嗅觉。嗅细胞既是嗅觉的一级传入神经元，又是嗅感受器的接受细胞。嗅神经表面包被硬膜和蛛网膜形成的双层"套鞘"。鞘与嗅丝向下延续于鼻腔，硬脑膜延续至鼻腔的骨膜，蛛网膜和软脑膜移行为神经膜。蛛网膜下腔沿神经周围间隙延续至鼻腔，与鼻腔黏膜的组织间隙相连通。颅前窝骨折时，嗅丝可撕脱，引起嗅觉障碍。当鼻腔感染时，可能经此途径而引起脑膜的感染。

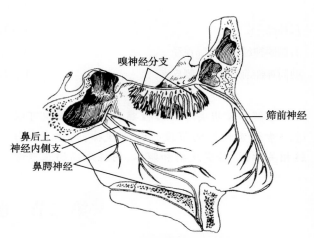

图9-2-1 鼻中隔的神经支配

嗅神经的中枢联系：嗅刺激引起嗅细胞的兴奋，经其中枢突组成的嗅神经到达嗅球，经嗅球内的嗅小球兴奋传递给僧帽细胞的树突，再经该细胞轴突形成的嗅束和嗅纹至脑部嗅觉的更高一级中枢。

终神经（terminal nerve）最初在低等脊椎动物上发现，后来在人胚胎和成人也证实有终神经的存在。终神经位于嗅束及嗅球内侧的软脑膜内，主要由无髓神经纤维与小群双极和多极神经元组成。人类的终神经由1~7条纤维束组成神经丛，自此发出的纤维，穿筛板而入鼻腔，主要分布于嗅区上皮内的血管、腺体及犁鼻器。终神经向中枢止于前穿质，动物的可至隔核连合前区或终板的灰质，甚至可达下丘脑的视上核区域。终神经的行程中，有分散的神经节细胞，称为终神经节（terminal ganglion）。Bojsen moller认为终神经完全是感觉纤维。

犁鼻神经（vomeronasal nerve）是许多动物嗅神经中的一种神经纤维，来自犁鼻器上皮内的嗅细胞。人类的犁鼻器出生后随即消失，所以犁鼻神经也就消失。此神经常与终神经相混淆。

嗅鞘细胞（olfactory ensheathing cell，OEC）是分布于嗅觉系统嗅球和嗅上皮基底膜的一种特殊的胶质细胞。存在于嗅神经及嗅球的神经层上，沿嗅神经的全长均有分布，具有星形胶质细胞和施万细胞的双重特性，在中枢神经再生和修复方面有广阔的应用前景。1980年美国 Cancalon 在研究长嘴硬鳞鱼（garfish）嗅觉系统时，首次提出施万细胞概念。1984年，加拿大 Doucette 证实大鼠嗅球纤维层存在一种特殊类型的星形胶质细胞，可鞘化嗅轴突。1992年 Devon 和 Doucette 首次使用嗅鞘细胞这一名称，证明嗅鞘细胞可形成髓鞘，使背根神经节髓鞘化。作为一种独立类型的特殊胶质细胞，其后有关嗅鞘细胞细胞学、分子生物学以及神经再生修复应用方面的研究越来越多。研究表明，嗅鞘细胞在中枢和周围神经系统内均能够促进损伤神经轴突的再生和类髓鞘的形成，促进受损神经功能的修复。目前研究较多的有以下方面：① OEC 支持和促进神经元的生长存活。参与促进分泌层粘连蛋白、多聚唾液酸神经细胞黏附因子、神经细胞黏附因子等，这些因子直接或间接地支持神经元生长。② OEC 改变神经系统损害微环境，促进神经轴突再生和髓鞘化修复，为神经轴突再生建立了良好的内在环境，引导轴突长入相应靶器官。OEC 移植已用于多种成年动物神经系统损伤模型的研究，证实能促进损伤神经轴突再生和髓鞘化修复。近年来，OEC 和施万细胞联合移植已成为独立移植细胞类型的一种替代方法。体外研究表明，OEC 可促进施万细胞介导的髓鞘形成，其分泌含有半胱氨酸的蛋白酸促进施万细胞迁移，增强施万细胞介导的背根神经节的延伸。已经证实在动物以及人类临床试验中 OEC 和施万细胞联合移植具有更好的再生效果以及免疫耐受性。③ OEC 存在两种不同的状态，即静息状态和激活状态，静息状态的 OEC 可以经脂多糖激活，识别凋亡的嗅觉受体神经元并发挥吞噬作用清除凋亡的神经元。④ OEC 可促醒或激活静止轴突快速恢复。修复横断损伤脊髓的实验研究表明，移植的嗅鞘细胞可促进损伤的中枢神经元轴突再生。嗅鞘细胞相对于施万细胞而言，不仅可以形成髓鞘，而且还有着不可替代的优点——可以穿越脊髓损伤后形成瘢痕的区域。神经损伤部位的瘢痕，主要由星形胶质细胞构成。正是这种细胞形成的瘢痕，阻碍了施万细胞移植后的穿越。但是嗅鞘细胞移植后，就可以穿越由星形胶质细胞形成的瘢痕区，使再生神经纤维向远端生长。

有学者认为，嗅神经应隶属于中枢神经系统。嗅细胞中枢突形成 15~20 条嗅丝，穿鼻顶部的筛孔入颅前窝连于嗅球，其表面覆盖 3 层脑被膜，被认为是端脑组织的延伸。此外，嗅神经的胶质细胞 OEC，不同于周围神经系统的施万细胞，是一类特殊的胶质细胞，不仅可以形成髓鞘，还具有激活静止轴突并促使再生神经纤维穿越神经瘢痕区向远端延伸的特点。

应用解剖：严重创伤累及颅前窝时，可能撕断嗅神经或使嗅球与嗅神经分离导致嗅觉丧失。颅底骨折累及脑的被膜，脑脊液可能流入鼻腔，造成脑脊液鼻溢。同时这种创伤打开了鼻腔入颅的感染通道。Grayiadei 用外科手术切断进入嗅球处的嗅丝，发现灵长类动物嗅细胞轴突的再生，并与僧帽细胞形成新的突触。这意味着筛骨筛板骨折后，嗅丝嗅球断离使嗅觉缺失时，嗅觉的恢复尚存在希望。造成嗅觉障碍的因素有很多，包括鼻黏膜炎症、鼻腔阻塞、病毒感染、头部损伤、遗传因素和年龄等。与嗅神经相关的临床疾病主要表现为嗅觉减退和嗅觉缺失，原因包括嗅觉传导通路被阻断。嗅觉缺失的患者往往会出现食欲下降、社交障碍，甚至会引发情感障碍和抑郁症等；还可表现为嗅幻觉以及嗅过敏等主要因嗅觉中枢病变激惹时的表现。此外，嗅觉障碍也是许多神经系统疾病的早期症状之一，例如阿尔茨海默病和帕金森病。这些患者在出现记忆和运动问题之前就有可能出现嗅觉问题，因此对嗅觉功能的评估可以帮助患者病因的早期判定和发现。难治性嗅觉功能障碍是脑外伤引起嗅神经损伤的常见表现，一般由脑损伤引起的嗅觉缺失是不可治愈的。而其他一些病因引起的嗅觉缺失，则可以通过一定的方法得到治疗和缓解，例如对免疫反应引起的过敏性鼻炎可以用糖皮质激素治疗，而鼻息肉引起的嗅觉障碍可以通过皮质类固醇类药物或手术切除息肉来进行治疗。

嗅神经母细胞瘤（olfactory neuroblastoma，ONB）是一种罕见的鼻腔恶性肿瘤，至今没有进行前瞻性研究来评价最佳治疗方法。对于大多数 ONB 患者，通常采用多模态治疗，最新进展包括鼻内镜手术切除和新型放射技术，降低对大脑等重要结构的治疗毒性。但化疗和选择性放疗作用仍有争议，需要更多的研究来探讨其最佳作用。

随着科学界对于嗅觉系统的研究不断深入,人类不断更新对它的认识。在生理情况下嗅觉神经元会不断死亡(平均寿命30~90d),嗅觉干细胞能持续分化出新的嗅觉神经元。可见,对其中分子机制的研究必将为嗅觉障碍疾病提供新的诊疗方法和新的药物。

二、视神经

视神经(optic nerve)是一类传导视觉信息的特殊躯体感觉纤维。视神经绝大多数为传入纤维,也有少量传出纤维,但尚不明确其来源和功能。在神经系统分类中,视神经已被约定归类为周围神经系统,但从胚胎发育和结构特点来看,视神经并非真正意义上的周围神经,它属于中枢神经系统。视神经的发育来自神经管,而不是神经嵴。胚胎第5周神经管前脑泡的尾端形成间脑,间脑继续衍化为视交叉和视神经。此外,视神经髓鞘形成细胞并非周围神经系统的施万细胞,而是中枢神经系统特有的少突胶质细胞。

视觉系统的光感受器位于视网膜的外层,即靠近脉络膜处。脊椎动物的视网膜在胚胎发育上与脑一样都起源于外胚层,有与脑相似的、多层次的网络结构和复杂的功能,因而被人称为“外周脑”。视网膜的光感受器处于入射方向远端的视网膜,称为翻转网膜(inverseretina),其光线入射方向与视网膜内各种神经元的信息处理流向正好相反。视网膜由3层细胞——光感受器细胞(photoreceptor)、双极细胞(bipolar cell)和神经节细胞(ganglion cell)纵向组成通路,2层细胞——水平细胞(horizontal cell)和无长突细胞(amacrine cell)在视网膜水平方向组成网络。因此,视网膜是一个多层的立体网络,负责初步处理复杂的视觉信息,并将其最后处理结果通过神经节细胞,以动作电位串的数字调频方式传递到第2级视觉中枢——外侧膝状体。

视网膜的神经网络极为复杂,由视泡发育分化而成,其突触联系主要分布在两个层次:内网层(inner plexiform layer)和外网层(outer plexiform layer)。在外网层中,光感受细胞(视杆细胞和视锥细胞)与几种类型的双极细胞、水平细胞建立化学突触。另外,光感受器细胞之间、水平细胞之间又存在着经由缝隙连接(gap junction)的电突触。水平细胞接受光感受器细胞的输入,而又以负反馈的形式向光感受器投射,形成抑制

性化学突触。在内网层中,双极细胞分别与神经节细胞和无长突细胞建立化学突触。无长突细胞在与双极细胞建立负反馈式的抑制性化学突触的同时,又与神经节细胞建立化学突触。由此可见,双极细胞是外网层和内网层神经网络之间的桥梁。神经节细胞则是视网膜信息处理的最后一级细胞,是视觉信息由眼传向脑的唯一通路。神经节细胞是视网膜内各种神经元中唯一能够产生动作电位的神经元,因此,可以将视觉信息以动作电位串的方式传输到视觉中枢。值得一提的是,两个网层之间的内核层,还有第6种视网膜神经元——网间细胞(interplexiform cell)。这类细胞从内网层无长突细胞接受输入,而与双极细胞、神经节细胞无突触联系,却在外网层与水平细胞和部分双极细胞形成化学突触(多数以多巴胺为递质)。因此,网间细胞建立了一条从无长突细胞到水平细胞、双极细胞的、连接两个网层的反馈信息通路。

视神经的传入纤维是视网膜内节细胞所发出的轴突,神经纤维在视神经盘处会聚,于眼球后极的鼻侧3~4mm处,经脉络膜和巩膜筛区,穿出眼球。原来无髓鞘的视神经纤维,穿巩膜筛板时,获得了髓鞘,集合成纤维小束,再由小束聚合成视神经。视神经长约40mm,向后内方穿经眶尖的视神经管进入颅腔,两侧的视神经汇合形成视交叉,延为视束,左侧视束内含有来自两眼视网膜左侧半的纤维,右侧视束内含有来自两眼视网膜右侧半的纤维,视束终止于后丘脑外侧膝状体,发出纤维组成视辐射投射至枕叶的视觉中枢。

视网膜各部发出的神经纤维进入视神经后的局部定位基本保持原有的位置,来自视网膜颞侧半上、下象限的纤维分别位于视神经外侧半的背侧和腹侧部;来自视网膜鼻侧半上、下象限的纤维分别位于视神经内侧半的背侧和腹侧部。但来自黄斑区的纤维,开始时位于视神经的外侧部,向后逐渐移至视神经的中心部,近视交叉处,移至视神经的内侧部。视神经纤维穿过筛区时高度拥挤,是导致临床上视神经盘处发生淤血或水肿性病变的解剖学基础。视神经的全长可分为4部:眼内部、眶部、管内部和颅内部。

眼内部(intraocular part)是自视神经盘至穿出巩膜筛区的一段,长约1mm。视网膜的视神经纤维可分为黄斑纤维和周围纤维两种。黄斑纤维位于视神经盘的颞侧,亦称为黄斑束,占视神经纤

维的 1/3。视网膜上区和下区来的纤维分别位于视神经的上部和下部；颞侧周围纤维来自黄斑外侧，绕过黄斑上下到达视神经的外侧部，而鼻侧周围纤维直接向视神经集聚，位于视神经的内侧部。眶部（orbital part）长约 30mm，是从巩膜筛区到视神经管的一段，视神经穿出巩膜后向后内侧行，被眼球筋膜的后部包绕。在眶部后段，视神经被 4 块眼直肌围绕，视神经与各眼直肌之间充塞许多脂肪。在视神经的上方，有上直肌覆盖，在该肌与神经之间、视神经中后 1/3 处，有鼻睫神经、眼动脉及眼上静脉，自后外侧跨神经的上方至前内侧；还有动眼神经的上支与视神经相邻。在视神经的下方，有下直肌，两者之间有动眼神经的下支与之相邻。在视神经后部的外侧与外直肌之间，有眼动脉、睫状神经及展神经。距眼球后方约 12mm 处，视网膜中央动、静脉从下方穿入视神经，经视神经中央进入眼内，营养视网膜。视神经眶部的行程稍有迂曲，此段视神经的长度较眼球后极至视神经孔的距离长 6mm，这个解剖学特点，使眼球转动时，或因病理状态眼球稍有凸出时，不致因牵拉而损伤视神经纤维。视神经穿视神经孔时，四条眼直肌起始的总腱环紧紧地包绕着视神经（图 9-2-2）。管内部（intracanalicular part）是视神经通过视神经管内的一段，长 6~7mm。眼动脉由颈内动脉发出后，亦经视神经管入眶内，所以二者紧密相邻。视神经位于眼动脉的上内方。视神经内侧与蝶窦和后筛窦之间仅隔以一薄骨板，因此，鼻旁窦炎可穿经薄骨片引起视神经感染，发生球后视神经炎。颅内部（intracranial part）位于颅内，是从视神经管到视交叉的一段，长约 10mm。视

神经沿眼动脉及颈内动脉内侧，向后内方行，经鞍膈上方，移行于视交叉。视神经的上方有嗅束后部和直回。视神经外侧的颈内动脉发出大脑前动脉，在视神经的上方由外向内横行。视交叉的后方为漏斗和垂体柄连接垂体。因此当有颈动脉瘤和垂体瘤时，可压迫视神经或视交叉。

视神经鞘（sheath of optic nerve）是 3 层脑膜的连续，形成包绕在视神经周围的内、中、外 3 层膜，这 3 层膜一直延续至眼球。来自硬脑膜的外层，为厚的纤维膜，向前移行于巩膜。菲薄的中层为蛛网膜的延续，与外层之间有硬膜下间隙，与内层之间隔有蛛网膜下间隙。内层续自软脑膜，含有血管，紧密包绕神经。内层深面向神经深部发出许多小隔，将视神经纤维分隔形成上千条小束，在视神经的横断面上，出现小隔形成的许多角形小区（图 9-2-3）。内层的结缔组织还伸展到视网膜中央血管周围，远达视神经盘。

视神经盘水肿通常是颅内高压所致。蛛网膜下隙积存过量的脑脊液引起颅内压升高，而蛛网膜下隙又延伸至巩膜筛区，当过量的脑脊液蔓延至巩膜筛板可引起视神经盘水肿。

视神经鞘的超微结构与颅内的脑膜相似，但是在软脑膜和蛛网膜内，胶原纤维的量多于颅内的软脑膜。与别处的蛛网膜下隙一样，完全衬以软膜 - 蛛网膜的上皮细胞，后者与成纤维细胞类似，形成多板层间皮膜或脑膜（meninge）。

人类视神经纤维计数约有 120 万根有髓纤维，其中 92% 的纤维直径约 1μm，其余纤维的直径为 2~10μm 不等。粗纤维的传导速度平均为 60m/s，细纤维约 25m/s。粗纤维在外侧膝状体换神经元

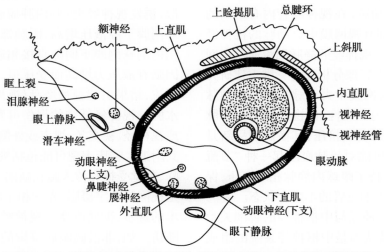

图 9-2-2 总腱环、直肌的起点，以及经眶上裂入眶各神经的周围关系

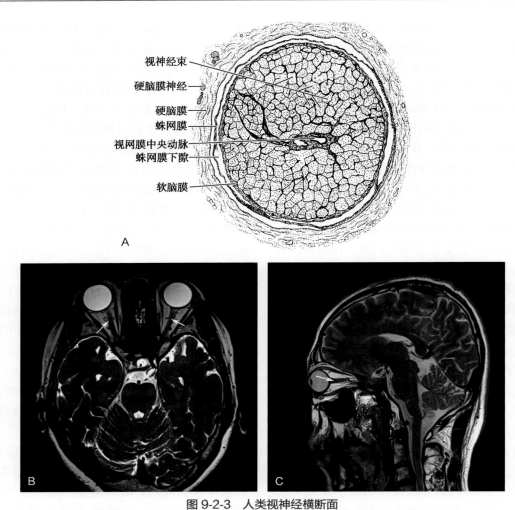

图 9-2-3 人类视神经横断面

A.横断面示意图;B.磁共振横断面,箭示视神经,扫描参数:重复时间 TR=1 400ms;回波时间 TE=155ms;
C.磁共振斜矢状面,箭示视神经,扫描参数:重复时间 TR=3 130ms;回波时间 TE=95ms。

后至纹状区皮质;细纤维至上丘等处,属于视反射的纤维。此外,尚有少量来源不明的传出纤维。

视神经的血液供应来自软膜上的动脉丛和视神经内的动脉支。软膜动脉丛来源复杂,在颅内有垂体上动脉和眼动脉;在视神经管内有返回的眼动脉分支;在眶部有视网膜中央动脉的视神经外部和睫状后动脉。视神经的静脉回流通过视网膜中央静脉。对人眼影像分析配合三维重建研究显示,巩膜筛板区视网膜中央动脉的周长和动脉的横截面积具有均匀一致性,而视网膜中央静脉在此巩膜筛区位点却受到挤压,其横截面呈新月形。筛区静脉挤压可能对静脉血液起一种"节流阀"的作用,从而维持了眼球内静脉相对高压,保证视网膜小静脉及毛细血管的不闭合状态。

应用解剖:从视神经与中枢神经的解剖关系来看,视神经通常被认为是中枢神经系统的组成部分:①视神经是脑的直接延续;②三层脑膜与视神经鞘相连,硬膜下隙及蛛网膜下隙也直接与视神经鞘内间隙相通;③视网膜中央动脉等穿经视神经。这些可说明中枢神经系统的疾病为何易于影响到视神经。例如因结构的连续而使炎症扩散,诱发视神经炎;脑内肿瘤或其他疾病时,引起蛛网膜下腔液压增高,因脑蛛网膜下腔与视神经鞘内的蛛网膜下间隙直接相通,所以视神经也可因脑脊液压力增高而受压迫,阻碍视网膜静脉的回流,结果引起视神经盘(视神经乳头)的充血和水肿。视神经纤维的损伤可发生在视网膜、视盘或视神经、视交叉、视束或外侧膝状体的起源处或其附近。临床表现可能包括视力和对比敏感度下降、色觉受损和传入瞳孔缺陷。视神经成像,特别是视网膜数字摄影、光学相干断层扫描和 MRI 技术的进步,彻底改变了视神经病变患者的诊断和随访。如,非散瞳眼底摄影的广泛应用为非眼科医师将眼底检查纳入临床实践提供了机会。视网膜数字摄影成像技术能够检测眼底细微变化，基因治疗为遗传性视神经病变提供了诊疗方案。正在进行的，如特发性颅内高压、缺血性视神经病变和 Leber 遗传性视神经病变的临床试验，为寻求这些视力丧失的原因提供新的依据，眼科医生与神经科医生之间的合作显得更加重要。

三、动眼神经

动眼神经（oculomotor nerve）大部分为运动传出纤维，包括一般躯体运动纤维和一般内脏运动（副交感）纤维，支配除上斜肌和外直肌以外的所有眼外肌：上睑提肌、上直肌、下直肌、内直肌、下斜肌，后 4 块肌与眼球运动有关，上睑提肌有提上眼睑的作用。经过睫状神经节的副交感纤维，支配眼球内的平滑肌，瞳孔括约肌和睫状肌。动眼神经内还含有一些传入纤维。这种传入纤维传导眼外肌的本体感觉，它们来自三叉神经节细胞的周围突。这些传入纤维或许来自三叉神经的眼神经，在海绵窦外侧壁内加入动眼神经，传入纤维入脑后终止于三叉神经脊束核。最近在动眼神经根丝内发现感觉神经细胞。

（一）动眼神经的起始核

动眼神经起自一对神经核复合体（complex of nuclei），它位于中脑导水管周围灰质上半的腹侧，向吻侧延伸短距离可至第三脑室底，核复合体长 5~6mm。动眼神经核复合体由大的多极神经元群组成，人类的动眼神经核神经元可有 12~20 个树突。动眼神经核复合体由许多小核组成，两侧的动眼神经核从背侧至腹侧的大型运动神经元自核发出纤维分别支配同侧的下直肌、下斜肌以及内直肌。还有一内侧位的细胞柱几乎贯穿中脑全长，支配对侧的上直肌，其发出的纤维在此核尾侧部交叉至对侧。在动眼神经核的背尾侧有一群大细胞组成尾侧中央核，在尾侧中央核的亚核内，支配两侧上睑提肌的运动神经元完全混杂在一起（图 9-2-4），其中约有 30% 的细胞发出轴突至两侧的上睑提肌。在所有成对的骨骼肌当中，这是一种很独特的神经支配方式。而内直肌亚核中的背侧部（背内侧直肌亚核）与两眼会聚功能有关。

动眼神经核的背侧是动眼神经副核，亦称为 E-W 核，由较小的多极神经元组成，其轴突加入动眼神经，并在睫状神经节换神经元支配瞳孔括约肌和睫状肌。动眼神经副核的轴突除参与同侧动眼神经外，亦有纤维至对侧的动眼神经。动眼神经副核在吻侧最大，并且两侧核融合在一起，向腹侧弯行跨过动眼神经核。动眼神经副核尾侧成对的部分在人类和灵长类动物有进一步划分成亚核的趋势。在对猴的研究实验中发现，副交感纤维起始于前正中核、Perlia 核以及 Edinger-Westphal 核的内脏外侧核；但是在人类尚未充分证实有与猴对应的核。

（二）动眼神经的行程和分支

动眼神经内有两种类型的有髓神经纤维，粗纤维为 12~16μm，细纤维为 3~6μm，粗、细纤维的比例为 3：1。

1. 动眼神经的行程 动眼神经根纤维由动眼神经核发出后，向腹侧穿行经过中脑被盖、红核及黑质的内侧部，行程呈稍向外侧凸出的弯曲弧

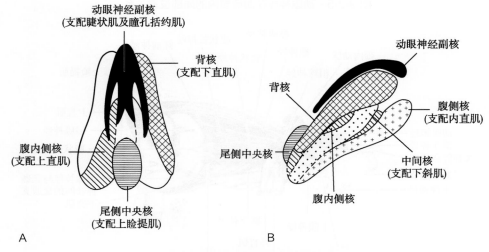

图 9-2-4 动眼神经核及其各亚核
A. 背面观；B. 侧面观。

线。当动眼神经在大脑脚内侧面的动眼神经沟露出脑干表面时,常由几条小根丝聚合成一神经干。在脚间窝内,动眼神经包有软脑膜所形成的鞘。经过大脑后动脉及小脑上动脉之间,向前下方。过脚间池后部的外侧,在鞍背的侧缘跨小脑幕的附着缘,穿蛛网膜及硬脑膜的内层,在小翼突(前床突)与鞍背突(后床突)间的中点处,进入海绵窦的外侧壁内(图 9-2-5)。于此,先位于滑车神经的上方,然后滑车神经又绕其外侧而达其上方。动眼神经在海绵窦内,分为较小的上支和较大的下支。在分支以前,以细支与海绵窦内的海绵丛相联系,并与三叉神经的眼支间也有交通支。动眼神经的上、下两支向前,到海绵窦的前端,穿眶上裂,经眼直肌起始的总腱环,进入眶腔。在总腱环内,鼻睫神经在动眼神经上下两支之间通过。

从中脑内各亚核发出分开的小神经束,向腹侧行到达脚间窝内。这些小神经束很有可能具有

从内侧到外侧分别支配下列结构的定位顺序:瞳孔括约肌、下直肌、内直肌、上睑提肌、上直肌以及下斜肌。

2. 动眼神经的分支

(1)动眼神经上支(superior branch):较小,在眶内位于上直肌与视神经之间。分支前行几毫米进入上直肌后,绕过该肌内侧缘,止于上睑提肌。

(2)动眼神经下支(inferior branch):沿视神经的下方向前,分为 3 支:一支在视神经下方行至内直肌;另一支至下直肌;第 3 支最长,在下直肌与外直肌之间前行至下斜肌。除下斜肌支是从肌后缘入肌外,其余分支均在肌肉的眼球面进入肌肉。

从下斜肌支分出一短支(有时为 2~3 支),行向睫状神经节下部,称为睫状神经短根(图 9-2-6)。此根含有薄髓纤维,为动眼神经副核发出的副交感节前纤维,与神经节内的神经元形成突触。

动眼神经核及动眼神经的血液供应来自基底

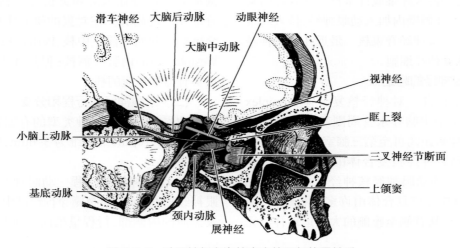

图 9-2-5　动眼神经在海绵窦内的局部位置关系

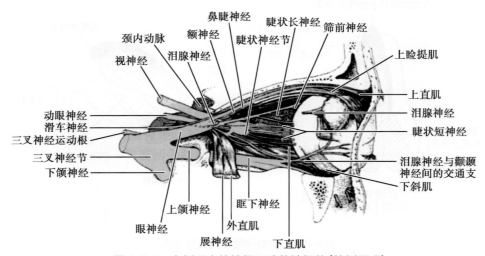

图 9-2-6　右侧眶内的神经及睫状神经节(外侧面观)

动脉分叉处的正中小动脉。这些小动脉进入脑干后向背侧上行，供应中脑中线结构直至中脑导水管并沿其分布。在蛛网膜下隙内，动眼神经接受大脑后动脉、小脑上动脉的小支，还接受颈内动脉的脑膜垂体动脉干（meningohypophyseal trunk）的小脑幕支和背侧脑膜支的血供。在海绵窦内，后两种动脉支与眼动脉的分支共同供应动眼神经。

（三）睫状神经节

睫状神经节（ciliary ganglion）为形状不规则、小而扁的神经节，呈粉红色，前后径为1~2mm。位置靠近眶尖，眶上裂前方约6mm处，位于视神经与外直肌之间，通常在眼动脉的外侧，埋于脂肪组织中。睫状神经节为副交感神经节，节内的神经细胞大多数为多极神经元。

1. 睫状神经节的神经根　睫状神经节的各神经根从该节的后方进入。交感神经纤维和感觉神经纤维仅仅通过该节而未换神经元。睫状神经节的神经根主要有3个（图9-2-7）：

（1）副交感根（parasympathetic root）：由副交感节前纤维组成。中脑Edinger-Westphal核发出节前纤维加入动眼神经，沿动眼神经的下支，经睫状神经节短根达睫状神经节。在节内与节后神经元形成突触，由此发出的节后纤维组成睫状短神经，入眼球支配瞳孔括约肌和睫状肌。由于睫状肌的体积大，95%以上的节后纤维分布于睫状肌。因此，动眼神经中的副交感纤维主要与眼的视力调节反射有关，其次才是参与瞳孔对光反射。

（2）交感根（sympathetic root）：含有交感神经的节后纤维。交感干颈上神经节发出的节后纤维，经颈内动脉丛、海绵丛、鼻睫神经及其睫状神经节交通支到睫状神经节。海绵丛来的小支亦可直接至神经节。交感神经纤维不在睫状神经节内形成突触，只是穿过神经节而进入睫状短神经，入眼球分布于眼球的血管，还支配瞳孔开大肌。交感纤维经睫状神经节，睫状短神经到达该肌。

（3）感觉根（sensory root）：亦称为鼻睫根，含有眼球的感觉纤维，来自三叉神经的鼻睫神经，以睫状神经节长根（交通支）连于神经节的后方上角。感觉纤维不在神经节内形成突触而仅仅穿过该节，随睫状短神经进入眼球。

2. 睫状神经节的分支　睫状神经节前缘分出3~6支睫状短神经（short ciliary nerves），向前又分为15~20个小支，排列成上、下两组，分别位于视神经的上、下方。神经与睫状动脉伴行迂曲前行。下组有纤维与鼻睫神经的分支——睫状长神经相结合。睫状短神经穿过视神经周围的巩膜，沿巩膜内面的小沟穿行。副交感神经纤维分布于瞳孔括约肌和睫状肌；交感神经纤维分布于眼球血管，也分布至瞳孔开大肌；感觉纤维分布于角膜、虹膜和脉络膜。

动眼神经内存在本体感觉纤维已无可置疑，因为眼外肌内确有牵张感受器的神经终末。这些纤维来自三叉神经节细胞，入脑后可能终止于三叉神经脊束核。

睫状神经节的血液供应来自眼动脉肌支、睫状后动脉以及视网膜中央动脉的小支。

应用解剖：动眼神经麻痹是一种可由多种病因导致的眼球运动异常、上睑下垂及瞳孔受损的疾病，主要特征为上睑下垂，眼球上转、内转及下转受限，患眼瞳孔散大，对光反应迟钝或消失，可伴有复视。动眼神经麻痹包括动眼神经不完全麻痹和完全麻痹，动眼神经不完全麻痹一般不会

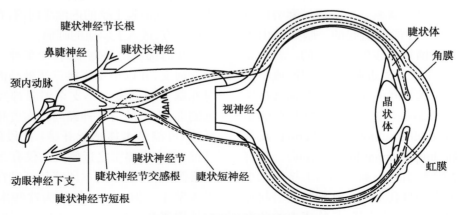

图9-2-7　睫状神经节的神经根

实线表示交感神经纤维；–·– 表示副交感神经纤维；---- 表示感觉神经纤维

影响瞳孔括约肌和睫状肌,而动眼神经支配的眼外肌仅部分瘫痪。动眼神经不完全麻痹最常见,通常由该神经在脑内、颅内、眶内段的供应血管梗死所致。脑干内血管梗死可引起动眼神经小束病变,可能局限在一孤立的眼外肌,如下斜肌,也可能累及上直肌、下斜肌、内直肌及两侧上睑提肌,最终导致动眼神经支配的全部眼外肌瘫痪,但瞳孔括约肌及睫状肌不受影响。动眼神经完全麻痹可导致:①上睑提肌瘫痪,眼睑下垂;②动眼神经支配的上、下、内直肌及下斜肌瘫痪,因失去对抗外直肌和上斜肌的作用,而产生外斜视,伴垂直性复视;③瞳孔括约肌和睫状肌瘫痪,使瞳孔扩大,并丧失对光反射(light reflex)及视力(vision)的调节能力;④眼外肌大多数瘫痪松弛,因此眼球稍向前突;⑤复视。

动眼神经完全麻痹一般是该神经受压所致。动眼神经与基底动脉环有密切的局部位置关系,特别是与大脑后动脉、小脑上动脉及后交通动脉的关系最密切,当这些动脉发生动脉瘤时,可以压迫动眼神经。

动眼神经核病变很少见,引发的病症很有特点:同侧下斜肌、内直肌和下直肌瘫痪,对侧上直肌瘫痪,两侧上睑提肌瘫痪。

临床上对后天性动眼神经麻痹的研究表明儿童患该疾病的主要病因为外伤(20%)、炎症(13%)及肿瘤(10%);而成人的主要病因为血管病变、动脉瘤及外伤。外伤性神经麻痹在年轻的成年男性中更为多见,常涉及严重的闭合性脑损伤、蛛网膜下腔出血等症状。随着糖尿病患者的增多,糖尿病性动眼神经麻痹也是常见原因之一。其发病机制通常认为是由糖代谢紊乱等多种因素共同作用的结果,其中最主要的因素为营养神经的微血管病变继发缺血、缺氧。动眼神经麻痹还可能是脑疝压迫动眼神经而引起的。脑疝是由于颅内压升高,迫使脑组织移位而发生的。较常见的如颞叶肿瘤的生长及附近脑组织水肿,或小脑幕以上的血肿,引起颞叶的海马旁回及钩被挤压向下移位,嵌入小脑幕切迹与脑干之间,形成小脑幕孔下疝(cerebellar subforaminal hernia)或称海马旁回钩疝(hippocampal hook hernia)。亦有小脑幕以下的血肿,引起小脑蚓部向上挤压入小脑幕切迹者,为小脑幕孔上疝。这种脑疝引起瞳孔散大及动眼神经麻痹的症状,是临床上的危重现象。

四、滑车神经

滑车神经(trochlear nerve)为运动传出纤维,是 12 对脑神经中唯一从脑干背面发出、交叉支配对侧上斜肌的脑神经。成人滑车神经约有 2 400 根纤维。

(一)滑车神经的起始核

滑车神经起始于滑车神经核,此核位于中脑下丘上部平面,中脑导水管周围灰质的腹内侧,动眼神经核的尾侧。滑车神经核与动眼神经核的腹内侧部及其他躯体运动神经核排在同一纵柱上,内侧纵束位于滑车神经核的腹外侧。滑车神经核与动眼神经核尾侧稍有重叠,但前者是典型的躯体运动型多极细胞,细胞较小易于分辨。

(二)滑车神经的行程

滑车神经核发出的滑车神经行程不同寻常。神经先向腹外侧行,然后绕过中央灰质,朝向背侧及内侧,经过前髓帆的前端,在此左、右滑车神经纤维在中线上交叉,于前髓帆系带的两侧出脑。常以两小束穿软脑膜,而后集合在一起,形成细小的神经干。神经干弓曲向前下方,跨过小脑上脚的外侧,在脑桥上方绕过大脑脚前行,经小脑上动脉与大脑后动脉之间,出现在脑桥上缘与颞叶之间。继续向前,在小脑幕游离缘的下方(或穿过此游离缘)、恰在后床突的后方穿过蛛网膜及硬脑膜内层,达颞骨岩部上缘,进入海绵窦外侧壁的后端,沿海绵窦的外侧壁向前行。在窦的后部,滑车神经位于动眼神经的下方、眼神经的上方。继而滑车神经逐渐向上升,在窦的中部,跨过动眼神经的外侧达其上方,到达窦的前端。经眶上裂入眶,在外直肌的上方转向内侧,经总腱环上方及额神经的内侧(图 9-2-8),先行于眶上壁骨膜和上睑提肌之间,继沿眶上壁的内侧缘向前,在上睑提肌起点的上方,进入上斜肌的眶面。

在海绵窦的外侧壁内,滑车神经接受海绵丛的交通支,并以小支连接三叉神经的眼神经。有时在眶上裂处发一小支至泪腺神经。在海绵窦远侧部,人类的滑车神经内存在着相当多的粗大纤维(可能是本体感觉纤维),此段约有 3 500 根纤维,而在海绵窦之近侧大约仅有 2 400 根纤维。据推测,上斜肌来的本体感觉纤维在滑车神经内进入脑干。但 Manni 等认为这些本体感觉纤维在外周离开滑车神经而加入三叉神经的眼神经。在非灵长类的哺乳动物发现 2%~4% 的纤维分布

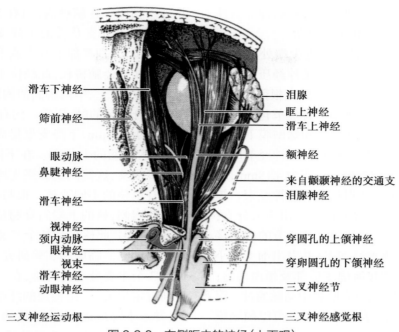

图 9-2-8　右侧眶内的神经(上面观)

左侧标注(从上到下):
滑车下神经
筛前神经
眼动脉
鼻睫神经
滑车神经
视神经
颈内动脉
眼神经
视束
滑车神经
动眼神经
三叉神经运动根

右侧标注(从上到下):
泪腺
眶上神经
滑车上神经
额神经
来自颧颞神经的交通支
泪腺神经
穿圆孔的上颌神经
穿卵圆孔的下颌神经
三叉神经节
三叉神经感觉根

于同侧上斜肌。

滑车神经的交叉支配以及神经根从脑干背面发出的与众不同,一直是形态上不易解释的问题。有学者认为在低等动物,侧线及前庭的冲动影响了神经趋向,致使菱脑峡部也发生改变,即在胚胎早期(圆口类即如此),因菱脑峡的腹外侧壁被推移到背侧部,所以引起了滑车神经行程的变化。

应用解剖:大多数孤立的滑车神经麻痹为先天性,即使它们出现在成年期(发病率在 40 岁人群中较高)。其他病因如高血压和外伤的发生率较低。颅内占位性病变造成非孤立的滑车神经麻痹,导致上斜肌功能丧失,双眼垂直,眼球不能转向外下方,俯视时出现轻度内斜视和复视。因无法向下外侧视,故下楼梯或下坡等从高处下行时感到困难。患者为了克服视觉缺陷,常将头向前倾,脸转向健侧而予以代偿。

五、三叉神经

三叉神经(trigeminal nerve)为混合性脑神经,是脑神经中最粗大的一对。大部分为感觉纤维,即一般躯体传入纤维;小部分为运动纤维(特殊内脏传出纤维)。感觉纤维的大部分起于三叉神经节的假单极神经细胞,传导面部皮肤、眼、鼻、口腔黏膜等的浅感觉;此外,还有咀嚼肌,或许还有眼外肌及面肌的本体感觉纤维,小部分纤维起于三叉神经中脑核。运动纤维起始于脑桥的三

叉神经运动核,运动纤维支配咀嚼肌、二腹肌前腹和下颌舌骨肌。三叉神经根位于脑桥外侧部的腹侧面,包括粗大的感觉根和较小的运动根,运动根位于感觉根的前内侧。小脑上动脉或小脑下前动脉或者基底动脉的脑桥支,以及三叉神经根上的三叉动脉与三叉神经根接触,当血管硬化、扩大和弯曲时可以压迫三叉神经根,这些毗邻关系可能是引起三叉神经痛的解剖学因素。上述三叉动脉系指未退化的原始三叉动脉,该动脉出现率为 71.67%,在胚胎期为颈内动脉与基底动脉的交通支。此交通支在正常情况下于后交通动脉发生后即消失,若不消失即为残存的三叉动脉。

(一)三叉神经节

三叉神经节(trigeminal ganglion)为最大的脑神经节,亦称为半月神经节。此节由典型的假单极神经元组成,胞体大小不一,因而三叉神经内的纤维粗细不等。神经节内的假单极神经元的突起分为周围突和中枢突,周围突起形成眼神经、上颌神经、下颌神经的感觉纤维,中枢突起形成三叉神经感觉根。来自咀嚼肌的本体感觉纤维仅穿过三叉神经节没有中断,直达三叉神经中脑核。来自眼外肌的本体感觉纤维可能也是如此,但电生理学研究表明,多数眼外肌的本体感觉纤维在三叉神经节内有其胞体。三叉神经节内的中、小型假单极神经元发出的薄髓 Aδ 纤维和无髓 C 纤维与

痛觉信息传递有关,这些神经元含有的神经活性物质主要是 Glu、SP、CGRP 和 NO 等。

三叉神经节位于颞骨岩部近尖端处的前面(图 9-2-9),骨面上有较明显的三叉神经压迹。如在颅侧面的耳前点稍前处(颧弓后支根部),开颅向内深入 45~50mm,可达该节。神经节包于硬脑膜形成的三叉神经腔内,蛛网膜和蛛网膜下腔也延续至腔中,包绕三叉神经根和三叉神经节的后部。节的平均长度为 12.39mm,宽为 4.18mm,厚为 2.58mm。其表面可见相互交织的神经束。神经节呈新月形,其凸面朝向前外,发出 3 大分支:眼神经、上颌神经和下颌神经。神经节的内侧接受来自海绵丛的交感神经细支;并发出细支至小脑幕。神经节内侧邻接海绵窦后部及颈内动脉;外侧有卵圆孔,棘孔(孔内有脑膜中动脉通过);深面有三叉神经运动根、岩大神经以及覆以硬脑膜外层的颞骨岩部尖端;上方为颞叶。

（二）三叉神经感觉根及其核

三叉神经感觉根(sensory root of trigeminal nerve)呈略扁形,长约 19.6mm,宽约 4.7mm,厚约 2mm。感觉根向后越过颞骨岩部上缘,于岩上窦的下方进入颅后窝,再向后内下方行,到达脑桥并进入脑内。在脑桥内,约有 50% 的纤维分叉,形成短的上升支及长的下降支;约有 50% 的纤维不分叉,分别参加上升支或下降支。上升支终止于三叉神经脑桥核,此核位于三叉神经运动核的外侧,小脑上、中两脚间的沟附近,接受三叉神经整个分布区的触、压觉。约有 90% 的下降支纤维直径小于 4μm,下降支聚集成三叉神经脊束下降,可达脊髓的上颈部。在下降行程中,此束发出许多侧支,这些侧支和终支均逐次终止于三叉神经脊束核的不同亚核。束与核相伴行,而核位于束的内侧,核的下端向脊髓延续而成为胶状质(图 9-2-10)。此核接受整个三叉神经分布区的痛觉及温度觉。临床和实验研究的事实显示,三叉神经 3 个主要分支的纤维,在三叉神经脊束内的排列有定位关系:眼神经的纤维位于束的腹外侧部,并且下降最远,终止于核的下部,某些纤维可达到第 2 颈节;上颌神经的纤维位于束的中央,下降达延髓的下部,即核的中间部;下颌神经的纤维占据束的背内侧部,下降到相当于灰翼上部的高度,终止于核的上部。来自面神经、舌咽神经和迷走神经内的感觉纤维与脊束核的尾侧亚核形成突触联系。

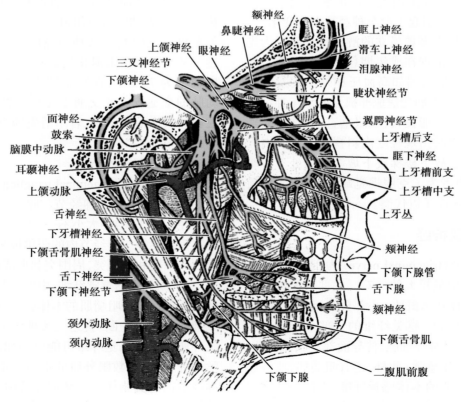

图 9-2-9　三叉神经

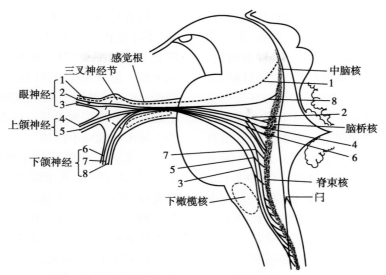

图 9-2-10 三叉神经传入纤维的感觉核
1. 眼肌的本体觉纤维;2. 眼神经分布区的触压觉纤维;3. 眼神经分布区的痛温觉纤维;4. 上颌神经分布区的触压觉纤维;5. 上颌神经分布区的痛温觉纤维;6. 下颌神经分布区的触压觉纤维;7. 下颌神经分布区的痛温觉纤维;8. 咀嚼肌的本体觉纤维。

根据细胞结构,可将三叉神经感觉核分为中脑核(mesencephalic nucleus)、三叉神经上核(supratrigeminal nucleus)、感觉主核(main sensory nucleus)[又称为脑桥核(pontine nucleus)]和脊束核(spinal trigeminal nucleus)4 部分。脊束核又分为吻侧亚核(rostral subnucleus)、极间亚核(interpolar subnucleus)和尾侧亚核(caudal subnucleus)3 部分。按照三叉神经脊束核尾侧亚核的神经元构筑特点,可将尾侧亚核分为内、中、外 3 带;外带为边缘亚核(marginal subnucleus),中带为胶状质亚核(gelatinous subnucleus),内带为大细胞亚核(magnocellular subnucleus)。这些层次分别相当于脊髓背角的 I 层、II 层、III 层、IV 层。有学者在人类 7.5 周和 8.5 周的胚胎,追踪尾侧亚核向下可达同侧上 4 个颈节后角的灰质,且与此灰质相延续,也可认为 4 个颈节的后角灰质是尾侧核的延续部。所以三叉神经感觉核,上起于中脑,下达脊髓第 4 颈节,在脑中占很长的距离。

有学者通过三叉神经脊束切断术对三叉神经感觉核和脊束作了一些研究。指出中脑核是咀嚼肌本体感觉细胞的所在;三叉神经上核与该神经的运动反射有关;感觉主核是传递意识性的触觉;吻侧亚核和极间亚核与鼻咽部触觉、角膜反射以及婴儿的吸吮反射有关;尾侧亚核是三叉神经的痛觉、温度觉和大部分触觉的终止核。其中,

尾侧亚核的浅层(I、II 层)主要接受传递面部痛觉的无髓 C 纤维和薄髓 Aδ 纤维,是面部痛觉向中枢传递的初级门户。由此可见,尾侧亚核在结构和功能上与脊髓背角相似,故称其为延髓背角。

神经解剖学、生理学研究结果和临床资料显示,在三叉神经脊束内,纤维排列呈背腹关系。三叉神经三大支的中枢突均终止于脊束核的全长,眼神经纤维与上颌神经和下颌神经纤维终止区比较更偏于核的尾侧。来自面后区的纤维终止于脊束核的尾侧部;分布于上唇、嘴以及鼻尖的纤维终止于脊束核的更高平面。行三叉神经脊束切断术时,如果切断水平低些,则口周围区可免遭感觉障碍。

舌咽神经、迷走神经以及面神经中一般感觉传入和一般内脏传入纤维,在三叉神经脊束内形成一背侧纤维柱,后者与脊束核最尾侧的神经元形成突触。因此,手术切断脊束的背侧部,将导致腭扁桃体窦、舌后 1/3 及咽壁邻近黏膜,以及迷走神经耳支分布皮区的痛觉缺失。

三叉神经核可能在脑桥、延髓及脊髓最上节段的病变中受损,例如肿瘤、延髓空洞症及血管性损害。由于三叉神经的感觉核在脑干内有较长的细胞柱,所以不同部位受损害时,可能产生不同的感觉分离症状。如在延髓空洞症或小脑下后动脉血栓形成病变中,损害波及三叉神经脑桥核时,由

于该核主要感受触、压觉，所以表现触、压觉丧失；但三叉神经脊束核未受损，此核主管的痛、温觉则仍可保留。反之，如病损仅累及三叉神经脊束核，则痛、温觉丧失。因脑桥核未受损，可保留触、压觉。由于三叉神经感觉核在皮肤的节段性分布呈环层葱皮状，三叉神经第1支纤维下降至脊束核的下段，相应的皮节为最外层；第2支纤维至脊束核中段，相应的皮节为中层；第3支的纤维至脊束核的上段，相应的皮节在最内层(图9-2-11)。延髓空洞症如由下向上扩展，痛、温觉的消失，也是由颜面的耳前部(最外层)逐渐发展到鼻尖及上唇(最内层)，这最内区域通常是痛觉最后消失的区域。但是临床实践所见，颜面部感觉缺失时"三大支"型多于"洋葱皮"型。

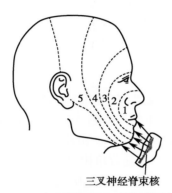

三叉神经脊束核

图9-2-11 颜面感觉的三叉神经节段性分布
颜面第1、2区相当于三叉神经脊核束的上段，3、4区相当于核的中段，4、5区相当于核的下段，说明三叉神经脊核束核损伤可引起葱皮样的感觉消失。

三叉神经二级纤维的损伤，也可引起对侧面部痛温觉的减弱。大量实验证明，三叉神经眼神经、上颌神经和下颌神经的分支都向感觉主核和脊束核各段分别投射。尾侧亚核被公认与痛信号传递和调控有密切关系，但以痛觉传入为主的下牙槽神经的初级传入纤维向感觉主核也有投射；来自面部皮肤和上颌胡须的初级传入纤维，虽然其性质以传递触觉为主，但也投射至尾侧亚核。因此，感觉主核和脊束核及其各亚核似有一定的分工，但又有广泛的核内联系，各核之间互相影响进行功能的调整，说明它们在功能活动上是互相联系的复合体。在三叉神经脊束核更吻侧部，深、浅感受性传入冲动发生了汇聚现象，这可能是三叉神经痛觉定位性差、疼痛弥散、诊断困难的原因。

最近的研究发现，三叉神经的分支——舌神经、下牙槽神经和翼腭神经等的初级传入纤维除终止于三叉神经核外，还各有一部分纤维终止于孤束核。但其在孤束核内的终止部位与来自舌咽神经、迷走神经的一般内脏初级传入纤维在分布上没有重叠或汇聚关系。这部分投射于孤束核的传入纤维功能尚不清楚。

三叉神经中脑核位于中脑中央灰质外侧的全长，呈条索状。其组织学性质及发生的位置是在翼板，因此，应属于感觉核。中脑核主要是由假单极神经元形成的核，其周围突传递来自咀嚼肌的本体感觉，牙、面肌和眼外肌的本体感纤维也可能是中脑核的周围突。中脑核的神经元非常独特，是胞体在中枢神经内的唯一初级感觉神经元。用氯化钴标记技术发现，三叉神经中脑核神经元的中枢突投射于三叉神经脊束核吻侧亚核的背内侧区域，此投射区被命名为Probst核。在猫和大鼠的HRP跨越神经节追踪实验中也观察到了相同的结果，并有纤维投射到与其内侧邻接的网状结构。因此，三叉神经脊束核吻侧亚核背内侧部——外侧网状结构是中脑核纤维投射的二级神经元所在地。

(三) 三叉神经运动根及其核

三叉神经运动根(motor root of trigeminal nerve)由三叉神经运动核发出的纤维与三叉神经中脑核来的纤维合并而成，沿三叉神经感觉根的前内侧出脑，以6~10个根丝合成小束。运动根宽1.5~2.0mm，长约33.33mm。三叉神经中脑根的纤维，主要与运动纤维伴行直达咀嚼肌，只有一小部分纤维，经上颌神经及下颌神经分布于牙及腭部，传导本体感觉。

在脑桥三叉神经离脑处，运动根与感觉根之间，被少量脑桥的横纤维分开。三叉神经运动根离脑后，沿感觉根前内侧，向前外方向穿经颅后窝，在三叉神经节的下方，向外侧方向行达卵圆孔(此弯曲约150°)。穿此孔时，即并入下颌神经。运动根主要支配咀嚼肌，所以，又称咀嚼神经。此外，还有分支支配腭帆张肌和鼓膜张肌。

三叉神经运动核在脑桥较高平面，位于三叉神经脑桥核的内侧，两核之间以三叉神经纤维分隔。运动核呈卵圆形，由大型的多极细胞组成，其间夹杂较小的多极神经元，运动核由若干相对独立的亚核组成，每个亚核的轴突分别支配各自的肌肉。三叉神经运动核接受来自三叉神经中脑根的侧副支和三叉神经其他的传入纤维,形成单突触的反射弧控制咀嚼肌的本体感受反射。三叉神经二级纤维有越边的和不越边的侧副支或终支,止于三叉神经运动核。特别是来自舌和口腔黏膜的浅部刺激,可反射地控制咀嚼肌。由锥体束来的交叉或不交叉纤维,直接终止于运动核,或经中间神经元再至运动核,调节咀嚼肌的随意运动,如咀嚼和语言活动。此外,三叉神经运动核还可接受如红核及顶盖来的锥体外系的纤维和内侧纵束来的纤维。

三叉神经运动核因受皮质延髓束的双侧(交叉和不交叉纤维)支配,所以单侧核上损伤(如内囊出血),肌瘫痪症状不明显。但在脑桥被盖外侧的病变若损害三叉神经运动核,则发生咀嚼肌等的瘫痪。

(四)三叉神经的分支

三叉神经分为3大分支:眼神经、上颌神经和下颌神经(图9-2-12)。眼神经含约26 000根有髓纤维,上颌神经含约50 000根有髓纤维,下颌神经含约78 000根有髓纤维。三叉神经感觉根含约170 000根有髓纤维,运动根含约7 700根有髓纤维。

1. 眼神经(ophthalmic nerve) 是三叉神经最小、位置最上的分支,为感觉神经。由三叉神经节的前内侧分出,向前穿入海绵窦,贴近窦的外侧壁,于此位于滑车神经及动眼神经的下方,展神经及颈内动脉的外侧。在入眶以前,即分成3个终支:额神经、泪腺神经及鼻睫神经。然后穿硬脑膜,经眶上裂入眶内。眼神经在未分支以前,接受来自海绵丛的纤维束。在近起始处,分出脑膜支,即小脑幕神经(tentorial nerve),沿着滑车神经下方向后行,分布于小脑幕。眼神经与动眼神经、滑车神经及展神经之间有交通支,此联系可能是眼外肌本体感觉纤维进入三叉神经核的通路。

眼神经长约17.3mm,分支有:

(1)额神经(frontal nerve):为眼神经中最大的终末支。经眶上裂在眼肌总腱环上方入眶后,在外直肌的上方、滑车神经外下方向前行经上睑提肌及骨膜之间,约在眶尖至眶底连线中点分为眶上神经、额支及滑车上神经。

1)眶上神经(supraorbital nerve):为3支中最大者。于上睑提肌与眶顶壁之间前行,经眶上切迹(或孔)达额部。于眶上切迹处发出睑支至上睑及结膜;并发细支经眶上切迹底面上的小孔穿入

额骨,分布于额窦黏膜及板障。其终末支与眶上动脉伴行上升,分布于骨膜及颅顶部的皮肤(包括额区、顶区),其中一支经眶上缘至面神经的颞支。

2)滑车上神经(supratrochlear nerve):向前内侧行,经上斜肌滑车的上方,在眶内发出一支,在近滑车部位下降与鼻睫神经的滑车下神经结合。穿过眶隔,弯曲上升,与滑车上动脉伴行,它的终支穿眼轮匝肌及额肌,分布于额部中线附近较低部位的皮肤。此外,发细支分布于上睑内侧1/3的皮肤及结膜。

3)额支(frontal branch):发出部位不恒定,在眶上神经的内侧,经额切迹(或孔),分布于额部皮肤及上睑。额支也可由眶上神经分出。

(2)泪腺神经(lacrimal nerve):是3个终支中最小者。经眶上裂外侧部入眶后,位于额神经的稍下方,与泪腺动脉伴行向前外侧沿外直肌上缘至泪腺。行径中接受颧神经交通支,交通支中含有泪腺的分泌纤维。泪腺神经有一小支穿泪腺及眶隔,发细支至结膜,并分布于外眦附近的皮肤。有时泪腺神经缺如,则由上颌神经的颧颞支代替。反之,当颧颞支缺如,此神经可由泪腺神经发出分支代替。

(3)鼻睫神经(nasociliary nerve):在眶内位置较深,经眶上裂的内侧部及眼外肌总腱环进入眶内,先在视神经的外侧,穿外直肌两头之间,与眼动脉一起跨过视神经上方,再向前内侧沿内直肌上缘前进。在视神经与上直肌之间分为终末支。其中较大分支为滑车下神经及筛前神经。鼻睫神经内还含有来自海绵丛的交感神经纤维。

鼻睫神经有下列分支:

1)睫状神经节交通支(communicating branch with ciliary ganglion):亦称睫状神经节长根,此支为鼻睫神经经眶上裂时所分出。在视神经的外侧,前进至睫状神经节的后上角时,来自海绵丛或动眼神经上支的细支加入交通支。

2)睫状长神经(long ciliary nerves):由鼻睫神经跨越视神经上方时发出,一般为2~3支,经视神经内侧与睫状短神经伴行,在靠近视神经眼球后附着点的部位穿过巩膜,在巩膜与脉络膜之间前进,分布于睫状体、虹膜及角膜。睫状长神经内具有鼻睫神经的感觉纤维以及到瞳孔开大肌的交感干颈上神经节来的节后纤维。由于角膜上皮易受损伤,睫状长神经在角膜的分布具有重要的意义。

3)筛后神经(posterior ethmoidal nerve):由鼻

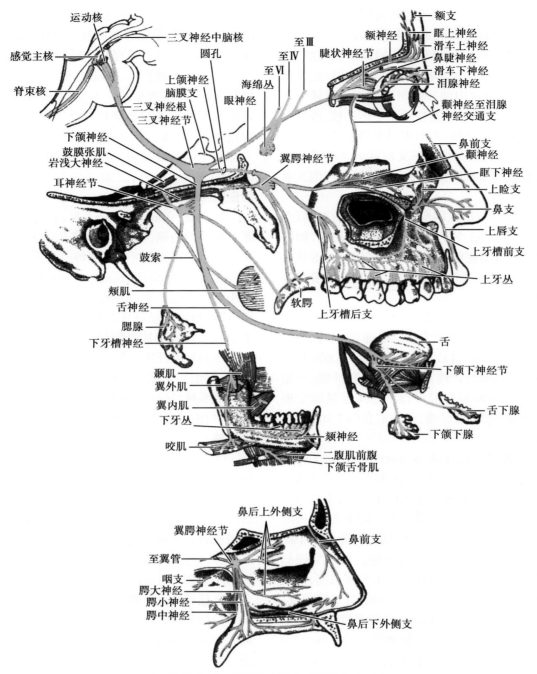

图 9-2-12　三叉神经的分支及其分布

睫神经接近内直肌的上缘处分出,经筛后孔,分布于后筛窦及蝶窦的黏膜,此神经有时缺如。

4)滑车下神经(infratrochlear nerve):在靠近筛前孔时由鼻睫神经分出,沿上斜肌和内直肌之间前进,在靠近滑车处由滑车上神经分出一小支,与滑车下神经会合。然后分出两分支:①上睑支(superior palpebral branch)分布于上睑;②下睑支(inferior palpebral branch)分布于泪囊,上、下两睑内侧部的结膜、泪阜及内眦的皮肤。

5)筛前神经(anterior ethmoidal nerve):自鼻睫神经分出后,向前内侧经上斜肌与内直肌之间,与筛前血管共同穿筛前孔入颅前窝。然后在筛骨筛板的小凹槽与硬脑膜之间前进(与嗅球间仅隔脑膜),至鸡冠外侧穿筛板中的一小裂孔,下降入鼻腔,在此神经位于鼻骨内面上的小凹内。神经的终支称为鼻前支,分布于鼻黏膜。此支又分为鼻内支及鼻外支:①鼻内支(internal nasal branch)又分为鼻内侧支(medial nasal branch)与鼻外侧支(lateral nasal branch)。鼻内侧支向前下方分布于鼻中隔的前上部。鼻外侧支分布于上鼻甲及中鼻甲的前端及鼻外侧壁前部的黏膜。②鼻外支(external nasal branch)也称为鼻外侧神经(external nasal nerve),沿鼻骨内面的筛骨沟下降,穿鼻骨与鼻软骨上缘之间,分布于鼻背下部、鼻翼及鼻尖的皮肤。

2. **上颌神经**(maxillary nerve)　全部由感觉纤维组成,在眼神经与下颌神经之间发自三叉神经节的前缘(图9-2-12)。上颌神经呈一扁平的带状,水平向前内侧行,经海绵窦外侧壁的下部,穿圆孔入翼腭窝。在翼腭窝的上部斜向前外侧,经眶下裂入眶,约在眶尖与眶前缘的中点处,上颌神经转向内侧进入眶下管,改名为眶下神经。上颌神经的分支有:

(1)脑膜神经(meningeal nerve):也称为脑膜中神经(middle meningeal nerve),是上颌神经在颅中窝靠近圆孔处发出的细支,颈内动脉交感神经丛发出一小支加入该神经。与脑膜中动脉的额支伴行,分出许多小支,分布于颅中窝的硬脑膜,前支可达颅前窝。

(2)神经节支(ganglionic branch):为2~3短支,在翼腭窝内从上颌神经发出后下降至翼腭神经节,将上颌神经与翼腭神经节连在一起。其中小部分纤维穿经神经节,大部分纤维贴附节内侧而过,穿过神经节的纤维并不交换神经元,以眶支、鼻支和腭支,分布于眶骨膜、鼻、腭、咽腔的黏膜。

(3)颧神经(zygomatic nerve):在翼腭窝内从上颌神经的上面发出,经眶下裂入眶,沿眶外侧壁前行分为两支:

1)颧颞神经(zygomaticotemporal nerve):沿眶外下角向上行,发出一支到泪腺神经的交通支后,穿过颧骨上的颧骨管进入颞窝。沿颞肌前缘向上,穿颞筋膜的深层,在颞筋膜深、浅两层之间转向后外侧。在颧弓上方2~2.5cm处穿出浅筋膜浅层至皮下,与面神经的颞支结合,分布于颞区前部的皮肤。颧颞神经至泪腺的交通支内含有翼腭神经节来的副交感节后纤维至泪腺。

2)颧面神经(zygomaticofacial nerve):也行于眶外下角,也经颧骨管至面部,穿过眼轮匝肌,分布至颊隆起的皮肤。颧面神经与面神经颧支以及上颌神经的睑支组成一细小的神经丛。

(4)眶下神经(infraorbital nerve):是上颌神经的直接延续,经眶下裂入眶,由此改称为眶下神经。眶下神经与眶下动脉伴行,经眶下沟、眶下管,向前经眶下孔穿出至面部散开。眶下孔在瞳孔线上位于眶下缘下方约1cm。眶下神经穿出部位在上唇提肌的下方,分成4组终末支:下睑支、鼻内支、鼻外支、上唇支,分布于鼻翼、下睑、颊部皮肤与颊黏膜以及上唇。这些上颌神经的分支与面神经的分支交错形成眶下丛。

(5)上牙槽后神经(posterior superior alveolar nerve):是上颌神经进入眶下沟之前在翼腭窝内发出,一般为2~3支,有时亦为单干。向外下方,经翼突上颌裂进入颞下窝。有一支沿上颌骨体后面下降,分布于上颌磨牙龈及附近颊黏膜。其他支则与上牙槽后动脉伴行,进入上颌结节处的牙槽孔,经上颌窦后外侧壁内的牙槽管前进,与上牙槽中神经及前神经结合成上牙丛。上牙丛后部分支至上颌磨牙根部,并穿入牙髓腔,亦有支分布于上颌窦内黏膜。

(6)上牙槽中神经(middle superior alveolar nerve):在眶下沟内起自眶下神经,沿上颌窦壁内的牙槽管向前,像上牙槽后神经一样,以若干小支联络成网状,与其他上牙槽神经结合而形成上牙丛,发分支至上颌前磨牙、牙龈和上颌窦黏膜。此神经变异不定,有的可能有2~3支,也可能缺如。国人资料显示上牙槽中神经出现率为67.5%。

上牙槽中神经的起源:①起于眶下神经,为81.48%;②与上牙槽前神经共干起于眶下神经,占11.11%;③与上牙槽后神经共干起于眶下神经,为7.41%。

(7)上牙槽前神经(anterior superior alveolar nerve):在眶下管中点起自眶下神经的外侧面,经上颌窦前壁内的牙槽管下降,发出分支加入上牙丛,此丛前部的分支分布于上颌尖牙、切牙、牙龈及上颌窦的黏膜。上牙槽前神经发出一鼻支,穿过下鼻道外侧壁内的一小管,分布至下鼻道外侧壁前区以及鼻腔底的黏膜。此鼻支与翼腭神经节的鼻支相连,在近前鼻棘根部浅出,分布至邻近的鼻中隔。

上牙丛(superior dental plexus)由3支上牙槽神经在骨性牙槽管内联络成网状而成。上牙丛发出上牙支(superior dental branch),分布于上颌各牙。上牙龈支(superior gingival branch)分布于上颌牙龈,也有分支分布于上颌窦黏膜及上颌骨。上牙丛内有两个神经节状的膨大,一个位于前神经与中神经连接之间,另一个位于后神经与中神经连接之处。

(8) 下睑支(inferior palpebral branch):一般为两支,在眼轮匝肌深面上行,穿过此肌,分布于下睑的皮肤和结膜。在靠近外眦处,此支与面神经分支以及颧面神经联合在一起。

(9) 鼻内支(internal nasal branch):向下内绕过鼻孔外侧缘上升,分布于鼻前庭的皮肤。

(10) 鼻外支(external nasal branch):向内侧经上唇方肌下方,分布至鼻外侧区后部的皮肤。

(11) 上唇支(superior labial branch):较粗,有3~4支,在提上唇肌深面下行,分布至颊前部、上唇的皮肤、口腔黏膜及唇腺。上唇支与面神经分支相连,参与眶下丛的组成。

3. **下颌神经**(mandibular nerve)　是三叉神经的最大分支(图 9-2-13)。下颌神经有一粗大的感觉根,从三叉神经节外侧部发出后前行,从卵圆孔出颅,入颞下窝。下颌神经还有一较细小的运动根,在三叉神经节深面通行,出颅后即与感觉根合在一起,行于腭帆张肌与翼外肌之间,前方邻接翼内肌后缘,后方为脑膜中动脉,内侧为耳神经节并与之相连。下颌神经先为短的单干,然后分为细的前干和粗的后干。下颌神经的分支如下:

(1) 脑膜支(meningeal branch):即棘神经

(spinosum nerve),从下颌神经干发出,接受来自耳神经节的血管运动纤维后,与脑膜中动脉伴行,经棘孔穿入颅中窝,分为前、后支与脑膜中动脉的前、后支伴行。前支与上颌神经的脑膜支有交通支相连,它的纤维分布于颅中窝、部分颅前窝以及颅盖的硬脑膜,并止于蝶骨大翼的骨质内。后支穿岩鳞裂,分布于乳突小房的黏膜。脑膜支中含有来自脑膜中动脉丛的交感节后纤维。

(2) 翼内肌神经(medial pterygoid nerve):为运动纤维组成的细支。起于下颌神经干的内侧面,从翼内肌的深面进入该肌实质内并对其支配。此神经的起始部发出 1~2 细支,穿耳神经节,其纤维在该节内不中继,直达并支配鼓膜张肌和腭帆张肌。

(3) 下颌神经前干(anterior trunk of mandibular nerve):由传入及传出两种纤维组成。运动纤维主要分布于咀嚼肌(颞肌、咬肌、翼外肌),感觉纤维几乎全部集中于颊神经。

1) 颊神经(buccal nerve):经翼外肌两头之间斜向前外侧,向前下方穿颞肌鞘下部进入颞肌,随颞肌纤维下行。穿出颞肌鞘,向下行,并稍向外前方行,出现在咬肌的前缘,分散为数细支,在颊肌的外侧面与面神经的颊支合在一起,并发细支分布于颊部的皮肤。另有小支穿过颊肌,分布

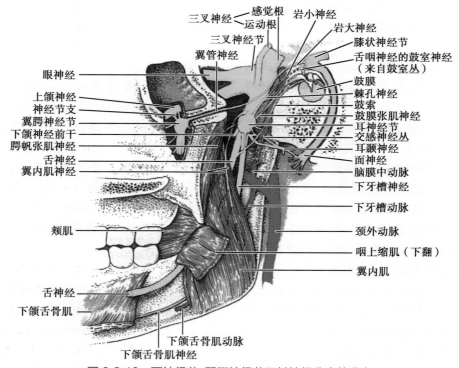

图 9-2-13　耳神经节、翼腭神经节及其神经分支的分布

于颊黏膜。此外,还有细支至牙龈、前磨牙及第1磨牙等。颊神经为感觉神经,颊肌的运动神经来自面神经。颊神经直接起于下颌神经前干的占39.44%,与颞深神经前支共干起于前干的占60.56%。

2) 颞深神经(deep temporal nerves):通常有前、后两支,位于翼外肌上方,绕蝶骨大翼的颞下嵴而上升至颞肌深部。后支较小,常与咬肌神经共干。前支常为颊神经的一个分支,直到颊神经穿经翼外肌两头之间后,才彼此分开;前支跨过翼外肌上头的外侧面,上升入颞肌。颞深神经还常有一中间支,经翼外肌上缘,沿骨面上升至颞肌深部。颞深神经前支起于下颌神经前干的占39.44%,与颊神经共干起于下颌神经前干的为60.56%。颞深神经后支100%独立起于下颌神经前干。

3) 咬肌神经(masseteric nerve):常与颞深神经后支共干,两者分开后,咬肌神经经翼外肌上缘行向外侧,与咬肌动脉伴行,在下颌关节之前,颞肌腱之后方跨过下颌切迹,在咬肌深面进入该肌。在翼外肌上缘,咬肌神经发细支至下颌关节。咬肌神经起于前干的占41.57%,和颞深神经共干起于下颌神经前干占58.43%。

4) 翼外肌神经(lateral pterygoid nerve):分为细小支进入翼外肌的深面并支配该肌。该神经可能单独起自下颌神经前干,或与颊神经共干。

(4) 下颌神经后干(posterior trunk of mandibular nerve):主要是感觉纤维,但也有少量来自运动根的纤维支配下颌舌骨肌。后干分为耳颞神经,舌神经和下牙槽神经。

1) 耳颞神经(auriculotemporal nerve):向后以两根包绕脑膜中动脉,在该动脉的后方两根合成一干(图9-2-13),向背侧行于翼外肌与腭帆张肌之间。继而行于颞下颌韧带与下颌颈之间,经下颌关节后方入腮腺的上部。经腮腺转向外上方,出现于腮腺的上端,沿颞浅血管的后方上行,跨越颧弓根部,成为终末支——颞浅神经。

耳颞神经的起源有4种类型:单根(58.62%)、双根(36.78%)、三根(3.45%)和四根(1.15%)。起始于下颌神经后干或下牙槽神经。单根起始者行于脑膜中动脉浅面的占27.59%,深面的为31.03%;双根、三根和四根则夹持脑膜中动脉。

耳颞神经的交通支:

①耳神经节的交通支:是耳神经节发出的小支,在靠近耳颞神经起始部连于该神经根部。舌咽神经的鼓室神经,经鼓室神经丛、岩小神经至耳神经节。在此节内换元后的节后纤维,经耳颞神经,分布于腮腺。

②耳颞神经至面神经的交通支:一般有两支,在下颌颈后方向前外侧行至咬肌后缘处至面神经。

③与上颌动脉交感丛联系的小支。

④与下牙槽神经的交通支。

耳颞神经的分支:

①关节支(articular branch):有1~2条细支,耳颞神经经过下颌关节囊内侧时发出,进入下颌关节后部。

②外耳道支(branch to external acoustic meatus):常在腮腺内发出,在软骨部与骨性部之间进入外耳道,分布至外耳道皮肤。一般分为上下两支;达外耳道上部的一支,常发一细支至鼓膜,叫鼓膜支(branch of tympanic membrane)。有时自下支发细支,至耳垂的皮肤。

③腮腺支(parotid branch):为数小支分布于腮腺实质内,其感觉纤维来自三叉神经,直接由耳颞神经至腺体。腺体的分泌性副交感纤维,其节前纤维鼓室支来自舌咽神经,至耳神经节交换神经元,然后发出节后纤维,经耳颞神经分布于腮腺。其中至腮腺血管的运动性纤维来自耳神经节的交感根,直接沿耳颞神经至腮腺。

④耳前支(anterior auricular branch):一般为两支,分布于耳屏、耳廓上部和外侧的皮肤。

⑤颞浅神经(superficial temporal nerves):为耳颞神经的终末支。与颞浅动脉伴行,上升越颧弓,分布于颞区大部的皮肤,并与颧颞神经、面神经的颞支、额神经及枕神经的分支相结合。

下颌关节的神经分布:下颌关节囊、外侧韧带以及关节后组织中含3种类型的机械感受器和由游离神经末梢形成丛的痛觉纤维。痛觉纤维为无髓或薄髓纤维。与所有哺乳动物的关节一样,在滑膜层或关节内软骨盘上均无任何感受器。来自机械感受器的传入冲动提供本体感觉信息,影响着下颌的运动状态。3种类型机械感受器是:Ⅰ型为小球状感受器,遍布关节囊,阈值非常低而适应缓慢;Ⅱ型为有被囊的圆锥体感受器;Ⅲ型为被囊薄而大,阈值高而适应慢的感受器,仅在外侧韧带的两端有此型感受器,对过度牵张起反应。

Ⅰ型感受器是介导有关下颌位置与运动信息

的主要来源。这些信息对咀嚼肌的运动具有很强的影响,不仅对同侧也对对侧下颌产生影响。这种影响或者直接通过与三叉神经运动核的联系,或者间接通过影响梭内肌的紧张度。在下颌运动开始时,Ⅱ型感受器短暂放电,引起运动神经元补充活动,以加强运动的构型(movement pattern)。当外侧韧带受到过度牵张时,唯独激活Ⅲ型感受器,导致闭口肌反射性抑制,而下颌舌骨肌和翼外肌活动加强。

口腔黏膜和牙周韧带机械感受器以及咀嚼肌本身本体感受器的传入信息,均可影响咀嚼肌运动。这些感受性传入信息对于非常精细地控制下颌姿势很有必要,而下颌的各种姿势又是咬合与咀嚼运动所不可缺少的。各咀嚼肌的紧张度主要控制着下颌静息位置,而Ⅰ型机械感受器的放电又影响着咀嚼肌。体内关节多数可以单独运动,下颌关节则不能,因为下颌的各种运动必然涉及两侧关节。

2) 舌神经(lingual nerve):起自下颌神经后干,位于下牙槽神经的前内侧,呈略弓状下行。经翼外肌与腭帆张肌之间,在此有面神经的鼓索支和下牙槽神经的一分支加入舌神经。继续向下,经翼内肌与下颌支之间,至下颌舌骨线的后部则转向前,离开翼内肌的前缘。在此,舌神经位于下颌第3磨牙稍后方的相对侧,仅被口腔黏膜所覆盖。舌神经离开翼内肌前缘后,向前经咽上缩肌的下颌骨起始部下方,贴在下颌骨的内侧面,横越茎突舌肌、舌骨舌肌及颏舌肌的外侧面,在下颌舌骨肌的深面,向前至舌尖。当舌神经横过舌骨舌肌时,位于下颌下腺的上方,并与下颌下腺导管发生紧密的、螺旋形的邻接关系;先是舌神经在导管的上方,继经其外侧,又至其下方,当神经上升至颏舌肌外面时,则位于导管的内侧。舌神经的终末分为许多细支,直接分布于舌黏膜的深层。

由于舌神经在下颌第3磨牙稍后方仅被口腔黏膜覆盖,因此,当手术去除下颌第3磨牙时,舌神经受损的危险性很大。此种手术后,多达10%的患者可能有舌神经受累症状,一般多为暂时性的损伤。在去除下颌下腺时,舌神经也有受损的可能,必须注意切断下颌下腺导管时,要先分隔舌神经。

舌神经的交通支:

① 与下牙槽神经的交通支,当舌神经行于翼外肌与腭帆张肌之间时,下牙槽神经分出一小支

与舌神经相交通。

② 鼓索交通支,当舌神经经翼外肌与腭帆张肌之间时,面神经的鼓索从后上向前下以锐角进入舌神经。鼓索中有传出和传入两种纤维,副交感的传出纤维分布于下颌下腺和舌下腺,传入纤维为味觉传导纤维。

③ 神经节支是舌神经经过下颌下腺上方时,发出2~3短支连于下颌下神经节。

④ 舌下神经的交通支为1~2细支,沿舌骨舌肌外侧,向下弯曲,与舌下神经连接呈袢状。使舌下神经获得感觉纤维,感觉纤维可沿舌下神经末梢的分支,分布于舌内。

舌神经的分支:

① 咽峡支(branch to isthmus of fauces):亦称为扁桃体支,是舌神经在翼内肌与下颌支之间发出的1~2细支,分布于腭扁桃体及口腔后部的黏膜。

② 舌底神经(sublingual nerve):或舌下支,当舌神经经舌下腺后缘时发出,沿舌下腺外侧向前至舌下缘及其附近的黏膜,亦发细支分布于前部的牙龈。

③ 舌支(lingual branch):是舌神经的终末支,与舌深动脉的分支伴行,穿过舌肌而达舌黏膜。其分布区域在界沟以前的舌尖和舌体,即舌前2/3的舌乳头及黏膜。舌支的后部有多个细支与舌咽神经终末支相结合,因此,二者在界沟区域稍有重叠分布。舌支内有一般感觉纤维以及来自鼓索的味觉纤维。

3) 下牙槽神经(inferior alveolar nerve):是下颌神经后干的最大分支,在翼外肌内侧下行,继而在翼外肌下缘行于颞下颌韧带与下颌支之间,与下牙槽动脉及静脉伴行,一起穿下颌孔进入下颌管。下牙槽神经在下颌管内向前行,通常位于牙根尖的下方,到第1、2前磨牙下方分成终末的切牙支和颏神经。在下颌管内切牙支继续前行,发出许多小支,互相吻合形成下牙丛,发出分支至第一前磨牙、尖牙和切牙以及相关的唇面牙龈。拔下颌第3磨牙时,可能伤及下牙槽神经。此牙牙根上常有该神经通行的浅沟,在十分罕见者牙根被该神经所穿通。下颌磨牙后部的骨折时,常累及下牙槽神经。下牙槽神经有下列分支:

① 下颌舌骨肌神经(mylohyoid nerve):是支配下颌舌骨肌等的运动纤维。此神经在下牙槽神经尚未进入下颌管时发出,经颞下颌韧带的后

下部,向前下方行于下颌舌骨沟内,在下颌舌骨肌下方分为 2 支,分布于下颌舌骨肌和二腹肌前腹。下颌舌骨肌神经还发几支细支分布于颏部的皮肤。

②颏神经(mental nerve):是下牙槽神经分出的一支大的终末神经,在两个前磨牙根尖之间的下方,经颏孔穿出下颌骨。在颏孔部位,牵拉口腔黏膜可触摸到颏神经。颏神经出颏孔后立即分为 3 支,其中 2 支为唇支(labial branch),向前上方行分成多支分支,其中最大的一支分布于下唇的黏膜;有些分支分布于唇和颏部的皮肤,这些小支与面神经的下颌缘支的终末支有广泛的联系。另一支为颏支(mental branch),下降分为若干小支,分布于颏部皮肤。

③下牙丛(inferior dental plexus):是下牙槽神经在下颌管内发出的一系列分支,互相结合形成丛。下牙丛发出两部分分支:一部分为下牙支(inferior dental branch),与牙根数一致,经牙根尖孔进入牙髓腔,终于牙髓。另一部分为下牙龈支(inferior gingival branch),分布于下颌牙龈。

牙髓神经以游离神经末梢形成丛。围绕着牙的感觉过敏性的主要争议是牙质(dentin)。有两种假说,一种认为牙质小管内有游离神经末梢;另一种则认为没有,但是成牙质细胞可通过其在牙质小管内的原浆突起,将牙的感觉传递给与牙髓内成牙质细胞体相连的神经。后一种假说可作进一步探索:是否成牙质细胞仅仅经液体动力学传递机械、冷或热等损伤的效应?或者传递由神经检测出的渗透压效应?成牙质细胞突起是否具有一种"神经"的或"感受器"功能?

应用解剖

1. 三叉神经的阻滞麻醉　三叉神经和各分支阻滞麻醉途径如下:

(1)半月神经节阻滞途径:从颧骨后 1/3 下方,即口角外 2.5cm 稍上,正对第 2 磨牙处进针。沿下颌支内面刺向后内侧,进针至翼突基底部,到达卵圆孔前方,用 X 线证实针位,再退针,改向后上刺入卵圆孔,到三叉神经节内,注射阻滞剂(图9-2-14),但若误入三叉神经腔内的蛛网膜下腔,局麻药扩至脑干,可引起意识丧失或心搏骤停。

(2)上颌神经阻滞途径:稍张口,在颧弓下方下颌切迹处垂直刺入。触及翼突基底部时,退针转向前上(图9-2-15),经翼突外侧板前缘刺入翼腭窝上颌神经经过处(距入针处皮面约 4.5cm)。

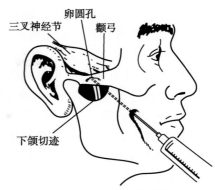

图 9-2-14　三叉神经节阻滞途径

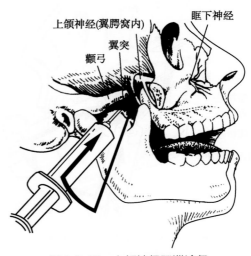

图 9-2-15　上颌神经阻滞途径

(3)下颌神经阻滞途径:稍张口,在颧弓下方下颌切迹处垂直刺入。触及翼突基底部时,退针转向后上,过翼突外侧板后缘至卵圆孔下颌神经出颅处(距入针处皮面约 4cm)(图9-2-16)。

(4)下牙槽神经阻滞:有口内法和口外法。

1)口内法:从口内下颌第 3 磨牙后 1.5cm,相当于下颌支前缘内侧的黏膜处刺入,与下颌磨牙咬合面平行,沿黏膜及下颌支之间缓缓进针 2.5~3.5cm(图9-2-17)。当下颌磨牙与舌前部出现异感时,即可注射局麻药。

2)口外法:在下颌角前 1.5~2cm 处,下颌内面推进 3.5~4cm。

(5)眶下神经阻滞途径:将一手指放在眶下缘部位,以确保针尖不超越眶下缘。注射针放入上唇前庭,在上颌前磨牙上方,与瞳孔对准成一线,朝上后方进针入眶下缘。

2. 牙"副"属神经　下颌牙的神经支配不仅与下牙槽神经、颏神经、颊神经、舌神经有关,而且与下颌舌骨肌神经及其他神经有关,暂称其为牙"副"神经。成功的下牙槽神经阻滞麻醉后,尚有5%~24%的人仍有感觉,而在追加颊侧或磨牙后三角的浸润麻醉后,才有满意效果。这表明下颌磨牙有来自下牙槽神经以外的神经支配,特别来自颊侧或磨牙后三角的神经。颞肌、翼外肌和咬肌的某些神经血管束,可穿入这些肌起止部位的小孔,进入下颌体和下颌支,在下颌松质骨内吻合成丛,位于磨牙牙根和下牙槽神经的外侧,它们可能加入了下牙槽神经或其磨牙支。

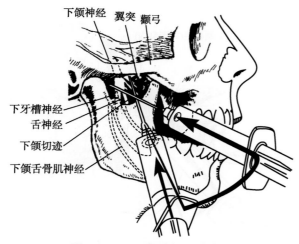

图 9-2-16 下颌神经阻滞途径
箭示进针方向及其变化顺序

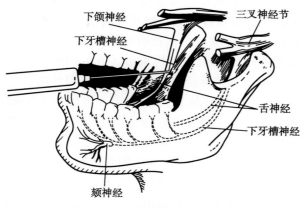

图 9-2-17 下牙槽神经阻滞途径

3. 三叉神经损伤 三叉神经出脑后,在其根部、神经节各分支,都可因不同病理因素而损伤。三叉神经根部可因脑膜炎、脑膜瘤、颅中窝神经纤维瘤及动脉瘤等而受累。三叉神经节,除本身可发生肿瘤外,还可受到垂体瘤、颅中窝骨折及中耳炎引起的颞骨岩部尖端炎等的损害。自三叉神经

节发出的各支,可因神经间质炎、面部骨折、龋齿及鼻腔、鼻旁窦、眶内等炎症而受损害。

三叉神经受损后往往引起继发性神经痛,疼痛为持续性,但也可有剧烈发作,疼痛常牵涉所分布的皮区,并伴有感觉的缺失或痛觉的缺失。在三叉神经根部受损时,所有3个支都会受影响。但神经节受损时,以眼神经的症状较明显,并可发生带状疱疹,多见于额前皮肤,或有小泡发生在角膜上。如损伤局限在一个支时,则症状主要发生在该支的分布区内,但严重疼痛也可放射到其他分支分布的区域。损伤涉及运动根时,可引起咀嚼肌的无力和萎缩。检查运动根的功能,可令患者用力咬紧牙关,借触诊可发现患侧咀嚼肌不如正常那样有力。张口时,由于对侧正常翼外肌的作用失去对抗,使下颌偏向麻痹侧。

4. 三叉神经痛 三叉神经痛的发病年龄多在50岁以上,女性患者比男性多见。三叉神经痛的病因及发病机制至今尚无明确的定论,各学说均无法解释其临床症状。目前为大家所认可的是三叉神经微血管压迫导致神经脱髓鞘学说。此外,高血压作为女性中的一个危险因素,在男性中的证据暂时还不太清楚。阵发性疼痛分布在三叉神经的一个或多个分支,突然出现、单侧、短暂、疼痛反复持续几秒到几分钟,伴有面部肌肉反射抽搐,故又称痛性抽搐。发病支在神经穿孔处有压痛点,眼神经在眶上切迹,上颌神经在眶下孔,下颌神经在颏孔。通常是由轻微的触摸引起,阵发性发作的频率从每天几次到数百次不等。缓解期可以持续数月至数年,但随着时间的推移会缩短。这种情况会损害日常生活活动并导致抑郁症。

三叉神经的疼痛,如果有明确病因引起的神经损害和牵涉性痛,治疗时应尽力去除病因,如治疗牙病、炎症、青光眼及切除肿瘤等。但遇病因不明的三叉神经痛,治疗则首先是止痛,除药物治疗外,常用针刺疗法,冷冻探头治疗,普鲁卡因和乙醇封闭及外科手术治疗。封闭疗法的注射部位:眼神经痛取眶上切迹,上颌神经痛取眶下孔,下颌神经痛可注射下颌第3磨牙后方,贴下颌支内侧的下牙槽神经。此外,常用无水酒精或95%酒精0.5ml注射于半月神经节达到封闭上颌神经的效果,封闭下颌神经可以卵圆孔作为封闭点。但应注意酒精注射入半月神经节后,可能引起神经性角膜炎的不良影响。为了缓解三叉神经痛,常采用半月神经节后硬膜外感觉根切断法。完全切断

感觉根则三叉神经支配区全部感觉丧失,角膜也可完全失去神经支配,角膜反射消失,并可引起神经性角膜炎,发生角膜溃疡。近年有学者单纯用一个可充气的气囊压迫三叉神经节来治疗三叉神经痛。从颅后窝接近三叉神经感觉根,观察发现可能有一条动脉压迫了感觉根,将此动脉移至一旁,则可解除其对感觉根的压迫。当没有明显的血管压迫时,可做感觉根的部分切断术:切断感觉根外侧部纤维,可镇痛而不出现感觉缺失,因位于根内侧部的传导触觉纤维未被切断得以保留。近年来以伽玛刀为代表的立体定向放射技术在临床上得到了广泛使用。其治疗机制经研究可能是造成神经突触间的传导阻滞,但不损伤原本的神经结构,故许多患者的神经功能在放射治疗后能够保留。

六、展神经

展神经(abducent nerve)主要由一般躯体运动纤维组成,支配外直肌。展神经除运动纤维外,可能还含有来自外直肌的本体感觉纤维,它们来自沿神经根散在的神经细胞或是三叉神经中脑核的周围突。

(一)展神经的起始核

展神经起始于展神经核,此核位于第四脑室底,脑桥被盖下部的灰质内,靠近正中线,面神经丘的深面。展神经核的下方为舌下神经核,上方为滑车神经核及动眼神经核,这些核均排列在躯体传出核柱的同一条纵线上。

展神经核含有大小相互混杂的多极神经元,但小细胞主要集中在核的外侧部与腹侧部。大细胞为运动神经元,而小细胞属中间神经元。中间神经元的轴突在展神经核平面越过中线,在内侧纵束内上行,到达对侧动眼神经核的 3 个内直肌亚核,完成侧视的复合运动。展神经核神经元总数约 6 500 个。先天性缺少一侧展神经的患者,其患侧展神经核内仍存在约 2 110 个细胞,这些细胞为中间神经元。正常的展神经中约有 4 000 根轴突,"外展"性的细胞数与其对应,约为 4 000 个,因此,运动神经元与中间神经元的比例为 2:1。

展神经主要接受对侧皮质核束的纤维。通过内侧纵束,展神经核与动眼神经核及滑车神经核联系起来,也与前庭神经核相联系。

(二)展神经的行程

展神经自核发出后,向腹侧及下方行,穿过脑桥被盖,经网状结构,在上橄榄核内侧穿过斜方体,继经锥体束的外侧,于延髓锥体上端与脑桥下缘之间的沟中出脑。展神经离脑后,向前外侧上行,贴脑桥的表面,沿颅后窝的枕骨斜坡入蛛网膜下腔的脑桥池,经小脑下前动脉的背侧,沿基底动脉的外侧而行。至颞骨岩部上缘的稍下方穿硬脑膜,行向颞骨岩部的尖端,展神经位于三叉神经的内侧,跨过岩下窦至其外侧经颞岩尖端与岩蝶韧带形成的纤维——骨性管,急剧弯曲向前,以直角进入颅中窝海绵窦。在窦内先在颈内动脉上升段的外侧,再于其水平段的下外方向前行。与位于海绵窦外侧壁内的动眼神经与滑车神经不同,展神经位于海绵窦内。展神经经眶上裂,在总腱环内,穿经外直肌两头间进入眶腔。在眶内沿外直肌内侧面稍前行,即穿入肌质,分布于该肌(图 9-2-6)。在海绵窦内,展神经接受颈内动脉交感丛的交通支。在此交通支远侧几毫米,展神经发出一支加入三叉神经的眼神经。

应用解剖:展神经在小脑下前动脉的背侧经过,有很重要的临床意义,即当脑水肿引起颅内压增加时,可使神经压在此动脉上,以致发生外直肌瘫痪。不过有时神经可在动脉的腹侧经过,或者动脉在神经的根丝中穿过。而另有学者提出当颅内压增加时,脑干有向枕骨大孔下移的趋向,以致牵拉展神经,使其遭受颞骨岩部尖端上缘的压迫而发生麻痹。根据展神经的解剖位置将展神经麻痹分为:展神经核上性病变、核性病变、核间性病变以及周围性病变。脑桥旁中线网状结构发出的神经纤维经过同侧展神经核和对侧动眼神经的内直肌核,此处发生核上性病变可以引起双眼向病灶对侧水平偏视。核上性病变常见的原因为中脑的血管病变、神经脱髓鞘以及肿瘤等。核性病变的眼肌麻痹常与周围性眼肌麻痹的临床表现类似,主要表现为患眼内斜视,通过旋转颈部实验以及冷水刺激前庭后眼外展仍不过中线。展神经核间性病变的主要位置为内侧纵束(medial longitudinal fasciculus, MLF),若病变位置位于 MLF 的上行纤维,主要临床表现为患侧眼球不能内收;对侧眼球外展时有眼球震颤;尽管患侧眼球不能内收,但是多数患者的辐辏正常,冷水刺激对侧前庭后,患侧内直肌可以收缩,此方法可以用于鉴别内直肌麻痹。若病变位置位于 MLF 的下行纤维,主要临床表现为患侧眼球外展不能,但是冷水刺激前庭后,患侧外直肌可以收缩,此方法可以用于鉴别外直肌麻痹。周围性神经受损常见的临床表现即患侧眼球外展不能。

共轭性注视的神经控制（neural control of conjugate gaze）：黄斑中央凹是视网膜视力高度敏锐的部位。双眼向前看，两眼共轭在一起，所注视的物象才能同时呈现在两侧的中央凹上，即使物象在动或观察者自身在动也能实现这种控制，这就要求神经系统十分精确的控制。这里涉及若干套分开的神经控制系统，虽然这些神经解剖学基础各不相同，但它们都有一条最后公路，主要位于脑桥和中脑，分别控制着水平注视运动和垂直注视运动（图 9-2-18）。

注视运动的神经解剖学基础：各种类型的水平注视运动的最后"公路"是展神经。展神经不仅有支配同侧外直肌的运动神经元，而且有经内侧纵束支配对侧动眼神经核内直肌亚核的核间神经元（图 9-2-19）。展神经核的病变将导致完全不能向同侧水平共轭性注视。内侧纵束的病变将造成同侧眼内收运动迟缓或缺如，通常还伴有正在外展的眼出现眼球震颤，此综合征为核间性眼肌麻痹（internuclear ophthalmoplegia）。

脑干网状结构的特殊部位形成注视的运动指令，这些部位又接受不同脑区来的多种核上性传入信息。控制水平注视运动神经元的传入纤维主要起始于脑桥旁正中网状结构，此结构位于被盖的中央旁正中部（图 9-2-20）。控制垂直注视运动神经元的传入纤维来自内侧纵束吻侧间质核，此核位于红核上端平面。每侧脑桥旁正中网状

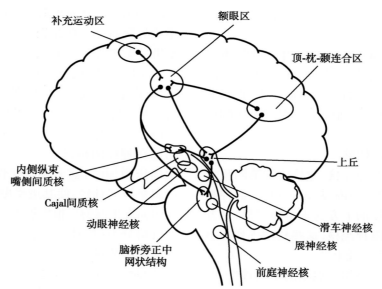

图 9-2-18　眼球运动调控的中枢神经通路

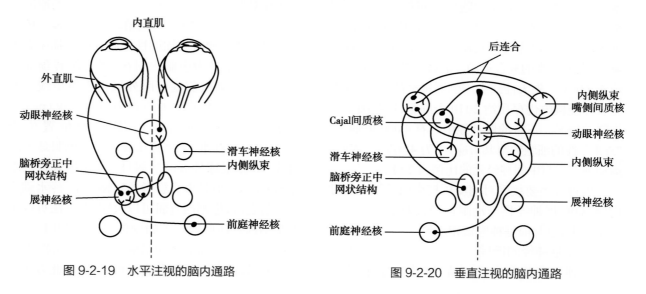

图 9-2-19　水平注视的脑内通路　　　　　　图 9-2-20　垂直注视的脑内通路

结构含有兴奋性暴发电位神经元（excitatory burst neurons），在两眼向同侧快速扫视期间以及在此之前，这些神经元高频放电，并且发出眼运动速度指令的电脉冲。暂停神经元（pause neurons）位于脑桥下部的中线上，即中缝间位核。该核除在两眼向同侧扫视时以及在此之前不放电外，均有紧张性放电，它们似乎对兴奋性暴发电位神经元具有抑制作用，以免凝视时产生无关的扫视运动。

前庭神经核及舌下神经核周围复合体，特别是舌下神经前置核直接发纤维至展神经核。这些至展神经核的传入纤维可能经由小脑既传递眼平稳追踪信号，又传递前庭神经核的信号。这些神经核除与脑桥旁正中网状结构有交互联系外，还含有控制眼运动等级变化的整合神经元。这种变化对于维持眼的侧视位是必不可少的，因为在一次扫视运动之后，眶内的黏弹力（viscoelastic force）会把眼球拉回至向前直视的位置（即初始位），必须拮抗黏弹力才能维持眼的侧视。由此可见，展神经核运动神经元有一种脉冲等级构型的神经放电，例如在一次同侧水平扫视期间，将眼快速移至其合意的位置（脉冲），然后将眼维持在其新的位置（等级）上。

垂直注视运动的最后公路是由动眼神经核和滑车神经核组成，其传入纤维来自内侧纵束吻侧间质核，此核内含有与上下垂直扫视运动相关的神经元。内侧纵束吻侧间质核经后连合联系对侧的同名核，还与动眼神经核有直接联系。因此，后连合病变将引起垂直向注视运动的紊乱，特别是向上注视的紊乱。病变若偏腹侧，累及内侧纵束吻侧间质核，也会出现垂直向注视运动的紊乱，表现为向上注视紊乱与向下注视紊乱混杂在一起，或者以向下注视紊乱为主。在内侧纵束稍尾侧，直接与其联系的是 Cajal 间质核，此核含有一些特殊神经元，与维持垂直向注视以及垂直向视追踪有关（图 9-2-20）。

眼快速扫视运动的产生：利用两眼快速扫视运动系统，将注视转向感兴趣的物体上。对于眼快速扫视和两眼共轭追踪运动而言，二者产生的程序以及二者间的协调，大脑半球发挥重要作用。这两种类型眼运动涉及不同的脑区，下面将分别介绍。眼快速扫视和两眼共轭追踪运动的协调，对有效控制眼球运动十分重要。

在大脑半球内，主要有 4 个皮质区与眼快速扫视运动的产生有关：人的额中回尾端（8 区）的额眼区，额上回（6 区）的补充眼区，额中回额眼区的前方（46 区）和后眼区（位于顶叶角回上部的 39 区及附近的顶间沟内）。在对猴的研究中发现，这 4 个皮质区相互之间均有联系，并且都向上丘以及控制眼快速扫视运动的运动神经元投射。

大脑皮质产生快速扫视运动有两条平行的通路，即前路系统和后路系统。前路系统始于额眼区，除发出纤维直接联系外，还发纤维经上丘联系脑干快速扫视发生区。前路系统还有经基底核间接至上丘的通路。后路系统始于后眼区，经上丘至脑干快速扫视发生区。在猴的实验中，若病变累及双侧额眼区和上丘，眼扫视运动就不存在。

在控制眼扫视运动方面，上述 4 个皮质区的确切功能目前尚不确定，但可简要说明几点。额眼区与触发意志性扫视运动有关，这种运动可能具有预见性（预料可能有目标的出现）、记忆指导性（联想起以前见过的目标）或者主动鉴别性（寻找感兴趣的特定目标）。后眼区涉及触发反射性扫视运动，对突然出现的全新视听刺激起反应，可能与视觉的空间整合效应有关。额前背外侧皮质可能为记忆指导以及其他意志性指导的扫视运动提供空间信息，此皮质区在短时记忆中维持着对环境印象的空间分布图。有证据表明，该皮质区可以抑制误导性反射引起的无效扫视运动。补充眼区可能与产生扫视顺序的指令有关。

另有一辅助的神经回路与产生扫视运动有关，此回路从额叶经基底核至上丘。从额叶皮质经尾状核中继到黑质网状部，然后至上丘，这是一种抑制性通路。似乎这是对意志性扫视运动的闸控回路，对记忆指导性扫视运动更是如此。

眼平衡追踪系统：可将运动着的物体影像稳定在两眼黄斑中央凹上，或在观察者头部或躯干运动时，前庭 - 眼球和视动力系统能将感兴趣的物象稳定在两眼中央凹上。为了使运动着的物体始终成像在中央凹上，眼的平稳追踪系统与眼扫视运动系统间有相互联系，但在发生上是分开的。眼平稳追踪系统首先要对运动物象的运动速度与方向进行验证与编码。该功能区仅位于纹外视皮质区，亦称为颞中视区或第 5 视区。第 5 视区有对视靶运动敏感的神经元。人类的第 5 视区位于颞下沟外支的后方，枕叶与颞叶边界区（19/37 区结合部）。颞中视区将视靶运动的信号传给颞内上视区。猴的颞内上视区位于颞上沟的前唇，而人的颞内上视区在顶下小叶内、颞中视区的上方并稍前些。损伤一侧颞内上视区,将不能平稳地追踪视靶向伤侧的运动。最近在猴的实验中证实,额视区对平稳追踪视靶运动也有影响。

颞内上视区与额眼区均向脑桥基底部的一组神经核发出直接投射。猴的脑桥核背外侧组和外侧组直接接受上述两皮质区的投射。在人类,脑桥核的类似组发生病变,则可导致眼追踪视靶的异常。这些脑桥核将跟踪信号从两侧传递给小脑后蚓、对侧绒球及顶核,最后跟踪信号从小脑再传回脑干,特别是前庭神经内侧核和舌下神经前置核,由此两核再至脑桥旁正中网状结构或直达眼外肌神经核群。在此神经回路上有两次交叉,即在脑桥中部平面(脑桥核-小脑神经元)和脑桥下部平面(前庭神经核-展神经核)。

前庭-眼球反射(vestibulo-ocular reflex):是共轭性注视的另一种类型,其功能在于当头部运动时能够维持对视靶的清晰视觉。此反射引发眼的补偿性共轭运动,产生与头部运动对等而又方向相反的眼运动。前庭-眼球反射弧主要由三级神经元组成:投射至前庭神经核的前庭神经节初级传入神经元;前庭神经核直接向展神经核投射的第二级神经元;展神经核运动神经元自身组成的第三级神经元。虽然这是原发的兴奋性反射弧,但与其他多突触回路以及抑制性反射弧也有联系。

(沃 雁 丁文龙)

七、面神经

面神经(facial nerve)为混合性神经,包括运动、感觉和副交感纤维。由两个根组成:一个是粗大的运动根,另一个根由感觉纤维和副交感纤维合并形成,因其在脑桥小脑三角处居于面神经与前庭蜗神经之间,故又名中间神经(intermediate nerve)。两神经根连于脑桥,位于展神经根的外侧,在橄榄体与小脑下脚之间出脑。

(一)纤维成分及分布

面神经由特殊内脏运动纤维、一般内脏运动纤维、特殊内脏感觉纤维及一般躯体感觉纤维4种成分组成。特殊内脏运动纤维由面神经核内神经元的轴突组成,是构成面神经的主要部分。支配面部表情肌、颈阔肌、茎突舌骨肌、二腹肌后腹、镫骨肌以及颅顶、耳部诸肌。特殊内脏感觉纤维是构成中间神经的主要成分,内含有经鼓索来自舌前2/3和经岩浅大神经来自软腭的味觉纤维,

其神经元胞体位于面神经的膝神经节内。一般内脏运动纤维,即上泌涎核及泪腺核细胞的轴突,属于副交感节前纤维,与特殊内脏感觉纤维共同构成中间神经。起自上泌涎核的纤维穿过膝神经节,在面神经管垂直部的中下段随鼓索离开面神经干,穿越鼓室,由岩鼓裂出颅,加入舌神经,在下颌下神经节换元后分布至下颌下腺及舌下腺。起自泪腺核的纤维在膝神经节处前行并离开面神经干,组成岩浅大神经,在翼腭神经节内换元后发出分支支配泪腺及鼻腭黏膜腺及血管。一般躯体感觉纤维数量很少,主要传导外耳道、外耳门周围及耳廓后面皮肤的痛、温、触觉冲动(图9-2-21)。近年来的研究还观察到,猫的表情肌内有少量肌梭,提示表情肌可能有本体传入纤维。有学者认为,本体感觉纤维随面神经根入脑,其胞体位于面神经根的纤维束之间。但也有学者提出,本体感觉纤维随中间神经入脑,其胞体可能位于三叉神经中脑核内。据报道,面神经约含10 000根神经纤维,其中约7 000根是有髓神经纤维。

(二)面神经的核团

1. 面神经运动核(motor nucleus of facial nerve) 为特殊内脏运动核,位于脑桥下部腹外侧的网状结构中,在三叉神经脊束与上橄榄核簇之间。此核主要由典型的大多角型运动神经元组成,其间也散布着少量的中、小型多极细胞。人的面神经核由疑核的上端向上延伸至展神经核的中下段,全长3~4mm。在猫Nissl染色的冠状切片上,可将面神经核分成5个亚核:外侧亚核、背外侧亚核(又称副面神经核)、中间亚核、背内侧亚核、腹内侧亚核。其中外侧亚核和中间亚核可一直向尾侧延伸到上橄榄核的背外侧,并在内外方向上呈重叠分布;而背侧亚核则向吻侧延伸到展神经核尾端水平。大量的有关逆行溃变和逆行束路示踪的研究表明,每个亚核都支配特定的面部肌肉,即:外侧亚核发出颊支和下颌缘支,支配颊肌和颊唇部肌肉;背内侧亚核发出耳后支,支配耳后肌和枕肌;腹内侧亚核发出颈支,支配颈阔肌;内侧亚核的纤维还可能支配镫骨肌;中间亚核发出颞支和颧支,支配额肌、眼轮匝肌、颧肌和皱眉肌;背侧亚核支配二腹肌后腹和茎突舌骨肌。虽然不同种属之间亚核的分布存在一定差异,但是面神经的分布在亚核中具有一定局部定位关系,即:背侧肌肉的代表区位于亚核的背侧,腹侧的位于亚核的腹侧,前后轴肌肉的代表区为

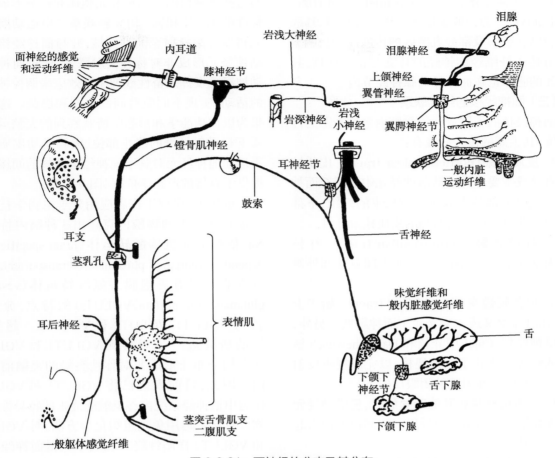

图 9-2-21　面神经的分支及其分布

外内侧方向。支配鼻部肌肉的运动神经元位于面神经核的外侧,支配口周、眼眶肌肉的运动神经元位于中间,支配耳、颈部肌肉的运动神经元位于内侧。在面神经核背侧的一群细胞被称为面神经副核,细胞的大小和形态都与面神经核的神经元相似,但在背腹方向上其胞体和树突都延伸得较长。面神经副核的轴突支配二腹肌后腹、茎突舌骨肌和镫骨肌。但有学者通过 HRP 逆行示踪法研究兔面神经核与其分支的关系时发现,在兔面神经核内有 3 组面神经分支的神经元分布存在交迭现象,即面神经不同分支的神经元同时交叉分布于某些核团。如第 1 组为支配前组面肌的神经分支,其神经元发自面神经核的外侧部分;第 2 组为支配眼轮匝肌和耳肌的神经分支,其神经元发自面神经核的背侧部分;第 3 组为支配颈部肌肉的神经分支,其神经元发自面神经核的腹内侧部分。有学者运用免疫荧光双重标记技术在大鼠面神经核内观察到面神经颊支和下颌缘支神经元几乎呈完全交迭分布方式,提示在颊支和下颌缘支

的远端可能存在着较为广泛的交通支。推测面神经颊支和下颌缘支神经元在面神经核的特殊分布方式可能与其功能密切相关。面部表情丰富且复杂,说明面部表情肌具有高度灵活的协调性,而其解剖学基础则可能是不同神经分支之间在外周乃至中枢水平均存在广泛的交通。

2. **上泌涎核**(superior salivatory nucleus)　为一般内脏运动核。位于面神经核背内侧部的网状结构中。由分散的细胞组成,上至脑桥中部,下与下泌涎核相延续。发出的副交感节前纤维经翼腭神经节及下颌下神经节换元,节后纤维支配泪腺、下颌下腺及舌下腺。在上泌涎核附近有一些细胞,称泪腺核,由此发出的纤维分布于泪腺、鼻腔黏膜腺及腭腺等,管理这些腺体的分泌。

3. **味觉核**(gustatory nucleus)　即延髓孤束核上段,为特殊内脏感觉核,接受舌前 2/3 的味觉传入纤维。这些纤维的神经元为假单极细胞,位于面神经的膝神经节内,其中枢突与副交感纤维组成中间神经入脑桥,终止于味觉核。

4. 三叉神经脊束核（spinal nucleus of trigeminal nerve）　为一般躯体感觉核。外耳道、耳廓外侧、耳后、鼓膜及部分乳突区的传递痛、温、触觉的部分传入纤维经面神经的耳支终止于此核，其神经元的胞体也在面神经的膝神经节内。

（三）面神经核的纤维联系

面神经核的不同亚区接受脑内多种来源的传入纤维，其主要的传入纤维有：

1. 皮质核束（corticonuclear tract）　皮质核束可直接或主要经过运动前神经元中继后至面神经核。该核上部接受双侧皮质核束的纤维，下部支配面下部肌者仅接受对侧的皮质核束纤维。

2. 红核延髓束（rubrobulbar tract）　红核延髓束交叉后，止于面神经核的中间亚核和外侧亚核。

3. 顶盖延髓束（tectobulbar tract）　始于上丘，发出纤维交叉或不交叉止于面神经核。另外，由动眼神经核、Cajal 中介核和 Darkschewitsch 核发出的纤维也终止于面神经核，以完成视听反射和介导强光刺激而引起的闭眼反射。

4. 上橄榄核簇和其他听觉的二、三级神经元的传入纤维　参与镫骨肌反射和强烈声响而引起的面肌反射。

5. 三叉神经感觉主核及三叉神经脊束核的传入纤维　主要止于双侧面神经核的内侧亚核和外侧亚核，但以同侧为主，参与角膜反射和三叉面肌反射。

6. 孤束核传入纤维　参与吸吮反射等内脏刺激引起的面肌活动。

7. 臂旁核及 Kolliker-Fuse 核（K-F 核）的传入纤维　主要止于同侧面神经核的外侧亚核。

8. $C_1 \sim C_4$ 脊髓背角Ⅳ和Ⅴ层外侧部的传入纤维　主要终止于面神经核的内侧亚核，可能与脊面反射有关。

9. 苍白球、黑质和丘脑等处的锥体外系纤维　直接或经网状结构中继后至面神经核，控制面部的不随意的表情运动。

10. 同侧中脑网状结构传入纤维

（四）化学解剖学

1. 谷氨酸能通路（glutamatergic pathway）　有研究证明，从大鼠的大脑运动皮质的锥体细胞发出的皮质核束含兴奋性神经递质谷氨酸。皮质核束主要终止于脑干的运动前神经元（位于臂旁核簇、三叉上核、延髓中缝核簇和脑干网状结构），并

与这些区域内的运动神经元胞体和树突形成非对称性的轴-体和轴-树突触联系。由运动前神经元再发纤维投射至面神经核，并与面神经核的运动神经元形成非对称性突触联系，通过面神经运动神经元发挥兴奋性或抑制性效应来调控神经元的活动，实现不同肌群间的协同和协调。这些结果为以往功能学和形态学所观察到的大脑运动皮质下行投射纤维的终止部位、大脑运动皮质经脑干运动前神经元对脑干面神经运动核的间接调控提供了直接的形态学依据（图 9-2-22）。

近年来，研究工作者应用分子生物学技术成功地在哺乳类动物脑内克隆出 3 种脑内特殊的 Na^+ 依赖的无机磷酸转运体（brain-specific Na^+-dependent inorganic phosphate cotransporter），并发现它们具有囊泡膜谷氨酸转运体（vesicular glutamate transporters，VGLUTs）的特点，分别命名为 VGLUT1、VGLUT2 和 VGLUT3。超微结构的研究进一步观察到 VGLUT1 和 VGLUT2 几乎均分布于形成非对称性突触的突触前终末内。因此，目前人们已将 VGLUT1 和 VGLUT2 作为中枢神经系统内谷氨酸能终末的特异性标记物。有学者运用免疫组织化学方法，对 VGLUT1 和 VGLUT2 样阳性终末在成年大鼠面神经核内的分布进行了研究。结果显示：VGLUT2 样阳性终末广泛分布于面神经核内，并呈密集分布，而 VGLUT1 则几乎呈阴性。这提示 VGLUT2 样阳性终末可能在谷氨酸介导的口面部肌肉活动中具有重要作用。

2. 胆碱能通路（cholinergic pathway）　面神经核及上泌涎核内存在着乙酰胆碱酯酶（acetylcholinesterase，AChE）阳性神经元，由这些神经元发出的纤维分布至面部表情肌及下颌下腺和舌下腺。此外，在面神经核内也观察到大量的 AChE 样阳性终末。免疫组织化学和束路示踪研究表明：这些胆碱能阳性终末主要来源于孤束核及延髓和脑桥网状结构的小细胞部（图 9-2-22），与面神经核内的运动神经元的树突形成非对称性突触。

3. 5-HT 能通路（serotoninergic pathway）　5-HT 能阳性终末几乎分布于整个面神经核，但在腹外侧亚核内的分布较为集中。5-HT 能的投射终末主要来源于中缝隐核、巨细胞网状核和中缝苍白核（图 9-2-22）。有研究报道，体内电泳 5-HT 至面神经核内，可减少 K^+ 外流，使运动神经元去极化、

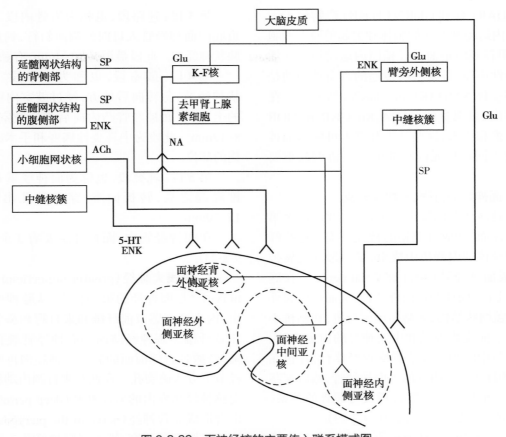

图 9-2-22　面神经核的主要传入联系模式图

ACh. 乙酰胆碱；ENK. 脑啡肽；Glu. 谷氨酸；NA. 去甲肾上腺素；5-HT. 5- 羟色胺；SP. P 物质。

兴奋性增高。还有学者观察到 5-HT 样阳性终末与面神经运动核和上泌涎核神经元的胞体或树突形成以非对称性突触为主的轴 - 体或轴 - 树突触联系。关于 5-HT 对各类神经元的作用早期认为是普遍的抑制作用。目前的研究结果发现 5-HT 既有抑制作用，也有兴奋作用，但对脑干和脊髓内运动神经元主要产生兴奋作用。目前已证明这种作用是由 5-HT$_2$ 型受体和 5-HT$_{1C}$ 型受体所介导。

4. SP 能通路（substance ergic pathway）　起源于延髓网状结构背内侧部的 SP 能神经终末主要投射至对侧面神经核的中间亚核，而来自延髓网状结构腹外侧部、中缝苍白核、中缝隐核的 SP 能神经终末主要投射至面神经核的腹侧区（图 9-2-22）。免疫组织化学双重标记法观察到这些 SP 样阳性神经元是与 5-HT 共存的神经元。另外，还有部分 SP 能终末来自中脑中央灰质和 E-W 核。有学者在研究 SP 能神经终末在大鼠面神经核内的微细结构和起源时还观察到：有 85% 的 SP 样阳性终末与中间亚核的神经元的近端树突（平均直径

为 1.26μm）形成非对称性突触，只有 6% 的终末与神经元的胞体形成轴 - 体突触。

5. ENK 能通路（enkephalinergic pathway）　向面神经核内侧亚核投射的还有 methionin-enkephalin（M-ENK）能神经终末，这些终末来自延髓网状结构的腹外侧区、臂旁外侧核、中缝大核、巨细胞网状核 α 部、中缝隐核和中缝苍白核（图 9-2-22），起源于后两个核团的 ENK 能神经元同时含 5-HT。还有学者观察到 L-ENK 样阳性终末与面神经运动核的神经元树突形成非对称性的轴 - 树突触。

6. 儿茶酚胺能通路（catecholaminergic pathway）　起源于 K-F 核、A5 区和蓝斑核的去甲肾上腺素（noradrenaline，NA）能神经终末投射至同侧面神经核的所有亚核。

最近的免疫组织化学研究还证明：在面神经核团内含有许多神经递质的受体，如 NMDA1 型受体（NMDAR1）、谷氨酸 2/3 型受体（GluR2/3）、GABA$_A$ 受体 β 亚单位（GABA$_A$Rβ）、甘氨酸受体（GlyR）、阿片 μ 受体（μ-opioid receptor，MOR）、5-HT$_{1A}$、5-HT$_{2A}$ 受体以及 M 型乙酰胆碱受体等。

其中 NMDAR1 样和 GluR2/3 样阳性产物位于面神经核团内运动神经元的胞体和突起的膜上或胞质内,表明谷氨酸是面神经核团内运动神经元活动的兴奋性递质,谷氨酸所传递的兴奋性冲动是由离子型受体 NMDAR1 和 GluR2/3 所介导。在面神经核内,只观察到 GABA$_A$Rβ、GlyR 和 MOR 样阳性纤维和终末,这些纤维和终末可能对面神经核团内不同神经元间功能的相互协调起重要作用。

(五) 面神经的行程、分段及分支

面神经核从背侧发出纤维,行向背内侧至第四脑室底深面,变成有髓鞘的神经纤维。这些纤维在展神经核的内侧集中成束,呈弓形环绕展神经核,形成面神经膝(genu of facial nerve)。在展神经核的上段,面神经再向外弯行,继而行向腹外侧穿经被盖网状结构,并略向尾侧行进,在脑桥小脑三角处于前庭蜗神经和中间神经的内侧出脑。出脑后它与中间神经和前庭蜗神经伴行,并包在共同的硬膜鞘内,经内耳门入面神经管,然后穿茎乳孔出颅。根据面神经的行程及与颞骨的关系,通常将面神经全长分成 5 段(图 9-2-23):

第 1 段:颅内段,自脑桥下缘桥延沟至内耳门开口处,长约 14mm。此段无髓鞘,浸泡在脑脊液中。

第 2 段:内耳道段,自内耳道口至内耳道底的一段,长 7~8mm,位于前庭上神经前方、耳蜗神经上方,并与中间神经合并。此段仍无髓鞘,由延伸的脑膜包绕面神经、前庭神经和耳蜗神经。

第 3 段:迷路段,也称为岩骨内段。自内耳道底的面神经管入口向外侧面斜行,到达膝部即膝状神经节。此段最短,仅 3~4mm,有髓鞘包绕。

第 4 段:鼓室段,也称为水平段。起自膝状神经节,急转向后外方,经过鼓室内壁前庭窗的上方,在面神经管凸内向后到达鼓室后壁,长 8~12mm。此段为中耳炎性病变和手术时最易损伤的部位。

第 5 段:乳突段,也称为面神经垂直段。自锥隆起之后,转折向下,穿茎乳孔出颅,全长 15~20mm。

在面神经管内,面神经主要有 3 个分支(图 9-2-23):

1. 岩浅大神经(greater superficial petrosal nerve) 是面神经的第一分支,从膝神经节处发出,内含副交感节前纤维和来自腭和鼻后黏膜的味觉纤维。该神经向前穿面神经管裂孔入颅中窝,经颞骨岩部前面的岩浅大神经沟再经三叉神经节下方入破裂孔。在此与来自颈内动脉周围的交感神经丛发出的岩深神经(deep petrosal nerve)汇合形成翼管神经(nerve of the pterygoid canal),穿经翼管至翼腭窝,进入翼腭神经节。岩浅大神经内的副交感节前纤维在节内换元后发出节后纤维至泪腺及鼻腭咽黏膜腺。

2. 镫骨肌神经(nerve to stapedius) 在面神经垂直部的上段,面神经从鼓室后壁锥隆起后方发出镫骨肌神经,向前经一小管至镫骨肌,管理镫骨肌的收缩运动。

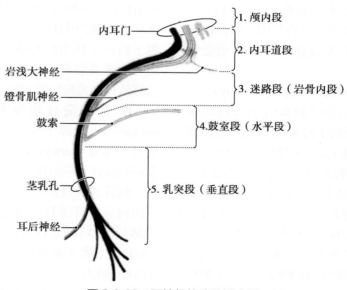

内耳门
岩浅大神经
镫骨肌神经
鼓索
茎乳孔
耳后神经

1. 颅内段
2. 内耳道段
3. 迷路段(岩骨内段)
4. 鼓室段(水平段)
5. 乳突段(垂直段)

图 9-2-23 面神经的分段模式图

3. **鼓索**（chorda tympani）　在面神经垂直部的中下段，面神经发出鼓索。该神经经鼓索后小管穿入鼓室后壁，沿鼓膜内面前行，横过砧骨和锤骨柄之间达鼓室前壁，再穿岩鼓裂出鼓室至颞下窝。鼓索内的副交感节前纤维至下颌下神经节换元后，发出节后纤维至下颌下腺和舌下腺。鼓索内的大部分纤维是传入纤维，接受来自舌前2/3的味觉，故称为味觉纤维，加入舌神经。鼓索神经在颞下窝可能有细小分支经耳神经节（otic ganglion）与舌咽神经相交通，故下颌下腺和舌下腺还可能通过此通路受舌咽神经的支配。

面神经出茎乳孔后，经茎突根部的外侧穿入腮腺并在腮腺内分支，汇合形成腮腺丛（plexus parotideus），穿出腮腺后发出分支支配面部表情肌和颈阔肌。面神经在出茎乳孔后，入腮腺之前，还发出3个小肌支：耳后神经（posterior auricular nerve）、二腹肌支（digastric branch）和茎突舌骨肌支（stylohyoid branch），分别支配耳后肌、枕肌、二腹肌后腹和茎突舌骨肌。

面神经的表情肌支有5条（图9-2-24）：

（1）颞支（temporal branch）：发出后跨过颧弓至颞区，分布于额肌、眼轮匝肌、皱眉肌和耳廓外侧面上的固有肌、耳前肌与耳上肌。

（2）颧支（zygomatic branch）：跨过颧弓至外眦，支配眼轮匝肌及颧肌。

（3）颊支（buccal branch）：以水平方向向前分布于眼眶以下的面区和口周围区。分支支配颧肌、笑肌、上唇方肌、颊肌、下唇方肌、口轮匝肌、三角肌、鼻肌等。

（4）下颌缘支（marginal mandibular branch）：在颈阔肌深面沿下颌骨下缘向前行，经下颌舌骨肌上部的前面，继而转向前上方，越下颌骨体，在降口角肌深面穿行。分布于笑肌、下唇及颏部诸肌。

（5）颈支（cervical branch）：自腮腺下部发出，向前下行于颈阔肌深面，并支配该肌。

（六）副交感神经节

隶属于面神经的副交感神经节有两个：

1. **翼腭神经节**（pterygopalatine ganglion）　也称蝶腭神经节（sphenopalatine ganglion），是颅腔内最大的副交感神经节，位于翼腭窝内，上颌神经下方，为一扁平的呈粉红或灰色的小结，直径约5mm。组成该节的神经元主要是多极神经元。进入该节的根有3个：

（1）副交感根（parasympathetic root）：来自面

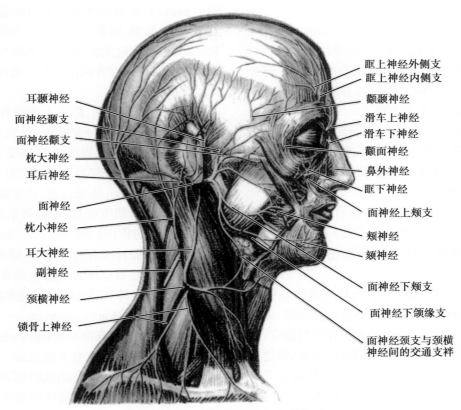

图9-2-24　右侧头皮、面、颈部的神经

耳颞神经
面神经颞支
面神经颧支
枕大神经
耳后神经
面神经
枕小神经
耳大神经
副神经
颈横神经
锁骨上神经

眶上神经外侧支
眶上神经内侧支
颧颞神经
滑车上神经
滑车下神经
颧面神经
鼻外神经
眶下神经
面神经上颊支
颊神经
颏神经
面神经下颊支
面神经下颌缘支
面神经颈支与颈横神经间的交通支祥

神经的岩浅大神经,该神经起自上泌涎核附近的泪腺核,节前纤维经中间神经、岩浅大神经和翼管神经到达翼腭神经节,在此中继后发出节后纤维经上颌神经、颧神经及其与眼神经的分支——泪腺神经的交通支,分布于泪腺,管理泪腺的分泌。另有部分节后纤维随神经节的鼻支和腭支分布于鼻腔、腭及咽部黏膜的小腺体,支配腺体分泌。

(2)交感根(sympathetic root):来自颈内动脉周围的交感丛发出的岩深神经,含来自颈上交感神经节的节后纤维。该纤维与岩浅大神经结合形成翼管神经,经翼管穿翼腭神经节后与副交感纤维一起随翼腭神经节发出的分支眶支、鼻后支、鼻腭神经、腭神经及咽支分布于鼻旁窦、鼻腔、腭和咽峡部黏膜的血管平滑肌。

(3)感觉根(sensory root):来自上颌神经的翼腭神经,穿神经节后随副交感纤维一起分布于鼻腔、腭及咽峡部黏膜,传递黏膜的一般感觉。

2. **下颌下神经节(submandibular ganglion)** 位于下颌下腺深部的上方,舌神经的下方。借前后两个根悬在舌神经上。前根为该节发出的节后纤维至舌神经。舌神经的感觉纤维及鼓索的副交感纤维经后根达神经节。该节为三角形或不规则形,直径3~3.5mm。组成该神经节的神经元为多极细胞。进入该神经节的根有3个:

(1)副交感根(parasympathetic root):来自上泌涎核的副交感节前纤维,经面神经、鼓索、舌神经至下颌下神经节,换元后发出节后纤维,一部分组成腺支分布于下颌下腺及其导管,另一部分经前支沿舌神经分布至舌下腺。

(2)交感根(sympathetic root):来自面神经交感丛,含来自颈上神经节的节后纤维,穿下颌下神经节后随副交感纤维一起分布于舌下腺和下颌下腺的血管平滑肌。

(3)感觉根(sensory root):来自舌神经及中间神经的分支——鼓索,传递舌前2/3的味觉。

(七)应用解剖及面神经损伤修复的研究进展

面神经从脑桥发出后经内耳道及狭长的骨性管腔——面神经管,最后由茎乳孔出颅腔,分布至面部表情肌。因此,面神经在行程中与鼓室、鼓膜、乳突和腮腺等结构有密切的毗邻关系,加之茎乳孔又无扩展的余地,在面神经水肿时很易受到管壁的压迫,临床上常造成面神经损伤。

1. **核上性(中枢性)面神经麻痹〔supra-** nuclear(central)facial palsy〕 常因脑血管疾病或脑肿瘤等引起。面神经核的上部发出的纤维支配颜面上部的眼轮匝肌、额肌及皱眉肌的运动,并接受双侧皮质核束的控制;而面神经核的下部发出的纤维支配颜面下部的颊肌、笑肌、唇肌等,只接受对侧皮质核束的控制。一侧皮质核束受损,核上性面神经麻痹时,所支配的面神经核的下部失去了上位神经元支配,引起对侧颜面下部的肌肉瘫痪,临床表现为对侧鼻唇沟平坦,口角下垂并偏向患侧;而面神经核的上部由于接受双侧皮质核束支配,颜面上部的表情肌运动如闭眼、皱额则两侧无差异。

2. **核下性(周围性)面神经麻痹〔infranuclear(peripheral)facial palsy〕** 无论在面神经管内还是管外的任何一个部位发生病变均可引起周围性面神经麻痹。常因肿瘤(如听神经瘤)、颅骨骨折、中耳炎、急性非化脓性面神经炎(面部受冷风侵袭或着凉后导致局部营养神经的血管痉挛等缺血所致)及乳突炎等引起。好发部位在内耳道、面神经管、中耳或腮腺区等处。病变多累及一侧。面神经管外损伤的表现为患侧面部表情肌全部瘫痪,前额皱纹消失,嘴角下垂,鼻唇沟平坦。发笑时,嘴角偏向健侧。由于颊肌瘫痪,食物常淤积于口腔前庭内,常有唾液从患侧口角漏出。患侧不能做皱眉、皱额、闭眼、鼓腮、露齿和吹气动作。眼轮匝肌瘫痪,眼睑无法闭合,故角膜反射消失。同时由于下眼睑轻度外翻使泪点不能与结合膜接触而致泪液外溢。

面神经管内损伤,除有上述管外损伤的症状外,还伴有患侧泪腺分泌减少、角膜干燥(病变部位在膝神经节以上,岩浅大神经受累);舌前2/3的味觉消失,唾液分泌减少(病变部位在茎乳孔以上,鼓索神经受累);听觉过敏(病变部位在镫骨肌分支以上,镫骨肌支受累,使镫骨肌麻痹,失去对抗鼓膜张肌的作用)(图9-2-21)。如膝神经节被累及时,除有面神经麻痹,听觉过敏和舌前2/3的味觉障碍外,还有患侧乳突部疼痛及耳廓部和外耳道感觉迟钝,外耳道或鼓膜出现疱疹,构成所谓的Hunt综合征(Hunt's syndrome)。

3. **核性面神经麻痹(nuclear facial palsy)** 常因脑桥部位肿瘤、出血或炎症引起。由于面神经核(下运动神经元)受损,因此临床表现同核下性(周围性)面神经麻痹,即病变同侧所有的面部表情肌瘫痪伴患侧舌前2/3味觉减退,泪液和唾液分泌障碍及听觉过敏。

4. 面神经损伤修复的研究进展　由于面神经解剖关系的特殊性,是脑神经中最易受损者。引起面神经损伤的原因包括炎症或感染性病变、外伤、肿瘤、血管性病变、脑干病变以及一些骨源性病变等。根据损伤性质,常用的神经损伤动物模型有切割横断伤模型、钳夹压榨伤模型、电灼烧伤模型、牵拉伤模型等。颅内段损伤常见的病因是桥小脑角区肿瘤,特别是听神经瘤的压迫和术中的牵拉,颞骨内段和颞骨外段损伤的主要病因均为外伤。由于面神经控制的肌群较多,面神经轴突修复过程中极易形成神经再支配的错位恢复,产生连带运动等症状,即一组面肌随意运动时,另一组面肌也发生不自主地收缩。有学者在小鼠面神经损伤模型实验中观察到,再生过程中面神经核躯体皮质定位紊乱,颊部投射区域内出现颞部运动神经元,甚至同一细胞或轴突同时发出投射两个区域的分支。有学者的研究也表明再生的面神经由异源性的神经纤维组成、各纤维的生长速率不同,且轴突的过度分支在面神经断离伤较挤压伤更为普遍。因此,面神经损伤后的临床修复和功能恢复常难以令人满意,故有关面神经损伤的研究越来越成为人们关注的焦点。

最新文献报道,神经损伤后的修复不仅与神经细胞自身密切相关,而且周围非神经细胞也参与了神经组织的再生,特别是诸多细胞因子、黏附分子以及神经营养因子参与其中。由于面神经的大部分为有髓神经,促进神经纤维髓鞘化则有利于面神经功能的恢复。新近研究发现,面神经损伤后相应轴突可出现神经营养因子和受体表达水平的提高,这些表达的受体又可使局部聚集营养因子,并促进再生轴突的延长和髓鞘化。

有学者在成年大鼠面神经损伤动物模型上观察到随着损伤,患侧面神经核内大约有50%的运动神经元逐渐丢失或萎缩;但在实验前给予GDNF处理1个月后,再进行面神经切断,结果有大约95%的运动神经元完好存活。该研究提示神经营养因子对成年后发生损伤时的运动神经元具有保护作用。最新研究报道,用持续释放的神经生长因子联合壳聚糖神经导管修复家兔的面神经右颊支取得成功。术后90d,与壳聚糖联合生长因子组和自体神经移植组相比,动物右上唇肌的萎缩在生理盐水组和生长因子组较为明显。与自体神经移植组相比,术后90d壳聚糖联合生

长因子组动物的神经再生纤维的数量、传导速度和髓鞘厚度均无显著性差异,且明显优于生理盐水组和生长因子组。近年来有学者报道,用功能性胶原蛋白支架联合CNTF、bFGF修复小型猪35mm长的面神经缺损,术后6个月进行电生理及组织学检查,评价周围面神经再生情况。结果显示,功能性胶原蛋白支架能够促进神经重建,且再生神经纤维的数目和排列、髓鞘形成和神经功能重建在CNTF + bFGF导管组明显优于单因素CNTF或bFGF导管组。表明该功能复合导管具有良好的生物力学性能,可有效促进小型猪面神经再生。

为了确定哪一种营养因子可能对神经 - 肌接头(neuromuscular junctions,NMJ)神经再生起作用,Grosheva 等(2016)切断面神经,再经面部 - 面部手术吻合术,随后分析提上唇肌表达的 mRNA 和蛋白,通过时程分析,比较面神经损伤后瘫痪肌肉与恢复肌肉之间的神经营养因子,包括脑源性神经生长因子(brain-derived neurotrophic factor,BDNF)、纤维母细胞生长因子 2(fibroblast growth factor-2,FGF2)、胰岛素生长因子 1 和 2(insulin growth factor 1,2;IGF1,IGF2)和神经生长因子(nerve growth factor,NGF)的表达情况。结果显示:外周神经损伤后,由于末梢施万细胞过度萌发,运动功能的恢复与 NMJ 的多神经支配呈负相关。提上唇肌内神经营养因子 mRNA 和蛋白的表达呈一个复杂的表达时程,即神经损伤后 2d,FGF2 和 IGF2 的表达量增加,损伤后 2~14d,NGF 的表达量有所减少,损伤后 28d,IGF1 的表达量出现降低;而在损伤 14~28d 时,BDNF 的表达在后期有所升高。因此,外周神经损伤后运动功能的恢复,至少在一定程度上是与去神经支配肌肉中相关神经营养因子和细胞因子的复杂调控密切相关,IGF1 和 NGF 降低可能阻止再生轴突的远端分支,导致运动终板的多神经支配减少。这提示,在周围神经损伤和修复时,适当地在特定的时间补充靶神经再生所需要的营养因子是十分必要的。

此外,近年来随着对神经再生基础理论研究的深入、分子生物学和组织工程的快速发展,出现了一些生物的或者人工的神经替代品用以桥接神经损伤处缺损的修复方法,具有非常广阔的应用前景。其中继硅胶管之后,新出现的神经基底膜、肌纤维基底膜、异体脱细胞羊膜、动脉或静脉制成

的导管,以及聚磷酸酯、聚羟基乙酸、聚氨甲酸乙酯等具有毒性反应低、组织相容性好,能增加施万细胞的黏附和移入,已经用于面神经再生以及其他组织工程领域,并在临床上取得了很好的修复效果。最近有学者报道,不同来源的干细胞和前体细胞(骨髓间充质干细胞、脂肪来源干细胞、牙髓细胞和神经干细胞)在动物面神经损伤中的潜在应用,他们使用不同的材料导管,如胶原蛋白和聚乙醇酸作为桥梁,通过免疫组织化学和电生理学等方法分析神经再生的效果。结果显示不同来源的干细胞在面神经再生方面的应用均显示出良好的前景,并产生了有效的功能。导管的使用还可以优化神经修复,从而促进周围神经的髓鞘形成和轴突生长。虽然到目前为止,以上各种实验方法的修复效果还没有达到标准的自体神经吻合术和自体神经移植术的效果,但是对修复短的神经缺损却具有重要的价值,因为它可以避免自体移植术可能引发的一些问题,如瘢痕形成、感觉消失、可能形成痛性神经瘤等。因此,随着组织工程的进一步深入研究,在临床上人们希望能够很好地使运动神经和感觉神经得到恰当的对位和功能恢复,如面神经修复时,能够避免患者想笑时产生闭眼的动作。总之,虽然周围神经束或束组之间的空间结构非常复杂,并不像电缆那样容易确定,但在一定长度的神经缺损间隙之间放置导管可能对神经束或束组自然寻靶有利,对神经成熟和神经定向再生亦更为适合。

八、前庭蜗神经

前庭蜗神经(vestibulocochlear nerve)又称位听神经,属于特殊躯体感觉性神经,由蜗神经(蜗部)和前庭神经(前庭部)两组传入纤维组成。前者与听觉有关,后者与姿势和平衡功能有关。虽然两组纤维的功能不尽相同,但在结构上两者间的关系十分密切。两组纤维不仅都将刺激从内耳传向脑干,而且纤维终末均分布至内耳内专门化的特殊感受器。与此同时,蜗神经和前庭神经在入脑处紧密相贴,并在行程中合成一干。

前庭蜗神经根经脑桥与延髓之间的脑桥延髓沟、面神经的后外侧入脑。前庭神经位于内侧,蜗神经位于外侧。此两部合并后与面神经一起越过小脑中脚,共同进入内耳道。在内耳道的外侧端,前庭神经与蜗神经分开。

(一) 前庭神经

前庭神经(vestibular nerve)的基本功能与维持平衡和保持头部的空间位置密切相关。其神经纤维起于内耳道底的前庭神经节,该节通常分为前庭上神经节和前庭下神经节。由双极神经元组成,其周围突组成上、下二部:上部较大,其纤维穿行椭圆囊壶腹筛区进入前庭,再分3支,即椭圆囊神经(utricular nerve)、前壶腹神经(anterior ampullary nerve)和外壶腹神经(lateral ampullary nerve),分布至椭圆囊斑、前半规管和外半规管的壶腹嵴;下部的纤维在内耳道底分为二支,即球囊神经(saccular nerve)和单神经(single nerve),球囊神经穿行球囊筛区止于球囊斑,单神经穿行壶腹筛区至后半规管的壶腹嵴(图9-2-25)。这些纤维在穿行前庭器的行程中失去髓鞘,并以神经杯或终末小结的形式分别止于Ⅰ型和Ⅱ型毛细胞(位于斑和嵴的感觉上皮中)(图9-2-26)。神经节

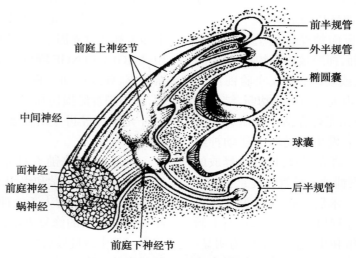

图 9-2-25 前庭神经节及其周围分布

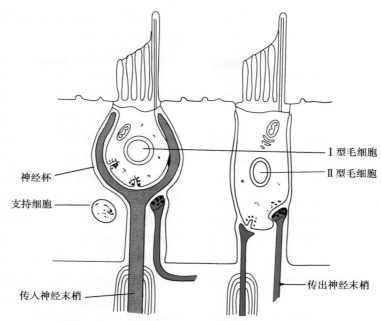

图 9-2-26 Ⅰ、Ⅱ型毛细胞与传入和传出神经末梢的关系示意图

细胞的中枢突组成前庭神经(根)。

前庭根与蜗根同行,出内耳门。在脑桥小脑三角处,前庭蜗神经在面神经的背外侧进入延髓脑桥交界区。前庭神经的纤维行经小脑下脚与三叉神经脊束之间到达第四脑室底,在此分为短的升支和长的降支止于前庭神经核和小脑。据报道,前庭神经大约含 20 000 根有髓纤维,主要是来自壶腹嵴顶部、侧面及底部的传入神经纤维,其中约 12 000 根在上部中,8 000 根在下部中。来自脑干前庭核的传出神经纤维终止于Ⅰ型毛细胞的周围并与传入纤维的神经杯样终末形成突触,不与胞体直接接触;而在Ⅱ型毛细胞的周围,传出神经纤维则可直接与胞体形成突触联系(图9-2-26)。已经证明这些传入纤维终末含谷氨酸和天冬氨酸,而传出纤维终末则以乙酰胆碱作为主要的神经递质。

前庭核簇位于第四脑室底菱形窝界沟外侧的前庭区深部,分为 4 个主要的核团:前庭神经下核(或前庭神经脊核)、前庭神经外侧核(或 Deiters核)、前庭神经内侧核(或 Schwalbe 核)及前庭神经上核(或 Bechterew 核)(图 9-2-27)。猫有若干小的前庭间质核(interstitial nucleus)。

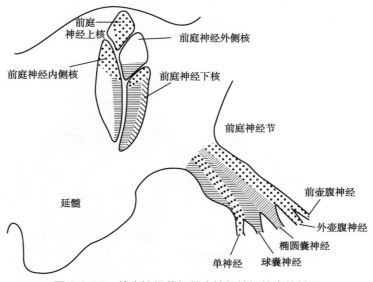

图 9-2-27 前庭神经节与前庭神经核间的定位关系

空白区接受前庭神经外支,也与颈髓相联系。

来自内耳 3 个半规管壶腹嵴的传入纤维主要投射至前庭神经上核、前庭神经内侧核和前庭神经下核的上部；来自椭圆囊斑的传入纤维投射至前庭神经外侧核的腹侧部、前庭神经内侧核的外侧部和前庭神经下核的内侧部；来自球囊斑的传入纤维投射至前庭神经下核的外侧部。

在大鼠，根据前庭核簇在脑内的传入、传出纤维联系和化学神经解剖学特点，可将前庭核簇主要分为 6 个核团：前庭上核（superior vestibular nucleus，SVN）、前庭外侧核（lateral vestibular nucleus，LVN）、前庭内侧核（medial vestibular nucleus，MVN）、前庭下核（inferior vestibular nucleus，IVN）以及 X 和 Y 两个细胞群。前庭核簇是接受、调节前庭信息的初级门户，与脑内诸多结构发生纤维联系，从而参与许多前庭反射功能。

有研究报道（Zhang，2011），谷氨酸在前庭信息从外周向中枢的传递中发挥重要作用。应用免疫组织化学染色方法的研究表明，不但耳石器官和壶腹嵴的毛细胞表达囊泡膜谷氨酸转运体 3（vesicular glutamate transporter 3，VGLUT3），前庭神经节（Scarpa's ganglion）神经元细胞体及其周围部的神经纤维终末也表达 VGLUT1 和 VGLUT2。这充分说明了前庭神经应用谷氨酸作为其传递外周前庭信号的神经递质。

有学者采用微球逆行神经示踪技术结合 CGRP 免疫组织化学染色方法，将 5% 的微荧光球注入位于面神经膝外侧的前庭传出核区，然后进行连续切片，在荧光和激光共聚焦显微镜下观察呈 CGRP 免疫反应阳性或 / 和微荧光球双重标记的神经元。在前庭区内观察到 3 类标记神经元：第 1 类即微荧光单标神经元，主要位于注射

同侧的前庭内侧核、前庭外侧核、前庭上核和小细胞网状核；第 2 类为逆标的微荧光球和 CGRP 免疫阳性的双标神经元，主要分布于前庭上核，表明它们是投射到前庭传出核区域的 CGRP 阳性神经元；第 3 类为 CGRP 单标神经元，广泛分布于脑干内。该结果表明前庭核内含有大量向前庭传出核发出投射纤维的神经元，这些神经元中有部分为 CGRP 阳性神经元。提示这些前庭核内的 CGRP 投射神经元可能对前庭传出神经元所介导的活动发挥重要的协同或调节作用，进而影响前庭末梢器官的传入，进一步为前庭传出神经元接受包括 CGRP 细胞在内的前庭传入神经元的调控或传递提供了确凿的形态学证据。

（二）蜗神经（cochlear nerve）

1. 蜗神经节（cochlear ganglion） 是蜗神经的感觉神经节，沿蜗轴螺旋管盘旋分布。人的蜗神经节大约含 30 000 个节细胞，由 I 型和 II 型双极细胞组成。I 型细胞的数量多，占 90%~95%，其周围突分布至内毛细胞（inner hair cell）。II 型细胞只占 5%~10%，周围突分布至外毛细胞（outer hair cell）。有证据表明：I 型细胞的中枢突和周围突的直径较大，有髓鞘，一个内毛细胞可与 10 个 I 型细胞的周围突形成突触联系；而 II 型细胞突起的直径较小，无髓鞘，II 型细胞在螺旋器内分叉供应 10 个以上的外毛细胞（图 9-2-28）。I 型和 II 型细胞的中枢突在蜗轴纵管中聚成前庭蜗神经的蜗根，穿经螺旋孔进入内耳道。先与来自前庭神经的球囊和后半规管壶腹的纤维合并，然后再与前庭神经的其他纤维合并，形成前庭蜗神经。蜗神经的纤维入脑后，即与前庭神经的纤维分离，然后终止于蜗神经诸核。

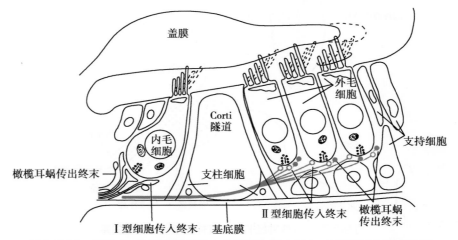

图 9-2-28　耳蜗 Corti 器的结构及 I、II 型传入终末与内、外毛细胞之间的关系

2. **蜗神经核**（cochlear nucleus）　位于绳状体的背外侧，第四脑室外侧隐窝的室底灰质内，部分在脑干的脑桥延髓沟的表面。分为蜗神经腹核及蜗神经背核。

蜗神经腹核（ventral cochlear nucleus）核柱长约 3mm。有学者曾把猫的蜗神经腹核分为 3 个小区：上部的球形细胞区（area of spherical cell），下部的章鱼形细胞区（area of octopus cell）以及上下区之间的中央区（central region）。球形细胞区含中等大小的圆形细胞，章鱼形细胞区由中等大小的多极神经元组成，两区的传出纤维均主要投射至上橄榄核簇。中央区含中等大小的多极细胞、小球形细胞和小细胞。其中小球形细胞的投射同球形细胞；多极细胞的轴突主要投射至对侧下丘；小细胞则位于腹侧核的背外侧部，形如一帽，故称"小细胞帽"（cap of small cell）。有学者应用细胞内标记方法，观察到大鼠的蜗神经腹核内有 3 型细胞：Ⅰ 型细胞位于听神经入脑干处，为球形神经元，发轴突穿过腹侧听纹或斜方体，止于同侧上橄榄核、对侧斜方体及外侧丘系核；Ⅱ 型细胞位于蜗神经腹后核，为多极或星形胶质细胞，其轴突穿过中间听纹止于对侧橄榄周区和外侧丘系；Ⅲ 型细胞虽然也位于蜗神经腹核，但它们的神经元类型不易确定，其轴突的分布则与 Ⅱ 型细胞相似。

蜗背侧核（dorsal cochlear nucleus）核柱长 2~3mm。有学者将灵长类动物以下的哺乳动物的蜗神经背核分为 5 层：在室管膜深面的为薄层的分子层；深层为厚的多形细胞层；中间 3 层为梭形细胞层。根据解剖和电生理学研究报道：大鼠的蜗神经背核内有明确的音频定位关系，即高频音可激活蜗神经背核内的背侧区的神经元活动，而低频音则激活腹侧区域。

所有的蜗神经纤维都终止于同侧的蜗神经核。当这些纤维从小脑脑桥角处入脑干时，分成上升支和下降支。上升支终止于蜗神经腹核的前部，下降支终止于蜗神经背核和腹核的后部。

3. **内毛细胞和外毛细胞的功能比较**　内毛细胞的发生先于外毛细胞。从数量上讲，内毛细胞大约 3 500 个，呈烧瓶状，而外毛细胞较多，可高达 12 000 个，呈圆柱状。外毛细胞对于高频声音以及对耳毒性药物的敏感性明显高于内毛细胞。在传入和传出神经联系方面，内毛细胞和外毛细胞也有明显的差别。内毛细胞主要与来自蜗神经节的 Ⅰ 型双极细胞的传入神经纤维束相联系，这些纤维为厚的有髓神经纤维，它们能够快速地将听觉信息传至中枢。与此同时，内毛细胞还接受外侧橄榄耳蜗束的传出纤维，这些纤维是细的无髓神经纤维，与内毛细胞下方的传入树突形成轴 - 树突触，并不与内毛细胞的胞体相联系。外毛细胞则主要与蜗神经节的 Ⅱ 型双极细胞的传入纤维相联系。除此之外，外毛细胞还与来自内侧橄榄耳蜗束的传出纤维相联系，这些纤维为薄髓或无髓神经纤维，直接与外毛细胞的基底部形成轴 - 体突触，因此可直接调节外毛细胞的功能（图 9-2-28）。

内、外毛细胞在结构和神经支配上的差异表明：两类感受器在听觉的传递过程中可能具有明显的功能差异。内毛细胞可将外界传来的音波转变为电位活动，将听觉信息以生物电形式传至中枢神经系统，是主要的听觉来源，而外毛细胞可通过直接的电紧张相互作用或间接地影响基底膜的活动来调节内毛细胞在特定频率的感受性中的作用。这些作用在某种程度上可能还受到内侧橄榄耳蜗束的影响。

4. **毛细胞的再生研究**　传统的观点一直认为哺乳类动物及鸟类听毛细胞是在胚胎发生过程中已经特化了的终末细胞，出生后不再进行分裂和繁殖。因此，出生后毛细胞的损伤或丧失是导致永久性耳聋的主要原因之一。但是近几十年来已有大量的研究证明：鸟类和某些哺乳类动物（如大鼠、豚鼠）的内耳感觉上皮在受到强声、激光、耳毒性药物或机械性损伤后，可通过局部内耳感觉上皮中的前体细胞或干细胞的分裂和分化，并增殖形成毛细胞而得以再生。研究认为，受损区旁毛细胞、支持细胞、多能干细胞等可能是毛细胞再生的来源。Cox 等（2014）利用 Pou4f3DTR/$^+$、Atoh1-CreERTM 和 ROSA26DTA/$^+$ 基因靶向技术剔除新生小鼠耳蜗毛细胞后发现耳蜗毛细胞存在再生现象，通过基因谱系示踪（Lgr5-EGFP-IRES-CreERT2）揭示再生的毛细胞来源于邻近的支持细胞。有研究发现，支持细胞可作为毛细胞再生的前体细胞，经诱导激活重新进入细胞周期，通过有丝分裂过程，分化成为新的毛细胞和支持细胞；或者通过直接转分化的途径而再生毛细胞。

毛细胞再生的调控机制非常复杂，目前较为

公认的机制有以下几个方面：

（1）转录因子：有研究报道 Atohl 转录因子是毛细胞形成过程中不可缺少的一个"螺旋 - 环 - 螺旋"结构的转录因子，能正向介导毛细胞的分化。在体和体外实验都表明出生前啮齿类动物 Atohl 的表达可引起支持细胞分化成为感觉毛细胞，但再生的毛细胞并不能够发育成熟。除了 Atohl 的表达之外，亦有报道，Prox1 可能是细胞终末分裂和分化中间过程的重要因子，在毛细胞前体细胞及支持细胞中均有表达。

（2）Notch 信号通路：Notch 信号是调节内耳细胞生命的重要基础。有研究证明（Bramhall，2014），阻断 Notch 信号通路能够产生新的耳蜗毛细胞，而这些是来自一类富含亮氨酸的 G 蛋白偶联受体 5（leucine-rich-repeat-containing G-protein-coupled receptor 5，Lgr5）蛋白的特殊支持细胞，该前体细胞的增殖可维持耳蜗感觉上皮细胞的数量和结构的稳态性。亦有研究报道（Chai，2012），抑制 Notch 能激活 Wnt 信号通路，增加 Lgr5 阳性细胞的增殖分裂，从而引起支持细胞增殖分化生成新的毛细胞。

（3）基因：细胞周期依赖蛋白激酶（CDK）及其相关调控元件在细胞周期的调节中发挥重要作用。同样，Rb 基因敲除后也出现毛细胞的再分裂，但由于 Rb 基因为肿瘤抑制基因，再生的毛细胞经 p53 基因调控而凋亡。Atohl 诱导支持细胞转分化成为再生毛细胞的过程中发现支持细胞并不协同增殖，而合适的支持细胞及毛细胞数量是 Corti 器功能的基础。

（4）蛋白分子：肌动蛋白解聚因子（actin-depolymerizing factor，ADF）在组织细胞支架重建和细胞迁移中起到重要的作用，在小鼠耳蜗及前庭感觉上皮的正常发育过程中，ADF 的表达具有时间和空间变化。

（5）药物：研究发现毛细胞再生过程中，有些药物如地塞米松和泼尼松龙可作为增强剂来增加毛细胞的再生数量；而有些药物如氟苯咪唑和拓扑替康，则通过防止毛细胞前体细胞的显著增殖来抑制毛细胞的再生。此外，还存在第 3 类抑制剂如氟维司群，可通过降低支持细胞的增殖而延迟毛细胞再生。

虽然药物的调控机制在非哺乳动物毛细胞再生调控中崭露头角，为哺乳动物毛细胞再生的调控提供了新的方向及可能。但是，究竟是什么原因导致哺乳类动物耳蜗支持细胞在毛细胞损失后缺乏再生能力？成年哺乳动物中是否存在像干细胞一样沉寂的支持细胞，这些细胞是否在产生毛细胞时被暂停了增殖分化的能力？阐明这些原因和机制对如何激活哺乳动物耳毛细胞的再生具有十分重要的意义。相信在全世界科学家共同探讨和努力下，通过深入阐明支持细胞的功能，必将进一步揭示毛细胞的发生、发育和修复规律，认识其调控机制，从而为人类对耳聋的防治提供更加有效的治疗方法。

5. 蜗神经的化学神经解剖学 在豚鼠脑干耳蜗核、上橄榄核簇和下丘等诸核团中，不仅存在 GABA 样阳性的神经元、纤维和终末，亦有研究表明上述部位均存在 GABA$_A$ 受体 β 亚单位阳性结构。其中在蜗神经腹核内可见较多的 GABA$_A$ 受体 β 亚单位阳性神经元及纤维，阳性神经元的胞体较大（直径约 30~50μm），呈圆形或椭圆形，阳性产物主要位于胞膜及近端树突。耳蜗神经背核内阳性神经元的数量较少，阳性纤维较稀疏。豚鼠上橄榄复合体 GABA$_A$ 受体 β 亚单位阳性产物主要集中在外侧和内侧上橄榄核内。在外侧上橄榄核内可观察到较多的 GABA$_A$ 受体 β 亚单位阳性神经元呈密集分布，多呈小圆形细胞（直径 16~25μm），阳性纤维数量较少。而在内侧上橄榄核，阳性神经元数量少，但阳性纤维的数量较多。下丘中央核内也可见直径约 16μm 的 GABA$_A$ 受体 β 亚单位阳性神经元，且阳性纤维呈密集分布。这些结果提示在上述诸核内，GABA 可能与 GABA$_A$ 受体 β 亚单位结合，对该上行投射神经元起直接的调控作用。由于在蜗神经腹核与外侧上橄榄核内，GABA$_A$ 受体 β 亚单位阳性神经元的数量较多，故推测这种调控方式在上述核团内可能更重要。而在内侧上橄榄核和下丘中央核内，GABA$_A$ 受体 β 亚单位阳性神经元数量少，主要以阳性纤维为主，表明 GABA 在这些核团内可能以间接调节的方式来影响其神经元的活动。

Vetter（1991）观察到在大鼠的橄榄耳蜗神经元中存在着 GAD、ChAT 以及降钙素基因相关肽（calcitonin gene-related peptide，CGRP）免疫阳性细胞，并观察到在同侧的外侧上橄榄核中有两群细胞。一群为 GAD 阳性神经元，另一群为 ChAT 和 CGRP 阳性细胞。在橄榄周核区的大神经元，属于 ChAT 阳性而 CGRP 阴性的神经元。最近的一个很重要的发现是在外毛细胞的周围观察到大量的 GAD 和 CGRP 阳性终末,表明这些终末可能来自外侧上橄榄核。

(三) 应用解剖及前庭与晕动症的研究进展

1. 前庭神经疾病 人类前庭系的功能是反射性调节机体平衡(包括头部、眼球、躯体和四肢),调节机体对于各种加速度(包括角加速度、线加速度和重力加速度)的反应以及协调眼球运动。正常情况下,人们很少感到前庭器在活动,只有在前庭功能障碍或受到刺激时才会感觉到。

眼球震颤(nystagmus)是两侧眼球的一种不随意、有节律的同向往返运动。前庭神经受损后常有自发性眼球震颤。它可分为两种,即中枢性和周围性眼球震颤。由迷路或前庭神经损伤而引起的震颤称为周围性眼球震颤。它以水平性眼球震颤为特征,持续时间较短(一般不超过 2~3 周),伴有明显的眩晕,闭眼后并不能使眩晕症状减轻。躯体常向着眼震的慢相侧倾倒。且因头部位置改变而改变,常伴有听力障碍、恶心、呕吐、面色苍白和血压下降、心率加快等症状。前庭系中枢结构及脑干的损伤(如肿瘤、前庭神经元炎、延髓空洞症、前庭核簇病变)所引起的震颤称为中枢性眼球震颤。这种震颤的方向不一,可为水平、垂直或旋转性,其快相常朝向患侧。眼震持续时间较长,倾倒方向不定。不一定伴有明显的眩晕,可无听力障碍。

2. 耳蜗神经疾病 各种急、慢性迷路炎、药物中毒、爆震及噪音、听神经瘤、脑膜炎、颞骨骨折等都可使内耳、蜗神经及其中枢受到损害,产生耳聋。耳聋可分成传导性和感音性两类。当听小骨链骨折或硬化时,所出现的耳聋称为传导性耳聋。患者对中、低音的感受力缺失,但不伴有耳鸣和眩晕。内耳感受器、前庭蜗神经及中枢通路、听觉皮质中枢发生病变所致的听力减退或消失称为感音性耳聋。根据病变解剖部位的不同,又分为 3 种:

(1) 耳蜗性耳聋(cochlear deafness):凡病变发生在耳蜗,影响内耳末梢感受器所致的听力减退称为耳蜗性耳聋,常因噪音和爆震引起。由于耳蜗中感受高音的部位是在耳蜗基底部,此处又接近圆窗和卵圆窗。因此,耳蜗基底部是噪音等损伤最易波及的部位,故临床首先表现出高频音感知障碍。患者可出现强声耐量降低(声强阈值下降)、复听(两耳听到的声音不一致)以及病理性听觉适应(听阈提高)。

(2) 神经性耳聋(nerve deafness):凡病变影响发自螺旋神经节至进入脑干处的蜗神经所致的听力障碍称为神经性耳聋。临床表现为先高频音感知障碍,进而逐渐对中、低频音感知降低以致消失,气导大于骨导。

(3) 中枢性耳聋(central deafness):凡病变位于脑干或大脑,累及蜗神经核及其中枢通路、听觉皮质中枢所致的听力障碍称为中枢性耳聋。听神经瘤是造成这类损害的最常见原因。随着肿瘤的不断发展,不仅压迫蜗神经,造成患侧耳聋,还可累及前庭神经和面神经,从而出现相应的症状。由外侧丘系至内侧膝状体这段听路的一侧损伤,一般只引起两耳听力的轻度减退,不引起明显的症状。一侧皮质听觉区受损,常出现复杂的幻听,产生对侧或两侧听觉暂时的减退。

3. 前庭与晕动症的研究进展 众所周知,异常重力 - 惯性变化(如失重、超重或异常头部直线变速运动等)会刺激椭圆囊斑和球囊斑引发晕动症(motion sickness,MS)。而 MS 是部分人群在日常出行如乘车(船)时常有的痛苦感受(晕车、晕船),也是航空(航天)、航海、军事作战中常见的生理反应。其具体症状表现为面色苍白、出冷汗、嗜睡、眩晕、甚至呕吐等以内脏神经系统功能紊乱为主的多种症状与体征,在上述所有的症状中胃肠道和心血管系统的功能变化尤为突出。一般认为 MS 的发病是由于异常前庭信息在脑内沿着一定的纤维联系通路传递,在许多脑结构参与下引起内脏神经反应的结果。尽管有关 MS 的产生机制一直是国际上神经科学研究领域的热点问题,但由于实验方法的限制,发生 MS 时胃肠道,特别是心血管系统功能失调的具体原因鲜见报道,我国对此的研究则显得更为薄弱。

有关前庭核簇目前研究最多且与 MS 发生关系最密切的亚核是前庭内侧核(MVN)。近年来形态学及电生理学的证据都证明:MVN 内的神经元除了参与前庭信息的传递外,还有部分"自主神经元"(autonomic neurons)可以通过直接或间接投射,作用于脑干内心血管活动中枢——延髓尾腹外侧网状结构(caudal ventrolateral medullary reticular formation,CVLM),从而引起前庭 - 交感反射来参与维持体位改变时(比如由蹲位变为直立性)血压的稳定。而当前庭系统受到破坏或 MS 发生时,MVN 对血压变化的调节则降低或丧失。有学者利用一种复杂的围绕两轴旋转的加速度刺激器刺激大鼠后,在大鼠脑和脑干的多个核团内均检测到了 Fos 样免疫阳性神经元,其阳性产物主要表达于细胞核。其中在脑干内的前庭核簇的不同亚核(包括前庭内侧核、前庭上核和前庭下核)、孤束核、蓝斑核、臂旁内侧核、臂旁外侧核、间脑的室旁核以及边缘系统的杏仁核等内均观察到有密集分布的 Fos 样免疫阳性神经元。但在双侧迷路毁损组大鼠,在给予相同复杂的围绕两轴旋转刺激后,在上述相应核团内均未检测到 Fos 蛋白的表达。这些结果提示两轴旋转刺激可以有效地激活前庭神经元,这些被激活的神经元可能与 MS 发生的复杂机制有关。

近期的形态学研究结果还表明,MVN 内有诸多神经元表达 GABA、$GABA_A$ 受体或 $GABA_B$ 受体样免疫阳性,且在不同部位神经元上表达的受体的亚单位亦不相同,提示不同亚单位(尤其是 $GABA_A$ 受体)之间的多种组合是决定前庭核簇内各亚核之间作用各异的重要因素。除了 GABA,甘氨酸也可作用于 MVN 内神经元发挥其抑制性作用,且部分神经元可以同时接受这两种神经活性物质的调控。有研究报道,当头部受到异常重力 - 惯性变化刺激时,前庭神经初级传入终末通过释放谷氨酸或乙酰胆碱,可直接影响或通过中间神经元释放的 GABA 或 Gly,经多突触途径间接影响 MVN 投射神经元的生理活动。有学者也在大鼠前庭核簇的不同亚核内观察到大量的 GABA 能阳性神经元或终末;在将逆行示踪剂葡聚糖胺结合的四甲基罗丹明(TMR)注入脑干内心血管活动中枢(即 CVLM)后,在 MVN 等核团内观察到部分 TMR 逆行标记神经元同时表达 $GABA_A$ 受体。另外,大鼠在头部直线变速刺激后,MVN 内部分 $GABA_A$ 受体样阳性神经元表达 Fos 蛋白。这些结果皆表明:MS 发生时,脑干内有大量的 GABA 阳性神经元被激活,这些激活的 GABA 能神经元可能参与了 MS 发生时心血管功能失调的产生。

呕吐中枢是脑干内控制呕吐的所有神经核团的总称,位于闩到面神经核尾端之间的脑干内,主要包括最后区(area postrema,AP)、孤束核(nucleus of solitary tract,NST)、迷走神经背核(DNVN),以及从 NTS 到腹外侧的弓状结构内。其中 AP、NTS 和 DMX 被看作是一个功能单位,称为迷走神经背侧复合体(dorsal vagal complex,DVC)。目前认为 DVC 是晕动症等诱发恶心、呕吐的主要作用区域。有学者曾提出,前庭信号引

发呕吐的通路可能是:前庭核→孤束核→背侧和腹侧呼吸中枢→呼吸运动神经元。有学者在分别将顺行示踪剂——生物素结合的葡聚糖胺(BDA)注入大鼠 MVN 和前庭下核、逆行示踪剂荧光金(FG)注入脑干呕吐区后,在荧光显微镜下在延髓的背侧巨细胞旁核(DPGi)、巨细胞网状核(Gi)和小细胞网状核(PCRt)内观察到顺行标记的 BDA 纤维与逆行标记的 FG 细胞的分布区有重叠,提示这 3 个区域最有可能是前庭信号向呕吐区投射的中继站。

有学者还运用逆行束路示踪和免疫荧光组织化学染色相结合的双重标记技术,在激光共聚焦显微镜下和电镜下观察到在大鼠前庭核簇各核团内有部分前庭核簇——臂旁核投射神经元表达 $5-HT_{1A}$ 受体,且其胞体或树突与 5-HT 能终末形成对称性的轴 - 体或轴 - 树突触联系。这些结果提示,在前庭信息由前庭核簇向臂旁核神经元传递的过程中,5-HT 能神经终末对前庭核簇神经元的活动具有调控作用,而这种调控作用可能是通过与突触后神经元上的 $5-HT_{1A}$ 受体的结合而实现的。

此外,晕动病的发生及其表现症状受到高位脑结构的调节,这方面的研究近年来也得到了关注。将动物经过双轴旋转运动刺激并诱发晕动病后,动物的前扣带回皮质(anterior cingulate cortex)、边缘前 / 下皮质(prelimbic cortex/infralimbic cortex)等区域表达 Fos 神经元的数目大大增加,同时神经元动作电位发放频率亦明显有所增强。说明这些区域的神经元可被前庭信号激活,兴奋性活动增强。进一步应用电刺激损毁前扣带回皮质,观察到前述的诱发晕动病的双轴旋转运动使前扣带回皮质受损的动物晕动病反应大大减弱。综合以上结果表明高级脑区,如前扣带回皮质、边缘前 / 下皮质等区域可接受前庭信息、并对晕动病发生一定的易化作用。

CGRP 被认为在包括耳蜗和半规管在内的毛细胞器官的传出结构中发挥重要作用。最近 Jones 等(2018)利用 αCGRP null(-/-)小鼠,通过量化前庭感觉诱发电位(vestibular sensory-evoked potential,VsEP)的阈值、阈上振幅和潜伏期来评估耳石功能,而一般平衡功能则采用改良的旋转足跳试验来评估,观察了 CGRP 的缺失是否会影响耳石末梢器官的平衡功能。结果显示:αCGRP null(-/-)转基因小鼠中 CGRP 的缺失与以下两

个因素密切相关：①较短的 VsEP 延迟，但幅度或阈值没有相应的变化；②旋转足平衡试验出现缺陷。该结果表明，CGRP 缺失可以导致耳石传入激活时间加快，这提示 CGRP 通常可通过减慢转导电流和 / 或突触后递质的释放来激活初级传入神经触发区的时间。因此，传出前庭系统的神经元释放到前庭末梢器官的 CGRP 可能作为一种激活控制机制，最终调节运动反射的时间和强度，从而导致平衡功能障碍。

最近 Curthoys 等（2017）报道：传统的观点一直认为耳石是由相当均匀的感受器组成的平板，这些感受器在线性加速度的作用下可被耳圆锥肌所激活，从而使感受器的发束发生偏转。然而，新的解剖学和生理学证据表明，复杂的椭圆囊斑和球囊斑在受体类型、毛束高度、硬度和对上覆耳石膜的附着等方面均存在着解剖空间上的差异。这种差异对应于反应动力学的神经（受体和传入）分布空间上的不同。具体地说，特化细胞带，即血管纹上的受体主要是 Ⅰ 型受体，具有短而硬的毛束，较血管纹外受体更松散地附着在上覆的耳石膜上。在血管纹，发束投射到耳石膜内的孔中，允许淋巴波动使发束偏转并激活细胞。因此，有大量的解剖学和生理学证据来支持这样一种假说，即来自声音或振动（刺激频率在 2 000Hz 以上的单个刺激）所产生的液体移动可使纹状体 Ⅰ 型受体短而僵硬的毛束发生偏转，从而激活支配它们的传入神经。这为临床上测试声音和振动在前庭功能中的作用奠定了理论基础。

Curthoys 等在 2018 年发表的综述中提到，空气传导的声音和颅骨传导的振动均可激活位于椭圆囊斑和球囊斑内的耳石感受器和传入神经元，并触发小的肌电图反应，也被称为前庭诱发肌源性电位（vestibular-evoked myogenic potentials，VEMPs）。利用这些 VEMPs 对人类耳石功能进行临床评估是基于以下原因：①高频声音和振动在临床有效刺激水平之下就可激活耳石感受器传入，而不是半规管传入；②耳石向眼肌和颈肌有不同的解剖投射关系；③单独刺激椭圆囊斑可引起眼部肌肉的短的潜伏期反应，而单独刺激球囊斑则可引起颈部运动神经元的短的潜伏期反应。因此，VEMPs 越来越多地用于临床来评估耳石功能，以及椭圆囊斑和球囊斑在功能上的差异。目前已被广泛认可的是眼前庭诱发肌源性电位主要反映对侧椭圆囊斑的功能，而颈前庭诱发肌源性电位主要反映同侧球囊斑的功能。这些反应的差异主要是由囊斑本身的不同神经投射所决定的。由于耳石在高频时起着地震仪的作用，在低频时起着加速度计的作用。因此，VEMPs 是一种以耳石主导的反应，但在特定的临床条件下，如半规管开裂，此时半规管感受器也会被声音和振动所激活，并起到增强耳石主导的 VEMPs 反应的作用。

九、舌咽神经

（一）纤维成分及行程

舌咽神经（glossopharyngeal nerve）是混合性神经，含 5 种纤维成分：①一般躯体传入纤维，神经元的胞体位于颈静脉孔内的上神经节（superior ganglion），周围突分布于耳廓，中枢突至三叉神经脊束核，主要传递外耳道和鼓膜后侧的痛温觉；②一般内脏传入纤维，周围突分布于舌咽部，传递咽鼓管、咽壁、腭扁桃体、软腭、悬雍垂、舌后 1/3 黏膜的一般感觉以及颈动脉窦与颈动脉体的感受器冲动，参与调节呼吸、血压和心跳的活动；③特殊内脏传入纤维，周围突分布于舌后 1/3 味蕾；④一般内脏传出纤维，起自下泌涎核，经由鼓室丛、鼓室神经和岩浅小神经到达耳神经节，换元后的节后纤维至腮腺，管理腮腺的分泌；⑤特殊内脏传出纤维，发自疑核上部，支配茎突咽肌，可能也支配部分咽上缩肌。其中②和③两种内脏传入的一级神经元胞体均位于颈静脉孔下方的下神经节（inferior ganglion），其中枢突止于孤束核。

舌咽神经自延髓发出后，向外侧集中，至小脑绒球下方形成一干，穿颈静脉孔的前内侧出颅，在孔内舌咽神经位于迷走神经和副神经的前方，并单独穿硬脑膜。在颈静脉孔内，舌咽神经干有两个膨大，即上神经节和下神经节。舌咽神经出颅后，在颈内静脉和颈内动脉之间下降，然后在颈内动脉前方下行，经茎突及附着此突的肌肉深面，到达茎突咽肌的后缘并在其上弯行，横越咽上缩肌，或在咽上缩肌与咽中缩肌之间通过，分布至舌及咽部。

（二）舌咽神经的核团

下泌涎核（inferior salivatory nucleus）：位于上泌涎核下方的网状结构内，是迷走神经背核颅侧端上方的一个独立细胞群。它发出的副交感节前纤维经舌咽神经的鼓室支和鼓室丛至岩浅小神经和耳神经节，换元后的节后纤维经耳颞神经至腮腺，管理腮腺的分泌。

组成舌咽神经的其他核团还包括疑核、孤束核,这两个核团的详细结构见本章迷走神经部分。

(三) 舌咽神经的神经节

1. **上神经节**　此节位于颈静脉孔内,小而无分支,属于躯体感觉性神经节。节内神经元的中枢突终止于三叉神经脊束核,周围支分布于外耳皮肤(经迷走神经耳支)和硬脑膜(图 9-2-29)。

2. **下神经节**　也称岩神经节(petrosal ganglion),较大,位于颈静脉孔下方的岩小窝内,属于内脏感觉性神经节。节内神经元的中枢突终止于孤束核,周围支分布于舌后 1/3 部、腭扁桃体、咽和中耳等处的黏膜和颈动脉窦。下神经节不仅以细支与颈上交感神经节、迷走神经上神经节联系,还与面神经的二腹肌支成蹄状结合(图 9-2-30)。免疫组织化学研究观察到岩神经节内含有 SP、CGRP、MOR、SOM、NPY、calbindin D-28k、calretinin等免疫阳性物质。另外,还观察到 40%~50% 的MOR 阳性神经元同时表达 SP 或 CGRP 免疫活性。

最近有研究报道,在岩神经节内,大约有30.8% 的神经元表达 ASIC3(属于酸敏感的离子通道家族中的一种)样免疫活性。双重免疫荧光组织化学研究结果显示:分别有 61.7% 和 21.5%的 ASIC3 阳性神经元同时呈 CGRP 或辣椒素受体样受体 -1(vanilloid receptor 1-like receptor,VRL-1)阳性;并有 5.5% 的神经元 ASIC3/calbindin D-28k 免疫阳性。该结果提示,ASIC3 样阳性神经元在岩神经节内的感觉模式呈现出一种多样性,既可感受来自外周无髓神经纤维所传递的伤害性信息(CGRP 或 VRL-1 样阳性神经元),也可感受来自外周低阈值的机械性感受器所传递的内脏信息(calbinding D-28k 样阳性神经元主要接受来自颈动脉体的化学感受器的信息)。有学者报道,脑源性神经生长因子(BDNF)在岩神经节内的表达占神经元总数的 52%~61%,这些神经元主要为中、小型细胞。免疫荧光双重标记研究结果显示分别有 33.2%、58.4%、54.2% 和 23.3% 的BDNF 样阳性神经元同时表达 CGRP、P2X3 受体、VR1(辣椒素受体)和 VRL-1 样免疫阳性;并有 2.9% 的神经元同时表达 BDNF/TH 样免疫活性,但不与小白蛋白(parvalbumin)双标。这些结果表明岩神经节内 BDNF 样阳性神经元具有感受外周伤害性和机械性刺激的双重功能。

(四) 舌咽神经的分支分布

1. **鼓室神经**(tympanic nerve)　自下神经节发出,经鼓室小管下口进入鼓室,在鼓岬表面与交感神经纤维共同形成鼓室丛,由此丛再发出许多分支,一些分支分布于鼓室、咽鼓管和乳突小

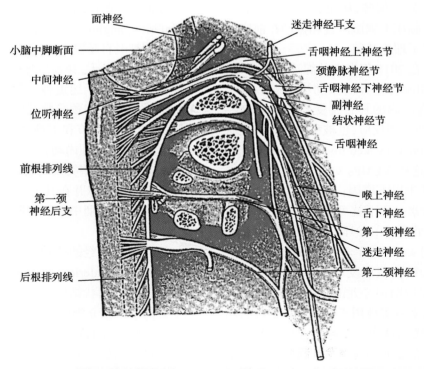

图 9-2-29　矢状切开寰椎横突及切开舌下神经管,示Ⅸ、Ⅹ、Ⅺ、Ⅻ 脑神经起始部分

房的黏膜。鼓室神经的终支为岩浅小神经(lesser superior petrosal nerve),含副交感纤维。岩浅小神经穿过颞骨岩部内位于鼓膜张肌半管下方的小管,经岩浅小神经管裂孔入颅中窝,然后沿岩浅小神经沟前行,并穿卵圆孔至耳神经节,在此换元后分布至腮腺。

2. 颈动脉窦支(carotid sinus branch) 为1~2支,为颈动脉窦和颈动脉体的传入纤维。恰在颈静脉孔下方发出,沿颈内静脉前侧下降,在途中分别与来自颈上交感神经节和迷走神经的下神经节的分支相交通,然后分布于颈动脉窦和颈动脉体(图9-2-30)。传入纤维的终末分别位于颈动脉窦壁内的压力感受器和颈动脉体内的化学感受器。这些感受器可以将动脉的压力和血液内二氧化碳浓度的变化传入脑,反射性调节血压和呼吸。

3. 舌支(lingual branch) 是舌咽神经的终支,位于舌神经的上方,舌骨舌肌的深面,分布于界沟后部的舌黏膜及味蕾。传递舌后1/3的味觉和一般感觉,舌支与三叉神经的舌神经相交通。

4. 咽支(pharyngeal branch) 为3~4支,在咽侧壁上与迷走神经的咽支及交感干的咽喉支共同组成咽丛。自此丛发出分支分布于咽壁肌和咽黏膜。它是咽部痛觉与咽部反射的传入神经。

5. 扁桃体支(tonsillar branch) 为数个小支,与上颌神经的分支腭中神经和腭后神经结合,围绕腭扁桃体组成环状神经丛,由此丛发出分支分布于腭扁桃体、软腭及咽峡部的黏膜。传导痛觉并介导咽反射和吞咽反射。

6. 肌支 分布于茎突咽肌(图9-2-30)。

(五)耳神经节

耳神经节(otic ganglion)位于卵圆孔的下方,下颌神经的内侧,脑膜中动脉的前方。为一扁卵圆形的小体,呈粉红灰色,前后径约3mm。耳神经节内的神经细胞主要由多极神经元组成。由于交感神经纤维、感觉和运动神经纤维只通过耳神经节并未换神经元,因而该节为副交感神经节。进入该节的根有4个:

1. 副交感根(parasympathetic root) 由副交感节前纤维组成,来自舌咽神经的岩浅小神经。该神经起自下泌涎核的神经元,经鼓室神经、鼓室神经丛及岩浅小神经至耳神经节,在此中继后发出节后纤维随耳颞神经分布于腮腺。

2. 交感根(sympathetic root) 来自脑膜中动脉交感丛,含来自颈上交感神经节的节后纤维,穿过耳神经节后与副交感纤维一起随耳颞神经分布于腮腺的血管。

3. 感觉根(sensory root) 来自耳颞神经,穿神经节后分布于腮腺。

4. 运动根(motor root) 来自下颌神经的翼内肌神经,穿神经节后分布至腭帆张肌和鼓膜张肌。

耳神经节有许多交通支,通过鼓索交通支、脑膜交通支、颊神经交通支、翼内肌神经交通支、耳颞神经交通支等将耳神经节与上述神经连接起来。

(六)应用解剖及舌咽神经痛的研究进展

1. 舌咽神经麻痹(glossopharyngeal nerve palsy) 舌咽神经、迷走神经、副神经和舌下神经不仅皆起源于延髓部位,而且在颅内的走行相互邻接,彼此间关系十分密切。因此,当舌咽神经受损时,可同时出现迷走神经和舌下神经受损的症状。但是当上述神经远离颅腔以后,它们的走向分散,各自分布至所达的器官和脏器。因此,只损伤舌咽神经而不累及其他3个下位脑神经的情况在颅内很少见,但在颅外可因咽喉部肿瘤或扁桃体肿大等原因压迫或损害舌咽神经而引起舌咽神经的单独麻痹。主要表现为同侧咽肌轻度瘫痪以及软腭反射消失,有时还伴有腮腺分泌功能障碍。

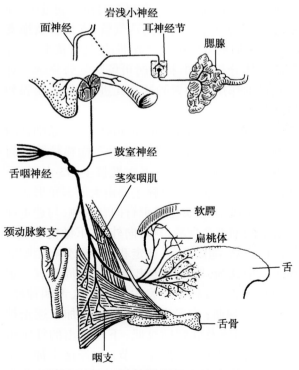

图9-2-30 舌咽神经的分支及其分布

当咽上缩肌麻痹时,还可发生吞咽困难,尤其是吞咽固体食物时更加困难。

2. 舌咽神经痛(glossopharyngeal neuralgia)　舌咽神经痛是一种局限于舌咽神经分布区的暂时发作性剧痛。可因吞咽动作、呵欠、咳嗽或伸舌引起,疼痛的性质类似三叉神经痛,呈刀割或针刺样间歇发作,每次发作数秒钟,疼痛可向同侧扁桃体、舌根、咽、外耳道及颈部放射。在某些病例中,触摸外耳道、颈部侧面、耳前部皮肤或者乳突上方都能触发严重的疼痛,吞咽食物时也易诱发此疼痛。患者咽喉部还可能出现其他感觉,如异物感、咽喉黏稠感、喉部痉挛感。当舌咽神经有破坏性病变时,则舌后 1/3 味觉以及舌根部、软腭和咽上部的一般感觉缺失或迟钝。

十、迷走神经

(一) 纤维成分

迷走神经(vagus nerve)是复杂而分布广泛的混合性神经,由 5 种纤维成分组成:①一般躯体传入纤维,神经元的胞体位于迷走神经颈静脉节(上节),周围突分布于外耳道及耳廓后面的皮肤,中枢突入延髓后止于三叉神经脊束核背侧部分;②一般内脏传入纤维,周围突分布于咽喉以下消化、呼吸器官,直至结肠左曲的胸腹腔内脏;③特殊内脏传入纤维,周围突分布于会厌及腭的味蕾;④一般内脏传出纤维,为副交感节前纤维,起自迷走神经运动背核,由此发出纤维分布至心脏、呼吸器官和咽喉以下至结肠左曲的消化管壁内的神经丛;⑤特殊内脏传出纤维,起自疑核,纤维支配由鳃弓演化的咽喉肌。其中②和③两种内脏传入的一级神经元胞体均位于迷走神经结状节(下节),中枢突入延髓后组成孤束,并分支上升或下降,止于其周围的孤束核。

(二) 迷走神经的核团

1. 迷走神经运动背核(dorsal motor nucleus of vagus)　是脑干内最大的副交感核,几乎贯穿延髓全长。此核位于第四脑室底舌下神经核外侧的迷走神经三角深面,并向下延伸至中央管的两侧。上、下端都超过舌下神经核。据报道,在人类,根据神经元的形态和细胞的密度可将迷走神经背核分为 3 区 9 个亚核,即吻侧区、中间区和尾侧区。其中吻侧区又分为两个亚核:背吻侧亚核(dorsorostral subnucleus)和腹吻侧亚核(ventrorostral subnucleus);中间区分为 5 个亚核:吻中间亚核(rostrointermediate subnuclei)、背中间亚核(dorsointermediate subnucleus)、中央中间亚核(centrointermediate subnucleus)、腹中间亚核(ventrointermediate subnucleus)、尾中间亚核(caudointermediate subnucleus);尾侧区不分亚核。另外还包括内边缘亚核(medial fringe subnucleus)。在不同的亚核,细胞的形态和胶质细胞的分布亦有差异。小圆形或椭圆形细胞主要集中在腹吻侧亚核和腹中间亚核,中等大小的椭圆形细胞主要分布于背吻侧亚核、中央中间亚核和尾侧亚核。而中等大小的梭形或多角形细胞是尾中间亚核的主要特征。大的三角形细胞主要集中在背中间亚核。胶质细胞的数量在中央中间亚核内最多;而在背中间亚核和内边缘亚核,胶质细胞的数量最少;在其余的 6 个亚核中胶质细胞的数量中等。除此之外,乙酰胆碱酯酶(AChE)和 P 物质(SP)免疫活性物质在 9 个亚核中的分布也具有一定特征。AChE 免疫活性表达最强的是在腹中间亚核,而在腹吻侧亚核、背中间亚核内,AChE 呈中等阳性反应。中间区和尾侧区的神经元含 SP 免疫活性。这些不同类型的细胞在人类可能具有不同器官的功能定位。在其他种属动物,各器官在迷走神经背核内的定位为:心和肺在核的较尾侧和外侧部;胃和胰在核中间区;其余腹腔器官位于核的吻侧和内侧部。其中到达心脏的纤维能减慢心率,在兴奋时使心动过缓,抑制时则心动过速。刺激到达气管、支气管及细支气管平滑肌的纤维可使之收缩,使气管狭窄、气管黏膜腺体分泌增加,抑制时可解除气管痉挛。对消化道的作用为使胃肠蠕动亢进,并促进胰腺和胃液分泌。

2. 疑核(nucleus ambiguus)　是一条细长的细胞柱,位于三叉神经脊束核和下橄榄核簇之间的网状结构内。上端达下橄榄核上 1/3 水平,下端达丘系交叉水平。疑核主要由大的多角形运动神经元组成,其轴突呈弓形行向背内侧,与迷走神经背核的轴突会合后,急转向外,在下橄榄核簇的背侧面出脑,随同舌咽、迷走和副神经分布至咽喉肌。一般认为,疑核的传出投射在外周具有一定的定位关系:疑核上段发出纤维加入舌咽神经,支配茎突咽肌;中段发出纤维最多,加入迷走神经,支配咽壁及软腭横纹肌;下段发出的纤维组成副神经颅根(见副神经一节),再经迷走神经至喉内肌。其中支配环甲肌的运动纤维可使声带紧张变长；支配环甲肌以外的所有声带运动的纤维主要使声带外展，在收缩时使声门裂扩张，协助呼吸；发音是通过声带内收肌的收缩，使声门裂狭窄、声带松弛。疑核接受双侧皮质核束的纤维，控制随意的吞咽和发音活动。因此，只有在双侧皮质核束均有病变时才出现两侧咽喉肌的瘫痪（假性延髓麻痹时）。疑核还接受舌咽神经、迷走神经和三叉神经感觉核的二级传入纤维，传递来自口腔、舌、咽部和呼吸道黏膜的神经冲动，参与吞咽、呕吐、咳嗽等反射活动。此外，疑核还接受网状结构、小脑和锥体外系至疑核的间接冲动。

3. **孤束和孤束核**（tractus solitarius and nucleus tractus solitarius）　由面神经、舌咽神经和迷走神经的一般及特殊内脏传入纤维共同组成孤束，它们进入延髓后分为升、降支，在迷走神经运动背核与三叉神经脊束核之间，其纤维先后终止于同侧的孤束核。该核位于孤束的腹外侧，并围绕孤束形成一长细胞柱，上端至脑桥下缘，下端可达颈髓上端中央管的背侧，并在此左右相接形成连合核。孤束核的上端膨大，通过面神经和舌咽神经接受舌和腭扁桃体的味觉特殊内脏传入，故又称味觉核（gustatory nucleus）。孤束核的中、下部通过迷走神经接受头、颈、胸、腹大部分内脏的初级传入。

关于孤束核，早在 1911 年，Cajal 即已将其闩以下的部分命名为连合核（commissural nucleus），并将闩以下的主部，以孤束为中心，分为内侧核和外侧核。之后有学者又将孤束内侧的部分单独划分，命名为中间核。有学者应用 HRP 示踪技术作了进一步研究，提出根据孤束核的细胞构筑和纤维联系的不同，将猫的孤束核细分为 11 个亚核：背外侧亚核（dorsolateral subnucleus）、腹外侧亚核（ventrolateral subnucleus）、外侧亚核（lateral subnucleus）、腹侧亚核（ventral subnucleus）、间质亚核（intersubstantia subnucleus）、背侧亚核（dorsal subnucleus）、胶状质（substantia gelatinosa）、中间亚核（intermedial subnucleus）、小细胞亚核（parvicellular subnucleus）、内侧亚核（medial subnucleus）和连合亚核（commissural subnucleus）。人类孤束核各亚核的细胞构筑与猫的相似。实验证据表明，不同的脏器在孤束核内的传入投射有一定的定位关系。味觉特殊传入纤维的终止区在孤束核吻段 1/3；来自气管、喉以及肺的传入纤维的接受区是孤束核中段的腹外侧亚核、中间亚核和连合亚核；孤束核尾段的背侧、内侧、小细胞、胶状质和连合

亚核与胃肠道和心血管器官内包括伤害性感觉信息的传入有关。另外，应用 HRP 标记方法还发现孤束核通过三叉神经的一些分支直接接受来自面部的黏膜感觉信息的传入。

孤束核与中枢其他部位的联系也十分广泛，如与延髓腹外侧区、疑核、臂旁核、蓝斑、中脑导水管周围灰质、丘脑的腹后内侧核和下丘脑的室旁核、弓状核、背内侧区、视前内侧区以及终纹床核、杏仁中央核、穹窿下器等结构，其中多数联系为双向性的。

近年来免疫组织化学的研究已经发现：孤束核内含有诸多的神经递质／调质或受体，其中已发现的神经递质包括 SP、胆囊收缩素、神经肽 Y、M-ENK、L-ENK、β- 内啡肽、bombesin、神经紧张肽、calbindin、乙酰胆碱、galanin、NOS、CGRP、VIP、多巴胺、酪氨酸羟化酶（TH）、5-HT、组胺、GABA、甘氨酸、谷氨酸、肾上腺素、去甲肾上腺素、催产素等；已发现的受体有谷氨酸受体（GluR1 和 GluR2/3）、NMDA 受体（NMDAR1 和 NMDAR2）、$GABA_A$ 受体、SP 受体、MOR、NK_3 受体和 $5-HT_{3A}$ 受体等。这些递质／调质或受体在孤束核内的分布在不同的亚核具有一定的差异。有学者报道：向臂旁核投射的大鼠孤束核吻段神经元均呈谷氨酸样免疫阳性，其中，在中间亚核和内侧亚核中阳性细胞数最多。来自杏仁中央核的神经纤维主要投射至孤束核的中间亚核，并与该亚核内的儿茶酚胺样阳性神经元的树突形成对称性突触联系。有学者将 HRP 注入颈动脉窦神经后，在孤束核的连合亚核内观察到大量的无髓、有髓神经纤维和终末，其中 88% 都是无髓的，这些无髓神经纤维和终末的大部分呈 TH 免疫阳性。电镜下还观察到来自颈动脉窦神经的传入终末与孤束核内 TH 阳性终末之间形成轴 - 轴突触联系（大约占 22%）。因而推测孤束核内 TH 免疫阳性神经元可能与化学感受器或压力感受器的反射性调节活动密切相关。另外也有报道：GABA 阳性神经元主要分布于孤束核的中段，阳性纤维则广泛分布于整个孤束核；而甘氨酸阳性神经元和纤维主要分布于孤束核尾段 2/3 的内侧亚核、腹外侧亚核和背内侧亚核。该结果提示，GABA 和甘氨酸均参与吞咽、呼吸、心血管活动的调节，但只有 GABA 与味觉信息的调控有关。Bombesin 被认为是一种肽类递质或调质，与内脏活动密切相关，其阳性纤维主要分布于孤束核的中间、腹外

侧、腹侧、间质亚核及连合亚核的尾段。

腺苷是一种功能强大的中枢神经调节剂，通过作用于相反的 A1（抑制剂）和 A2a（激活剂）受体而发挥作用。然而，Minic 等（2015，2018）通过动物研究显示，在大鼠孤束核（NTS）内这两种腺苷受体亚型均可有效抑制心肺化学反射（cardiopulmonary chemoreflex，CCR）活动。其中，腺苷 A1 受体主要位于 NTS 谷氨酸能神经元或终末内，可抑制谷氨酸在 CCR 通路中的传递；而腺苷 A2a 受体主要位于 NTS 尾侧 GABA 能神经元内，可促进 NTS 中 GABA 能神经元或末梢内腺苷的释放，而后者反过来再抑制 CCR 引起的血流动力学和区域交感反射的活动。

内脏脑肽，传统上被认为是调节食欲和食物摄入量的一种新的物质，包括厌氧生肽葡糖苷样肽 -1（anaerobic peptide glucoside-like peptide-1，GLP-1）。最近 Jerlhag 等（2018）在综述中指出，临床前期研究表明，GLP-1 受体的激活，无论是通过 GLP-1 或类似物，都会减弱酒精激活中脑边缘多巴胺系统的功能，并减少对酒精的摄入；而 GLP-1 受体的拮抗剂则可增加对酒精的摄入量。此外，GLP-1 受体激动剂可阻止其他成瘾药物激活中脑边缘多巴胺系统的功能。这些研究提示，GLP-1 受体激动剂有可能作为包括酒精成瘾在内的成瘾患者潜在的治疗手段。在孤束核内，也广泛存在着递质之间或递质与受体之间的共存。如 CGRP、bombesin 与 TH 共存于同一个孤束核神经元内；SP 与谷氨酸在同一个终末内共存。也有研究证明：在给予颈动脉窦刺激时，孤束核尾段的大部分神经元表达 Fos 样免疫阳性，其中有 80% 的 Fos 阳性神经元同时呈谷氨酸受体 I 型（GluR1）或 II 型（GluR2）免疫阳性，其余 20% 的 Fos 阳性神经元显示 NMDA 受体 I 型（NMDAR1）或 II 型（NMDAR2）免疫阳性。这些结果提示 GluR 和 NMDA 受体阳性的孤束核神经元与外周来自颈动脉窦的伤害性信息的传递密切相关。有学者应用全细胞膜片钳技术结合免疫荧光组织化学方法观察到，在孤束核尾段内存在着两群细胞，一群直径为 10μm 的小细胞，含 calbindin D-28k 或 GABA，其分布广泛；另一群是直径为 10μm 的小细胞或 17μm 左右的大细胞，均含多巴胺 β- 羟化酶。双标研究发现，几乎所有的小的多巴胺 β- 羟化酶阳性神经元同时呈 calbindin D-28k 免疫阳性。而大细胞则为

calbindin 阴性。当给予孤束核刺激后，几乎所有的 calbindin D-28k 阳性的小细胞均出现多突触的兴奋性反应，而多巴胺 β- 羟化酶阳性的大细胞则显示出单突触的兴奋性反应。

此外，不少研究还观察到递质 / 调质或受体阳性的神经元或终末之间形成突触联系。如 NOS 和谷氨酸均广泛分布于孤束核的中间亚核、连合亚核和内侧亚核，在谷氨酸阳性终末与 NOS 阳性神经元、谷氨酸阳性神经元与 NOS 阳性终末以及谷氨酸与 NOS 阳性终末之间均存在着密切接触。有学者也观察到大量的谷氨酸和 GABA 阳性终末同时终止于同一个孤束核神经元的胞体和树突上，表明 GABA 可在突触后调控由谷氨酸介导的向孤束核的兴奋性传入。超微结构研究已证明：大鼠孤束核内，有 61% 的传入终末为谷氨酸能的，GABA 能的传入终末占 36%，它们分别与孤束核神经元的胞体或树突形成非对称性或对称性突触联系。

孤束核的传出纤维联系如前所述十分广泛，但近十几年的研究结果表明主要的还是向臂旁核的上行投射。臂旁核是位于脑桥背外侧围绕结合臂的神经核团，包括臂旁内侧核、臂旁外侧核和 Kölliker-Fuse 核（Kölliker-Fuse nucleus，KF）。有学者根据臂旁核的纤维联系和细胞构筑的不同，将臂旁内侧核、臂旁外侧核和 K-F 核进一步细分为中央外侧（central lateral）亚核、外外侧（external lateral）亚核、背外侧（dorsal lateral）亚核、最外侧（extreme lateral）亚核、内外侧（internal lateral）亚核、上外侧（superior lateral）亚核、腹外侧（ventral lateral）亚核、外内侧（external medial）亚核、内侧（medial）亚核和 K-F 核等亚核。大量的实验结果证明：来自孤束核的传入纤维在臂旁核内也有一定的定位关系。孤束核吻段传递特殊内脏感觉的味觉纤维主要投射至臂旁内侧核；而中尾段传递一般内脏感觉的传入纤维则终止于臂旁外侧核和 K-F 核。

孤束核也发出纤维投射至脊髓，组成孤核脊髓束。它主要起自孤束核的下段，向下可达腰髓节段。此束可能构成一些内脏反射弧的传出链。

4. 三叉神经脊束核（spinal nucleus of trigeminal nerve） 迷走神经含来自外耳道及耳廓后面皮肤的躯体感觉纤维包括痛觉传入纤维。这些纤维入延髓后终止于三叉神经脊束核的背侧部。有实验证明：猴的迷走神经、面神经和舌咽神经的躯体传入纤维（皮支）和三叉神经的下颌支

在延髓下段水平的三叉神经脊束核的背内侧部交织混杂。将甲醛刺激舌咽、迷走神经分布范围内的软腭、咽、食管和胃等区域后，在三叉神经脊束间质核内可观察到大量的 Fos 阳性神经元表达，这些阳性神经元与舌咽、迷走神经初级传入分布区基本一致。进一步将逆行荧光示踪剂荧光金（fluoro-gold，FG）分别注入一侧舌咽、迷走神经的下节后，在三叉神经脊束间质核内观察到大量的 FG 逆标神经元，且分别有 10% 和 20% 的神经元呈 SP、CGRP 免疫阳性。这些结果提示：三叉神经与迷走、舌咽神经之间，躯体神经纤维与内脏神经尤其是伤害性内脏传入纤维之间在三叉神经脊束核包括三叉神经脊束间质核的关系十分密切。

（三）迷走神经的神经节

1. **上（颈静脉）神经节**［superior（jugular）ganglion］ 位于颈静脉孔内，为一灰色的小球体，直径约 4mm。该神经节不仅与舌咽神经的岩神经节间有交通支，并且与副神经的颅根和颈上交感神经节之间也有交通支。颈静脉神经节属躯体感觉性神经节，含假单极神经元，周围突多数进入耳支（图 9-2-29）。近年来免疫细胞化学和免疫荧光双重标记法的研究已经证明：大鼠的颈静脉神经节内有许多呈 SP、CGRP 或阿片 μ 受体（MOR）免疫阳性的神经元，这些神经元之间存在着递质共存。其中 60%~90% 的 MOR 阳性神经元同时呈 CGRP 或 SP 免疫活性。而在 CGRP 或 SP 免疫阳性的神经元中，分别有 13% 和 45% 的细胞呈 MOR 阳性。这些双标神经元多为中、小型细胞。另外也有报道颈静脉神经节内含 calbindin、calretinin（CR）、SP、CGRP，有部分神经元同时呈 CR/SP 或 CR/CGRP 免疫阳性。

2. **下（结状）神经节**［inferior（nodose）ganglion］ 此节位于第 1、2 颈椎横突的前侧，比上神经节稍大，呈扁平卵圆形。该节与舌下神经和第 1、2 颈神经之间以及颈上交感神经节之间均有细的交通支相连。副神经的颅根也发出细的分支经过结状神经节表面，在其下端加入迷走神经干，纤维随迷走神经的咽支、心支及喉返神经分布（图 9-2-29）。结状神经节属内脏感觉性神经节，来自会厌、腭的味觉冲动以及咽喉以下消化、呼吸器官，直至结肠左曲的胸腹腔内脏的一般感觉包括痛觉都传递到该神经节的假单极神经元。实验证据表明：该节神经元含有许多神经活性物质和受体，如 CGRP、NOS、磷酸激活的谷氨酰胺

酶（phosphate-activated glutaminase，PAG）、代谢型谷氨酸 7 型受体（metabotropic glutamate receptor 7，mGluR7）、MOR、SP、凝集素 B4（isolectin B4，IB4）、calbindin、pavalbumin、calretinin、TH、5-HT、儿茶酚胺、NMDA 受体、P2X2、P2X3、Galanin、NPY、VIP、ChAT 和神经生长因子受体等。在这些阳性神经元中，存在递质和 / 或受体间的共存。据报道：在结状神经节，几乎所有的神经元同时呈 PAG 和 mGluR7 免疫阳性。在一些中、小型 MOR 阳性神经元中也有部分细胞同时表达 CGRP、NOS 或 SP 免疫活性。这些结果提示：结状神经节内的 MOR 不仅可以通过终末前调节 SP、CGRP 和 NOS 的释放，也可以影响其他的神经递质如谷氨酸等的释放。有学者报道，有部分 calbindin 阳性神经元同时含 TH。除此之外，最近的研究还证明，结状神经节内有部分神经元同时呈 MOR 和 IB4 免疫阳性。目前普遍认为 IB4 是 C 类纤维的特异性标记物，因而可以推测，IB4 阳性的神经元与内脏伤害性信息的传递有关，而 MOR 可能对这些信息向孤束核的传递起调节作用。

（四）迷走神经的行程与分支

迷走神经以 8~10 个根丝自延髓后外侧沟后部出脑，经颈静脉孔出颅腔。在孔内及稍下方神经干膨大分别形成上、下神经节。在下神经节上方，有副神经的颅根发出分支加入迷走神经。

在颈部，迷走神经干位于神经鞘内，在颈内静脉与颈内动脉或颈总动脉之间下行至颈根部。由此向下，左右迷走神经的行程有所不同。

右迷走神经（right vagus nerve）：在颈根部，跨过锁骨下动脉第一段前方，入胸腔后沿气管右方下行，经右头臂静脉及上腔静脉后内侧、奇静脉内侧、右主支气管后方下行至右肺门后方。在此发出肺后支，与右第 2~5 胸椎旁交感神经节的分支吻合形成右肺后丛。由此丛下部，神经干发出 2~3 支行于食管后面，并与左迷走神经的相应分支共同构成食管后丛。此丛向下重新合并形成迷走神经后干（posterior vagal trunk）。

左迷走神经（left vagus nerve）：在颈根部，于左颈总动脉和左锁骨下动脉之间下降，经左头臂静脉后方入胸腔，跨过主动脉弓的左侧至左肺门后方。在主动脉弓上缘处，有左膈神经自其前方交叉越过。在左肺门后方，左迷走神经分出多个分支，与左第 2~4 椎旁交感神经节的分支共同组

成左肺后丛。自此丛发出两支在食管前方下行，与右肺后丛来的食管支组成食管前丛。此丛在胸下部，再合成迷走神经前干（anterior vagal trunk）。

迷走神经前、后干分别在食管前、后方下行，与食管一起穿膈肌的食管裂孔进入腹腔。在腹腔，迷走神经前干在胃贲门处分支分布至胃前面、幽门管、幽门及十二指肠上部、降部、肝及胰头。迷走神经后干分成一较小的胃支和较大的腹腔支。胃支分布于幽门管以外的胃后下面，腹腔支主要参与腹腔丛的形成，并发小支至脾、肾、肾上腺及肠系膜上丛。

迷走神经的重要分支有：

1. 在头、颈部的分支

（1）脑膜支（meningeal branch）：起自迷走神经上节（图9-2-31），经颈静脉孔返回颅后窝，分布于颅后窝的硬脑膜、横窦及枕窦。

（2）耳支（auricular branch）：起自迷走神经上节，在颈内动脉上端的前方，与舌咽神经下节发出的耳支合在一起。然后穿颈静脉窝外侧壁的乳突小管入颞骨岩部。在距茎乳孔 4mm 处，耳支与面神经间有细的交通。耳支可经鼓乳裂或随面神经出茎乳孔，至耳后分为两支。一支加入耳后神经，另一支分布至耳廓及外耳道皮肤。如一侧迷走神经耳支受刺激时，患侧外耳道可发痒难受，外耳道皮肤常脱屑，分泌增加，耵聍增多，并因经常瘙痒而继发外耳道湿疹。

（3）咽支（pharyngeal branch）：起自迷走神经下节，其纤维主要来自副神经的颅根。咽支经过颈内、外动脉之间至咽中缩肌上缘处时，发分支与舌咽神经、颈上交感神经节的分支以及喉上神经外支的分支相联系，共同形成咽丛（pharyngeal plexus）。自此丛发出纤维分布于各咽肌和除腭帆张肌以外的诸腭肌及咽部黏膜。如一侧迷走神经咽支受刺激时（如感冒后或无任何诱因），常可引起咽痛或咽部不适，疼痛可向外耳和舌底扩散。当牵拉耳屏时，也可出现反射性的咽喉痛和呛咳。当病变破坏咽支时，可发生支配区的感觉障碍，咽反射消失和吞咽困难等症状。

（4）喉上神经（superior laryngeal nerve）：起自迷走神经下节，在颈内动脉后侧下行，继而至其内侧。在舌骨大角处分成较大的喉内支和较小的喉外支（图9-2-31）。

喉内支（internal laryngeal branch）：与喉上动脉伴行，下行至甲状软骨上缘与舌骨大角之间，穿

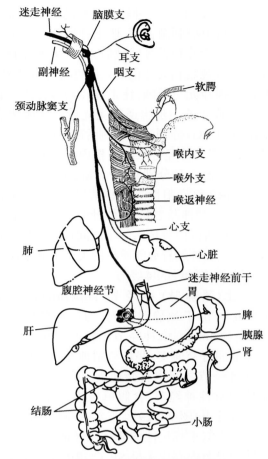

图 9-2-31　迷走神经分支及其分布

甲状舌骨膜入喉内，分成上、下两支。上支分布至咽、会厌、会厌谷以及喉前庭的黏膜，下支分布至杓会厌襞和杓状软骨背侧面的黏膜等处。

喉外支（external laryngeal branch）：与甲状腺上动脉伴行，在咽下缩肌的表面下行并穿过该肌，沿甲状软骨后缘下降，大部分纤维分布至环甲肌，小部分分布至喉黏膜。亦有分支加入咽丛，并与交感神经的心支和颈上交感节的交通支相连。因此，在甲状腺手术结扎甲状腺上动脉时要特别注意不要误伤外支，以免造成声音嘶哑和声带松弛。

2. 在胸部的分支

（1）喉返神经（recurrent laryngeal nerve）：左右喉返神经的起始和行程有所不同。在左侧，喉返神经发出部位较低，当迷走神经越过主动脉弓前面时，自迷走神经主干发出。在动脉韧带的外侧绕过主动脉凹侧上升，于主动脉弓后方上行到左侧气管食管间沟内。在右侧，喉返神经发自锁骨下动脉第一段前方的迷走神经主干，并绕过该动脉的下侧弯行至后方，继向内上行至颈总动脉后

方,斜行至右侧气管食管沟内。两侧的喉返神经均在气管食管沟内或靠近此沟上行。当行至甲状腺侧叶下端的后侧时,与甲状腺下动脉有复杂的交叉关系。继而在接近环状软骨的水平处,喉返神经的终末支至咽下缩肌的下缘、环甲关节的后方进入喉内,改称喉下神经(inferior laryngeal nerve),其运动纤维支配除环甲肌以外的所有喉肌,感觉纤维分布至声襞以下的喉黏膜。喉返神经在行程中还发出胸心支入心深丛。因此,在甲状腺手术结扎甲状腺下动脉时要特别注意不要误伤喉返神经。喉返神经损伤主要表现为声音嘶哑,如为进行性器质性病变,首先发生声带外展肌麻痹;继后声带内收肌也会受累,故无论在发声和吸气时,声带均不能运动。

(2)心支(cardiac branch):起自迷走神经干的细小分支(图9-2-31)。这些分支分心上支和心下支。心上支与交感神经的心支相连,组成心深丛。心下支发自颈根部,右侧者参加心深丛;左侧者加入心浅丛。也有部分心支纤维直接起于两侧喉返神经,均加入心深丛。

(3)肺前、后支(anterior and posterior pulmonary branch):肺前支有2~3条,于肺根上缘附近发出,到达肺门前面,与交感神经分支共同形成肺前丛。肺后支分支较多而粗大,行经肺门后面,与来自第2~4胸交感神经干的分支共同形成肺后丛。自肺前、后丛再发出细的分支,随支气管的分支而分支,分布至支气管树的平滑肌和腺体。

(4)食管支(esophageal branch):起自肺支上下方,下者较多,彼此间吻合形成食管丛,发分支分布至食管及心包后面。

3. 在腹部的分支 自食管丛以下,左右迷走神经的纤维混合,重新合成较小的迷走神经前干和较大的迷走神经后干。穿过食管裂孔后,发分支至腹腔器官。主要的分支有:

(1)胃支(gastric branch):迷走神经前、后干在贲门附近分别发出胃前支和胃后支,胃前支沿胃小弯向右,沿途发4~6个小支,分布于胃的前上壁,其终支以鸦爪形的分支分布于幽门管及幽门窦。胃后支沿胃小弯深部走行,沿途发分支分布于胃的后下壁。如选择性进行胃迷走神经切断术,在临床上可治疗胃溃疡。

(2)肝支(hepatic branch):共13条,自胃前丛发出,入小网膜,加入肝丛而分布至肝。

(3)腹腔支(coeliac branch):发自迷走神经后干,向右行与交感神经共同构成腹腔丛。自此丛发出分支,伴随各脏器的动脉分布至脾、胰、肾、小肠、盲肠、升结肠至横结肠中部等腹腔脏器。

(五)应用解剖及迷走神经研究进展

一侧迷走神经损伤主要引起同侧软腭、咽和喉麻痹。表现为发音时患侧软腭不能上举,悬雍垂偏向健侧,声带麻痹,吞咽轻度障碍,声音嘶哑,颈动脉窦反射消失。临床检查患侧软腭反射和咽反射消失。但内脏功能障碍的表现不明显。

一侧喉返神经损伤,可引起同侧除环甲肌以外的所有喉肌的麻痹。患者可出现短暂的声音嘶哑,由于声带麻痹,而致声带位置居于旁正中线。双侧喉返神经损伤,可导致双侧声带并列靠近,喉门狭窄,声音嘶哑,呼吸困难。

双侧迷走神经损伤时,可导致喉肌全瘫,引起严重的呼吸困难和喘鸣声。这种患者常伴有食管和胃的弛缓性麻痹,心跳加快,吞咽障碍和迷走呼吸反射消失等症状。

迷走神经是连接周围器官和脑的最为广泛的神经之一,它整合并维持着机体的生理平衡。19世纪末,迷走神经刺激术(vagus nerve stimulation,VNS)虽然仅为一个初步的设想,但却为迷走神经的研究与应用打开了一扇大门。由于迷走神经在免疫系统、内脏神经系统、内分泌系统、心血管系统、呼吸系统和胃肠道系统中均具有广泛的调节作用,故VNS已在临床上进行了多项试验,并探索其治疗多种疾病的潜力。迄今为止,VNS已被批准用于治疗难治性癫痫和抑郁症。除此之外,Johnson等(2018)在综述中也提到,由于VNS能够显著抑制炎症细胞因子的产生,故应用VNS治疗一些慢性炎症性疾病如败血症、肺损伤、类风湿性关节炎、哮喘等,以及与炎症相关的一些疾病,如糖尿病、疼痛、心力衰竭和偏头痛等。目前,对VNS的具体作用机制正在被人们所了解,如VNS可以通过调节大脑和脊髓中多种与痛觉相关的结构,影响周围/中枢的痛觉感受、阿片类药物反应、炎症因子的产生、内脏神经活动和痛觉相关行为等,从而产生镇痛效应。有关偏头痛的治疗,Lendvai等(2018)和Henssen等(2019)在综述中指出,迷走神经非侵入性刺激目前被认为是一种用于治疗原发性头痛的新型的神经调节疗法。迷走神经刺激术可以通过在耳朵上放置一个电极来刺激包含1%迷走神经纤维的耳屏神经来实现;而无创性迷走神经刺激术在传统意义上是指仅仅对迷走神经颈支的刺激（迷走神经颈支完全由迷走神经纤维所构成）。这两种方法可以相互替换，迄今为止的大多数研究都是使用无创性 VNS 或植入迷走神经刺激装置来进行。虽然，无创性 VNS 在原发性头痛治疗中的确切作用机制依然不清楚，但这种方法仍然是一种新颖、安全、有效的原发性头痛的辅助治疗方法。

另外，也有大量研究证明，VNS 广泛地应用于治疗心力衰竭的研究中。众所周知，心力衰竭可导致内脏神经的平衡失调，交感神经的作用增强，而迷走神经的作用减弱；其中包括迷走神经的活性下降、受体密度减低、乙酰胆碱活性下降、心率变慢、压力感受器敏感性减低等。亦有学者报道心力衰竭后窦房结区域迷走神经的末梢退化，且迷走神经去神经化的发生要先于交感神经。随着 VNS 在动物实验中的深入研究，人们已经开始尝试在人体用 VNS 治疗心力衰竭，研究结果初步显示了 VNS 临床应用的可行性。Premchand 等（2016）报道，对 60 例心力衰竭患者进行 VNS 器的植入后，6 个月和 12 个月随访结果显示，左室射血分数的平均值增加了 4.5%，左室收缩末期容积、左室舒张末期容积差异均无统计学意义，77% 患者的纽约心功能分级得到了改善，6 分钟步行试验增加了 56m，且未发现左室收缩末期容积及心力衰竭生物标志物——氨基末端 B 型利钠肽前体（amino terminal b-type natriuretic peptide precursor，NT-proBNP）与基线相比存在统计学差异。随访 12 个月后评价装置有效性的指标亦显示，无装置失灵事件及相关严重不良事件发生，表明左右两侧 VNS 的效果都是稳定的。但此方法也存在不足之处，如 VNS 器的植入手术操作较为复杂；不良反应多，包括咳嗽及神经刺激所导致的植入侧下颌区疼痛、音调改变或发声困难等；终末期心力衰竭患者合并心动过缓或心搏骤停风险增高时，VNS 可加重死亡风险等。虽然 VNS 仍存在着一些不足，但在临床上依然为广大心力衰竭患者的康复带来了曙光，具有广阔的应用前景。

十一、副神经

（一）起始核及纤维的分布

副神经（accessory nerve）为一运动性神经，起自延髓和脊髓，由两种神经根组成，即延髓根（颅根）和脊髓根。含有一般内脏运动和特殊内脏运动两种纤维。颅根较小，其纤维大部分起自疑核尾端，小部分起自迷走神经背核尾侧部以及疑后核的神经元。由此发出的副神经纤维，穿过延髓网状结构，至延髓橄榄体背侧与灰小结节之间的纵沟内，以 4~5 根细丝在迷走神经根的下方出脑。继而颅根与脊髓根在向外侧行至颈静脉孔时合成一短干，穿颈静脉孔出颅腔。此时，颅根与脊髓根分开，并在迷走神经下神经节上方并入迷走神经干或迷走神经下神经节。其中起源于疑核的神经纤维随迷走神经咽支分布至腭咽肌、腭舌肌、腭垂肌及腭帆提肌；而起源于迷走神经背核尾侧部及疑后核的神经纤维则加入迷走神经的喉返神经，支配喉内肌。此外，有实验表明，兔的副神经纤维还可随迷走神经分布至胸腹脏器。

脊髓根起自 C_1~C_5 节脊髓前角的副神经核，其上端可伸达锥体交叉的中部，与疑核相续。在下段，副神经核位于前角的背外侧部；在上段，逐渐移至中央区。该核发出的轴突呈弓形走向后外方，经侧索从前、后根间出脊髓，组成脊髓根。此根于齿状韧带后方上行至椎动脉后侧穿枕骨大孔入颅，继而与颅根合成一短干，并与迷走神经伴行，穿经颈静脉孔出颅后，再与颅根分离组成副神经外支。此支在茎突、茎突舌骨肌和二腹肌后腹内侧斜行向后下方，绕颈内静脉前外侧，与枕动脉的胸锁乳突肌上支一起到达胸锁乳突肌上部，并穿入该肌深面，发分支支配该肌的运动。之后副神经在胸锁乳突肌中点稍上方浅出，在肩胛提肌表面，副神经越过颈后三角，此时副神经与肩胛提肌之间只隔以椎前筋膜。副神经在颈后三角处位置表浅，与颈浅淋巴结相邻。继后在锁骨上方 3~5cm 处，行至斜方肌前缘，穿入该肌深面分支成丛。在进入斜方肌之前，副神经与第 3、4 颈神经的分支相交通，共同形成神经丛，由此丛发分支，分布于斜方肌。

副神经的脊髓根是胸锁乳突肌唯一的运动神经纤维，而第 2、3 颈神经则传导该肌的本体感觉。关于斜方肌，有学者认为，副神经的脊髓部只支配斜方肌的上部和中间部，此肌的下部由颈丛发出分支支配，第 3、4 颈神经只传导该肌的本体感觉。但也有学者认为，除此之外，可能还有来自胸神经根的运动纤维支配斜方肌。

有学者报道：在成年大鼠，沿着副神经的脊髓根的行程存在单个或散在分布的感觉神经节。这些神经节细胞为假单极神经元，其轴突在副神经即将入颅骨部位加入脊髓根。免疫组织化学双重染色的结果显示,神经元内含 SP 和 CGRP 免疫活性物质,并存在着两种递质的共存。这些神经节细胞的功能还不甚清楚,推测可能与肌肉的伤害性信息及枕后痛信息的传递有关。

(二)纤维联系

1. **皮质核束和皮质脊髓束**(cortical nuclear tract and corticospinal tract) 疑核接受双侧皮质核束的直接或经中间神经元的投射纤维,控制随意的吞咽和发音活动;副神经核接受双侧皮质脊髓束的纤维,但支配斜方肌的神经元以对侧为主。

2. 副神经核还接受前庭脊髓束、顶盖脊髓束、内侧纵束的纤维和某些感觉纤维侧支的终止,介导与头颈部回旋运动有关的反射活动。

(三)应用解剖

1. **副神经麻痹**(accessory paralysis) 多见于颈淋巴结结核、颈部恶性肿瘤、脊髓灰质炎及鼻咽癌等。此时到达副神经核的纤维及副神经核常受累,引起副神经核性瘫。临床主要表现为:患侧斜方肌、肩胛提肌、胸锁乳突肌瘫痪,肩胛骨向前下移位。患侧抬举上臂的功能减弱,举重乏力,并伴有上述各部肌肉的萎缩,呈现某种程度的翼状肩胛。当两臂下垂时,患侧手指低于健侧,双臂前伸合掌时,患侧指尖远于健侧。在外周部,由于副神经与迷走神经、舌咽神经同穿颈静脉孔出颅,所以当颅底骨折波及颈静脉孔时,可损伤副神经,出现上述临床表现的同时,还伴有舌咽神经和迷走神经受损的表现。副神经周围损伤多数为单侧。

2. **痉挛性斜颈**(spasmodic torticollis) 常是因为中枢刺激引起的局灶性肌张力障碍,斜方肌和胸锁乳突肌出现发作性收缩,往往还伴有其他肌肉如头夹肌等的收缩。

十二、舌下神经

在胚胎期,舌下神经为典型的脊神经,有后根和神经节。但在发育后期,随着后根及神经节的退化消失,4 个颈前神经或脊髓 - 枕神经的前根融合形成了舌下神经(hypoglossal nerve),为一般躯体运动神经。

(一)舌下神经核

舌下神经核(hypoglossal nucleus)位于第四脑室底舌下神经三角的深面,核柱长约 2cm,由下橄榄核的尾端,向上伸抵髓纹的下方。由典型的多级神经元组成,细胞间有茸细的纤维网络,系由止于此核的轴突末梢组成。此核发出的轴突沿内侧丘系外侧向腹侧行,穿过延髓后,以 10~15 条根丝自锥体与橄榄之间的前外侧沟出脑。

舌下神经核可分为背侧核和腹侧核两部分。每一部分又按内外顺序分为内侧和外侧亚核。在舌下神经核内,运动神经有肌肉定位性组构,与舌肌结构和功能上的分类相适应。其规律为:①缩舌和伸舌运动神经元的构成为背腹方向,即支配缩舌肌的运动神经元位于背侧,支配伸舌肌的神经元位于腹侧,从背运动神经元发出轴突组成舌下神经的外侧支,腹运动神经元的轴突组成内侧支;②支配舌内肌的运动神经元一般位于支配舌外肌的运动神经元的内侧;③在外周,支配最远的肌肉或肌纤维的运动神经元位于最尾侧(颏舌骨肌例外);支配茎突舌骨肌和甲状舌骨肌的运动神经元位于舌下神经的吻侧 1/10 处;而支配颏舌骨肌的运动神经元位于腹外侧区。从胚胎发生学和生理学角度上讲,支配舌内肌的运动神经元是与其相协作的舌外肌的运动神经元相连续的。例如,上纵肌在胚胎发生上起源于甲状舌骨肌,并附着在甲状舌骨肌和茎突舌骨肌上。舌运动功能测定表明:舌在回缩时,茎突舌骨肌、甲状舌骨肌与舌内肌一同收缩,共同完成舌回缩运动。在 Cynomolgus 猴上观察到:支配舌下纵肌与支配甲状舌骨肌的运动神经元在舌下神经核内有重叠,而支配舌上纵肌与支配茎突舌骨肌的运动神经元在舌下神经核内也有重叠。总之,舌下神经核内侧部的运动神经元支配与舌长轴相垂直断面上的舌横肌、舌垂直肌和颏舌肌;而舌下神经核外侧部的运动神经元支配与舌长轴相平行的茎突舌肌、舌骨舌肌、舌上纵肌和舌下纵肌。

(二)舌下神经核的纤维联系

舌下神经核接受大量的传入纤维联系,主要来自:

1. **皮质核束** 该束纤维大部分交叉,小部分不交叉,直接或间接经过中间神经元至舌下神经核。其中舌下神经核支配颏舌肌的细胞仅接受对侧纤维,舌下神经核其余部分均接受双侧皮质核束纤维,管理舌的随意运动。

2. **舌咽神经、迷走神经及三叉神经的二级感觉纤维**

3. **延髓网状结构的传入纤维**

4. **孤束核的传入纤维**

以上这些纤维均参与舌反射弧的构成,以完

成由于刺激舌、口及咽黏膜引起的吸吮、咀嚼和吞咽反射等活动。

近年的免疫组织化学研究已证实：舌下神经核接受大脑皮质及皮质下的广泛的传入调节。目前在舌下神经核已发现相当多的中枢其他来源的神经纤维和终末，这些终末分别呈 5-HT、GABA、SP、ENK、TH、Glu、AChE 和儿茶酚胺等免疫阳性，同时也观察到在舌下神经核神经元胞体和树突上存在着诸多的神经递质或神经肽的受体，如 5-HT$_{1A}$、5-HT$_{2A}$ 受体、SP 受体、GABA$_A$ 受体 α 亚单位、谷氨酸受体 2/3、5/6/7 亚型、AMPA 受体 4 亚型、NMDA 受体 1 亚型等。有学者还报道：将 HRP 注入一侧舌尖后，在闩水平的舌下神经核的腹外侧亚核内可观察到大量的逆标神经元。在电镜下，观察到有部分 SP 能神经终末分别与 HRP 逆标神经元的胞体和树突形成对称性的轴 - 体突触或非对称性的轴 - 树突触。证实了支配舌内肌的舌下神经核接受 SP 能终末的调控。与此同时，有学者还观察到：ENK 能神经终末主要传入到支配颏舌肌的舌下神经核腹外侧亚核，可能与舌在呼吸中的调控作用密切相关。有学者应用免疫组织化学和免疫荧光组织化学染色技术，在激光共聚焦显微镜下也观察了 5-HT 免疫阳性纤维在不同功能的舌下神经核神经元的胞体、树突及轴丘上的分布方式。其结果显示：5-HT 样免疫阳性纤维和终末以簇状分布的方式与舌下神经核神经元胞体、近端树突和轴丘起始段形成密切接触。有学者在电镜下还观察到，5-HT 免疫阳性终末在舌下神经核内主要与中小型树突形成非对称性突触。因此，5-HT 调制舌下神经核神经元可能是以兴奋的方式，这种兴奋性效应可能发生在不同功能亚核的不同部位。

有学者报道：含 NOS 阳性神经元分布于舌的肌层、结缔组织和味腺周围，其发出的神经纤维主要支配血管、腺体和肌组织；并且观察到 ChAT 与 NOS 阳性结构共存。这些结果提示 NOS 可能参与胆碱能传递，舌内的 NOS 阳性神经元可能对血管、味腺和舌肌起生理性调节作用，并与舌的味觉有关。

有学者还报道：在大鼠舌下神经核内可观察到大约 45% 的神经元同时呈 IL-2R 和孕激素受体（PR）样阳性。另外，还观察到在大鼠舌下神经核内存在 IL-2R、PR 和代谢型谷氨酸 5 型受体

（metabolic glutamate type 5 receptor，mGluR5）三类受体共存的神经元，它们约占 IL-2/PR 双标细胞总数的 25%。该结果提示免疫、神经、内分泌物质可能通过共存于同一神经元上的相应受体共同调节舌下神经元的功能。有学者在研究大鼠舌下神经损伤后舌下神经核内星形胶质细胞和运动神经元的反应及其相互关系时发现，于左侧颈部二腹肌后腹以下分离并切断左侧舌下神经后，术后第 3 天在舌下神经核内可观察到神经元出现凋亡，术后第 15 天时达高峰，并在手术侧舌下神经核内观察到 GFAP 样阳性产物于术后 1d 出现，第 21 天时达到高峰，突起增多、粗短，胞体变大，分布于整个舌下神经核内。免疫荧光双重标记结果显示凋亡细胞周围为 GFAP 阳性星形胶质细胞包绕。该结果提示舌下神经横断伤后舌下神经核内星形胶质细胞可能在神经元凋亡过程中发挥重要作用。

（三）舌下神经的行程及分支

舌下神经发出的轴突，在延髓前外侧沟出脑后，在椎动脉后方行向外侧，所有根丝集中成两束，穿舌下神经管，穿出后两束又合成一干。舌下神经自颅底穿出后，位于颈内动脉和颈内静脉以及舌咽、迷走和副神经的内侧。在下降至颈部时，舌下神经逐渐行至颈内动脉、舌咽神经与迷走神经的后外方，然后下降至下颌角处，呈弓状弯曲向前。经枕动脉后方下降，然后横过颈外动脉及舌动脉的前面，行于二腹肌腱、茎突舌骨肌及下颌舌骨肌三者与舌骨舌肌之间，当它行至舌骨舌肌与颏舌骨肌之间时，则发出分支在舌神经和下颌下腺导管的下方穿颏舌肌肌质内继续前行直达舌尖，分支布于全部舌内肌和部分舌外肌（茎突舌肌、舌骨舌肌、颏舌肌等）（图 9-2-32）。

舌下神经的分支有：

1. **脑膜支（meningeal branch）**　从舌下神经管内发出后，通过此管返回入颅后窝内，分布至枕骨板障、枕窦与岩下窦的硬脑膜。此支中可能不含舌下神经纤维，而有来自上颈部的感觉纤维和颈上交感神经节的交感纤维。

2. **舌下神经的降支（descending branch of hypoglossal nerve）**　又称颈襻上根，是一细长的分支，在舌下神经绕过枕动脉时发出，继而在颈动脉鞘前方或鞘内下降，并与第 2、3 颈神经所组成的降支结合，形成颈襻，也称作舌下神经襻（ansa hypoglossi）（图 9-2-32）。由此襻发出分支至胸骨

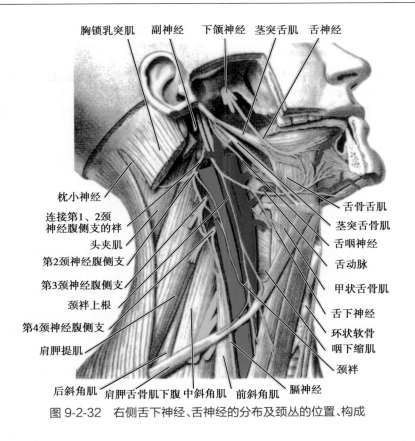

图 9-2-32　右侧舌下神经、舌神经的分布及颈丛的位置、构成

舌骨肌、胸骨甲状肌、肩胛舌骨肌上、下腹。舌下神经袢可能还发出小支下降至胸腔与膈神经或迷走神经的心支相连。

3. 甲状舌骨肌和颏舌骨肌的神经　舌下神经靠近舌骨舌肌后缘时，发出两肌支斜越舌骨大角分布至二肌。

4. 舌下神经的肌支　所有的肌支均含有舌下神经的运动纤维，分布至茎突舌肌、舌骨舌肌、颏舌肌以及诸舌内肌。

（四）应用解剖及舌下神经研究进展

1. 中枢性舌下神经麻痹（central hypoglossal palsy）　当病变累及到皮质核束至舌下神经核的上运动神经元纤维（如内囊出血）或累及到舌下神经核（如一侧延髓腹内侧病变，延髓空洞症等），都会引起中枢性舌下神经麻痹。前者称作核上性麻痹；后者称作核性麻痹。由于皮质核束至舌下神经核的神经纤维交叉至对侧舌下神经核，所以核上性麻痹的主要症状表现为对侧舌肌运动失控、伸舌时舌尖偏向健侧，但舌肌不萎缩，无肌纤维震颤。如果双侧皮质核束损伤，常有咽喉肌的运动障碍，吞咽、发音和讲话困难，临床称为假性延髓麻痹。核性麻痹的症状与周围性舌下神经麻痹相同。

2. 周围性舌下神经麻痹（peripheral hypoglossal palsy）　在舌下神经穿行舌下神经管或出管后在颈部下降过程中由于各种原因（如颅底骨折、颈椎上段脱位、枕髁前孔骨膜炎、椎动脉瘤、鼻咽癌等）致使一侧舌下神经受损或受压而引起的单侧麻痹称为周围性舌下神经麻痹。临床表现为患侧舌肌瘫痪并萎缩，触摸时舌质变软，舌面出现皱襞；伸舌时，舌尖偏向患侧（由于健侧颏舌肌向对侧牵拉舌尖所致）；缩舌时，舌尖偏向健侧（由于健侧茎突舌骨肌牵拉的结果）；并伴有患侧舌肌纤维震颤。但吞咽和言语可不发生障碍。

舌下神经控制着舌的运动，而舌下神经的损伤会导致咀嚼困难和进食困难。Kim 等（2017）报道，雄性大鼠在施行舌下神经双侧横断前、后均接受 Morris 水迷宫的训练，在术后 1 周检测大鼠在目标象限的停留时间。结果显示，与假手术对照组相比，舌下神经双侧横断大鼠的停留时间明显缩短。且术后初训时，舌下神经双侧横断会影响初训、逆转训练及探头检测。应用免疫组织化学和 Western Blot 方法在术后第 10 天检测到舌下神经双侧横断可降低海马 CA1 和 CA3 区内神经元的数量；与假手术大鼠相比，舌下神经双侧横断大鼠海马成熟形态的 BDNF 明显减少，且 p38

741

图中标注：
胸锁乳突肌　副神经　下颌神经　茎突舌肌　舌神经
枕小神经
连接第1、2颈神经腹侧支的袢
头夹肌
第2颈神经腹侧支
第3颈神经腹侧支
颈袢上根
第4颈神经腹侧支
肩胛提肌
后斜角肌　肩胛舌骨肌下腹　中斜角肌　前斜角肌　膈神经
舌骨舌肌
茎突舌骨肌
舌咽神经
舌动脉
甲状舌骨肌
舌下神经
环状软骨
咽下缩肌
颈袢

MAPK 的表达亦明显有所降低。另外,他们还应用脑片膜片钳技术对术后第 10 天手术大鼠的海马 CA 1 区神经元的场兴奋性突触后电位(field excitatory postsynaptic potential,fEPSP)进行了研究,结果显示虽然舌下神经双侧横断大鼠的突触前神经递质释放概率正常,但是在给予 θ 节律刺激后,海马切片记录到的 fEPSP 斜率较对照组大鼠有所降低,表明舌下神经双侧横断大鼠 LTP 明显受损。该结果表明,舌运动障碍可损害海马依赖的认知功能,降低 BDNF 表达,其机制可能与神经发生/增殖减少和 LTP 受损有关。这是到目前为止,有关舌运动障碍可能影响海马依赖的认知功能的首篇报道。

(李金莲)

第三节　内脏神经系统

内脏神经系统(visceral nervous system)是指调节和控制内脏器官功能活动的神经系统,主要分布于内脏、心血管、腺体,形成神经系统的内脏部分,按其功能活动的不同可分为传入神经系统和传出神经系统,按照分布部位的不同,又可分为中枢部和周围部。

内脏神经系统又称自主神经系统(autonomic nervous system)或内脏神经系统(visceral nervous system)。1807 年 Reil 首先提出了"植物神经"一词,把支配内脏的神经统称为植物神经,这一名词的出现是根据所谓生命可区分为"植物性"(Ia vie organnique)和"动物性"(Ia vie animale)生命的看法,并很快为学者们所接受。关于"植物性神经系统"这一命名,植物与动物固然都有同化和异化、营养和分泌等共同的生命活动特点,但至今人们认为植物并无神经,所以该名称仍不能令人满意。

1889 年英国学者 Langley 提出了"自主神经"一词,用以强调内脏器官的活动具有自主性,在很大程度上不受意志的直接控制。按这一定义,"自主神经系统"显然指的是"传导内脏传出冲动到除骨骼肌以外的各种组织的神经细胞和神经纤维",但它仅仅包括支配内脏神经的周围传出部分,而忽视了内脏的传入神经,虽然内脏神经系统的传入神经元位于脑脊神经节并兼有躯体和内脏神经反射。此外,由于躯体神经与内脏神经的发生起源相同,都接受神经系统中枢部的调节,过去认为内脏神经活动不受大脑皮质调节的所谓"自主性"的看法是不正确的。而且,内脏神经元和躯体神经元在神经系统的中枢部内常互相混杂、彼此联系;在神经系统的周围部,躯体神经内亦含有内脏神经的纤维分布全身,所以对其结构和功能不能孤立地看待。来自任何感受器的刺激冲动,可经内脏神经或躯体神经而引起内脏神经性反射。因此,"自主神经系统"的名称虽被许多著作所采用,但这命名可能使人简单地认为,支配内脏、腺体和血液循环等器官的神经,为一个独立行使功能的系统。所谓自主性活动,实际上是神经机制的一种形式,其本质是反射性活动,都是在中枢神经控制之下。因此,这种将内脏活动同中枢神经系统特别是大脑皮质割裂的概念显然是不恰当的。

与"自主神经系统"和"植物性神经系统"这两个不适宜的命名相比,"内脏神经系统"这一命名显然要合理得多。诚然,内脏神经不仅分布于内脏而且也随血管和脊神经分布到身体各部。但在人们通常的概念中,心血管系统往往也被当作内脏器官看待,虽然在解剖学上它独立于内脏系统而成为一个单独的心血管系统。因此,本书采用了"内脏神经系统"这一概念。但是,目前中外学者们,对于自主、内脏或植物性神经的三种名词,都在采用,正如有学者建议的那样,无论是用"自主神经""植物性神经"或"内脏神经",都应该包括涉及内脏功能活动的周围部和中枢部的全部神经结构。

神经系统的内脏神经部分就是神经系统的中枢部和周围部中调节内脏功能活动的部分。内脏功能活动包括内脏器官、脉管系统、平滑肌及腺体等的感觉和运动,一般不受意识直接支配和控制,在意识上无清晰的感觉,但在人体生理功能上却具有重要作用。能意识到的内脏感觉常常是模糊的难以定位,如消化道痉挛性收缩引起的疼痛;但如饥饿、口渴等特征性感受则是例外。内脏活动的反射弧,有些是在脊髓和延髓等低级内脏神经中枢形成的,有些是通过大脑皮质,在新皮质、旧皮质及古皮质都可以找到与内脏活动相关的代表区,尤其在边缘系皮质,可以找到各种内脏活动的代表区,如呼吸运动、心血管活动、胃肠道运动、瞳孔反射和膀胱活动等。在生理学研究中,多种方法都证明了大脑皮质与内脏活动密切相关。

内脏神经系统包括中枢部和周围部两部分,周围部又分为感觉神经和运动神经,其中运动神经又分为交感和副交感两部分。骨骼肌的运动是由躯体神经支配的,其内有交感神经纤维穿行,其中许多是支配骨骼肌内血管的,有些位置密切接近骨骼肌的肌纤维,解剖学上尚缺乏交感神经纤维与骨骼肌之间有真正功能上联系的直接证据。但在生理学研究中,有学者提出交感神经对骨骼肌有营养作用,认为交感神经传导的冲动能影响骨骼肌的新陈代谢,证明交感神经受刺激时,骨骼肌耗氧量相对增加可以使已疲劳的肌肉提高其工作能力,这在完整的机体内对于肌肉活动是具有重大意义的。虽然生理学的研究证明交感神经对骨骼肌活动有重要作用,但交感神经直接支配骨骼肌纤维的观点,并没有得到广泛的支持。

但是,躯体神经与内脏神经之间,在形态结构和功能上是有某些区别的,现叙述如下:

1. 内脏神经传入纤维传导身体内部脏器来的冲动至中枢,最新的研究认为其末梢亦具有分泌神经肽类物质等传出功能,对机体内在环境的调节起重要作用。而躯体传入纤维,感受自体表、骨、关节和骨骼肌内的刺激,调节机体的运动及机体与外界环境的相对平衡。

2. 内脏神经的传出纤维主要分布于内脏、心血管、平滑肌及腺体,在一定程度上不受意志控制,支配有节律性的内脏活动,如呼吸、心跳、消化、排泄和分泌等,以调节机体新陈代谢。大多数脏器都受交感和副交感神经的双重支配,当环境发生急剧变化时,促使机体发生应对危急的一系列内脏活动。而躯体神经传出纤维只分布于骨骼肌,使骨骼肌发生迅速适宜的运动,一般都受意志控制。

3. 内脏神经传出纤维从中枢到达所分布的器官的途中,要经过两个神经元,第一级神经元位于中枢部的中脑、脑桥、延髓和脊髓的第1胸节至第3腰节以及第2至第4骶节,为节前神经元。第二级神经元位于内脏神经节,为节后神经元。躯体神经传出纤维则自脑干的脑神经运动核和脊髓前角的运动神经元发出,直达骨骼肌。

4. 内脏神经传出纤维直径较细,属于B类纤维或C类纤维,末梢分泌的化学递质是乙酰胆碱或去甲肾上腺素,它们可引起兴奋或抑制效应。躯体神经纤维的直径较粗,属于A类纤维(也有传导痛觉的C类纤维),其末梢递质是乙酰胆碱,通常只引起兴奋效应。内脏神经周围部的节段性分布不够明确,而躯体神经周围部的节段分布十分明显。

应该指出,虽然内脏神经与躯体神经在结构和功能上有一定的差别,但它们又是密切联系和相互影响的,是整个神经系统不可分割的两个部分。当躯体(或内脏)受到刺激,引起躯体(或内脏)运动反应的同时,也常伴有相应的内脏(或躯体)反应。例如,强光照射眼睛时,可以发生转头或闭眼等躯体运动,同时伴有瞳孔缩小等内脏反应。

一、内脏神经系统的中枢部

正像躯体神经是在中枢神经系统控制下一样,内脏神经也是在中枢神经系统的控制之下。内脏刺激信号传入中枢内,可以引发机体两种不同形式的变化,这是日常生活中所能体验到的。一种是传入信号在客观上可以用科学手段测知,也可以引起相应的功能变化,但在主观上却不能引起有意识的感觉,如血压的变化、肺的扩张、食糜的化学组成成分的变化等,这种被引发的活动即传统所说的自主性(自律性)活动,实际上,它是反射型的活动。这类活动可以在任何内脏的传出中枢部分形成,也可以通过内脏壁内的短回路反射弧实现。另一种形式是,一些内脏的特定信号被感受时,其结果反映到大脑产生感觉,最明显的是内脏痛的感觉。虽然,它不如躯体伤害性刺激所引起的疼痛感觉那样定位清楚、性质明确,但它是内脏一些特定信号传递到中枢后所产生的感觉,如味觉、嗅觉、胃肠道的膨满感、饥饿感,膀胱膨满引起的尿意感、直肠的便意感、平滑肌收缩和痉挛、心脏缺血等产生的感觉。

(一)脊髓内的内脏神经中枢

脊髓内的内脏神经中枢——交感和副交感的运动中枢,交感的运动中枢主要在 $T_1 \sim L_{2,3}$ 以及 $S_2 \sim S_4$ 脊髓节段灰质侧角的中间带外侧核,侧角在胸腰节段内比较明显,在骶段内不明显。中间带外侧核的神经元大部分为卵圆形或梨形,大小为介于前后角细胞之间的中等多极细胞。尼氏体颗粒细小,分布不规则,核较大,核仁清楚。有学者认为这些神经细胞也散在于中间带灰质内,并不局限于侧柱内,甚至延伸至颈髓节段内。在中间带的内侧、中央管的背外侧有不明显的中间带内侧核。该核在某些脊髓节段不明显,向头侧延续到迷走神经背核,细胞形态与中间带外侧核的细胞相似,两核间并有纤维联系,也属于内脏神经性核团。

脊髓内调节血管运动、竖毛及出汗的中枢位于整个脊髓胸节及腰上部节段内。头、颈和上肢的这些功能,由上 4 个或 5 个胸髓节段调节,躯干上部由 T_4~T_9 胸髓节段调节,脐以下躯体由 $T_{(9,10)}$~L_2 节段调节,下肢由 T_{10}~L_2 节段调节。脊髓血管运动中枢(spinal vasomotor center)虽然受到脊髓以上中枢的调节和控制,但对于某些节段性的血管运动反射具有整合作用。如切断动物脊髓与延髓的联系,可引起血管扩张、血压立即下降。但血压并不持续下降,尚能逐渐回升,并能保持某些简单的血管反射。

脊髓内,一些参与内脏功能活动的中枢部位已经明确。如支配泪腺的交感神经节前神经元位于 T_2 和 T_3 节段,瞳孔扩大中枢位于 C_8~T_2 节段,心脏加速中枢位于 T_2~$T_{5,6}$ 节段,调节泌尿生殖及直肠肛门的交感中枢位于 L_1 和 L_2 节段,其副交感中枢位于 S_2~S_4(骶副交感核)节段内,骶副交感核具有控制排便、排尿及勃起(交配)等功能。

有研究曾提出 4 个核,但颇具争议。①中间带外侧核(intermediolateral nucleus):位于灰质中间带外侧部,在 T_1~L_3 节段的侧角,少数细胞迁入外侧索内;②中间带内侧核(intermediomedial nucleus):位于中央管背外侧的灰质中间带内侧部,在人几乎占脊髓全长,其中有些可能是中间神经元;③平滑肌内侧核(nucleus medialis myoleioticus):位于 L_5~S_5 节前角腹侧内侧缘,支配盆腔平滑肌;④ Onuf 核(nucleus of Onuf):位于 S_1~S_4 节前角腹侧半,前角内、外侧细胞柱之间,为多极神经元。笔者以为,中间带内侧核、平滑肌内侧核和 Onuf 核可能是中间带外侧核在不同种属的延伸,其中大部分神经元属交感节前神经细胞,少部分可能是支配盆底横纹肌的躯体运动神经元或支配盆底平滑肌的特殊性核团。

由脊神经后根进入脊髓的内脏神经传入纤维,和躯体神经传入纤维一样,与后角内及中间带邻近的细胞形成突触,继而直接形成与内脏神经节前神经元的反射联系,或经过中间神经元再

联系于节前神经元,或形成上升的传导通路至脑。这表明,内脏初级传入除了它们的中枢作用外,还具有调节外周反射的作用。副交感神经内的初级传入是否也具有这样的结构尚无证据。在脊髓内,无论是上升的或是下降的内脏通路,它们在脊髓内的精确位置尚未确定,从而无法选择性破坏这些纤维干预内脏器官的功能活动。

应用 HRP 跨越神经节追踪技术,似乎对脊髓内脏传入的形态结构有了更新的认识。很多学者的研究表明,内脏初级传入在脊髓内的分布,无论是伴随交感神经途径还是副交感神经途径,它们的分布模式都是相同的。随交感神经传入胸腰髓以及随副交感神经(盆神经)传入骶髓的内脏初级传入神经元中枢突的传入途径和终止部位,与躯体初级传入的途径完全不同。这些初级内脏传入纤维从后根进入脊髓后,以长升支和短降支在 Lissauer 束内升降,并且其侧支也参与这种升降。以盆神经注入 HRP 为例,首先在后根进入脊髓部发现 HRP 标记的纤维和终末,标记的细纤维围绕在粗纤维之间,与 Lissauer 束的标记纤维相连续。在后根进入脊髓部,标记的纤维呈"T"字型分叉,分布在 Lissauer 束内,在后角尖部和外缘处形成浓密的标记区,并沿后角外缘和内缘向腹侧分布。沿后角外缘向腹侧分布形成的较宽的纤维束,称为外侧通路;沿后角内缘向腹侧分布的纤维束称内侧通路。外侧通路从 Lissauer 束沿后角板层 Ⅱ~Ⅳ 的外侧缘向腹侧分布,到网状核处分散成若干小束,再向腹侧,一部分终止于中间带外侧核;另一部分弯向内方进入板层 Ⅴ。内侧通路从后角尖部沿后角内缘向腹侧分布,到后索底部进入灰质,形成密集的终末投射区,终止于灰质背侧连合区的背侧连合核(dorsal commissural nucleus)(图 9-3-1)。背侧连合核在骶髓和腰髓的下部节段更加明显,由于其主要部分位于灰质后连合,也有学者将其称为后连合核(dorsal commissural nucleus,DCN)(李继硕,1996),并认为该核可能是盆腔脏器内脏传入通路的一个主要二级中继站,该核发出纤维至臂旁核(parabrachial nucleus),而臂旁核已基本被公认为是内脏传入中继核团。

(二)脑干内的内脏神经中枢

脑干内的内脏神经中枢包括接受内脏传入的结构和内脏传出的结构两部分。

脑干内的一般内脏传出纤维是由迷走神经背

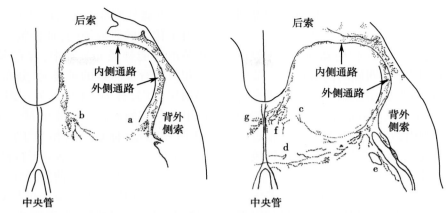

图 9-3-1　猫 S₂ 节段经盆神经传入的 Lissauer 束侧支的几种分布模式

a. Ⅰ 层腹端与 Ⅴ 层外端结合部；b. Ⅴ 层内侧部；c. Ⅴ 层背内侧部；d. 背侧连合核腹侧 1/3；
e. 中间带外侧核；f. 背侧连合核背侧部；g. 对侧背侧连合核；箭头示 Lissauer 束范围。

核、下泌涎核、上泌涎核、泪腺核和动眼神经副核发出的。这些核团是由中小细胞组成的，核较大，尼氏质较少。迷走神经背核含有两种不同类型的神经元，可分为 3 部分。吻侧部多为小细胞；中部由中等大小的神经元组成，尼氏体较多；尾侧部主要由小细胞组成，间或混有中等细胞。小细胞的轴突支配平滑肌及腺体，中等细胞支配心肌。下泌涎核发出的纤维，参与组成舌咽神经，经耳神经节交换神经元，节后纤维分布至腮腺。上泌涎核和泪腺核（二者又合称上泌涎核）发出的纤维，加入面神经，前者经鼓索神经至舌神经，在下颌下神经节交换神经元，节后纤维分布到舌下腺和下颌下腺；后者经岩大神经至翼腭神经节交换神经元，经颧神经及泪腺神经分布到泪腺。由动眼神经副核发出的纤维，经动眼神经至睫状神经节交换神经元，节后纤维支配睫状肌和瞳孔括约肌。

脑干内传导特殊内脏传入和一般内脏传入冲动的纤维为孤束纤维，孤束纤维主要终止于迷走神经感觉背核和孤束核。感觉背核是由小型细胞组成的纵柱，在灰翼（迷走神经三角）的灰质内，位于迷走神经背核和孤束之间，自锥体交叉中部平面上达橄榄核的上 1/3 平面处。孤束核被认为是主要的内脏传入二级站，由小型和大型两种细胞组成，依照细胞构筑学孤束核常被分成 6 部分：孤束背侧核、孤束背外侧核、孤束腹外侧核、围绕着孤束的孤束腹侧核、位于迷走神经运动背核背外侧的孤束内侧核和位于内侧核与后极区之间的孤束小细胞核。两侧孤束核的尾端，在第四脑室尾侧合成迷走神经连合核，位于中线上。孤束核最上端接受Ⅶ、Ⅸ脑神经的味觉纤维，又称味觉核

（gustatory nucleus）；孤束核的尾侧和内侧主要接受来自迷走神经、面神经和舌咽神经的一般内脏传入纤维。内脏传入纤维至孤束核的投射不但有上述的嘴 - 尾部定向排列，而且不同内脏器官的传入纤维至孤束核各亚核的投射也有一定的定向投射排列规律：如来自消化道的传入纤维终止于孤束小细胞核，肺的传入纤维终止于孤束腹外侧核，由颈动脉窦来的传入纤维在孤束内侧核和背侧核内形成突触。

此外，脑干内的臂旁核已基本被公认为是内脏传入系统的中继核团，自该核也发出纤维投射至孤束核，许多研究者对此进行了报道。

临床上脑干出血等病变发生时，常常危及患者生命，因为脑干内存在重要的生命中枢：心血管运动中枢和呼吸运动中枢。

1. 脑干内的心血管运动中枢　延髓的结构很复杂，功能很重要，故有"延髓生命中枢"之说。延髓内的所谓生命中枢，亦即调节心血管和呼吸运动的中枢。调节心和血管运动的中枢为心抑制中枢（心迷走中枢）、心加速中枢（心交感中枢）、血管收缩中枢和血管舒张中枢。其中，心抑制中枢和血管收缩中枢在生理功能的调节上更为重要。

延髓的心抑制中枢位于迷走神经背核和疑核区域。该处的神经元为节前神经元，其轴突经心脏神经丛入心脏，与心内神经节（节后神经元）的细胞形成突触。节后神经纤维末梢释放的递质为乙酰胆碱，作用于心肌细胞膜上的胆碱能 M 受体，导致心率减慢、心房肌收缩力减弱和不应期缩短、房室传导速度减慢等负性变时变力变速传导作用。直接电刺激迷走神经背核可引起心搏减慢

或停止,破坏该核,则迷走神经对心脏活动的抑制性调节消失。

脑干内除上述解剖学定位明确的内脏神经调节中枢外,尚有界限不太明确的内脏神经调节中枢。但是,关于这些内脏功能调节中枢的研究资料,更多的是基于生理学实验的结果,远多于解剖学研究。由于细胞内微电极的生理学与辣根过氧化物酶单细胞标记的形态学相结合,使该领域的研究又有了新的长足的发展。

关于心血管中枢在延髓内的定位,许多生理学家应用电生理方法进行了研究。一个世纪以来的研究多半认为,心血管中枢位于延髓网状结构。有学者研究发现,电刺激延髓网状结构的背外侧部,能引起动脉血压急剧上升,而电刺激延髓网状结构的腹内侧部分,能使动脉血压急剧下降,并分别把这两个区域命名为"加压区"和"减压区"。目前已知刺激"加压区",可引起几乎全身交感神经系统的兴奋,包括心率加快、心肌收缩力增强、血管收缩、肾上腺素释放增多、瞳孔扩大等等。因此,这个区域实际上是交感神经中枢,亦即心加速中枢和血管收缩中枢。但是,这些年的生理学、药理学和神经解剖学的研究提供了愈来愈多的证据支持心血管中枢位于延髓腹外侧部。

生理学上研究使用重复电脉冲刺激延髓腹外侧部时,可引起明显的血压升高和心率加快反应。有学者将谷氨酸钠注射到延髓腹外侧部时,发现谷氨酸钠通过作用于细胞膜上的特异性受体,引起该部位的细胞兴奋,结果引起血压升高、肾交感神经放电增加以及外周血管阻力增加。生理学实验应用细微电极局部性损毁猫和兔双侧延髓腹外侧部时,发现血压降低到相当于脊髓休克时的血压水平。有学者用局部微量注射法,将能毁损神经元胞体的海人酸(kainic acid)注射到双侧延髓腹外侧部时,发现血压显著降低。

形态学的研究结果也支持心血管中枢位于延髓腹外侧部的观点。应用辣根过氧化物酶逆行轴突输送的研究表明,延髓腹外侧浅部的神经元发出轴突下行投射到达脊髓灰质中间带外侧柱的交感节前神经元。有学者将氚标记的亮氨酸注射到延髓腹外侧部,应用放射自显影方法在脊髓灰质中间带外侧核观察到被标记的轴突末梢,这也证明延髓腹外侧部的神经元所发出的轴突,投射到脊髓灰质中间带外侧柱。

免疫组织化学的研究结果也为心血管中枢位于延髓腹外侧部的看法提供了有力的证据。免疫组织化学的研究证明,延髓腹外侧部含有两组儿茶酚胺能神经元。其中,含有多巴胺-β-羟化酶和去甲肾上腺素的神经元,分布在延髓腹外侧部的尾侧端,称为A1区。另一组含苯乙醇胺氮位甲基移位酶和肾上腺素的神经元,集中分布在A1区吻侧端,称C1区,相当于巨细胞旁核。该区肾上腺素神经元发出轴突下行投射到脊髓灰质中间带外侧核的交感节前神经元。而A1区去甲肾上腺素能神经元的轴突末梢与C1区神经元形成突触,对该区的肾上腺素能神经元产生抑制作用。因此,当刺激A1区时,可使交感神经活动受抑制,引起血压下降。

关于血管舒张中枢在延髓内定位的研究尚未完全明确。电生理学研究曾有延髓内"降压区"的报道。有学者说降压区位于延髓腹内侧网状结构(内侧网状核),也有学者认为延髓第四脑室尾端的闩附近和最后区是降压区;还有研究资料表明,降压区包括延髓尾侧1/3或1/2网状结构内侧及腹侧的一大区域,但刺激此区域引起的血压下降,不是由于兴奋了舒血管神经,而是由于抑制了缩血管中枢交感神经元的兴奋活动。该区域可能是降压神经元传入和高位中枢下达冲动会聚的部位。

延髓缩血管中枢的活动,受中枢神经内环境中物理和化学因素的影响,如中枢神经组织中CO_2过多时,则缩血管中枢的兴奋性加强,引起血管收缩和血压升高;当CO_2过少时,则血压降低。进入中枢的各种传入冲动,如经颈动脉窦和主动脉弓压力感受器等传入的冲动,对延髓缩血管中枢的活动有调节作用。此外,更高级的中枢如下丘脑和大脑皮质均对延髓缩血管中枢产生影响,调节其活动。

延髓腹外侧部是心血管活动最基本的中枢结构,在延髓以上的脑干内尚有一些结构参与血管活动的调节。如脑干中缝核的5-羟色胺能神经元、脑桥臂旁核和上橄榄核背外侧的去甲肾上腺素能神经元等,都参与对血压的调节。此外,在对心血管活动和其他内脏及躯体活动等复杂的整合过程中,脑干以上更高位的结构乃至大脑皮质也起着重要的调节作用。

2. 脑干内的呼吸运动中枢 中枢神经系统对呼吸运动的调节,一方面是来自大脑皮质随意的控制,另一方面是来自位于脑干内某些结构的非意识的自动节律控制。19 世纪 20~50 年代已通过切断脑干的实验方法,发现位于延髓髓纹以下的"喘息中枢"(gasping center)、位于脑桥中段后部的"长吸中枢"(apneustic center)以及位于脑桥最吻侧的"呼吸调整中枢"(pneumotaric center)。正常情况下,喘息中枢受长吸中枢和呼吸调整中枢活动的控制,呼吸调整中枢周期性地抑制长吸中枢的活动,形成正常呼吸节律。在动物中脑上、下丘之间切断脑干,呼吸运动正常;在下丘尾侧切去脑桥吻侧 1/3(失去呼吸调整中枢)和切断双侧迷走神经,则发生长吸式呼吸,吸气活动过分强烈并延长,动物表现为吸气痉挛,长时停留在吸气状态,呼气动作极不规则和不及时;如在脑桥和延髓之间横切脑干,仅留延髓的动物表现为所谓喘息呼吸,即吸气幅度很大,马上继之以呼气,节律不齐,通气不足(图 9-3-2)。

对呼吸节律调控的研究,以及对早期研究某些结论的肯定和修正,现在一致的看法仍然认为基本呼吸节律产生于延髓。基于呼吸周期相关记录与神经元电活动的情况,将呼吸相关神经元(或呼吸神经元)分为 3 种类型:吸气相放电的称为吸气神经元(IN),呼气相放电的称呼气神经元(EN),吸气相放电并延续至呼气相的称为吸气 - 呼气神经元(IEN),反之为呼气 - 吸气神经元(EIN),IEN 及 EIN 均系跨相神经元(phase spanning neuron)。

长吸中枢对吸气活动有紧张性的易化作用,其名称提出后,一直存在着争论。有研究认为,长吸现象与麻醉有关,动物从麻醉中恢复后,长吸呼吸消失,再给麻醉剂又复出现。目前认为长吸只是中枢神经系统调节呼吸运动的一种特殊功能状态的反映,并无长吸中枢特定结构存在。

一般都认为,呼吸调整中枢是在臂旁内侧核(medial parabrachial nucleus)和外侧相邻的 Köllike-Fuse 核。该中枢内的呼吸神经元分为 3 类:① EN,主要位于中枢的前半部背内侧区并向后延伸;② IN,主要位于外侧和腹侧部,向背内侧部延伸;③ IEN,位于前两类神经元之间。根据这种细胞构筑的特点,设想呼吸调整中枢内首先是 IN 兴奋,然后 IEN 兴奋,最后是 EN 兴奋。EN 的兴奋又通过一条联系通路使 IN 抑制。因此,呼吸调整中枢可以通过 IEN 神经元的关键作用,在中枢内部形成呼吸性节律。

延髓呼吸中枢位于下橄榄体背侧与蜗神经核尾侧部之间,其最下界限在闩附近的网状结构,包括孤束核、疑核和后疑核等脑神经感觉核和运动核(图 9-3-3)。该区域内存在两种类型的神经元,一种是在受电刺激时引起吸气动作,并随刺激的持续而停留在吸气状态,也发现这种神经元在吸气时重复放电,呼气时则静止,这种对吸气有作用的神经元群,被认为是呼吸中枢的吸气部分,或称吸气中枢。另一种神经元在受电刺激时使吸气动作停止,并发生主动性呼气动作,同时也发现这种神经元在呼气时重复放电,称为呼吸中枢的呼气部分,或称呼气中枢。吸气中枢与呼气中枢所处的区域互相交错,但吸气中枢的位置偏向尾侧伸展,位于网状结构的腹侧部接近下橄榄体;呼气中枢偏向头侧,在网状结构的背侧部。两个中枢

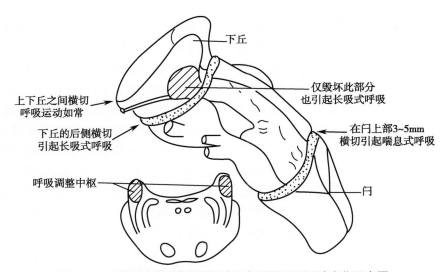

图 9-3-2　猫迷走神经切断后,脑干各平面呼吸运动变化示意图

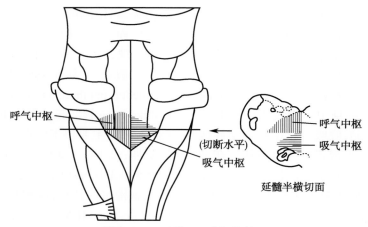

图 9-3-3　延髓呼吸中枢的位置

在区域分布上虽然交错重叠,但在功能上却彼此划分清晰,并显示有交互抑制作用,即当一个中枢兴奋时,另一中枢则被抑制。正是这种交互抑制作用,保证了吸气动作与呼气动作的交替进行。

延髓各呼吸中枢内的神经元之间、同侧两个作用相反的中枢之间和对侧作用相同的中枢之间,都有密切的突触联系。延髓两侧的呼吸中枢,各自发出纤维在脊髓白质的前索和侧索内下行,与支配膈肌和肋间肌等呼吸肌的脊髓运动神经元相互联系。这些下行纤维大部分是同侧性的,也有少许纤维作用于对侧的运动神经元。

根据与呼吸运动有关的神经核团的分布特征,延髓呼吸中枢的神经元可分为背侧呼吸组(dorsal respiratory group,DRG)和腹侧呼吸组(ventral respiratory group,VRG)。虽然一般都认为延髓呼吸中枢是基本呼吸节律产生的部位,但也有不同意见,认为产生呼吸节律的有关神经结构相当广泛。

(1)背侧呼吸组:该组的呼吸神经元主要集中在孤束核的腹外侧部。一般认为猫的孤束核中都是吸气神经元,但也有学者提出狗和兔的孤束核中约有 4% 的呼气神经元。吸气神经元有两类:第 1 类为 α 型吸气神经元,在肺扩张时其放电被抑制;第 2 类为 β 型吸气神经元,肺扩张时兴奋。这两种神经元混杂分布在孤束核腹外侧部,形态略有不同。多数吸气神经元的轴突交叉到对侧下行至脊髓,主要终止于支配膈肌的运动神经元;有的投射到 VRG、脑桥和边缘系统等。背侧呼吸组还接受来自肺和支气管、窦神经、对侧腹侧呼吸组头端 BÖT 复合体、脑桥和大脑皮质等的传入纤维。

(2)腹侧呼吸组:这组呼吸神经元主要位于疑核、后疑核和面神经后核附近的 BÖT 复合体,含有吸气神经元和呼气神经元。疑核含有吸气神经元和呼气神经元,其轴突行于舌咽神经和迷走神经中,支配咽喉部辅助呼吸肌。后疑核位于从闩稍前方一直到第 1 脊髓颈节,该核前部主要为吸气神经元,后部主要为呼气神经元;吸气神经元又分为 γ 和 δ 型两类,在吸气相中放电频率愈来愈高的,称 γ 型吸气神经元,其轴突下行至脊髓;仅在吸气相早期放电的称 δ 型吸气神经元,其轴突不下行至脊髓而是分布于腹侧呼吸组,该型神经元可能是一种中间神经元,能抑制呼气神经元的活动。后疑核呼吸神经元的轴突绝大部分交叉到对侧下行,终止于脊髓支配肋间内、外肌和腹肌的运动神经元,少部分也发出侧支终止于支配膈肌的运动神经元。BÖT 复合体主要含呼气神经元,其轴突主要与背侧呼吸组的吸气神经元形成抑制性联系,也有的止于脊髓的膈肌运动神经元。腹侧呼吸组的神经元也投射到脑桥等,其传入纤维主要来自背侧呼吸组和脑桥(图 9-3-4)。

3. **脑干内其他的内脏中枢**　延髓内可能有血糖代谢的调节中枢存在。有学者穿刺迷走神经背核吻侧部,发现血糖降低,穿刺尾侧部则引起血糖升高并发生糖尿。但也有学者认为,该结果是由于刺激了位于第四脑室底的间脑糖中枢下降的纤维,并非在延髓内有糖中枢存在。后来有学者在猫中脑以下横断脑干,显示了高血糖反射,进而提出在脑桥臂中部下侧第四脑室底血管运动中枢附近存在血糖调节中枢。

在脑干内尚有对排尿动作有调节作用的中枢。有学者研究指出,延髓内存在一对可使膀胱收

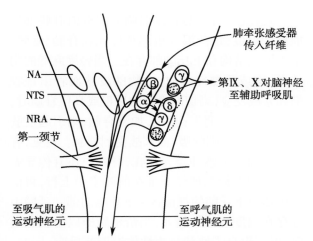

图 9-3-4　延髓内呼吸性神经元的分布

图中点状示兴奋性神经元,抑制性神经元包括 α、β、γ、δ 4 种。实线示兴奋性联系,虚线示抑制性联系。

缩和舒张的相拮抗的中枢,由此发出的下行纤维终止于脊髓腰骶部的初级中枢,参与膀胱活动的调节。又有研究报道,脑桥吻侧区以及中脑下丘与脑桥之间的部位为加强膀胱收缩的中枢,而上丘则对该收缩中枢有抑制作用。因此,在上丘和下丘之间切断脑干时,膀胱的收缩反射大大加强;而在上丘的吻侧切断时,则膀胱反射近于正常。

有学者提出,中脑内存在调节直肠平滑肌紧张性的反射中枢。因为在中脑吻侧切断脑干,直肠对牵张刺激的兴奋性升高;在延髓切断,则兴奋性下降及直肠肌张力减弱。

在延髓外侧网状结构的背侧部靠近孤束的部位存在呕吐中枢。颅内压增高时,可刺激该中枢引起呕吐。该中枢与呼吸中枢和心血管中枢在解剖关系上和功能上均有密切联系,与这些邻近结构的活动相协调,呕吐时产生复杂的反应。

(三) 间脑内的内脏神经调节中枢

作为内脏神经调节中枢,间脑中的下丘脑是非常重要的一部分,它一直被认为是内脏神经系统皮质下的高级中枢。根据电刺激下丘脑所观察到的现象,曾有学者提出下丘脑的前部(吻侧部)与控制副交感神经活动有关,为副交感神经中枢;后部(尾侧部)为交感神经中枢,与控制交感神经活动有关。但这种说法并未获得公认。事实上即使在下丘脑的同一点上,刺激引起的心跳血压反应亦可随刺激强度和频率的不同,引起升高、加速或降低、减慢等不同的反应。因此,一般认为下丘脑不是单纯的交感、副交感中枢。它不仅是调节内脏活动的高级中枢,而且还有更广泛的作用,能把内脏神经活动与其他功能活动整合起来,也就是说下丘脑能把内脏活动和其他生理活动联系起来,调节着诸如体温、摄食、水平衡、内分泌、情绪反应等功能活动,保持内环境稳定。

整个下丘脑又可大致分为 4 个区,即前区、内侧区、外侧区和后区。这些区域内的神经核团以及它们之间的纤维联系与不同的内脏活动有关(图 9-3-5)。下丘脑的功能受大脑皮质的调节,

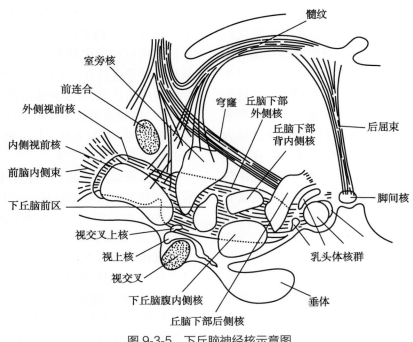

图 9-3-5　下丘脑神经核示意图

与皮质边缘叶及脑干网状结构有密切关系,并通过垂体门脉系统及下丘脑垂体束来调节垂体的内分泌活动。由于神经科学研究新技术的应用,对于下丘脑对内脏活动进行调节的机制,特别是这种机制的形态学基础,有了更多的了解。应用神经解剖学束路追踪法的研究发现,起源于室旁核的纤维主要有3个去向:一是经由下丘脑的后部和外侧进入中脑中央灰质,终止于动眼神经副核(E-W 核)、黑质、迷走神经复合体和脊髓侧角;二是经中脑背侧终止于 E-W 核、蓝斑和臂旁核;三是经中脑腹侧终止于 E-W 核、蓝斑、臂旁核、孤束核和迷走神经复合体,并继续下行终止在脊髓侧角、中央灰质和后角边缘带。之后的研究发现,下丘脑下行投射纤维主要来源于室旁核、下丘脑外侧区、背侧区和后区,下行可直接达到脊髓的各级水平,并认为这些纤维主要起自小细胞,少量起自大细胞。应用 HRP 和荧光金法也证实了,还有从脊髓至下丘脑直接的上行投射。由此可见,下丘脑和脊髓间存在着往返的直接纤维联系,形成所谓神经回路,从而使下丘脑对内脏活动的整合作用更加协调、迅速和准确。

1. 对体温的调节　下丘脑内存在体温调节中枢,这可从分段切除恒温动物脑的实验中观察到。在下丘脑以下横断去脑时,动物不能维持体温恒定,并随环境温度而变动;如在间脑以上仅切除大脑皮质,则体温可基本上保持恒定。之后破坏下丘脑不同部位的研究也显示,下丘脑对体温调节有重要的作用,发现散热中枢位于下丘脑吻侧部,视交叉与前连合之间,距正中矢状线约 4mm 处。如选择性破坏该部,可引起慢性实验动物体温随环境温度升高而上升,乃至死亡,这显然是由于散热功能丧失所造成。散热中枢散发热的作用,在人类是通过皮肤血管扩张以汗的蒸发来实现的;在有皮毛的动物,主要用喘息的散热方式,也可由电极埋藏刺激散热中枢引起。在下丘脑尾侧部乳头体的背外侧,有产热中枢(或保热中枢)。该中枢可使寒冷环境中的动物皮肤血管收缩,竖毛,以减少热的散失而保温;同时产生寒战及肾上腺素的分泌增加,增进新陈代谢而产热。破坏该中枢,则动物丧失了在寒冷环境中的产热和保温功能。散热中枢和产热中枢两者之间可能存在着相互抑制的关系。但也有研究认为上述中枢的提法尚值得商榷,因为破坏下丘脑前部,产热反应也受到阻碍。

现在已经认识到,体温调节中枢内有些部位能感知温度,这些温度敏感神经元在脊髓、延髓、脑干网状结构和下丘脑都存在。当轻度麻醉的狗的颈、胸或腰髓冷却时,动物的皮肤血管出现收缩和寒战反应,当切断冷却的后根或高位脊髓时,这些反应并不消失;相反,加温脊髓,则引起皮肤血管舒张和热喘呼吸,而寒战受到抑制。可见,脊髓内有温度敏感神经元存在,脊髓内还有传导温度信息的上行性神经纤维在前侧索中上行,将信息传送至下丘脑的视前区-下丘脑前部。延髓中也存在温度敏感神经元,当给延髓施以温度刺激时,可产生自主性和行为性体温调节反应;同时,延髓的温度敏感神经元也接受来自皮肤、脊髓及脑干的上行温度传入信息,并传递至视前区-下丘脑前部;反之,亦接受视前区-下丘脑前部的下行温度信息至脑干、脊髓和皮肤。脑干网状结构的温度敏感神经元主要与局部温度变化有关,并接受皮肤和脊髓的传入温度信息,传递至视前区-下丘脑前部。在视前区-下丘脑前部加热或冷却时,发现其中存在两种类型的温度敏感神经元:①热敏神经元,随着局部脑组织温度的升高,该神经元的放电频率亦增加;②冷敏神经元,其放电频率随脑组织的降温而增加。这两种神经元混杂在视前区-下丘脑前部,数量较多,在下丘脑的其他部位数量较少。

上述的中枢性温度敏感神经元既能感受所在部位局部组织温度的变化,又具有对传入的温度信息进行不同程度整合的功能。所以,体温调节的中枢整合机构是位于不同层次的,视前区-下丘脑前部可视为中枢整合机构的主要部位,而脊髓和延髓等也具有一定程度的整合功能。中枢整合机构传出信息,有多种传出途径,既有内脏神经系统参与(如血管舒张反应、发汗散热),又有躯体神经系统参与(如寒战反应),也有内分泌系统参与的代谢性调节反应等。

当体温超过或低于一定水平时,即可通过调节产热和散热活动而使体温保持相对恒定,这个水平被称为调定点(set point),正常时为 36.8℃。一般认为,视前区-下丘脑前部的温度敏感神经元可能在体温调节过程中起着调定点的作用。如感染所致的发热,热敏神经元受致热原作用使调定点上移,发生温度升高。因此,首先出现寒战等产热反应,直到体温升到 39℃以上时,才出现发汗等散热反应。如发热因素继续存在,产热和散热两个过程会继续在此新的体温水平上保持着平衡。但应认识到,发热时体温调节功能并无障碍,只是由于调定点上移,体温才被调节到发热水平。

此外,单胺类物质如 5-HT 和 NE 以及对皮肤血管有舒张作用的神经肽(如 CGRP)等均对体温有调节作用。

2. 对摄食行为的调节 在下丘脑下部有两个与摄食行为有关的中枢,一是摄食中枢(feeding center),位于下丘脑外侧区,决定着摄食活动的发动;二是饱中枢(satiety center),位于下丘脑腹内侧核,它决定着摄食活动的停止。正常时食物的摄入,对能量的消耗及维持恒定体重的精细调节,有赖于此两中枢的协调。损毁双侧下丘脑的外侧区,动物则拒食拒饮,如不经胃管输入,即使在近旁有水和食物,也将死于饥渴,这是由于该区域的摄食中枢受损所致。反之,如损毁双侧下丘脑腹内侧核,动物则由于饮食过多变得肥胖,这是因为饱中枢失去功能,不能抑制摄食中枢的活动而造成的。所以下丘脑性的多食和肥胖,不能因胃切除手术而解除。如双侧的饱中枢和摄食中枢都受到破坏,动物表现为不进食。同时记录这两个中枢的自发放电活动,可见刺激一个中枢时另一中枢电活动即遭抑制。同样,在饥饿情况下,观察到摄食中枢放电频率较高,饱中枢放电频率较低;而静脉注射葡萄糖,则见饱中枢放电频率较高而摄食中枢较低,用微电泳法使葡萄糖直接作用于腹内侧核,也可见该处放电频率较高。可见,摄食中枢与饱中枢的神经元活动具有相互制约的关系,有学者就此提出下丘脑腹内侧核内有对血糖敏感的葡萄糖感受器。血糖水平的高低可能调节该中枢的活动,但关于糖作用于下丘脑腹内侧核神经元的机制,尚待进一步研究。

还有学者认为下丘脑的体温调节中枢与有关摄食行为的中枢之间有联系,认为热环境可使体温升高,进食时食物的特殊动力作用也可使体温升高,当下丘脑感知体温改变后即可抑制摄食活动。反之,在冷环境中体温降低,下丘脑即可促使加强摄食活动。

3. 对水平衡的调节 水平衡的调节包括水的摄入和排出两方面,人体由于渴感引起摄水,而排水则在很大程度上取决于肾脏的活动。损毁下丘脑可致烦渴与多尿,说明它对水的摄入与排出均有调节作用。

迄今为止,下丘脑内控制摄水的中枢部位尚不清楚,有学者提出该中枢部位与摄食中枢极为靠近,也位于下丘脑外侧区。因为破坏下丘脑外侧区后,动物除拒食外,饮水也明显减少,这时即使向腹腔内注入高渗 NaCl 溶液也不引起饮水反应。在羊和犬,损毁下丘脑背侧、室旁核外侧的部位时最易引起拒饮。相反,刺激下丘脑外侧区某些部位,则可引起动物饮水增多。有学者认为,分布于下丘脑外侧区的对渗透压刺激敏感的神经元是与饮水等行为有关的渗透压感受器。也有学者在下丘脑内穹窿柱与乳头丘脑束之间的区域,用永久埋藏电极给予刺激,结果发现引起动物烦渴并摄入大量水分和多尿。此外发现,局部应用乙酰胆碱或高渗盐水也得到同样反应。由此可见,下丘脑有调节摄水的中枢,但不同动物可能部位不同,在同一种动物,部位也较分散。

下丘脑对排水的控制,是通过控制垂体后叶释放入血的抗利尿激素来实现调节的。如血内含抗利尿激素增多,则促进肾小管上皮细胞对水分的重吸收,从而保存体内的水分。如此种激素含量减少,则水分的重吸收降低,水分随尿排出增加,形成过量的低比重尿,该激素严重缺乏时则造成尿崩症。

抗利尿激素和催产素分泌的控制部位在下丘脑,视上核和室旁核分泌的神经分泌物质即包含这两种激素。两种神经细胞的神经分泌物质,沿着这些细胞发出的轴突纤维组成的无髓鞘的下丘脑 - 垂体束(包括视上垂体束和室旁垂体束),经正中隆起和垂体柄输送到垂体后叶,在后叶内储存并释放入毛细血管而发挥作用。所以抗利尿激素和催产素的分泌,有赖于下丘脑 - 垂体束的完整,上述任何部位的破坏,都可引起尿崩症。

4. 与情绪行为的关系 情绪是一种心理现象,但伴随着情绪活动也发生一系列生理变化,这就是情绪表现(emotional expression),它可以用客观方法加以研究。在去大脑皮质的动物,下丘脑对情绪反应的各种生理活动可明显地引发出来。因为当解除大脑皮质对下丘脑活动的抑制后,下丘脑防御反应的功能就被释放出来。故此,当去除皮质后,动物可自发产生或轻微刺激就能引起一系列交感神经系统兴奋的亢进现象(如瞳孔扩大、竖毛、出汗、呼吸加快、心率及血压增加)乃至假怒(sham rage)的情绪表现,如猛甩尾巴、弓背、咆哮、挣扎、张牙舞爪等。去除下丘脑的中脑动物只能零星地表现出上述反应中的某些方面,因此可以认为下丘脑与情绪表现密切相关。

不少学者应用电刺激或局部损伤法对下丘脑与情绪相关区域的划定进行了研究。刺激猫下丘脑前区可引起恐惧反应(threat pattern),即低头、耳向后倒、拱背、吼叫、肌肉紧张等以及交感神经兴奋反应。破坏下丘脑的腹内侧核,在猫可产生非常凶悍的攻击行为,在猴反而变得温顺。在下丘脑腹内侧区有所谓"防御反应区"。有研究证明,在猫的下丘脑存在两种不同的情绪反应:①战斗反应(或发怒反应),如咆哮、嘘叫、竖毛、耳朵耸起等交感神经兴奋反应,对伤害它的对象进行攻击;②退却反应(或逃避反应),如瞳孔扩大、眼球及头来回转动,出现有方向性的躲避,寻找出路,最后逃跑,同时亦有肌张力增高与交感神经兴奋反应。有学者研究了情绪行为反应在下丘脑的功能定位,认为战斗反应位于一同心圆的核心区,退却反应的发生部位为外环区。又有报道认为,两种反应的刺激点位于同一集中层内,战斗反应较退却反应更位于尾侧,前者在下丘脑中部的内下侧,后者为一弥散的区域,自视交叉伸展至下丘脑中部。也有学者认为,电刺激下丘脑外侧区可引致动物出现攻击厮杀行为,电刺激下丘脑背侧区则出现逃避性行为。可见,下丘脑与情绪行为反应的关系很密切,下丘脑的疾病也往往伴随着一些不正常的情绪反应。

5. **对生物节律的控制**　生物体内的各种功能活动常按一定的时间顺序有规律地重复出现,周而复始,这种变化叫节律性变化,这类变化的节律称生物节律(biorhythm)。按频率的高低,人和动物的生物节律可分为高频、中频和低频3类节律。周期低于1d的属于高频节律,如心电图的变化、呼吸的周期等。中频节律的节律周期是日周期,这是最重要的生物节律,因为人体内几乎每种生理功能都有日周期,即每天1个波动周期,只是波动的幅度和明显程度不同而已。如白细胞数、体温、血压、尿成分、内分泌活动、睡眠与觉醒以及各种代谢过程的强度及药物反应等均有日周期变化。低频节律周期有周周期、月周期和年周期,如人类月经的变化是月周期、候鸟的栖息是年周期。

机体内各种组织细胞都有各自的日周期节律,由于对自然环境的适应,人体器官组织只表现一种同步化了的日周期。一旦已经适应的自然环境发生变化,各生理系统的日周期可能不再同步,总的节律中心失去了控制作用,各生理系统便出现了不同的生物节律。有关生物节律中心的确切机制尚不清楚,但大多数研究认为控制生物节律的部位是下丘脑的视交叉上核(suprachiasmatic nucleus),其代谢强度和放电活动都表现日周期节律,且在胚胎时期该核与周围组织尚未建立联系时其代谢和放电的日周期节律就已存在。当此核遭到损毁时,原有的一些像饮水排尿等日周期节律即丧失。此外,生物节律的日周期与外环境光暗变化有同步关系,视交叉上核接受外环境光暗信号是通过视网膜-视交叉上核束这一神经束实现的。当这条通路被切断时,视交叉上核就不能感受外环境的光暗变化,日周期就不再与外环境光暗变化同步,这说明视交叉上核是构成生物节律中心的重要结构。这种外环境的黑暗与光照的昼夜节律变化,也使机体为适应这一变化而逐渐建立了内源节律,也就是所谓的生物钟(biological clock)。

6. **对胃酸分泌的调节**　下丘脑与胃酸的分泌活动有密切的调节关系,这种调节是通过两个途径来实现的。一是神经性的,其传出路径是迷走神经,在视交叉水平电刺激下丘脑前部,引起胃酸分泌迅速增多,且1h后胃液酸度最高;当切断迷走神经时,这种反应消失。另一种是体液性的,通过激素、经腺垂体及肾上腺皮质的作用而实现,在灰结节或乳头体水平电刺激下丘脑后部时,引起胃酸分泌缓慢增加,3h后胃酸达最高酸度,且不受迷走神经切断影响,但摘除双侧肾上腺后消失。

下丘脑促使胃酸分泌的作用如过强,可造成胃黏膜的损伤,用埋藏电极多次长时间刺激猴下丘脑,可致胃液酸度过高乃至消化性溃疡形成。临床实践也证明,长期过度紧张的精神情绪刺激,常与胃十二指肠溃疡的发生有密切关系。

7. **对心血管的调节**　下丘脑是大脑皮质下调节心血管活动的最重要的整合中枢,下丘脑前部起副交感神经性作用,后部则起交感神经性作用。在用三氯醛糖麻醉后切断迷走神经的狗,电刺激下丘脑前部,发现狗的心率减慢、血压下降和心肌收缩力减弱等副交感性的作用;同样,电刺激下丘脑后部,则引起周围血管收缩、心率加速和心肌收缩力加强等交感性作用。

有研究指出,下丘脑内存在防御反应带(defense zone),位于下丘脑近中线两旁的腹内侧区,该区与情绪反应有关的生理活动的控制有关。

在动物麻醉条件下,电刺激该区可发现骨骼肌的舒血管效应,该效应可能是通过胆碱能交感舒血管纤维传递的,同时伴有血压上升、皮肤及小肠血管收缩、心率加速等交感神经性反应,清醒动物还出现防御反应性行为。这说明下丘脑内控制情绪行为反应的中枢,也参与对心血管活动的调节。实际上,当情绪发生变化时,例如发怒或恐惧时,往往伴随心率、血压和呼吸等交感神经性改变。由此有学者认为,杏仁核、下丘脑、中脑导水管周围灰质和延髓腹外侧部等结构组成了脑内防御系统,同时对维持血管紧张性和正常的血压水平等心血管效应起着重要的作用。

人体体温的变化常常与血管的舒缩有关,体温升高时,皮肤血管多半舒张。两者之间的这种关系,也反映在下丘脑的调节中枢上。有学者认为,下丘脑视前区内的心血管反应区与体温发散区是在同一区域内紧密相联的,以温热刺激下丘脑前部可引起皮肤血管舒张。也有学者发现,刺激下丘脑可引起皮肤和小肠血管扩张,但认为这是由于下丘脑内抑制血管收缩张力的纤维下行终止于延髓和脊髓内的血管运动神经元所致。虽然这种下行抑制纤维的确切路径尚不清楚,但在下丘脑和中脑都发现了其减压点的存在。

此外,在下丘脑外侧区发现有血管收缩神经细胞群向下延伸,经中脑中央灰质入中脑被盖。而且,对心血管活动有重要体液调节作用的血管加压素也是由下丘脑视上核和室旁核分泌的,经由下丘脑垂体束输送入神经垂体释放入血。室旁核后部小细胞区内的血管加压素神经元发出轴突在脑干中下行,分别止于蓝斑、疑核、孤束核、迷走神经背核、延髓腹外侧部和最后区等,也有一些纤维直接投射到脊髓中间带外侧柱,这些神经纤维联系可能在血压的调节过程中起着重要的作用。

8. 对腺垂体功能的调节　下丘脑分泌多种神经激素,通过垂体门脉系统输送抵达腺垂体,调节和控制腺垂体的功能活动。实验研究证明,如果腺垂体与下丘脑脱离联系,可导致腺垂体内多种细胞萎缩及其所分泌的激素相应减少;如将腺垂体移植于下丘脑的某些部位,腺垂体细胞的正常形态和功能则可以得到恢复和维持。由此推测,下丘脑分泌的释放因子与腺垂体细胞建立了联系,下丘脑的这些部位称为下丘脑促腺垂体区(hypophysiotrophic area)。该区自弓状核向前伸至视交叉,向上至室旁核,向后至乳头体前区,包括正中隆起、弓状核、视交叉上核、下丘脑腹内侧核、室周核及乳头体前核等。

下丘脑促垂体区内的神经内分泌小细胞产生和分泌神经肽(neuropeptide)类物质,其主要作用是调节腺垂体的分泌活动,也称为神经激素或调节性多肽,已知的神经肽有9种。其中7种促释放或抑制释放的下丘脑内的神经肽都已分离成功,并明确了分子结构,包括①促甲状腺激素释放激素(thyrotropin-releasing hormone,TRH);②促性腺激素释放激素(gonadotropin-releasing hormone,GnRH);③生长激素释放抑制激素或生长抑素(growth hormone release inhibiting hormone,GIH 或 somatostatin);④促肾上腺皮质激素释放激素(corticotropin releasing hormone,CRH);⑤生长激素释放激素(growth hormone releasing hormone,GHRH);⑥催乳素释放肽(prolactin releasing peptide,PrRP)(管茶香,2019);⑦催乳素释放抑制激素(prolactin release inhibiting hormone,PRIH)。此外,尚有 2 种促释放或抑制释放成分对腺垂体发挥一定的调节作用,但化学结构尚未弄清,暂称为因子:①促黑素细胞激素释放因子(melanocyte stimulating hormone releasing factor,MRF);②促黑素细胞激素释放抑制因子(melanocyte stimulating hormone release inhibiting factor,MIF)。上述的肽类化学物质在下丘脑合成后即经轴突运输并分泌到正中隆起,由此经垂体门脉系统到达腺垂体,促进或抑制某些腺垂体激素的分泌。此外,下丘脑内还有些神经元对血液中某些激素的浓度变化比较敏感,这些神经元称为觉察细胞。如下丘脑前区的某些神经元对卵巢激素敏感,内侧区的某些神经元对肾上腺皮质激素敏感,另有一些区域的某些神经元对各种垂体促激素很敏感。这些觉察细胞在感受血液中激素浓度变化的信息后,可反馈调节上述肽类化学物质的分泌,从而更好地控制腺垂体的激素分泌活动。

(四) 大脑皮质的内脏神经功能调节

研究证明,大脑皮质不仅调节和控制躯体运动和躯体感觉,而且参与对内脏运动和感觉的功能调节和控制。在中枢神经系统的不同水平,如脊髓、脑干和下丘脑,对内脏神经活动有不同的调节功能。下丘脑是内脏神经功能活动最重要的汇集和整合站,但下丘脑又是在大脑皮质的控制下进行这种调节的。去皮质动物的实验研究表明,下丘脑对情绪的整合调节失去大脑皮质的控制作用，便会出现一系列内脏神经性和躯体神经性活动相对亢进的情绪反应，如心率加速、血压升高、瞳孔扩大、竖毛出汗等乃至张牙舞爪和弓背咆哮等所谓假怒现象。由此可见大脑皮质对内脏神经活动有明显的抑制作用。按进化程度的不同，大脑皮质分为古皮质、旧皮质和新皮质三种不同结构，且都与内脏神经的功能调节相关。

1. 新皮质　在动物实验研究中，用电刺激新皮质的某些区域，除引起躯体运动等反应以外，也可引起内脏器官功能活动的变化。电刺激大脑半球外侧面皮质4区，不仅会引起骨骼肌的收缩，还可产生呼吸、血管运动和血压上升等变化；刺激4区的最下部及岛叶等区域的皮质，会产生直肠与膀胱运动的变化。电刺激皮质6区，可致竖毛与出汗，并伴有上、下肢血管的舒缩反应；上肢血管的反应区域与上肢躯体运动代表区相应，下肢血管的反应区域与下肢躯体运动代表区相应。刺激狗的运动区皮质后部，引发骨骼肌运动的同时伴有骨骼肌内血管扩张，用乙酰胆碱局部安放于该区，也可导致血压下降。皮质44区与颜面的躯体运动密切相关，电刺激该区时可发生颜面部出汗及流涎。从外侧沟的顶部，经岛盖和岛阈伸展至眶皮质这一弥散的区域，似乎影响尾端消化管的活动。对8区和19区皮质进行电刺激，除引起眼外肌的运动反应外，也影响眼内肌的活动和引起瞳孔反应，有时还有流泪反应。对于人大脑皮质研究表明，新皮质与内脏活动有关，人脑也有类似躯体的内脏神经功能代表区，而且区域分布和躯体运动代表区的分布有一致的地方；但是，这种

内脏运动的中枢，不像躯体运动中枢排列得那样精确。

2. 边缘叶　边缘叶是哺乳动物脑发展进化过程中相对恒定的部分，包括胼胝体上、下回、扣带回、海马旁回和钩、齿状回和海马。这部分脑回围绕脑干上端的边缘，即间脑与大脑半球内侧面皮质的交接边缘部和胼胝体旁的环周结构，故称之为边缘叶。边缘叶和其他一些皮质区域及皮质下核，如眶回后部、脑岛、颞极皮质、杏仁核、隔核、视前区、下丘脑、丘脑前核和上丘脑等，统称为边缘系统。该系统的皮质包括古皮质（海马和齿状回）、旧皮质（梨状区）和新皮质（海马旁回后部和扣带回等）中发展较停滞的中间皮质。

过去的研究认为边缘系统与嗅觉功能有关，故曾被称为嗅脑。但后来的研究发现该系统主要与内脏活动和情绪反应有密切联系，故也被称为"内脏脑"。但事实表明，边缘系统虽然和内脏活动有密切的关系，但其功能是多方面的，对机体的内脏活动、内分泌、代谢和躯体运动都有调节作用，远远不能仅用"内脏脑"来加以概括。有学者根据动物实验结果，从生物学意义上进行分析，将边缘系统的功能归纳为两类：由前脑内侧束上行至杏仁核，至边缘系皮质额颞区，这一路径与自身保存有关，即与摄取食物有关；由前脑内侧束至隔核，由隔核再与扣带回和海马发生连接，这一路径和性功能有关，即与延续种族有关（图9-3-6）。边缘系统的功能比较复杂，现仅从以下4个方面加以讨论：

（1）对情绪行为反应的调节：有学者用电刺激清醒动物的海马结构，发现动物有行为和情绪上

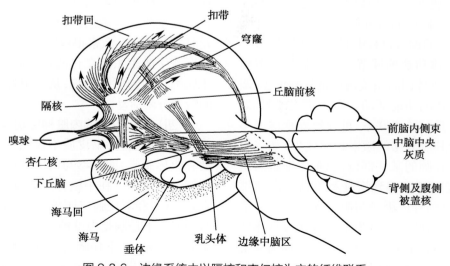

图 9-3-6　边缘系统中以隔核和杏仁核为主的纤维联系

的改变,表现出很驯服和不知躲避伤害性刺激的行为。有学者在临床病例中观察发现,杏仁核的活动与情绪反应有较密切的关系。杏仁核是由几个核组成的复合体,分为较古老的皮质内侧核群和进化较新的基底外侧核群。内侧核群经终纹与下丘脑腹内侧核相联系,外侧核群经杏仁腹侧核传出系统与下丘脑腹内侧核相联系。电生理研究指出,内侧核群经终纹下传的冲动可抑制下丘脑腹内侧核多极神经元的放电,而外侧核群下传的冲动则促进其放电。由于下丘脑腹内侧区是防御反应区,可见杏仁核皮质内侧核群具有抑制防御反应的作用,而基底外侧核群则有易化防御反应的作用,两者的作用是对抗的。美国生理学家巴德和瑞士生理学家赫斯在研究中发现,大脑皮质对下丘脑表现为经常性抑制作用。由此认为,间脑动物易于产生假怒,主要是由于下丘脑失去了杏仁核的调节作用。

(2)对摄食行为的影响:下丘脑腹内侧区既是防御反应区也是饱中枢所在部位,因此杏仁核除了影响防御反应外,也影响摄食行为。当破坏猫的杏仁核时,可由于摄食过多而致肥胖;用埋藏电极刺激杏仁核的基底外侧核群可抑制摄食活动。如同时记录杏仁核基底外侧核群和下丘脑外侧区(摄食中枢)的神经元放电,可见到两者的放电活动呈互相制约关系,即一个放电增多时则另一个放电减少。可见,杏仁核基底外侧核可易化饱中枢并抑制摄食中枢的活动,刺激隔区也可观察到相似的结果。

(3)对内脏活动的调节:刺激边缘系统不同部位所引起内脏活动的反应很复杂。刺激颞叶、脑岛、扣带回和眶回等,可观察到呼吸和血管运动的改变。刺激扣带回前部可出现呼吸抑制、心血管运动的变化、胃肠运动增强、瞳孔扩大或缩小,并出现咀嚼运动。刺激杏仁核,可引起呼吸运动和消化道运动的变化、心率变慢、瞳孔扩大。刺激隔区出现阴茎勃起、血压下降或上升、呼吸暂停或加强。刺激眶回及海马旁回钩,导致血压升高或下降、脉搏加速或减慢、外周循环减慢、呼吸停止以及恶心等。刺激海马前外侧,引起大量流泪和呼吸停止;损伤梨状区表现性欲过强。这些实验结果说明,边缘系统的功能和初级中枢的功能不一样,刺激初级中枢的反应结果比较肯定而且一致,而刺激边缘系统的结果变化就较大。由此推想,初级中枢的功能比较局限,活动反应比较单纯;

而边缘系统通过调控初级中枢促进或抑制各初级中枢的活动,调节更复杂的生理功能,反应也就复杂而多变。

(4)与记忆功能的关系:长期以来,海马被认为与记忆功能有关。临床上观察到,手术中如损伤了海马及有关结构,则引起患者近期记忆能力的丧失,主要是手术后对日常遇到的事件丧失记忆能力,丧失的程度常常取决于损伤程度的大小;同时还观察到,手术切除第三脑室囊肿如损伤了穹窿,也能导致患者丧失近期记忆能力;此外也观察到乳头体或乳头体丘脑束的疾病也会导致近期记忆能力的丧失。由此看来,可能存在一个神经结构环路与近期记忆活动有关。神经解剖学研究证实了此神经环路,即海马环路(Papez's circuit)的存在。海马的主要传出路径是穹窿,而乳头体内侧核是穹窿的主要终止区,乳头体发出乳头丘脑束主要止于丘脑前核,丘脑前核发出的纤维主要投射到扣带回,而扣带回后部的纤维又反过来投射到海马(图9-3-7)。这就是所谓的海马环路:海马→穹窿→乳头体→丘脑前核→扣带回→海马。

(五)小脑和纹状体的内脏功能调节

1. 小脑的内脏神经调节　随着研究材料的逐渐积累,证实了小脑内有控制内脏活动的中枢。有研究指出,兔小脑与瞳孔变化有关;当刺激猫小脑栓状核附近的白质时,发现瞳孔缩小。而后有学者提出小脑前叶的外侧部为内脏神经的眼区,因为刺激一侧大脑半球瞳孔区时,对侧小脑的内脏神经眼区有反应。也有学者观察到,刺激动物小脑的广泛区域,可出现瞳孔放大的内脏神经反应;而瞳孔缩小的反应只有在刺激小脑的特定区域才能获得。关于血管运动的反应,也得到进一步的研究证实,以弱电流刺激动物小脑前叶,结果出现升压或降压反射。此外,有学者发现切除小脑绒球小结叶后,眩晕和呕吐症状消失,但应用催吐药后,还可引起呕吐。上述的动物实验结果说明小脑对内脏功能有调节作用,但尚缺乏明确的神经解剖学研究的证实。可是,由于小脑对内脏活动所产生的调节作用,与副交感神经的反应相似,由此推想,可能是由于兴奋了副交感神经或抑制了交感神经的结果。

2. 纹状体的内脏神经调节　一般认为,纹状体是躯体和内脏活动的高级中枢,是皮质下重要的运动整合中枢之一,与躯体和内脏传入信息的

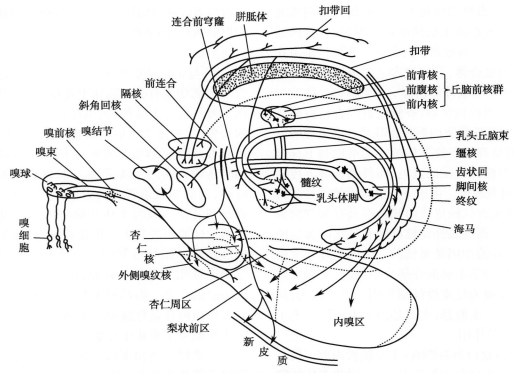

图 9-3-7　边缘系统纤维联系示意图

调整及针刺镇痛的机制有关,但也与内脏神经活动有关。纹状体损伤时,常伴有汗腺分泌、泪腺分泌和体温调节等内脏活动紊乱;损伤尾状核头部可引起发热,产生多尿和尿比重增加等。此外,实验研究还证明,纹状体也发放冲动参与对内脏活动的调节,如刺激纹状体后,可出现瞳孔、小肠、膀胱、子宫和血管平滑肌等收缩反应。

二、内脏神经的周围部

一般来说,内脏神经的周围部包括内脏神经周围传入纤维和内脏神经周围传出纤维两大部分。

(一)内脏神经周围传入纤维

由内脏传入纤维传导的内脏感觉的存在,已在解剖学、生理学和临床医学的研究中得到证实。几乎所有的内脏神经都含有传入纤维,这种传入纤维类似于躯体传入纤维,其外周纤维起源细胞的细胞体为假单极神经元,存在于脊神经节和脑神经节内。电生理学技术的应用,也对内脏传入神经的分布和周围作用进行了详细研究。形态学的研究中,切断前根,结果发现前根内的传出纤维发生溃变,但白交通支内仍保留着许多没有溃变的纤维,这些没有溃变的纤维则为内脏的传入神经纤维。内脏传入纤维在临床实践中有重要的意义,如在内脏器官手术时,有时要做腹腔神经节的麻醉,对于某些引起剧烈疼痛的内脏疾病或脉管炎,可做交感神经切断术以达到止痛的目的。

内脏感觉传入神经是客观存在的,它和躯体初级传入各有特点。躯体初级传入的特点是:①其传入的途径已基本阐明,与功能的联系也比较明确,因而它传递信息并产生感觉的定位很准确;②在其传入通路的各级神经元水平上都可产生反射性活动,感觉和反射活动的产生并存于一条通路中,并且两者都可引发机体的行为活动;③意识性感觉的传入通路也参与反射性活动,反应灵敏、迅速、准确。内脏感觉传入的特点则是:①内脏感觉的传入途径比较分散,即一个脏器的感觉纤维经过多个节段的脊神经进入中枢,而一条脊神经又包含来自几个脏器的感觉纤维,因此内脏感觉不如躯体性感觉确切,内脏痛觉也往往是弥散的,定位不够准确;②内脏感觉纤维的数目较少,其中以细纤维占多数,痛阈较高,对于一般强度的刺激不产生意识性感觉,因此,引起的内脏效应都以反射性为主;③由于内脏初级传入途径分散,因此,一条内脏传入通路是否既可以向中枢传递信息产生感觉,又参与引起一定的反射性活动,尚不得而知。

内脏神经的传入纤维主要表现在参与内脏反射、内脏感觉和痛觉的传导,这些传导来自胸腹盆腔脏器的感觉纤维,称为一般内脏传入纤维。还有一些内脏神经传入纤维,传导来自鼻腔的嗅觉和来自味蕾的味觉,传导这些特殊内脏感觉的纤维称为特殊内脏传入纤维。一般内脏传入纤维往往与内脏传出纤维相伴行,亦即在交感神经和副交感神经中都有内脏神经传入纤维,因此按其经过的局部位置又分别称为交感内脏传入纤维和副交感内脏传入纤维。有学者在研究了膀胱和胃前壁的内脏初级传入纤维时发现,经副交感神经传入的纤维数量大,而经交感神经传入的数量少得多,其比例大约 3:1。

有研究认为,内脏神经传入纤维不仅具有将内脏感觉传入中枢的作用,而且具有传出功能,参与神经免疫和神经调节。感觉神经节合成的某些神经肽类物质(如 P 物质等),经感觉神经节的中枢突到达脊髓后角,参与痛觉传递;经周围突(内脏传入纤维)输送至纤维末梢,神经肽类物质从末梢分泌至内脏器官,参与某些炎性疾病的病理生理过程;SP 等神经肽类物质和一些炎性因子还能刺激周围组织器官产生 NGF,NGF 与内脏神经传入纤维末梢的特异性受体结合,由逆行轴浆运输至感觉神经节胞体进一步促进其 P 物质等神经肽的合成。

内脏传入纤维主要由直径在 1~4μm 的有髓纤维(占 60%)和无髓纤维(约占 40%)组成。对于有髓内脏传入纤维,有学者对其直径和数目进行过分析,共有约 11 000 条有髓内脏传入纤维走行在内脏神经内,大多数的有髓内脏传入纤维的直径为 3~4μm(Aδ 纤维),占第二位的直径为 8~11μm(Aβ 纤维)。在内脏神经中也有大量无髓传入纤维(C 类纤维),这种纤维的数目,在白交通支中至少等于或超过有髓内脏传入纤维。迷走神经内的内脏传入纤维,差不多全部分布在胸部和颈部的内脏器官。而迷走神经中来自腹腔的内脏传入纤维,几乎全部是无髓纤维。

众所周知,内脏感觉器对触、切割及冷热刺激是不敏感的,局麻下的内脏手术已充分证明,但内脏浆膜层对手术操作及牵拉十分敏感,而且许多内脏器官疾病常伴有疼痛,甚至剧痛,主要在于引起内脏痛的有效刺激与躯体痛不同。空腔器官的扩张,管壁平滑肌痉挛收缩,循环障碍引起的突然缺血缺氧、炎症及突然而迅速地牵拉实质性器官时,都容易引起内脏的疼痛。

1. 一般内脏传入纤维 一般认为,伴随交感神经和副交感神经走行的内脏传入神经纤维称为一般内脏传入纤维。内脏器官广泛分布有内感受器,它们接受刺激,产生神经冲动,由传入神经纤维传导。进入中枢神经的脊髓或脑干后,一部分内脏传入纤维更换神经元,冲动沿上行通路上升到大脑,可产生意识性的内脏感觉或痛觉,但内脏感觉或痛觉的特点是不能精确定位,通常为弥散性,这种纤维称为内脏感觉传入纤维(viscerosensory afferent fiber),内脏大神经中的 Aβ 和 Aδ 类传入纤维,都投射到大脑皮质。自主神经中的内脏传入纤维不全是感觉性的,其中许多内脏传入纤维在脊髓和脑干等各级中枢形成反射性联系,而不投射到高级中枢,不负责有意识的感觉,但它们控制着重要内脏活动,参加各种反射活动,包括许多内脏 - 内脏反射、内脏 - 躯体反射,属于调节性反射(如心反射、主动脉反射、肺迷走反射、排尿反射等)。这种传入纤维,无一例外地都位于副交感神经内,其直径一般为 1~6μm,称为内脏反射传入纤维(visceral reflex afferent fiber)。交感神经的传入纤维数量虽然很多,但对内脏器官的调节性反射不是主要的,因为交感神经切除并不产生严重的内脏功能障碍。

(1)内脏的感受器:内脏器官含有许多感受器,即内感受器,分布于脏器壁内各层及血管壁等处。它们与内脏传入纤维连接,后者伴随交感神经和副交感神经进入中枢神经。最粗大的有髓内脏传入纤维与环层小体相连;最细小的有髓内脏传入纤维或无髓内脏传入纤维的终末,为许多弥散的内感受器。内感受器的形态结构主要有 3 种类型:

1)游离感觉神经末梢:是由感觉纤维的末梢反复分支形成的,通常见于黏膜的上皮层和浆膜层、脏器肌层的肌内膜以及许多器官的结缔组织等。一般认为,此种末梢感受器感受痛觉刺激和其他刺激,分布在黏膜内的游离末梢是化学感受器,而位于肌层内的游离末梢是机械感受器。胃肠道内的机械感受器,类似于"牵张感受器",能感受肠道的收缩运动、充盈程度及肠内容物的运动和排出的力量。

2)神经纤维末梢构成复杂的网络,有的具有细弱的被囊,但有的没有,其终末缠绕在浆膜的表面和脏器的肌层内皆可见到。

3）环层小体：呈板层状，具有极厚的被囊，见于肠系膜、腹膜脏层、脏器的支持组织、心、血管外膜和胰腺等处。

各个系统器官内感受器的形态结构不尽相同，这里不再赘述。一般认为，环层小体是压力感受器，亦感受振动刺激，但肠系膜环层小体的感觉功能不十分清楚。内脏器官感受器的形态多样，但其功能性质有许多尚不清楚。

根据功能不同，还可将感受器归类为：

1）化学感受器：属于这类感受器的有主动脉小球和颈动脉小球，为感受氧和二氧化碳浓度的感受器。味蕾和嗅上皮亦属化学感受器，胃黏膜亦有对 pH 敏感的感受器分布于胃的各部。还有学者认为，小肠也可能有化学感受器。应用不同的溶液（葡萄糖、甘氨酸、组氨酸）灌注肠段，发现肠系膜神经发放冲动频率增加，并认为小肠的化学感受器可能参与食物吸收机制。

2）机械感受器：如主动脉弓壁外膜下和颈动脉窦外膜内有压力感受器，感受动脉血压的变化。环层小体亦属于此类，肠系膜的环层小体对机械的刺激非常敏感，轻微的刺激足以使其兴奋，与其相连的传入纤维属于内脏神经中的 Aβ 类纤维。肠管的正常蠕动所产生的自然刺激，可以引起神经冲动并经这种传入纤维传导。胃壁的扩张和收缩可使胃壁内的牵张感受器兴奋，并且不受去除黏膜层和黏膜下层的影响。同样，在小肠和膀胱也存在感受机械刺激的感受器，对器官的被动扩张和主动收缩产生反应。

3）损伤性感受器：感受伤害性刺激并产生痛觉，一般认为它是游离神经末梢。但损伤性感受器同一些其他内脏感受器之间不存在截然的界限，伤害性刺激和非伤害性刺激都能使相同的感受器产生兴奋。也就是说，内脏器官的游离神经末梢，并非专属于损伤性感受器，难以确定具体的特定痛觉感受器。

4）温热感受器：有学者以羊做实验，发现提高腹腔脏器的温度后，呼吸频率迅速加快甚或气喘，此反应同皮肤、脊髓和下丘脑的温度改变完全无关。但也发现，切除内脏神经后，此种反应消失，这说明腹腔内存在温热感受器，可能位于小肠和肠系膜的静脉管壁，与内脏神经的传入纤维相连。

（2）内脏神经初级传入神经元：一般内脏传入神经的初级神经元，即内脏神经初级传入神经元，也是一种假单极神经细胞，与躯体神经一样，也是位于脑神经节和脊神经节内。它们的中枢突在相应的脑、脊神经内进入中枢神经的脑干和脊髓；周围突构成内脏传入纤维，随同交感神经和副交感神经的节前纤维和节后纤维，分布至颈胸腹盆腔内脏器官，中途通过内脏神经节时不交换神经元，直接同内脏感受器联系，传导内脏传入冲动。随交感神经传入的内脏感觉初级传入神经元的胞体位于胸髓和腰髓上段的脊神经节中；而随副交感性盆神经传入的来自盆腔内脏的初级传入纤维的胞体位于骶髓的后根节中，随面神经、舌咽神经和迷走神经的副交感纤维传入的内脏初级传入神经元的胞体则分别位于各神经的感觉性神经节，即膝神经节、岩神经节和结状神经节。有一种观点，将内脏传入神经元分为两类，除刚才提到的初级传入神经元以外，认为另一种神经元是肠壁内传入神经元。肠壁内传入神经元仅存在于胃肠道等管壁内或椎前神经节内，与壁内交感神经元或椎前节内的交感神经元形成突触连接，借以实现短回路的反射活动。故初级传入神经元既可传递外周刺激产生内脏感觉，亦可引起内脏的反射性调节。

这些内脏传入纤维有 3 种不同类型，即粗大的 Aβ 类有髓纤维、较细的 Aδ 类有髓纤维和 C 类无髓纤维。Aβ 类神经纤维多来自环层小体，纤维的特点是传导速度快，对肠系膜施以轻微的机械刺激，即可在内脏大神经中诱发出大的锋电位。由于粗大的内脏传入纤维的数量多于环层小体，因而推测，还有些粗大的内脏传入纤维连接其他种感受器。较细的 Aδ 类有髓和 C 类无髓纤维来自更多的散在的内脏感受器，主要是传导痛觉，Aδ 类传导速度较快（3~10m/s），C 类传导速度较慢（0.5~2m/s）。

在胸及腰上部脊神经内的内脏传入纤维，经白交通支至交感干，穿过椎旁神经节时没有形成突触交换神经元。再经内脏神经（或经至心肺及其他的交感神经）、腹腔神经丛或肠系膜神经丛，达其终末感受器。第 2~4 骶神经内的内脏传入纤维，经盆内脏神经，分布于盆腔脏器（如膀胱、直肠等）。内脏传入纤维除分布于颈、胸、腹、盆腔脏器以外，也伴随躯体神经分布于体壁和四肢的血管、腺体以及躯体中属于内脏神经控制的其他结构。

HRP示踪技术的问世,使得人们对内脏初级传入神经元在脊神经节各节段的分布状况有了确切而全面的认识。有的脏器其内脏初级传入神经元分布的脊神经节节段范围较广,有的则较窄,全身内脏初级传入神经元分布的这种节段性似已基本清楚。将HRP注入家兔膀胱壁内的研究证明,阳性细胞广泛分布在T_9~Co_1节段的脊神经节内,大量集中在$S_{3~5}$节段,其次是$L_{3~5}$节段,其他节段则较少或极少。同样的研究发现,胃前壁内脏初级传入神经元分布的脊神经节节段为T_1~L_3,其中大量的阳性神经元胞体集中分布于$T_{3~10}$节段。由此可见,每个脏器的初级传入神经元都分布在一定的脊神经节节段,这种节段性的分布既集中、又广泛;有固定的向中枢内传入的节段范围,又以此为中心向吻尾方向延伸几个节段,但延伸部位的细胞数都较少或极少,功能尚不明确。内脏初级神经元在脊神经节分布的这种广泛的节段性,表示不同脏器的初级传入神经元在脊神经节内有重叠,这种重叠可延续到中枢内。同样,脊神经节内也存在躯体和内脏感觉传入的汇聚(convergence),且这种汇聚也可延伸到各级中枢水平,这恰恰是牵涉痛的形态学基础。

传统上都把脊神经节神经元胞体分为大、中、小三型,即直径在14~30μm的为小型细胞,直径在30~60μm的为中型细胞,直径在60~120μm的为大型细胞。有观察表明,T_8和T_9段脊神经节内内脏初级传入神经元的胞体只占细胞总数的6%和5%,这些结果似乎与胸腰段后根传入纤维中只有不到10%的传入纤维来自内脏的结果是相近的。

内脏传入神经元的中枢突,经脊神经后根进入脊髓的胸部、腰上部和骶中部区域。在脊髓内,这些纤维在Lissauer束内也分成长的上升支和短的下降支,其终支及侧副支终止于脊髓的后角。这些内脏传入纤维中传导内脏疼痛的部分,伴随躯体疼痛传导纤维,在后根的外侧部进入后外侧束(Lissauer束),终止于脊髓后角的胶状质,交换神经元后,发出纤维在同侧和对侧脊髓前外侧索上升,也有学者认为有些纤维亦在脊髓后索内(特别是在薄束内)上行终止于延髓的薄束核和楔束核(图9-3-8),这些纤维被认为是传导快痛的。传导慢痛的纤维可能经固有束上行,在网状结构内经多次交换神经元,到达高级中枢,产生意识。而传导压觉等的一般内脏感觉纤维沿脊髓后角的内、外侧缘进入脊髓,终止于后连合核(在中央管的背侧),该核发出纤维经臂旁核中继后达大脑皮质,产生意识。

内脏传入冲动进入脊髓后,与联络神经元建立联系。后者位于胶状质更靠近腹侧的后角灰质内,它们有多种联络方式,有的直接到达同侧的灰质中间带外侧核或前角,有的可交叉至对侧的相同部位,另一些联络纤维通过同侧和对侧的固有

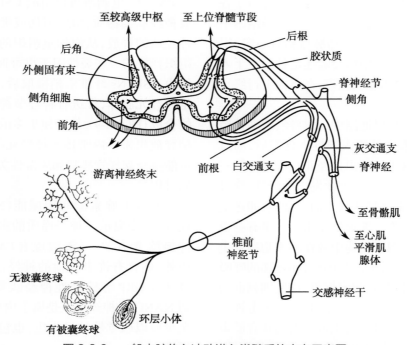

图9-3-8　一般内脏传入冲动进入脊髓后的去向示意图

束延伸至脊髓其他节段的中间带外侧核和前角，与反射弧的传出神经元联系。传出神经元发出纤维经由脊神经前根，分布于平滑肌、腺体、心肌和骨骼肌，产生无知觉的反射活动。虽然这些反射弧具有一定程度的"自主性"，但也接受更高级整合中枢的控制，如果联系中断，就会失去对正常生存很重要的各种精确反应。

分布于头、颈部的进入脑干的内脏传入纤维走行在面神经、舌咽神经和迷走神经三对脑神经中。面神经所含的一般内脏传入纤维的神经元胞体位于膝神经节内，神经元的周围突集中于面神经的中间神经内，与面深部、中耳、咽鼓管以及咽壁的感受器相联系；中枢突入脑后行向背内侧，在接近第四脑室底的外侧区转向尾侧，加入孤束。在束内向尾侧行一段距离后，全部纤维终止于孤束核。

舌咽神经内的一般内脏传入纤维的神经元胞体在下（岩）神经节。周围突通过该神经的咽支、舌支和鼓室支与舌后部、扁桃体和咽鼓管的感受器相联系；另外，经细小的颈动脉窦支，一般内脏传入纤维与颈动脉小球的化学感受器和颈动脉窦的压力感受器相联系。中枢突随同舌咽神经主干入延髓，行向背内侧加入孤束，然后弯向尾侧终止于孤束核。

包含在迷走神经内的一般内脏传入纤维的神经元胞体，位于迷走神经的下（结状）神经节内。神经元的周围突随该神经的各分支分布于各脏器，包括几乎整个消化系统，从舌根到横结肠中部；呼吸系统从喉至肺泡；主动脉弓和右心房；甲状腺和甲状旁腺等处。中枢突随迷走神经主干入延髓，纤维行向背内侧加入孤束，在束内下行终止于孤束核。

在脑部的内脏反射通路中，面神经、舌咽神经和迷走神经的一般内脏传入纤维入延髓后，通过联络神经元与反射弧的传出神经元相联系。第一联络神经元位于孤束核内，由此发出的纤维，穿过周围的网状结构，直接到达脑干的运动核，如迷走神经背核或泌涎核等。孤束核发出的纤维有些也许是大部分与延髓网状结构中散在的细胞群发生突触联系，有的细胞群为内脏中枢，如延髓的呼吸中枢、血管运动中枢和吞咽中枢等，这些细胞群为第二联络神经元，发出纤维至脑干内的迷走神经背核、疑核和舌下神经核等，也可经由网状脊髓束下行，终止于颈髓和胸髓的前角或中间带外侧核。

孤束核发出的纤维有些也可直接经由网状脊髓束下降，终止于脊髓灰质中间带外侧核和前角细胞。反射弧中的传出神经元发出纤维支配效应器官完成各种内脏-内脏反射和内脏-躯体反射。头部的一般内脏传入纤维的意识性感觉通路尚不确定。

（3）内脏传入纤维的传出功能：研究表明，内脏传入纤维除具有传导内脏感觉和痛觉的功能外，尚有传出功能。脊神经节内许多内脏初级传入神经元的胞体合成CGRP、速激肽［SP和神经激肽A（neurokinin A，NKA）］等神经肽。在一些种属动物的脊神经节细胞内，也发现了SP和CGRP共存。这些神经肽沿着脊神经节神经元的周围突输送至其末梢，由末梢释放至周围组织。神经肽沿着轴突输送的证据是应用免疫组织化学和神经化学研究方法测定的。当结扎动物的脊神经后根或周围神经干时，发现SP免疫反应（SP含量）在结扎处的近端部位大大增加，而在结扎的远端则大大减少；并进一步测定SP在周围神经内输送的平均速度为1~1.25mm/h。在切断坐骨神经的动物实验中，同样证明了CGRP由轴突输送至末梢并由末梢释放至周围组织。由于辣椒素（capsaicin）可促使神经肽类物质从感觉神经周围末梢释放，故有学者把能合成神经肽的感觉神经元称为对辣椒素敏感的初级感觉神经元（capsaicin sensitive primary afferent neurons，CSPANs）。电刺激可以引起CSPANs纤维末梢释放神经肽类物质，组织损伤或炎症也可促使这种神经肽的释放，从而加重组织的炎症程度。炎症组织释放的一些炎性因子也可促使NGF的产生，经由CSPANs纤维末梢摄取后，经轴突逆行传递至神经元胞体，促进脊神经节神经元上调神经肽的合成（图9-3-9），从而使更多的神经肽从轴突末梢释放出来。内脏传入神经元的这种传出功能，可能参与支气管哮喘和风湿性关节炎等疾病的发病过程。

非肾上腺素能非胆碱能（NANC）神经的发现，进一步揭示了神经递质的多样性。NANC能神经除含有5'-三磷酸腺苷（ATP）等嘌呤类物质外，还含有许多其他的神经活性物质，包括像SP和CGRP等感觉性神经肽类。由此推测，所谓NANC能神经应该是属于内脏感觉性的，或者至少应以感觉性神经为主，也包括部分内脏运动纤维。

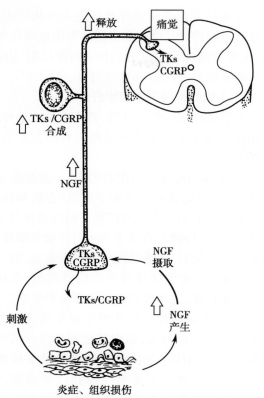

图 9-3-9　炎症和组织损伤时 NGF 参与
一级传入神经神经肽的变化

TKs. 速激肽；CGRP. 降钙素基因相关肽；
NGF. 神经生长因子。

2. **特殊内脏传入纤维**　嗅觉和味觉的传入纤维为特殊内脏传入纤维。嗅觉与对食物的摄取和动物对异性的识别等内脏神经自主活动及内分泌活动有密切关系。味觉与营养物质的摄取和维持机体内环境恒定有关，当食物中缺少某种营养物质或体内缺乏某种内分泌成分时，大鼠则对含有缺乏物质的饲料或液体感兴趣并产生食欲。这一点在切除肾上腺的实验鼠得到验证，此时实验鼠明显地表现出对生理盐水的食欲，因为足够的氯化钠不仅可维持动物的生命，还可增加体重；如不供给生理盐水，动物在几天内就会死亡。同样，切除动物的甲状旁腺后，动物对含钙溶液的食欲增加，而这种食欲的增加可因移植甲状旁腺而消除。这种非常重要的自身调节行为，有赖于完善敏感的味觉。切断动物的周围神经后，动物则失去了选择食物以校正缺陷的能力，而趋向于无选择性地进食和饮水。

（1）嗅觉传入纤维：嗅感受器亦即嗅觉传入的第一级神经元嗅细胞，为双极神经细胞，其树突的终末在人类分布于上鼻甲以上（包括上鼻甲）以及与其对应的鼻中隔黏膜内。黏膜由假复层嗅上皮（olfactory epithelium）和深部固有层构成。嗅觉细胞位于上皮内；固有层内含有许多嗅神经束（嗅丝）和嗅腺（Bowman 腺），其分泌物通过导管排出到上皮表面。分泌的黏液在黏膜表面形成一薄层，感觉纤毛即嗅毛的末端和支持细胞的微绒毛埋于其中。

嗅上皮的厚度可达 100μm，比邻近覆盖大部鼻腔的呼吸上皮厚得多。在整个上皮内有多层细胞核，在接近游离面处有一个无核带，为感觉细胞和支持细胞游离面突起和上皮深层腺体导管通过的部位；上皮基底部为一富含棕黄色素的窄带。上皮主要由 4 种细胞构成：嗅感受细胞或嗅细胞（olfactory cell）、支持细胞（supporting cell）和两类基底细胞即固有基底细胞（basal cell proper）和球状细胞（globose cell）。这些细胞的细胞核在上皮内占据特定部位：表浅层为支持细胞的细胞核；深部是数层嗅细胞核；基底细胞核位于最深层。

嗅感受器是一种化学感受器，终末成杯状膨大伸向黏膜表面，周缘有数根短的嗅毛。其中枢突为细小的无髓纤维，聚集成 20 条左右的嗅丝，穿筛孔入颅终止于嗅球，与嗅球内的帽状细胞形成突触。僧帽细胞为第二级神经元，发出轴突组成嗅束，部分纤维终止于前嗅核。前嗅核发出的轴突为第 3 级纤维，嗅束内的 2、3 级纤维分成内侧嗅纹和外侧嗅纹，外侧嗅纹的纤维部分在外侧嗅核交换神经元。主要是外侧嗅纹的纤维，终止于梨状前区、杏仁核周区和杏仁体的皮质内侧核，在此完成嗅觉的主观识别。

内侧嗅纹和外侧嗅纹的纤维还与其他属于边缘系统的结构相联系，如隔核、缰核等，但与嗅觉的关系不大，主要与嗅冲动有关的内脏-躯体反射的整合有关。

嗅觉的意识路径可归纳为：嗅冲动经嗅细胞及其轴突组成的嗅神经，传导至嗅球的僧帽细胞，由此发出的纤维可直接或间接地经前嗅核或外侧嗅核交换神经元，到达梨状区、杏仁核周区皮质和杏仁体皮质内侧核。

（2）味觉传入纤维：味觉传入纤维起于味觉感受器味蕾，味蕾为圆形或卵圆形，分布于舌乳头、软腭和会厌等处的黏膜上皮内。味蕾多见于舌周边缘部位，而舌背部中央实际缺如。味蕾集中于菌状、轮廓和叶状 3 种类型的舌乳头内，而不存在于丝状乳头内。味蕾在舌的后部数量多，特别是轮廓乳头边缘壁和周围沟内,但在轮廓乳头之间的上皮中只有极少的味蕾。有 8~12 个这样的乳头,每个乳头平均含有约 250 个味蕾,乳头之间的上皮内也可见极少的味蕾。在舌的两侧缘叶状乳头皱褶处有许多味蕾,其总数接近 1 200 个。菌状乳头上味蕾稀疏,散在分布,有时缺如。如果存在,每个乳头平均 3 个,主要存在于舌前 2cm 处的菌状乳头,乳头可多至 250 个,而味蕾总数只有 200 个左右。有报道提出,软腭上的味蕾多存在于与硬腭连接处附近并集中于角化上皮岛的中央部,每组直径可达 0.6mm,最多含有 7 个味蕾。它们在会厌和软腭的分布状况尚无充分的材料证明,但在胚胎时期其数量最多,生后多数消失。味蕾由支持细胞、基底细胞和味细胞构成,味细胞与上皮表面呈垂直排列,顶部有味毛,基底部有司味觉的神经末梢分布。分布于味蕾的神经纤维,走行在面神经、舌咽神经和迷走神经内。

1)面神经:该神经的味觉传入神经元位于膝神经节内,其周围突或直接,或经岩大神经穿耳神经节,加入鼓索,最后随舌神经分布到舌前 2/3 的味蕾。经岩大神经的味觉纤维,小部分直接经翼管神经穿翼腭神经节,伴腭神经分布到腭及其附近的味蕾。

2)舌咽神经:其味觉神经元位于岩神经节内,周围突伴随舌咽神经的舌支和咽支分布于舌后 1/3 及咽前壁的味蕾。

3)迷走神经:此神经的味觉传入神经元位于结状神经节内,周围突经迷走神经的喉上神经分布于会厌和喉的味蕾,经咽支分布于咽部的味蕾。有学者认为,其味觉纤维也可分布至舌后 1/3 的区域。

Ⅶ、Ⅸ、Ⅹ 这 3 对脑神经中 3 个脑神经节的中枢突,伴随各自的脑神经入延髓后加入孤束,分别止于孤束核的不同高度。Ⅶ、Ⅸ 两对脑神经止于核的上部,此部的二级味觉神经元数量较多且集中,故有味觉核之称;第 Ⅹ 对脑神经止于核的下部。

意识性味觉路径:味觉核细胞发出轴突,越过中线上升为孤束丘脑束,豚鼠的该束纤维走在内侧丘系内上行,兔的则走在内侧丘系内侧、三叉丘系附近,终止于丘脑腹后内侧核的内侧部。自此发出味觉传入的第 3 级纤维,经内囊后脚,投射到中央后回的最腹侧部,由此伸入外侧裂的岛盖部。

孤束核发出的味觉纤维还进入网状结构,经此分布至脑神经运动核和脊髓前角细胞等许多结构,主要完成味觉引起的内脏 - 内脏反射、内脏 - 特殊内脏反射、内脏 - 躯体反射等。

(二)内脏神经周围传出纤维

内脏神经周围传出纤维,亦称内脏运动神经,在结构和功能上与躯体运动神经有较大差别,概述如下:

1. 躯体运动神经支配骨骼肌,一般都受意志的支配;内脏运动神经支配平滑肌、心肌和腺体,在一定程度上不受意志的控制。但内脏神经支配的效应器,在功能上有显著的相对自动节律性,在去除神经支配后,该脏器的功能发生紊乱,但一般不发生萎缩;而躯体神经支配的骨骼肌,在功能上虽有随意性,去神经后将导致瘫痪和萎缩。

2. 躯体运动神经自低级中枢至所支配的骨骼肌只有一个神经元,而内脏运动神经自低级中枢发出后在周围部的内脏运动神经节交换神经元,再由节内神经元发出纤维到达效应器。因此,内脏运动神经从低级中枢到达所支配的器官须经过两个神经元(肾上腺髓质只需一个神经元)。第 1 个神经元称节前神经元,胞体位于脑干和脊髓内,其轴突称节前纤维。第 2 个神经元称节后神经元,胞体位于周围部的内脏神经节内,其轴突称节后纤维。节后神经元的数目较多,一个节前神经元可以和多个节后神经元构成突触(图 9-3-10)。内脏运动神经节前神经元的胞体多集中成群或核,多为中、小型的梭形或多角形细胞;而躯体运动核则由大、中型多极神经元组成。

3. 躯体运动神经只有一种纤维成分,内脏运动神经则有交感和副交感两种纤维成分,而多数内脏器官又同时接受交感神经和副交感神经的双重支配。两种神经的正常活动不仅保证了脏器活动的节律性和平衡,而且在环境条件急剧变化时,还可保证机体发生一系列应激性的内脏活动。

4. 躯体运动神经纤维一般是粗的有髓纤维(A 类),而内脏运动神经的节前纤维多为细的有髓纤维(B 类),节后纤维多为细的无髓纤维(C 类)。内脏运动神经节后纤维的分布形式和躯体神经亦有不同,躯体神经以神经干的形式分布,其纤维末梢形成容易识别的终板;而内脏神经的节后纤维常攀附在脏器表面或血管形成神经丛,再由该丛发出分支至效应器(图 9-3-11),其末梢在

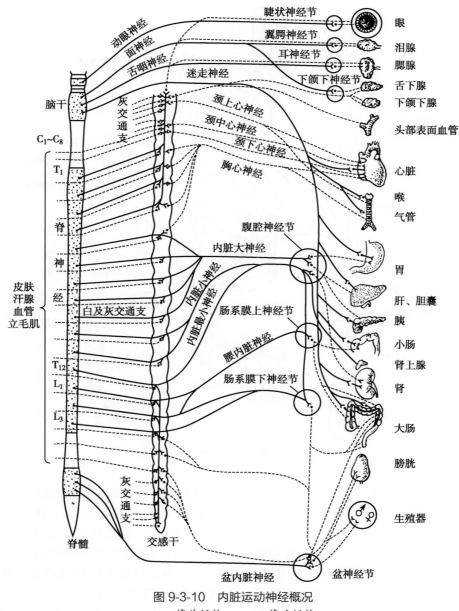

图 9-3-10　内脏运动神经概况

——. 节前纤维；-----. 节后纤维。

效应细胞周围形成茸细的丛网而无终板样结构。

5. 内脏神经纤维末梢释放的化学递质是乙酰胆碱和去甲肾上腺素，它们可以引起兴奋或抑制反应，而躯体神经纤维末梢释放的递质是乙酰胆碱，通常只引起兴奋反应。

内脏神经周围传出纤维通常被分为交感神经和副交感神经，二者在形态、功能及对某些药物反应方面均有不同，现分述如下：

1. **节前神经元和节后神经元的位置不同**　交感神经节前神经元位于 $T_1 \sim L_3$ 脊髓灰质侧柱的中间带外侧核内，节后神经元为椎旁神经节和椎前神经节；副交感神经节前神经元位于脑干及 $S_{2\sim4}$ 脊髓灰质内，节后神经元为壁旁神经节（如睫状神经节、翼腭神经节、下颌下神经节和耳神经节等）和壁内神经节。交感神经节距效应器较远，节前纤维较短，节后纤维较长；副交感神经节距效应器较近，有的神经节存在于器官壁内，其节前纤维较长而节后纤维较短。

2. **神经纤维分布的范围不同**　交感神经几乎分布于全身各部；副交感神经的分布比较局限，如皮肤和肌内的血管、汗腺、竖毛肌和肾上腺髓质等就没有副交感神经支配，而只有交感神经支配。

3. **功能既互相拮抗又互相统一**　交感神经

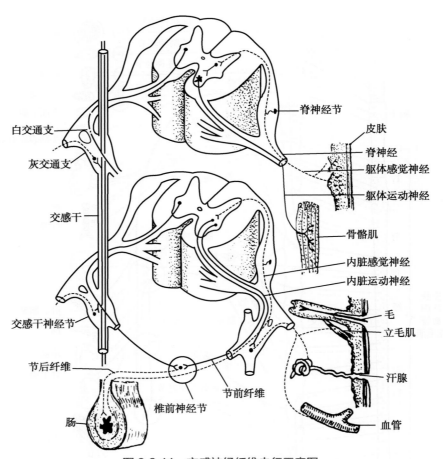

白交通支

灰交通支

脊神经节

皮肤

脊神经

躯体感觉神经

躯体运动神经

交感干

骨骼肌

内脏感觉神经

内脏运动神经

交感干神经节

毛

立毛肌

节后纤维

汗腺

节前纤维

肠

椎前神经节

血管

图 9-3-11　交感神经纤维走行示意图

兴奋时主要是引起心跳加快、冠状血管血流量增加、皮肤和腹腔内脏的小动脉收缩而引起血压和血糖增高、呼吸加深变快、瞳孔散大等一系列反应以应对机体急剧的环境变化,适应机体的需要。副交感神经的作用则是保持身体安静时的生理平衡,如协助营养消化的进行和保持身体的能量,协助生殖活动等。交感神经和副交感神经分布到同一器官,具有拮抗作用,如交感神经使心跳加快,作用于瞳孔开大肌使瞳孔散大;而副交感神经则使心跳减慢,分布于瞳孔括约肌使瞳孔缩小。这种拮抗作用可以使内脏器官的活动灵敏地适应机体不同状态的需要。

交感神经和副交感神经的作用既是对立的,又是相辅相成、互相依存的,在器官的活动中形成一个对立统一体,二者从相反的方面共同调节器官的活动。如交感神经使心跳加快,副交感神经使心跳减慢,正常情况下二者共同作用于心脏,使心跳维持在平均 75 次 /min 的频率。当机体处于某一种状态时,一方是主要的,另一方是次要的。但当机体处于另外一种状态时,则二者的主次关系可相互转化。如剧烈运动时,交感神经是矛盾的主要方面,交感神经兴奋占优势,副交感神经居于次要地位。反之,则副交感神经兴奋占优势,转化为矛盾的主要方面,如睡眠时。

4. 神经纤维末梢释放的化学递质和对某些药物的反应不同　交感神经节前纤维及副交感神经节前和节后纤维的神经末梢释放的化学递质,均为乙酰胆碱。交感神经中支配汗腺和骨骼肌的舒血管节后纤维,末梢释放的亦是乙酰胆碱,凡是释放乙酰胆碱的神经纤维,称为胆碱能纤维。大部分交感神经节后纤维的神经末梢,释放去甲肾上腺素和少量肾上腺素,这种纤维称为肾上腺素能纤维。

药物对内脏运动神经的作用有选择性,有些专作用于交感神经,而另一些专作用于副交感神经。如阿托品能对抗器官对副交感神经节后纤维的反应,麦角毒能对抗器官对交感神经节后纤维的反应;肾上腺素对器官的作用与交感神经节后纤维相似,乙酰胆碱、毛果芸香碱和毒蕈碱对器官的作用则与副交感神经节后纤维的作用相似。

5. **引起效应器发生反应的间隔期不同**　交感神经与副交感神经传导的神经冲动到达效应器时,效应器对这些冲动发生反应的间隔期不相同。交感神经的间隔期长达几秒或 1min,而副交感神经的间隔期很短,为 1s 的百分或千分之几。此外,当刺激停止后,两种神经纤维对效应器所表现的后作用也不一致。交感神经对效应器的兴奋效应可维持数秒至数分钟,而副交感神经则很短。

交感神经

交感神经(sympathetic nerve),即内脏神经周围传出纤维的交感部,它的组成包括节前神经元、节前纤维和节后神经元、节后纤维。节前神经元位于脊髓 T_1~L_3 节段灰质侧柱的中间带外侧核(交感神经低级中枢)。节后神经元组成交感神经节(sympathetic ganglion),它包括椎旁

神经节(paravertebral ganglion)和椎前神经节(prevertebral ganglion)。椎旁神经节又称交感干神经节(ganglia of sympathetic trunk),它以节间支串联构成交感干(sympathetic trunk)。交感神经以交感干为中心,向身体各部发出交感神经纤维,到达各个内脏器官(图 9-3-12)。

椎前神经节为不规则的节状团块,位于脊柱前方,腹主动脉脏支的根部,故称椎前神经节。椎前神经节包括腹腔神经节(celiac ganglion)、肠系膜上神经节(superior mesenteric ganglion)、肠系膜下神经节(inferior mesenteric ganglion)和主动脉肾神经节(aorticorenal ganglion)。

椎旁神经节及节间支相互串联而组成交感神经干。交感干左右各一,上端起于颅底,沿脊柱两旁排列,下端直达尾骨。此干在颈部位于颈

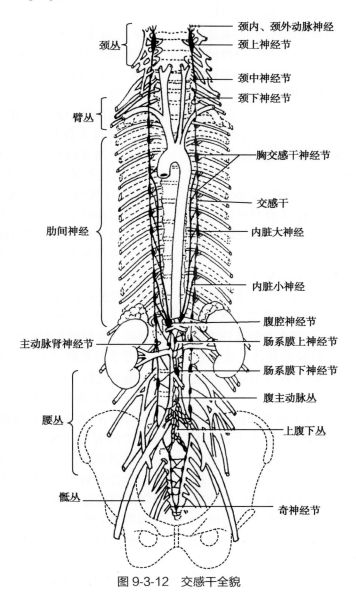

图 9-3-12　交感干全貌

椎横突之前,颈血管鞘的后方;胸部在肋小头前侧;腹部居椎骨体的前外侧;在盆腔行于骶骨的前面,骶前孔的内侧。交感干分颈、胸、腰、骶、尾5部,各部交感神经节的数目,除颈部有3~4个节和尾部1个节外,其余各部均与该部椎骨的数目近似,即胸部一般为11个,腰部为4个,骶部为4个,每一侧交感神经节的总数为19~24个。左右交感干向下达尾骨前面,合于最下端的尾神经节(coccygeal ganglion)或称奇神经节(impar ganglion)。交感干神经节由多极神经元组成,大小不等,部分交感神经节后纤维即起自这些细胞。

在颈及下腰部的灰交通支内,或在前根或脊神经邻近交通支附着处,常有一种中间神经节(intermediate ganglia)。这种神经节也是节前纤维换元并发出节后纤维之处,大者可以用肉眼观察到,显微镜下则可看到更多。当交感干部分切除时,这种中间神经节往往因疏忽而被遗留,未能切除。该种神经节可能是在发生过程中,自神经管来的迁移细胞群停留在神经管及交感干椎旁神经节始基之间的中间位置上而形成的。

椎旁神经节以交通支与附近的脊神经相连,这种交通支可分为两种,即白交通支和灰交通支。

白交通支(white communicating branch):交感神经节前神经元胞体存在于脊髓T_1~L_3节段的侧角,其节前纤维由脊神经前支到达交感干神经节;白交通支是指存在于T_1~L_3各脊神经前支与相应的交感干神经节之间的一段节前纤维,因其具有髓鞘而呈白色,故称白交通支。此外,尚有内脏传入纤维,经交感干、白交通支至脊神经。白交通支内纤维的直径在1~15μm之间,粗纤维的比例在胸上部较胸下部小。一般认为1~3.5μm者,属交感神经节前纤维,而较粗大的有髓纤维或无髓纤维可能是内脏传入性质的纤维。大多数白交通支连接着交感神经节,少数与节间支相连(图9-3-12)。

交感神经节前纤维由脊髓中间带外侧核发出后,经脊神经前根、脊神经干前支、白交通支进入交感干后,有3种去向:①终止于相应的交感干神经节,在此交换神经元。②不交换神经元,只在交感干内上升或下降,终止于上位或下位的交感干神经节再交换神经元。一般认为,来自脊髓上胸段(T_1~T_6)中间带外侧核的节前纤维,除一部分终止于相应的交感干神经节外,还有一部分在交感干内上升至颈部,分别终止于颈部3个椎旁神

经节。来自脊髓中胸段(T_6~T_{10})中间带外侧核的节前纤维,除终止于相应的椎旁神经节外,尚有一部分在交感干内上升或下降,至相距较远的其他胸部的椎旁神经节内再交换神经元。下胸段和腰段者(T_{11}~L_3),除终止于相应的椎旁神经节外,部分可在交感干内下降,在腰骶部交感干神经节内交换神经元。③穿经椎旁神经节,于此节内不交换神经元,而直达椎前神经节(如腹腔神经节)交换神经元。

灰交通支(gray communicating branch):灰交通支连于交感干与31对脊神经前支之间,由交感干神经节细胞发出的节后纤维组成,多无髓鞘,色灰暗,故称灰交通支(图9-3-11),自椎旁神经节至相应的脊神经,每一对脊神经均有灰交通支与交感干联系。与白交通支对比而言,两者都含有髓及无髓纤维,但比例不同。白交通支含有髓纤维多,灰交通支含无髓纤维多,灰交通支内的无髓及有髓细纤维直径都在3.5μm以下。有学者认为,灰交通支内的有髓细纤维,是到达位于灰交通支或脊神经内细小的中间神经节的节前纤维;这些中间神经节通常存在于颈及腰区,所以该两区内灰交通支含有较高比例的有髓细纤维。在颈部灰交通支内有时有粗大的有髓纤维,直径为5~10μm,这些被认为是来自邻接脊神经的躯体神经纤维,经灰交通支取短距离到达椎前的肌肉。

交感神经节后纤维自交感干神经节发出后,也有3种去向:①经灰交通支返回脊神经,伴随脊神经分布至头颈部、躯干和四肢的血管、汗腺和竖毛肌等;②攀附动脉走行,在动脉外膜形成相应的神经丛(如颈内动脉丛、颈外动脉丛、腹腔丛、肠系膜上丛等),并随动脉分布到所支配的器官;③直接分布到所支配的器官。

有学者在研究人类的交通支时,用锇酸染色对交通支进行了形态学的分型。第1型为白交通支,含有大量的有髓纤维。第2型为灰交通支,此型又分为A、B两类,在无髓纤维中分布着成束状或单个的有髓纤维,为A类;在无髓纤维中夹杂着如掷散的粉末一样的有髓纤维,为B类。第3型为混合交通支,其中有髓与无髓纤维合成束状分隔成两部分,实际上是灰白交通支的混合,见于胸部及腰上部。

椎旁神经节与脊神经之间的交通支,自脊髓T_1~L_3段各脊神经一般分为两支,一支为白交通支,另一支为灰交通支。但有少数脊神经,可多发

一两支交通支连于上位或下位椎旁神经节,称为斜支,斜支主要为有髓纤维,应归属白交通支。对灰、白两种交通支在空间的确切位置,目前的认识尚不一致。在胸腰部的两条交通支中,浅支(或下支)较粗,与脊神经的连接点距椎间孔较远,主要由有髓纤维组成,应属于白交通支;深支(或上支)较细,与脊神经的连接点距椎间孔较近,主要包含无髓纤维,应属于灰交通支。

交感干分为颈、胸、腰、骶、尾 5 部,但骶尾部又可合并称为盆部,现将各部分叙述如下:

(1)颈部:颈交感干位于颈动脉鞘后方,颈椎横突的前方,颈筋膜椎前层的浅面或深面,有时位于筋膜内;一般每侧有 3~4 个交感干神经节,分别称为颈上、颈中及颈下神经节。这 3 个神经节以节间支相互连接,节间支一般为一支,有时颈上与颈中神经节之间的节间支为两支,颈中与颈下神经节之间的节间支为多支。节前纤维来自交感干上胸部,所以缺乏白交通支。节后纤维组成灰交通支,分别与所有颈神经连接。此外,尚有吻合支与有关脑神经相连接。

1)颈上神经节(superior cervical ganglion):为 3 个颈神经节中最大的一个,长 25~45mm,多呈梭形或长扁平形,位居第 2~3 颈椎横突的前方。一般认为,该神经节由最上 3~4 个交感节合并而成,故有时表面有狭窄之处或有时分裂为二。在神经节的前侧被覆以椎前筋膜,筋膜之前有颈内动脉、颈内静脉、迷走神经和副神经。神经节的节前纤维,自脊髓上胸节发出后,绝大多数经最上方的胸神经及其白交通支或混合交通支,在交感干内上升抵达该节。绝大部分节前纤维在节内交换神经元,小部分节前纤维在颈内动脉丛内的颈动脉神经节交换神经元。颈上神经节的节后纤维形成灰交通支或组成如下神经或神经丛(亦发出节间支向下连于颈中神经节)。

①灰交通支:进入第 1~4 对颈神经,并随颈神经分布,也与迷走神经上、下神经节,舌咽神经下神经节及舌下神经等相交通。

②颈内动脉神经(internal carotid nerve):起自颈上神经节的上端,为该节节后纤维的最大分支,为交感干向上的直接延续。该神经沿颈内动脉后侧上升,起始常为单支(很少例子,一开始就分为两支),入颞骨的颈动脉管分为内外两支(常在入颈动脉管前分叉,有时也在管内分叉),沿颈内动脉的内外两侧上行。外侧支为两支中较大的一支,发细支至颈内动脉形成颈内动脉丛的外侧部;内侧支亦发细支至颈内动脉形成颈内动脉丛的内侧部,再继续上升形成海绵丛。颈内动脉神经有时亦不分叉,成单支向上延续,向两侧发多数细支(可上升直至海绵窦),分裂成 46 条小支,包绕动脉形成丛。颈内动脉神经的分支,在颈动脉管内包围颈内动脉形成颈内动脉丛(internal carotid plexus),丛的分支分布于颈内动脉壁。丛内常可见神经细胞,在颈内动脉的下侧形成细小的神经节,称为颈动脉神经节(carotid ganglia)。

颈内动脉丛的外侧部可与三叉神经半月节、翼腭神经节、展神经及舌咽神经的鼓室神经等相交通。到展神经的交通支,为颈内动脉丛发出的 12 条细支,至位经颈内动脉外侧的展神经外侧支(或至颈内动脉丛的外侧部),分为 2~3 条小支,称为颈鼓上神经(superior caroticotympanic nerve)及颈鼓下神经(inferior caroticotympanic nerve),穿颈动脉管后壁至鼓室与鼓室神经结合。颈内动脉丛的内侧部位于颈内动脉的下内侧,颈内动脉于蝶鞍的外侧穿海绵窦;颈内动脉丛的内侧部发分支至颈内动脉、动眼神经、滑车神经、眼神经、展神经和睫状神经节;它也发出血管运动支沿颈内动脉分支并至脑垂体。

至动眼神经的分支在动眼神经的分叉处加入动眼神经;至滑车神经的分支在海绵窦的外侧壁内加入滑车神经;有些小分支也于眼神经的内侧和展神经相连;至睫状神经节的分支在丛的前部经眶上裂入眶,可直接与睫状神经节相连,或者与来自鼻睫神经的交通支相连,或者行于眼神经及其分支鼻睫神经内。其纤维穿睫状神经节,未中继而进入睫短神经,分布至眼球的血管。支配瞳孔开大肌的纤维通常穿经眼神经、鼻睫神经和睫长神经,但偶尔也穿经睫短神经。有些纤维可能也分布至睫状肌。有关的节前纤维主要是在 T_1 节段离开脊髓,在颈交感内上升到达并穿过颈胸神经节,在颈上神经节内中继。

颈内动脉丛围绕大脑前、中动脉和眼动脉延伸,沿大脑血管至软脑膜;它们沿眼动脉进入眶腔,在眶内此神经丛与眼动脉的各条分支伴行;前交通动脉上的分支连接左右侧的交感神经并可能与一小神经节相连。电镜研究表明,大脑动脉各级分支的交感神经分布像其他血管系统的交感神经分布一样,组织化学和免疫组织化学研究表明,在包括人在内的各种哺乳动物中,这种丰富的血管周围神经丛终末含有递质 NE 和 NPY。这些交感性血管收缩神经纤维的来源是颈内动脉丛和椎动脉丛。应当注意，在脑血管中，一些含有 NPY 的纤维是副交感源性的，也含有 ACh 和 VIP。

海绵丛（cavernous plexus）：位于颈内动脉的内下侧蝶鞍外侧的海绵窦内，主要由颈内动脉丛的内侧部形成，丛的分支分布于颈内动脉壁，也发出小支沿颈内动脉的分支至垂体。至动眼神经的分支在动眼神经分叉处与之相连，至滑车神经的分支在滑车神经穿过海绵窦外侧壁时与之相连。另外，该丛也发出小支连于眼神经的内侧，还发小支连于展神经。起于该丛前部的小支，经眶上裂入眶，直接与眼神经的鼻睫神经相结合，穿经睫状神经节伴随睫状短神经入眼球，分布于眼球的血管。该丛的交感神经纤维，一般是经由眼神经、鼻睫神经及睫状长神经分布于眼球内瞳孔开大肌的。海绵窦的终末支伴随大脑前、中动脉形成相应的动脉丛，可分布至软脑膜；伴随眼动脉形成眼动脉丛，入眶随眼动脉的分支而分布。分布于眼球内的交感神经节前纤维来自同侧脊髓的第 1 胸节，也可能有来自第 2 胸节的纤维，经白交通支（或混合交通支）至交感干，上升至颈上神经节并交换神经元；节后纤维经颈内动脉丛、海绵丛、上述交通支，及经动眼神经、眼神经和睫状神经节等路径入眼球。入眶的交感纤维，自颈内动脉丛至海绵丛之间，有学者认为有一明显的迂回路径，由颈内动脉丛发出的分支经颈鼓神经到达鼓室丛，穿经此丛以连续的小支通过岩大神经管达颞骨岩部前壁，由海绵窦后端进入海绵丛。眼睑内平滑肌的交感神经来自海绵丛至动眼神经的交通支，随动眼神经而分布。由颈内动脉周围丛发出的分支，经岩深神经、翼管神经、翼腭神经节、蝶腭神经进入上颌神经，经眶下裂入眶，支配眶底平滑肌，而架于眶下裂的眶肌直接接受来自海绵窦的小支支配。

③颈内静脉神经（internal jugular nerve）：起至颈上神经节上端或颈内动脉神经，为一个或数个小支，分布于颈静脉球及颅后窝的脑膜，但大部分纤维与舌咽神经的下神经节和迷走神经的上、下神经节相连。

④颈外动脉神经（external carotid nerve）：自颈上神经节下端前面发出，分支攀附颈外动脉并互相吻合，形成细小的颈外动脉丛。此丛与颈总

动脉丛相互连续，并伴随颈外动脉的分支分布，形成相应分支的动脉丛，如甲状腺上丛（superior thyroid plexus）和舌丛（lingual plexus）等。这些动脉丛常借交通支与脑神经或脑神经节相连，如自面动脉丛发出至下颌下神经节的交感神经根纤维，脑膜中动脉丛与耳神经节相连，与面神经的膝神经节相连的交通支亦称岩外神经。

⑤喉咽支（laryngopharyngeal branch）：起自颈上神经节，为 4~5 条小支，发出后向前内侧行至咽壁，在咽中缩肌表面与迷走神经及舌咽神经的咽支形成咽丛（pharyngeal plexus）。咽丛向下连于食管丛，亦发出分支随喉上神经至喉，还发出分支分布于咽壁。此外，喉咽支还发细支至颈动脉球。

⑥颈上心神经（superior cervical cardiac nerve）：以两条或几条根丝起于颈上神经节的下段，并常接受来自颈上、颈中神经节之间节间支的一条细支，有时颈上心神经可完全起始于节间支上。该神经发出后，在颈长肌的前面沿颈动脉鞘后方下行，经甲状腺下动脉的前方或后方（多数在前方），继与喉返神经交叉后在其前方下行。在此行程过程中，颈上心神经与迷走神经的心上支、喉下神经、喉上神经外支和颈中心神经相交通。再向下至颈根部，左右颈上心神经的行程各异，右颈上心神经于锁骨下动脉前方或后方入胸腔，沿头臂干向下在主动脉弓的后方加入心深丛；左颈上心神经进入胸腔后，沿左颈总动脉的前方下降，经主动脉弓及迷走神经前方加入心浅丛。一般认为，颈上心神经只含交感神经节后纤维，不含来自心脏的痛觉纤维。

2）颈中神经节（middle cervical ganglion）：为 3 个颈神经节中最小的一个，形状为三角形、梭形或星形，通常于第 6 颈椎平面（但也可高于第 5 颈椎或低于第 7 颈椎）位于甲状腺下动脉的前方或其稍上方，有时可能接近颈下神经节（图 9-3-13）。其出现率为 87%，一般认为系由第 4、5（或 5、6）交感节合并而成，而不存在此神经节者，可能是被该区域的几个小神经节所代替。它与颈上神经节之间的节间支为单支，与颈下神经节之间的节间支常为双支或多支，均为自颈中神经节发出的节后纤维。颈中神经节向下发出与颈下神经节相连的两支中，其中：①前内侧支在锁骨下动脉前面下降，并形成一袢包绕锁骨下动脉第一段，为锁骨下袢（ansa subclavia）。此袢一般由两个或多个大小不同的小支组成，上端附着于颈中神经节或椎

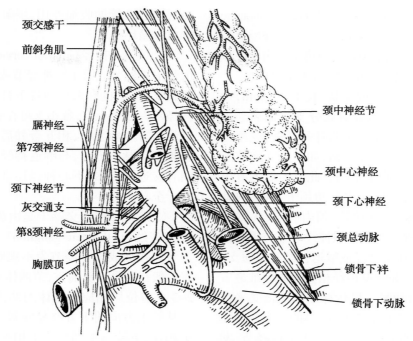

图 9-3-13　右侧颈中、下神经节

动脉神经节(或同时附着于两者,或附着于节间支),经锁骨下动脉第一段下降,弯曲后连于星状神经节;下端可附着于星状神经节上、下两极间的任一处;在袢上发出的分支中,有一较恒定的细长支连接着同侧的膈神经。②后外侧支在到达颈下神经节之前,常分裂成小支包绕椎动脉,在这些分散的节间支内常可见小的神经节,称为椎动脉神经节(ganglion of vertebral artery)或椎神经节(vertebral ganglion)。

　　椎动脉神经节为一个或两个细小神经节,出现率为 78.9%。通常位于椎动脉前方接近椎动脉进入第 6 颈椎横突之处。当神经节为两个时,一般是一个在椎动脉前方并直接与动脉接触,另一个则位于前者的前内侧或前外侧。该神经节与颈中神经节之间可为单支相连,但与颈下神经节之间常以数支相连,有时认为该神经节是颈中神经节的下端分离部分,或为颈下神经节上端分离部分,但因其经常存在,所以被认为在颈交感干上正常应包括四个神经节。该神经节也可发一两条小支参与形成锁骨下袢,包绕椎动脉,并可与膈神经及迷走神经相交通,也常以交通支连接第 6 或第 7 颈神经,抑或有小支至甲状腺、食管及气管,有时此节发一或两条小支至颈中心神经。

　　颈中神经节的节后纤维,除形成向上向下的节间支和形成至第 4~6 颈神经的灰交通支外,尚

组成如下的神经或神经丛:

　　①颈总动脉丛(common carotid plexus):由颈中神经节发出的多数细支包绕颈总动脉构成。

　　②甲状腺下丛(inferior thyroid plexus):由颈中神经节发出的至甲状腺下动脉的细支,与颈上心神经、颈中心神经和颈下神经节的细支共同形成甲状腺下丛。该丛发出分支至甲状腺,并与颈上心神经、喉上神经外支和喉返神经相交通。

　　③颈中心神经(middle cervical cardiac nerve):为交感神经心支中最大的分支,来自颈中神经节,也可来自颈中神经节与颈下神经节之间的节间支,或有小支来自椎神经节。右颈中心神经在右颈总动脉后方下降,至颈根部在锁骨下动脉的前方或后方进入胸腔,于气管前面下行加入心深丛的右半。在颈部除与喉返神经有交通支外,尚与颈上心神经和颈下心神经之间有交通支。左侧者,在左颈总动脉与左锁骨下动脉之间入胸腔,在气管前面加入心深丛的左半。

　　颈中神经节也发出细支至气管和食管。

　　3) 颈下神经节(inferior cervical ganglion):位于第 7 颈椎横突的根部与第 1 肋骨颈之间的前方,椎动脉起点及其伴行静脉之后,第 8 颈神经的前面。该节形态不规则,可视为由第 7、8 颈交感节合并而成。在 75%~80% 的人中,颈下神经节与第 1 胸神经节合并成星状神经节

(stellate ganglion),或称颈胸神经节(cervicothoracic ganglion),该节出现率为 64.8%,其中颈下神经节与第 1 胸神经节合成者占 90.4%,与第 1、2 胸神经节合成占 9.6%,双侧出现者 65.6%,单侧者 34.4%。

星状神经节呈梭形或星状,长 1.5~2.5cm,宽 0.5~0.75cm,因其有许多放射状分支而命名。该节位于第 7 颈椎横突和第 1 肋骨颈高度,或可抵达第 1、2 胸椎间的椎间盘平面,如与第 2 胸节融合,则位置可达第 2 胸椎下缘。此节的后方有第 8 颈神经前支、颈长肌;前方有肋颈干、胸廓内动脉、甲状腺下动脉、颈总动脉、颈内静脉、头臂静脉、迷走神经、膈神经等。星状神经节常与膈神经有交通支,也常与迷走神经或喉返神经有交通支,且这些与迷走神经和喉返神经相交通的纤维最后分布至心脏、食管和喉。星状神经节还接受来自第 1 胸神经(有时还有第 2 胸神经)的 1 支或多支白交通支。发出的节间支连于第 1 胸神经节,发出的灰交通支至第 6~8 颈神经(有时至第 1 胸神经及第 2 胸神经),至第 7 颈神经的灰交通支可有 1~5 支,常为 2 支,至第 8 颈神经的灰交通支可有 3~6 支。除此以外,还发出节后纤维组成如下的神经或神经丛:

①椎动脉丛(vertebral plexus):至椎动脉的节后纤维在椎动脉的后方上升,在第 6 颈椎横突孔处组成椎动脉丛。另外,椎神经节也发出一细支,走在椎动脉的前方,也参与组成椎动脉丛。该丛内常见含有神经细胞的小团块,丛内也发出分支至第 1~6 颈神经的前支。该丛的多数细支沿椎动脉上升至颅内,并沿基底动脉及其分支走行,及至大脑后动脉与来自颈内动脉的交感丛相结合。

②锁骨下动脉丛(subclavian plexus):颈下神经节的节后纤维包绕锁骨下动脉组成锁骨下动脉丛,也接受来自锁骨下袢的小支。该丛可延伸到腋动脉第 1 段,少数纤维可延伸得更远至上肢。上肢其余各段动脉接受来自邻近神经干的交感纤维,即正中神经分布至肱动脉及掌浅弓,尺神经分布至尺动脉及掌深弓,桡神经分布至桡动脉。支配上肢的交感神经节前纤维来自胸髓第 2~6 节段,在颈下神经节交换神经元,节后纤维穿行于臂丛下干,随臂丛的分支分布。

支配上肢动脉的缩血管交感纤维,大多数来自第 2、3 胸神经前根,由此,可用外科手术切除至上肢血管的节前纤维的方法,阻断上肢缩血管神经对上肢血管的收缩作用,缓解上肢血管收缩改善血液循环。

③颈下心神经(inferior cervical cardiac nerve):由颈下神经节或第 1 胸神经节或星状神经节发出的细支组成,也有来自锁骨下袢的小支加入。该神经常为多个小支,各小支可在锁骨下动脉之后、气管前方单独下行,相互合并后加入心深丛。在锁骨下动脉后方时,与喉返神经和颈中心神经之间有交通支,左颈下心神经还常与左颈中心神经共干至心深丛。

(2)胸部:胸部交感干是由胸部椎旁神经节,即胸神经节(thoracic ganglion)及其间的节间支上下连接而成。神经节为不规则的扁三角形,位置一般在肋骨小头前方,节的体积较小,最下方的 2~3 个节位居相应胸椎体的两侧,所以胸部交感干从外上方向前下方略显倾斜,上端与颈部交感干相连,下端与腰部交感干相连。胸部交感干位于胸膜的后方,在肋间后动脉、肋间后静脉和肋间神经的前方,偶或有一支肋间后动脉或静脉横过其前方。胸部神经节的数目,可能与胸神经的数目相当或较少,一般为 10~12 个(以 11 个最为多见,占 39.4%,双侧对称者为 53.0%)。其原因是第 1 胸神经节与颈下神经节合并,最末胸神经节有时与第 1 腰神经节合并之故。

每个胸神经节可能有 1~4 条交通支,除至相应的胸神经外,还可到上位或下位的胸神经。有时第 1 胸神经节可发出 3 条交通支与第 1 胸神经相连,发出一条交通支到第 2 胸神经。第 2 胸神经节可有 2~3 条交通支,第 3~9 胸神经节可有 3~4 条交通支,分别连至相应的脊神经。胸神经节均有白交通支,但第 1 胸神经偶可缺如。自上 5 个胸神经来的节前纤维,小部分终止于相应的胸神经节,大部分在干内上升至颈部上、中、下 3 个椎旁神经节。每个胸神经节都有灰交通支与相应的胸神经相连,节后纤维随胸神经的分支分布于体壁的血管、皮肤等。自胸神经节发至胸腹腔脏器的分支分述如下:

1)第 1~5 胸神经节的分支:这些细小的分支分布至胸腔脏器,并与迷走神经的分支连接成丛。

①胸心神经(thoracic cardiac nerve):由第 2~4(或 5)胸神经节发出,如第 1 胸神经节未合并成星状神经节,也发出一心支,均加入心深丛。由丛发出分支分布至心脏和心包,也有至气管、支气管和食管的分支。

②肺支（pulmonary branch）：来自第 2~4 胸神经节，在肺根后方与迷走神经的肺支一起组成肺后丛，发出分支分布至肺内支气管、血管和腺体，也有至气管、支气管和食管的分支。

③胸主动脉神经（thoracic aortic nerve）：来自胸 1~5 神经节，也有胸心神经、肺支和内脏大神经的纤维加入，缠绕胸主动脉在其前方形成胸主动脉丛。该丛向上与心浅丛相连，向下穿过膈的主动脉裂孔连于腹腔丛，也发出分支至气管和食管。

④至椎骨的分支：与至椎骨的营养动脉相伴行，并与对侧的分支相连。

2）第 6~12 胸神经节的分支：这些较粗大的分支为穿过相应胸神经节的节前纤维，在脊柱侧方形成 3 条内脏神经，其节后纤维支配肝、脾、肾等实质性腹腔脏器和结肠左曲以上的消化道。

①内脏大神经（greater splanchnic nerve）：起自第 5（或 6）至第 9（或 10）胸神经节，由穿过这些神经节的有髓节前纤维组成，也含有内脏传入纤维。这些纤维形成数条小根，在胸椎椎体的前外侧面合成一条粗大的干，向下穿过膈内侧脚和中间脚之间，进入腹腔神经节（celiac ganglion）。大部分纤维终止于该节，少量纤维可止于主动脉肾节和肾上腺髓质。在第 10~12 胸椎高度，在内脏大神经干上常可见大小不一的胸内脏神经节（thoracic splanchnic ganglion），出现率约 95%。从该节或从神经干上发出一些细支，分布到胸主动脉、肋间后动脉、食管及胸导管等处，并有小支与内脏小神经相交通。内脏大神经起于第 4 或 5 胸神经节者，约占 26.9%；起于第 6 或 7 胸神经节者约占 64.1%；起于第 8 或 9 胸神经节者约占 9.0%。

②内脏小神经（lesser splanchnic nerve）：较小，出现率 98.5%，起自第 9、10（或 10、11）胸神经节及节间支，在内脏大神经的外侧，穿膈中间脚和内侧脚之间进入腹腔，终止于主动脉肾神经节（aorticorenal ganglion）。在此神经干上偶见一小神经节。内脏小神经起自第 8 胸神经节者占 12.5%，起自第 11 胸神经节者占 4.2%，起于交感干节间支者为 7.15%，呈单干形式的占 58.57%。

③内脏最小神经（least splanchnic nerve）：又称肾神经，国人的出现率为 59%~77%，起自第 12 胸神经节，与交感干共同穿膈进入腹腔，加入肾丛。

（3）腰部：腰部交感干由腰神经节及其节间支相连而成。位于腹膜后、腰椎体的前外侧，沿腰大肌的内侧缘下降，较少情况下交感干被该肌内侧缘覆盖。右侧交感干沿下腔静脉外侧下降或部分被下腔静脉所掩盖，左侧则在腹主动脉外侧被左腰淋巴结遮掩，并与主动脉相邻。腰交感干的位置较胸交感干更接近正中线，上端经膈的腰肋内侧弓与胸交感干相连，下端经髂总血管后方入盆腔与盆交感干相连接。腰交感干一般位于腰动脉及静脉的后方，个别的在腰动脉或腰静脉前面横过。两侧腰交感干之间常借横行的交通支相连接。

腰神经节的数目少至 2 个，多至 8 个，一般为 4 个，以 3、4、5 最多见，出现率分别为 30.7%、36.8% 和 21.7%。在第 2 和第 4 腰椎平面的两个节位置较恒定，前者被腰肋内侧弓遮盖，后者多位于髂总动脉后方，可作为术中寻找它们的标志。节较小，形态不规则，呈卵圆形或不规则的扁平状。节间支较胸部和骶部者粗，常见 2~3 支，特别是在最末两个节或最末节与第 1 骶节之间。左右两侧腰神经节之间尚有横过主动脉和下腔静脉后方的横支相连接，且两侧神经节的大小、数目和交通支的大小，经常是不对称的。自腰神经节发出的分支如下：

1）交通支：白交通支仅见于 L_1~L_3 或 L_1~L_4 节，灰交通支自节连至每个腰神经，每一腰神经可有 2~5 条灰交通支，或一灰交通支分叉连接邻近的两支腰神经。在腰交通支和腰神经前根内，常可发现有中间神经节存在。

2）腰内脏神经（lumbar splanchnic nerve）：由腰髓侧角发出的穿经腰神经节的节前纤维组成，也或发自节间支，一般有 4 支。第 1 支起自第 1 腰神经节，部分连于腹腔丛或肠系膜间丛（即腹主动脉丛）的上部，部分连于肾丛。第 2 支起自第 2 或 2、3 腰神经节，神经稍粗，连于肠系膜间丛的下部。第 3 支以 2 或 3 小根起自第 2、3 腰神经节（有时第 4）或节间支，经髂总血管的前面，连接上腹下丛的上部。第 4 支起自第 4 腰神经节，最细，经髂总血管的后方，连接上腹下丛的下部或腹下神经。腰内脏神经的节后纤维分布至结肠左曲以下的消化管及盆腔脏器，并有纤维随血管分布至下肢。

3）血管支：所有腰神经节均发出分支加入腹主动脉丛，腰内脏神经也有分支加入该丛。该丛向下连于髂总动脉丛，此丛内亦有腰内脏神经第

2、3 支加入,延续于髂外和髂内动脉丛。髂外动脉丛还接受生殖股神经来的小支,此丛向下延至股动脉上段的股丛,发出分支支配股动脉上段。自腰神经节发出的许多节后纤维,经灰交通支至腰神经后随股神经分支分布,其中的股神经肌支、皮支及隐神经来的缩血管纤维支配股动脉的中、下段。下肢的其他血管如闭孔动脉接受闭孔神经的节后纤维;腘动脉上段接受闭孔神经后支和膝关节支及隐神经的交感纤维,腘动脉的其余部分接受胫神经及其关节支来的小支。

要实现下肢血管的去交感神经支配,可手术切除第 2、3 腰神经节及节间支。

腰神经节尚发出分支至椎骨及其韧带。

(4)盆部:盆部交感干是由骶部和尾部组合而成,位于腹膜外组织中,骶骨前面,骶前孔的内侧。上端与腰部交感干连接,下端在尾骨前面左右交感干会合,终止于单一的奇神经节(impar ganglion),或称尾神经节(coccygeal ganglion)。骶部交感神经节,一般有 4 个,少至 3 个,多至 6 个。尾部只有 1 个尾神经节。神经节之间以节间支串联成干。两侧骶交感节之间有横支相连。

骶神经节和尾神经节无白交通支,其节前纤维来自下 3 个胸神经和上 2 个腰神经的白交通支,在交感干内下降至骶、尾神经节。交换神经元后,各神经节的灰交通支至骶神经和尾神经,其分支如下:

1)骶内脏神经(sacral splanchnic nerve):由第 1、2 骶神经节发出的细支组成,加入盆丛(即下腹下丛)或腹下神经,有时发小支至骨盆入口处的输尿管和直肠后面。

2)血管支:分别加入骶中动脉丛和髂内动脉丛。髂内动脉丛接受第 1、2 骶神经节的节后纤维,大多数情况下这些节后纤维是经过下腹下丛和腹下神经的分支或经骶丛的分支至髂内动脉。盆部交感干尚有部分纤维经阴部神经、臀上神经、臀下神经至其同名动脉,经坐骨神经及其分支胫神经分布于腘动脉及其以下的下肢动脉。胫前动脉主要接受来自腓深神经及其至胫骨前肌支的小支,动脉的近侧部接受来自腘肌支或胫骨后肌支的小支。胫后动脉主要接受胫神经及其肌支来的小支,胫后动脉近侧部接受腘肌支分出的小支。腓动脉接受胫神经及长屈肌支来的小支。足底动脉接受胫神经的分支,动脉的远侧部接受足底内侧及外侧神经的小支。足背动脉接受腓深神经的

小支。

副交感神经

副交感神经(parasympathetic nerve),即内脏神经周围传出纤维的副交感部,它的组成包括节前神经元、节前纤维、节后神经元和节后纤维。节前神经元位于神经系统的中枢部,为副交感神经的初级中枢,一部分位于脑干内的副交感神经核,自核发出的节前纤维为有髓纤维,随脑神经(动眼、面、舌咽、迷走神经和副神经颅侧根)走行;另一部分位于脊髓 S_2~S_4 节段内,相当于脊髓灰质外侧柱的细胞(骶副交感核),由此发出的节前纤维组成盆内脏神经(亦称盆神经)。节后神经元位于副交感神经的神经节,节前纤维在此交换神经元,并由此发出节后纤维。副交感神经节又称终末神经节,有传入纤维和交感神经节后纤维穿过,位于所支配的脏器附近或壁内。附属于脑神经的 4 对神经节,即睫状神经节、翼腭神经节、下颌下神经节和耳神经节,位于所支配的器官附近,亦称壁旁神经节(paramural ganglion);而迷走神经背核发出的节前纤维至所支配脏器的壁内神经节,在此交换神经元,发出很短的节后纤维至效应器。这种分散在内脏壁内的神经节极其细小,显微镜下可见神经节无被膜,只见一些神经节细胞的集聚,特称为壁内神经节(intramural ganglion)。脊髓骶副交感核的节前纤维既终止于壁旁神经节(盆丛内),也止于壁内神经节。现将各部分副交感神经分述如下:

(1)动眼神经内的副交感纤维:动眼神经的副交感节前纤维起于位于中脑导水管腹侧的动眼神经副核,亦称 Edinger-Westphal 核。该核发出的纤维伴随动眼神经入眶,沿下斜肌支的动眼神经副交感根进入睫状神经节,交换神经元后,细的有髓节后纤维随睫状短神经入眼球,穿巩膜向前入脉络膜周围间隙,分布于睫状肌和瞳孔括约肌。也有部分节前纤维在睫状神经节内没有交换神经元,穿经此节,行至巩膜上神经节交换神经元,很短的节后纤维分布于睫状肌和瞳孔括约肌,有学者认为这是调节反射的纤维。

(2)面神经内的副交感纤维:面神经内的副交感节前纤维分别起自脑桥的上泌涎核(superior salivatory nucleus)和位于延髓的泪腺核(lacrimal nucleus)。自上泌涎核发出的节前纤维经面神经的中间神经穿出延髓、行于鼓索内,于茎乳孔上方离开面神经主干,穿过鼓室,随舌神经至下颌下神

经节交换神经元,节后纤维分布于下颌下腺和舌下腺。泪腺核位于延髓网状结构内,约在脑桥和延髓交界处位于上泌涎核附近,由泪腺核发出的节前纤维经面神经的中间神经、岩大神经、翼管神经至翼腭神经节交换神经元,节后纤维经翼腭神经、上颌神经及其分支颧神经至泪腺神经,分布于泪腺。也有学者提出,节后纤维不经颧神经,而是通过位于眼球后方的眶后丛(副交感神经节后纤维组成)至泪腺。此外,翼腭神经节发出的节后纤维,经鼻后神经及腭神经分布于鼻腔、腭、扁桃体及上颌的牙龈等部,有促使腺体分泌和血管扩张的作用。

(3)舌咽神经内的副交感纤维:舌咽神经的副交感纤维起自延髓的下泌涎核,节前纤维经舌咽神经及鼓室神经入鼓室,参与鼓室丛的形成。由此随岩小神经穿出鼓室,至耳神经节交换神经元,节后纤维经耳颞神经至腮腺,刺激岩小神经产生血管扩张和腮腺分泌运动效应。

(4)迷走神经内的副交感纤维:迷走神经内大量的副交感纤维来自延髓内的迷走神经背核。核内细胞多为椭圆形,发出的节前纤维组成迷走神经的大部分,随迷走神经干及其分支分布于颈胸腹腔脏器,如心、肺、食管、结肠左曲以上的消化道及肝、胰、脾等。迷走神经的这些节前纤维至上述脏器的壁内神经节,交换神经元后发出极短的节后纤维至效应器。至肠管的节前纤维参加位于肠壁内的肠肌丛(myenteric plexus)及黏膜下神经丛(submucosal nervous plexus),与丛内的神经节细胞交换神经元,节后纤维分布至肠管。迷走神经出颅后发出硬脑膜支及耳廓支与舌咽神经、副神经和颈上神经节相交通。在迷走神经干中支配食管运动的纤维位于起始根腹侧,感觉纤维位于起始根的背侧。

(5)脊髓骶部副交感神经:脊髓骶部的副交感神经节前纤维发自 S_{2-4} 节段灰质前后柱之间的骶副交感核(sacral parasympathetic nucleus)。由此核发出的节前纤维随骶神经前支出骶前孔至盆腔,然后离开骶神经前支,组成盆内脏神经,终止于盆腔脏器的壁内或壁旁副交感神经节,交换神经元后,节后纤维支配盆腔脏器(直肠、膀胱、睾丸、子宫、卵巢等)。

(三)内脏神经丛

内脏神经丛(visceral nerve plexus)由内脏神经周围纤维在血管周围及脏器附近反复编织形成,主要由交感神经纤维组成。在胸腹盆腔脏器的内脏神经丛中,也有副交感神经纤维加入,有些丛内尚含有节后神经元的胞体和传入神经纤维(图 9-3-14)。

1. 心丛　心丛(cardiac plexus)位于心底部,主动脉弓后下方、气管权的前面及两侧。由两侧交感干颈部的颈上、中、下心神经,胸心神经及迷走神经的所有心支(包括心上支、心下支和心胸支)组成。这些神经中,除颈上心神经内无传入纤维外,其余神经都含有传出和传入两种纤维成分。心丛又分为心浅丛(superficial cardiac plexus)和心深丛(deep cardiac plexus),两丛密切联系。

心浅丛位于主动脉弓下方、右肺动脉前方,较心深丛小。由左颈上神经节的颈上心神经及左迷走神经的心下支混合而成。丛内常见 1~2 个心神经节(cardiac ganglion 或 Wrisberg 节),在主动脉弓下方、肺动脉韧带右侧及肺动脉分叉之间,该节是迷走神经节后神经元所在地,但并非总是存在。心浅丛亦发出分支至心深丛、右冠状动脉丛及左肺前丛。

心深丛位于气管分叉的前方、主动脉弓后方、肺动脉干分叉处的上方。此丛较心浅丛大,常分为左半部和右半部。左半部接受交感性左颈心中神经、左颈心下神经、胸心神经和左迷走神经的心上支及胸心支的纤维。自该部发出的分支至左心房、左肺前丛、左冠状丛,并与心浅丛有交通支。右半部接受交感性右颈心上、中、下神经,胸心神经及所有右迷走神经的心支,自该部发出的分支,大部分经右肺动脉前面连于右肺前丛,小部分经右肺动脉后面以小支分布于右心房,并继续前行参加左冠状丛,该部并有部分小支至右冠状丛。

2. 肺丛(pulmonary plexus)　由第 2~5 胸神经节的分支及较大的迷走神经支气管支所组成,并接受心丛发来的纤维。肺丛位于肺根内支气管和血管的前方和后方,分别称为肺前丛和肺后丛。肺前丛由迷走神经及心深丛来的分支组成,左肺前丛还接受心浅丛来的小支。肺后丛由迷走神经、心深丛及第 2~5 胸神经节的分支组成,左肺后丛还接受左返神经来的分支。肺丛随肺动脉及支气管的分支入肺,纤维可直达肺表面的胸膜脏层。丛内近肺根,含有小的迷走神经副交感节,为迷走神经节后神经元。

3. 腹腔丛(celiac plexus)　为最大的不成对的内脏神经丛,在第 12 胸椎及第 1 腰椎上缘高

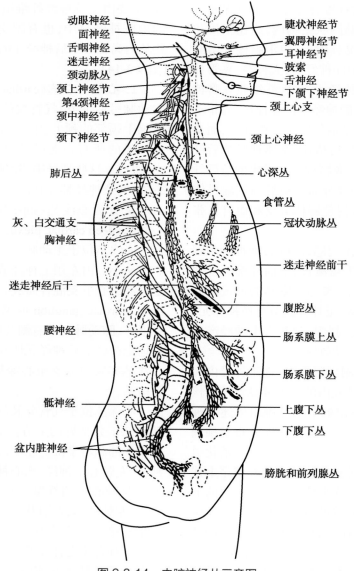

动眼神经
面神经
舌咽神经
迷走神经
颈动脉丛
颈上神经节
第4颈神经
颈中神经节
颈下神经节
肺后丛
灰、白交通支
胸神经
迷走神经后干
腰神经
骶神经
盆内脏神经

睫状神经节
翼腭神经节
耳神经节
鼓索
舌神经
下颌下神经节
颈上心支
颈上心神经
心深丛
食管丛
冠状动脉丛
迷走神经前干
腹腔丛
肠系膜上丛
肠系膜下丛
上腹下丛
下腹下丛
膀胱和前列腺丛

图 9-3-14　内脏神经丛示意图

度,上方与胸主动脉丛、下方与肠系膜上丛及腹主动脉丛相连。腹腔丛位于小网膜和胰的后方、膈内侧脚及主动脉的前方、左右肾上腺之间,纤维交织成致密的网包绕腹腔动脉及肠系膜上动脉根部。该丛由两侧的内脏大神经、内脏小神经、腰上部交感神经节后纤维的分支及右迷走神经腹腔支组成,有时也有左侧迷走神经腹腔支加入。丛内含有腹腔神经节(celiac ganglion)和主动脉肾神经节(aorticorenal ganglion)。腹腔神经节左右各一,呈灰红色,形状不规则,表面有小球状突起和小裂孔,位于膈内侧脚的前方和肾上腺的内侧。节的上部接受内脏大神经的节前纤维。腹腔神经节的下部与主动脉肾神经节相连,接受内脏小神

经的节前纤维。自腹腔丛和腹腔神经节发出的分支,随腹主动脉的分支分布于各脏器,形成多个次级神经丛。

(1) 膈丛(phrenic plexus):左右各一,由腹腔神经节上部发出的纤维及膈神经来的小支组成。膈丛沿膈下动脉至膈,发出分支至下腔静脉、肾上腺及肝丛。在右膈丛与右膈神经相连处,经常存在1个小的神经节,名膈神经节(phrenic ganglion)。

(2) 肝丛(hepatic plexus):主要接受腹腔丛和右迷走神经的纤维,有时也接受左迷走神经和右膈神经的纤维。肝丛内有交感和副交感的传出纤维,也有传入神经纤维,沿肝动脉、门静脉及

其分支入肝，分布于血管和肝细胞之间的结缔组织，尚发出分支分布于胆总管和胆囊；纤维向下达胃十二指肠动脉及胃网膜右动脉形成胃下丛（inferior gastric plexus），沿胃大弯与脾丛相连。

（3）胃上丛（superior gastric plexus）：与胃左动脉伴行，分布于胃小弯，并与迷走神经的胃支和肝丛相连。

（4）脾丛（splenic plexus）：由左侧腹腔神经节和右迷走神经的分支构成，沿脾动脉及其分支分布，并分布于胃大弯、胃底和胰腺。

（5）肾上腺丛（suprarenal plexus）：成对，由腹腔丛和同侧腹腔神经节来的纤维及内脏大神经的纤维组成，也有膈丛的纤维加入。该丛有髓鞘的节前纤维主要分布于肾上腺髓质的嗜铬细胞（该细胞相当于交感神经节后神经元）。另有少数无髓鞘的节后纤维分布于肾上腺皮质。

（6）肾丛（renal plexus）：左右各一，纤维来自腹腔丛和腹腔神经节的下部、腹主动脉丛，也有内脏小神经、内脏最小神经、第一腰交感神经的分支以及迷走神经的分支加入。此丛大部分为节后纤维，少部分为节前纤维，节前纤维在丛内的小神经节交换神经元。肾丛起始于肾动脉上方，发出的纤维包绕肾动脉，并随肾动脉及其分支入肾，分布于血管、肾小球及肾小管，主要与血管运动功能有关。肾丛还发出纤维沿输尿管下降，加入输尿管丛及睾丸丛（或卵巢丛）。

（7）男性的睾丸丛（testicular plexus）：又称精索丛（spermatic plexus），成对，接受来自肾丛和腹主动脉丛的纤维，也接受来自上腹下丛和下腹下丛的纤维。此丛主要为节后纤维，发出的纤维沿精索内动脉下降，至输精管、睾丸和附睾。

女性的卵巢丛（ovarian plexus）：卵巢丛上部接受来自肾丛和腹主动脉丛的纤维，下部接受自上腹下丛和子宫阴道丛来的纤维。卵巢丛伴随卵巢动脉走行，发出的纤维至卵巢、输卵管、阔韧带及子宫底。

（8）肠系膜上丛（superior mesenteric plexus）：纤维来自腹腔丛的下部、腹腔神经节、右迷走神经和内脏小神经。在该丛的上部、肠系膜上动脉起始处的上方，有一肠系膜上神经节，有些节前纤维在此交换神经元。肠系膜上丛为腹腔丛向下的延续，随肠系膜上动脉入肠系膜并伴其分支而行，分布至各脏器。如伴胰十二指肠下动脉至胰及胆总管，随回结肠动脉、右结肠动脉和中结肠动脉分布

至相应的结肠部分，于结肠左曲附近终止。纤维随动脉进入肠管壁内，在环层肌和纵层肌之间形成肠肌丛，在肠黏膜下形成黏膜下神经丛。

（9）腹主动脉丛（abdominal aortic plexus）：位于腹主动脉的两侧及前面，在肠系膜上动脉和肠系膜下动脉起始部之间，因此又称肠系膜间丛（intermesenteric plexus）。该丛的纤维来自腹腔丛、腹腔神经节、两侧第1、2腰交感节的分支，丛内常存在小的神经节。该丛发出的纤维，沿主动脉的分支走行，如随髂总动脉形成髂总动脉丛，随髂外动脉形成髂外动脉丛，随动脉分布于下肢血管、汗腺和竖毛肌。此外，该丛还发分支加入精索丛、肠系膜下丛、上腹下丛，及至下腔静脉。

（10）肠系膜下丛（inferior mesenteric plexus）：主要接受腹主动脉丛及第2、3腰神经节来的纤维。在丛内相当于肠系膜下动脉根部，有肠系膜下神经节（inferior mesenteric ganglion），散在于丛的起始部。该丛始于肠系膜下动脉的根部，伴该动脉走行，并随动脉的分支而分布，如至左结肠动脉、乙状结肠动脉、直肠上动脉等形成相应的神经丛。

4. 上腹下丛（superior hypogastric plexus） 位于第5腰椎体的前面、腹主动脉末端及其分叉处，有时可延至第1骶椎上部或骶椎的前面。该丛常称为骶前神经（presacral nerve），向下分为左、右腹下神经或丛，连接下腹下丛。该丛的纤维来自腹主动脉丛、肠系膜下丛及第3~4腰交感神经节发出的腰内脏神经的分支，丛内有散在的神经节细胞存在。该丛发出分支加入输尿管丛、精索丛及髂丛。此外，盆神经的副交感纤维也经下腹下丛加入上腹下丛，该纤维在上腹下丛的左侧伴左结肠动脉、乙状结肠动脉及其分支而分布；也可单独组成腹膜后神经，支配结肠左曲、降结肠和乙状结肠。

5. 下腹下丛（inferior hypogastric plexus） 即盆丛（pelvic plexus），由上腹下丛发出的左右腹下神经的分支连接组成，也接受骶交感节发出的节后纤维（骶内脏神经）和盆内脏神经的节前纤维。丛内有细小的神经节细胞存在。在男性，下腹下丛位于直肠、精囊腺、前列腺及膀胱后部的两侧；在女性，则位于直肠、子宫颈、阴道穹窿和膀胱后部的两侧。该丛发出的纤维与髂内动脉及其分支相伴行，分布于盆腔脏器，形成如下神经丛：

（1）直肠下丛（inferior rectal plexus）：由起于

下腹下丛上部的纤维组成,沿直肠下动脉走行,分布至直肠,直至肛门内括约肌,并与直肠上丛相连接。支配直肠和肛门的神经分为两部分:内脏神经为来自直肠上丛和直肠下丛的神经纤维,支配直肠和肛门内括约肌的运动;躯体神经为来自肛神经的纤维,支配肛门外括约肌的随意运动。

(2)膀胱丛(vesical plexus):纤维主要来源于下腹下丛前部,并有第3、4骶节的副交感纤维经盆神经加入。该丛位于膀胱两侧,发出的纤维沿膀胱上、下动脉走行,经膀胱上神经和膀胱下神经分布于膀胱的上部和下部。在男性,该丛发分支至输精管、精囊腺和输尿管,并与精索丛相连接。膀胱壁和膀胱内括约肌接受交感和副交感神经的双重支配,膀胱外括约肌接受躯体神经-阴部神经的支配。

(3)前列腺丛(prostatic plexus):由下腹下丛下部的分支组成,是下部的延续,丛内有细小的神经节。该丛位于前列腺两侧与肛提肌之间,发出的分支至膀胱颈、前列腺、精囊腺、射精管、阴茎海绵体、尿道海绵体及尿道各部。该丛的分支延续组成阴茎海绵体丛,发出的多数分支穿会阴深横肌至阴茎根与阴茎背神经相汇合,由此发出海绵体大神经和海绵体小神经,分布于阴茎海绵体的勃起组织和尿道海绵体。

(4)子宫阴道丛(uterovaginal plexus):相当于男性的输精管丛和前列腺丛,位于子宫阔韧带基底部的两层之间,子宫颈及阴道上部的两侧。该丛的纤维来自下腹下丛,其交感神经节前纤维来自 T_{12}~L_2 节段,副交感节前纤维来自 S_2~S_4 节段。丛内含有神经细胞,其中位于子宫颈旁的神经节细胞,称为子宫颈神经节(uterine cervical ganglion),为副交感神经的节后神经元。该丛发出的纤维可直接至子宫颈;另有分支沿子宫动脉上行至子宫体和输卵管,与下腹下丛来的输卵管支和卵巢支的小支相连接;也发出分支沿阴道动脉走行,或组成阴蒂海绵体丛(相当于男性的阴茎海绵体丛),分支分布至阴道壁、前庭球及阴蒂、尿道及前庭大腺等。

(四)内脏神经节

内脏神经节(visceral ganglion)按其性质可分为交感神经节和副交感神经节,按其位置分布,可分为如下 3 种:①椎旁神经节,或称椎神经节,或交感干神经节,分列脊柱两旁,由短的节间支将神经节连接成链状的交感神经干;②椎前神经节,

在脊柱前方围绕同名动脉而分布,如腹腔神经节等;③终末神经节,位于所支配的器官组织附近者称壁旁神经节,位于所支配器官的壁内者称壁内神经节。

神经节大小不一,小的为无被膜的细胞团或独立的神经细胞,分散在所支配器官的附近或壁内。大的有特定的形态,有结缔组织被膜包裹,被膜与神经外膜相连续。被膜内的结缔组织含有血管和淋巴管,结缔组织形成网状支架结构包绕整个神经节。

1. 内脏神经节细胞的形态和类型　内脏神经节细胞在节内的分布,较之脊神经节细胞稍均匀,每个神经细胞体均由间质细胞和卫星细胞(又称被囊细胞,相当于中枢神经内的少突胶质细胞)形成的被囊所包围(图9-3-15)。被囊内的神经纤维网主要由茸细的纤维组成,这些纤维主要为节后神经元树突的分支和节前纤维的终末分支,也含少量长树突的分支及其主干。囊内的神经细胞多为多极神经元,也有少数为双极或单极神经元,发出的长树突和轴突穿囊而出,而短树突则留在囊内,被囊与囊外轴突的神经膜相连续。神经节细胞胞体的形态和大小差异较大,但脊神经节细胞的这种差异更大。交感与副交感神经节细胞的形态相似,光学显微镜下,细胞体的形态多样,呈卵圆形、梨形、球形或多角形。根据胞体的大小,内脏传出神经节细胞可分为 3 种类型:小型细胞、中型细胞和大型细胞,它们的平均直径分别为 15~24μm、25~34μm 和 35~55μm。不同的神经节内,不同类型细胞的比例不尽相同。椎前神经节内的神经细胞大型者较多,头部的内脏神经节主要含中型细胞,亦有少数大型和小型细胞。

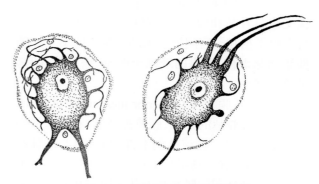

图 9-3-15　交感神经节细胞的突起

2. 内脏神经节细胞的结构　在光学显微镜或电子显微镜下,可见下列微细结构:

神经原纤维是内脏神经节细胞内的恒定结构,存在于整个神经元的胞体、树突和轴突内。在不同的神经节,神经原纤维的含量和排列分布可有较大的不同。多数神经节细胞内含有丰富的神经原纤维,且染色清晰可见;而在某些神经节细胞,仅在胞体的周边部和突起内可见到神经原纤维。

尼氏体是内脏神经节细胞内经常存在的核外染色质,为细小的颗粒,染色较淡,且在胞质内分布不均匀,在核的附近和细胞质的周缘带稍多,其他部位多呈弥散分布。自主神经节细胞尼氏体的形态可作为细胞分类的依据,而且在不同功能状态下,神经细胞内尼氏体可发生不同的变化,可作为病理诊断的依据。此外,胞质内常含有色素颗粒和嗜铬颗粒。一种色素颗粒为呈淡黄色的脂肪类物质,可溶解在乙醇和二甲苯等脂溶剂内,并有嗜苏丹的性能;另一种色素颗粒为非脂溶性的黑色素颗粒,只在 30 岁以后或患有慢性传染病或其他恶性疾病时才可见到。

高尔基体和线粒体亦是自主神经节内恒定的微细结构。高尔基体为疏松的嗜锇网状物质,均匀地分布于整个细胞体内或凝集在核周区,随着细胞功能状态的改变而发生变化。

内脏神经节细胞内亦含有磷酸酶和糖原。在多种哺乳动物和人的内脏神经节细胞内都可见到碱性磷酸酶阳性反应,且不仅见于细胞质内,也见于细胞核内及核仁。内脏神经节细胞内的碱性磷酸酶的活性,在细胞的不同功能状态下有较大的变异性。而酸性磷酸酶的活性,在不同种属的动物有较大的差别。用特定的染色方法,可以显示内脏神经节细胞内有大量糖原存在。此外,也可用组织化学染色,显示内脏神经节细胞内的维生素 C 呈黑颗粒状,均匀地分布在整个胞质或局限于高尔基体所在的区域。实验研究证明,在细胞处于不同功能状态下,或动物患有高血压或动脉粥样硬化时,内脏神经节细胞内维生素 C 的含量会有明显的变化。

内脏神经节细胞的细胞核多呈圆形或卵圆形,核内染色质较少,含有一个或多个核仁。细胞核多位于胞体的中央,一般是单核,也可见双核或多核的神经节细胞,尤其在幼儿及年轻者。

内脏神经节细胞的轴突一般自胞体的轴丘处发出,有的则自树突根部附近发出。在轴突全长内都有神经原纤维分布,与胞体内的神经原纤维相连续,且轴突的分支较少,一般在终末处才有分支。内脏神经节细胞为节后神经元,轴突为节后传出纤维,且多为无髓鞘或薄髓鞘纤维。神经节内也含有来自节前神经元的轴突,这种节前纤维一般为粗的有髓纤维,但其终末前或终末分支可以是无髓的。也有学者研究认为,内脏神经都是有髓纤维,即使最细的纤维也有薄的髓鞘包绕。虽然所有轴突都有神经膜包被,但因髓鞘菲薄,神经膜紧密包裹轴突,而致郎飞节不明显。

内脏神经节细胞的树突,在数量、形态和分布上有较大的不同。树突起始部较粗,含有尼氏体,神经原纤维分布于树突全长及分支。树突长短不一,分支较丰富,短树突只位于被囊内,在人非常多见,于细胞体的各个方向都有短树突发出,或只在细胞一侧发出并形成小球样结构。这种结构常由两个或多个节细胞的树突联络形成,整个结构都可以包裹在神经节细胞共同的被囊内(图 9-3-16)。长树突可穿出神经节细胞的被囊,延伸得相当远,在细胞间穿行并发分支,在胞体之间形成密集的神经纤维网。这些细纤维组成的纤维网也含有节前纤维的终末支,围绕着细胞体呈螺旋形分布,形成各种形式的终末结构,如细胞周围的终树丛、终扣等。由此,可根据树突的长短将神经节细胞分为①长树突神经元(无短树突);②短树突神经元(位于被囊内);③长、短树突神经元。

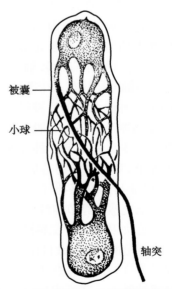

被囊——
小球——
轴突——

图 9-3-16　两个交感神经节树突交织在一起

虽然不同的内脏神经节的细胞和纤维构筑都有较大的差异,但交感神经节和副交感神经节的区分,主要还是表现在神经节的位置和节前、节后神经元的数量等宏观方面。当然也表现在组织化学和超微结构方面,如交感神经节后神经元以去甲肾上腺素能为主,仅含少数乙酰胆碱能的;副交感神经节后神经元是乙酰胆碱能的。

许多学者的研究表明,在交感神经节内含有中间神经元。这种中间神经元为一种交感神经节内的小细胞,介于节前纤维与节后神经元之间,即节前纤维末梢与小细胞构成轴体型突触,小细胞的短轴突再与节后神经元构成轴 - 树型突触(图 9-3-17)。有学者认为这种中间神经元起节制器或补偿器的作用,含有多巴胺等单胺类递质,使节后神经元产生抑制性突触后电位。也有学者认为这种中间神经元即是交感神经节内的嗜铬细胞,参与交感神经节整合过程,但其确切的功能性质,还有待进一步证明。

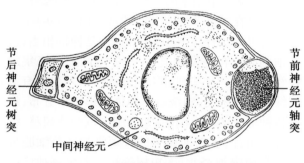

图 9-3-17 交感神经节内的中间神经元

3. 内脏神经节内的突触联系 在内脏神经节内由卫星细胞形成的被囊内和被囊外,可见大量由节前纤维末梢与节后神经元形成的突触,以轴 - 树型突触为多数,亦有少数轴 - 体突触。每一节前神经元的轴突往往与多个节后神经元相联系(图 9-3-18),这种联系的节后神经元数目,交感神经节较副交感神经节多。一般来说,一条副交感节前纤维只与少数几个节后神经元相突触,如猫的睫状神经节,节前纤维与节后神经元的比例仅为 1∶2,这可能与副交感神经兴奋效应的局限性有关。而一条交感神经节前纤维则可与很多节后神经元相突触,如猫的颈上交感神经节的节前纤维与其节后神经元相突触的数目比值为 1∶32。在人的颈上神经节这一比值可高达 1∶63~1∶169,远远高于副交感神经节。这可能与交感神经的兴奋效应更广泛,多为全身性反应有关。

节前纤维的轴突终末,一般呈球状膨大,也可呈小环状或袢状,与节后神经元的树突或胞体相突触(图 9-3-19)。一个或多个节前神经元轴突的

终末支一般是与节后神经元的树突相平行,或以螺旋式行于细胞丛内包围树突。有时轴突末梢进入神经节细胞被囊内,与囊内的短树突相缠绕,参与细胞周围丛或小球样结构的形成,在这些丛内与树突或胞体形成突触。

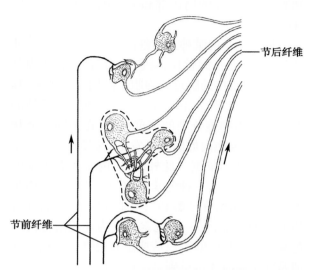

图 9-3-18 一条交感神经节前纤维联系多个节后神经元
箭示神经冲动传导方向。

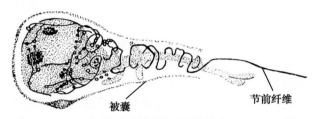

图 9-3-19 交感神经节前纤维终末与节后神经元胞体

电子显微镜观察猫颈上神经节的突触结构,常见节前纤维终末结构呈球状膨大,其内可见直径为 30~50nm 的明亮小泡(无颗粒小泡)、直径为 70~100nm 的颗粒小泡及 20~40nm 大小的高度不透明颗粒和线粒体。同时可见突触通常的结构,即突触前膜、突触后膜及突触间隙。

4. 节后纤维及其终末结构 内脏神经节细胞发出的轴突,为无髓或薄髓的节后纤维,终止于所支配的心肌、平滑肌和腺体。轴突的直径一般为 0.1~0.8μm,平均约 0.73μm,10 余条轴突镶嵌在 1 个施万细胞内。轴突的长短不一,长者可达 1m 以上,短者仅数毫米。对具有长轴突的交感神经节细胞来说,其胞体仅占整个神经元体积的 1% 左右,其突起占据了大部分。

内脏神经的神经肌肉结合在许多重要方面都

区别于骨骼肌的神经肌肉连接,也区别于中枢神经系统和周围神经系统的突触连接。它没有明显的突触前和突触后特化结构,因而没有典型的突触结构。无髓的、高度分支的到达效应器平滑肌的节后内脏神经纤维呈串珠状膨大或称膨体,这些膨体能沿轴突运动,且包含有线粒体和含有神经递质的突触小泡。膨体与平滑肌之间的间隙距离依组织的不同而有很大的差别,从有密集神经分布的结构,如输卵管的20nm,到大弹性动脉的1~2μm。在冲动沿内脏神经轴突传导时,神经递质便从膨大中释放。

内脏神经肌肉结合的另一重要特征是(不像横纹肌那样)效应器组织为肌束而不是单个肌细胞,在各个肌细胞之间的低电阻通路允许效应器肌束内活动的电子偶联和传播。相邻细胞质膜之间的靠近并置区即能说明上述情况,在电子显微镜下可见到相邻细胞间的缝隙连接。缝隙连接的大小不同,可从点状连接到直径大于1μm的连接区。关于在效应器肌束内缝隙连接的数量和排列与内脏神经分布密度的关系知之甚少。在效应器肌束内只有一定百分比的细胞有直接的神经分布,其余的细胞则通过缝隙连接与这些细胞耦合。

多数学者认为,支配心肌、平滑肌和腺体的交感神经节后纤维,包以神经膜,在器官内反复分支构成很细且曲折的神经网,网与网之间互相吻合构成丛。自丛发出单个轴突或多个轴突形成一束,离开神经网走行一段距离后,与效应细胞紧密相接。终止于平滑肌的节后纤维,包绕单个肌纤维或肌纤维群,形成细分散的基丛;终止于腺体的,在腺体的基膜邻近形成丛,丛内纤维穿过基膜终止于腺细胞。这种丛及丛内纤维的终末支,在镀银切片上呈串珠状膨大,在荧光显微镜下显示相似的一系列发亮的小泡,电子显微镜连续切片显示交替的膨大和狭窄。人们把这种轴突终末支上的局部膨大,称膨体(varicosity),其末端膨大部称神经终末小结(nerve ending nodule),附于效应细胞上。膨体是与效应细胞建立突触的部位,电镜下,可见膨体内有许多突触小泡和线粒体。膨体的轴膜即突触前膜,由此释放的神经信息物质,作用于突触后膜的特异性受体。

内脏神经节后纤维的末梢可与肌纤维平行分布,逐渐变细,并失去神经膜,与效应器构成密切的接触。一条轴突除可与一个肌纤维的许多点接触外,还可与若干条肌纤维形成接触。在接触处,

终末前轴突呈迂曲膨体状,与效应细胞间的距离在20~100nm之间。在器官内,每100μm长的终末前轴突有20~30个迂曲膨体,但最末端的2~3个膨体处呈现最强的荧光反应。有学者对此进行计数研究,指出在一个内脏神经元的轴突上,至少有数千个迂曲膨体,而躯体运动神经元则在200个以下。在某些器官如回肠和子宫的肌间丛内,交感神经和副交感神经纤维组成的神经纤维束嵌在一个施万细胞内,其终末前轴突也有很多迂曲膨体,全部包被在施万细胞内。一般情况是,在肌纤维表面形成的带有膨体的末梢有时呈小环状;至腺细胞的带有膨体的末梢呈扣状。

在一些内脏器官(如输精管、虹膜、小肠、心血管)等组织中,很多人用电子显微镜观察了轴突终末结构,指出在神经-肌(或腺)的接触处,也有类似突触的结构。在研究鼠输精管的神经-肌细微结构时,看到单个轴突从一束轴突中分离出来,包被有神经膜和基膜。在轴突内可见到神经原纤维(直径6~10nm)、稀疏分布的内质网囊泡、线粒体、较粗的管状小丝(约20nm)和有膜包被的小泡。小泡内含有电子密度较高的颗粒物质,即颗粒小泡,有些轴突含有电子密度很低的无颗粒小泡,即透明小泡,或混合小泡等神经末梢特征性结构。轴突终末最后失去神经膜,成为仅包被基膜的单支,穿入狭窄的肌细胞间隙内,紧密贴附于肌纤维表面的沟槽内。此时,基膜消失,轴突膜与肌膜并行排列,两者之间形成18~25nm的间隔。间隔内常见吞饮小泡进入接触区,但所含物质很少,不足以形成像运动终板那样的呈中等电子密度的一层,而且轴突膜与肌膜接触的地方没有特化,也与运动终板不同。

小泡的种类以颗粒小泡为主,直径为70~100nm,亦有无颗粒小泡,直径为30~50nm,也有某些混合小泡。冷冻蚀刻标本的电子显微镜研究显示,未固定组织的轴突膨体内也含有小泡和线粒体。很多研究证明,肾上腺素能纤维终末内的颗粒小泡含有大量的去甲肾上腺素,而胆碱能纤维终末内的无颗粒小泡含有乙酰胆碱。当肾上腺素能纤维受刺激时,接近效应细胞处的轴突终末便释放大量的去甲肾上腺素,荧光显微镜检查可显示荧光物质被均匀地排空。轴突终末的串珠状节段及终末的膨体,为神经递质聚集和释放的部位,在整个终末长度上可能均具有释放神经递质的能力。轴突内的串珠状膨大,可能反映了轴突

内波浪式运输的蠕动现象。

有关交感神经元内突触小泡的来源、转送和释放等周期活动，人们进行了较多的研究。突触小泡内容物的成分，可能在神经细胞体内合成，然后分别转送至轴突内，也可能在轴突的某局部合成。在神经细胞体内，首先由内质网的核糖粒合成水溶性嗜铬颗粒（chromoganin），再将其转移至高尔基体，包裹在以膜围成的小泡内，形成颗粒小泡的前身。之后，由细胞体向轴突转运，进入轴突终末的膨体内。在转运过程中，可合成少量的神经递质，大部分递质是在轴突终末的局部部位合成的。当大的小泡前身到达终末的膨体时，一些膨体就演变成连续的膨体，与此同时，小泡前身也转变成多个细小的突触小泡。水溶性嗜铬颗粒和神经递质从突触小泡内的释放是依靠神经细胞的一种胞吐作用或出胞作用（exocytosis）来实现的。此时，这种胞吐作用是借小泡膜暂时地与轴突膜接合，而将小泡内的水溶性嗜铬颗粒和递质等内容物释放出细胞外。而后，这种排空或部分排空的小泡离开轴突膜，又重新合成及重新吸收去甲肾上腺素，用以补充因释放所失去的部分（图9-3-20）。上述的过程可反复地周而复始地发生多次，直至

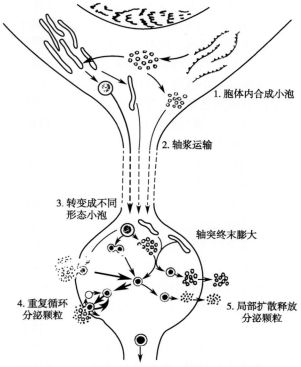

图9-3-20　交感神经元内突触小泡生命周期示意图

粗箭．主要通路；细箭．可替换通路；✿✿✿．神经递质；

〰〰．水溶性嗜铬颗粒。

小泡失去合成去甲肾上腺素的能力。小泡释放内容物后，有两种去向：一种是小泡可能因释放整个内容物，并入轴突膜，由于逆转的细胞吞饮（reverse pinocytosis）作用而消失；另一种是小泡释放去甲肾上腺素后进入轴浆内，参与突触小泡的再形成（循环）。

（刘晓湘　方秀斌）

（五）器官的内脏神经支配

1. 心脏的神经支配　心脏接受丰富的交感神经和迷走神经支配（图9-3-21）。在心壁尚存在一个发达的心内神经系统。

（1）交感神经和迷走神经支配：支配人类心脏的神经中迷走神经和交感神经互相分离，仅有较少的相互交织。支配心脏的迷走神经与交感神经均含有传出和传入两种纤维成分。

支配心脏的交感神经纤维传统认为起源于上5~6个胸段脊髓侧角，经上5~6个胸神经的交通支至上胸部5~6个交感神经节及颈交感干的颈上神经节、颈中神经节和星状神经节，与节内神经细胞形成突触后，节后神经元发出的节后纤维组成心神经，分布于心房、心室及心底部的大血管——升主动脉与肺动脉。实验发现狗、猫和豚鼠的交感节前神经元除75%~82%位于中间带外侧核，尚分布于侧索等部位。可能支配人心的交感神经节前神经元在脊髓的位置也不例外。右侧心交感神经共3支：①右星状心神经（right stellate cardiac nerve）起自锁骨下袢或星状神经节；②右胸背内侧心神经（right thoracic dorsomedial cardiac nerve）由颈中神经节发出；③右胸背外侧心神经（right thoracic dorsolateral cardiac nerve），也由颈中神经节发出，有时可有锁骨下袢来的分支。左侧心交感神经有5支：①左星状心神经（left stellate cardiac nerve）来自星状神经节，在左心耳进入心脏，即传统所称的心下神经；②腹侧心神经（ventral cardiac nerve）起自颈中神经节；③左胸背内侧心神经（left thoracic dorsomedial cardiac nerve）为颈中神经节来的中线支的内侧延续；④左胸背中间心神经（left thoracic intermediac cardiac nerve），起自颈中神经节或气管前神经节；⑤左胸背外侧心神经（left thoracic dorsolateral cardiac nerve），也起自颈中神经节，走向房室区的背侧。

支配心脏的迷走节前纤维起始于迷走神经背核。早年Mitchell在猴证明由迷走神经背核的中部、尾部支配心脏。损毁猫迷走神经背核后，迷走

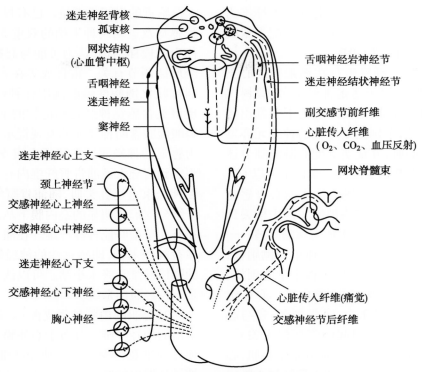

图 9-3-21　心的神经支配和血压调节

神经心支出现纤维溃变。HRP 法证实迷走神经背核中支配心脏的节前神经元从闩上 4.5mm 到闩下 5.0mm,其中闩上 3.0mm 处呈致密聚集。汪泽厚等用同法证实大鼠心脏迷走神经节前纤维起源于迷走神经背核、疑核及二者间的网状结构。狗心脏的迷走节前纤维来源类似于大鼠:一半来自迷走神经背核,另一半来自疑核,少数分布于两核团的中间区。猫主要在疑核(占 72%)。鸽完全来自迷走神经背核。种属的差异系哺乳动物胚胎时疑核与迷走神经背核连在一起,以后疑核在不同种属的移动状态不同,从而形成不同动物支配心脏节前纤维的来源不同。右迷走神经有 3 支:①喉返神经的返心支(recurrent cardiac branch);②胸颅侧迷走心神经(thoracic craniovagal cardiac nerve),从胸迷走神经发出;③胸尾侧迷走心神经(thoracic caudovagal cardiac nerve),自胸下部的迷走神经发出。左迷走神经是从喉返神经发出的一些近心神经支(包括内侧支、外侧支及若干细支)。

进入心脏的神经交织成丛,称心神经丛。心神经丛分为心浅丛及心深丛。心丛神经纤维进一步形成左、右冠状动脉丛,沿冠状动脉分支分布。其中右冠状动脉神经丛由心浅丛和心深丛的部分分支构成,伴随右冠状动脉,发出分支至右心房和右心室;左冠状动脉丛主要由心深丛左半的分支和部分右半分支构成,伴随左冠状动脉,分支至左心房和左心室。心丛的各部分分支构成副丛。李振中等详细报道了国人心丛各副丛。根据左心房神经丛的条数及有无直接分布到左心房后壁的神经而分为两型。比较 I、II 型的左心房神经丛、右肺动脉后及前神经丛的神经条数发现有显著性差异,但两型中的左心房均有丰富的神经支配[占总数的(41.86% ± 7.25%)]。Coote 等(2016)研究表明交感神经随神经丛到达心脏后反复分支,末梢形成膨体,附着于心外膜、心肌、心内膜等处;源于不同节段的交感神经节后纤维分支功能不同,分布区域也有差异,这种区域特异性支配可能与交感、副交感节后神经元与心内神经系神经元之间的相互交织作用有关。

交感神经传入纤维中,传统认为传导心绞痛的交感传入纤维位于心中神经、心下神经和胸心神经,通过白交通支进入 $T_1 \sim T_5$ 脊神经后根。以 HRP 浸渍心中神经,同侧 $T_1 \sim T_7$ 背根节出现标记神经元。陶之理等则发现猫心神经交感传入神经元的节段范围为 $C_4 \sim T_8$ 背根神经节。崔尚元等则认为猫右心交感传入纤维来自 $C_4 \sim T_{10}$ 背根节。

殷树仪等同时证实大鼠部分心交感传入纤维为SP免疫反应阳性纤维。李光千证实支配大鼠的部分心交感传入纤维含CGRP。

心脏的迷走传入纤维走行在迷走神经心支内,感觉神经元胞体位于迷走神经下节,殷树仪等在家兔以HRP示踪法证实除迷走下节发出传入纤维到达心脏外,个别迷走上节的神经元亦发出传入纤维到达心脏,并证实支配心脏的部分迷走神经传入纤维为P物质阳性。李振中等以CT-HRP顺行示踪法亦证实沿迷走传入的心脏感觉纤维分布于豚鼠左心房,这些神经元的中枢突到达延髓的孤束核。在猫终止于孤束核的副核——孤束背外侧副核、孤束背侧副核、孤束内侧副核、孤束腹外侧副核、孤束腹侧副核、孤束中间副核、孤束胶质副核、最后区及Cajal连合核。心迷走传入纤维主要感受心肌压力、牵张刺激,参与心血管反射,与伤害性刺激引起的疼痛似无关系。Ibrahim等认为心脏感觉的感受器分布于心肌、心包和心外膜组织中以及主动脉和大静脉与心脏连接处,这些感受器可感受心脏压力的变化,主要经迷走神经传入孤束核。

心丛及各副丛的神经纤维进入心脏后分别到达并支配心脏传导系统、心肌及冠状血管壁。

1)心脏传导系统的内脏神经分布:心脏传导系统接受丰富的交感、副交感神经和感觉神经纤维的支配。窦房结(SAN)、房室结(AVN)和房室束的神经供给十分丰富,束支及浦肯野纤维的神经供给较少。一般认为右侧的迷走神经和交感神经主要分布并支配SAN,而左侧的迷走神经和交感神经则主要分布在AVN。在猪心以组织化学方法发现ACh阳性神经纤维从心底进入右心房,在上腔静脉壁内沿冠状窦和右冠状动脉形成神经丛,神经丛内含多个神经节。另一些神经纤维经上腔静脉左侧到窦房神经节,由窦房神经节发出分支到SAN,分支的神经纤维在SAN内形成密网,终止于SAN细胞。副交感节前纤维与节细胞的突起接触,接触面可形成两个以上突触点。终末内含清亮小泡,小泡集中在突触前膜。节内可见大量无髓神经纤维及少量有髓神经纤维。有髓神经纤维的髓鞘较薄,外有丰富的胶质细胞胞质。位于房间隔内的神经节称房室神经节,靠AVN的后方,它接受冠状窦丛、心底部和冠状沟内神经丛来的纤维,由房室神经节发出分支到AVN及房室束。Moracec证明感觉神经元主要分布于AVN

区及附近的房间隔部位。已有报道同一结细胞接受感觉及运动两种末梢的双重支配,这一现象被称为肌梭样结构,认为可能与起搏细胞的局部神经反馈调节有关。雷怀成等在大鼠AVN区观察到抗氟化钠酸性磷酸酶阳性神经元。AVN区出现该类含感觉神经元标记物的细胞,结合该区单磷酸硫胺素酶神经元的发现提示该类神经元可能为感觉性神经元。在猪的右束支及隔缘肉柱内,观察到传导束及浦肯野纤维内有大量胆碱酯酶阳性神经束直达乳头肌,随浦肯野纤维分布的神经纤维分支形成明显的心内膜下丛。隔缘肉柱也存在有儿茶酚胺能神经纤维。在浦肯野纤维表面分布有神经末梢,即感觉性的神经纤维网和运动性的膨体纤维及终末小结。可以认为心脏传导系统是一神经肌肉系统。

2)心肌的内脏神经支配:心肌纤维束间具有丰富的神经纤维。分布于心外膜下的主要是无髓神经纤维及较少的有髓神经纤维组成的神经丛,神经丛发出的纤维与心内神经节发生联系。由神经丛及神经节发出的神经纤维束穿肌束在整个心肌层内分支,形成稀疏网状结构走行在肌束之间并缠绕血管。传统认为心房及房室束接受交感及迷走神经支配,心室仅接受交感神经支配。王健本等以组化与HRP结合法证实支配左、右心室的副交感节后神经元位于心房后壁心内神经节。此外,成活的异体移植大鼠心室壁内仍存在胆碱能神经纤维,同样证明心室有副交感神经支配。无髓的副交感节后纤维分支为串珠状末梢止于心肌纤维。在心房的心肌细胞表面见到类似终板状的末梢。在心室的肌细胞表面,有许多神经纤维,但未见神经肌接点状末梢,神经纤维的细支与心肌纤维间相距20nm,无特化结构。电镜观察证实心房及心室肌层、乳头肌等的心肌细胞间隙中,富有神经成分,这些神经具有小泡及电子致密颗粒,如小球状。含小泡的神经纤维与心肌细胞表面形成紧密接触。

3)冠状动脉的内脏神经支配:冠状动脉接受交感、副交感神经支配,冠状动脉壁上有丰富的感觉神经纤维。分布于冠状动脉中膜内丰富的细小无髓纤维中大部分为交感神经纤维。冠状动脉主干上的神经纤维沿其分支可延伸至小动脉。摘除星状神经节后的神经溃变试验中发现冠状动脉干及较大分支的壁内纤维大量溃变,而较小分支与小动脉壁内的神经很少受影响,说明冠状动脉接受交感及副交感神经双重支配,而冠状动脉的小分支及小动脉则主要由迷走副交感神经支配。

4) 心瓣膜的内脏神经支配:心脏瓣膜存在胆碱能及肾上腺素能神经纤维。李光千报道了大鼠二尖瓣、三尖瓣内 SP 阳性纤维自瓣膜附着缘及乳头肌两个方向走向瓣膜,而肺动脉瓣及主动脉瓣内 SP 纤维较房室瓣明显稀疏,且从瓣膜附着缘平行于游离缘的方向进入瓣膜。毛秦雯等详尽研究了大鼠的瓣膜 NPY、VIP、SP、CGRP 等多种肽能神经的分布及其增龄变化。

5) 心包的内脏神经支配:心包接受交感、副交感神经支配。交感神经来自星状神经节、主动脉丛、心丛及膈丛。副交感神经来自迷走神经、左喉返神经和食管丛。心包有极丰富的感觉神经,感觉神经来自膈神经的心包膈神经及肋间神经的分支。神经的分支从心包后面及两侧面进入心包。

(2) 心内神经系统(intrinsic cardiac nervous system):心内神经系统为广泛分布于心内的神经节(图 9-3-22)、散在的神经细胞及其神经纤维构成的神经丛,各丛之间构成相互联络的复杂的心内神经网络。

心内神经节(intrinsic cardiac ganglia)分布于心脏的外膜下近心肌处,除鲸及偶蹄类动物在心室发现心内神经节外,哺乳动物几乎都位于心房。Wake 等研究显示(2016),在人以及羊、狗、兔等哺乳动物心室也发现存在心内神经节,主要位于冠状沟腹侧面、动脉圆锥周围及主动脉根等处。在心房又以心房后壁、房间隔和冠状沟多见。Steel 等认为豚鼠心内神经节主要分布于右心房上、下腔静脉之间心外膜下。1996 年 Singn 等观察到成人的心内神经节全部位于心房,其中较大的神经节分布在窦房结和房室结周围,较小的神经节存在于左心房上表面、房间隔和心房心耳交界处。在大血管根部及冠状沟附近也有神经节分布。在胎儿心脏可观察到 815 个心内神经节,多数位于心外膜下结缔组织内。这些神经节分布的区域在①右心房:界沟、窦区后壁、窦房结等腔静脉区域内;②左心房:心房前部与后部的分界处,左心房的隔面延至肺动脉右侧壁,少数神经节分布在左心房上壁及肺静脉入口处;③房间隔与心耳之间的沟内;④肺动脉口周围和其右侧壁上;⑤主动脉周围;⑥后面的冠状沟区域;⑦房室纤维隔及房室束周围。

心内神经节大小变化极大,大的神经节在透明标本上于放大镜下可见到,小的神经节需在显微镜下观察。神经节细胞数目差异很大,大者达上百个细胞呈密集的葡萄串状,排列于心外膜下,小的仅数个细胞。心内神经节不论大小均无完整的包膜。神经节细胞呈圆形、椭圆形、多角形或梨形,核多偏心位于细胞的一侧,偶见双核神经细胞,细胞直径 15~56μm,以 20~40μm 的最多(72%),少数大于 40μm(22%),小于 20μm 的很少(6%)。以 20μm 及 40μm 为标准进行划分,将小于 20μm 的归为小细胞,大于 40μm 的归为大细胞,20~40μm 者归为中等细胞。大鼠神经节细胞数约为 4 000 个,位于房后壁者占 50%。

心内神经节细胞以形态学特征为依据结合其功能可分为 4 类,包括①主细胞:被认为是常人所指的心内副交感节后神经元。电镜观察证实,主细胞不仅与迷走神经节前纤维突触,还与交感神经纤维、肽能神经纤维、嘌呤能神经纤维以及其他心内神经节细胞的纤维终末突触。因此该类细胞被认为类似于脊髓前角运动神经元,系支配心脏神经系统的"最后通路"(final pathway)。②小强荧光细胞,亦称嗜铬细胞,散在或呈团分布于心内神经节中,其最大特征为以醛类诱发出现绿黄色荧光,且细胞体积较小。该类细胞与铬亲和而着染。此类细胞被分为几个亚型,依据其可能的生理作用,按其性质分属中间神经元、神经内分泌神经元和感觉性神经元。③心内感觉神经元:嗜银染色发现心内神经节中有假单极神经元、双极神经元,这类神经元在功能上应属感觉性神经元;瞿佐发等以双标技术发现心房内存在双向投射至心室及颈星状神经节的神经元,进一步说明了心内存在双突起的感觉神经元。④跨器官支配肺的心内神经元:心肺相邻、功能相依,电生理测知部分心内神经元电位变化与呼吸频率同步;李光千等以神经示踪剂注入肺门、肺内支气管后,心内出现标记神经元,从而证实心内有神经元支配肺组织。随后的试验证实支配肺的心内神经元含气体性递质 NO。

Edwards 等以电生理为根据结合形态学观察,将心内神经节细胞分为 3 种:① S 细胞(synaptic 细胞),该细胞很少接受迷走神经的突触传递,即使有迷走神经突触传递,该细胞也只产生阈下兴奋,不产生动作电位。动作电位由局部刺激诱发,并且在超极化后瞬间发生。S 细胞

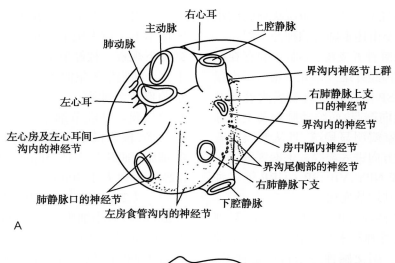

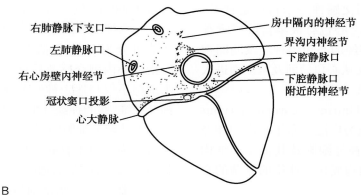

图 9-3-22　人胎儿心脏的神经节分布

A. 心脏基底的神经节分布；B. 心脏膈面的神经节分布。

形态较小，而且为单极神经元。因不受副交感神经的影响，而受心内投射纤维的影响，所以 S 细胞可能与心功能调节的外周反射有关。② SAH（synaptic after-polarization）细胞，该细胞接受副交感神经的突触传递，从而产生超极化后延迟的动作电位，因此认为 SAH 细胞可能是中枢神经系统支配心脏的中继神经元。另外，这类细胞也接受心内投射纤维的兴奋性突触而产生阈下兴奋，当阈下兴奋叠加达到阈电位时，产生动作电位，因而 SAH 细胞也可能参与心脏功能调节的外周反射。这类细胞体积较大，一半以上属多极神经元，其余的为单极神经元或双极神经元。③ P 细胞（pacemaker 细胞），电生理特征在诸多方面与 SAH 细胞相同，但内向整流存在静息膜电位水平（−50mV ±），而 SAH 细胞内向整流存在更低下的膜电位水平（−80mV ±）。其生物行为类似于起搏细胞，可检测到节律性动作电位的发放。P 细胞不接受任何纤维的投射。P 细胞体积近似于 SAH 细胞、比 S 细胞大，多数为双极神经元或假单极神

经元。P 细胞可能属感觉性神经元，并且发出突起投射到 S 细胞和 SAH 细胞，调节它们的活动。

心内神经节细胞的纤维联系：大量电生理实验均已证实心内神经节是迷走神经副交感神经的换元处，起源于中枢神经系统的迷走节前纤维在心内神经节细胞发生突触，单个心内神经节细胞均接受左、右迷走神经干的节前纤维（Hanna，2017）。由心内神经节细胞发出的节后纤维沿心外膜分布至心脏各组织（传导系、心肌、心瓣膜及冠状血管等）。其中，左、右冠状丛在肺动脉干与主动脉之间从心房的门区延伸至左、右心室，右房前 / 后丛、左房前 / 后丛和中后丛则源于心门上的静脉区，走行分布于窦房结、左、右心房等处（Wake，2016）。CTB 逆行示踪研究显示，尽管每一侧的心内神经节丛均支配双侧的心房，但心房支配存在侧化趋势，每一侧神经节丛首先支配同侧的心房，尤其是右前丛，在心房支配中数目上占主导地位。然而 S 细胞、P 细胞的存在，大部分心内神经节细胞在刺激迷走神经时不产生兴奋，快速

离断的心脏标本中部分心内神经节细胞兴奋性依然存在均表明部分心内神经节细胞不接受迷走神经支配,但具有其他的纤维联系。总之,心内神经节细胞存在广泛的纤维联系,即不但接受副交感神经的节前纤维,还接受交感神经的节后纤维,不仅有心外神经纤维来源,还接受大量心内神经纤维支配,并且心内神经节存在感觉神经元,其中枢突到达中枢感觉核团、外周神经节及心内其他神经节细胞,周围突到达心壁组织,参与心功能的中枢调节及外周短程反射环路和心内局部反射环路的构成。

心内神经节细胞的递质或调质:心内神经节细胞为乙酰胆碱酯酶组织化学染色阳性,在加入非特异性胆碱酯酶抑制剂四异丙基焦磷酸酰胺后,部分神经节细胞仍为乙酰胆碱酯酶组织化学染色强阳性反应,说明心内神经节细胞存在副交感神经的经典递质乙酰胆碱。心内神经节内恒定存在小强荧光细胞,这种细胞酪氨酸羟化酶免疫反应阳性。其中少数小强荧光细胞含多巴胺 β-羟化酶,说明该细胞含交感性儿茶酚胺能递质去甲肾上腺素。此外,心内神经节细胞尚含多种肽类递质,如 NPY、VIP、SOM、CGRP、NKA、GAL、VP 等及 NO。其中研究较多的如下:

①神经肽 Y(NPY):NPY-IR 细胞存在于多种动物的心内神经节中。节中亦存在大量的 NPY-IR 神经纤维,NPY-IR 神经纤维也广泛分布于心内各组织。NPY 能使冠状动脉收缩。此外,NPY 对副交感神经有很强的抑制作用。

②血管活性肠肽(VIP):VIP 存在于多种动物的心内神经节细胞及神经纤维中,在部分心内神经节细胞中 VIP 与 NPY 共存。手术切断迷走经干可引起心内 VIP 含量明显减少,说明心内神经节中 VIP-IR 神经纤维中至少部分纤维来自心外迷走神经副交感节前纤维。在长时间组织培养的心内神经节中依然存在 VIP/NPY-IR 神经纤维,说明心内部分 VIP-IR 神经纤维来源于心内神经节细胞。VIP 对心脏有极强的正性变时、变力作用,并使冠状动脉扩张。

③生长抑素(SOM):SOM-IR 神经细胞存在于多种动物及人的心内神经节内。心内神经节中亦含有丰富的 SOM-IR 神经纤维。Li 等用原位杂交与免疫组化结合法在心内神经节首次观察到 SOM mRNA/SOM-IR 阳性神经细胞。心脏的 SOM 具有极强的负性变时、变力作用,并使室性

心动过速恢复窦性心律。

④一氧化氮(NO):NO 为一种气体性递质。以酶组织化学及免疫组织化学方法均证明心内神经节含强、中、弱 3 种 NOS 阳性细胞。大鼠心内神经节中这 3 种神经元分别占神经细胞总数的 1.1%、8.3% 及 16.4%,且以中、小型细胞为主。双重酶组织化学染色显示 NOS 与 AChE 共存。NO 可作为副交感神经的一种递质,因此部分 NOS 反应阳性细胞可能是副交感神经的节后神经元。超微结构研究发现 NOS-IR 的心内神经节细胞的树突分布到房室结和心肌纤维之间,且有些 NOS-IR 神经细胞树突与另外的心内神经节细胞构成突触,这些 NOS-IR 神经细胞可能起中间神经元的作用。

研究显示,心内神经节细胞释放上述递质,与位于窦房结、房室结、心肌及冠状窦等处的 M_1~M_5 毒蕈碱型受体、$\beta_{1/2}$ 和 $\alpha_{1/2}$ 肾上腺素能受体、Y_2 受体及降钙素受体等结合发挥作用。复杂的心内神经系统的功能表现在:①心内神经细胞接受迷走副交感节前纤维,发出节后纤维到达心脏特别是心肌细胞、心传导系统及冠状动脉,在中枢神经系统调节心脏功能过程中起至关重要的中继作用。②心内神经节细胞接受交感神经节后纤维,在协调交感神经和迷走副交感神经对心脏功能的共同调节作用中起着主要的闸门及"最后通路"作用。③心内神经节的感觉神经元参与心脏信息的感受、综合和反馈调节。④心内神经节内的双极和假单极神经元构成不依赖中枢(脑神经核及脊髓灰质)的外周短反射环路,或发出突起投射到邻近的神经元或神经节构成心内局部反射环路,从多层次实现心功能的调节。⑤支配肺的心内神经节细胞参与肺功能及心肺功能的调节。心内神经系统已被称为心脏的微脑系统(microbrain system in heart)。

李光千课题组发现:①部分心内神经细胞为雌激素受体阳性神经元,其中大部分的心内雌激素受体阳性神经元同时又是 ChAT 阳性神经元,这些雌激素受体阳性神经元在雌性大鼠去卵巢前、后发生规律性变化;②部分心内神经细胞为雄性激素受体阳性神经元,这些神经元在雄性大鼠去势后发生规律性变化;③部分心内神经细胞为 IL-6 阳性神经元;④部分心内神经细胞为神经生长因子(NGF)阳性神经元,且心内 NGF 可与雌激素受体共存于同一心内神经细胞。这些观察

从化学神经解剖学角度提示：以心内神经节为中心，心内存在尚未揭示的局部神经 - 免疫 - 内分泌网络。

2. 脑血管的内脏神经支配

（1）脑软膜血管的内脏神经支配

1）肾上腺素能神经分布：在胎儿、儿童和成人脑软膜动脉中，发现较大动脉壁上含有双层的肾上腺素能神经丛，成人肾上腺素能神经丛较儿童、胎儿的发育更为完善。瞿路观察中国人胎儿、成人大脑外各动脉直到软脑膜小动脉上均有神经；神经纤维的密度随血管管径变小而减低。大脑后动脉的神经纤维密度低于大脑前动脉、大脑中动脉及基底动脉。一般认为：大脑前动脉、大脑中动脉、颈内动脉和各交通动脉交感神经来自颈上神经节及上胸交感干神经节分支所形成的颈总动脉丛，并延续为颈内动脉丛。

椎动脉系脑血管的交感神经纤维来源于同侧星状神经节，此外，胸上部交感干神经节分支亦参与椎动脉神经丛。基底动脉系脑血管的交感神经纤维来源于双侧颈上神经节，椎 - 基底动脉移行区则可能接受颈上神经节和星状神经节的节后纤维的双重支配。

颈交感神经兴奋使脑软膜动脉收缩，脑血流减少，因此，交感神经在维持脑血管基本张力方面起重要作用。

2）胆碱能神经分布：在动物（鼠、兔、猴）及人脑软膜，直至 15μm 的血管均存在胆碱能神经，其分布范围基本类似于肾上腺素能神经的分布，在静脉壁上密度较动脉壁稀疏。胆碱能神经纤维的来源可能为副交感性神经节和翼腭神经节或者位于颈内动脉颅内段的外膜或颈动脉窦上的神经节。纤维走行于岩大神经、膝状神经节和面神经中。

3）肽能神经分布：在光镜及电镜水平均证明脑软膜血管存在丰富的肽能神经纤维，且多种肽能递质可与经典递质或另一种肽类递质共存。

① NPY：NPY 神经在人的主要脑动脉中呈密集分布，在小动脉和静脉则较稀少。豚鼠 NPY 神经纤维呈螺旋走行，末梢和小动脉平滑肌细胞接触。大部分 NPY 纤维与 NA 共存于颈上神经节，少部分与 VIP 共同起源于某些副交感神经节。NPY 使离体脑动脉收缩，但对软脑膜静脉的收缩作用较弱。

② VIP：脑血管 VIP 能神经纤维丰富。卢金活等在光镜及免疫电镜下证实大鼠大脑前、中、后动脉壁中 VIP 能纤维位于外膜及外、中膜交界处，末梢间、末梢与平滑肌细胞间未见突触。在鼠证实 VIP 能神经来源于翼腭神经节、耳神经节及颈内动脉上的小神经节。已证实在脑血管的神经纤维中 VIP 与胆碱能递质共存；VIP 亦有与 NPY、与组异肽（PHI）共存现象。VIP 为血管扩张剂，脑动脉对 VIP 的舒张反应程度与其管径大小成反比。

③ SP：脑软膜血管含 SP 样纤维。SP 神经纤维的密度及分布间有较大差异。SP 纤维分布于脑血管（动、静脉）周围，并呈中等密度的网络状，末梢与小动脉平滑肌细胞相距较远。脑血管 SP 神经纤维有多处来源：支配吻侧及部分尾侧脑血管的 SP 神经来源于三叉神经节和颈内动脉小神经节。由三叉神经来的纤维经鼻睫神经穿筛孔入颅腔到所支配的血管；起源于颈内动脉小神经节的 SP 纤维直接分布于颈内动脉及分支。脑血管尾侧部分尚接受低位脑神经节及高位颈背根神经节的 SP 神经支配。已证实，脑血管神经中 SP 与 NKA 共存，SP 亦与 CGRP 共存。SP 神经扩张脑血管。

④ CGRP：CGRP 存在于常用实验动物脑血管的外膜。其中，豚鼠脑血管内最多，兔则最少。CGRP 神经在 Willis 环吻侧的密度高于尾侧，呈网状或螺旋状走行，末梢可与小动脉平滑肌细胞接触。在 Willis 环及主要分支，CGRP 纤维主要来自三叉神经的眼神经，部分来自三叉神经的上颌神经。支配基底动脉及椎动脉远端的 CGRP 纤维则主要来源于 C_1~C_3 背根神经节。CGRP 分别与 SP、CCK 和 NKA 共存。CGRP 是较 SP 更有效的脑血管扩张剂。

⑤其他肽能神经：在脑底软脑膜动脉上有强啡肽能神经组成的密集网络；软脑膜血管上尚含有中等密度的胃泌素释放肽（GRP）、起源于三叉神经节的甘丙肽（GAL）、起源于三叉神经及脑内结构的 CCK、来源于三叉神经节并可能与 SP 或 CGRP 共存的 NKA 等肽类物质。

（2）脑实质血管的内脏神经分布：脑实质内神经纤维的分布在数量和递质种类上均明显少于脑外血管。在管径大于 40μm 的人的大脑中、后动脉，有学者观察到肾上腺素能的神经纤维网，副交感乙酰胆碱能神经末梢也分布至脑血管，在管径 100μm 以上者观察到胆碱能神经纤维丛。亦有学者认为脑内毛细血管和小动脉没有起源于外周的胆碱能和肾上腺素能纤维,可能有起源于脑实质内神经元的纤维。业已证实,脑实质内的小血管有起自蓝斑核去甲肾上腺素神经元轴突末梢的分布。瞿路等发现脑实质内 $17\mu m$ 直径的毛细血管前动脉有交感神经纤维分布。此外,支配脑内血管的神经来源中,尚发现有来自三叉神经、舌咽神经、迷走神经及舌下神经的小支,它们主要为传入纤维。

3. 周围血管的神经支配 各级周围血管均有神经袢附并支配,以调节血管的舒缩活动。支配血管的神经包括传入和传出神经。传入神经伴脊神经和脑神经走行。传出神经分为交感神经和副交感神经。

(1)颈部和头部血管的内脏神经支配:主要来自颈、胸部交感干神经节。来自颈上神经节的分支形成神经纤维稠密的颈内动脉神经丛和神经纤维稀疏的颈外动脉神经丛。颈下神经节和上胸部交感干神经节发出分支到颈总动脉,形成颈总动脉丛,此丛分支至颈内动脉及颈外动脉共同参与构成颈内动脉神经丛及颈外动脉神经丛。神经丛袢附于动脉的分支并支配之。支配颈部和头部血管的感觉纤维伴随传出纤维到达血管。

(2)上、下肢血管的内脏神经支配:上肢血管中锁骨下动脉和腋动脉第一段的传出神经直接来自交感干。而更远侧动脉的交感神经是穿经脊神经,随血管的分支到达血管的远端部分,即支配周围血管的交感神经也来自该血管邻近部位的脊神经。一般认为,肢体血管无副交感神经支配。

(3)胸腹部血管的内脏神经支配:支配主动脉的运动神经来自星状神经节。此外,颈上神经节细胞的突起沿迷走神经也到达主动脉弓的肌层。主动脉壁内存在小的神经节,其节后纤维到达血管壁。主动脉的感觉纤维支配以主动脉弓最为丰富。感觉纤维的来源为迷走神经下节及上节、下颈段和上胸段的背根神经节。

在上、下腔静脉壁亦有来自交感神经节的运动纤维支配管壁平滑肌。感觉神经支配来自迷走神经和脊神经的感觉纤维。其中,迷走神经系统来的纤维通常较粗,而且形成较复杂的末梢。此外,上、下腔静脉壁内尚含有神经节。

肺动脉神经支配相当丰富。运动神经纤维来自颈上神经节和星状神经节的交感神经纤维。在肺门,较粗大的神经束缠绕较大的肺动脉分支,随血管分支延伸并发出分支,神经分支与动脉分支平行并再分支,部分分支延伸向远侧端,部分分支反向走行。各支再分出较小的分支,最后到达血管壁的平滑肌细胞。在毛细血管上也有小的神经纤维与之并行,最终发出小支终止于毛细血管壁。肺静脉及属支的神经分布稀疏,神经纤维也分布到壁中层的平滑肌细胞。支配肺血管的神经有交感及副交感两种,以交感神经为主。肺动脉的感觉神经末梢较细。感觉纤维来源于迷走神经下节和下颈段及上胸段背根神经节。此外,肺动脉壁全长均有神经节,它们主要位于外膜中,偶尔位于中膜。肺静脉的神经结构类似肺动脉,接受交感运动神经纤维的支配。感觉纤维来自迷走神经下节及下颈段和上胸段背根神经节。此外,肺静脉壁平滑肌间结缔组织中也存在神经节,但其神经节和节细胞的数量均较腔静脉和主动脉的少。

主动脉弓的分支、胸主动脉、腹主动脉、肺动脉及其到达各器官的分支和伴行静脉被称为干线血管,这些干线血管的神经支配类似胸腔大血管群,既有运动神经也有感觉神经分布。在胸主动脉,其运动纤维来自胸交感干和心神经丛,神经的结构特征为细的无髓神经纤维,多由外膜神经丛发出,直接走向平滑肌细胞。整个主动脉及其大分支的外膜周围结缔组织内存在小的神经节,节细胞一般为多极神经元。胸主动脉及分支壁上有丰富的感觉神经纤维及感受器,切除迷走感觉神经节或胸部背根神经节均出现胸主动脉壁上的感觉神经纤维变性。腹主动脉及分支由腹主动脉丛的分支支配,其血管的运动纤维来自腰交感干神经节、腹腔神经节、肠系膜上、下神经节及副节,感觉神经纤维来自背根神经节。研究发现肾动脉周围内脏神经支配存在空间分布差异,约98%的神经分布于动脉外膜及其以外组织,其中动脉腹侧分布最多,背侧最少,肾动脉全长中间段神经分布相对较多。

(4)盆腔血管的内脏神经支配:主要来自下腹下丛。下腹下丛的部分纤维沿膀胱上、下动脉走行,主要参与形成膀胱丛,其中交感神经纤维使膀胱的血管收缩。下腹下丛的另一部分神经纤维参与形成子宫阴道丛,该丛的交感神经纤维使子宫动脉收缩,副交感神经纤维使血管舒张。在男性则有前列腺神经丛,来源类似子宫阴道丛,其中交感神经纤维使男性生殖器血管收缩,副交感神经纤维则使血管舒张。

在上述的动脉和静脉中，支配血管的神经分别在外膜及中膜形成丛，称外膜丛和肌丛。进入中膜的无髓纤维为交感性质，支配中膜的平滑肌。存在于外膜丛的神经则以传入纤维为主，传入纤维连于不同形态的末梢装置。这些感受器可大致分成裸露的末梢和有被囊的感受器。其中颈动脉窦外膜和主动脉弓的压力感受器为树丛状的网络结构。颈动脉小球和主动脉小球的化学感受器为有髓纤维形成的神经束，穿行于小球的小叶周围形成神经丛，神经纤维在小叶内分支成为末梢，以网状终止于小叶细胞的表面。乔国芬发现髓鞘化Ah-型内脏感觉传入神经元，包括主动脉压力感受器神经元，是存在于雌性大鼠结状神经节内的具独立功能的受雌激素调节的神经元亚型，雌激素可使此压力感受器神经元维持较高的兴奋性。

4. 消化系统的神经支配

（1）咽的神经支配：咽的交感神经纤维主要源自颈上神经节，节后纤维以单独的小支加入咽丛或先并入迷走神经咽支加入咽丛，由咽丛分支进入并支配咽壁的咽肌和黏膜结构。鼻咽部最上区由上颌神经的咽支穿经翼腭神经节分支支配。喉咽部由迷走神经的喉上神经和喉返神经的咽支分布。

（2）食管的神经支配：食管由迷走神经和交感神经支配。人类食管上端肌层为横纹肌，由迷走神经中特殊内脏运动纤维支配，不属内脏神经。但国内李质馨等对人胎儿食管上段超微结构观察后则认为食管上端横纹肌是不随意肌，接受内脏神经支配。颈段食管由喉返神经分支分布，这些分支不超过中线。胸段食管由迷走神经胸部食管支支配，左迷走神经主要分布在食管腹侧，右迷走神经主要分布在食管背侧。交感神经纤维起源于颈下神经节或者星状神经节，部分交感神经纤维加入交感神经后行于心支及喉返神经，再分布到食管。腹段食管由迷走神经腹部膈下食管后支（迷走后干）支配；交感神经纤维来自内脏大、小神经的分支。

总之，迷走和交感神经组成食管神经丛，由丛发出分支进入食管壁。其中，支配食管的交感神经纤维由 $T_2 \sim T_7$ 脊髓节段发出，节前纤维与星状神经节及胸交感节神经元形成突触。支配食管的迷走神经由迷走神经背核发出，HRP 逆行标记还证实支配食管平滑肌的中枢除背核外尚有疑核。迷走神经节前纤维与食管内神经丛节细胞形成突触，节后纤维分布至食管壁平滑肌。

食管的感觉神经来自迷走神经及交感神经，传统认为食管上部的痛觉纤维由迷走神经下节发出，边冠鹤等证实猫颈段食管除接受迷走下节的神经纤维外，尚接受来自 $T_1 \sim T_5$ 及 $C_1 \sim C_8$ 脊神经节发出的纤维。食管下部的痛觉主要由与脊髓 $T_{5,6} \sim T_8$ 节相联系的纤维传入。

（3）胃的内脏神经支配：胃的内脏神经支配由迷走神经与交感神经组成。随迷走神经前、后干到达食管腹腔段的神经纤维形成诸多分支，支配胃的称胃支，由迷走前干发出胃前丛，分布于胃底、胃体。其中进入并支配胃窦的分支叫拉氏（Latarjet's）支，于胃窦上分出的小支呈鸦爪形。前干发出的肝支还分支到幽门管、幽门括约肌。迷走神经后干在胃后壁分支到达胃背侧面的胃窦、胃体及胃底，范围与前干的分支相对应。在大鼠等已证实支配胃的迷走神经节前纤维的胞体除来源于迷走神经背核外，疑核、孤束核、迷走神经背核与疑核间的网状结构、头侧腹外侧网状核、外侧小细胞网状核、迷走神经背核旁室管膜部、中介核、疑后核均发出支配胃不同部位的神经纤维。

胃的交感神经则来源于脊髓 $T_6 \sim T_{10}$ 节段，此部的节前纤维形成内脏大神经在腹腔神经节交换神经元，再发出节后纤维和迷走神经一起分布到胃。也有部分纤维单独走行到胃，例如贲门支由腹腔神经节发出从左侧单独走行到达贲门后面。有些交感神经纤维不通过腹腔神经节，而且沿动脉壁走行。进入胃后，也在肌间丛和黏膜下丛形成突触，此外，还有些神经纤维直接与胃腺细胞和平滑肌细胞接触。

胃的感觉神经来自迷走神经节及脊神经节。两类神经节细胞的纤维混合在交感（内脏大、小神经，内脏最小神经，腰内脏神经）及副交感神经（迷走神经）中到达胃。李继硕等证实家兔胃前壁的感觉神经纤维来自迷走神经下节（结状神经节）及 $T_1 \sim L_3$ 脊神经节。其节段范围远较传统的 $T_7 \sim T_9$ 脊神经节为广。在传入纤维中来自迷走下节的占 80%~85%，来自脊神经节的占 15%~20%，业已证实胃交感神经的传入纤维左侧者分布于贲门端，右侧者分布于幽门端，它们既传导痛觉也传导温度觉。

（4）小肠的内脏神经支配：支配小肠的神经来源于迷走及交感神经。迷走神经后干的分支经腹腔丛分布到小肠，前干亦有分支走向十二指肠近端。迷走神经的分支主要伴血管走行到达肠壁。也有的迷走神经纤维独立走行于肠系膜根部，然后到达肠壁。辣根过氧化物酶法在猫证实十二指肠的节前神经元分布于整个迷走神经背核，以闩水平最密集。于孤束核尾部也有少数标记细胞，支配回肠的神经元则主要位于迷走神经背核前部。

支配小肠的交感神经来自内脏大、小神经，节前纤维主要在 T_9~T_{10} 脊髓节段。节后纤维从腹腔神经节和肠系膜上神经节发出，其中，支配十二指肠近端的节后纤维的神经元在腹腔神经节。支配十二指肠远端、空肠和回肠的节后神经元在肠系膜上神经节。佟晓杰等在猫证实十二指肠交感神经节后神经元除定位在腹腔神经节、肠系膜前神经节，尚源于双侧的 T_6~L_2 交感神经节。到小肠去的交感神经伴随肠系膜上动脉走行。

小肠传入纤维与 T_2~T_{12} 脊髓节段相联系。其纤维随内脏大、小神经及肠系膜上神经丛到达小肠。

(5) 大肠的内脏神经支配：大肠的神经支配来自副交感及交感神经。在人，迷走神经的支配较广，达横结肠右 1/3 或 2/3，确切位置尚不清楚。在结肠近端，迷走神经与盆神经的支配互相重叠。支配近端结肠（盲肠、阑尾、升结肠及近端横结肠）的迷走神经纤维主要发自迷走神经背核。支配远端结肠、直肠和肛门内括约肌的副交感神经纤维来自 S_2~S_4 副交感核。Bessant 等观察到支配兔远端结肠的副交感节前纤维来自脊髓 S_2~S_5 节的灰质"侧角"，偶见腹角。支配猫的直肠及肛门括约肌的副交感节前纤维发自骶髓的 3 个神经核：第 1 个核位于中间与外侧部，集中在 S_2~S_3 节段，由小细胞组成；第 2 个核位于前角腹内侧，由较大细胞组成；第 3 个核位于前角中央背部，由大、小细胞组成。李泽山等则报道为来自 S_1~Co_1 脊髓灰质Ⅶ层、中间带外侧核群的背内侧核及腹外侧核，也有的来自网状核、中间带内侧核、前角后外侧核周围。支配盲肠、升结肠，近端横结肠及阑尾的交感神经来自内脏神经，在椎前节（肠系膜上神经节）交换神经元，节后神经纤维随动脉分支到达肠壁。人降结肠、乙状结肠及直肠近侧部的交感神经在肠系膜下神经节交换神经元，节后神经纤维形成肠系膜下丛，到达肠壁。边冠鹤等证实猫直肠的交感神经来自腹腔神经节 - 肠系膜前节复合体、肠系膜后节以及交感干 L_1~L_7 和 S_1~S_4 神经节。此外，直肠中部的神经来自腹下丛，伴随直肠

下动脉走行；直肠下部的神经来自下腹下丛，形成肛门丛，伴随肛动脉分布。

大肠的感觉神经纤维来自交感神经及副交感神经，伴交感神经的纤维走行在内脏神经，其痛觉神经纤维的分布为单侧性。分布于盲肠、阑尾、升结肠及右半横结肠的传入神经纤维经右侧交感神经传入，分布于左半横结肠、降结肠及乙状结肠的传入纤维经左侧交感神经传入。直肠的痛觉及其他感觉纤维则行于盆内脏神经、骶神经，入脊髓 S_2~S_4 节段。

(6) 肝的内脏神经支配：肝接受交感神经与副交感神经支配。人左迷走神经发出肝支经小网膜直接进入肝脏；右迷走神经发出腹腔支先进入腹腔神经丛，再分支到肝，构成肝前神经丛和肝后神经丛。肝前神经丛的神经纤维沿动脉分布，随之入肝内。肝后神经丛位于门静脉后方，其纤维沿门静脉入肝。支配肝的交感神经由腹腔神经节发出，经肝前及肝后神经丛进入肝脏。进入肝脏的内脏神经既支配肝内血管，也到达肝实质结构。宋鹤九等证实家兔肝的交感神经纤维来自腹腔神经节，迷走神经节前纤维来自迷走神经背核。

肝的传入神经纤维伴交感神经走行，部分来自双侧 T_2~T_{12} 背根节，但主要在 T_5~T_8 节，伴迷走神经的传入纤维来自双侧迷走神经下节。Kamimura 等（2018）研究发现肝交感神经传入纤维上行到达下丘脑腹内侧区，经下丘脑腹外侧区中继后到达迷走神经背核，再经迷走神经回到肝脏形成调控环路，参与调节肝细胞增殖。

(7) 胆囊及输胆管道的内脏神经支配：胆囊及输胆管道的神经支配来自交感及副交感神经。传统认为副交感神经为迷走神经的肝支，交感神经为腹腔神经丛的交感纤维。两者随肝动脉的分支经肝丛到达胆囊及胆管。杨振峰等证实狗胆囊中副交感节前纤维来自迷走神经背核及外侧网状核。另有报道胆囊及胆总管的交感神经纤维来自腹腔神经节。胆总管下端的神经源于胃十二指肠神经丛。胃十二指肠神经系由腹腔神经节分支和右迷走神经的腹部分支汇合而成。胃十二指肠神经丛伴随胃十二指肠动脉，在胆总管十二指肠连接处，其纤维常跟随胰十二指肠上动脉和它的分支到达输胆管道。来自胃十二指肠的神经纤维常终止于胆总管的内在神经丛和邻近的肠肌神经丛。

胆囊及输胆管道的感觉神经伴交感神经及迷

走神经走行。司箅元等证明兔胆囊传入纤维来自双侧迷走神经下节、左 C_3~C_4 及 T_2~T_{10}、右 C_4 及 T_4~T_8 和 T_{10} 背根节。

（8）胰的内脏神经支配：胰的神经来自迷走神经及交感神经，它们的纤维通过脾丛分布于胰。大鼠胰的交感节后神经元来自腹腔神经节及 T_5~L_2 交感椎旁节，双侧对称分布。副交感神经节前纤维来自迷走神经背核。胰的感觉神经来自迷走神经下节及 T_6~T_9 背根节，分别经迷走神经和交感神经传入中枢。

5. 气管及肺的神经支配

（1）气管的内脏神经支配：气管由迷走神经及交感神经干的分支支配。迷走神经的喉返神经发出气管支到气管壁，节前纤维来自迷走神经背核。交感神经的节前纤维来自上胸段脊髓，经颈部交感干神经节换元，节后纤维呈分散小支到达气管。神经示踪显示支配气管的交感神经纤维源自颈上及星状神经节及胸部交感干 2~4 神经节。在气管壁副交感和交感神经相互交织呈稀疏的网状神经丛，丛分为两层，分别位于外膜及黏膜下层。丛内有细小散在的少量神经节，节内为副交感节后神经元。迷走神经的气管支与节内神经元形成突触，在人，换元后的节后纤维被认为仅分布于管壁的平滑肌。支配气管的迷走神经主要来自左侧迷走神经，但右侧喉返神经的一些纤维亦到达气管。

气管的内脏传入纤维伴迷走神经及交感神经走行。除迷走神经下神经节外，示踪技术证明也有迷走上神经节的纤维到达气管壁。支配气管的迷走感觉神经节细胞中部分含 CGRP。伴交感神经走行的感觉纤维源自 C_2~T_6 背根神经节，且部分神经元含 CGRP。

（2）肺的内脏神经支配：支气管系统及肺由位于肺根支气管及血管前面及后面的肺丛支配，肺前、后丛分支随支气管及肺动脉分支入肺。

支气管上的神经丛沿着大、中型支气管分布。神经丛分为两层，外膜丛在外膜中；黏膜下丛在黏膜下结缔组织中，两丛以细密的神经纤维联系。到较小的支气管后，两丛合二为一，并延伸至呼吸性细支气管。亦可见小束或单支的神经纤维伸及肺泡壁上。

支气管神经丛中的部分有髓纤维可能是迷走神经节前纤维，它们终止于丛内神经节细胞，丛内细小的有髓纤维及无髓纤维可能是交感的节后纤维及丛内副交感节发出的节后纤维。丛内许多大的有髓纤维延伸至上皮及上皮下组织内的感觉神经末梢，位于上皮细胞间的神经末梢发出许多细小分支，并出现曲张和膨大，终端呈小球状。支气管壁上的感觉末梢与细小支气管、肺泡管的感觉末梢存在形态差异，后者的终末弯曲并盘缩在一起。

支气管系统及肺的感觉神经纤维伴迷走及交感神经走行。其中到达肺的感觉纤维来自迷走神经下神经节及上神经节。伴交感神经走行者源自 T_1~T_6 背根神经节，其中约 45% 为 CGRP 阳性。李光千等用神经示踪法证实大鼠心内神经节部分细胞发出突起到达肺脏，从而发现肺脏神经支配的新来源。随后的研究进一步证实支配肺脏的部分心内神经元为 NO 阳性神经元。

脏层胸膜的神经支配来自肺门的神经丛及伴随支气管动脉的神经形成的上皮下神经丛，终末为游离型、复杂无被囊型及细小的有髓纤维末梢 3 种类型。

气管及肺内神经节：气道壁内存在神经节，沿气管、支气管及其分支分布，在气道壁内，常在平滑肌与软骨之外，有时也见于上皮下面。于气管、主支气管特别在气管分叉处最容易看到节细胞。于肺内气道壁上，它们呈均匀分布。在细支气管壁偶见单个神经元。在人的气道，神经节中的细胞数一般少于 20 个，偶见孤立的神经元。气道壁神经元递质定性证明除含乙酰胆碱外，亦分别含有儿茶酚胺、VIP、NOS。

6. 泌尿系统的神经支配

（1）肾的内脏神经支配：肾接受丰富的神经支配，其神经纤维来自肾丛。肾丛主要由大量的交感神经纤维以及副交感神经纤维组成。交感成分来自腹腔神经节及主动脉肾节。神经示踪证实肾丛的交感节后神经纤维来自 T_{10}~L_1 交感神经节。交感节前纤维则来自 T_7~T_9 脊髓灰质的中间带外侧柱。副交感成分来自肾神经节及壁内神经节，其节前纤维发自迷走神经背核。这些纤维沿肾血管达肾门内外，再沿肾动脉及静脉的分支走行。肾实质内的神经多数为无髓纤维，少量为有髓的细纤维。肾盂平滑肌表面有丰富的无髓纤维，肾盂及肾盏内有较丰富的有髓细纤维。肾实质内的神经伴叶间动脉及分支分布，自入球小动脉至肾小球旁器。亦经肾小球达出球小动脉壁，共同形成神经末梢网。肾小球上有否神经尚待电镜证实。

一般认为进入肾门后的副交感神经纤维仅终止于肾盂的平滑肌细胞，而不进入肾实质内。

肾的感觉神经纤维伴交感及迷走神经走行。伴交感神经走行的纤维经腹腔丛、内脏小神经及第1腰内脏神经进入 $T_9 \sim L_{1,2}$ 背根神经节细胞，这些神经元大部分为小型细胞，少数为中型细胞。其中93%含CGRP，57%为大豆凝集素反应阳性，86%为花生凝集素阳性，21%为calbindin D-28k阳性。伴迷走神经的传入纤维由迷走神经下神经节投射至延髓孤束核。

（2）输尿管的内脏神经支配：输尿管行程长，其神经来源自上而下分别为：上段来自肾丛及腹主动脉丛的纤维；中段来自上腹下丛及腹下神经；下段来自腹下神经、下腹下丛及膀胱丛的次级丛。肠系膜上丛及肠系膜下丛亦有纤维加入。它们共同构成输尿管神经丛。交感神经节前纤维来自 $T_{10} \sim T_{12}$ 及 L_1 脊髓节段；副交感神经节前纤维源自 $S_2 \sim S_4$ 副交感核，副交感神经节前纤维可能在输尿管壁内的神经节换元。人类这些神经节位于远侧1/3的壁内，近侧2/3缺如或极稀少。

输尿管的感觉神经纤维主要来自背根神经节，传统认为系 $T_{11} \sim L_1$ 节段，Su 将示踪剂注入豚鼠左侧输尿管发现标记的背根节为 $T_{11} \sim L_3$ 及 $L_6 \sim S_1$ 节段，其标记细胞中绝大部分含CGRP。

（3）膀胱的内脏神经支配：膀胱接受交感、副交感和躯体神经的支配（图9-3-23）。进入膀胱的神经形成膀胱丛，$S_3 \sim S_4$ 副交感纤维经盆神经加入丛，丛内纤维沿膀胱上、下神经，分别到达膀胱上部及下部。

交感神经节前纤维来自 $T_{11} \sim T_{12}$ 及 $L_1 \sim L_2$ 脊髓中间带外侧柱。节前纤维经腰交感椎旁节、肠系膜间丛、上腹下丛到达下腹下神经节，换元后发出节后纤维，也可能到达肠系膜下神经节或膀胱丛内神经节换元。Petras 则发现 $L_1 \sim L_4$ 有长轴突的交感节前神经元直接进入膀胱壁内。

副交感神经节前纤维发自脊髓 $S_2 \sim S_4$ 节副交感核，经盆内脏神经至膀胱丛，在丛内紧靠膀胱壁的神经节细胞及膀胱内神经节细胞换元，节后纤维到达膀胱平滑肌。秦秉志等证实家兔膀胱的副交感神经中枢位于 $S_2 \sim S_5$ 节，主要在中间带外侧核，并向后角外侧缘、侧索、中介核、前角外侧核扩散，且一侧膀胱壁接受双侧脊髓支配，以同侧为主。支配膀胱的交感及副交感神经的作用尚未十分清楚，一般认为交感成分使膀胱逼尿肌松弛，尿道内括约肌、尿道处膀胱平滑肌收缩；副交感神经使逼尿肌收缩并抑制膀胱括约肌使其松弛而排尿。亦有认为膀胱充盈及排空均由副交感神经控制，而交感神经仅是膀胱的血管运动神经。目前

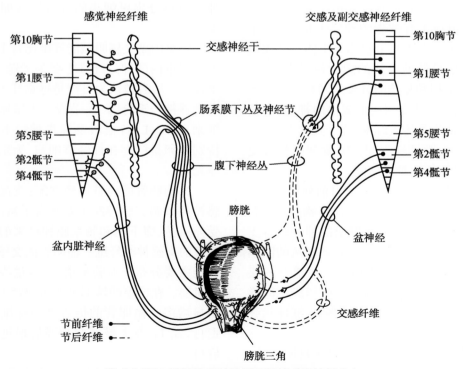

图9-3-23　膀胱的内脏神经及躯体感觉神经分布

已有越来越多的研究者采用骶神经刺激的干预措施治疗下尿道功能障碍如膀胱过度活动症、非梗阻性尿潴留等（Weledji，2018）。

在黏膜层上皮下丛没有神经节。肌丛内由散在的小神经节分布于肌束之间。外膜丛内则有较大的神经节。神经节以靠近输尿管口处数量更多。膀胱壁内神经节与膀胱外膀胱丛中的神经节均接受盆内脏神经的副交感节前纤维。此外，这些神经节细胞亦可能与支配膀胱的交感神经节前纤维形成突触。

膀胱的传入纤维伴交感及副交感神经走行。伴交感神经走行的纤维经腹下神经、上腹下丛及内脏最小神经、腰内脏神经，由 T_{11}~L_2 背根节传入脊髓灰质后角。李继硕等在家兔证实膀胱传入神经的节段范围在 T_9~Co_1 背根神经节并集中在 S_3~S_5 与 L_3~L_5 节段。伴副交感神经走行的纤维经盆内脏神经传入 S_2~S_4 脊髓灰质后角。

不同的神经纤维传入不同性质的感觉：膀胱反射运动的传入纤维走行于盆内脏神经而不行于腹下神经中。膀胱的扩张感觉则由盆内脏神经及腹下神经共同传入。痛觉经腹下神经传入，但膀胱三角区域的痛觉经盆内脏神经传入。温度觉及触压觉（膀胱的充盈感觉）由盆内脏神经传入。阴部神经亦有分布至膀胱的感觉纤维。电生理证实膀胱壁的感觉末梢冲动可在阴部神经中上行。膀胱壁各层分布多种多样的神经末梢。这些末梢可分为两大类，包括①有被囊的神经末梢：环层小体、Golgi-Mazzoni 小体和生殖感觉小体。②无被囊的神经末梢：松散的盘状的螺旋神经末梢、简单的游离神经末梢和复杂的分叉呈网状的神经末梢。膀胱壁内神经纤维相连形成壁内神经丛，其中有髓纤维被认为是传入纤维，连于感觉末梢。

（4）尿道的内脏神经支配：男、女尿道均接受交感、副交感及躯体性神经支配。

男性尿道的内脏神经支配来自前列腺（神经）丛及阴茎海绵体（神经）丛。后者与膀胱（神经）丛紧密相连，相互延续。此丛发出的神经纤维支配膀胱颈，尿道前列腺部。来自前列腺丛的阴茎海绵体丛则分布于尿道海绵体部。尿道壁各层（黏膜下层、肌层及外膜）中神经纤维形成不同形态的神经丛。感觉末梢有树丛状终末、绒球状终末、环层小体，存在于尿道壁中。

女性尿道的内脏神经支配来自子宫阴道丛。该丛含盆丛的副交感及交感神经纤维。此外尚有骶交感干直接来源的交感神经纤维。尿道的感觉纤维除盆丛的纤维外，阴部神经的感觉纤维亦分布于尿道壁。

7. 生殖系统的神经支配

（1）女性生殖系统

1）卵巢的内脏神经支配：卵巢接受交感神经及副交感神经支配，两类神经交织成丛（卵巢丛）。卵巢丛大部分纤维来自腹主动脉丛，少部分纤维来自肾丛及腹腔神经丛。由子宫神经丛发出的纤维亦进入卵巢。神经丛的纤维包绕卵巢动、静脉，与血管一同入卵巢门达髓质，在髓质内形成卵巢内神经丛，由丛分支进入皮质。丛的纤维多分布于血管壁上。传统认为交感神经节前神经元位于脊髓 T_{10}~T_{11} 节段。副交感节前纤维来自迷走神经背核或 S_2~S_4 副交感核，下行的副交感神经纤维沿卵巢动脉在卵巢门内的神经节换元。张宝林等证实大鼠卵巢交感节后神经元在双侧主动脉肾节；副交感节前纤维来自迷走神经背核、孤束核、孤束连合核。外来神经纤维通过两条途径到达卵巢：①来自腹腔神经丛及神经节的纤维沿第12肋腹侧面下行，通过悬韧带，最后终止于卵巢。一般称此神经为卵巢上神经。卵巢内大部分肾上腺素能神经来自此通路。②来自卵巢系膜神经丛的神经纤维与卵巢动、静脉伴行，经卵巢系膜进入卵巢内。随动脉分支形成血管周围神经丛，这些神经丛再分出更细小的纤维进入卵巢的髓质及皮质。

卵巢内副交感胆碱能纤维比肾上腺素能纤维少。卵巢内的神经纤维主要为无髓纤维，有髓纤维较少。后者被认为可能是感觉纤维。感觉纤维沿交感神经至脊髓 T_{10} 节段。大鼠卵巢的传入纤维来自 T_{10}~L_2 背根节及迷走神经下节。卵巢内特别是卵巢门存在神经节细胞，为副交感节后神经元。

2）输卵管的内脏神经支配：支配输卵管的交感神经及副交感神经主要来自子宫阴道丛，也接受卵巢丛、腹下丛和肠系膜神经来的纤维和其他来源的交感神经纤维。输卵管内交感肾上腺素能纤维主要分布于血管平滑肌，少量终止于管壁平滑肌层。在增厚的峡部平滑肌层肾上腺素能纤维明显增多。输卵管的传入神经纤维伴交感神经走行，经 T_{12} 及上腰部脊神经后根进入脊髓灰质后角。

进入输卵管的神经纤维为无髓及有髓纤维，

它们分布于管道各层,这些纤维为 NO/VIP、NO/SP 免疫反应阳性纤维。在蜥蜴的输卵管中尚有甘丙肽(Galanin)阳性纤维在黏膜层、肌层及肌间层形成神经网。

3)子宫的内脏神经支配:子宫有丰富的交感与副交感神经支配(图9-3-24)。神经纤维来自子宫阴道丛的子宫部——子宫丛。丛内有不少神经细胞,其中管理与支配子宫的器官内及器官旁的神经节以子宫颈神经节为最重要,其体积最大,位置在子宫颈高度,常在子宫颈背外侧区密切接近阴道上端。丛的神经纤维可直接分布至子宫颈,另一些纤维伴子宫动脉上行至子宫体。传统认为子宫的交感神经节前纤维源自 T_{11}~L_2 脊髓节段,经腰内脏神经、骶交感干分支,在腹下丛内的神经细胞、交感干神经节以及子宫颈神经节换元,节后纤维分布至子宫各层。副交感神经节前纤维源自 S_2~S_4 副交感核,经盆内脏神经、下腹下丛、子宫阴道丛,在子宫颈神经节及沿子宫血管分布的子宫壁内神经节换元,节后纤维分布至子宫壁各层。

子宫的传入纤维经子宫阴道丛,与交感神经伴行,亦有伴副交感神经走行者。前者经腹下神经、上腹下丛、腹主动脉丛、腰内脏神经及内脏最小神经,由 T_{11}~L_3 背根节进入脊髓。后者经盆内脏神经进入 S_2~S_4 脊髓后角。杨登嵩以示踪法观察到猫子宫传入神经纤维来自 T_{10}~Co_2 背根节细胞,其中支配子宫体及颈的背根节感觉细胞多于支配子宫角的感觉细胞。乌桦则观察到家兔子宫传入神经纤维源于 T_{10}~S_4 背根节,且为双侧性。

子宫感觉神经纤维末梢分布于子宫壁。在人子宫颈肌层可见丛状及囊泡状神经末梢,亦有学者在子宫体见到绒球样感受器。据称子宫底及体的传入神经,穿腹下神经,由 T_{11}~T_{12} 脊神经入脊髓,其中含传导子宫收缩阵痛的纤维。子宫颈的痛觉传入纤维伴副交感神经经盆丛、盆内脏神经,由上部骶神经后根入脊髓。

4)阴道的内脏神经支配:阴道接受交感神经及副交感神经支配,以副交感纤维较多。两种纤维交织成阴道丛,由子宫阴道丛的阴道部组成。丛中的副交感纤维为盆内脏神经的部分纤维,其中的交感纤维一部分来自腹下丛,另一部分来自骶部交感干。神经纤维沿阴道动脉及其分支分布至阴道壁,部分延伸形成阴蒂海绵体神经丛。

5)女性外生殖器的神经支配:支配阴蒂的神经有阴蒂背神经,为躯体神经;阴蒂海绵体神经丛,为内脏神经。支配阴唇的神经有躯体与内脏神经两类。内脏神经来自膀胱和阴道丛。外生殖器的感受器形态多样,其中生殖感受器在阴蒂分布最多,其次位于小阴唇内。生殖感受器联系的纤维为有髓纤维,源自阴部神经。来自阴蒂海绵体丛的无髓纤维分布于外阴(阴蒂及阴唇)的血管壁。

(2)男性生殖系统

1)睾丸的内脏神经支配:睾丸主要接受交感神经支配,交感神经节前纤维发自脊髓 T_9~T_{10} 节段,经腹主动脉丛、肾丛于交感神经节(如腹下神经节及散在的小神经节)换元后构成精索丛(睾丸

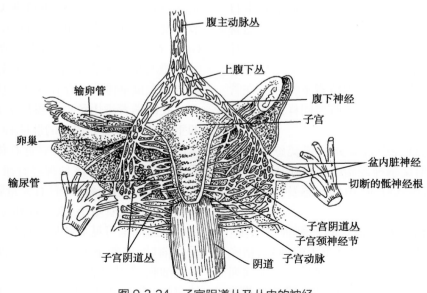

图 9-3-24 子宫阴道丛及丛内的神经

丛)沿睾丸动脉下降,称为精索上神经,直接进入睾丸。人类睾丸丛进入睾丸的神经纤维由附睾头穿入,在白膜与血管之间行向睾丸下端,这些纤维支配睾丸的血管并分布于曲细精管及间质。支配睾丸的副交感神经被认为经腹主动脉和睾丸丛到达并支配睾丸。

睾丸的传入神经走行于睾丸丛内,伴交感神经的传入纤维由睾丸丛、交感干的腰上部及胸下部进入脊髓 T_{10}~T_{12} 节段。亦有报道腰麻至 T_5 水平时睾丸感觉才完全消失,因此支配睾丸的传入神经节段范围更广。睾丸的浅表感觉亦可能经阴囊后神经到达 S_2~S_4 节段。睾丸及鞘膜分布有阴部神经、髂腹股沟神经或生殖股神经的传入纤维。生理检测发现:最小的刺激产生睾丸本身的疼痛,较强的刺激产生 L_1 水平的牵涉痛。

2)附睾的内脏神经支配:附睾接受交感及副交感神经支配,交感神经由肠系膜下神经节及盆丛内交感神经节发出,副交感神经纤维主要来自膀胱丛,两类纤维共同形成精索中神经及精索下神经。精索中神经来自上腹下丛,神经纤维向尾侧延伸,随精索下行到附睾,一般认为其纤维到达附睾内的血管。精索下神经为支配附睾的主要神经,内含来自膀胱丛的神经,沿精索到达附睾。精索下丛的交感及副交感神经成分分别来自交感神经节如肠系膜下神经节及副交感神经节如膀胱丛内的副交感神经节。感觉纤维主要伴交感神经上腹下丛、腹主动脉丛和交感干腰部,由 T_{10}~L_1 背根节传入脊髓。

3)输精管的内脏神经支配:人类输精管主要受交感神经的支配。在哺乳动物已确定有来自 S_2~S_4 节的副交感神经节前纤维经盆神经到达管壁内微神经节(如输精管壶腹部近前列腺处的神经节)换元,节后纤维到达血管。到达管壁的纤维主要行于精索中神经,其次为精索下神经。在管壁中除形成外膜神经丛外,于肌层同样形成神经终网。

输精管传入神经中近睾丸段伴交感神经走行,而盆段则伴副交感神经走行。位于固有层的上皮下丛可能为传入纤维,由伴交感及副交感神经的传入纤维共同组成。

4)前列腺、精囊及射精管的内脏神经支配:膀胱丛和前列腺丛纤维共同分布于前列腺、精囊及射精管。前列腺丛系膀胱丛的延伸。支配前列腺、射精管、精囊及输精管平滑肌的交感神经节前纤维来自 L_1~L_3 脊髓节段,节前纤维于 L_1~L_3 交感神经节、肠系膜下神经节、上腹下丛及盆丛内交感神经节换元。支配前列腺、精囊、射精管等的副交感神经来自 S_2~S_4 脊髓副交感核。经盆神经至所支配的组织表面微神经节交换神经元,节后纤维参与血管舒张和分泌活动的调节。前列腺和精囊的传入纤维,认为伴副交感盆内脏神经由 S_2~S_4 神经进入脊髓。

5)阴茎的内脏神经支配:由内脏及躯体神经共同支配。支配阴茎的内脏神经来自 S_2~S_4 脊神经,由盆丛发出经前列腺丛沿血管走行。其交感神经纤维形成阴茎海绵体大、小神经,共同构成阴茎海绵体丛。丛的纤维随尿道膜部穿尿生殖膈,达阴茎根部,与阴部神经的阴茎背神经连接。阴茎海绵体小神经进入并分布于尿道海绵体部及其勃起组织;阴茎海绵体大神经前行进入并分布于阴茎海绵体及其勃起组织。交感神经是调节阴茎的勃起神经。副交感神经由盆内脏神经而来,亦有来自阴茎背神经的副交感神经纤维。副交感神经纤维使血管扩张充血,引起阴茎勃起,故支配阴茎的副交感盆内脏神经又称勃起神经。支配阴茎的海绵体神经丛呈网状,分布于阴茎的动脉壁周围和海绵体小梁上。

8. 内分泌腺的神经分配

(1)垂体的内脏神经支配:垂体是人体的主要内分泌器官,包括前叶、中间叶和后叶 3 部分。每部均有丰富的神经支配。

①前叶的内脏神经支配:早在 20 世纪初,镀银方法在前叶染出丰富的神经纤维,并认为主要是交感神经纤维。直至 1972 年 Cameron 在兔结节部发现与腺细胞接触的 Gomeri 阳性神经纤维。Gross 在人发现含促性腺激素释放素神经纤维,这种纤维与促性腺激素细胞关系密切。80 年代有报告在大鼠垂体前叶存在 5- 羟色胺能纤维。

我国学者运用免疫组织化学方法在人、猴、狗的垂体前叶发现了较强的肽能神经支配:在猴垂体前叶的中间部、背部及靠近垂体裂部位有 P 物质阳性神经纤维。该种神经纤维呈斑块分布,为无髓纤维,多数极纤细,且有大量膨体。它们分布于腺体内的血管壁上,大多数和腺细胞关系密切。在腺细胞周围可见 P 物质阳性纤维的膨体。在犬垂体前叶,电镜下发现 SP 阳性神经纤维与生长激素细胞、促皮质激素细胞发生接触,并出现典型的突触;含 CGRP 纤维与生长激素细胞和促肾上腺皮质激素细胞亦形成典型的突触。

②中间叶的内脏神经支配：不同动物垂体中间叶神经纤维的数量差异巨大。根据纤维的染色特点及超微结构，支配中间叶的神经纤维分为A、B、C 3 种类型。A 型纤维可能属分泌型，其内含物可被铬明矾苏木素、醛品红着色。该类纤维被认为系肽能纤维。哺乳动物除兔外较少含此纤维。B 型神经纤维则不与上述呈色剂反应，电镜下可见直径 50nm 的清亮小泡和直径 75~125nm 的大致密芯泡。因这种纤维含有儿茶酚胺特性的黄绿色荧光，该类纤维被认为属单胺类神经纤维。C 型神经纤维只含直径 50nm 的透亮小泡。猫和兔垂体中间叶的该类纤维含乙酰胆碱，因此有学者推测该类神经纤维为胆碱能纤维。

免疫组织化学方法则进一步证实垂体中间叶神经纤维含有多种神经递质或调质，包括胺类的 5-HT、DA、NE，肽类的 CRF、GAL、M-ENK、CGRP 及 NT 等。

③后叶的内脏神经支配：垂体后叶含丰富的加压素、催产素能的神经纤维，它们来自下丘脑垂体束。下丘脑垂体束主要来自视上核、室旁核。人类的视上核中以加压素样神经元为主，同时含有催产素样神经元；室旁核内的加压素与催产素样神经元的比例则不同于视上核。

除加压素与催产素样神经纤维外，垂体后叶尚接受下述多种神经纤维支配，如 5-HT、ENK、GABA、DA、ACh、SS、SP、CGRP、NPY 等。

(2)松果体的内脏神经支配：松果体被认为既是内分泌器官，又是上丘脑的一部分。它接受内脏神经(交感和副交感神经)及中枢神经的共同支配。

支配松果体的交感神经来自双侧颈上神经节，神经纤维为无髓纤维，其分支伸向腺组织血管周围胶质膜，也分布至松果体细胞之间。摘除双侧颈上神经节，无髓纤维消失。交感无髓纤维终末膨大与明细胞长突形成对称性突触。颈上交感神经节到达松果体浅部的纤维中有丰富的 5-HT 能神经纤维。

支配松果体的副交感神经纤维可能来自翼腭神经节或上泌涎核。细胞化学染色法在松果体内发现大量的 AChE 阳性神经元。支配松果体的中枢神经为缰核及后连合发出的神经纤维。

在支配松果体的神经中尚发现多种肽能神经。在长爪沙鼠发现 P 物质(SP)阳性神经纤维；

在绵羊发现大量血管活性肠肽(VIP)神经终末；在人松果体发现亮氨酸脑啡肽(ENK)阳性神经元及纤维。在松果体内尚证实分布有降钙素基因相关肽(CGRP)、神经肽 Y(NPY)、催产素(OT)、加压素(VP)及生长激素释放抑制激素(GIH)等免疫反应阳性纤维。

(3)甲状腺的内脏神经支配：甲状腺接受交感神经及副交感神经的支配，其作用为控制血管舒张运动及分泌活动。交感神经纤维发自颈上神经节及颈下神经节，副交感神经节前纤维则主要发自迷走神经的喉上神经及喉返神经。两类纤维一起形成甲状腺上丛和下丛，进入甲状腺到达甲状腺的各级血管及甲状腺腺泡。此外，舌咽神经、咽丛、食管丛及舌下神经也有分支到达甲状腺。

人类的甲状腺腺泡有较丰富的神经支配。交感神经末梢终止于腺泡的基膜内，每个腺泡约有 1~3 个神经末梢，并与上皮基部形成突触样结构。腺细胞间存在低电阻缝隙连接，因此一个腺泡上少量的交感神经末梢的作用亦影响于整个腺泡。副交感神经节前纤维随迷走神经喉上神经、喉返神经及迷走神经心支，到达甲状腺附近及甲状腺被膜下，与甲状腺神经节细胞形成突触；节后纤维到达甲状腺内。涂翰芬等详细报道了小鼠甲状腺神经节位于甲状腺、气管和食管之间，偶可位于甲状腺被膜下方。甲状腺神经节与甲状腺动脉的神经关系密切。神经节细胞及节后纤维均呈 AChE 阳性。支配甲状腺的神经除源自颈上交感节，尚有疑核、迷走神经背核、脊上核、背内侧核、副神经脊髓核、后疑核及中央管外侧灰质。甲状腺内的神经纤维除经典递质外，亦发现储存有多种肽类调制物质，如 VIP、NPY、SP、CGRP 等。VIP 促进甲状腺分泌，NPY 则增强去甲肾上腺素对 TSH 引起的甲状腺分泌的抑制作用。甲状腺的传入神经伴交感神经走行。示踪显示感觉纤维由 C_7~T_{10} 背根节细胞发出。

(4)甲状旁腺的内脏神经支配：甲状旁腺接受交感神经支配。支配甲状旁腺的交感神经纤维或直接来自颈上交感神经节或颈中交感神经节；亦有间接通过位于甲状腺侧叶后面筋膜内的甲状腺神经丛分支支配甲状旁腺。进入甲状旁腺的神经纤维伴随动脉而行，这些神经纤维主要是血管运动神经。但在甲状旁腺细胞索间，偶尔可见游离神经末梢。

(5)胸腺的内脏神经支配：胸腺接受内脏神经

与躯体神经的共同支配。

支配胸腺的交感神经主要来源于星状神经节。交感神经以神经束通过胸腺的被囊或者与动脉一起进入胸腺,形成动脉周围神经丛。由神经丛发出的游离神经末梢分布至胸腺的皮质和髓质中,终止于各细胞的周围,如胸腺细胞、肥大细胞、皮质自发荧光细胞、嗜酸细胞等。逆行示踪证实大鼠胸腺的交感神经纤维除来自颈下交感神经节外尚来自颈上交感神经节。支配胸腺的副交感神经则来自迷走神经,该胆碱能纤维在被囊下和小梁中形成神经网,神经网延伸达皮、髓质交界部位。皮质和髓质中的神经纤维多位于血管周围,亦有一些纤维游离于实质中。神经示踪证明迷走神经来源于迷走神经背核、疑核;此外,亦有的来自延髓被盖部孤束核的外侧及面后核。

胸腺的传入神经支配分别伴随交感神经及迷走神经走行,伴交感神经走行的传入神经源自上胸段背根神经节,支晔等以CB-HRP示踪证实C_1~T_5背根神经节细胞周围突到达胸腺;伴迷走神经走行的传入纤维则来自迷走神经下节。

(6)肾上腺的内脏神经支配:肾上腺接受丰富的内脏神经支配,在髓质内尚存在固有神经元。

支配肾上腺的交感神经节前纤维来自脊髓胸、腰段中间带外侧柱,在猫为T_2~L_1脊髓节段,其中T_7~T_{10}占61%。有学者证明支配肾上腺嗜铬细胞的GAL阳性神经纤维来自T_7~T_8脊髓节段。在豚鼠证实支配肾上腺髓质的交感神经节前神经元含胆碱乙酰转移酶和亮脑啡肽。

交感节前神经元的纤维在胸交感神经节及椎前节交换神经元;神经示踪在猫证实支配肾上腺皮质的交感节后神经元位于T_4~L_1交感神经节、同侧腹腔节,其中T_8~L_3占35.5%;在犬则位于T_4~L_4交感神经节、腹腔神经节、肠系膜前神经节、主动脉肾节。在髓质内每一个嗜铬细胞由一支胆碱能节前交感神经支配,并形成突触。支配肾上腺的副交感神经来自迷走神经,将HRP注入大鼠左侧肾上腺髓质,于双侧迷走神经背核出现标记细胞。

肾上腺的感觉神经纤维伴交感神经及副交感神经走行。伴交感神经走行的感觉纤维在豚鼠来自T_1~L_2背根节,且分别为CGRP、CGRP/SP、SP/Dyn、SP/CCK、SP/NOS能的神经元。在大鼠支配肾上腺的感觉神经则来自T_3~L_2背根节,并集中于T_6~T_{11}节段;伴副交感神经的感觉纤维则来自

迷走神经感觉神经节。

肾上腺髓质内还有少量的神经节细胞和施万细胞。神经节细胞存在于血管周围或者髓质与皮质的网状带交界处。节细胞胞质内有合成的细小球形致密颗粒,直径100~500nm,可伸向突起,集中于末端形成微膨大,后者与嗜铬细胞紧密接触,这类细粒可能含有去甲肾上腺素。在部分神经终末内观察到小囊泡或清亮小泡,泡内含有酪氨酸羟化酶,且其终末紧贴于皮、髓质细胞及血管旁。

对肾上腺髓质内神经元递质的组织化学、免疫组化及原位杂交观测证实它们含有多种递质,如VIP/NADPH阳性及NPY/NADPH阳性神经元等;DH mRNA/NPY mRNA/NGF-R mRNA阳性神经元,揭示其为交感神经节后神经元。

专栏G 肠神经系统

自18世纪植物性神经系统(vegetative nervous system)的概念提出后被广泛接受和应用。1898年Langley则将消化管的植物性神经支配细分为交感神经、副交感神经及壁内神经丛三个系统。他深入观测哺乳动物胃肠神经支配状态后认为肠管是一具有完整神经成分——传入、中间及传出神经元的器官。从而在1921年提出肠神经系统(enteric nervous system,ENS)的新概念。

该系统使离体后一段胃、肠仍保留运动功能,并对多种化学刺激与电刺激起反应,故又称为肠脑(gut brain)。肠脑拥有大量的神经元,在人达8亿~10亿,这个数目相当于整个脊髓内所含神经元的总数。除神经元外,肠脑尚含有丰富的神经纤维,二者相互编制共同形成发达的神经网络,分布于整个消化系统。

(一)肠神经系统的发生发育

肠神经系统的发生有两种学说,第一种神经外胚层学说认为分布于消化道的神经节细胞由支配器官的神经胚芽细胞衍变而来,即①自神经管游离出来的副交感神经细胞;②来自迷走神经核并沿其纤维游离出来的神经细胞,此外尚有来自邻近的交感神经组织;③部分细胞来自附近的神经干。第二种为器官本身局部细胞来源学说。第二种学说缺少令人信服的事实依据,第一种学说则有许多实验与理论依据:①在大鼠胚胎第13天食管壁有神经细胞聚集,第15天神经细胞出现于十二指肠,且含丰富的胆碱酯酶。消化道内

神经细胞数目增加有先后次序,先在直肠,相继在胃、小肠,最后为大肠。神经细胞的增加伴随着细胞的成熟及单胺氧化酶活性的增高。②在鸟类,培养48h的消化管出现前神经细胞,第6~7天于肌间丛及黏膜下丛出现成神经细胞集团。第10天发生神经细胞分化。

目前普遍认为肠神经元和神经胶质起源于神经嵴细胞,包括邻近1~7体节的后脑泡尾端处的迷走神经嵴细胞(vagal neural crest cell)和28体节处的骶神经嵴细胞(sacral neural crest cell),以头-尾端迁移模式定植于肠道全长。鼠迷走神经嵴细胞于胚胎第8.5天离开神经管向腹侧迁移,于胚胎第9.5天迁入食管和胃,第10.5天到达小肠,第14.5天进入结肠,其中有部分跨系膜迁移模式的迷走神经嵴细胞离开小肠经肠系膜直接迁移至结肠。骶神经嵴细胞向结直肠方向迁移,经肠系膜定植于小部分结肠。与中枢神经发育不同的是,肠神经系发育过程中不形成明显的增殖带与分化带,肠神经元的分化发生在整个肠神经嵴细胞定植区。神经嵴细胞的增殖、存活、迁移和定向分化受多种信号通路和分子的调控,如RET/GDN通路、EDNRB/ET-3通路、转录因子SOX10和Phox2B、BMPs、Mash1、Netrin、细胞外基质等(Hao,2016;Nagy,2017)。基因谱系分析显示斑马鱼鱼仔肠ptf1a:GFP阳性细胞起源于神经嵴,大多数表达5-HT,提示ptf1a:GFP可作为肠神经系发育调控的一个重要转录因子(Uribe,2016)。

肠神经系统的成熟过程主要在出生后完成,此过程受遗传因素与环境因素如肠道微生物、饮食成分等双重调节。生后早期(0~10d)仍可见大量新生肌间神经元的形成,而黏膜下神经元的形成与分化则晚于肌间神经元。肠神经系统各神经元的形态发育成熟和电生理特性成熟也不一致,通常单轴突神经元首先开始分化形成,DⅡ型神经元后分化,肠神经元的形态发育延续至出生后10d左右。尽管有研究显示胚胎期或生后早期部分神经前体细胞可表达与成年神经细胞不同的神经递质标志酶,但胆碱能和氮能神经元的分化发育在发育早期即已开始,第一个ChAT阳性神经元于胚胎第11天左右即可检测到,第13.5天时胆碱能神经元已达成年水平(Foong,2016)。

肠神经胶质前体细胞最早于胚胎第11.5天分化形成,第14.5天开始表达S100B,第16.5天表达GFAP。出生后肠神经胶质细胞立即从肌间丛和黏膜下丛迁移出来走向固有层并定植于黏膜层,此定植过程依赖于肠道微生物的完整性(Grundmann,2019)。

(二)肠神经系统的组成和分布

肠神经系统由胃肠道壁内神经成分组成,包括不同神经丛及其内的神经节细胞、中间连结纤维以及从神经丛发出供应胃肠道平滑肌、腺体和血管等的神经纤维。

1. 肠神经丛　在食管、胃与肠壁内有相互联系的3种神经丛,即浆膜下、肌间及黏膜下神经丛(图9-G-1)。

(1)浆膜下神经丛:在胃底与大弯部最稠密,位于浆膜深方。

(2)肌间神经丛:亦称肠肌神经丛。为胃肠神

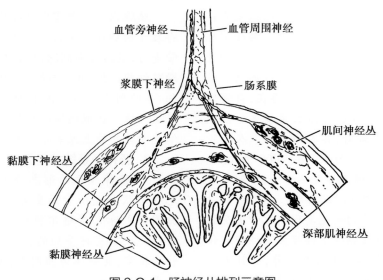

图9-G-1　肠神经丛排列示意图

经元胞体及突起的集结,呈簇状、块状。位于肌层的纵行肌与环行肌之间。肌间神经丛的神经细胞据估计,在豚鼠为约 275 万个,绵羊有约 3 100 万个。在不同部位的数量呈不同变化:食管中 1/3 到幽门数量激增,小肠近 1/3 以下骤降,结肠近 1/3 到肛门内括约肌之间又逐渐上升到原来密度。其中大肠的肌间神经丛神经节集中于结肠带深侧,结肠带间区较少。直肠的肌间神经丛有特别丰富的神经节。神经节所在部位称节点(nodal point)。人类肌间神经丛从咽以下 3~4cm 起始,至肛门内括约肌之间,呈连续神经网络。人肌间丛神经细胞数为 2 000~20 000 个 /cm²。肠肌间神经丛内有丰富的神经纤维。肠肌间神经丛发出的纤维终止于肌层的细胞。肠肌间神经丛由初级肌间丛(primary component of the myenteric plexus)、二级肌间丛(secondary component of myenteric plexus)及三级肌间丛(tertiary component of myenteric plexus)组成。初级肌间丛粗大,它的网眼大小及形式有较大的变化,为纵行排列,与纤维较细的二级肌间丛相连,形成网络。其神经纤维穿入环行肌层,直接支配该肌的活动。三级肌间丛是非常精细的纤维束网,与二级肌间丛相联系,支配纵行肌。肌间神经丛也发出纤维到黏膜层,可能在此层形成感觉神经终末。肌间神经丛还有纤维投射至交感椎前神经节,调整椎前节传入肠神经系统的信息。外来神经的分支到达肠肌间神经丛的神经节。

(3)黏膜下神经丛:为神经元胞体和突起在黏膜下成簇状集结而成的网状结构。黏膜下丛内含较小的神经节。丛的神经纤维在黏膜下层内,有的接近环形肌,有的接近黏膜肌层。此丛主要在大、小肠黏膜下以及黏膜肌层的深方。黏膜下丛主要支配肠黏膜,其神经细胞多为分泌运动神经元。食管黏膜下丛仅为非常细小的神经网络。在食管及胃的黏膜下只有稀少神经节存在,自胃体向幽门方向,黏膜下神经丛纤维数量增多。黏膜下神经丛在小肠发育最好,其次为大肠。人黏膜下神经丛神经元胞体数为 1 000~5 000 个 /cm²。与肌间神经丛相比,黏膜下神经丛较小,排列欠规律。黏膜下神经丛主要支配肠黏膜。

对神经丛内神经节的研究发现消化管道及胆囊、胆管,肌间神经丛及黏膜下神经丛的神经节和神经元在数量及分布部位上存在差异,并且不同种类动物亦存在很大差异。但相同的是各丛的神经节大多起于节点处,节的形态偏平或呈晶体状,鲜有棱角,这些与它们相联系的纤维排列有关。黏膜下神经丛的神经节呈圆形或卵圆形,神经节细胞数在猫黏膜下神经丛仅有肌间神经丛神经细胞的 1/3~1/2,有 173 万 ~250 万个。Wedel 等将人结肠黏膜下丛分为黏膜下边缘丛(含孤立的神经元及神经节),黏膜下外丛(含较大的神经节)及黏膜下内丛(含较小的神经节)。

肌间神经丛及黏膜下神经丛在超微结构上的特点是肠道胶质细胞可包住神经成分,包被的最外层成为外界性的基底膜,把供应肠道神经细胞的血管限制在此基底膜之外。而且,这些微血管不同于肠道其他部位的微血管,它们是由连续不具窗孔的内皮细胞构成,可把吞噬细胞等限制在肠神经系统之外,形成一个"血 - 肌间神经丛屏障(blood myenteric barrier)",这种结构与中枢神经系统的"血 - 脑屏障"相似。

在胆囊及胆管系统存在与肠神经丛相似的神经节及大量的神经纤维,构成肠神经系统的又一部分。黄志强观察到豚鼠胆囊上有节状神经丛,每个丛含 367 个神经元,分布于胆囊肌层的外表面,整体外形类似十二指肠的黏膜下神经丛,并扩展至胆囊管、肝管及胆总管。在胆总管中部黏膜下神经丛位于肌层的内表面或靠近内表面。随着胆总管下部肌层的增厚,出现另一节状神经丛,它是真正的肌间神经丛,很发达,位于纵肌与环肌之间,类似十二指肠的肌间神经丛,并与其相连。胆囊神经丛的纤维与胆囊血管周围神经相延续。在猫及狗的 Oddi 括约肌也观察到胆碱能的小神经节及神经束。

胰腺内存在器官内神经丛。其中的小神经节存在于胰腺小叶间隔中,神经节发出的纤维沿血管走行,最后分布到腺泡细胞、胰岛细胞及导管平滑肌细胞。猪、马、驴的这些神经组织较多,而猫、狗、羊的则少。胰腺内小神经节主要接受副交感节前纤维。在猴胰腺小神经节的非肾上腺素神经细胞亦接受肾上腺素能纤维。

2. 肠神经系统神经元

(1)肠神经元的形态分类:肠神经系统神经元在形状和大小方面变异很大,依形态学标准,德国解剖学家多格尔将肠道神经元分成 3 种类型:Ⅰ型,具有许多短的,不规则的树突和一根细长的轴突,其胞体为卵圆形;Ⅱ型,有一个短而局限于节内的轴突和许多(3~10 根)长的延伸到神经节外的树突，是一种多极神经元，也有少数Ⅱ型神经元呈假单极神经元，其胞体为球形；Ⅲ型，具有2~10根长短不等的树突（终止于同一个或者邻近的神经节）与一根光滑轴突。大多数肠神经元为Dogiel Ⅰ和Dogiel Ⅱ型，但也有其他型的神经元，Dogiel认为Ⅰ型属感觉神经元，Ⅱ型属运动神经元。Brehmer等认为在肠神经节内除少量其他类型神经元外，大多数神经元为Dogiel Ⅰ和Dogiel Ⅱ型神经元。弗内斯和施塔赫将这些神经元分Ⅳ、Ⅴ、Ⅵ型和细丝状（filamentous）、小的简单神经元。

肠神经节细胞的轴突纤维有两种：一种为0.2~0.5μm直径一致的纤维；一种是有膨体的纤维，膨体的轴突可长达数百微米或数毫米而与平滑肌或黏膜上皮或别的神经元相联。肠神经元间的突触有两型，一是有特化的突触前小泡聚集和突触后致密结构；另一型为非特化型，在膨体内有小泡，但对接的细胞结构无突触后致密特化。

（2）肠神经元的功能分类：肠神经元依功能不同可分为以下几类：

1）运动神经元：控制胃肠壁和血管壁平滑肌的紧张度，可分兴奋性及抑制性神经元。

2）分泌神经元：调节胃、肠内分泌和外分泌活动，亦分兴奋性及抑制性神经元。

3）感觉性神经元：构成传入通路，将感觉信息传入中枢或肠神经系其他类型神经元，用逆行示踪与免疫细胞化学结合法可以鉴定这型神经元。电生理技术证实在豚鼠小肠肌间神经丛每毫米长度范围内有650个感觉神经元。感觉神经元有不同类型，感受特定的刺激，包括牵张（张力感受器）、酸度（化学感受器）、紧张性（渗透压感受器）、温度（温度感受器）、葡萄糖（葡萄糖感受器）和氨基酸（氨基酸感受器）等。生理试验发现消化道受上述刺激后在脊髓及脑出现对应的反应部位。

4）中间神经元：肠神经系统存在大量的中间神经元，连接肠壁神经元，在肠神经系统的传入-传出之间构成肠神经系统网络，参与肠功能（运动、分泌等）调节。

（3）肠神经元的递质和受体：与中枢神经系统类似，肠神经系神经递质也多种多样，多达30多种递质，以胆碱能和氮能递质为主。除ACh、NO和NE外，目前在肠神经系统已经发现的神经递质还有5-HT、ATP以及多种神经肽，其中包括VIP、SP、SOM、BOM、ENK、CCK、PP和NT等。研究显示，肠道菌群可产生和/或消耗许多神经递质，如DA、NE、5-HT或GABA等，从而影响宿主生理功能；在人肠道也可见类似的作用，肠道微生物干预可改变神经递质的表达水平（Strandwitz，2018）。

1）胆碱能神经元：数量最多，壁内神经丛神经细胞都显示强弱不一的乙酰胆碱酯酶（AChE）阳性，称胆碱能神经元，其中大部分为胆碱能神经，释放乙酰胆碱。实验证实肠壁神经丛内含大量乙酰胆碱，约50%黏膜下丛神经元含有乙酰胆碱。Kir在肠神经系统内神经元受体的研究中以单抗识别N-乙酰胆碱受体（nAChR），在豚鼠肠及胰腺神经节证实部分ChAT阳性神经元为nAChR神经元，并证实部分神经元为谷氨酸受体（GluR1）阳性细胞。

2）胺能神经元：可分为①肾上腺素能神经元，释放NE；多巴胺免疫反应神经元、NE能神经元、DBH免疫反应阳性神经元分布于豚鼠胃肌间神经丛，结肠黏膜下神经丛。②5-HT能神经元，释放5-HT（该类神经元突起很长，可从肌间神经丛进入黏膜下神经丛，可与多个神经元接触。形态类似Dogiel Ⅰ型）；5-HT能神经元主要存在肌间神经丛内，约占丛内节细胞的2%，黏膜下神经丛内偶见或无。黄威权等在豚鼠证明5-HT能神经元不仅存在于幽门到小肠的肌间神经丛，也存在于黏膜下神经丛。③非5-HT能神经元（能够储存、摄取儿茶酚和吲哚胺、使胺的前身脱羧、并能主动储存这种产物的神经细胞）。非5-HT能神经元在豚鼠回肠内约占肌间神经丛神经元的0.5%，占黏膜下神经丛的10%。胺能神经元通过多种特异性受体（如5-HT$_4$受体）发挥作用，参与调节胃肠运动、内脏敏感性及肠液分泌等。研究证实在马的肠道中5-HT$_4$受体主要分布于肌间神经元及黏膜下神经元。

3）嘌呤能神经元：含三磷酸腺苷（ATP）及一种与ATP相关的嘌呤核苷酸。形态学上可用阿的平染色观察到。用阿的平染色发现豚鼠胆囊及肠壁神经节内分布此类神经元。肠神经系嘌呤信号传递主要与不同亚型P2X和P2Y受体有关。在豚鼠、大鼠、小鼠肠道中可见大量P2X和P2Y受体亚型免疫阳性细胞；溃疡性结肠炎时可影响肠分泌神经元、血管扩张神经元、黏膜下丛初级传入神经元及神经胶质中的P2X7受体表达水平。

4）γ-氨基丁酸能神经元：释放 GABA。人结肠壁神经丛中存在大量的 GABA 能神经元，且与多种递质共存。

5）肽能神经元：神经元末梢含有 70~140nm 的有核心囊泡，此囊泡内核心的电子密度呈多样性，释放多种脑肠肽。在胃肠道内脏神经中已发现的神经肽类有 VIP、ENK、BOM、SOM、TRH、CCK、gastrin。此外，消化系统中部分固有神经元含 SP、NPY、PACAP、PHI、NKA、NKB、Calbidin 及 Calretine。通过免疫细胞化学与显微外科干扰神经通路的技术观测到如表 9-G-1 所列的豚鼠和大鼠肠神经系统中一些肽类神经元的数目与分布。每平方厘米小肠约有 17 000 个神经元，约 60% 即 10 000 个神经元在肌间神经丛中分布。VIP 能神经元、SP 能神经元、SS 能神经元、NPY 能神经元、GAL 能神经元、CCK 能神经元、PHI 能神经元既分布于肌间神经丛又分布于黏膜下神经丛中，而 Bom-、甲硫脑啡肽衍生物和亮脑啡肽衍生物只分布在肌间神经丛。在人结肠肌间神经丛及黏膜下神经丛神经节中，免疫组化技术证实部分神经元为 NPY 受体（YY1）阳性细胞。

表 9-G-1　肠神经系统中多种肽能神经元的数目和分布

	肌间神经丛	黏膜下神经丛
VIP	约 240	约 3 060
SP	约 350	约 820
SS	约 470	约 1 260
NPY	约 500	约 1 870
Bom	约 320	0
ENK	约 2 450	0

注：均为每平方厘米小肠面积内神经元的平均数量。

6）一氧化氮能神经元：肠神经系中相当比例的细胞含 NO 合酶。这些合成 NO 的神经元被证明为抑制消化系统的肠平滑肌内在运动的神经元。继 NOS 组织化学法、免疫组织化学技术之后，有学者已在基因水平以大鼠肠神经型 NOS cDNA 探针证实负鼠肛门内括约肌肌间神经丛部分神经元为 *NOS* 基因表达阳性。实验证实黏膜下丛只有少数神经元为 NO 神经元，肌间丛有 23%~52% 的神经元为 NO 神经元。

此外，Estaba 及刘浩证实从食管到直肠的肌间神经丛神经节及黏膜下丛神经节部分神经元

含有神经营养因子受体（NGFR）。姚兵等证实肌间神经丛神经节细胞为促性腺激素释放激素受体阳性神经元。实验证实鼠结肠中存在 GluR1 和 GluR4 阳性神经元。肠道 TRPV1 神经元为外源性感觉传入神经元，在胃（黏膜层的胃腺、黏膜下血管、肌间丛、平滑肌等处）、直肠和远端结肠内 TRPV1 分布于痛传入纤维和热传入纤维膜上。在胃肠道肠神经元、Cajal 间质细胞和免疫细胞内可见阿片受体的表达。

与中枢神经类似，肠神经系也可见多种神经递质/调质共存于神经细胞内。VIP 与 AChE 共存于豚鼠和大鼠小肠内的同一神经元胞体内。大鼠肌间神经丛内 ChAT 阳性神经元中 1.6% 为 NOS 阳性，2.8% NOS 阳性神经元为 ChAT 免疫反应阳性。黏膜下神经丛中 46% 的神经元又含 NPY/calbindin。这些双阳性神经元中 91.8% 为 ChAT 阳性、99.1% 为 NK3 受体阳性，ChAT 阳性神经元中 44.3% 为 NPY 阳性。从而证明大鼠黏膜下神经丛中大约 45% 神经元为 ChAT/calbindin/NPY/VIP/NK3 受体阳性神经元。

3. **肠神经系统胶质细胞**（enteric glial cell，EGC）　与中枢神经系统类似，肠神经胶质细胞数目远多于神经元。肠神经元与神经胶质比值在黏膜下丛为 1:4，在肌间丛为 1:10，平均为 1:7。肠神经胶质细胞体积较小，胞内排列着 10nm 长的 GFAP，S100B、GFAP、Sox10 及蛋白脂蛋白 1（proteolipidprotein1，PLP1）可作为 EGC 的特异性分子标记物。EGC 形态上可分为 4 类：Ⅰ 型为星形胶质细胞样 EGC，呈星状外观，位于神经节内；Ⅱ 型为纤维型 EGC，细长，排列于神经节间的神经纤维束中；Ⅲ 型为黏膜型 EGC，分布于黏膜层；Ⅳ 型为肌内型 EGC，细长，沿肌组织中的神经纤维排布（Grundmann，2019）。肠神经胶质细胞于黏膜下丛内围绕在肠神经元胞体、树突及微小血管周围，EGC 亦有长突起延伸进肠黏膜（Vergnolle，2018）。肠神经胶质细胞与肠神经元形成网络，对肠神经系统起营养和神经调节作用，参与调节胃肠运动，EGC 还可作为重要的局部调节因子作用于肠壁其他细胞，如肠上皮细胞、肠内分泌细胞、免疫细胞等，参与胃肠功能的维持与稳定（Grubišić，2017）。体外培养中，EGC 对艰难梭杆菌毒素 B 具高易感性，与炎症性肠病的病理生理进程有关。PD 患者则可见肠道 EGC 功能低下。

（三）肠神经系统的生理功能

1. 调节肠平滑肌的运动　肠内容物的增加使肠壁扩张，促进肠蠕动。当肠腔内压升高时，肠壁的传入神经元兴奋，使扩张部位肠壁的 ACh 神经元兴奋，导致纵行平滑肌反射性收缩。在肠壁扩张时可反射性引起远端肠管环行平滑肌出现抑制性接头电位，几秒钟后，出现兴奋性接头电位，累加后引起肌肉收缩。纵行平滑肌只出现兴奋接头电位；在时间上与环行平滑肌的兴奋电位一致。VIP 被认为是环行平滑肌舒张的神经递质，而 SP 及 ACh 可能是蠕动反射中平滑肌收缩的神经递质。在对肠平滑肌运动的调节中血管活性肠肽（VIP）和组氨酸-异亮氨酸可使胃、肠和胆囊舒张，以及下食管括约肌、幽门括约肌、回盲部括约肌、Oddi 括约肌舒张；脑啡肽和肠啡肽对胃肠肌活动作用有二：①直接作用于胃肠环行肌细胞，引起明显的收缩作用；②使胃肠内抑制性神经紧张作用消失，从而导致胃肠环肌收缩；P 物质对胃肠道的纵肌和环肌均有双重收缩效应，直接的短时作用和紧接着由胆碱能神经释放 ACh 引起的长时作用；八肽胆囊收缩素对胃肠道收缩效应因不同区域而异，在胆囊和胃底环行肌是直接效应，而在小肠的纵行肌和环行肌既有直接作用又有胆碱能介导；铃蟾素神经纤维只支配环行肌，对胃肠环肌细胞有直接的收缩作用；甘丙肽可以直接或经神经介导对肠平滑肌起收缩作用；生长抑素神经元通过其他肌间丛神经元间接作用于平滑肌细胞，生长抑素神经元可以抑制肌间丛胆碱能神经元释放 ACh，从而增加抑制神经元的活动；一氧化氮在肌间丛中神经元合成和释放，它作为非肾上腺素能、非胆碱能神经递质，作用于平滑肌靶细胞上，使平滑肌松弛。在人肠道，阿片受体（MOR，DOR 和 KOR）与 G 蛋白偶联后可对肠中间神经元和运动神经元释放乙酰胆碱以及抑制性运动神经元释放嘌呤或 NO 的活动产生抑制，从而抑制胃肠推进式运动模式。研究证实，肌间肠神经胶质细胞表达 M3 和 M5 毒蕈碱受体，可监控肠神经系的乙酰胆碱水平，通过 M3 受体调节胃肠运动（Delvalle，2018）。

2. 调节肠道上皮的物质转运　实验表明电场刺激可使 Cl^- 进入肠腔，其中部分是由肠神经系统神经元递质 ACh 介导，部分由 SP 介导。在人肠道，阿片受体与 G 蛋白偶联后可抑制黏膜下分泌运动神经元的活动，减少 Cl^- 的主动分泌。

3. 调节胃肠道血流量　进餐后肠道血流量增加一倍，在切除肠道外的神经后此反应不受影响，故这种血管反应是肠局部神经系统的一种功能。这一反应中血管平滑肌处的神经递质 VIP 和 5-HT 可能为反射的一个环节，也可能是肠壁嗜铬细胞分泌的 5-HT 作用于肠内 VIP 神经元，释放 VIP 引起化学刺激，通过类似轴突反射导致肠道血管舒张。

4. 调控胃酸分泌　胃酸分泌涉及神经内分泌信号的整合。在迷走神经和交感神经的调控下，壁细胞分泌胃酸的信号刺激有 3 个来源：肠神经元末梢释放的乙酰胆碱，肠内分泌细胞释放的胃泌素，肠嗜铬细胞释放的组胺。

5. 参与维持肠黏膜屏障　肠黏膜屏障包括生物屏障、化学屏障、机械屏障和免疫屏障。研究显示，胆碱能系统对肠上皮屏障的维持具有保护作用。黏膜下丛的 VIP 阳性下行神经元和 ChAT 阳性上行神经元均可通过增加肠黏膜上皮细胞的分泌功能来参与黏膜上皮屏障完整性的维持，而黏膜型 EGC 可形成神经元-胶质-上皮单位，通过调节紧密连接蛋白和 TJ 蛋白等多种分子的表达来影响肠上皮细胞分化、黏附、迁移和增殖，参与维持上皮屏障功能。此外，肠神经胶质细胞也可以作为抗原递呈细胞，参与肠黏膜免疫屏障功能的调节（Vergnolle，2018；Grundmann，2019）。

6. 调节肠道免疫系统和内分泌系统　肠神经元和神经胶质细胞可与肠内分泌细胞及免疫细胞相互作用，影响宿主生理功能。先天淋巴细胞（innate lymphoid cell，ILC）作为肠道微生物和肠神经系的中间桥接因素，在肠道内环境稳态和肠黏膜屏障完整性维持方面发挥作用。肠神经元和神经胶质细胞可诱导 ILC 分泌炎性细胞因子。人肠神经胶质细胞可抑制活化 T 淋巴细胞的增殖，在胃肠壁的局部免疫平衡中发挥作用（Kermarrec，2016）。

7. 参与组成微生物-肠-脑轴（microbiota-gut-brain axis）　肠-脑轴是一套将大脑和肠道功能整合的双向信息交流系统，由肠道微生物及其代谢产物、肠神经系、交感和副交感神经分支、神经免疫系统、神经内分泌系统以及中枢神经系统构成。信息交流途径涉及肠-脑神经回路、神经内分泌-HPA 轴、肠道免疫系统、肠菌合成分泌的递质和调质以及肠黏膜屏障和血-脑屏障。其中，肠-脑神经回路由脑-自主神经系统和迷走神经-肠、肠神经系统-脊髓内的自主神经系统和迷走神经两条通路组成，从肠神经系统、椎前节、脊髓内的自主神经系统和脑干内的内脏神经核、脑高级中枢四个水平为肠和大脑提供双向信息交流（Wang，2016；Zhu，2017）。最近有研究显示肠上皮感觉细胞（即肠内分泌细胞）可以直接与迷走神经的神经元形成突触联系，并以谷氨酸为递质将肠道信号在 1ms 内直接传递至大脑。越来越多的研究表明肠-脑轴功能的改变与压力反应和行为改变有关。肠道微生物通过肠-脑轴将肠道信号经肠神经系传递到大脑的岛叶、边缘系统、前额叶皮质、杏仁核、海马或前扣带皮质等区域，参与肠神经系和中枢神经发育以及认知、学习记忆、情绪、行为等脑功能的调节，并影响应激、神经退行性疾病、神经心理障碍性疾病等病变的病理生理进程，具体机制目前尚不明确。反过来，中枢神经系统通过肠-脑轴在肠功能和肠道内环境稳态调节方面发挥重要的作用（Wang，2016；Zhu，2017）。

专栏 H　神经系统的重要反射

神经系统的功能借助反射得以实现。反射的结构基础为反射弧，包括感受器、传入神经、神经中枢、传出神经和效应器 5 个基本部分。一般将反射分为浅反射、深反射、内脏神经反射及小儿暂时反射。在某些疾病时尚出现病理反射。本专栏将论述常见的浅反射、深反射及内脏反射。

（一）浅反射

刺激皮肤或黏膜引起的反射称浅反射，主要的浅反射有：

1. **角膜反射（corneal reflex）**　用棉絮轻触角膜引起眨眼称角膜反射。其传入神经为三叉神经的眼神经，属一般躯体感觉纤维，冲动经三叉神经节细胞的中枢突传入脑干的面神经核，面神经核的传出纤维构成面神经中特殊内脏运动纤维，到达并支配眼轮匝肌，引起闭眼反应。

2. **瞳孔对光反射（pupillary light reflex）**　该反射属躯体-内脏反射。感受器为眼球视网膜的视锥细胞及视杆细胞。接受光刺激后，这些细胞发出传入冲动，经双极细胞、节细胞、视神经、视交叉、视束、上丘臂到达中脑顶盖前区，经换元后的节后纤维分别到达同侧及对侧中脑动眼神经副核，交换神经元，由动眼神经副核发出神经纤维，

组成动眼神经副交感纤维至睫状神经节，睫状神经节细胞的节后纤维组成睫状短神经入眼球，部分纤维达瞳孔括约肌，使瞳孔括约肌收缩，从而瞳孔缩小。

当强光照射一侧眼球时，立刻引起该眼球瞳孔的缩小，称为直接对光反射；同时对侧瞳孔也缩小则称间接对光反射。间接对光反射的机制在于有部分视神经和顶盖前区的纤维交叉到达对侧动眼神经副核所致。

3. **视调节反射（optic regulatory reflex）**　为一较复杂的反射，指从凝视远物转为凝视近物时，由于反射调节作用，使物体成像仍落在视网膜上，而获得清晰的影像。调节反射的通路为自视锥细胞、视杆细胞发出的视觉冲动经双极细胞、节细胞、视神经、视束，在外侧膝状体换元，经视辐射到达视中枢，视中枢与额叶眼区和皮质 19 区有纤维联系。自这些锥体外系的皮质区发出下行纤维，穿内囊至皮质下中枢的动眼神经核及动眼神经副核。由动眼神经副核发出副交感神经纤维，经睫状神经节中继，节后纤维支配睫状肌，实现视调节。

4. **瞳孔皮肤反射（睫脊反射）**　临床用抓或夹下颌、颊部皮肤，可引起瞳孔扩大的反应称瞳孔皮肤反射，亦属躯体-内脏反射。刺激下颌或颊部皮肤时，冲动经三叉神经之下颌神经的感觉纤维入脑，至三叉神经脊束核，交换神经元，由该核发出纤维与网状结构内的细胞形成突触，再自网状结构的细胞发出网状脊髓束进入脊髓，与 T_1~T_2 中间带外侧柱的细胞形成突触，换元后的交感节前纤维，经 T_1~T_2 脊神经白交通支，入交感干，上升终止于颈上神经节细胞，自此神经节发出交感节后纤维，经颈内动脉神经丛及睫状长神经，到达并支配瞳孔开大肌。也有学者认为瞳孔的开大是动眼神经副核的作用被抑制的结果。

5. **咽反射（pharyngeal reflex）**　为刺激咽部引起恶心及软腭上抬的反射。其刺激方法为轻触（刺激）咽后壁，冲动经舌咽神经的内脏感觉纤维传入脑干的孤束核，该核发出的纤维到达疑核，由疑核发出特殊内脏运动纤维组成迷走神经的特殊内脏运动纤维到达效应器——咽缩肌等。

6. **腹壁反射（abdominal reflex）**　用钝针轻划腹壁上、中、下部，引起腹肌收缩称腹壁反射。反射弧的传入纤维分别为 T_7~T_8、T_9~T_{10}、T_{11}~T_{12} 肋间神经及肋下神经的感觉纤维，冲动传入对应

的脊髓中枢,由 T_7~T_8、T_9~T_{10} 和 T_{11}~T_{12} 脊髓前角运动神经元的轴突构成胸段脊神经的运动纤维,到达效应器腹外斜肌、腹内斜肌、腹横肌及腹直肌。

7. 提睾反射(cremasteric reflex) 为轻划大腿内侧皮肤引起睾丸上提的反应,反射弧的传入纤维为闭孔神经的感觉纤维,反射中枢在 L_1~L_2 脊髓节段,传出神经为生殖股神经的生殖支,到达提睾肌。亦有学者认为提睾反射弧可能经过大脑皮质,即由传入纤维至大脑顶叶皮质,再沿锥体束至脊髓前角运动神经元,经由相应的脊神经前根到达提睾肌。

8. 肛门反射(anal reflex) 轻划或针刺肛门周围的皮肤引起缩肛的反射。传入冲动由肛神经的躯体感觉纤维经阴部神经传入 S_4~S_5 脊髓节段,传出纤维为阴部神经的分支肛神经的躯体运动神经纤维,效应器为肛门外括约肌。

9. 足跖反射(Babinski 征) 为病理反射。轻划足底,足趾及足向跖面屈曲的反应。传入神经为坐骨神经的胫神经的分支至足底内、外侧的感觉纤维,冲动传入 S_1~S_2 脊髓节段,一般认为该反射通过大脑皮质,传出神经为足底内、外侧神经的运动纤维,所支配的肌肉为足底诸屈肌。阳性提示锥体系功能障碍。

(二)深反射

刺激肌肉、肌腱、骨膜和关节的本体感受器所引起的反射为深反射,主要的深反射有:

1. 下颌反射(jaw reflex) 轻叩微张的下颌中部或两侧,引起下颌上举的反应。传入神经为三叉神经的下颌神经内的感觉纤维,反射中枢为三叉神经中脑核及三叉神经运动核,传出神经为三叉神经的下颌神经内的特殊内脏运动纤维所组成的咀嚼肌神经,效应器为咀嚼肌。

2. 头后屈反射 轻叩上唇中部,头后屈的反射。传入神经为三叉神经的上颌神经内的感觉纤维,反射中枢为 C_1~C_5 节脊髓灰质,传出神经为颈段脊神经,效应器为项部诸肌。

3. 肱二头肌反射(biceps reflex) 叩打肱二头肌腱,产生屈肘的反射。传入神经为肌皮神经内的感觉纤维,反射中枢为 C_5~C_6 节脊髓灰质,传出神经为肌皮神经的躯体运动纤维,效应器为肱二头肌。

4. 肱三头肌反射(triceps reflex) 叩打肱三头肌腱,产生伸肘的反射。传入神经为桡神经的

感觉纤维,反射中枢在 C_6~C_7 节脊髓灰质,传出神经为桡神经的躯体运动纤维,效应器为肱三头肌。

5. 拇内收反射 用力向掌侧屈曲中指或无名指,使拇指内收、伸直的反射。传入神经为正中神经的感觉纤维,反射中枢在颈 C_5~T_1 节脊髓灰质,传出神经为桡神经、尺神经的躯体运动纤维,效应器为拇收肌等。

6. 前臂征 屈手及腕关节,前臂屈曲的反射。传入神经为肌皮神经、正中神经和桡神经内的感觉纤维,反射中枢为 C_5~T_1 节脊髓灰质,传出神经为肌皮神经的躯体运动纤维,效应器为肱二头肌、肱肌等。

7. 桡骨膜反射 叩击桡骨茎突,屈肘、屈指、肘关节旋前的反射。传入神经为桡神经的感觉纤维,反射中枢为 C_5~C_8 节脊髓灰质,传出神经为肌皮神经、正中神经的躯体运动纤维,效应器为肱二头肌、旋前圆肌和旋前方肌等。

8. 屈指反射 叩击第 2~4 指掌面,2~4 指及拇指末节屈曲的反射。传入神经为正中神经的感觉纤维,中枢为 C_5~T_1 节脊髓灰质,传出神经为正中神经和尺神经的躯体运动纤维,效应器为指屈肌群。

9. 胸肌反射 叩击胸大肌腱,胸大肌收缩的反射。传入神经为臂丛的胸内、外侧神经的感觉纤维,中枢为 C_5~T_1 节脊髓灰质,传出神经为胸内、外侧神经的躯体运动纤维,效应器为胸大肌。

10. 腹肌反射 叩击腹肌附着处,腹肌收缩的反射。传入神经为 T_6~T_{12} 节脊神经的感觉纤维,中枢为 T_6~T_{12} 脊髓灰质,传出神经为 T_6~T_{12} 节脊神经的躯体运动纤维,效应器为腹外斜肌、腹内斜肌、腹横肌及腹直肌。

11. 膝反射(knee jerk reflex) 叩打髌韧带,伸小腿的反射。传入神经为腰丛的股神经内的感觉纤维,中枢在 L_2~L_4 节脊髓灰质,传出神经为股神经的躯体运动纤维,效应器为股四头肌。

12. 跟腱反射(achilles tendon reflex) 叩打跟腱,足跖屈的反射。传入神经为骶丛的坐骨神经分支胫神经内的感觉纤维,中枢在 L_4~S_2 节脊髓灰质,传出神经为胫神经的躯体运动纤维,效应器为腓肠肌和比目鱼肌(小腿三头肌)。

(三)主要的内脏神经反射

1. 颈动脉窦与主动脉弓反射(carotid sinus reflex & aortic arch reflex) 为颈动脉窦与主动脉弓对血压变化的一种内脏-内脏调节反射,临

床上,按压颈动脉窦出现心率减缓 6~8 次 /min。在主动脉弓和头臂干的根部以及在颈总动脉末端和颈内动脉起始部的血管外膜及中膜内分布有压力感受器。这种压力感受器感受血管壁的扩张刺激。主动脉弓压力感受器的传入纤维来自迷走神经的主动脉神经(减压神经),由迷走神经下神经节细胞的周围突组成,细胞的中枢突终止于延髓的孤束核。人的减压神经混合于迷走神经干中。颈动脉窦压力感受器的传入神经来自舌咽神经的颈动脉窦支(颈动脉窦减压神经),由舌咽神经下神经节细胞的周围突组成,细胞的中枢突可能终止于孤束核或附近。

血压增高时,迷走神经的减压神经将信息传入孤束核,自此核直接及间接联系迷走神经背核;血压增高的同时,颈动脉窦的扩张所产生的牵张刺激经舌咽神经颈动脉窦支亦传至孤束核,进而直接及间接联系迷走神经背核。传出神经由迷走神经及其心支至效应器心脏,使心率减慢;此外,由孤束核至延髓网状结构的血管运动中枢,抑制血管运动中枢的活动,引起血管的扩张。该反射的最终结果是心率减缓、血管扩张、血压下降,故此反射又称减压反射(depressor reflex)。相反,当血压降低时,来自颈动脉窦及主动脉弓压力感受器到达血管运动中枢及迷走神经中枢的冲动减少,从而对相应中枢的抑制作用降低,心律增快、血管收缩、血压升高。

2. 颈动脉小球与主动脉小球的升压反射 (pressor reflex)(图 9-H-1)　颈动脉小球和主动脉小球的化学感受器因血液 CO_2 分压增加和刺激而引起呼吸加深、加快及血压升高的反射。传入神经混入主动脉神经及颈动脉窦减压神经,兴奋传入延髓,一方面兴奋延髓呼吸中枢引起呼吸加深加快;另一方面兴奋缩血压中枢,引起血压升高,表现为升压反射。该化学感受器的升压反射只发生于低氧、窒息、动脉血压过低、酸中毒情况下,平时不起明显作用。

3. 呼吸反射(respiration reflex)　是由肺的缩小与扩张引起节律性呼吸的反射。呼吸反射活动是通过内脏 - 躯体反射弧实现的。感受器为分布于肺的牵张感受器,传入神经来自迷走神经下神经节感觉细胞的周围突,随迷走神经分布至肺丛,入肺内,分布于感受器,其中枢突传导至孤束核,此核将冲动传递至延髓网状结构的呼吸中枢。其中的吸气神经元由于肺的扩张而抑制,由于肺的回缩而兴奋。起于呼吸中枢的网状脊髓束纤维终止于 $C_3~C_5$ 节脊髓灰质前角细胞,前角细胞的突起组成膈神经,到达膈肌,引起膈肌运动。其他网状脊髓束的纤维终于胸段脊髓前角细胞,后者

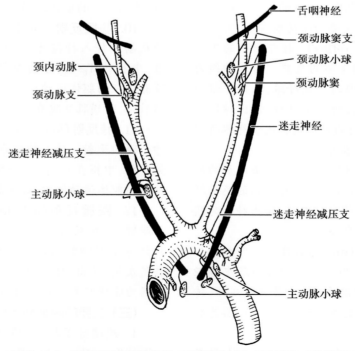

图 9-H-1　颈动脉窦、主动脉弓、颈动脉小球和主动脉小球的位置及神经支配

的轴突经肋间神经,管理肋间肌的运动。

4. 呕吐反射(vomiting reflex)　刺激胃等上消化道引起呕吐反应。感受器位于舌根、咽、胃黏膜、十二指肠及胆囊等,传入神经分别为脊神经节细胞所发出的内脏传入纤维,中枢突经后根进入脊髓并上行;由迷走神经下节细胞发出的传入纤维则经迷走神经入脑,传导至孤束核,孤束核发出纤维联系网状结构,网状结构的细胞发出纤维向下至脊髓颈、胸段前角细胞,由前角细胞发出纤维组成颈、胸段脊神经,其中膈神经至膈、肋间神经至腹壁肌肉。由孤束核发出的其他纤维到达延髓的呕吐中枢。呕吐中枢发出纤维分别到达迷走神经背核及形成网状脊髓束。迷走神经背核的纤维经迷走神经至胃,在胃内神经节中继后的节后纤维使贲门周围的肌肉松弛,胃的平滑肌收缩;网状脊髓束的纤维终止于脊髓下胸段中间外侧柱,由此发出的内脏神经交感节前纤维(内脏神经)在腹腔神经节交换神经元,节后纤维分布至胃,引起幽门括约肌关闭。在上述多条神经通路的配合下,完成呕吐过程。

5. 咳嗽反射(cough reflex)　由呼吸道黏膜的刺激引起咳嗽的反应。感受器位于喉、气管及气管黏膜上皮,传入神经为迷走神经及其分支喉上神经,感觉神经元的胞体位于迷走神经下神经节,其中枢突投射至脑干孤束核,经过换元,通过内侧网状结构发出网状脊髓束至脊髓前角细胞,再由躯体运动纤维到达诸效应器膈、肋间肌和腹肌。

此外,临床用于自主神经功能检查的相关内脏-内脏反射及躯体-内脏反射有:

(1)眼心反射:眼球加压20~30s后,心率减慢10~12次/min,减慢超过12次提示副交感神经功能增强,心率加快提示交感神经功能亢进,迷走神经麻痹则无反应。

(2)卧立位试验:由卧位到立位脉率增加超过10~12次/min为交感神经兴奋性增强,由立位到卧位,脉率减慢超过10~12次/min则为迷走神经兴奋性增强。

(3)皮肤划痕试验(skin scratch test):用钝头竹签在皮肤上适度加压划一条线,数秒钟后,皮肤先出现白色划痕(血管收缩)高出皮面,以后变红属正常反应。如白色划痕持续较久,超过5min,提示交感神经兴奋性增高。如红色划痕迅速出现且持续时间长,提示副交感神经兴奋性增高或交

感神经麻痹。

(四)小儿暂时反射

在足月新生儿常有以下几种神经反射:

1. 觅食反射　轻触新生儿上唇,则有撅唇动作,呈觅食状,若触及一侧面颊,头转向该侧。此反射一般在生后3~4个月消失。

2. 吸吮反射　将乳头或其他物体放入小儿口中,即可引起吸吮动作。一般在生后4个月消失。

3. 握持反射　小儿手心一旦触及笔杆等物,立即握住不放。生后3个月消失。

4. 拥抱反射　让小儿仰卧,托稳其头颈,突然放低头位,使头向后倾下10°~15°,这时小儿会两臂外展伸直,继而屈曲内收到胸前,呈拥抱状。此反射在生后3~4个月消失。

(王　慧)

参考文献

[1] 丁自海,刘树伟,主译.格氏解剖学[M].41版.济南:山东科学技术出版社,2017.

[2] 卢连军,王锦玲,邱建华.大鼠面神经核运动神经元的分布及神经损伤再支配后的变化[J].中华耳鼻咽喉科杂志,2002,37:428-431.

[3] 孙立宁,陈伟,管振龙.大鼠前庭核向脑干呕吐区的间接投射[J].神经解剖学杂志,2007,23:73-77.

[4] 李云庆.神经科学基础[M].2版.北京:高等教育出版社,2010.

[5] 李正莉,朱长庚,魏瑛,等.舌下神经核神经元内白细胞介素2受体、孕激素受体和谷氨酸受体共存[J].华中科技大学学报(医学版),2002,31:353-355.

[6] 杨志军,徐如祥,魏玲,等.大鼠舌下神经损伤后舌下神经核内星形胶质细胞和凋亡神经元的关系[J].中国临床康复,2004,8(28):6110-6111.

[7] 杨琳,高英茂,主译.格式解剖学[M].38版.沈阳:辽宁教育出版社,1999.

[8] 张朝佑.人体解剖学[M].2版.北京:人民卫生出版社,1998.

[9] 赵奎明,左焕琮,张黎,等.舌咽神经痛显微外科手术治疗后的远期疗效[J].中华外科杂志,2000,38:598-600.

[10] 秦灵芝,张富兴,李金莲,等.大鼠前庭神经核复合体内5-HT$_{1A}$受体亚型的分布[J].神经解剖学杂志,2006,22:619-623.

[11] 管茶香,武宇明.生理学[M].4版.北京:人民卫生出版社,2019:256.

[12] Aicher S A, Goldberg A, Sharma S, et al. Mu-opioid

receptors are present in vagal afferents and their dendritic targets in the medial nucleus tractus solitarius [J]. J Comp Neurol, 2000, 422: 181-190.

[13] Bao L, Jin SX, Zhang C, et al. Activation of δ opioid receptors induces receptor insertion and neuropeptide secretion [J]. Neuron, 2003, 37: 121-133.

[14] Barras F M, Pasehe P, Bouche N, et al. Glial cell line-derived neurotrophic actor released by synthetic guidance channels promotes facial nerve regeneration in the rat [J]. J Neurosci Res, 2002, 70: 746-755.

[15] Bick S K B, Eskandar E N. Surgical treatment of trigeminal neuralgia [J]. Neurosurg Clin N Am, 2017, 28 (3): 429-438.

[16] Boucher T J, Okuse K, Bennett D L, et al. Potent analgesic effects of GDNF in neuropathic pain states [J]. Science, 2000, 290: 124-127.

[17] Bramhall N F, Shi F, Arnold K, et al. Lgr5-positive supporting cells generate new hair cells in the postnatal cochlea [J]. Stem Cell Reports, 2014, 2: 311-322.

[18] Chai R, Kuo B, Wang T, et al. Wnt signaling induces proliferation of sensory precursors in the postnatal mouse cochlea [J]. Proc Natl Acad Sci USA, 2012, 109: 8167-8172.

[19] Charles K J, Calver A R, Jourdain S. Distribution of a GABA$_B$-like receptor protein in the rat central nervous system [J]. Brain Res, 2003, 989: 135-146.

[20] Choi D, Raisman G. Somatotopic organization of the facial nucleus is disrupted after lesioning and regeneration of the facial nerve: the histological representation of synkinesis [J]. Neurosurgery, 2002, 50: 355-362.

[21] Coote J H, Chauhan R A. The sympathetic innervation of the heart: important new insights [J]. Auton Neurosci, 2016, 199: 17-23.

[22] Cox B C, Chai R, Lenoir A, et al. Spontaneous hair cell regeneration in the neonatal mouse cochlea *in vivo* [J]. Development, 2014, 141: 816-829.

[23] Curthoys I S. The new vestibular stimuli: sound and vibration-anatomical, physiological and clinical evidence [J]. Exp Brain Res, 2017, 235: 957-972.

[24] Curthoys I S, Grant J W, Burgess A M, et al. Otolithic receptor mechanisms for vestibular-evoked myogenic potentials: a review [J]. Front Neurol, 2018, 9: 366.

[25] Daniels D J, Lenard N R, Etienne C L, et al. Opioid-induced tolerance and dependence in mice is modulated by the distance between pharmacophores in a bivalent ligand series [J]. Proc Natl Acad Sci USA,

2005, 102: 19208-19213.

[26] Delvalle N M, Fried D E, Rivera-Lopez G, et al. Cholinergic activation of enteric glia is a physiological mechanism that contributes to the regulation of gastrointestinal motility [J]. Am J Physiol Gastrointest Liver Physiol, 2018, 315 (4): G473-G483.

[27] Doucet E, Miquel M C, Nosjean A, et al. Immunolabeling of the rat central nervous system with antibodies partially selective of the short form of the 5-HT3 receptor [J]. Neuroscience, 2000, 95: 81-89.

[28] Fang P, Schachner M, Shen Y Q. HMGB1 in development and diseases of the central nervous system [J]. Mol Neurobiol, 2012, 45: 499-506.

[29] Foong J P. Postnatal development of the mouse enteric nervous system [J]. Adv Exp Med Biol, 2016, 891: 135-143.

[30] Fukuda T, Ichikawa H, Terayama R. ASIC3-immunoreactive neurons in the rat vagal and glossopharyngeal sensory ganglia [J]. Brain Res, 2006, 1081: 150-155.

[31] Ge S N, Dong Y L, Zhang F X, et al. The expression of Fos in the whole brain of rats following complex double rotation on two axes [J]. 神经解剖学杂志, 2007, 23 (4): 341-348.

[32] Grosheva M, Nohroudi K, Schwarz A, et al. Comparison of trophic factors' expression between paralyzed and recovering muscles after facial nerve injury: a quantitative analysis in time course [J]. Exp Neurol, 2016, 279: 137-148.

[33] Grubišić V, Gulbransen B D. Enteric glia: the most alimentary of all glia [J]. J Physiol, 2017, 595 (2): 557-570.

[34] Grundmann D, Loris E, Maas-Omlor S, et al. Enteric glia: S100, GFAP, and beyond [J]. Anat Rec (Hoboken), 2019, 302 (8): 1333-1344.

[35] Guan J S, Xu Z Z, Gao H, et al. Interaction with vesicle luminal protachykinin regulates surface expression of δ-opioid receptors and opioid analgesia [J]. Cell, 2005, 122: 619-631.

[36] Hanna P, Rajendran P S, Ajijola O A, et al. Cardiac neuroanatomy-imaging nerves to define functional control [J]. Auton Neurosci, 2017, 207: 48-58.

[37] Hao M. Development of neural activity in the enteric nervous system: similarities and ifferences to other parts of the nervous system [J]. Adv Exp Med Biol, 2016, 891: 43-51.

[38] Henssen D J H A, Derks B, van Doorn M, et al. Vagus nerve stimulation for primary headache disorders: an anatomical review to explain a clinical phenomenon

［J］. Cephalagia, 2019, 39 (9): 1180-1194.

［39］ Hitchon P W, Holland M, Noeller J. Options in treating trigeminal neuralgia: experience with 195 patients [J]. Clin Neurol Neurosurg, 2016, 149: 166-170.

［40］ Holland M, Noeller J, Buatti J. The cost-effectiveness of surgery for trigeminal neuralgia in surgically naïve patients: a retrospective study [J]. Clin Neurol Neurosurg, 2015, 137: 34-37.

［41］ Holstein G R. Inhibitory amino acid transmitters in the vestibular nuclei. In: Beitz AJ, Anderson JH (Eds.), Neurochemistry of the vestibular system [M]. Florida: CRC Press, 2000: 143-162.

［42］ Ichirawa H, Terayama R, Yamaai T, et al. Brain-derived neurotrophic factor-immunoreactive neurons in the rat vagal and glossopharyngeal sensory ganglia: co-expression with other neurochemical substances [J]. Brain Res, 2007, 1155: 93-99.

［43］ Jerlhag E. GLP-1 signaling and alcohol-mediated behaviors: preclinical and clinical evidence [J]. Neuropharmacology, 2018, 136: 343-349.

［44］ Johnson R L, Wilson C G. A review of vagus nerve stimulation as a therapeutic intervention [J]. J Inflamm Res, 2018, 11: 203-213.

［45］ Ju G, Liu S J, Ma D. Calcitonin gene-related peptide- and substance P-like-immunoreactive innervation of the anterior pituitary in the rat [J]. Neuroscience. 1993, 54 (4): 981-989.

［46］ Kaelberer M M, Buchanan K L, Klein M E, et al. A gut-brain neural circuit for nutrient sensory transduction [J]. Science, 2018, 361 (6408). pii: eaat5236.

［47］ Kamijo Y, Koyama J, Oikawa S, et al. Regenerative process of the facial nerve: rate of regeneration of fibers and their bifurcations [J]. Neurosci Res, 2003, 46: 135-143.

［48］ Kamimura K, Inoue R, Nagoya T, et al. Autonomic nervous system network and liver regeneration [J]. World J Gastroenterol, 2018, 24 (15): 1616-1621.

［49］ Kaufmann H, Biaggioni I, Voustianiouk A, et al. Vestibular control of sympathetic activity: an otolith-sympathetic reflex in humans [J]. Exp Brain Res, 2002, 143: 463-469.

［50］ Kermarrec L, Durand T, Neunlist M, et al. Enteric glial cells have specific immunosuppressive properties [J]. J Neuroimmunol, 2016, 295-296: 79-83.

［51］ Kim D, Chung S, Lee S H, et al. Decreased hippocampal brain-derived neurotrophic factor and impaired cognitive function by hypoglossal nerve

transection in rats [J]. J Cell Mol Med, 2017, 21 (12): 3752-3760.

［52］ Kimura H, Kawatani M, Ito E, et al. PACAP facilitate the nerve regeneration factors in the facial nerve injury [J]. Regul Pept, 2004, 123: 135-138.

［53］ Kobayashi M, Tamari K, Al Salihi M O, et al. Anti-high mobility group box 1 antibody suppresses local inflammatory reaction and facilitates olfactory nerve recovery following injury [J]. J Neuroinflammation, 2018, 15 (1): 124.

［54］ Lendvai I S, Maier A, Scheele D, et al. Spotlight on cervical vagus nerve stimulation for the treatment of primary headache disorders: a review [J]. J Pain Res, 2018, 11: 1613-1625.

［55］ Li G D, Wo Y, Zhong M F, et al. Expression of fibroblast growth factors in rat dorsal root ganglion neurons and regulation after peripheral nerve injury [J]. Neuroreport, 2002, 13 (15): 1903-1907.

［56］ Lin L H, Emson P C, Talman W T. Apposition of neuronal elements containing nitric oxide synthase and glutamate in the nucleus tractus solitarii of the rat: a confocal microscopic analysis [J]. Neuroscience, 2000, 96: 341-350.

［57］ Minic Z, O'Leary D S, Scislo T J. NTS adenosine A2a receptors inhibit the cardiopulmonary chemo-reflex control of regional sympathetic outputs via a GABAergic mechanism [J]. Am J Physiol Heart Circ Physiol, 2015, 309: H185-197.

［58］ Minic Z, O' Leary D S, Goshgarian H G, et al. Colocalization of A2a but not A1 adenosine receptors with GABAergic neurons in cardiopulmonary chemoreflex network in the caudal nucleus of the solitary tract [J]. Physiol Rep, 2018, 6: e13913.

［59］ Nagy N, Goldstein A M. Enteric nervous system development: a crest cell' s journey from neural tube to colon [J]. Semin Cell Dev Biol, 2017, 66: 94-106.

［60］ Premchand R K, Sharma K, Mittal S, et al. Extended follow-up of patients with heart failure receiving autonomic regulation therapy in the ANTHEM-HF study [J]. J Card Fail, 2016, 22: 639-642.

［61］ Sakamoto T, Kawazoe Y, Shen J S, et al. Adenoviral gene transfer of GDNF, BDNF and TGF beta 2, but not CNTF, cardiotrophin-1 or IGF1, protects injured adult motoneurons after facial nerve avulsion [J]. J Neurosci Res, 2003, 72: 54-64.

［62］ St John J A, Ekberg J A, Dando S J. Burkholderia pseudomallei penetrates the brain via destruction of the olfactory and trigeminal nerves: implications for the pathogenesis of neurological melioidosis [J]. mBio, 2014, 5 (2): e00025.

[63] Strandwitz P. Neurotransmitter modulation by the gut microbiota [J]. Brain Res, 2018, 1693 (Pt B): 128-133.

[64] Susan S. Gray's anatomy: the anatomical basis of clinical practice [M]. 41st ed. London: Churchill Livingstone, 2017.

[65] Uribe R A, Gu T, Bronner M E. A novel subset of enteric neurons revealed by ptf1a: GFP in the developing zebrafish enteric nervous system [J]. Genesis, 2016, 54 (3): 123-128.

[66] Vergnolle N, Cirillo C. Neurons and glia in the enteric nervous system and epithelial barrier function [J]. Physiology (Bethesda), 2018, 33 (4): 269-280.

[67] Wake E, Brack K. Characterization of the intrinsic cardiac nervous system [J]. Auton Neurosci, 2016, 199: 3-16.

[68] Wang H X, Wang Y P. Gut microbiota-brain axis [J]. Chin Med J (Engl), 2016, 129 (19): 2373-2380.

[69] Weledji E P, Eyongeta D, Ngounou E. The anatomy of urination: what every physician should know [J]. Clin Anat, 2019, 32 (1): 60-67.

[70] Xiao H S, Huang Q H, Zhang F X, et al. Identification of gene expression profile of dorsal root ganglion in the rat peripheral axotomy model of neuropathic pain [J]. Proc Natl Acad Sci USA, 2002, 99: 8360-8365.

[71] Yates B J, Billig I, Cotter L A, et al. Role of the vestibular system in regulating respiratory muscle activity during movement [J]. Clin Exp Physiol, 2002, 29: 112-127.

[72] Zhang F X, Pang Y W, Zhang M M, et al. Expression of vesicular glutamate transporters in peripheral vestibular structures and vestibular nuclear complex of rat [J]. Neuroscience, 2011, 173: 179-189.

[73] Zhang X, Bao L, Guan J S. Role of delivery and trafficking of delta-opioid receptors in opioid analgesia and tolerance [J]. Trends in Pharmacol Sci, 2006, 27: 324-329.

[74] Zhu X, Han Y, Du J, et al. Microbiota-gut-brain axis and the central nervous system [J]. Oncotarget, 2017, 8 (32): 53829-53838.

第十章

脑和脊髓的被膜及脑脊液

第一节　脑和脊髓的被膜

脑和脊髓的被膜总称为脑脊膜（meninges），包裹脑的叫脑膜，包裹脊髓的叫脊膜，它们自外向内由硬脑（脊）膜、蛛网膜和软脑（脊）膜3层被膜构成（图10-1-1）。脑（脊）膜对脑和脊髓起支持和保护作用。脑和脊髓分别位于颅腔和椎管内，脑（脊）膜就包衬在脑、脊髓与坚硬的骨套之间。硬膜厚而坚韧，衬在颅腔和椎管内面；它的深处为薄而透明的蛛网膜；最内则是紧贴脑、脊髓表面的软膜。3层被膜之间以及硬脊膜与骨膜之间都留有间隙。位于蛛网膜和软膜间的叫蛛网膜下隙，腔内充满脑脊液。

脑和脊髓被坚硬的骨套和强韧的硬膜鞘所保护和支持。伸入颅腔的硬膜隔还可防止脑在颅腔内过度移位。蛛网膜下隙含有较多的脑脊液（全部脑脊液约140ml，约有115ml位于此隙），使脑和脊髓处于一个柔软而连贯的水垫的包围之中，从而能够缓冲和对抗骨套遭受的冲击，以避免对脑和脊髓产生震动和直接压迫。腔内的小梁对脑脊髓也起着固定和支持作用，使它们不致在液体中漂动。此外，脊髓的硬膜外隙含大量脂肪和静脉丛，也具有一种弹性垫的作用，可以减弱外来冲击对脊髓所产生的震动。

一、脊髓的被膜

（一）硬脊膜

硬脊膜（spinal dura mater）主要由致密的胶原纤维构成，相当于硬脑膜的内层，内、外表面都覆有单层扁平细胞。硬脊膜附着于枕骨大

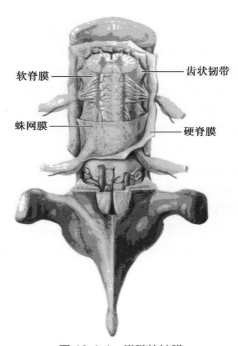

图10-1-1　脊髓的被膜

软脊膜　　　　　　齿状韧带

蛛网膜　　　　　　硬脊膜

孔的边缘和第2、3颈椎体的后面，向上移行于硬脑膜，向下包裹脊髓和脊神经根，至第2或第3骶椎水平以下变细包裹脊髓终丝，下降至尾骨后面同骨膜融合。向两侧，当脊神经穿过椎间孔时，硬脊膜围绕脊神经和脊神经根作漏斗状膨出，形成脊神经硬膜鞘。该鞘在脊柱上段较短，向下随脊神经根的倾斜度增加而逐渐变长。脊神经的硬膜鞘在椎间孔或稍远处同脊神经外膜融合，当躯体运动时，硬膜鞘可轻微地控制神经的移动。

硬膜外隙（extradural space）位于硬脊膜与椎骨骨膜和椎管内的韧带之间（图 10-1-2），含有疏松结缔组织、脂肪、椎内静脉丛和脊神经根。硬膜外隙及其内容物对脊髓有良好的保护作用。椎内静脉丛和胸、腹、盆腔内的椎外静脉丛相通。此隙可分为前、后、两侧 4 个间隙。前间隙甚小，位于椎体和后纵韧带之后，两侧前根附着于硬膜处的前方。后间隙位于两侧后根附着于硬膜处之后与椎弓骨膜和黄韧带之间。颈段的后间隙狭小，胸部后间隙逐渐变宽，中胸段宽 2~4mm，腰部可达 6mm，加上体壁后部中线区血管较少，腰部后间隙是硬膜外麻醉椎管穿刺的首选部位。两个侧间隙，分别位于每侧前、后根附着于硬膜处与椎管之间，此间隙向外经椎间孔与椎旁间隙相通，故体腔内的压力改变时，可直接影响椎管内的容积，从而影响脑脊液的内压，此外，侧间隙在脑脊液的吸收、硬膜外麻醉的麻醉药吸收入血和渗透入脊神经根等方面十分重要。由于硬脊膜于枕骨大孔处与骨膜紧密相连，硬膜外间隙不通颅腔。

硬膜下隙（subdural space）是位于硬脊膜和蛛网膜之间的一个潜在性间隙，内含浆液。向上可与颅内的同名腔隙相通。沿着脊神经相续一段。其功能意义仍然不清。

硬脊膜的血管主要来自躯干部的节段动脉之小支，神经来自脊神经的脊膜支。

（二）脊髓蛛网膜

脊髓蛛网膜（spinal arachnoid mater）薄而透明，与脑蛛网膜相延续，紧贴于硬脊膜的深面，包裹脊髓，在脊髓表面不伸入其沟、裂内。向两侧随脊神经根外延到椎间孔附近与神经束膜相延续，同时神经外膜则与硬脊膜相续，从而封闭了蛛网膜下隙。脊髓蛛网膜向下于第 2 骶椎水平处止于硬脊膜。在个体发生上，此层源于软 - 蛛网膜，软 - 蛛网膜裂开，外层即为蛛网膜，内层即为软脊膜，其间的间隙，就是蛛网膜下隙。

脊髓蛛网膜下隙相对较宽，充满脑脊液，并有较大的血管穿行其中。上端同脑蛛网膜下隙相通，下端于第 1 腰椎下缘平面以下，隙内已无脊髓，仅有马尾和终丝浸于脑脊液中，此处蛛网膜下隙最大，称终池（terminal cistern）或腰池，是腰穿抽取脑脊液或蛛网膜下隙麻醉穿刺的常用部位。

（三）软脊膜

软脊膜（spinal pia mater）菲薄而透明，紧贴在脊髓和脊神经根的表面，进入前正中裂，向上经枕骨大孔与软脑膜相移行，向下在脊髓圆锥下端延续为终丝。向两侧软膜在形成脊神经鞘处同覆盖在它外面的被膜相融合。软脊膜与脊髓蛛网膜之间有蛛网膜下隙，其内有脑脊液。

部分蛛网膜下隙被蛛网膜下隔和齿状韧带（denticulate ligament）分隔。蛛网膜下隔是一位于正中、间断的纤维束，连接蛛网膜与后正中沟处的软膜。在颈部不完整并呈筛状，在胸部较完整。齿状韧带（图 10-1-1）是软脊膜在脊神经背根和腹根之间向外侧突出形成的一系列狭窄的纤维皱襞，其内侧缘同软脊膜相续，外侧形成三角形突起，三角形的尖以一定间隔与蛛网膜相接，并固定

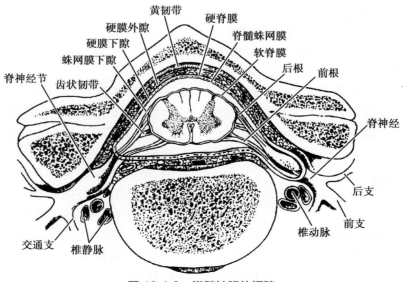

图 10-1-2　脊髓被膜的间隙

于硬膜。该突起在每侧常有 21 个,第 1 个突起在椎动脉后方,第 1 颈神经节上方,附着于枕骨大孔缘的硬膜,此处正位于舌下神经后方,副神经脊髓根的前面。最后一个突起位于第 12 胸神经与第 1 腰神经出椎间孔之间,是从脊髓圆锥向外下斜行的一狭窄纤维束,止于硬膜。X 线检查显示,齿状韧带的位置和形态随脊髓运动而改变,不影响脊髓随脊柱的弯曲而活动,但可对脊髓在硬脊膜内的相对位置起固定作用,使其悬吊在蛛网膜下隙的脑脊液中,减缓来自外部的震荡。

软脊膜也含有大量小血管和支配血管的运动神经。软脊膜的神经纤维与血管伴行,其末梢与血管共同组成丛深入脊髓实质,软脊膜的感觉纤维与交感纤维来自邻近节段的脊神经,对血管的收缩与舒张以及脑脊液循环等有重要作用。

软膜结构也像蛛网膜一样,由含胶原纤维、弹性纤维和网状纤维的疏松结缔组织构成,有一层扁平的间皮细胞。Millen 等(1953)认为软膜由内、外两层组成。内层又称内软膜(intima pia),是网状纤维和弹力纤维形成的致密网,紧贴在神经组织的外表面,实际上相当于脑和脊髓的外膜。因为真正贴在脑和脊髓表面的是此层,所以也称为真软膜。此层来源于外胚层的神经嵴。外层称软膜外层(epipial layer)或软膜外组织,是胶原纤维束形成的网络,与蛛网膜小梁相移行,其外表面覆有一层扁平的间皮细胞。

二、脑的被膜

(一)硬脑膜

硬脑膜(cerebral dura mater)是一层厚的、致密的、没有弹性的结缔组织膜,位于脑被膜的最外层。覆盖大脑表面,厚而坚韧,内衬于颅腔,由两层组成:内层即硬脑膜,外层即骨内膜。内层光滑,较外层厚而坚韧,但血管较少,朝向脑蛛网膜的一面,衬有一层光滑的扁平细胞。外层粗糙,由胶原纤维组成,有丰富的血管与神经,而且此层血管与颅骨的血管有广泛的交通。在颅底骨内膜与颅骨黏附紧密,而在其他部位与颅骨分离易与骨内面分离。在枕部和颞部,附着尤为疏松,所以,这些部位若骨折,常形成硬膜外血肿。硬脑膜在枕骨大孔处,移行于硬脊膜。在脑神经出、入颅孔处,硬脑膜形成管状鞘包绕脑神经,移行于神经的外膜和颅骨外面的骨膜。在视神经孔处硬脑膜形成视神经鞘同眼球巩膜相续。

硬脑膜在颅中窝形成海绵窦的壁,窦内有颈内动脉穿过。海绵窦顶与鞍膈上层相续,在容纳漏斗的膈孔或其正下方,硬脑膜、蛛网膜和软膜相互融合,在蝶鞍内不能区分出各层被膜,硬脑膜下隙和蛛网膜下隙消失。

硬脑膜的基本结构主要是胶原纤维,另有少量弹性纤维。胶原纤维致密成层,平行排列成束。成纤维细胞分布于整个硬脑膜,但成骨细胞仅局限于骨内膜层。脑膜血管的小分支大部分也位于骨内膜这一层。

硬脑膜向内紧贴蛛网膜,两者容易分离,其间有一潜在性的硬膜下隙,宽仅 20nm。存在于硬膜内面的一层扁平细胞和少许液体通常是这个潜在间隙的标志。此外,硬膜下出血也是一个佐证。Rascol 和 Izard(1974)描述了这个区域的细胞不规则地排列成数层,有充分的细胞间隙而没有胶原纤维,细胞显示张力丝和桥粒。他们认为,这个脆弱的上皮容易撕开形成硬膜下隙。但当脑容积胀大时,硬膜下隙实际不能提供扩展的余地,特别是那些与骨面连结紧密的部位,如颅底一旦骨折,在合并撕裂硬脑膜的同时,往往同时撕裂该处的脑蛛网膜,造成脑脊液外漏。

硬脑膜的动脉非常丰富。由于脑膜的血管原为骨膜的血管,脑膜血管的小分支中仅只有一些非常小的分支到脑膜本身。在颅前窝,有来自筛前动脉、筛后动脉脑膜支。泪腺动脉的脑膜返支通过眶上裂外侧缘向后走行同脑膜中动脉吻合。颈内动脉脑膜支细小,通过蝶骨小翼的上方供应硬脑膜,并同筛后动脉的脑膜支吻合。在颅中窝,主要有脑膜中动脉和脑膜副动脉。脑膜中动脉自棘孔入颅腔,分为前后两支,前支向前外行于翼点附近颅骨内面的沟内,分支至颅顶;后支沿颞骨鳞部内面后行,至顶枕区,两侧的脑膜中动脉在颅盖部相互吻合,分布于小脑幕以上大部分的硬脑膜。翼点附近颅骨骨折,脑膜中动脉前支常受损伤,造成极其严重的颅内出血。脑膜副动脉于颅外发自脑膜中动脉,随脑膜中动脉一起经棘孔入颅腔,分布于三叉神经节和邻近的硬脑膜。此外,还有咽升动脉的一支和眼动脉的脑膜支。在颅后窝,来自枕动脉的脑膜支经颈静脉孔和乳突孔入颅腔。椎动脉的脑膜支、咽升动脉的脑膜后动脉、大脑后动脉的脑膜支均分布于颅后窝硬脑膜。

脑膜静脉始于硬膜的丛状血管,多与脑膜动脉伴行,回流到硬脑膜窦、脑膜中静脉和板障静脉。脑膜中静脉通常有两条,向上与上矢状窦相通;向下汇合成额干和顶干,分别经棘孔、卵圆孔到翼静脉丛,或注入蝶顶窦和海绵窦。脑膜中静脉还接受大脑下静脉的属支,并同板障静脉和大脑中浅静脉相连。

硬脑膜神经包括内脏运动性神经和躯体感觉性神经,主要来源于三叉神经的3个分支、上3对颈神经和颈交感干,此外,还来自迷走神经、舌下神经、面神经和舌咽神经的脑膜支。分布至小脑幕及幕上区的硬脑膜神经主要来自三叉神经的脑膜支。棘神经(spinosum nerve)在颅底卵圆孔的下方发自下颌神经,后从棘孔入颅并伴随脑膜中动脉分布。脑膜中神经(middle meningeal nerve)在三叉神经节附近由上颌神经发出,外行与棘神经合并,随脑膜中动脉分支分布到颅中窝的硬脑膜。小脑幕神经(tentorial nerve)在三叉神经节前方1cm处眼神经的上缘发出,向后分布于整个小脑幕,还可发出分支至横窦和上矢状窦。眼神经的筛前、筛后神经发出小的脑膜支,分布到大脑镰和颅前窝的硬脑膜。分布到幕下区的硬脑膜神经主要来自迷走神经及通过枕骨大孔前部或舌下神经管或颈静脉孔入颅后窝的上3对颈神经的脑膜升支。舌下神经、面神经和舌咽神经也发出分支参与硬脑膜的神经支配。小脑幕和枕部硬脑膜的神经分布较颅顶区神经分布更为丰富。硬脑膜神经对各种刺激,特别是颅内压的变化极为敏感,颅底部硬脑膜神经对痛觉较为敏感。

硬脑膜形成两种特化的结构:硬脑膜窦和硬脑膜隔(图10-1-3)。

1. 硬脑膜隔(septum of dura mater)　硬脑膜不仅包被在脑的表面,而且其内层折叠形成若干板状突起伸入大脑纵裂与横裂,形成4个形态各异的隔:大脑镰、小脑幕、小脑镰和鞍膈,将颅腔分隔为相互交通的腔隙,容纳脑的各部,以更好地保护脑。

(1)大脑镰(cerebral falx):是硬脑膜内层在大脑半球纵裂内垂直向下的折叠,呈新月形,分隔两侧大脑半球。前部狭窄附着于鸡冠。中部凸缘向上,在正中矢状位附着于上矢状沟的两缘,内有上矢状窦。下缘游离,位于胼胝体的背面,内有下矢状窦。后部较宽附着于枕内隆突,并在中线上与小脑幕会合。大脑镰和邻近的蛛网膜是脑膜瘤的好发部位。

大脑镰有上、下两缘,上缘凸向上,连接上矢状窦;下缘凹向下,呈游离状。大脑镰有左右两面与大脑半球内侧面紧邻。有3个硬脑膜静脉窦与大脑镰相关,上矢状窦沿着它的上缘,下矢状窦沿着它的下缘,直窦位于大脑镰与小脑幕相交的附着缘。

(2)小脑幕(tentorium of cerebellum):是位于大脑横裂内、大脑半球枕叶和小脑上面之间,呈半月形的硬膜层。形成颅后窝的顶,分隔小脑和大脑枕叶。小脑幕位于两侧颞骨岩部上缘之间的部分参与形成颅中窝的底。小脑幕有一个前缘和一个外侧缘。前缘为游离缘,形成一个朝向前方的弧形切迹,称小脑幕切迹(tentorial incisure of cerebellum),切迹两侧前端附于鞍背。小脑幕切迹与鞍背之间,形成一环形裂孔,称小脑幕裂孔(tentorial hiatus),内含中脑和小脑蚓上面的前部。小脑幕外侧缘凸向后外称附着缘:前外部附着于

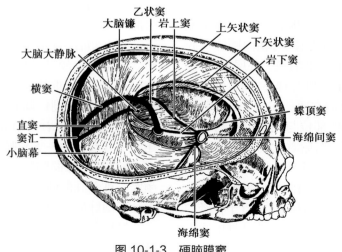

图 10-1-3　硬脑膜窦

颞骨岩部上缘,紧邻岩上窦;后部附着于枕骨横窦沟边缘和顶骨的后下角,其内含有横窦。小脑幕的游离缘和附着缘在颞骨岩部尖端相交,游离缘前端固定在前床突,附着缘固定在后床突。小脑幕上面的中线处,与大脑镰相接。小脑幕把颅腔分隔成上大、下小两部分,临床上常以此幕为界,将脑分为幕上结构和幕下结构两部分。

小脑幕的游离缘和附着缘在颞骨岩部尖端相互交叉,交叉点的前部有1个三角形区域,形成海绵窦顶的后部,有第3对和第4对脑神经通过。

小脑幕切迹与中脑周围之间留有间隙,无论是幕上、幕下有占位性病变造成颅内压力过大,皆可形成脑疝(cerebral hernia)。如当幕上部压力过高时,海马旁回钩可以通过此间隙,挤入小脑幕切迹,形成小脑幕切迹疝;幕下部压力过高时,小脑蚓或小脑前叶可以通过此间隙从幕下挤入幕上。脑疝除阻断脑脊液的循环造成脑室外脑积水外,还将压迫邻近的结构,如动眼神经、滑车神经、展神经和大脑脚等,出现相应的临床症状。

(3)小脑镰(cerebellar falx):是一体积较小呈镰月形、尖端向下,凸入小脑后切迹的硬膜皱褶。镰月形的底位于正中矢状位,连于小脑幕下面的后部。前缘凹形、游离状,嵌入小脑半球之间,后缘(内有枕窦)向后凸附着于枕内嵴,上端起于枕内隆凸,镰月形的尖向下分叉止于枕骨大孔的两侧后缘。

(4)鞍膈(diaphragma sellae):是位于蝶鞍上面、呈环行的硬膜皱褶,略呈水平位,前方附着于鞍结节,后方附着于鞍背,介于前、后床突之间,形成蝶鞍的顶。两侧延续为颅中窝的硬脑膜,中央有一小孔,漏斗和垂体的血管穿行其间。

2. 硬脑膜窦(sinus of dura mater) 为在硬脑膜的某些部位,其内、外两层之间分开形成的管状间隙。窦壁由致密胶原纤维组成,坚韧而无弹性,不含平滑肌,弹力纤维很少,无收缩和扩张功能,窦内无瓣膜。硬脑膜窦是颅内静脉血的回流通道,主要回流脑、脑膜、颅骨、眼眶和迷路等处的静脉血,是颅内、外静脉吻合的主要通路。通常把硬脑膜窦分为后上、前下两组,后上组有上矢状窦、下矢状窦、横窦、乙状窦、直窦、窦汇、岩鳞窦和枕窦等;前下组有海绵窦、海绵间窦、岩上窦、岩下窦、蝶顶窦、边缘窦和基底静脉窦等。

主要的硬脑膜窦(图10-1-3)有:

(1)上矢状窦(superior sagittal sinus):位于大脑镰的上缘,前方起自盲孔,向后流入窦汇。窦汇由上矢状窦与直窦在枕内隆凸处汇合而成。

(2)下矢状窦(inferior sagittal sinus):位于大脑镰下缘,其走向与上矢状窦一致,向后汇入直窦。

(3)直窦(straight sinus):位于大脑镰与小脑幕连接处,由大脑大静脉和下矢状窦汇合而成,向后通窦汇(confluence of sinuses),窦汇由左右横窦、上矢状窦及直窦共同汇合而成。

(4)横窦(transverse sinus):成对,位于小脑幕后外侧缘附着处的枕骨横窦沟内,连于窦汇与乙状窦之间。

(5)乙状窦(sigmoid sinus):成对,位于乙状窦沟内,是横窦的延续,向前内于颈静脉孔处出颅续为颈内静脉。

(6)海绵窦(cavernous sinus):位于蝶鞍两侧(图11-2-7),为硬脑膜两层间的不规则腔隙,形似海绵,故得名,两侧海绵窦借横支相连,为海绵间窦(intercavernous sinus)。窦内有颈内动脉和展神经通过,在窦的外侧壁内,自上而下有动眼神经(Ⅲ)、滑车神经(Ⅳ)、眼神经(V1)和上颌神经(V2)通过。海绵窦与周围的静脉有广泛联系和交通,它前方接受眼静脉,两侧接受大脑中静脉,向后外经岩上窦、岩下窦连通横窦、乙状窦或颈内静脉。海绵窦向前借眼静脉与面静脉交通,向下经卵圆孔的小静脉与翼静脉丛相通,故面部感染可蔓延至海绵窦,引起海绵窦炎和血栓形成,因而累及经过海绵窦的神经,出现相应的临床症状。海绵窦向后借斜坡上的基底静脉丛与椎内静脉丛相通,而椎内静脉丛又与腔静脉系交通,故腹盆部的感染(如直肠的血吸虫卵)可经此途径进入颅内。岩上窦和岩下窦分别位于颞骨岩部的上缘和后缘,将海绵窦的血液分别引入横窦和颈内静脉。硬脑膜窦还借导静脉与颅外静脉相交通,故头皮感染也可能蔓延至颅内。

硬脑膜的外层有丰富的血管,内层含有较多的纤维,血管较少。幕上区主要由脑膜中动脉供应,颅前窝的硬脑膜主要由筛前动脉、筛后动脉和眼动脉的脑膜支供应;颅中窝的硬脑膜主要由脑膜中动脉、脑膜副支、颈内动脉以及咽升动脉的脑膜支供应;颅后窝的硬脑膜主要由椎动脉、枕动脉、咽升动脉的脑膜支供应。颅顶的硬脑膜仅有少数来自三叉神经的眼神经的感觉神经;颅底有丰富的神经供应,对痛觉非常敏感。颅前窝大多由筛前神经供应,少数由下颌神经供应。颅中窝前半由下颌神经供应,后半由上颌神经供应。颅后窝主要是由 C_1~C_3 神经的返支供应,部分由 Ⅸ、Ⅹ 脑神经的脑膜支供应。

(二)脑蛛网膜

脑蛛网膜(cerebral arachnoid mater)是包裹脑的一层薄而透明的结缔组织薄膜,缺乏血管和神经,紧贴于硬脑膜内面,与硬脑膜之间有硬膜下隙,与软脑膜之间有蛛网膜下隙(subarachnoid space),此隙向下与脊髓蛛网膜下隙相通,通过充满脑脊液的蛛网膜下隙同软膜分开。在端脑的上面比较薄,在脑底稍厚,疏松地包围着大脑。除在大脑纵裂和横裂处以外不伸入脑的沟或裂内,故蛛网膜下隙的大小不一。脑蛛网膜围绕着脑神经的起始处同神经紧密相贴直到出颅腔,其中随嗅神经和视神经延伸较远。脑蛛网膜通过硬膜下隙与硬脑膜分离,但在垂体窝,蛛网膜同硬脑膜融合,不能分辨。蛛网膜下隙含有丰富的蛛网膜小梁(arachnoid trabeculae)连于蛛网膜与软脑膜之间,对脑具有支持和固定作用,小梁间充满脑脊液,使脑蛛网膜不会贴在脑回表面,整个脑完全浸泡于脑脊液中,同时又不会在液体内漂动。由于某种原因导致颅内占位性病变,或脑脊液失去过多,蛛网膜小梁不足以支撑脑时,脑和软脑膜便与

脑蛛网膜直接接触,并与硬脑膜贴近,产生严重的摩擦性头痛。

蛛网膜下隙(subarachnoid space)位于蛛网膜和软膜之间,含有脑脊液和中枢神经系统的大血管,其内有蛛网膜小梁横过连接蛛网膜和软膜。脑上外侧面的蛛网膜下隙相对较窄,而在脑底面和脑沟、裂处较为宽阔。在蛛网膜下隙内,蛛网膜与软脑膜间较宽的间隙称为蛛网膜下池(subarachnoid cistern),包括小脑延髓池、脑桥池、脚间池、视交叉池、外侧裂池、大脑大静脉池和环池(图10-1-4)。

1. **小脑延髓池(cerebellomedullary cistern)** 又称枕大池,位于延髓背面与小脑的下面之间,在正中矢状面上呈三角形,被小脑镰不完全地分隔成左右两半,向下移行于脊髓的蛛网膜下隙,经第四脑室正中孔和外侧孔与第四脑室相通。

2. **脑桥池(pontine cistern)** 位于脑桥基底部的腹侧面,含有基底动脉,向下通脊髓蛛网膜下隙,向后通小脑延髓池,向上通脚间池。

3. **脚间池(interpeduncular cistern)** 位于乳头体、脚间窝及其附近,当蛛网膜跨过两侧颞叶之间时,同大脑脚和在脚间窝内的结构相分离,形成脚间池,容纳大脑动脉环。脚间池前端向上延续到视交叉池,并越过胼胝体表面,在大脑镰游离

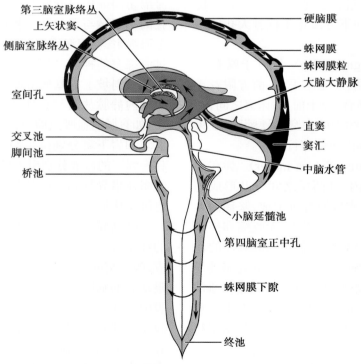

图 10-1-4 脑脊液循环及蛛网膜下池
箭示脑脊液按此径路持续产生和循环流动。

第三脑室脉络丛
上矢状窦
侧脑室脉络丛
室间孔
交叉池
脚间池
桥池
硬脑膜
蛛网膜
蛛网膜粒
大脑大静脉
直窦
窦汇
中脑水管
小脑延髓池
第四脑室正中孔
蛛网膜下隙
终池

缘下面,大脑半球之间,形成一个含大脑前动脉的腔隙。

4. 视交叉池(chiasmatic cistern)　位于视交叉的周围,包括位于视交叉前方的交叉前池和位于视交叉后方的交叉后池。该池和脚间池、脑桥池合称基底池(basilar cistern)。

5. 外侧裂池(cistern of lateral fossa)　又称Sylvius 池,位于大脑半球外侧沟,由蛛网膜跨过外侧沟形成,内含大脑中动脉。

6. 大脑大静脉池(cistern of great cerebral vein)　也称为Galen 静脉池或上池(superior cistern),位于胼胝体压部和小脑上面之间,向前可伸到小脑前方、第三脑室、胼胝体和中脑顶盖之间,内含大脑大静脉、松果体、大脑后动脉和小脑上动脉,此池被广泛用于神经外科手术入路。

7. 环池(ambient cistern)　背侧的上池、腹侧的基底池和脑干侧面的蛛网膜下隙形成一个完整的环形间隙,称环池。

此外,还有位于终板前方的终板池,位于胼胝体上方的胼胝体上池,这些池都属于脚间池的延伸部分,容纳大脑前动脉。

蛛网膜下隙通过 3 个开口同脑室相通,位于第四脑室顶下部正中面上的正中孔和位于第四脑室外侧隐窝、舌咽神经根后方的两个外侧孔。

蛛网膜和软膜由中胚层发育而来。在大多数原始的脊椎动物,3 层被膜是不能区分的原始被膜,但对四足动物,外层较厚的硬膜和内层较薄的软膜能区分出来。

蛛网膜的基本结构是蛛网膜细胞和胶原纤维束。细胞通常只有一个核,呈卵圆形,较小,核仁明显。在蛛网膜的硬膜面,由 5~6 层细胞构成,这些细胞的胞质和突起淡染,彼此间以大量桥粒和紧密连接相连(Rascol Izard,1976;Schachenmayr Friede,1978)。这一细胞层形成了一道防止脑脊液透过蛛网膜的屏障。蛛网膜的内层细胞排列比较疏松,与胶原纤维束混杂,这些胶原纤维束与横穿蛛网膜下隙的小梁相延续,弹性纤维常出现在这些细胞层之间。蛛网膜组织的小梁伸入蛛网膜下隙,在蛛网膜小梁内有环绕大量小血管的网状纤维,这些小血管穿小梁到达软膜。蛛网膜小梁在大小和分布上变化较大,大部分是小束状,在颅内蛛网膜小梁数量最多,在蛛网膜池常缺乏。在人脊髓节段,还没有明确的证据证实有蛛网膜小梁存在。

蛛网膜颗粒(arachnoid granulations)是蛛网膜的微小突起[即蛛网膜绒毛(arachnoid villi)]形成的膨大(图 10-2-1),人眼可见,常以丛状突入硬脑膜窦和静脉隐窝,是人类脑脊液回流入血液的主要途径(Davson,1987)。它们在颅骨内面形成相应的陷窝。蛛网膜绒毛是一个蛛网膜下隙的憩室,被一层扁平细胞所覆盖。蛛网膜绒毛和蛛网膜颗粒实际上是蛛网膜下隙通过硬脑膜壁的延伸,以窦的内皮作为物质交换的界面。在每个蛛网膜颗粒的底部,有细薄的蛛网膜颈经静脉窦的硬膜层的孔突出,并扩大形成由胶原性小梁和互相交织的通道组成的芯外包蛛网膜细胞(Kida,1988)。颗粒以突出的形式内陷于窦内。

蛛网膜上血管分布很少,并通常被看作是无血管的膜,它作为横穿蛛网膜小梁到达软膜的许多小血管和伴行的神经的支架。蛛网膜是蛛网膜下隙和硬膜下隙之间的一道屏障。在脑、脊神经穿过软膜、蛛网膜和神经外膜相融合的鞘处缺乏这种屏障。在这些部位,脑脊液能通过蛛网膜组织扩散到相邻的淋巴内。

(三) 软脑膜

软脑膜(cerebral pia mater)是一层血管膜,紧贴在脑组织表面,深入到大脑回和小脑叶片之间,形成垂直进入皮质的血管周围间隙(perivascular space)。软脑膜内陷入脑室,形成侧脑室、第三脑室和第四脑室脉络组织和脉络丛。软脑膜在脑神经根处,包绕脑神经根并向外延伸一段距离。在垂体窝内,和脑蛛网膜、硬脑膜粘连成一层。在小脑,软脑膜更细软,其深面的血管也较短,与皮质的联系不太紧密。软膜表面被覆着一层扁平上皮细胞,细胞间以桥粒、缝隙连接,偶尔有紧密连接相连。在脑回的顶部,由蛛网膜小梁连接软膜与蛛网膜,软膜与脑之间隔以软膜下隙(subpial space)。蛛网膜下隙内的小血管伸入脑组织时,软脑膜也随之伸入脑组织。Hutchings 等(1986)的研究工作证实,软膜下隙与围绕蛛网膜血管的血管周围间隙相续。血管周围间隙是软脑膜随着穿通动脉和流出静脉进出脑实质延续而成,它与软脑膜下腔接续,与蛛网膜下腔并不直接相通。血管周围间隙充满组织间液,而不是脑脊液,是脑组织间液排出的一个主要通路。脑组织间液沿血管周围间隙进入蛛网膜下腔,再经过淋巴通路到达颈部淋巴结,构成了组织间液经脑脊液排入淋巴系统的直接通道。然而,软脑膜与脑表面之间有小血管及其疏松结缔组织小梁相连，二者结合紧密，很难分开脑毛细血管外的血管周隙。但血管外有星形胶质细胞的终足和基膜，所以脑组织与血液间只有血管内皮细胞、星形胶质细胞的终足和基膜相隔。脑血管的此种结构特点可能与血 - 脑屏障有关。

软脑膜的血管和神经软脑膜上的血管大部分是到脑实质去的血管，无自身的营养血管，软脑膜的营养来自脑脊液和神经组织，其本身的神经支配远比硬脑膜者丰富。交感神经来自颈内动脉的交感神经丛，是缩血管性的。副交感神经来自面神经，是舒血管性的。软脑膜的感觉纤维来自三叉神经的脑膜支。

三、应用解剖

（一）脑膜瘤

脑膜瘤（meningioma）是颅内常见肿瘤之一，占所有颅内肿瘤的 20%~30%。曾认为它们可能来自蛛网膜细胞、硬膜成纤维细胞和软脑膜细胞，但现在一致认为来源于蛛网膜的帽状细胞，是该细胞的衍生物。脑膜瘤的好发部位是与蛛网膜纤毛分布情况相平行的，多分布于矢状窦旁、鞍结节、筛板、海绵窦、桥小脑角、小脑幕等，脑室系统的脉络丛组织也有蛛网膜的帽状细胞，故可发生脑室内脑膜瘤，且以侧脑室三角部多见。脑膜瘤还可以发生在无脑膜覆盖的组织器官，由胚胎期残留的蛛网膜组织演变而来，称为异位脑膜瘤。异位脑膜瘤的好发部位主要包括头皮、鼻窦、腮腺、三叉神经半月节等处。

尸检发现 2%~3% 的人群存在颅内脑膜瘤，其中 8%~16% 为多发脑膜瘤。脑膜瘤好发年龄为 20~40 岁，女性多见，男女发病率之比为 1:3~1:2。随着 CT 和 MRI 等的广泛使用，健康人群体检的不断增加以及人口老龄化尤其是女性平均寿命的延长，脑膜瘤的检出率持续升高。绝大多数脑膜瘤是良性肿瘤，部分可间变成恶性，甚至发生远处转移。脑膜瘤的转移途径包括血液、淋巴和脑脊液。

脑膜瘤的临床表现多样化，与生长的部位，对邻近组织的压迫和破坏相关，主要有以下几方面：①颅内压增高症状，如头痛、呕吐和视盘水肿等；②邻近颅骨的脑膜瘤可能引起骨质吸收变薄，甚至穿破至颅骨外，出现头皮突起；③破坏脑组织引起神经功能缺失，包括肢体活动障碍、失语、嗅觉丧失、听力下降、视野缺损等；④部分患者可发生癫痫等刺激症状。

（二）脊膜瘤

脊膜瘤是椎管内第二常见的硬膜内髓外肿瘤，仅次于施万细胞瘤，占整个椎管内肿瘤的 20%~25%。脊膜瘤起源于神经根袖套处的蛛网膜帽状细胞，多位于脊髓侧方，嵌入神经根袖套处的硬膜。绝大多数脊膜瘤在髓外硬膜内生长，大约 10% 的肿瘤跨硬膜内外或完全位于硬膜外生长。脊膜瘤系单一生长，包膜完整，边界清晰，生长缓慢。组织学上，脊膜瘤以内皮型或纤维型较常见，偶见微小钙化成分。硬膜附着处，通常宽基底，侵袭性生长少见。

脊膜瘤可发生于任何年龄段，但以 40~70 岁年龄段多见，女性约占 3/4。脊膜瘤可发生于脊髓任何水平，但以胸椎最为多见，约占 80%。上颈椎或枕骨大孔区亦为常见部位，该部位的脊膜瘤通常位于腹侧或侧方，与椎动脉进入硬膜内处的硬膜关系紧密，肿瘤可以包绕椎动脉生长。

临床上常隐匿性起病，最常见的症状是疼痛和感觉障碍，运动障碍的出现提示脊髓皮质束受压迫，最初表现为力弱，接着会出现痉挛和肌张力增高等上运动神经元损伤症状。

（三）蛛网膜下腔阻滞麻醉与硬膜外麻醉的神经并发症

1. **蛛网膜下腔阻滞麻醉**　是指将局麻药注入蛛网膜下隙，暂时使神经前后根阻滞的麻醉方法，常用于下腹部、会阴部和下肢的手术，因为需要进入蛛网膜下隙，神经并发症与局麻药的组织毒性、意外地带入有害物质及穿刺损伤有关，常见的神经并发症如下：

（1）脑神经受累：发生的原因与蛛网膜下腔阻滞麻醉后头痛的机制相似，脑脊液量的减少降低了其对脑组织的"衬垫作用"，当患者直立或坐位时，脑组织由于重力的作用下垂，脑神经因受到牵拉而引起缺血，神经功能受损。累及展神经多见，其次为面神经，其他脑神经少见。

（2）无菌性脑脊膜炎：也称为化学性脑脊膜炎，多在蛛网膜下腔阻滞麻醉后 3~4d 发生，起病急，表现为头痛和颈项强直，可有复视、眩晕和呕吐。

（3）粘连性蛛网膜炎：这类反应不一定与局麻药有关，可能与操作带入的刺激性异物、高渗糖、蛛网膜下隙出血有关。早期是渗出性变化，如果刺激严重会继发性引起增生改变和纤维化。患者的症状是逐渐出现，先有疼痛及感觉异常，以后逐渐加重，严重的患者出现感觉丧失和瘫痪。

（4）马尾综合征：发生原因与粘连性蛛网膜炎相同，主要累及骶尾神经，出现下肢感觉减退及运动障碍，大小便失禁，恢复困难。

（5）脊髓炎：是由于局麻药对髓磷脂组织的影响，患者的表现为感觉丧失及松弛性麻痹，症状可能完全恢复，也可能进展致残。

2. 硬膜外麻醉 是指将局麻药注入硬膜外间隙，阻滞脊神经根的麻醉方法，也称为硬膜外阻滞或硬膜外间隙阻滞。硬膜外麻醉比蛛网膜下腔阻滞麻醉的应用范围更广，颈部、胸部和上肢手术也可应用。其神经并发症主要和穿刺有关，最常见神经并发症如下：

（1）神经根损伤：主要是后根损伤，临床表现是根痛，即受损神经根的分布区域疼痛，根痛的典型伴发现象是脑脊液冲击征，即咳嗽、喷嚏或用力憋气时疼痛或麻木加重。根痛在损伤后 3d 内最严重，多逐渐好转，2 周后症状多消失，少数可遗留数月麻木。

（2）脊髓损伤：由于穿刺时导管插入脊髓或局麻药注入脊髓引起的硬膜外麻醉最严重的神经并发症。一旦发生，患者立即感到剧痛，偶尔有一过性意识障碍，并出现完全性松弛性截瘫，部分患者因药物误入蛛网膜下隙而出现蛛网膜下腔阻滞麻醉或全脊髓麻醉，暂时掩盖了截瘫症状。脊髓损伤所致截瘫的患者预后不良，可致残和致死，因此强调预防为主，第 2 腰椎以上穿刺尤其要谨慎小心，遇异物感或疼痛，应退针观察，切忌注入药物或插管，避免扩大损伤范围。

第二节 脑脊液及其循环

一、脑脊液的组成

脑脊液（cerebrospinal fluid，CSF）充填于脑室系统、脊髓中央管和蛛网膜下隙内，由脑室的脉络丛产生，为无色透明、清亮、呈弱碱性液体，比重为 1.004~1.007，渗透压大致与血浆平衡，内含无机离子、葡萄糖和少量蛋白。脑脊液中的葡萄糖、Ca^{2+}、K^+、HCO_3^- 含量低于血浆，Na^+、Mg^{2+}、Cl^- 含量较血浆略高，还含有氨基酸、维生素、酶和微量重金属等。脑脊液内的细胞成分很少，每毫升不超过 5 个，主要为单核细胞和淋巴细胞。此外还有神经胶质细胞、类组织细胞和接触脑脊液的神经元、神经纤维等。脑脊液内有多种生物活性物质，目前已检出的有加压素（vasopressin，VP）、生长激素释放抑制因子（somatotropin release inhibiting factor，SRIF）、P 物质（substance P，SP）、脑啡肽（enkephalin，ENK）、胆囊收缩素（cholecystokinin，CCK）、血管紧张素（angiotensin，Ang）等 10 余种肽类物质，这些物质与脑的功能和内分泌活动有密切关系。例如加压素，有学者认为在生理状态下与动物记忆行为的节律性变化有关。有研究表明，加压素能够影响大脑中涉及学习和记忆的区域，如海马和杏仁核，从而影响动物的记忆行为。加压素还能够影响生物钟的节律性变化，包括影响睡眠 - 觉醒节律和食欲节律等。近年来发现，脑脊液中还有多种神经递质、神经激素或神经调质等物质。

近年研究表明存在着接触脑脊液的神经元系统（cerebrospinal fluid-contacting neuronal system），这些神经细胞的胞体位于脑室腔内、室管膜内或脑实质中，借胞体、树突或轴突直接与脑脊液接触，并能接受脑脊液的化学和物理因素的刺激和释放神经活性物质（如肽类、胺类和氨基酸类物质）至脑脊液中，执行感受、分泌和调整的功能。因此，在脑脊液与脑组织之间存在着交流信息的神经 - 体液回路。在神经系统疾病时，临床上往往抽取脑脊液进行检测和诊断，或将脑室内给药作为一种有效的治疗途径。

脑脊液并非仅为血液的过滤液，而是来自脉络丛上皮的主动分泌（Davson，1987；Bradbury，1993）。成人脑脊液总量平均为 130~140ml。每个侧脑室含 10~15ml，第三、四脑室共含 5~10ml。脑室内的脑脊液约占全部脑脊液的 25%。脑蛛网膜下隙内的脑脊液有 25~30ml，占总量的 15%~20%。脊髓蛛网膜下隙内的脑脊液为 70~80ml，占 55%~60%（Condon，1986）。脑脊液处于不断地产生、循行和回流的平衡状态。

二、脑脊液的产生

脑脊液主要产生于侧脑室、第三脑室和第四

脑室的脉络丛。此外,还产生于脑室的室管膜以及脑的毛细血管。每分钟产生 0.3~0.4ml,每昼夜产生 600~700ml。

侧脑室脉络丛产生的脑脊液,经室间孔流至第三脑室,与第三脑室脉络丛产生的脑脊液一道,经中脑导水管流入第四脑室,再汇合第四脑室脉络丛产生的脑脊液经第四脑室正中孔和外侧孔流入蛛网膜下隙,使脑、脊髓和脑神经、脊神经根均被脑脊液浸泡。然后,脑脊液再沿蛛网膜下隙流向大脑背面,经蛛网膜颗粒渗透到硬脑膜窦(主要是上矢状窦)内,回流入血液中。如在脑脊液循环途径中发生阻塞,可导致脑积水和颅内压升高,进而使脑组织受压移位,甚至形成脑疝。

1. **侧脑室脉络丛**(choroid plexus of lateral ventricle) 是脉络组织(tela choroidea)的组成部分。在发育过程中,软脑膜沿半球内侧面折入形成脉络组织。软脑膜直接与脑室的室管膜(ependyma)相贴,其内含有毛细血管,从而形成脉络丛。侧脑室脉络丛向前延伸至室间孔处穿过第三脑室与对侧侧脑室的脉络丛相连。从室间孔向后,脉络丛沿背侧丘脑后行,绕其后端而进入侧脑室下角。侧脑室脉络组织内的脉络丛血液供应来自颈内动脉的脉络丛前动脉和大脑后动脉的脉络丛后外侧动脉。

2. **第三脑室脉络丛**(choroid plexus of third ventricle) 附着于第三脑室顶的脉络组织,为三角形,尖端位于两侧室间孔之间,该孔的位置常以穹窿柱为标志。在大脑半球冠状切面上,可见第三脑室脉络丛在室间孔处与侧脑室脉络丛相延续。第三脑室脉络组织内脉络丛的血液供应来自大脑后动脉的脉络丛后内侧、后外侧动脉。脉络组织的静脉,经起始于第三脑室脉络组织的一条脉络丛静脉回流。

3. **第四脑室脉络丛**(choroid plexus of fourth ventricle) 位于第四脑室顶的下部与小脑之间的室管膜,与软膜相贴(其间不含神经组织),形成第四脑室脉络组织。覆盖下蚓至小结后向下反折直接与室管膜相贴。第四脑室脉络丛似"T"形,可分为垂直部和水平部两部分,其中两个纵行的垂直部位于中线两侧,两者在正中孔的上缘相结合,且常延续至小脑蚓部的腹侧面。水平部向外侧突入外侧隐窝,后经外侧孔突入蛛网膜下隙。第四脑室脉络丛的血液供应来自小脑下动脉的分支。

脉络丛的微细结构:脉络丛呈绒毛样结构,其基质(stroma)含有软脑膜细胞、胶原纤维束和血管。透射电镜显示软脑膜细胞含有清亮的细胞质和圆形细胞核,细胞之间由桥粒和缝隙连接相连。基质中的毛细血管壁薄,多数为有孔型(Van Deurs,1979),内皮细胞之间有紧密连接。脉络丛上皮细胞具有转运功能,细胞顶面有微绒毛,基底面有指状突起和褶(Peters,1976),上皮细胞顶端之间有紧密连接,可通过分子量较小的物质。来自室管膜的低立方上皮覆盖脉络丛的表面,细胞表面有许多的微绒毛(Clementi,1972)。上皮细胞坐落在基膜上,被紧密连接牢固地连在一起。脉络丛基质内可见吞噬细胞,吞饮脑室内的微粒和蛋白(Lu,1993)。

脑脊液产生的机制如前所述,脉络丛主要由毛细血管网、软膜的结缔组织和室管膜上皮细胞3种成分组成。毛细血管的内皮细胞有窗孔,窗孔由厚约 6nm 的隔膜封闭,内皮细胞之间无紧密连接,因此存在间隙。脑脊液先经血管内皮细胞的窗孔和细胞间隙进入结缔组织基质,而后经脉络丛上皮细胞的侧面和底面进入上皮细胞,再由胞质内的小泡将其送到细胞顶端的微绒毛。脉络丛上皮细胞分泌时,微绒毛内的吞饮小泡破裂将这些物质排入脑室,成为脑脊液。微绒毛形如单向开放的"阀",当毛细血管内压增高时,可促使水和蛋白质分子进入脑脊液,而脑脊液压力增大时,液体不能逆流回毛细血管。相邻的脉络丛上皮细胞之间的紧密连接,隔断了上皮细胞之间的间隙,具有屏障功能。

脉络丛上皮细胞分泌脑脊液的速度为每分钟 0.35~0.4ml。经 5~6h 后就可更新 50% 的脑脊液(Bradbury,1993),每昼夜更新 4~5 次。有些动物 3~4h 就可全部更新 1 次。钠 - 钾泵(Na$^+$-K$^+$-pump)是分泌脑脊液的主要动力。通过分布在脉络丛上皮微绒毛脑室面的钠 - 钾腺苷三磷酸酶(Na$^+$-K$^+$-ATPase),脉络丛上皮将 Na$^+$ 泵出至脑脊液内。此外,脉络丛上皮细胞内的碳酸酐酶 C(carbonic anhydrase C),可将阴离子从血泵出至脑脊液。除脉络丛外,室管膜细胞以及脑和脊髓的蛛网膜下隙本身也可产生脑脊液。室管膜内的细胞可向脑室内分泌生物活性物质。

三、脑脊液循环

侧脑室脉络丛分泌的脑脊液首先进入侧脑室,两侧侧脑室的脑脊液再经室间孔到第三脑室,和第三脑室脉络丛分泌的脑脊液一起经中脑导水管至第四脑室,再汇集第四脑室脉络丛分泌的脑脊液经第四脑室的正中孔和两个外侧孔从脑室入蛛网膜下隙的小脑延髓池和脑桥池,小部分可入脊髓中央管,此后,迅速扩散到整个蛛网膜下隙。通过脑室室管膜上皮细胞纤毛的运动使邻近室管膜的脑脊液与脑室内其余的脑脊液相混合。在颅内,脑脊液通过小脑幕游离缘和脑干之间的狭窄间隙从颅后窝上升,经大脑下面到幕上区,然后在每个大脑半球的上外侧面上升到达上矢状窦内的蛛网膜下隙,经蛛网膜颗粒进入血流。在脊髓,脑脊液几乎没有活性流动,但通过扩散和体位的改变维持整个蛛网膜下隙成分的稳定。蛛网膜下池内注射放射性同位素后显示:脑脊液到达基底池需 1~2h,到达外侧沟池需 3~5h,10~12h 则扩散至整个大脑表面,到 24h,标记的白蛋白向上矢状窦集中,并从基底池消失(Milhorat,1972)(图 10-1-4)。

脑部蛛网膜下隙与脊髓部蛛网膜下隙自由交通,但脊髓部脑脊液的循环方式尚无定论。猫的椎管内有蛛网膜绒毛并约有 16% 的脑脊液可经脊髓被膜吸收(Marmarou,1975)。

Greitz(1993)研究指出脑室外脑脊液的流动主要由动脉的搏动引起而不是由对流引起(较大的流动)。脑室内的搏动流动较小而较大的流动仅发现于中脑导水管。

四、脑脊液的吸收

脑脊液的吸收主要由上矢状窦和横窦壁上的蛛网膜颗粒(图 10-2-1)和蛛网膜绒毛渗入硬脑膜窦。蛛网膜颗粒是一些小突起,常以丛状出现在上矢状窦、横窦和其他静脉窦附近。脑脊液通过蛛网膜下隙入蛛网膜颗粒和绒毛,然后通过渗透作用入硬脑膜静脉窦。蛛网膜颗粒上的绒毛,具有"闸门"作用,当蛛网膜下隙内的脑脊液压力大于硬脑膜窦内的静脉压时,"闸门"开放,脑脊液流入静脉窦;当窦内的静脉压大于脑脊液压力时,此"闸门"关闭,静脉血不会逆流入脑脊液。电镜观察蛛网膜颗粒发现,蛛网膜下隙和上矢状窦之间,确实有衬着内皮细胞的内皮小管形成一开放的交通支,这些结构具有瓣膜作用,但这个回流不能排除滤过作用。也有证据表明,此处有许多大小不等的孔,大分子物质可以通过。另外,颅底部的蛛网膜颗粒或绒毛也可将脑脊液渗入颅底

部的硬脑膜窦,软脑膜和蛛网膜内的毛细血管以及脊神经根附近的神经鞘处的蛛网膜绒毛或颗粒也可吸收一部分脑脊液。通过对猫进行试验表明,脊髓脑脊液还可通过椎静脉丛、椎间静脉、肋间后静脉和腰升静脉回流到局部的静脉系统,即奇静脉和半奇静脉。

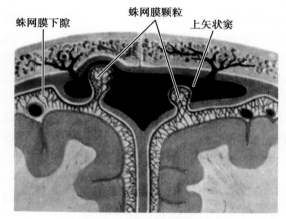

图 10-2-1　蛛网膜颗粒

五、脑脊液的作用

脑脊液对中枢神经系统起缓冲、保护、营养、运输代谢产物以及维持正常颅内压的作用。

1. 支持和保护　整个中枢神经系统(即脑和脊髓)处于蛛网膜下隙内的脑脊液的包围之中,以保护脑和脊髓不会由于体位的变化而受到任何挤压。脑和脊髓的总重量在空气中重 1 500g,而在脑脊液中其重量相当于 50g,就是通过脑脊液,加上大脑镰、小脑幕以及蛛网膜小梁的分隔,使神经系统的总重量被平均分散分布的缘故。

2. 进行物质转运　由于脑脊液与血浆成分相似,含有氨基酸、维生素、葡萄糖和电解质,可对脑和脊髓提供营养,同时运送代谢产物。脑脊液还可从神经细胞、神经胶质或毛细血管中转运神经化学物质入脑脊液;或从脑脊液转运神经化学物质至上述结构。近年来人们在脑脊液中发现了大量的神经递质、神经激素和神经调质,揭示脑脊液参与了中枢神经系统的信息交流。

3. 提供理化环境和维持颅内压　在生理情况下,脑脊液的产生、循环和吸收与颅内血容量保持平衡,使颅内压保持相对恒定。脑脊液稳定的理化性质与细胞外液接近,为脑和脊髓提供一个相当稳定的理化环境。

六、应用解剖

1. **颅内压增高** 正常成年人的颅腔为一密闭的骨性结构,其内容物主要有脑组织、脑脊液和血液3种,这些内容物使颅内保持一定的压力,称为颅内压(intracranial pressure,ICP)。由于颅内的脑脊液介于颅腔壁和脑组织之间,一般以脑脊液的静水压代表颅内压,通过侧卧位腰椎穿刺或直接脑室穿刺来获得该压力数值,成人的正常颅内压为0.7~2.0kPa(70~200mmH$_2$O),儿童的正常颅内压为0.5~1.0kPa(50~100mmH$_2$O)。超过正常上限,从而引起相应的临床综合征称为颅内压增高。颅内压增高不是单一疾病,是临床病理综合征,是颅脑损伤、脑肿瘤、脑出血、脑积水和颅内炎症等的共有征象。

根据病变发展的快慢不同,颅内压增高可分为急性、亚急性和慢性3类。根据病因不同,颅内压增高可分为弥漫性和局灶性两类:①弥漫性颅内压增高,由于颅腔狭小或脑实质的体积增大而引起,特点是颅腔内各部位及各分腔之间的压力均匀升高,不存在明显的压力差,因此脑组织无明显移位。②局灶性颅内压增高,因颅内有占位病变,病变部位压力首先增高,使附近的脑组织受压而发生移位,并把压力传向远处,造成颅内各腔隙间的压力差,这种压力差异导致脑室、脑干及中线结构移位。

颅内压增高的主要症状和体征是头痛、呕吐和视盘水肿,三者合称为颅内压增高"三主征",随着病情的发展还会出现意识障碍及生命体征变化。

2. **脑积水** 指由于脑脊液循环受阻、吸收障碍或分泌过多使脑脊液大量聚集于脑室系统或蛛网膜下隙,导致脑室系统或蛛网膜下隙扩大,可引起颅内压增高和脑功能受损,在儿童还会引起头颅增大。根据病因可分为:①非交通性脑积水,指由于脑室系统有梗阻所致,梗阻的部位多在脑室系统的狭窄处,如室间孔、中脑导水管或第四脑室出口处等,梗阻以上的脑室系统可显著增大。②交通性脑积水,指脑室和蛛网膜下隙之间并无梗阻,梗阻的部位是在脑脊液流出脑室后的更远端,大多在基底池的部位;脑脊液可流到枕大池和脊髓蛛网膜下隙,但不能到达幕上大脑半球表面的蛛网膜下隙,导致脑脊液不能被蛛网膜颗粒吸收。

脑积水主要引起颅内压增高,故临床表现与颅内压增高一致。但在幼儿,颅缝未闭,会表现为头围明显增大、囟门扩大、颅缝增宽、头顶扁平、头发稀少、头皮静脉怒张,晚期还会因眶颅受压变薄和下移,使眼球受压下旋以致上部巩膜外露,呈日落征。

3. **脑疝** 当颅内有占位性病变时,在压力梯度的驱使下,脑组织从高压力区向低压力区移位,导致脑组织、血管及脑神经等重要结构受压和移位,被挤入生理性(小脑幕裂孔、枕骨大孔、大脑镰下间隙等)或病理性的间隙或孔道中,从而出现一系列严重的临床症状和体征,称为脑疝(brain hernia)。脑疝是颅脑损伤、颅脑疾病引起颅内压增高加剧的必然结局,是一种严重的危象。

可根据脑疝发生时移位的脑组织或其通过的间隙和孔道来分类,常见的脑疝类型包括:①颞叶钩回疝或小脑幕切迹疝,为颞叶的海马旁回、钩回通过小脑幕切迹被推移至幕下;②小脑扁桃体疝或枕骨大孔疝,为小脑扁桃体及延髓经枕骨大孔推挤向椎管内;③扣带回疝或大脑镰下疝,一侧半球的扣带回经镰下孔被挤入对侧。这几种脑疝可单独发生,也可同时或相继出现。临床最常见的是小脑幕切迹疝,最危险的是枕骨大孔疝。

(1)小脑幕切迹疝:小脑幕切迹是小脑幕前缘的游离缘形成的切迹,其与鞍背围成一前宽后窄的裂孔。其中有中脑、动眼神经、后交通动脉、基底动脉和大脑后动脉等神经和血管通过,中脑周围有脚间池、环池和四叠体池,是脑脊液循环的必经之路。小脑幕上单侧性占位病变,如脑内血肿、肿瘤、脓肿等,将颞叶的海马旁回、钩回通过小脑幕切迹推至幕下,形成小脑幕切迹疝。常见临床症状为①颅内压增高的症状:剧烈的头痛、频繁呕吐等;②瞳孔改变:早期患侧动眼神经受刺激导致患侧瞳孔缩小,对光反应迟钝,晚期患侧动眼神经麻痹,瞳孔散大,对光反射消失,如果进一步恶化,脑干内动眼神经核受损,双侧瞳孔散大,对光反射消失;③脑干受损症状:意识障碍,运动障碍和生命体征紊乱。

(2)枕骨大孔疝:又称小脑扁桃体疝。大多发生于后颅窝病变,引起后颅窝内压力严重增高,使小脑扁桃体经枕骨大孔疝出到椎管内,进而压迫延髓、椎动脉,并影响脑脊液循环。按发展的快慢,分为慢性型和急性型两种。

1)慢性型:早期有枕部疼痛,颈项强直,舌咽、迷走、副神经、舌下神经轻度损害,患者意识清楚。偶可出现四肢强直、呼吸轻度抑制、病情发展超出代偿能力后,生命体征迅速恶化并出现昏迷等。

2)急性型:可突然发生,也可由于腰穿、用力等促使原有的慢性型枕骨大孔疝急剧加重所致。由于延髓生命中枢受压,小脑供血障碍,颅内压迅速增高(第四脑室正中孔阻塞),临床上出现严重枕下痛及颈项强直、眩晕、吞咽困难、肌张力降低,四肢弛缓性瘫痪,呼吸及循环迅速进入衰竭状态。也可突然昏迷,呼吸停止,而后心跳停止。

(汪 阳)

专栏 I 接触脑脊液的神经元系统和脑-脑脊液神经体液回路

一、接触脑脊液的神经元系统

脑室和脊髓中央管的室管膜将脑和脊髓中央管周围的神经组织与脑脊液分隔开来,但在中枢神经系统的某些部位,神经细胞仍然可借突起与脑脊液接触。这些部位一般缺乏血-脑屏障,如脑室周围器(circumventricular organs, CVOs)(包括神经垂体、正中隆起、终板血管器、穹窿下器、松果体、连合下器和最后区)。在另一些部位,神经元胞体甚至直接位于脑脊液中。这些直接接触脑脊液的神经细胞胞体及其突起总称为接触脑脊液的神经元系统(cerebrospinal fluid-contacting neuronal system)。

接触脑脊液的神经元的形成过程:在神经系统的个体发生中,神经管壁最初由厚的假复层柱状神经上皮组成,这些神经上皮组成室管膜层。室管膜层的部分细胞分化为神经母细胞,向外迁移,形成套层,此层以后就发展为灰质的神经元。室管膜层的另一部分细胞以后发展成边缘层,后者主要由向外迁移的神经母细胞的轴突组成,形成白质。当神经上皮细胞停止产生神经母细胞时,它们就分化为室管膜细胞,构成室管膜。因此,如果在胚胎发育过程中,某些神经细胞仍然保留在室管膜中而不向外迁移,并且,其突起穿过室管膜而与脑室的脑脊液接触,某些神经元的胞体甚至脱入脑室内,就形成接触脑脊液的神经元。所以,它不是一种异常结构,而是神经系统的一个组成部分。

从种系发生来看,接触脑脊液的神经元广泛存在于从鱼类到哺乳类的脊椎动物(包括人类)中,以爬行类最为发达,其存在部位是各脑室和脊髓中央管。Heathcote(1994)报道,蛙脊髓的接触脑脊液神经元由脊髓腹侧部神经管的基板区发生,在胚胎1.4d开始。

(一)形态结构

早在21世纪初,就有学者在第三脑室观察到神经末梢,也有学者在脊髓观察到神经细胞发出突起至中央管。朱长庚还在大鼠和人胎儿的第三脑室内首次观察到接触脑脊液的双极神经元胞体、轴突和膨体。接触脑脊液的神经元形态各异,位置不一。按神经元与室管膜的位置关系,将接触脑脊液的神经元分为3类(图10-I-1):

1. **室管膜内或室管膜下神经元**(intraependymal or hypendymal neurons) 此类神经元的胞体在室管膜层内或紧贴其外面,多为双极神经元。胞体较小,可被甲苯胺蓝深染,如在视前核者。组织化学方面,位于第三脑室壁者有单胺荧光,属单胺能,后者可来自蓝斑和蓝斑下核。有报道,在鸽和鸡间脑室周器内的含5-HT的接触脑脊液神经有3种不同的形态,以双极为主,胞体位于室管膜下。在中央管壁者为乙酰胆碱酯酶阳性,为胆碱能。树突短而粗,末端膨大,内含大颗粒囊泡(直径80~95nm),无透亮囊泡,表面有不典型的纤毛,为9×2+0型(在间脑的接触脑脊液神经元树突为9×2+2型)。此外,尚含高尔基器、内质网、核糖核蛋白体等。树突自室管膜细胞之间穿至室腔。在树突与室管膜细胞相邻的胞膜上有桥粒连接。轴突较长,内有透亮囊泡及颗粒囊泡,可呈束状,为胺能或肽能。部分轴突穿过室管膜入室腔与接触脑脊液的树突形成突触,或与室管膜细胞接触。另一部分轴突可至脑的其他部位。如起自视前区的单胺纤维向前左右交叉至隔区;向后至室旁器和漏斗部。在鱼类,起自室旁器的单胺纤维可追踪至腹侧丘脑。在哺乳类动物下丘脑的漏斗部,可见神经纤维游离于脑脊液中,它可能起自下丘脑的神经分泌核,经下丘脑垂体束至漏斗隐窝。有学者在免疫电镜下观察到大鼠第三脑室的含有CCK免疫反应阳性物质的接触脑脊液神经元的突起穿过室管膜细胞之间与脑脊液接触。在蛙的间脑室周区有含降钙素基因相关肽(CGRP)的接触脑脊液的神经元,在外侧隔核和伏隔核也有接触脑脊液的神经元。

2. 远位神经元（distal neurons）　胞体离室管膜较远，多呈多角形，较大。甲苯胺蓝浅染，可为 AChE 阳性，如在室旁核者。若在中央管周围则可为肽能，树突细小，内含大颗粒囊泡（直径 130~250nm），类似神经分泌颗粒。Gomori 铬矾苏木素染色阳性。这种"触液树突"的存在是神经分泌核的特征（视上核除外）。轴突内含透亮囊泡及颗粒囊泡（后者直径 130~140nm）。轴突的去向与室管膜内（或下）神经元者相同：至脑室内或其他脑区，如起自下丘脑室旁器的胆碱能纤维可追踪至腹侧丘脑。朱长庚等用免疫组化和电镜技术发现在大鼠脊髓中央管腹侧存在一条 AChE 和 SP 阳性的纵行纤维束，后者穿过室管膜细胞之间进入中央管内，故命名为脊髓中央管腹侧纵束（longitudinal bundle ventral to the central canal），直接接触脑脊液，它们可能来自远位神经元。

3. 室管膜上神经元（supraependymal neurons）　应用扫描和透射电镜可观察到在仓鼠第三脑室底漏斗隐窝的吻侧有恒定的细胞团，内有神经细胞，此即室管膜上神经元。神经细胞体为多角形，大多数在室管膜的无纤毛区，或呈结状存在。胞体直径在仓鼠约 7.2μm。朱长庚等在大鼠脊髓中央管内观察到神经细胞胞体直径约 4μm。应用透射和扫描电镜在猴的第三脑室除室管膜上神经元外，还观察到其他的室管膜上细胞（相当于组织细胞、巨噬细胞）和胶质细胞。朱长庚等在扫描和透射电镜下观察到大鼠第三脑室的接触脑脊液神经元的胞体、纤维和胶质细胞（图 10-I-1），在人胎儿的侧脑室也发现有接触脑脊液的神经元存在。室管膜上神经元的树突自胞体发出，在脑室腔内伸延。这些细胞的轴突多为无髓纤维，沿室面行走，终于膨大的末端或穿室管膜向外，可成束或单走。在正中隆起的第三脑室底的室管膜可有孔隙，使脑室内的神经纤维与脑室外者相连续。在第四脑室的外侧隐窝也有脑室内、外神经纤维互相联系的情况。脑室内轴突的来源有①脑室内神经元的突起；②缝核，主要是中脑的背侧缝核和正中缝核（也可来自脑桥缝核）。损毁中脑缝核，则第三脑室的室管膜上神经丛消失；电刺激缝核，则脑室内神经末梢摄取脑脊液中 5-HT 的能力增强。上述轴突的性质是：① 5-HT 为主要递质成分，如来自缝核者；②在大鼠侧脑室的室管膜上神经末梢中有谷氨酸脱羧酶免疫反应，提示含有 GABA；③大鼠脊髓中央管内有 SP 阳性

神经末梢，来自脊髓中央管腹侧纵束（longitudinal bundle ventral to the central canal of spinal cord）（Zhu, 1983）及含 DA 和 GABA 的接触脑脊液的神经元。轴突在脑室内与树突形成突触（特别见于鱼类及爬行类下丘脑）。在哺乳类动物的漏斗隐窝，轴突支配室管膜细胞（与室管膜细胞腔面接触或形成突触）。用 $[^{3}H]$- 胸腺嘧啶标记蜥蜴的接触脑脊液的神经元，后者在脊髓再生时也能再生。

（二）功能

1. 感受　许多事实证明，接触脑脊液的神经元具有感受器的功能，其根据是：①这种神经元大多数是双极的，类似感受器中的神经元；②接触脑脊液神经元的树突可进入脑室系统，其末端可有纤毛。当接受刺激后，树突内的大颗粒囊泡向胞体方向运动。树突的纤毛可与 Reisnner 纤维接触，后者是由连合下器室管膜分泌的物质组成的丝状结构，纵贯脊髓中央管全长，可将动物体位变化的刺激经"触液神经元"传至脊髓，直接或间接地影响运动神经元的活动。在这里，"触液神经元"起着物理感受器的作用。"触液神经元"还可以起化学感受器的作用。将不同浓度的溶液（1.5% KCl，7.5% NaCl，0.7% $CaCl_2$，2% $NaHCO_3$）注入小脑延髓池，可使室旁器的单胺荧光发生改变。生理学研究表明，在下丘脑存在许多内脏感受器（如体温感受器、饱感受器、葡萄糖感受器、血容量感受器等），这些感受器就位于脑室壁或非常接近于脑室壁。人们设想，它们与"触液神经元"的活动有关。脑室内的神经纤维终末可与脑室内的树突、神经细胞体形成突触。有报道，在鸟类，伏隔核内含 VIP 的接触脑脊髓神经元可形成脑的光感受器。

2. 调节室管膜的功能　Ribas 用外科手术切断缰核脚间束，或电解损毁脚间核，或破坏中脑缝核，结果使上丘脑的室管膜上神经纤维全部消失。同时，室管膜的立方状细胞变为扁平，上丘脑的室腔扩大约 60%，微绒毛的数量减少，滑面内质网池消失，溶酶体增多。朱长庚认为室管膜上神经对室管膜的作用可能是①调节室管膜的分泌：因为室管膜直接或间接参与脑脊液的产生和神经激素的释放。其机制可能是由于 5-HT 有抑制室管膜细胞合成蛋白质的能力。②维持室管膜细胞的形态：通过脑脊液引起脑室的压力变化，在脑室内压力增高时可使室管膜细胞变扁。③调节纤毛运

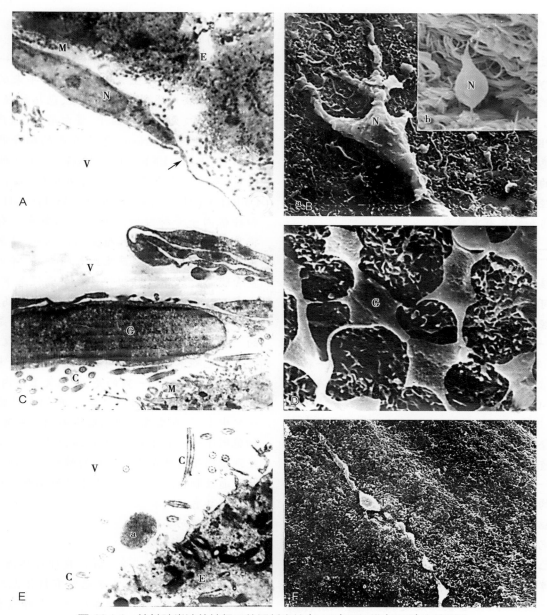

图 10-I-1　接触脑脊液的神经元的透射电镜（ACE）和扫描（BDF）电镜照片
A. 大鼠第三脑室内的双极神经元，箭示轴突上的膨体；B. a 示大鼠第四脑室内的多极神经元（N），b 示人胎儿侧脑室内的梨形神经细胞（N）；C、D. 大鼠第三脑室内的神经胶质细胞（G）；E. 第三脑室内的神经末梢（a），内含大量囊泡；F. 第四脑室内带膨体的神经纤维（F）。
V. 脑室；C. 纤毛；M. 微绒毛；E. 室管膜。

动：5-HT 有调节纤毛运动的作用，其机制不明。

3. **分泌和摄取**　"触液神经元"可释放生物活性物质入脑脊液。根据如下：①高水平的 LHRH 和 TRH 见于终板血管器及第三脑室表面的神经纤维。②在爬行类漏斗核内，有两种"触液神经元"，其中，远位神经元内的大颗粒囊泡非常类似多肽的神经分泌颗粒，它们可含有下丘脑的促激素释放或抑制因子，从而调节腺垂体内激素的释放（Khan 和 Thomas，1993）。值得注意的是，在漏斗核，这种"触液神经元"的数量是很大的。Meek（1999）证明，鱼类端脑的室管膜下神经丛释放生物胺入脑脊液，再由接触脑脊液的神经元摄取。③放射自显影术研究显示，大鼠中脑导水管的室管膜上神经末梢可摄取[^{3}H]-GABA（Belin，1980）。现在已知，下丘脑的神经激素除释放至正中隆起的垂体门脉外，还可释放入第三脑室的脑脊液内，然后被第三脑室壁的伸长细胞（tanycyte）摄取，再转运至垂体前叶,从而构成下丘脑激素控制垂体前叶的第二条途径。

近年研究证实多囊性肾病蛋白 2 样分子 1 (polycystic kidney disease 2-like 1,PKD2L1) 可以在脊髓中央管周围的特定细胞中表达 (Huang,2006),并证明这些细胞突入中央管与脑脊液接触。PKD2L1 属于瞬时受体家族电位通道,可以作为感觉受体发挥作用,并可作为接触脑脊液神经元的特异性标记物,而接触脑脊液神经元可能是神经干细胞的来源之一,对于临床研究神经系统损伤和修复有重要意义。

二、脑 - 脑脊液神经体液回路(网络)

接触脑脊液神经元的存在使脑组织与脑脊液之间可以进行物质和信息交流,由于脑脊液是中枢神经系统的一种特殊内环境,又是全身体液系统的一部分,据此并结合大量的动物实验和临床观察,朱长庚提出了由这种交流所构成的一种特殊的信息交流网络——脑 - 脑脊液神经体液回路 (brain-CSF neurohumoral circuit) 的新概念。必须指出,这里所说"回路"的含义是对物质和信息交换的整体概念而言,并非狭隘地局限于某一种具体物质的往返移动。

(一) 结构基础

构成脑 - 脑脊液神经体液回路的结构基础是接触脑脊液的神经元、室管膜及脑 - 脑脊液屏障的不完整性。关于接触脑脊液的神经元的结构和功能已述于前,此处着重讨论室管膜及脑 - 脑脊液屏障的不完整性。

一般认为,室管膜上皮是脑 - 脑脊液屏障的结构基础,但室管膜上皮之间实际上是借缝隙连接 (gap junction) 结合的,其间隙宽度为 2~3nm,允许大分子通过,故这一屏障并不完整,作用也不大。脑脊液与脑的细胞外液之间可较自由地进行物质交换,因而两者的成分也基本相似。将一些不能通过血 - 脑屏障的药物注入血液不能对脑组织产生效应,但若注入脑脊液内,则能对中枢神经系统发挥有效的作用。然而,室管膜上皮本身的通透性、分泌功能和转运活动对脑脊液与脑组织之间的物质交换仍有选择性作用。例如,特化的室管膜细胞——伸长细胞 (tanycyte) 可通过其腔面的顶端吸收脑脊液内的某些物质,又可通过其细长的基突将物质释放入脑组织和毛细血管,在脑组织与脑脊液之间起桥梁

作用。

(二) 参与交流的物质

传统的观念认为,脑脊液内只含有一些无机离子、氨基酸、维生素和酶等。近年来的研究表明,脑脊液内还含有多种物质,包括神经递质、内分泌激素、免疫细胞因子、蛋白质、代谢产物以及淋巴细胞等。Krieger 等已在人的脑脊液中检测出 SRIF、SP、ENK、CCK、ANG 等 10 多种肽类物质,其他学者也在动物脑脊液中检测到 TRH、LHRH、CRH、VP、SRIF、ANG、ACTH、GH、END 和睡眠因子等神经递质和内分泌激素。有报道将肾上腺髓质细胞植入宿主的侧脑室,结果具有儿茶酚胺荧光的细胞产生细长的突起,并可穿过室管膜而进入宿主脑组织。在生理状态下,脑脊液中 VP 的浓度呈昼夜节律性变化,白天高、黑夜低。并且,节律变化的幅度在同一种动物是恒定的。损毁视交叉上核,则这种节律就被取消,脑脊液中也测不到 VP,说明脑脊液内的 VP 来自视交叉上核。与此相一致的是,视交叉上核内的 VP mRNA 也呈昼夜节律性变化。我们在对癫痫的研究中发现,在癫痫患者的脑脊液内谷氨酸、免疫细胞因子——TNF-α 和 IL-6 的含量升高,这些免疫细胞因子显然是来自致痫的脑组织。神经体液物质通过脑脊液的交流是由于接触脑脊液的神经元系统具有分泌和吸收的功能以及室管膜层屏障的不完整性而实现的。

(三) 功能与意义

1. **生理功能**　"脑 - 脑脊液神经体液回路"具有重要的生理功能,它是动物有机体尤其是中枢神经系统不可分割的组成部分。在神经生理实验中普遍采用的一种研究方法——将药物注入脑室系统内观察其对脑和脊髓神经活动的影响,就是运用了"脑 - 脑脊液神经体液回路"的原理而设计的。将 TRH 注入狗的第四脑室,引起严重的交感神经刺激症状:瞳孔散大、血管收缩、呼吸加快等。将 SRIF 注入大鼠脑室,可加强异戊巴妥引起的镇静作用。将组胺注入脑室,可引出醒觉脑电图。实际上,"脑 - 脑脊液神经体液回路"在神经系统正常功能的调节中起着重要作用。下丘脑可产生睡眠因子,分泌入脑脊液中,作用于大脑皮质和低位脑干,分别引起快波和慢波睡眠。脑脊液内的神经活性物质还对垂体前叶激素的释放具有显著影响。McCann 等观察了脑室内注射 6 种神经肽 (CCK、gastrin、VIP、SP、NT、opioids)

后垂体前叶激素释放的变化,发现除 FSH 外其余均受到促进或抑制性的影响,以 CCK 和 VIP 的作用最强(剂量以纳克计)。

2. **临床意义**　"脑 - 脑脊液神经体液回路"在临床上已经得到了广泛的应用,表现在以下几方面:

(1)在疾病的诊断方面:抽取一定量的脑脊液进行压力、细胞数、化学成分、物理性状、微生物和细胞学检查已是某些神经系统疾病的诊断常规(如脑膜炎等)。值得注意的是,在某些疾病中脑脊液检测具有特殊意义,甚至可作为确定诊断的指标。例如,在 AD 时,脑脊液中 GH 水平升高,VP 浓度降低。在 HD 时脑脊液中 GABA 含量降低,并可作为诊断指标。在流行性乙型脑炎、阿尔茨海默病和精神分裂症的脑脊液中都可检测到神经元特异性烯醇化酶,并且其含量与病情相关,可作为诊断和预后的重要参考指标。

(2)在疾病的治疗方面:一些不能通过血 - 脑屏障的药物经静脉注射无效,但若将其注入脑室则可产生明显的治疗效果。在外科手术时进行腰椎麻醉,将麻醉药物注入蛛网膜下腔阻断脊神经根,也是应用了这一原理。有趣的是脑室内脑组织移植,即将神经细胞移入脑室内,人工造成"接触脑脊液神经元",能发挥一定的治疗作用。将下丘脑组织移植入第三脑室内,移植物能分泌 VP,并能代偿 Brattleboro 大鼠因缺乏 *VP* 基因所致的烦渴和多尿,也可代偿小鼠促性腺激素释放激素的缺乏。侧脑室和第四脑室都被证明是脑组织移植的无害而适宜的部位。Perlow 首先将胚鼠黑质移入用 6-OHDA 诱发的 PD 模型大鼠的侧脑室,移植物存活长达 10 个月,在荧光显微镜下可见移植物内有丰富的发绿色荧光的 DA 能神经细胞和纤维。同时,由阿扑吗啡引起的动物旋转行为减轻。

(3)在神经系统疾病发病机制的研究方面:由于脑组织与脑脊液之间存在着信息交流,这种网络或回路参与神经系统内环境恒定的维持。在疾病发生时,"脑 - 脑脊液神经体液回路"也必然受到影响。因此,在研究神经系统疾病的发生机制中,"脑 - 脑脊液神经体液回路"是一个重要的方面和途径。例如,在动物模型中,可通过脑室内给药,使其作用于脑组织而致病;也可将某些药物注入脑脊液,对疾病的发生发展进行干扰和治疗。这在神经系统疾病的研究中是很常用的手段。我

们在对癫痫发病机制的研究中,就应用了这种技术路线,结果证明,"脑 - 脑脊液神经体液回路"参与癫痫发病过程,在癫痫发病过程中起着重要作用。

"脑 - 脑脊液神经体液回路"概念的提出使传统神经解剖学关于室管膜结构、脑脊液成分及功能的概念得到更新,进一步揭示了神经调节和体液调节的密切联系及其复杂性和完善性。它不仅为基础理论研究提出了新的课题,而且为临床实践开辟了一条诊断和治疗疾病的新途径。"脑 - 脑脊液神经体液回路"是一种特殊的信息网络系统,它与一般的神经回路既有共同之处又有区别。这一回路的结构基础是接触脑脊液的神经元、室管膜及脑 - 脑脊液屏障的不完整性;其往返调节的机制是突触释放和非突触释放;参与调节的物质有神经递质、内分泌激素、免疫物质(抗体和细胞因子)和其他调制物;其调节的范围相当广泛,不仅可以实现局部整合(如下丘脑和垂体),也可进行远距离调整(如睡眠因子的作用)。随着科学技术的发展,可以展望它必将成为一个十分活跃的开拓性领域,其研究成果必然会丰富现代神经科学的知识宝库。

(朱长庚　赵　虎)

参考文献

[1] Alibardi L.[³H]-thymidine labeled cerebrospinal fluid-contacting cells in the regenerating caudal spinal cord of the lizard lampropholis [J]. Anat Anz, 1994, 176: 347-356.

[2] Bradbury M W B, Anatomy and physiology of cerebrospinal fluid//Hydrocephalus [M]. Schurr P H, Polkey CE. New York: Oxford University Press, 1993.

[3] Chaurasia B D. Human anatomy [M]. New Delli: CBS publishers & Distributors, 2004.

[4] Huang A L, Chen X, Hoon M A, et al. The cells and logic for mammalian sour taste detection [J]. Nature, 2006, 442 (7105): 934-938.

[5] Heathcote R D, Chen A. Morphogenesis of catecholaminergic interneurons in the frog spinal cord [J]. J Comp Neurol, 1994, 342: 57-68.

[6] Hirunagi K, Hasegawa M, Vigh B, et al. Immunocytochemical demonstrating of serotonin-immunorective cerebrospinal fluid-contacting neurons in the paraventricular organ of pigeons and domestic chickens [J]. Prog Brain Res, 1992, 91: 327-330.

［7］Hirunagi K, Rommel E, Korf H W. Ultrastructural of cerebrospinal fluid-contacting neurons immunoreactive to the lateral septal organ of the duck [J]. Cell Tissue Res, 1995, 279: 123-133.

［8］Hirunagi K, Rommel E, Oksche A, et al. Vasoactive intestinal peptide-immunoreactive cerebrospinal fluid-contacting neurons in the reptilian lateral septum nucleus accumbens [J]. Cell Tissue Res, 1993, 274: 79-90.

［9］Meek J. The paraventricular organ of mormyrid fish: uptake or release of intraventricular biogenic amines [J]. Eur J Morphol, 1999, 37: 107-112.

［10］Roberts B L, Waslam S, Scholten G, et al. Dopaminergic and GABAergic cerebrospinal fluid-contacting neurons along the central canal of the spinal cord of the eel and trout [J]. J Comp Neurol, 1995, 354: 423-437.

［11］Zhang E T, Inman C B E, Weller R O. Interrelationships of the pia mater and the perivascular (Virchow-Robin) spaces in the human cerebrum [J]. J Anat, 1990, 170: 111-123.

［12］Zhu C G, Zenker W, Celio M. Substanc P positive structures in rat spinal cord-A longitudinal bundle ventral to the central canal [J]. Anat Anz, 1983, 154: 193-203.

第十一章

脑和脊髓的血液供应、回流及脑屏障

第一节 动 脉 供 应

一、脑的动脉

人脑的血液供应非常丰富,在安静状况下,仅占体重约 2% 的脑,大约需要全身供应血量的 20%,所以脑组织对血液供应的依赖性很强,对缺氧十分敏感。脑血管的特点:动脉壁较薄;静脉壁缺乏平滑肌、无瓣膜,静脉不与动脉伴行,形成独特的硬脑膜窦,血液与神经元间有血 - 脑屏障,此屏障有重要的临床意义。

脑动脉的主干及其主要分支先走行于脑的腹侧面,然后再回绕到脑的背侧面;脑动脉的分支可分为皮质支与中央支两类,皮质支与中央支之间吻合甚少,但皮质支与皮质支之间有较多吻合;脑动脉壁由内膜、中膜和外膜 3 层组成,为肌型动脉,管壁薄,血管周围没有支持组织。脑动脉的内膜较薄,由一层内皮细胞和发育良好的内弹力膜组成,内皮细胞多呈扁平菱形,其长轴与动脉长轴一致。脑动脉中膜由 10~12 层平滑肌细胞组成,肌纤维呈轻度螺旋形。脑动脉外膜较薄,它由结缔组织构成,含有胶原、网状和弹力纤维。脑实质外动脉的外膜弹力纤维纤细而稀少没有外弹力膜,而脑实质内动脉则缺乏外膜,由于这种结构特点,脑动脉几乎无动脉搏动;脑实质内、外动脉均有神经纤维分布,脑实质内动脉的神经纤维多起源于中枢神经,而脑实质外动脉的神经纤维主要起源于周围神经。

脑的动脉血液来自颈内动脉(internal carotid artery)和椎动脉(vertebral artery)。颈内动脉供应

同侧大脑半球的额叶、顶叶、颞叶的一部分、基底神经节、丘脑前小半及丘脑下部的大部分、眼及眼副器、额及部分鼻部,形成颈内动脉系。椎动脉和基底动脉发出分支供应脊髓上部、脑干和小脑、大脑半球的枕叶、颞叶的一部分、丘脑后大半、丘脑下部的小部分,形成椎 - 基底动脉系统。基底动脉终于脑桥上缘并分出两条大脑后动脉,颈内动脉末端分出大脑前动脉和大脑中动脉,两侧大脑前动脉通过前交通动脉相连,颈内动脉的末端通过后交通动脉与大脑后动脉相连,于是围绕脚间窝形成一完整的血管环即大脑动脉环(Willis circle)(图 11-1-1)。

(一)颈内动脉系

1. **颈内动脉走行及分段** 颈内动脉在平甲状软骨上缘从颈总动脉分叉处发出,经颈动脉管入颅后走行于海绵窦内,穿过硬脑膜内外环,进入蛛网膜下隙,最后分出大脑前动脉和大脑中动脉。关于颈内动脉的分段曾有不同的方案,大部分是基于解剖或影像。1938 年 Fischer 提出基于造影的分段法曾经是最常用的方法,他从颈内动脉末端反向分段:C_1~C_5,该分段法逆血流分段,也没有包括颈内动脉的颅外段。1996 年 Bouthillier 等提出改良 Fischer 分段法(图 11-1-2),包含颈内动脉全程并参考颈内动脉的毗邻结构,目前该分段法被大部分研究者采用。此外,Rhoton 基于解剖学提出的四段法和 Lasjaunias 等基于胚胎学起源的七段法也有应用。颈内动脉系的分段法和命名随着解剖学与临床医学发展仍在变化,特别是近年

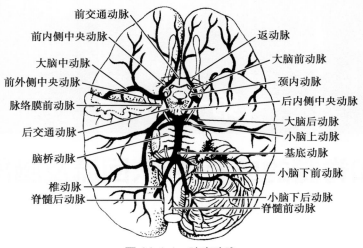

图 11-1-1 脑底动脉

影像学、神经介入和神经内镜的发展，又有更细的分段。本书按照改良 Fischer 分段法描述，同时了解不同分段法之间的对应是有益的（表 11-1-1）。

表 11-1-1 不同颈内动脉分段法比较

改良 Fischer 分段法	Rhoton 分段法	Fischer 分段法	Lasjaunias 分段法
C_1 颈段	C_1 颈段	—	C_1 颈段
C_2 岩段	C_2 岩段	C_5 岩段或颈动脉管段	C_2 岩内升段和 C_3 岩内水平段
C_3 破裂（孔）段	C_2 岩段	C_5 岩段或颈动脉管段	C_4 破裂孔升段和 C_5 虹吸水平段
C_4 海绵窦段	C_3 海绵窦段	C_4 海绵窦段和部分 C_5	C_4 破裂孔升段和 C_5 虹吸水平段
C_5 床突段	C_4 床突上段	C_3 膝段或虹吸弯	C_6 床突段
C_6 眼段	C_4 床突上段	C_2 床突上段或池段	C_7 终末段
C_7 交通段	C_4 床突上段	C_1 终末段	C_7 终末段

注："—"表示无对应的分段。

（1）C_1 段（颈段，cervical segment）：起自颈总动脉分叉处，止于颈动脉管外口。C_1 段平甲状软骨上缘从颈总动脉分叉处发出，位置较深，起初在颈动脉三角内，向深部到二腹肌后腹的内侧，靠近颅骨，位于颈内静脉和迷走神经的内侧，颈外动脉

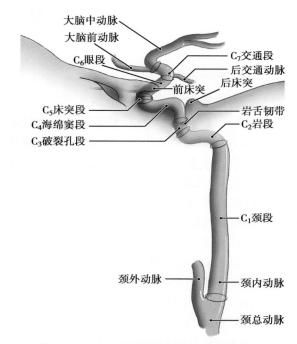

图 11-1-2 颈内动脉改良 Fischer 分段法

的后外侧，并逐渐移至它的后内侧，经咽壁后外侧与上 3 个颈椎横突之间到达颞骨岩部底颈内动脉管的外口。后方毗邻颈上神经节和喉上神经；内侧毗邻咽侧壁、咽静脉、咽升动脉和喉上神经；前外侧被胸锁乳突肌覆盖；前下部有舌下神经、颈袢上根、舌静脉和面静脉位于它的浅面；前中部有茎突舌骨肌、枕动脉和耳后动脉跨过；前上部通过茎突、茎突舌骨肌、茎突咽肌、舌咽神经、迷走神经咽支和腮腺深部与颈外动脉分隔。在颅底，舌咽神经、迷走神经、副神经和舌下神经位于颈内动脉和颈内静脉之间。

C_1 段起始部呈梭形膨大,称为颈动脉窦,能感受血液压力的变化,并转变为神经冲动,经舌咽神经的颈动脉窦支上行入脑的心血管调节中枢,再由脑发出传出神经至心血管以调节血压的变化,保证脑动脉压的相对恒定。

(2) C_2 段(岩段,petrous segment):也称颈内动脉管段,起自颈动脉管颅外口,止于破裂孔后缘。C_2 段按其行走方向可分为 3 部分:垂直部、弯曲部和水平部。岩大神经和岩小神经走行在水平部上内侧的岩骨表面的神经沟内,鼓膜张肌和咽鼓管位于水平部深部的岩骨内,耳蜗和鼓室位于弯曲部的后方。C_2 段颈内动脉在颈动脉管骨膜内行走,四周绕以结缔组织、静脉丛和节后交感神经。

(3) C_3 段(破裂孔段,lacerum segment):起自颈动脉管的末端,止于岩舌韧带(petrolingual ligament)的上缘。破裂孔由枕骨基底部和颞骨岩部汇合处四周的骨结构和纤维软骨构成,它由两部分组成:孔部和垂直部。垂直部由蝶骨体、枕骨基底部和岩尖的骨性结构和周围纤维组织围成,C_3 段越过孔部,但并不穿过孔部,是在垂直管内上升,走行向海绵窦后部。岩舌韧带是颈动脉管骨膜的延续,连接前方蝶骨小舌和后方的岩尖之间。此韧带以远,颈内动脉进入海绵窦。

(4) C_4 段(海绵窦段,cavernous segment):起自岩舌韧带上缘,止于近侧硬膜环(proximal dural ring)(图 11-1-3)。近侧硬膜环(近环)由前床突的内、下面骨膜包绕颈内动脉形成,该环常不完整地围绕着颈内动脉。C_4 段在海绵窦内,上行到后床突,沿蝶鞍外侧的颈动脉沟通过海绵窦,平蝶鞍底略呈 "S" 形由后向前行,在前行中渐偏向外侧,抵前床突下方,于前床突尖端的内侧弯曲向上出海绵窦。按其行走方向可分为垂直部、后曲、水平部和前曲。C_4 段穿经海绵窦时,其内侧紧贴蝶窦侧壁,动眼神经、滑车神经、展神经、眼神经和上颌神经位于其外侧,在海绵窦内展神经与之伴行。

(5) C_5 段(床突段,clinoid segment):起自近侧硬膜环,止于远侧硬膜环(distal dural ring)(图 11-1-3)。远侧硬膜环(远环)完整地包绕颈内动脉,并与颈内动脉的外膜融合,一般认为远侧硬膜环是镰状韧带(位于前床突内侧和视神经或鞍结节顶部之间的硬膜皱褶)与前床突、海绵窦顶相延续的部分。由于近、远侧硬膜环在后方海绵窦顶部融合在一起,因此 C_5 段呈楔形,长 4~6mm,海绵窦的静脉丛可通过不完整的近侧硬膜环达到此处。

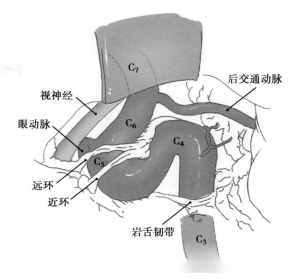

图 11-1-3　近侧及远侧硬膜环

(6) C_6 段(眼段,ophthalmic segment):起自远侧硬膜环,止于后交通动脉。颈内动脉穿过远侧硬膜环后,即进入蛛网膜下隙,因此远侧硬膜环是颈内动脉硬膜内、外部分的分界线,但如何在影像学上确认远侧硬膜环仍有争议。颈内动脉穿过远侧硬膜环的内侧,有时硬膜冗长,形成一个小的硬膜囊或隐窝,被称为颈动脉窝(carotid cave)。C_5 和 C_6 段起始部在前床突尖端的内侧先转向上外侧达脑的底面,在视神经下面转向后,呈 "C" 形弯曲,常合称为膝部。C_4、C_5 和 C_6 段起始部常被合称为 "虹吸部"。C_6 段位于蛛网膜下隙,近端被前床突的骨质和硬膜覆盖,内侧是视神经,外侧毗邻动眼神经。

(7) C_7 段(交通段,communicating segment):起自后交通动脉,止于颈内动脉分叉部,C_7 段有后交通动脉和脉络膜前动脉两个重要分支,颈内动脉在前穿质下方和外侧裂的内侧端发出大脑前和大脑中动脉。

2. 分支

(1) C_1 段分支:颈段几乎不发出分支动脉,较少见到本该起源于颈外动脉的一些迷走动脉或胚胎期残留动脉,如咽升动脉主干或分支(ascending pharyngeal artery or pharyngeal trunk)、甲状腺上动脉(superior thyroidal artery)、枕动脉(occipital artery)、脑膜后动脉(posterior meningeal artery)、永存舌下动脉(persistent hypoglossal artery)、永存镫骨动脉(persistent stapedial artery)和前环椎间动脉 - Ⅰ型(proatlantalintersegmental artery type Ⅰ)。

（2）C₂ 段分支

1）颈鼓室动脉（caroticotympanic artery）：起自岩段颈动脉管垂直段末端，进入鼓室。与脑膜中动脉的分支鼓室上动脉，颌内动脉的分支鼓室前动脉，咽升动脉的分支鼓室下动脉及枕动脉的分支茎乳突动脉存在广泛的吻合。

2）翼管动脉（vidian artery）：起于颈内动脉岩段进入翼管供给相应区血运，与颌内动脉的分支——翼管动脉吻合。

（3）C₃ 段分支：几乎没有分支。

（4）C₄ 段分支

1）脑膜垂体干（meningohypophyseal trunk）：起源于海绵窦段水平部或后曲部，有三个主要分支。①小脑幕缘支：沿小脑幕缘向后外侧走行至切迹顶；②斜坡支：向内、后方走行，供给斜坡和鞍背；③垂体下动脉：向前内侧走行至垂体沟，供给垂体后叶、蝶鞍和海绵窦的硬膜。脑膜垂体干可以是单干、双干或多干，两侧的脑膜垂体干均有丰富的吻合。

2）海绵窦下外侧干（inferolateral trunk）：起于颈内动脉鞍旁下外侧面，主要供给海绵窦内脑神经和硬膜的血运，主要分支为圆孔支，供给三叉神经血运，并与眼动脉、颌内动脉、脑膜副动脉和脑膜中动脉有广泛的吻合。

3）包膜动脉（capsular artery）：由颈内动脉内侧壁发出，血管造影很难显示，主要供给蝶鞍前壁的硬脑膜。

（5）C₅ 段：一般没有分支，有时眼动脉可起源于此。

（6）C₆ 段分支

1）眼动脉（ophthalmic artery）：可分为颅内段和眶内段，颅内段在颈内动脉离开海绵窦到前床突内侧处发出，行于视神经的下外侧，经视神经管入眶；眶内段由外侧转向内侧，先行于视神经的外侧，动眼神经、展神经、睫状神经节和外直肌的内侧，再从视神经和上直肌之间穿过，到眶内侧壁，沿上斜肌下缘迂曲前行至内眦，分出滑车上动脉、鼻背动脉和眶上动脉。终末支与眶上神经伴行至额部皮肤。眶内段在行走中发出多个细小分支至眶内容物，其中最重要的一支动脉称视网膜中央动脉（central artery of retina），该动脉在球后 10~15mm 处穿视神经鞘膜进入视神经，在视神经内沿中心轴线前进，至视盘处穿出，分为视网膜鼻侧上小、下小动脉和视网膜颞侧上小、下小动脉 4

支供应视网膜。大约有 15% 的眼动脉走行于视神经下方。

2）垂体上动脉（superior hypophyseal artery）：在眼动脉至后交通动脉之间，颈内动脉后内侧发出 1~7 支穿支，造影不易显现。主要分布于腺垂体、垂体柄、视交叉、乳头体前区和视束，通常和对侧同名动脉吻合。

（7）C₇ 段分支

1）后交通动脉（posterior communicating artery）（图 11-1-1）：起自颈内动脉终段并向后走行，同大脑后动脉相吻合。其上方为视束和大脑脚内侧面，下方为蝶鞍，内侧为乳头体、灰结节，下外侧为动眼神经和颞叶海马旁回钩。后交通动脉通常比较细小，如果大脑后动脉发育不良时也可以粗大。两侧后交通动脉管径可以不等，甚至一侧缺如。后交通动脉常发出数支小的中央支同从大脑后动脉来的中央支一起穿过后穿质供应丘脑下部、丘脑腹侧部、视束前 1/3、内囊后部和第三脑室壁。

2）脉络膜前动脉（anterior choroid artery）（图 11-1-1）：管径较小，1~4 支，以 3 支最多，为一组较细小而恒定的血管，在后交通动脉起始远侧 2 mm 处由颈内动脉直接发出，按其行程可分为池部和脑室部，池部从起始处起到进入侧脑室下角之前，行于环池之内。池部最初一段行于小脑幕切迹之上，颞叶海马旁回钩内侧部和大脑脚之间，形成一个与海马旁回钩相一致的凸侧向内的弯曲，然后向下越过视束供应大脑脚。再转向外侧，到达外侧膝状体的外侧，分支供应外侧膝状体，最后经脉络膜裂穿入侧脑室下角续为脑室部。脑室部起于侧脑室下角，沿侧脑室内的脉络丛向后至丘脑枕，继而绕丘脑枕弯行向上，入侧脑室中央部。脉络膜前动脉的分支在室间孔附近，与脉络膜后动脉相互吻合。该动脉在未穿入侧脑室下角之前，除发 1~3 个皮质支外，还发出 2~3 个穿支，1 支穿视神经内侧至大脑脚，另 2 支即为纹状体内囊动脉：一支穿视束斜向后外达苍白球；另一支在视束外侧向后行于囊状间隙内，经内囊后肢及豆状核下缘沿视辐射向后行，分支至苍白球，此动脉行程长，管径较小，易发生栓塞，它的供应范围为苍白球、尾状核、杏仁体、下丘脑、灰结节、中脑导水管、红核、黑质、内囊后肢、视辐射、视束、海马和穹窿。

3. 颈内动脉的终末支

（1）大脑前动脉（anterior cerebral artery）：在大脑外侧裂内侧正对前穿质处由颈内动脉发出，按其走行可分为水平段（A_1）、上行段（A_2）、膝段（A_3）、胼周段（A_4）和终末段（A_5）。在视神经上方水平向前内到大脑纵裂，通过前交通动脉与对侧大脑前动脉相连。在纵裂内两条大脑前动脉一起向前平行，为水平段；经胼胝体下回附近斜向前上，为上行段：绕胼胝体膝部至背侧，为膝段；沿胼胝体沟向后行，为胼周段；达胼胝体压部稍前方直角弯曲向上，移行为楔前动脉，为终末段。有时大脑前动脉为单独的一支。大脑前动脉在前交通动脉以前的一段，通常称为交通前段，放射学称为 A_1 段，此段平均长 12.7mm，直径 2.6mm，前交通动脉以后的一段，通常称为交通后段，放射学称 A_2 段。两侧大脑前动脉的 A_2 段略呈矢状位，但左、右并列前行者较少见，在放射学斜位片上清晰可见，在侧位或前后位片上则因重叠而不能分辨。大脑前动脉发出皮质支和中央支（图 11-1-4）。

1）大脑前动脉的皮质支：

①眶后动脉（posterior orbital artery）：通常在前交通动脉前方 4~5mm 处，从大脑前动脉主干成锐角发出，越过直回后部入嗅沟内，分布至眶后内侧部。

②眶前动脉（anterior orbital artery）：一般在距前交通动脉 4~10mm 处，与大脑前动脉主干成锐角发出，行向前内，横过直回中部或前部，分布至眶前内侧部。

③额极动脉（frontopolar artery）：由胼胝体膝部以下附近发出，分布于额叶内侧面以及半球外侧面的额上回上部。

④胼胝体周围动脉（paracallosum artery）：又叫胼胝体旁动脉，为大脑前动脉主干行于胼胝体沟内的一段，主要分布于胼胝体及其附近的大脑皮质。分布于胼胝体及其附近的皮质支叫胼胝体动脉。

⑤楔前动脉（precuneal artery）：在胼胝体压部的稍前方，由大脑前动脉主干直角弯曲向上，经顶下沟至楔前回，越过上内缘至顶间沟，分布于扣带回后部、楔前叶的前 2/3、顶上小叶和顶下小叶上缘。

⑥胼胝体缘动脉（callosomarginal artery）：沿扣带沟后行。由于该动脉位于半球上缘和胼胝体之间，故名胼缘动脉。如大脑前动脉属双干型，则上干即为胼缘动脉；它向上依次发出额前内侧动脉和额中内侧动脉，本干则延续为额后内侧动脉。如为单干型，则根本没有胼缘动脉。额前、中、后内侧动脉均直接发自胼周动脉。胼缘动脉分布于扣带回、额上回的内侧面和上缘、旁中央小叶、中央前回和后回。

⑦额前内侧动脉（anteromedial frontal artery）：一般在扣带沟前部由胼胝体缘动脉，或在胼胝体膝附近由胼胝体周围动脉发出，沿额叶内侧面向前上方行，分为 2~3 支。各支经额叶前部越过大脑半球上内缘至背外侧面，再横过额上回深入至额上沟，末梢可至额中回上半或其上缘的前部。

⑧额中内侧动脉（mediomedial frontal artery）：通常在扣带沟中部由胼胝体缘动脉或在胼胝体干部上方由胼胝体周围动脉发出，向后上方斜过扣带回分为 2~3 支，在额上回中部越过上内缘至额上沟，末梢可至额中回的上缘或其上半，分布于扣带回、额上回内、外侧面及额中回上缘或上半的

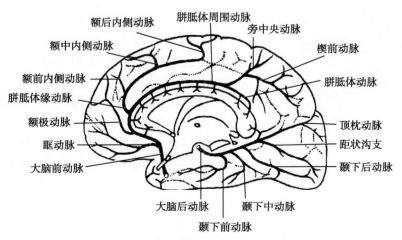

图 11-1-4　大脑前动脉、大脑后动脉皮质支

中部。

⑨额后内侧动脉（posteromedial frontal artery）：一般为胼胝体缘动脉的终支。发出后向后上方行，斜过扣带回，在额上回后部越过上内缘至背外侧面，分为2~3支。前面分支至额上沟后部，后面分支可达中央前沟上1/4的部分。分布于扣带回、额上回、额中回上缘或上半及中央前回上1/4部分。

⑩旁中央动脉（paracentral artery）：于胼胝体前部或中部等处由胼胝体周围动脉或胼胝体缘动脉发出，向后斜过扣带回入扣带沟，再往后行至旁中央小叶分为2~3支，并越过上内缘达中央前、后回上部。分布于旁中央小叶、中央前回和中央后回的上1/4以及部分扣带回。此支在临床上较重要，因其阻塞后可引起对侧下肢中枢性偏瘫和排尿障碍，也可伴有该侧下肢皮质型感觉缺失。

曾司鲁（1983）观察了204例中国人大脑前动脉交通后段，发现在胼胝体膝附近分为上、下两干型的占22.06%±2.90%，单干型的占77.94%±2.90%。胼胝体周围动脉相当于双干型的下干，或相当于单干型的本干；胼胝体缘动脉相当于双干型的上干，或相当于单干型的额前内侧动脉、额中内侧动脉与额后内侧动脉的共干。

2）大脑前动脉的中央支：在大脑前动脉交通前段发出一群小的中央支，又叫前内侧丘纹动脉，分为内侧组和外侧组（图11-1-5）。

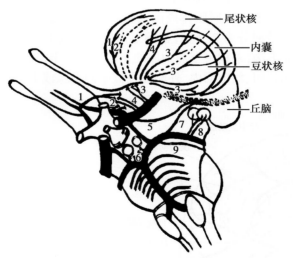

图 11-1-5　大脑前动脉中央支模式图

1.返动脉；2.前内侧中央动脉；3.外侧纹体动脉；4.内侧纹体动脉；5.脉络膜前动脉；6.丘脑穿动脉；7.脉络膜后外侧动脉；8.丘脑膝状体动脉；9.脉络膜后内侧动脉。

①内侧组：又称返动脉（recurrent artery），1872年Heubner首先描述这支动脉，故称Heubner氏动脉或中央长动脉。该动脉多为1支。是供应纹状体主要而恒定的血管，它发出后口径急剧减少，不及大脑前动脉口径的15%，其行经方向与大脑前动脉相反。返动脉多数在大脑前动脉平前交通动脉外侧缘发出，横过直回下面返回向外，至前穿质，在前内侧嗅裂内侧端穿入。在行程中可发1~2支小的皮质动脉至眶部内侧的皮质。分为2~3个小支穿入脑实质以后，外侧小支经豆状核壳前端的外侧面呈弧形上升，穿过内囊前肢至尾状核外侧部；中间的小支较细小且不恒定，经尾状核头的外侧上行；内侧小支经尾状核头的前缘上行供应豆状核壳前端、尾状核头及两者之间的内囊前肢和眶面内侧部的皮质。该动脉闭塞时，可引起上肢轻瘫、面部和软腭瘫痪。

②外侧组：又称短中央动脉，在大脑前动脉交通前段中部或开始部向外侧发出1或2个较大的分支而新生儿支数较多，多为3~6支，稍向后外方行，于前穿质内侧部或中间部穿入脑实质。两支沿尾状核头内侧面弯向后上方，一支经前连合前面，另一支经其后面，达尾状核体的前部内侧面。供应尾状核头部及尾状核体前部的内侧面。短中央动脉还有一些细支向内侧至视上部和胼胝体膝等处。损伤后可引起情绪改变、记忆缺陷、视野缺损等症状。

大脑前动脉皮质支：其供应范围在半球内侧面为顶枕沟以前的皮质和胼胝体，在背外侧面达额中回上缘或上半，额上回、中央前、后回上1/4、顶上小叶以及眶部内侧半等区域。大脑前动脉的皮质支在楔前叶的后部及顶上小叶的后部和大脑后动脉的皮质支吻合；在顶间沟上下缘、中央前、后回上1/4和额中回上缘或上半和大脑中动脉的皮质支吻合。大脑前动脉中央支供应部分额叶眶面皮质、外囊、尾状核和豆状核前部、内囊前肢、内囊膝部和内囊后肢前部。

前交通动脉（anterior communicating artery）（图11-1-1）平均长4mm，跨过大脑纵裂前部连接两侧大脑前动脉，一般无分支，有时可见开窗或多支。除发出前内侧中央支外，还发出分支供应视交叉、终板、下丘脑、嗅皮质区。此外，还发出几条穿支，分布于穹窿、胼胝体膝部、隔区和扣带回等部。不少情况下还发出一条胼胝体正中动脉（median corporis callos artery）（邱治民，1955），也可叫正中额叶动脉或第 3 大脑前动脉,行于两条大脑前动脉之间,绕过胼胝体膝以上向后至某一侧半球内侧面,发出 2~3 条皮质支。这些穿支闭塞时,可引起下丘脑和额叶缺血,发生严重的记忆障碍等症状。

(2) 大脑中动脉(middle cerebral artery):是颈内动脉的最大终末支,按其走行可分为水平段(M1)、回转段(M2)、侧沟段(M3)、分叉段(M4)和终末段(M5)5 段。水平段位于脑底面,行于额叶眶面水平位向外至侧沟窝,续为回转段,大脑中动脉的中央支(豆纹动脉)由此段发出;回转段在侧沟窝外方,回绕岛叶前端(即岛阈)进入大脑外侧沟,续为侧沟段;侧沟段隐藏于大脑外侧沟内,紧贴岛叶外面,由前下走向后上,沿途发出数条皮质支分布于大脑半球背外侧面;分叉段为从大脑外侧沟上端,相当于顶、枕、颞叶交界处从深面浅出,到发出角回动脉及颞后动脉的一段;终末段为大脑中动脉的终支角回动脉。曾司鲁(1966)观察到大脑中动脉在岛阈附近分为双干型(占60.00%±3.65%)或单干型(占 40.00%±3.65%)两种,双干型的上干水平向后上,主要到额叶及顶叶,下干主要到颞叶、枕叶及顶叶。

1)大脑中动脉的皮质支(图 11-1-6)

①眶额外侧动脉(lateral orbitofrontal artery):可从上干或总干发出,向上后行,分为前、后两支。前支分布于眶部外侧半,后支分布于额下回后部和额中回前部,与大脑前动脉的额极动脉在大脑额极处吻合。

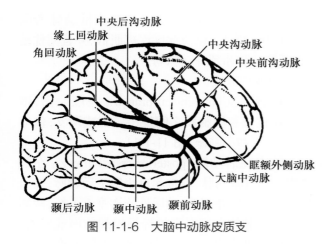

中央后沟动脉
缘上回动脉
角回动脉
中央沟动脉
中央前沟动脉
眶额外侧动脉
大脑中动脉
颞后动脉　颞中动脉　颞前动脉

图 11-1-6　大脑中动脉皮质支

②中央前沟动脉(artery of precentral sulcus):从上干或总干发出后,于中央前沟附近斜向后上行,多分为 2~3 个分支,前部分支主要分布于额中回后部、额下回后部,后部分支分布于中央前回下3/4。

③中央沟动脉(artery of central sulcus):从上干或总干发出,沿中央沟或其前、后缘上行,主要分布于中央沟下 3/4 前、后缘的皮质。

④中央后沟动脉(artery of postcentral sulcus):又叫顶前动脉(anterior parietal artery),从单干型或双干型的上干发出,或为上干的终支。沿中央后沟或中央后回后缘上行至顶间沟,主要分布于中央后回的下 3/4 及顶间沟上、下的皮质。

中央前沟动脉、中央沟动脉和中央后沟动脉从大脑中动脉发出后,出大脑外侧沟,绕过岛盖向上行,分布于额叶和顶叶皮质,在脑血管造影上总称为额顶升动脉。

⑤顶后动脉(posterior parietal artery):又叫缘上回动脉,沿大脑外侧沟上行,主要分布于缘上回和顶上小叶下缘的皮质。

⑥角回动脉(artery of angular gyrus):多为双干型下干的终支,沿颞上沟向后上方行,主要分布于角回和顶上小叶后部下缘。角回动脉管径较粗,在脑血管闭塞时,常采用此动脉和颞浅动脉的分支,作颅内、外动脉吻合(颞浅动脉 - 大脑中动脉吻合术),以改善大脑的血液供给。

⑦颞后动脉(posterior temporal artery):从双干型的下干或单干的下缘发出,主要分布于颞上、颞中回后部和颞下回后部及枕叶外侧面月状沟以前的皮质。

⑧颞中动脉(middle temporal artery):从双干型的下干或单干的下缘发出,主要分布于颞叶中部和颞下回上半。

⑨颞前动脉(anterior temporal artery):从双干型的下干或单干的下缘发出,达颞中回及颞下回上缘而分布。

⑩颞极动脉(temporal polar artery):从双干型的下干或单干的下缘发出,向前外下行,至颞极的外侧面绕至内面而分布。

2)大脑中动脉的中央支(图 11-1-7):大脑中动脉的中央支称前外侧中央动脉(anterolateral central arteries),又称前外侧丘纹动脉(anterolateral thalamostriate artery),还可叫豆纹动脉,分为内侧支和外侧支。①内侧支(medial branch):是从大脑中动脉起始部 1cm 以内发出的中央支,多呈直角发出。又称内侧纹体动脉或内侧穿动脉。为一组细小且相互平行的小动脉,有 2~3 支。各支从主干发出后，在蛛网膜下隙内，先行一段后，呈梳齿状平行排列穿入前穿质。经豆状核壳浅、深层穿过内囊达尾状核。在新生儿此动脉多为4~6支，占63.3%。②外侧支（lateral branch）：是从大脑中动脉起始部以外1~2cm处发出的中央支。又称外侧纹体动脉或外侧穿动脉。也是一组细小的动脉，可见4~6条。向内行达前穿质，入脑实质后，整齐地沿着内侧嗅裂外侧端排列，呈扇形经豆状核浅层或表面弧形上行穿内囊达尾状核。其中1~2支稍粗大，沿豆状核的外侧上行至内囊（图11-1-7）。

大脑中动脉的前外侧中央动脉是供应纹状体和内囊的主要动脉。在动脉硬化和高血压等情况下易破裂出血，故名为"脑溢血动脉"或Charcot氏脑出血动脉。

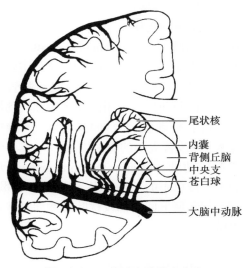

图 11-1-7　大脑中动脉中央支

（图中标注：尾状核、内囊、背侧丘脑、中央支、苍白球、大脑中动脉）

大脑中动脉皮质支的分布范围主要是大脑半球外侧面，包括额中回以下、中央前、后回下3/4、顶下小叶，枕外侧沟以前以及颞下回上缘或上半以上的部分。此外还分布于颞极内外侧面、眶部外侧半以及岛叶各部皮质。大脑中动脉皮质支与大脑前动脉皮质支吻合区为额中回上缘或上半、中央前、后回上1/4及顶间沟上下缘等处皮质。与大脑后动脉皮质支交错区，是颞下回上缘或上半，以及月状沟或枕外侧沟以前的皮质。大脑中动脉中央支主要分布于基底核及内囊，包括尾状核体、豆状核及内囊上3/5的神经纤维。

（二）椎 - 基底动脉（vertebral-basilar artery）系

1. 走行及分部　椎动脉起自锁骨下动脉第

一段的上缘，全程可分4段：第1段（升段）自起始处起，至进入第6颈椎横突孔之前，在颈长肌和前斜角肌之间向后上行，前面邻颈总动脉和椎静脉，有甲状腺下动脉越过，左侧椎动脉的前方，还有胸导管越过，后面是第7颈椎横突、颈下神经节和第7、第8对颈神经前支。第2段（孔内段）自第6颈椎横突孔起，至进入寰椎横突孔止，经上6位颈椎横突孔上行，与来自星状神经节的一个分支和在颈下部形成椎静脉的静脉丛伴行。经C_2~C_6颈神经前支的前面，垂直上行到枢椎的横突，转向外侧到寰椎横突孔处移行为第3段（枕下段）。此段椎动脉常发出小支，伴颈神经进入椎管，供应脊髓。第3段自寰椎横突孔穿出处起至寰枕后膜下方止，在头外侧直肌的内侧弯曲向后行于寰椎侧块内后方，经第1颈神经前支的内侧，行于寰椎后弓上面的椎动脉沟内，穿寰枕后膜及硬脊膜经枕骨大孔入颅内。该段被头半棘肌所覆盖，正位于枕下三角。第4段（颅内段）穿过寰枕后膜及硬脑膜经枕骨大孔入颅，至延髓脑桥沟双侧椎动脉汇合处，此段在蛛网膜下隙内，舌下神经根前方，在延髓侧面斜向内上，达延髓脑桥沟平面同对侧椎动脉汇合形成基底动脉。

2. 椎动脉的分支　椎动脉的分支按部位可分为颈部分支和颅内分支。

（1）颈部分支

1）脊髓支（spinal branch）：有5~6支，每支通过相应的椎间孔入椎管后分为两支，一支沿脊神经根入脊髓及其被膜；另一支分出升支和降支，与上、下节段同类动脉吻合。

2）肌支（muscular branch）：是当椎动脉弯向寰椎侧块时发出，供应此区深部肌群，并且同枕动脉、颈深动脉和颈升动脉吻合。

（2）颅内分支

1）脑膜支（meningeal branch）：在颅后窝，椎动脉在枕骨和硬脑膜之间发出一支或两支，供应枕骨、板障和小脑镰（图11-1-1）。

2）脊髓后动脉（posterior spinal artery）：在延髓附近起自椎动脉，但常起自小脑下后动脉，发出后绕向脊髓后外侧面，沿后外侧沟垂直下行，两侧脊髓后动脉均下行于脊神经后根的前面或后面，下行途中被来自通过椎间孔到达椎管的椎动脉、颈升动脉、肋间后动脉和第一腰动脉的脊髓支加强，以维持脊髓后动脉供应到脊髓下部。脊髓后动脉主要供应脊髓后角和后索，脊髓后动脉的上段还发出小的延髓支,供应延髓背侧,包括薄束、楔束、薄束核和楔束核。

3) 脊髓前动脉(anterior spinal artery):起自椎动脉末端的一小支,在延髓前面斜向下内,约平橄榄体下端与对侧同名动脉吻合成一干,在脊髓前正中裂下行形成前正中动脉。下行途中由来自通过椎间孔到达椎管的椎动脉、颈升动脉、肋间后动脉和第一腰动脉的脊髓支加强,供应到脊髓下部。脊髓前动脉主要供应脊髓的前部,包括脊髓前角、侧角、中央灰质、后角根部以及脊髓前索和外侧索。

4) 小脑下后动脉(posterior inferior cerebellar artery):是椎动脉最大的分支,有时也缺乏。在橄榄体下缘发出,也可在橄榄上端水平发出,沿橄榄体弯向后,在舌咽神经和迷走神经根后方上行到脑桥下缘,沿第四脑室下外侧缘弯向下,再转向外侧入小脑扁桃体内侧面,分出内侧支和外侧支。内侧支即下蚓动脉(vermis inferior artery),在小脑半球和小脑蚓下部之间行向后,供应小脑半球下面和小脑蚓。外侧支供应小脑下面及外侧缘,同从基底动脉来的小脑下前动脉和小脑上动脉吻合,它的主干供应延髓背外侧区、第四脑室脉络丛和小脑。延髓背外侧区包括下橄榄核的背方、舌下神经根丝及其以外的区域。供应小脑的区域包括小脑后下面皮质、小脑扁桃体及深部的齿状核。

此动脉也可不由椎动脉发出,而由基底动脉发出,称为长干型小脑下前动脉。

5) 延髓动脉(oblongatal artery):是由椎动脉和它的分支发出的一些微细血管,分布到延髓及舌咽、迷走及副神经根。

3. 基底动脉(basilar artery) 是在脑桥下缘由两侧椎动脉汇合形成,在脑桥池内,行于脑桥腹侧面的基底沟内,腹侧面与斜坡平行,从脑桥下缘向上走行到脑桥上缘。在脑桥下缘行于两侧展神经之间,而在脑桥上缘行于两侧动眼神经之间,并分成两条大脑后动脉。

基底动脉的形态变异可见全长为两条,其起点和终点融合成一起;亦可见为平行的四条;或无一条主干动脉,完全成丛状。

基底动脉的分支(图 11-1-1):

(1) 脑桥动脉(pontine arteries):从基底动脉后面或两侧发出,左、右侧各有 4~5 支为多见,供应脑桥及邻近结构。Duvernoy 把脑桥动脉分为脑桥前内侧动脉、脑桥前外侧动脉、脑桥外侧动脉和

脑桥后动脉。一般脑桥前内侧动脉和前外侧动脉属于旁正中动脉,脑桥外侧动脉属于短环旋动脉,脑桥后动脉属于长环旋动脉。旁正中动脉稍行向外一短距离,便由基底沟两侧进入脑桥实质内,主要供应脑桥基底部,如脑桥核、皮质核束、皮质脊髓束和脑桥小脑束等结构。短环旋动脉绕行脑桥腹面,从脑桥腹外侧进入脑桥实质,主要供应脑桥腹外侧区。长环旋动脉环绕脑桥至脑桥背面穿入脑实质,主要供应脑桥被盖部区域。

(2) 迷路动脉(labyrinthine artery):又称内听动脉(internal auditory artery),细而长,可起自基底动脉下部(占 19.00% ± 2.77%),更多由小脑下前动脉发出(占 72.50% ± 3.25%)(毛增荣,1958)。沿脑桥延髓沟经展神经根前方行向外侧,同面神经和前庭蜗神经伴行入内耳道并分布于内耳。

(3) 小脑下前动脉(anterior inferior cerebellar artery):从基底动脉下部发出,通常向后外行于展神经、面神经和前庭蜗神经的腹侧,在绒球外上方弯向下内,形成一个凸向外的襻,从襻上发出迷路动脉后,最后分为内侧支和外侧支,供应小脑下面的前外侧区,并同小脑下后动脉吻合。内侧支行向内,至小脑下面弯向外分布于小脑下面的前外侧部。外侧支较细小,沿小脑中脚向外行,经小脑边缘达水平裂。

(4) 小脑上动脉(superior cerebellar artery):多从基底动脉末端邻近大脑后动脉根部发出,伴大脑后动脉下缘绕中脑大脑脚转向后行(动眼神经正位于小脑上动脉同大脑后动脉之间),至中脑背侧,行于小脑上脚上方,小脑幕游离缘下方,经小脑前上缘至小脑上部。在大脑脚后外侧面分为内、外两个分支,内侧支较大,常称上蚓动脉(vermis superior artery),是小脑上动脉的终支,向后内行,到小脑上面,分支供应小脑上面内侧及小脑上蚓部,在山顶前缘分前、后两支。外侧支较小,称半球支,经小脑前上缘外侧部至小脑上面向后行,分布于方叶、上半月叶的外侧部及小脑髓质深部和齿状核等小脑核团,可分为四支,即内侧支、中间支、外侧支和缘支,其中缘支是半球支中最大的分支,又称外侧缘动脉,缘支有许多小支向下与小脑下动脉的分支吻合。此外,小脑上动脉还发出分支供应脑桥被盖部头端、松果体、前髓帆和第三脑室脉络组织。

(5) 大脑后动脉(posterior cerebral artery):在脑桥上缘由基底动脉末端向两侧分出,管径比小

脑上动脉更大。在起点附近通过动眼神经、在中脑外侧通过滑车神经与小脑上动脉相隔并与之平行。在脚间池内环绕大脑脚行向外侧，在环池内弓形向上到达大脑下面向后行，越过海马沟向后，横过海马回后端入距状沟，分为距状沟动脉和顶枕沟动脉两终支，供应颞叶和枕叶。

大脑后动脉分出后，向外行一短距离，即与后交通动脉吻合，构成大脑动脉环。一般以吻合点为界，把大脑后动脉分为交通前段和交通后段。它的分支有皮质支（图11-1-4）和中央支，包括分布于中脑的分支。

1）皮质支

①颞下前动脉（inferior anterior temporal artery）：多在海马沟处从大脑后动脉发出，行向前外，越过海马回前部，分为前、后两支，分布于颞下回前部并绕至外侧面。

②颞下中动脉（inferior middle temporal artery）：在海马沟中部从大脑后动脉发出，经海马回中部入侧副沟，向外分布于梭状回和颞下回中部。

③颞下后动脉（inferior posterior temporal artery）：在海马沟后部发出，越过海马回及侧副沟后部斜向后外，分布于梭状回后部、舌回和枕叶背外侧面。

④距状沟动脉（calcarine artery）：为大脑后动脉的终支之一，由大脑后动脉深入至距状沟底部与顶枕沟汇合处分出，沿沟向后行，分布于距状沟两侧皮质、楔前叶后部。并绕至枕极外面，达月状沟或枕外侧沟而分布，和大脑前动脉分支相吻合。

⑤顶枕沟动脉（parietooccipital artery）：为大脑后动脉终支之一，沿顶枕沟底部向上外行，分布于楔叶及楔前叶后部，并绕至背外侧面。

皮质内的血管构筑：皮质内的动脉由软膜动脉各级分支发出，垂直穿入脑实质，部分终止于皮质，部分经皮质穿入髓质。根据穿入的深度，分为皮质短动脉、皮质中动脉、皮质长动脉、皮质下动脉和髓质动脉等五群（林雪群，1993），各动脉发出顺行、逆行和水平3种分支。皮质内的静脉属支常呈直角汇入主干，亦可分为5群（图11-1-8）。

2）中央支（图11-1-5）：从交通前段发出的经脚间窝穿入的属后内侧中央动脉（即后内侧组）；从交通后段发出的属后外侧中央动脉（即后外侧组）（曾司鲁，1966）。

①后内侧组：是若干条小支，总的称脚间窝动脉（Duvernoy，1978）。一些小支向前分布于灰结节和乳头体区。其中1~2支较大穿入后穿质，称丘脑穿动脉（thalamoperforating arteries），分布于丘脑内侧部。另有一些小支向下至中脑，分布于大脑脚内侧部及红核吻侧。

②后外侧组，包括以下分支：

A. 丘体动脉（collicular artery）：伴小脑上动脉绕大脑脚向后行，分布于四叠体及松果体。

B. 丘脑膝状体动脉（thalamo-geniculate arteries）：为一些分支在内、外侧膝状体之间穿入的分支，分布于丘脑后部及后外侧部，还分布于膝状体。

C. 脉络膜后内侧动脉（posterior medial choroidal artery）：沿大脑后动脉内侧并与丘体动脉伴行，绕大脑脚向后行，至上丘附近弯向上行，进入大脑横裂，经松果体外侧而达四叠体，再向前至第三脑室

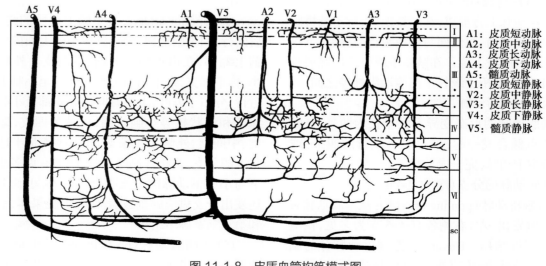

图11-1-8　皮质血管构筑模式图

A1：皮质短动脉
A2：皮质中动脉
A3：皮质长动脉
A4：皮质下动脉
A5：髓质动脉
V1：皮质短静脉
V2：皮质中静脉
V3：皮质长静脉
V4：皮质下静脉
V5：髓质静脉

顶,形成第三脑室脉络膜丛。沿途发出一些小支至大脑脚、丘脑枕、第三脑室脉络丛及松果体,是松果体较恒定的血供来源。

D. 脉络膜后外侧动脉(posterior lateral choroidal artery):自大脑后动脉绕大脑脚处发出,行向后外方,在海马沟附近进入海马裂,沿大脑内静脉向前,经室间孔至侧脑室,分布于侧脑室下角前部,形成侧脑室脉络膜丛,并和脉络膜前动脉吻合。有时还有一支向后绕丘脑枕,分布于缰三角和第三脑室脉络膜丛。在未进入海马裂前往往发出丘脑膝状体动脉。

脉络膜后动脉于视束表面、外侧膝状体和脉络丛3处与脉络膜前动脉吻合。

E. 松果体动脉(pineal artery):多由脉络膜后内侧动脉绕大脑脚向后,在丘脑枕上前部发出1~2个小支,每支至松果体边缘分为前、后两支,分别至腹面和背面。

F. 中脑支(mesencephalic branch):又可分为旁正中动脉、短周边动脉和长周边动脉3组。旁正中动脉(paramedian artery)为若干小支,由基底动脉分叉处及后交通动脉根部发出,在脚间窝处形成动脉丛,再从丛上发出分支,进入后穿质,供应脚间窝的窝底、中缝区,包括动眼神经核、内侧纵束、红核以及大脑脚内侧部。短周边动脉(short circumflex artery)起自大脑后动脉的近段,亦可来自脚间丛和小脑上动脉的近侧部,供应大脑脚的中间和外侧、黑质、被盖外侧以及中脑上部。长周边动脉(long circumflex artery)由若干小支组成,其中最重要的一支为四叠体动脉,行向外侧,环绕中脑至背侧,主要供应上、下丘。

大脑后动脉皮质支的供应范围主要为半球底面和半球内侧面的一部分,包括海马回、梭状回、颞下回、舌回、楔叶、楔前叶后1/3及顶上小叶后部。大脑后动脉与大脑前动脉的吻合区在楔前叶的后部及顶上小叶后部;与大脑中动脉的吻合区在颞上回上缘及枕叶月状沟或枕外侧沟以前的皮质。大脑后动脉中央支供应范围主要为丘脑、下丘脑、底丘脑、膝状体、中脑大部以及侧脑室和第三脑室脉络丛。

(三) 大脑动脉环

大脑动脉环(cerebral arterial circle)亦称Willis环、基底动脉环(basilar arterial circle)。

1. 大脑动脉环位置及组成(图11-1-1)　位于脑底面蝶鞍上方,在围绕视交叉、灰结节、漏斗和乳头体周围的脚间池内,由成对的大脑前动脉、颈内动脉、后交通动脉和大脑后动脉与不成对的前交通动脉相互连接而成。

2. 从大脑动脉环或它附近的血管发出6组中央支　包括从大脑前动脉和前交通动脉发出的前内侧组;从大脑后动脉和后交通动脉发出的后内侧组;从大脑中动脉来的左、右前外侧组;从大脑后动脉来的左、右后外侧组。

3. 大脑动脉环的分型　邱治民等(1955)将此动脉环分为干线型、弥散型和中间型3型。毛增荣(1958)将此环分为闭锁型和开放型,各动脉连接完整无缺的称为闭锁型(96.3%),把某动脉缺失未连成环的称开放型。开放型中,多数是后交通动脉缺失。

4. 大脑动脉环的意义　大脑动脉环的作用是平衡脑内各动脉血压和调节颈内动脉系统和椎动脉系统之间的血流,以保证两侧大脑半球的血液供应,对于脑血液供应的调节与代偿起着重要的作用。组成大脑动脉环的各条血管,粗细差别很大,前交通动脉的长度和后交通动脉的管腔变化最大,血管异常狭窄在右侧比左侧更常见,左侧大脑半球的动脉平均管径较大,以保持"优势半球"有更丰富的血供。从生理学角度看,此环可以看作是脑血流的调节装置之一,人在正常安静状态下,大脑动脉环左、右两侧的血压近乎相等,一侧的动脉血流不经过交通动脉流入另一侧,甚至同侧颈内动脉系的血流与椎-基底动脉系的血流也不相混合。从临床角度看,大脑动脉环是个侧支循环装置,大脑动脉环的各吻合动脉,在正常情况下血液是不会混流的,只是在异常情况下如血管阻塞或血管痉挛可起到代偿调节作用,当大脑动脉环组成动脉中的一支动脉发生闭塞后,大脑动脉环可提供侧支循环,将两侧血流加以沟通,使健侧血流进入患侧动脉供应区,以保证脑部血流量的平衡,从而维持其血液供应。

二、脊髓的动脉

脊髓的动脉来源于两部分:椎动脉的分支和根动脉(图11-1-9)。

(一) 椎动脉的分支

1. 脊髓支(spinal branch)　通过椎间孔入椎管,沿脊神经根入脊髓及其被膜并同其他的脊髓动脉相吻合。发出升支和降支,同上面和下面的脊髓支吻合,在椎体与椎弓根相交处形成两个外侧吻合链。从这个动脉链发出分支供应骨外膜，另一些分支与来自对侧的小支相连。这些连接支发出小支与上方和下方的连接支相吻合，形成内侧吻合链。

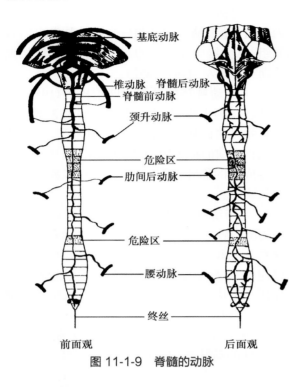

图 11-1-9 脊髓的动脉

2. **脊髓前动脉**（anterior spinal artery） 由椎动脉在延髓前面合成基底动脉之前发出。在延髓锥体交叉处两条脊髓前动脉合成一条，沿脊髓前正中裂前迂曲下降，称为脊髓前正中动脉。该动脉除发出分支分布于延髓下部以外，还发一分支绕脊髓向后与脊髓后动脉分支吻合，供应脊髓丘脑侧束的纤维。脊髓前正中动脉在不断下行中发出 250~300 支小的沟动脉（sulcal artery）或称中

央动脉，经前正中裂进入脊髓的前角、侧角、中央灰质和后角的基底部，也供应前索和侧索的深部。因此，脊髓前动脉大约营养脊髓前面的 2/3。沟动脉以腰部最多，胸部最少。当脊髓前动脉阻塞时可引起两侧瘫痪和部分痛温觉消失。另外，动脉在下行过程中，接受 6~8 支前根动脉补充加强，使脊髓前正中动脉一直延续到终丝。

3. **脊髓后动脉**（posterior spinal artery） 多由椎动脉在延髓前面发出，也有源于小脑下后动脉。发出后先转向背侧，在脊髓的后外侧沟迂曲下降。在下降的过程中接受 6~10 条后根动脉注入而得到加强，形成纵行的丛状血管干。脊髓后动脉和软膜丛的小支供应灰质后角、白质后索、前索和侧索的其他部分，即脊髓的后 1/3。

（二）根动脉

根动脉（root artery）是节段性血管，来自颈升动脉、颈深动脉、枕动脉、甲状腺下动脉、肋间后动脉、腰动脉和骶外侧及骶正中动脉等，是供应胸、腰、骶和尾髓的主要动脉。该动脉从椎间孔入椎管后，沿着脊神经前根和后根分为前根动脉和后根动脉，并且与脊髓前动脉、脊髓后动脉一起形成沿脊髓纵行的吻合管。一般前根动脉较小，终于前根或软膜丛；后根动脉供应脊神经节，在数量上和管径大小上各异，但比前根动脉数量多。一些根动脉，尤其是下颈段、下胸段和上腰段区域的根动脉较大，可以到达前正中裂，分成较小的升支和较大的降支，同脊髓前动脉吻合，形成沿前正中裂走行、管径不规则的纵行血管。最大的前根动脉称为"前根大动脉"，可以在不同的脊髓节段，多位于下胸髓和上腰髓（即 Adamkiewicz 动脉），有时该动脉为脊髓下 2/3 血供的主要来源（图 11-1-10）。

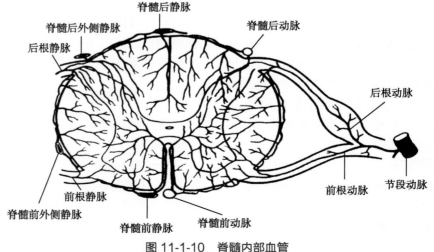

图 11-1-10 脊髓内部血管

三、脑动脉和脊髓动脉的神经支配

传统认为,脑血液循环的调节有4种机制参与,即化学调节、代谢调节、机械调节及神经调节。其中,神经调节机制的发现经历了较长一段时间。19世纪后叶,Willis发现大脑前、后动脉有神经纤维分布。到20世纪60~70年代,Nielsen发现脑血管的各个部分都有密集的含去甲肾上腺素神经纤维分布。随着急性脑血管疾病的发病率和死亡率不断升高,人们对脑血管神经分布的研究更加广泛和深入。通过研究进而弄清脑血管的神经源性调节,为探索脑血管疾病的发病机制和防治措施提供了形态学资料。应用免疫组织化学技术,在支配脑血管的神经纤维中,已经发现的递质或候补递质有20多种,其中包括经典递质,如NE、ACh、5-HT、NPY、VIP、CGRP、SP和CCK等。

(一)软脑膜血管的神经分布

1. 软脑膜血管的肾上腺素能神经分布　20世纪60年代中期以来,一些学者使用不同的方法对多种哺乳动物软脑膜血管的神经纤维分布作了观察。Donath(1968)使用荧光技术在大鼠和猫软脑膜血管观察到肾上腺素能神经丛。以后,有关软脑膜血管交感神经分布的电镜资料相继问世。

大量的研究已经证明在脑外血管有丰富的神经分布,并从不同种属和不同年龄进行了详细的观察。肾上腺素能神经广泛分布于脑动、静脉及脉络丛,它们来源于双侧颈上神经节。Kobayashi(1981)用乙醛酸诱发荧光技术,观察到脑底动脉环的吻侧部比其尾侧部含有更致密的肾上腺素能神经,纤维可分纵、环两型;Motavkin(1982)观察了胎儿、儿童和成年人脑软膜动脉,观察到较大的动脉壁上含有双层的肾上腺素能神经丛,并指出在成年人软脑膜动脉的肾上腺素能神经丛较儿童乃至胎儿发育得更为完善。大脑前动脉、大脑中动脉、颈内动脉和后交通动脉较大脑后动脉、小脑动脉、椎动脉和基底动脉具有更致密的肾上腺素能神经丛分布。软脑膜血管神经分布的一个重要特征是纤维总是局限于外膜内,与肌细胞至少有80nm的距离。

颈内动脉系统脑血管的神经纤维来源于同侧颈上神经节发出的交感神经纤维,已为人们所熟知,但对于椎-基底动脉系的交感纤维来源却存在着不少的争议。一般认为:椎动脉颅内段的交感神经纤维来源于同侧星状神经节,基底动脉的交感纤维来源于双侧颈上神经节,而在椎-基底动脉的移行区可能受到颈上和星状神经节节后纤维的双重支配。

生理学实验显示:刺激颈交感神经可使脑软膜收缩、脑血流减少,并能改变血管的渗透性。颈上神经节的切除可使脑血流增加60%,说明交感神经在维持脑血管基本张力方面起着重要的作用。支配脑血管的交感神经的功能为影响血压增高时的血管适应、调节脑血容量和脑脊液的产生等,这些生理功能的共同特点是在不同血液循环状态下对机体起保护作用。

2. 软脑膜血管的胆碱能神经分布　关于脑外血管胆碱能神经的研究远较肾上腺素能神经为少,尽管如此,胆碱能神经在一些动物如鼠、兔、猴以及人脑软膜血管,甚至在管径约15μm的血管都可观察到。Kobayashi(1981)等对产后1d至5个月的小鼠脑软膜动脉进行了观察,结果显示,胆碱能神经在产前即已开始发育,产后不断趋于成熟,至产后四周发育完全,纤维由原始单一的纵行发展为复杂的环行,并提出有可能在产后立即对脑动脉实行神经源性控制。

AChT是胆碱能神经最可靠的标志,用抗AChT抗体的免疫组化研究可显示出AChT阳性纤维。胆碱能神经的分布范围基本上类似于肾上腺素能神经的分布,在静脉壁上的密度较动脉更为稀疏。静脉内注射胆碱能试剂可引起软脑膜血管舒张,整体或局部脑血流增加,表明脑血流至少部分是由胆碱能机制调节。胆碱能神经的起源至今还不清楚。

3. 软脑膜血管的肽能神经分布　Larsson(1976)等首先使用电镜在软脑膜血管的外膜或中、外膜相接处发现第3种类型的脑血管神经——肽能神经,到目前为止,比较常见的肽能神经含有20多种肽类,如NPY、VIP、CGRP、SP、NKA、NKB等。Edvinsson(1982)和Matsuyama(1984)通过实验表明脑外血管含有SP样纤维;卢金活等(1988)用电镜和免疫电镜研究,发现大脑前、中、后动脉壁分布有VIP免疫反应阳性纤维,相互交织成网;杜韵璜等(1988)在人胚基底动脉壁上观察到SOM免疫反应阳性纤维。此外,还证明软脑膜血管上有CGRP的分布。

(1)神经肽Y能神经:NPY是目前发现的在脑内和周围神经中含量最高的神经肽之一。在周围神经中,NPY与NE共存于交感神经节后纤维中,NPY 由神经元胞体合成,储存于囊泡中,经轴浆运输而至神经末梢,交感神经兴奋时,NPY 与 NE 同时释出。NPY 对 NE 的释放有竞争性抑制作用,而释出的 NPY 对 NE 的血管活性又具有调节作用。NPY 对迷走神经具有对抗作用。

在外周,NPY 的主要作用是收缩血管、引起血压升高。给动物静脉注射 NPY,可引起全身动脉血压升高,在离体及在体血管中灌注 NPY 可引起相应血管(包括动脉和静脉)的收缩,而且呈剂量依赖性。NPY 收缩血管的特点是所需剂量小,作用强,发生缓慢而持久。NPY 缩血管的机制可以是直接作用于血管;也可增强血管对其他缩血管物质(如 NE)的反应;还可抑制血管对舒血管物质(如腺苷、乙酰胆碱)的反应。这种缩血管作用不能被阿托品、α 及 β 受体阻断剂、5-HT 拮抗剂以及前列腺素合成抑制剂所抑制,但使用 Ca^{2+} 拮抗剂(Verapamil)及 Ca^{2+} 通道阻断剂或降低细胞外液的 Ca^{2+} 浓度,则可抑制 NPY 的缩血管效应。因此,NPY 的缩血管作用是 Ca^{2+} 依赖性的。由于 NPY 的强烈缩血管作用,它可能参与血压的调节和高血压的发病。

NPY 能神经在人、豚鼠、大鼠、小鼠的脑动脉上均有密集分布,张远强等(1991)发现 NPY 免疫反应阳性纤维广泛分布于豚鼠脑底动脉及其分支;在大脑皮质静脉上仅有低密度分布。在小动脉和小静脉上也有低密度分布。NPY 神经纤维在血管周围呈螺旋状分布。

Gibbins 等(1988)使用双重标记免疫荧光技术和神经节切除术研究豚鼠大脑动脉的神经分布,在同一神经纤维观察到 NPY 和 VIP 共存,在颈上神经节切除后,交感去甲肾上腺素能神经消失,NPY 神经纤维仅仅在数量上有所减少。Suzuki(1990)使用去神经分布术和逆行追踪技术研究,观察脑血管 NPY 神经不仅与交感去甲肾上腺素能神经共存,而且与起源于翼腭神经节、耳神经节的副交感神经纤维中的 VIP 和 ACh 共存。并认为,大部分 NPY 神经与 NE 神经共同起源于颈上神经节,少部分与 VIP 能神经共同起源于副交感神经节。林雪群等(1999)应用免疫组织化学技术和神经节切除术观察大鼠脑血管一侧颈内动脉系统各主要动脉分支的 NPY 能神经纤维主要起源于双侧颈上神经节,但以同侧颈上神经节为主。大鼠脑血管椎-基底动脉系神经肽 Y 能神经纤维主要起源于星状神经节。NPY 能引起离

体的人大脑动脉片段和人脑膜中动脉片段强烈收缩。通过生理实验分析,认为 NPY 对离体动脉的收缩效应可能是通过打开神经-肌肉接头突触后膜上的钙通道诱导血管收缩,还可能是通过诱导细胞膜去极化以发挥其促进收缩和抑制舒张的作用。Ando 等(1996)认为 NPY 神经在微血管内皮区的优先分布与微循环的调节、脑脊液的产生和运输有关。Kawamura(1991)等人用免疫组织化学方法研究脑血管神经调节,发现不但肾上腺素能神经而且 NPY 神经在防止自发性高血压鼠血-脑屏障破裂和高血压脑病的发展中有重要作用。但 NPY 在高血压病发生过程中的作用机制还不清楚。

(2)血管活性肠肽(vasoactive intestinal peptide,VIP)能神经:VIP 是一种含有 28 个氨基酸残基的多肽,其分布非常广泛,不仅分布于中枢神经系统,也分布于周围神经系统中。在周围,一般认为 VIP 与乙酰胆碱(ACh)共存于副交感神经纤维中,广泛分布在胃肠道、呼吸道、尿生殖道和心血管系统,此外,在胃肠道的内分泌细胞中、肌间神经丛和心内神经元中也含有内源性的 VIP。

VIP 能神经在人、狗、猫、大鼠的大脑动脉上有稀疏分布,在大脑静脉上也有低密度分布(Nakakita,1990)。Suzuki 等(1990)用去神经分布和逆向追踪技术,显示大鼠脑血管 VIP 能神经起源于翼腭神经节、耳神经节和颈内动脉小神经节。在免疫电镜下观察,VIP 免疫反应纤维位于血管外膜或外、中膜交界,在神经末梢之间和神经末梢与平滑肌细胞之间未见突触结构,VIP 能神经对血管的调节作用可能借非突触释放直接作用于平滑肌细胞来实现。Miao 等(1990)用双重标记免疫组织化学方法观察到猫、大鼠大脑动脉上的乙酰胆碱(ACh)和 VIP 在同一神经纤维上共存。在翼腭神经节可见 VIP 免疫反应阳性纤维和 ChAT 染色(Hara,1985)。

VIP 是一种血管舒张剂。Miao 等(1991)观察到 VIP 引起猫颈内动脉舒张,这种作用能被 VIP 受体拮抗剂所阻断,并受环磷腺苷酸的调节。

(3)P 物质(substance P,SP)能神经:P 物质是 1931 年被 Ulf von Euler 和 Gaddum 发现的第一个生物活性多肽,因最早是从马脑和肠中分离出的一种粉末状物质(powder substance)而得名,后被确定为 11 肽。SP 广泛存在于中枢及周围神经系统,在脑血管系统亦有广泛分布。在周围,一

般认为它与 ACh 共存于周围感觉神经纤维中。P物质对脑血管系统的作用主要是扩张血管,机制是对血管平滑肌的直接作用。

SP 能神经纤维在人、鼠、兔、猫、猪的脑动脉上均有分布,在大脑皮质静脉、脑深部静脉和硬脑膜窦上具有大量 SP 神经纤维(Ando,1997)。SP神经纤维在血管周围呈网状分布并且不与平滑肌细胞直接相连(Olesen,1995)。关于软脑膜血管SP 能神经纤维起源的资料甚少。有学者应用免疫组织化学方法结合逆向追踪技术,报道颈内动脉系统颅内段血管的 SP 能神经纤维可能起源于三叉神经节,而椎 - 基底动脉系则可能起始于脊神经节(Arbab,1986)。SP 是一种血管舒张剂,这种舒张作用依赖于完整内皮,而不被阿托品所阻断(Alafaci,1976)。

(4)降钙素基因相关肽(calcitonin gene-related peptide,CGRP)能神经:Rosenfeld 等于 1983 年用基因工程技术发现的第一个活性多肽,该肽的前体为 128 肽,具有生物活性的成熟肽为 37 肽。人类的 CGRP 有两种形式,即 α-CGRP 和 β-CGRP,均为 37 肽,序列中只有 3 个氨基酸残基不同。该肽与降钙素(calcitonin,CT)具有一个共同的基因,位于第 11 号染色体上,由 2.8kb 组成,全长约7.6kb,含 6 个外显子和 5 个内含子。该基因在甲状腺滤泡旁细胞内表达为 CT,而在神经组织内表达为 CGRP,故名降钙素基因相关肽。CGRP 广泛分布于中枢及周围神经系统,在心血管系统具有丰富的 CGRP 神经纤维分布。一般认为其与乙酰胆碱(ACh)共存于感觉神经中。其外周作用主要是舒张血管,并被认为是动物体内舒血管作用最强的神经肽之一。文献报道静脉注射微量的CGRP,即可引起广泛的血管扩张,血压下降,并使心率减慢。

在大鼠、新西兰鼠、人、猫、狗的脑动脉上含有 CGRP 能神经分布,在大脑皮质静脉上有低密度分布。Nazaki 等(1990)用免疫组化方法对狗脑底动脉上的 CGRP 纤维的分布进行观察,发现基底动脉和椎动脉上有大量的 CGRP 免疫阳性纤维。

对脑血管 CGRP 神经的起源的报道并不多见。应用去神经术和免疫组化相结合来观察脑血管 CGRP 纤维的起源,发现 Willis 环头端部分的 CGRP 纤维起源于三叉神经节,大脑动脉环尾端部分的 CGRP 纤维起源于颈神经背根神经节。

有学者报道 CGRP 在三叉神经 - 脑血管系统中是一种内源性浓度依赖性血管舒张肽(Holland,1994)。应用 CGRP 到小动脉上引起浓度依赖性舒张,而在大脑静脉上未见舒张(Edvinsson,1995)。CGRP 对椎动脉血流引起剂量依赖性和长期性增加。这种舒张作用有年龄依赖性减少的特性(Amerini,1994)。Saito 等(1986)发现应用辣椒素引起大脑动脉 CGRP 纤维消失而儿茶酚胺荧光不受影响,由于辣椒素选择性影响传入神经,这说明 CGRP 纤维是感觉性神经纤维。

(二)脑实质血管的神经分布

Dahl(1973)用同样大小的脑外动脉和脑内动脉作比较时,在脑外部小动脉的外膜观察到明显的神经纤维,但在脑内动脉却没有发现,Motavkin(1982)等在人大脑中、后动脉管径大于 40μm 脑内动脉分支观察到肾上腺素能神经丛,在管径大于 100μm 的分支观察到胆碱能神经丛,可是他们在皮质内的小动脉却没有发现神经分布。翟路等(1986)使用荧光组化法观察了脑外和脑实质内动脉的交感神经分布,指出除脑外各动脉从主干到各级分支均有交感神经分布外,在脑实质内 17μm 的毛细血管前动脉也发现有交感神经分布。林雪群等(1996,1992)应用免疫组织化学方法观察大鼠脑内血管含有肾上腺素能神经和胆碱能神经分布,从幼年到成年不同年龄大鼠脑内血管均含有肾上腺素能神经分布。有些学者在软膜动脉的外膜和中膜外层观察到神经 - 肌突触样结构,并在此处的轴突内至少观察到两种不同的突触囊泡(Nelson,1969)。

关于脑内血管神经纤维的起始核团的研究尚不多见。有学者报告刺激蓝斑可减少脑血流并增加毛细血管对水的通透性,以帮助维持脑容积(Palmer,1980)。大鼠脑内血管胆碱能神经起源可能与大脑皮质或基底核有关(林雪群,1996)。

(三)高血压状态下脑血管的肽能神经分布

近年来,高血压以及高血压性脑血管并发症已成为人群中致残致死的主要原因。在脑血管并发症的各种危险因素中,高血压是最主要的独立危险因素,其发病率和死亡率均高,后遗症重。为查明病因,探索关键性防治措施,一些学者对高血压鼠脑血管肽能神经的分布与起源对脑血管的自主调节的作用进行了研究,认为在高血压鼠脑血管肽能神经的神经源性调节作用要比肾上腺素能、胆碱能神经作用更强,并推测在高血压期间,神经肽及其肽能神经可能在防止血 - 脑屏障的破裂和高血压脑血管并发症的发生中起着重要的作用。

林雪群等（2006）分别利用 RT-PCR 和 Western Blot 技术观察自发性高血压鼠脑底动脉神经肽 Y（NPY）和 NPY 受体的表达变化，应用 Western Blot 技术观察自发性高血压鼠脑底动脉 NPY 及 NPY 受体的表达变化。实验结果显示在自发性高血压鼠脑底动脉，一方面由于高表达的 NPY mRNA，使自发性高血压鼠脑基底动脉 NPY 合成和分泌增加，另一方面，由于高表达的 NPY 受体 mRNA，使自发性高血压鼠脑基底动脉 NPY 受体合成和分泌增加。其结果有可能是 NPY 通过激活脑血管平滑肌上相应的 NPY 受体，NPY 与 NPY 受体结合后致腺苷酸环化酶抑制，cAMP 下降而使脑血管壁结构破坏，结缔组织的增生，血管中膜平滑肌细胞肥大，对血管收缩剂和血管壁神经刺激的反应性增强，脑血管阻力升高，诱发脑血管痉挛。

NPY 亦可作为一种神经递质，使脑动脉收缩功能增强，诱发脑血管痉挛。在自发性高血压鼠（SHR）高血压的发生和发展中，SHR 脑动脉高表达的 NPY，NPY mRNA 以及高表达的 NPY 受体 mRNA，不仅对于 SHR 脑血管的神经源性调节，而且对高血压状态下产生的脑血管痉挛及高血压性脑血管并发症都起着重要作用。研究结果提示可从分子水平使用 NPY 受体拮抗剂和反义寡核苷酸等方法治疗原发性高血压以及高血压性脑血管并发症的发生。

林雪群等（2003）应用免疫组织化学技术观察不同年龄高血压大鼠脑底动脉 NPY 能神经纤维的分布，实验结果显示在幼年高血压鼠大脑前动脉和大脑中动脉壁上均见黑色 NPY 纤维，较细，曲线状，以纵行分布为主；在成年高血压鼠大脑前动脉和大脑中动脉壁纤维密度较高，纤维走行以环行为主；在老年龄高血压鼠大脑前动脉和大脑中动脉壁纤维走行以网状为主，纤维密度较幼年龄和成年龄鼠增高，提示高血压鼠呈年龄相关性增加的血压可能与高血压鼠脑血管呈年龄相关性增加的 NPY 能神经相关。

林雪群等采用免疫组织化学方法（2005，2003）观察 SHR 脑动脉的 NPY、血管活性肠肽（VIP）、CGRP 能神经纤维的分布密度、走行方式。自发性高血压鼠脑底动脉 NPY 能神经纤维密度增加，而 VIP 和 CGRP 能神经纤维密度减少，提示在高血压状态下脑血管神经源性血管收缩作用明显增强，而血管扩张作用被减弱，导致血管收缩与舒张平衡机制失调，诱发脑血管痉挛，表明 NPY、VIP、CGRP 能神经在 SHR 脑血管的神经源性调节方面以及在高血压性脑血管并发症中的病理发生中起着重要作用。该研究对于探讨高血压性脑血管并发症的预防和治疗措施，诸如提出使用 NPY 血管收缩性和降钙素基因相关肽血管扩张性等新型、强有效的神经肽能药物预防和治疗高血压性脑血管并发症的发生有着重要的意义。

采用去神经术（神经节摘除术），分别摘除 SHR 一侧或双侧颈上神经节、翼腭神经节、耳神经节（林雪群等，2003）；采用免疫组织化学方法观察去神经术后 7~14d 的 SHR 脑血管的 NPY、VIP 能神经纤维分布密度、走行方式，结果显示自发性高血压鼠脑底动脉神经肽 Y 能神经纤维起源于双侧颈上神经节和星状神经节；高血压鼠脑底动脉 VIP 能神经除主要起源于翼腭神经节外，还与耳神经节和颈上神经节有关。在 SHR 起源于神经节的血管收缩神经和血管扩张神经丛分布于脑的大动脉，对高血压状态下脑血管的神经源性调节起着重要作用，提示不同程度的刺激或者切除这些血管收缩性神经节或血管扩张性神经节，如颈上神经节和星状神经节、翼腭神经节或耳神经节，可以改变高血压状态下脑血管的神经源性调节，使脑血流产生较大的重新分布；在慢性高血压期间，做颈上神经节切除，可预防高血压性脑血管痉挛，并可引起脑血流的重新变化和减缓高血压性脑血管并发症的发生。当血压迅速升高时，刺激翼腭神经节或耳神经节将抑制明显增加的脑血流并可引起脑血流自主调节的阈值升高，防止高血压性脑血管疾病的发生。

林雪群等（2007）应用免疫组织化学技术观察自发性高血压鼠脑底动脉（包括大脑前动脉、大脑中动脉、大脑后动脉和基底动脉）内皮素 -1（endothelin-1，ET-1）能神经纤维的分布（图 11-1-11）。结果显示自发性高血压鼠脑底动脉可见棕褐色的 ET-1 能免疫反应阳性纤维，似细线状，攀附于血管壁上。自发性高血压鼠脑底动脉 ET-1 能免疫反应阳性纤维密度较 Wistar 正常血压鼠明显增加。实验结果提示自发性高血压鼠脑底动脉增加的 ET-1 能免疫反应阳性纤维可能与脑血管的神经源性调节有关；升高的 ET-1 水平可能涉及高血压时期脑血流的调节。

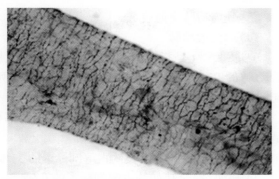

图 11-1-11　SHR 大脑中动脉 ET-1 神经纤维分布
（免疫组织化学 ABC 法染色）

四、应用解剖

随着解剖学和神经介入的发展，我们逐渐认识到许多解剖变异，了解这些变异，对解剖学和外科操作都很重要，而且还有利于理解急、慢性血管闭塞以后病情的发展和转归。

（一）主动脉弓变异

1. 牛型弓　头臂干和左颈总动脉（CCA）共同起源于弓上同一位置（27%），或者左颈总动脉起源于头臂干（7%）。牛型弓的变异，黑种人（10%~25%）比白种人（5%~8%）更为常见。

2. 迷走右锁骨下动脉　右锁骨下动脉起源于主动脉弓最左侧，即左锁骨下动脉发出点以远，发出后常跨过食管背侧向右延续至上肢动脉，这是主动脉弓最为常见的发育畸形，发生率为0.4%~2.0%。此种畸形常与唐氏综合征相关。

3. 左椎动脉直接起源于主动脉弓 (0.5%)

4. 其他少见的变异　某些变异形成血管环，气管和食管在其中，被主动脉弓及其分支血管所包绕。

（二）颈总动脉变异

1. 最常见的颈总动脉分叉形式是颈外动脉起自前内，颈内动脉起自后外（48.7%），变异可见颈外动脉起自后外或外侧。

2. 颈外动脉和颈内动脉独立起源于主动脉弓，但很少见。

3. 某些颈外动脉分支，特别是甲状腺上动脉，可起自颈总动脉。

4. 所有颈外动脉分支起自颈内动脉是少见的情况。

（三）颈外动脉分支变异

1. 甲状腺上动脉　起自颈外动脉占 46%，起自颈总动脉占 52%，偶然起自颈内动脉；甲状腺上动脉可与舌动脉共干，称甲状舌干。

2. 咽升动脉　起点和分支变异较多，它可起自颈内动脉或与枕动脉共干等，多个分支血管及其吻合支均处于血流平衡状态，一支或多支血管的发育不良或闭塞，都会有相应血管的代偿增粗或增生。此外，颈升动脉也可供应咽升动脉供血区，咽升动脉还可参与永存舌下动脉变异或重建闭塞或发育不良的椎动脉。

咽升动脉吻合支广泛，与对侧咽升脉、枕动脉、脑膜中动脉、脑膜副动脉及上颌动脉远段相吻合。而且，与颈内动脉和椎动脉存在"危险吻合"。

3. 舌动脉　经常与面动脉共干，起自舌面干；偶尔，与甲状腺上动脉共同起自甲状舌干，或甲状舌面干；少数起自颈总动脉。

4. 面动脉　经常与舌动脉共干，且左右双侧的面动脉常不对称。

5. 枕动脉　可发自颈内动脉，椎动脉的 C_1、C_2 段分支，或发自颈升动脉。枕动脉及耳后动脉可共干；枕动脉可成为永存的颈 - 椎动脉吻合的一部分，如永存的寰椎前吻合；咽升动脉可发自枕动脉。

6. 耳后动脉　与枕动脉共干，称之为枕耳干，占 12.5%。

7. 颞浅动脉　其各分支之间与其他头皮供血动脉之间存在供血交叉，如果某支血管粗大并供应较大范围，则邻近血管较细或缺如。

8. 上颌动脉　分支较多，分支之间存在平衡，因此变异多，常见的变异如下：

（1）耳深动脉与鼓室前动脉可共干。

（2）鼓室前动脉：变异较多，可与邻近的脑膜中动脉、脑膜副动脉共干，或多干，也可起自颞浅动脉。

（3）脑膜中动脉：胚胎期发自镫骨动脉，镫骨动脉起源的动脉在后来被命名为颈内动脉岩段，该动脉穿过后来发育成为镫骨的间充质。镫骨动脉发出眶上支、上颌支、下颌支，这 3 支后来并入颈外动脉，眶上支与发育中的眼动脉相吻合。脑膜中动脉及其分支在发育过程中，由于部分应该退化的胚胎血管变成永存或应该永存的血管发生退化从而导致多种组合性先天变异，它的远端分支直径及走行变异更大。脑膜中动脉可起自颈内动脉、眼动脉远端，偶尔起自基底动脉或是颅外动脉的其他分支。它可发出眼动脉、小脑幕支。

(4)脑膜副动脉:可发自上颌动脉或脑膜中动脉,可有多支脑膜副动脉(25%),但是缺失的少见(4%),在少见的情况下即永存的三叉动脉,脑膜副动脉可与小脑上动脉吻合。

(四)颈内动脉变异

1. 起源位置 颈动脉分叉位置最低可在胸2,最高可在颈1水平,少数情况下颈内动脉直接发自主动脉弓,在这种情况下,不分叉的颈动脉发出所有本该由颈外发出的分支,然后延续为颈内动脉。

2. 发育不全及缺如 ①颈内动脉先天性发育不全及缺如可与其他先天性发育异常共存,如无脑儿或基底毛细血管扩张症;②颈内动脉缺如的发生率为0.01%,动脉鞘亦不存在,并且多发生于左侧,偶尔双侧缺如;③先天性发育不全罕见;④少见的异常分支有咽升动脉、甲状腺上动脉、枕动脉、脑膜后动脉、永存镫骨动脉和翼管动脉;⑤颈内动脉颈段的双干及开窗亦可见。

3. 颈动脉 - 椎基底动脉的吻合 在胚胎发育过程中,颈动脉与后循环间有短暂的吻合,这些吻合大部分在后交通动脉出现时消失,很少保留至成年。其中最常见的是胚胎源性大脑后动脉,在普通人群中的发生率为18%~22%。其他4种类型中的3种胚胎型血管以其伴行的脑神经来命名。自上至下,这些持续存在的胚胎型血管(胚胎型大脑后动脉除外)包括永存三叉动脉、永存耳动脉、永存舌下动脉和寰前节间动脉。

4. 颈内动脉岩段 迷走颈内动脉,是颈内动脉岩段的一种变异,表现为颈内动脉在外耳道后方进入颞骨,行走于面神经管及颈静脉球之上变异。可表现为中耳内搏动性包块,或听力丧失;注意这种变异不能做活检,因其在中耳腔内穿行避免严重后果的发生。发出永存镫骨动脉。

5. 颈内动脉海绵窦段 双侧颈内动脉在鞍内相邻,颈内动脉海绵窦段可扩展超过海绵窦的内侧壁至蝶鞍的中线。在海绵窦内,双侧颈内动脉距离小于4mm的情况见于10%的病例中。颈内动脉海绵窦段内的吻合:发育不良或缺如的颈内动脉可与海绵窦内的颈内动脉吻合,一根大血管连接两侧的海绵窦段颈动脉。

6. 颈内动脉眼段 眼动脉的起源变异较多,最常见的是脑膜中动脉起源,还可以起自颈内动

脉海绵窦段、大脑中动脉、大脑后动脉,甚至是基底动脉。

7. 颈内动脉交通段

(1)后交通动脉

①胚胎型:是指后交通明显粗大,供应大脑后动脉的P2段,可见于18%~22%的造影病例,同侧的P1段常发育不良,双侧胚胎型少见。

②漏斗:亦称壶腹,后交通动脉的起始部可呈漏斗形。

③发育不良:发育不良约占解剖标本的34%。

④缺如:完全缺如约占解剖标本的0.6%。

⑤开窗。

(2)脉络膜前动脉

①异位起源:起自大脑中动脉或大脑后动脉。

②缺如。

③过度发育:供应大脑后动脉的部分区域。

(五)大脑动脉环的变异

大脑动脉环血管的管径及分型常有变化,常见发育不良,有时甚至缺乏此环。大约60%的动脉环是不规则的,大脑动脉、交通动脉、环的前部和后部,甚至整个环都可以缺如。有的动脉可见双支或三支。大约有90%的人虽然动脉环是完整的,但大多数情况下,某一血管非常狭窄,不能起到侧支循环的作用。大脑动脉环的发育不对称导致血流不对称,这是动脉瘤及缺血性卒中发生的重要因素之一。比如后交通动脉的变异可见管径增大,后交通动脉比大脑后动脉远侧段管径还大,亦可同大脑后动脉管径同样大,大脑后动脉远侧段可视为后交通动脉的直接延续,颈内动脉成为大脑后动脉血流的重要来源之一,因而将增加颈内动脉的负担,使颈内动脉在危险因素影响下更易发生动脉硬化,颈内动脉闭塞时难以从基底动脉获血,同样在基底动脉闭塞时,难以从颈内动脉获血。

1. 大脑前动脉 A1 段及前交通复合体 在动脉环的前部,大脑前动脉 A1 段发育不全比前交通动脉更常见,是动脉环缺乏的常见原因,两侧大脑前动脉 A1 段管径可粗细不等,一侧大脑前动脉的近侧段比对侧大,前交通动脉和大脑前动脉的远侧段由较粗一侧发出,此时做颈内动脉造影,如造影剂从较细一侧注入时,两侧大脑前动脉可都不显影,常误认为是大脑前动脉闭塞。最好做对侧造影时压迫同侧颈内动脉,便可区别。此外,

A1 段开窗、副 A1、永存嗅动脉、视下大脑前动脉都是少见的变异。

前交通动脉复合体的变异常见,据报道共有 227 种前交通复合体的变异。"正常"的前交通动脉,即一条单一的前交通动脉连接两条无异常的 ACA 的病例仅占 40%。在其余的 60% 病例中,前交通动脉解剖异常。这些异常有丛状(如多发多支血管通路,占 33%)、浅凹(不完全开窗,占 33%)、开窗(21%)、融合(12%)、胼胝体中央动脉(6%)、单 ACA(3%)。前交通动脉缺如约占病例的 5%。

2. 大脑前动脉 A2 段　可以有单干、多干,或一侧 A2 发育不良,另一侧 A2 发育粗大。

(六) 大脑中动脉变异

1. 双干大脑中动脉　该变异含一支大的起自颈内动脉分叉近端的大脑中动脉分支,其发生率为 0.2%~2.9%。这支血管走行在 M1 主干的下方并与之伴行,主要供应颞叶前部。

2. 副大脑中动脉　起自大脑前动脉瘤并与 M1 段并行,发生率为 0.3%~4%。副大脑中动脉分型如下:1 型,起自颈内动脉;2 型,起自大脑前动脉 A1 段;3 型,起自大脑前动脉 A2 段。副 MCA 主要供应额眶区。

3. 发育不良　大脑中动脉的发育不良少见。

4. 开窗　M1 的开窗亦有报道。

(七) 大脑后动脉变异

1. 双侧 P1 段的不对称占造影病例的 52%。当胚胎型后交通动脉存在时,变异侧的大脑后 P1 段常发育不良,在造影时常不明显显影,表现为缺如或闭塞。

2. 在一些永存的颈动脉 - 椎基底动脉的吻合中,大脑后动脉可由颈动脉的分支供应。

3. P1 段的真正异常少见,占解剖标本的 3%,这些异常包括双干、开窗、一侧的大脑后或小脑上动脉共同起源。

4. P1 段的先天缺如少见。

(八) 椎动脉及其分支变异

1. 椎动脉

(1) 异常起点:0.5%~5.8% 的左侧椎动脉直接起自主动脉弓,约 3% 的右侧变异椎动脉直接起自主动脉弓,双侧椎动脉起自主动脉弓及右侧椎动脉起自右侧颈总动脉亦有报道。

(2) 可直接从甲状腺下动脉、最上肋间动脉、颈深动脉或枕动脉发出。

(3) 发育不良:定义为直径<2mm,不对称(双侧血管直径的比值)≤1:1.7 者称为发育不良。发育不良可见于 15.6% 的病例,其中 66% 见于右侧椎动脉。

(4) 双干及开窗:在解剖标本中,双干及开窗的报道 ≤1%。

2. 小脑下后动脉变异

(1) 异常起源:硬膜外的 PICA 起源见于 5%~20% 的病例,其他起源颈内动脉、脑膜后动脉、舌下动脉和寰椎前动脉的亦见报道。

(2) 双干:见于 2.5%~6% 的病例。

(3) 发育不良:见于 5%~16% 的病例。

(4) 缺如:PICA 单侧缺如占 15%~26%,双侧缺如约占 2%。

(5) 小脑下后动脉和小脑下前动脉共干。

(6) 椎动脉终止于 PICA 的约占 0.2%。

(九) 基底动脉及其分支变异

1. 小脑下前动脉　其直径受供血区域的影响而发生变化,可细小也可粗大。其他变异包括:

(1) 双干或多干:双干占 26%,多干占 2%。

(2) 缺如:单侧缺如占 4%,双侧缺如罕见。

2. 小脑上动脉

(1) 双干:见于约 14% 的病例。

(2) 缺如:罕见。

(3) 在出现永存三叉动脉变异时可发自颈内动脉海绵窦段。

3. 基底动脉　开窗见于 1.33% 的解剖病例和 0.12% 的造影病例。

(十) 侧支循环

1. 缺血性卒中的防治研究已成为全球热点。此类患者的临床表现和治疗效果存在很大差异,其关键因素之一就是有效侧支循环的存在。目前,治疗缺血性卒中的主要措施是使血管再通,而侧支循环为阻塞动脉的供血区域脑组织提供血运并且决定了缺血半暗带的范围。侧支是指连接邻近树状动脉群的动脉血管结构,存在于大多数组织中,通过改变血流路径而达到为闭塞血管供血区提供逆向血流灌注的作用。脑侧支循环是指当大脑的供血动脉严重狭窄或闭塞时,血流通过其他血管(侧支或新形成的血管吻合)到达缺血区,从而使缺血组织得到不同程度的灌注代偿。它是决定急性缺血性卒中后最终梗死体积和缺血半暗带的主要因素。

2. 人的大脑主要有 3 级侧支补偿途径,第 1

级是大脑动脉环,其主要作用是通过前后交通动脉调节颅内血液平衡,是脑卒中后最重要的侧支循环。第 2 级是血管网,主要包括眼动脉、穿支动脉侧支、软脑膜侧支等,最常见的代偿方式是当颈内动脉系统发生慢性狭窄或阻塞时,眼动脉通过逆行灌注将血流从颈外动脉系统供应到颈内动脉区域。软脑膜侧支则可以连接大脑中动脉区域与大脑前动脉、大脑后动脉末端以保证血液供应。同时一些连接到缺血组织邻近动脉的网络分支,也可以通过血流逆向灌注来供应缺血区域。第 3级则是脑卒中后缺血区周围新生血管的形成,为大脑最终的侧支循环作保障。当某支脑动脉狭窄或阻塞时,通过自身调节机制梗死区周围形成新的血管,或者原有血管打开供应缺血区组织,一般脑卒中后数天才能完成新血管的形成。

(十一)颅内动脉闭塞的常见症状

1. 大脑前动脉闭塞　大脑前动脉闭塞后的症状,取决于闭塞位置以及侧支循环情况。大脑前动脉近侧段闭塞,临床可以不出现任何症状,因为闭塞侧大脑前动脉远侧段供应区可通过前交通动脉从对侧大脑前动脉获得血液供应。大脑前动脉在前交通动脉和 Heubner 返动脉之间发生闭塞通常产生明显的症状:对侧中枢性偏瘫,特点是下肢重,头面及上肢轻,有的仅有下肢中枢性瘫痪。通常还有额性共济失调;对侧下肢感觉障碍;轻度膀胱和直肠括约肌障碍,主要表现为排尿困难;精神症状。

偏瘫发生的原因为大脑前动脉在前交通动脉和 Heubner 返动脉之间的一段闭塞后,胼周动脉和 Heubner 返动脉供应区同时受累的结果。其中下肢瘫是由于胼周动脉供应区中,中央旁小叶前半和中央前回上部 1/4 皮质发生缺血或软化的结果。头面及上肢瘫是由于 Heubner 返动脉供应区中,内囊膝部和后肢前部的锥体束纤维发生血液供应障碍的结果。偏瘫表现为下肢重而头面及上肢轻的原因,是由于支配下肢的旁中央小叶前半和中央前回上 1/4 的皮质,仅由大脑前动脉供应,而支配头面及上肢的途径内囊膝和后肢前部的锥体束纤维,除由 Heubner 返动脉供应外,尚有其他动脉供应,故虽有症状但表现较轻。

2. 大脑中动脉闭塞　大脑中动脉供应区比大脑前动脉或大脑后动脉任何一支动脉的供应范围更为广泛,大脑半球皮质上许多重要中枢由大脑中动脉供应,此外,大脑中动脉还发出分支供应

部分内囊和基底核,因此大脑中动脉闭塞后,临床上通常会产生广泛而严重的症状。大脑中动脉起始段闭塞表现为中央支和皮质支供应区的循环障碍。临床表现主要为对侧偏瘫、对侧偏身感觉障碍,有时可出现对侧同向偏盲,发生于优势半球侧还多伴有失语。

大脑中动脉中央支供应内囊的上 3/5 以及大部分壳核和尾状核,动脉闭塞后,患者临床表现为"不完全内囊型",对侧上、下肢产生同等程度的中枢性瘫痪,但多数没有偏身感觉障碍和偏盲。

大脑中动脉主干闭塞后,患者患侧半球的外侧面可发生广泛的缺血或软化。最明显区为大脑外侧沟周围的皮质,而大脑半球外侧面边缘区的皮质则较少发生软化,由于供应内囊的中央支未发生闭塞,故内囊并没有软化灶的发生。主干闭塞的症状通常为"两偏",即偏瘫和偏身感觉障碍,偶有偏盲。偏瘫表现为头、面、上肢完全瘫痪,而下肢轻度瘫痪;偏身感觉障碍表现为头、面、上肢感觉障碍重而下肢轻。

3. 大脑后动脉闭塞　一侧大脑后动脉闭塞,可引起同侧视觉区和胼胝体压部梗死。视觉区受累,双眼呈现对侧同向偏盲;胼胝体压部受累,可阻断左侧大脑半球语言区到右侧大脑半球枕叶的纤维联系,产生"失读症",但通常不伴失写症。两侧大脑后动脉闭塞导致两侧枕叶缺血或梗死时,患者可出现皮质盲。此时患者瞳孔反射尚存在,但两眼视力丧失。

大脑后动脉的后内侧中央支的丘脑穿动脉闭塞,可出现"红核丘脑综合征"。临床症状可见小脑性共济失调、意向性肢体震颤、短暂舞蹈样手足徐动以及伴有感觉障碍。后外侧中央支的丘脑膝状体动脉闭塞可引起"丘脑综合征",临床表现轻度短暂的对侧肢体瘫痪,对侧肢体感觉障碍,剧烈的自发性疼痛,对侧轻度共济失调,舞蹈样手足徐动。

4. 后循环动脉闭塞

(1)椎动脉闭塞:临床表现复杂,如果双侧椎动脉发育完善,一侧椎动脉闭塞可不引起明显的症状和体征,但也可出现锁骨下动脉盗血综合征,表现为患者活动上肢时,由于虹吸作用可使同侧椎动脉血流逆流入锁骨下动脉,出现眩晕、复视、共济失调等脑干缺血症状。

(2)小脑下后动脉闭塞:由于小脑下后动脉供应延髓外侧区,所以小脑下后动脉的栓塞将导

致疑核、孤束核、前庭神经核、蜗核、脊髓小脑束、脊髓丘脑侧束、三叉神经脊束核和三叉神经脊束的功能障碍。称之为"延髓外侧综合征"（lateral medullary syndrome），或称之为 Wallenberg 综合征。表现为眩晕、呕吐、眼球震颤、呃逆、交叉性感觉障碍、吞咽困难、声音嘶哑、共济失调以及

Horner 征，但并不出现意识障碍。

（3）基底动脉闭塞：基底动脉闭塞综合征的病情与发病缓急、是否完全闭塞有关。典型的基底动脉主干闭塞表现为深昏迷、四肢瘫、针尖样瞳孔中枢性高热及呼吸困难、肺水肿、消化道出血、脑神经麻痹等，死亡率非常高。

<h1 style="text-align:center">第二节 静 脉 回 流</h1>

一、脑的静脉

脑静脉没有瓣膜，不与脑动脉伴行，因其缺乏平滑肌和弹力组织，致使管壁较薄。管腔较大，缺乏弹性。脑内小静脉穿出脑实质后，先在软膜上形成静脉丛，再集合较大的静脉，最后穿过蛛网膜和硬膜内层开口于硬膜静脉窦，包括大脑、间脑、小脑和脑干的静脉。

（一）大脑的静脉

分为浅、深两组。浅静脉组（外组），主要收集大脑半球的皮质和皮质下髓质的静脉血，注入上矢状窦和颅底的静脉窦；深静脉组（内组），主要收集大脑半球深部的髓质、间脑、基底核、内囊及脑室脉络丛等处的静脉血，最后汇成大脑大静脉注入直窦。

1. 大脑浅静脉（superficial cerebral vein） 根据浅静脉在大脑表面的位置，可分为大脑外侧面浅静脉、大脑内侧面浅静脉和大脑底面浅静脉。

（1）大脑外侧面浅静脉，分为上、中、下 3 群（图 11-2-1）。

1）大脑上静脉（superior cerebral vein）：每侧大脑半球有 8~12 条，回流大脑半球背外侧面和内侧面的静脉血。沿脑沟上行到上内侧缘注入上矢状窦。依其部位可分为额静脉、中央静脉（Rolando 静脉）、顶静脉和枕静脉，有 4~12 条。各静脉呈放射状散布于大脑半球背外侧（外侧沟以上），额静脉数目较多，走行方向由后下至前上或由后至前，多以直角注入上矢状窦的前部；中央静脉位于中央沟附近，收集中央前、后回的血流；顶静脉数量较少，走行方向由下向上，注入上矢状窦的中部；枕静脉由后下至前上斜行注入上矢状窦的后部。这些静脉的血流注入窦可分为逆流入、垂直流入和顺流入 3 种类型，但以逆流入为多数，在功能上可以阻止由于颅内压升高、大脑半球

萎缩和血管异位引起的大脑静脉壁塌陷。

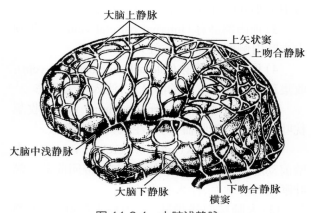

图 11-2-1 大脑浅静脉

2）大脑中浅静脉（superficial middle cerebral vein）：由岛盖和岛叶的浅静脉网汇集而成，位于大脑背外侧面的外侧沟内，故又称 Sylvius 浅静脉，沿外侧沟向前向下走行，至颞极附近绕过外侧沟窝至大脑底面，在蝶骨小翼附近注入海绵窦。主要收集外侧沟附近岛盖部皮质和部分岛叶的血液。它是大脑浅静脉中唯一与动脉伴行的静脉。大脑中浅静脉与其他浅、深静脉之间有广泛的静脉吻合：在大脑中浅静脉和上矢状窦之间有一向上走行的上吻合静脉（superior anastomotic vein）或称 Trolard 静脉；在大脑中浅静脉和横窦之间有一向后下走行的下吻合静脉（inferior anastomotic vein）或称 Labbe 静脉；在大脑中浅静脉和上矢状窦之间有一向上走行的一条中央静脉；此外，还可通过大脑中深静脉与基底静脉相吻合。

3）大脑中深静脉（deep middle cerebral vein）：见后基底静脉。

4）大脑下静脉（inferior cerebral vein）：位于大脑外侧沟以下的颞叶表面。主要收集颞叶外侧面以及颞、枕叶底面、部分枕叶内侧面的静脉血。在

额极和额叶眶面的静脉血,主要与大脑上静脉相连回流到上矢状窦,在颞叶和枕叶外侧面的静脉血主要回流入横窦;颞叶底面的静脉血主要回流入岩上窦、横窦和基底静脉;枕叶底面和部分内侧面的静脉血主要回流入大脑大静脉。

(2)大脑内侧面浅静脉:分为额内侧静脉、中央内侧静脉、顶内侧静脉、顶枕内侧静脉、枕内侧静脉和大脑前静脉。主要收集半球内侧面胼胝体以上的血液,大多注入上矢状窦。

1)额内侧静脉(internal frontal vein):收集额叶内侧面的静脉血,向后上方注入上矢状窦。

2)中央内侧静脉(internal median vein):收集旁中央小叶的静脉血,注入上矢状窦。

3)顶内侧静脉(internal parietal vein):收集顶上小叶内侧面的静脉血,注入上矢状窦。

4)顶枕内侧静脉(internal parietoccipital vein):收集顶枕裂两侧皮质的静脉血,注入上矢状窦。

5)枕内侧静脉(internal occipital vein):收集枕叶内侧面的静脉血,向前注入大脑大静脉。

6)大脑前静脉(anterior cerebral vein):与大脑前动脉伴行,收集胼胝体前部、扣带回前部和额叶眶面的静脉血,注入基底静脉。

(3)大脑底面浅静脉:分为额下静脉、颞下静脉、枕下静脉。

1)额下静脉(inferior frontal vein):收集额叶眶面的静脉血,经大脑前静脉向后注入基底静脉。

2)颞下静脉(inferior temporal vein):收集颞叶底面的静脉血,向后注入横窦。

3)枕下静脉(inferior occipital vein):收集枕叶底面的静脉血,向前外注入横窦。

2. 大脑深静脉　是导出大脑半球实质深部静脉血的一群血管,在大脑半球髓质内有许多细小的髓质深静脉(deep medullary vein),这些静脉沿着辐射冠的纤维走向,向下到大脑深部。主要收集室周髓质、基底核、内囊、间脑及脑室脉络丛等深处的静脉血。前群注入收集基底核前部血液的隔静脉或称前室管膜下静脉(anterior subependymal vein);中群主要注入前终静脉或称中室管膜下静脉(middle subependymal vein);后群主要注入后终静脉或称后室管下膜静脉(posterior subependymal vein),这些静脉均流入大脑内静脉。由左、右大脑内静脉汇合而成大脑大静脉。

收受岛叶附近、嗅区、眶回、基底核、丘脑、上丘脑、下丘脑、(视前区)底丘脑和脑干上部的静脉血汇合后形成基底静脉,而后注入大脑大静脉。

通常将大脑深部静脉分为大脑内静脉系统和基底静脉系统两部分,两静脉系统汇合形成大脑大静脉系统,最后注入直窦。

(1)大脑内静脉系统:大脑内静脉(internal cerebral vein)位于第三脑室顶上方,回流大脑半球深部的静脉血。起初由纹状体静脉、透明隔静脉和脉络膜静脉在室间孔处汇合形成,同时接受一些来自周围结构的小静脉,左右各一,平行自前向后走,两者各距中线2mm,在第三脑室脉络组织内向后,在胼胝体压部下面,与对侧同名静脉平行向后汇合成一条大脑大静脉。此静脉主要收集豆状核、尾状核、胼胝体、第三脑室、侧脑室脉络丛以及丘脑等处的血液。

大脑内静脉的属支:

1)纹状体静脉(striate vein):又称丘脑纹状体静脉或终纹静脉,由丘纹前终静脉和丘纹后终静脉两支合成(曾司鲁,1982),丘脑纹状体静脉左右侧各一条,大约2cm长,由前、后终静脉汇合点起至室间孔附近移行为大脑内静脉处止,它绕行丘脑前极,形成与丘脑前极一致的前凸,行于丘脑和纹状体之间,侧脑室中央部下壁,尾状核和丘脑之间的沟内,向前达室间孔后壁,转向内下后方,转弯处称静脉角。

静脉角是指纹状体静脉和透明隔静脉汇合成大脑内静脉时所夹的角(图11-2-2),常呈一锐角。静脉角的位置较恒定,标志着室间孔所在的位置,可作为定位之用。颅内占位性病变时,室间孔常移位,静脉角也随之而移位,故静脉角在临床上有其实际意义。纹状体静脉收集丘脑、纹状体、胼胝体、穹窿和侧脑室前角的静脉血。

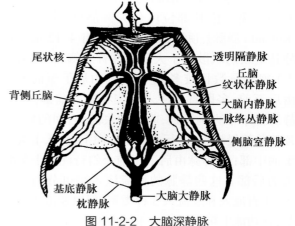

图11-2-2　大脑深静脉

前终静脉（anterior terminal vein）位于侧脑室底面尾状核头部室管膜的下方，自前外走向后内方，与后终静脉相结合。后终静脉（posterior terminal vein）位于侧脑室体部的底面，尾状核体部内侧方的室管膜下，自后外走向前内方，连接于前终静脉。前、后终静脉尚接受多条尾状核横静脉的血液。它们主要收集基底核、侧脑室周围髓质的静脉血。尾状核横静脉（transverse caudate vein）为数条横越尾状核表面的静脉。各条静脉其远端起于侧脑室的外侧壁髓质内，连于尾状核纵静脉，其近端则注入前、后终静脉。尾状核纵静脉（longitudinal caudate vein）为前后纵向走行的静脉，多处与尾状核横静脉相连接。尾状核横和尾状核纵静脉除收集尾状核和侧脑室周围髓质的静脉血以外，尚收集来自豆状核静脉丛的血液。在豆状核上部形成豆核上内和上外静脉，它们向上注入纹状体上静脉（superior striate vein）。

2）透明隔静脉（septum pellucidum vein）：于透明隔的两侧、侧脑室前角内壁上，由前向后行走，主干行经室间孔，在静脉角处与丘脑纹状体静脉和脉络膜上静脉汇合成大脑内静脉。主要收集透明隔、胼胝体嘴部和额叶深部的静脉血。

3）上丘脑静脉（epithalamic vein）：是一支小静脉，它收集间脑背侧面的血液。在大脑内静脉的尾侧端注入大脑内静脉或大脑大静脉。丘脑腹侧部和下丘脑的血液，由小静脉导入脚间窝的静脉丛，经此丛再导入海绵窦或蝶顶窦。

4）侧脑室静脉（lateral ventricle vein）：经丘脑尾侧部的背面，注入大脑内静脉的尾侧端。也可向远侧越过尾状核尾进入髓质。它还接受来自脉络丛和海马回白质小的静脉支。

5）脉络膜上静脉（superior choroidal vein）：起自侧脑室下角，位于侧脑室中央部的脉络丛内，沿侧脑室脉络丛的外缘迂曲而行，转至丘脑背面，再向前向内走行，注入纹状体静脉，或在隔静脉与丘脑纹状体静脉汇合处注入，或直接注入大脑内静脉。它收集侧脑室脉络丛和邻近海马等部的血液。此静脉在侧脑室下角处，与基底静脉的脉络支有吻合。在中部，即侧脑室下角转至中央部处与侧脑室静脉有吻合。

（2）基底静脉系统：基底静脉（basal vein）亦称为Rosenthal静脉，在前穿质处由大脑前静脉、大脑中深静脉合成，并接受丘脑纹状体下静脉、侧室下静脉、大脑脚静脉、中脑外侧静脉和其他一些

属支。由前穿质附近开始，行向后内，经脚间窝外侧，在环池内绕大脑脚向后上方行，穿过内、外侧膝状体之间汇入大脑大静脉。基底静脉收受岛叶附近、嗅区、眶回、基底核、丘脑、上丘脑、下丘脑、（视前区）底丘脑和颞叶的静脉血，并收集来自脚间窝、侧脑室下角，海马旁回和中脑的属支（图11-2-3）。

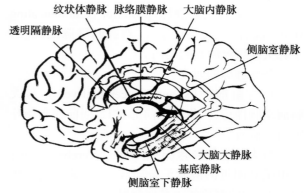

图11-2-3　大脑深静脉侧面观

基底静脉左右各一支，按行程途径可分为3段：起始段、腹侧段、背外侧段。

起始段相当于前穿质水平视交叉附近，接受从外侧面来的大脑中深静脉、由内侧面来的大脑前静脉和由头端来的纹状体下静脉和额叶浅静脉。其中最重要的属支为大脑中深静脉，位于大脑外侧沟下部，回流岛叶和邻近岛盖皮质及纹状体下侧血液。

腹侧段沿视束走行，从脑底至大脑脚外侧面止，该段接受脑室下静脉、颞浅静脉、脚间静脉。

背外侧段回绕大脑脚，由腹外侧转到脑干与间脑交界的背方，注入大脑大静脉，此段基底静脉的属支可分为上下两组。上组属支主要为细小的膝状体支；下组属支为大脑脚外侧静脉（lateral peduncular vein）、中脑外侧静脉（lateral mesencephalic vein）以及来自上、下丘的细小静脉。

当基底静脉背外侧段注入大脑大静脉时，经常有一细小的静脉支伴行，通常称为中脑后静脉（posterior mesencephalic vein）或称副基底静脉（accessory basilar vein），其沿丘脑枕向内走行，注入大脑内静脉，主要收集来自四叠体和内、外侧膝状体的血液。

脑底静脉环：左、右基底静脉及其属支间有细小的静脉相互吻合，在脑底组成静脉环

（cerebral venosus circle）。此环由前交通静脉、大脑前静脉、基底静脉以及大脑大静脉组成。静脉环环绕在中脑头端和间脑尾端之间。

左、右基底静脉的交通静脉有①前交通静脉（anterior communicating vein）：连接左、右大脑前静脉，构成大脑前静脉间的交通静脉。此静脉短小，位于交叉上池底部，与终板接触。通常前交通静脉比同名动脉细小，而且缺如和变异情况甚为多见。②后交通静脉（posterior communicating vein）：仅有一条，它连于左、右脚间静脉之间，居于乳头体后方的脚间窝内。

基底静脉的属支：

1）大脑前静脉（anterior cerebral vein）：与大脑前动脉伴行，收集胼胝体前部、扣带回前部和额叶眶面的血液。

2）大脑中深静脉（deep middle cerebral vein）：是由脑岛附近的静脉汇合而成，沿大脑外侧沟底向下内，到前穿质注入基底静脉。

3）纹状体下静脉（inferior striate vein）。

4）额叶浅静脉（superficial frontal vein）。

5）脑室下静脉（inferior ventricular vein）：通常由两支汇合而成，一支为腹侧支，起于脉络组织和脉络丛，另一支为背侧支，沿侧脑室颞角顶在室管膜下行走。

6）颞浅静脉（superficial temporal vein）。

7）脚间静脉（interpeduncular vein）：位于脚间窝处，沿中脑内侧沟由后内走向前外，至视束前部附近注入基底静脉。

8）大脑脚外侧静脉（lateral peduncular vein）。

9）中脑外侧静脉（lateral mesencephalic vein）。

10）脉络膜下静脉（inferior choroidal vein）：沿侧脑室脉络丛外侧缘行进，可延伸到侧脑室下角，收集第三脑室和侧脑室脉络丛的静脉血，向前下汇入侧脑室静脉或直接汇入基底静脉。

（3）大脑大静脉（great cerebral vein）或称 Galen 静脉：是接受大脑深静脉的主干，在胼胝体压部的前下面，由左、右大脑内静脉合并形成，继又接受左、右基底静脉后，急转向上绕胼胝体压部以锐角注入直窦前端。此外还接受枕静脉、大脑后静脉、小脑上蚓静脉、胼胝体后静脉和上丘脑静脉等属支。

1）枕静脉（occipital vein）：收集枕叶内侧面和下面的血液，注入大脑大静脉。

2）胼胝体后静脉（posterior vein of callosum）：

收集胼胝体后部和邻近脑内侧面的血液，注入大脑大静脉的前部。

（二）间脑的静脉

间脑的静脉与大脑深静脉关系密切，可分为腹侧组和背侧组。

1. **腹侧组静脉** 包括结节纵静脉、视交叉后静脉弓和乳头体前静脉弓。

（1）结节纵静脉（longitudinal tuberal vein）：此静脉沿灰结节与视束之间的深沟后行，为一细小静脉，左右各一，多数情况下，它汇入脚间静脉，少数情况下，直接注入基底静脉或越过视束的下面，注入大脑前静脉。

（2）视交叉后静脉弓（retrochiasmatic venous arch）：此静脉细小，又称漏斗前静脉弓（preinfundibular venous arch）。位于视交叉之后，为一条与视交叉的弧形一致的弓状静脉，行于视交叉与漏斗之间的缝隙内，其两端分别连接于左右结节纵静脉。

（3）乳头体前静脉弓（premamillary venous arch）：位于结节后方的乳头体前沟内，连于两侧的脚间静脉或两侧的结节纵静脉之间。它主要收集视交叉、视束、灰结节和乳头体的静脉血。

2. **间脑背侧组静脉**

（1）松果体外侧静脉（lateral epiphyseal vein）又称上丘脑静脉（epithalamic vein）：位于上丘脑的缰三角处，静脉沿松果体两侧后行，在松果体后方，两侧静脉在中线汇合，然后注入大脑大静脉或注入大脑内静脉。

（2）膝状体静脉（vein of the geniculate body）：由内侧膝状体静脉和外侧膝状体静脉组成。内侧膝状体静脉行程很短，不久即注入基底静脉。而外侧膝状体静脉行程较长，它起始于外侧膝状体，然后沿上丘臂行向中脑背面，注入基底静脉。

3. **丘脑静脉** 丘脑静脉分为丘脑上静脉、丘脑下静脉、丘脑前静脉和丘脑后静脉。

（1）丘脑上静脉（superior thalamic vein）：若干条细小的静脉在丘脑上面和内侧面由丘脑实质走出，汇集成丘脑上静脉，经丘脑表面走行注入大脑内静脉。收集丘脑上份和中央区的静脉血。

（2）丘脑下静脉（inferior thalamic vein）：由从丘脑下份走出的一些小静脉汇集而成，收集丘脑下份的静脉血，汇入基底静脉。

（3）丘脑前静脉（anterior thalamic vein）：由从

丘脑前份走出的若干条细小静脉汇集而成，收集丘脑前份静脉血，在室间孔附近注入隔静脉或大脑内静脉。

（4）丘脑后静脉（posterior thalamic vein）：由从丘脑后份走出的若干条细小静脉汇集而成，收集丘脑后份静脉血，注入基底静脉。

以丘脑上静脉较为显著，其他静脉均不显著，尤其是丘脑下静脉和丘脑后静脉管径更为细小。

（三）小脑的静脉

小脑的静脉分为蚓部的静脉和小脑半球的静脉两大组。

1. 蚓部的静脉

（1）上蚓静脉：收集小舌、中央小叶、中央小叶翼、前髓帆、结合臂及丘系三角处的小静脉，合成一干行于下丘和中央小叶之间，沿正中沟向上，注入大脑大静脉。

（2）山顶静脉：常为1~2条，行于山顶表面，注入山腹静脉。

（3）山腹静脉：有1~3支，起于原裂沿山腹表面后行，可注入直窦、横窦或小脑下静脉干。

（4）下蚓静脉：收集蚓结节、蚓锥体、蚓垂小结、后髓帆以及部分小脑扁桃体的静脉，通常为1~3条，大多注入小脑下静脉。

2. 小脑半球静脉　分为上、下两组。

（1）小脑前上静脉（anterior superior cerebellar vein）：一般有3条，起于方叶前部浅表的静脉，走向前外方汇入水平沟静脉。

（2）小脑后上静脉（posterior superior cerebellar vein）：常为1~3条，起于方叶后部浅表的静脉，向后外方行，经常在小脑幕内行走1~3cm再注入横窦或直窦。

（3）小脑前下静脉（anterior inferior cerebellar vein）：通常起于二腹间沟内侧，扁桃体下缘附近，走向后下方，沿半球下面内侧缘向后走，回绕到半球上面，注入直窦或横窦。常为1~2条。

（4）小脑后下静脉（posterior inferior cerebellar vein）：一般起于二腹间沟稍中央，向半球呈辐射状走向后外方，越过小脑水平裂绕到半球上面，多注入横窦。

（5）水平沟静脉：一般在二腹叶与半月叶的外端，由前、后两支合流而成。其中后支静脉干明显，出现率高，起于水平裂深部及附近的半月叶，沿裂走向前内方，在小叶外端与前支合并，形成静脉干，注入岩上窦，少数注入岩下窦。

（四）脑干的静脉

脑干的静脉可分为延髓的静脉、脑桥的静脉、中脑的静脉。

1. 延髓的静脉

（1）延髓腹侧面的静脉

1）延髓前正中静脉（median anterior medullary vein）：沿延髓前正中裂走行，向下与脊髓前正中静脉延续，向上连于脑桥前正中静脉，静脉血注入基底静脉丛或注入岩上窦。

2）延髓前外侧静脉（anterolateral medullary vein）：左右各一条，沿延髓前外侧沟上行，因途经下橄榄体前方，故又称橄榄前静脉（anterior preolivary vein）。上端多经橄榄上静脉汇入岩上窦，少数汇入岩下窦和脑桥前静脉。下端主要连接延髓下横静脉，少数可连接延髓中横静脉。

3）延髓下横静脉（inferior transverse medullary vein）：位于延髓与脊髓交界处的横静脉，与纵行的延髓前正中静脉和延髓前外侧静脉直角相接。

4）延髓中横静脉（middle transverse medullary vein）：横跨锥体表面，在上横静脉与下横静脉之间，通常细小，并且常常缺失。向外接于延髓前外侧静脉，中部连于延髓前正中静脉。

5）延髓上横静脉（superior transverse medullary vein）：细小较恒定，但偶见缺失。行于桥延沟的内侧段、锥体的上方，向外连于延髓前外侧静脉，把延髓前正中静脉的血液引流至此延髓前外侧静脉。

（2）延髓外侧面的静脉

1）延髓外侧静脉（lateral medullary vein）：位于延髓外侧沟内的纵静脉，居外侧隐窝带和舌咽、迷走神经之间，并部分为神经所掩盖。此静脉的起始、终止及分支多变。通常，它起于延髓外侧下部的静脉网，向上绕过延髓侧面和小脑中脚，到达脑桥侧面。当延髓外侧静脉到达脑桥后，续为脑桥外侧静脉，流入小脑前静脉并最终注入岩上窦。由于延髓外侧静脉续为脑桥外侧静脉，故此两静脉又合称延髓脑桥外侧静脉（lateral medullopontine vein）。

2）橄榄后静脉（retroolivary vein）：行于橄榄后沟内，与延髓前外侧静脉和延髓外侧静脉平行走行，位于舌咽、迷走神经和橄榄之间，下端连于延髓下横静脉，上端连于延髓外侧静脉，穿行于舌咽神经和迷走神经之间。

3）桥延沟静脉（vein of the pontomedullary sulcus）：又称为橄榄上静脉（supraolivary vein），起自延髓前正中静脉，横越锥体上界（此段又称延髓上横静脉），然后到达橄榄前沟，在此与橄榄前静脉连接；再向外沿橄榄上界横行，在舌咽神经根上方达延髓外侧静脉，并连于此静脉。

在下橄榄体周围经常可见一静脉环，静脉环由橄榄前静脉、橄榄后静脉、延髓下横静脉以及桥延沟静脉围成。

（3）延髓背侧面的静脉

1）延髓后正中静脉（median posterior medullary vein）：常常是脊髓后正中静脉的延续。沿延髓后正中沟纵向走行，在闩附近，它分为左右两支，称为第四脑室带静脉。

2）第四脑室带静脉（vein lining the fourth ventricle）：为延髓后正中静脉向上分为左右两支的延续，走行于第四脑室带旁1~2mm处斜向外上，汇入延髓外侧静脉。在上行途中依次与深部的闩静脉、极后区正中和外侧静脉以及脉络丛静脉相连。延髓背侧面静脉的血液回流一种为经延髓后正中静脉上行，再经第四脑室带静脉到达延髓外侧面，注入延髓外侧静脉；另一种为通过小脑延髓池大静脉下行流入边缘窦。

延髓内部静脉可分为前、外和后3群。每群均由数条细小静脉组成。它们穿出延髓实质后多注入延髓前正中静脉、延髓外侧静脉、延髓后正中静脉和第四脑室带静脉。

2. 脑桥的静脉

（1）脑桥前正中静脉（median anterior pontine vein）：位于脑桥腹侧面的基底沟内，起自盲孔到达脚间窝，多数情况为一连续上行的单干，少数情况静脉是断续的，仅在基底沟的某些阶段可见此静脉。脑桥前正中静脉的下端与延髓前正中静脉相连，上端与脚间静脉相连。组成"Y"形的脑桥中脑静脉。

（2）脑桥前外侧静脉（anterolateral pontine vein）：与脑桥前正中静脉平行上行，位于基底沟的某一侧，与延髓前外侧静脉相延续。

（3）脑桥外侧静脉（lateral pontine vein）：它跨越脑桥臂，与小脑前静脉以及第四脑室外侧隐窝静脉（vein of the lateral recess of the fourth ventricle）在小脑中脚处汇合成岩静脉（petrosal vein），开口于岩上窦。

（4）脑桥下横静脉（inferior transverse pontine vein）：左右各一，一般较细。其内侧端连于脑桥纵行静脉，外侧端连于小脑前静脉。

（5）脑桥上横静脉（superior transverse pontine vein）：为成对静脉，较恒定，血管一般较粗。横连于脑桥纵行静脉与小脑前静脉之间，不过位置较高。

在上述纵行和横行的静脉之间，尚可见一些细小静脉与它们相互连接，构成条格状浅静脉网，浅静脉网与深静脉相互连接。

脑桥深静脉可分为3组：旁正中深静脉（deep paramedian vein），在基底沟区域里发出；前外侧深静脉（deep anterolateral vein），在脑桥锥体的外侧起始；外侧深静脉（deep lateral vein），在脑桥臂处发出。

3. 中脑的静脉

（1）大脑脚纵静脉（longitudinal peduncular vein）：为幕上和幕下浅静脉系统之间一条重要的吻合通路。可分为大脑脚外侧静脉和大脑脚内侧静脉，大脑脚外侧静脉（lateral peduncular vein）：沿大脑脚外侧上行，在基底静脉背外侧段和腹侧段相移行处注入基底静脉。大脑脚内侧静脉（medial peduncular vein）：位于大脑脚内侧面，常为一短的属支连于附近的脚间静脉。

（2）大脑脚横静脉（transverse peduncular vein）：一般由数支组成，横过大脑脚腹侧面，连接大脑脚外侧静脉和大脑脚内侧静脉。较常见的一支为脑桥中脑沟静脉（vein of the pontomesencephalic sulcus），行于脑桥中脑沟内。

（3）后正中静脉（postcentral vein）：位于中脑背面的中线上，由左右结合臂静脉合成，通常从腹侧面注入大脑大静脉。

（4）四叠体静脉（quadrigeminal vein）：由四条沿着丘间沟走行的静脉组成。四条静脉为：行于左右上丘之间的上丘正中静脉；行于左右下丘之间的下丘正中静脉；行于左侧上下丘之间的左丘间静脉；以及行于右侧上下丘之间的右丘间静脉。四条细小静脉均向四叠体中央区集聚成一单干，继向后上注入小脑前中央静脉。

（5）结合臂静脉（vein of the brachium conjunctivum）：左右各一，由结合臂下端数条小静脉汇合形成。起始段与中脑外侧静脉相吻合，越过结合臂下端，然后沿结合臂内侧缘斜行内上，在帆系带处，两侧结合臂静脉在中线汇合形成后中央静脉。亦可不汇合，而分别注入大脑大静脉。

二、脊髓的静脉

脊髓静脉属于椎静脉系，流入 Batson 静脉丛，属支大致与动脉相似。汇集成 6 条弯曲、丛状的纵行管道（图 11-1-10）。

1. **脊髓前静脉**（anterior spinal vein）　即脊髓前正中静脉（spinal median anterior vein），走行于前正中裂内，在动脉干的深面，由许多大小不等的前根静脉形成。

2. **脊髓后静脉**（posterior spinal vein）　即脊髓后正中静脉（spinal median posterior vein），较大，走行于后正中沟内，在一些节段常为双支或 3 支。由数条后根静脉汇合形成。

3. **脊髓前外侧静脉**（spinal external anterior vein）　在脊髓前面的两侧，由 6~11 条前根静脉形成两条脊髓前外侧静脉。

4. **脊髓后外侧静脉**（spinal external posterior vein）　在脊髓后面的两侧，由 5~10 条后根静脉形成纵行于脊髓全长的一对较小的脊髓后外侧静脉。

5. **前根静脉**（anterior root vein）　在脊髓前面有 6~11 条，通过沟静脉收集沟缘白质和前角内侧部的血液，由根静脉连接各纵行静脉干，形成软脊膜静脉丛。

6. **后根静脉**（posterior root vein）　脊髓后面有 5~10 条。收集后索、后角的静脉血，而前角外侧部、前索和侧索的静脉血则流入到静脉冠。脊髓静脉或淋巴遭受压迫时，可引起水肿，出现脊髓症状。

三、硬脑膜窦

硬脑膜窦（sinus of dura mater）是颅内的静脉管道，位于硬脑膜内、外两层之间。内膜与静脉内皮相延续，管壁没有肌层，没有静脉瓣，但在脑静脉汇入硬脑膜窦的入口处有类似瓣膜装置，具有调节入窦血流的作用。脑的浅、深静脉均注入硬脑膜窦，收集脑、脑膜、颅骨、眼眶和内耳等处的静脉血，此外还引流脑脊液，根据其位置可分成后上组和前下组（图 11-2-4、图 11-2-5）。

（一）后上组

1. **上矢状窦**（superior sagittal sinus）　位于脑顶中线稍偏右侧，大脑镰上缘。前端细小，起始于盲孔，新生儿的上矢状窦前端于盲孔处与鼻静脉相通。然后向后行于额骨、两顶骨相交缘

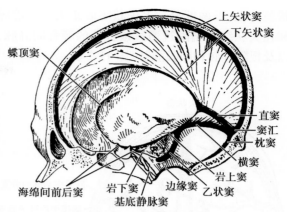

图 11-2-4　硬脑膜窦侧面观

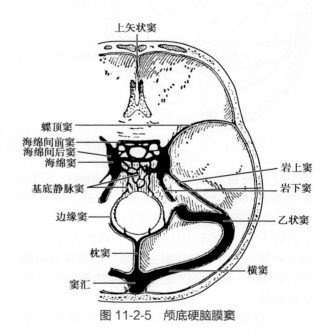

图 11-2-5　颅底硬脑膜窦

和枕鳞内面的矢状沟内，后端止于枕内隆凸附近的窦汇。上矢状窦在横断面上呈三角形，向后逐渐增大。在窦的两侧壁上，有大脑上静脉的开口和突入的蛛网膜颗粒。在有些区域，侧壁向外膨隆扩张，形成静脉陷窝（veinous lacunae）或外侧陷窝，数量和位置不固定。通常有 3 个：一个在额部，最小，称额静脉陷窝，距正中矢状面平均约 1.0cm；一个在顶部，最大，称顶静脉陷窝，距正中矢状面平均 1.5cm；一个在枕部，称枕静脉陷窝，因此颅部手术应在正中矢状面 2cm 以外进行较好。通过对铸型标本和脑血管造影的研究发现几乎所有的静脉陷窝呈丛状而不是简单的静脉腔。静脉陷窝常有大脑上静脉、脑膜静脉、导静脉、板障静脉汇入，此外还有蛛网膜颗粒突入其中。在中 1/3 处有大小不等纤维束形成水平的隔分上矢

状窦为上、下两部分。上矢状窦收集大脑上静脉和在矢状缝后端附近通过顶骨孔的颅骨周静脉，以及板障静脉和脑膜静脉（图11-2-6）。

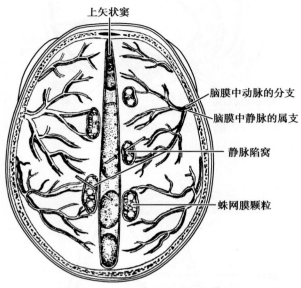

图 11-2-6 上矢状窦和静脉陷窝

2. **下矢状窦**（inferior sagittal sinus） 较小，位于胼胝体的背侧，大脑镰游离缘的后部或后2/3，距游离缘约1cm处，其走行方向是从前上方走向后下方，后部渐大注入直窦。在注入处，有大脑大静脉汇入。下矢状窦主要收集大脑镰和胼胝体的静脉血，有时也收受大脑半球内侧面的一些皮质静脉。

3. **直窦**（straight sinus） 位于大脑镰与小脑幕相交处，由下矢状窦和大脑大静脉汇合而成。在横断面上呈三角形，始于胼胝体压部后方，直行向后于枕内隆凸处注入窦汇，向两侧延伸为左、右横窦，但常直接注入左横窦。直窦主要收集下矢状窦和大脑大静脉的静脉血，属支包括小脑上静脉和小脑幕静脉。在直窦和大脑大静脉相连处，有一窦状血管丛形成的小体突入窦底，可作为控制大脑大静脉血回流的阀门。

4. **窦汇**（confluence of sinuses） 是诸硬膜窦在枕内隆凸处汇流的联合形式，可见3种情况：①由上矢状窦、直窦和枕窦在枕内隆凸处汇合并与左右横窦相连；②上矢状窦与直窦汇合膨大处或仅上矢状窦后端膨大处；③上矢状窦、直窦和横窦汇集处。对215例标本进行研究统计发现，窦汇的大小和深度变化相当大，通常上矢状窦常偏续右横窦，直窦常偏续左横窦，两者之间借一短

管即窦汇相连。

5. **横窦**（transverse sinus） 位于枕骨的横窦沟处，由小脑幕后缘和外侧缘的硬脑膜围成。始于枕内隆凸的窦汇，弯向外前方，经颞骨岩部上缘后外侧，至岩枕裂处急转弯向下移行为乙状窦。通常右侧横窦为上矢状窦的延续，左侧为直窦的延续，致使右侧较左侧为粗，故右侧横窦阻塞，后果常很严重。横窦除主要收受上矢状窦和直窦的血液外，还收纳大脑下静脉、下吻合静脉、小脑下静脉、脑干静脉、岩上窦、少量的板障静脉和导静脉的静脉血。

6. **枕窦**（occipital sinus） 是最小的静脉窦，位于小脑镰附着缘。始于枕骨大孔附近的几个小管，向上可汇入窦汇或横窦；向下至枕骨大孔附近分为左、右两支，借边缘窦向前与基底静脉丛、岩上窦、岩下窦相通，向下与椎内静脉丛相续。主要收集脑膜静脉血，连接窦汇、横窦、乙状窦、岩下窦和椎静脉丛。

7. **岩鳞窦**（petrosquamosal sinus） 在颞骨鳞部和岩部相交处的一条沟内向后走行，开口于横窦外侧端。此窦向前可经蝶岩裂或鳞部小孔出颅，与下颌后静脉相交通。故此窦可沟通颅内、外的静脉。

8. **乙状窦**（sigmoid sinus） 位于颞骨乳突部和枕骨内侧面的乙状窦沟内，由硬脑膜内、外层合成，是横窦的延续，始于离开小脑幕处。乙状窦在颞骨乳突部的沟内向内下侧弯曲走行，横过枕骨的颈静脉突，转向前到位于颈静脉孔后部的颈静脉上球，延续为颈内静脉。在前面，与乳突小房仅隔很薄的骨片，中耳炎、乳突炎可导致乙状窦栓塞。当该窦通过乳突导静脉和髁导静脉同颅外静脉的耳后静脉或枕静脉相通时，同侧乙状窦可以很细，甚或缺如。通常，乙状窦近端有岩上窦注入，远端有岩下窦注入。此外，乙状窦还收受小脑静脉、脑桥外侧静脉和延髓静脉的注入。

（二）前下组

1. **海绵窦**（cavernous sinus） 位于颅中窝（图11-2-7），为成对的静脉丛结构，是蝶鞍两侧硬脑膜两层间的不规则空隙，每侧一个。窦内含有一些小梁，主要位于属支入口周围。当窦塌陷时，窦腔被窦内的神经和蛛网膜颗粒所充填，形成海绵状。海绵窦前起眶上裂的内侧端，后达颞骨岩部尖端，长约2cm，宽约1cm。上壁与额叶相隔，向内移行为鞍膈；内侧壁上部与垂体相邻，内侧

壁下部与蝶骨体中的蝶窦相邻；下部以薄骨板与蝶窦相隔；外侧壁较厚，与大脑半球的颞叶相隔。

海绵窦的横断面，略呈尖端向下的三角形。窦内有结缔组织小梁、瓣膜、中隔等结构，把窦腔分隔成许多互相交通的小腔，海绵窦的外侧壁可分为内外两层，两层之间没有明显腔隙。外层由致密组织形成，窦腔内有颈内动脉，紧贴动脉下外侧的展神经向前走行，动眼神经、滑车神经、三叉神经眼支和上颌支紧贴窦外侧壁。三叉神经压迹及其内的三叉神经节位于窦外侧壁的后下部。

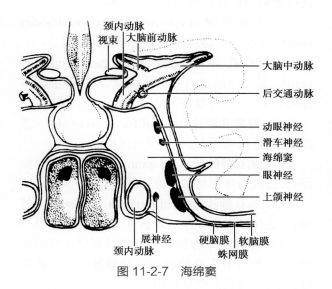

图 11-2-7 海绵窦

海绵窦主要接受大脑中浅静脉、大脑下静脉、大脑半球额叶眶面的静脉、蝶顶窦、眼上静脉与眼下静脉属支、视网膜中央静脉、颈内静脉丛以及脑膜中静脉额支等。窦内的血流主要是向后经岩上、下窦分别汇入横窦和颈内静脉。其侧支循环有：向前经眼上静脉、内眦静脉回流到面静脉，经眼下静脉回流到翼静脉丛；向上经大脑中浅静脉及其上吻合静脉回流到上矢状窦，经大脑中浅静脉及其下吻合静脉回流到横窦；向后经基底静脉丛回流到边缘窦和直窦；向下经蝶窦静脉孔、卵圆孔和破裂孔回流到翼静脉丛；两侧海绵窦经前面和后面的海绵间窦以及基底静脉丛相连。所有的连接都没有静脉瓣，其内血流是可逆的，这些侧支循环有着重要意义。

以前、后床突为标志，可将海绵窦分为3部：前部，即前床突以前区域；中部，即前、后床突之间的区域；后部，即后床突以后的区域。

海绵窦是颅内调节脑血液循环和影响血压、呼吸的一个重要结构。

2. **海绵间窦**（intercavernous sinus） 包括海绵间前窦（intercavernous anterior sinus）、海绵间后窦（intercavernous posterior sinus）和海绵间下窦。海绵间前窦、海绵间后窦分别位于鞍膈前附着缘和后附着缘，在蝶鞍周围与海绵窦相连形成一个环行的静脉窦，称环窦（circular sinus）。海绵间下窦位于脑垂体的下面，多呈裂隙状，回流脑垂体静脉。海绵间下窦的大小在外科手术通过鼻腔通路到脑垂体是非常重要的。

海绵间前窦和海绵间后窦把左、右侧海绵窦连接起来，并向前借眼上静脉与面部内眦静脉相通；向后借岩上窦与横窦相交通，借岩下窦与乙状窦或颈内静脉相交通，借基底丛与椎内静脉丛相交通；向下借卵圆孔等处的导血管与翼静脉丛相通；向上借基底静脉、大脑大静脉与直窦相通，并借大脑中静脉、Trolard静脉、Labbe静脉与上矢状窦、横窦相交通。

3. **蝶顶窦**（sphenoparietal sinus） 位于蝶骨小翼后缘下面，接受来自邻近硬脑膜的小静脉，有时还接受来自脑膜中静脉的额支。向内侧注入海绵窦的前端。在蝶顶窦中部，常接受来自大脑中浅静脉的交通支。

4. **岩上窦**（superior petrosal sinus） 位于小脑幕附着于颞骨岩部上缘之沟内，前通海绵窦，后通横窦。接受小脑静脉、大脑下静脉和鼓室静脉，与岩下窦和基底静脉丛相交通。

5. **岩下窦**（inferior petrosal sinus） 位于颞骨岩部后面下缘的岩枕裂内。始于海绵窦后下方，经颈静脉孔前部终于颈静脉上球或乙状窦。接受通过蜗小管和前庭小管的迷路静脉和来自延髓、脑桥和小脑下面的属支。

6. **基底窦**（basilar sinus） 或称基底静脉丛（basilar venous plexus），位于枕骨斜坡，由两层硬脑膜内相互连接的数条静脉组成，同岩下窦和椎内静脉丛相连，向前同海绵窦和岩上窦相连。向后下与边缘窦相交通。形成一个完整的静脉管道环绕着枕骨大孔。

7. **边缘窦**（marginal sinus） 又称环枕窦，位于枕骨大孔的边缘。向前与基底静脉丛相连，向后上与枕窦相通，向下与椎内静脉丛相续，将枕窦与基底椎内静脉丛连接成一体。

8. **脑膜中静脉**（middle meningeal vein）**或硬脑膜中窦** 走行于顶骨内面的沟内，同脑膜中动脉分支伴行。向上通过静脉陷窝与上矢状窦相

855

通。向下汇合成额干和顶干，顶干穿过棘孔到翼静脉丛，额干经卵圆孔到达翼静脉丛或终止于蝶顶窦或海绵窦。还接受大脑下静脉，并与板障静脉和大脑中浅静脉相连。

9. **眼岩窦**（ophthalmopetrosal sinus）　始于岩上窦，前行，在颞骨岩部前面，蝶骨大翼面达眶上裂，在此与眼静脉吻合，也可与硬脑膜中静脉吻合经卵圆孔出颅。

10. **岩鳞窦**（petrosquamosal sinus）　由横窦转弯处前行，经颞骨岩部上方至岩、鳞二部之间，穿蝶岩裂经颞孔（temporal foramen）即假颈静脉孔（spurious jugular foramen）出颅。

11. **Labbe 髁窦**（Labbe's condylar sinus）　位于枕骨髁内面，由前上行向后下。窦长 10~12mm，宽 8~10mm，经髁孔把颈内的基底静脉丛和颅外的椎内静脉接起来。

12. **颈内动脉管窦**（carotid canal sinus）　是海绵窦沿颈内动脉管向下的延续部分，亦有海绵样结构包绕颈内动脉。此窦在颅底外面与颈内静脉、Labbe 髁窦、岩枕窦均有吻合。

13. **岩枕下窦**（inferior petrooccipital sinus）　位于岩枕窝内，与岩下窦平行，与海绵窦、颈内动脉管窦和髁窦均有联系。

四、颅内与颅外的静脉交通

颅内静脉和颅外静脉可通过颅骨导静脉、板障静脉、静脉丛和硬脑膜窦相交通，这些交通对于感染从颅外病灶向颅内静脉窦的扩散具有重要意义。

（一）导静脉

导静脉（emissary vein）是穿过颅骨的孔道，连接于颅内静脉窦或脑膜静脉和颅外静脉之间，有一些导静脉较恒定，而另外一些有时缺如。

1. **乳突导静脉**（mastoid emissary vein）　位于乳突孔内，把耳后静脉和枕静脉经乳突孔连至乙状窦。常起于横窦的垂直部、乙状窦的中部或二窦的移行区。

2. **顶导静脉**（parietal emissary vein）　颅顶的静脉和颞浅静脉的分支穿过顶骨孔连接上矢状窦。

3. **髁后导静脉**（posterior condylar emissary vein）　椎外静脉丛经过髁管连接乙状窦。

4. **破裂孔导静脉**（foramen lacer emissary vein）　通过破裂孔连接海绵窦与翼肌静脉丛和咽静脉。

5. **蝶骨孔导静脉**（Vesalius' emissary vein）　通过蝶骨孔连接翼肌静脉丛至海绵窦。

6. **枕导静脉**（occipital emissary vein）　常经枕内隆凸连接窦汇与枕静脉，同时也接受枕板障静脉。

7. **额导静脉**（frontal emissary vein）　通过额孔，连接上矢状窦与额静脉、眼静脉之间。

8. **颞导静脉**（temporal emissary vein）　通过颞孔，前部连接蝶顶窦与颞浅静脉之间；后部连接横窦与枕静脉或耳后静脉之间。

9. **岩鳞导静脉**（petrosquamous eminssary vein）　连接颈外静脉的下颌后静脉至横窦。

10. **盲孔导静脉**（foramen caeci emissary vein）　是一个通过盲孔的小静脉，连接鼻腔的静脉至上矢状窦，儿童较明显。

11. **卵圆孔静脉**（vein of foramen ovale）　经卵圆孔，连接蝶顶窦、海绵窦与翼丛。

12. **圆孔静脉**（vein of foramen rotundum）　经圆孔，连接蝶顶窦与颞叶静脉、翼丛。

13. **棘孔静脉**（vein of foramen spinosum）　经棘孔，连接脑膜中静脉与翼丛。

14. **颞骨岩部静脉**　可能也具有导血管的作用，在由颞骨岩部至脑膜或颞叶静脉的炎症扩散过程中，可能起着明显作用。

（二）板障静脉

板障静脉（diploic vein）较常见的有：

1. **额板障静脉**（frontal diploic vein）　出眶上孔汇入眶上静脉（图 11-2-8）。

2. **颞顶前板障静脉**（anterior temporal parietal diploic vein）　主要收集额骨静脉血，穿过蝶骨大翼，注入蝶顶窦或颞前深静脉。

3. **颞顶后板障静脉**（posterior temporalparietal diploic vein）　位于顶骨，下行到顶乳角，通过乳突孔汇入横窦。

4. **枕板障静脉**（occipital diploic vein）　最大，收集枕骨静脉血，开口于枕静脉或窦汇附近的横窦或枕导静脉。

5. 在上矢状窦附近有许多小的板障静脉注入上矢状窦。

板障静脉位于颅骨板障间隙内，没有静脉瓣，管腔较大，形成不规则的膨大间隙，壁很薄仅有一层弹性组织和内皮。放射影像术显示为 3~4mm 宽的透明带，它们同脑膜静脉、硬脑膜窦和颅外静脉相交通。

板障静脉的联系：一般顶骨板障静脉与顶叶浅静脉、上矢状窦联系；额骨的连于上矢状窦、蝶顶窦、眼静脉系；枕骨的连于横窦、直窦或窦汇；颞骨的连于蝶顶窦、前颞深静脉或横窦，并都与相应部位的颅外静脉丛相连通。

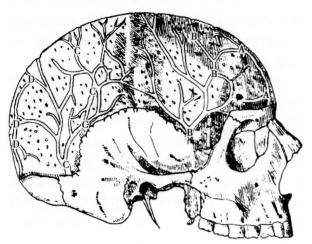

图 11-2-8 板障静脉

A. 额板障静脉；B. 颞顶前板障静脉；C. 颞顶后板障静脉；D. 枕板障静脉。

（三）静脉丛

1. **舌下神经管静脉丛**（venous plexus of hypoglossal canal） 偶尔呈单一静脉，连接乙状窦和颈内静脉。

2. **颈内动脉管静脉丛**（internal carotid venous plexus） 通过颈动脉管连接海绵窦与颈内静脉。

3. **卵圆孔静脉丛**（venous plexus of foramen ovale） 通过卵圆孔连接海绵窦与翼丛。

4. **椎内静脉丛**（vertebral interior venous plexus） 是位于椎管内硬脊膜与骨膜之间的静脉丛，下至枕骨大孔，下达骶骨尖，可分前、后两部，与椎外静脉丛相连。

5. **眼静脉**（ophthalmic vein） 通过眼上静脉和眼下静脉连接面部静脉和海绵窦。

6. **翼静脉丛**（pterygoidomusclus venous plexus） 面静脉的面深静脉通过翼静脉丛与海绵窦相通。

7. **鼓室下静脉** 行经关节后裂的后部。

8. **鼓室上静脉** 起于蝶顶窦并与岩上、下窦及乙状窦相连。

9. **蜗小管静脉** 与岩下窦末端相连。

10. **前庭导静脉** 连于乙状窦与内淋巴囊静脉丛之间。

11. **内听静脉** 行经内耳门连接岩上窦。

12. **岩浅静脉** 与岩浅大神经伴行，垂直行至茎乳孔静脉，注入海绵窦。

（四）硬脑膜窦

已述于前。

五、椎静脉丛

椎静脉丛（vertebral venous plexuses）又称 Batson 静脉丛（图 11-2-9）。椎静脉丛沿整个脊柱在椎管内、外形成椎内静脉丛和椎外静脉丛，该组静脉缺乏瓣膜，吻合广泛，并且连接椎间静脉和脊髓静脉。

（一）椎外静脉丛

椎外静脉丛（external vertebral venous plexuses）位于脊柱的前方和后方，包含前、后两套静脉。

1. **椎外前静脉丛**（anterior external plexuses） 较小，位于椎体的前方，接受从前方和侧方穿椎体的静脉属支，与椎体静脉和椎间静脉相交通。

2. **椎外后静脉丛**（posterior external plexuses） 较大，位于椎板的后方，引流节段动脉的后根动脉营养区域。该静脉丛在两侧肋椎沟内形成成对的静脉系统，在棘突间互相吻合，接受通过椎间孔的椎内静脉丛的节段性静脉回流，最终与腔静脉和奇静脉的腰支和肋间支相交通。在项区此丛特别发达，接受脊柱内属支及椎静脉并将之回流入颈深静脉和颈静脉。

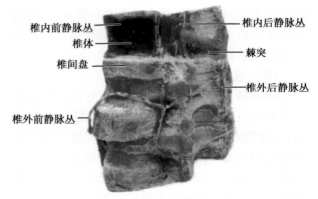

图 11-2-9 椎静脉丛

（二）椎内静脉丛

椎内静脉丛（internal vertebral venous plexuses）又称硬膜外丛，位于硬脊膜和椎骨之间的硬膜外隙内,基本上是一系列不规则无瓣膜的硬膜外窦,从尾椎一直延伸到枕骨大孔。血窦埋在硬膜外脂肪中,由其中的胶原纤维网支撑,接受由椎骨、红骨髓和脊髓回流的血液。它们形成一个比椎外静脉丛更为致密的静脉网,静脉间互相连接组成4条纵行静脉,两条在前,两条在后。硬膜外丛主要通过椎间孔的静脉和最终注入肋间静脉或腰静脉的节段静脉回流。由于这些静脉无瓣膜,不能确定血液回流的方向,因而可以依据腹内压和胸内压的变化来改变传送血液的方向。Breschet 认为硬膜外丛为无瓣的腔静脉和奇静脉系统的侧副循环途径,在实验中结扎上腔静脉均证实其这种能力,该丛显然可以传输大量血液而不发生静脉曲张,该性质与支撑这些静脉窦壁复杂的胶原纤维网有关。

1. 椎内前静脉丛(anterior internal plexuses)　位于椎体和椎间盘的后面,排列于后纵韧带两侧,由两条纵向走行的连接静脉组成。该静脉沿椎体后面和椎弓根交界的内侧走行,两条静脉在每个椎体后面向内侧相互吻合,且在椎间盘处最薄。大的椎体静脉开口于椎内前静脉丛。

2. 椎内后静脉丛(posterior internal plexuses)　位于椎弓和黄韧带的前方,通过穿经或跨越韧带的静脉与椎外静脉丛相吻合。椎内丛与每个椎骨附近的静脉环相互连接。它们在枕骨大孔周围形成一个密集的静脉网连接椎静脉、枕窦和乙状窦、基底静脉丛、舌下神经管静脉丛和枕髁导静脉。

(三)椎体静脉

椎体静脉(basivertebral vein)自椎体后面的孔内发出,是骨内的一些大而弯曲的管道,向前通过椎体上的小孔与椎外前静脉丛相交通。向后开口于椎内前静脉丛的横行属支。

(四)椎间静脉

椎间静脉(intervertebral vein)与脊神经伴行通过椎间孔,回流脊髓和椎内、外静脉丛的静脉血,与椎静脉、肋间后静脉、腰静脉和骶外侧静脉的属支相交通。椎体静脉和椎间静脉血流方向可以逆转,当腹内压增加或体位改变时,可使肿瘤细胞通过椎间静脉由盆腔静脉扩散到椎内静脉丛。

六、应用解剖

(一)颅内静脉系统的变异

颅内静脉系统变异很大,只详述几种:

1. 发育性静脉异常　又称静脉瘤或脑静脉畸形,是一种正常变异,由小的髓样静脉网汇合成单一的粗大中央静脉,约占尸检病例的2%。影像上有特征性的放线状表现或海蛇头样改变。推测是髓样静脉过度增生以代偿邻近的其他静脉结构的缺如或闭塞。常在海绵状血管畸形附近被发现,在海绵状血管畸形的患者中,29%有相关的发育性的静脉异常。实际上,在发育性静脉异常的局部静脉淤血,被认为有助于海绵状血管畸形的形成。

2. Galen 静脉畸形　该畸形包括明显扩张的永存前脑中间静脉,即 Galen 静脉的胚胎前体。起自脉络膜前动脉、脉络膜后动脉及大脑前动脉的多支供血动脉直接流入曲张的静脉。畸形的发生先于 Galen 和直窦的形成,静脉经镰状窦回流入上矢状窦,直窦发育不良或缺如。深静脉系统一般不与畸形相通,但确有病例报道发现在 Galen 静脉畸形得到治疗后,有与正常深静脉的沟通。

3. Chiari II 畸形　在 Chiari II 畸形中,颅后窝狭小,直窦成直角向下,窦汇在枕骨大孔水平或以下。

4. Dandy-Walker 复合畸形　先天性综合征包括第四脑室囊状扩张,颅后窝扩大,直窦和窦汇位置高,横窦向下成直角。

(二)硬脑膜动静脉瘘

硬脑膜动静脉瘘(dural arteriovenous fistula,DAVF)是一种获得性病变,常累及颅内某一支静脉窦。典型的硬脑膜动静脉瘘是颈外动脉、颈内动脉、椎动脉的分支直接与脑静脉窦或脑静脉相连,可发生在颅内任何部位,但以海绵窦、横窦、乙状窦、小脑幕及上矢状窦多见;其多数发生于成年人,占所有颅内血管畸形的10%~15%。该病的临床特点、疾病进展过程、处理方式取决于病变累及的位置和解剖结构。病变引起的动脉化静脉(或软脑膜上的皮质静脉逆行充盈)经常会导致颅内出血。总的来说,波动性耳鸣是最常见的症状,也有的表现为杂音。除了没有皮质引流的无症状或轻微症状的患者,保守治疗可以获得理想的效果,甚至自发闭塞,最为有效的处理方式是通过闭塞引流静脉,而单纯栓塞供血动脉只是姑息治疗的方式。

颈内动脉海绵窦瘘是最常见的硬脑膜动静脉瘘之一,可分为直接瘘和非直接瘘两种。直接瘘是由于外伤引起颈内动脉血管壁的缺损,造成颈内动脉向海绵窦的分流,非直接瘘等同于海绵窦区的硬脑膜动静脉瘘。临床表现包括球结膜水肿、突眼、脑神经麻痹、眼压升高、复视、视力下降和波动性耳鸣等。

(三)静脉窦体表投影

上矢状窦从眉间到枕外隆凸尖,宽约 1cm,前部狭窄;横窦始于枕外隆凸尖然后向外走行,稍向上凸,到乳突基底部;乙状窦从这里向下正好在乳突后缘的前方到乳突尖端上方约 1cm 处。

(四)海绵窦血栓性静脉炎

海绵窦血栓性静脉炎大部分因面部危险三角区的疖肿感染后,经挤压、搔抓导致病原体进入颅内所致。炎症沿内眦静脉经眼上静脉蔓延至海绵窦,引起血栓性静脉炎。症状除因感染发生高热等全身症状外,主要是因累及穿行海绵窦结构及静脉回流障碍而表现有眼睑、球结膜水肿,眼球突出,眼外肌麻痹,瞳孔散大,对光反应减弱,眶、额部感觉障碍,角膜反射障碍等。有的患者表现为视网膜静脉扩张,视盘水肿,视力减退,以至失明。如果炎症未能得到及时控制,可经海绵间前、后窦蔓延至对侧眼。如果累及颈内动脉,则可因血栓形成,使同侧大脑半球缺血,发生偏瘫等有关症状。

(汪 阳)

第三节　脑屏障与脑室周围器

屏障泛指遮蔽、阻挡之物,也有保护遮蔽的含义。生物学中提到的屏障是指一种结构和功能体系,是机体在发生、发育过程中产生的一种保护性机制,它们的共同特点是物质的选择性通过,功能在于保持局部器官或组织内环境的稳定,以利其功能正常运转。神经系统尤其是中枢神经系统(central nervous system,CNS)神经细胞功能活动的正常进行,要求其周围的微环境保持一定的稳定性。与此相适应,在结构上表现为血液和脑脊液中的物质在进出脑组织时要受到一定的限制(或选择),这就是脑屏障(brain barrier,BB)。在研究过程中,人们发现周围神经也存在着某种类型的屏障,而在中枢神经系统内有些特殊部位,如脑室周围器(circumventricular organs,CVOs)部位却缺乏血-脑屏障,被称为脑的开窗(windows of the brain)。

一、脑屏障

早在 1885 年,Ehrlich 将一种活性染料注入大鼠体循环,发现注射后脑组织并未着色。Goldmann(1909)将台盼蓝直接注入脑室,却发现脑组织被染着色。这提示在脑微血管与脑组织界面上,存在着阻止染料入脑的某种屏障。1900年,Lewandowsky 基于黄疸患者中枢神经系统缺乏胆汁酸或亚铁氰化物的活性,首次提出血-脑屏障(blood-brain barrier,BBB)的概念。1967年,Reese 和 Karnovsky 利用电子显微镜技术,将BBB 定位于相邻脑血管内皮细胞之间的紧密连接水平。

脑屏障不仅包括结构上的物理屏障,还存在功能方面的屏障,即酶屏障和免疫屏障等。它们可以重叠存在,物理屏障为物质基础,酶屏障和免疫屏障加强物理屏障的功能。脑屏障除了保证 CNS 内环境的稳定,为脑提供必要的营养外,还通过脑脊液和脑组织细胞间液的持续周转介导代谢废物的外排;同时将 CNS 中的神经递质与外周组织分开,以便每个神经递质都可以独立发挥作用。此外,脑屏障还能发挥免疫监视作用,将CNS 的炎症反应控制在最低程度。

(一)物理屏障

目前认为物理屏障由 3 部分组成:血-脑屏障、血-脑脊液屏障和脑脊液-脑屏障,三者的位置、结构不同,但功能相关。也有学者根据血管系统与中枢神经系统之间屏障的组成和位置的不同,将其分为血-脑屏障、血-脑脊液屏障和蛛网膜屏障。血-脑屏障主要由脑微血管内皮细胞(brain microvessel endothelial cells,BMEC)形成,将脑实质毛细血管中的血液与脑组织中的间质液(interstitial fluid,ISF)分开。血-脑屏障最接近神经元,作用最重要。血-脑脊液屏障主要由脉络丛上皮细胞构成,将脉络丛血管中的血液与脑室内脑脊液(cerebrospinal fluid,CSF)分隔开。蛛网膜屏障主要由蛛网膜上皮细胞构成,将硬脑膜中血液与蛛网膜下腔脑脊液分隔开。这种位于大脑边缘的屏障形成了一个相对无血管膜,其总表面积小于血-脑屏障或血-脑脊液屏障,在 CNS 内稳态中发挥较小的作用,后面不再叙述。

1. 血-脑屏障 血-脑屏障(blood-brain barrier, BBB)位于血液与 CNS 的神经组织之间,是由 CNS 无窗孔的毛细血管内皮细胞及细胞间紧密连接、基膜、周细胞、星形胶质细胞终足和极狭小的细胞外隙共同组成的一个细胞复合体(图 11-3-1)。其功能和形态学的主要基础是覆盖在 CNS 毛细血管腔面的内皮细胞,它将毛细血管中的血液与脑组织中的间质液(interstitial fluid, ISF)分开,可以缓冲餐后或运动后 CNS 内离子和体液的变化,为神经元提供最有利的生存条件。

脑微血管内皮细胞与外周器官的血管内皮细胞相比,在功能、形态上有许多差异:①脑血管内皮细胞拥有狭窄的细胞间紧密连接复合体。冷冻蚀刻法发现大脑毛细血管内皮细胞紧密连接的膜内微粒的排列较其他部位毛细血管的更为紧密。这些紧密连接限制了某些大分子亲水性物质从细胞旁途径通过脑内皮细胞;②在内皮细胞质膜上无窗孔;③脑血管内皮细胞胞质中有高密度的线粒体,为无屏障处的 2~3 倍,可能是维持血管内外离子梯度所必需的;④内皮细胞质膜中缺少胞饮小泡活性,暗示液相摄入受限,即内皮细胞不能以

此方式将大分子物质从血液转运至脑组织;⑤其内皮细胞缺少收缩性蛋白,对组胺、5-羟色胺、去甲肾上腺素等不发生明显反应,大大减低了对蛋白分子的通透性。中枢神经系统毛细血管内皮的上述特点,构成了血-脑屏障第一道有形和无形的隔膜。脑内皮细胞被基膜及周细胞和血管外巨噬细胞包绕。

周细胞(pericyte)包裹在毛细血管的内皮细胞周围,在内皮细胞与基膜之间散在分布。周细胞是一种可收缩的细胞,其内含少量的溶酶体,其长突起包绕脑毛细血管。周细胞与内皮细胞紧密接触,二者相互作用,影响毛细血管的完整性并参与屏障功能。内皮细胞可分泌血小板衍生生长因子 B(platelet-derived growth factor B, PDGFB),与周细胞上特异性表达的血小板衍生生长因子受体(platelet-derived growth factor receptor, PDGFR)结合,二者相互作用,通过 PDGFB/PDGFR 信号通路调控周细胞的生成。缺乏配体或受体都会造成 CNS 内周细胞的缺失,内皮细胞增生,血管直径增加和血管通透性增加。此外,周细胞可抑制内皮细胞增殖,控制内皮细胞数量;周细胞通过压缩血管壁调节毛细血管直径,影响微血管结构,调

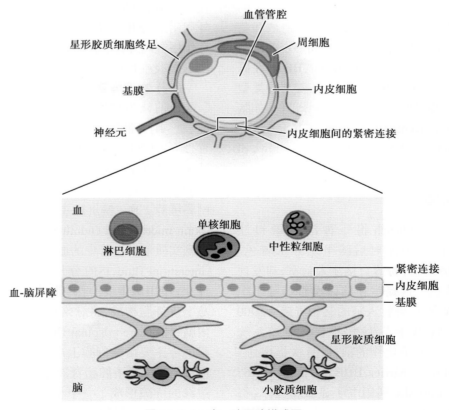

图 11-3-1 血-脑屏障模式图

节脑血流量,但是不影响微血管的密度、长度、分支等。周细胞缺乏会导致组成内皮细胞紧密连接的蛋白质表达下调,从而导致 BBB 分解。而在周细胞存在的情况下,BMEC 的紧密连接功能更加紧密。周细胞除了对于维持 BBB 的完整性发挥重要作用外,还参与调节 CNS 稳态、巨噬细胞活性。在毛细血管两侧的小动脉和小静脉中,血管平滑肌细胞(vascular smooth muscle cell,VSMC)取代周细胞起到调节血管张力的作用。关于周细胞的来源,大多认为其来自间充质,在胚胎发育过程中,周细胞随着内皮细胞进入 CNS,被招募到新生血管中,比星形胶质细胞的出现早一周。

基膜介于内皮细胞、周细胞与星形胶质细胞终足之间,是血 - 脑屏障的第二道隔膜。基膜含有大量具有胶原特性的氨基酸,纤维性物质极少,因此无定形,厚 20~60nm,电子密度中等、均一。此基膜一侧附着于内皮细胞,一侧附着于星形胶质细胞的终足,主要起支持作用,没有阻挡大分子透过的作用。从发生上看,它是源于中胚层间充质的血管基膜和源于神经外胚层的神经上皮基膜之融合。在血 - 脑屏障成熟过程中,此基膜糖链分布发生变化,形成负电荷。这种负电荷使得物质通过具有选择性。在病理状态下,例如在肿瘤附近,基膜可被溶解,于是血管周围间隙增大。

星形胶质细胞是外胚层起源的细胞,光镜下可见星形胶质细胞的粗大突起末端膨大成终足,贴附于脑毛细血管外周,形成脑毛细血管外周的胶质膜。这些终足与内皮细胞间尚有 20nm 的间隙,相邻终足之间也有裂隙,终足并不连贯,只包绕毛细血管 85% 的表面。终足是在发育中逐渐膨大形成的,含有大量的线粒体。与内皮细胞的这种紧密接触使得星形胶质细胞以及周细胞和内皮细胞本身能够在一定程度上控制 BBB 的渗透性。此外,经毛细血管壁渗出的水和某些物质,例如葡萄糖、氨基酸和一些颗粒物质,可主动转运回血管内,主要依靠在星形胶质细胞表面表达的许多水通道蛋白(aquaporin,AQP)(如 AQP4)和离子通道蛋白(如 KIR4.1),它们在调节水和离子稳态中发挥重要作用。过去认为终足所形成的胶质膜在血 - 脑屏障中的作用是次要的、辅助性的。近年来的研究揭示,星形胶质细胞、周细胞和血管内皮细胞在血 - 脑屏障的发生、分化和再生中,互为依赖。

小胶质细胞起源于中胚层的间质细胞,是存在于中枢神经系统内的巨噬细胞。小胶质细胞具有分泌能力,可分泌脂多糖(lipopolysaccharide,LPS)、肿瘤坏死因子 - α(tumor necrosis factor-α,TNF-α)、白细胞介素 -1β(interleukin-1β,IL-1β)、活性氧(reactive oxygen species,ROS)等,这些物质可以改变血管张力和内皮通透性。血管周围巨噬细胞与局部小胶质细胞、肥大细胞和血 - 脑屏障一起形成 CNS 的主要免疫屏障。血管周巨噬细胞在增强先天性和适应性免疫反应中发挥关键作用。

中枢神经系统内的细胞间隙很窄,仅 10~20nm,称细胞外隙。有学者估计,中枢神经系统细胞外隙的总体积占脑和脊髓体积的 25%,会随着年龄的增长减少,甚至只占 6%~15%。细胞外隙内无结缔组织纤维,只有一些基质,称为间质液(interstitial fluid,ISF)。近年来,生理、生化、电镜和示踪等研究证实,这一狭小的间隙是脑内物质传送的主要通道。有学者认为细胞外基质的黏滞性较大,阻滞了细胞间物质的扩散,因而是屏障的机制之一。相反,有学者认为细胞外基质中的蛋白多糖有吸水能力,正是它们促进了离子和小分子物质的扩散。细胞外隙及其基质在血 - 脑屏障中的作用尚无定论。毛细血管两端的小血管周围,还存在血管周围间隙(perivascular space),即 Virchow-Robin 腔(Virchow-Robin space,VRS),也称为血管周围淋巴间隙。VRS 是软脑膜随着穿通动脉和流出静脉进出脑实质延续而成。VRS 的外界是神经胶质界膜,内界是血管外层,随着血管树一直延伸至毛细血管水平,最后胶质界膜与血管外膜融合成盲端(图 11-3-2)。VRS 与软脑膜下腔接续,与蛛网膜下腔并不直接相通,VRS 充满组织间液,而不是脑脊液。VRS 含有多种蛋白成分,是脑组织间液排出的一个主要通路。脑组织间液沿 VRS 进入蛛网膜下腔,再经过淋巴通路到达颈部淋巴结,构成了组织间液经脑脊液排入淋巴系统的直接通道。VRS 内驻有小胶质细胞,参与局部免疫调节。VRS 提供了外来抗原进入脑、细胞间液和脑脊液的机会和可能,还可作为疾病扩散或肿瘤细胞转移的一个常见途径。VRS 扩大除了可见于多种病理状态外,还与年龄明显相关,VRS 扩大可能是脑老化的表现。

组成 BBB 的内皮细胞不是独自发挥作用的,也不是一成不变的,CNS 的各种细胞相互作用,相互依赖地调节 BBB 的通透性以及微血管

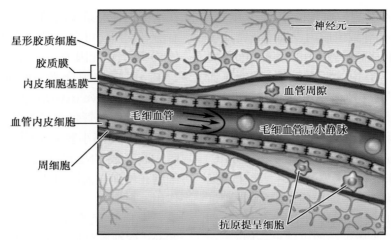

图 11-3-2　血管周隙模式图

中的脑血流量(cerebral blood flow,CBF)。这些共同调节 CBF 和 BBB 功能的细胞构成神经血管单位(neurovascular unit,NVU)。NVU 包括神经元、BMEC、血管平滑肌细胞、星形胶质细胞、小胶质细胞、周细胞、少突胶质细胞、肥大细胞,甚至循环白细胞,这些都会影响 BBB 的通透性。在 NVU 这些不同细胞类型的协同影响下,BBB 表现为一个动态界面,而不仅仅是一个静态屏障。(图 11-3-3)

(1)BBB 的物理特性:脑血管内皮细胞的四个独特特性——紧密连接、黏着连接、顶底极性和

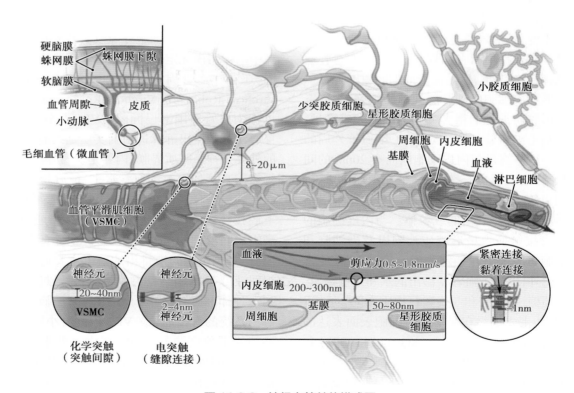

图 11-3-3　神经血管单位模式图

神经血管单位(NVU)由多种类型的细胞组成,包括神经元、内皮细胞、血管平滑肌细胞、星形胶质细胞、小胶质细胞、周细胞、少突胶质细胞甚至循环白细胞。血管平滑肌细胞包围较大的血管并在控制脑血流量中发挥主要作用,随着血管移行为毛细血管,血管平滑肌细胞逐渐被周细胞取代。这些毛细血管或微血管接近脑实质组织,组成 NVU 的细胞之间的相互作用,最终决定 BBB 的整体表型,并保持 CNS 内稳态平衡。

腔表面结合的糖萼,使 BBB 在物理结构上能够严格监控和控制不同物质进入大脑,发挥关键屏障作用。(图 11-3-4)

1)紧密连接(tight junction):紧密连接的存在是 BBB 最显著的特征。在 BMEC 没有开窗的情况下,这些紧密连接构成由膜内颗粒形成的链状网络,有效地封闭了 BMEC 之间的裂隙。这种封闭 BMEC 的机制阻碍了大多数物质的细胞旁运输,迫使它们通过其他途径进入大脑。紧密连接位于 BMEC 的顶端/管腔区域,是由平行的、相互连接的跨膜蛋白和胞质蛋白组成的复杂网络。这些蛋白的紧密结合使血-脑屏障具有较高的跨内皮细胞电阻(transendothelial electrical resistance,TEER)(1 500~2 000Ω/cm^2),比外周毛细血管的电阻大几百倍。

许多不同的跨膜蛋白在紧密连接的形成和维持中发挥作用。各种连接蛋白(claudin)(claudin 3/5 和 12)形成二聚体,并与从相邻 BMEC 突出的其他连接蛋白同型结合,从而形成紧密连接的首要防线,正是这些紧密连接蛋白的表达使 BBB 具有较高的 TEER。封闭蛋白(occludin)是一种 60~65kDa 的蛋白,虽然它对于紧密连接的形成不是必不可少的,但是在调节和支持紧密连接的功能中发挥第二重要的作用。连接黏附分子(junctional adhesion molecules,JAM)(JAM-A、JAM-B 和 JAM-C)参与紧密连接的形成和维持;此外,它们可能在促进白细胞运输中发挥作用。

在 BMEC 胞质侧,细胞内蛋白复杂排列,形成与跨膜蛋白连接的一级接头蛋白(adaptor proteins)和二级接头蛋白。一级接头蛋白,包括 Ca^{2+} 依赖性丝氨酸蛋白激酶(Ca^{2+}-dependent serine protein kinase,CASK)和闭锁带蛋白(zonula occludens protein,ZO-1,ZO-2,ZO-3),它们与跨膜蛋白的细胞内结构域结合,并将它们连接到各种二级接头蛋白。这些二级接头蛋白(例如,环球蛋白(cingulin)形成支架,将紧密连接与内皮细胞内由肌动蛋白/黏着斑蛋白(vinculin)组成的细胞骨架链接起来。多种信号和调节分子在控制紧密连接与细胞内细胞骨架的相互作用中发挥作用。此外,在毛细血管的管腔一侧,BMEC 连续暴露于 1~10N/cm^2 的剪应力下。研究报道,这个水平的剪应力可以增加紧密连接蛋白的表达,从而增强其屏障特性。

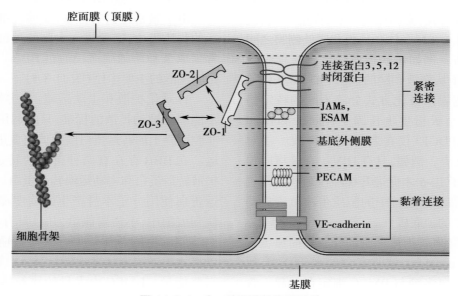

图 11-3-4　血-脑屏障的物理特性

BBB 的低通透性主要来自其物理屏障,包括紧密连接蛋白、黏着连接蛋白、顶底极性和腔表面结合的糖萼。

ESAM. 内皮细胞黏附分子(Endothelial cell adhesion molecule);JAMs. 结合黏附分子(junctional adhesion molecules);PECAM. 血小板内皮细胞黏附分子(platelet endothelial cell adhesion molecule);VE-cadherin. VE 钙黏蛋白;ZO. 闭锁带蛋白(zonula occludens protein)。

2）黏着连接（adherens junction）：黏着连接与紧密连接相邻，位于 BMEC 两侧质膜的基底区域，由跨膜糖蛋白组成，可稳固细胞间的相互作用，并通过连接相邻细胞中的肌动蛋白细丝来调节细胞旁通透性。钙依赖性钙黏蛋白（calcium-dependent cadherins）家族构成了这些跨膜糖蛋白的主体，其中钙黏蛋白 -5（cadherin-5），也称为血管内皮钙黏蛋白（vascular endothelial cadherin，VE-cadherin），是微血管完整性的重要决定因素，已证明 VE-cadherin 过度表达可抑制内皮细胞增殖，并且降低其通透性和迁移能力。在 BMEC 中，连接分子介导跨膜糖蛋白与肌动蛋白细胞骨架的黏附，常见的连接分子有血小板内皮细胞黏附分子（platelet-endothelial cell adhesion molecule，PECAM）、连环蛋白（catenin，包括 α-catenin，β-catenin，γ-catenin 和 p120-catenin）和桥粒斑蛋白（desmoplakin）。BMEC 的黏着连接蛋白和紧密连接蛋白的磷酸化状态改变有可能削弱它们之间的相互作用，诱导它们的重新分布，最终导致 BBB 的通透性增加。

3）顶底极性（apicobasal polarity）：CNS 中的血管内皮细胞的顶底极性比身体其他系统区域更明显，表现在以下几个方面：①顶膜 / 管腔面和底外侧膜 / 非管腔面细胞膜组成上的差异。例如，脂质和糖蛋白组成、流动性、细胞表面电荷、脂筏分布等的不同。②靶受体在顶膜和底外侧膜之间的不均匀分布。例如转铁蛋白受体仅在顶膜分布，因此只利于从血液到脑的运动。③ BMEC 的顶膜或底外侧膜以极化方式分泌不同的特定物质。例如，血小板衍生生长因子（platele-derived growth factor，PDGF）仅在底外侧膜释放。④对刺激的极性反应。例如，只有 HIV-1 直接指向顶膜时，细胞因子 IL-6 才促进其神经侵袭。研究表明，紧密连接和黏着连接中的胞质蛋白负责启动和维持 BMEC 的顶底极性。

4）糖萼：微血管内皮细胞的管腔表面覆盖有一层糖萼（glycocalyx），糖萼富含碳水化合物，通过糖蛋白和蛋白多糖与 BMEC 绑定在一起。含有硫酸乙酰肝素的蛋白多糖可以黏附固定血液中潜在的神经毒性分子，还可以介导细胞对其他分子的摄取，在维持和保护血 - 脑屏障方面起着特别重要的作用。糖萼在调节白细胞 - 内皮细胞相互作用中发挥重要作用。此外，糖萼中唾液酸（sialic acid）的存在使其带负电荷，这对于维持

BBB 的完整性和 BBB 的功能是必不可少的。

（2）BBB 的转运特性：并不是所有物质都不能通过 BBB，决定 BBB 通透性的理化因素包括溶质分子的大小、脂溶性以及电离度。由于紧密连接的存在，BMEC 之间的裂隙非常小，在正常情况下 BMEC 之间的有效孔径推测为 1.4~1.8nm，有学者建议只有直径小于 1nm 的颗粒物可以通过该孔隙被动转运。还有学者推测脑毛细血管内皮细胞上存在着直径 0.7~0.9nm 的小孔，直径小于 0.9nm 的分子能扩散过内皮细胞膜，如水分子的直径是 0.3nm，尿素是 0.36nm。小分子物质可通过被动扩散通过 BBB。已有研究表明，分子量小于 400Da 和小于 9 个氢键的亲脂小分子可以通过简单扩散自由穿过 BBB。脂溶性小分子的进入速率与大蛋白质之间的速率可存在 8 个数量级的差异。但是小分子物质结合了血清蛋白后，就不能经过内皮细胞膜小孔进入脑细胞外液，如胆红素及许多外源性药物。BBB 的通透性与溶质分子的脂溶性成正比。如 CO_2、O_2、乙醇、烟碱等脂溶性高的物质可快速弥散入脑。而乙酰胆碱、儿茶酚胺类等极性分子进入脑则很缓慢，因此将脑与血浆中的神经递质分隔开来。有些化合物如苯巴比妥虽然是脂溶性，但由于它们与血浆蛋白结合在一起，脑摄取也较缓慢。

由于紧密连接的存在，能够经细胞旁途径转运的物质极少，需要进入大脑的关键营养物质通常采取某种跨细胞途径通过 BBB。跨细胞转运是脑供能的主要途径（图 11-3-5）。

1）易化扩散和主动运输：大多数营养物质，不能满足被动扩散的标准，只能利用位于腔面和非腔面膜上的转运蛋白或载体完成进出大脑的转运。在 BBB 存在有两种类型的转运蛋白：易化扩散转运蛋白和主动运输转运蛋白。易化扩散转运蛋白使用分子本身产生的浓度梯度将分子运输到大脑中，不需要能量，并且具有平衡 BBB 两侧溶质浓度的总体效果。主动运输转运蛋白可以将物质逆浓度梯度地转运进入（或离开）大脑，需要能量。BMEC 内大量的线粒体为 ATP 依赖性转运蛋白提供能量，促进了这种主动运输，弥补了 BBB 管腔侧吞饮小泡缺乏的不足。BMEC 处存在两个方向的转运：血液到脑的转运和脑到血液的转运。关键营养物质，如六糖（葡萄糖，半乳糖）、氨基酸、一元羧酸（带电荷和不带电荷）、核苷、胺和维生素等，需要从血液转运到脑实质。由

于这些营养物质的浓度梯度通常是在从血液到脑的方向上，因此它们大多利用易化扩散转运蛋白穿过 BBB。这些转运蛋白包括葡萄糖转运蛋白 1（glucose transporter 1，GLUT1）、单羧酸转运蛋白 1（monocarboxylate transporter 1，MCT1）、大型中性氨基酸转运蛋白 1（large neutral amino acid transporter 1，LAT1）和阳离子氨基酸转运蛋白（transporter for cationic amino acids）。与此相反，清除有毒代谢产物需要从脑转运到血液。许多转运蛋白（包括上述转运体蛋白）具有双向转运特性，它们既可用于血液到脑的转运，也可用于从脑到血液的转运。但是，一些 ATP 依赖性转运蛋白有极性聚集分布的趋势，如兴奋性氨基酸转运蛋白 1（excitatory amino acid transporter 1，EAAT1），该转运蛋白特异性地位于非腔面膜上。在 BMEC 的腔面和非腔面膜上存在有许多 ATP 依赖的离子泵，可以精确调节内皮细胞内和 ISF 中的 pH 和离子浓度。

　　2）外排转运：转运屏障的另一显著特征是在内皮细胞的腔面和非腔面膜上都分布有外排转运蛋白（efflux transporters），腔面外排转运蛋白的数量可能多于非腔面。这些外排转运蛋白在阻止许多化合物到达脑 ISF 中发挥着关键作用。几乎每一类物质，包括离子、氨基酸、肽和细胞因子，都存在外排转运蛋白。拥有 ATP 结合盒（ATP-binding cassette，ABC）的转运蛋白超家族在 BBB 向外转运化合物方面发挥主要作用。其中，P- 糖蛋白（P-glycoprotein，P-gp），又称多药耐药蛋白 1（multidrug resistance protein 1，MRP1），是最广为人知和最具特征性的 ABC 外排转运蛋白。P-gp 虽然在血 - 脑屏障的两侧都有表达，但主要位于腔面膜上，并作为许多底物（包括一大家族脂溶性分子）的主要外排转运蛋白。另一个 ABC 外排转运蛋白是多药耐药相关蛋白（multidrug resistance-associated proteins，MRPs），特别是 MRP1、MRP2、MRP4 和 MRP5 和乳腺癌相关蛋白（breast cancer related protein，BCRP）。BCRP 是人脑中含量最丰富的 ABC 转运蛋白，在体内由 P-gp 介导，可以从大脑中排出各种外源性物质，被认为是构成 BBB 选择性屏障的关键贡献者。总体而言，各种腔面和非腔面转运蛋白协同作用，可以防止各种外来物质通过 BBB。

　　3）受体介导的转运：载体 / 转运蛋白适用于小分子营养物质的转运，对于大分子营养物质，因为其体积过大，不能被转运蛋白处理，所以不能利用载体 / 转运蛋白途径进行转运，而是采用受体介导的转运（receptor-mediated transport）。BMEC 上表达有多种不同的受体，当某一配体化合物与其特异性受体结合后，触发 BMEC 将该化合物内吞摄取到囊泡中，随后，该囊泡从胞膜上掐断分离，进入下一步的内吞作用（endocytosis）或转胞吞作用（transcytosis）。虽然内吞作用可看作是转胞吞作用的第一步，但这两个过程是不一样的，其关键区别在于，内吞作用指将物质运输到内皮细胞的细胞质中，而转胞吞作用指物质经腔面膜和非腔面膜转运通过内皮细胞，且在此过程中受体和配体未作任何处理。各种因素，包括囊泡内环境和受体类型等，决定是发生内吞作用还是转胞吞作用。尽管与外周血管内皮细胞相比，BMEC 的内吞作用和转胞吞作用程度较低，但却可以将许多不同的生长因子、酶和血浆蛋白输送到脑中。一些研究较充分的受体有，调节葡萄糖稳态的胰岛素受体（insulin receptor，IR）；介导将细胞摄取的铁和转铁蛋白分子结合的转铁蛋白受体（transferrin receptor，TfR）；具有多种功能，可作为多种配体清除剂和信号受体的脂蛋白受体（lipoprotein receptor，LPR），如低密度脂蛋白受体（low density lipoprotein receptor，LDLR）和低密度脂蛋白受体相关蛋白 1 和 2（low density lipoprotein receptor-related protein 1 and 2，LRP1 和 LRP2）；还有，白喉毒素受体（diphtheria toxin receptor，DTR），它是唯一没有已知的内源性配体的受体，但是在炎症条件下，该受体表达上调，可以介导白喉毒素进入 BBB。这些受体沿血 - 脑屏障的分布不均匀，且具有极化分布特性，可确保大分子物质靶向运输到需要它们的特定的脑区。例如，TfRs 仅存在于腔面膜上，因此只促进从血液到脑的运输；LRP 受体在小脑、皮质、海马和脑干内高表达。这种受体分布的异质性也许可以用来将治疗药物安全有效地输送到疾病脑区。

　　BBB 有多种载体运输系统（表 11-3-1）。必需氨基酸作为儿茶酚胺和吲哚胺的前体物质，通过易化的载体运输系统很容易进入脑组织。小的非必需氨基酸（如苯丙氨酸、甘氨酸、脯氨酸和 GABA 等）的载体只存在于脑毛细血管内皮管腔的相对面上，这类氨基酸多由脑细胞合成，作为神经递质主动运输由脑进入血液循环。金属离子 Na^+、K^+ 等在脑和血浆之间的交换也非常缓慢，在

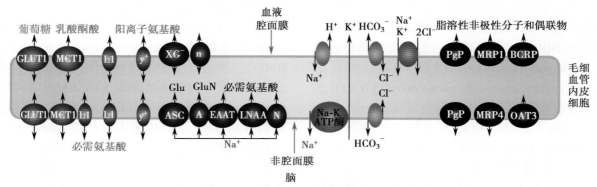

图 11-3-5　血 - 脑屏障处载体转运机制模式图

几种不同的载体促进关键营养分子从血液到脑的运动和从脑到血液的运动，从而保持 CNS 的稳态平衡。

紫色：载体转运蛋白，如 GLUT1（转运葡萄糖的葡萄糖转运蛋白 1）、MCT1（转运乳酸酮酸的单羧酸转运蛋白 1）、L1（转运必需氨基酸的大型中性氨基酸转运蛋白）、y^+（转运阳离子氨基酸的转运蛋白）等，对关键营养物质具有双向转运的作用；蓝色：ATP 依赖性转运蛋白，有极性聚集分布的趋势，如特异性地位于非腔面膜上的首选转运丙氨酸、丝氨酸和半胱氨酸的 ASC（中性氨基酸转运体）、偏向于小分子中性氨基酸和 N- 甲基的氨基酸转运体 A、EAAT1（兴奋性氨基酸转运蛋白 1）、LNAA（大分子中性氨基酸转运蛋白）、转运富含氮的氨基酸的转运蛋白（N）等，位于腔面膜上促进谷氨酸、天冬氨酸和谷氨酰胺外流到血液的转运蛋白 XG^- 和 n；橙色：ATP 依赖的离子泵，可以精确调节内皮细胞内和 ISF 中的 pH 和离子浓度；黑色：拥有 ATP 结合盒（ATP-binding cassette，ABC）的外排转运蛋白超家族，如 P-gp（P- 糖蛋白）、MRPs（多药耐药相关蛋白家族）、BCRP（乳腺癌耐药蛋白）、OAT3（有机阴离子转运体 3）等。

脑毛细血管内皮细胞腔相对面的膜上有 "Na^+-K^+-ATP 酶"，可使 Na^+ 等从血入脑，这可能提供脑毛细血管分泌间质液的一种渗透驱动力。此处的 Na^+-K^+$-ATP 酶还可能介导从脑中排出间质液中的 K^+，使脑维持恒定的 K^+ 浓度；还可能奠定脉络丛以外由脑毛细血管产生脑脊液的原理（图 11-3-6）。

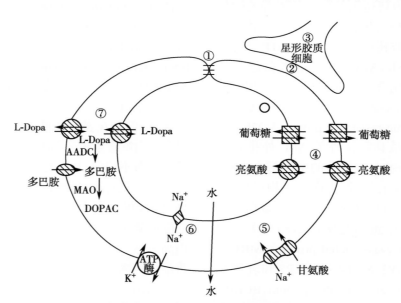

图 11-3-6　脑毛细血管跨膜运输图解

连续性的紧密连接（①）将毛细血管内皮细胞连接在一起，限制溶质分子弥散通过 BBB；基膜（②）给予毛细血管结构上的支持；基膜（②）和星形胶质细胞的足突（③）包绕着毛细血管，可能影响内皮细胞功能；葡萄糖和必需氨基酸的运输载体（④）易化这类溶质进入脑的运动；主动运输系统（⑤）间接引起小的非必需氨基酸从脑至血的流入过程；位于腔面膜上的 Na^+ 运输体和腔对面膜上的 Na^+，K^+-ATP 酶（⑥）负责 Na^+ 从血至脑的流出运动，提供毛细血管分泌间质液的渗透性驱动力；酶性 BBB（⑦）使神经递质前体（如 L-DOPA）摄入内皮细胞，这种摄取经由大的中性氨基酸载体，内皮细胞内的芳香族氨基酸脱羧酶（AADC）和单胺氧化酶（MAO）代谢成为羟苯乙酸（DOPAC）。间质液内的神经递质也可由毛细血管收集起来代谢出去。

表 11-3-1　血 - 脑屏障中的载体运输系统

运输系统	代表性底物	亲和力 / (mmol/L)	最大速率 / [(mmol/ (g·min)]
己糖	葡萄糖	9.0	1 600
单羧酸	乳糖	1.9	120
大中性氨基酸	苯丙氨酸	0.12	30
碱性氨基酸	亮氨酸	0.10	6
酸性氨基酸	谷氨酸	0.04	0.4
胺	胆碱	0.44	10
嘌呤	腺嘌呤	0.027	1
核苷	腺苷	0.018	0.7
甲状腺素	T3	0.001	0.1

总之，BBB 对多数物质以主动的可饱和运输（saturable transportation）为主，以不耗能的被动运输（passive transportation）为辅。而后面要提到的脑室周围器（circumventricular organs，CVOs）等部位则以选择性被动运输为主。BBB 和 CVOs 均不是以分子大小为唯一控制条件的"分子筛"。关于血携免疫信息分子和血携激素如何进入脑内，目前所知甚少。

2. **血 - 脑脊液屏障**　血 - 脑脊液屏障（blood-CSF barrier，BCB）位于脑室脉络丛的血液与脑脊液之间，由脉络丛的毛细血管内皮、基膜和脉络丛上皮细胞组成。脉络丛的毛细血管内皮细胞上有窗孔，基膜又是断续的，所以它不是 BCB 的关键结构。其存在可通过观察成年黄疸患者的尸体而证实：该尸体脉络丛的基质已由胆汁染成黄色，而脑脊液和脑并未染黄。BCB 结构基础主要是脉络丛上皮细胞之间的闭锁小带（属紧密连接），此外，脉络丛上皮细胞的酶系和离子泵机制，对 BCB 也起重要作用。

成人脑脊液的总量平均为 130~140ml，其中，每个侧脑室含 10~15ml，第三、四脑室共含 5~10ml。这样，脑室内的脑脊液约占全部脑脊液的 25%。脑蛛网膜下隙内的脑脊液为 25~30ml，占总量的 17%~20%。脊髓蛛网膜下隙内的脑脊液为 70~75ml，占 50% 左右。脑脊液的成分表明，脑脊液并非仅为血液的过滤液，还包括脉络丛上皮的主动分泌物。脉络丛上皮的微绒毛可能有助

于脑脊液的分泌。脉络丛上皮细胞具有转运功能，分泌细胞顶面有微绒毛，基底面有指状突起和褶，上皮细胞顶端之间有紧密连接，可通过分子量较小的物质，上皮细胞下方的基质内为有窗孔的毛细血管。脑脊液从脉络丛上皮细胞的顶面分泌，每分钟分泌 0.35~0.4ml。这样，经 5~6h 后就可更新 50% 的脑脊液。由于来自脑实质的细胞外液也注入脑脊液，约 11% 的脑脊液（大鼠）为脉络丛以外的来源。钠 - 钾泵（Na^+-K^+-pump）是分泌脑脊液的主要动力。通过分布在脉络丛上皮微绒毛脑室面的钠 - 钾腺苷三磷酸酶（Na^+-K^+-ATPase），脉络丛上皮将 Na^+ 泵出至脑脊液内。此外，脉络丛上皮细胞内的碳酸酐酶 C（carbonic anhydrase C），可将阴离子从血泵出至脑脊液。由此看来，BCB 通过载体介导的运输驱动脑脊液的分泌，因此，在治疗脑积水时，为了降低脑脊液的生成速度，常使用呋塞米（抑制 Na^+ 泵出）和乙酰唑胺（碳酸酐酶抑制剂）。

BCB 具有一定的通透性。从血至脑脊液的运输有弥散、易化扩散和主动运输几种方式；而从脑脊液至血只有代谢产物的主动运输。脉络丛上皮细胞的主动分泌和吸收，在血和脑脊液的物质交换中，也有一定的作用。通过主动运输机制，BCB 保障脑组织有足够的微量营养物质。脉络丛上皮细胞可把葡萄糖从血液中主动转运至脑脊液，使其浓度等于血中浓度的 1/2。维生素 C 和叶酸类在脑脊液的浓度是血浆浓度的 4 倍，脑脊液中维生素 B_6 和脱氧核糖核苷的浓度也比血浆浓度高。脑脊液内蛋白质含量虽然仅是血浆蛋白的 0.5%，但是有几种蛋白质却比血浆中多。这是因为脉络丛可分泌一些蛋白质，例如前白蛋白（prealbumin），后者可帮助从血向脑转运甲状腺素和维生素 A。脉络丛分泌的这些蛋白质对脑发育很重要，如去除幼犬的脉络丛，可导致脑萎缩。BCB 还具有主动清除系统（active-clearance system），弱有机酸类（如青霉素、头孢菌素、高香草酸和 5- 羟基吲哚乙酸等神经递质代谢产物），卤化物、K^+、炎症产物白三烯 C_4 等，都是从脑脊液至血的主动运输，因此可比喻为脑的肾脏（图 11-3-7）。

3. **脑脊液 - 脑屏障**　脑脊液 - 脑屏障（CSF-brain barrier，CBB）是脑脊液和脑组织之间选择性阻止某些物质进入脑组织的屏障，它包括两个部位：一是脑室内的脑脊液与脑组织之间的屏障，

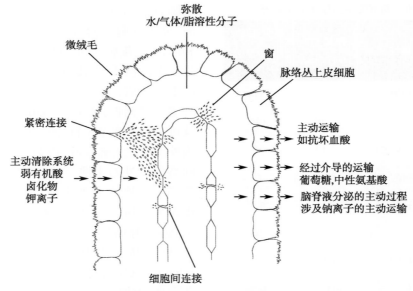

图 11-3-7　血 - 脑脊液屏障

脉络丛毛细血管与脑毛细血管的不同点在于通过窗孔和细胞之间的空隙,分子可以自由地通过内皮细胞。血脑脊液屏障位于脉络丛上皮细胞部位,这些细胞由紧密连接连结在一起。在脉络丛部位已证明从血液至脑脊液有弥散、易化弥散及主动运输过程;从脑脊液至血液的代谢产物主要靠主动运输过程。

其结构基础为室管膜上皮、上皮深方的基膜和室管膜下层;二是蛛网膜下隙内的脑脊液与脑组织之间的屏障,其结构基础为软脑膜及软膜下胶质膜(图 6-2-1)。室管膜上皮之间主要为缝隙连接,一般没有紧密连接,不能有效地限制大分子通过,软脑膜的屏障作用也很低。因此,CBB 是不完备的,脑脊液与脑组织细胞外液的成分大致相似,将一些不易通过血 - 脑屏障的药物注入脑脊液,它们易通过上述两个部位的界面。但相似并非相同,此点提示屏障的存在。它们在维持和改变中枢神经系统的膜电位中起着重要的作用。现在已经知道,室管膜上皮的通透性、分泌功能和物质运输有一定的选择性。其中,如伸长细胞对物质的运输很可能就是脑脊液和脑组织间物质交换的桥梁。至于蛛网膜下隙内的脑脊液与神经组织之间的物质交换及其屏障,目前知之甚少。

(二) 广义的脑屏障

广义的脑屏障除物理屏障外,还包括酶屏障和免疫屏障。

1. 酶屏障　在脑毛细血管内皮细胞、脉络丛上皮细胞和软膜等处存在多种胞内酶和胞外酶,可能参与 CNS 内神经递质的特异性降解,也可能参与降解某些进入脑内皮细胞的化合物。这些选择性位于脑内皮细胞上的酶组成了一道酶屏障(enzymatic barrier)。血中多数神经递质,由于其低脂溶性和内皮细胞腔面缺乏其特异性运输载体,不能进入脑内,已经进入脑内皮细胞的化合物也可以被酶类所降解。如多巴胺的前体 L-DOPA,由于与大的中性氨基酸运输系统有亲和力,较易由血入脑。但是,在脑毛细血管内皮细胞内,存在着 L-DOPA 脱羧酶和单胺氧化酶,这种酶性 BBB 又限制了 L-DOPA 入脑,这可以解释为什么治疗震颤麻痹时,要给予大剂量的 L-DOPA。在给予此药的同时,合并给予 L-DOPA 脱羧酶的抑制剂则可提高疗效。对于神经活动释放的神经递质,脑毛细血管内皮细胞内的一些酶,可能参与 CNS 内神经递质的降解。例如,Baranczyk-Kuzma 等(1986)在牛脑灰质内检测到参与儿茶酚胺代谢的酶有单胺氧化酶(monoamine oxidase,MAO)、儿茶酚 -O- 甲基转移酶(catechol-O-methyltransferase,COMT)、酚磺基转移酶(phenol sulfotransferase,PST)、碱性磷酸酶(alkaline phosphatase,AP)、γ - 谷氨酰转肽酶(gamma-glutamyl transpeptidase,(γ -GTP) 和血管紧张素转化酶(angiotensin converting enzyme,ACE)。他们通过对培养的原代牛脑微血管内皮细胞单细胞层的研究发现，与灰质相比，单细胞层内富含 AP、γ-GTP 和 ACE 等，可被看作是脑内皮细胞的标志物，MAO-A 和 PST 与灰质中相当，COMT 和 MAO-B 较灰质中低许多。另外，还检测到假胆碱酯酶、细胞色素 P450（cytochrome P450，CYP450）等，可以灭活许多进入血-脑屏障的物质。脉络丛上皮细胞的酶体系在血-脑脊液屏障中也有重大作用。例如，将细胞色素 C 注入静脉内，它虽可进入脉络丛上皮细胞，但为水解酶所水解。同时，BMEC、周细胞和星形胶质细胞的质膜上分布着各种胞外酶，包括肽酶、核苷酸酶、胆碱酯酶等。BBB 部位的高代谢活动，可以确保把绕过内皮细胞进入 CNS 的大多数物质快速降解。对于酶屏障的研究还不够广泛深入，对于酶屏障的种类、在 CNS 的定位以及其对 CNS 的具体功能意义和病理意义，都有待进一步研究。

2. **免疫屏障**　传统概念认为 CNS 内无免疫系统，为免疫豁免器官。新近大量的研究证实，脑内存在免疫细胞，能产生免疫应答。小胶质细胞相当于脑内的巨噬细胞，参与脑内的免疫调节；肥大细胞是脑的免疫之门；星形胶质细胞是脑内的抗原提呈细胞（antigen presenting cell，APC）。而且神经细胞和神经胶质细胞还是脑内许多细胞因子的主要来源和靶细胞，具有参与免疫应答的潜能。但是，与身体其他区域不同，脑属于免疫相对豁免器官，其拥有特异的免疫学特性。在 CNS 组织中没有发现淋巴管，与其他非 CNS 器官相比，相对缺乏实质淋巴引流，但是有 50% 的 CSF 流入颈部淋巴结（另 50% 返回静脉循环）。已有研究证实，血管周围间隙是脑组织间液经脑脊液排入淋巴系统的直接通道。

小胶质细胞是存在于中枢神经系统内的中胚层起源的间质细胞，它们充当中枢神经系统的巨噬细胞，可迁移到病变区域吞噬损伤的神经组织。血管周围巨噬细胞最初作为循环单核细胞存在，在病理刺激下可频繁地跨越完整的 BBB 进入 CNS。血管周围巨噬细胞与局部小胶质细胞、肥大细胞和血-脑屏障一起形成 CNS 的主要免疫屏障。正常 CNS 中白细胞很少，几乎不存在中性粒细胞，因此主要组织相容性复合体（major histocompatibility complex，MHC）分子数量很少，且成年 CNS 内缺乏表达 MHC-Ⅱ类分子的内源性抗原提呈细胞。尽管 CNS 内的反应性小胶质

细胞和吞噬态巨噬细胞可表达 MHC-Ⅱ类分子，发挥 APC 作用，但是它们向初始 T 细胞呈递抗原的能力有限。血管周巨噬细胞在增强先天性和适应性免疫反应中却发挥着关键作用。由于 BMEC 的限制性，趋化因子刺激白细胞进入中枢神经系统的速度比进入外周组织慢许多。有研究表明，向中枢神经系统注射神经毒素可以立即引起常驻小胶质细胞的反应，而循环单核细胞的反应会延迟，因为它们分化为巨噬细胞并穿过血-脑屏障的速度很慢。研究还发现，T 细胞可以从脉络丛进入脑脊液。CNS 中存在的内源性淋巴细胞大多数为 T 细胞，占 CNS 白细胞总数的 80%，远高于在外周血中 45% 的比例。当脑内出现免疫反应时，这些 T 细胞会在需要时被激活。有学者提出，当 CNS 中的初始 T 细胞激活后，免疫增强不是发生在 CNS 内，而是发生在次级淋巴器官中，通过记忆 T 细胞和 APC 之间的相互作用在 CNS 中重新激活 T 细胞，产生最终的免疫反应。

总而言之，BBB 的免疫屏障通过 BMEC、血管周围巨噬细胞、肥大细胞、小胶质细胞和 T 细胞之间的密切相互作用来维持。在正常生理条件下，免疫系统保持相对静息状态，小胶质细胞和 T 细胞主要在 CNS 内发挥免疫监视作用。在病理情况下，各种致病因素可造成信号转导缺陷和 NVU 细胞失调，导致 BBB 物理完整性的破坏，转运蛋白表达模式和功能的改变，进而增加免疫细胞的跨内皮迁移，激活免疫细胞，最终导致神经元损伤、炎症和神经变性。

据 Pedersen（1997）报道，在以往认为缺乏 BBB 的 CVOs 处，也发现有与补体 3 受体免疫反应性小胶质细胞/巨噬细胞形态相似的细胞亚群，它们可以表达 MHC-Ⅱ抗原、淋巴细胞共同抗原（LCA/CD45）、CD4 抗原和 ED1 抗原。在 BBB 和缺乏 BBB 的脑区的血管内皮细胞都表达 MHC-Ⅰ抗原。这些结果提示，缺乏 BBB 的脑区除了有血携巨噬细胞的保护外，还存在定居在 CNS 的静息态和激活态小胶质细胞这一潜在的免疫监视系统，作为针对血携抗原的非内皮细胞屏障。

总之，脑屏障的功能意义在于：在正常情况下，使脑和脊髓不致受到内、外界环境各种物理、化学因素的影响而维持相对稳定的状态，从而恰当地发挥其重要的功能。在脑屏障受到损伤（如

外伤、炎症、血管病)时,脑屏障的通透性增高或降低,使脑和脊髓的神经细胞直接受到各种致病因素的攻击,将导致脑水肿、脑出血、免疫异常和使原有病情加重等严重后果。

(三) 周围神经的屏障

离开了中枢的周围神经,也不是任何物质皆可自由出入的。作为一个器官,周围神经也有自身的血管。神经外膜的毛细血管与其他部位的毛细血管无异,但神经内膜的毛细血管的结构和功能,与中枢神经内的毛细血管相似,如内皮细胞间有紧密连接,是连续型毛细血管,内皮细胞中吞饮小泡很少等。实验证明,血管内的示踪蛋白可经神经外膜的毛细血管扩散,但受阻于神经束膜和神经内膜的连续型毛细血管。神经束膜可阻挡电解质的扩散,也可通过酶的活动调节溶质的交换。已知神经束膜细胞有脱磷酸酶和 ATP 酶活性。因此,可以说周围神经屏障的结构基础是神经束膜、神经内膜及其连续型的毛细血管和酶系统。它们的屏障功能使周围神经的正常功能得以进行。

二、脑室周围器

脑室周围器(circumventricular organs,CVOs)是位于第三、四脑室壁上缺乏血 - 脑屏障的 8 个微小器官,包括终板血管器(organum vasculosum of lamina terminalis,OVLT)、穹窿下器(subfornical organ,SFO)、正中隆起(median eminence,ME)、漏斗柄(infundibular stalk)、垂体后叶(posterior lobe of hypophysis)、连合下器(subcommissural organ,SCO)、松果体隐窝(pineal recess,PR)和最后区(area postrema,AP)。脉络丛(choroid plexus)也是相对缺乏血 - 脑屏障的器官,也被认为属于脑室周围器(图 11-3-8)。

脑室周围器的共同形态特征体现在以下几方面:

(1)与脑室表面大多数区的规则的立方形室管膜细胞相比,CVOs 室管膜细胞不规则,呈扁平的或拉长形的柱状细胞。它们缺少纤毛或仅有极少量的纤毛,不同于其他脑室区的室管膜细胞,提示其伸长细胞(tanycyte)较多。在透射电镜下观察,可见伸长细胞接触脑脊液的顶突和从其基底部伸出的多分支基底突,后者可伸达脑实质内的毛细血管附近。伸长细胞可经细胞内途径,在脑脊液与脑实质之间进行物质交换。伸长细胞基底

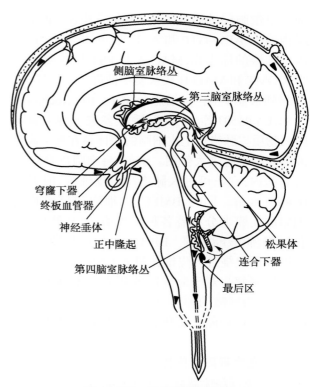

图 11-3-8　脑室周围器简图

突将脑组织细胞外间隙分隔成迷宫样间隙。

(2)CVOs 是高度血管化的结构,具有特别丰富的血管床和近达室管膜表面的毛细血管袢(多数为窦状隙微血管)。与 CVOs 微小体积相比,其极其丰富的血供,绝非是仅仅供应脑室周围器本身所需,提示其是进行物质交换的功能性血管床。

(3)除连合下器外,由于 CVOs 毛细血管内皮细胞有窗孔而缺乏 BBB。鉴别脑室周围器的特征,主要在透射电镜下观察到开窗的毛细血管(fenestrated capillaries)。在各个脑室周围器之间,毛细血管内皮细胞上的薄隔开窗多寡不同,以脉络丛者最多,其次是穹窿下器。内皮细胞外周的基膜多不完整。据杨天祝等的观察,CVOs 并非全部为开窗的毛细血管,也有连续性毛细血管(continuous capillaries)。

(4)广泛的血管周围间隙(perivascular space)围绕着丰富的血管床,神经元和胶质细胞则位于血管周隙内。

(5)多数 CVOs 含神经内分泌性神经元,其胞体丰满而突起短小,与下丘脑视上核和室旁核的神经内分泌神经元类似。

(6)在相邻的室管膜细胞之间有紧密连接,有

ZO-1 紧密连接蛋白阳性标记,形成脑室周围器 - 脑脊液屏障。

(7) 与其他脑室面相比,CVOs 脑室面室管膜上细胞、室管膜上纤维及室管膜上结构更丰富。室管膜上细胞主要分两类,一类为神经元样室管膜上细胞(neuron-like supraependymal cell),属触脑脊液神经元的一种,多可分辨出其胞体和突起。另一类为巨噬细胞样细胞(macrophage-like cell),其形态为阿米巴样巨噬细胞。偶尔可见室管膜上淋巴细胞。室管膜上纤维呈网状,覆盖在纤毛和微绒毛之上。此外,室管膜上结构也多种多样,如单泡体和层叠的多泡体,花球样结构等。Mathew (1999) 指出,哺乳动物室管膜上神经纤维与室管膜纤毛之间有联系。在成年 Wistar 大鼠第四脑室底,带纤毛的室管膜细胞被室管膜上神经纤维庞大的网络所覆盖。室管膜上神经纤维终止在纤毛簇的基底部。这些纤维有膨体,直径粗的纤维膨体多,而直径细小的纤维膨体少而不明显;这提示这种联系可能参与协调纤毛运动。

(一) 终板血管器

终板血管器位于第三脑室前壁的终板下部内,在前连合与视交叉前部之间。其大小因动物而异,有的突向第三脑室(如兔),有的仅为一嵴(如猫和猴),故又谓视上嵴。此处室管膜细胞的腔面有纤细而分支的室管膜上纤维。有证据表明此处和正中隆起一样,能产生促黄体激素释放因子。人类该器官的显著特点是有丰富的毛细血管网,在血管内皮细胞和脑室面之间,只隔双层基膜,其外有胶质细胞突起所形成的脚板。基膜包围结缔组织区,其间形成血管周围间隙,有些间隙与脑室腔十分接近。在血窦样毛细血管之间,有胞体丰满而突起短少的神经内分泌神经元。终板血管器为一疏松组织区,其前方为交叉池,后方为第三脑室,为一菲薄的、前后两面接触脑脊液的脑室周围器。它是血管最丰富而神经元最少的脑室周围器。关于终板血管器的神经联系尚无详尽研究,已明确的是其传入纤维要比其传出纤维多得多。对于其功能所知不多,毁损 OVLT 及其周围区,可影响饮水行为、加压素分泌及血压调节等。

(二) 穹窿下器

穹窿下器是一较大的脑室周围器,是一圆形或卵圆形结节,位于穹窿柱的下方,室间孔近旁,介于侧脑室与第三脑室之间,在第三脑室顶壁前方。在正中矢状切片上,穹窿下器呈一斜置的梭形,其前下部窄细,称腹侧柄;其中央部较宽,称体部;其后背侧部窄细,称背侧柄。在冠切面上,依切面不同而形态各异。在相当两柄平面,呈盘状;在体部,呈半球形或近似圆形。其背侧于海马连合腹侧穹窿脚分叉处,与隔三角核紧密相邻,其腹侧突入第三脑室顶部,隔室间孔与背侧丘脑为邻;在其两外侧边缘部,有侧脑室脉络丛与其相连,其后端与第三脑室脉络丛相连。Dellmann 和 Simpson(1976)建议将穹窿下器分为吻侧区、中央区和尾侧区,Sposito 和 Gross(1987)又在吻侧区和中央区之间增加了过渡区。目前认为 SFO 在前后向分 4 个亚区,即吻侧区、过渡区、中央区和尾侧区,由于毛细血管密度、免疫组化和代谢特征的不同,又对过渡区、中央区和尾侧区进行了进一步的划分,分为腹内侧带和背外侧带。

近年来的研究对穹窿下器官已经有了更多的了解。SFO 血管床丰富,两外侧区为较大血管,其核心区为微血管;透射电镜下观察,可见其开窗的毛细血管,内皮细胞间缺乏紧密连接结构,因此缺乏血 - 脑屏障,在扫描电镜下观察,此区为一少纤毛和无纤毛区。该器官内的细胞形态各异。在血管间隙内有神经内分泌样细胞,胞体丰满而突起短少;有学者将其细胞分为 5 种类型,其中最具特点的是胞质内有细小空泡的细胞。中央区的室管膜细胞多为六边形或五边形,腔面平坦或呈半球形,有多种形态的微绒毛或小球形突起,有一根粗大的纤毛伸入脑脊液中(图 11-3-9)。在其与脑脊液交界面上,室管膜细胞之间缺乏紧密连接结构,缺乏脑脊液 - 脑屏障。在室管膜中有不少伸长细胞,其顶面接触脑脊液,其基底突伸向血管周隙,呈板层状的基底突将细胞外隙分隔成迷宫样间隙,其末端可达毛细血管外基膜;此种伸长细胞与正中隆起的类似,可能在脑脊液与血液之间构成细胞内转运途径。穹窿下器的室管膜面上,有丰富的室管膜上细胞和结构,例如室管膜上神经纤维网、室管膜上神经元等。

在神经联系方面,已知其传出投射多于传入投射。穹窿下器向视前区和下丘脑的投射可分几组:①向下丘脑神经内分泌大细胞以及下丘脑其他核区投射,包括至室旁核和视上核的催产素及加压素能细胞,此路调节垂体前叶与后叶的内分泌活动;②向下丘脑室旁核小细胞亚核投射,继而联系正中隆起,在此释放激素进入垂体门脉

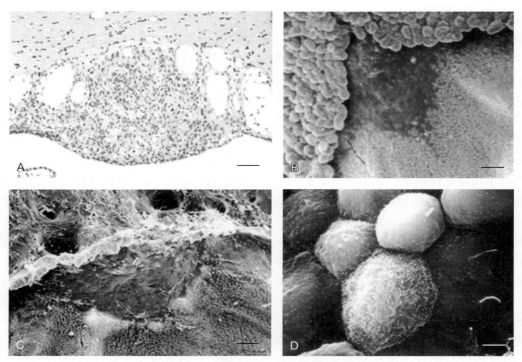

图 11-3-9　穹窿下器的光镜和扫描电镜观察

A. 大鼠穹窿下器中央区冠状切面图,两外侧区为较大血管,其核心区为微血管,Bar=40μm;B. 大鼠穹窿下器扫描电镜图,穹窿下器吻侧端有侧脑室脉络丛覆盖,Bar=50μm;C. 大鼠穹窿下器扫描电镜图,去除侧脑室脉络丛后,显示穹窿下器的完整区域,与周围有丛密纤毛的脑室区界限清晰,Bar=50μm;D. 大鼠穹窿下器扫描电镜图,中央区的室管膜细胞多为六边形或五边形,腔面平坦或呈半球形,有多种形态的微绒毛或小球形突起,有一根粗大的纤毛伸入脑脊液中,Bar=2μm。

至垂体前叶;③向下丘脑室旁核其他小细胞亚核投射,后者再投射至迷走神经背核和疑核,以及脊髓中间带内、外侧核柱,此路调节自主神经系统;④向视前区内侧核与正中核以及终板血管器投射,参与饮水行为的调节。除此之外,穹窿下器还投射至视交叉上核、穹窿周区背侧部、下丘脑背侧区小细胞部、下丘脑背内侧核、杏仁内侧核及中央核。对穹窿下器传入神经联系的了解不够详细,但其可接受血中大多数信息物质。总之,穹窿下器参与神经内分泌和神经免疫调节,与保持内环境稳定的多种机制有关,其中了解得最清楚的是,它具有血管紧张素Ⅱ的受体,血液循环血管紧张素Ⅱ借其导致饮水行为,刺激加压素分泌,引起中枢性血压升高。

(三) 正中隆起

人类的正中隆起位于漏斗的上端,第三脑室漏斗隐窝周围。大鼠的正中隆起在脑正中矢状切面上,为脑底的一薄带;在冠状切面上,它是位于正中线上向腹侧膨隆的第三脑室底壁。

在结构上,正中隆起可分为内、中、外3层;但人类3层分界不太清楚。内层又称室管膜层(ependymal layer),主要由衬于第三脑室内面的立方形室管膜细胞构成。在正中隆起的室管膜深面,无胶质纤维。室管膜细胞的腔面纤毛极少或无纤毛。但有的部位,细胞表面有大量密集的微绒毛;有的部位有大量的各种形态的突起;某些部位,二者兼有。研究表明微绒毛与吸收有关,突起与分泌有关,此等形态差异与生理状态密切相关。正中隆起伸长细胞丰富,自基底伸出长的突起,向外穿中层抵外层,止于毛细血管周隙,或与该处的神经纤维末梢形成突触样接触。这种细胞主要起着沟通脑脊液和血液循环的作用。它们可以摄取脑脊液内的激素和其他物质,传递至附近的毛细血管,例如摄取脑脊液中的促垂体激素,并转运至垂体门脉系。此外,有学者在此区还见到了巨噬细胞样的及神经元样的室管膜上皮细胞,后者具有典型的念珠状的神经纤维。中层又称纤维带(fibrous zone),主要由传入神经纤维组成,来自下丘脑弓状核、视前内侧核、下丘脑前区等,形成结节漏斗束,其中有些纤维止于此区。由于正中隆起内没有神经元,故无传出纤维。但是,在此有胶质细胞存在。外层又称栅状带(palisade zone),含有垂体门脉系的一级毛细血管网和众多的神经纤维末梢。此处的毛细血管和内分泌腺的毛细血管相似,内皮细胞有窗孔(图 11-3-10)。神经纤维主要是结节漏斗束和来自室旁核的纤维。它们止于毛细血管的周围间隙。外层内还有许多单胺类纤维终末,它们参与控制垂体前叶激素的分泌。下丘脑神经元将释放激素或抑制释放激素输送到垂体门脉,至少有 3 种途径:①直接释放入门脉;②经室管膜上神经元→第三脑室脑脊液→正中隆起伸长细胞→垂体门脉;③经室管膜细胞之间的细胞外途径→第三脑室脑脊液→正中隆起伸长细胞→垂体门脉。

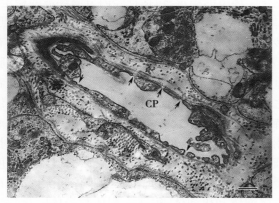

图 11-3-10　正中隆起的开窗毛细血管
CP. 毛细血管;↑.薄膜窗孔;Bar=0.5μm。

(四) 连合下器

连合下器位于第三脑室与中脑导水管交接的部位,半月形后连合纤维的腹侧脑室面,并延伸到中脑导水管的吻侧端入口处。由间脑、中脑交界处的室管膜细胞构成。在种系发生上是古老而又保守的结构。在嘴尾侧方向上,由于有突入第三脑室的嵴存在,其在冠切面上的形状及大小有所不同。

连合下器的室管膜细胞层明显比第三脑室其他部位的室管膜厚,是一高柱状室管膜区。连合下器的主要成分是变形的高柱状室管膜细胞,其突起可伸入后连合纤维之间,或终于血管周围间隙;室管膜细胞腔面有微绒毛和纤毛,其纤毛被连合下器的胶冻样分泌物黏着在一起。这种特化的室管膜上皮细胞,具有分泌功能,主要分泌产物为糖蛋白复合物,其中大部分分泌产物释放到脑室脑脊液后聚集成平行排列的线状物,总称为

Reissner 纤维,因此连合下器也被看作是一种腺体。Reissner 纤维延向中脑导水管,甚至伸至脊髓中央管,此种分泌物可能含调节脑脊液成分、压力及流速的因子。在其室管膜层与后连合纤维之间,为神经元层。作者认为,连合下器应包括其神经元层,并非仅为室管膜细胞组成的器官。其毛细血管内皮细胞无窗孔,内皮细胞间有紧密连接结构,血管周隙存在有长的间隔胶原,因此连合下器是唯一具有血 - 脑屏障的脑室周围器。

人类的连合下器 4~5 岁以后开始退化,其作用目前仍不明确。不少动物(从圆口类到灵长类)都有这种器官,其细胞内含有细颗粒和絮状物、内质网、膜包小泡和高尔基体。颗粒分布于细胞腔面,分泌出来即形成 Reissner 纤维。处于脱水状态下的动物,连合下器的细胞活动增强,分泌增多,据此,目前多数学者认为,连合下器官的分泌物可能在调节水盐代谢和控制口渴方面起作用,确切功能尚不清楚。

(五) 松果体隐窝

第三脑室突向松果体柄,形成松果体隐窝。在正中矢状切面上,松果体隐窝略呈三角形,底朝向第三脑室,尖伸入松果体柄,上方有缰连合,下方为后连合。在松果体隐窝处被覆的室管膜,为一层柱状胶质细胞或室管膜细胞,该室管膜细胞的顶(脑室)面,带有大量的纤毛和微绒毛。袋(负)鼠松果体隐窝的中央部分为 3 个带。中央带的室管膜细胞既无纤毛又无微绒毛;旁中央带的室管膜细胞有微绒毛,此外还有与脑脊液相接触的神经元样细胞及其突起;周围带有密集的纤毛。对猴、羊、大鼠等哺乳动物的研究表明,在松果体隐窝区室管膜细胞之间,可观察到突入第三脑室的松果体细胞突起。这类突起呈球形,大小为 4~8μm,球形突起的表面光滑,无纤毛和微绒毛。有学者认为,突入第三脑室的松果体细胞突起,可将松果体细胞的分泌物释放入第三脑室脑脊液。在一定的生理情况下,纤毛摆动可将含有松果体分泌物的脑脊液,驱向正中隆起,以直接影响正中隆起的内分泌功能。室管膜细胞侧面与相邻细胞之间,缺乏紧密连接。因此,松果体隐窝区,被认为相对缺乏脑脊液-松果体屏障。松果体隐窝和松果体内的毛细血管均为开窗的毛细血管,缺乏血 - 脑屏障,因此作为脑室周围器,二者均应包括在内。松果体含神经内分泌神经元,既有神经联系,属上丘脑的一部分;又属内分泌

腺，其分泌的褪黑素（melatonin），参与调节昼夜节律等。

（六）最后区

最后区位于第四脑室底的尾侧部，乃延髓迷走神经三角和第四脑室边缘之间的窄带区。人类为两侧双重结构，而大鼠为正中线上的单个器官。在延髓冠状切片上，最后区在背侧向第四脑室膨隆，在腹侧紧邻孤束核的连合亚核（小细胞区），后者的腹侧为迷走神经背核（中型细胞区）及舌下神经核（大型运动神经元区）。最后区血管丰富，有许多大的窦状隙，属开窗的毛细血管，内皮间缺乏紧密连接，因此缺乏血-脑屏障。室管膜细胞之间为紧密连接。既往认为最后区的细胞全部属神经胶质（星形胶质细胞和小胶质细胞），但是后来发现最后区不仅有神经元胞体，而且有突触结构和神经纤维。根据 Barr（1974）对大鼠的研究，最后区的传入神经来自：①两侧下丘脑的室旁核、背内侧核及小细胞核；②孤束核尾侧部；③迷走神经传入纤维。传出纤维至①两侧孤束核及迷走神经背核，共同组成迷走背侧复合体；②疑核；③三叉神经脊束核；④三叉旁核；⑤延髓腹外侧儿茶酚胺细胞群；⑥小脑蚓部；⑦臂旁外侧核。最后区的功能可概括如下：①属脑室周围器之一，与其他脑室周围器，如穹窿下器、终板血管器、正中隆起等有复杂的联系，对脑内化学感受器和神经分泌活动起重要的协调作用。介导血中血管紧张素Ⅱ的中枢加压作用及致渴作用。最后区是化学感受器的触发区（chemoreceptor trigger zone），在摄食后调制美味感受和诱导呕吐方面，影响着内脏神经活动的传出效应。②最后区与脑桥背外侧被盖（尤其是臂旁外侧核）相联系；后者再向上投射至下丘脑、视前区的若干核团、杏仁中央核和终纹床核、大脑皮质以及小脑。③最后区与孤束核尾内侧部和 A1 区有往返联系，而后二者又与上述间脑区相联系。如此将神经或体液的内感受冲动传至前脑诸结构，调控内脏神经活动和行为。④最后区和孤束核→臂旁外侧核→丘脑腹后内侧核内侧部及丘脑板内核群→大脑皮质，此通路与产生大脑皮质 α 节律有关。⑤最后区直接或间接地与儿茶酚胺各类神经元联系。其中有些纤维显示有 5-HT 与 ENK，NE 与 ENK 及 NT 共存的现象；反之，下丘脑至最后区的下行投射中，有些纤维含催产素、后叶加压素、甲硫脑啡肽和组胺等。

（七）脑室周围器的生理意义

1. CVOs 虽小，但其生理功能很重要，其共同特征如下：

（1）其位置均处于脑脊液循环的关口位点：例如，SFO 位于脑脊液从侧脑室流入第三脑室的室间孔背侧；SCO 位于脑脊液从第三脑室流入中脑导水管的交接处；AP 位于脑脊液从第四脑室流入中央管和小脑延髓池的分水岭位点；ME 位于脑脊液从第三脑室经其伸长细胞将信息转入垂体门脉位点；脉络丛位于血与脑脊液之间转换位点，等等。它们在脑脊液循环通路上的定点分布，提示它们很可能对脑脊液成分有监控作用，尤其是对免疫信息分子有监控作用。Brocklehurst G（1979）指出，脑脊液系统主要是维持脑和脊髓细胞化学环境的稳定，包括神经内分泌环境的稳定。

（2）CVOs 是脑内化学信号转导的重要位点，涉及多种功能。Gross（1992）总结 CVOs 可能有 8 种信号转导方式。CVOs 加在一起仅相当于脑重的 1/200，但其血窦样毛细血管异常丰富。二者之间的反差暗示，CVOs 的血供具有功能性血供特点。此外，CVOs 处血流速度缓慢，基础代谢率相对较低。CVOs 的细胞外间隙（如 SFO）被伸长细胞的板层状基突分隔成迷宫样，与其血流速度缓慢特点相吻合。同时在其细胞外间隙内，存在着多泡体和单泡体，很适合配体与受体的化学结合过程。基础代谢率低提示物质转运在 CVOs 位点多为不耗能或耗能少的被动运输。大量研究表明，CVOs 参与神经内分泌功能，调节水代谢。在 SFO 和 OVLT 有神经内分泌神经元存在，已知 CVOs 的神经元与 CNS 的重要核团具有往返联系。Ganong（1999）指出，CVOs 允许下丘脑多肽激素离开脑而不干扰 BBB，允许不能跨过 BBB 的物质经 CVOs 触发脑功能变化。

（3）CVOs 的伸长细胞是脑脊液与血液之间的信号转导途径。在种系发生上，伸长细胞可看作是胶质细胞的最原始型。出生后大部分早期伸长细胞的基底突起消失，成为室管膜细胞，只有在 CVOs 仍保持原来的情况，即仍存在具有基底突起的伸长细胞。伸长细胞的脑室面有许多微绒毛和小泡，纤毛很少；而室管膜细胞脑室面有许多纤毛。扫描电镜观察提示，即便是感受性脑室周围器也兼有感受和分泌两种功能。

2. CVOs 在神经-免疫调节回路中的地位值得研究　在 20 世纪 90 年代以前，有关脑室周围器的研究多集中在神经内分泌调节方面。随着神经免疫学的兴起，一系列未知的课题摆在学者面前。其中，血携免疫信息分子是经什么位点入脑的？如何入脑的？换言之，免疫系统是如何向脑报告全身不断变化着的免疫状态的，这一问题仍未解决。人们的认识经历了几个阶段：

（1）认为脑屏障存在着"漏点"阶段。所谓"漏点"，是指柔膜（leptomenings），即蛛网膜和软膜及脑室周围器。Broadwell 等（1993）将二者称为"脑的开窗（windows of the brain）"。该团队以 HRP 作为示踪剂，经动脉内注射 HRP 后，观察到 HRP 仅可从上述"漏点"进入脑实质。我们研究组以 HRP 行动脉注射，仅观察到脑室周围器有其标记。这可能与我们 HRP 量较小和观察时间与其不同有关。从另一方面思考，至少提示脑室周围器比柔膜血-脑屏障更薄弱或缺乏。Broadwell 等又以分子量比 HRP 大 10 倍的 IgM 动脉注射后，发现 IgM 经脑室周围器和柔膜入脑的速度和量，反而比分子量小的 HRP 既快又大。因此推论这些"脑的窗口"并不是一成不变的分子筛，它们可能存在着某种闸控机制。

（2）推测血携免疫分子只能从脑室周围器入脑阶段。一段时间以来，不少学者推测血携免疫信息分子全部从脑室周围器入脑，不能通过具有血-脑屏障的一般脑区。在 1995 年有学者正式提出，脑内的小胶质细胞是脑内免疫系统的主要成分，并指出其免疫应答水平受到种种闸控机制的压制，因此脑内不发生明显的免疫状态动荡，可能是脑仍为免疫相对豁免器官的原因之一。但是脑屏障与脑开窗的并存之谜仍未触及。

（3）证明血携免疫信息分子少量优先从脑室周围器入脑阶段。Plotkin 等（1996）就白细胞介素 1α（IL-1α）通过小鼠血-脑屏障情况，对比了可饱和运输通路与细胞外通路。经静脉注射［^{125}I］IL-1α 后，该细胞因子主要是经血-脑屏障的可饱和运输系统入脑，而经细胞外通路弥散或渗漏入脑者仅占极小部分。因此，经静脉注射后，此细胞因子在脑内扩布主要是通过血-脑屏障转运的。更为有意义的是，他们对比了 CVOs 与全脑的摄入量，发现从 CVOs 摄入 IL-1α 的量，仅为全脑摄入量的 5%。但是，若按单位脑重计算，仅占全脑脑重 0.2% 的 CVOs，摄入浓度远远大于大脑皮质和小脑。经脑室注射 IL-1α 后，CVOs 的摄入量不足全脑摄入量的 1%。脑室注射后，此细胞因子在脑内扩布主要依赖弥散和细胞外途径的渗漏。由此提出，CVOs 是血携免疫信息分子少量而浓度高的入脑位点。Quan 等（1997）观察了外周注射 LPS 后，中枢神经系统内核转录因子 NF-κB mRNA 表达的时空类型，进一步证实 CVOs 是血携免疫信号分子优先入脑的位点。

（4）缺乏血-脑屏障的 CVOs 可能有防御机制补偿。Pedersen 等（1997）报道，在缺乏血-脑屏障的脑区，即 CVOs，除有血携巨噬细胞监控外，还存在静息态和激活态小胶质细胞这一内在的免疫监视系统，作为非内皮型防御血携病原体的细胞屏障，提示缺乏血-脑屏障的 CVOs 可能有防御机制补偿。MHC-I 抗原在受 BBB 保护的脑区和缺乏 BBB 的脑区（CVOs）均在血管内皮细胞表达，并在缺乏 BBB 的 CVOs 实质内，额外形成格子状网络。

由此我们有理由推断，脑室周围器是血携免疫信息分子少量、优先入脑的位点。少量，不会引起脑内免疫环境的明显波动；优先入脑，则有利于脑做好免疫应答准备，在 95% 血携免疫信息分子通过血-脑屏障入脑之前，已然启动了脑内对小胶质细胞等的"闸控"机制。因此，脑屏障与脑窗口形成对立统一体，脑屏障是疏而不漏的结构。

3. 脑室周围器内存在神经干细胞，能够生成新的神经元和/或胶质细胞。

CVOs 的共同特点是缺乏血-脑屏障，这种特殊的结构特点和微环境，必然导致此处是血液中有害物质首先损害的部位。我们研究组在对实验性变态反应性脑脊髓炎模型大鼠发病不同时期 CVOs 的形态学观察中发现，在潜伏期即可看到室管膜细胞的形态学改变，在发病极期室管膜细胞有显著的形态学破坏。但是在恢复期，室管膜细胞可恢复到接近正常，提示 CVOs 有修复功能。文献报道，处在特殊环境的嗅球含有丰富的神经干细胞，在受到损伤时具有强大的修复功能。CVOs 处也可能存在神经干细胞。用不同的神经干细胞特异性标记物，如中间丝蛋白 Nestin、转录因子 Sox2、增殖相关核抗原 Ki67 等证实了 CVOs 处存在上述阳性细胞。用 BrdU 标记动物后，在 CVOs 处检测到了 BrdU 阳性细胞，并且这些细胞可继续分化为神经元和胶质细胞。Bennett（2009）报道了 CVOs 处细胞可以在体外培养时以神经球的形式增殖并分化为神经元和神经胶质细胞。

这些都证实 CVOs 处存在神经干细胞。CVOs 具有丰富的开孔毛细血管并且接近脑室,是对病理或生理干扰作出反应的理想位置。CVOs 处的神经干细胞保证其在受到损伤时具有强大的修复功能。

虽然已经证明了 CVOs 细胞的增殖和向神经元和胶质细胞表型的分化,但这些细胞的分化潜能还没有得到充分的检测。有研究报道,ME、OVLT 和 SFO 的增殖细胞主要分化为星形胶质细胞,而 AP 的细胞可分化为神经元和星形胶质细胞。还有研究报道,脑室注射有丝分裂原 bFGF 可导致 ME 细胞增殖,随后下丘脑产生新的神经元。迷走神经切断术促进了迷走神经背核中新生成的(BrdU$^+$/NeuN$^+$)神经元的暂时增加。未来的研究需要检查 CVOs 中主要祖细胞的完整表达谱,确定影响 CVOs 细胞命运的因素。更重要的是,要确定促进 CVOs 细胞增殖的条件,并在正常和患病的大脑中控制它们的分化。

(曹翠丽　杨天祝)

参考文献

[1] 马常升, 曹翠丽. 脑室周围器官解剖学 [M]. 北京: 科学出版社, 2009.

[2] 刘恒兴, 任同明. 人体解剖学图谱 [M]. 北京: 军事医学科学出版社, 2007.

[3] 钟世镇. 临床应用解剖学 [M]. 北京: 人民军医出版社, 1998.

[4] Inderbir S. Human neuroanatomy [M]. 7th ed. New Delhi: Jaypee brothers medical publishers Ltd, 2006.

[5] Parent A. Carpenter's Human Neuroanatomy [M]. 9th ed. Media: Williams & Wilkins, 1996.

[6] 林雪群, 戴育成, 祝高春, 等. 自发性高血压鼠脑底动脉 NPY mRNA 的表达及其意义 [J]. 神经解剖学杂志, 2006, 22 (3): 347-350.

[7] 林雪群, 曾司鲁, 胡贤汉. 大鼠脑内血管的胆碱能神经纤维的分布 [J]. 神经解剖学杂志, 1996, 12: 61-64.

[8] 林雪群, 曾司鲁, 袁龙庆. 人脑皮质血管的研究 [J]. 解剖学杂志, 1994, 17 (4): 373-376.

[9] 杨天祝, 贾漪涛, 马常升, 等. 大鼠室周器官的形态学观察 [J]. 河北医科大学学报, 2002, 23 (3): 129-132.

[10] Abbott N J, Ronnback L, Hansson E. Astrocyte-endothelial interactions at the blood-brain barrier [J]. Nat Rev Neurosci, 2006, 7: 41-53.

[11] Abbott N J. Blood-brain barrier structure and function

[12] Benarroch E E. Blood-brain barrier: recent developments and clinical correlations [J]. Neurology, 2012, 78: 1268-1276.

[13] Broadwell R D, Sorfronidw M V. Serum proteins bypass the blood brain fluid barriers for extracellular entry to the central nervous system [J]. Exp Neurology, 1993, 120: 245-255.

[14] Chen Y, Liu L. Modern methods for delivery of drugs across the blood-brain barrier [J]. Adv Drug Delivery Rev, 2012, 64: 640-665.

[15] De Vries H E, Kuiper J, de Boer A G, et al. The blood-brain barrier in neuroinflammatory disease [J]. Pharmacol Rev, 1997, 49: 143-155.

[16] Engelhardt B, Vajkoczy P, Weller R O. The movers and shapers in immune privilege of the CNS [J]. Nat Immunol, 2017, 18: 123-131.

[17] Gross P M. Circumventricular organ capillaries [J]. Prog Brain Res, 1992, 92: 219-228.

[18] Maxwell K M, Berliner J A, Cancilla P A. Induction of gamma-glutamyl transpeptidase in cultured cerebral endothelial cells by a product released by astrocytes [J]. Brain Res, 1987, 410: 309-314.

[19] Pedersen E B, McNulty J A, Castro A J, et al. Enriched immune-environment of blood-brain barrier deficient areas of normal adult rats [J]. J Neuroimmunol, 1997, 76: 117-131.

[20] Plotkin S R, Banks W A, Kastin A J. Comparison of saturable transport and extracellar pathways in the passage of interleukin-1 alpha across the blood-brain barrier [J]. J Neuroimmunol, 1996, 67: 41-47.

[21] Quan N, Whiteside M, Kim L, et al. Induction of inhibitory factor kappaBalpha mRNA in the central nervous system after peripheral lipopolysaccharide administration: an in situ hybridization histochemistry study in the rat [J]. Proc Natl Acad Sci USA, 1997, 94: 10985-10990.

[22] Ransohoff R M, Kivisakk P, Kidd G. Three or more routes for leukocyte migration into the central nervous system [J]. Nat Rev Immunol, 2003, 3: 569-581.

[23] Schlageter K E, Molnar P, Lapin GD, et al. Microvessel organization and structure in experimental brain tumors: microvessel populations with distinctive structural and functional properties [J]. Microvasc Res, 1999, 58: 312-328.

[24] Streit W J, Kincaid Colton CA. The brain's immune system [J]. Scientific American, 1990, 273: 38-43.

and the challenges for CNS drug delivery [J]. J Inherited Metab Dis, 2013, 36: 437-449.

［25］ Wong A D, Ye M, Levy A F, et al. The blood-brain barrier: an engineering perspective [J]. Front Neuroeng, 2013, 6: 7.

［26］ Zlokovic B V. The blood-brain barrier in health and chronic neurodegenerative disorders [J]. Neuron, 2008, 57: 178-201.

［27］ Zlokovic B V. Neurovascular pathways to neurodegeneration in Alzheimer′s disease and other disorders [J]. Nat Rev Neurosci, 2011, 12: 723-738.

第十二章

免疫 - 神经 - 内分泌网络

传统观念认为,神经系统和内分泌系统调节着动物和人体的功能活动。由于免疫学的迅速发展,使人们认识到在生物体内还存在着第 3 个大的调节系统——免疫系统。并且,这 3 个系统之间存在着复杂而密切的相互关系,这些关系共同维持生物体的正常平衡和稳定状态。一旦上述 3 大系统的平衡失调,就会导致疾病的发生。1977 年,Besedovsky 提出"免疫 - 神经 - 内分泌网络"(immune-neuroendocrine network)学说(Besedovsky 和 Sorkin,1977),使之成为医学生物学中的一个重大理论课题和许多科学工作者热衷研究的焦点。越来越多的基础和临床研究证明了这一学说的正确性,并且已经成为当今科学研究领域新的生长点。免疫系统通过免疫调质(细胞因子)及其受体影响神经和内分泌系统的状态,神经系统通过神经递质及其受体调节内分泌系统和免疫系统的功能,而内分泌系统则通过激素及其受体控制神经系统和免疫系统的活动。这 3 个系统之间不仅存在大的回路,而且彼此之间进行着直接的双向交流(图 12-0-1)。朱长庚等用免疫细胞化学

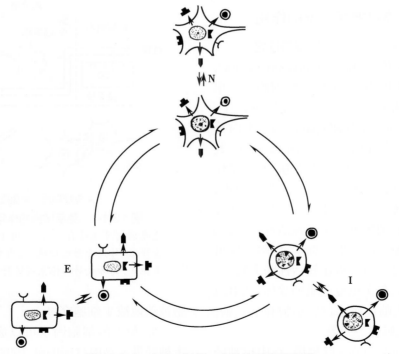

图 12-0-1　免疫 - 神经 - 内分泌网络示意图

N.神经细胞;E.内分泌细胞;I.免疫细胞;箭(↑)示 3 类细胞分别释放的神经递质,内分泌激素和免疫细胞因子;另有三种图标示与以上信息物质相匹配的受体在细胞的定位;箭示三种细胞之间的大、小双向回路。

三重标记技术证明免疫、神经、内分泌 3 个系统的成分可共存于同一神经细胞，从而将免疫 - 神经 - 内分泌网络学说由整体水平提高到细胞水平（图 12-0-2）。

图 12-0-1 和图 12-0-2 表明，免疫、神经、内分泌 3 大系统之间不仅存在相互的双向调节，而且还存在其自身（即免疫 - 免疫、神经 - 神经、内分泌 - 内分泌）的相互调节，从而使全身的器官和组织得到全面而完善的调控。

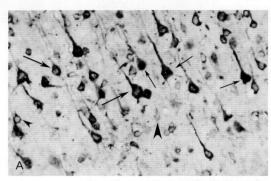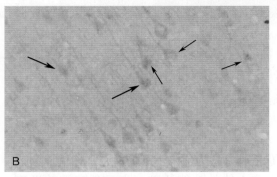

图 12-0-2　大鼠大脑皮质内免疫、神经、内分泌 3 类物质的共存

A. 代谢型谷氨酸受体 1（蓝黑色胞质）与雌激素受体（棕色的核）免疫组化双标切片；B. 为 A 的相邻切片，IL-2 免疫染色；两图中短箭所指为同一细胞，即 mGluR1/ER/IL-2 三标细胞，A 中长箭所指为 mGluR1/ER 双标细胞，B 中长箭所指为 IL-2 单标细胞，A 中大三角符号所指为 ER 单标细胞，小三角所指为 mGluR1 单标细胞。

第一节　神经 - 免疫调节

一、免疫系统对神经系统的作用

（一）免疫系统对神经系统的调节途径

1. 通过产生免疫调质（immunoregulator），如淋巴细胞产生淋巴因子，单核巨噬细胞产生单核因子。它们均为肽类物质，自免疫细胞产生，以自分泌（autocrine）、旁分泌（paracrine）或内分泌（endocrine）方式发挥调节作用（图 12-1-1）。其中，自分泌作用于产生它的自身细胞；旁分泌作用于其邻近的细胞；内分泌作用于远距离靶点，例如，IL-1 可通过血 - 脑屏障进入中枢神经系统。

2. 免疫系统的细胞可产生神经活性物质，如淋巴细胞可合成 ACTH 和生长抑素，巨噬细胞可产生铃蟾素，肥大细胞可释放血管活性肠多肽。

3. 神经细胞上存在免疫调质的受体，如 IL-1 受体密集分布于大脑皮质、海马、小脑和下丘脑；IL-2 受体存在于交感神经元等。

4. 淋巴细胞可通过血 - 脑屏障，在中枢神经系统内起免疫监视作用。其机制是：激活的 T 细胞首先通过黏附分子附着在血管内皮上，然后通过内皮糖苷酶降解基膜，使紧密连接开放，内皮细

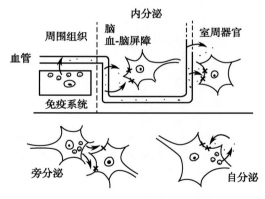

图 12-1-1　免疫调质的作用方式模式图

免疫调质可通过自分泌（作用于免疫细胞自身）、旁分泌（作用于附近细胞）或内分泌（作用于远距离靶点）的方式对其他系统进行调节。

胞被动地被 T 细胞穿过。

5. 免疫的细胞因子可以通过脑室器官和迷走神经进入脑内（Gaillard，1998）。

（二）免疫系统对神经系统的作用

在中枢神经系统，包括运动和感觉神经元、星形胶质细胞、少突胶质细胞和小胶质细胞都可对

T 细胞和巨噬细胞产生的细胞因子发生反应（图 12-1-2）。

1. 影响神经细胞的活动状态　将 IL-2 注入第三脑室，5~10min 可导致睡眠，但若注入纹状体，由于抑制了单侧黑质 - 纹状体 DA 通路，引起姿势改变。将微量 IL-2 注入大鼠第三脑室引起下丘脑腹内侧核神经元发放频率减少，视上核和室旁核神经元的生物电活动增强，抗利尿素分泌增多，借此可以解释用 IL-2 治疗癌症时的水钠潴留（Bindont，1987）。将大剂量 IL-2 注入第三脑室可引起癫痫样表现。肿瘤坏死因子（TNF）-α 可增加大多数海马和皮质神经元的活动。

2. 调节神经细胞合成和释放神经活性物质　IL-1 可特异性地刺激下丘脑去甲肾上腺素（NE）的释放和代谢。IL-1、IL-6、TNF 和干扰素（IFN）都能刺激下丘脑合成和释放促肾上腺皮质激素释放激素（CRF）（Wiedermann，1989）。IL-2 抑制乙酰胆碱（ACh）的释放，而 IFN-α 则刺激神经元 ChAT 的表达。

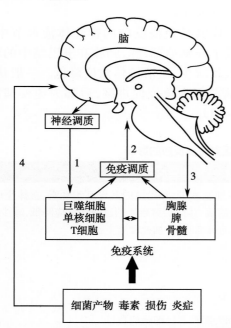

图 12-1-2　免疫系统与神经系统之间交流的模式图
1. 通过神经递质的神经 - 免疫通路；2. 通过免疫调质的免疫 - 神经通路；3. 通过神经解剖通路实现免疫调节；4. 细菌产物、毒素、损伤、炎症是免疫细胞或神经细胞合成和释放免疫调质（或神经递质）的激发因素。

3. 影响植物性功能　IL-1 和 TNF 由于特异性地抑制下丘脑内侧区的葡萄糖敏感神经元而抑制摄食，还可通过激活下丘脑的前列腺素引起发热。

4. 影响生长和分化　IL-6 能使 P12 细胞（pheochromocytoma，嗜铬细胞瘤）分化为神经细胞，还可使星形胶质细胞分泌神经生长因子（NGF）。IL-1 直接参与脑的胶质增生。TNF 和转化生长因子（TGF）通过促进胶质细胞的生长和增殖，影响神经细胞的发育和分化（Huff & Ibric，1989）。

5. 神经毒和神经保护作用　TNF-α 可引起少突胶质细胞死亡和脱髓鞘（Selmaj & Raine，1988）。IFN 可防止因去 NGF 和创伤时的神经细胞死亡。IL-6 能抑制 NMDA 的毒性。IFN-γ 可使小胶质细胞变为被激活状态，TGF-β1 和 IL-4 则可下调小胶质细胞的神经毒作用。

6. 参与镇痛　干扰素通过影响中枢的阿片类物质的功能而参与镇痛和吗啡的抑制作用（Nakamura，1988）。局部注射 IL-1 导致痛觉过敏并伴有 SP 和 CGRP 的释放增加。

7. 诱导和媒介基因表达　血小板激活因子（PAF）能诱导神经元的基因表达。TGF 抑制胶质细胞内髓磷脂碱性蛋白的表达。正常时中枢神经系只能表达很低水平的主要组织相容性复合物（MHC）抗原，MHC Ⅰ 类和 MHC Ⅱ 类分子主要存在于小胶质细胞，但在 IFN-γ 和 TNF-α 存在的情况下，神经元和少突胶质细胞可表达 MHC Ⅰ 类抗原，星形胶质细胞和脉络丛细胞可表达 MHC Ⅰ 类和 MHC Ⅱ 类抗原而成为抗原递呈细胞（APC），参与免疫反应。因此，中枢神经系并不像传统观念所认为的是"免疫特惠器官"（immunologically privileged organ）。

8. 高级神经活动　IL-1 增强 GABA 的抑制作用是通过增加 Cl⁻ 电导和减少 Ca²⁺ 的内流实现的（例如在海马），而以上两者均导致长时程增强（LTP）的抑制，海马神经元 LTP 的抑制可导致记忆缺失。IL-1、IL-6、TNF 和皮质酮均影响海马的 LTP- 记忆的突触模式。抑制 LTP 的还有 TNF-α、TNF-β 和 IFN-α，但其机制各不相同。切除胸腺后动物的学习和记忆能力降低。临床观察表明，阿尔茨海默患者除有认知障碍外，还伴有免疫反应异常。

二、神经系统对免疫系统的调节

（一）免疫器官的神经支配

近年的研究表明，淋巴器官接受交感神经、副交感神经和肽能神经支配。交感神经通过肾上腺素能神经通路释放神经递质调节免疫系统，化学切除交感神经使小鼠脾的中性白细胞和腹膜的巨噬细胞数目增加。放射配体和基因表达研究表明：人和啮齿动物的 T 细胞和巨噬细胞存在 ACh 的 M 和 N 受体。释放 ACh 的副交感神经元可抑制急性炎症,被称为"胆碱能抗炎通路"(cholinergic anti-inflammatory pathway),这是迷走神经的一种新的传出功能(Czura,2003)。其机制是通过与巨噬细胞上含 α7 亚单位的 ACh-N 受体相互作用,导致细胞失活和细胞因子表达抑制。脾接受 NA、ACh 和 NPY 神经支配。脾的 NPY 神经纤维分布至血管周围和淋巴细胞附近。在脾内还可见到酪氨酸羟化酶(TH)免疫反应阳性神经末梢与淋巴细胞形成突触样连接。所有的淋巴器官和组织都接受含多巴胺 β 羟化酶(DBH)和 / 或酪氨酸羟化酶及各种肽类神经纤维的支配。在胸腺上皮细胞上有 ACh 受体,在白细胞上有神经肽的受体。切除脾神经或用 6-OH DA 损毁交感神经后,动物对绵羊红细胞的免疫反应增强,血中抗体浓度增高。切除支配淋巴结的自颈上神经节发出的 NA 神经纤维,导致下颌下腺内的淋巴细胞变性。含 VIP 的神经纤维存在于初级和次级淋巴器官(Ganea,1996)。Bulloch 提出(1988):胸腺的神经支配在胚胎期已经形成,来自中枢的内脏神经核团(如迷走神经核簇和舌咽神经核簇的疑核)及颈段脊髓前角,从而为免疫系统的神经支

配提供了重要的形态学基础。免疫器官的神经支配不仅表现在神经调节或控制免疫器官的活动,而且表现在免疫系统的信息依靠神经系统来传导。文献报道,腹腔内注射 IL-1β 或细菌脂多糖可诱导下丘脑室旁核小细胞合成 PACAP,但若切除迷走神经腹腔段,则这种作用消失。这是由于免疫物质的刺激不能经迷走神经传向中枢所致。支配皮肤并与表皮和真皮接触的感觉神经释放的神经肽可直接调节角化细胞、Langerhans 细胞、肥大细胞、真皮微血管的内皮细胞和浸润的免疫细胞,这些肽包括 SP、NK、CGRP、VIP 和 SOM,它们在皮肤细胞上的受体和特异性肽酶(如中性内肽酶、血管紧张素转换酶)决定着对靶细胞的最终生物效应,实现在生理和病理情况下对皮肤和免疫细胞的增殖、细胞因子的产生、抗原递呈等功能的调节。与神经细胞相同,人的 T 细胞上表达高水平的 AMPA 受体亚型 GluR3,T 细胞的外膜上还表达 DA 受体亚型 D_2 和 D_3(Levite,2001)。通过这些受体的信号可调节 T 细胞的功能,如增殖和分泌细胞因子。

下丘脑是免疫反应的神经体液调节中枢。电损毁下丘脑前部,脾、胸腺和淋巴结中的淋巴细胞数目减少,血清抗体浓度降低。一般认为,下丘脑前部为免疫促进区,后部为免疫抑制区(表 12-1-1)。

表 12-1-1　损毁(L)或刺激(S)一定脑区对免疫反应的影响

脑区	L/S	免疫反应
视前区和前部下丘脑	L(大鼠)	胸腺萎缩,脾的白髓和浆细胞减少,淋巴结的淋巴细胞耗竭,抗体生成减少,预防和控制肿瘤生长的能力降低,对致死的过敏性反应降低,减少 NK 细胞毒性,抑制淋巴细胞的母细胞化,加速肿瘤生长
	L(豚鼠)	淋巴细胞增殖
	L(小鼠)	减少 T 淋巴细胞数目
视前区和前部下丘脑	S(猫)	粒细胞增多,淋巴细胞减少
弓状核	L(小鼠)	减少脾的 NK 细胞毒性和大颗粒淋巴细胞的数目
室旁核	L（大鼠）	减弱应激引起的血液和脾的增殖反应,减少血液白细胞的数目和中性粒细胞的吞噬活性,提高细胞介导的免疫功能
内侧下丘脑	L(小鼠)	减少脾的 NK 细胞毒性和大颗粒淋巴细胞的数目
	L(大鼠)	胸腺的重量和细胞减少
下丘脑腹内侧核	S(大鼠)	减少脾细胞增殖、血和脾 NK 细胞毒性和大颗粒淋巴细胞的数目
	S(猫)	粒细胞增多,淋巴细胞(包括 CD4$^+$ 和 CD8$^+$ 细胞)减少
前庭小脑	L(大鼠)	骨髓和胸腺的细胞因子减少,血液白细胞数目减少,中性粒细胞的过氧化物酶反应和绵羊红细胞抗体滴度降低

续表

脑区	L/S	免疫反应
小脑顶核	L（大鼠）	提高 Con-A 引起的淋巴细胞增殖
腹侧中脑导水管周围灰质	S（大鼠）	导致吗啡媒介的钠曲酮敏感的脾 NK 细胞毒性
背侧中脑导水管周围灰质	S（大鼠）	血中 NK 细胞毒性降低
下丘脑外侧区	L（大鼠）	抗病毒能力降低，血中 NK 细胞毒性双向改变（降低 - 升高 - 再降低），晚期大颗粒淋巴细胞数目减少，因凋亡导致脾重和脾细胞减少
	S（大鼠）	体液免疫反应增强，脾的大颗粒淋巴细胞及 NK 细胞毒性增加
腹侧被盖区	S（大鼠）	体液免疫反应增强，牛血清白蛋白的皮肤过敏反应增强
杏仁复合体	L（大鼠）	胸腺细胞和脾细胞数目增加，促进 Con-A 引起的淋巴细胞增殖
海马	L（大鼠）	增强对卵白蛋白的抗体反应
	L（小鼠）	导致 CD4[+]T 细胞和 B 细胞防止因损害引起的神经变性过程
	S（大鼠）	增加中性粒细胞的数目和吞噬指数，减少淋巴细胞的数目
隔区	L（大鼠）	降低对卵白蛋白的抗体反应，在雌性动物增加 NK 细胞毒性，减少淋巴细胞的数目
终纹床核	L（大鼠）	抑制血中 NK 细胞毒性
中脑边缘多巴胺能通路	L（小鼠）	降低脾的 NK 细胞毒性
	L（大鼠）	降低对绵羊红细胞的免疫反应
大脑皮质	L（小鼠）	左半球损伤导致 NK 细胞毒毒性及 T 细胞的数目和功能降低，右半球损伤导致 T 细胞的功能增强
	S（大鼠）	刺激左半球导致循环中的 T 细胞水平升高，刺激右半球无影响

在小脑与下丘脑之间存在直接的双向联系——"小脑 - 下丘脑投射"或"下丘脑 - 小脑投射"（Zhu，2004），小脑通过此投射影响淋巴细胞的功能。用海人酸损毁顶核使 Con-A 所致的淋巴细胞增殖升高；但损毁前庭小脑则引起血源性细胞因子分泌的抑制并降低血中白细胞的含量和对绵羊红细胞抗体的滴度。

大脑左半球和右半球损伤对免疫功能的不同作用说明了左利手者阅读困难和自身免疫病发病率高的原因，同时，也说明了心理因素对免疫能力的影响。

此外，条件反射也能对免疫功能进行调节（包括细胞免疫和体液免疫），如将抗原注入豚鼠腹腔并与条件刺激相结合，可致腹腔渗出液中多形核细胞增加。当条件反射建立后，单独给予条件刺激也可引起腹腔渗出液中多形核细胞增加。若以口服糖水为条件刺激，以静脉注射环磷酰胺为非条件刺激，建立条件反射后，仅口服糖水即可引起抗体滴度明显下降。

（二）神经组织合成免疫调质

脑室内给予内毒素引起脑脊液内 IL-1 的出现，但若静脉内给予内毒素则无此现象，说明 IL-1 是在内毒素的刺激下由脑组织产生和释放的。同理，在患有慢性疾病的患者和慢性脑脊髓炎的豚鼠的脑脊液内均可检测到 IL-1 活性。这对传统观念是一种挑战。传统观念认为，神经细胞只能产生神经递质，现在的研究表明，神经细胞和胶质细胞都能合成和释放免疫调质。脑内的神经细胞、胶质细胞、巨噬细胞甚至脑血管内皮细胞都能在刺激发生反应时合成 IL-1。IL-1β 免疫反应神经元胞体见于人下丘脑弓状核、室旁核、腹内侧核、视上核、下丘脑外侧区和后区、穹窿下器和正中隆起，还见于中央杏仁核、终纹床核、丘脑中线核、中脑导水管周围灰质、蓝斑、臂旁核和孤束核。IL-1 样免疫反应也见于周围神经。上述事实提示：神经递质与免疫调质共存于同一神经细胞，它意味着神经递质与免疫调质之间的相互作用和影响。此外，神经细胞还能合成 TNF-α、

IFN-γ、PAF、TGF 等免疫调质。星形胶质细胞能合成 TNF、IFN 和胸腺素(thymosin),小胶质细胞能产生 IL-1 和 NGF,巨噬细胞也能产生胸腺素。

胶质细胞在神经 - 免疫调节中占有重要地位。其中,小胶质是细胞因子的主要产生部位,也是细胞因子作用的主要靶区,被称为中枢神经系统的传感器,它们能被很小的病理事件迅速激活(这可能与其独特的内向整流钾通道有关)。激活的小胶质细胞是中枢神经系的巨噬细胞,形成一个免疫警报的巨噬细胞网络,实行免疫监视和控制。小胶质细胞产生的细胞因子 TNF-α 在脱髓鞘时引起神经损伤。

(三) 神经活性物质对免疫功能的影响

许多神经活性物质被证明具有调节免疫功能的作用。它们的作用都是通过免疫系统细胞上的特异性受体实现的。已经证实具有上述作用的物质有①经典递质:肾上腺素、NA、5-HT、ACh、组胺;②肽类物质:后叶加压素(VP)、催产素(OT)、内啡肽、脑啡肽、生长抑素(SOM)、SP、胆囊收缩素(CCK)、血管活性肠多肽(VIP)、神经加压素(NT)、ACTH、促甲状腺激素、促性腺激素、黑色素细胞刺激素(MSH)、降钙素基因相关肽、血管紧张素、胰岛素、神经生长因子、铃蟾素等。它们的具体作用举例如下:肾上腺素、NA 和 5-HT 抑制免疫,DA 和 ACh 刺激免疫反应。ACTH 可调节 B 细胞增殖和抗体产生及 T 细胞和巨噬细胞的功能。VIP 激活淋巴细胞的 cAMP,促进其生理效应。NT 增强单核细胞的吞噬能力并促进肥大细胞释放组胺。SP 能促进 T 细胞增殖,并刺激单核细胞的趋化性和其他白细胞的功能,还可促进单核细胞释放 IL-1、TNF 和 IL-6。α-MSH 抑制 IL-1 和 TNF-α 引起的生物效应(如发热),也可抑制 IL-1 引起的中性粒细胞增加。值得注意的是,上述神经活性物质有一部分是由免疫系统的细胞产生的(如 ACTH、铃蟾素、MSH 在巨噬细胞和淋巴细胞内合成,VP 在肥大细胞内合成,内啡肽在淋巴细胞内合成)。因此,神经系统对免疫系统的影响是多方面的。

第二节 神经 - 内分泌调节

神经系统和内分泌系统是动物和人体内较早发现的两大系统,它们共同担负着神经 - 体液调节的功能。这两个系统既可独立地发挥调节作用,也存在着密切的相互关系。下丘脑就是一个典型的例证,该处神经元的某些物质既是神经递质又是内分泌激素(故称神经激素),说明神经递质和内分泌激素可共存于同一细胞。用原位杂交方法发现大鼠垂体前叶细胞(除促生长激素细胞外)中有 VP mRNA。在兔脑的儿茶酚胺神经元内含有胰岛素 mRNA,进一步说明了神经与内分泌之间的密切关系。此外,少突胶质细胞可合成类固醇激素,为神经与内分泌之间的密切关系提供了新的例证。

一、神经系统对内分泌系统的调节

一般说来,神经系统控制内分泌系统的活动,这除了交感神经支配肾上腺髓质、下丘脑通过正中隆起的垂体门脉控制垂体前叶等人们所熟知的情况外,近年来还发现神经纤维可与内分泌腺细胞密切接触甚至建立突触联系,例如,在大鼠垂体前叶内 5-HT 和 SOM 免疫反应阳性神经纤维呈串珠状分布至一定区域,并位于 GH 和 TH 细胞近旁(免疫双标法显示),说明垂体前叶接受肽能和胺能的神经支配。有学者证明垂体前叶接受肽能神经的突触调控。还有学者报道,在肾上腺内,NPY 神经纤维与皮质和髓质细胞形成突触,儿茶酚胺能神经能调控下丘脑室旁核神经元释放 CRF 和使垂体前叶细胞分泌 ACTH,前者是通过肾上腺素 α_1 受体媒介的,后者是通过肾上腺素 β 受体实现的。用 1~100nmol/L NA 培养金鱼的垂体细胞,可通过肾上腺素 α_1 受体刺激促性腺激素的释放。

二、内分泌系统对神经系统的影响

长期以来,人们在神经控制内分泌方面做了许多工作,但在内分泌调节神经活动方面却知之甚少。直至 1979 年,Oppenheimer 等才报道,甲状腺素通过其核受体激发神经细胞的基因转录,影响神经细胞的蛋白质合成和功能,如促进细胞增殖、合成微管相关蛋白和微管素、促进突起生长、髓鞘形成和突触发生等。早在 1941 年,Selye 就指出某些类固醇激素有麻醉作用。半个多世纪以来,对类固醇激素的研究有了很大的进展,许多事实表明,类固醇对脑功能有重要的调节作用。在 HPA(下丘脑 - 垂体 - 肾上腺)轴中,类固醇(如糖皮质激素)是一种反馈调节剂,抑制下丘脑 CRF 和垂体前叶 ACTH 的分泌。类固醇激素的受体广泛分布于脑的神经细胞内,类固醇弥散地通过细胞膜与细胞内的特异性受体相结合,然后进入核内,作用于 DNA 上的位点,调节基因的转录和表达。海马是糖皮质激素作用的主要靶区,糖皮质激素就是通过海马抑制 HPA 轴的。给予新生大鼠糖皮质激素可抑制神经元和神经胶质细胞的增生,使细胞分化延迟(尤其是树突的生长、髓鞘形成和突触发生)。糖皮质激素还可以诱导儿茶酚胺合成酶系(如酪氨酸羟化酶、多巴胺 β 羟化酶和苯乙醇胺氮位甲基转移酶)在神经元和胶质细胞内的表达;诱导谷氨酰胺合成酶在星形胶质细胞的表达和甘油 -3- 磷酸脱氢酶在少突胶质细胞的表达;肾上腺皮质类固醇激素可加强兴奋性氨基酸(如谷氨酸)的神经毒作用和激活 NMDA 受体以及通过调节 $GABA_A$ 受体影响 GABA 神经元的生理效应。甲状腺素能使星形胶质细胞的蛋白质合成和胶质原纤维酸性蛋白的表达增加。雌激素可刺激成年雌性海马齿状回形成新的神经元,使神经元的数目增加。

内分泌对神经系统的作用还表现在神经系统的性别差异方面。在雄性动物出生前,睾丸酮可在芳香化酶(aromatase)的作用下转化为雄二醇(E_2),E_2- 受体复合物进入神经细胞核内调控基因转录,使脑雄性化。睾丸酮主要存在于成年雄性动物下丘脑,而雌二醇则主要存在于雌性动物下丘脑。在脊髓腰段有球海绵体核(bulbocavernosus nucleus),该核发出的纤维支配球海绵体肌和肛提肌。雄性成年大鼠该核内运动神经元的数量为雌性的 3 倍。阉割的大鼠则该核内运动神经元死亡的数目增加,并导致会阴部肌肉萎缩。在性激素的作用下,脑的解剖学也存在性差。如雄性脑重大于雌性,雄性下丘脑的视前内侧核神经元的大小和数量均大于雌性。

第三节 免疫 - 内分泌调节

一、免疫系统对内分泌系统的影响

免疫系统对内分泌系统的影响主要是通过下丘脑 - 垂体前叶 - 肾上腺皮质轴(HPA axis)实现的。IL-1 可直接刺激下丘脑室旁核引起 CRF 释放,CRF 再作用于垂体前叶,导致 ACTH 释放增加,后者再促使肾上腺皮质释放皮质酮。IL-1 还可促进 TRH、GH、LH 等垂体前叶激素的合成和释放。能影响内分泌功能的免疫调质还有:TNF 促进垂体前叶释放催乳激素(PRL)和下丘脑释放 CRF,IFN-α 促使肾上腺皮质释放氢化可的松。胸腺兼具免疫和内分泌的功能,其上皮细胞分泌的胸腺素除具有免疫调节功能外,还能刺激垂体释放 ACTH、LH 和 LHRH,此即垂体 - 胸腺轴(pituitary-thymus axis,PT axis)的反馈回路(Goya,1999)。

免疫系统影响内分泌功能的另一途径是免疫系统的细胞在受到刺激时能产生内分泌激素。例如,人的淋巴细胞在受到感染刺激 18~24h 后可呈 ACTH 免疫反应阳性。在小鼠脾的单核细胞内有 β- 内啡肽和 ACTH 免疫反应。淋巴细胞在受到刺激时还能产生促甲状腺激素和促性腺激素(Batman,1989)。

二、内分泌系统对免疫系统的控制

内分泌系统对免疫系统的控制也是通过两条途径实现的,即内分泌激素直接作用于免疫系统和内分泌细胞产生免疫调质。例如,血清中的皮质类固醇含量升高可抑制 IL-1 和 TNF 的合成和释放,这种抑制可能与用皮质醇治疗时的免疫抑制有关。此外,ACTH 能直接作用于免疫系统的细胞,抑制小鼠脾细胞产生 IFN 和对抗原的反应,还可促进人的 B 细胞的生长和分化。β-endorphin 可刺激单核细胞的趋化性,使自然杀伤细胞(NK 细胞)的活性升高。HPA 轴被激活的最终产物——糖皮质激素是内分泌 - 免疫之间相互作用的关键媒介,具有重要的免疫抑制作用,其对免疫系统的抑制作用可通过抑制 IL-1 的生成来实现。糖皮质激素还可以抑制 IL-2 的产生,其对单核细胞和巨噬细胞的抑制作用是通过对细胞的直接作用和间接抑制淋巴因子的分泌实现的。糖皮质激素通过胸腺细胞的类固醇受体可破坏

DNA 的完整性而导致胸腺细胞死亡。α-MSH 是细胞因子的拮抗剂。胸腺产生的内分泌物质——体液因子（humoral factor）能促进 T 细胞的增殖和分化。

上述激素的作用通过受体实现,已证明淋巴细胞有胰岛素、GH、雌激素受体,胸腺细胞有类固醇受体。人的淋巴细胞有特异性的 β- 内啡肽受体。单核和巨噬细胞有糖皮质激素受体。

在内分泌细胞产生免疫调质方面的报道较少,但已知垂体前叶细胞能合成 IL-6,肾上腺嗜铬细胞能合成 IL-1,人的促皮质腺瘤和鼠的垂体细胞可分泌 IL-2。

淋巴细胞内的 LHRH 已被克隆,LHRH 的受体也存在于淋巴细胞。以上构成脑 - 垂体 - 淋巴 - 性腺轴（brain-pituitary-lymphoid-gonadal axis）。同理,睾丸酮有免疫抑制作用,低剂量的雌激素有刺激免疫的作用,高剂量有抑制免疫的作用,孕激素为强免疫抑制剂。这些作用与性腺类固醇调节依赖胸腺的免疫功能以及雌激素和孕激素作用于单核细胞有关,具有重要的临床意义。

例如,红斑性狼疮较多见于女性,雌激素促进此病的发生。月经可加重特发性血小板减少性紫癜的病情。在胸腺内 LHRH 起免疫调节剂的作用,导致性依赖的免疫反应变化（如月经周期、妊娠）。在分娩以后,LHRH 仍对婴儿的免疫功能有调节作用,因为 LHRH 存在于母亲的乳腺内,可通过乳汁进行免疫调节。LHRH 受体 mRNA 表达于淋巴细胞中,此肽可作为一种免疫反应的调节者在脑 - 垂体 - 淋巴细胞 - 生殖腺轴中起作用。在青春期,性激素和肾上腺类固醇通过引起胸腺细胞的广泛凋亡导致胸腺退化。

松果体分泌的褪黑素（melatonin）与细胞因子之间存在着双向反馈调节机制:褪黑素可刺激 TH-1 淋巴细胞释放 IL-2 和树突状细胞释放 IL-12,而 IL-2 和 IL-12 又反过来抑制褪黑素的释放。松果体与细胞因子的另一反馈机制则是 TNF-α 刺激松果体释放褪黑素,褪黑素又反过来抑制 TNF-α 的产生。上述反馈的意义在于维持细胞免疫的作用,这可以用来解释褪黑素的抗肿瘤恶病质作用。

第四节 免疫、神经、内分泌的自身调节

免疫系统器官和细胞之间的关系是免疫系统自身调节的典型代表。现知 IL-2 主要由活化的 T 细胞（来自胸腺）产生,可促进淋巴细胞的生长、繁殖和分化,对机体的免疫应答有重要作用,又能刺激 T 细胞增殖,促进 T 细胞产生细胞因子。Kim 等（2006）还发现 IL-13 与其受体 IL-13Rα$_1$ 两者基因之间的相互作用,导致朝鲜患有特异反应性哮喘的儿童血清的 IgE 含量升高,易感性和危险性增加,将免疫系统自身调节的机制提高到基因水平。

神经系统的自身调节存在于整个中枢和周围神经系统,无数神经元之间的联系通过关键节点——突触（synapse）实现。突触借神经递质与受体结合完成信息传递和交流,不同的神经递质完成不同的功能。

内分泌系统的自身调节在不同的内分泌激素之间进行。有学者对 22 位多囊卵巢综合征患者的性腺激素进行了测定,发现患者血清睾丸酮的浓度升高,与黄体化间呈负相关,故睾丸酮可通过下丘脑或垂体途径抑制排卵。

第五节 免疫 - 神经 - 内分泌网络的临床意义

如上所述,免疫 - 神经 - 内分泌网络不仅存在于整个生物有机体,而且广泛体现在动物和人体的各个系统、器官和细胞。皮肤就可看作是一个免疫 - 神经 - 内分泌网络的器官。因为皮肤内存在大量的传入和自主神经纤维,它们释放神经递质（如 ACh 和肽类物质）与皮肤组织（包括肥大细胞）的内分泌物质（如 MSH 和 ACTH）和免疫细胞因子之间建立神经 - 免疫 - 内分泌网络,通过相应的特异性受体,调节皮肤细胞的生长、色素、炎症、过敏、瘙痒、疼痛、创伤愈合和疾病过程（如红斑性狼疮）等。对这一网络的进一步研究将为严重的皮肤疾病的治疗提供新的策略。在临床

方面,免疫 - 神经 - 内分泌网络与许多疾病的发病机制、临床表现和防治策略有关。现代表性地介绍如下。

一、癫痫

癫痫是一种以阵发性神经元同步放电为特征的临床综合征。某些类型的癫痫是自身免疫介导的疾病,因为这些患者对 AMPA 受体 GluR3B 或谷氨酸 /NMDAR2A 受体的抗体的水平升高。癫痫时的免疫变化还有脑组织中 IL-1 和 TNF-α 等细胞因子及其受体水平升高,外周血中淋巴细胞表达双抗原 $DR^+CD^+/DR^+CD_8^+$ 的细胞比例升高等;此外,致病时还包括神经和内分泌异常:兴奋性神经递质增多,抑制性神经递质减少;星形胶质细胞和小胶质细胞增生;糖皮质激素对兴奋性神经递质有抑制作用,并被用于癫痫的治疗;雌激素促进癫痫发作,孕激素则有抑痫作用;致痫时 NMDA 受体和 AMPA 受体被激活,Ca^{2+} 通道开放,胞内 Ca^{2+} 浓度升高;癫痫相关基因和立早基因(c-fos 等)的表达增强。学者运用多种手段对模型大鼠的癫痫发病机制进行了较系统、全面的研究,根据大量实验结果,认为:癫痫发病与免疫 - 神经 - 内分泌网络调节失衡有关,以神经因素为主,免疫和内分泌因素分别在受体、信使和基因水平进行干扰。其信号转导途径可能是:致痫因素→兴奋性神经递质 Glu 增加→与相应的受体(如 NMDA 受体或 AMPA 受体)结合或使膜电荷移动→离子通道开放→Ca^{2+} 内流→细胞内游离钙增加→引起膜电位变化或作用于其他第二信使(如 cAMP)→激活第三信使(如转录因子 Fos、NF-κB)→与核内的 DNA 反应元件结合→启动下游基因→调节有关物质(包括神经递质)mRNA 的转录和蛋白质合成→兴奋性神经递质和活性物质释放→作用于其他神经细胞→众多的离子通道开放→异常同步放电→癫痫状态发生。免疫因素的干扰机制可能是:细胞因子与受体结合→作用于 TrK(酪氨酸激酶)→通过前列腺素使 cAMP 升高→激活 PKA(蛋白激酶 A)→调节基因表达。内分泌激素的干扰机制可能是:类固醇激素进入细胞内→与胞质或核内的受体结合→作用于 DNA 反应元件→调节下游基因表达。

二、阿尔茨海默病

众所周知,阿尔茨海默病(Alzheimer disease,AD)是一种神经退行性疾病,其病变主要累及中枢神经系统的基底前脑。由于神经细胞变性死亡,导致严重的神经精神紊乱和认知障碍。其病理学特征是神经系统内的神经原纤维缠结和淀粉样蛋白斑块。在神经变性过程中由 $A\beta_{42}$ 淀粉样蛋白激发的神经炎症起着核心作用,这种炎症是由 Aβ 激活的小胶质细胞和星形胶质细胞、白细胞介素和细胞因子以及相关的信号通路所驱动的,故也受到免疫和内分泌因素的影响。据 Nishiyama(2001)报道,免疫功能紊乱(胸腺切除)引起的免疫 - 神经 - 内分泌网络调节失衡可导致 AD 患者的学习、记忆和认知功能障碍。在患者的血液循环中可检测到 β 淀粉样蛋白抗体和 tau 蛋白抗体(Rosenmann,2006)。文献还报道,促黄体激素因能调节 β 淀粉样蛋白前体(APP)的代谢和 Aβ 的沉积而与此病的神经变性过程有关。AD 时认知能力降低与葡萄糖利用和能量代谢障碍有关,而后者是受胰岛素和 IGF-1 调节的,因此,给予葡萄糖或胰岛素可以改善认知状态。研究表明,AD 患者胰岛素和 IGF-1 及其受体的水平降低与病程的进展一致。反之,雌激素及其受体通过促进 AD 指示剂——一种新发现的抗凋亡基因产物的产生,对 AD 有保护作用。脑内褪黑素水平升高导致有毒性的 Aβ40 和 Aβ42 水平降低。近年来,学者们继续研究如何用针对 Aβ 的抗体或疫苗提高其治疗和预防 AD 的效果并减少和消除其不利的副作用(Lemere,2006)。

三、帕金森病

帕金森病(Parkinson disease,PD)是除 AD 外的第 2 种常见的神经变性疾病,其特征是黑质和纹状体内的多巴胺进行性减少,目前只能用左旋多巴进行对症治疗,以恢复脑组织中 DA 的含量。线粒体损伤和多巴胺代谢所致的氧化应激和自由基在 PD 的神经变性中起着关键作用。这种自由基的产生和氧化应激是星形胶质细胞和小胶质细胞所媒介的。褪黑素具有较强的抗氧化作用并在配合治疗上取得了良好的效果。动物实验表明,内源性的糖皮质激素通过星形胶质细胞和小胶质细胞上的受体使这些胶质细胞不在 MPTP 的毒性下产生一氧化氮,从而对黑质 - 纹状体的多巴胺神经元起保护作用。雌激素也有同样的作用(Morale,2006)。雌激素还被认为可影响 DA 的合成、代谢和转运。对人脑组织的研究表明,在 PD 患者的黑质内存在 CD_6^+T 淋巴细胞,而且,HLA 免疫反应阳性的小胶质细胞增多,在多巴胺能神经元上有 IgG 的结合位点,Lewy 小体被 IgG 强标记(Orr,2005),证明免疫机制参与 PD 的发病过程。免疫反应可在本病的开始和发展过程中起作用,最终导致细胞死亡;也可以是对神经元损伤的继发反应。已经有学者利用治疗性免疫在小鼠的 PD 模型取得了保护多巴胺能神经元的效果(Benner,2004),即将共聚物 -1(copolymer-1)免疫细胞适应性转移至 MPTP 的受体(小鼠),结果 T 细胞聚集于黑质致密部,小胶质细胞的激活受到抑制,GDNF 的表达增加,这种免疫策略使黑质 - 纹状体神经元能对抗 MPTP 所致的神经变性,可能有助于 PD 的治疗。

四、感染性疾病

在急性发热性疾病,免疫细胞因子启动急性期反应,肝产生急性期蛋白,骨髓功能活跃,淋巴细胞代谢增强,特异性免疫反应被抑制。在慢性炎性疾病、风湿病,下丘脑 - 垂体 - 肾上腺轴的功能减弱。在全身红斑性狼疮,催乳素水平升高。在严重的炎性疾病,性激素和甲状腺激素水平下降。在变态反应和哮喘、风湿性关节炎和胃肠道炎症时神经调节减弱(Anismann,1996)。Rev 等(2007)的研究表明,在肺结核时,细胞因子(IFN-γ、IL-6 和 IL-10)作用于垂体、肾上腺、性腺和甲状腺,故上述细胞因子水平升高,伴有去氢表雄甾酮、睾酮水平降低,生长激素、雌激素、催乳素和甲状腺素水平升高。在急性和慢性炎症,内分泌激素促肾上腺皮质激素释放激素(CRH)存在于浸润到组织的炎性细胞(巨噬细胞、淋巴细胞、多形核细胞)的胞质内,与肾上腺皮质激素在中枢起抑制作用不同,CRH 在外周的作用是促进炎症的进程(Mastorakos,2006)。Bombardieri 等报道(2007)阻断 IL-18 可预防和改善模型动物自身免疫和慢性炎症过程,保存靶组织的功能。在气道的炎症过程中,由感觉神经释放的神经肽(P 物质、神经激肽、降钙素基因相关肽、血管活性肠多肽)可通过局部反射参与哮喘和慢性阻塞性肺疾病的发病过程(Groneberg,2004)。来自三叉神经的鼻的感觉神经释放的神经递质可通过轴突反射参与鼻的炎性反应,并影响呼吸、心率、血压(Cannig,2002)。

五、心血管疾病

心血管系统接受交感和副交感神经支配已是不争的事实,然而,免疫和内分泌与心血管疾病的关系则是人们研究的新课题。Damas 等(2003)报道,动脉粥样硬化的发生与免疫机制有关,该病存在自身免疫机制:热休克蛋白(HSP)、氧化的低密度脂蛋白(oxLDL)和 β2 糖蛋白质(beta-2GP1)为自身抗原。动脉粥样硬化患者 HSP 抗体和 oxLDL 抗体水平升高,而 beta-2GP1 自身抗体的水平则与动脉粥样硬化的发病率有关(Mandel,2005)。在冠心病心绞痛患者的血浆中 IL-7 的水平明显升高,升高的 IL-7 是由被炎症激活的血小板释放的,而 IL-7 又使单核细胞释放的细胞因子增加。因此,血小板被认为是一种免疫细胞,是炎症与心血管疾病之间的桥梁(von Hundelshausen & Weber,2007)。在慢性心力衰竭时,TNF-α 与神经内分泌因素相互作用,影响疾病的进程和预后。其中,心钠素是重要指标。内源性雌激素对心血管病有保护作用,故冠心病在男性多于女性,而且,女性冠心病的严重程度与内源性雌激素作用的时期长短呈负相关(Saltiki,2006)。在脑卒中伴有感染时,血中白细胞、淋巴细胞和 IL-10 等细胞因子升高,使病情恶化。Li 等(2007)报道,在小鼠心肌炎时,由于 IL-4 抑制金属蛋白酶可改善心肌的功能。在 Dahl 盐敏感大鼠,免疫抑制剂 mycophenolate mofetil(抑制 T 细胞和 B 细胞)可降低因给盐所致的高血压和肾脏损害(Mattson,2006)。

六、肿瘤

大量文献记载肿瘤与免疫有密切关系。Kanazawa 等(2007)报道,IL-6 可直接影响头颈部鳞状上皮癌细胞的增殖和浸润,相关肿瘤细胞株(HEp-2,HSC-2,HSC-4,SAS)都表达 IL-6 受体,HEp-2、HSC-2 和 HSC-4 还能产生 IL-6。IL-6 抑制 HSC-2 和 HSC-4 的增殖但增强其浸润,IL-6 受体抗体则取消 IL-6 的上述作用。卵巢癌调节性 T 细胞(regulatory T cell,Treg)有防止自身免疫的作用,也能抑制对肿瘤抗原的免疫反应。一些新的药物被用来进一步改善癌症(如黑色素瘤)的免疫治疗(Riker,2007)。在人的胃肠道神经内分泌肿瘤细胞表面有生长抑素受体,可用生长抑素类似物和干扰素进行治疗(Rrnold,

2007)。在人的多种肿瘤(如乳腺癌、肾上腺癌、肾细胞癌、卵巢癌)细胞有神经肽 Y 受体 Y1 和 Y2 的表达,这些受体可被肿瘤内神经纤维释放的内源性 NPY 或肿瘤细胞自身释放的 NPY 所激活,并媒介 NPY 对肿瘤细胞增殖和血液供应的影响(Korner & Reubi,2007)。肿瘤还常累及周围神经系统,包括运动神经、感觉性神经节、脊神经根、神经丛和脑神经。在人的中枢神经系统,干细胞相关的中间丝——神经上皮干细胞蛋白(Nestin)表达于胚脑的室旁区、胶质瘤和异常神经细胞系(displastic neuronal lineage)的高或低恶性度肿瘤(Rani,2006)。

此外,Loheswaran 等(2013)的研究表明,患红斑性狼疮的小鼠在发病 7 周的脑脊液中的 IgG 浓度增高,血清出现高浓度的自身抗体和皮质酮。同时下丘脑室旁核的 HE 染色加深,肾上腺增大,显示下丘脑 - 垂体 - 肾上腺轴的功能活动发生了相应的改变,充分证明免疫 - 神经 - 内分泌网络参与该病的发病机制。

(朱长庚)

参考文献

[1] Aanismann H, Baines M G, Berczi I, et al. Neuroimmune mechanisms in health anddisease: 2. Disease [J]. CMAJ, 1996, 155 (8): 1075-1082.

[2] Bombardieri M, McInnes I B, Pitzalis C. Inteleukin-18 as a potential therapeutic target in chronic autoimmune/inflammatory conditions [J]. Exp Opin Biol The, 2007, 7 (1): 31-40.

[3] Eskendari E F, Sternberg E M. Neural-immune interaction in health and disease [J]. Ann NY Acad Sci, 2002, 966: 20-27.

[4] Genena L, Minesh K, Matthew G, et al. Altered neuroendocrine status at the oneset of CNS lupus-like disease [J]. Brain, Behavier, and Immunity, 2013, 32: 86-93.

[5] Kim H B, Le Y C, Lee S Y, et al. Gene-gene interaction between IL-13 and IL-13Rα1 is associated with total IgE in Korean children with atopic asthma [J]. J Human Genetics, 2006, 51: 1055-1062.

[6] Korner M, Reubi J C. NPY receptors in human cancer: A review of current knowledge [J]. Peptides, 2007, 28 (2): 419-425.

[7] Lemera C A, Maier M, Jiang L, et al. Amyloid-beta immunotherapy for the prevention and treatment of Alzheimer's disease: lessons from mice, monkeys and humans [J]. Rejuvenation Res, 2006, 9 (1): 77-84.

[8] Li J, Leschka S, Rutschow S, et al. Immunomodulation by interleukin-4 uppresses matrix metallproteinases and improves cardiac function in murine myocarditis [J]. Eur J Pharmacal, 2007, 554 (1): 60-68.

[9] Mmorale M C, Serra P A, L'episcopo F, et al. Estrogen, neuroinflammation and neuroprotation in Parkinson's disease: glia dictates resistence versus vulnerability to neurodegeneration [J]. Neuroscience, 2006, 138 (3): 869-878.

[10] Nishiyama N. Thymectomy-induced deterioration of learning and memory [J]. Cell Mol Biol, 2001, 47 (1): 161-165.

[11] Orr C F, Rowe D B, Mizuno Y, et al. A possible role for humoral immunity in the pathogenesis of Parkinson's disease [J]. 2005, 128 (Pt 11): 2665-2674.

[12] Rev A D, Mahuad C V, Bozza V V, et al. Endocrine and cytokine responses in humans with pulmonary tuberculosis [J]. Brain Behav Immun, 2007, 21 (2): 171-179.

[13] Riker A I, Radfar S, Liu S, et al. Immunotherapy of melanoma: a critical review of current concept and future strategies [J]. Expert Opin Biol Ther, 2007, 7 (3): 345-358.

[14] Roosterman D, Goerge T, Schneider S W, et al. Neuronal control of skin function: the skin as a neuro-immunoendocrine organ [J]. Physiol Rev, 2006, 86 (4): 1309-1379.

[15] Rosenmann H, Meiner Z, Gevlis V, et al. Detection of circulating antibodies against tau protein its unphosphorylated and in its neurofibrillary tangles-related phosphorylated state in Alzheimer's disease and healthy subjects [J]. Neurosci Lett, 2006, 410 (2): 90-93.

[16] Saltiki K, Doukas C, Kanakakis J, et al. Severity of cardiovascular disease in women relation with exposure to endogenous estrogen [J]. Maturitas, 2006, 55 (1): 51-57.

[17] Sternberg E M. Neural-immune interaction in health and disease [J]. J Clin Invest, 1997, 100 (11): 2641-2647.

[18] Von Hundelshausen P, Weber C. Platelets as immune cells: bridging inflammation and cardiovascular disease [J]. Cir Res, 2007, 100 (1): 27-40.

[19] Wrona D. Neural-immune interactions: An integrative view of the bi-directional relationship between the brain and immune system [J]. J Neuroimmunol, 2006, 172: 38-58.

中英文名词索引

A

D

H

J

K

N

Q

R

S

Y

B

F

H

M

O

S

T

W

X

Z